营养师必读

（第4版）

主 编 蔡东联 糜漫天

科学出版社
北 京

内 容 简 介

本书分5篇，包括基础营养、人群营养、疾病营养、营养管理和食品卫生，详细介绍了营养学领域科研的新成果、新技术和新方法，系统阐述了医院营养师工作的理论与实践。本书第4版根据国家最新颁布的法规及文件，更新了各项标准及规定，依据《中国居民膳食指南2016》修订了营养物质的需要量，食品安全篇依据国家标准修订了食品污染物及化学品的最大限量标准，附录中更新了《中国居民膳食营养素参考摄入量表》《中华人民共和国食品安全法》，新增加附录C《中华人民共和国食品安全法实施条例》。本书科学性、实用性强，体现了营养学的新进展，可作为医院及公共营养师工作的必备参考书。

图书在版编目（CIP）数据

营养师必读/蔡东联，糜漫天主编.—4版. —北京：科学出版社，2019.3

ISBN 978-7-03-060768-3

Ⅰ.①营… Ⅱ.①蔡…②糜… Ⅲ.①营养学－资格考试－自学参考资料 Ⅳ.①R151

中国版本图书馆CIP数据核字（2019）第043686号

责任编辑：马 莉 郭 颖／责任校对：张小霞 郭瑞芝

责任印制：赵 博／封面设计：龙 岩

科学出版社 出版

北京东黄城根北街16号

邮政编码：100717

http://www.sciencep.com

北京建宏印刷有限公司印刷

科学出版社发行 各地新华书店经销

*

2019年3月第 四 版 开本：787×1092 1/16

2024年5月第六次印刷 印张：65

字数：1500 000

定价：198.00元

（如有印装质量问题，我社负责调换）

主编简介

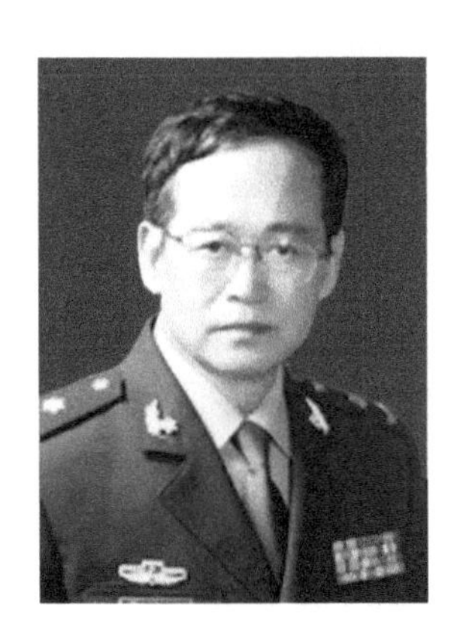

蔡东联　主任医师、教授，博士生导师。任中国人民解放军营养医学专业委员会主任委员、中国人民解放军海军军医大学附属长海医院营养科主任、海军军医大学临床营养学教研室主任、中国人民解放军临床营养中心主任。任内蒙古蓝莓产业创新战略联盟首席专家，宝钢后勤服务公司首席营养师，中国食品工业协会首席营养指导专家，上海职工医学院客座教授，上海中医药大学营养专业顾问、中国健康教育中心、国家卫生健康委员会新闻宣传中心专家咨询委员会专家。从事临床营养学和营养与食品卫生教学、医疗和科研40余年，对临床营养学造诣颇深，在疾病营养代谢和营养治疗，包括肠内营养制剂、营养软件研制及疾病营养代谢研究，均有特色，居国内领先水平。科室为国内的临床营养学博士点和博士后流动站，已培养临床营养学博士15名，硕士32名，出站临床营养学博士后2名，目前在读博（硕）士10余名。兼任中华医学会上海市肠外肠内营养学分会副理事长，中华中医药学会营养药膳分会副理事长，上海市营养学会临床营养委员会副主任，上海市茶叶学会副理事长，中国茶叶学会理事、中国老年学会营养与食品分会理事、中华医学会肠外肠内营养分会常务理事等。《中国临床营养杂志》《肠外与肠内营养杂志》编委等。国务院学位委员会专家委员会委员、国家自然科学基金评审委员会委员、国家卫生健康委员会营养师资格考试命题委员会委员、国家科学技术奖励评审专家委员会委员、上海市临床营养质量控制中心专家委员会委员、上海市卫生局高级职称评审委员会专家等。主持或参加30多项国家、军队、学校和医院基金课题，获国家、军队医疗或科技奖多项，2004年被评为全国茶叶科技优秀工作者，2006年被评为全国中医药科普专家。主（参）编出版《实用营养师手册》《实用营养学》《营养师必读》《临床诊疗指南·临床营养科分册》《临床技术操作规范·临床营养科分册》《临床营养治疗学》《临床营养学》《现代饮食治疗学》《老年饮食营养》《家庭营养万宝全书》等100多本著作，发表论文300余篇，科普文章500多篇。

主编简介

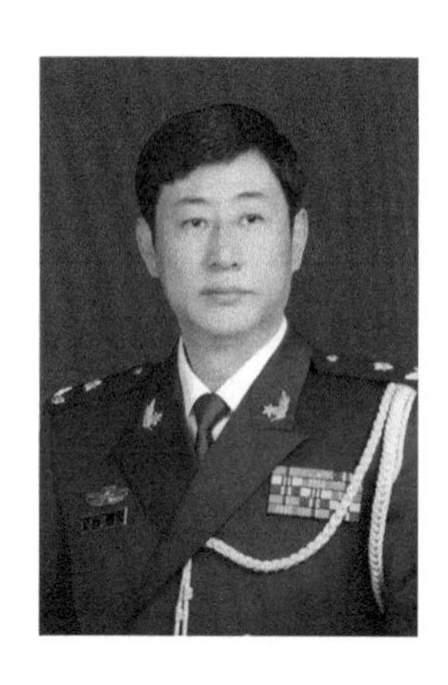

糜漫天 中国人民解放军陆军军医大学教授、博士生导师。担任国家863项目首席专家。享受国务院政府特殊津贴和军队特殊人才岗位津贴，军事预防医学国家重点学科和军队营养医学学术带头人，获全军"育才奖"金奖，军队首批"三星"创新团队领衔专家。担任中国营养学会学术工作委员会副主任委员、常务理事，全军医学科学技术委员会委员、全军营养医学专业委员会主任委员和重庆市营养学会理事长等重要学术职务。系国家教育部精品视频公开课主讲教师，中国科协特聘的"全国食物营养学首席科学传播专家"。

所领导的学科（专业）、实验室现为军事预防医学国家重点学科骨干实验室，博士学位授权学科、博士后流动站，军队院校2110重点建设实验室、总参军队特种营养食品医学评价和食品安全条件建设实验室，重庆市营养与食品安全重点实验室、重庆市营养与食品安全司法鉴定授权实验室、重庆市医学营养研究中心。

主要科研方向为"营养与疾病""军事营养"和"军事作业医学"。先后承担国家863项目、国家科技重大专项课题、国家"十一五"和"十二五"科技支撑计划项目、国家自然科学基金重点项目专题、国家973项目子课题、军队"十一五"重点专项项目、军队"十二五"重点项目和军队"十二五"指令性课题，国家自然科学基金面上项目及省部级攻关课题等20余项。以通讯作者在国外SCI收录杂志发表学术论文近50篇，单篇最高影响因子12.042。获得中华医学奖一等奖1项，重庆市科技进步一等奖1项，军队及省部级科技进步二等奖5项。申请、授权国家专利20余项。主编出版专著、教材、译著及科普著作13部，副主编出版教材5部。主审国家统编教材3部。

已先后招收培养营养学专业硕士、博士研究生近80名，招收博士后4名。

编著者名单

主　　编　蔡东联　糜漫天

编　　者（以姓氏汉语拼音为序）

蔡东联　蔡　缨　陈欢欢　陈凌云　陈水发　陈　伟
陈小莉　杜　鹏　冯　颖　葛美学　葛　声　耿珊珊
韩　婷　何　芳　胡　雯　黄　燚　李洁廉　李明秀
李雅慧　李　燕　林　宁　刘东莉　刘景芳　刘晓军
刘晓丽　陆冬梅　陆琪红　吕　利　马　娟　马　莉
冒海蕾　糜漫天　潘诗海　裴素萍　裴振生　乔晓萍
秦海虹　邱小文　曲　丹　施　尧　施丹丹　史琳娜
舒晓亮　宋立华　苏　波　孙建成　王　慧　王　建
王　晋　王　磊　王　莹　王自勤　魏文清　吴德民
武　媚　伍佩英　谢良民　邢美成　余　薇　曾　珊
曾远征　张片红　赵丽婷　赵秋玲　郑　慧　郑　璇
钟　燕　周冰骞　周金花

学术秘书　马　娟　耿珊珊

第4版前言

随着社会的发展，人们生活水平的提高，营养和饮食问题备受重视。在当前全民重视饮食及营养健康的时代，中国的营养事业得到迅速发展，国家出台了很多关于食品安全及健康的条令、条例，营养学工作者必须更快地跟上时代的要求。《营养师必读》出版以来，先后多次再版和重印，深受读者的好评，很高兴此书能得到读者的认可。

这本书最大的特点就是根据医院营养师工作的需求而编写。全书成 5 篇 42 章，包括基础营养篇、人群营养篇、疾病营养篇、营养管理篇及食品卫生篇。第一篇第 2 ～ 13 章阐述了能量和生热营养素，矿物质和微量元素，维生素，植物化学物，各类食品营养价值，医院基本饮食，治疗、试验及代谢饮食，食疗与药膳，保健、绿色和强化食品，肠内营养治疗，肠外营养治疗，营养与感染、免疫和药物。第二篇第 14 ～ 15 章阐述了不同年龄人员营养，不同环境和职业人员营养。第三篇第 16 ～ 32 章阐述了营养缺乏病营养治疗，包括感染、呼吸、循环、胃肠、肝胆胰、泌尿、内分泌、造血系统、口腔、神经精神、儿科、骨科、肿瘤、外科、器官衰竭、器官移植等疾病的营养治疗。第四篇第 33 ～ 37 章阐述了医院合理营养与饮食、营养调查及营养咨询、食物烹调加工、营养食堂管理、营养教育和营养规划管理。第五篇第 38 ～ 42 章阐述了食品污染及预防、食品添加剂、食品卫生及管理、食物中毒及预防、食品生产监督管理。附录更新了《中国居民膳食营养素》《中华人民共和国食品安全法（缩编版）》，并对其核心重要内容，进行了精编缩减，便于读者理解和阅读。

本书涵盖了医院营养师晋升职称，营养师考试的全部内容，阅读和掌握本书的重要知识点，可帮助读者考试顺利通过，并取得优异成绩。

本书若有错漏之处，敬请读者指正，以便再版时修改。

海军军医大学附属长海医院临床营养科
蔡东联　教授
2019年3月

目　录

第一篇　基础营养篇

第二篇　人群营养篇

第三篇 疾病营养篇

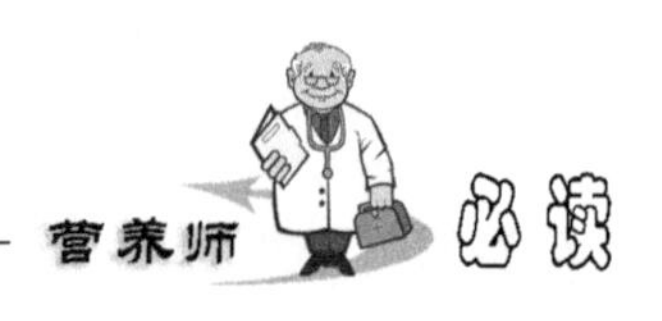
营养师 必读

第五篇　食品卫生篇

第 1 章
Chapter

绪 论

在历史的长河中，饮食的组成不断发生变化，但其功能始终如一，即维持人的生命和健康；而营养是生命的物质基础，营养素组成成千上万种食物，而各种各样的食物又组成风格迥异的饮食。营养学包括基础营养学、人体营养学、医学营养学、特殊营养学、临床营养学等，与食品卫生学关系非常密切，是研究营养素、食物、饮食、营养与人体健康关系的科学；具有很强的科学性、社会性和应用性，与国计民生的关系密切；对增进人的体质、预防疾病，保护和提高健康水平有重要作用。

第一节 营养学简史

营养学的形成和相关学科的发展与国民经济和科学技术水平密切相关。在2000多年前，我国的《黄帝内经·素问》中即提出“五谷为养，五果为助，五畜为益，五菜为充”的饮食模式，这是先祖根据实践经验加以总结而形成的古代朴素的营养学说，迄今仍为国内外营养学家所称道，认为这是理想的饮食模式，应加以推广。

现代营养学起源于18世纪末期，整个19世纪到20世纪初，是发现和研究各种营养素的鼎盛时期。基础营养学侧重从生物科学和基础医学的角度，研究营养与人体之间的普遍规律。从19世纪中期开始，经过漫长的探索，逐渐发现并认识到除蛋白质、脂肪、糖类（旧称碳水化合物）、矿物质以外的营养素，特别是维生素的生理作用。对微量元素系统研究开始于1930年之后，当时世界上有些地方出现原因不明的人畜地区性疾病，经研究和调查发现与微量元素有关，例如：1931年发现人患斑釉牙与饮水中氟含量过多有关；1937年发现仔猪营养性软骨障碍是因锰的缺乏所致。从此揭开微量元素研究的序幕，之后的40多年间，先后发现铜、硒、锌等多种微量元素，并相继被确认为是人体必需的微量元素。

近年来，对基础营养研究又有许多新进展，如对食物纤维的生理作用及其预防某些疾病的重要性逐渐被人们所认识。对多不饱和脂肪酸，特别是n-3系列α-亚麻酸及其在体内形成二十碳五烯酸（EPA）和二十二碳六烯酸（DHA）的研究越来越受到关注；亚麻酸已被许多

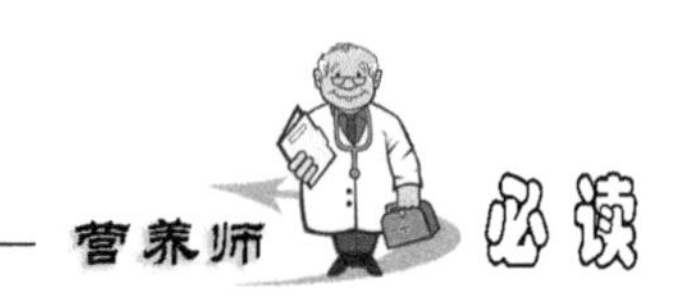

学者认为也是人体必需营养素。对单不饱和脂肪酸的研究也日益深入，研究发现其在提供能量、调节血脂代谢方面有很好的作用。叶酸、维生素B_{12}、维生素B_6与出生缺陷及心血管疾病病因关联的研究，已深入到分子生物学水平。维生素E、维生素C、β-胡萝卜素及微量元素硒、锌、铜等微量营养素在体内的抗氧化作用及其机制的研究，是当前研究的热点课题。

营养素生理功能的研究进展，说明营养素已不仅有预防营养缺乏病的作用，而且营养素发挥这些新功能，通常都需要比以往的人体需要量或推荐供给量（RDA）摄入得更多，故营养素新功能发现对传统的RDA提出挑战。营养素RDA的定义是：使人群中绝大多数个体不发生营养缺乏症的摄入量。目的很明确，是为预防营养缺乏病。这显然已不能满足当前消费者为预防慢性疾病和延缓衰老而增加营养素摄入量的需求。因此，由美国学者首先提出每天参考摄入量（daily reference intake，DRI）的新概念，就是在RDA基础上，增加适宜摄入量（adequate intake，AI）和最高耐受限制量（upper limit，UL）。AI包括与上述新功能相适应的推荐摄入量；UL为不引起不良反应的最高摄入量。中国营养学会于2013年再次修订我国的RDA，提出适合我国国情的DRIs，见附录A。

饮食、营养与某些危害重大的慢性病，如癌症、心脑血管病、糖尿病等疾病的关系，已成为现代营养学研究的重要内容。越来越多的研究资料表明，营养与饮食因素是这些疾病的重要病因或防治这些疾病的重要手段。如高钠饮食可致高血压；蔬菜和水果对多种癌症有预防作用；叶酸、维生素B_6和维生素B_{12}、同型半胱氨酸（homocysteine，Hcy）与冠心病的关系；食物血糖生成指数（glycemic index，GI）与糖尿病的关系等，这些研究仍在继续深入。另外，有些研究表明癌症、高血压、冠心病、糖尿病，甚至骨质疏松症等，这些疾病的发生和发展都与某些共同的饮食因素有关。尤其是因营养不平衡而导致的肥胖，是大多数慢性病共同的危险因素。所以世界卫生组织（WHO）强调，在社会营养干预中，采用改善饮食结构和适当增加体力活动为主的策略，是多种主要慢性病防治的重要手段。

营养与遗传密切相关，营养状况直接或间接地影响基因和基因表达。营养因素与遗传基因的相互作用是营养学研究的新热点。每种慢性疾病都有其特异的易感基因。人体内特异性疾病基因的存在对于决定个体对某种疾病易感性有重要影响。包括饮食因素在内的环境因素则对于特异性疾病基因的表达有重要作用。有事实表明，遗传基因是在不断变化的。要预防疾病，首先要防止疾病基因的表达；其次是通过长期努力，减少人群中疾病特异性基因。目前，营养因素与基因相互关系的研究已经起步，但还没有十分肯定的结果可用于指导实践。但从长远来看，营养学可为控制与营养相关的疾病提供有效的防治措施。

食物成分除营养素外，食物非营养素生物活性成分也已成为研究热点。因流行病学观察结果，难以用营养素来解释，如蔬菜、水果对癌症的防护作用，难以用所含维生素和矿物质解释。同时，越来越多的动物实验结果和流行病学调查资料，都表明这些成分有重要功能。目前最受到重视的有：茶叶茶多酚、茶色素；大蒜硫化物；蔬菜中胡萝卜素及异硫氰酸盐；大豆异黄酮（isoflavones）；蔬菜和水果中酚酸类；魔芋中甘露聚糖及姜黄素、红曲等。如再加上某些药食两用食品及保健食品人参皂苷、枸杞多糖、灵芝多糖等，已形成众多不同理化性质和生理、生化功能成分。这些成分大多数有不同强度抗氧化作用和免疫调节功能。有较多动物实验和少数流行病学研究表明，这些成分对心血管病和某些癌症有预防作用。尽管目前还没有可靠的流行病学证据表明，从日常饮食中摄入这些成分确实对健康有

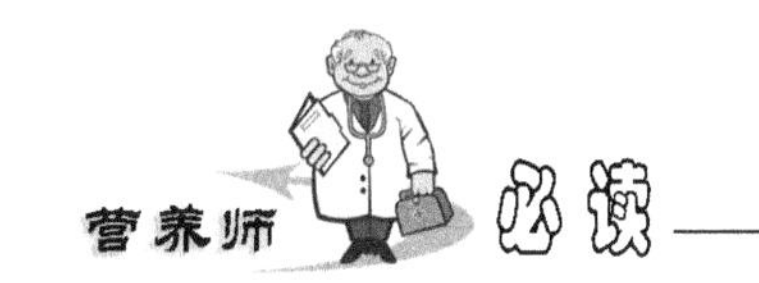

促进作用，或对某些慢性病有保护作用，但多数学者认为此新领域无论在理论上还是在实际应用中，均具有广阔的前景。这些研究常难以划清食品和药品的界限，故加强这方面的管理就显得非常重要。

营养学进展和研究成果，只有在被民众了解和应用之后，才能发挥更大作用。为了指导民众合理地选择和应用食物，提高全民的营养水平，世界各国都制定饮食指南（dietary guidelines）。饮食指南内容随着营养学研究进展而不断被修改。国际趋势是制定以食物为基础的饮食指南（food-based dietary guidelines）。因为在过去相当长时间内，西方发达国家饮食指南较为重视营养素摄入，而忽视饮食模式这一整体。这类饮食指南第1条通常是“将饮食脂肪提供能量控制在总能量30%以内”，但不强调以植物性食物为主的饮食模式，而只是要求控制脂肪摄入，效果不可能理想。为此，针对我国居民营养状况和饮食结构存在的主要问题，中国营养学会重新修改制定后，于2016年4月正式公布的《中国居民膳食指南》及其说明，有着普遍的指导意义。

世界营养大会于1992年在罗马召开，全球159个国家政府领导人与会，并发布《世界营养宣言》和《营养行动计划》，号召各国政府保障食品供应、控制营养缺乏病、加强宣传教育，并制定国家营养改善行动计划。我国国务院于1997年颁布《中国营养改善行动计划》，其总目标为：“通过保障食物供给，落实适宜的干预措施，减少饥饿和食物不足，降低能量-蛋白质营养不良的发生率，预防、控制和消除微量营养素缺乏症；通过正确引导食物消费，优化饮食模式，促进健康的生活方式，全面改善居民营养状况，预防与营养有关的慢性病。”然而，要真正做到改善国民营养状况、增强全民体质和预防疾病，除政府制定和颁布有关政策、法规和标准外，全民参与十分重要，故广泛开展营养宣传教育，将营养改善作为促进健康的重要内容，具有十分重要的意义。

基础营养学在发展的同时，与其他相关学科互相渗透，派生出许多新的各具特色的学科，如人体营养学、人群营养学、医学营养学、特殊营养学、临床营养学、应用营养学、饮食治疗学、运动营养学、护理营养学等。目前方兴未艾的有分子营养学、营养药物学、免疫营养学等。高等级的营养研究机构相继建立，高水平营养学的课题正在进行，营养科学将为人类健康做出更大贡献。

第二节　分子营养学基础

人类对生命现象与本质的认识，经历整个机体水平向器官、组织、细胞、亚细胞结构及分子水平的逐渐深入的过程。近几十年来，随着分子生物学理论与实验技术在生命科学领域各个学科的渗透及应用，产生许多新兴学科。分子营养学是营养学与现代分子生物学有机结合产生的新兴边缘学科，旨在阐述营养素与基因相互作用，引起营养相关疾病发生发展，已经取得许多重要进展。

一、分子营养学定义及发展简史

（一）分子营养学定义

分子营养学（molecular nutrition）主要是研究营养学与基因间的相互作用。一是研究营养素对基因表达调控作用，二是研究遗传因素对营养素消化、吸收、分布、代谢和排泄的决定

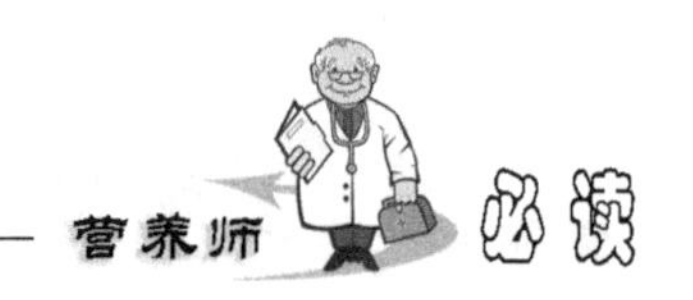

作用。在此基础上探讨两者相互作用对生物体表型特征，如营养充足、营养缺乏、营养相关疾病、先天性代谢性缺陷等影响的规律，针对不同基因型及其变异、营养素对基因表达的特异调节，制定出营养需要、供给量标准和饮食指南，或制定特殊饮食治疗食谱，为促进健康、预防和控制营养缺乏病、营养相关疾病和先天代谢性缺陷提供真实、可靠的依据。研究内容如下：

1. 营养素对基因表达的调控作用及调节机制，对营养素生理功能进行更全面、更深入的研究。

2. 利用营养素促进对健康有益基因的表达和抑制对健康有害基因的表达。

3. 遗传变异或基因多态性对营养消化、吸收、分布、代谢和排泄的影响。

4. 营养素需要量存在个体差异的遗传学基础。

5. 营养素与基因相互作用导致营养缺乏病、营养相关疾病和先天性缺陷的机制及饮食干预研究。

（二）分子营养学发展简史

人们对营养素与基因间相互作用的最初认识，开始于对先天性代谢缺陷的研究。1908年，在推测尿黑酸尿症（alcaptonuria）病因时，首次提出先天代谢性缺陷（inborn errors of metabolism），由此提出基因-酶理论，即1个基因调节1个特异酶合成。该理论认为：先天代谢性缺陷的发生是由于基因突变和缺失导致某种酶缺乏，某个代谢环节发生障碍，中间代谢产物堆积。1948年发现隐性高铁血红蛋白血症（recessive methemoglobinemia）是因依赖NADH高铁血红蛋白还原酶缺乏所致；1952年发现葡萄糖-6-磷酸酶缺乏可致冯·奇尔克症（von Gierke′s disease）；1953年发现苯丙酮尿症（phenylketonuria，PKU）是因苯丙氨酸羧化酶缺乏所致。迄今为止，已发现300多种先天代谢性缺陷。

先天代谢性缺陷病因是因基因突变，导致某种酶缺乏而使营养素代谢和利用发生障碍；反之，可针对代谢缺陷特征，利用营养素弥补或纠正此缺陷。PKU因苯丙氨酸羧化酶缺乏，苯丙氨酸不能代谢为酪氨酸，导致苯丙氨酸堆积和酪氨酸减少。因此，在饮食中应限制苯丙氨酸、增加酪氨酸，目前已经有治疗PKU的专用饮食，效果良好。先天代谢性缺陷治疗是营养素与基因间相互作用的早期范例，虽然营养素没有对基因产生直接作用，但营养素弥补了基因的缺陷。

长期以来，科学家们在先天代谢缺陷研究与治疗方面积累了丰富经验，并获得突出成就。1975年春，美国实验生物学科学家联合会第59届年会在亚特兰大召开并举行“营养与遗传因素相互作用”专题讨论会。这是营养学历史上有里程碑意义的盛会。但受分子生物学发展的限制，分子营养学发展非常缓慢。1985年在西雅图“海洋食物与健康”会议上，首次使用分子营养学作为专业术语。因分子生物学、分子遗传学、生理学、内分泌学、遗传流行病学等快速发展，并向营养学研究领域渗透，当时所涉及的内容大致可分：分子生物学技术在营养学研究的应用；分子生物学与营养学结合的必要性；基因转录代谢调节；基因表达的营养或营养素调节；营养与变异；基因多态性与营养素间相互作用对营养相关疾病的影响；基因多态性对营养素需要量的影响。

人类基因组计划完成后，相继提出环境基因组计划和食物基因组计划。食物基因组计划主要是找出能对饮食成分（营养素和非营养素）做出应答反应的基因及其多态性，以及与营养素代谢有关的突变基因。基因多态性决定个体对营养素敏感性不同，从而决定个体间对营养素需要量存在差异。随着关于特异营养素如何影响基因表达，以及特异基因或基因型如何决定营养素需要量和利用等研究结果的增多，就像知道人的血型一样，每个人都可以知道其营养素需要类型。可设计出遗传筛选实验，根据不同基因型对营养素需要和耐受程度不同，针对每种基因型制定出相应的膳食营养素推荐摄入量（RNI）。促进那些对健康有利的基因表达，而对退行性疾病和死亡有关基因表达有抑制作用，这是分子营养学研究的最终目标。因此，掌握分子营养学知识并进行研究，以迎接食物基因组计划完成后在营养学领域面临的新挑战。

二、营养素对基因表达的调控

机体从受孕、细胞分裂、分化到生长发育，从健康、疾病至死亡等生命现象，无一不与基因表达的调控有关。环境因素，尤其是营养、营养素对基因表达产生直接或间接影响，对生命过程产生重要的影响。精子与卵细胞结合时，就决定个体遗传学命运，即决定个体所携带的遗传物质，而该物质决定个体生命特征、致病基因及出现疾病时间、寿命长短等。营养素在短期内不能改变遗传学特征，但经营养素修饰这些基因表达，可改变某些遗传学特征的进程。

相当长时间内对营养素功能的认识停留在生物化学、酶学、内分泌学、生理学和细胞学水平上。已认识到营养素可调控细胞功能，但认为主要是通过调节激素分泌和激素信号传递来实现。20多年前，才发现营养素对基因表达的调控，这对预防疾病，促进健康和长寿有很重要的意义，也使科学家重新全面深入地认识营养素的功能。

（一）基因表达概念和调控基本理论

1. *基因表达概念*　指按基因组特定结构基因携带的遗传信息，经转录、翻译等系列过程，直到合成特定氨基酸序列蛋白质，发挥特定生物功能的过程。

人体细胞约含10万个基因，而对个体而言，每种细胞都携带相同的表达人体所有特征的基因，但并不是所有基因在所有细胞同时表达，而必须按机体不同发育阶段，不同组织细胞及不同功能状态，选择性、程序性地在特定细胞表达特定数量的特定基因。同时表达基因仅占基因总数的10%～15%，表明有控制基因表达的机制。正是不同发育阶段和同一组织细胞有不同功能，不同组织细胞有不同的结构和功能，所以基因表达有发育阶段和组织细胞特异性。由此可见基因表达调控非常重要。

2. *基因表达调控基本理论*　真核基因表达是多阶段过程。因此，真核基因表达调控在多阶段水平实现，大致可分为转录前、转录、转录后、翻译和翻译后5个水平。了解基因表达的某些基本理论，对理解营养素、对基因表达调控至关重要。

（1）转录前调控：指发生在基因组水平上基因结构的改变。这种调控方式比较稳定持久，甚至是不可逆的，主要由于水平过程体细胞分化决定。其调控方式主要包括基因丢失、基因扩增、基因重排、甲基化修饰及染色体结构改变等。

（2）转录水平调控：指以DNA特定基因为模板，合成初级转录产物过程的调节。是真核基因表达中重要的环节，主要涉及以下3种因素的相互作用。

①RNA聚合酶（RNA polymerase，RNA Pol）：真核生物RNA聚合酶有3种，即RNA聚合酶Ⅰ、Ⅱ、Ⅲ。其中聚合酶Ⅱ转录产物为信使核糖核酸（mRNA）。基因转录是由RNA聚合酶催化完成的，转录水平调控实质是对RNA聚合酶活性的调节。因此，凡影响RNA聚合酶活性

的调节的内外因素，均可对基因转录进行调节。

②顺式调控元件（cis-acting element）：为与结构基因串联的特定DNA序列，对基因转录精确起始和活性调节起到举足轻重的作用。顺式调控元件一般含有蛋白结合位点。顺式调控元件又包括：

启动子（promoter）：启动子是与基因启动有关的核酸序列，位于基因转录起始位点5′端，只能在近距离起作用，一般在100bp，有方向性，空间位置较恒定。启动子又分为：a. Goldberg-Hogness盒（Hogness盒，TATA盒）：其核心序列TATA，位于转录起始位点上游−30bp附近区域，TATA盒决定基因转录的精确起始。b. 上游启动子元件（upstream promoter element）：主要包括CAAT盒和GC盒。 CAAT盒位于转录起始位点上游−70～−80bp区域，其核心序列为GGCAATCT。GC盒核心序列为CCGCCC，位置不固定。CAAT盒和GC盒与TATA功能相同，都是普通启动子元件，协同作用决定基因的基础转录效率。c. 组织特异性启动子：每种组织细胞都有自身独有启动子，调控细胞特异性功能蛋白表达。如肝细胞特异性启动子元件HP_1，位于白蛋白、抗胰蛋白酶和AFP等特异性调控区，与这些基因在肝细胞特异性表达有关。d. 诱导性启动子：如cAMP反应元件等，介导对cAMP、生长因子等信号的反应。

增强子（enhancer）：是一类能促进转录活性的顺式调控元件，特点是无方向性；远距离作用，距靶基因可近可远，甚至远至数十个kb同样能发挥作用，可位于基因上游、下游或内部；无基因特异性，对各种基因启动子均有作用；具有组织特异性；有相位性，作用虽与距离无关，但只有位于DNA双螺旋某一相位时，才有较强活性。

沉默子（silencer）或衰减子：其作用是抑制基因转录，作用方式与增强子相似。

加尾信号及转录终止信号：在加PolyA尾位点上游10～20pb处，常见保守的AATAA序列，为加尾信号；而具有PolyA尾基因终止信号是G/T簇，其通式为YGT-GTTYY。

③反式作用因子（trans-acting factor）：又称反式作用转录因子，是由位于不同染色体或同一染色体上相距较远基因编码蛋白质因子。一般含2个结构域：一是DNA结合结构域（DNA-binding domain），能与DNA特定序列结合，习惯上反式作用因子也被称为DNA结合蛋白（DNA-binding protein）；二是转录活化结构域，即可调节转录活性。反式作用因子与顺式调控元件相结合，起到调节基因表达的作用。

根据其作用方式，反式作用因子可分为3类。a. 普通转录因子：这是在多数细胞中普遍存在的转录因子，参与基因基础表达。b. 组织特异性转录因子：只在特定细胞存在，并诱导特定基因表达的转录因子。基因表达组织特异性在很大程度上取决于组织特异性转录因子。c. 诱导性反式作用因子：这些因子活性可被特异诱导因子所诱导，这种活性诱导可以是新蛋白质的合成，也可是已存在蛋白质的翻译后修饰。反式作用因子活性调节主要包括：磷酸化-去磷酸化，糖基化，蛋白质-蛋白质的相互作用。

（3）转录后水平调控：真核基因转录后，须经系列加工才能成为成熟的mRNA，此过程调节称为转录后水平调控。其调控方式主要包括戴“帽”，加“尾”，拼接（splicing）等。

（4）翻译水平调控：翻译主要涉及mRNA、tRNA、核糖体和可溶性蛋白因子4大类物质。其中可溶性蛋白因子可分为肽链起始因子、肽链延长因子和肽链终止因子等。

翻译水平调控主要涉及以下环节：①对mRNA从细胞核迁移到细胞质过程的调节。②对

mRNA稳定性调节。许多因素影响mRNA稳定性,影响作为翻译模板mRNA的数量,最终影响蛋白质表达的数量。③对可溶性蛋白质因子修饰。主要是通过磷酸化作用对肽链起始因子、延长因子和终止子进行修饰,影响翻译效率。④对特异性tRNA结合特异氨基酸运输至mRNA过程调节。⑤翻译后水平调控:蛋白质合成后,还需经过系列加工才能成为有活性的功能蛋白质,包括切除信号肽、磷酸化、糖基化、乙酰化等化学修饰及蛋白质切割后连接等。

(二)营养素对基因表达的调控机制

1. *营养素对基因表达作用特点* 几乎所有营养素对基因表达都有调节作用。其作用特点是一种营养素可调节多种基因的表达;一种基因表达又受多种营养素调节。一种营养素不仅可对其本身代谢途径所涉及的基因表达进行调节,还可影响其他营养素代谢途径所涉及的基因表达。营养素不仅可影响细胞增殖、分化及机体生长发育有关的基因表达,而且还可对致病基因表达产生重要的调节作用。

2. *营养素对基因表达调控水平* 营养素可在基因表达所有水平,包括转录前、转录、转录后、翻译和翻译后5个水平上对其进行调节,虽不同营养素各有其重点或专一调节水平,但绝大多数营养素对基因表达调节在转录水平。

3. *营养素对基因表达调控途径* 营养素本身及其代谢产物可作为信号分子,作用于细胞表面受体或直接作用于细胞内受体,激活细胞信号转导系统,并与转录因子相互作用激活基因表达,或直接激活基因表达。

主要途径:①cAMP蛋白激酶途径;②酪氨酸激酶系统,以上2个途径主要是通过对某些转录因子和(或)辅助因子磷酸化和去磷酸化作用,影响这些因子激活基因转录的活性;③离子通道;④和(或)磷酸肌苷酸介导的途径;⑤细胞内受体途径,细胞内受体可以是催化反应酶,也可以是基因表达调控蛋白。大多数营养素对基因表达调控通过细胞内受体途径实现。实际上,营养素对基因表达调控过程相当复杂,可简化为下列步骤(图1-1)。

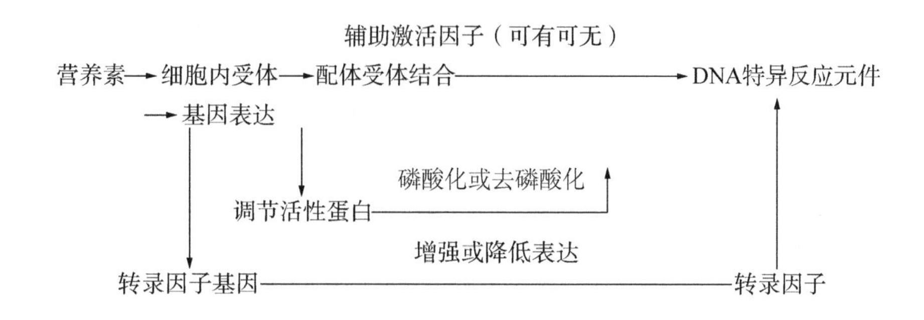

图1-1 营养素对基因表达调控的步骤

(三)营养素对基因表达调控

1. *糖类(碳水化合物)对基因表达调控* 对许多基因表达有调控作用,主要是糖类在胃肠消化为葡萄糖及吸收入血后,葡萄糖刺激脂肪组织、肝、胰岛B细胞中脂肪酶合成体系和糖酵解酶基因转录。以葡萄糖对肝细胞*L*-丙酮酸激酶(L-pyruvate kinase,L-PK)基因和S14基因表达调控为例,介绍糖类对基因表达调控机制及实际意义。

（1）葡萄糖对L-PK基因和S14基因调控机制：L-PK基因编码的蛋白为*L*-丙酮酸激酶，是葡萄糖酵解的关键限速酶；S14基因编码含硫蛋白，甲状腺素、糖类和脂肪等对其表达有明显调节作用，并与脂肪合成酶基因表达有明确相关性，对脂肪代谢起重要作用。L-PK基因和S14基因都不存在对葡萄糖做出特异应答反应的元件（葡萄糖反应元件）。L-PK基因葡萄糖反应元件位于启动子的−172～124bp，而S14基因葡萄糖反应元件位于启动子的−1457～−1428bp，两者10个碱基对有9个起始部分相同，均具有共同序列5′-CACGTG-3′，这表明两种基因表达都受共同调节因子调控，L-PK基因启动子有2个因子结合位点，一个位点与上游刺激因子（upstream stimulating factor，USF）结合，属于C-myc家族普遍表达成员，起转录因子作用；另一个位点与肝增强因子（hepatic enriched factor，HNF-4）或肝核因子（hepatic nuclear factor）结合，属于类固醇/甲状腺素受体家族的孤儿受体，起转录辅助因子作用。USF结合位点和HNF-4结合位点两者须同时存在，才能对葡萄糖做出应答反应，从而调节基因转录。但USF结合位点起主要作用，主要接收葡萄糖代谢产生的信号，HNF-4结合位点起辅助作用。S14基因启动子也含2个因子结合位点，一是与L-PK基因相同的USF结合位点，二是辅助因子结合位点，但辅助因子目前还不明确。同样，两者必须联合才能使S14基因对葡萄糖浓度变化做出应答反应。因L-PK基因和S14基因都含有共同的USF结合位点，并能对葡萄糖和胰岛素做出应答反应。因此，USF结合位点又称为葡萄糖/胰岛素反应元件（glucose/insulin response element，GIRE）或糖类（碳水化合物）反应元件（carbohydrate response element）。

葡萄糖在葡萄糖激酶作用下形成葡萄糖-6-磷酸，是刺激基因表达的直接信号分子。葡萄糖激酶表达受体胰岛素调控。因此，胰岛素对通过刺激葡萄糖激酶表达，加快葡萄糖代谢，对基因表达间接发挥作用。但胰岛素并非是必需的，如果葡萄糖激酶数量和活性足够，在葡萄糖刺激基因转录中不再需要胰岛素参与。

葡萄糖-6-磷酸，可能通过2种方式激活USF：一是葡萄糖-6-磷酸可与USF结合形成复合物，然后再与USF结合定位结合，从而调节基因转录；二是葡萄糖-6-磷酸激活一种蛋白激酶，使USF发生磷酸化或去磷酸化，从而影响USF与DNA特异序列结合。

（2）实际意义：肝糖酵解产生丙酮酸，进入三羧酸循环后不是进行进一步氧化、产生能量，而是作为合成脂肪底物。

长期摄入高糖类饮食，可导致肝细胞脂肪堆积并致肥胖。为防止高糖类饮食的危害，可降低糖类的摄入，还可通过对葡萄糖刺激L-PK基因表达途径干预，如利用葡萄糖激酶刺激抑制剂、USF和HNF-4转录因子抑制剂等抑制L-PK基因表达，降低脂肪合成。相反，如L-PK活性过低，影响脂肪的正常合成，可对上述途径应用激活剂L-PK基因的表达。

2. *胆固醇对基因表达的调控*　所有哺乳动物都需要胆固醇进行生物膜和某些激素生物合成。因此，应适量摄入胆固醇，维持正常生理功能；而过量摄入可导致动脉粥样硬化，引起冠心病和脑卒中。人体内的胆固醇来源于摄入的食物和体内合成。机体可以通过负反馈机制调节胆固醇摄入和代谢的几个关键基因，调节胆固醇的来源。LDL受体在细胞摄取胆固醇时起关键作用；HMG-CoA还原酶和HMG-CoA合成酶是胆固醇从开始生物合成的关键控制点。当细胞内胆固醇水平低时，参与胆固醇生物合成和摄取这些基因被激活；反之，当细胞内胆固醇充足时，这些基因表达被抑制。胆固醇对上述3个基因表达调控水平包括转录和转录后2个水平。以下以转录水平调控为例，介绍胆固醇对基因表达调控。

（1）胆固醇对LDL受体基因、HMG-CoA合成酶基因调控机制：LDL受体基因、HMG-CoA还原酶基因和HMG-CoA合成酶基因在启动子区均有相同固醇调节序列，即（5′）CACC（C/G）CAC，该序列称为固醇调节反应元件-1（sterol regulatory element-1, SRE-1）。转录因子可与SRE-1结合并调节基因转录活性；而转录因子又受固醇类化合物修饰、调节。与SRE-1结合并调节基因转录的2个转录因子，分别称为固醇调节元件结合蛋白-1（sterol regulatory element-binding protein-1，SREBP-1）和固醇调节元件结合蛋白-2（SREBP-2）。SREBP结合在内质网膜上，有4个结构域组成，包括2个跨膜区域和1个氨基端结构域、1个羧基端结构域（这2个结构域均在细胞质中）。氨基端结构域约有480个氨基酸，含有1个螺旋-环-螺旋亮氨酸拉链，该结构域具有结合DNA特异调节序列并激活转录功能；羧基端可与该复合物形成有利于胆固醇对SREBP活性调节。因此，羧基末端又被称为羧基调节区。SREBPs属于C-myc转录因子家族。

刚合成的SREBPs是以其前体形式（分子质量为125kDa）结合在内质网膜上，并与SCAP结合成复合物。当细胞内胆固醇水平降低时，SREBP前体-SCAP复合物就会向高尔基复合体移动，在那里有Site-1和Site-2蛋白酶。SREBP前体经连续2次水解后，释放出氨基末端部分，即SREBP（分子量为68kDa），接着SREBP进入细胞核，形成同源二聚体后可结合到SRE上，从而激活基因转录。当细胞内胆固醇浓度增高时，SCAP会回到内质网上并结合SREBP前体，从而停止转录。因此，认为SCAP是感受细胞内固醇水平的感受器，是调节基因转录的“开关”。

胆固醇调控基因表达途径实际上复杂得多。如SRE-1并不能单独刺激LDL受体的基因转录，要求在SRE-1附近必须有SP1结合点。因此，SREBP-1和SP1发挥协同作用，激活LDL受体启动子，以便开始转录。同样HMG-CoA合成酶，在其SRE-1附近也要求有其他辅助因子结合位点，共同调节基因转录。

（2）实际意义：体内胆固醇来源，一是从食物中摄取，二是体内生物合成。体外摄取胆固醇关键控制点是LDL受体；受体生物合成关键控制点是HMG-CoA还原酶和HMG-CoA合成酶。胆固醇对上述3个蛋白基因表达调节途径已基本清楚。因此，其实际意义在于为控制体内胆固醇水平，不仅可对LDL受体进行阻断、抑制HMG-CoA还原酶和HMG-CoA合成酶的活性，而且可在基因表达调控中间环节进行控制。如使用SCAP、Site-1和Site-2蛋白酶、SREBP、SP1抑制剂等，同样降低胆固醇水平，增加了对高胆固醇血症防治的手段。

3. 脂肪酸对基因表达调节　饮食脂肪是所有生物生长和发育的重要营养素。除作为功能物质和构成生物膜成分外，饮食脂肪还可通过对基因表达影响，对代谢、生长发育及细胞分化发挥重要调控作用。实际上，这种调控作用是脂肪水解变成脂肪酸后发挥作用。尤其是n-3和n-6系列多不饱和脂肪酸（PUFA）与基因调节关系最为密切。

脂肪被肝脂酶和脂蛋白酶水解后产生非酯化脂肪酸（游离脂肪酸），通过细胞膜转运载体，如与脂肪酸结合蛋白（fatty acid-binding protein，FABP）、脂肪酸转位酶，56kDa的肾脂肪酸结合蛋白、脂肪酸转运蛋白等结合后进入细胞。细胞内大多数脂肪酸与蛋白质，如FABP以非共价键形式结合；部分经脂酰辅酶A（FA-CoA）合成酶催化成FA-CoA，部分仍是游离形式。FA-CoA和非酯化脂肪酸在细胞内浓度虽很低，通常$<10\mu m/g$，但却是发挥调节

基因表达的主要形式。

30多年前就发现n-6系列十八碳二烯酸可抑制肝内脂肪合成，但在相当长时间内，一直认为脂肪酸对基因表达调节是通过改变细胞膜脂中脂肪酸构成，从而影响细胞膜激素受体信号转导发挥作用。后来研究发现PUFA在数分钟内就能调节基因转录，发挥作用时间如此短，不能只用膜成分改变和改变激素释放或信号转导来解释。1990年克隆了过氧化物酶体增殖剂激活受体（peroxisome proliferatous activated receptor，PPAR），1992年发现脂肪酸可活化PPAR，而PPAR作为核受体又是调节基因转录的转录因子。随后发现脂肪酸可活化其他某些转录因子，如肝细胞核因子4α、核因子κB（nuclear factor-κB，NF-κB）和SREBP1c。因此，脂肪酸可与细胞膜受体发生作用，还可通过与细胞内转录因子相互作用，从而调节基因表达。

（1）脂肪酸调节基因表达机制：摄入脂肪酸类型、数量和持续时间决定不同的生理作用。如大鼠摄入含>45%总能量的饱和脂肪饲料，数周后能增加血三酰甘油（甘油三酯）并致胰岛素抵抗/肥胖和高血压，将饱和脂肪酸换成长链n-3PUFA饮食，将能改善上述代谢紊乱和症状。鉴于n-3和n-6PUFA对人体有益，在此重点介绍PUFA对基因表达调节。

PUFA能抑制生脂基因包括脂肪酸合成酶（fatty acid synthetase，FAS）、肝葡萄糖转移酶、丙酮酸脱氢酶、乙酰CoA羧激酶、硬脂酰辅酶A去饱和酶、S14蛋白，这些基因参与脂酶、微粒体酰基CoA氧化酶、脂肪酸结合蛋白、脂肪酸转运蛋白、脂酰基CoA合成酶及解偶联蛋白-3（uncoupling protein-3，UCP-3）等，这些基因编码蛋白参与脂质氧化和能量生成反应。脂肪酸调节基因表达机制包括：

①G蛋白关联细胞表面受体途径：脂肪酸在线粒体和微粒体发生多步骤氧化反应，产生花生四烯酸、前列腺素、血栓素和白三烯等，这些生物活性物质可通过自分泌和旁分泌作用于细胞表面G蛋白关联受体，活化G蛋白使细胞内cAMP和钙离子浓度发生改变，作为第二信使活化信号机制，使转录因子功能上调。

②PPAR途径：存在不同亚型，分别为PPARα、PPARδ及PPARγ1和PPARγ2。有3种独立的基因编码3种不同的PPAR（α、δ、γ）。PPARγ1和PPARγ2来自同一基因，因PPARγ基因有2个启动子，按照上游转录其始点不同，又通过不同剪接，产生PPARγ1和PPARγ2。这些不同亚型又统称为PPARs。PPARs的结构与类固醇-甲状腺超级基因核受体家族成员相似，能被过氧化物酶体增殖剂如氯贝酸、萘酚平、WY14643等激活，故被称为过氧化物酶体增殖剂激活受体（PPARs）。PPARs不同亚型在组织中分布不同，且受不同配体激活，因此，有不同生理功能。如PPARα在肝、心肌、肾近端小管和肠细胞表达；PPARδ比PPARα表达范围广；PPARγ在脂肪、脾、肾、造血细胞、结肠、前列腺和乳腺上皮细胞表达，可诱导细胞分化。

据PPARs开放阅读框推测出氨基酸序列表明，其结构有激素受体特征，即1个配体结合区和1个锌指DNA结合区。配体结合区是与脂肪酸等配体结合部分，配体与受体这种结合可活化受体（即PPAR）；DNA结合区是与脂肪酸等配体结合部分，配体与受体这种特异性结合，调节基因转录。已发现编码许多酶，如微粒体酰基辅酶A氧化酶、肉碱软脂酰转移酶、脂酰CoA合成酶、线粒体HMG-CoA合成酶、脂蛋白脂肪酶和脂肪酸结合蛋白的基因上都存在PPAR反应元件（PPAR-REs）。PPAR-REs特征是5′端侧翼区有1个直接重复序列1（direct repeat，DR）通过与视黄醇酸受体结合形成异源二聚体，共同作用于PPAR-REs。当PPARs与RXR形成异源二聚体时，可增加PPARs与PPAR-REs结合能力。另外，PPARs与PPAR-REs结合，还需要类固醇受体辅助激活剂-1（steroid receptor co-activator-1，SRC-1）和PPAR-结合蛋白（PPAR-binding protein，PBP）等辅助激活因子共同参与。

③其他转录因子途径：脂肪酸还可通过调节HNF4α、NF-κB和SREBP1c等转录因子活性调节基因表达。

（2）实际意义：研究脂肪酸对基因表达调节，拓宽对脂肪酸生理功能认识。从最初认识脂肪酸是供能物质和生物膜重要组成部分，到发现脂肪酸可通过细胞膜受体信号途径和转录因子活化途径，具有调节基因表达的功能。通过对脂肪酸特异调节转录因子的不断发现，进一步认识脂肪酸其他重要功能，如不饱和脂肪酸有抑制脂类物质合成、降低三酰甘油（甘油三酯）和胆固醇、增加葡萄糖利用、增强胰岛素敏感性及改善胰岛素抵抗的作用。不饱和脂肪酸还有诱导细胞增殖和分化作用，如抑制早幼粒细胞、白血病HL60细胞增殖；还可启动培养细胞分化为单核细胞和粒细胞，也可以诱导细胞坏死和凋亡。n-3和n-6PUFA均能增加T淋巴细胞系某些抗原表达，而增强免疫功能。PUFA对乳腺癌、结肠癌和前列腺癌有一定抑制作用。但也有相反的报道。因此，尚需进一步研究探讨。

可模拟PPARs配体-脂肪酸的结构，合成某些PPARs配体。一大类以脂肪酸结构为基础进行结构变化的化合物，如降脂药（WY14643，吉非诺齐，氟贝丁酯），增塑剂［邻苯二甲酸二（2-乙基己基）酯］，类固醇、曲格列酮和吡格列酮（thiazolidinediones，TZD）等均能活化PPARs，而其活化作用比脂肪酸强，可将这些化合物开发为调节血脂和血糖的药物。因此，继续寻找强有力的激活PPARs的天然和人工合成的化合物，将有助于开发防治高血压、糖尿病、动脉粥样硬化、肥胖和癌症的药物。以细胞受体转录因子为靶目标来治疗某种疾病，已成为现代医药工业发展的方向。

4. 维生素D对基因表达调控　维生素D的主要生物活性形式是1，25-（OH）$_2$-D$_3$，后者有维持钙磷动态平衡、调节骨代谢和促进多种组织细胞生长、分化等多种功能。这些作用大部分是通过活化细胞核内受体，即维生素D受体（vitamin D receptor，VDR），进而调节维生素D靶基因转录水平来实现。

（1）VDR对基因表达调控机制：VDR是配体激活转录因子，与甲状腺素受体、视黄酸受体、过氧化物酶体增殖剂激活受体等一样，均属于Ⅱ型核受体。VDR可自身形成同源二聚体，也可与类维生素A受体（RXR）形成异源二聚体（VDR-RXR），较短A/B序列中不含AF$_1$；C结构域由2段高度保守"锌指结构"构成，且该结构域还含细胞核定向信号；D结构域即铰合部分主要是调节受体的柔韧性，以改变受体空间构象；E/F结构域是多功能区，包含有配体结合结构域、二聚体表面及C末端（螺旋12）配体依赖活化功能区（AF$_2$）。此外，VDR还有2个磷酸化位点，通过酪蛋白激酶进行正向调节，或蛋白激酶A或C，对其自身功能进行负向调节。

当VDR与其配体1，25-（OH）$_2$-D$_3$结合后，致VDR构象改变，并与未结合配体RXR形成异源二聚体（VDR-RXR）。后者再作用于维生素D靶基因启动子区上维生素D反应元件（VDREs），并解释辅助抑制因子复合物，同时募集某些辅助激活因子及普通转录因子，共同形成活性转录复合体。推测在上述时1，25-（OH）$_2$-D$_3$可能是诱导VDREs在其螺旋结构12位置上发生分子内折叠等微小变化，如关闭配体结合"口袋"，同时暴露VDRAF$_2$位点，才能使VDR与辅助激活因子相互作用；同样RXRAF$_2$位点也必须暴露，以便与辅助激活因子相互作用。这些辅助激活因子可称为"搭桥"因子，即将VDR-RXR（已与VDRE结合）与转录起始复合物前体连接起来，并稳定转录起始复合物前体。这些辅助激活因子属类固醇受体辅助激活因子家族，且有或兼有组蛋白-乙酰基转移酶活性，可使组蛋白在维生素D靶基因附近就与DNA分离，有利于其进入转录过程。除上述间接作用外，VDR还可通过转录因子ⅡB直接作用于转录起始复合前体，以便进入转录过程。

辅助抑制因子可募集组蛋白-脱乙酰基酶，并与类固醇受体结合，使该受体处于失活状态，同时使染色体处于转录抑制状态。视黄酸和甲状腺素受体抑制介质可与VDR-RXR相互作用，从而抑制转录。SUG_1是26S的蛋白水解酶，其亚单位可与辅助激活因子共同竞争结合$RXRAF_2$位点而抑制转录。另外，SUG_1可直接降解VDR。其他还有某些因子如Calreticulin（为多功能钙结合蛋白）和翻译调节因子L_7，均可与VDR相互作用，阻止其与DNA结合。

在核受体蛋白信号调节途径中，辅助激活因子和辅助抑制因子复合物平衡，决定DNA转录是开始还是关闭。

（2）实际意义：通过维生素D调节基因表达研究，除了解维生素D传统功能作用机制外，还发现维生素D调节许多基因表达，并有许多新功能。

①传统功能中1，25-（OH）$_2$-D_3在小肠主要是促进钙磷吸收；在肾促进钙磷酸化及钙重吸收；在骨组织参与骨代谢。现发现上述功能主要是钙结合蛋白（小肠）、钙结合蛋白D28K（肾）、骨钙蛋白和骨桥蛋白（骨）等基因有维生素D反应元件，维生素D可对上述基因表达进行调控，从而发挥上述功能。

②在传统靶组织中发现某些新维生素D调节基因，如锁骨-颅骨发育障碍基因的新转录因子Osf2/cbfal，主要调节间质细胞分化为成骨细胞，而1，25-（OH）$_2$-D_3可在mRNA水平上明显抑制该过程。对破骨细胞形成研究发现2个新的维生素D调节基因，一是破骨细胞分化因子/骨蛋白整合素配体基因，其表达蛋白属于肿瘤坏死因子家族膜相关成员；二是破骨细胞形成抑制因子/骨蛋白整合素基因，其表达蛋白属于肿瘤坏死因子家族的一种分泌型蛋白。前者促进破骨细胞形成，后者可抑制骨蛋白整合素配体作用，阻止破骨细胞形成，1，25-（OH）$_2$-D_3抑制该因子作用。1，25-（OH）$_2$-D_3通过活化4-羟化酶和1α-羟化酶活性来协调自身代谢和生物合成，1，25-（OH）$_2$-D_3使24-羟化酶在mRNA水平表达增强；在mRNA水平上抑制1α-羟化酶表达。通过这些新基因发现，进一步加深了对维生素D生理功能的理解。

③在非传统靶组织中，也发现维生素D调节基因。如1，25-（OH）$_2$-D_3抑制细胞因子IL-2、IL-8、IL-12转录过程，且VDR直接抑制粒细胞-巨噬细胞克隆刺激因子转录过程，有抑制免疫的作用。因此，维生素D及其衍生物可防治自身免疫性疾病。1，25-（OH）$_2$-D_3可启动细胞周期依赖激酶抑制因子P21WAF1和P27KIP，使细胞阻滞在G_1期，抑制生长迅速的肿瘤，角质细胞生长。因此，临床常用维生素D衍生物治疗肿瘤和银屑病。

对维生素D调节基因表达机制进一步研究不仅有助于理解维生素D生理功能作用机制，且有利于发现维生素D新功能及其在防治疾病的新作用。

5. 铁对基因表达调控　铁通过小肠上皮细胞吸收进入循环，与转铁蛋白（transferrin）结合后运送到全身各组织细胞，细胞表面有转铁蛋白受体（transferrin receptor，TfR）。当荷铁转铁蛋白与TfR结合后，通过细胞内吞将其转运到细胞内，在酸性环境释放铁，但脱铁转铁蛋白仍与受体结合，一起回到细胞表面，在中性pH脱铁转铁蛋白与TfR解离，两者重新进入运输铁的循环中。

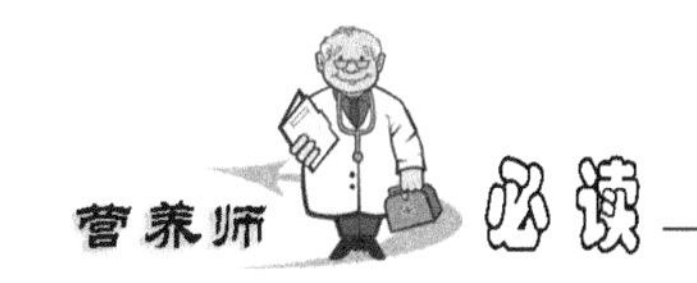

进入细胞的铁绝大部分被组织细胞利用，在骨髓合成血红素，约占体内铁总铁为70%；在肌肉组织合成肌红蛋白占总铁为3%～5%；10%在其他蛋白质中，其中绝大部分含铁蛋白是氧传递链、电子传递链、三羧酸循环等生物化学反应酶及核糖苷酸还原酶，其余铁储存在铁蛋白。铁蛋白由24个H-和L-铁蛋白亚基组成，有双重功能：一是暂时储存铁以备组织利用；二是结合游离铁，阻止游离铁诱导产生的羟自由基，有解毒功能。因此，转铁蛋白受体及其受体、铁蛋白对铁运输和储存发挥重要作用。近年研究发现，铁对转铁蛋白受体、铁蛋白表达有重要调节作用，使体内铁处于稳态平衡状态。

（1）铁对转铁蛋白受体及铁蛋白基因表达调控机制：转铁蛋白受体基因在其3′端非翻译区，有2个铁调节受体表达所必需的2个区域，每个区域由200个碱基组成。在这2个区域当中，含有5个聚在一起的铁反应元件（iron responsive element，IRE），每个IRE都能结合1个细胞质铁调节蛋白（iron regulatory protein，IRP）。IRE具有特殊结构，即茎-环结构，其中环状部分由CAGUGC组成，这是高度保守的序列。

铁蛋白基因在其5′端非翻译区也有IRE，也是茎-环结构，且环状部分碱基序列与铁蛋白受体IRE茎-环结构环状部分完全相同，但茎部碱基序列两者不同。转铁蛋白受体和铁蛋白mRNA都存在相似IRE非常重要，因为IRE可通过铁浓度变化来协调这两种蛋白合成。

铁调节蛋白（IRP）可作用于上述两种基因的IRE，进而调节基因表达，有两种不同IRP即IRP-1和IRP-2，与IRE结合亲和力相似。IRP-1起主要作用，存在所有组织中，其中肝、肾和小肠表达量最多；IRP-2表达范围较窄，仅限于肝、小肠、脑等组织，表达量较低。人IRP-1有889个氨基酸，而IRP-2较大些，在IRP-1第1个蛋白结构域插入73个氨基酸。这两种序列有61%一致性，79%相似性，均属于顺乌头酸酶蛋白家族。

IRP-1是存在于细胞质的顺乌头酸酶，当细胞铁充足时，IRP-1含［4Fe-4S］簇结构，并与3个半胱氨酸残基结合，此时IRP-1有顺乌头酸酶活性，将枸橼酸（柠檬酸）转变为异柠檬酸，但不能结合IRE，即无铁调节蛋白活性；当细胞内缺铁时，IRP-1失去［4Fe-4S］簇结构，形成无铁-硫簇脱辅基蛋白，此时无顺乌头酸酶活性，却有铁调节蛋白活性，可与IRE结合。无铁-硫簇时，可使蛋白构象发生改变，使IRP-1暴露IRE结合位点。IRP-2无铁-硫簇。因此，没有顺乌头酸酶活性，只有铁调节蛋白活性。

（2）铁浓度变化对转铁蛋白受体及铁蛋白基因表达调控机制：铁缺乏时IRP会结合到转铁蛋白受体mRNA3′端非翻译区的IRE，以保护mRNA，防止被核糖核酸酶降解，使mRNA稳定性延长、增加由mRNA翻译成蛋白数量，即转铁蛋白受体数量增加，并增加细胞对铁摄入。铁充足时，因IRP形成铁-硫簇结构，失去与IRE结合能力。因此，IRP会从转铁蛋白受体mRNA离开，mRNA被核糖核酸降解，降低mRNA的翻译，降低转铁蛋白受体合成，最终减少细胞对铁的摄入。同样，铁浓度变化也会对铁蛋白基因表达产生影响。铁缺乏时IRP结合到铁蛋白基因mRNA5′端非翻译区的IRE，阻止mRNA与核糖体结合，抑制翻译启动，减少铁蛋白和铁储存。铁充足时，IRP会从mRNA离开，启动mRNA翻译，增加铁蛋白和铁储存。

铁对铁蛋白受体及基因表达调节是真核细胞mRNA具体调节的第1个范例，且阐明转录后调控如何对细胞中某种营养素浓度变化做出应答反应，产生不同蛋白质的统一调节。

（3）实际意义：铁对转铁蛋白受体及铁蛋白基因表达调控时，IRP铁-硫簇是感受细胞铁浓度的感受器，是调节基因表达"开关"，控制细胞内铁水平，即铁缺乏时摄入增加、储存减少；铁含量高时铁摄入减少，储存增加。通过此反馈调节使细胞内铁维持在正常范围。因此，如果IRP数量减少，活性降低，可影响细胞铁摄取和储存，此时可用某些IRP表达诱导剂或活性激活剂进行纠正。如果IRP基因发生突变，使IRP丧失活性，则可用IRP类似物代替，可通过对IRP干预来调节铁代谢。

一氧化氮可模拟铁对IRP-1的调节作用，可激活IRP-1并使之结合到IRE，抑制铁蛋白翻译并稳定转铁蛋白受体mRNA。可见IRP-1不仅对铁，而且对一氧化氮做出应答。这一机制的发现有助于理解炎症对铁代谢影响。炎症时对细胞因子做出应答反应所产生的一氧化氮，可能作用于IRP-1铁-硫簇改变细胞铁代谢。其他某些物质，如超氧自由基或O_2，可能也作用于IRP-1的"开关"，其生理意义有待进一步研究。

三、基因多态性对营养素吸收、代谢和利用影响

DNA结构在不同生物体内有很大差异，正是这种差异导致生物物种多样性和不同生物间形态学特征和生物学特征的差异。同种生物不同个体间，DNA结构虽有很大同源性，但仍存在差异，也正是差异导致同种生物不同个体在形态学和生物学特征也存在一定差异。DNA结构差异包括DNA序列和长度差异，这种差异多数发生在不编码蛋白质区域及无重要调节功能区域，少数发生在蛋白质编码区及调节基因表达区域。DNA结构差异实质是DNA序列某些碱基发生突变。在1%～50%人群中，平均每200～300核苷酸就有1个碱基发生突变，可见个体间DNA结构存在很大差异。但因突变多发生在非基因序列，有些多数突变得不到表达，不会产生任何后果；而发生在基因序列的突变，有些是正常突变，有些有益，有些有害，甚至是致死的。当某些碱基突变在人群发生率不足1%时，称为罕见遗传差异；当某些碱基突变（产生2种或2种以上变异现象），人群发生率超过1%～2%时，就称为基因多态性（gene polymorphism）或遗传多态性。当碱基突变发生在基因序列时，可产生1个基因的1种以上不同形式，又称1个基因不同基因型，在人群发生率超过1%，此时称为基因多态性。人体约存在30%基因多态性，也就是说有30%基因发生突变，约70%基因可能没有发生突变，这就是人类个体间在许多方面很相似但又有差别的原因。因此，基因多态性决定个体间差异。如基因多态性存在于与营养有关基因中，就会导致不同个体对营养素吸收、代谢和利用存在很大差异，并最终导致个体对营养素需要量的不同。

（一）维生素D受体基因多态性对钙吸收及骨密度的影响

影响骨质疏松症发生因素很多，包括年龄，性别；不同生理状态，如妇女绝经前后；机体营养状况，特别是钙摄入水平；生活方式，如饮酒、吸烟、运动等。但这些环境因素无法解释同一国家内和不同国家间骨质疏松症发生广泛存在的原因；此外，家族遗传性、双胞胎配对及不同种族之间的比较研究，均说明骨质疏松症存在遗传因素影响。其中因VDR基因多态性对钙吸收及骨密度均有影响。因此，有可能成为骨质疏松症发生的遗传因素之一。

VDR基因因碱基突变，形成3种基因型，即bb基因型、BB基因型和Bb基因型。研究发现，携带BB基因型绝经期妇女，摄入低钙饮食时，其钙吸收量要比携带有bb基因型绝经期妇女明显减少；另一项研究发现，当每天钙摄入量在300mg（低）至1500mg（高）变化时，bb基因型是钙吸收率低基因型，这种基因型不能适应低钙饮食摄入情况。目前钙推荐摄入量为800～

1200mg/d，当800mg/d时，BB基因型人群，有相当部分个体不能摄入足够钙量并出现钙缺乏。因此，BB基因型人群钙RNI要适量高些。

对72位老年人18个月研究发现，所有BB基因型老年人骨密度均发生丢失，所有26个bb基因型老年人骨密度均未丢失，上述情况均与钙摄入量无关。另外37人基因型为Bb，骨密度变化随钙摄入量不同而有改变。因此，bb基因型是高骨密度基因型，BB基因型是低骨密度基因型，这两种基因型骨密度对钙摄入量变化反应不大，甚至与钙摄入量无关；而携带有Bb基因型者骨密度与钙摄入量呈剂量-反应关系。

VDR 3种不同基因型在不同的国家、甚至同一国家不同种族间基因频率分布不同。如日本人bb基因型约占75%，而BB基因型所占比例较低；高加索人群中bb基因型约占33%，而Bb基因型约占50%。VDR基因型在不同种族人群中不同分布，可说明不同种族人群中也有不同的分布，这可说明个体间在钙吸收、骨密度及骨质疏松症发生存在差异的原因。因此，针对不同国家、不同种族及不同个体，在制定钙推荐摄入量时应考虑不同基因型影响。如可能应针对不同基因型制定不同饮食供给量标准。另外，在进行补钙饮食干预时也应考虑不同基因型影响，以便确定哪种基因型人群在补钙时会获得最大益处，而哪些基因型人群获益不大，甚至一点儿效果没有，以便针对性补钙；而对补钙效果不明显基因型人群，则应采取其他食物或药物干预，不要盲目补钙。

（二）亚甲基四氢叶酸还原酶基因多态型对叶酸需要量的影响

按照目前美国的标准叶酸RNI，即使某一人群叶酸供给量达到此标准，仍有部分个体发生叶酸缺乏症状，其原因是叶酸代谢发生障碍。

亚甲基四氢叶酸还原酶（methylene tetrahydrofolate reductase，MTHFR）催化生物性可逆的还原反应，将5，10-亚甲基四氢叶酸还原为5-甲基四氢叶酸，同时脱去1个甲基供体给同型半胱氨酸，合成蛋氨酸。研究发现MTHFR基因的第677位碱基发生C→T突变，产生该基因3种等位基因多态性，即C/C，C/T和T/T 3种基因型；同时C→T突变造成该基因所编码MTHFR氨基酸也发生突变，即由Ala（丙氨酸）→Val（缬氨酸），由此产生该酶3个相应表型，即Ala→Ala（野生型）、Ala→Val（杂合型）、Val→Val（突变纯合型）。上述这种突变增加酶的热不稳定性，使其不能与MTHFR反应辅酶（FDA）结合，使该酶活性降低。3种酶活性由高到低次序为Ala-Ala，Ala-Val，Val-Val，致使同型半胱氨酸向蛋氨酸转化发生障碍，导致同型半胱氨酸在血中和尿中浓度增加。

大量研究已证实，同型半胱氨酸浓度增加，可增加某些疾病发病危险性。在胎儿和儿童期出现神经管缺陷、严重生长发育迟缓，严重时在1周岁内死亡；成年期血同型半胱氨酸少量增高，为15mmol/L时认为是血管疾病独立危险因素，包括明显增加心肌梗死、脑卒中、外周血管疾病和静脉栓塞危险性。

对携带有C/C、C/T和T/T基因型不同人群血叶酸和同型半胱氨酸含量比较，发现携带C/C基因型者血叶酸最高，同型半胱氨酸最低；携带C/T基因型者血叶酸较高，同型半胱氨酸较高；携带T/T基因型者血叶酸最低，同型半胱氨酸最高。

叶酸摄入不足只对携带有T/T基因型人群影响较大，使血同型半胱氨酸升高，而对携带有C/C和C/T基因影响不大，杂合表型与野生表型很接近，而补充大剂量叶酸可迅速使血浆同型半胱氨酸恢复正常，其机制为高叶酸状态可增加不耐热基因型MTHFR（Val-Val和MTHFR）

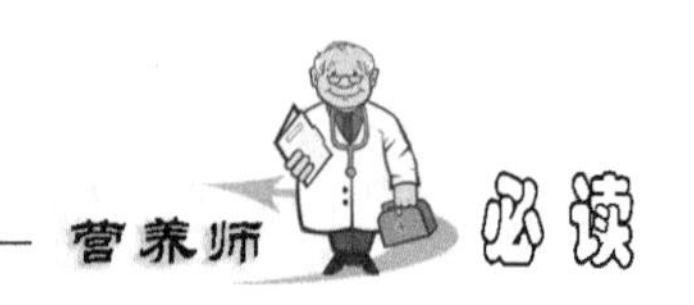

热稳定性，从而增加该酶活性。因此，为使T/T基因型人群同型半胱氨酸代谢正常，应比一般人群摄入更多叶酸。

不同种族不同人群MTHFR 3种基因多态性分布频率不同。高加索人的亚洲人群T/T基因型约占12%，C/T基因型大于50%，非洲-美洲人群T/T基因型发生率较低，而欧洲高加索人群变异很大。一般认为不同种族人群T/T基因型所占比例范围为8%～18%，也有人认为是5%～15%，可见这种易出现叶酸缺乏人群所占比例相当大，应该高度重视。

目前所制定叶酸RNI，是针对一般人群并假设这些人群是正常情况制定的，而没考虑T/T突变纯合型部分个体特殊需要。因此，为避免叶酸缺乏造成危害，对这部分特殊人群应制定更高叶酸供给量。

（三）载脂蛋白基因多态性对血脂代谢的影响

载脂蛋白是结合血脂并运输到机体各组织进行代谢和利用的蛋白质。大量研究发现载脂蛋白基因发生突变，形成不同等位基因型多态性，并进一步形成不同表型载脂蛋白，可影响血脂代谢和利用，从而影响高脂血症、动脉粥样硬化、心脑血管疾病发病率。以载脂蛋白E（apolipoprotein E，apoE）基因为例介绍如下。

apoE与乳糜微粒、乳糜微粒残余物、VLDL、IDL和HDL等结合形成脂蛋白，并可调控这些脂蛋白与特异受体（apoE受体或apoB、E受体）相结合，以便于代谢或利用。因此，对调节血脂和脂蛋白代谢有非常重要的作用。人类apoE基因位于第19号染色体长臂，因某一碱基替代，发生在2个不同位点，而出现3种等位基因，使人群有6种不同基因型：3种纯合子（E2/E2，E3/E3，E4/E4）；3种杂合子（E2/4，E2/3，E3/4）。相应人群有6种apoE表型。通常人群以apoE3基因最多，约78%（其中apoE3野生型，而apoE3/3占50%以上，apoE3/4、E3/2约占20%），因apoE4约占14%，apoE2约占7%。因此，一般认为apoE3是野生型，而apoE4、apoE2是变异型。因apoE不同表型与受体结合活性不同及自身在体内代谢速率存在明显差异，以及apoE不同表型还可影响肠对胆固醇吸收率。因此，apoE不同表型可影响血脂水平及心脑血管发病率。

人群LDL胆固醇水平16%总变异可能与apoE等位基因变异有关。携带apoE等位基因（除apoE3/3外）人群容易出现高总胆固醇、高LDL胆固醇和Ⅲ型高脂蛋白血症倾向，如apoE4携带者易出现高胆固醇血症；而apoE2则更易有Ⅲ型高脂蛋白血症和乳糜微粒、VLDL堆积，但胆固醇水平较低，可能因LDL形成受阻及LDL受体向上调节，清除胆固醇能力增强。不同国家、不同人群大量研究发现，血脂正常的人，不同apoE表型者血TC、LDL-C高低依次是：E4/E4>E4/E3>E3/E3>E3/E2>E2/E2。可见apoE表型对血胆固醇有明显影响，这种影响不受环境和其他遗传背景干扰。

apoE等位基因在家族性高胆固醇血症和冠心病患者中出现频率较高。如美国黑种人、芬兰人冠心病患病率较高，携带apoE4基因频率也较高，而apoE3等位基因较低。因此，认为apoE4基因型携带者有易患高胆固醇血症和冠心病倾向。

apoE不同等位基因型对低胆固醇饮食反应不相同。研究发现携带apoE4等位基因的芬兰人，摄入胆固醇反应要比携带apoE2等位基因芬兰人要明显得多。美国研究发现由高脂向低脂饮食转变时，携带apoE4等位基因受试者血清总胆固醇和LDL较大幅度减少，其减少程度比apoE3/3基因型大得多。美国另一研究发现，有apoE3/2型妇女在摄入多不饱和脂肪酸后血脂异常并没得到明显改善,其原因是其HDL明显减少;而具有apoE4/3型男性却明显改善。结果发现apoE4基因型携带者可从低脂饮食干预中获得最大益处。

近年来,世界范围内大样本人群调查发现,apoE基因型分布在欧美高加索人种以E3/3为常见,其次为E3/4;亚洲蒙古人种也以E3/3为常见,其次为E2/3;我国汉族apoE基因型分布与亚洲蒙古人种相似;而维吾尔族与高加索人相似。

了解不同种族、不同人群apoE基因型分布,有利于针对不同基因型人群采取不同的低脂肪或低胆固醇饮食干预计划,尤其发现apoE4携带者将有助于通过饮食预防和控制心脑血管疾病发病率。

四、营养素与基因相互作用对疾病发生的影响

古代国内外哲学家和医学家就认识到遗传因素和环境相互作用,共同影响人类健康和疾病发生,其中营养素作为环境重要因素之一,与遗传因素-基因相互作用导致疾病证据,不仅可从整个人类社会进化过程遗传因素进化落后于营养素变化的矛盾中找到某些痕迹,还可以在现代分子遗传学、分子流行病学和分子营养学中找到某些线索。

(一)营养素变化与遗传因素进化的矛盾

原始社会人主要靠采集、打猎、捕鱼为生,经常是饥饱不一,在当时营养条件下,人类遗传因素发生适应性变化,即产生所谓"节约基因型",显然现在不适用。在充足能量和营养时,这些节约基因仍在大量储存能量,导致肥胖、糖尿病、心脑血管疾病和高血压。这部分仍携带节约基因型的人群对高脂肪、高能量特别易感,是易感人群。

约4万年前的旧石器时代晚期,人类基因型已确定,且这种基因型确定是适应当时营养状况。当时营养状况与现代社会,尤其是西方社会相比,摄入较高蛋白质、钙、钾和维生素C,而钠摄入量较低。现代社会饮食结构发生重大变化,其特征是能量摄入增加而消耗减少;饱和脂肪、n-6脂肪酸和反式脂肪酸摄入增加,n-3脂肪酸减少;复杂糖类(主要是寡糖)和食物纤维摄入减少。现代社会饮食中,n-6脂肪酸/n-3脂肪酸比例是20∶1～14∶1,而不是对健康有益的1∶1。

过去的1万年里,即从农业革命开始以来,人类饮食结构发生巨大变化,而人类基因却没有变化或变化很小。人类基因组自发突变的频率每百万年为0.5%。因此,在过去的1万年中人类基因只发生很小变化,约为0.005%。事实上,人类今天所携带基因与4万年前旧石器年代晚期祖先基因几乎相同。营养因素变化快,而遗传因素变化慢。因此,从遗传学角度,人类目前基因型已不能适应目前营养条件,饮食结构快速变化,尤其是近150年里的改变。必然导致某些慢性疾病,如动脉粥样硬化、高血压、肥胖、糖尿病和某些癌症(乳腺癌、结肠癌、前列腺癌)发病率升高。

(二)营养素与基因相互作用模式及在疾病发生的作用

许多疾病主要包括先天代谢性缺陷和慢性疾病发生是由营养素,当然也包括其他环境因素与基因相互作用的结果,但两者相互作用方式不同,在疾病发生中起的作用也不相同。有人将营养素、基因和疾病三者关系用5种模型进行描述(图1-2):①模型A描述的情况是基因型决定某种营养素是危险因素,然后该种营养素导致疾病;②模型B中营养素可直接导致疾病,基因型不直接导致疾病,但在营养素导致疾病时起促进和加重作用;③模型C中基因型直

接导致疾病，营养素不直接导致疾病，但在基因型导致疾病时起促进或加重作用；④模型D中营养素与基因型相互作用，共同导致疾病，且均是导致疾病危险性升高所必需的；⑤模型E中营养素和基因型均可单独影响疾病危险性，与单一因素存在相比，若同时存在，可明显增加疾病的危险性。

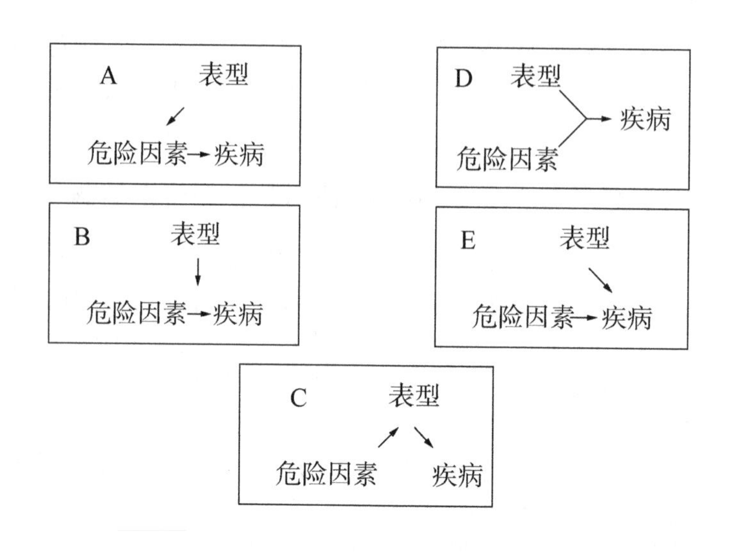

图1-2 环境因素与基因相互作用模式

这些模型可以更好地理解营养素与基因在疾病发生中的作用。如苯丙酮尿症是模型A的典型例子。患有该病的人，体内编码苯丙氨酸羟化酶基因突变，导致该酶缺乏，不能将苯丙氨酸代谢为酪氨酸而造成苯丙氨酸在体内堆积，进而致病。因此，该酶基因突变决定苯丙氨酸是危险因素，苯丙氨酸可直接导致疾病。葡萄糖-6-磷酸脱氢酶缺乏所导致的疾病符合模型D，该酶缺乏时，如不吃蚕豆不发生溶血性贫血；该酶不缺时，即使吃蚕豆也不会发生溶血性贫血；只有该酶缺乏且吃蚕豆的个体会发生严重溶血性贫血。

在单基因突变所导致先天代谢性缺陷，也称单基因疾病。在此时营养素与基因相互作用方式及分子机制已非常清楚，且是营养素与基因相互作用导致疾病的最典型例子。而在许多多基因疾病（如肥胖、糖尿病、高血压、骨质疏松、冠心病）中，虽已发现是营养素与基因相互作用，但却没有真正发现与这些疾病有关的主要原因。因此，营养素与基因相互作用机制还不十分清楚。以肥胖为例，许多研究已经证实高脂肪饮食是导致肥胖的主要营养因素，但高脂饮食引起的肥胖有家族倾向。另外，在高脂肪饮食诱导肥胖时，总有易于发生肥胖或不易发生肥胖的现象，说明高脂肪饮食引起肥胖时有遗传因素存在，遗传因素决定差异存在。因此，在肥胖发生时，脂肪与基因相互作用方式符合模型D，即两者共同导致肥胖危险性增加，但营养素与基因间如何相互作用导致肥胖分子机制尚不十分清楚。虽已发现与肥胖有关基因有20多个，包括瘦素基因，解偶联蛋白基因，神经肽Y基因，刺蛋白基因，葡萄糖转运子基因，β_1、β_2、β_3肾上腺素基因等，但其与营养素相互作用导致肥胖依据不足，这些基因多肽性与肥胖关系还不甚清楚。但发现与肥胖有关基因是很大的进步，因其标志着包括肥胖在内的慢性疾病研究已进入分子生物学时代。随着人类基因组、食物基因组计划完成，必将加快这些慢性病发病分子机制研究，并最终为利用分子营养学理论预防和控制慢性疾病发生提供科学依据。

第三节 基本概念

一、营　养

1. *营养*　营养是指人体吸收、利用食物或营养素的过程，也是人类通过摄取食物以满足机体生理需要的生物化学过程。

2. *营养素*　人类为维持正常生理功能和满足劳动及工作需要，必须每天从食物中获得各种营养素，除空气和水外，还要通过各种食物组成的饮食，获得人体需要的各种营养素，以满足机体的正常生长发育、新陈代谢和工作、劳动的需要，这些营养物质称为营养素（nutrients）。蛋白质、脂肪和糖类摄入量较大，所以称为宏量营养素（macronutrients），也称为生热营养素；维生素和矿物质需要量较小，称为微量营养素（micronutrients）。凡在人体内总重量大于体重0.01%的矿物质，称为常量元素，而总重量小于0.01%者，称为微量元素（trace elements）。能量来源于食物中糖类、脂肪和蛋白质，这三种营养素经过氧化分解后释放出能量，以满足人体代谢的需要。

3. *食物*　食物是生物为其生存所摄入的物质，是生命的物质基础。人类摄入食物是为维持其正常生命活动及从事各种体力活动和脑力活动的需要。食物是人类长期与自然斗争的过程中，逐步筛选确定的。留传至今的食物乃是人类5000年灿烂饮食文化的结晶。

4. *食物和药物区别*　食物和口服药物都是经口摄入，但被人体摄入后所起作用不同。食物表现为营养功能，可提供能量和营养素，使人享受美味的同时并保持健康；药物主要起治疗作用，无营养作用，往往还有不良反应。药食同源的食物，比如大枣、薏苡仁等，既有治疗作用，也有营养功能。

5. *食物和营养素关系*　食物有效成分，即其中能被机体消化、吸收、利用的物质是营养素，可以说食物是营养素载体，是含有多种营养素的混合物。

6. *饮食*　饮食是由多种食物组成的，如每天食用的三餐，饮食与人体健康有密切关系。饮食类型与地区、民族、信仰、经济水平等因素有关，如西餐、中餐、素食等；而患者饮食因疾病不同而各具特点，如肾衰竭低盐低蛋白饮食、痛风患者低嘌呤饮食等。平衡饮食对正常人来说是促进健康的根本保证，对患者来说是改善代谢、消除病因、营养治疗、缩短病程、进行综合治疗的重要手段。不平衡饮食，短期可降低抵抗力和生活质量，降低学习和工作效率，长期可致疾病，甚至加重疾病。

7. *营养性疾病*　指因体内各种营养素过多、过少，或营养素不平衡所致的疾病，也包括那些以营养因素为主要病因、营养疗法为主要治疗手段的疾病。营养性疾病在发展中国家以营养不足为主，如缺铁性贫血、佝偻病、维生素和矿物质缺乏症等；而在发达国家以营养过剩为主，如糖尿病、肥胖、高脂血症、高胆固醇血症、心脑血管疾病、痛风、癌症等。在我国既有营养缺乏病，又存在营养失调或过多症，数种情形同时并存。

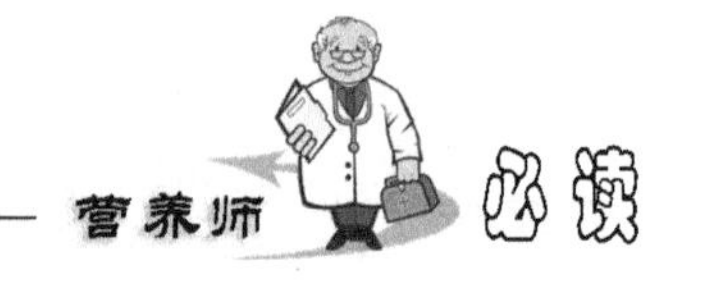

二、消化和吸收

1. 消化　是指食物在消化系统被分解为可被吸收的小分子物质的过程。消化方式有两种。

（1）机械性消化：是通过消化系统平滑肌的舒缩活动实现的，可将食物磨碎、促使食物与消化液充分混合，并将食物由消化系统上段向下段推进。

（2）化学性消化：是由消化腺分泌的消化酶完成的。消化酶能将蛋白质、脂肪、糖类等大分子物质分解成可以被吸收的小分子物质。机械性消化和化学性消化同时进行，相互配合，共同协调地完成对食物的消化作用。

2. 吸收　是指经过消化的食物通过消化系统的黏膜进入血液循环的过程。

3. 主要消化液

（1）唾液：人唾液中除唾液淀粉酶以外，还含有溶菌酶。唾液主要生理作用有：湿润和溶解食物；清除口腔中的残余食物；冲淡、中和、清除进入口腔的有害物质；可使淀粉分解为麦芽糖。

（2）胃液主要成分及作用

①盐酸：也称胃酸，由壁细胞分泌。盐酸的生理作用包括激活胃蛋白酶原，并为胃蛋白酶提供适宜的作用环境；使食物蛋白质变性而易于水解；杀死进入胃内的细菌，使胃和小肠维持相对无菌的状态；刺激胰液、胆汁和小肠液的分泌；有助于小肠对钙和铁的吸收。

②胃蛋白酶原：由主细胞分泌。进入胃液后，在盐酸的作用下，被激活为胃蛋白酶，后者在酸性条件下可将蛋白质水解为肽和氨基酸。

③黏液：由胃黏膜上皮细胞、黏液细胞、贲门腺和幽门腺分泌，化学成分为黏蛋白。生理功能是保护胃黏膜，润滑食物，防止食团中粗糙成分的机械性损伤；并与表面上皮细胞分泌的HCO_3^-共同构成黏液，防止盐酸和胃蛋白酶对胃黏膜细胞损伤。

④内因子：由胃内的壁细胞分泌，可与维生素B_{12}结合，防止消化液对维生素B_{12}的破坏，并促进其在回肠内吸收。

（3）胰液：胰液含有大量水分、无机物，后者主要为碳酸氢盐和各种离子及多种消化酶；胰酶消化力最强，特别是对蛋白质、脂肪的消化，具有很强的消化能力，是消化大分子营养素的最主要酶类。

①HCO_3^-：HCO_3^-的作用主要是中和进入十二指肠内的胃酸，防止其对黏膜的损伤，HCO_3^-还可以为胃内各种消化过程提供适宜的pH环境。

②蛋白质消化酶：包括胰蛋白酶原、糜蛋白酶等。进入小肠后，胰蛋白酶原被肠致活酶激活转变为胰蛋白酶。后者继续激活糜蛋白酶，并且也能使蛋白酶原活化。胰蛋白酶和糜蛋白酶分别能水解蛋白质成为多肽，当其同时消化蛋白质时，产物为短肽和游离氨基酸。

③胰淀粉酶：可将食物中的淀粉水解为麦芽糖，后者经麦芽糖酶消化进一步成为葡萄糖。

④胰脂酶：胰脂肪酶、胆固醇酶和磷脂酶统称为胰脂酶，可分别水解三酰甘油、胆固醇酯和磷脂。

⑤核酸酶：包括DNA酶和RNA酶，分别水解DNA和RNA。

（4）胆汁：胆汁由肝分泌，储存于胆囊，其主要作用是乳化脂肪，便于胰腺和小肠内分泌的脂肪酶分解。进食肉类或含脂肪的食物可促进胆汁的排放。

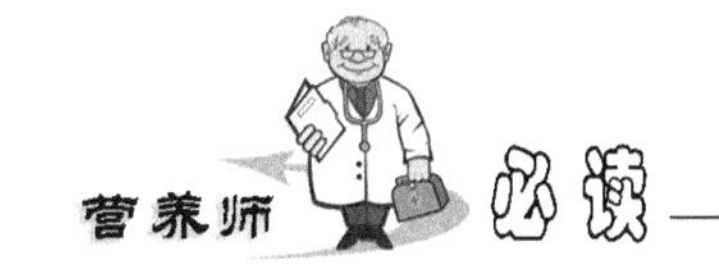

三、营养素吸收

1. 营养素吸收部位　口腔、咽和食管基本无吸收功能，胃仅能吸收少量的水、乙醇及某些药物，小肠是主要的吸收部位，大肠仅可吸收少许水和盐类。在胃内生热营养素由快至慢的排空速度排序，依次是糖类、蛋白质和脂肪。

2. 生热营养素吸收

（1）糖类：食物中的糖类，主要为多糖如淀粉，必须被水解成单糖（如葡萄糖）后才能被吸收。小肠对葡萄糖的吸收是与钠离子相偶联的主动过程，吸收后葡萄糖经血液循环被运输至肝。

（2）蛋白质：必须被消化成氨基酸或短肽后才能被小肠黏膜吸收，吸收过程也是与钠离子相偶联的主动过程，然后经血液循环至肝和身体各部位。

（3）脂肪：脂肪分解成脂肪酸、单酰甘油及少量的甘油后，在胆盐帮助下运至小肠黏膜上皮细胞内。中链、短链脂肪酸及其组成的单酰甘油可直接扩散至组织液中，经血液而被吸收；而长链脂肪酸在细胞内重新与甘油合成三酰甘油，后者与载脂蛋白形成乳糜微粒，然后被释放进入组织间液，再进入淋巴循环而被吸收，故脂肪可经血液和淋巴两种途径吸收，以淋巴为主。

四、免疫功能

1. 淋巴系统　中枢淋巴系统包括骨髓、胸腺及胸导管等器官；周围淋巴系统包括脾、淋巴结、扁桃体及体内其他分散的淋巴组织。

2. 免疫细胞　颗粒细胞包括中性粒细胞、嗜碱性粒细胞，前者在血液中最多。中性粒细胞与嗜酸性粒细胞都具有IgG分子Fc部分的受体。嗜碱性粒细胞、肥大细胞都能产生IgE分子，并能结合在Fc受体上。大吞噬细胞可以与人体免疫球蛋白IgG_1、IgG抗体结合。淋巴细胞在免疫反应中起中心作用。

3. 人体免疫球蛋白　免疫球蛋白有5种，即IgM、IgA、IgD、IgE、IgG，其中以IgG研究最多。IgM是星形多聚体，由5个基本单位结合在一起；在血液中IgA_1比IgA_2浓度高；IgD在未成熟淋巴细胞表面上存在，能与IgM结合。特殊抗原与IgE反应并与肥大细胞联合。IgG为Y字形结构，由4个多肽链组成。

4. 白介素　激活的大吞噬细胞是分泌IL-1的主体，调节T淋巴细胞及B淋巴细胞的激活，并影响花生四烯酸代谢而刺激炎症反应；IL-2是T淋巴细胞生长因子或细胞分裂因子；IL-3促进系列血细胞发育；IL-4是淋巴激动素；IL-6为生长因子。

五、感染与传染病

1. 传染病　传染病是由病原微生物，如病毒、立克次体、细菌、螺旋体等，感染人体后产生的、有传染性的疾病。

2. 感染　又称为传染，是病原体对人体寄生的过程。

3. 感染过程　感染过程有多种形式，包括病原体被清除、隐性感染、显性感染、病原携带者及潜伏性感染。

4. 传染源　指病原体已在体内生长繁殖，并能将其排出体外的人或动物，包括患者、隐性感染者、病原携带者、受染的动物。

5. 传播途径　病原体离开传染源后，到达另一易感者的途径，称为传播途径。

6. 人群易感性　对某种传染病缺乏特异性免疫力的人，就是这种传染病的易感者。

7. 自然因素　包括地理、气象和生态等条件，对流行过程发生和发展有重要影响。传染病地区性和季节性与自然条件有密切关系。

8. 社会因素　包括社会制度、经济和生活条件及文化水平等，对传染病流行过程有决定性影响。

六、呼吸系统

1. 发绀　是指血中还原血红蛋白增多，大于50g/L时，可致皮肤、黏膜呈青紫色的现象。

2. 吸气性呼吸困难　指吸气时胸骨上窝、锁骨上窝和肋间隙明显凹陷，也称为“三凹征”，常伴有干咳及高调吸气性喉鸣。

3. 呼气性呼吸困难　呼气感到困难，呼气时间延长而缓慢，常伴有哮鸣音。

4. 混合性呼吸困难　呼气与吸气均费力，呼吸频率增快、深度变浅，常伴有呼吸音异常。

七、合理营养

1. 合理营养　是指通过合理饮食和科学烹调加工，能向机体提供足够数量的能量和各种营养素，并保持各营养素间比例平衡，以满足人体正常生理需要。

2. 合理饮食　是指向机体提供足够数量、品种齐全、比例合理的各种食物，做到主副搭配、荤素搭配、科学烹调，维护人体健康。

3.《推荐的每天膳食中营养素供给量》（RDA）　我国1981年制定，并于1988年修订RDA，其中包括能量和蛋白质、脂肪、钙、铁、锌、硒、碘、视黄醇当量（维生素A和胡萝卜素）、维生素D、维生素E、维生素B_1、维生素B_2、维生素PP和维生素C等共15项，同时对孕妇、乳母、老年人、儿童、不同劳动强度及冷、热、高原、潜水、放射、航天等特殊环境和特种作业人群营养特殊需求进行研究，不同年龄组儿童营养素供给量标准特别详细和具体。

第一篇

基础营养篇

营养素是生命的物质基础，营养不仅维系个体生命，也关系到种族延续、国家昌盛、社会繁荣和人类文明。合理营养、平衡饮食极为重要。随着社会科学的发展，生活水平的提高，营养日益备受重视。特别是我国加入WTO以后，国家更加重视营养问题。营养素在体内消化、吸收、利用和代谢的过程每位医护人员都应该了解，对营养师来说是必须掌握的基础知识。能量是机体活动的动力源泉，来自于糖类（旧称碳水化合物）、脂肪和蛋白质代谢。各种不同类型的营养素组成成千上万种食物，使人在获得营养素的同时能享受美味佳肴。不同地区、民族和信仰，使得饮食多元化，丰富的饮食文化也是人类历史的重要组成部分。本篇主要介绍能量和营养素的功用、来源和供给量，各类食物的营养价值和评价方法，如何进行营养调查和营养评价等内容。

第2章 Chapter

能量和生热营养素

人体所需要的能量是由糖类、脂肪和蛋白质在体内代谢产生的，故将糖类、脂肪和蛋白质又称为生热营养素。此外，乙醇也能提供较高能量。生热营养素除产生能量外，还有许多生理功能。

第一节　能　　量

一、概　　述

能量又称为热能、热量、热卡；包括热和能两种。在体内能量维持体温恒定并不断地向外环境散发，能量还可维持各种生理和体力活动正常进行。

能量单位，现国际上通用焦[耳]（Joule，J），营养学使用的是其1000倍单位，即千焦[耳]（kilojoule，kJ）。有些国家如美国和加拿大仍继用卡（calorie，cal）和千卡（kilocalories，kcalories，kcal）。其换算关系如下：1cal=4.184J；1J=0.239cal。我国以前规定用千焦耳，或千焦耳、千卡同时用；目前可以用千卡单独表示。

食物及其生热营养素所产生能量多少，可用测热器进行精确测量。其原理是：无论在体内或体外，食物或生热营养素可完全氧化产生CO_2和H_2O，同时释放能量。将被测样品放入测热器燃烧室完全燃烧，用水吸收释放出全部能量。在常温常压下，每1ml水升高1℃，需吸收4.18J能量，记录水质量和水温变化，可计算样品所释放能量。

因食物生热营养素不可能全部被消化吸收，且消化率也各不同；消化吸收后，在体内也不一定完全彻底被氧化分解产能，特别是蛋白质，产生某些不能继续被分解利用的含氮化合物，如尿素、肌酐、尿酸等。故实际应用时，生热营养素产热按下列换算关系换算。1g糖类和蛋白质均为16.7kJ（4.0kcal），1g脂肪为36.7kJ（9.0kcal），1g乙醇（酒精）为29.3kJ（7.0kcal）。

二、能量消耗

成年人能量消耗包括基础代谢、体力活动和食物热效应。为达到能量平衡，人体每天摄入能量能满足需要即可。对于孕妇则还应包括母体组织，即子宫、乳房、胎盘生长发育和体脂储备及胎儿生长发育；乳母则需要合成乳汁；婴幼儿、儿童、青少年应包括生长发育能量需要；创伤患者康复期间等也需要增加能量。

（一）基础代谢

基础代谢（basal metabolism）是指维持生命的最低能量消耗。人体在安静和恒温条件下，为18～25℃时，禁食12h后，静卧、放松且清醒时的能量消耗。此时能量仅用于维持体温和呼吸、血液循环及其他器官生理需要。为确定基础代谢能量消耗（basic energy expenditure，BEE），须首先确定基础代谢率（basic metabolic rate，BMR）。基础代谢率是指人处于基础代谢状态下，每小时每平方米体表面积（或每千克体重）能量消耗。按下列方法可计算每天BEE。

1. 按体表面积计算　我国1984年提出相对适合国人体表面积计算公式：

体表面积（m^2）=0.006 59×身高（cm）+0.0126×体重（kg）−0.1603

按此公式先计算体表面积，再按年龄、性别，可在相关的表中查出对应的BMR，计算24h基础代谢水平。熟睡时能耗比基础代谢约少10%，故计算应扣除睡眠时消耗的能量。

2. 直接用公式计算　Harris和Benedict提出根据年龄、身高和体重直接计算基础代谢能量消耗。

男性：BEE=66+13.7×体重（kg）+5.0×身高（cm）−6.8×年龄（岁）

女性：BEE=65.5+9.5×体重（kg）+1.8×身高（cm）−4.7×年龄（岁）

更简单的方法是成人按每千克体重每小时男性1kcal（4.18kJ），女性0.95kcal（3.97kJ），与体重相乘，直接计算，结果相对粗略。

3. WHO建议计算法　WHO于1985年推荐下列公式，计算1d BEE，见表2-1。

表2-1　WHO建议的计算基础代谢公式（kcal）

年龄（岁）	男性	女性
0～3	（60.9×W）−54	（61.0×W）−51
3～10	（22.7×W）+495	（22.5×W）+499
10～18	（17.5×W）+651	（12.2×W）+746
18～30	（15.3×W）+679	（14.7×W）+496
30～60	（11.6×W）+879	（8.7×W）+829
>60	（13.5×W）+487	（10.5×W）+596

W为体重（kg）

4. 静息代谢率　因BMR测定较困难，1985年WHO提出用静息代谢率（resting metabo1ic rate，RMR）代替BMR。测定时，全身处于休息状态，禁食仅需4h，故RMR值常略高于BMR 24h静息代谢率参考值（表2-2）。人体基础代谢不仅存在个体差异，自身基础代谢也常有变化。影响人体基础代谢有以下因素。

（1）体格影响：体表面积大者，散发能量也多，故同等体重者，瘦高者基础代谢高于矮胖者。瘦体组织消耗能量占基础代谢70%～80%，这些组织和器官，包括肌肉、心、脑、肝、肾等，所以瘦体质量（lean body mass）大，肌肉发达者基础代谢水平高。这也是男性基础代谢水平高于女性5%～10%的原因。

（2）不同生理、病理状况影响：包括性别、年龄等因素。儿童和孕妇基础代谢相对较高。成年后随年龄增长，基础代谢水平不断下降。30岁后，每10年降低约2%，60岁以后下降更多。但如注意加强体育锻炼，降低相对缓慢得多。生病发热时，甲状腺素等有关激素水平异常时，也能改变基础代谢能量消耗。

（3）环境影响：炎热或寒冷，过多摄食，精神紧张时，都可升高基础代谢。也有人将这部分能量消耗称为适应性生热作用（adaptive thermogenesis）。另外，在禁食、饥饿或少食时，基础代谢水平也相应降低。

（4）其他因素：尼古丁、咖啡因等因素刺激时，也可使基础代谢升高。

表2-2 人体24h静息代谢率参考值（kcal）

年龄（岁）	体重（kg）								
	40	50	57	64	70	77	84	91	100
男性									
10～18	1351	1526	1648	1771	1876	1998	2121	2243	2401
18～30	1291	1444	1551	1658	1750	1857	1964	2071	2209
30～60	1343	1459	1540	1621	1691	1772	1853	1935	2093
＞60	1027	1162	1256	1351	1423	1526	1621	1716	1837
女性									
10～18	1234	1356	1441	1527	1600	1685	1771	1856	1966
18～30	1094	1231	1334	1437	1525	1628	1731	1833	1966
30～60	1077	1264	1325	1386	1438	1499	1560	1621	1699
＞60	1016	1121	1195	1268	1331	1404	1478	1552	1646

（二）体力活动

除睡眠外，人总要进行各种活动或劳动，通常各种体力活动所耗能量占人体总能耗15%～30%。这是人体能量消耗变化最大，也是人体控制能量消耗、保持能量平衡维持健康最重要部分。体力活动消耗能量与3个因素有关。①肌肉越发达者，活动时消耗能量越多；②体重超重者，做相同运动所消耗能量越多；③活动时间越长、强度越大、消耗能量越多。

人类体力活动种类很多，营养学根据能量消耗水平，即活动强度不等，通常分为5个级别。

1. *极轻体力活动* 这类活动以坐姿或站立为主的活动，如开会、打字、打牌、听音乐、绘画及实验室工作等。

2. *轻体力活动* 指在水平面上走动，速度在4～5km/h，打扫卫生、看护小孩、打高尔夫球、饭店服务等。

3. *中等体力活动* 这类活动包括行走（速度在5.5～6.5km/h），除草、负重行走、打网球、跳舞、滑雪、骑自行车等。

4. *重体力活动* 包括负重爬山、伐木、手工挖掘、打篮球、登山、踢足球等。

5. *极重体力活动* 随着科技和生产力发展，是指运动员等高强度职业训练或世界级比赛等。

（三）食物特殊动力作用

食物特殊动力作用（specific dynamic action，SDA）现称食物热效应（thermic effect of food，TEF）。人体在摄食时，因要对食物中营养素进行消化、吸收、代谢转化等，需要额外消耗能量，同时致体温升高和能量散发，这种因摄食而致的能量额外消耗称食物热效应。

不同成分的食物热效应不等。脂肪食物热效应消耗本身产生效能4%～5%，糖类为5%～6%，蛋白质高达30%。这种差异主要是因为：各营养素消化吸收后转变成ATP储存量不同，蛋白质为32%～34%，低于脂肪和糖类38%～40%，而其余的则变成能量。食物脂肪经消化吸收后，变成脂肪组织的脂类，其消耗能量要低于由消化吸收葡萄糖转变成糖原或脂肪，而由食物蛋白质消化吸收后的氨基酸合成人体蛋白质，或代谢转化为脂肪，其消耗能量更多。由此可知，食物热效应与食物成分、进食量和进食频率有关。通常含蛋白质丰富的食物最高，其次是富含糖类食物，最后才是富含脂肪食物。混合性食物其食物热效应占其总能量10%；吃得越多，能量消耗也越多；吃得快比吃得慢者食物热效应高，吃得快时，其中枢神经系统更活跃，激素和酶分泌速度快、量更多，吸收和储存速率更高，其能量消耗也相对更多。

（四）生长发育能量消耗

处于正常发育过程的婴幼儿、儿童及青少年每天能量消耗还包括生长发育所需要的能量。成年人也可能有类似的情况，如怀孕的妇女等。

三、能量需要量

确定各类人群或每个人的能量需要量，对于指导人们改善自身饮食结构、饮食规律、维持能量平衡，提高健康水平非常重要，也是营养学研究的经常性课题。能量需要量是指维持机体正常生理功能所需要的能量，低于此值将会对机体产生不利影响。在儿童、孕妇和哺乳期妇女，能量需要量还应包括满足组织生长和分泌乳汁的能量储备的需要。现采用以下两种方法。

（一）计算法

计算法是简便、易行但相对粗糙的方法，对于确定个体或群体能量需要均可行，且被广泛使用。

1. 计算能量消耗　确定能量需要量要做到能量平衡，就是要保证能量供给和消耗要持平。人体能量消耗包括基础代谢、体力活动和食物热效应，故详细记录1d各项活动，或根据工作性质确定其活动强度，就可以按前法计算出全天能量消耗量，即能量需要量。表2-3介绍各种强度体力活动及能量消耗。

表2-3　各种强度的体力活动及能量消耗

活动强度	能量消耗
休息	BMR × 1.0
极轻	BMR × 1.5
轻	BMR × 2.5
中等	BMR × 5.0
重	BMR × 7.0
极重	–

表内所列为不同强度的体力活动时，能量消耗相当于基础代谢状态下能量消耗的倍数

2. 饮食调查　健康人在食物供应充足、体重不发生明显变化时，其能量摄入量基本上可反映出其能量需要量，故要详细记录某段时间摄入食物种类和数量，计算出平均每天食物总能量含量，就可以认为是其1d的需要量。不过这种饮食调查通常至少进行5～7d，如确定一类人群能量需要，还应注意调查对象应有一定数量，才相对地可信和可靠。

（二）测量法

这是比较准确但复杂而昂贵的方法，常用于确定某些特殊人群或个人能量需要，或研究工作的需要。

1. 直接测热法　直接测热法（direct calorimetry）原理是人体释放能量多少，可反映机体

能量代谢，进而可计算出机体能量需要。测定时，将受试者放入四周被水包围的小室，人体释放能量可全部被水吸收而使水温升高，根据水温变化和水量，即可计算出释放的总能量。此法实用价值不大，很少采用。

2. 间接测热法

（1）间接测热法：间接测热法（indirect calorimetry）原理是生热营养素在体内氧化产生CO_2和H_2O，并释放能量满足机体需要，故需测氧气消耗量或水产生量的多少。

测定氧气消耗是用特殊设备，可准确记录人体吸入空气和呼出气体的量，并根据两种气体中含氧量差，计算出氧气消耗量。按每消耗1L氧气可产生能量20.3kJ（4.85kcal），即可计算出能量消耗。

（2）测定产水量采用稳定核素方法：这是目前较为精确，易行的最新方法，但需要专门测试仪器，通常单位难以具备这种条件。其原理是测试者饮入一定量用稳定核素标记的H_2O，在一定时间内，通过测定体液，如尿液中稳定核素量，就可以计算出机体内因食物氧化的产水量，进而算出能量消耗。因使用的是稳定核素，故十分安全。

（3）能量摄入调查：为简便、易行，但相对粗糙的方法，对于确定个体或群体的能量需要均可行，且被广为使用。

四、能量供给

人体能量代谢最佳状态是达到能量消耗与能量摄入平衡。这种能量平衡能使机体保持健康，并能胜任必要的社会、生产和经济活动。

能量平衡与否，与健康关系极大。因饥饿或疾病等原因，致能量摄入不足，可致体力下降、工作效率低下。而能量摄入不足造成脂肪储存太少，身体对环境适应能力和抗病能力下降。女性体重太低，性成熟延迟，易生产低体重婴儿。年老时能量摄入不足，会增加营养不良危险。此外，过多能量摄入，已对西方国家居民造成严重健康问题。如肥胖症、原发性高血压、心脏病、糖尿病和某些癌症发病率，明显高于其他国家，已严重地危害着人们健康。我国近些年来也有类似的危险趋势。

各个国家都有相应的能量供给量推荐意见，包括生热营养素合理摄入比例。中国营养学会在2013年修订营养素供给量标准中，不仅对各年龄组人群的能量提供有具体的推荐量，而且也根据不同的活动强度，按极轻体力劳动、轻体力劳动、中等体力劳动、重体力劳动和极重体力劳动分为5级推荐能量供给量，当时来说是较为合理的。在2011年公布的DRI中做了修订，将活动强度由原来的4个等级，改为<3为低强底、3～6为中强底，7～9为高强度，10～11为极高强度。

第二节 蛋 白 质

蛋白质（protein）是一切生命物质基础，没有蛋白质就没有生命，可见蛋白质对人体是非常重要的。正常成人体内16%～19%是蛋白质。人体内蛋白质始终处于不断分解，又不断合成的动态平衡中，借以达到组织蛋白不断更新和修复。肠和骨髓内蛋白质更新速度较快。总体来说，人体内每天约更新3%的蛋白质。

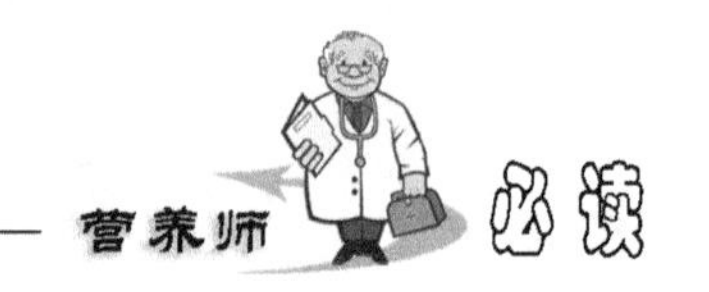

一、蛋白质的功能

1. *构成人体组织成分* 人体任何组织和器官，都以蛋白质为重要组成成分，所以人体在生长时，蛋白质不断地增加。人体瘦组织（lean tissue）中，如肌肉、心、肝、肾等器官含大量蛋白质；骨骼和牙齿含大量胶原蛋白，指（趾）甲含角蛋白；细胞从细胞膜到细胞内各种结构均含蛋白质。可见蛋白质是人体不能缺少的构成成分。

2. *构成体内各种重要物质* 如含蛋白质的酶，催化体内一切物质分解和合成；激素使内环境稳定，并调节许多生理过程；抗体可以抵御外来微生物及其他有害物质入侵；细胞膜和血液中蛋白质担负着各类物质运输、相交换的功能；体液内可溶性且可离解为阴、阳离子的蛋白质，使体液渗透压和酸碱度得以稳定；此外血液凝固、视觉形成、人体运动等，无一不与蛋白质有关。故蛋白质是生命的物质基础，是生命存在的形式。

3. *供给能量* 因蛋白质含碳、氢、氧元素，当机体需要时，可以被代谢分解，释放出能量。1g食物蛋白质在体内约产生16.7kJ（4.0kcal）能量。

二、氨基酸和必需氨基酸

1. *氨基酸和肽* 蛋白质是由许多氨基酸（amino acid）以肽键连接，并形成一定空间结构的大分子。因氨基酸种类、数量、排列次序和空间结构千差万别，就构成无数种功能各异的蛋白质，才有丰富多彩、奥妙无穷的生物世界。构成人体蛋白质氨基酸有20种，不包括胱氨酸（cystine），见表2-4。蛋白质分解时次级结构称肽（peptide），含10个以上氨基酸的肽称多肽（polypeptide），含4～6个氨基酸称寡肽（oligopeptide），含3个氨基酸称三肽（tripeptide），含2个氨基酸称二肽（dipeptide）。

2. *必需氨基酸* 构成人体蛋白质20种氨基酸中，有9种氨基酸，人体不能合成或合成速度不能满足机体需要，必须从食物中直接获得，称为必需氨基酸（essential amino acid，EAA），还有9种人体自身可以合成，能满足机体需要，称为非必需氨基酸（non-essential amino acid，NEAA），见表2-4。

表2-4 人体氨基酸

必需氨基酸	非必需氨基酸	条件必需氨基酸
异亮氨酸	天冬氨酸	半胱氨酸
亮氨酸	天冬酰胺	酪氨酸
赖氨酸	谷氨酸	
蛋氨酸	谷氨酰胺	
苯丙氨酸	甘氨酸	
苏氨酸	脯氨酸	
色氨酸	丝氨酸	
缬氨酸	丙氨酸	
组氨酸	精氨酸	

组氨酸是婴儿必需氨基酸，但FAO、WHO在1985年首次提出成人组氨酸需要量为8～12mg/（kg·d），同时许多报道证实组氨酸是成人体内必需氨基酸，但因组氨酸在人体肌肉和血红蛋白中大量储存，而人体对其需要量相对较少，给直接证实成人体内无合成组氨酸能力的研究带来很大困难，故尚难确定组氨酸为人体必需氨基酸。

半胱氨酸和酪氨酸在体内分别由蛋氨酸和苯丙氨酸转变而成，如饮食能直接提供这两种氨基酸，则人体对蛋氨酸和苯丙氨酸需要分别减少30%和50%，所以半胱氨酸和酪氨酸为条件必需氨基酸（conditionally essential amino acid），或半必需氨基酸（semi-essential amino acid）。在计算食物必需氨基酸组成时，常将蛋氨酸和半胱氨酸、苯丙氨酸和酪氨酸合并计算。

3. 氨基酸模式和限制氨基酸　人体蛋白质及食物蛋白质必需氨基酸种类和含量有差异，营养学用氨基酸模式（amino acid pattern）来表示这种差异。所谓氨基酸模式，是指某种蛋白质各种必需氨基酸构成比例。其计算方法是该种蛋白质的色氨酸含量为1，分别计算出其他必需氨基酸的相应比值，这些比值就是该种蛋白质的氨基酸模式，见表2-5。

表2-5　常用食物和人体蛋白质氨基酸模式

氨基酸	人体	全鸡蛋	牛奶	牛肉	大豆	面粉	大米
异亮氨酸	4.0	3.2	3.4	4.4	4.3	3.8	4.0
亮氨酸	7.0	5.1	6.8	6.8	5.7	6.4	6.3
赖氨酸	5.5	4.1	5.6	7.2	4.9	1.8	2.3
蛋氨酸+半胱氨酸	3.5	3.4	2.4	3.2	1.2	2.8	2.3
苯丙氨酸+酪氨酸	6.0	5.5	7.3	6.2	3.2	7.2	3.8
苏氨酸	4.5	2.8	3.1	3.6	2.8	2.5	2.9
缬氨酸	5.0	3.9	4.6	4.6	3.2	3.8	4.8
色氨酸	1.0	1.0	1.0	1.0	1.0	1.0	1.0

食物蛋白质氨基酸模式与人体蛋白质越接近时，必需氨基酸被机体利用程度越高，食物蛋白质营养价值也相对越高，如动物性蛋白质中蛋类、奶类、肉类、鱼类等及大豆蛋白质，故这些蛋白质统称为优质蛋白质。其中鸡蛋蛋白质与人体蛋白质氨基酸模式最接近，在实验中常以其作为参考蛋白（reference protein）。反之，食物蛋白质中1种或几种必需氨基酸相对含量较低，使其他必需氨基酸不能被充分利用而浪费，蛋白质营养价值降低，这些含量相对较低的必需氨基酸称限制氨基酸（limiting amino acid）。其中含量最低的称第1限制氨基酸，余者以此类推。植物性蛋白常相对缺少下列必需氨基酸：赖氨酸、蛋氨酸、苏氨酸和色氨酸，所以其营养价值相对较低，如大米和面粉蛋白质赖氨酸含量最少。为提高植物性蛋白质营养价值，常将两种或两种以上食物混合食用，而达到以多补少，提高饮食蛋白质营养价值。以相互补充其必需氨基酸不足的作用，称为蛋白质互补作用（complementary action）。如将大豆制品和米面同时食用，大豆蛋白可弥补米、面蛋白赖氨酸不足，米、面也可在一定程度上补充大豆蛋白蛋氨酸不足，起到互补作用。

三、特殊氨基酸

1. 牛磺酸　牛磺酸是动物细胞含硫氨基酸代谢的终产物。通常认为主要是通过半胱亚硫酸脱羧酶将半胱氨酸氧化转变而成。牛磺酸可与胆酸结合，对脂肪的溶解和吸收具有十分重要的作用。在低钙的情况下，牛磺酸可增加心肌收缩力，钙过高时，又可保护心肌免于受损。牛磺酸在初乳中含量异常丰富，而新生儿及婴儿合成牛磺酸的能力很低。牛磺酸缺乏可使婴儿体重增加减慢。植物性食物不含牛磺酸，动物性食物如肉类则含量丰富，尤其是蛤类、贝壳类食物。

2. 谷氨酰胺　谷氨酰胺对肠黏膜细胞、淋巴细胞及纤维细胞具有特殊作用，现认为是条件必需氨基酸。在肠内营养及口服营养液中适量加入谷氨酰胺，对危重患者十分重要。因为谷氨酰胺在维持肠代谢与功能中有十分重要意义。实验已证明，谷氨酰胺可减少肠黏膜绒毛

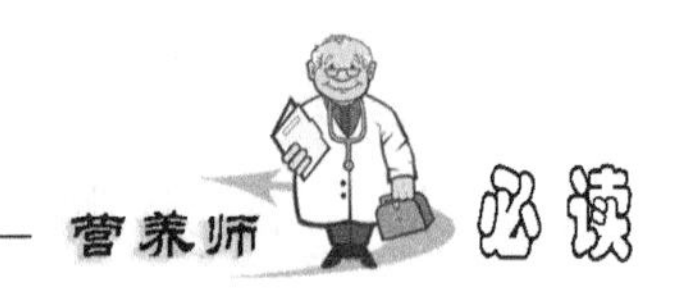

萎缩，刺激肠黏膜生长，增加绒毛高度与氮含量，还可减少细菌扩散。

3. 精氨酸　精氨酸为非必需氨基酸，在肌酸合成时起重要作用，现认为是条件必需氨基酸。在肌酸代谢中产生的一氧化氮，能调节血管张力，调整血压和血流量。

四、蛋白质消化、吸收和代谢

1. 消化食物蛋白　在胃液消化酶作用下，初步水解，在小肠中完成整个消化吸收过程。胃蛋白酶原由胃底部和幽门部主细胞分泌，在胃酸和已存在的胃蛋白酶作用下，释放出部分多肽，形成具有活性的胃蛋白酶。胃蛋白酶作用较弱、专一性较差，除黏液蛋白外，只能促进各种水溶性蛋白质水解成为多肽，主要水解苯丙氨酸、酪氨酸和亮氨酸组成的肽键。

胰液含有胰蛋白酶（trypsin）、糜蛋白酶（chymotrypsin）、弹性蛋白酶等内肽酶及羧基肽酶A与羧基肽酶B等外肽酶。胰酶催化蛋白质水解的作用和专一性都较强，所以胃切除术后的患者，食物蛋白虽未经胃蛋白酶的作用，但其消化率并未受到严重影响。

初分泌的各种胰酶都是无活性酶原，分泌至十二指肠后才被激活发挥作用。胰蛋白酶原被小肠上皮细胞刷状缘表面的肠激酶激活变成胰蛋白酶。胰蛋白酶再激活糜蛋白酶原、弹性蛋白酶原和羧基肽酶原，使之变成相应酶。胰蛋白酶原分泌受肠内食物蛋白的影响，当胰蛋白酶与食物蛋白结合完毕后，多余的胰蛋白酶能抑制胰腺再分泌。

胰酶水解蛋白的产物，仅33%左右为氨基酸，其余为含10个氨基酸以下肽链的寡肽。肠液中肽酶极少，而在肠黏膜细胞刷状缘和胞液中，分别含有多种寡肽酶，能从肽链N端逐步水解肽链，称为氨基肽酶。刷状缘含有的酶能水解2～6个氨基酸组成的肽；肠液中的酶主要水解二肽、三肽。通常认为正常情况下，四肽以上肽链在刷状缘时，先水解为三肽或二肽，吸收入细胞后再进一步分解为氨基酸。

2. 吸收氨基酸　通过小肠黏膜细胞，是由主动转运系统进行，分别转运中性、酸性和碱性氨基酸。具有相似结构的氨基酸在共同使用同一转运系统时，相互间具有竞争机制，这种竞争的结果，使含量高的氨基酸相应地被吸收多些，从而保证肠内能按食物氨基酸含量比例进行吸收。如饮食中过多加入某种氨基酸，因这种竞争作用会造成同类型氨基酸吸收减少。如亮氨酸、异亮氨酸和缬氨酸有共同转运系统，如过多加入亮氨酸，则异亮氨酸和缬氨酸吸收就会减少，结果是食物蛋白质营养价值下降。

在肠内被消化吸收的蛋白质，不仅来自食物，也有肠黏膜细胞脱落和消化液的分泌等，每天有70g左右蛋白质进入消化系统，其中大部分被消化和重吸收。未被吸收的蛋白质由粪便排出体外。

3. 氨基酸池　存在于人体各组织、器官和体液中的氨基酸统称为氨基酸池。氨基酸池中游离氨基酸除来自食物外，大部分是体内蛋白质分解产物。这些氨基酸主要被用来重新合成人体蛋白质，以达到机体蛋白质不断更新和修复。未被利用的氨基酸，则经代谢转变成尿素、氨、尿酸和肌酐等由尿排出体外。

机体每天因皮肤、毛发和黏膜的脱落，妇女月经期失血等及肠内菌体死亡排出，损失20g以上蛋白质，这种氮排出是机体不可避免的氮消耗，称为必要氮损失（obligatory nitrogen losses）。按每千克体重计，成年男性每天必要氮损失为54mg，成年女性为55mg。当饮食糖类（碳水化合物）和脂肪不能满足机体能量需要时，或蛋白质摄入过多时，蛋白质才分别被用来作为能源或转化为糖类和脂肪，故在正常情况下，理论上只要从饮食中获得相当于必要氮损失量，即可满足人体对蛋白质的需要。

4. 氮平衡

（1）氮平衡定义：所谓氮平衡，是反映机体摄入氮和排出氮的关系，了解代谢和合成代谢处于动态平衡，这种平衡可用氮平衡（nitrogen balance）表示。通常食物蛋白质含氮量约为16%。其关系式如下：

$$B=I-(U+F+S)$$

B：氮平衡；I：摄入氮；U：尿氮；F：粪氮；S：皮肤等氮损失。

成年人摄入和排出的氮量大致相等，B等于或接近零，摄入氮在±5%以内，为零氮平衡（zero nitrogen balance）；儿童在生长发育时期、妇女怀孕时、疾病恢复时，有部分蛋白质在体内储留，B为正数，为正氮平衡（positive nitrogen balance），以满足机体对蛋白质额外的需要；衰老、短暂的饥饿或某些消耗性疾病，排出氮量大于摄入氮量，B为负数，为负氮平衡（negative nitrogen balance），在这种状况下，应尽可能增加蛋白质供应，减轻或改变负氮平衡。

（2）氮平衡影响因素

①能量：当供给能量低于实际需要时，氮平衡向负平衡方向改变。当蛋白质达到需要时，能量超过需要则可保证氮平衡；但如果蛋白质本身不足，那么尽管增加额外能量，也不会改善氮平衡状况。能量不足严重则将持续向负平衡方向发展。

②活动量：减少活动量即可使能量消耗减少，能量供给高于需要时则可对蛋白质具有保护作用。

③激素：生长激素、睾酮等作用于合成代谢的激素倾向于使氮在体内储留，而甲状腺素、皮质类激素等作用于分解代谢的激素则倾向于使体内氮排出。

④蛋白质与氨基酸摄入量：若处于低氮摄入水平，其尿氮排出将随之下降，蛋白质摄入低于消耗，就会出现负氮平衡并致体内蛋白质消耗，继续发展还可致器官功能改变。

⑤各种应激状态：精神过分紧张、焦虑、思想负担过重及疾病状态时，对氮排出均有一定影响。

五、食物蛋白质营养学评价

评价食品蛋白质营养价值，对于食品品质鉴定，新食品资源研究和开发，指导人群饮食等许多方面，都十分必要。各种食物，其蛋白质含量、氨基酸模式等都不同，人体对不同蛋白质的消化、吸收和利用程度也存在差异，所以营养学主要从食物蛋白质含量、被消化吸收程度和被人体利用程度进行全面评价。

1. 蛋白质含量　虽然蛋白质含量不等于质量，但无一定数量，再好的蛋白质其营养价值也有限。所以蛋白质含量是食物蛋白质营养价值基础。食物中蛋白质含量测定常用微量凯氏（Kjeldahl）定氮法，测定食物中氮含量，再乘以由氮的蛋白质换算系数，可得出食物蛋白质含量。同种食物的换算系数不变，换算系数根据氮占蛋白质百分比计算。食物含氮量占蛋白质16%，其倒数即为6.25，由氮计算蛋白质换算系数是6.25。

2. 蛋白质消化率　蛋白质消化率（digestibility），不仅反映蛋白质在体内被分解的程度，同时还反映消化后氨基酸和肽被吸收程度。因蛋白质在食物中存在的形式、结构各不相同，食物中含有不利于蛋白质吸收的其他因素影响等，以及不同食物，或同种食物不同加工方式，其蛋白质消化率都有差异，如动物性食品蛋白质通常高于植物性食品（表2-6）。大豆整粒食用时，消化率仅60%，而加工成豆腐后，消化率提高到90%以上。这是因为加工时，去除了大豆纤维素和其他不利于蛋白质消化吸收的影响因素。

表2-6　常用食物蛋白质消化率

食物	真消化率（%）	食物	真消化率（%）	食物	真消化率（%）
鸡蛋	97±3	大米	88±4	大豆粉	86±7
牛奶	95±3	面粉	96±4	菜豆	78
肉、鱼	94±3	燕麦	86±7	花生酱	88
玉米	85±6	小米	79	中国混合饮食	96

蛋白质消化率测定，无论是以人还是以动物为实验对象，都必须检测实验期内摄入食物氮、排出体外的粪氮和粪代谢氮，再用下列公式计算。粪代谢氮，是指肠内源性氮，是在试验对象完全不摄入蛋白质时，粪中含氮量。成人24h内粪代谢氮为0.9～1.2g。

蛋白质消化率（M）=[食物氮-(粪氮-粪代谢氮)]÷食物氮×100

根据上式计算的结果，即为食物蛋白质真消化率（true digestibility）。在实际应用中，常不考虑粪代谢氮。这样不仅实验方法简便，且因所测结果比真消化率要低，具有安全性。这种消化率，叫作表面消化率（apparent digestibility）。

3. *蛋白质利用率*　衡量蛋白质利用率指标很多，各种指标分别从不同角度反映蛋白质利用程度。以下介绍几种常用指标。

（1）生物价：蛋白质生物价（biological value，BV）是反映食物蛋白质消化吸收后，被机体利用程度指标，生物价的值越高，表明其被机体利用程度越高，最大值为100。

生物价=储留氮÷吸收氮×100

吸收氮=食物氮-（粪氮-粪代谢氮）

储留氮=吸收氮-（尿氮-尿内源性氮）

尿氮和尿内源性氮检测原理和方法与粪氮、粪代谢氮相同。生物价对指导肝、肾疾病患者饮食治疗很有意义。生物价高，表明食物蛋白质中氨基酸主要用来合成人体蛋白，极少有过多氨基酸经肝、肾代谢而释放能量，或由尿排出多余氮，故可大大减少肝、肾负担，有利于其功能恢复。

（2）蛋白质净利用率：蛋白质净利用率（net protein utilization，NPU）是反映食物中蛋白质被利用的程度。此项指标包括食物蛋白质消化和利用，故更为全面。

蛋白质净利用率（%）=消化率×生物价=储留率÷食物氮×100

（3）蛋白质功效比值：蛋白质功效比值（protein efficiency ratio，PER）测定，是用于生长阶段的幼年动物，经常用于刚断奶的雄性大鼠，以其在实验期内体重增加和摄入蛋白质量比值，作为反映蛋白质营养价值的指标。因所测蛋白质主要被用来提供生长的需要，所以该指标被广泛用来做婴幼儿食品蛋白质评价。实验时饲料中被测蛋白质是唯一蛋白来源，占饲料总能量10%，实验周期为28d。

蛋白质功效比值=动物体重增加（g）÷摄入食物蛋白质（g）

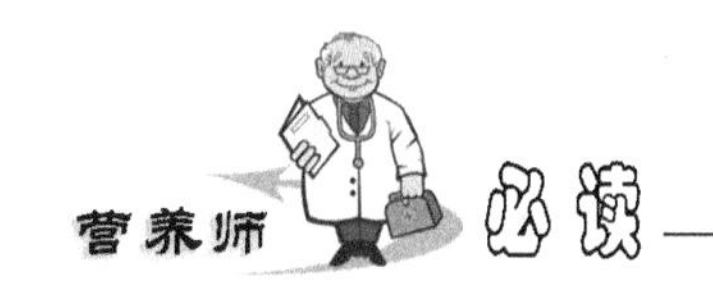

同种食物,在不同实验条件下,所测得功效比值常有明显差异。为使实验结果具有一致性和可比性,实验用标化酪蛋白为参考蛋白设对照组,无论酪蛋白组功效比值为多少,均应换算为2.5,然后按下式计算被测蛋白质功效比值。

被测蛋白质功效比值=实验组功效比值÷对照组×2.5

(4)氨基酸评分和经消化率修正氨基酸评分:氨基酸评分(amino acid score,AAS)和经消化率修正氨基酸评分(protein digestibility corrected amino acid score,PDCAAS),也称为蛋白质化学评分(chemical score),是目前广为采用的评价方法。该法是用被测食物蛋白质必需氨基酸评分模式(amino acid scoring pattern)和推荐的理想模式或参考蛋白模式进行比较,故该指标反映蛋白质构成和利用率的关系。不同年龄的人群,其氨基酸评分模式不同,不同食物其氨基酸评分模式也不相同。氨基酸评分分值为食物蛋白质中必需氨基酸和参考蛋白或理想模式中对应必需氨基酸的比值。

$$\text{氨基酸评分}=\frac{\text{被测食物蛋白质每克氮（或蛋白质）中氨基酸量（mg）}}{\text{理想模式或参考蛋白质每克氮（或蛋白质）中氨基酸量（mg）}}$$

确定某种食物蛋白质氨基酸评分,分为2个步骤。第1步计算被测蛋白质每种必需氨基酸评分值;第2步是在上述计算结果中,找出最低必需氨基酸(第1限制氨基酸)评分值,即为该蛋白质氨基酸评分,见表2-7。

表2-7 常见食物蛋白质质量

食物	BV	NPu(%)	PER	AAS
全鸡蛋	94	84	3.92	1.06
全牛奶	87	82	3.09	0.98
鱼	83	81	4.55	1.00
牛肉	74	73	2.30	1.00
大豆	73	66	2.32	0.63
精制面粉	52	51	0.60	0.34
大米	63	63	2.16	0.59
土豆	67	60	–	0.48

氨基酸评分方法比较简单,缺点是没有考虑食物蛋白质消化率。为此,最近美国食品药品监督管理局(Food and Drug Administration,FDA)通过1种新方法,即经消化率修正氨基酸评分(PDCAAS)。此法可替代蛋白质功效比值(PER),对除孕妇和1岁以下婴儿以外所有人群的食物蛋白质进行评价。

其计算公式:PDCAAS=氨基酸评分×真消化率

除上述方法和指标外,还有些蛋白质营养评价方法和指标,如相对蛋白质值(relative protein value,RPV)、净蛋白质比值(net protein ratio,NPR)、氮平衡指数(nitrogen balance index,NBI)等,这些指标较少使用。

六、蛋白质平均需要量测定

目前研究蛋白质需要量方法常见为要因加算法、氮平衡方法及在幼儿中根据生长发育的观察法，还有从氨基酸的需要量来推算蛋白质的需要量等。

1. *要因加算法* 根据人体在特定时间内必要氮损失作为基础加上人体在特定生理条件下的额外需要。必要氮损失测定是在成人食用无蛋白饮食数天后，在特定时间内测定从身体排泄及从皮肤等各个途径所损失的氮。根据测定所得数值，折算为蛋白质，再考虑蛋白质的利用率、生物价等校正得出每人每天每千克体重需要0.8g蛋白质。此数值还受能量充足与否、年龄、机体应激状态等因素影响。

2. *氮平衡方法* 用此法了解人体对蛋白质需要量，也是常用方法，并可用于氨基酸需要量分析。通过测定每天摄入氮和各种途径排出氮，了解其所处平衡状况。测定不同分量蛋白质氮平衡结果，可以找到能够达到平衡的蛋白质量值。

3. *氨基酸及其模式与需要量* 人类有9种必需氨基酸。根据实验科学家们测得各年龄段人体必需氨基酸的需要量。必需氨基酸与非必需氨基酸比例，婴儿必需氨基酸占所需氨基酸总量43%，儿童为36%，而成人为19%～20%。

七、蛋白质营养状况评价

蛋白质缺乏在成人和儿童中都有发生，但生长阶段的儿童更为敏感。据WHO估计，目前全世界500万儿童患蛋白质-能量营养不良（protein-energy malnutrition，PEM），其中有因疾病和营养不当所致，但大多数则是因贫穷和饥饿所致。主要分布在非洲，中、南美洲，中东、东亚和南亚地区。PEM有2种，一是称为Kwashiorkor，来自加纳语，指能量摄入基本满足要求，而蛋白质严重不足的儿童营养性疾病。主要表现为腹部、腿部水肿，虚弱、表情淡漠、生长滞缓，头发变色、变脆和易脱落，易感染其他疾病。二是称为Marasmus，意为消瘦，指蛋白质和能量摄入均严重不足的儿童营养性疾病。患儿消瘦无力，易感染其他疾病而死亡。也有人认为这两种营养不良症是PEM不同阶段。在成人蛋白质摄入不足，同样可致体力下降、水肿、抗病力减弱等。

蛋白质，尤其是动物性蛋白质摄入过多，对人体同样有害。首先动物蛋白质摄入过多，就必然摄入较多动物脂肪和胆固醇。其次蛋白质过多本身也会产生有害影响。通常人体不储存蛋白质，所以必须将过多蛋白质脱氨分解，氮则由尿排出体外。此过程需要大量水分，即可加重肾负担，若肾功能本来不好，则危害就更大。动物蛋白摄入过多，也会造成含硫氨基酸摄入过多，加速骨骼中钙质丢失，易发生骨质疏松（osteoporosis）。

1. *蛋白质营养不良* 机体储存蛋白质的量很少，在营养充足时，只有机体蛋白总量1%左右。这种蛋白质称为易动蛋白，主要储于肝、肠黏膜和胰腺，丢失后对器官功能没有改变。当饮食蛋白缺乏时，组织蛋白分解快、合成慢，导致如下系列生化、病理改变和临床表现。其中肠黏膜和消化腺较早累及，临床表现为消化吸收不良、腹泻；肝不能维持正常结构与功能，出现脂肪浸润；血浆蛋白合成发生障碍；酶的活性降低，主要是黄嘌呤氧化酶和谷氨酸脱氢酶降低；因肌肉蛋白合成不足而逐渐出现肌肉萎缩；因抗体合成减少，对传染病的抵抗力下降；因肾上腺皮质功能减退，很难克服应激状态；胶原合成也会发生障碍，使伤口不易愈合；儿童时期可见骨骼生长缓慢、智力发育障碍。蛋白质长期摄入不足，可逐渐形成营养性水肿，严重时导致死亡。

2. *营养状况评价* 长期蛋白质摄入不足，将影响机体组织蛋白质的合成。在儿童和青少年，表现为生长发育迟缓，身高体重低于正常儿童，甚至影响智力的正常发育。成人可有疲

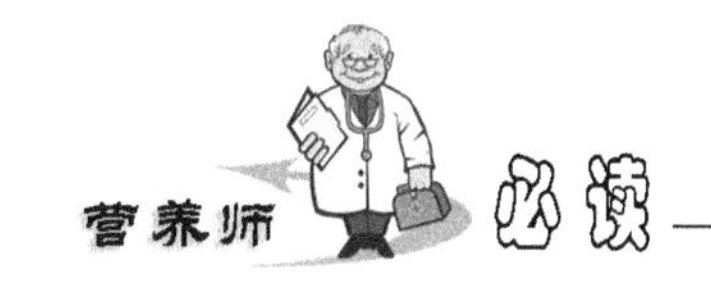

倦、无力、体重降低、血浆清蛋白下降、肌肉萎缩、贫血，严重时可出现营养不良性水肿。另外，还能使伤口愈合缓慢、免疫功能低下。

蛋白质严重缺乏，多见于发展中国家的儿童，蛋白质缺乏常与能量缺乏同时发生，称为蛋白质-能量营养不良，是几组临床症状不同的综合征。严重的PEM，可导致儿童死亡。轻型、慢性的PEM常被忽略，但对儿童生长发育有明显影响。

八、蛋白质供给量及来源

人体内存在氮平衡，通过饮食给人体提供蛋白质应满足机体的氮平衡，长时期不恰当正氮平衡和负氮平衡都可对人体造成危害。

理论上，成人每天摄入不到30g蛋白质就可达到零氮平衡。但从安全性考虑，成人按每千克体重每天摄入0.8g蛋白质较好。我国以植物性食物为主，所以供给量在每千克体重每天1.0～1.2g。按能量计算，成人蛋白质摄入占总能量10%～12%，儿童青少年为12%～14%。蛋白质营养正常时，人体内有关反映蛋白质营养水平的指标也应正常。常用指标主要为血清清蛋白，正常值为35～50g/L，血清运铁蛋白，正常值为2.2～4.0g/L等。

蛋白质广泛存在于动植物性食物之中。动物性蛋白质质量好，但同时富含饱和脂肪酸和胆固醇，植物性蛋白的利用率较低，故应注意蛋白质互补作用，适当搭配非常重要。大豆蛋白质营养和保健功能越来越被世界所认识，我国是世界大豆生产大国，多吃大豆制品，不仅可提供丰富的优质蛋白，同时也有许多保健功效。

九、氨基酸代谢

1. 氨基酸脱氨基作用　氨基酸可经多种方式脱氨基，如氧化脱氨基、转氨基、联合脱氨基及非氧化脱氨基等，以联合脱氨基最重要。

（1）转氨基作用：既是氨基酸分解代谢过程，又是体内某些非必需氨基酸的合成途径。在各种转氨酶中，以*L*-谷氨酸与α-酮酸转氨酶最为重要，如谷丙转氨酶（GPT，ALT）、谷草转氨酶（GOT，AST）等。转氨基作用只有氨基转移，而没有真正脱氨基。

（2）氧化脱氨基作用：肝、肾、脑等组织广泛存在*L*-谷氨酸脱氢酶，可催化*L*-谷氨酸氧化脱氨生成α-酮戊二酸，其辅酶是NAD^+或$NADP^+$。

（3）联合脱氨基作用：主要在肝、肾等组织进行。氨基酸首先与α-酮戊二酸在转氨酶作用下生成α-酮酸和谷氨酸，然后谷氨酸再经*L*-谷氨酸脱氢酶作用，脱去氨基生成α-酮戊二酸，后者再继续参加转氨基作用。联合脱氨基作用全过程是可逆的，也是体内合成非必需氨基酸的主要途径。

（4）嘌呤核苷酸循环：嘌呤核苷酸循环可看作另一种形式联合脱氨基作用，主要在骨骼肌及心肌中进行。在此时，氨基酸通过嘌呤核苷酸循环脱去氨基。

2. α-酮酸代谢　氨基酸脱氨基后生成α-酮酸可继续代谢，主要有以下3个途径。

（1）经氨基化生成非必需氨基酸：在谷氨酸脱氢酶催化下，α-酮戊二酸可与氨生成谷氨酸；其余α-酮酸氨基化须经联合脱氨基作用的逆反应来进行。

（2）转变为糖及脂类：在体内，α-酮酸可转变成糖及脂类。大多数氨基酸在体内可生成糖，这些氨基酸称为生糖氨基酸；能转变为酮体者称为生酮氨基酸，如亮氨酸及赖氨酸；两种皆有者称为生糖兼生酮氨基酸，如异亮氨酸、苯丙氨酸、酪氨酸、苏氨酸及色氨酸。

（3）氧化生成H_2O及CO_2：通过三羧酸循环与生物氧化体系进行。

十、氨 代 谢

1. 体内氨来源

（1）组织器官氨基酸及胺分解：氨基酸脱氨基作用产生的氨，是体内氨主要来源，胺类分解也可以产生氨。

（2）肠吸收氨：肠吸收的氨有2个来源，即氨基酸在肠内细菌作用下产生氨和肠内尿素经肠内细菌尿素酶水解产生氨。肠内腐败作用增强时，氨产生量增多。NH_3比NH_4^+易穿过细胞膜而被吸收。在碱性环境中，NH_4^+可转变成NH_3，故肠内pH偏碱时，氨吸收加强。对高血氨患者用弱酸性透析液做结肠透析，禁用碱性肥皂水灌肠，就是为了减少氨吸收。

（3）肾产氨：肾小管上皮细胞分泌氨主要来自谷氨酰胺。谷氨酰胺在谷氨酰胺酶催化下水解成谷氨酸和NH_3，这部分NH_3分泌到肾小管腔与尿中H^+结合成NH_4^+，以铵盐形式由尿排出体外，这对调节机体酸碱平衡起着重要作用。酸性尿有利于肾小管细胞中氨扩散入尿，而碱性尿则可妨碍肾小管细胞中NH_3分泌，此时氨被吸收入血，成为血氨另一来源，故肝硬化腹水患者不宜使用碱性利尿药，以免增高血氨。

2. 氨转运　氨是有毒物质，除门静脉血液外，体内血液中氨浓度很低。氨在血液中以无毒形式转运，由丙氨酸和谷氨酰胺运输到肝合成尿素，或运至肾以铵盐形式从尿排出。

（1）丙氨酸-葡萄糖循环：经过此循环过程，可使肌肉内氨以无毒的丙氨酸形式运输到肝；同时，肝又为肌肉提供生成氨基酸的葡萄糖。

（2）谷氨酰胺运氨作用：在脑、肌组织中，氨与谷氨酸在谷氨酰胺酶的催化下生成谷氨酰胺，并经血液运送至肝或肾，再经谷氨酰胺酶水解成谷氨酸和氨。

谷氨酰胺既是氨的解毒产物，又是氨储存及运输形式。临床上对氨中毒患者可服用或输入谷氨酸盐，以降低氨的浓度。

3. 体内氨代谢途径

（1）尿素生成：正常情况下体内的氨主要在肝中通过鸟氨酸循环合成尿素而解毒，只有少部分氨在肾以铵盐形式由尿排出。

（2）合成谷氨酰胺。

（3）氨代谢其他途径：氨参与非必需氨基酸及嘌呤碱、嘧啶碱合成。

4. 高氨血症和氨中毒　正常生理情况下，血氨来源与代谢保持动态平衡，血氨浓度处于较低的水平。氨在肝中合成尿素是维持这种平衡的关键。当肝功能严重损伤时，尿素合成发生障碍，血氨浓度升高，称为高血氨症。氨进入脑组织，可与脑中的α-酮戊二酸结合生成谷氨酸，氨还可和脑中的谷氨酸继续结合生成谷氨酰胺，故脑中氨增加可使脑中α-酮戊二酸减少，导致三羧酸循环减弱，使脑组织中ATP生成减少，致大脑功能障碍，即致肝性脑病。

十一、特殊氨基酸代谢

1. 氨基酸脱羧基作用　几种氨基酸经脱羧基作用产生重要胺类如下。

（1）γ-氨基丁酸（GABA）：由谷氨酸脱羧酶催化谷氨酸脱羧基生成，此酶在脑、肾组织中活性很高，所以脑中GABA的含量较多。GABA是抑制性神经递质，对中枢神经有抑制作用。

（2）牛磺酸：半胱氨酸首先氧化成磺酸丙氨酸，再脱去羧基生成牛磺酸。牛磺酸是结合胆汁酸组成成分。

（3）组胺：组氨酸通过组氨酸脱羧酶催化生成组胺。组胺主要存在于肥大细胞中，创伤性休克或炎症病变部位有组胺释放。组胺具有强烈的扩张血管功能，能增加毛细血管的通透性，还能刺激胃蛋白酶和胃酸的分泌。

（4）5-羟色胺（5-HT）：色氨酸经色氨酸羟化酶催化生成5-羟色氨酸，再经脱羧酶作用，生成5-HT。脑内的5-HT作为神经递质具有抑制作用；在外围组织具有收缩血管的功能。

（5）多胺：某些氨基酸脱羧基可产生多胺类物质。如鸟氨酸脱羧基生成腐胺，然后再转变为精脒和精胺。精脒和精胺是调节细胞生长的重要物质。凡生长旺盛的组织及癌瘤组织多胺类含量均较多。

2. 含硫氨基酸代谢　体内含硫氨基酸有甲硫氨酸（蛋氨酸）、半胱氨酸和胱氨酸。

（1）甲硫氨酸代谢

①甲硫氨酸与转甲基作用：甲硫氨酸分子中含有S-甲基，通过转甲基作用可生成多种含甲基重要生理活性物质，如肾上腺素、肌酸、肉毒碱等。

②甲硫氨酸循环：甲硫氨酸通过转甲基作用可转变为同型半胱氨酸，同型半胱氨酸又可接受N_5-甲基四氢叶酸提供的甲基，重新生成甲硫氨酸，形成甲硫氨酸循环。因体内不能合成同型半胱氨酸，只能由甲硫氨酸转变而来，所以甲硫氨酸不能于体内合成，必须由食物供给。目前认为，高同型半胱氨酸血症可能是动脉粥样硬化发病的独立危险因子。

③肌酸合成：肌酸和磷酸肌酸是能量储存和利用的重要化合物，磷酸肌酸在心肌、骨骼肌及大脑中含量丰富。肌酸和磷酸肌酸代谢终产物是肌酸酐。正常成人，每天尿中肌酸酐的排出量恒定。当肾严重病变时，肌酸酐排泄受阻，血中肌酸酐浓度升高。

（2）半胱氨酸与胱氨酸的代谢：半胱氨酸和胱氨酸二者可以相互转变。半胱氨酸是体内硫酸根的主要来源。

3. 芳香族氨基酸代谢　芳香族氨基酸包括苯丙氨酸、酪氨酸和色氨酸。

（1）苯丙氨酸和酪氨酸代谢：苯丙氨酸羟化酶与酪氨酸羟化酶的代谢途径为：苯丙氨酸→酪氨酸→多巴→多巴胺→去甲肾上腺素→肾上腺素。

多巴胺、去甲肾上腺素、肾上腺素统称为儿茶酚胺。酪氨酸羟化酶是合成儿茶酚胺的限速酶。酪氨酸另一代谢途径是合成黑色素，在黑色素细胞中酪氨酸酶的催化下生成。人体缺乏酪氨酸酶可致白化病。

当体内缺乏苯丙氨酸羟化酶时，苯丙氨酸不能转化为酪氨酸而在体内蓄积，经转氨基作用生成苯丙酮酸，后者继续转变成苯乙酸等衍生物。此时，尿中出现大量苯丙酮酸等代谢产物，称为苯酮酸尿症。

酪氨酸还可在酪氨酸转氨酶的催化下生成对羟苯丙酮酸，后者经尿黑酸等中间产物变成延胡索酸和乙酰乙酸。尿黑酸分解代谢酶先天缺陷时，可出现尿黑酸尿症。

（2）色氨酸代谢：色氨酸能生成5-HT，在肝中色氨酸加氧酶作用生成一碳单位。色氨酸分解可产生丙酮酸及乙酰乙酰CoA。色氨酸分解还可产生维生素PP，是体内合成维生素的特例，但其合成量甚少，不能满足机体需要。

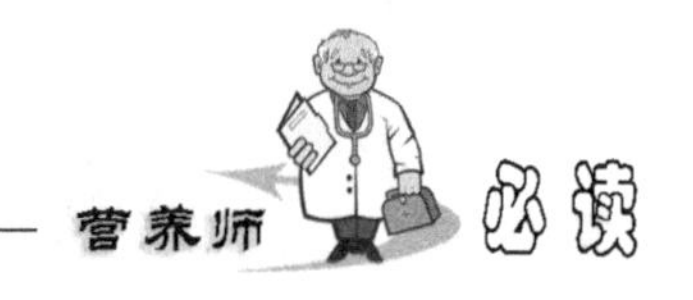

4. 支链氨基酸代谢　支链氨基酸包括亮氨酸、异亮氨酸和缬氨酸，都是必需氨基酸。支链氨基酸的分解代谢主要在骨骼肌中进行。

十二、核苷酸代谢

（一）嘌呤核苷酸代谢

1. 嘌呤核苷酸合成代谢

（1）嘌呤核苷酸从头合成

①嘌呤碱合成元素来源：嘌呤环N_1来自天冬氨酸，C_2、C_8来自一碳单位，N_3、N_9来自谷氨酰胺，C_6来自CO_2，C_4、C_5和C_7来自甘氨酸。

②从头合成途径简述：分两个阶段进行，先合成次黄嘌呤核苷酸（IMP），再转变为AMP和GMP。反应从5-磷酸核糖开始，经磷酸核糖焦磷酸（PRPP）、5-磷酸核糖胺（PRA）生成等多步反应，生成IMP。

③从头合成的调节：嘌呤核苷酸合成起始阶段的PRPP合成酶、PRPP酰胺转移酶均可被合成产物IMP、AMP及GMP等抑制。反之，PRPP增加可促进酰胺转移酶活性，加速PRA生成。

（2）嘌呤核苷酸补救合成：利用嘌呤碱或嘌呤核苷合成嘌呤核苷酸，称为补救合成。

（3）嘌呤核苷酸的抗代谢物：嘌呤核苷酸的抗代谢物是某些嘌呤、氨基酸或叶酸的类似物。主要以竞争性抑制和掺假等方式干扰或阻断嘌呤核苷酸的合成代谢，进一步阻止核酸及蛋白质生物合成。肿瘤细胞的核酸及蛋白质合成十分旺盛，这些核苷酸抗代谢物具有抗肿瘤的作用。具有此作用抗代谢物有6-巯基嘌呤（6-MP）、6-巯基鸟嘌呤、8-杂氮鸟嘌呤等。氮杂丝氨酸、6-重氮-5-氧正亮氨酸等结构与谷氨酰胺相似，氨蝶呤及甲氨蝶呤（MTX）是叶酸类似物，均可抑制嘌呤核苷酸的合成。

2. 嘌呤核苷酸分解代谢　细胞内嘌呤核苷酸在核苷酸酶的作用下水解成腺苷、鸟苷或次黄苷。腺苷在腺苷脱氨酶的催化下脱氨变为次黄苷；鸟苷或次黄苷经磷酸分解成自由的碱基与磷酸核糖。磷酸核糖可成为PRPP的原料，碱基经黄嘌呤氧化酶催化、氧化成尿酸。当嘌呤核苷酸代谢酶功能缺陷，或进食高嘌呤饮食，体内核酸大量分解，如白血病、恶性肿瘤等疾病，或肾功能障碍时，体内尿酸含量升高，尿酸盐结晶在关节、软骨或肾沉积，可导致关节炎、尿路结石及肾病。别嘌醇可抑制黄嘌呤氧化酶，抑制尿酸生成。

（二）嘧啶核苷酸代谢

1. 嘧啶核苷酸合成代谢

（1）嘧啶核苷酸从头合成

①嘧啶核苷酸合成元素来源：嘧啶环C_2来自CO_2，N_3来自谷氨酰胺，C_4、C_5、C_6及N_1来自天冬氨酸。

②从头合成途径：嘧啶核苷酸的合成可分为如下阶段进行：氨基甲酰磷酸的生成；尿嘧啶核苷酸生成；胞嘧啶核苷酸生成；脱氧胸腺嘧啶核苷酸的生成。5-氟尿嘧啶（5-FU）在体内可转变为5-氟尿嘧啶核苷酸，后者可抑制胸腺嘧啶核苷酸合成酶。

③从头合成调节：嘧啶核苷酸合成的调节酶是氨基甲酰磷酸合成酶Ⅱ和天冬氨酸转氨甲酰酶，此两种酶分别受UMP和CTP反馈抑制。嘌呤核苷酸、嘧啶核苷酸均抑制磷酸核糖焦磷

酸激酶（PRPP合成酶）。

（2）嘧啶核苷酸补救合成：尿嘧啶核苷酸和胸腺嘧啶核苷酸均可在嘧啶磷酸核糖转移酶作用下由嘧啶生成。

2. 嘧啶核苷酸分解代谢　嘧啶核苷酸经核苷酸酶和核苷酶作用脱去磷酸和戊糖，生成嘧啶碱。嘧啶碱在肝经脱氨、氧化、还原、脱羧等反应继续分解。尿嘧啶和胞嘧啶分解成β-氨基丙酸、氨和CO_2；胸腺嘧啶则产生β-氨基异丁酸、氨和CO_2。

第三节　脂　　类

脂类是一大类有机化合物，是脂肪（fats）和类脂（lipids）的总称。营养学上重要脂类主要有三酰甘油（triglycerides）、磷脂（phospholipids）和固醇类（sterols）。脂肪是由1分子甘油和3分子脂肪酸组成的三酰甘油；类脂包括磷脂、糖脂（glycolipids）、固醇类和脂蛋白（lipoprotein）等。类脂组成元素除C、H、O以外，有时还有N、S、P，如磷脂。磷脂主要有卵磷脂、神经鞘磷脂及脑磷脂。食物中脂类95%是三酰甘油，5%为其他脂类。正常人体按体重计算含脂类为14%～19%，肥胖者约为32%，重度肥胖者可高达60%左右。人体内储存的脂类，三酰甘油高达99%。脂类共同特点是溶于有机溶剂而不溶于水，又称粗脂肪或乙醚提取物，为脂溶性。不仅易溶解于有机溶剂，并溶解其他脂溶性物质，如脂溶性维生素等。在活细胞结构中有极重要的生理功能。

一、脂类分类及功能

（一）三酰甘油

体内储存的脂类中，绝大部分是以三酰甘油的形式储存于脂肪组织内。三酰甘油也称脂肪或中性脂肪。组成天然脂肪的脂肪酸种类很多，目前已知自然界存在的脂肪酸有40多种。每个脂肪分子是由1个甘油分子和3个脂肪酸化合而成。通常4～12碳的脂肪酸都是饱和脂肪酸，碳链更长时可出现1个，甚至多个双链成为不饱和脂肪酸。人体内三酰甘油主要分布于腹腔、皮下和肌肉纤维之间，这些脂肪主要有以下功能。

1. 体内能量储存形式　当人体摄入能量不能及时被利用或过多时，就被转变为脂肪而储存起来称为储存脂肪（stored fat），如皮下脂肪等。这类脂肪因受营养状况和机体活动影响而增减，变动较大，故称为动脂（variable fat）。当机体需要时，脂肪细胞中酯酶立即分解三酰甘油释放出甘油和脂肪酸进入血液循环，和食物中被吸收的脂肪一起，被分解释放出能量以满足机体的需要。人体在休息状态下，60%的能量来源于体内脂肪，而在运动或长时间饥饿时，体脂提供的能量更多。因三酰甘油中碳、氢的含量大大高于蛋白质和糖类，所以可提供的能量也相对较多。体内每1g脂肪可产生能量约为37.6kJ（9.0kcal）。

体内脂肪细胞储存和供应能量有两个特点：一是脂肪细胞可以不断地储存脂肪，至今还未发现其吸收脂肪上限，所以人体可因不断地摄入过多能量而不断积累脂肪，过多脂肪组织堆积在体内是形成肥胖症的基本条件。目前认为，在婴儿期体重过快地增加与后期肥胖症有一定关系，因为脂肪组织发育在第一阶段为细胞增殖，而在第二阶段为脂肪细胞肥大，故脂肪细胞总数目在达到成人数目之前，如果比正常多，这些细胞又可以肥大，那就具备堆积脂肪的条件，故婴幼儿营养要避免早期性肥胖症。二是机体不能利用脂肪酸分解的含二碳化合物合成葡萄糖，所以脂肪不能给脑和神经细胞及血细胞提供能量。人饥饿时，就必须消耗肌肉组织蛋白质和糖原以满足机体能量需要，节食减肥危害性之一也在于此。

2. 维持体温　正常脂肪不仅可直接提供能量，皮下脂肪组织还可起到隔热保温的作用，使体温能达到正常和恒定。

3. 保护作用　脂肪组织在体内对器官有支撑和衬垫作用，可保护内部器官免受外力伤害。

4. 节约蛋白质作用　帮助机体更有效地利用糖类，以减少蛋白质消耗。脂肪在体内代谢分解的产物，可以促进糖类能量代谢，使其更有效地释放能量。充足脂肪还可以保护体内蛋白质，包括食物蛋白质不被用来作为能源物质，而使其有效地发挥其他重要的生理功能。

5. 机体重要构成成分　脂肪提供脂肪酸作为合成其他脂质的原料，如细胞膜中含有大量脂肪酸，是细胞维持正常的结构和功能所绝不可少的重要成分。食物中三酰甘油除给人体提供能量和脂肪合成材料以外，还有些特殊营养学功能。

6. 增加饱腹感　食物脂肪由胃进入十二指肠时，可刺激产生肠抑胃素（enterogastrone），使肠蠕动受抑，造成食物由胃进入十二指肠速度相对缓慢。食物中脂肪含量越多，胃排空时间越长。

7. 改善食物感官性状　脂肪作为食品烹调加工重要原料，可以改善食物色、香、味、形，达到美食和促进食欲的良好作用。

8. 促进脂溶性维生素吸收　食物脂肪同时含有脂溶性维生素，如维生素A、维生素D、维生素K、维生素E等。如鱼油及肝油脂含丰富的维生素A、维生素D，麦胚油富含维生素E，许多种子油富含维生素K等。脂肪不仅是这类脂溶性维生素的重要食物来源，同时还可以促进这些维生素在肠内吸收。

（二）脂肪酸

脂肪酸（fatty acids，FA）是构成三酰甘油的基本单位，其基本结构为：$CH_3[CH_2]_nCOOH$。式中n的数目大部分为2～24个，基本上都是偶数碳原子。脂肪酸的命名和表示方式可以简化为碳的数目与不饱和键的数目，如硬脂酸为18个碳的饱和脂肪酸，其中没有不饱和键，故以C18：0表示，而亚油酸含有18个碳和2个不饱和键（二烯），以C18：2表示，故硬脂酸的列式应为：$CH_3[CH_2]_{14}CH_2CH_2COOH$。

脂肪因其所含脂肪酸的链长短、饱和程度和空间结构不同，而呈现不同特性和功能。脂肪酸，按其碳链长短可分为长链脂肪酸（14碳以上），中链脂肪酸（含6～12碳）和短链脂肪酸（5碳以下）。按其饱和程度可分为饱和脂肪酸（saturated fatty acid，SFA）；单不饱和脂肪酸（monounsaturated fatty acid，MUFA），碳链中只含1个不饱和双键；多不饱和脂肪酸（polyunsaturated fatty acid，PUFA），碳链中含2个以上双键。按其空间结构不同，可分为顺式脂肪酸（cis-fatty acid）和反式脂肪酸（trans-fatty acid），见表2-8。顺式结构是指连接到双键两端碳原子上2个氢原子都在链同侧，而反式结构的2个氢原子则在链不同侧。食物中脂肪酸以18碳为主。

表2-8　常见脂肪酸

名称	代号
丁酸（butyric acid）	C 4：0
己酸（hexoic acid）	C 6：0
辛酸（caprylic acid）	C 8：0
癸酸（capric acid）	C 10：0
月桂酸（lauric acid）	C 12：0
肉豆蔻酸（myristic acid）	C 14：0
棕榈酸（palmitic acid）	C 16：0
棕榈油酸（palmitoleic acid）	C 16：1，n-7 cis
硬脂酸（stearic acid）	C 18：0
油酸（oleic acid）	C 18：1，n-9 cis
反油酸（elaidic acid）	C 18：1，n-9 trans
亚油酸（linoleic acid）	C 18：2，n-6，9 all cis
α-亚麻油酸（α-linolenic acid）	C 18：3，n-3，6，9 all cis
γ-亚麻油酸（γ-linolenic acid）	C 18：3，n-6，9，12all cis
花生酸（arachidic acid）	C 20：0
花生四烯酸（arachidonic acid）	C 20：4，n-6，9，12，15 all cis
二十碳五烯酸（eicosapentaenoic acid，EPA）	C 20：5，n-3，6，9，12，15 all cis
芥子酸（sinapic acid）	C 22：1，n-9 cis
鰶鱼酸（clupanodonic acid）	C 22：5，n-3，6，9，12，15 all cis
二十二碳六烯酸（docosahexenoic acid，DHA）	C 22：6，n-3，6，9，12，15，18 all cis
神经酸（nervonic acid）	C 24：1，n-9 cis

脂肪酸的饱和程度，不仅影响其物理性状，而且影响其生理特性。食物中的脂肪酸以18碳为主。脂肪随其脂肪酸的饱和程度越高、碳链越长，其熔点也越高。动物脂肪主要由饱和脂肪酸组成，常温下呈固态者称为脂，如猪油；植物脂肪中不饱和脂肪酸则较多，常温下呈液态者称为油，如花生油、菜籽油等。棕榈油和可可籽油虽然含饱和脂肪酸较多，因碳链较短，其熔点则低于大多数的动物脂肪。

脂肪酸的不饱和键能与氢结合变成饱和键，随着饱和程度的增加，油类可由液态变为固态，此过程称为氢化（hydrogenation）。氢化可使大部分不饱和脂肪酸变成饱和脂肪酸，并呈顺式和反式两类。

表中不饱和脂肪酸中不饱和键的位置，目前国际上习惯从甲基端的碳原子数起，这个碳称为n碳（或ω碳）。如亚油酸的表示方式为：C18：2，n-6（或C18：2，ω-6）；亚麻酸的表示方式为：C18：3，n-3（或C18：3，ω-3）。各种脂肪酸的结构不同，功能也不一样，对其特殊功能研究，也是营养学上重要研究与开发领域。

目前认为，营养学上最具价值的脂肪酸有两类：①n-3系列不饱和脂肪酸，即从甲基端数，第1个不饱和键在第3和第4碳原子之间的各种不饱和脂肪酸；②n-6系列不饱和脂肪酸，即从甲基端数，第1个不饱和键在第6和第7碳原子间的各种不饱和脂肪酸。

其余类别脂肪酸为n-7（如棕榈油酸）、n-9（如油酸）系列脂肪酸，每类都是由系列脂肪酸组成，该系列各个脂肪酸均能在生物体内从母体脂肪酸合成，如花生四烯酸（C20：4，n-6）由n-6类母体亚油酸（C18：2，n-6）合成。但生物体不能将某一类脂肪酸转变为另一类脂肪酸，即油酸类（n-9）脂肪酸没有1个能够转变为亚油酸或n-6类任何一种脂肪酸。

通常，人体细胞不饱和脂肪酸的含量至少是饱和脂肪酸的2倍，但各种组织中二者的组成有很大差异，在一定程度上与饮食中脂肪的种类有关。

（三）必需脂肪酸

人体除了从食物得到脂肪酸以外，还能自身合成多种脂肪酸，包括饱和脂肪酸、单不饱和脂肪酸和多不饱和脂肪酸，但有些脂肪酸人体不能自身合成必须通过食物供给，这些脂肪酸称为必需脂肪酸（essential fatty acid，EFA）。n-6（ω-6）系列中亚油酸和n-3（ω-3）系列中的α-亚麻酸是人体必需的两种脂肪酸。事实上，n-3和n-6系列中许多脂肪酸，如花生四烯酸、二十碳五烯酸（EPA）、二十二碳六烯酸（DHA）等都是人体不可缺少的脂肪酸，但人体可以利用亚油酸和α-亚麻油酸来合成这些脂肪酸。如果合成数量不足时，应由食物供给。

图2-1表示由亚油酸和α-亚麻酸在体内合成n-6类和n-3类脂肪酸的过程。机体在利用这两种必需脂肪酸，合成同系列其他多不饱和脂肪酸时，使用同一种酶，因竞争抑制作用，使体内合成速度较为缓慢，故若能从食物中直接获得这些脂肪酸是最有效途径。

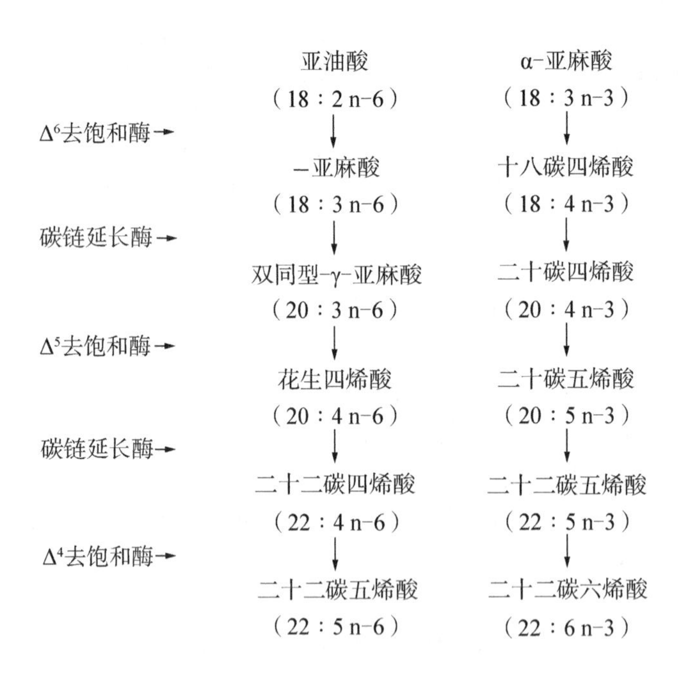

图2-1　体内多不饱和脂肪酸合成途径

必需脂肪酸是人体不可缺少的营养素，主要有以下功能。

1. 构成磷脂重要组成成分　磷脂是细胞膜的主要结构成分，所以必需脂肪酸与细胞膜的结构和功能直接相关。必需脂肪酸缺乏可以导致线粒体肿胀、细胞膜结构和功能改变及膜透性和脆性增加。

2. 合成前列腺素的前体　前列腺素（prostaglandins）存在于许多器官中，有着多种多样的生理功能，如使血管扩张和收缩、参与神经刺激的传导、作用肾影响水的排泄，奶中的前列腺素可以防止婴儿消化系统损伤等。

3. 与胆固醇代谢有关　体内约70%的胆固醇与脂肪酸酯化成酯。在低密度脂蛋白（LDL）和高密度脂蛋白（HDL）中，胆固醇与亚油酸形成亚油酸胆固醇酯，然后被转运和代谢。如HDL就可将胆固醇运往肝而被代谢分解。具有这种降血脂作用的还包括n-3和n-6系列其他多不饱和脂肪酸如EPA和DHA等。阿拉斯加居民，尽管饮食中富含高能量、高脂肪和高胆固醇，但心脏病患病率很低，原因是他们那些来自海产品的食物富含这些多不饱和脂肪酸。

4. 与动物精子形成有关　饮食中如果长期缺乏必需脂肪酸，动物可出现不孕症，授乳过程也发生障碍，动物实验证明必需脂肪酸缺乏动物生长发育受阻。

5. 防护辐射损害　对X射线致的皮肤损害有保护作用。

6. 保护视力　体内由α-亚麻酸衍生的DHA是视网膜受体中最丰富的多不饱和脂肪酸，为维持视紫红质正常功能所必需，对增强视力有良好作用。

必需脂肪酸缺乏，可致生长迟缓、生殖障碍、皮肤损伤，如出现皮疹等症状及肾、肝、神经和视觉功能障碍等多种疾病。而过多的多不饱和脂肪酸的摄入，也可使体内有害的氧化物、过氧化物等增加，同样对身体可产生多种慢性危害。

（四）n-3及n-6型多不饱和脂肪酸与动脉粥样硬化症

当饮食中亚油酸充足时，减少饱和脂肪酸，可以明显地降低低密度和极低密度脂蛋白、胆固醇及三酰甘油在血中的水平，有利于防止过早出现高血压病。n-3型多不饱和脂肪酸还有利于预防血栓。实践表明，在PUFA类脂肪酸中，除必需脂肪酸外，n-3型脂肪酸也有一定的降低血脂的作用。尤其是EPA及DHA。这些脂肪酸主要来源于各种鱼类的油，尤以深海鱼油为最佳。

PUFA的作用可能有以下几方面：n-3型PUFA取代了磷脂池中的花生四烯酸，减少花生酸从而减少凝血恶烷的形成；降低花生四烯酸的合成；与花生四烯酸争夺环氧化酶，减低花生酸的产生；可以作为PGI_2的前体，通过转变为TXA_3，从而与TXA_2竞争，减低由TXA_2所产生的对血小板的凝集作用；抑制肝合成脂肪酸及抑制脂蛋白的合成，并促进脂蛋白的转换率；改变血液的黏度，从而降低血压。

（五）中链三酰甘油

中链三酰甘油（MCT）多以椰子油分解分馏而制成。中链脂肪酸（MCFA）熔点低于长链脂肪酸（LCFA）。MCT分子量小于LCT，其水解比LCT更快和更完全。人体摄入MCT不刺激胰液的分泌，在肠腔内水解得迅速与相对完全，故MCT的吸收与葡萄糖一样快。MCT主要以脂肪酸的方式吸收，很少数以单二酰甘油的形式吸收。在胆盐或胰脂酶缺乏，或二者兼有的情况下，MCT的大部分却可以通过三酰甘油方式吸收，在肠细胞内这些三酰甘油被脂酶水解。

MCFA通过门静脉系统进入肝，不经淋巴液，以可溶性脂肪的形式，与血浆蛋白结合而运载。MCFA的吸收可使固醇类的吸收减少，MCT的摄入可加强对钙和镁的吸收，还可使氨基酸的吸收加强。MCFA不在肝内合成为脂肪。MCT生酮作用远大于LCT。

MCT可广泛运用于脂肪吸收不良者，尤其是消化、吸收和运输脂肪受到阻碍的患者。但

MCT不能用于糖尿病患者，也不能用于酮中毒及酸中毒患者。因大部分的MCT在肝内代谢，所有肝硬化患者不宜使用MCT。

（六）磷脂

磷脂是指含磷酸的脂类，是三酰甘油中1个或2个脂肪酸被含磷酸的其他基团所取代的一类脂类物质。其中最重要的磷脂是卵磷脂（lecithin），是由1个含磷酸胆碱基团取代三酰甘油中1个脂肪酸而构成的。这种结构使其具有亲水性和亲油性的双重特性。

磷脂不仅与脂肪酸相似，可提供能量，更重要的是它是细胞膜构成成分。生物膜按质量计，通常含蛋白质约20%，含磷脂50%～70%，含胆固醇20%～30%，糖脂和三酰甘油的含量甚低或无。因功能不同，各种膜的脂类含量也有差别。因其具有极性和非极性双重特性，可以帮助脂类或脂溶性物质如脂溶性维生素、激素等顺利通过细胞膜，促进细胞内外物质交流。此外，磷脂作为乳化剂，可以使脂肪悬浮在体液中，有利于其吸收、转运和代谢。

磷脂缺乏会造成细胞膜结构受损，出现毛细血管脆性增加和通透性增加，皮肤细胞对水通透性增高致水代谢紊乱，发生皮疹等。磷脂还是血浆脂蛋白的重要组成成分，有稳定脂蛋白的作用，故组织脂类如脂肪和胆固醇在血液中运输时，都需要有足够磷脂才能顺利进行。在胆汁中磷脂与胆盐、胆固醇一起形成胶粒，以利于胆固醇的溶解和排泄。

（七）固醇类

固醇类是含有同样多个环状结构脂类化合物，因其环外基团不同而各异。胆固醇可与脂肪酸形成酯。人体内主要固醇类化合物是胆固醇（cholestero1），其是细胞膜重要成分，人体内90%胆固醇存在于细胞中。胆固醇还是人体内许多重要活性物质的合成材料，如胆汁、性激素（睾酮，testosterone）、肾上腺素（皮质醇，cortisol）和维生素D等。胆固醇在7，8位上脱氢后的化合物7-脱氢胆固醇，存在于皮肤和毛发，经阳光和紫外线照射后能转变为维生素D_3。

胆固醇虽具有重要生理功能，但因其广泛存在于动物性食品中，人体自身也可以利用内源性胆固醇，通常不存在胆固醇缺乏。相反的，因其与高脂血症、动脉粥样硬化、心脏病等相关，人们常关注体内胆固醇过多的危害性。研究结果表明，人体内胆固醇升高主要原因是内源性的，所以注意能量摄入平衡比注意胆固醇摄入量更为重要。

二、脂类代谢

（一）脂肪消化

食物进入口腔后，脂肪消化就已开始。涎腺（唾液腺）分泌的脂肪酶可水解部分食物脂肪。对成人来说，这种消化能力很弱，而婴儿口腔中的脂肪酶则可有效地分解奶中短链脂肪酸和中链脂肪酸。在胃里脂肪消化也极有限，胃内虽含有少量的脂肪酶，但其酸性环境不利于脂肪的乳化，故脂肪在胃内几乎不能被消化。婴儿胃酸较少，且乳汁中脂肪呈乳化状态，在胃内只有少部分可被消化。脂肪消化主要场所是小肠，来自胆囊中的胆汁首先将脂肪乳化，胰腺和小肠内分泌的脂肪酶，将三酰甘油中的脂肪酸水解，生成非酯化脂肪酸和甘油单酯，偶尔也完全水解成为甘油和脂肪酸。

胰液中还含有一定量的胆固醇酯酶和磷脂酶A_2，分别水解胆固醇和卵磷脂。脂肪及脂溶性维生素的消化和吸收还需要胆盐的作用。胆汁中的胆盐达到一定浓度后，可聚合而形成微胶粒。脂肪的分解产物如脂肪酸、一酰甘油等掺入到微胶粒中形成混合微胶粒，为水溶性复

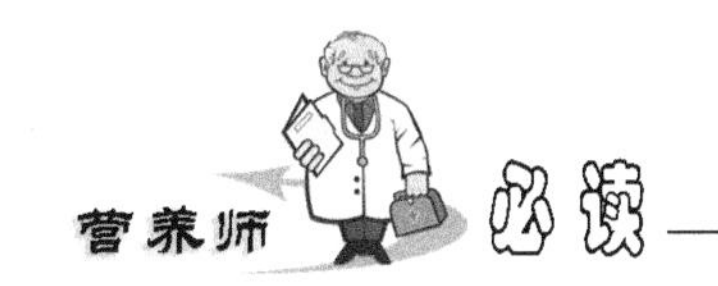

合物，可通过肠上皮表面的静水层到达肠黏膜表面，有助于脂肪吸收。

（二）三酰甘油合成

三酰甘油是机体储存能量的形式。机体摄入糖、脂肪等食物均可合成脂肪在脂肪组织储存，以供禁食、饥饿时能量需要。

1. 合成部位　脂肪合成酶系存在于肝、肾、脑、肺、乳腺及脂肪等组织，位于线粒体外胞液中。肝、脂肪组织及小肠是合成三酰甘油的主要场所，以肝的合成能力最强。正常肝不储存脂肪。肝细胞合成的三酰甘油因营养不良、中毒、必需脂肪酸缺乏、胆碱缺乏或蛋白质缺乏而不能形成极低密度脂蛋白（VLDL）分泌入血时，则聚集在肝细胞内，形成脂肪肝。脂肪组织可利用从食物脂肪而来的乳糜微粒（CM）或VLDL中的脂酸合成脂肪，但主要以葡萄糖为原料合成脂肪。

2. 合成原料　合成三酰甘油所需要的甘油和脂酸主要由葡萄糖代谢提供。吸收入血的食物脂肪，在肝和脂肪组织中，其脂肪酸也可用作合成脂肪原料。脂酸合成原料主要为乙酰CoA和NADPH，还需要ATP、HCO_3^-及Mn^{2+}等。

3. 合成过程　乙酰CoA经羧化作用转变成丙二酰CoA，然后在脂肪酸合成酶系催化下，从乙酰CoA与丙二酰CoA开始合成长链脂肪酸。整个过程是1个重复加成过程，每次加上1个丙二酰基，脱去1个O_2，最终延长2个碳原子，直至16碳的软脂酸生成，须经过连续的7次重复加成反应。脂酸碳链的延长在肝细胞的内质网或线粒体中进行。小肠黏膜细胞主要利用消化吸收的一酰甘油及脂酸再合成三酰甘油。而肝细胞及脂肪组织则主要通过二酰甘油途径合成三酰甘油。

长链脂酸是以乙酰CoA为原料在体内合成的。首先合成含16个碳的软脂酸，然后根据需要可进一步延长脂肪酸碳链至26碳脂肪酸，或去饱和后产生体内需要的不饱和脂肪酸。

4. 脂酸合成的调节　进食高脂肪食物或饥饿而脂肪动员加强时，体内脂酸合成受抑制；进食糖类时，糖代谢增强，有利于脂酸合成。胰岛素可促进脂酸合成，也增加脂肪合成；胰高血糖素、肾上腺素及生长激素则抑制脂酸合成。

（三）三酰甘油分解

1. 脂肪动员　储存于脂肪细胞的脂肪，被脂肪酶逐步水解为非酯化脂肪酸及甘油，并释放入血以供其他组织氧化利用，该过程称为脂肪动员。催化三酰甘油水解的酶为激素敏感性三酰甘油脂肪酶，此酶活性受肾上腺素、胰高血糖素、ACTH及TSH等激素促进。

2. 脂酸β-氧化　脂酸是人和哺乳动物的主要能源物质。除脑组织外，大多数组织均能氧化脂酸，但以肝和肌肉最活跃。

（1）脂酸的活化：脂酸进行氧化前必须活化，在脂肪酰辅酶A合成酶作用下，生成脂肪酸的活化形式脂肪酰CoA。1分子脂酸活化，消耗2个高能磷酸键。

（2）脂酰CoA进入线粒体：催化脂酸氧化的酶系存在于线粒体中，胞液中的脂酰CoA必须进入线粒体才能被代谢。此转运过程由存在于线粒体内膜和外膜上的脂酰肉碱酯酰转移酶完成，其中脂酰肉碱酯酰转移酶I是脂酸β-氧化的限速酶。

（3）脂酸β-氧化：脂酰CoA进入线粒体基质后，在脂酸β-氧化酶复合体的催化下，进行脱氢、加水、再脱氢及硫解4步连续反应，使脂酰基断裂生成1分子乙酰CoA和1分子比原来少2个碳原子的脂酰CoA。此4步反应不断重复进行，最终长链脂酰CoA完全裂解成乙酰CoA。所生

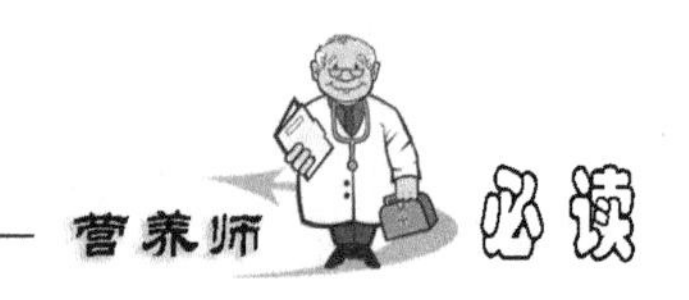

成的乙酰CoA一部分在线粒体通过三羧酸循环彻底氧化，一部分在线粒体缩合生成酮体，经血液运送至肝外组织氧化利用。

3. 酮体的生成、利用和生理作用　酮体包括乙酰乙酸、γ-羟丁酸和丙酮。酮体是脂酸在肝分解氧化时特有的中间产物，但肝又缺乏利用酮体的酶系，所以肝产生的酮体，透过细胞膜进入血液运至肝外组织氧化利用。酮体能透过血脑屏障及毛细血管壁，是肌肉，尤其脑组织的重要能量来源。长期饥饿、糖供应不足时酮体可以代替葡萄糖，成为脑组织及肌肉的主要能源。

（四）脂肪吸收

脂肪水解后的小分子，如甘油、短链和中链脂肪酸，在小肠内很容易被小肠细胞吸收，在小肠上皮细胞内不再变化，直接进入门静脉到达肝，并最终在肝被氧化，故中链三酰甘油对治疗脂肪吸收不良患者是特殊的营养素。但中链三酰甘油在某些哺乳动物和人体中可致酮血症，这是应用中链三酰甘油时应注意的问题。单酰甘油、胆固醇和蛋白质等很快形成混合微胶粒，到达小肠微绒毛上，脂肪酸、单酰甘油、胆固醇等又逐渐释出，透过脂质膜进入黏膜细胞。长链脂肪酸在内质网中大部分重新合成三酰甘油，并与细胞中载脂蛋白合成0.1～0.6μm乳糜微粒（chylomicron，CM）扩散入淋巴，由淋巴从胸导管进入血液循环。进入肠内的胆固醇主要有两个来源，即食物和肝分泌的胆汁。游离的胆固醇通过形成混合微胶粒，在小肠上部吸收，吸收后在小肠黏膜细胞中又重新酯化生成胆固醇酯，最后与载脂蛋白一起组成乳糜微粒经淋巴系统进入血液循环。

血乳糜微粒是血中颗粒最大、密度最低的脂蛋白，是食物脂肪主要运输形式，随血流进入全身，以满足机体对脂肪和能量需要，最终被肝吸收。食物脂肪吸收率通常在80%以上，菜油最高可达99%。

肝将来自食物的脂肪和内源性脂肪及蛋白质等合成极低密度脂蛋白（very-low-density lipoprotein，VLDL，即前β-脂蛋白），并随血流供应机体，满足机体对三酰甘油的需要。随着其中三酰甘油的减少，同时不断地集聚血中胆固醇，最终形成三酰甘油少、胆固醇多的低密度脂蛋白（low-density lipoprotein，LDL）。血流中LDL既满足机体对各种脂类需要，又可被细胞中LDL受体结合进入细胞，借此可适当调节血中胆固醇浓度。但LDL过多，可致动脉粥样硬化等疾病。体内还可合成高密度脂蛋白（high-density lipoprotein，HDL），其重要功能就是将体内胆固醇、磷脂运送到肝代谢，起到保护作用。HDL升高有防止动脉粥样硬化的作用。因各种脂蛋白中所含蛋白质和脂类的组成和比例不同，所以其密度、颗粒大小、表面电荷和电泳特性各不相同。按电泳法将脂蛋白分为：α-脂蛋白、前β-脂蛋白、β-脂蛋白和乳糜微粒4种；用超速离心法将脂蛋白分为：乳糜微粒、VLDL、LDL和HDL 4种。血浆中各种脂蛋白见表2-9。

（五）血浆脂蛋白代谢

1. 血浆脂蛋白分类、组成及结构　血浆脂蛋白主要由蛋白质、三酰甘油、磷脂、胆固醇及其酯组成。HDL含蛋白质最多约占50%，其脂类以磷脂和胆固醇为主，密度最高，颗粒最小；LDL含胆固醇及胆固醇酯最多为40%～50%；VLDL含三酰甘油达50%～70%；CM颗粒最大，含三酰甘油最多，达80%～95%，而蛋白质最少，密度最小。

2. 载脂蛋白及其作用　脂蛋白中蛋白质部分称为载脂蛋白（apo），现已发现18种。不同的脂蛋白含不同的载脂蛋白。载脂蛋白能结合和转运脂类，稳定脂蛋白的结构，还调节脂蛋白

表2-9　血浆脂蛋白的分类、组成及功能

	乳糜微粒	VLDL（前β）	LDL（β）	HDL（α）
蛋白质（%）	0.5～2.0	5～10	20～25	50
三酰甘油（%）	80～95	50～70	10	5
游离胆固醇（%）	1～3	5～7	8	5
酯化胆固醇（%）	3	10～12	40～42	15～17
磷脂（%）	5～7	15	20	25
合成部位	小肠黏膜细胞	肝细胞、血浆	肝、肠	血浆

代谢关键酶活性，参与脂蛋白受体识别。

3. 血浆脂蛋白代谢概况

（1）乳糜微粒：CM是运输外源性三酰甘油及胆固醇的主要形式。

（2）极低密度脂蛋白：VLDL是运输内源性三酰甘油的主要形式。

（3）低密度脂蛋白：血浆中LDL由VLDL转变而成，是转运肝合成的内源性胆固醇的主要形式。

（4）高密度脂蛋白：HDL主要在肝合成，小肠也可合成。HDL可将胆固醇从肝外组织转运到肝进行代谢，这种胆固醇由肝外向肝内转运的过程称为胆固醇的逆向转运。

（5）高脂蛋白血症：高脂蛋白血症可分为6型，见表2-10。

表2-10　高脂蛋白血症分型

分型	脂蛋白变化	血脂变化
Ⅰ	CM增加	三酰甘油↑↑↑　胆固醇↑
Ⅱa	LDL增加	胆固醇↑↑
Ⅱb	LDL和VLDL增加	胆固醇↑↑　三酰甘油↑↑
Ⅲ	LDL增加	胆固醇↑↑　三酰甘油↑↑
Ⅳ	VLDL增加	三酰甘油↑↑
Ⅴ	VLDL和CM增加	三酰甘油↑↑↑　胆固醇↑

磷脂的消化吸收和三酰甘油相似。除脂肪酸外，磷脂的消化产物大多数是水溶性的，在肠内易于吸收。胆固醇则可直接被吸收，如果食物中胆固醇和其他脂类呈结合状态，则先被酶水解成游离胆固醇，再被吸收。胆固醇是胆汁酸的主要成分，胆汁酸在乳化脂肪后，一部分被小肠吸收，经血液到肝和胆囊，被重新利用。另一部分和食物中未被吸收的胆固醇被食物纤维，主要为可溶性纤维素吸附由粪便排出体外。

（六）胆固醇代谢

1. 影响胆固醇吸收的因素

（1）胆汁酸促进胆固醇吸收：胆汁酸是促进胆固醇吸收的重要因素，胆汁酸缺乏时，胆固醇的吸收明显降低。食物中脂肪不足时，也会影响胆固醇的吸收。因为高脂肪饮食不仅具有促进胆汁分泌的作用，脂肪水解产物还有利于形成混合微胶粒，并能促进胆固醇在黏膜细胞中进一步参与形成乳糜微粒，转运入血，所以高脂肪饮食易于导致血胆固醇升高。

（2）肠内吸收率与食物胆固醇有关：胆固醇在肠内吸收率随食物胆固醇含量增加而下降。用核素标记胆固醇进行实验，结果证明，饮食中胆固醇含量＜450mg时，50%可被吸收，如每天进食1600mg，仅有32%被吸收。胆固醇的吸收虽有自限作用，但摄入量高，人体胆固醇吸收的绝对量还是有所增高。不同动物对胆固醇的吸收率不同，如家兔因通常不进食胆固醇，对胆固醇的吸收率甚强，可很快升高血胆固醇，易于导致动脉粥样硬化。

（3）饱和脂肪酸使胆固醇升高：饮食中含饱和脂肪酸过高，可使血浆胆固醇升高，摄入较多不饱和脂肪酸，如亚油酸，血浆胆固醇即降低，这是因为不饱和脂肪酸能促进卵磷脂的合成和提高卵磷脂胆固醇酯酰转移酶（LCAT）活性，生成较多胆固醇酯，由高密度脂蛋白（HDL）转运至肝，再经肠排出体外。

（4）植物固醇阻碍胆固醇吸收：植物食物中的固醇类，如谷固醇、豆固醇等能阻碍胆固醇的正常吸收。这与植物固醇分子结构与胆固醇极为相似，竞争性抑制胆固醇酯的水解和再酯化有关。食物中不能被利用的多糖，如纤维素、果胶、琼脂等容易吸附胆汁酸盐妨碍微粒的形成，可降低胆固醇的吸收；肠内细菌能使胆固醇还原为不易吸收的粪固醇后由粪便排出。

（5）年龄和性别的影响：随着年龄增长，血浆胆固醇有所增加。50岁以前，男女之间差别不太明显，60岁后，女性显著升高，超过男性，在65岁左右达到高峰，此与妇女绝经有关。血浆胆固醇的变化主要取决于低密度脂蛋白（LDL），而脂蛋白代谢受性激素的影响。在男性和缺乏雌激素的女性中，给予雌激素则血中高密度脂蛋白和极低密度脂蛋白水平增高，而低密度脂蛋白浓度下降，女性绝经后雌性激素水平下降，致使血胆固醇升高。

2. 胆固醇合成

（1）合成部位和原料：几乎全身各组织均可合成胆固醇，肝是合成胆固醇的主要场所。胆固醇合成酶系存在于胞液及光面内质网膜上。合成胆固醇的原料为乙酰CoA、NADPH及ATP。乙酰CoA由葡萄糖、氨基酸和脂肪酸在线粒体内代谢生成，通过柠檬酸-丙酮酸循环而转运至胞液。

（2）胆固醇合成调节：HMGCoA还原酶是胆固醇合成的限速酶，也是各种因素对胆固醇合成的调节点。肝HMGCoA还原酶活性有昼夜节律性，午夜时酶活性最高，中午酶活性最低。饥饿和禁食可抑制肝合成胆固醇。相反，摄取高糖、高饱和脂肪饮食后，肝HMGCoA还原酶活性增加，胆固醇合成增加。胆固醇可反馈抑制肝胆固醇的合成。胰岛素及甲状腺素能诱导肝HMGCoA还原酶的合成，从而增加胆固醇的合成。胰高血糖素和皮质醇则抑制并降低HMGCoA还原酶的活性，减少胆固醇的合成。甲状腺素又能促进胆固醇在肝内转变为胆汁酸，且作用强于促进HMGCoA还原酶的合成，所以甲状腺功能亢进患者血清胆固醇含量反而下降。

3. 胆固醇转化

（1）转变为胆汁酸：胆固醇在肝中转化生成胆汁酸是胆固醇在体内代谢的主要去路。胆汁酸有肠肝循环。抑制胆汁酸肠肝循环，增加胆汁酸排泄，有利于胆固醇进一步转变为胆汁酸，这是降低胆固醇的有效途径之一。考来烯胺（消胆胺）和食物纤维等都是促进胆汁酸排泄的常用药物和方法。

（2）转化为类固醇激素：胆固醇是肾上腺皮质、睾丸、卵巢等内分泌腺合成和分泌类固醇激素的原料。

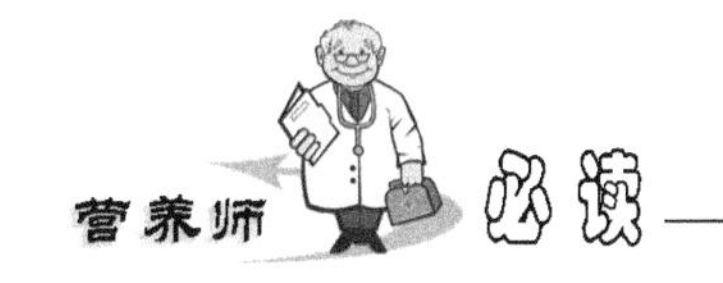

（3）转化为7-脱氢胆固醇：在皮肤，胆固醇可被氧化为7-脱氢胆固醇，后者经紫外线照射转变为维生素D_3。

三、脂类食物来源及供给量

人类饮食中脂肪主要来源于动物脂肪组织、肉类及植物种子。动物脂肪相对含饱和脂肪酸和单不饱和脂肪酸多，而多不饱和脂肪酸含量较少。植物油主要含多不饱和脂肪酸。供给人体脂肪的动物性食品主要有猪油、牛脂、羊脂、奶脂、蛋类及其制品；植物性食物主要有菜油、大豆油、麻油、花生油等植物油及坚果类食品。亚油酸普遍存在于植物油中，亚麻酸在豆油和紫苏籽油中较多，但椰子油主要由含C_{12}和C_{14}的饱和脂肪酸及仅含5%的单不饱和脂肪酸和1%～2%多不饱和脂肪酸组成；鱼类、贝类食物含二十碳五烯酸（EPA）和二十二碳六烯酸（DHA）相对较多。

含磷脂较多的食物为蛋黄、肝、大豆、麦胚和花生等。含胆固醇丰富的食物是动物脑、肝、肾、肠等内脏和皮，鱼子、蟹子和蛋类，其次为蛤贝类；肉类和奶类也含一定量胆固醇。脂肪摄入过多，可导致肥胖、心血管疾病、高血压和某些癌症发病率升高。限制和降低脂肪的摄入，已成为发达国家，包括我国许多地区预防此类疾病发生重要措施。如美国食物和健康委员会向美国人提出如下建议：①总脂肪摄入降低到占总能量摄入30%以下。②饱和脂肪酸摄入降到占总能量10%以下。③胆固醇摄入每天不超过300mg。我国营养学会对各类人群脂肪摄入量有较为详细的推荐，成人脂肪摄入量应控制在20%～25%总能量摄入范围内。必需脂肪酸的摄入量，通常认为应不少于总能量3%。而n-6和n-3系列脂肪酸推荐摄入量，目前仅加拿大于1990年有推荐：n-3脂肪酸摄入不低于总能量摄入0.5%，n-6脂肪酸不低于总能量3%。大多数学者建议n-3与n-6脂肪酸摄入比为1∶4较为适宜。通常来说，只要注意摄入一定量植物油，就不会造成必需脂肪酸缺乏。

饱和脂肪酸可使血中低密度脂蛋白胆固醇（LDL-C）水平升高，然而并非所有的饱和脂肪酸都具有同样的升高血LDL-C的作用。月桂酸、肉豆蔻酸和棕榈酸，分别是十二碳、十四碳和十六碳饱和脂肪酸，升高血胆固醇作用较强，而十八碳饱和脂肪酸作用则相对较弱。饱和脂肪酸因不易被氧化产生有害的氧化物、过氧化物等，人体不应完全排除饱和脂肪酸的摄入。

人造奶油是用植物油经氢化饱和后制取的，其中仍会有些不饱和脂肪酸，其结构可由顺式而变为反式结构。据研究，反式脂肪酸不仅可使血LDL升高，同时还能降低血HDL水平，增加心血管疾病危险。此结果虽有争论，但仍值得注意。

脂肪在食品加工中具有重要作用，因其良好的感官性状，造成人类对脂肪的依赖性；但过多摄入脂肪又会对人体产生多种危害。解决此矛盾的有效措施，就是能生产出具有脂肪性状，而又不能被人体吸收的替代产品（fat substitutes）。目前，较有前途的产品有以下两种。

（1）由蔗糖和脂肪酸合成的蔗糖聚酯（sucrosepolyester），商品名为Olestra，该产品已于20世纪60年代后期合成。该产品各种性状和饮食脂肪相似，但不能被肠黏膜吸收，经长期人体和动物实验证明安全可靠。美国FDA已于1996年初批准可用于制作某些休闲食品，如炸土豆片、饼干等，但必须在标签上注明："本品含蔗糖聚酯，可能致胃痉挛和腹泻，蔗糖聚酯可抑制某些维生素和其他营养素的吸收，故本品已添加维生素A、维生素D、维生素E和维生素K。"

（2）燕麦素（oatrim）是从燕麦中提取的。该物质对热稳定，主要用于冷冻食品如冰淇淋、色拉调料和汤料中。因该产品中含有大量食物纤维，不仅可作为饱和脂肪酸代用品，而且有一定的降低胆固醇的作用。

食物中粗脂肪测定常用索氏抽提法，并以g/100g表示；而其脂肪酸含量的测定通常采用气相色谱法，也有用液相色谱法进行分析，以百分比表示。

四、脂类营养评价

（一）饮食计算

根据蛋白质、脂肪供能比考虑每天摄入的脂肪量是否合理，胆固醇的摄入量则按每天摄入食物中的含量计算。

（二）指标测定

1. *必需脂肪酸营养鉴定* 通过测定血中二十碳三烯酸和花生四烯酸，以二者比例来判断必需脂肪酸是否缺乏。当C20：3/C20：4比值大于0.4时，则认为必需脂肪酸缺乏。必需脂肪酸的测定方法采用气相色谱分析法或高效液相色谱法。

2. *血脂测定* 采用生物化学法和电泳法。判断标准：血清胆固醇总量（成人）2.9～6.0mmol/L（100～230mg/100ml），血清三酰甘油0.22～1.2mmol/L（20～110mg/100ml），HDL-C 0.78～2.2mmol/L（30～85mg/100ml），LDL-C 1.56～5.72mmol/L（60～220mg/100ml）。

五、脂肪参考摄入量

各国在制定脂肪参考摄入量时主要按脂肪供能所占总能量比例计算。过去发达国家因食用动物性食物较多，故脂肪摄入量很高，随着对脂肪与心血管疾病和癌症关系的深入认识，对脂肪所占总能量的比例皆限制于30%以下，与此同时考虑不同脂肪酸的供能比例，因各种脂肪酸结构的不同，对疾病的影响也有很大不同，故对饱和脂肪酸、单不饱和脂肪酸和多不饱和脂肪酸的摄入量也有一定规定，如美国食品营养委员会（FNB）1989年推荐脂肪总摄入量供能比不超过30%。随着营养科学的发展，目前不同结构的多不饱和脂肪酸（n-3和n-6）和抗氧化物质也引起人们的关注，相应地提出供给比例。

我国以前的RDA只列出脂肪能量占总能量百分比，成人为20%～25%，儿童青少年为25%～30%，其中未规定脂肪酸的供给量。中国营养学会2013年结合我国饮食结构实际，并参考各国不同人群脂肪DRI，提出中国居民每天饮食脂肪参考摄入量。

1. *婴儿期* 2岁以下婴儿因生长发育迅速，对营养影响的承受能力差，应供给充足的能量和脂肪酸以保证正常的生长发育，每天脂肪的摄入量占总能量45%～50%。

0～6个月婴儿按每天摄入母乳800ml计算，则可获得脂肪27.7g，所含能量为1MJ（239.0kcal），占总能量47%，故将脂肪推荐摄入量定为占总能量的45%～50%是比较适宜的。6个月以后虽添加某些辅助食品，但还是以奶类食品为主或食用配方奶，所含脂肪量相对较高，故脂肪供能占总能量比为35%～40%。

脂肪酸的供给主要为长链多不饱和脂肪酸，据FAO/WHO（1994年）推荐的亚油酸供给量应不低于饮食总能量的3%。除4月龄以下婴儿外，脂肪酸比值n-6/n-3约为6。母乳中的EPA含量很低，且EPA对婴儿的生长与智力发育有不利影响，故在婴儿配方乳粉中应避免添加EPA，但可同时添加花生四烯酸。

2. *幼儿期* 1983年美国儿科学会营养委员会建议2岁以上儿童的饮食脂肪量所供能量占总能量的比例不得超过30%，饱和脂肪酸能量占总能量的比例不得超过10%，多不饱和脂肪酸能量所占比例也不超过10%，胆固醇不超过100mg/1000kcal。2013年中国营养学会建议脂肪的摄入量儿童、少年皆占总能量20%～30%，脂肪酸的摄入量<8%。

3. *儿童期* 儿童时期通常生长较平稳，个体发育和能量需要有所不同。疲劳、兴奋和大量活动对进食有一定影响，食欲的波动性较大。该期要加强预防肥胖，除关注饮食结构和能量的摄入外，还要重视体力活动对控制体重的重要性，儿童缺乏活动是使身体发胖的危险因素。儿童控制体重不宜采取低脂肪高食物纤维含量的食品，故儿童期脂肪AI以占总能量的20%～30%为宜。

4. *青少年期* 该期是生长发育的高峰期，同时性发育开始，从生理和心理等方面都有较明显的变化。此时身体成分中脂肪占有较高的比例，所需的各种营养素也较高。发达国家青少年脂肪的RDA占总能量的30%～35%，10%来自饱和脂肪酸，10%来自多不饱和脂肪酸。我国2013年RDA规定脂肪能量占总能量的20%～30%，脂肪酸的摄入量<8%。

5. *成人期* 成人每天饮食脂肪的摄入量占总能量的比例不应大于30%。根据我国近年来居民饮食脂肪实际摄入量情况，脂肪摄入量应定为20%～30%为宜。胆固醇每天摄入量不超过300mg。

6. *老年期* 研究报道我国45～59岁老年前期人群BMI>25kg/m^{2}者，男性为16.6%，女性为26.2%；60岁以上老年人，男性为16.9%，女性为22.4%，均高于全国成人平均11.9%和17%。故老年人控制饮食脂肪的摄入十分必要，尤其控制饱和脂肪酸和胆固醇的摄入量。饮食脂肪的适宜摄入量以占总能量的20%～30%为宜，饱和脂肪酸供能比应低于10%，胆固醇的摄入量不得超过300mg。

目前各国关于脂肪的推荐摄入量除对脂肪的总摄入量有所建议外，对脂肪酸的组成比例也很重视。关于饱和脂肪酸（S）、单不饱和脂肪酸（M）和多不饱和脂肪酸（P）之间的比例，多数提出S：M：P=1：1：1；关于n-6和n-3多不饱和脂肪酸的比例，多数学者建议n-6对n-3脂肪酸摄入比例为（4～6）：1较适宜。必需脂肪酸的摄入量，通常认为应不少于总能量的3%。通常来说，只要注意摄入一定量的植物油，即不会造成必需脂肪酸的缺乏。

六、反式脂肪酸

脂肪酸是一类羧酸化合物，由碳氢组成的烃类基团连结羧基所构成。我们常提到的脂肪，就是由甘油和脂肪酸组成的三酰甘油酯。这些脂肪酸分子可以是饱和的，即所有碳原子相互连接，饱和的分子室温下是固态。当链中碳原子以双键连接时，脂肪酸分子可以是不饱和的。当一个双键形成时，这个链存在两种形式：顺式和反式。顺式（cis）键看起来像U形，反式（trans）键看起来像线形。顺式键形成的不饱和脂肪酸室温下是液态如植物油，反式键形成的不饱和脂肪酸室温下是固态。

（一）产生过程

20世纪80年代，由于担心存在于动物油中的饱和脂肪酸可能会对心脏带来威胁，植物油又有高温不稳定及无法长时间储存等问题，那个年代的科学家就利用氢化的过程，将液态植物油改变为固态,反式脂肪酸从此开始被使用。

植物油加氢可将顺式不饱和脂肪酸转变成室温下更稳定的固态反式脂肪酸。制造商利用这个过程生产人造黄油,也利用这个过程增加产品货架期和稳定食品风味。不饱和脂肪酸氢化时产生的反式脂肪酸占8%～70%。

自然界也存在反式脂肪酸,当不饱和脂肪酸被反刍动物(如牛)消化时,脂肪酸在动物胃中被细菌部分氢化。牛奶、乳制品、牛肉和羊肉的脂肪中都能发现反式脂肪酸,占2%～9%。鸡和猪也通过饲料吸收反式脂肪酸,反式脂肪酸因此进入猪肉和家禽产品中。

(二)反式脂肪酸与我们的生活

为增加货架期和产品稳定性而添加氢化油的产品中都可以发现反式脂肪酸。包括薄脆饼干、焙烤食品、谷类食品、面包、快餐如法国油炸食物、炸鱼、洋葱圈、人造黄油特别是黏性人造黄油。反式脂肪酸的产品类型、百分比及来源,见表2-11。

表2-11　反式脂肪酸的产品类型、百分比及来源

产品类型	反式脂肪酸百分比	来源
牛奶和奶酪	18.8%	天然
黄油	5.9%	天然
鸡蛋	9%	天然
肉和肉制品	10.3%	天然
油和脂肪	35.5%	主要来源于加氢
饼干和蛋糕	16.5%	主要来源于加氢
开胃馅饼	3.5%	主要来源于加氢
土豆片和法式炸土豆片	4.5%	主要来源于加氢
其他	4.1%	主要来源于加氢

国内调查北京的几家大型超市。发现很多在平常看来美味可口的食品都用人造脂肪。在同一家超市,95种饼干里有36种含人造脂肪,51种蛋糕点心里有19种含人造脂肪,16种咖啡伴侣全部含人造脂肪,31种麦片里有22种含人造脂肪,面包、糖果、冰淇淋、速冻汤圆等也不能"幸免"。研究人员在蛋糕点心一类里特别注明:"名牌产品百分之百含有反式脂肪酸。"

(三)反式脂肪酸是营养问题,不是食品安全问题

最近,"反式脂肪酸"一词引起众多关注。研究显示,液态植物油脂氢化过程中产生的不饱和脂肪酸会大大增加心血管疾病风险,还会促生糖尿病和老年痴呆,导致生育困难、影响儿童生长发育等。为什么大部分国家并没有严格禁止含有反式脂肪酸的食品呢?这是因为反式脂肪酸是一个典型的营养问题,而不是食品安全问题。

100多年前,西方出现让液态植物油变成固态油脂的"油脂氢化技术"。由于这一技术便利植物油的运输和保存,并且可以用来制造各种口感诱人的食品原料,欧美油脂工业界迅速采用这一技术并大力进行市场推广。第二次世界大战期间,黄油供应限量,用氢化植物油制成的人造黄油受到欧美主妇们的欢迎。战后,氢化植物油的销量更是持续上升。这一方面是因为氢化植物油价格便宜,做出来的食品口感好且保质期长,比使用黄油和精炼牛油更合算;

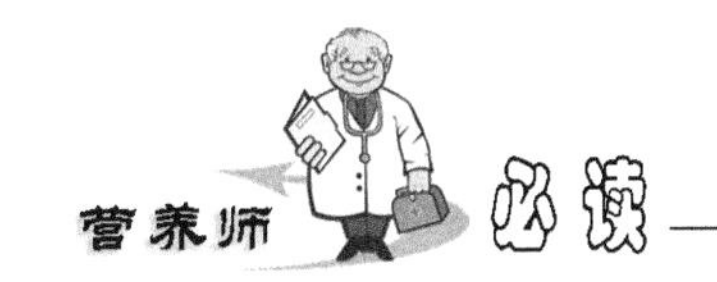

另一方面是因为当时人们对胆固醇深恶痛绝，认为植物奶油和植物起酥油不含胆固醇，对健康更有好处。

然而，一些科学家逐渐对油脂氢化过程中产生的大量反式脂肪酸产生质疑。他们发现，反式脂肪酸大量进入人类食物的历史，正好与欧美国家的心脏病发病率增长过程相吻合。20世纪80年代就有研究发现，心脏病患者的体脂当中，反式脂肪酸的含量显著高于健康人。1990年荷兰的一项研究证明，反式脂肪酸会增加人体血液中的“坏胆固醇”即低密度脂蛋白含量、降低“好胆固醇”即高密度脂蛋白含量，从而显著增加心血管疾病风险。这引起了全球科学界的高度重视。此后的研究又进一步证实反式脂肪酸会引发其他众多疾病。

在认识到反式脂肪酸的危害之后，世界卫生组织和联合国粮农组织在《膳食营养与慢性疾病》（2003年版）中建议“为增进心血管健康，应该尽量控制膳食中的反式脂肪酸，最大摄取量不超过总能量的1%”。各国政府都积极行动起来控制食物中的反式脂肪酸。2003年，丹麦发布政府规定，从2007年6月1日起，凡是反式脂肪酸含量超过2%的油脂不能用于食品加工。美国、加拿大和韩国要求食品标签上必须标注反式脂肪酸的含量，加拿大还同时出台了食品中反式脂肪酸的限量。日本和欧洲大多数国家提醒消费者要减少反式脂肪酸的摄入。

可以看出，目前世界上对于反式脂肪酸的管理思路有两种：一种是通过源头管理，严格控制氢化油的生产，控制油脂中不利健康成分的含量，从而减少其对国民健康的潜在危害；另一种是要求食品包装上标注反式脂肪酸的含量，让消费者拥有知情权。

其实，食品中不利健康的成分很多，即便没有了反式脂肪酸，过多的脂肪、糖、盐及一些添加剂都不利于健康，很多消费者因为贪恋口感而选择这些低营养价值的高度加工食品。要求食品包装上清楚标注各种原料含量，尤其是不利于健康的成分的含量，可以提醒消费者食用这种食品可能对身体健康造成的危害，保证其在知情的基础上做出理性的消费选择。而民众对于任何不利于健康的食品，无论其口感如何，都应自觉少买少吃，如此才能预防“营养灾难”。

（四）化学

1. 化学反应　反式脂肪是植物油经过部分氢化处理过程中产生的，方法是在少量的镍、钯、铂或钴等触媒金属的帮助下，将氢加入植物油里产生氢化反应。随着氢化反应的进行，反式脂肪酸的含量会减少，如果此氢化反应能进行完全，那么就不会留下反式脂肪酸，但是反应最后的油脂产物会因为过硬而没有实际使用价值。

2. 营养生物化学　虽然人工合成的氢化脂肪作为人类饮食的重大部分已超过100年，氢化脂肪的生物化学仍没有被充分了解，关于氢化脂肪怎样被合并进入胎儿脑组织、细胞膜，和动脉壁仍只有很少资料。

一些临床研究说逆态脂肪酸/氢化脂肪可能和肥胖病、新陈代谢综合症状和糖尿病有关。也不清楚到底在牛肉、羊肉和乳制品（在反刍动物的胃发酵制成）自然地存在的逆态脂肪酸是否形成同样风险。

人新陈代谢要求的一些基本脂肪酸被加氢过程毁坏。这也许是特别令人关注的被认为是在典型西方饮食短缺的ω-3脂肪酸。

“部分氢化植物油”含有致命的反式脂肪，会令有助防止血管硬化的“好”胆固醇（HDL）减少，令引致血管梗死的“坏”胆固醇（LDL）增加。此外，反式脂肪更容易导糖尿病等其他严重疾病。

氢化脂肪增加患冠心病风险（CHD）的原因和饱和脂肪一样，它们都会提高血液低密度脂蛋白的水平。它也会减少帮助从动脉清除胆固醇的“好”脂蛋白 HDL的水平。氢化脂肪酸亦会令LDL/HDL坏胆固醇好胆固醇比率的增加接近2倍。

一项有700位护士参与的研究显示，在逆态脂肪酸消耗量最高的一批有“C反应的蛋白质”（CRP，心血管疾病高风险因素）的护士比那些消耗量最低的一批高出73%。

（五）各国和各界政策

1. 欧美地区　美国食品药品监督管理局要求食品包装上列清楚反式脂肪成分。由于越来越多研究指出反式脂肪有碍健康，若干食物生产商如Kraft、KFC等涉及使用反式脂肪之官司，近年美国、加拿大、英国等纷纷开始在食物生产及加工上停止使用反式脂肪。

2003年丹麦首先立法禁止销售反式脂肪含量超过2%的食材。天然反式脂肪则不受法律影响。2006年10月30日美国纽约市就此问题召开了听证会，该市健康委员会最后决议，2008年7月1日起，该市餐厅的每份食物中使用的人造反式脂肪不得超过0.5g。2008年1月，加拿大卡尔加里市决议，在餐厅与速食店使用的油脂中，反式脂肪含量不可超过2%。2008年4月，瑞士追随丹麦立法对反式脂肪食品进行限制销售。2008年7月美国加州州长阿诺·施瓦辛格签署法案，禁止在该州餐厅中使用反式脂肪，该法案已于2010年正式生效。

2. 亚洲区　有少数国家地区的传媒和网页有提及反式脂肪对健康的影响。但大体而言亚洲区仍未有高度关注反式脂肪禁用的立法事宜。市面上仍不断有大量加工食品含反式脂肪。

2008年在中国的两会上，杭州政协委员曾提交了一份《关于在中小学中限制销售碳酸饮料和高热量高脂肪零食》的提案。该提案提出应限售富含反式脂肪的零食和饮料。

哈佛大学营养师指出：“我们保守估计，假如美国人饮食以天然、没有氢化的菜油取代‘部分氢化植物油’，可避免每年有3万人因提早罹患冠心病而死亡，甚至有证据显示该人数每年近10万。即每天可避免82～274人提前死亡。”

某些餐厅夸称仅使用“纯蔬菜油”，但它们不可能告诉你它们所使用的油可能含有高达40%的反式脂肪。不过，只要朝厨房看，就可以看到尚未熔化的这些油是以半固态的方式运送。这正是油已被氢化，也就是以高温与高压将氢气强制灌入油的暗示（除非那桶白色脂肪是猪油，那就另当别论）。更糟糕的是，在以高温油炸食物时，也会形成少量的反式脂肪，因此可能在家里就已经在自行制造反式脂肪。

3. 中国政府的最新反应　《中国居民膳食指南2016版》指出：“2012年国家食品安全风险评估专家委员会对我国居民反式脂肪酸膳食摄入水平进行了评估，按供能比计算，反式脂肪酸主要来自加工食品，占71%，其中又以所使用的植物油来源最高，约占50%，如植物人造黄油蛋糕，含植脂末的奶茶等；天然食品，如奶类等占29%。”在风险评估的基础上，按照食品安全国家标准程序组织开展相关标准的制定、修订工作。

中国疾控中心营养与食品安全所研究员张坚介绍，2003年营养食品所就已经开展对我国食品中反式脂肪酸的监测。初步监测结果显示，目前我国居民的反式脂肪酸人均摄入量在0.6g左右，远低于欧美国家报道的水平。世界卫生组织、联合国粮农组织在《膳食营养与慢性疾病》（2003年版）中建议“反式脂肪酸最大摄取量不超过总能量的1%”。张坚说，这个 1 %折算出来每人每天的限量在2.2g左右。

4. 中国数据　中国的氢化技术是舶来品，中国人对氢化油危害的认识也滞后于欧美。出版于1986年的一本油脂技术书中，雕鸿荪这样写道：反式异构酸（注即反式脂肪酸）的营养价值问题，一直引人关注，很多研究结果说明，长期食用氢化油，于人体血清中三酰甘油及胆固醇的含量没有显著变化，即对人体不存在问题。到1990年，油脂类专业期刊上有关反式脂肪酸的文章，基本停留在翻译、综合阶段。

进入21世纪，中国官方和研究人员纷纷就中国人反式脂肪酸摄入量等问题进行调查。2008年国家卫生部发布的《中国居民膳食指南》中，单列一小节建议人们远离反式脂肪酸。《中国居民膳食指南》中称，由于膳食模式不同，我国居民膳食中反式脂肪酸摄入量目前远低于欧美等国家，其所提供能量的比例未超过总能量的2%，尚不足以危害机体，但也应尽可能少吃富含氢化油脂的食物。

国家卫生健康委员会的数据显示，中国人的反式脂肪酸日均摄入量是0.6g。中国农业大学食品科学与营养学专家李再贵认为，这个数据值得分析，"基数中包括数量巨大的农村人口，但他们平时很少吃蛋糕、喝咖啡、吃蛋黄派，接触到反式脂肪酸的机会不多。在城市人群中，有一部分人每天的摄入量可能远远超过国际标准，即2～3g。""比如某种饼干，如果含油量为20%，按反式脂肪酸占油脂总量20%这个平均水平算，你吃100g饼干，可能就有4g反式脂肪酸。"

（六）对人体健康的影响

长期以来，人们一直认为人造脂肪来自植物油，不会像动物脂肪那样导致肥胖，多吃无害。但是，近年来的研究却让人们逐渐看清它的真面目："安全脂肪"居然会导致心脏病和糖尿病等疾病。

反式脂肪酸以两种形式影响健康：一种是扰乱所吃的食品，另一种是改变身体正常代谢途径。

含多不饱和脂肪的红花油、玉米油、棉籽油可以减低胆固醇水平，但是当氢化为反式脂肪酸时，作用恰恰相反，它们虽然不像饱和脂肪危害大，但其可升高血液胆固醇水平。胆固醇中影响最大的是低密度脂类（LDL），或者说是坏胆固醇，它增加冠心病（CHD）的危险。高密度脂类（HDL）是一种好的胆固醇，它能降低冠心病（CHD）的危险。反式脂肪酸能升高低密度脂类，降低高密度脂类，因而增加冠心病的危险性。此外，反式脂肪酸还与乳腺癌发病相关。

早在10年前，欧洲8个国家就联合开展多项有关人造脂肪危害的研究。德国营养医学协会负责人安德雷·菲格教授告诉记者，研究结果显示，对于心血管疾病的发生发展，人造脂肪负有极大的责任，它导致心血管疾病的概率是饱和脂肪酸的3～5倍，甚至还会损害人们的认知功能。此外，人造脂肪还会诱发肿瘤（乳腺癌等）、哮喘、非胰岛素依赖型糖尿病（2型糖尿病）、过敏等疾病，对胎儿体重、青少年发育也有不利影响。

营养专家认为，反式脂肪酸在自然食物中的含量几乎为零，很难被人体接受、消化，容易导致生理功能出现多重障碍，是一种完全由人类制造出来的食品添加剂，实际上，它也是人类健康的"杀手"。主要表现有以下几方面。

1. 降低记忆力　研究认为，青壮年时期饮食习惯不好的人，老年时患阿尔茨海默病（老年痴呆症）的比例更大。反式脂肪酸对可以促进人类记忆力的一种胆固醇具有抵制作用。

2. 容易发胖　反式脂肪酸不容易被人体消化，容易在腹部积累，导致肥胖。喜欢吃薯条等零食的人应提高警惕，油炸食品中的反式脂肪酸会造成明显的脂肪堆积。

3. 易引发冠心病　根据法国国家健康与医学研究所的一项最新研究成果表明，反式脂肪酸能使有效防止心脏病及其他心血管疾病的胆固醇（HDL）的含量下降。

4. 容易形成血栓　反式脂肪酸会增加人体血液的黏稠度和凝聚力，容易导致血栓的形成，对于血管壁脆弱的老年人来说，危害尤为严重。

5. 影响生长发育　怀孕期或哺乳期的妇女，过多摄入含有反式脂肪酸的食物会影响胎儿的健康。研究发现，胎儿或婴儿可以通过胎盘或乳汁被动摄入反式脂肪酸，他们比成人更容易患上必需脂肪酸缺乏症，影响生长发育。

6. 影响男性生育能力　反式脂肪酸会减少男性荷尔蒙的分泌，对精子的活跃性产生负面影响，中断精子在身体内的反应过程。

7. 影响生长发育期的青少年对必需脂肪酸的吸收　影响生长发育期的青少年对必需脂肪酸的吸收。反式脂肪酸还会对青少年中枢神经系统的生长发育造成不良影响。

（七）控制危害措施

欧美国家纷纷对人造脂肪进行立法限制。在欧洲，从2003年6月1日起，丹麦市场上任何人造脂肪含量超过2%的油脂都被禁，丹麦因此成为世界上第一个对人造脂肪设立法规的国家。此后，荷兰、瑞典、德国等国家也先后制定了食品中人造脂肪的限量，同时要求食品厂商将人造脂肪的含量添加到营养标签上。2004年，美国食品药品监督管理局（FDA）也规定，从2006年起，所有食品标签上的“营养成分”一栏中，都要加上人造脂肪的含量。FDA同时提醒人们，要尽可能少地摄入人造脂肪。

同时，国外企业认准欧美掀起的“反人造脂肪风”，纷纷推出代替人造脂肪的新产品。如芬兰一家食品公司开发出一种生产含高植物固醇的植物黄油的新方法，瑞典的人造奶油生产商则成功研制出了人造脂肪替代物新型脂肪酶，去掉含有人造脂肪的成分。在美国，立顿、雀巢等公司也已经在一些食品中减少甚至去掉人造脂肪。这些厂家表示，虽然并没有法令规定他们必须这样做，但消费者的健康高于一切。

第四节　糖　　类

糖类，也称碳水化合物（carbohydrate），是由碳、氢、氧3种元素组成的一类化合物。

一、糖类分类、食物来源

营养学将其分为4类：单糖（monosaccharide）、双糖（disaccharide）、寡糖（oligosaccharide）和多糖（polysaccharide）。糖的结合物有糖脂、糖蛋白、蛋白多糖3类。

（一）单糖

单糖含3～7个碳原子，不能水解为更简单的糖。食物单糖主要有葡萄糖（glucose）、果糖（frucose）和半乳糖（galactose）。

1. 葡萄糖　是构成食物中各种糖类的最基本单位。有些糖类完全由葡萄糖构成，如淀粉；有些则是由葡萄糖与其他糖化合而成，如蔗糖。葡萄糖较少以单糖形式存在于天然食品中。葡萄糖有D型和L型，人体只能代谢D型葡萄糖而不能利用L型。所以有人用L型葡萄糖做甜味剂，可增加食品的甜味，但不增加能量摄入。

2. *果糖* 主要在水果和蜂蜜中。人工制作的玉米糖浆中含果糖可达40%～90%，是饮料、冷冻食品、糖果蜜饯生产的重要原料，美国人因这类食品消费，而使果糖占总能量摄入达8%～10%。果糖吸收后，经肝转变成葡萄糖被人体利用，部分转变为糖原、乳酸和脂肪。

3. *半乳糖* 很少以单糖形式存在于食品中，是乳糖的重要组成成分。半乳糖在人体中也是先转变成葡萄糖后才被利用，母乳半乳糖是在体内重新合成的，而非食物中直接获得。

4. *其他单糖* 除上述3种重要已糖外，食物中还有少量的戊糖，如核糖（ribose）、脱氧核糖（deoxyribose）、阿拉伯糖（arabinose）和木糖（xylose）。甘露糖（mannose）是许多糖和树胶的组成成分。前两种糖动物体内可合成，后几种主要在水果和根、茎类蔬菜中。

天然水果、蔬菜中，还存在有少量糖醇类物质。因这些糖醇类物质在体内消化、吸收速度慢，提供能量较葡萄糖少，已被用于食品加工。目前常使用糖醇有山梨醇（sorbitol）、甘露醇（mannitol）、木糖醇（xylitol）和麦芽醇（maltitol）等。天然食物如谷胚中有种环状肌醇（inositol），可与磷酸结合形成植酸（phyticacid），不利于营养素吸收。

（二）双糖

双糖是由2分子单糖缩合而成。天然存在于食品中的双糖，常见的有蔗糖（sucrose）、乳糖（lactose）和麦芽糖（maltose）等。

1. *蔗糖* 蔗糖由1分子葡萄糖和1分子果糖，以α-键连接而成。甘蔗、甜菜和蜂蜜中含量较多，日常食用的白糖即蔗糖，是从甘蔗或甜菜中提取加工的。

2. *麦芽糖* 麦芽糖由2分子葡萄糖，以α-键连接而成。淀粉在酶作用下，可降解生成大量麦芽糖，制糖、制酒工业中大量使用麦芽中淀粉酶就是这个目的。

3. *乳糖* 乳糖由葡萄糖和半乳糖以β-键连接而成，主要存在于奶类及奶制品中。乳糖约占鲜奶5%，乳糖占奶类提供总能量30%～50%。

4. *海藻糖* 海藻糖（trehalose）是由2分子葡萄糖组成，存在于真菌及细菌中，如食用蘑菇中含量较多。

（三）寡糖

寡糖是指由3～10个单糖构成的小分子多糖。比较重要寡糖是豆类食品的棉子糖（raffinose）和水苏糖（stachyose）。前者是由葡萄糖、果糖和半乳糖构成的三糖，后者是在前者的基础上再加上半乳糖的四糖。这两种糖都不能被肠内消化酶分解而消化吸收，但在大肠内可被肠内细菌代谢，产生气体和其他产物，造成胀气，故必须进行适当加工以减少不良影响。但也有些不被人体利用的寡糖，可被肠内益生菌如双歧杆菌所利用，以促进这类菌群增加而达到保健作用。

（四）多糖

由10个以上单糖组成的大分子糖为多糖。营养学上具有重要作用的多糖有3种，即糖原（glycogen）、淀粉（starch）和纤维（fiber）。

1. *糖原* 糖原也称动物淀粉，由肝和肌肉合成和储存，是含有许多葡萄糖分子和支链的动物多糖。肝储存糖原可维持正常血糖浓度，肌肉糖原可提供机体运动所需的能量，尤其是高强度和持久运动时的能量需要。其较多分支可提供较多酶的作用位点，以便能快速地分解和提供较多的葡萄糖。食物糖原含量很少，故不是有意义的糖类食物来源。

2. *淀粉* 淀粉是由许多葡萄糖组成的、能被人体消化吸收的植物多糖。淀粉主要储存在植物细胞中，尤其是根、茎和种子细胞中。薯类、豆类和谷类含有丰富的淀粉，是人类糖类的主要食物来源，也是最丰富、最廉价的能量营养素。根据其结构可分为直链淀粉（amylose）和支链淀粉（amylopectin）。前者易使食物老化，后者易使食物糊化。其次级水解产物相对含葡萄糖数目较少，称为糊精（dextrin）。直链淀粉在碘试剂作用下呈蓝色反应，而支链淀粉则呈棕色反应。

3. *食物纤维* 食物纤维是指存在于植物体内不能被人体消化吸收的成分。纤维内的葡萄糖分子是以β-键连接的，人体内的淀粉酶不能破坏这种化学键，故人体不能消化吸收纤维。但因其特有的生理作用，营养学上仍将其作为重要营养素。存在于食物中的各类纤维统称为食物纤维（dietary fiber，DF）。根据其水溶性不同，分为可溶性纤维（soluble fiber）和不溶性纤维（insoluble fiber）。有关理化特性、功能和作用等详见以后相关章节内容。

二、糖类功能

体内糖类有3种存在形式，即葡萄糖、糖原和含糖复合物，其功能与形式有关。

1. *储存和提供能量* 1g糖类可提供16.7kJ（4.0kcal）能量。是人体能量主要来源。糖原是肌肉和肝内糖类储存形式，肝约储存机体内33%的糖原。机体需要时，肝糖原分解为葡萄糖进入血液循环，提供机体，尤其是红细胞、脑和神经组织的能量。肌肉糖原只供自身能量需要。体内糖原储存只能维持数小时，必须从饮食中不断得到补充。母体内合成乳糖是乳汁中主要的糖类。

2. *构成机体成分* 糖类也是机体重要的构成成分之一。如结缔组织中的黏蛋白，神经组织中的糖脂，细胞膜表面具有信息传递功能的糖蛋白，通常都是寡糖复合物。此外，DNA和RNA也含有大量核糖，在遗传中起重要作用。

3. *节约蛋白质作用* 当体内糖类供给不足时，机体为满足自身对葡萄糖需要，则通过糖原异生作用（gluconeogenesis）产生葡萄糖，即如摄入足够量糖类，能预防体内或饮食中蛋白质进入糖原异生旁路。因脂肪不能转变成葡萄糖，所以主要动用体内蛋白质，甚至是器官中的蛋白质，如肌肉、肝、肾、心脏等内脏中的蛋白质。如时间过长，则会对人体及各器官造成损害。节食减肥的危害性也与此有关。另外，即使不用机体内蛋白质，而动用食物中消化吸收的蛋白质来转变成能量，也不合理或有害。即所谓节约蛋白质作用（sparing protein action）。当然，如果饮食蛋白质摄入充足，影响不大，但过多的蛋白质摄入，既不经济，也对肝、肾功能有危害。

4. *抗生酮作用* 脂肪在体内彻底被代谢分解，需要葡萄糖协同作用。脂肪酸被分解产生乙酰基须与草酰乙酸结合，进入三羧酸循环最终被氧化，产生能量。若糖类不足，草酰乙酸不足，脂肪酸不能被彻底氧化而产生酮体。尽管肌肉和其他组织可利用酮体产生能量，但过多的酮体则可致酮血症（ketosis），影响酸碱平衡。而体内充足的糖类，可起到抗生酮作用（anti-ketogenesis）。人体每天至少需50～100g糖类，才可防止酮血症产生。

5. *主要能量营养素* 饮食中糖类是世界上来源最广、使用最多、价格最便宜的能量营养素，国人以米面为主食，60%以上能量来源于糖类。这种饮食结构不仅经济，而且科学，并有利于健康。

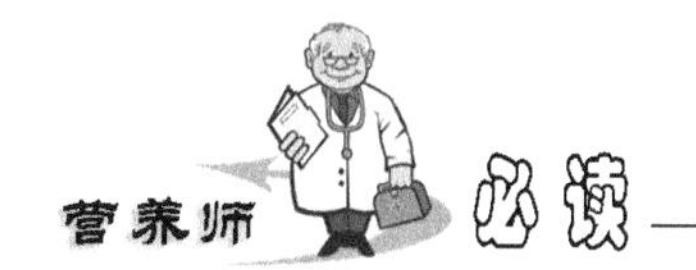

6. 改变食物感官性状　利用糖类的各种性质，可以加工出色、香、味、型各异的许多种食品，而食糖的甜味，更是食品烹调加工不可缺少的原料。以蔗糖的甜度为标准，可得出几种糖及糖醇相对甜度：乳糖0.2，麦芽糖0.4，葡萄糖0.7，果糖1.2～1.8，山梨醇0.6，甘露醇0.7，木糖醇0.9。

7. 提供食物纤维　食物纤维的最好来源，不是精制的纤维素产品，而是天然食物，如豆类、谷类、新鲜的水果和蔬菜等。食物纤维因其重要的生理功能，日渐受到重视。

三、糖类消化、吸收和代谢

（一）糖类消化和吸收

饮食中糖类，在消化系统经酶水解，由长链变成短链，短链变成双糖，最后分解为单糖被吸收。消化过程从口腔开始，食物进入口腔后，咀嚼等促进唾液的分泌，唾液中的淀粉酶可将淀粉水解为短链多糖和麦芽糖。因食物在口腔停留时间很短，这种水解程度有限。食物进入胃后，在胃酸的作用下，淀粉酶失活，但胃酸本身有一定的降解淀粉作用。小肠才是糖类分解和吸收主要场所。胰腺分泌的胰淀粉酶进入小肠，将淀粉等分解为双糖，小肠黏膜细胞刷状缘上，分别由麦芽糖酶、蔗糖和乳糖酶将相应的双糖分解为单糖。吸收形式为单糖，吸收速率己糖快于戊糖，己糖中的半乳糖和葡萄糖吸收最快，果糖次之，甘露糖最慢。单糖通过主动运输进入小肠细胞，吸收入血运送到肝进行相应的代谢，或运送到其他器官直接被利用。吸收机制属于继发主动转运，动力来自钠泵。钠和钠泵对单糖的吸收是必需的，用抑制钠泵或用能与钠离子竞争转运体的钾离子，均能抑制糖吸收。果糖在小肠吸收属被动扩散式吸收，其吸收率相对较低，不到葡萄糖和乳糖50%。在肠内某些食物纤维，尤其是可溶性纤维被肠内细菌作用，产生水分、气体和短链脂肪酸，这些短链脂肪酸可被吸收产生能量。

世界各地都有部分人有不同程度的乳糖不耐受症（lactose intolerance），患者不能或少量地分解吸收乳糖，而大量乳糖因未被吸收而进入大肠，在肠细菌作用下产酸、产气，致胃肠不适，胀气、痉挛和腹泻等。造成乳糖不耐受原因主要有：①先天性缺少或不能分泌乳糖酶；②某些药物如抗癌药物或肠内感染使乳糖酶分解减少；③更多人是因年龄增长，乳糖酶水平不断降低。通常自2岁以后到青年期，乳糖酶水平可降到出生时5%～10%。为克服这种乳糖不耐受性，可选用发酵乳制品如酸奶，也有厂家将乳糖经乳糖酶分解后进行销售。世界上完全没有乳糖不耐受者仅占30%左右。

（二）糖类代谢

1. 葡萄糖分解代谢　氧供应充足时，葡萄糖有氧氧化，彻底氧化生成CO_2和H_2O；缺氧时酵解，生成乳酸。

（1）糖酵解反应过程：可分为2个阶段：第1阶段是由葡萄糖分解为丙酮酸，称为酵解途径；第2阶段为丙酮酸转变为乳酸。

①糖酵解途径：可分为2个阶段。第1阶段从葡萄糖生成2个磷酸丙糖；第2阶段由磷酸丙糖转变成丙酮酸，是生成ATP的阶段。

第1阶段包括4个反应：葡萄糖磷酸化为6-磷酸葡萄糖；此反应由己糖激酶或葡萄糖激酶催化，消耗1分子ATP，肝细胞中葡萄糖激酶对葡萄糖的亲和力很低。6-磷酸葡萄糖转变为6-磷酸果糖。6-磷酸果糖转变为1，6-二磷酸果糖，此反应由6-磷酸果糖激酶-1催化，消耗1分子

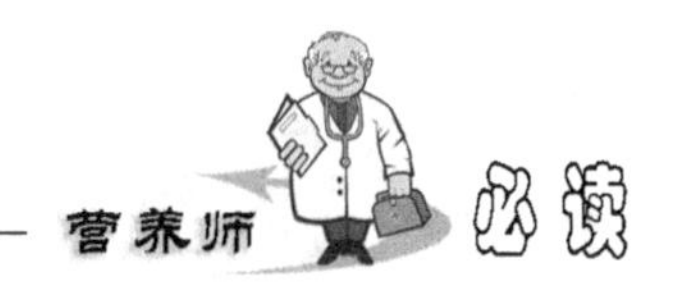

ATP。1,6-二磷酸果糖分裂成2个磷酸丙糖。

第2阶段由磷酸丙糖经过多步骤反应生成丙酮酸。此阶段每1分子磷酸丙糖可生成1分子$NADH^+$和2分子ATP;1,3-二磷酸甘油酸转变为3-磷酸甘油酸时产生1分子ATP。磷酸烯醇型丙酮酸转变为丙酮酸由丙酮酸激酶催化,产生1分子ATP。

②丙酮酸转变为乳酸:由乳酸脱氢酶催化,丙酮酸接受酵解途径中产生的1对氢而被还原为乳酸。

(2)糖酵解调节:糖酵解中大多数反应是可逆的,但有3个反应不可逆,分别由己糖激酶(葡萄糖激酶)、6-磷酸果糖激酶-1和丙酮酸激酶催化,是糖酵解途径流量的3个调节点,被称为关键酶。其活性分别受变构效应剂和激素的调节。目前认为调节酵解途径流量最重要的是6-磷酸果糖激酶-1的活性。

(3)生理意义:糖酵解最重要的生理意义在于迅速提供能量,尤其对肌肉收缩更为重要。成熟红细胞没有线粒体,完全依赖糖酵解提供能量。神经细胞、白细胞、骨髓细胞等代谢极为活跃,即使不缺氧也常由糖酵解提供部分能量。糖酵解时1mol葡萄糖可净生成2mol ATP。

(4)糖有氧氧化基本途径及供能:有氧氧化是糖氧化的主要方式,绝大多数细胞都通过有氧氧化获得能量。

①基本途径:有氧氧化的第1阶段葡萄糖循糖酵解途径分解为丙酮酸;第2阶段为丙酮酸进入线粒体内氧化脱羧生成乙酰CoA;第1阶段为三羧酸循环和氧化磷酸化。a. 丙酮酸氧化脱羧:在胞液中葡萄糖循糖酵解途径分解成丙酮酸,丙酮酸进入线粒体内,经丙酮酸脱氢酶复合体催化进行脱氢、脱羧反应转变为乙酰CoA和$NADH^+$。丙酮酸脱氢酶复合体是由3个酶和5个辅酶组成,其中含维生素B_1、维生素B_2、泛酸、维生素PP等。b. 三羧酸循环:丙酮酸氧化脱羧生成的乙酰CoA进入三羧酸循环可氧化成CO_2,释放出的氢经氧化磷酸化而生成水。c. 三羧酸循环的意义:三羧酸循环是生热营养素的最终代谢通路。三羧酸循环中只有1个底物水平磷酸化反应生成高能磷酸键。循环本身并不是释放能量、生成ATP的主要环节。其作用在于通过4次脱氢,为氧化磷酸化反应生成ATP提供还原当量。三羧酸循环又是糖、脂肪、氨基酸代谢的枢纽,在提供生物合成的前体中起重要作用。

②供能:每1次三羧酸循环,1分子乙酰CoA都氧化分解,生成2个CO_2和4对氢,氢通过电子传递链传给氧生成水,释放能量合成ATP。三羧酸循环循环1次共生成12个ATP。若从丙酮酸脱氢开始计算,共产生15分子ATP。1mol葡萄糖彻底氧化生成CO_2和H_2O,可净生成36mol或38mol ATP。

2. *磷酸戊糖途径*

(1)磷酸戊糖简要途径及生成物:磷酸戊糖途径的代谢反应在胞质中进行,包括第1阶段的氧化反应和第2阶段的系列基团转移。

①磷酸戊糖生成:由2个关键酶催化,6-磷酸葡萄糖生成5-磷酸核糖,同时生成2分子NADPH及1分子CO_2。

②基团转移反应:通过系列基团转移反应,将核糖转变成6-磷酸果糖和3-磷酸甘油醛而进入糖酵解途径。

(2)磷酸戊糖途径生理意义

①为核酸的生物合成提供核糖:核糖是核酸和游离核苷酸的组成成分。

②提供NADPH,作为供氢体参与多种代谢反应:NADPH为体内许多合成代谢提供氢原子,参与体内羟化反应,还用于维持体内重要的抗氧化剂——谷胱甘肽于还原状态,以对抗体内产生或体外进入的氧化剂及保护红细胞膜的完整性。

3. 糖原合成与分解　糖原是动物体内糖的储存形式。肝和肌肉是储存糖原的主要器官。肌糖原主要供肌肉收缩时能量需要,肝糖原则是血糖的重要来源。人体肝糖原总量70～100g,肌糖原180～300g。

（1）糖原合成代谢:进入肝的葡萄糖先在葡萄糖激酶作用下磷酸化生成6-磷酸葡萄糖,后者再转变成1-磷酸葡萄糖。1-磷酸葡萄糖与UTP反应生成尿苷二磷酸葡萄糖（UDPG）。UDPG被视为活性葡萄糖在体内充作葡萄糖供体。最后在糖原合成酶作用下,UDPG的葡萄糖基转移给糖原引物的糖链末端,形成α-1,4糖苷键。上述反应反复进行,可使糖链不断延长。

在糖原合成酶作用下,糖链只能延长,不能形成分支。当糖链长达12～18个葡萄糖时,分支酶可将6～7个葡萄糖基的糖链转移到邻近糖链,以β-1,6糖苷键相接,从而形成分支。葡萄糖合成糖原是耗能过程,共消耗2个ATP。

（2）糖原分解代谢:肝糖原糖链的非还原端在磷酸化酶的作用下,分解下1个葡萄糖基,生成1-磷酸葡萄糖,后者转变为6-磷酸葡萄糖。6-磷酸葡萄糖再在葡萄糖-6-磷酸酶催化下水解成游离葡萄糖,释放入血。葡萄糖-6-磷酸酶只存在肝、肾中,肌肉内没有,所以只有肝和肾可补充血糖,而肌糖原不能分解为葡萄糖,只能进行糖酵解或有氧氧化。磷酸化酶只能分解α-1,4糖苷键,而对β-1,6糖苷键无作用。糖原分解,葡萄糖基逐步水解除去分支须在葡聚糖转移酶和β-1,6葡萄糖苷酶的作用下,才能完全水解。

（3）糖原贮积症:糖原贮积症是因缺乏某种糖原代谢相关酶的遗传性代谢病;其特点为体内某些器官组织中有大量糖原堆积。

4. 糖异生　体内非糖化合物转变成糖过程称为糖异生。只有肝、肾能通过糖异生补充血糖。能进行糖异生的非糖化合物主要为甘油、乳酸、氨基酸和丙酮酸。

（1）糖异生基本途径:从丙酮酸生成葡萄糖的具体反应过程称为糖异生途径,与糖酵解途径相反。酵解途径与糖异生途径多数反应是共有、可逆的,但酵解途径中有3个不可逆反应,在糖异生途径中须由另外的反应和酶代替。

①丙酮酸转变成磷酸烯醇型丙酮酸:丙酮酸经丙酮酸羧化酶作用生成草酰乙酸,此酶的辅酶为生物素。草酰乙酸再继续反应转变成磷酸烯醇型丙酮酸。由丙酮酸转变为磷酸烯醇型丙酮酸共消耗2个ATP。

②1,6-二磷酸果糖转变为6-磷酸果糖:此反应由果糖二磷酸酶-1催化,有能量释放,但并不生成ATP,所以反应易于进行。

③6-磷酸葡萄糖水解为葡萄糖:此反应由葡萄糖-6-磷酸酶催化。因此酶主要存在于肝和肾,所以肝和肾糖异生产生的葡萄糖可补充血糖,而其他组织则不能。体内通过代谢物和激素对糖异生和糖酵解途径中2个底物循环的细微调节,达到控制糖代谢反应方向,以维持血糖浓度的恒定。

（2）糖异生生理意义

①空腹或饥饿时肝可将氨基酸、甘油等异生成葡萄糖,以维持血糖水平恒定;糖异生是肝

补充或恢复糖原储备的重要途径。

②调节酸碱平衡。长期饥饿时，肾糖异生增强，有利于维持酸碱平衡。

（3）乳酸循环：肌肉收缩时，尤其在氧供应不足的情况下，通过糖酵解生成乳酸，乳酸通过细胞膜弥散入血浆，进入肝异生为葡萄糖。葡萄糖释入血液后又可被肌肉摄取氧化利用，这就构成1个循环，称为乳酸循环，也叫作Cori循环。乳酸循环是耗能过程，2分子乳酸异生成葡萄糖需消耗6分子ATP。乳酸循环的生理意义在于避免损失仍可被氧化利用的乳酸及防止因乳酸堆积致酸中毒。

5. 血糖指数

（1）血糖水平调节

①血糖：血糖指血中的葡萄糖。血糖水平相当恒定，维持在3.89～6.11 mmol/L。血糖来源为肠内吸收、肝糖原分解、肝内糖异生生成的葡萄糖释放入血液。血糖去路则为周围组织及肝摄取利用。

②血糖水平调节：a. 胰岛素：胰岛素是体内唯一降低血糖的激素，也是唯一同时促进糖原、脂肪、蛋白质合成的激素。胰岛素的分泌受血糖控制，血糖升高立即致胰岛素分泌；血糖下降，分泌即减少。胰岛素能促进糖有氧氧化，也能促进糖原合成，抑制糖原分解和糖异生，使血糖水平下降。b. 胰高血糖素：胰高血糖素是体内主要升高血糖的激素。血糖降低或血内氨基酸升高刺激胰高血糖素的分泌。胰高血糖素可抑制糖原合成酶和激活磷酸化酶，使肝糖原分解加强，还抑制糖酵解，促进糖异生，从而升高血糖。c. 糖皮质激素：糖皮质激素可以促进蛋白质分解，分解产生的氨基酸转移到肝进行糖异生，还抑制肝外组织摄取和利用葡萄糖，故可致血糖升高。糖皮质激素本身并不促进脂肪分解和脂肪动员，但其存在时，其他促脂肪动员的激素才能发挥最大的效果。d. 肾上腺素：肾上腺素是强有力的升高血糖的激素。通过肝和肌肉的细胞膜受体、cAMP、蛋白激酶激活磷酸化酶，加速糖原分解。主要在应急状态下发挥调节作用。

（2）血糖指数：血糖指数（glycemic index）是衡量糖类对血糖反应的有效指标。所谓血糖指数是指给予测试对象50g葡萄糖以后，血葡萄糖浓度的反应与被测同量糖类反应的对比，有时用50g白面包代替葡萄糖，对比的方法是常规的糖耐量曲线，所得的曲线面积与标准的葡萄糖曲线对比而求得。指数越小，即其糖耐量曲线低平而近于正常。

指数大小最有关系的因素很多，如糖类，即淀粉的结构、颗粒大小及包裹淀粉的纤维状态；食物内除淀粉外，食物纤维种类与含量及食物中的蛋白质种类与含量等。

四、食物纤维

（一）食物纤维定义

根据新的定义，食物纤维是营养学概念，而不再表示饮食中的特定成分。这些概念的更新对今后的糖类研究、食物成分分析、食品标签标示有重要的理论指导意义。

随着低聚糖、抗消化淀粉、果胶等单体成分研究的深入和生理学的发展，使人们对以往那些认为不能或难被肠内酶所作用的物质，如β-葡聚糖、食物纤维、抗消化淀粉等的生理意义有了新的认识，应该说这些新的发现是对传统食品科学提出的挑战，也为食品科学的蓬勃发展注入新的生机。我国现行的食物成分表中所列食物纤维是指不可溶食物纤维，即粗纤维。

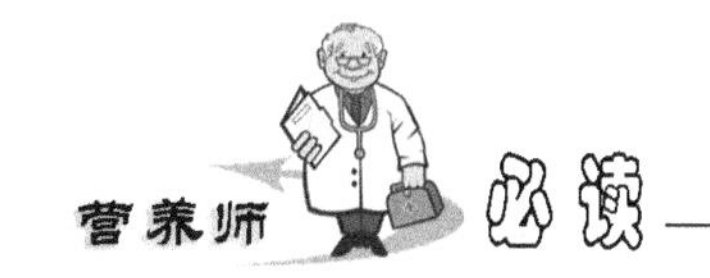

（二）食物纤维结构化学

食物纤维多数属于糖类，过去曾认为是不能被利用的无营养价值的惰性物质。近20年的研究发现工业化国家的城市人口中某些人群因饮食中纤维量过少而出现腹泻或便秘，其病因是结肠运动功能异常，添加食物纤维后症状可消失。食物纤维主要包括除淀粉以外的多糖，如纤维素、β-葡聚糖、半纤维素、果胶、树胶，还有非多糖结构的木质素。

纤维素是由许多葡萄糖以β1→4糖苷键呈线性聚合而成的。β-葡聚糖中的葡萄糖除β1→4糖苷键外，尚有β1→3糖苷键，所以不呈线状，而是有分支。燕麦和大麦中含β-葡聚糖丰富。半纤维素与纤维素不同，是一类含多种戊糖和己糖聚合的多糖，如由聚木糖、聚半乳糖或聚甘露糖组成骨干，支链中含有阿拉伯糖和半乳糖。果胶和树胶的种类相当复杂，有些化学组成尚不清楚。木质素是含酚核结构的物质如松柏醇的高分子聚合物，不属于多糖类。虽然食物中的木质素含量很少，但其对于细胞壁的消化度影响很大。还有人认为植物来源的酚类化合物可能与潜在的致癌或抗癌作用有关。

（三）食物纤维分类

目前认为这些难以被小肠消化的单体成分有：非淀粉多糖包括纤维素、半纤维素，果胶及亲水胶体物质如树胶及海藻多糖等组分及抗性淀粉、糖醇、低聚糖、木质素、氨基多糖（也称甲壳素）等。

1. 不溶性纤维　不溶性纤维主要包括纤维素（cellulose）、某些半纤维素（hemicellulose）和木质素（lignin）。

（1）纤维素（cellulose）：其化学结构与直链淀粉相似，但其为β1→4糖苷键联接的无支链的葡萄糖多聚体，由约数千个葡萄糖所组成。人体内淀粉酶只能水解α1→4糖苷键而不能水解β1→4糖苷键。纤维素是植物细胞壁主要成分，其构成成分和淀粉相同，而葡萄糖分子间连接不同，纤维素不能被肠内微生物分解，故不能被人体胃肠内酶消化。纤维素具有亲水性，在肠内起吸收水分作用。

（2）半纤维素：是由多种糖基组成的多糖，为谷类纤维主要成分，包括戊聚糖（pentosan）、木聚糖（xylan）、阿拉伯木糖和半乳聚糖（gllactosan）及一类酸性半纤维素如半乳糖醛酸（galacturonic acid）、葡萄糖醛酸（glucuronic acid）等，半纤维素及某些混杂多糖能被肠内微生物分解。在其支链上带有阿拉伯糖或半乳糖。在人大肠内半纤维素比纤维素易于被细菌分解，并有结合离子作用。半纤维素中有些成分可溶，在谷类中可溶半纤维素被称之为戊聚糖，另外还有（1→3）和（1→4）β-D葡聚糖，可形成黏稠液，并具有降低血清胆固醇的作用。半纤维素大部分为不可溶性，也起到一定的生理作用，如增加粪便体积，促进排便，防止便秘和结肠癌等疾病。

2. 可溶性纤维　可溶性纤维指既可溶解于水，又可以吸水膨胀，并能被大肠中微生物酵解的一类纤维。常存在于植物细胞液相细胞间质中，有以下几类。

（1）果胶（pectin）：果胶是被甲酯化至一定程度的半乳糖醛酸多聚体（β-1，4D-galacturonic acid polymers）。主链上糖基是半乳醛酸，其侧链上是半乳糖和阿拉伯糖。是无定形的物质，存在于水果和蔬菜的软组织中，在热溶液中可溶解，在酸性溶液中遇热形成胶态。果胶也具有与离子结合的能力。果胶在柑橘类和苹果中含量较多。果胶分解后产生甲醇和果胶酸，这就是为何过熟或腐烂水果、各类果酒中甲醇含量较多的原因。在食品加工中，常用果胶作为

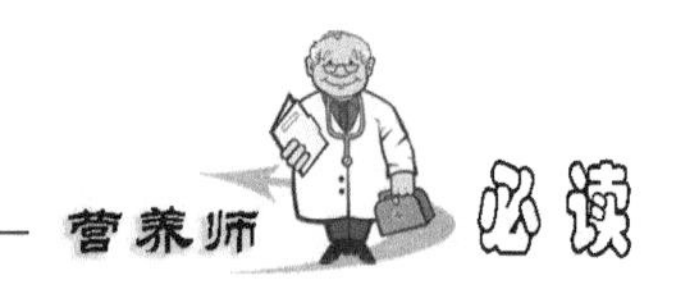

增稠剂制作果冻、色拉调料、冰淇淋和果酱等。

（2）树胶（gum）和黏胶（mucilage）：树胶和黏胶是由不同单糖及其衍生物组成。阿拉伯胶（Arabicgum）、瓜拉胶（Guargum）均属于此类物质，可用于食品加工中，作为稳定剂。其化学结构因来源不同而有差别。主要成分是葡萄糖醛酸、半乳糖、阿拉伯糖及甘露糖所组成的多糖。可分散于水中，具有黏稠性，可起到增稠剂的作用。

（3）某些半纤维素：也是可溶性的。

3. 其他

（1）木质素：木质素是植物本质化时形成的非糖类，是由苯丙烷单体聚合而成，具有复杂的三维结构，不能被人和动物消化吸收。食物中木质素含量较少，主要存在于蔬菜木质化部分和种子中，如草莓籽、老胡萝卜等植物中。因为木质素存在于细胞壁中难以与纤维素分离，故在食物纤维的组分中包括木质素。

（2）抗性淀粉：抗性淀粉（RS）是改变人体可利用的淀粉，是通过工业加工改造，改变其特性的淀粉，以达到保健目的。如加工成的直链淀粉-脂质复合物，低能量淀粉、糖醇及己酮糖等。由此制出的食物可取得低葡萄糖指数的效果。另外使淀粉预前明胶化及部分水解，或糊精化，可使淀粉的黏度降低，改变其口感、形状与外观，使之更具吸引力，对热的抵抗力也增加，还可制造出抗性淀粉等。

从生理上说，抗性淀粉类似于食物纤维，不被人体小肠酶所降解，能被大肠微生物利用，然而其性质上与食物纤维不同的是，抗性淀粉不像食物纤维那样较易保持高水分，因而对于添加抗性淀粉生产低水分食品如饼干、甜饼是极为有利的，且加入的抗性淀粉不会产生似沙砾的不适感，也不会影响食品的风味与质构，特别致食品研究者兴趣的是通过适当的加工技术（如通过烹调）就可显著增加食物中抗性淀粉的含量。随着研究的深入，发现抗性淀粉有与食物纤维相似或更优越的生理功能，这些都是关注抗性淀粉研究的重要原因。

抗性淀粉的分类基于小肠消化的多少。那些被物理性包埋的淀粉，如淀粉粒存在于外有细胞壁的植物细胞中，在水溶液中不能充分膨胀、分散，淀粉酶难以与之接触，不易被消化酶作用，这类成为抗性淀粉1。抗性淀粉2主要见于未加工的或未蒸煮的土豆、香蕉和高直链淀粉。根据X-衍射图像解析的结晶构造，抗性淀粉可细分为A、B、C 3类。A类有大麦、小麦、玉米等禾谷类淀粉，这类淀粉即便未经加热处理在体外也能完全消化，但在小肠内仍有一部分未被消化。B类是芋类、未成熟香蕉及直链淀粉，即便加热也难以消化，高直链淀粉需在154～171℃的高温才能糊化完全。C类介于以上两者之间，豆类淀粉属于此类。抗性淀粉3指那些老化淀粉，经糊化后淀粉冷却回生后形成的老化淀粉，结晶属抗性淀粉2中B类，老化的直链淀粉极难被酶作用，而老化的支链淀粉抗消化性小，且通过加能量逆转。老化淀粉是饮食中抗性淀粉的主要成分，因通过食品加工形成，因而是最重要的一类。抗性淀粉4包括化学改性、商业用的变性淀粉。

（四）食物纤维理化特性

1. 黏稠度　与食物纤维的容水量有关。多数食物纤维能形成黏性溶液。黏度大小与其结构有关，如分子量降低，果胶的甲基酯或β-葡聚糖的β1→3苷键减少，均会使黏度降低。食物纤维增加食糜的黏度，使胃排空速度降低，使消化酶与食糜的接触减少，影响肠内营养物的消化和吸收。黏稠度增加可使小肠腔内单糖和中性氨基酸转运速度减慢。有报道黏性多糖使糖耐量试验的血糖曲线变得平坦。

2. 容水量　是指吸水性能，也就是与水的结合力。不同的纤维其容水量也不同。纤维的水结合力与溶解度有关。不溶性的纤维素和木质素的水结合力也较低。此外，高结晶态纤维素和水的结合力也小。改变纤维素为羧甲基纤维素，其水的结合力可增加10倍。果胶、树胶、β-葡聚糖和某些半纤维素水结合力高。可溶性纤维如果胶和树胶等，比不溶性纤维如麦麸等容水量大得多，蔬菜纤维容水量介于两者之间，木质素容水量最小。肠内纤维容水量与粪便体积和重量呈正相关。

3. 胆汁酸结合力　食物纤维如谷类和各种食物纤维或分离纯化的纤维，均有结合胆酸和降低胆固醇作用。纯纤维素结合胆酸的能力不如食物含的纤维强，如麦麸和苜蓿。食物中木质素和瓜尔豆胶能结合某些有机微团物质，如胆固醇、卵磷脂、单酰甘油、药物、激素和牛磺酸等，而麦麸和纤维素结合能力较小。麦麸、树胶、聚甘露糖、壳多糖和木质素在体内和体外均可与胆汁酸结合，促进胆汁酸从粪中排泄，故有人提出食物纤维有增加胆汁酸更新，降低血浆胆固醇水平的作用。

4. 阳离子交换作用　二价的阳离子如钙、铜、铁和锌均可被谷类、玉米中的食物纤维和分离出的半纤维素、纤维素、果胶和木质素所结合。pH可影响纤维素结合阳离子的作用。

5. 颗粒大小　谷类的麸皮颗粒大小与磨研加工有关。有报道粗磨的麦麸比细磨的能增加粪便重量和减少结肠压力。因为细磨后细胞壁破碎，颗粒变细，表面积增加，消化酶易作用于底物，也使微生物更易分解食物纤维。

6. 微生物降解和短链脂肪酸的生成　食物纤维不能在肠内被消化，但易被肠内细菌酵解。可溶性纤维如果胶和瓜尔豆胶可完全被细菌酵解，而不可溶性纤维则不易被酵解。

食物纤维多糖对于正常存在于人类大肠中微生物菌群的生长是重要的。正常菌群占粪量的一定比例，分解进入大肠的食物残渣和肠分泌物。食用混合饮食的健康成人，70%～80%食物纤维在肠内被分解。但实践证明食物纤维可增加粪便体积，这并非因纤维直接作用，而是间接通过促进菌群生长。部分因残渣的水结合力。水果、蔬菜和麦麸均有类似的作用。

多糖在大肠内的降解产物有二氧化碳、氢、甲烷和短链脂肪酸，主要有醋酸、丙酸和丁酸。据估计每天结肠中产生的短链脂肪酸为200～300mmol，而餐后门静脉血内其浓度约400μmol/L。短链脂肪酸代谢重要性是近代研究热点。因其可能是大肠细胞的能源，也是肠益生菌营养的来源。有报道指出丁酸对培养的大肠细胞可能有抗癌作用。丙酸被吸收进入肝，影响糖或脂代谢。也有报道指出标记醋酸合成胆固醇被抑制，但用丙酸培养游离肝细胞以氚水掺入胆固醇总合成无抑制现象。总之，短链脂肪酸是人体部分能量来源，尤其醋酸很快被氧化为二氧化碳。食物纤维这方面的生理重要性的研究还不多。

（五）食物纤维功能

食物纤维种类、食物来源和主要功能，见表2-12。

1. 增强肠蠕动功能　有利于排便。大多数纤维素能促进肠蠕动，使肠肌肉保持健康和张力，还使粪便含水较多而体积增加和变软，有利于粪便排出。反之，肠蠕动缓慢，粪便少而硬，造成便秘。长期便秘使肠内压增加，易患憩室而致肠憩室病（diverticulosis）和痔疮。西方国家肠憩室病患病率高达50%。

表2-12 食物纤维种类、来源和主要功能

种　类	食物来源	主要功能
不溶性纤维		
木质素	所有植物	正在研究之中
纤维素	所有植物（如小麦制品）	增加粪便体积
半纤维素	小麦、黑麦、大米、蔬菜	促进胃肠蠕动
可溶性纤维		
果胶、树胶、黏胶	柑橘类、燕麦制品	延缓胃排空时间

食物纤维中的多糖组分在大肠内被细菌酵解而产生低碳链的脂肪酸，如丁酸可作为大肠细胞的能源。发酵作用使肠内容物的pH降低，可使pH降至4.8～5.0，有益于减少毒素和致癌物产生。此外，食物纤维进入肠内稀释毒素，可加快毒素排出。

食物纤维影响大肠功能作用包括缩短通过肠内时间，增加粪便量及排便次数，稀释大肠内容物及为正常存在于大肠内的菌群提供可发酵的底物。在饮食中补充麦麸的实验表明食物在大肠中存留的时间可以缩短，在饮食中增加水果和蔬菜也能达到此效果，而用果胶代替则未见此效果。粪便重量与食物纤维的来源有关，如饮食中非淀粉多糖和抗性淀粉是增加粪便重量的主要成分，麦麸中的不可溶纤维使粪便重量增加最多，水果和蔬菜及树胶可使粪便量中度增加，而豆类和果胶只使粪便量有少量增加。饮食中纤维对粪便重量和通过大肠时间长短的影响，已被公认为是对大肠功能的重要作用。

粪便排出量受食物纤维酵解程度影响较大，其可能原因是食物纤维的容水量，但也不尽然。高容水量的食物纤维最易被酵解，在其到达直肠时均已被分解，就不可能增加粪便重量。然而麦麸最能增加粪便重量，但其容水量比其他食物纤维小。增加粪便重量最可能因素是食物纤维在粪便中。此外，重要因素是细菌量增加及细菌的含水量。食物纤维不仅影响粪便量，也能使粪便含水量增加，而使粪便变得柔软及增加排便频率。

对结肠运动和转移时间的影响。因食物纤维有缓泻作用，起到促进肠蠕动和减少肠内容物通过肠管的时间，也就缩短排便间隔时间。

2. *控制体重和减肥*　食物纤维，特别是可溶性纤维，可减缓食物由胃进入肠内速度和吸水作用，从而产生饱腹感而减少能量摄入，达到控制体重和减肥作用。

3. *降低血糖和血胆固醇*　大多数可溶性食物纤维，如果胶、树胶及羧甲基纤维等可降低血浆胆固醇水平，尤其是可降低低密度脂蛋白胆固醇。可溶性纤维可减少小肠对糖吸收，使血糖不至于因进食而快速升高，故也可减少体内胰岛素释放，而胰岛素可刺激肝合成胆固醇，所以胰岛素释放的减少可以使血浆胆固醇水平受到影响。各种食物纤维因为可吸附胆汁酸、脂肪等成分，使其吸收率下降，也有降血脂作用。另外，可溶性纤维在大肠被细菌代谢分解产生短链脂肪酸，如乙酸、丁酸、丙酸等，这些短链脂肪酸一旦进入肝，可减弱肝内胆固醇合成。

抗性淀粉对降低血糖有明显效果，用含高直链淀粉饲料喂养大鼠比用低直链淀粉组分泌的胰岛素少。对糖尿病患者，特别是非胰岛素依赖者，抗性淀粉最主要作用是对饭后血糖的影响。有大量研究表明，摄入缓慢吸收的含淀粉食品，会降低饭后血糖升高和胰岛素的分泌，

同时改善脂质的构成，以此为材料所作的长期研究结果也表明了这一点。

4. *对结肠癌影响* 食物纤维有预防结肠癌作用，但近来也有不同意见的报道。研究表明摄入抗性淀粉会增加粪便量，通便可及时稀释潜在致癌物，防止结肠癌发生。已知食物纤维许多生理功能，是与其大肠内被微生物发酵降解生成短链脂肪酸（short-chain fatty acids，SCFAs）相关。抗性淀粉在大肠内也能产生SCFAs，特别是丁酸明显高于其他种类SCFAs。体外实验证实丁酸与结肠癌明显负相关。流行病学调查发现，大量摄入抗性淀粉会减少结肠癌发病率，主要原因是抗性淀粉在大肠产生大量丁酸。已证实丁酸在减少癌发生时有重要作用：一是抑制体内肿瘤细胞系G_1阶段生长与增殖；二是诱导肿瘤细胞分化产生与正常细胞相似的表型；其次为改变某些致癌基因或其产物的表达。

5. *对脂质代谢的影响* 高胆固醇是诱发各类心血管疾病的重要因素，食物纤维降低胆固醇的作用已被证实，认为与食物纤维阻碍消化系统内脂肪微粒体形成、胆固醇肠肝循环受阻及大肠内产生SCFAs相关，也与肝内胆固醇合成受阻有关。有研究证实抗性淀粉有降胆固醇与三酰甘油的效果，抗性淀粉组粪便中胆汁酸量明显增加，故认为抗性淀粉降低胆固醇作用主要是因胆汁酸类化合物排泄增多，导致生物合成基质供给速度不平衡所致。

6. *对维生素和微量元素影响* 食物纤维对微量元素影响目前尚无定论，有报道称这种影响是与摄入植酸量和食物纤维种类有关，而摄入抗性淀粉会减少对脂肪吸收，对某些脂溶性维生素吸收可能有影响。

7. *食物纤维不良反应* 过多摄食食物纤维会致腹部不适，如增加肠蠕动和增加产气量，影响人体对蛋白质、维生素和微量元素的吸收。

（六）食物纤维吸收、代谢和需要量

1. *食物纤维吸收和代谢* 食物纤维在肠内受到细菌产生的酶所酵解而先分解为单糖，然后又生成短链脂肪酸，主要是乙酸、丙酸和丁酸及气体如CO_2、H_2和CH_4，少部分未被酵解的食物纤维成为粪便的一部分。某些可溶食物纤维易被水解，然而有些可溶纤维，如藻酸盐或鹿角菜聚糖就难以被酵解，食物纤维在人类大肠的中酵解度见表2-13。

表2-13 各种食物纤维在人肠内的酵解度

食物纤维组分	酵解度（%）
纤维素	20～80
半纤维素	60～90
果胶	100
瓜尔豆胶	100
麦麸	50
抗性淀粉	100
菊粉、低聚糖	100（如果摄入不过量）

食物纤维酵解产物部分为细菌提供能量。碳是细菌生长所必需的元素，但主要产物短链脂肪酸为大肠细胞用作能量。短链脂肪酸被当作能量利用后，在肠内产生CO_2，使肠内酸度值增加。氢和甲基部分由呼吸道排出，而大部分被肠内细菌所利用，剩余气体由肛门排出。粪便量增加及加速肠内容物在结肠内转移，而使粪便易于排出。以上起到预防便秘的作用。

2. *食物纤维摄入量* 因为食物纤维成分复杂和测定方法不同，食物纤维的适宜摄入量一直仅为推测。每天摄入非淀粉多糖不超过32g时，其摄入量与粪便重量间呈剂量-反应关系。每天粪便重量低于150g时伴有疾病的危险性增加。这也是用粪便重量作为预测适宜纤维摄入量的生理学指标，故在研究食物纤维与健康/疾病的关系时，往往会得出不同的结论，在评价

食物纤维的适宜摄入量时也有不同推荐量。

英国国家顾问委员会建议增加食物纤维的摄入量至25～30g/d，美国人1986年平均摄入食物纤维的量为12g/d，建议以富含食物纤维的食物如水果、蔬菜、豆类及全谷粒作为食物纤维的来源，而不希望用纯纤维作为补充食物纤维的来源。美国FDA专家提出美国健康成年人的食物纤维推荐量为每人每天摄入食物纤维以20～35g为宜，或以每人每4.18MJ（1000kcal）能量计为10～13g，相当于每天20～35g；其中不溶性纤维应占70%～75%，可溶纤维占25%～30%为宜，并且认为应以天然食物提供食物纤维而不是纯纤维素。此推荐量的低限是可以保持纤维对肠功能起到作用的量，上限为不致因纤维的摄入过多而起有害作用的量。美国儿童食物纤维摄入量为自2岁以上，按其年龄适当增加，此数值基于保持通便和有助于预防某些慢性病而提出，即2岁儿童5g/d，3岁以上儿童8g/d，20岁以上成年人25～35g/d。澳大利亚人每天平均摄入食物纤维25g，可明显地减少冠心病的发病率和死亡率。美国食物纤维专家小组委员会提出的20～35g，与10～13g/1000kcal接近。

我国营养学会提出的中国居民摄入的食物纤维量及范围：低能量饮食7.52MJ（1800kcal）为25g/d，中等能量饮食10.03MJ（2400kcal）为30g/d，高能量饮食11.70MJ（2800kcal）为35g/d。

3. *食物纤维来源及其应用*　食物纤维的主要来源和种类包括谷类纤维、燕麦纤维、番茄纤维、苹果纤维、魔芋葡聚糖纤维、抗性淀粉等。主要用于润肠通便、增加肠益生菌群及降血脂等。

抗性淀粉的提出，让人能以全新的目光重新认识淀粉类食品，日本依据抗性淀粉每天摄入量17～20g，已开发出包括面包系列、面条系列、饼干系列等含抗性淀粉食品，这些食品不仅具有抗性淀粉的生理活性，而且对食品感官无不良影响，因而较易为消费者接受，具有广阔的市场前景。

五、乙　醇

（一）乙醇性质及代谢

1. *酒精性质*　乙醇即酒精。乙醇可以作为能量被机体所利用，每1g纯乙醇可以产生能量7kcal，因为乙醇本身只能提供能量而无其他营养作用，故又称这类饮料所产生热为空热。乙醇可溶于水及脂类，并可以快速扩散而通过细胞膜进入细胞。饮入的乙醇很快在胃肠吸收，其中一部分在胃部就被吸收，随即分布于全身的体液。人体对乙醇的耐受性在个体间有很大的差异。

吸收后的乙醇随血浆中的浓度高低在呼气中逸出并出现在尿中，这并不属于乙醇的排泄而是简单扩散，上述二者排出的总量是很小的。

2. *乙醇代谢*　乙醇在肝内第一步被醇脱氢酶氧化为乙醛。此过程需烟酰胺腺嘌呤二核苷酸（NAD^+）即辅酶I的帮助。在人体肝细胞中还存在微粒体氧化乙醇系统（MEOS），此系统存在于正常生理状况机体中，但随着饮入乙醇的次数增加，可使此系统有增强趋势，其中包括混合功能氧化酶系统。某些药物的摄入也可影响此系统代谢水平。

被上述酶作用而产生的醛又被醛脱氢酶转变为乙酰辅酶A，后者在三羧酸循环中作为能量被利用，或用于脂肪酸与胆固醇合成。乙醇作为能量而被利用可以代替糖或脂肪的一部分，

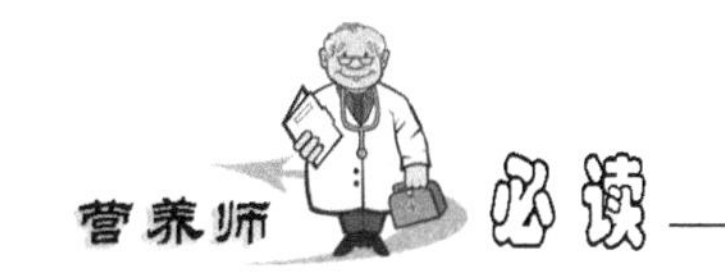

但在MEOS系统氧化乙醇所产生能量为游离热，不能被机体利用，其直接作为散发热而消耗。

（二）乙醇对人体不良影响

乙醇在肝内氧化，长期饮用乙醇可致酒精性肝炎，还可导致肝硬化。乙醇也作用于血液系统，嗜酒者常有贫血、血小板功能紊乱及白细胞减少等疾病，因为乙醇对造血系统有一定影响，乙醇既影响与造血有关营养素吸收，尤以叶酸为最；还可直接作用于血小板及骨髓造血过程，影响红细胞对铁的利用。

乙醇对胃肠也有各种不良的影响，过量饮酒可发生急性胃炎，长期还可能导致胃排空能力下降；长期嗜酒者可出现萎缩性胃炎，但患者在完全戒酒后可以康复。乙醇中毒也能致急性或复发性胰腺炎，症状为脂肪痢和消瘦，粪便排出的脂肪相当于饮食脂肪含量6%以上。除胰腺受影响外，乙醇还促使胆盐和胆汁排泄。乙醇也影响小肠超微结构与功能，肠腺和绒毛上皮细胞核有增大的异常现象。

（三）乙醇对营养素代谢影响

1. 乙醇对维生素代谢影响　乙醇可抑制水溶性维生素代谢，导致肝与其他器官损害，影响营养素吸收，如降低肝对叶酸亲和性；降低利用叶酸、维生素B_1和维生素B_{12}能力，增加维生素B_6排出。酒精中毒者常见有大细胞性贫血和神经系统症状，都与水溶性维生素缺乏有关。

嗜酒者脂溶性维生素代谢也受影响。维生素A作为视黄醇储存于肝，其储存能力受肝疾病影响，作为暗适应和精子生成中重要物质的视黄醇是活性化合物。在酒精中毒者，这两种功能都下降。嗜酒者也常有锌缺乏，锌缺乏也会导致维生素A缺乏。维生素D第1次羟化在肝内完成；肝细胞损害时，激活维生素D的能力下降。长期慢性饮酒者，也可以使细胞色素P_{450}系统对活性维生素D降解增加。乙醇也可致肾上腺皮质功能亢进和对甲状腺刺激，影响钙结合蛋白代谢，因而也影响骨代谢。肝损害会使合成凝血物质的功能障碍，致出血，这又与维生素K缺乏有关。

2. 乙醇对矿物质代谢的影响　酒精中毒者血锌、钙及镁含量均下降。除维生素D代谢影响外，还可抑制依靠维生素D作用代谢通道，进而影响钙的吸收。

短时间内大量摄入乙醇，可增加铁在肝的吸收，可能是因增加胃液分泌而致的，故嗜酒者也会从食物或铁剂中吸收过多的铁。同时，胰功能不全、叶酸缺乏及肝硬化可使铁吸收增加；铁过多也可以造成肝损害。嗜酒者较少有缺铁性贫血，除非存在着失血因素，包括胃肠出血和炎症的影响，故这类患者并不需铁剂作为辅助治疗。

3. 乙醇对脂肪代谢影响　高脂血症和脂肪肝在嗜酒者最易发生。嗜酒者脂肪氧化减少，脂肪酸合成及酮体生成增加，结果使过多的三酰甘油堆积在肝内，并致脂肪变性，或者以脂蛋白形式释放到血液中；血浆胆固醇也会增加。乙醇可致高血脂，主要为三酰甘油，尤其是同时摄入含脂肪多的食物。长期摄入乙醇能使血浆中胆固醇与三酰甘油都升高，表现为所有的脂蛋白组分都增加，主要为极低密度脂蛋白。少数嗜酒者还可在血液，包括空腹血中看到乳糜微粒，或乳糜微粒样分子；这些因素有导致冠状动脉硬化的危险。

短时间内大量摄入乙醇，可干扰肝对脂蛋白的合成，但长期摄入可促进合成，并可导致运载蛋白，如清蛋白和运铁蛋白的积蓄。此外，氨基酸的代谢也可因嗜酒而发生影响，首先是肠对氨基酸吸收减低。

六、糖类供给

为达到糖类营养平衡应注意:①总能量包括糖类摄入不能过多。因肝可利用糖类合成脂肪和胆固醇等,过多能量和糖类摄入可致肥胖和血脂升高。②糖类占总能量比例较低,脂肪占总能量比例较高,在糖类中,随着食品工业发展,精制糖摄入逐渐增加。这些都可能影响健康。如美国糖类占总能量50%以下,精制糖可占糖类总量50%。儿童因过多摄入精制糖造成龋齿发病率较高,也是西方国家的主要营养问题。

中国营养学会推荐我国居民糖类饮食供给量占总能量50%～65%较为合理。这些糖类应来自不同来源,包括复合糖类淀粉、抗性淀粉、非淀粉多糖和低聚糖等糖类。应限制纯能量食物摄入量,提倡摄入营养素/能量密度高食物,以保障人体能量和营养素的需要,并改善胃肠环境和预防龋齿。为了长期维持健康,目前认为糖类摄入应占总能量50%～65%,其中精制糖应在总能量10%以下。美国FDA推荐每人每天摄入食物纤维25g,或每1000kcal能量摄入11.5g,这是较为合适的量。

第3章 Chapter

矿物质和微量元素

自然界存在的各种元素，人体组织中几乎都有，而且与地球表层元素组成基本一致。已发现有20种左右的元素是构成人体组织、维持生理功能、生化代谢所必需的。其中除碳、氢、氧和氮主要以有机化合物形式存在外，其余统称为矿物质或灰分。含量大于体重0.01%者，又称为常量元素或宏量元素（macroelements），如钙、磷、钠、钾、氯、镁与硫7种。机体中含量小于0.001%者为微量元素（microelements，trace elements）。目前技术水平在人体内可检出约70种，据相关资料或习惯认为的必需微量元素有14种，1995年FAO/WHO/IAEP认为，维持正常人体生命活动不可缺少的必需微量元素铜、钴、铬、铁、氟、碘、锰、钼、硒和锌共10种，硅、镍、硼、钒为可能的必需元素；而铅、镉、汞、砷、铝、锡和锂有潜在毒性，但低剂量可能具有功能作用。随着研究的深入将发现更多的人体必需微量元素。

第一节　矿　物　质

矿物质与其他营养素不同，不能在体内生成，且除非被排出体外，不可能在体内自行消失。随年龄增长矿物质在体内增加，但元素间比例变动不大。矿物质在体内分布极不均匀，如钙、磷主要在骨和牙齿，铁在红细胞，碘在甲状腺，钴在造血器官，锌在肌肉等。

在体内，元素间尚存在拮抗与协同作用，吸收和利用相互作用及元素与机体营养状况体内平衡调节关系。此外，特别是微量元素摄入量，是其生物效应作用关键，具有明显剂量-反应关系（Bertrand曲线）。

矿物质生理功能主要有：①构成人体组织的重要成分，如骨骼和牙齿中的钙、磷和镁；②在细胞内外液中，无机元素与蛋白质共同调节细胞膜通透性、控制水分，维持正常渗透压、酸碱平衡（酸性元素Cl、S、P；碱性元素Na、K、Mg），维持神经肌肉兴奋性；③构成酶的辅基、激素、维生素、蛋白质和核酸成分，或参与酶系激活。

各种矿物质在人体新陈代谢时，每天都有一定量随各种途径，如粪、尿、汗、头发、指甲、皮肤及黏膜的脱落排出体外，故必须通过饮食补充。因某些无机元素在体内，其生理作用剂量带与毒性剂量带距离较小，故过量摄入常不仅无益而有害，特别要注意用量不宜过大。根据矿物质在食物中的分布及其吸收、人体需要特点，在我国人群中比较容易缺乏的有钙、铁、锌。在特殊地理环境或其他特殊条件下，也可能有碘、硒及其他元素缺乏问题。

一、钙

钙（calcium）是人体含量最多的无机元素，出生时体内含钙总量约为28g，成年时达850～1200g，相当于体重1.5%～2.0%，其中99%集中在骨骼和牙齿。主要以羟磷灰石结晶［$3Ca_3(PO_4)_2\cdot(OH)_2$］形式存在，少量为无定形钙。后者在婴儿期占较大比例，以后随年龄增长而逐渐减少。其余的1%中，有50%与枸橼酸（柠檬酸）螯合或与蛋白质结合；另外50%则以离子状态存在于软组织、细胞外液及血液中，组成混溶钙池（miscible calcium pool），这部分钙与骨骼钙维持动态平衡，是维持体内细胞正常生理状态所必需的。体内有相当强大保留钙和维持细胞外液中钙浓度的机制，因为钙生理学功能对生命非常重要，即使当饮食钙严重缺乏或机体发生钙异常丢失时，可通过相同机制使骨脱矿化，以纠正甚至是轻微低钙血症，而保持血钙稳定。

（一）生理功能

1. *构成骨骼和牙齿*　骨骼和牙齿是人体中含钙最多的组织。正常情况下，骨骼钙在破骨细胞作用下不断被释放，进入混溶钙池。此外，混溶钙池中钙不断沉积于成骨细胞中，如此循环，使骨骼不断更新。幼儿骨骼每1～2年更新1次，以后随着年龄增长，更新速度减缓，成年后每年更新2%～4%，约700mg/d，10～12年更新1次，40～50岁以后，骨吸收大于生成，钙在骨中含量逐渐下降，每年约为0.7%，且女性早于男性，妇女在停经后加速。

2. *维持神经与肌肉活动*　包括神经肌肉的兴奋、神经冲动的传导、心脏的正常搏动。红细胞、心肌、肝与神经等细胞膜上有钙结合部位，当钙离子从这些部位释放时，细胞膜结构与功能发生变化，如对钾、钠等离子通透性改变。某些高血压可能与钙不足有关。有研究证明，补钙可降低妊娠诱发高血压发病率；饮食钙补充可使孕期发生高血压危险明显下降。

3. *促进体内某些酶活性*　钙对许多参与细胞代谢的大分子合成、转运的酶都有调节作用，如三磷腺苷酶、琥珀酸脱氢酶、脂肪酶及某些蛋白质分解酶等。

4. *其他作用*　此外，钙还参与血细胞凝集过程、激素分泌、维持体液酸碱平衡及细胞内胶质稳定性。

（二）吸收与代谢

1. *吸收*　钙在小肠通过主动转运与被动（扩散）转运吸收。主动转运受饮食成分、体内钙和维生素D营养状况和生理状况，如生长、妊娠、哺乳与年龄、性别等诸因素影响。被动转运则与肠腔钙浓度有关，吸收率为20%～60%。

钙吸收受饮食草酸与植酸影响，因其可与钙结合成难于吸收的盐。粮食植酸较多，某些蔬菜如蕹菜、菠菜、苋菜、竹笋等含草酸较多，可使钙吸收率较低。食物纤维干扰钙吸收，可能是其中醛糖酸（aldonic acid）残基与钙结合所致。脂肪消化不良，可使未被吸收脂肪酸与钙形成钙皂，而影响钙吸收。磷酸对钙吸收影响尚无一致意见；许多研究证明，大量的磷酸对钙吸收并无影响。高磷饮食促进粪钙丢失，并降低尿钙排出而保持钙平衡。降低钙磷比例有助于钙储留，对钙吸收并无影响。但长期摄入过多磷可损害平衡机制，改变钙代谢，致低钙血症和继发性甲状旁腺功能亢进。

对钙吸收有利因素，如维生素D，特别是在肝、肾被羟化形成的1，25（OH）$_2$D$_3$。乳糖可与钙螯合，形成低分子量可溶性络合物，当其被肠内细菌分解发酵产酸，使肠腔pH降低，有利于钙吸收。饮食蛋白质充足，因钙可与氨基酸结合成可溶性络合物，有利于钙吸收（表3-1）。但如摄入过多超过需要量，可使尿钙排出增多而呈现负钙平衡。流行病学调查显示，高蛋白质饮食对髋部骨折率和掌骨骨皮质骨质疏松无不利影响。

表3-1 饮食成分对钙吸收利用影响

提高吸收利用	降低吸收利用	无作用
乳糖	植酸盐	磷
某些氨基酸	食物纤维	蛋白质
维生素D	草酸盐	维生素C
	脂肪（脂肪泻时）	枸橼酸
	乙醇	果胶

此外，钙的吸收还与机体状况有关，婴幼儿、孕妇、乳母因需要增高，钙吸收率远大于成年男性。随年龄增长，钙吸收率也逐渐下降，60岁以上男性、女性钙吸收均明显降低。婴幼儿期钙吸收率常大于50%，儿童期为40%，成年人则降至20%左右，老年人更低，仅达15%左右。服用制酸剂会干扰钙的吸收。

2. 排泄　体内钙大部分通过肠黏膜上皮细胞脱落，消化液分泌排入肠内，其中有一部分被重吸收，其余由粪中排出。正常饮食时，钙从尿中排出量为摄入量20%左右。尿钙排出量与摄入钙量呈指数关系，与肠吸收钙量呈正相关。钙也从汗中排出，如高温作业者每天从汗中丢失钙高达1g左右。乳母通过乳汁每天排出钙150～300mg。补液、酸中毒、高蛋白或高镁饮食及甲状腺素、肾上腺皮质激素、甲状旁腺素或维生素D过多及卧床均可使钙排出增多。

3. 储存　钙在体内储存受饮食供给水平所左右，人体对钙需要程度也有影响。磷摄入过多，对于钙储存影响不大。但高钠摄入量可降低钙在骨骼中储存，并降低骨密度。氟骨症、糖尿病均对钙代谢有抑制作用。

在正常情况下，体内钙维持平衡状态，甲状旁腺激素、降钙素和1，25-（OH）$_2$-D$_3$，互相作用而调节钙平衡关系，保持钙内环境稳定。此外，钙调素（calmodulin）调节细胞内钙离子水平，维持各种需钙参与的反应。其他激素，如胰岛素、皮质醇、生长激素、甲状腺激素、肾上腺素、雌激素、睾酮及几种生长因子，如胰岛素样生长因子IGF$_1$和IGF$_2$，还有某些未确定的化合物和某些物理现象，对改变和调节器官对甲状旁腺激素、降钙素和1，25-（OH）$_2$-D$_3$的反应均有作用。

（三）钙缺乏症防治

1. 佝偻病

（1）病因病理：佝偻病最常见病因是母乳不足或钙含量偏低、每天日照小于2h及未及时添加维生素D和钙制剂，即由缺钙和缺维生素D双重因素所致。影响佝偻病发生的因素有①地区因素：北方日照少，患病率高；高原紫外线多，发病率低。②年龄因素：年幼儿童易患佝偻病，3～18个月儿童患病率最高。③城乡因素：城市儿童因户外活动少，易患佝偻病。④季节因素：冬春日照短，发病率增高。⑤居住因素：室外活动少者易患佝偻病。⑥喂养因素：婴儿喂养以母乳最佳，母乳中所含钙磷比例合适，易于吸收，其他代乳品喂养的儿童易患佝偻病。⑦生长因素：如营养条件过好，儿童体重超过正常水平，而此时钙的摄入相对不足，不能满足骨骼生长发育的需求，也可致佝偻病。

（2）诊断：应根据临床症状、体征、血生化及骨骼X线检查，并结合年龄、季节、是否早产、户外活动情况、喂养史等进行考虑。典型病例可根据临床症状、体征做出诊断。对可疑病例应做血生化及X线摄片以助诊断。目前认为血清25-（OH）-D_3和1，25（OH）$_2$-D_3水平，对诊断早期活动型佝偻病更为敏感可靠。

（3）预防和治疗

①食物预防：孕妇及乳母注意多食含维生素D及钙、磷丰富的饮食，多晒太阳，孕期4～5个月后有腰酸背痛、肌肉抽动者，每天应服维生素D10～20μg。

②定期访视：定期访视婴儿，重点是18个月以内的小儿，特别是早产儿、人工喂养儿、生长过快和冬季出生的小儿。多做户外活动，提倡母乳喂养、及时添加各种辅食。

③药物预防：从出生1个月开始，早产儿、人工喂养儿和冬季出生的小儿可从出生后15d开始添加维生素D_3，婴幼儿每天需要维生素$D_3$10～20μg，早产儿开始可加倍，给予20μg/d，通常至2岁后不再服用。

④常规治疗：增加户外活动，注意饮食及护理，不宜久坐、久站、久走和将胸部束缚太紧，以防发生畸形。

⑤维生素D疗法：a. 普通疗法：活动早期，维生素D125～2500μg/d，口服1个月后改为预防剂量（10μg/d）；极期，单纯维生素D制剂250～500μg/d，口服1个月后改为预防剂量；恢复期，常用预防剂量维持。凡用量较大者，宜用纯维生素D制剂，不用鱼肝油，以免发生维生素A中毒。b. 突击疗法：用于重症、有并发症或不能口服者。治疗同时或提前3d给钙剂。活动早期，维生素D_3 7500～10 000μg，肌内注射，注射1次即可；极期，维生素D_3 7500～10 000μg，肌内注射，视病情每周1次或2次，连用2次或3次，总量不超过3万～4.5万μg。突击疗法3个月后，用预防剂量口服维持。大剂量或多次连续使用维生素D时，应注意观察，以防中毒。钙剂：使用维生素D治疗同时口服葡萄糖酸钙1～3g/d，或服活性钙。c. 矫形疗法：严重骨骼畸形者，须待4岁后佝偻病痊愈时进行手术矫正；较轻畸形常能自行矫正。

2. 骨质疏松症

（1）病因病理：当破骨细胞作用时，钙和磷从骨质中释放出来，称为骨的吸收。此外，钙和磷沉着于类骨组织中形成新骨。旧骨吸收和新骨形成构成骨重建。在正常情况下骨重建的两个过程是平衡的，如果旧骨吸收快于新骨的形成，即发生骨质减少，出现临床体征，称为骨质疏松症。

（2）诊断：根据临床表现诊断不难，必要时可采取X线和实验室辅助检查。

（3）预防和治疗

①预防：中老年人、运动员、孕妇及乳母注意多食含维生素D及钙、磷丰富的饮食，如牛奶、小鱼虾类、藻类、骨汤类、蘑菇类、蛋类及补充钙制剂。适当增加户外活动。

②治疗：治疗骨质疏松症最好办法是服用大量钙剂，每天钙1500mg加适量维生素D，通常5μg/d即可。对于继发性骨质疏松症的治疗原则，首先是治疗原发病症，然后再对骨质疏松症进行治疗。

（四）营养状况评价和供给量

1. 营养状况评价

（1）钙生化指标：不是反映机体营养状况的合适指标。血钙浓度因受严格调控而变化很

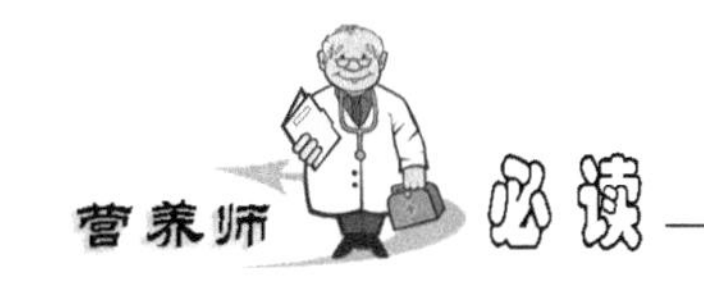

小;尿钙则受诸多因素的影响,变异很大。现认为24h尿羟脯氨酸/肌酐比值与饮食钙摄入量相关,可作为钙营养状况的评价指标之一。

（2）骨矿物质测量:可直接反映钙的营养状况。骨矿物质含量（bone mineral content,BMC）是钙储留有用指标,适用于生长发育期的儿童,对骨骼已稳定的成人,骨密度（bone mineral density,BMD）测量同样适用。骨密度测量技术包括体层X线照相术的定量计算（QCT）、单光子（SPA）和双光子吸收（DPA）测量及双能量X线吸收（DEXA）测量。其中DEXA具有放射剂量低的优点,但DPA的应用比DEXA为多。

（3）钙平衡测量:是目前较实用的评价钙营养状况的方法。根据钙摄入量与排出量（粪钙+尿钙+汗液钙）的差值,计算正负平衡值。满足机体平衡的钙,在体内储留达到一定程度时,即不再增加。在实验曲线上呈平台摄入（plateau take）,即达到最大钙储留（maximal calcium retention）。

如以测定各种不同年龄幼小动物、死亡婴幼儿体内总钙量,据此以估计不同年龄段每天体内钙储存量,结合钙内源损耗估计量,即可大致估算钙需要量。

2. 钙供给量　钙需要量与蛋白质摄入水平有关,为每100g蛋白质需要1g钙,高磷饮食使钙需要增加。高温作业者钙排出增加,寒带地区阳光不足,皮肤内转化维生素D少,钙吸收较差,同时钙来源也常受饮食类型影响,故均需增加钙供给量。孕期、哺乳期妇女对钙需要都相对增加,早产婴儿、青春期前后儿童少年、老年人,均需适当增加钙供给量。可观察到钙无不良反应水平（non-observed adverse effect level,NOAEL）为1500mg/d。

3. 食物来源　钙食物来源应考虑两个方面,钙含量及吸收利用率。奶与奶制品含钙丰富,吸收率也高,是婴幼儿理想的钙来源;水产品中小虾皮含钙特别多,其次是海带;豆类及其制品及油料种子和蔬菜含钙也不少,特别是黄豆及其制品,黑豆、赤小豆、各种瓜子、芝麻酱、海带、发菜等钙含量均丰富。

4. 中国居民钙参考摄入量　详见附录A。

二、磷

磷是人体含量最多的元素之一,仅次于钙而居于第6位。磷是机体极为重要的元素,是所有细胞中的核酸组成部分,是细胞膜的必要构成物质,也是产能效应及骨骼构成等不可少的。磷在成人体内含量为650g左右,约为体重的1%,占体内矿物质总量25%。总磷量85%～90%,以羟磷灰石形式存在于骨骼和牙齿中。其余10%～15%与蛋白质、脂肪、糖及其他有机物结合,分布于几乎所有组织细胞中,其中50%左右在肌肉。软组织和细胞膜中的磷,大部分为有机磷,骨中磷多为无机正磷酸盐,几乎都在矿物质中,体液中的磷都是磷酸盐形式,血浆中大部分磷能自由通过肾小球滤过膜,少量与蛋白质结合不能通过滤过膜。血磷与骨和细胞的无机磷酸盐及细胞代谢有机化合物,均处于平衡中,肾对磷稳定有重要作用。由甲状旁腺素、降钙素及1,25（OH）$_2$D$_3$起调节作用。

（一）生理作用

1. 骨、牙齿及软组织重要成分　磷是骨骼、牙齿钙化及生长发育都必需的营养素,磷酸盐与胶原纤维共价联结,在矿化中起决定性作用。骨形成中钙和磷的比例为2∶1。

2. 调节能量释放　机体代谢中,能量多以ADP+磷酸+能量=ATP及磷酸肌酸形式储存。

需要时按上式逆反应释放能量，即ADP、ATP、磷酸肌酸等作为储存与转移、释放能量的物质，是细胞内化学能主要来源。

3. *生命物质成分* 磷是细胞中许多维持生命的化合物重要成分，如磷脂、磷蛋白、核酸、激素第二信使环腺苷单磷酸、环鸟苷单磷酸和多磷酸肌醇，以及调节血红蛋白释放氧的2,3-二磷酸甘油等。

4. *酶的重要成分* 体内许多酶如焦磷酸维生素B_1、磷酸吡哆醛、辅酶Ⅰ、辅酶Ⅱ等辅酶或辅基都需磷参与。

5. *物质活化* 糖类与脂肪中间代谢与吸收，均需先经过磷酸化成为诸如葡萄糖-6-磷酸等，才能继续进行反应。脂肪不溶于水，须先在血液中磷酸化，使之更容易溶于水，才能进行反应。

6. *参与调节酸碱平衡* 磷酸盐能与氢离子结合，以不同形式、不同数量磷酸盐类排出，从而调节体液酸碱度。

（二）吸收与排泄

1. *吸收* 磷主要在小肠吸收，摄入混合饮食时，吸收率为60%～70%，以牛奶喂养的婴儿磷吸收率为65%～75%，母乳喂养者＞85%，低磷饮食为90%。维生素D对磷吸收是必要的，植酸抑制磷吸收，钙、镁、铁和铝等元素，常与酸形成难溶性盐，而影响磷吸收。此外，年龄愈小，磷吸收率愈高。

2. *排泄* 磷主要从肾排出，当肾功能正常时，尿磷为饮食摄入磷量67%左右。禁食、雌激素、甲状旁腺素、甲状腺素、高血钙等，均能降低肾小管对磷重吸收，此时尿磷排出增加。维生素D则增加肾小管重吸收，减少尿磷排泄。

（三）磷适宜摄入量和食物来源

磷需要量随年龄增长而下降，同时还取决于蛋白质摄入量。据研究维持平衡时，磷需要量为520～1200mg/d，其NOAEL 1500mg。磷因食物来源丰富，不易缺乏。

1. *磷营养状况评价* 磷摄入量直接影响血清中无机磷水平，并且低或高磷血症均为功能失调或有关疾病的结果，故血清中无机磷浓度是评价磷营养状况的最合理的指标。

2. *适宜摄入量* 中国营养学会推荐的中国居民饮食磷适宜摄入量（AI）和可耐受最高摄入量（UL），详见附录A相关内容。

3. *食物来源* 无论动物性食物或植物性食物，都含有丰富的磷，动物乳汁中也含磷，所以磷与蛋白质并存。瘦肉、蛋类、奶类、动物的肝、肾含量都很高，海带、紫菜、芝麻酱、花生、干豆类、坚果、粗粮等含磷也较丰富。但粮食中磷为植酸磷，不经过加工处理，吸收利用率低。

三、钠

钠是人体中重要无机元素之一，通常，成人体内钠含量为6.2～6.9g或5～106mg/kg，占体重0.15%。体内钠主要在细胞外液，占总体钠44%～50%，骨骼含量高达40%～47%。细胞内液含量较低，仅9%～10%。正常人血浆钠浓度为135～140mmol/L。细胞外液钠含量能维持在相对恒定水平，与下列因素有直接关系，如肾小球滤过率、肾血管紧张素-醛固酮系统、交感神经系统、儿茶酚胺的浓度、血压等。

（一）代谢

钠是人类必需营养素。我国各民族习惯每天摄入钠量，因地区、民族生活习惯、年龄、性别等不同，差异很大。有学者认为国人口味为南方比较淡，而北方相对咸。钠很容易在肠内被吸收，钠通过肠管上皮细胞膜“泵”系统和被动“渗透”进入。当低张溶液进入十二指肠和空肠时，钠从血浆进入肠内，在回肠部分则从低张溶液中净吸收钠，成人每天在肠内总氯化钠负荷约为44g，钠吸收并无阈值，摄入量大，吸收也多。

人体钠的主要来源为食物。钠在小肠上部几乎全部吸收。在空肠肠液中有葡萄糖的存在可增强钠吸收。每天从粪便中排出的钠不足10mg；钠主要从肾排出，如出汗不多，也无腹泻，98%以上摄入的钠自尿中排出，排出量为2300～3220mg。

醛固酮是肾上腺皮质分泌的类固醇激素，作用于肾远曲小管，当钠摄入多时，血浆Na^+升高，醛固酮分泌减少，增加尿钠排泄，反之，当摄入钠少时，血浆Na^+降低，醛固酮水平增高，尿钠排出减少，甚至可达零排出。饮食中钠摄入不足，甚至极低时，人体也很少出现钠缺乏症。但严重而持续出汗、创伤、慢性腹泻或肾疾病时，则可导致钠缺乏。

（二）生理功能及缺乏症

1. 生理功能

（1）调节体内水分：钠在血浆中量是恒定的。钠与氯在血浆中浓度对渗透压有重要影响。同时，对血浆与细胞间质液量、酸碱平衡、维持体细胞的电子活性有作用。钠存在于细胞外液，是细胞外液的主要阳离子，构成细胞外液渗透压，调节与维持体内水量恒定。当钠量增高时，储水量也增加；反之，钠量低时，储存水量减少。

（2）维持酸碱平衡：钠在肾小管重吸收时，与H^+交换，清除代谢产物（如CO_2），保持体液酸碱平衡。

（3）钠泵功能：维持细胞内外液的渗透压平衡。

（4）维持血压正常。

（5）增强神经肌肉兴奋性。

调节机体的钠浓度有两个主要过程：一是对钠丢失控制，二是对钠摄入控制。细胞外液钠含量能维持在相对稳定的水平，是与下列因素有直接关系，肾小球滤过率、肾血管紧张素-醛固酮系统、交感神经系统、儿茶酚胺的浓度、循环血中钠与钾关系及血压等。

2. 缺乏　体内钠通常不易缺乏，但在某些情况下，如禁食、少食，饮食钠限制过严，摄入量非常低时；高温、重体力劳动、过量出汗、胃肠疾病、反复呕吐、腹泻或泻剂应用者使钠过量排出丢失时，如患艾迪生病致肾不能有效保留钠及长期静脉营养未能及时补充钠盐时，血浆钠<135mmol/L，即为低钠血症。

钠缺乏在早期症状不明显，血钠过低，渗透压下降，细胞肿胀。当失钠达0.75～1.2g/kg体重时，可出现恶心、呕吐、视物模糊、心率加速、脉搏细弱、血压下降、肌肉痉挛、疼痛，反射消失，以至于表情淡漠、木僵、昏迷、外周循环衰竭、休克、急性肾衰竭而死亡。

（三）毒性

通常情况下，钠摄入过多并不蓄积，但某些情况下，如因影响肾功能而易发生钠过多，可致毒性作用。血浆钠>150mmol/L时称为高钠血症。血钠过高，可出现口渴、面部潮红、软弱无力、烦躁不安、精神恍惚、昏迷、血压下降，严重者可致死亡。

急性过量摄入食盐，每天达35～40g时，可致急性中毒，出现水肿、血压上升、血浆胆固醇升高、脂肪清除率降低、胃黏膜上皮细胞破裂等。外周循环衰竭和呼吸抑制是氯化钠急性中毒的死亡原因。

在通常食物烹调中钠不易致中毒，如误将食盐当作食糖加入婴儿奶粉中喂哺时可以致死。动物实验中饲以高浓度的食盐后致高血压，但多少能致人类高血压未能确定。日本北部人摄入量高，每天达28g，38%人患高血压。相反，阿拉斯加本土人食物很少加盐，每天仅为4g，高血压患病率很低。故认为，人群降低食盐摄入有必要，因为实际摄入远高于需要量。有许多学者认为应考虑在烹调中少加食盐，可在餐桌上随个人口味再加入食盐调整，这种办法可以避免摄入过量的食盐。我国饮食指南建议每天食盐摄入量为5～6g。

此外，长期摄入食盐较多，有可能增加胃癌发生的可能性。因食盐导致胃黏膜保护层损伤，致炎性反应，增加DNA合成和细胞增殖。当盐损伤胃黏膜，幽门螺杆菌可起到促进癌变的作用。

（四）营养状况评价和需要量

1. *营养状况评价* 可通过饮食调查方法和尿钠测定评定。因钠在摄入量不大时，体内钠维持在基础水平，尿排出量很接近于摄入量。在正常状况下，如出汗不多，也无腹泻时，摄入钠约98%从尿中排出。据此可以用平衡试验或测定其尿中排钠量评价钠营养状况。血清钠水平正常值为：儿童、成人均在136～146mmol/L，24h尿钠为3000～6000mg。

2. *钠需要量* 人幼年时钠需要，是与生长率、钠排泄及从皮肤丢失有关。这些因素是决定性因素，比体形和能量需要相对大。从皮肤、粪便损失及生长需要，共构成最低需要量。

孕妇在整个孕期钠适宜摄入量为1500mg/d，怀孕伴随着血浆与间质液容量增加，比其他形式体重增加要快，每天平均增加69mg钠，将此数值加上未孕前需要量，才能满足需求。乳母也是1500mg/d。

3. *饮食参考摄入量* 钠需要量的研究不多，只有德国、苏联、澳大利亚等少数国家制定有RDA。中国居民饮食钠适宜摄入量（AI）见附录A相关内容。

（五）食物来源

钠普遍存在于各种食物中，但人体钠来源主要为食盐、酱油、盐渍或腌制肉或烟熏食品、酱及菜类、咸味零食等。

四、钾

钾是含有天然放射性核素中重量最轻的元素。钾有6种核素，其中有3种是人造核素，包括不稳定且半衰期短的^{38}K、^{48}K、^{43}K，天然元素钾核素由^{39}K、^{40}K、^{41}K组成，^{39}K、^{40}K占其中93.4%，^{41}K为6.6%。天然放射性核素是^{40}K，半衰期为13亿年。

钾为人体重要阳离子之一。正常成人体内钾总量约为50mmol/kg，儿童约为4.0mmol/kg。体内钾主要存于细胞内，约占总量98%，其余存在于细胞外。钾在体内分布与器官大小及其细胞数量和质量有关，其中70%体钾储存于肌肉，10%在皮肤，红细胞内占6%～7%、骨髓占6%、脑占4.5%、肝占4.0%，正常人血浆浓度为3.5～5.3mmol/L，约为细胞内钾浓度4%。各种体液内都含有钾。

（一）代谢

人体钾主要来自食物，成人每天从饮食中摄入钾为240～400mg，儿童为2～12mg/kg体重，摄入钾大部分由小肠吸收，吸收率为90%左右。

吸收的钾通过钠泵将钾转入细胞内。钠泵可利用ATP水解所获得的能量将细胞内3个钠转到细胞外，2个钾交换到细胞内，使细胞内保持较高浓度的钾。细胞内外钠泵受胰岛素、儿茶酚胺等影响。胰岛素可通过改变细胞内钠离子浓度刺激钠钾ATP酶活性和合成，促进钾离子转移到横纹肌、脂肪组织、肝及其他组织细胞。

摄入人体的钾约90%由肾排出，每天排出量280～360mg，故肾是维持钾平衡的主要调节器官。肾每天滤过钾2400～2800mg，但几乎全部在近端肾小管及亨勒袢重吸收。每天所排出的钾是由远端部分肾小管所排泄，特别是远端的连接小管及皮质及髓质的集合小管。影响肾小管细胞对钾离子排泄的因素有醛固酮、血pH和血容量。醛固酮可促使钾离子排泄。血pH增高时，如酸中毒，可使钾离子排出减少，反之则排出增加。血容量可通过影响肾小球滤过液在远端肾小管及集合管流率而影响钾离子排泄。流率增高时，排出增加，流率减少时，排出减少。血容量还可影响醛固酮的分泌，进一步影响钾离子排泄。除肾外，粪便和汗液也可排出少量的钾。

（二）钾保护作用

钾和钠在生物学时是互相作用的，这可能对血压有重要影响，过去已看到给高血压患者服用钾时，可使血压降低，而钠盐则可以升高。故推想人的高血压发病率升高可能与摄入钾少有关。有人认为以米和水果为主要饮食，有助于高血压者血压降低，很可能是与此类饮食是高钾低钠饮食有关。

从食物摄入钾量很难致中毒。过量钾可较多地储存于细胞内而不易发生问题，肾差不多把摄入钾都从尿中排出，只留下机体生长所需要小量的钾。人类还有保护性机制，即一旦摄入过多钾就会出现呕吐反应。钾以溶液方式服用，未发现造成致死报道，因为大量钾摄入均能致恶心和呕吐。

钾必须通过肠内缓慢地进入血流，这样钾供给不会致中毒。若以注射方式将大量钾输入机体，则毒性非常大，且从静脉进入机体钾毒性大于动脉注射。

细胞对钾吸收与储存，可能有保护性装置。若血钾升高于正常3～4倍，心脏就会停止跳动，再高则导致神经冲动传递停止，肌肉也不能收缩。钾在机体的运载通过扩散、吸收和排泄。进入机体钾大部分是通过肠管扩散，这是逆浓度梯度主动运转过程，而钾排泄则是通过细胞分泌及滤过，仅少量从粪便排出。

（三）生理功能及缺乏症

1. 生理功能

（1）维持糖类、蛋白质正常代谢：葡萄糖和氨基酸经细胞膜进入细胞合成糖原和蛋白质时，必须有适量钾离子参与。合成1g糖原需24mg钾，合成蛋白质时每1g氮需要12mg钾。三磷腺苷生成也需要一定量的钾。

（2）维持细胞内正常渗透压：因钾主要存在于细胞内，故钾对维持细胞内渗透压起重要作用。

（3）维持神经肌肉应激性和正常功能：细胞内钾离子和细胞外钠离子联合作用，可激活Na^{+}-K^{+}-ATP酶，产生能量，维持细胞内外钾钠离子浓度梯度，发生膜电位，使膜有电信号能力，膜除极（去极化）时在轴突发生动作电位，激活肌肉纤维收缩并致突触释放神经递质。当血钾降低时，膜电位上升，细胞膜极化过度，应激性降低，发生松弛性瘫痪。当血钾过高时，可使膜电位降低，可致细胞不能复极而应激性丧失，其结果也可引发肌肉麻痹。

（4）维持心肌正常功能：心肌细胞内外钾浓度对心肌的自律性、传导性和兴奋性有密切关系。钾缺乏时，心肌兴奋性增高；钾过高时又使心肌自律性、传导性和兴奋性受抑制；二者均可致心律失常。在心肌收缩期，肌动蛋白与肌球蛋白和ATP结合前，钾从细胞内逸出，舒张期又内移。若缺钾或钾过多，均可致钾迁移，从而使心脏功能严重失常。钾将神经冲动传递到肌肉纤维，而肌肉本身收缩也需要钾的作用。

（5）维持细胞内外酸碱和离子平衡：钾代谢紊乱时，可影响细胞内外酸碱平衡。当细胞失钾时，细胞外液钠与氢离子可进入细胞内，致细胞内酸中毒和细胞外碱中毒；反之，细胞外钾离子内移，氢离子外移，可致细胞内碱中毒与细胞外酸中毒。钾作为主要的碱存在于组织及血细胞中，对酸碱平衡的调节起着重要的作用。

（6）降低血压：血压与饮食钾、尿钾、总体钾或血清钾呈负相关。补钾对高血压及正常血压者有降低作用。其作用机制可能与钾直接促进尿钠排出，抑制肾素-血管紧张素系统和交感神经系统，改善压力感受器的功能及直接影响周围血管阻力等因素有关。

2. *缺乏症* 人体内钾总量减少可致钾缺乏症，可在神经肌肉、消化、心血管、泌尿、中枢神经等系统发生功能性或病理性改变。主要表现为肌无力及瘫痪、心律失常、横纹肌裂解及肾功能障碍等。

肌肉无力多从下肢开始，表现为站立不稳，无力或登楼困难，随着钾缺乏的加重，可影响到躯干、上肢肌力，甚至影响呼吸肌，导致呼吸衰竭。肌无力同时伴有肢体麻木、肌肉压痛，胃肠肌肉也可受到影响，表现为厌食、恶心、呕吐、气胀，严重者可发展为肠麻痹和肠梗阻，胃酸分泌减少。

心律失常包括房性或室性期前收缩，窦性心动过缓，阵发性、心房性、交界性心动过速，房室传导阻滞，严重时有室性心动过速，心室扑动或心室颤动。心电图检查可见ST段下降，T波减低、平坦、双相，最后倒置，出现U波，并逐渐增高，T波和U波相连成驼峰状。横纹肌裂解症常见于严重缺钾。出现横纹肌裂解时，肌球蛋白大量从肾排出，有时可诱发急性肾衰竭。

长期缺钾，可出现肾功能障碍。表现为多尿、夜尿、口渴、多饮等，尿量多而比重低。因失钾，可发生低钾、低氯性碱中毒。因肾小管上皮细胞内缺钾，钠离子吸收时与氢交换相对增多，致反常性酸性尿。病理检查可见肾小管上皮细胞空泡变性，间质淋巴细胞浸润，严重时有纤维性变等。

体内缺钾常见原因：摄入不足或损失过多。正常进食者不易发生摄入不足，但因疾病或其他原因需长期禁食或少食，而静脉补液内少钾或无钾时，易发生摄入不足。损失过多原因较多，可经消化系统损失，如频繁呕吐、腹泻、胃肠引流、长期用缓泻剂或轻泻剂等。经肾损失，如各种以肾小管功能障碍为主的肾疾病，可使钾从尿中大量丢失；经汗丢失，常见于高温作业或重体力劳动，大量出汗而使钾大量丢失等。

（四）毒性

体内钾过多，血钾浓度高于5.5mmol/L时，可出现毒性反应，称高钾血症。钾过多可使细

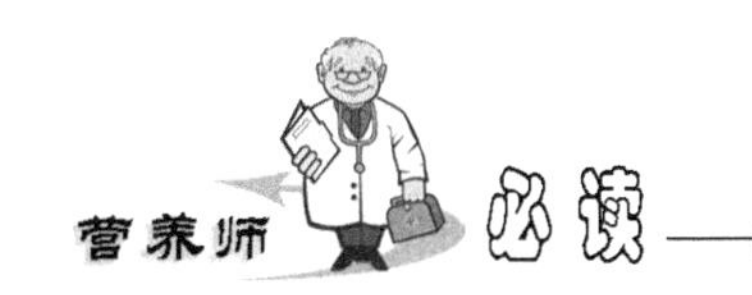

胞外K^+上升，静息电位下降，心肌自律性、传导性和兴奋性受抑制，细胞内碱中毒和细胞外酸中毒等。主要表现在神经肌肉和心血管方面。神经肌肉表现为极度疲乏软弱，四肢无力，下肢为重。首先可见行走困难，肌肉张力减低，腱反射消失，以后可上升至躯干肌群及上肢，呈上升性松弛软瘫，严重时可发生吞咽、呼吸及发声困难，甚至呼吸肌麻痹而死亡。心血管系统可见心率缓慢，心音减轻。早期可见血压偏高，晚期下降。心律失常，通常先呈T波高尖，QT间期缩短，随后QRS波渐增宽，幅度下降，P波形态消失。

体钾和血钾浓度增高的原因主要是摄入过多及排出困难。通常摄入含钾过多的食物不会导致钾过多，但是伴有肾功能不全则可发生。如果摄入量大于8000mg/d者也可发生高钾血症，通常多见于大量输入含钾药物或口服钾制剂等。排泄困难通常多见于严重肾衰竭、各种原因致肾上腺皮质功能减退及各种原因致醛固酮分泌减少的患者。此外，酸中毒、缺氧、大量溶血、严重组织创伤、中毒反应等也可使细胞内钾外移致高钾血症。

（五）营养状况评价

尽管血清钾不能准确反映体钾的水平，但目前仍是了解体钾储备重要指标。正常血清钾浓度为3.5～5.3mmol/L，如低于3.5mmol/L，表明钾缺乏；3.0～3.5mmol/L为轻度缺钾，缺乏症状较少；2.5～3.0mmol/L为中度缺钾，多有缺乏症状；<2.5mmol/L为重度缺钾，可出现严重缺乏症状。当血清钾超过5.5mmol/L时，可出现高钾血症；升高至7.0～8.0mmol/L时，可出现明显钾中毒症状，可见心肌内传导受抑制，心电图明显改变。

（六）饮食参考摄入量

钾需要量研究不多，全世界仅德国和苏联等少数国家制定钾饮食供给量，美国食品和营养学会1989年在RDA中提出钾最低需要量估计值。我国营养学会推荐成人摄入量为2000mg/d。

五、镁

正常成人体内含20～28g镁，其中55%镁存在骨骼中，约27%存在于肌肉中。镁在红细胞及血浆中均有3种形式：即游离镁、复合镁与蛋白结合镁，三者所含比例分别为55%、15%及30%。

（一）镁生理作用

在体内许多重要的酶促反应中，镁起着决定性的作用。这些酶包括将磷酸基团水解与转运的酶。镁参与ATP及葡萄糖无氧分解；三羧酸循环中氧化脱羧反应；参与碱性磷酸酶、焦磷酸酶等的活动；参与蛋白质合成，其作用是信使RNA与70S核糖体连接；也作用于DNA合成与分解；镁对神经肌肉传递及活动有重要的影响。

（二）镁吸收排泄

因为食物中镁含量和人们饮食习惯的不同，故对镁摄入量有差异。除修补组织和补偿从汗液等的损失而保留的镁以外，其余镁从尿中排出。影响镁吸收因素很多，其中包括镁总摄入量、食物在肠通过时间、水的吸收率、水对肠内镁的浓度的影响及食物中钙、磷、乳糖含量等有关。正常人肠及肾的吸收与排泄能够调节镁在机体内的平衡。镁调节主要由肠吸收与肾排泄来控制。较强的利尿药，如呋塞米（速尿）能明显增加镁在尿的排泄。

（三）镁缺乏

多种病因致严重吸收不良、慢性酒精中毒致的营养不良、长期静脉营养而忽视镁供给，而烧伤、急慢性肾病、哺乳损失、儿童时期的营养不良等都会造成镁的缺乏。在镁缺乏自愿者研究中，所有缺乏镁者都发生低钾血症和钾负平衡。血浆钠水平正常，钠代谢正平衡。试验25～110d后，71%的人可出现神经症状，都有低血镁、低血钙及低血钾。一旦给予镁后，所有症状都消失。说明镁对于人体钙和钾正常代谢的必要性；镁对于钙从骨骼动员是必要的；镁缺乏又可以出现继发性电解质改变。故临床上不能解释低钾与低钙血症，很可能与镁的耗竭有关。

（四）镁适宜摄入量

对于婴儿，应根据营养状态良好、母亲充分喂哺及乳液中镁含量，求得其适宜摄入量。人乳中镁含量为34mg/L左右，故适宜摄入量为30mg/d。镁适宜摄入量1～3岁为100mg/d，11岁以上为300～330mg/d，孕妇为370mg/d、乳母为330mg/d。

第二节　微量元素

必需微量元素是指人体必需、但在体内不能合成，必须由饮食提供的，在人体组织中浓度不大于250μg/g无机元素。

在体内分布极不均匀；不能在体内生成，也不能在体内代谢中消失；缺乏和过量都可能对人体产生危害。饮食和饮水中微量元素供应不足、利用率降低、机体对微量元素需要量增高、遗传性疾病致微量元素利用发生障碍，或体内微量元素排出量增加均可致人体微量元素缺乏。

生理功能：作为酶和维生素必需的活性因子；构成某些激素或参与激素的作用；参与核酸代谢；协助常量元素和宏量营养素发挥作用。

按生物学作用分为3类。必需微量元素共8种，为铁、碘、锌、硒、铜、钼、铬及钴。可能必需元素共5种，包括锰、硅、硼、钒及镍。不能确定的必需微量元素，具有潜在的毒性；但低剂量时，可能有人体必需功能共7种，包括氟、铅、镉、汞、砷、铝及锡。

一、铁

铁是人体必需微量元素中含量最多的，总量为4～5g，体内铁可分为功能性铁和储存铁。功能性铁存在于血红蛋白、肌红蛋白及含铁酶中。储存铁以铁蛋白和血铁黄素的形式存在于肝、单核吞噬细胞和骨髓中。存在于血红蛋白中的铁占60%～75%，3%在肌红蛋白，1%为含铁酶类，包括细胞色素、细胞色素氧化酶、过氧化物酶与过氧化氢酶等；以上铁存在形式又称为功能性铁。其余为储存铁，以铁蛋白（ferritin）和含铁血黄素（hemosiderin）形式存在于肝、脾与骨髓中，约占体内总铁25%。铁在体内含量随年龄、性别、营养和健康状况变化，有很大个体差异。

（一）吸收与代谢

1. 吸收　饮食铁吸收率与机体铁营养状况、饮食中铁含量及存在形式及饮食中影响铁吸收的食物成分及含量有密切关系。铁在食物中主要以三价铁形式存在，少数食物中为还原铁（亚铁或二价铁）形式。饮食中铁分为血红素铁（卟啉铁）和非血红素铁，其吸收途径有部分相同。肉类等食物的铁50%左右是血红素铁，而其他为非血红素铁。前者在体内吸收时，不受饮食中植酸、磷酸影响，后者常受饮食因素干扰。非血红素铁在吸收前，必须与结合的有

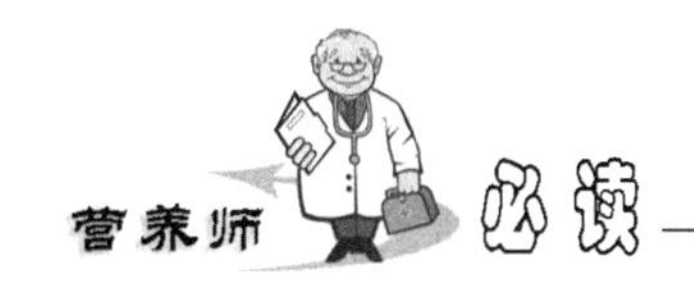

机物分离，如蛋白质、氨基酸和有机酸等，即必须转化为亚铁后方可吸收，故影响非血红素铁吸收的因素很多。

钙对两种铁吸收的抑制强度没有差别。非血红素铁吸收受饮食影响极大，维生素C、有机酸、肉类、维生素B_2及某些单糖有促进作用；植酸、多酚类物质、钙、大豆蛋白及胃酸缺乏则有抑制作用。高浓度的磷、钴、镉、铜及锰可与铁争夺吸收部位从而影响铁吸收。富含食物纤维的食物往往植酸含量高，而食物纤维本身几乎不影响铁吸收。

粮谷和蔬菜中植酸、草酸及存在于茶叶及咖啡中多酚类物质，均可影响铁吸收。胃酸缺乏或过多时，服用抗酸药物，不利于铁离子释放，也阻碍铁吸收。但维生素C、某些单糖、有机酸及动物肉类有促进非血红素铁吸收的作用。试验结果表明，当铁与维生素C重量比为1∶5或1∶10时，可使铁吸收率提高达3～6倍。其机制是阻止铁离子沉淀，以保持其工作状态，也可能是与铁离子整合为小分子可溶性单体，而利于小肠黏膜上皮细胞吸收。动物肉类、肝可促进铁吸收，原因未明，故暂称为肉因子（meat factor）或肉鱼禽因子（MFP factor）。近年研究发现，维生素B_2对铁吸收、转运与储存均有良好影响。当维生素B_2缺乏时，铁吸收、转运与肝、脾储铁均受抑制。

体内铁需要量与储存量，对血红素铁或非血红素铁吸收都有影响。当储存量多时，铁吸收率降低；反之储存量低时，需要量增高，即吸收率增高。因被吸收入肠黏膜的铁与脱铁蛋白结合，形成储存形式的铁蛋白，当身体需要铁时，铁从铁蛋白中释放出来，与运铁蛋白的β-球蛋白结合后进入血液循环，运往需铁的组织。失去铁的脱铁蛋白又与新吸收铁结合，再次形成铁蛋白，当达饱和时，铁的吸收量即相应减少，直到停止吸收，故当需要铁多时，吸收增加；当需要铁少时，吸收即会减少。

此外，动物实验缺锌时，锌与铁吸收增加；人体试验证实，无机锌与无机铁有较强的竞争作用，互相干扰吸收。

通常植物性食物中铁吸收率较动物性食物为低，如大米为1%，玉米和黑豆为3%，莴笋为4%，小麦、面粉为5%，鱼为11%，血红蛋白为25%，动物肉、肝为22%，蛋类因存在磷酸糖蛋白-卵黄高磷蛋白（phosvitin）的干扰，吸收率仅3%。牛奶是贫铁食物，且吸收率不高，缺铁动物模型建立可采用奶粉及其制品喂养动物。

2. 转运　运铁蛋白将铁转运到骨髓用于新的红细胞生成或其他组织，自身变成不携带铁运铁蛋白回到血浆中。运铁蛋白是糖蛋白，可能参与对传染病防御机制。体内各种细胞通过调节其表面运铁蛋白受体数目来满足自身铁的需要。

3. 储存　最重要的储铁化合物是铁蛋白和血铁黄素。机体的血清铁蛋白与总铁储量呈正相关。血铁黄素的含铁量较铁蛋白高，其中的铁主要为氢氧化铁。与铁蛋白结合的铁比与血铁黄素结合的铁容易被动员。

4. 平衡　摄入铁平衡是指从饮食中吸收的铁既可补充机体丢失的铁又可满足机体生长的需要。机体通过3种机制来保持铁平衡，即反复利用红细胞分解代谢铁；根据体内铁营养状态调节肠内铁吸收；通过铁蛋白储存或释放铁。机体没有主动排铁的机制，体内铁的基本丢失是因皮肤及呼吸系统、胃肠和泌尿系统黏膜细胞脱落所致。

（二）生理作用

铁为血红蛋白与肌红蛋白、细胞色素A及某些呼吸酶的成分，参与体内氧与二氧化碳的转运、交换和组织呼吸过程。血红蛋白含4个铁卟啉,在从肺输送氧到组织时起着关键作用。肌红蛋白含1个铁卟啉,在肌肉中转运和储存氧。铁与红细胞形成和成熟有关,铁在骨髓造血组织中,进入幼红细胞内,与卟啉结合形成正铁血红素,后者再与珠蛋白合成血红蛋白。缺铁时,新生红细胞中血红蛋白量不足,甚至影响DNA合成及幼红细胞分裂增殖,还可使红细胞变形能力降低,寿命缩短,自身溶血增加。

细胞色素是系列血红素的化合物,对呼吸和能量代谢有重要作用。其他含铁酶中铁可为非血红素铁。铁还可促进胶原合成。铁还参与许多重要功能,如催化促进β-胡萝卜素转化为维生素A、嘌呤与胶原合成、抗体产生、脂类从血液中转运及药物在肝解毒等。

至于铁在体内与感染关系,尚有争议。但多数人认为许多有关杀菌酶成分、淋巴细胞转化率、吞噬细胞移动抑制因子、中性粒细胞吞噬功能,均与铁水平有关。当感染时,过量铁常促进细菌生长,对抵御感染不利。

(三)缺乏及过量

1. 铁缺乏及缺铁性贫血　是常见营养缺乏病,婴幼儿、孕妇及乳母更易发生。铁缺乏分为3个阶段:第1阶段为铁减少期,储存铁耗竭,血清铁蛋白浓度下降;第2阶段为红细胞生成缺铁期,血清铁蛋白及血清铁下降,铁结合力上升,运铁蛋白饱和度下降,游离原卟啉浓度上升;第3阶段为贫血期,血红蛋白和血细胞比容(红细胞压积)下降。

饮食可利用铁长期不足,常致缺铁性贫血,特别在婴幼儿、孕妇及乳母更易发生。当体内缺铁时,铁损耗可分3个阶段。第1阶段为铁减少期(ID),此时储存铁耗竭,血清铁蛋白浓度下降。第2阶段为红细胞生成缺铁期(IDE),此时除血清铁蛋白下降外,血清铁也下降,同时铁结合力上升(运铁蛋白饱和度下降),游离原卟啉浓度(FEP)上升。第3阶段为缺铁性贫血期(IDA),血红蛋白和血细胞比容下降。缺铁性贫血在婴幼儿及孕妇中,应特别予以注意。铁缺乏还会增加铅的吸收,国外调查发现,铁缺乏幼儿铅中毒发生率比无铁缺乏儿童高3～4倍,这是因缺铁导致对二价铁吸收率增高所致。

铁缺乏对人体影响主要有贫血,并可发生智力发育的损害及行为改变,损害儿童的认知能力;降低抗感染能力;增加机体对铅吸收;工作、学习能力下降。并有易烦躁,易疲劳,头晕,冷漠呆板,恶心、便秘或腹泻及神经精神功能紊乱等症状。还可出现自述心慌、气短、头晕、眼花、精力不集中等,缺铁性贫血参见有关临床课程内容。

应鉴别缺铁性贫血与其他贫血,如遗传性缺铁性贫血患者组织储存过量的铁,用铁剂治疗后铁过量储存可致疾病。

2. 铁过量　口服铁剂和输血可致铁摄入过多。急性铁中毒的局部影响为胃肠出血性坏死,全身性影响包括凝血不良、代谢性酸中毒和休克。机体内铁储存过多可致慢性铁中毒,如损伤多器官的血色素沉着症,常表现为器官纤维化,组织中含有极高浓度的铁,大部分为血铁黄素。运铁蛋白是筛查和诊断血色素沉着症的指标。铁负荷过度是指机体的铁含量增加而没有器官功能损害。

(四)营养状况评价和需要量

1. 营养状况评价　血清铁蛋白是能最早反映铁耗竭的指标,也是反映铁缺乏最灵敏的指标;运铁蛋白饱和度反映组织的铁供应,其值随血清铁含量的改变而变化,血清铁改变本身有昼夜节律性;铁缺乏达到贫血程度,血红蛋白和血细胞比容才会发生变化。

2. *需要量* 铁在体内代谢中，可被反复利用，除肠黏膜分泌和皮肤、消化系统、尿道上皮脱落损失少量外，排出铁量很少。只要从食物中吸收，加以补充，即可满足需要。但婴幼儿因生长较快，需要量相对较高，需从食物中获得铁大于成人；妇女月经期铁损失较多，为此供给量应适当增加。男子每天损失1mg，女子为0.8mg，但月经损失平均每天为1.4mg。铁吸收率<10%，成人铁供给量应>10mg/d。我国DRI建议铁每天供给量为成年男子12mg，成年女子为20mg。孕妇20～29mg、乳母为24mg。铁的NOAEL为65mg，UL为50mg。制定饮食铁参考摄入量应考虑不同饮食类型中铁的生物利用率。

3. *食物来源* 铁丰富来源为动物血、肝、大豆等；良好来源为瘦肉、鱼类、红糖、蛋黄、干果等，牛奶为贫铁食物。蛋黄铁含量较高，但其蛋黄高磷蛋白可干扰铁吸收。蔬菜中含铁量不高，油菜、苋菜、菠菜、韭菜等利用率不高。

二、碘

自然界碘分布极不均衡，海水含碘最为丰富和稳定。人体内含碘20～50mg，相当于0.5mg/kg体重，甲状腺组织内含碘最多，肌肉含量仅次于甲状腺，其他脏器也可摄取或浓集碘，但仅甲状腺才能合成甲状腺激素。甲状腺含碘占体内总碘量20%左右为8mg。甲状腺碘有三碘甲腺原氨酸（T_3）、四碘甲腺原氨酸（甲状腺素，T_4）、一碘酪氨酸（MIT）、二碘酪氨酸（DIT）、甲状腺球蛋白（PBI）及其他碘化物，其中二碘酪氨酸含量最高，甲状腺球蛋白构成储存形式的甲状腺素。血液碘主要为蛋白结合碘，也含T_3、T_4等。其中T_4占16.2%，T_3占7.6%，MIT占32.7%，DIT占33.4%，其他碘化物为16.1%。血液碘主要为蛋白结合碘（PBI）为30～60μg/L。

（一）生理作用

至今尚未发现碘独立作用，碘生理功能通过甲状腺激素完成。碘主要参与甲状腺素合成，故其生理作用也通过甲状腺素作用表现出来。甲状腺利用碘和酪氨酸合成甲状腺激素，包括T_3和T_4，主要是促进和调节代谢及生长发育。具体如下：①促进生物氧化，协调氧化磷酸化过程，调节能量转化；②促进蛋白质合成，调节蛋白质代谢；③促进糖类和脂肪代谢；④调节组织水电解质代谢；⑤促进维生素吸收和利用；⑥活化酶包括细胞色素酶系、琥珀酸氧化酶系100多种，对生物氧化和代谢都有促进作用；⑦促进神经系统发育、组织的发育和分化及蛋白质合成。

（二）吸收与代谢

消化系统、皮肤、呼吸系统及黏膜均可吸收碘。食物碘离子极易被吸收，进入胃肠后1h内大部分被吸收，3h完全吸收。有机碘在肠内降解释放为碘化物被吸收，而其他的有机碘则可能被完整地吸收。约80%甲状腺素未经变化即可吸收。吸收绝大多数有机碘在肝脱碘后以无机碘形式被吸收。钙、氟、镁阻碍碘吸收，蛋白质与能量不足也可妨碍碘吸收。吸收的碘被迅速转运至血浆，常不与血液中蛋白质结合，并遍布各组织中。仅在甲状腺部分被合成为甲状腺素，并被储存于体内唯一储存碘的器官甲状腺。

在代谢时，甲状腺素分解脱下碘，部分被重新利用，其余的绝大部分通过肾排出，部分在肝内合成甲状腺素葡萄糖酸酯或硫酸酯，随胆汁分泌进入小肠，从粪便排出体外。体内碘90%由尿排出，近10%由粪便排出，随汗液或通过呼吸排出较少。乳母乳汁排出一定量碘，含量为70～140μg/L。

（三）碘缺乏和过量

1. *碘缺乏* 机体因缺碘所导致系列障碍统称为碘缺乏病，环境缺碘是其主要原因。其临床表现取决于缺碘程度、缺碘时机体所处发育时期及机体对缺碘反应性或代偿适应能力。碘缺乏在成人可致甲状腺肿，在胎儿期和新生儿期可致克汀病。碘缺乏常具有地区性特点，故称为地方性甲状腺肿，但常不伴甲状腺功能失常。碘缺乏可因环境与食物缺碘，但并非致甲状腺肿唯一原因。

有些食物含致甲状腺肿物质，即抗甲状腺素物质，影响碘吸收利用。如十字花科植物的白菜、萝卜等食品，含有β-硫代葡萄糖苷等可影响碘利用。此外，蛋白质不足，钙、锰、氟过高或钴、铜不足对甲状腺素合成也有一定影响。碘缺乏可致甲状腺素合成和分泌不足，致垂体促甲状腺激素代偿性合成分泌增多，刺激甲状腺增生、肥大。因环境、食物缺碘，常致地方性甲状腺肿。孕妇严重缺碘，可殃及胎儿发育，使新生儿生长受影响，尤其是神经、肌肉组织，认知能力低下及胚胎期和围生期死亡率升高。其发病情况各地不同，与碘缺乏程度和时间长短有关。所发生的克汀病最为严重，表现为神经损伤为特征神经型与表现为甲状腺功能低下和甲状腺中等程度肿大为主的黏液水肿型。后者可见四肢短小、颈短，骨骼异常等。

碘缺乏地区采用碘化食盐的方法预防地方性甲状腺肿。即在食盐或食油中加入碘化物或碘酸盐予以预防。加入量可控制在1∶（2万～5万）。用碘化油，即将含碘30%～35%碘化油，用食用油稀释至6万～30万倍供食用。严重缺碘地区部分人群补碘后可发生碘性甲状腺功能亢进，为碘缺乏病表现形式之一。用碘盐防治几年后，其发病率可降至加碘前水平。

2. *碘过量* 较长时间高碘摄入可导致高碘甲状腺肿。碘过量通常发生于摄入含碘量高的食物及在治疗甲状腺肿等疾病中，使用过量碘剂时。我国河北、山东部分县、区居民，曾因饮用深层高碘水，或高碘食物造成高碘甲状腺肿。只要限制高碘食物，即可防治；如补充碘反而使病情恶化。在我国使用强化食盐防治地方性甲状腺肿大时，尚未见有碘过量甲状腺肿的报道。

（四）供给量与食物来源

碘的营养状况评价可选用垂体-甲状腺轴系激素水平检测，如促甲状腺激素、T_4、游离T_4、T_3、游离T_3及尿碘、儿童甲状腺肿大率、地方性克汀病发病率等指标或方法。

人体对碘需要量受年龄、性别、体重、发育及营养状况等因素影响。中国营养学会建议RNI每天供给量为成人为120μg，孕妇为230μg、乳母加240μg。碘NOAEL 1000μg，UL为850μg。

海产品碘含量高于陆地食物，其中海带碘含量最高，盐含碘量极微；动物性食物碘含量高于植物性食物。含碘量较高食物有海产品，如每百克干海带含碘24 000μg，干紫菜1800μg，干淡菜1000μg，干海参600μg，海盐多在30μg/kg以上。因碘是水溶性的，在食品加工时应注意保护碘，防止丢失。

三、锌

体内含锌量为2～2.5g，主要存在于肌肉、骨骼、皮肤。按单位重量含锌量计算，以视网膜、

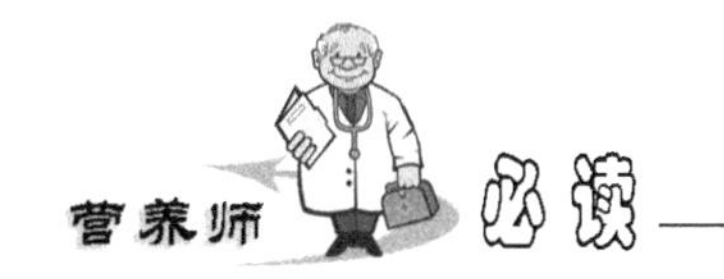

脉络膜、前列腺为最高，其次为骨骼、肌肉、皮肤、肝、肾、心、胰、脑和肾上腺等。血液中锌含量为红细胞占75%～88%，血浆12%～22%，白细胞3%。红细胞膜上锌浓度较高，大部分与红细胞结合锌存在于碳酸酐酶中及碱性磷酸酶组分存在。血浆中锌主要与蛋白质相结合，其中与清蛋白结合为60%，与α_2-巨球蛋白结合为30%，而7%左右与组氨酸、半胱氨酸结合。此外，有少部分与运铁蛋白、金属硫因（metallothioneine）及核蛋白结合，游离锌含量很低。

（一）生理作用

1. *组成酶成分或酶激活剂*　锌是人体许多重要酶组成成分，已知含锌酶有200多种，除上述外，还有乳酸脱氢酶、羧肽酶、胸腺嘧啶苷激酶等，而RNA聚合酶、DNA聚合酶呈现活性形式时也需锌参与。

2. *促进生长发育与组织再生*　锌与蛋白质及核酸的合成，细胞生长、分裂和分化等过程都有关，与生长发育有密切关系。锌是调节DNA复制、翻译和转录，RNA聚合酶活性所必需的因子，与蛋白质和核酸合成，细胞生长、分裂和分化等都有关。锌可直接参与基因表达调控而影响生长发育，对胎儿生长发育也非常重要。锌是促进性器官和性功能正常发育的必需成分。

3. *维持生物膜结构和功能*　锌可维持细胞膜稳定，减少毒素吸收和组织损伤；对生物膜的屏障功能、转运功能及与受体的结合也有重要作用。

4. *促进食欲*　锌可能通过参加构成含锌蛋白，即涎蛋白（唾液蛋白）而对味觉与食欲发生作用。

5. *促进维生素A代谢和生理作用*　锌在体内有促进视黄醛合成和构型转化；参与肝中维生素A动员，维持血浆维生素A浓度恒定，对于维持正常暗适应能力有重要作用，锌对于维持皮肤健康也是必需的因素。

6. *参与免疫功能*　锌对于保证免疫系统完整性是必需的。锌能直接影响胸腺细胞增殖，使胸腺素分泌正常，以维持细胞免疫完整性。

（二）吸收与代谢

锌主要在小肠内被吸收，然后和血浆清蛋白或运铁蛋白结合，随血液进入门静脉循环，分布于全身各器官组织。与铁吸收机制相似。锌吸收常受多种饮食成分影响，饮食蛋白质尤其是来源于动物和奶类的蛋白质对锌吸收有促进作用，而植酸、草酸、食物纤维、多酚、大豆蛋白及摄入铁、钙当量过高等对锌吸收有抑制作用。过量食物纤维及某些微量元素也会影响吸收。锌与铁比值过小，即铁过多时，可抑制锌吸收。

此外，体内锌营养状况也影响锌吸收。锌吸收率为20%～30%。小肠内吸收锌在门静脉与清蛋白结合，进入肝。进入肝静脉的锌部分被肝摄取，随后释放入血。循环血的锌进入肝外各种组织，骨骼锌不易被机体代谢利用。锌在体内代谢后，主要通过胰腺分泌排出，仅小部分从尿中排出，汗液也可排出锌。通过粪便排出的锌，其中可能包括内源锌及未吸收的饮食锌。内源锌排泄量随肠内吸收和代谢需要的平衡关系而变化。

（三）缺乏与过量

1. *锌缺乏*　表现为生长迟缓、认知行为改变等症状。生长期儿童锌缺乏最多见，常有食欲缺乏、味觉迟钝甚至丧失、皮肤创伤不易愈合、易感染、第二性征发育障碍、性功能减退（hypogonadism）、精子产生过少等症状。

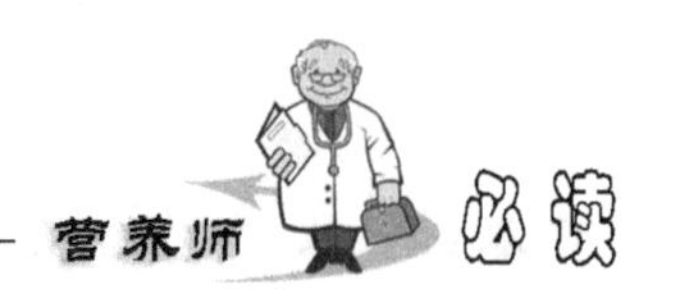

2. 锌过量 成人1次性摄入2g以上的锌可导致锌中毒，表现为上腹疼痛、腹泻、恶心、呕吐。长期补充大量锌可导致贫血、免疫功能下降、高密度脂蛋白胆固醇降低等。锌过量常致铜继发性缺乏，损害免疫器官及免疫功能和降低巨噬细胞活力，抑制趋化作用和吞噬作用及细胞杀伤能力。

3. 先天性疾病 肠源性肢端皮炎是家族遗传病，经锌治疗可得到迅速恢复，据研究认为与锌缺乏有关，由先天性锌吸收不良所致。

（四）供给量与食物来源

锌营养状况评价可用血清锌、白细胞锌、红细胞锌、发锌和唾液锌等评价锌的营养状况，也可评价酶活性、金属硫蛋白活性等功能性效果，血浆碱性磷酸酶是评价锌营养状况最常用的酶。

采用核素研究方法，发现每天需锌量为6mg，考虑到不同饮食中锌吸收率不同，其供给量也有差异。有研究报道，锌吸收率为12%～59%。美国按锌吸收率25%计算，则其锌供给量应为6×100÷40=15mg。1997年WHO按锌吸收率为20%计算，每天推荐供给量为0～12月龄为6mg，1～10岁8mg，男性10～17岁14mg，＞18岁11mg，女性10～13岁13mg，14岁以上11mg，妊娠妇女15mg，授乳妇女为27mg。锌NOAEL为30mg。我国目前最新的RNI规定18岁以上男性饮食锌推荐摄入量为12.5mg，女性7.5mg，孕妇9.5mg，乳母12mg。

锌来源广泛，但动植性食物锌含量与吸收率有很大差异。海产品、红色肉类、动物内脏是锌极好来源，干果类、谷类胚芽和麦麸也富含锌。植物性食物含锌较低，食物中大部分锌与蛋白质和核酸结合。按每100g含锌量（mg）计算，以牡蛎最高达100以上，畜禽肉及肝、蛋类2～5，鱼及其他海产品1.5左右，畜禽制品0.3～0.5，豆类及谷类1.5～2.0，而蔬菜及水果类含量较低，在1.0以下。

四、铜

体内含铜总量为50～120mg，分布于体内各器官组织中，主要分布在肝和脑中浓度最高，肝铜含量占总体铜15%，脑占10%左右，肌肉中浓度较低，但含量占全身铜总量40%。在红细胞中大部分铜存在于铜-锌超氧化物歧化酶中，血浆中绝大部分铜结合于铜蓝蛋白。肝与脾是铜的储存器官，婴幼儿肝脾铜总量相对较成人高。肝与脾是铜储存器官、婴幼儿肝脾铜总量相对较成人高。血清铜水平为10～24μmol/L，与红细胞中含量非常接近。

（一）生理作用

铜在生物组织中大部分以有机复合物形式存在，很多是金属蛋白，以酶的形式发挥功能。已知有10余种酶含铜，且都是氧化酶，如铜蓝蛋白、细胞色素氧化酶、过氧化物歧化酶、酪氨酸酶、多巴-β-羟化酶、赖氨酰氧化酶等；铜在体内也以上述酶的形式参与许多代谢。

1. 参与铁代谢，维持正常造血功能 铜参与铁代谢和红细胞生成。亚铁氧化酶Ⅰ（铜蓝蛋白）和Ⅱ催化Fe^{2+}氧化为Fe^{3+}，对于形成运铁蛋白有重要作用，故当铜缺乏时，铁吸收、转运与储存常减少。铜蓝蛋白可能与细胞色素氧化酶共同参与促进血红蛋白的合成。饮食缺铜时，血红蛋白合成减少，且影响红细胞膜功能、缩短红细胞寿命等。

2. 促进结缔组织形成，促进蛋白交联 铜主要通过赖氨酰氧化酶促进结缔组织中胶原蛋白和弹性蛋白的交联。弹性蛋白与胶原蛋白交联，依赖于赖氨酰氧化酶作用而形成的醛赖

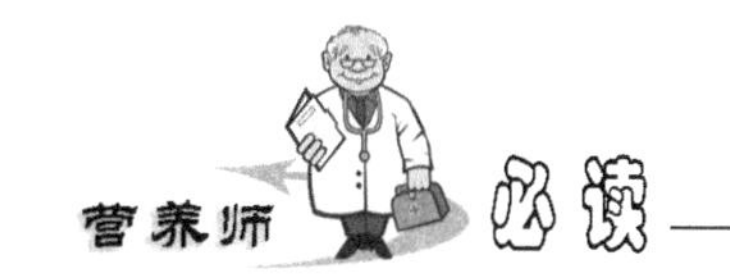

氨酸，后者是胶原交联所必需物质。当铜缺乏时，交联难以形成，影响胶原结构，导致骨骼、皮肤、血管结构改变，且易致骨骼脆性增加、血管张力减低、皮肤弹性减弱等相应改变。

3. *超氧化物转化* 铜可保护机体细胞免受超氧阴离子的损伤。铜蓝蛋白可清除自由基，并可保护不饱和脂肪酸。铜是超氧化物歧化酶（super oxide dismutase，SOD）的成分，脑铜蛋白（cerebrocuprein）、红细胞铜蛋白（erythrocuprein）和肝铜蛋白（hepatocuprein）等具有超氧化物歧化酶活力，其催化超氧离子成为氧和过氧化氢，从而保护活细胞免受毒性很强的超氧离子毒害。

4. *其他* 通过含铜酶参与维持中枢神经系统正常功能、促进黑色素形成及维护毛发正常结构。多巴胺-β-羟化酶、酪氨酸酶等含铜酶与儿茶酚胺生物合成、中枢神经系统正常功能、酪氨酸转化为多巴及黑色素都有关。

（二）吸收与代谢

铜主要在胃和小肠上部吸收，吸收率约为40%，某些饮食成分如锌、铁、钼、维生素C、蔗糖及果糖含量较高时，可干扰铜吸收。实验观察发现，当锌含量达120～240μg/g时，明显降低含铜酶活力；如服用大量维生素C（1500mg/d），连续服2个月后，在成人可出现血清铜蓝蛋白降低。

吸收后的铜，被运至肝和骨骼等脏器与组织，用以合成铜蓝蛋白和含铜酶。铜由铜蓝蛋白进行转运，谷胱甘肽可加速这种转运。机体可以金属硫蛋白络合物形式，将过多铜储存起来。胆汁排泄对机体铜平衡的调节起着重要作用。铜在体内不是储存金属，通常极易从肠内进入体内，又迅速从体内排出。虽然根据需要身体对其吸收有某种调节作用，但铜的内环境稳定，主要通过排泄作用维持。

正常人每天通过粪、尿和汗排出铜。总排出量80%左右通过胆汁、肠黏膜排出，而从尿中排出的量约为摄入量3%。

（三）缺乏与过量

1. *铜缺乏* 可发生不同程度的贫血，并可出现其他症状。血清铜、血浆铜蓝蛋白浓度、血浆铁清除率及红细胞铁吸收降低。铜普遍存在于各种天然食物中，人体通常不缺乏。但在某些情况下，中长期肠外营养时，消化系统功能失调，有腹泻、小肠吸收不良等症状时；早产儿，特别是人工喂养者可能发生铜缺乏。主要表现为皮肤、毛发脱色、精神性运动障碍、血管张力减退、红细胞形成受抑、骨质疏松等。血清铜和血浆铜蓝蛋白浓度、血浆铁清除率和红细胞铁吸收降低。

铜缺乏会降低细胞呼吸和氧化磷酸化作用能力，使细胞活性减慢；降低Cu/Zn SOD，使细胞周边不饱和脂类被氧化，增加细胞膜脆性，缩短红细胞寿命。铜缺乏还可致低血色素性小细胞性贫血。

2. *铜过量* 过量铜摄入常发生于误服大量铜盐，饮用与铜容器长时间接触的饮食，多为饮料。在这些情况下，常发生急性中毒，可致恶心、呕吐、上腹疼痛、腹泻及头痛、眩晕等，严重者可致昏迷。食用大量含铜较高食物如牡蛎、动物肝、蘑菇等，每人达2～5mg/d，尚未见有慢性中毒的征象。

3. *先天性疾病* 先天遗传性缺陷如Menke综合征和肝豆状核变性均为先天性铜代谢紊乱。Menke综合征患儿血液、肝和脑中铜含量低，但在某些组织和器官中铜积聚，补铜可有良

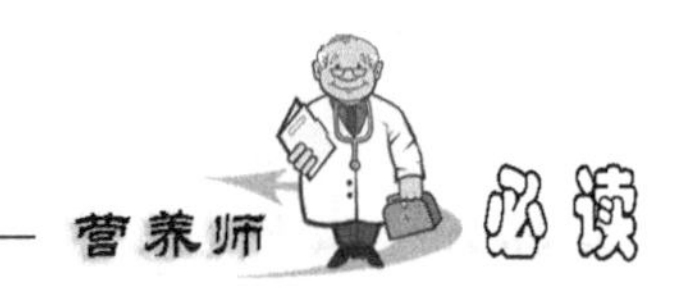

好疗效。肝豆状核变性是铜吸收异常增加，在肝及其他组织中达到毒性水平，必须减少铜摄入和增加排泄。前者补铜有良好效果，后者则是因铜吸收异常增加，必须尽量减少铜摄入和增强排泄。

（四）供给量与食物来源

WHO提出每天每千克体重铜需要量在婴幼儿为80μg，儿童为40μg，成人为30μg。AI为2.0～3.0mg，NOAEL为9mg，UL为10mg。

常用食物均含铜，含量较丰富的有肝、肾、鱼类、坚果类与干豆类，牡蛎含量特别高，绿叶蔬菜含铜量较低，牛奶含铜也低。

（五）营养状况评价与需要量

1. 营养状况评价　尚未找到简单指标足以评估铜营养状况。严重铜缺乏可用血清或血浆铜、铜蓝蛋白水平，红细胞超氧化物歧化酶活性、贫血、中性粒细胞低等指标。血清铜和血浆铜蓝蛋白水平对边缘性铜缺乏不够灵敏，且有多种情况可使其水平升高。建议多指标结合，综合评估铜营养状况。

2. 饮食参考摄入量及食物来源　我国成人铜适宜摄入量为0.8mg/d。含铜丰富食物有贝类、动物肝肾、鱼类、坚果及干豆类，牡蛎含铜量特别高。植物性食物含铜量取决于其生长的土壤的含铜量。绿叶蔬菜、牛奶含铜量低。

五、硒

硒在体内总量为14～20mg，广泛分布于所有组织和器官中，以肝、胰、肾、心、脾、牙釉质及指甲浓度较高，脂肪最低。硒蛋氨酸和硒半胱氨酸是体内硒存在主要形式。硒在体内代谢主要受饮食硒化学形式和量的影响，此外性别、年龄、健康状况及饮食是否存在如硫、重金属、维生素等也有影响。吸收部位主要在小肠，吸收率高低与硒的化学结构及溶解度有关，硒被吸收后与血浆蛋白结合，转运至各器官与组织中，大部分硒经尿排出，粪硒多为未被吸收的食物硒，呼出气和汗中排出硒极少，但硒摄入量高时，可随呼出气排出二甲基硒。

（一）生理作用

进入体内的硒绝大部分与蛋白质结合，称为硒蛋白，目前认为只有硒蛋白具有生物功能，且为机体硒营养状态所调节。

1. 构成谷胱甘肽过氧化物酶　硒是许多抗氧化酶必需组分，特别是谷胱甘肽过氧化物酶（GSH-Px）的重要组成成分，每1mol GSH-Px含4g原子硒，在体内特异地催化还原型谷胱甘肽，与过氧化物起氧化还原反应，如过氧化氢、超氧阴离子、羟自由基（羟游离基）、脂酰自由基（脂酰游离基），从而保护生物膜免受损害，维持细胞正常功能。硒可与维生素E抗氧化作用相互补充。

2. 增强免疫作用　硒几乎存在于所有免疫细胞中，补硒可明显提高机体免疫力。其机制可能是通过GSH-Px和硫氧蛋白还原酶（TR）调节免疫细胞的杀伤和保护作用。

3. 保护心血管功能　保护心血管，维护心肌健康。许多调查发现，血硒高的地区居民心血管病发病率低；动物实验证实硒对心肌纤维、小动脉及微血管结构及功能有重要作用。在我国以心肌损害为特征的克山病，缺硒是重要的发病因素。

4. 促进生长、保护视觉器官及抗肿瘤　已有实验表明，硒是生长与繁殖所必需的营养

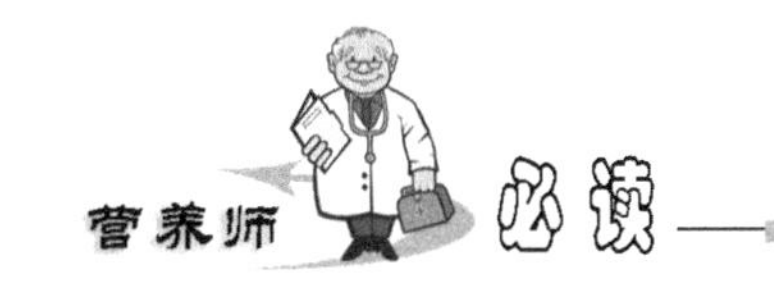

素。缺硒可致生长迟缓。白内障者及糖尿病性失明者补充硒后，视觉功能有明显改善。流行病学调查发现，硒缺乏地区肿瘤发病率明显较高。硒可通过体内代谢产物，特别是甲基化硒化合物抑制癌细胞生长，动物实验及流行病学调查表明，硒有一定程度的抗肿瘤作用。据研究，胃癌发病与缺硒有关。对硒抗肿瘤的作用，尚须继续深入研究。

5. *解毒作用* 硒能拮抗重金属的毒性，与金属有很强亲和力，在体内与重金属如汞、甲基汞、镉及铅等，结合形成金属硒蛋白复合物而解毒，并使金属排出体外。动物实验还发现硒有降低黄曲霉毒素B_1急性损伤、减轻肝中心小叶坏死的程度与死亡率。

6. *影响代谢* 硒通过脱碘酶调节甲状腺激素，影响全身的分解和合成代谢。

（二）吸收与代谢

硒在小肠吸收，无机硒与有机硒都易被吸收，其吸收率通常在50%以上。硒吸收率高低，与硒化学结构、溶解度有关。如蛋氨酸硒吸收率大于无机硒，溶解度大者吸收率也高。

硒被吸收后，通过与血浆蛋白结合，转运至各器官与组织中；代谢后大部分硒经尿排出，粪硒绝大多数为未被吸收的食物硒。少量随胆汁、胰液、肠液分泌到肠内。此外，硒也可从汗液中排出。当硒摄入量较高时，还可从肺部排出有挥发性的二甲基硒化合物。

（三）硒缺乏与过量

1. *硒缺乏* 有许多与硒缺乏相关的克山病和大骨节病报道，二者只出现在我国低硒地区内。硒缺乏已被证实是发生克山病的重要原因。克山病在我国初发生于黑龙江省克山地区，是以多发性灶状心肌坏死为主要病变的地方性心肌病，易感人群为2～6岁儿童和育龄妇女，主要表现为心脏扩大，心功能失代偿，心源性休克或心力衰竭，心律失常，心电图可见ST-T波改变，严重时可发生房室传导阻滞、期前收缩等。X线检查可见心脏扩大呈球形，生化检查可见血浆硒浓度、红细胞谷胱甘肽过氧化物酶活性下降。硒蛋白mRNA浓度也受硒缺乏影响，故也可用于评价硒缺乏严重程度。

大骨节病是地方性、多发性、变形性骨关节病，主要发生于青少年，严重影响骨发育。用亚硒酸钠和维生素E治疗儿童早期大骨节病有显著疗效，但不能有效控制大骨节病发病率。目前认为低硒是其发生的环境因素之一，另有致病因子在起主要作用。

2. *硒过量* 硒摄入过多可致中毒，主要表现为毛发变干、变脆、易断裂及脱落，其他部位如眉毛、胡须及腋毛也有上述现象。并有指甲变形、肢端麻木、抽搐，甚至偏瘫，严重者可致死亡。与水和土中硒含量过高，致粮食、蔬菜、水果中含高硒有关。

（四）营养状况评价

血小板硒、血浆硒、红细胞硒分别反映最近期、近期和远期饮食硒摄入情况，发硒和指（趾）甲硒反映较远期硒状态，测定体内硒含量包括非功能硒，是粗略的硒营养状态估计值。谷胱甘肽过氧化物酶代表硒在体内的活性形式，以其活性作为评价指标已广泛采用。与血硒相似，血小板、血浆、红细胞谷胱甘肽过氧化物酶活性分别代表最近期、近期和远期的硒状态变化。但以谷胱甘肽过氧化物酶活性作为评价指标仅适用于低于或达到正常硒水平的人群。目前尚无适用于高硒状态的灵敏评价指标，头发脱落和指甲变形是作为硒中毒的临床指标。

（五）供给量与食物来源

根据动物与人群实验结果，许多国家提出的硒供给量，我国根据饮食调查结果确定预防克山病所需的“硒最低日需要量”为19μg/d（男）、14μg/d（女），而根据血浆GSH-Px活性达最高值估计“生理需要量”为＞40μg/d。平衡试验证实，每人每天需9～80μg。1980年美国科学院曾提出成人为每人每天50～200μg。硒的NOAEL为200μg，UL为400μg。2013年中国营养学会提出RNI14岁以上为60μg。

动物的肝、肾及肉类、海产品都是硒的良好食物来源。但食物中的硒含量受当地水土中硒含量影响很大。硒蛋氨酸来自植物性食物，硒半胱氨酸来自动物性食物。食物中硒含量测定值变化很大。影响植物性食物中硒含量的主要因素是其栽种土壤中的硒含量和可被吸收利用量。即使同品种谷物或蔬菜，也可因产地不同而硒含量也不同。动物性食物的硒含量也受产地影响，但差别比植物性食物小。

六、氟

人体摄入的氟来自食物、空气、水，而食物氟及水氟含量又与土壤及氟污染密切相关。水氟与氟病关系密切。

（一）代谢

1. 吸收　氟主要在胃吸收，维生素D、钙可抑制氟吸收，低脂饮食也可使氟吸收减少。

2. 分布　氟吸收后进入血液，分布到全身。从血浆来的氟与钙化组织形成复合物。氟与骨骼形成可逆的螯合代谢池。

3. 排泄　肾是氟排泄的主要途径。肾对氟的清除率与尿液pH有直接关系，在某些情况下也与尿流速有关。影响尿液pH的因素能影响吸收氟的储留量。饮食中的蛋白质和维生素C可促进排氟。

（二）生理功能

1. 牙齿的重要成分　氟被牙釉质中的羟磷灰石吸附后，在牙齿表面形成抗酸性腐蚀的氟磷灰石保护层，有防止龋齿的作用。此外氟还可作用于致龋齿的微生物。

2. 促进骨钙磷代谢　氟能与骨盐结晶表面的离子进行交换，形成氟磷灰石而成为骨盐的组成部分。适量氟有利于钙和磷的利用及在骨骼中的沉积，可加速骨骼生长。老年人缺氟时，钙、磷的利用受到影响，可导致骨质疏松，故氟有一定预防作用。但氟可使血清钙下降，出现甲状旁腺功能亢进及形成形态异常的骨骼。

（三）缺乏及过量

1. 氟缺乏　水氟含量低地区龋齿发病率增高，缺氟还可导致老年人骨质疏松发病增加。

2. 氟过量　摄入过量的氟可导致氟中毒。氟对动物和人的毒害最灵敏部位为牙齿，可出现氟斑牙，严重者可发展成氟骨症，表现为腰腿及全身关节疼痛，关节活动受限，骨骼变形甚至瘫痪。此外还可致机体不同程度的代谢异常。

（四）饮食参考摄入量及食物来源

我国成人饮食氟的适宜摄入量为每天1.5mg。通常而言，动物性食物中氟含量高于植物性食物，海洋动物中氟含量高于淡水及陆地食物，鱼和茶叶中氟含量很高。

七、锰

人体内锰总含量200～400μmol，线粒体多的组织含锰量高，骨、肝、胰及肾中含量较高，为

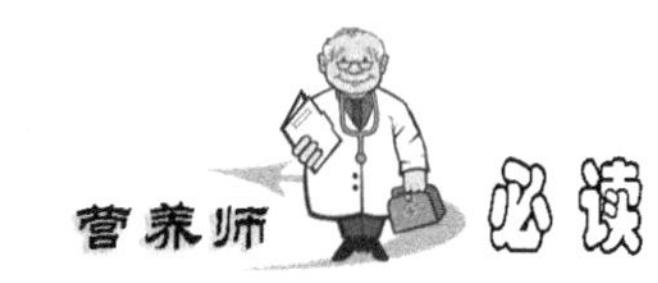

20～50nmol/g。全血和血清锰浓度分别为200mmol/L和20nmol/L。色素性结构，如视网膜等组织中含较高浓度。骨骼因组织容量大，含量占体内总量25%，乳中含量为1μmol/g。Mn^{2+}是锰在生物系统中的主要形式，含锰酶和某些由锰激活的酶中的锰大多是Mn^{2+}；锰超氧化物歧化酶中的锰为Mn^{3+}，Mn^{3+}还是锰与运铁蛋白结合的形式。

食物中的锰在小肠吸收，锰吸收率受饮食中植酸盐、食物纤维、铁、钙、磷等抑制，吸收率不高，多为2%～15%，少数达25%。铁缺乏时锰吸收率增高，反之当锰缺乏时，铁吸收率也增加。锰在体内维持内稳态的机制可能是通过控制锰的吸收。被吸收的锰经门静脉转运到肝，大部分被肝截留，小部分进入体循环被氧化成Mn^{2+}与运铁蛋白结合。吸收进入体内的锰90%以上从肠排出体外，尿中排出极少，为1%～10%。锰在体内半衰期为312d。绝大部分锰经肠排出。锰排出不受饮食锰含量和机体锰营养状况影响。

锰是精氨酸酶组成成分，也是羧化酶激活剂。参与体内脂类、糖类代谢，也是蛋白质、DNA与RNA合成所必需的物质。锰还是Mn-SOD重要成分。锰缺乏时，动物体内肝微粒体中脂类过氧化物增高。此外，许多被锰激活的酶类，如脱羧酶、羧化酶及转化酮类，常是非金属特异性的酶，在锰缺乏时，特别是Mg^{2+}常可替代Mn^{2+}起作用。

锰在体内部分作为金属酶组分，其余部分作为酶激活剂起作用，从而参与体内脂类和糖类代谢，也是蛋白质、DNA与RNA合成所必需，此外锰还参与超氧阴离子转化。含锰酶包括精氨酸酶、丙酮酸羧化酶和锰超氧化物歧化酶。由锰激活的酶包括水解酶、激酶、脱羧酶和转移酶，这些酶的金属激活作用中许多是非特异性的，其他金属离子尤其是Mg^{2+}，可替代Mn^{2+}起激活作用，只有转葡萄糖苷酶、磷酸烯醇丙酮酸羧基激酶和木糖转移酶特异性由锰激活，在骨骼形成时起重要作用。

锰缺乏或过量都可影响大脑功能。锰缺乏可致动物生长停滞、骨骼畸形、生殖功能紊乱、抽搐及运动失调。人体锰缺乏，每人每天＜350μg，可有类似症状及严重的低胆固醇血症、体重减轻、头发和指甲生长缓慢等。锰摄入过多可致中毒、损害中枢神经系统，但从食物含量通常不会致中毒。锰中毒病例多因接触锰含量过高空气所致。锰中毒可致中枢神经系统异常，严重时发生重度精神病症状，包括高激惹性、暴力行为和幻觉，称为锰狂症，进一步发展可致锥体外系永久性损害。

目前尚无可靠生物学指标进行营养评价。尿锰排出量不能反映饮食锰摄入量。锰中毒患者脑的磁共振成像（MRI）呈现明显异常，具有特异性，可用于检出锰中毒患者。

WHO1973年的报道，锰需要量成人每天摄入量为每人2.0～3.0mg/d可维持平衡，0.70mg出现负平衡。美国1989年的RDA值为每天供给婴儿0.3～1.0mg，儿童1.0～3.0mg，成人2.0～5.0mg。锰的AI值为2.5～5.0mg，NOAEL为10mg，UL为10mg。成人每天饮食参考摄入量为3.5mg。2013年中国营养学会提出AI14岁以上为4.5mg/d。

锰主要存在于植物性食物中，含量较高的有坚果、原粮、叶菜类和鲜豆类，茶叶中含量很高。肉类、蛋类、奶类、鱼类中含量较低。含锰较多食物为坚果>10μg/g，原粮>5μg/g，叶菜、茶叶、豆类为2.5μg/g左右，肉蛋奶类较低，通常为<2μg/g。

八、钴

人体内含钴量在1.0mg左右，含量最高为肝、肾和骨骼。血液钴为80～300pg/ml，血浆为

60～80pg/ml。钴在饮食中只有呈维生素B_{12}型时，才可被吸收利用；主要经肾排出。

反刍动物可利用饲料中的钴，在微生物的作用下合成维生素B_{12}，而人和单胃动物只能吸收利用活性形式的钴-维生素B_{12}或称钴胺素。钴在人体内的含量不随年龄增长而有较多储积，也不随年龄增长而减少。反刍动物摄入过量钴可致食欲缺乏，体重下降，贫血，以至死亡。贫血的原因可能是过量钴抑制铁吸收。曾用钴盐治疗贫血，剂量过高可致毒性反应，包括甲状腺增生、黏液水肿和充血性心力衰竭。活性型钴主要存在于动物性食物中。

钴在体内主要以维生素B_{12}的成分存在，表现为维生素B_{12}的作用，即与红细胞的正常成熟有关。此外，钴在体内影响甲状腺代谢，人群中发生甲状腺功能紊乱，与碘和钴含量较低及不合适比值有关。水、土壤、食物中钴含量，与该地区人畜甲状腺肿发病率呈负相关。

迄今尚未发现人体缺钴现象。钴在动物肝、肾，海产品及绿叶菜中含量较高；乳制品和精制谷类食品中，钴含量均较低。应指出，人类需要的是活性型钴，即维生素B_{12}主要存在于动物性食品中。

九、钼

钼在人体内约9mg，以肝、肾、骨骼和皮肤中含量最高，血钼水平个体间差异很大。食物钼很容易从肠吸收，吸收率25%～80%，吸收率随饮食钼水平的增加而增加。血液中钼大部分被肝、肾摄取。过多硫酸根不仅抑制钼的吸收，还降低各组织对钼的利用。钼主要从肾排出，也有部分经胆汁分泌排出。

长期肠外营养患者可出现钼缺乏，表现为烦躁不安，心动过速，呼吸急促，夜盲，甚至昏迷，生化检查可见血蛋氨酸浓度升高，尿酸浓度降低，尿中尿酸和硫酸盐排出量减少。钼过量摄入时，食物或水中含量达100～500mg/kg时，可使黄嘌呤氧化酶活力增高，致高尿酸血症，使痛风症发病率增高。摄入钼量过高会出现钼中毒，表现与铜缺乏相似，包括生长缓慢、贫血，可能是因为过多的钼干扰铜的利用。故在高钼地区人群及职业性接触钼人群中，痛风样综合征发病率高，生化检查血中钼、尿酸含量及黄嘌呤氧化酶活性都显著增高。

钼是作为酶辅助因子发挥其作用，是黄嘌呤氧化酶、醛氧化酶和亚硫酸盐氧化酶的辅基。黄嘌呤氧化酶催化次黄嘌呤转化为黄嘌呤及黄嘌呤转化为尿酸的反应；醛氧化酶催化各种嘧啶、嘌呤、蝶啶及有关化合物的氧化和解毒；亚硫酸盐氧化酶催化亚硫酸盐转化为硫酸盐的反应。催化肝铁蛋白中铁释放，加速铁进入血浆，与β-球蛋白形成运铁蛋白，使其顺利转运至肝、骨髓和其他细胞。醛氧化酶是体内有毒醛类的解毒所必需的。钼还是亚硫酸盐氧化酶成分，催化亚硫酸盐转化为硫酸盐。此外，钼还有增强氟作用的功能。可用血黄嘌呤氧化酶水平、血钼和尿钼来评价钼的营养状况。

WHO推荐钼的RDA值为2μg/kg体重，NOAEL为350μg。钼广泛分布于各种食物中，如奶类、动物内脏、干豆中。但蔬菜、水果、水产品含量较少，通常<0.1mg/kg。

十、铬

铬在体内含量为5～10mg，主要存在于骨、皮肤、脂肪、肾上腺、大脑和肌肉中。铬在人体组织中含量随年龄增长而降低。无机铬吸收率很低，通常<3%；铬与有机物结合。如啤酒酵

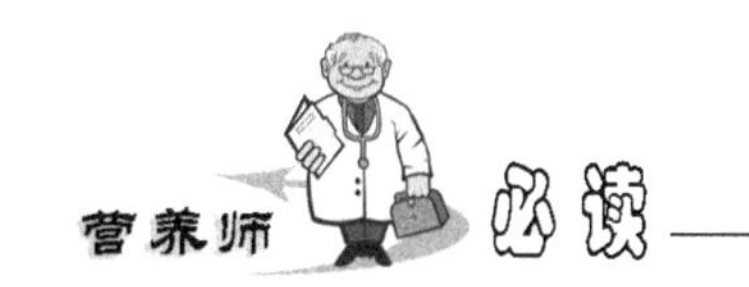

母中的“葡萄糖耐量因子”（GTF），其吸收率可提高至10%～25%。饮食中某些因素可影响其吸收率，维生素C可促进铬吸收；低浓度草酸盐，0.1mmol/L时，可使体内铬量增高。而植酸盐可明显降低其吸收。饮食中高单糖与双糖均不利于铬吸收。铬在小肠内吸收。有机铬较无机铬易于吸收。锌、铁、钒与铬存在竞争性吸收；植酸盐、高浓度单糖与双糖不利于铬吸收；维生素C、低浓度草酸盐促进铬吸收。体内铬含量随年龄增长而逐渐减少。铬代谢后主要由肾排出，少量铬经胆汁从肠排出体外，皮肤、汗腺也有少量排泄。在机体处于应激状态时，铬的排出量可显著增加。

（一）生理功能

铬在体内主要为潜在性胰岛素作用，是葡萄糖耐量因子（GTF）的重要组成成分，是三价铬、维生素PP和谷胱甘肽络合物。GTF是促进胰岛素作用的活性物质，从而影响糖类、蛋白质及脂类的代谢。增强葡萄糖的利用，使葡萄糖转变为脂肪；促进蛋白质代谢和生长发育；可能有利于血清胆固醇的内环境稳定，可降低血清总胆固醇，提高高密度脂蛋白胆固醇浓度；使DNA、RNA合成增强，与调节细胞的生长有关。

（二）缺乏症和毒性

当铬摄入不足时，可使生长迟缓、葡萄糖耐量损害，致高葡萄糖血症。以高铬酵母改善葡萄糖耐量，且对非胰岛素依赖型的糖尿病患者有效。长期接受肠外营养而未补充铬患者可出现铬缺乏症状，表现为不明原因的体重下降，外周神经炎，血浆对葡萄糖的清除受损，呼吸商降低。铬的毒性与其存在的价态有极大关系，金属铬不致中毒，六价铬毒性比三价铬高。

（三）营养状况评价和需要量

1. *营养状况评价* 检测血铬极难，且与组织中铬含量不处于平衡状态；尿铬与糖代谢密切相关；在控制良好的实验条件下，发铬可较好地反映人体铬状况。

2. *需要量* 美国营养标准推荐委员会1989年建议，每人每天适宜摄入量为50～200μg。孕妇因葡萄糖耐量明显高于其他妇女，应提高铬供给。铬安全和适宜摄入量，中国居民成年人AI为30μg。各年龄组AI按体重相应折算。NOAEL为1000μg，UL为800μg。

铬良好食物来源为肉类及整粒粮食、豆类、乳类；其中啤酒酵母、动物肝含铬量高，且铬的活性也大。蔬菜、水果的铬含量低；粮食精制加工后，铬含量明显降低；白糖铬含量低于红糖。

十一、镍

镍在体内含量为6～10mg，广泛分布于骨骼、肺、肝、肾和皮肤等器官组织中，血清镍为1.1～4.6μg/L。

镍在小肠吸收，吸收率很低，<10%，但当饮食中缺乏时，镍吸收率可明显增高；饥饿后，饮水中镍吸收率可高达50%。镍主要从粪便中排出体外，为尿中排出量的10～100倍，尿中排出量为2～20μg/d。此外，也从汗液中排出，每天2～5μg。

在体内镍构成某些金属酶辅基，可增强胰岛素作用；刺激造血功能和维持细胞膜结构。还可能与生长发育、红细胞生成、脂肪及胆固醇代谢及某些肝酶，如苹果酸盐脱氢酶活力有关。此外某些疾病，如肝硬化、慢性肾功能不全患者血清中含镍量降低。

目前尚无镍RDA值，因植物中镍含量不低，每人每天可从食物中得到100～200μg。据动物实验结果，成人每天镍需要量在25～35μg。但受妊娠、口服避孕药、铁和蛋氨酸等因素的影响。当镍摄入量超过每人250mg/d时，可发生人体中毒。

十二、其他微量元素

1. *硅*　机体内硅在表皮及结缔组织中较多。硅与黏多糖合成有关。

2. *砷*　很多疾病都曾使用砷制品进行治疗。砷可能对蛋氨酸、精氨酸的代谢，对某些酶促反应及基因表达等有不可忽视的作用。

3. *铅*　铅缺乏可致大鼠生长迟缓、肝铁储存下降、某些酶活性受抑及发生低色素小细胞性贫血。

第4章 Chapter

维 生 素

维生素是维持机体正常生理功能及细胞内特异代谢反应所必需的一类微量、低分子有机化合物。

第一节 概 述

一、维生素共同特点

虽各类维生素化学结构不同，生理功能各异，但都具有以下共同特点：①都是以其本体形式，或可被机体利用前体形式，存在于天然食物中。②大多数维生素不能在体内合成，也不能大量储存于组织中，故必须经常由食物供给。即使有些维生素，如维生素K、维生素B_6部分能由肠细菌合成，但也不能代替从食物获得。③不是构成各种组织的原料，也不提供能量。④虽每天生理需要量很少，仅以毫克（mg）或微克（μg）计算，但在调节物质代谢时，有十分重要的作用。⑤维生素常以辅酶或辅基形式参与酶的功能。⑥许多维生素具有几种结构相近、生物活性相同的化合物，如维生素A_1与维生素A_2，维生素D_2和维生素D_3，吡哆醇、吡哆醛、吡哆胺等。

二、维生素分类

维生素命名可以按字母命名，也可以按化学结构或功能命名。按化学结构或功能命名见表4-1。

根据溶解性，可将维生素分成两大类。

1. 脂溶性维生素　包括维生素A、维生素D、维生素E、维生素K，不溶于水而溶于脂肪及有机溶剂如苯、乙醚及氯仿等液中；在食物中常与脂类共存，在酸败的脂肪中容易破坏；其吸收与肠内的脂类密切相关；主要储存于肝内。如摄取过多，可致中毒，如摄入过少，可缓慢地出现缺乏症状。

2. 水溶性维生素　包括B族维生素（维生素B_1、维生素B_2、维生素PP、维生素B_6、叶酸、维生素B_{12}、泛酸、生物素等）和维生素C，与脂溶性维生素不同，水溶性维生素及其代谢产物较易

表4-1 维生素命名

字母命名	化学结构或功能命名	英文名称
维生素A	视黄醇,抗干眼病维生素	vitamine A, retinol
维生素D	钙化醇,抗佝偻病维生素	vitamine D, calciferol
维生素E	生育酚	vitamine E, tocopherol
维生素K	叶绿醌,凝血维生素	vitamine K, phylloquinone
维生素B_1	硫胺素,抗脚气病维生素	vitamine B_1, thiamin
维生素B_2	核黄素	vitamine B_2, riboflavin
维生素B_3	泛酸	vitamin B_3, pantothenic acid
维生素PP	尼克酸,抗癞皮病维生素	niacin, nicotinic acid, niacinamide
维生素B_6	吡哆醇	pyridoxine, pyridoxal, pyridoxamine
维生素M	叶酸	folacin, folic acid, folate
维生素H	生物素	vitamine H, biotin
维生素B_{12}	钴胺素,抗恶性贫血病维生素	vitamine B_{12}, cobalamin
维生素C	抗坏血酸,抗坏血病维生素	vitamine C, ascorbic acid

自尿中排出,体内无非功能性的单纯储存形式。当机体饱和后,摄入维生素必然从尿中排出;反之,若组织中维生素耗竭,则给予的维生素将大量被组织取用,故从尿中排出减少,故可利用负荷试验对水溶性维生素营养水平进行鉴定。水溶性维生素通常无毒性,但极大量摄入时,也可出现毒性;如摄入过少,则较快即出现缺乏症状。

有些化合物,其活性与维生素相似,曾被列入维生素类,通常称为类维生素,也有建议为其他微量有机营养素,如生物类黄酮、肉碱(carnitine)、辅酶Q(泛醌)、肌醇、硫辛酸、对氨基苯甲酸、乳清酸和牛磺酸(taurine)等,其中牛磺酸、肉碱在近来特别受到重视。牛磺酸在保护视网膜、心肌、促进中枢神经系统发育,增强免疫功能方面起着重要作用。牛奶中牛磺酸含量为10～30μmol/L,比人乳的260～350μmol/L少得多。肉碱在能量代谢,特别是长链脂肪酸β-氧化中起关键作用;新生儿,尤其早产儿合成肉碱能力很低,故食用配方食品的婴儿及肠外营养者,要注意补充肉碱和牛磺酸。

应注意,有些商业上所称的维生素,按其性质功能来说并不是维生素,比如临床上用于治疗溃疡的药物维生素U,实际上是*L*-蛋氨酸的衍生物,不属于营养学范围的维生素。

三、维生素缺乏

在各类营养素缺乏症中,以维生素缺乏比较多见。

1. 缺乏原因及分类　维生素缺乏常见原因:①维生素摄入量不足:因社会、经济文化及自然灾害等原因,使食物供应严重不足;因营养知识缺乏,选择食物不当;也可因食物运输、加工、烹调、储藏不当,使维生素受到破坏和丢失。②吸收利用降低:老年人牙齿的咀嚼功能及胃肠功能降低,对营养素,包括维生素的吸收利用降低;肝、胆疾病患者因胆汁分泌减少,影响脂溶性维生素的吸收,慢性胃肠炎患者对维生素吸收利用也降低;饮食成分也会影响维生素吸收利用,如饮食中脂肪过少,会减少脂溶性维生素吸收;纤维素过多,会降低营养素的吸收。③维生素需要量相对增高:因维生素需要量增多,或丢失量增加,使体内维生素需要量相对增高，如妊娠、授乳期妇女、生长发育期儿童，特殊生活及工作环境的人群，疾病恢复期患者，对维生素需要量都相对增高；长期用营养素补充剂者，对维生素需要量增加，一旦摄入量减少，也容易出现维生素缺乏症状。

按发生原因可将维生素缺乏分为原发性和继发性两种。原发性维生素缺乏是指饮食中维生素供给不足，或其生物利用率过低所致；继发性维生素缺乏是指因生理或病理原因，妨碍维生素的消化、吸收、利用，或因需要量增加，排泄或破坏增多，而致条件性维生素缺乏。

按缺乏程度又可将维生素缺乏分为临床缺乏和亚临床缺乏两种。维生素临床缺乏即维生素缺乏症，曾像瘟疫一样给人类带来灾难，常伴随着贫困、战争、传染病而发生。维生素缺乏症曾经对人类健康造成严重威胁和后果，但目前其病因已明确，这类疾病已基本得到控制。

在当前及今后相当长的时期内，亚临床维生素缺乏，也称维生素边缘缺乏（marginal deficiency），是营养缺乏的主要问题之一，亚临床营养缺乏者体内因维生素营养水平及其生理功能处于低下状态，降低机体对疾病的抵抗力，降低工作效率和生活质量。有时也可出现某些症状，如食欲差、视力降低、容易疲乏等，但因这些症状不明显、不特异，常被人们忽略，对此应有高度的警惕性。

2. 发生过程　人体维生素缺乏是渐进的过程，最初表现为组织中维生素储存量降低，然后出现有关生化指标异常，生理功能降低，继续发展下去致组织病理改变，出现临床症状和体征，最后当体内营养素，包括维生素耗竭至尽时，人的生命也行将终结。临床上常见有多种维生素混合缺乏的症状和体征。

四、维生素相互关系

应当注意维生素与其他营养素关系。高脂肪饮食会大大提高维生素B_2需要量，而高蛋白饮食则有利于维生素B_2利用和保存；因维生素B_1、维生素B_2和维生素PP与能量代谢有密切关系，所以其需要量都是随着能量需要量的增高而增加。

此外，也要注意维生素之间的关系。动物实验表明维生素E能促进维生素A在肝内储存，这可能是维生素E在肠内保护维生素A，使其免遭氧化破坏。大鼠缺乏维生素B_1时，组织中维生素B_2下降，而尿中排出量增高。

因此，各种维生素间、维生素与其他营养素之间保持平衡非常重要，如果摄入某种营养素不适当，可能导致或加剧其他营养素的代谢紊乱。

第二节　脂溶性维生素

一、维生素A

1. 概念和理化性质　维生素A类是指含有β-白芷酮环的多烯基结构，并具有视黄醇（retinol）生物活性的一大类物质。狭义的维生素A指视黄醇，广义的应包括已形成的维生素A和维生素A原。

类维生素A（retinoids）是指维生素A及其合成类似物或代谢产物，动物体内具有视黄醇生物活性功能的维生素A称为已形成的维生素A（preformed vitamine A），包括视黄醇

（retinol）、视黄醛（retinal）、视黄酸（retinoic acid）等，而4-氧视黄酸、4-羟视黄酸等是不具备视黄醇生物活性功能的类维生素A。植物中不含已形成的维生素A，黄、绿、红色植物含类胡萝卜素（carotenoids），其中有一部分在体内可转变成维生素A，这些类胡萝卜素称为维生素A原（provitamines A），如α-胡萝卜素、β-胡萝卜素、γ-胡萝卜素等。

维生素A可分为维生素A_1（视黄醇）和维生素A_2（3-脱氢视黄醇）。维生素A_1主要存在于海产鱼中，而维生素A_2主要在淡水鱼中。维生素A_2生物活性为维生素$A_1$40%，其促进大鼠生长功能比维生素A_1小，但两者生理功能相似。与视觉有关的维生素A活性形式11-顺式视黄醛，与细胞分化有关的9-顺式视黄酸属于已形成的维生素A。

目前已发现的类胡萝卜素约600种，仅约10%是维生素A原，其中最重要的为β-胡萝卜素，其常与叶绿素并存。除β-胡萝卜素外，还有α-胡萝卜素、γ-胡萝卜素和隐黄素（又名3-羟基-β-胡萝卜素，$C_{40}H_{56}O$，cryptoxanthin），也属于维生素A原；还有些类胡萝卜素，如玉米黄质（3，3′-二羟基-β-胡萝卜素，$C_{40}H_{56}O_2$，zeaxanthin）、辣椒红素（capsanthin）、叶黄素（xanthophyll）和番茄红素（lycopene），这些在体内不能分解形成维生素A。

维生素A和胡萝卜素都对酸、碱和热稳定，通常烹调和罐头加工不易破坏；但易被氧化和受紫外线破坏。当食物中含有磷脂、维生素E、维生素C和其他抗氧化剂时，视黄醇和胡萝卜素较为稳定，脂肪酸败可致其严重破坏。

2. 吸收与代谢　食物中已形成的维生素A大都以视黄基酯（retinylester）形式存在。视黄基酯和维生素A原类胡萝卜素（provitamin A carotenoids）经胃蛋白酶消化后从食物中释出，在小肠中胆汁和胰脂酶的共同作用下，其中的酯键被水解，视黄醇、胡萝卜醇和类胡萝卜素烃（hydrocarbon carotenoids）均以胶团（micelles）的形式穿过小肠绒毛吸收上皮细胞的质膜。

在小肠黏膜细胞内β-胡萝卜素-15，15′-加氧酶（β-carotene-15，15′-oxygenase）的作用下，1分子β-胡萝卜素在C15和C15′之间断裂成醛，然后被还原成醇，形成2分子维生素A，而α-胡萝卜素、γ-胡萝卜素等其他维生素A原，分解后只能形成1分子维生素A。

视黄醇进一步氧化成视黄醛，再与细胞视黄醇结合蛋白（cellular retinal binding protein Ⅱ，CRDPⅡ）结合，结合的视黄醛还原成结合的视黄醇，再重新形成视黄基酯，并与少量未经酯化的视黄醇、胡萝卜素烃和叶黄素同掺入乳糜微粒进入淋巴细胞，经胸导管进入肝。

血液循环中的维生素A主要形式是全视黄醇结合蛋白（holo-RBP），是全反式视黄醇和视黄醇结合蛋白（分子量为21 000）以1∶1比例结合的复合体。蛋白参与体内维生素A运转、生物转化，防止维生素A被氧化。

维生素A末端-CH_2OH在体内被氧化成-CHO（视黄醛）后，再继续氧化成-COOH（视黄酸）。视黄醇和视黄醛存在于食物和体内，具有同样的生物活性。9-顺式视黄醛及11-顺式视黄醛是体内主要生物活性形式。

维生素A以酯的形式储存于肝实质细胞和星状细胞。营养良好者肝内可储存维生素A总量90%以上，肾储存量约为肝的1%，眼色素上皮中也储存，是视网膜备用库。摄入的维生素A与全身储存可在2周内达到平衡。

3. 生理功能

（1）维持正常视觉：维生素A能促进视觉细胞内感光物质合成与再生，以维持正常视觉。人视网膜杆状细胞内含有感光物质视紫红质（rhodopsin，11-cis-retinal-opsin），是11-顺式视黄醛的醛基和视蛋白内赖氨酸的ε-氨基通过形成schiff碱键缩合而成。视紫红质对光敏感，当其被光照射时可致系列变化，经过各种中间构型，最后由11-顺式视黄醛转变为全反式视黄醛（all trans-retinal），同时释放出视蛋白，引发神经冲动，此时即能看见物体，这个过程称为光适应。人若进入暗处，因视紫红质消失，故不能见物，只有当足够的视紫红质再生后才能在一定光照下见物，此过程称为暗适应。暗适应快慢决定于照射光波长、强度和照射时间，同时也决定于体内维生素A营养状况。

（2）维持上皮正常生长与分化：维生素A在维持上皮正常生长与分化中，起着十分重要的作用，其中9-顺式视黄酸和全反式视黄酸，在细胞分化中的作用尤为重要。近来发现2组视黄酸受体RAR（retinoic acid receptor）和RXR（retinod X receptor），RAR受体可以和全反式或9-顺式视黄酸结合，而RXR受体只能与9-顺式视黄酸结合。在视黄酸异构体与其核受体结合后，既能刺激也能抑制基因表达，从而对细胞分化起到调控作用（表4-2）。

表4-2　不同结构维生素A生理功能

功能	视黄醇	视黄醛	视黄酸
生长	+	+	+
上皮组织	+	+	+
骨骼	+	+	+
视觉	+	+	−
生殖	+	+	−

也有体外试验证明，肝内存在1种含视黄醇-磷酸-甘露醇的糖脂，缺乏维生素A可使肝中这种糖脂量下降，说明维生素A可能通过糖基转移酶系统，发挥糖基运载或活化作用，从而影响黏膜细胞中糖蛋白的生物合成及黏膜的正常结构。

（3）促进生长发育：视黄醇和视黄酸对于胚胎发育也是必需的，视黄酸可维持动物正常生长和健康，但对生殖及视觉功能无作用。缺乏维生素A儿童生长停滞，发育迟缓，骨骼发育不良；缺乏维生素A孕妇所生的新生儿体重较轻。机制可能有两种：一是致味蕾的组织学改变，或唾液分泌减少而导致孕妇厌食；二是硫酸软骨素合成不足，影响胎儿骨骼发育。

（4）抑癌作用：维生素A或其衍生物，如5，6-环氧视黄酸、13-顺式视黄酸有抑癌防癌作用，可能因为其能促进上皮细胞正常分化，也有阻止肿瘤形成的抗启动基因活性。类胡萝卜素抑癌作用可能与其抗氧化性有关，因其能捕捉自由基（free radicals），淬灭单线氧（singleoxygen，$^{1}O_2$），提高抗氧化防卫能力。许多饮食和流行病学研究表明，高维生素A和β-胡萝卜素摄入量者，肺癌等上皮癌症危险性减少。

（5）维持机体正常免疫功能：有研究结果表明，维生素A缺乏可影响抗体生成，从而使机体抵抗力下降。

4. 缺乏与过量　维生素A缺乏已成为许多发展中国家的主要公共卫生问题。维生素A缺乏及其导致的眼干燥症（干眼病）发病率相当高，在非洲和亚洲许多发展中国家部分地区，甚至呈地方性流行。FAO/WHO于1989年报道，估计全球每年约有50万有活动性角膜损伤新病例，600万～700万无角膜损伤干眼病患者，约有60%人群血清维生素A水平低下。

婴幼儿和儿童维生素A缺乏的发生率远高于成人，这是因为孕妇血中的维生素A不易通过胎盘屏障进入胎儿，故初生儿体内维生素A储存量低。某些疾病易致维生素A缺乏，如麻疹、肺结核、肺炎、猩红热等消耗性疾病。因高热，使肝内维生素A分解加快，而食欲缺乏使维生素A摄入减少，肠吸收降低。胆囊炎、胰腺炎、肝硬化、胆管阻塞、慢性腹泻、血吸虫病等疾病及饮酒，均影响维生素A的吸收和代谢，此时也容易伴发维生素A缺乏。

维生素A缺乏最早症状是暗适应能力下降，即在黑夜或暗光下看不清物体，在弱光下视力减退，暗适应时间延长，严重者可致夜盲症（night blindness）；维生素A缺乏最明显的结果是眼干燥症，患者眼结膜和角膜上皮组织变性，泪腺分泌减少，可发生结膜皱纹，失去正常光泽、浑浊、变厚、变硬，角膜基质水肿、表面粗糙浑浊、软化、溃疡、糜烂、穿孔；患者常感眼睛干燥，畏光、流泪，发炎、疼痛，发展下去可致失明。儿童维生素A缺乏最重要的临床诊断体征是比奥斑（Bitot spots），常出现于结膜颞侧1/4处，是由脱落细胞的白色泡沫状聚积物，角化细胞取代了正常结膜上皮细胞和杯状细胞。

维生素A缺乏除眼部症状外，还会致机体不同组织上皮干燥、增生及角化，以至出现各种症状。如皮脂腺及汗腺角化，出现皮肤干燥，在毛囊周围角化过度，发生毛囊丘疹与毛发脱落，多见于上、下肢伸侧面，以后向臂部、腹部、背部、颈部蔓延；呼吸、消化、泌尿、生殖上皮细胞角化变性，完整性被破坏，容易遭受细菌侵入导致感染。特别是儿童、老年人容易致呼吸系统炎症，严重时可致死亡。此外，维生素A缺乏时，血红蛋白合成代谢障碍，免疫功能低下，儿童生长发育迟缓。

摄入大剂量维生素可致急性、慢性及致畸毒性。急性毒性产生于1次或多次连续摄入成人参考摄入量（RNI）100倍，或儿童大于其RNI20倍时，其早期症状为恶心、呕吐、头痛、眩晕、视物模糊、肌肉失调、婴儿囟门突起。当剂量很大时，可有嗜睡、厌食、少动、反复呕吐。据报道有位体重2.25kg，1个月龄男婴，在11d内接受15 000μg维生素A后中毒死亡。慢性中毒比急性中毒常见，维生素A使用剂量为其RDA10倍以上时可发生，常见症状是头痛、脱发、肝大、长骨末端外局部疼痛、肌肉僵硬、皮肤瘙痒等。动物实验证明，维生素A摄入过量可导致胚胎吸收、流产、出生缺陷。孕妇在妊娠早期每天大剂量摄入，娩出畸形儿相对危险度为25.6。摄入普通食物通常不会导致维生素A过多，绝大多数系过多摄入维生素A浓缩制剂而致，也有食用犬肝、熊肝或红色肝导致中毒的报道。

大量摄入类胡萝卜素可出现高胡萝卜素血症（hypercarotenemia），易出现类似黄疸的皮肤，但停止使用类胡萝卜素，症状会逐渐消失，未发现其他毒性。

5. 营养状况评价　维生素A营养状况可分为5类：缺乏、较少（即边缘状态）、充足、过多和中毒。充足状态指无临床体征、生化指标正常，生理功能完好，体内总储存量足以应付各种各样应激状态和短期低饮食摄入。关于缺乏和过多，前已述及，但只凭临床症状常难以确定。维生素A营养状况应根据生化指标、临床表现，结合生理情况、饮食摄入情况综合予以判定。常用的检查方法如下。

（1）血清维生素A水平：成人血清维生素A正常含量范围为1.05～3.15μmol/L（30～90μg/dl）。通常用血清维生素A含量评定维生素A营养水平并非绝对可靠。血清维生素A含量低，可以确定为维生素A缺乏；但维生素A储存降低者，血清水平也可能正常，此时不能认为维生素A营养充足。

（2）改进相对剂量反应试验：改进相对剂量反应试验（MRDR）是诊断维生素A边缘状态（marginal vitamin A status）和缺乏新方法，现已使用越来越多。让受试者按每1kg体重0.35μmol（或100μg）剂量口服3，4-二脱氢醋酸视黄酯油剂，服用后5h取血1次，所测血清脱氢视黄醇和视黄醇克分子比例，>0.06μmol提示维生素A边缘状态和缺乏，<0.03μmol表明维生素A充足。

（3）视觉暗适应功能测定：可用暗适应计测定，适用于现场调查。维生素A缺乏者，暗适应时间延长。事先让10名健康人摄入3000μg维生素A连续7d，然后测定暗适应时间，以95%上限值作为正常值。有眼部疾病、血糖过低和睡眠不足者，暗适应功能也降低，用此法检测不能真实反映其维生素A营养水平。

（4）血浆视黄醇结合蛋白：近年来认为血浆视黄醇结合蛋白含量，与血浆中视黄醇水平呈良好相关，可较好地反映人体维生素A营养水平。

（5）眼结膜印迹细胞学法：眼结膜印迹细胞学法（CIC）适用于维生素A缺乏期间的检测，在眼结膜杯状细胞（goblet cell）消失，上皮细胞变大且角化。用醋酸纤维薄膜贴于受检者球结膜上取样，然后染色、镜检。

（6）眼部症状检查：WHO将维生素A缺乏眼部症状予以分类，其中角膜干燥、溃疡、角化定为诊断维生素A缺乏有用的体征，比奥斑用于小儿。

6. 供给量及食物来源　中国营养学会DRI的RNI提出成年男性每人每天摄入维生素A 800μgRE，成年女性700μgRE。1992年全国营养调查表明，我国城乡居民视黄醇当量平均摄入量仅为476μg，其中67%左右来自植物性食物。有人建议饮食中已形成维生素A和维生素A原比例为1：2。

视黄醇当量（retinol equivalents，RE）表示饮食或食物中全部具有视黄醇活性物质，包括已形成维生素A和维生素A原总量（μg）。常用的换算关系是：

1μg视黄醇=0.0035μmol视黄醇=1μg视黄醇当量（RE）

1μgβ-胡萝卜素=0.167μg视黄醇当量

lμg其他维生素A原=0.04μg视黄醇当量

lU维生素A=0.3μg视黄醇=0.344μg醋酸维生素A酯

饮食或食物总视黄醇当量（μgRE）=视黄醇（μg）+β-胡萝卜素（μg）×0.167+其他维生素A原（μg）×0.04。

因其他维生素A原含量较低，目前在食物成分表中也不能查到，故计算出的视黄醇当量结果略低于实际值。

理论上1克分子β-胡萝卜素应转变成2克分子维生素A，其他维生素A原就克分子而言，也应1：1地转变，但因胡萝卜素吸收率远低于维生素A，仅为摄入量33%，而吸收后在体内转换成维生素A转换率为50%，故就生理活性而言，摄入6μg β-胡萝卜素才相当于1μg维生素A。

维生素A最好的来源是各种动物肝、鱼肝油、鱼卵、全奶、奶油、禽蛋等；维生素A原良好来源是深色蔬菜和水果，如冬寒菜、菠菜、苜蓿、空心菜、莴笋叶、芹菜叶、胡萝卜、豌豆苗、红心红薯、辣椒及芒果、杏子及柿子等。

除饮食来源外，维生素A补充剂也常使用，其使用剂量不高于RAI1.5倍。用量过大不仅没必要，反而可能会致中毒。

二、维生素D

1. 概念与理化性质　维生素D类是指含环戊氢烯菲环结构，并具有钙化醇生物活性的一大类物质，以维生素D_2（麦角钙化醇，ergocalciferol）及维生素D_3（胆钙化醇，cholecalciferol）

最为常见。前者是由酵母菌或麦角中麦角固醇（ergosterol）经紫外线照射后的产物，后者是从食物摄入或在体内合成胆固醇经转变为7-脱氢胆固醇储存于皮下，在紫外线照射后产生，类固醇B环中5～7位这个特定位置共轭双键，能吸收紫外线中某些波长光量子，光照启动系列复杂转化过程，随之即生成维生素D_3。

因维生素D_3在身体一定部位产生，但要运往靶器官才能发挥生理作用，故认为维生素D实质是激素。在某些特定条件下，比如工作或居住在日照不足、空气污染阻碍紫外线照射的地区，维生素D才成为真正的维生素，必须由饮食供给，故又认为维生素D_3是条件性维生素。

维生素D_3为白色晶体，溶于脂肪和脂溶剂，其化学性质比较稳定，在中性和碱性溶液中耐热，不易被氧化，但在酸性溶液中逐渐分解；故通常烹调加工不会致维生素D损失，但脂肪酸败可致维生素D破坏。过量辐射线照射，可形成具有毒性的化合物。

2. 吸收与代谢　在皮肤中，7-脱氢胆固醇经光照转变成维生素D_3，饮食中的维生素D_3在胆汁的作用下，在小肠乳化形成胶团被吸收入血。从饮食和皮肤2条途径获得维生素D_3与血浆α-球蛋白结合并被转运至肝，在肝内经维生素D_3-25-羟化酶催化生成25-OH-D_3；然后再被转运至肾，在25-（OH）D_3-1-羟化酶和25-（OH）D_3-24-羟化酶催化下，进一步被氧化成1α，25-（OH）$_2D_3$和24R，25-（OH）$_2D_3$；血液中维生素D结合蛋白（DBP，vitamine-D-binding protein）可携带这两种二羟基代谢物及其所有代谢产物，特别是1α，25-（OH）$_2D_3$；达到小肠、骨、肾等靶器官中，与靶器官的核受体和（或）膜受体结合，发生相应生物学效应，呈现各种生理作用。

动物体内维生素D营养状况，可能是1-羟化酶活性最重要决定因素。当血液循环中1α，25（OH）$_2D_3$降低时，肾合成1α，25-（OH）$_2D_3$量增加，反之，则很快减少。维生素D主要储存于脂肪组织中，其次为肝，大脑、肺、脾、骨和皮肤也有少量存在；分解代谢主要在肝，排泄主要是胆汁，是在转化为极性较强的代谢产物并结合成葡萄糖苷酸后，随胆汁排入肠内，在尿中仅排出2%～4%。

3. 生理功能　在包括人体在内的脊椎动物中维生素D基本生理功能是维持细胞内、外钙浓度，调节钙磷代谢，这主要是通过1α，25-（OH）$_2D_3$在小肠、肾、骨等靶器官实现其生理功能。

（1）促进小肠钙吸收：转运至小肠组织的1α，25-（OH）$_2D_3$先进入黏膜上皮细胞，并在该处诱发特异的钙结合蛋白质（calcium binding protein）合成。1分子钙结合蛋白质可与1个钙离子结合，故将其视为参与钙运输的载体。这种结合蛋白还可增加肠黏膜对钙的通透性，将钙主动转运透过黏膜细胞进入血液循环。

（2）促进肾小管对钙、磷重吸收：1，25-（OH）$_2D_3$对肾有直接作用，能促进肾小管对钙、磷重吸收，减少丢失。佝偻病患儿早期就是尿磷增高，血浆无机磷酸盐浓度下降，从而影响骨组织钙化。

（3）对骨细胞呈现多种作用：在血钙降低时，机体将储存在骨组织的钙和磷动员出来，进入血液，还能诱导肝细胞、单核细胞变为成熟的破骨细胞（osteoclasts），破骨细胞成熟后，即失去1，25-（OH）$_2D_3$核受体，故不再呈现生理作用。成骨细胞也有1α，25-（OH）$_2D_3$核受体，体外试验提示1，25-（OH）$_2D_3$能增加碱性磷酸酶的活性及骨钙化基因表达。

（4）调节基因转录作用：1α，25-（OH）$_2D_3$通过调节基因转录和独立的信息转导途径来启动生物学效应，已证明有30个有调节基因转录作用的维生素D核受体靶器官，包括肠、肾、骨、胰、垂体、乳腺、胎盘、造血组织、皮肤及各种来源的癌细胞等。

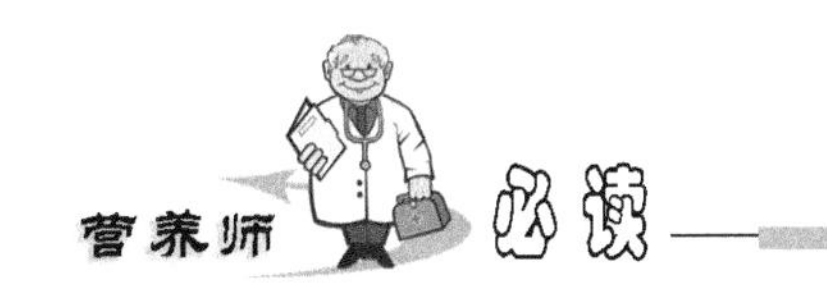

国外已在临床使用1α,25-（OH）$_2$D$_3$及其相关类似物治疗肾性骨质营养不良、骨质疏松、牛皮癣及甲状旁腺功能低下。近期研究表明，1α,25-（OH）$_2$D$_3$可抑制许多肿瘤细胞的增生和末期分化，如白血病、乳腺癌、前列腺癌、直肠癌等，并将其作为免疫抑制剂。

（5）通过维生素D内分泌系统调节血钙平衡：目前已确认存在维生素D内分泌系统，其主要调节因子是1α,25-（OH）$_2$D$_3$、甲状旁腺激素及血清钙和磷的浓度。1,25-（OH）$_2$D$_3$是受低血钙所致的甲状旁腺激素上升刺激而产生，肾将25-（OH）-D$_3$羟化为24R,25-（OH）$_2$D$_3$的过程是受高血钙所致的甲状旁腺激素下降刺激而产生。这两种形式维生素D$_3$与甲状旁腺激素、降钙素在调节钙代谢上起重要作用。当血钙降低时，甲状旁腺激素升高，1,25-（OH）$_2$D$_3$增多，通过对小肠、肾、骨等靶器官作用，以增高血钙水平；当血钙过高时，甲状旁腺激素下降，降钙素产生增加，尿中钙、磷排出量增加。

4. 缺乏症与过多症　维生素D缺乏导致肠吸收钙和磷减少，肾小管对钙和磷重吸收减少，影响骨钙化，造成骨骼和牙齿矿化异常；缺乏维生素D$_3$对婴儿将致佝偻病（rickets）；对成人，尤其是孕妇、乳母和老年人，可使已成熟骨骼脱钙，而发生骨质软化症（osteomalacia）和骨质疏松症（osteoporosis）。

（1）佝偻病：维生素D缺乏时，因骨骼不能正常钙化，易致骨骼变软和弯曲变形，如幼儿刚学会走路时，身体重量使下肢骨弯曲，形成“X”或“O”形腿；胸骨外凸为鸡胸，肋骨与肋软骨连接处形成的肋骨串珠。囟门闭合延迟、骨盆变窄和脊柱弯曲。因腹部肌肉发育不好，使腹部明显膨出。出牙推迟，恒牙稀疏、凹陷，易发生龋齿。佝偻病发病程度各地不一，我国北方较南方高，似与婴幼儿日照不足有关。17～19世纪欧洲和北美工业化革命期间，佝偻病曾在住房拥挤、空气污染严重的城市流行。

（2）骨质软化症：成人，尤其是孕妇、乳母和老年人在缺乏维生素D和钙、磷时，容易发生骨质软化症。主要表现骨质软化，容易变形，孕妇骨盆变形可致难产。在17～19世纪，英国孕妇因维生素D缺乏，致骨质软化症使母婴死亡率增高，一度曾流行使用剖宫产手术。

（3）骨质疏松症：老年人因肝肾功能降低、胃肠吸收欠佳、户外活动减少，故体内维生素D水平常低于年轻人；骨质疏松症及其致的骨折是威胁老年人健康的主要疾病之一。如给某养老院1634名妇女每天补充1.2g元素钙和20μg维生素D，18个月后骨折率下降50%，骨密度上升2.6%，而服安慰剂1636名对照组妇女骨密度下降4.6%。

（4）手足痉挛症：缺乏维生素D、钙吸收不足、甲状旁腺功能失调，或其他原因致血清钙降低时可致痉挛。表现为肌肉痉挛、小腿抽筋、惊厥等。

过量摄入维生素D也可致维生素D过多症。维生素D$_3$中毒剂量虽然尚未确定，但有报道幼童每天摄入维生素D$_3$仅45μg（1800U），即出现维生素D过多症症状。某些病例维生素D中毒量仅为RDA 5倍，表现为食欲缺乏、体重减轻、恶心、呕吐、腹泻、头痛、多尿、烦渴、发热；血清钙磷增高，以至发展成动脉、心肌、肺、肾、气管等软组织转移性钙化和肾结石。1996年某地193名婴儿给予维生素D$_3$针剂，每周1次，每次1支（7500μg或15 000μg），其中187名确诊为维生素D$_3$中毒，出现腕关节X线改变、肾钙质沉着及颅脑CT改变等异常。维生素D中毒后，首先应停服，限制钙摄入，重症者可静脉注射乙二胺四乙酸（EDTA），促使钙排出。

5. 营养状况评价　25-OH-D$_3$是维生素D$_3$在血液中主要存在形式，其正常值为20～150nmol/L（8～60ng/ml），如低于20nmol/L则为明显的维生素D缺乏。尽管有报道正常值上限为150nmol/L，但救生员整个夏天接触日光，其血中25-OH-D_3浓度达到250nmol/L（100ng/ml）也是正常的。血中25-OH-D_3半衰期是21d，可特异性反映人体数周到数月内维生素D储存情况。目前多用高效液相色谱法测定血浆25-OH-D_3，结果准确可靠。

另外，血清1α，25-（OH）$_2D_3$也可用竞争受体结合试验（competitive receptor binding assay）进行测定，其半衰期是4～6h，正常值为38～144pmol/L（16～60pg/ml）。

血清钙磷乘积、血清碱性磷酸酶活性也被用于判定佝偻病。因受众多因素影响，没有被作为判定维生素D营养状况的良好指标。

6．供给量和来源　维生素D供给量必须与钙、磷供给量同时考虑。在钙、磷供给量充足时，中国营养学会2013年RDA中推荐儿童、少年、孕妇、乳母、维生素D供给量均是每人每天为10μg，60岁以上15mg。

维生素D的数量可用U或μg表示，其换算关系是：

1U维生素D_3=0.025μg维生素D_3

经常晒太阳是人体廉价获得充足有效的维生素D_3最好来源，在阳光不足或空气污染严重地区，可用紫外线灯做预防性照射。成年人只要经常接触阳光，在日常饮食条件下，不会发生维生素D缺乏病。

维生素D主要存在于海水鱼，如沙丁鱼、鲨鱼，动物肝、蛋黄等动物性食品及鱼肝油制剂中。我国不少地区使用维生素A、维生素D强化牛奶，使维生素D缺乏症得到有效控制。

用维生素D强化食品时，应十分慎重。19世纪30年代初，曾用含维生素$D_3$10μg/quart（1quart=1.14L）的强化牛奶作为治疗措施，消除存在于美国等国家严重危害健康的佝偻病。但第二次世界大战期间，英国在儿童牛奶中维生素D强化量增加5～10倍，结果在20世纪40～50年代出现血钙过多症（hypercalcemia）流行。现美国婴儿食品对维生素D强化剂量，现已又回到原来的10μg/quart。

三、维生素E

1．概念与理化性质　维生素E类是指含苯并二氢吡喃结构、具有α-生育酚生物活性的一类物质。目前已知有4种生育酚（tocopherols，即α-T，β-T，γ-T，δ-T）和4种生育三烯酚（tocotrienols，即α-TT，β-TT，γ-TT，δ-TT），其中α-生育酚的生物活性最高，故通常以α-生育酚作为维生素E代表进行研究。

α-生育酚是黄色油状液体，溶于乙醇、脂肪和脂溶剂，对热及酸稳定，对碱不稳定，对氧十分敏感，油脂酸败加速维生素E破坏。食物中维生素E在烹调时损失不大，但油炸时维生素E活性明显降低。

2．吸收与代谢　饮食维生素E主要由α-生育酚和γ-生育酚组成，20%～25%可被吸收。维生素E酯先经胰脂酶和肠黏膜酯酶水解，然后才被吸收。游离的α-生育酚、γ-生育酚与饮食脂肪的消化产物及由肠细胞产生的载脂蛋白掺入乳糜微粒，经胸导管进入体循环。当乳糜微粒在血液循环中为脂蛋白酯酶水解后，维生素E可能被释放进入组织，或转移到高密度脂蛋白，但大部分被吸收的维生素E存在于乳糜微粒回到肝，为肝细胞所摄取。

因生育酚溶解于脂质且由脂蛋白转运，所以血浆生育酚浓度与血浆总脂浓度间有很强相关性，但与血浆总胆固醇相关较差，故有人提出在评价维生素E营养状况，尤其是高脂血症患

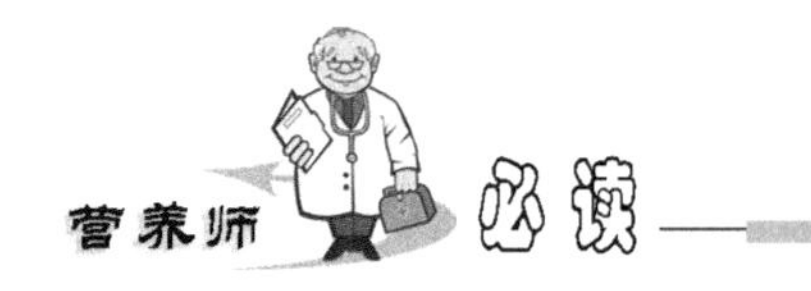

者，应结合血浆总脂水平来考虑。

因肝有迅速更新维生素E储存功能，故维生素E在肝储存不多，主要储存在脂肪组织。维生素E几乎只存在于脂肪细胞的脂肪滴及所有细胞膜和血液循环脂蛋白中。

3. 生理功能

（1）抗氧化作用：维生素E是高效抗氧化剂，在体内保护细胞免受自由基损害。维生素E与超氧化物歧化酶（superoxide dismutase，SOD）、谷胱甘肽过氧化物酶（glutathione peroxidase，GP）共同构成体内抗氧化系统，保护生物膜，包括细胞膜、细胞器膜上多烯脂肪酸、细胞骨架及其他蛋白质的巯基免受自由基攻击。维生素E缺乏可使细胞抗氧化功能发生障碍，致细胞损伤，此功能与抗动脉硬化、抗癌，改善免疫功能及延续衰老等过程有关。

在非酶抗氧化系统中，维生素E是重要的抗氧化剂，其他还有类胡萝卜素、维生素C、硒和谷胱甘肽等。生育酚分子与自由基反应后，可生成生育酚羟自由基（tocopheroxyl radical），此化合物又可被维生素C、谷胱甘肽及辅酶Q重新还原成生育酚。

（2）促进蛋白质更新合成：维生素E可促进RNA更新蛋白质合成，促进某些酶蛋白合成，降低分解代谢酶，如DNA酶、RNA酶、肌酸激酶等活性，再加上清除自由基能力，使其总效果表现为促进人体正常代谢，增强机体耐力，维持骨骼肌、心肌、平滑肌、外周血管系统、中枢神经系统及视网膜正常结构和功能。

（3）预防衰老：随着年龄增长体内脂褐质（lipofuscin）不断增加，脂褐质俗称老年斑，是细胞内某些成分被氧化分解后的沉积物。补充维生素E可减少脂褐质形成，改善皮肤弹性，使性腺萎缩减轻，提高免疫能力，故维生素E预防衰老的作用日益受到重视。

（4）与动物生殖功能和精子生成有关：维生素E缺乏时，可出现睾丸萎缩及其上皮变性、生育异常。但人类尚未发现有因维生素E缺乏而致不育症，不过临床常用维生素E治疗先兆性流产和习惯性流产。

（5）调节血小板黏附力和聚集作用：维生素E缺乏时，血小板聚集和凝血作用增强，增加心肌梗死及脑卒中危险性。因维生素E抑制磷脂酶A_2活性，减少血小板血栓素A_2释放，从而抑制血小板聚集。

4. 缺乏症与过多症　长期缺乏者血浆中维生素E浓度可降低，红细胞膜受损，出现溶血性贫血，给予维生素E治疗可望治愈。

实验动物缺乏维生素E时，出现氧化磷酸化障碍，耗氧量增加，氧利用效率降低。肌肉中乳酸脱氢酶（LDH）、谷草转氨酶（GOT）、磷酸化酶激酶（PK）活性降低，而血浆中这些酶却增加。这时可出现肌肉营养障碍，组织发生退行性病变、心血管系统损害、中枢神经系统变性。最近学者们关注正常偏低维生素E营养状况，对动脉粥样硬化，癌症如肺癌、乳腺癌，白内障及其他老年退行性病变危险性的影响。流行病学研究表明，低维生素E及其他抗氧化剂营养状况，可能增加上述疾病危险性。欧洲10个国家16个中心参加WHO MONICA流行病学研究中，60%以上研究结果表明，低血浆维生素E水平与高心脏病死亡率有关。临床上有人用维生素E治疗心绞痛，可使症状减轻或消失。

在脂溶性维生素中，维生素E毒性相对较小。在动物实验中，大剂量维生素E可抑制生长，干扰甲状腺功能及血液凝固，使肝中脂类增加。有证据表明长期每天摄入600mg以上的维生素E，有可能出现中毒症状，如视物模糊、头痛和极度疲乏等。目前有许多人自行补充维生素

E,每天摄入量以不超过400mg为宜。

5. 营养状况评价

（1）血清维生素E水平：用血清或血浆α-生育酚浓度，可直接反映人体维生素E储存情况。分析方法多用高效液相色谱法。健康成人若其血脂值正常，则血浆α-生育酚范围为12～46μmol/L（5～20μg/L），儿童与婴儿较成年人低。尤其是早产儿，其血脂值低，血清α-生育酚浓度仅为成人50%。因血浆生育酚浓度与血浆总脂浓度密切相关，当血脂低时，血清α-生育酚水平也低，但维生素E可能不缺乏；当血脂高时，如血清α-生育酚水平在正常范围内，但实际上维生素E可能缺乏，故建议用每1克总血脂中α-生育酚含量进行评价。

（2）红细胞溶血试验：红细胞与2%～2.4%H_2O_2溶液保温后出现溶血，测得血红蛋白量（H_1）占红细胞与蒸馏水保温后测得血红蛋白量（H_2）百分比值，可反映维生素E营养状况。维生素E水平偏低者比值为10%～20%，缺乏者>20%。当维生素E缺乏时，红细胞膜上部分脂质失去抗氧化剂保护作用，红细胞膜完整性受到破坏，对H_2O_2溶血作用耐受能力下降。

6. 供给量和来源　中国营养学会2013年制定DRIs中的RNI建议每天维生素E供给量较原来的RDA有所提高，成人每天维生素E参考摄入量为14mg。当多不饱和脂肪酸摄入量增多时，应适当增加维生素E摄入量，通常每摄入1g多不饱和脂肪酸，应摄入0.4mg维生素E。

4种生育酚中以α-生育酚含量最多，约占90%，活性最高；α-生育酚有2个来源，即来自食物的d-α-生育酚（IUPAC命名为RRR-α生育酚）和人工合成d1-α-生育酚，化学名为全消旋α-生育酚或all-rac-α-生育酚，人工合成d1-α-生育酚活性相当于天然d-α-生育酚活性74%。如果将α-生育酚生物活性定为100，则β-生育酚相对活性为25～50；γ-生育酚为10～35；所有生育三烯酚为30。饮食总维生素E活性以α-生育酚当量（α-tocopherol equivalences，α-TEs，mg）表示，规定1mg α-TE相当于1mg RRR-α-生育酚（d-α-生育酚）活性。饮食中总α-TE（mg）=d-α-T（mg）+0.5 β-T（mg）+0.1γ-T（mg）+0.3TT（mg）+0.74d1-α-T（mg）。

1个国际单位（U）维生素E定义是1mg d1-α-生育酚乙酸酯活性，换算关系如下：

1mg d-α-生育酚=1.49U维生素E

1mg d-α-生育酚乙酸酯=1.36U维生素E

1mg d1-α-生育酚=1.1U维生素E

1mg d1-α-生育酚乙酸酯=1.0U维生素E

1U维生素E=0.67mg d-α-生育酚=0.74mg d-α-生育酚乙酸酯
=0.91mg d1-α-生育酚=1mg d1-α-生育酚乙酸酯

维生素E在自然界分布甚广，通常不会缺乏，维生素E含量丰富的食品有植物油、麦胚、硬果、种子类、豆类及其他谷类；蛋类，鸡、鸭肫，绿叶蔬菜也含有一定数量；肉类、鱼类等动物性食品，水果及其他蔬菜含量很少。

四、维生素K

1. 理化性质　维生素K是含有2-甲基-1，4-萘醌基团的一组化合物。甲萘醌为合成的不含侧链化合物，呈脂溶性，衍生物可以溶于水。植物来源维生素K为叶绿醌（phylloquinone，K_1），是人类食物中维生素K主要来源。细菌来源为甲萘醌类（menaquinones，K_2，MK-n）。动物组织既含有叶绿醌又含有甲萘醌，其水溶性衍生物在肝甲基化，形成人体内具有生物活性的MK-4。

2. 代谢　维生素K40%～70%经十二指肠和回肠吸收，与其他脂溶性维生素一样，影响饮食脂肪吸收因素可影响其吸收，吸收过程也依赖于胆汁和胰液的正常分泌。

吸收的维生素K主要经乳糜微粒经淋巴液转运至肝，有研究表明，载脂蛋白E的功能变化可以影响吸收过程。肝对叶绿醌和甲萘醌进行浓缩，前者的转换率明显高于后者。人类维生素K储存很少、更新很快，肝储存的维生素K占叶绿醌10%和各种甲萘醌90%。在细胞内，维生素K主要在膜上，尤其是内质网和线粒体膜上。吸收的维生素K有30%～40%经胆汁排到粪便中，约15%维生素K以水溶性代谢产物的形式排到尿中。甲萘醌可以在肠内由细菌合成，其合成量目前认为仅能供给人体需要量的很少一部分。

3. 生理功能及缺乏症　维生素K的生理功能主要为凝血功能和骨钙代谢。在凝血机制中，维生素K目前已知生化作用是参与蛋白质翻译后修饰的羧化反应，此维生素K依赖反应过程存在于许多组织中，如肝、肾、骨骼、软骨、动脉粥样硬化斑块及各种软组织等。作为维生素K依赖羧化酶的辅酶，在将蛋白质分子中的谷氨酸羧化成γ-羧基谷氨酸残基时转移谷氨酸γ位氢原子，反应产物γ-羧基谷氨酸残基有高特异的钙结合活性。此反应所涉及的蛋白质包括凝血酶原（凝血因子Ⅱ）及凝血因子Ⅶ、Ⅸ、Ⅹ，蛋白C、S、Z和骨钙素等。凝血因子在羧化反应以后具有钙的结合能力，才能启动。缺乏维生素K时，组织仍能合成这些蛋白，但因缺乏γ-羧基谷氨酸残基，合成蛋白分子无钙结合功能，并发生凝血障碍。

骨钙素主要在成骨细胞中合成，生理功能与骨矿化作用有密切关系。老年妇女骨折发生率与血维生素K水平呈负相关；所做骨密度检查可见骨密度值与血维生素K水平呈正相关，而与血浆未羧化骨钙素水平呈负相关。血浆未羧化骨钙素水平的升高可使骨折的相对危险度增加。有些动物研究注意到维生素K补充可以增加钙储留、减少尿钙分泌量。还有资料显示维生素K可以抑制前列腺素E_2和IL-6的合成，从而抑制其刺激骨重吸收的作用。

维生素K缺乏致凝血功能异常和出血型疾病，在健康人群中不常见。因为人奶中维生素K含量相对低，仅为2μg/L，所以吃奶婴儿每天仅摄入维生素K1μg左右，明显达不到其生理需要，故母乳维生素K含量偏低和新生儿胃肠功能不全，可以造成新生儿维生素K缺乏，据报道是致小儿颅内出血的重要原因。在成人，慢性胃肠疾病、控制饮食和长期服用抗生素等情况时，也可造成维生素K缺乏，发生凝血功能障碍。

4. 食物来源与摄入量　每100克绿叶蔬菜可提供50～800μg/100g维生素K，显然是最好的食物来源。较少量维生素K，含量为1～50μg/100g的食物有牛奶、奶制品、肉类、蛋类、谷类、水果和其他蔬菜等。目前认为，十二指肠和回肠的细菌菌丛合成的维生素K不是人体需要的主要来源。成人饮食参考摄入量为80μg/d。

第三节　水溶性维生素

一、维生素C

1. 理化性质　维生素C又名抗坏血酸（ascorbic acid），为含六碳的α-酮基内酯弱酸，带有明显酸味。纯净维生素C为白色结晶，分子量179.1，熔点190～192℃，极易溶于水，微溶于乙

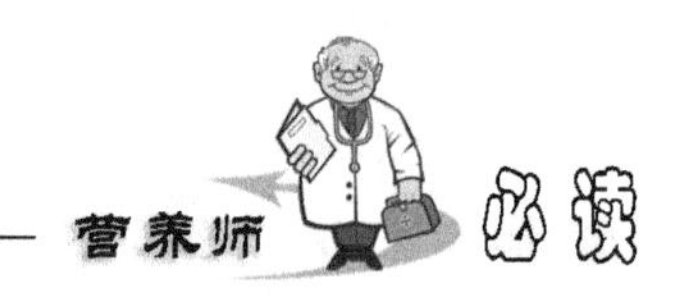

醇，不溶于非极性有机溶剂。维生素C水溶液不稳定，有氧存在或碱性环境中极易氧化，还原型维生素C被氧化成脱氢型维生素C。若进一步氧化或水解，其环状结构断裂为二酮古洛糖酸（diketogulonic acid）时，便丧失维生素C活性。铜、铁等金属离子可促进上述的反应过程，故有二价铜离子、三价铁离子存在时可加速维生素C破坏。

2. 吸收转运和代谢　维生素C在小肠被吸收，绝大多数在小肠远端由钠依赖主动转运系统吸收；而由被动简单扩散吸收数量较少。当每天摄入量不足100mg时，吸收率为80%～90%，吸收率随摄入量的增加而降低。

血浆维生素C水平受肾清除率的限制，肾小管对维生素C最大排出能力（Tm）即肾阈值（renal threshold）为85μmol/L，故血浆维生素C最高浓度不会超过此值。维生素C可以逆浓度梯度转运至许多组织细胞中，并在其中形成高浓度积累。不同组织积累浓度相差甚大，以垂体、肾上腺等器官组织和血液白细胞及血小板维生素C浓度（均以mmol/L计）最高，为血浆维生素C 80倍以上，肝、肾、心肌、胰等组织含量也相当高。

维生素C在组织细胞中累积至少有两种截然不同机制。即还原型维生素C和脱氢型维生素C转运。前者依赖于浓度、钠离子和能量，并呈现可饱和动力学作用，是维生素C主要转运形式，其转运速率至少比脱氢型维生素C高10倍。后者则通过1个或几个葡萄糖转运蛋白来实现，并在细胞内立即还原为维生素C，还原反应时需谷氧还原蛋白（glutaredoxin）参与。

维生素C从尿中排出除还原型之外，还有多种代谢产物，包括二酮古洛糖酸、维生素C-2硫酸酯、草酸盐及2-O-甲基-维生素C等。

3. 生理功能　维生素C在体内可进行可逆氧化，形成L-维生素C阴离子、半脱氢维生素C或维生素C自由基及脱氢维生素C。维生素C氧化还原特性决定其为电子供体。维生素C所有生理功能几乎都是与其这一特性相关。

首先是作为酶辅助因子或酶底物参与多种重要生物合成过程，包括胶原蛋白、肉碱，某些神经递质和肽激素合成及酪氨酸代谢等，从而发挥重要生理功能。目前已知至少有8种酶保持高度活性需要维生素C，见表4-3。

表4-3　维生素C与酶功能

酶名称	功能
脯氨酸羟化酶	胶原合成
原胶原-脯氨酸2-氧代戊二酸-3-二氧酶	胶原合成
赖氨酸羟化酶	胶原合成
4-羟基丙酮酸二氧酶	酪氨酸代谢
γ-三甲铵丁内酯2-氧代戊二酸4-二氧酶	肉碱合成
三甲基赖氨酸2-氧代戊二酸二氧酶	肉碱合成
多巴胺β-单氧酶	儿茶酚胺合成
肽酰甘氨酸α-酰氨化单氧酶	肽激素酰胺化

前4种酶有含铁活性位点，后4种有含铜活性位点，维生素C对其保持还原状态是必需的。其次，维生素C作为抗氧化剂可清除O_2^-、OCl_3^-、OH^+、NO^+、NO_2^+等自由基，在保护DNA、蛋白质和膜结构免遭损伤起重要作用。此外，在铁吸收、转运和储备，叶酸转变为四氢叶酸，胆固醇转变为胆酸，从而降低血胆固醇含量等方面均发挥重要作用。

4. 缺乏与过量　与多数哺乳动物不同的是人类和灵长类动物，缺乏古洛糖酸内酯氧化酶，不能合成维生素C，故人体所需维生素C必须从食物中摄取。

维生素C严重摄入不足可致维生素C缺乏症即坏血病（scurvy），临床症状早期表现为疲劳、倦怠、皮肤出现瘀点或瘀斑、毛囊过度角化，其中毛囊周围轮状出血（perfollicuar haemorrhage）具有特异性，常出现在臀部和下肢。继而出现牙龈肿胀出血，球结膜出血，机体抵抗力下降，伤口愈合迟缓，关节疼痛及关节腔积液，同时也可伴有干燥综合征、轻度贫血及多疑、抑郁等神经系统症状。

维生素C毒性很低。但1次口服数克时可能会出现腹泻、腹胀；患有草酸结石患者，摄入量≥500mg/d时，尿中草酸盐排泄增加，患尿路结石的危险性也相应增加；患有葡萄糖-6-磷酸脱氢酶缺乏患者，接受大量维生素C静脉注射后或1次口服≥6g时，可能发生溶血。

5. 营养状况评价

（1）负荷试验：与其他水溶性维生素相似，维生素C在体内没有特殊储备组织和器官。当机体处于缺乏状态下，1次摄入大剂量时将首先满足机体需要，尿中排出量相对较少。反之，如果营养状态良好，则尿排出量多，故可用负荷试验结果对机体营养状况作出评价。方法是让受试者口服维生素C 500mg，收集4h尿测定维生素C排出总量。若大于10mg为正常，小于3mg为缺乏。

（2）血浆维生素C含量：吸收后维生素C与体池迅速达到平衡，所以测定血浆或血清维生素C含量是评价机体营养状况常用方法。血浆维生素C饱和浓度为85μmol/L；每天摄入维生素C 60～75mg的正常成人，其血浆维生素C浓度在34～43μmol/L，当浓度降至11～17μmol/L时，可认为有维生素C摄入不足。

（3）白细胞中维生素C浓度：可反映机体储存水平，降至114μmol/L时，可以认为有维生素C储存不足。但此指标操作烦琐，且易造成分析误差，故不常用。

6. 供给量和食物来源　制定维生素C供给量，主要基于以下3个因素，即可以治疗和预防维生素C缺乏症，补偿机体代谢消耗及保持机体适宜储备。成年男子平均体池量为1.2～2.0g，平均代谢损耗率为3%～4%，每天摄入60mg维生素C，可保持适宜体池量，并在完全停止摄入维生素C时可提供数周边缘安全性。我国营养学会2013年推荐成人维生素C RNI为100mg，安全摄入量上限为1000mg/d。最近，美国食物和营养委员会（FNB）提出新的概念安全摄入量上限。1996年国际生命科学会（International Life Science Institute，ILSI）根据维生素C药动学研究结果，提出RDA应为200mg/d，安全摄入量上限为1000mg/d。吸烟者对维生素C需要量比不吸烟者高40%，某些药物如阿司匹林和避孕药及心理紧张和高温环境，都可能使机体维生素C对需要量增加。

维生素C主要存在蔬菜和水果中，植物种子（粮谷、豆类）不含维生素C，动物性食物除肝、肾、血液外含量甚微。蔬菜柿子椒、番茄、菜花及各种深色叶菜类，水果柑橘、柠檬、青枣、山楂、猕猴桃等，维生素C含量很丰富。

二、维生素B_1

1. 理化性质　维生素B_1又称硫胺素，是人类发现最早的维生素之一。1926年分离成功，1936年人工合成维生素B_1，并公布其结构。维生素B_1分子是由1个嘧啶环和1个噻唑环，通过亚甲基桥连接而成。维生素B_1略带酵母气味，易溶于水，微溶于乙醇。以盐酸盐和硝酸盐形式，在干燥和酸性溶液中均稳定；在碱性环境，特别在加热时加速分解破坏。维生素B_1对亚硫酸盐极为敏感，在有亚硫酸盐存在时，迅速分解成嘧啶和噻唑，并丧失其活性。

某些食物成分中含有抗维生素B_1因子，如鱼类肠腔及蕨类植物维生素B_1酶可通过氨基或巯基化合物，与亚甲基发生置换反应而使维生素B_1分子断裂。另外，某些蔬菜、水果，如红色甘蓝、黑加仑等及茶和咖啡含有多羟基酚类物质，可通过氧化还原反应使维生素B_1失活。长期大量食用此类食物可能会出现维生素B_1缺乏。

2. 吸收、转运和代谢　维生素B_1吸收主要在空肠，在低浓度2μmol/L时，主要靠由载体介导的主动转运系统，吸收过程需有Na^+存在，并消耗ATP。在高浓度时可由被动扩散吸收，但效率很低，1次口服2.5～5.0mg，大部分不能被吸收。吸收后维生素B_1在空肠黏膜细胞内，经磷酸化作用转变成焦磷酸酯，血液中主要以焦磷酸酯形式由红细胞完成体内转运。维生素B_1以不同形式存在于各种组织细胞内，以脑组织为例，硫胺素焦磷酸酯（TPP）为79%，硫胺素单磷酸酯（TMP）为11%，硫胺素三磷酸酯（TTP）、游离维生素B_1约各占5%。在其他组织中分布情况与脑组织相似。

成人体内维生素B_1总量约为30mg。各组织器官中含量水平不同，以肝、肾、心脏为最高，比脑中浓度高2～3倍。维生素B_1在体内生物半衰期为9.5～18.5d，其代谢产物为嘧啶和噻唑及其衍生物。用^{14}C标记维生素B_1进行代谢实验研究发现，在尿中的分解产物有22种来自嘧啶，29种来自噻唑。

3. 生理功能　TPP是维生素B_1主要辅酶形式，在体内参与2个重要的反应，即α-酮酸氧化脱羧反应和磷酸戊糖途径转酮醇酶反应。前者是发生在线粒体的生物氧化过程的关键环节，从葡萄糖、脂肪酸、支链氨基酸衍生来的丙酮酸和α-酮戊二酸经氧化脱羧，产生乙酰CoA和琥珀酰CoA，才能进入三羧酸循环（柠檬酸循环，citric acid cycle）彻底氧化。后者主要在细胞质中通过转酮醇酶进行，可把来自5-磷酸木酮糖的α-酮基转移给5-磷酸核糖，形成7-磷酸景天庚酮糖和3-磷酸甘油醛，此反应是可逆的。虽然不是葡萄糖氧化供能的重要途径，但却是核酸合成所需戊糖及脂肪和类固醇合成所需NADPH的重要来源。因乙酰CoA和琥珀酰CoA是生热营养素分解代谢关键环节，同时又是其合成代谢联结点，故维生素B_1严重缺乏时，可对机体造成广泛损伤。

此外，维生素B_1在维持神经、肌肉特别是心肌正常功能及在维持正常食欲、胃肠蠕动和消化液分泌等起重要作用。近年来已证实，维生素B_1此种功能属于非辅酶功能，可能与TPP直接激活神经细胞氯通道，控制神经传导启动有关。

4. 缺乏与过量　维生素B_1缺乏症，又称脚气病（beriberi），主要损害神经血管系统。维生素B_1摄入不足和乙醇中毒是其主要病因。发病早期可有疲倦、烦躁、头痛、食欲缺乏、便秘和工作能力下降等。根据典型症状临床上分为3型。

（1）湿型脚气病：主要表现为心界扩大，以右心室肥大为主，心动过速、呼吸窘迫和下肢水肿。

（2）干型脚气病：表现为腱反射异常、上行性多发性神经炎、肌肉乏力和疼痛、腓肠肌压痛等。

（3）混合型脚气病：严重缺乏者，可同时出现神经和心血管系统症状。

此外，少数患者可出现Wernicke-Korsakoff syndrome（韦尼克-科尔萨科卡综合征），其表现有精神错乱、共济失调、眼肌麻痹、假记忆和逆行性健忘，甚至昏迷；也称为脑型脚气病。

婴儿脚气病多发生于2～5个月龄，缺乏维生素B_1母乳喂养的婴儿。主要表现为发绀、失声症、水肿、心界扩大和心动过速。婴儿脚气病病情凶险，而且病程进展迅速，常于症状出现

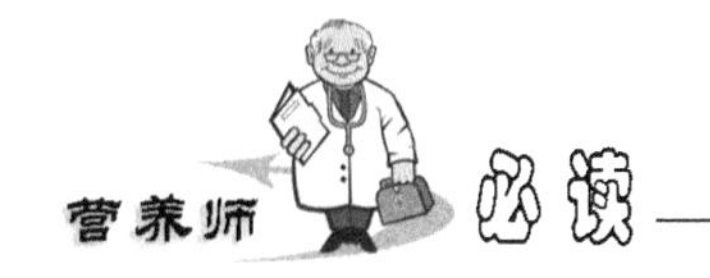

后，1～2d突然死于心力衰竭。

5. 营养状况评价

（1）尿中维生素B_1排出量：可以反映近期饮食维生素B_1摄入水平，常用方法有两种。①负荷试验：成人1次口服5mg维生素B_1后，收集测定4h尿中维生素B_1排出总量，判断标准以＜100μg为缺乏，100～200μg为不足，＞200μg为正常；②任意一次尿维生素B_1与肌酐排出量比值：因尿肌酐排出速率恒定，且不受尿量多少影响，故可以用相当于含1g肌酐的尿中维生素B_1排出量反映机体营养状况。此法因尿样采集方便，而广泛应用于营养调查工作。以维生素B_1μg/g肌酐表示。成人判断标准以＜27为缺乏，27～65为不足，＞66为正常。儿童、青少年的判定标准随年龄而有所不同，应予以注意。

（2）红细胞转酮醇酶活力系数：红细胞转酮醇酶活力系数（erythrocyte transketolase action coefficient，ETK-AC）或TPP效应血液中维生素B_1绝大多数以TPP形式存在红细胞中，并作为转酮醇酶辅酶而发挥作用。该酶活力大小与血液中维生素B_1浓度密切相关。故可通过体外试验测定加TPP与不加TPP时，红细胞转酮醇酶活力变化反映营养状态。通常用两者活力差占基础活性百分率，即ETK-AC表示，ETK-AC愈高，则说明维生素B_1缺乏愈严重。通常认为TPP大于16%为不足，大于25%为缺乏。因在维生素B_1缺乏早期，转酮醇酶活性就已下降，所以测定ETK-AC或TPP效应是目前评价维生素B_1营养状况广泛应用的可靠方法。

6. 供给量与食物来源　维生素B_1需要量与能量摄入量有密切关系。推荐饮食供给量为0.5mg/4.18MJ（1000kcal），相当于可出现缺乏症数量4倍，这个数量足以使机体保持良好健康状态。但能量摄入不足8.36MJ（2000kcal）/d者，其维生素B_1摄入量也不应低于1mg。

维生素B_1广泛存在各类食物中，其良好来源是动物内脏，如肝、肾、心和瘦肉及全谷类、豆类和坚果类。目前谷物仍为我国传统饮食摄取维生素B_1主要来源。但过度碾磨的精白米、精白面会造成维生素B_1大量丢失，这个问题值得注意。

三、维生素B_2

1. 理化性质　维生素B_2又称核黄素，是由核糖与异咯嗪组成呈平面结构物质。精纯维生素B_2为橙黄色针状结晶，带有微苦味。虽然属于水溶性，但在水中溶解度很低，在27.5℃时，每100ml能溶解12mg。在酸性溶液中对热稳定，在碱性环境中易于分解破坏。游离型维生素B_2对紫外线高度敏感，在酸性条件下可光解为光黄素（lumiflavin），在碱性条件下光解为光色素（lumichrome）而丧失生物活性。

2. 吸收与转运　食物维生素B_2绝大多数以辅酶FMN、FAD存在，仅少量以游离维生素B_2和黄素酰肽类存在。只有在肠内经非特异酶水解过程，从复合物中释放出来，才能被吸收。维生素B_2吸收为主动转运，需要Na^+和ATP酶参与。胃酸和胆盐有助于其释放。是利于吸收的因素。而抗酸制剂和乙醇妨碍食物中维生素B_2释放。某些金属离子如Zn^{2+}、Cu^{2+}、Fe^{2+}等及咖啡因、茶碱和维生素C等，能与维生素B_2或FMN形成络合物，影响其生物利用率。

维生素B_2在血液主要靠与清蛋白松散结合，与免疫球蛋白IgG、IgM和IgA紧密结合，完成体内转运。近年来，在多种动物包括牛、鼠、猴和人妊娠期间血清中，发现特殊维生素B_2结合蛋白，即由雌激素诱导的卵清蛋白，该种载体蛋白可能有利于将维生素B_2转运给胎儿，对胎儿正常发育起重要作用。

3. 生理功能　维生素B_2以FMN和FAD形式作为多种黄素酶类辅酶，在体内催化广泛的氧化-还原反应。除在呼吸链能量产生中发挥极其重要的作用外，还在氨基酸和脂肪氧化、嘌呤碱转化成尿酸、芳香族化合物羟化、蛋白质与某些激素合成及体内铁转运时发挥重要作用。所有这些功能都与维生素B_2分子中异咯嗪上1，5位N存在活泼共轭双键有关，既可以作为氢受体，同时又可以作为氢递体。

近年来，发现维生素B_2具有抗氧化活性。缺乏时常伴有脂质过氧化作用增强，而补充维生素B_2能抑制这个过程。普遍认为此现象与黄素酶-谷胱甘肽还原酶活性有关。

4. 缺乏与过量　摄入不足和酗酒是维生素B_2缺乏最常见原因。某些药物如治疗精神病的丙嗪（普吗嗪）、丙米嗪，抗癌药多柔比星（阿霉素），抗疟药米帕林（阿的平）等，可抑制维生素B_2转化为活性辅酶形式，长期服用时也会造成缺乏症。

维生素B_2缺乏症病变主要表现在唇、舌、口腔黏膜和会阴皮肤处，临床称为口腔生殖综合征（urogenital syndrome）。口部症状有口角裂纹、口腔黏膜溃疡及游走性舌炎（地图舌）等；皮肤症状为丘疹或湿疹性阴囊炎、阴唇炎，鼻唇沟、眉间、眼睑和耳后脂溢性皮炎。眼部症状有睑缘炎、角膜毛细血管增生和畏光等。长期缺乏还可导致儿童生长迟缓，轻中度缺铁性贫血。

因维生素B_2辅酶参与叶酸、维生素B_6、维生素PP代谢，故在严重缺乏时常混杂有其他B族维生素缺乏某些表现。通常维生素B_2溶解度极低，肠吸收有限，故无过量或中毒的担忧，动物实验表明，大鼠经口给予维生素B_2 10g/kg，未见任何毒副作用。

5. 营养状况评价

（1）尿排出量①负荷试验：原理和方法与维生素B_1相同。口服5mg维生素B_2，测定服后4h尿中排出量，以≤400μg为缺乏，400～799μg为不足，800～1300μg为正常。②任意1次尿维生素B_2/肌酐比值（μg/g）测定：以＜27为缺乏，27～79为不足，80～269为正常。

（2）全血谷胱甘肽还原酶活力系数：红细胞谷胱甘肽还原酶（glutathione reductase，GR）属于典型的黄素酶，其活力大小可以准确地反映组织维生素B_2的状态。我国用微量末梢血替代红细胞，使测试方法大为简化，并且取得良好效果。实际工作中，在COAⅡ饱和溶血试验中，加入一定量底物谷胱甘肽（GSSG），测定加与不加FAD时还原型谷胱甘肽（GSH）生成量，以二者比值即谷胱甘肽还原酶活力系数（GR-AC）进行评价。当GR-AC＜1.2时为充裕，1.2～1.5为正常，1.51～1.80为不足，＞1.8为缺乏。

6. 供给量与食物来源　维生素B_2摄入量按0.31～0.35mg/4.18MJ（1000kcal）计，持续84～288d，未出现缺乏症。1989年我国维生素B_2推荐饮食供给量基本上按0.5mg/4.18MJ（1000kcal）制定，孕妇每天在原来基础上增加0.3mg；因母乳中维生素B_2含量为35μg/100ml，利用率为70%，变异系数为12.5%，故哺乳期间每天应增加0.5mg。2013年制定的我国维生素B_2摄入量成人为1.2～1.4mg/d。

维生素B_2是我国饮食最容易缺乏的营养素之一。良好食物来源主要是动物性食物，以肝、肾、心、蛋黄、乳类尤为丰富。植物性食物中则以绿叶蔬菜类，如菠菜、韭菜、油菜及豆类含量较多；而粮谷类含量较低，尤其研磨过于精细的粮谷类食物。

四、维生素PP

1. 理化性质　维生素PP又名尼克酸、烟酸等，是吡啶3-羧酸及其衍生物总称，包括烟酸和

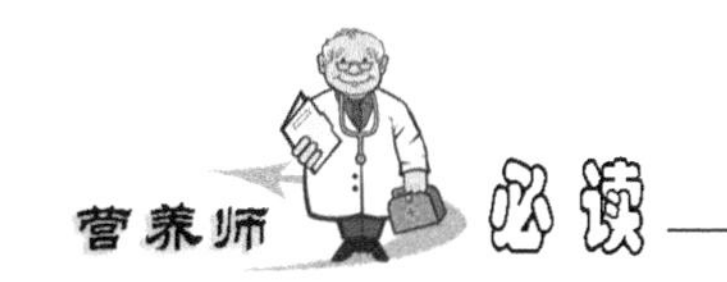

烟酰胺等。二者皆溶于水和乙醇，烟酰胺溶解性明显好于烟酸，1g可溶于1ml水或1.5ml乙醇中，但都不溶于乙醚。维生素PP对酸、碱、光、热稳定，烹调时损失极小。

2. 吸收与代谢　维生素PP可在胃肠迅速吸收，并在肠黏膜细胞内转化成辅酶形式NAD和NADP。在低浓度时靠有Na^+存在的易化扩散，而高浓度时则靠被动扩散。在血中主要转运形式为维生素PP，来自于肠和肝中NAD酶水解。有报道，提出肝中NADP系由色氨酸合成而非来自食物维生素PP。维生素PP在肝内甲基化形成N^1-甲基尼克酰胺（N^1. MN），并与N^1-甲基-2-吡啶酮-5-甲酰胺（简称2-吡啶酮，2-pyridone）等代谢产物同从尿中排出。

3. 生理功能　维生素PP是一系列以NAD和NADP为辅基的脱氢酶类绝对必需成分。作为氢受体或供体，与其他酶几乎同时参与细胞内生物氧化还原全过程。而NADP在维生素B_6、泛酸和生物素存在下参与脂肪、类固醇等生物合成。

维生素PP辅因子NAD作为聚-ADP-核糖聚合酶底物，为核蛋白合成提供ADP-核糖。这种核蛋白聚核糖基化作用可能有助于基因组稳定。此外，维生素PP还是葡萄糖耐量因子（glucose tolerance factor，GTF）重要成分，具有增强胰岛素效能的作用。

4. 缺乏与过量　维生素PP缺乏症称糙皮病（pellagra），又称癞皮病，主要损害皮肤、口、舌、胃肠黏膜及神经系统。其典型病例可有皮炎（dermatitis）、腹泻（diarrhea）和痴呆（depression）等，即“3D”症状。其中皮肤症状最具特征性，主要表现为裸露皮肤及易摩擦部位出现对称性晒斑样损伤，慢性病例皮炎处皮肤变厚、脱屑，色泽逐渐转为暗红色或棕色，也可因感染而糜烂；口、舌部症状表现为杨梅舌及口腔黏膜溃疡，常伴有疼痛和烧灼感；胃肠症状可有食欲缺乏、恶心、呕吐、腹痛、腹泻，或腹泻与便秘交替出现。神经症状可表现为失眠、衰弱、乏力、抑郁、淡漠、记忆力丧失，甚至发展成木僵或痴呆症。过量摄入的不良反应有皮肤发红、眼部感觉异常、高尿酸血症，偶见高血糖等。

5. 营养状况评价　在正常情况下，成人尿中维生素PP代谢产物N^1-MN占20%～30%，2-吡啶酮占40%～60%。当维生素PP摄入不足时，2-吡啶酮在缺乏症出现之前便消失，故2-吡啶酮/N^1-MN比值可反映机体营养状况。通常认为比值1.3～4.0正常，＜1.3表明潜在性缺乏。该指标受蛋白质摄入水平影响较大，故用此指标评价机体营养状况时应慎重。

我国多用尿负荷试验或任意1次尿N^1-MN/肌酐（mg/g）比值作为评价指标：前者以口服50mg维生素PP，4h尿N^1-MN排出量＜2.5mg为不足；后者以比值＜0.5mg为缺乏，0.5～1.59mg为不足，1.6～4.2mg为正常。

6. 供给量与食物来源　维生素PP除直接从食物中摄取外，还可在体内由色氨酸转化而来，平均约60mg色氨酸转化1mg维生素PP，故其RDA应以维生素PP当量（NE）表示。我国成人维生素PP RDA是依据5mg/4.18MJ1000kcal制定。

以饮食为人体提供维生素PP时，应按当量计：

维生素PP NE（mg）=维生素PP（mg）+1/60色氨酸（mg）

维生素PP广泛存在于动植物性食物中，良好的来源为肝、肾、瘦肉、全谷、豆类等，乳类、绿叶蔬菜也含相当数量。但某些植物中维生素PP可能与大分子结合，而不能被哺乳动物吸收。玉米是典型例子，玉米含维生素PP并不低，但以玉米为主食人群，易于发生癞皮病。原因是玉米中维生素PP为结合型，不能被人体直接吸收。色氨酸约占蛋白质总量1%，若饮食蛋白质达到或接近100g/d，通常不会因维生素PP缺乏。

五、维生素B_6

1. 理化性质　维生素B_6包括吡哆醇（pyridoxine，PN）、吡哆醛（pyridoxal，PL）和吡哆胺（pyridox-amine，PM），其基本化学结构为3-甲基-3-羧基-5甲基吡啶。易溶于水及乙醇，对热稳定性与介质pH有关，在酸性溶液中稳定，碱性中容易分解破坏。3种形式维生素B_6对光均较敏感，尤其在碱性环境中。

2. 吸收与转运　维生素B_6主要在空肠吸收。食物中维生素B_6多以5′-磷酸盐形式存在，必须经非特异性磷酸酶水解后才能被吸收。体内转运主要靠与血浆清蛋白结合。人体总体池约为1000μmol，在肝和肌肉中含量较高，肌肉维生素B_6占体池总量80%～90%，血液中维生素B_6仅约有1μmol。

在肝内3种非磷酸化形式是通过吡啶醇激酶转化为各自磷酸化形式，并参与多种酶的反应，PL在由FAD参与氧化反应中不可逆的转化为4-吡哆酸（4-PA），最后以4-PA形式由尿排出。

3. 生理功能　维生素B_6主要以磷酸吡哆醛（PLP）的形式参与近100种酶反应。多数与氨基酸代谢有关，包括转氨基、脱羧、侧链裂解、脱水及转硫化作用。这些生物化学功能，不仅在蛋白质合成与分解代谢上，还在糖原异生、不饱和脂肪酸代谢、某些神经递质如5-羟色胺、牛磺酸、多巴胺、去甲基肾上腺素和γ-氨基丁酸合成中发挥重要作用。此外，在色氨酸转化为维生素PP时需要以PLP为活性中心的犬尿氨酸酶。缺乏时该转化过程受阻，并可导致黄尿酸排出量增加。维生素B_6是参与一碳基因代谢的丝氨酸转甲基酶辅酶，因而影响核酸和DNA合成，也可影响同型半胱氨酸转化为蛋氨酸。动物实验证实维生素B_6可能对免疫系统有影响，缺乏维生素B_6的动物，细胞介导的免疫反应作用受损。

4. 缺乏与过多　单纯维生素B_6缺乏症较罕见，常伴有多种B族维生素摄入不足的表现。临床可见有口炎、口唇干裂、舌炎，易激惹、抑郁及性格的改变等；体液和细胞介导的免疫功能受损，迟发型过敏反应减弱；可有高半胱氨酸血症和黄尿酸尿症，偶见小细胞性贫血。儿童维生素B_6缺乏可有烦躁、肌肉抽搐，严重者出现惊厥，并有脑电图异常。

除饮食摄入不足外，某些药物如异烟肼、环丝氨酸和青霉胺等均能与PLP或PL形成复合物而诱发维生素B_6缺乏症。长期大量摄入500mg/d时，可见神经毒性和光敏感性反应。

5. 营养状况评价

（1）色氨酸负荷试验：按0.1g/kg体重口服色氨酸，测定24h尿中黄尿酸排出量，计算黄尿酸指数（xantharenic acid index，XI），即

XI=24h尿中黄尿酸排出量（mg）/色氨酸给予量（mg）

维生素B_6营养正常者XI为0～1.5，不足者大于12。

（2）血浆PLP含量：正常情况下，血浆含量在14.6～72.9nmol/L（3.6～18ng/ml），若低于下限考虑可能不足。因蛋白质摄入增加，碱性磷酸酶升高，吸烟及随年龄的增长，都可导致该指标降低，所以在解释测定结果时应顾及这些因素影响。

其他指标还有红细胞转氨酶指数，如谷草酰乙酸转氨酶指数（GOTI）或谷丙酸转氨酶指数（GPTI）及血浆高半胱氨酸含量等。

6. 供给量和食物来源　因维生素B_6与氨基酸代谢关系甚为密切，故饮食蛋白质摄入量直

接影响维生素B_6需要量。目前美国关于维生素B_6 RDA基本上依据0.016mg/g蛋白质制定。妊娠期和哺乳期妇女应在原来基础上每天分别增加0.6mg和0.5mg。中国营养学会2013年制定的成人AI为1.4～1.6mg/d。

维生素B_6广泛存在各种食物中，植物性食物主要以吡哆醇、吡哆胺及其糖基化形式存在，而在动物性食物中则主要以吡哆醛及其磷酸化形式存在，其良好来源为肉类，尤其是肝，豆类中的黄豆、鹰嘴豆，坚果中的葵花子、核桃等。

六、叶　　酸

1. *理化性质*　叶酸是含有蝶酰谷氨酸（PteGlu）结构的一类化合物的通称，因最初从菠菜叶中分离出来而得名。叶酸为鲜黄色粉末状结晶，微溶于热水，不溶于乙醇、乙醚及其他有机溶剂。叶酸钠盐易溶于水，在水溶液中易被光解破坏，产生蝶啶和氨基苯甲酰谷氨酸盐。在酸性溶液中对热不稳定，而在中性和碱性环境很稳定，即使加热100℃1h也不破坏。

2. *吸收及生物利用*　饮食叶酸须经小肠黏膜刷状缘上蝶酰多谷氨酸水解酶（pteroyl polyglutamate hydrolase，PPH）作用，以单谷氨酸盐形式在小肠吸收。肠内转运是载体介导的主动过程，并对pH要求严格，最适pH为5.0～6.0。以单谷氨酸盐形式大量摄入时，则以简单扩散为主。叶酸生物利用率在不同食物中相差甚远，如莴苣仅为25%，而豆类高达96%。通常在40%～60%。这种差距可能与食物中叶酸存在形式和PPH抑制因子存在与否有关。通常还原型叶酸吸收率高，谷氨酸配基越多吸收率越低。乙醇、抗癫痫药物可抑制PPH，而影响叶酸的吸收。

人体内叶酸总量为5～6mg，约50%储存于肝，且80%以5-甲基四氢叶酸形式存在。成人叶酸丢失量平均为60μg/d，主要通过胆汁和尿排出体外。

3. *生理功能*　叶酸在体内活性形式为四氢叶酸（H_4PteGlu），在体内许多重要的生物合成中作为一碳单位载体发挥重要功能。因H_4PteGlu第5位、第10位可单独，或同时被取代，故能够携带不同氧化水平一碳单位，其中包括各种来源甲基（$-CH_3$）、亚甲基（$=CH_2$）、甲炔基（≡CH）、甲酰基（-CHO）和亚胺甲基（-CH-NH）等。叶酸在嘌呤核苷酸、胸腺嘧啶和肌酐-5磷酸合成及同型半胱氨酸转化为蛋氨酸时，作为一碳单位供体，而在甘氨酸和丝氨酸可逆互变中，既作为供体，又可作为受体。叶酸除通过腺嘌呤、胸苷酸影响DNA和RNA合成外，还可通过蛋氨酸代谢影响磷脂、肌酸、神经递质的合成；参与细胞器蛋白质合成中启动tRNA甲基化过程，故叶酸缺乏所产生损害广泛而深远。

4. *缺乏*　叶酸缺乏时DNA合成受阻，导致细胞周期停止在S期，从而使细胞核变形增大。更新速率较快的造血系统常先受累，叶酸严重缺乏的典型临床表现为巨幼红细胞性贫血。类似的细胞形态变化也可见于胃肠、呼吸系统黏膜细胞和宫颈上皮细胞癌前病变。补充叶酸可使这些细胞形态学的改变发生逆转。近年来无论是临床干预或动物实验，还是流行病学资料均提示，叶酸可以调节致病过程，降低癌症危险性。

叶酸缺乏可使同型半胱氨酸向蛋氨酸转化出现障碍，进而导致同型半胱氨酸血症。已证实同型半胱氨酸对血管内皮细胞有毒害作用。血清高浓度同型半胱氨酸是动脉粥样硬化及心血管疾病重要致病因素之一。此外，同型半胱氨酸还具有胚胎毒性，患同型半胱氨酸血症母亲所生子女中，神经管畸形发生率明显较高。临床干预试验证实，叶酸能有效地降低婴儿神经管畸形发生率，此发现被认为是20世纪以来，以临床观察为主的研究中，最伟大的成就。叶酸缺乏的其他临床表现，可有衰弱、精神萎靡、健忘、失眠、阵发性欣快症、胃肠功能紊乱和舌炎等，儿童可见有生长发育不良。

饮食摄入不足、酗酒、抗惊厥和避孕药物等，妨碍叶酸的吸收和利用，而导致叶酸缺乏。

5. 营养状况评价　测定血清叶酸水平是评价叶酸营养状况普遍采用的方法。但是，血清叶酸水平也受叶酸摄入量变化及影响叶酸代谢其他因素干扰，如伴有维生素B_{12}缺乏时，血清叶酸可能升高。红细胞叶酸含量高于血清10倍以上，在一定程度上反映叶酸储备水平。但维生素B_{12}缺乏时，也会导致红细胞中叶酸水平下降，故最好同时测定血清、红细胞叶酸含量及反映维生素B_{12}营养状况指标，进行综合分析，见表4-4。

表4-4　叶酸和维生素B_{12}营养状况评价

检查项目	正常	不足	缺乏
血清叶酸（nmol/L）	>15	7.5～15	<7.5
红细胞叶酸（nmol/L）	>362	318～362	<318
血清维生素B_{12}（pmol/L）	104～664	74～103	<74

有报道，我国农村婚检妇女中红细胞叶酸缺乏率为38.8%，城市为21.2%。叶酸营养状况和血浆同型半胱氨酸浓度呈非线性负相关。后者正常值为17～22μmol/L，叶酸缺乏者，可升高至185μmol/L，故测定血浆同型半胱氨酸，可作为评价叶酸营养状况生物化学试验方法。

6. 供给量和食物来源　美国第10版RDA关于叶酸规定为，成年男子为200μg/d，成年女子为180μg/d，其理论依据是每天饮食摄入叶酸3.6μg/kg，可保持外周血液正常浓度和肝有适宜储备（>3μg/g）。妊娠和哺乳期间，叶酸需要量明显增加。妊娠期叶酸RDA规定为400μg/d，哺乳期头6个月为280μg/d。出生至1周岁婴儿规定为每天3.6μg/kg，是根据母乳叶酸含量为50～60μg/L而定。我国2013年制定的RNI中，14岁以上者叶酸为400μg/d，孕妇为600μg/d，乳母为550μg/d。

叶酸广泛存在动植物性食物中，其良好来源为动物的肝、肾、绿叶蔬菜、土豆、豆类、麦胚等食物。

七、维生素B_{12}

1. 理化性质　维生素B_{12}含钴，又称钴胺素（cobalamin），是唯一含金属元素的维生素。化学结构较复杂，包含咕啉环、5，6-二甲基苯并咪唑核苷酸、丙醇及钴元素。钴（Co）与核苷酸的N以配价键相联系。与Co元素形成共价结合基团有多种，故存在多种形式的维生素B_{12}，主要的有5-脱氧腺苷钴胺素、甲基钴胺素、氰钴胺素、羟钴胺素。前两种是体内活性形式，也称辅酶B_{12}；后两种是药用维生素B_{12}的主要形式。天然存在的维生素B_{12}均由微生物合成。人体肠细菌能合成维生素B_{12}，但结肠不能吸收维生素B_{12}。维生素B_{12}为浅红色结晶，易溶于水和乙醇，在强酸、强碱和光照下不稳定。易受重金属、强氧化剂或还原剂作用而破坏，但短时间高压加热120℃可不受影响。大量维生素C可破坏维生素B_{12}，故多种维生素制剂中维生素B_{12}会因维生素C等抗氧化剂存在而受损失。

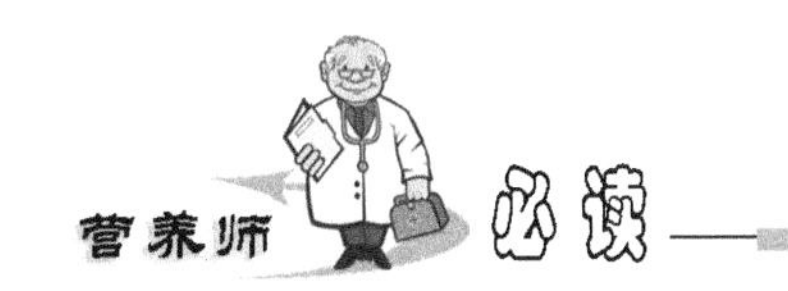

2. 代谢　食物中的维生素B_{12}在胃酸及消化酶作用下释放，首先与唾液R蛋白结合。到达小肠后在碱性肠液与胰蛋白酶作用下，维生素B_{12}游离并与胃的内因子（intrinsic factor，IF）结合。IF是正常胃黏膜壁细胞分泌的分子量为50 000的糖蛋白，可特异地与维生素B_{12}形成对蛋白酶稳定的复合物维生素B_{12}·IF。维生素B_{12}·IF至回肠，与黏膜细胞的维生素B_{12}·IF受体结合，维生素B_{12}被吸收入细胞内。血浆中的维生素B_{12}主要是甲基维生素B_{12}。由特异的转钴胺素蛋白（trans cobalamin，TC）结合运输。人血浆中有3种转钴胺素蛋白，TCI、TCⅡ、TCⅢ。TCI和TCⅢ主要由中性粒细胞合成，是分子量约60 000的糖蛋白，可能属R蛋白类。结合维生素B_{12}的量多，可以通过与肝细胞的TCⅢ受体结合将维生素B_{12}储存于肝内。TCⅡ是由肝合成的B球蛋白，分子量38 000，其功能为运送分配维生素B_{12}至全身组织细胞。肝、骨髓细胞、网织细胞、淋巴母细胞等多种细胞均有TCⅡB_{12}受体，可以摄取维生素B_{12}。先天性缺乏TCⅡ病例，须长期补充大剂量维生素B_{12}。正常人体维生素B_{12}储存量为1～10mg，平均2～5mg，肝中50%～90%，肝组织平均含量1μg/g。维生素B_{12}每天更新率为0.1%～0.2%，每天肝肠循环0.6～6μg。由回肠重吸收，经胆汁排出极少量，故缺乏维生素B_{12}饮食情况下，肝储存量可维持5年以上才出现缺乏症状。当胃、肠、胰及肝等有病变时易发生维生素B_{12}缺乏。

3. 生理功能　甲基钴胺素与5-脱氧腺苷钴胺素是体内活性辅酶形式，主要作用如下。

（1）与THFA协同参加甲基转移作用：在蛋氨酸循环中作为蛋氨酸合成酶的辅酶。5-脱氧腺苷钴胺素从5-甲基THFA接受甲基交给同型半胱氨酸，使蛋氨酸再生以利充分发挥甲基供体作用，并提高叶酸的利用率。维生素B_{12}缺乏时，叶酸陷于甲基叶酸的形式，使其他活性形式如5，10-亚甲基THFA缺乏，而后者是DNA合成必需条件之一，故维生素B_{12}缺乏也可发生巨幼红细胞型贫血。

（2）作为甲基丙二酸单酰CoA变位酶的辅酶：使甲基丙二酸转变为琥珀酸单酰CoA。此反应与神经髓鞘物质代谢密切相关，故维生素B_{12}缺乏可表现出神经系统症状。

4. 需要量与供给量　生理情况下每天需要量很小。发现轻度维生素B_{12}缺乏的患者，如给予维生素B_{12}0.5～1μg/d，可见血象迅速改善并维持正常水平。1989年美国RDA提出，6～12个月小儿为0.3～0.5μg/d，3～7岁为1.0μg/d，成人为2.0μg/d，孕妇为2.2μg/d，乳母为2.6μg/d。2013中国营养会RN成人为2.4μg/d、孕妇为2.9μg/d，乳母为3.2μg/d。

自然界维生素B_{12}均由微生物产生，故通常植物性食物基本不含维生素B_{12}，除非污染或特殊加工。动物食入能产生维生素B_{12}的微生物，其生成量足以被吸收与储存于体内，所以肉类包括内脏在内，鱼类、贝壳类、禽蛋类及乳类是维生素B_{12}日常食物来源。其中牛羊的肝肾、蛤、蚝等含量高，>10μg/100g。我国的豆腐乳、霉豆腐类食品经细菌发酵，故也为维生素B_{12}的食物来源。烹调加热过程维生素B_{12}可受损失。肉经煎烤使表面及浅层的维生素B_{12}破坏，在170℃加热45min损失达30%；牛奶煮沸2～5min可损失30%。

5. 营养状况评价　人体缺乏维生素B_{12}可因饮食来源不足，小儿不合理喂养，病理原因及某些药物干扰维生素B_{12}的吸收利用等。缺乏症状是与叶酸缺乏相似的巨幼红细胞型贫血，另外还有神经系统症状，神经结构受到损害，可致斑状、弥漫性神经脱髓鞘，初起为四肢末端麻木刺痛，以后可发展至脊髓侧索硬化及大脑功能异常，如嗅觉、味觉失常，精神抑郁，记忆力减退，运动障碍四肢震颤等。此外，还可致高同型半胱氨酸血症。

实验室评价方法有血浆维生素B_{12}含量测定、血象检查及氰钴胺素吸收试验等。血清全钴胺素Ⅱ试验是反映维生素B_{12}负平衡的早期指标；血清维生素B_{12}浓度＜1.1pmol/L表明其缺乏；血清同型半胱氨酸及甲基丙二酸在维生素B_{12}缺乏时含量增高。此外，还有血清全结合钴胺素试验和脱氧尿嘧啶抑制试验。

八、泛酸与生物素

1. 理化性质　泛酸（pantothenic acid）由食物中分布广泛而得名。其结构为丙氨酸经肽键与α、γ-二羟-β、β′-二甲基丁酸缩合而成。其为淡黄色黏性油状物，溶于水和醋酸。酸、碱和干热可使分解为β-丙氨酸及其他氧化物。常用制剂为泛酸钙。在体内泛酸经磷酸化，并与半胱氨酸结合成磷酸泛酰巯基乙胺。生物素（biotin）又名维生素H、维生素B_7。其结构为含硫的脲基环带戊酸侧链。在体内由侧链上的羧基与酶蛋白的赖氨酸残基结合，发挥辅酶作用。生物素易溶于热水，对热稳定，强酸、强碱及紫外线处理则破坏。

2. 代谢及生理功能　食物中的泛酸由小肠吸收，然后经磷酸化并与半胱氨酸结合，生成磷酸泛酰巯基乙胺。磷酸泛酰巯基乙胺可从两方面发挥作用。

（1）成为酰基载体蛋白的辅基：如在脂肪酸合成中的脂酰载体蛋白（ACP）、泛酸可与7种脂肪酸合成酶相连，自身处于复合体的中心。作用时磷酸泛酰巯基乙胺侧链似一长臂，通过巯基将酰基从1个酶分子转移到另1个酶分子。

（2）与腺嘌呤核苷酸结合：与腺嘌呤核苷酸结合并再磷酸化成为辅酶A（CoA），辅酶A参与糖类、脂肪及蛋白质代谢。如糖代谢中，丙酮酸在酶和CoA参与下氧化脱羧成乙酰CoA，与草酰乙酸结合成枸橼酸，经三羧酸循环才得以氧化供能。乙酰CoA也可合成脂肪酸及胆固醇。生物素在小肠上段主动吸收。结肠也可吸收由肠细菌产生的生物素。生物素的主要生理功能是作为各种羧化酶的辅酶。羧化反应具有重要生理意义，如经三羧酸循环的途径，丙酮酸羧化为草酰乙酸为糖的彻底氧化提供条件；乙酰CoA羧化为丙二酰CoA，是脂肪酸合成必需步骤等。

3. 营养状况评价及供给量　泛酸需要量成人每天5.0mg，孕妇6.0mg，乳母7.0mg。食物中普遍存在，尤以动物性食物、谷类整粒及豆类含量丰富。单纯泛酸缺乏很少见，多种营养素不足时可伴有。以泛酸拮抗物试验，可出现呕吐、腹痛、全身不适、疲乏、四肢麻木等泛酸缺乏症表现。实验室评价方法有血浆泛酸含量测定；口服泛酸负荷试验等。生物素需要量每人每天100～300μg，肠微生物可产生部分生物素。食物中的生物素以游离或与蛋白质结合形式存在。生物素的可利用性不同，玉米和大豆中的生物素可全部利用，小麦中的则难以利用。动物组织、蛋黄、番茄、酵母、花菜等是生物素丰富来源。

长期服用抗生素或食用生鸡蛋易患生物素缺乏症。因抗生素可杀灭肠微生物；生鸡蛋的蛋白含有不耐热的抗生物素蛋白（avidin），能与生物素结合成不能消化吸收的物质。缺乏生物素可出现生长延迟、皮炎、脱发、食欲缺乏，高胆固醇血症等。实验室评价有血清生物素含量测定等。

九、牛　磺　酸

牛磺酸（tauric acid，taurine）有一定生物学功能，体内可以合成小分子有机化合物，故不

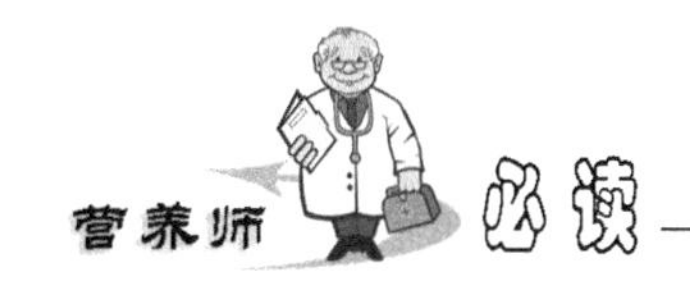

属维生素。可能在某些特殊条件下，如婴幼儿、长期用肠外营养者，体内合成量不能满足需要时，需要饮食或其他途径给予补充。牛磺酸最初从牛胆汁中分离得到，是牛磺胆酸组成成分。1976年确定牛磺酸为甲硫氨酸与半胱氨酸的代谢产物，猫缺乏牛磺酸会失明。1989年提出牛磺酸为人体条件必需氨基酸。

1. 体内分布与合成途径　牛磺酸广泛分布于各组织器官，如中枢神经系统、视网膜、肝、骨骼肌、心肌、血细胞、胸腺及肾上腺等，尤以脑组织的浓度最高。胚胎脑组织牛磺酸浓度比成年脑组织高3～4倍，出生后迅速降低。牛磺酸主要以游离氨基酸形式存在，不参与蛋白质组成。

体内合成牛磺酸的原料是甲硫氨酸与半胱氨酸，甲硫氨酸须转变为半胱氨酸才能生成牛磺酸。半胱氨酸先经半胱氨酸双氧酶（cysteine dioxygenase）的催化，氧化为半胱亚磺酸（cysteine sulfinic acid）。半胱亚磺酸可经其脱羧酶（cysteine sulfinic acid decarboxylase，CSAD）的催化脱去羧基生成亚牛磺酸（hypotaurine），再经脱氢氧化成牛磺酸。半胱亚磺酸也可先氧化为磺基丙氨酸（cysteic acid），然后再脱羧生成牛磺酸。催化磺基丙氨酸脱羧反应的也是半胱亚磺酸脱羧酶。半胱亚磺酸脱羧酶需磷酸吡哆醛作辅酶。

人体组织的半胱亚磺酸脱羧酶活力远较大鼠的酶活力低。婴幼儿时期，半胱亚磺酸脱羧酶尚未发育成熟，体内合成的牛磺酸不能满足需要，须由母乳、辅助食品中得到补足。未成熟儿，更须注意补充。母乳含牛磺酸（337±281）μmol/L，比牛奶及普通奶粉高30倍，人初乳中含量更高。体内大部分牛磺酸经肾排出。肾通过调节重吸收的量以维持体内牛磺酸水平相对恒定。妊娠及授乳期的妇女，尿中牛磺酸排出减少。

2. 生理功能

（1）保护视网膜：牛磺酸占视网膜中游离氨基酸总量的50%。缺乏牛磺酸的猫，其视网膜电图显示杆细胞与锥细胞广泛变性。长期接受肠外营养的患者，如营养液中未加牛磺酸，通常也未加甲硫氨酸与半胱氨酸，因这两种氨基酸在溶液中不稳定。体内牛磺酸合成减少，当患者的血浆牛磺酸浓度降至301μmol/L，杂食者为55～70μmol/L，可出现与缺乏牛磺酸的猫相似视网膜电图，给患者补充牛磺酸后可改善。

（2）促进中枢神经系统发育：已证明脑组织牛磺酸浓度为全身最高，胎儿发育中的脑组织的浓度又显著高于出生后，提示牛磺酸对中枢神经系统的发育，如细胞的增殖、移行与分化有作用。此种作用在体外实验中已部分得到证实。

（3）保护心肌作用：缺乏牛磺酸的猫可有心肌病，甚至丧失收缩力。药理学研究发现牛磺酸可对抗洋地黄所致的心律失常，可能与牛磺酸对膜通透性及离子流的作用，维持稳定的胞内钙离子浓度有关。此外牛磺酸还有提高心肌耐缺氧能力的作用。

（4）抗氧化作用：中性粒细胞中的牛磺酸可与次氯酸形成稳定的氯胺，减少自由基的生成，并防止细胞自溶；无血清培养液培养的淋巴母细胞，加入牛磺酸可避免加入铁与维生素C致的细胞溶解；金黄地鼠预先饮用含牛磺酸的水，则可避免吸入二氧化氮（NO_2）气体所致的细支气管上皮细胞变平、纤毛脱落及腺体细胞分泌颗粒减少等损伤。上述资料表明牛磺酸有抗氧化作用。但其抗氧化作用机制尚未完全阐明。

（5）促进免疫功能：缺乏牛磺酸的猫，血中粒细胞数降低，吞噬能力减弱，脾与淋巴结生发中心的网状细胞耗竭。有学者报道淋巴母细胞中牛磺酸占游离氨基酸总量的60%；单核细胞与多核细胞的牛磺酸含量自新生儿至成年人随增龄而增加，与细胞免疫吞噬功能增强相同。此外有人于接种乙肝疫苗前口服牛磺酸，提高HBsAg转阴率，改善低反应性，促进IL-1、IgG、IgM生成增加。

（6）促进脂类消化吸收：牛磺酸易溶解，易与脂类混合。纤维囊性变患者口服牛磺酸后脂肪吸收改善。低体重儿补充牛磺酸3个月，其脂类吸收情况接近母乳喂养组。

3. 食物来源及需要量　至今尚未有需要量或供给量的资料。通常动物性食物含牛磺酸及其合成原料含硫氨基酸较丰富。植物性食物的牛磺酸含量很少，含硫氨基酸也较少，故素食者血浆牛磺酸浓度较杂食者为低，素食者为40～50μmol/L，杂食者为55～70μmol/L。素食者所生的婴儿血浆牛磺酸浓度及尿中牛磺酸含量均低于杂食母亲所生的婴儿，但未发现素食者及其婴儿有缺乏牛磺酸的临床表现，表明体内合成量通常能满足需要。对于长期接受肠外营养患者与人工喂养小儿，尤其是早产儿、低体重儿等则须注意补充。目前多种奶粉中均添加有牛磺酸，每天补充量多以毫克为单位。有资料提出根据尿中排出量，成人摄入量应为125～500μg/g食物，但通常实际摄入量为100～1000μg/g食物，即能满足代谢需要。

十、胆　碱

1. 理化性质　胆碱为β-羟乙基三甲基氨氢氧化物，通常为无色、味苦的水溶性白色浆液，吸湿性很强。易与酸反应生成更稳定的结晶盐。在强碱条件下不稳定、耐热，烹调加工损失少。胆碱是卵磷脂重要组成部分。

2. 生理功能　胆碱对大脑记忆区胆碱能神经元及神经突触形成有关键作用，故可促进脑发育，并提高记忆能力。磷脂酸胆碱和神经鞘磷脂可放大外部信号并介导信息传递。胆碱是构成生物膜重要成分从而保证膜的功能。胆碱还可促进脂肪代谢而防止脂肪异常积聚。胆碱可调控细胞凋亡，抑制癌细胞增殖，还可以促进体内甲基代谢。

3. 食物来源　胆碱广泛存在于各种食物中，特别是肝、花生、麦胚、大豆中含量很丰富，蔬菜中的花菜等含量也不少。

第5章 Chapter

植物化学物

第一节 概 述

植物含有较多分子量较小的次级代谢产物（secondary metabolites）。从大范围说，这些次级代谢产物是进化时植物维持其与周围环境，包括紫外线等因素相互作用的生物活性分子。在食用植物性食物时，就会摄取这些次级代谢产物。过去一直认为并强调植物性食品中这些成分是天然毒物并对人体健康有害，如土豆和番茄含的配糖碱（glycoalkaloids）、树薯中氰化苷（cyanogenic glycosides）等。过去的20多年中，人们逐渐加深多吃富含蔬菜和水果的饮食有益于健康的认识。大量流行病学调查结果证明，在蔬菜和水果中含有某些生物活性物质，有保护人体和预防心血管病和癌症等慢性疾病的作用，基于此，营养学家重新对植物次级代谢产物进行了研究。

植物初级代谢产物（primary metabolites）主要是糖类、蛋白质和脂肪，其主要作用是进行细胞能量代谢和结构重建。而植物次级代谢产物除维生素外，均是非营养成分，现已统称为植物化学物（phytochemicals）。植物次级代谢产物对植物本身有多种功能，如保护其不受杂草、昆虫及微生物侵害，作为植物生长调节剂或形成植物色素，维系植物与其生长环境的相互作用等。50多年前Winter等提出植物次级代谢产物对人类有药理学作用，但直到近年来才开始系统地研究这些活性物质对人体健康的作用。

植物次级代谢产物对健康有利、弊的双重作用。以前只了解其毒性作用，其中某些还因限制营养素运用或增加肠壁渗透性而被认为是“抗营养”或“有毒”的代谢物。对植物化学物有益作用的认识始于对动物观察，家畜常连续数月只喂饲单一植物草料，但能正常生长和发育，这与发达国家无法相比。在正常摄食时，除少数成分例外，如土豆的龙葵素、茄碱（solanine），几乎其他所有天然成分，对人体都无害，而且许多过去认为对健康不利的植物化学物也有各种促进健康的作用。如过去一直认为各种卷心菜有蛋白酶抑制药和芥子油苷对健康不利，而现在发现有明显的抗氧化和抑制肿瘤作用。

到目前为止，天然存在的植物化学物总量还不清楚，但估计有6万～10万种。混合饮食每天摄入植物化学物大致为1.5g；素食者更高些。

一、分　类

植物化学物可按其化学结构或功能特点分类。主要植物化学物见表5-1，表中可见其生理作用有很大区别。

表5-1　植物化学物分类及其主要作用

植物化学物	生物学作用									
	A	B	C	D	E	F	G	H	I	J
类胡萝卜素	O		O		O			O		
植物固醇	O							O		
皂苷	O	O			O			O		
芥子油苷	O	O						O		
多酚	O	O	O	O	O	O	O		O	
蛋白酶抑制剂	O		O							
单萜类	O	O								
植物雌激素	O	O								
硫化物	O	O	O	O	O	O	O	O		O
植酸	O		O		O				O	

A=抗癌作用；B=抗过敏作用；C=抗氧化作用；D=抗血栓作用；E=抑制炎症过程；F=免疫调节作用；G=影响血压；H=降低胆固醇；I=调节血糖作用；J=促进消化作用；O=有作用

1. 类胡萝卜素　类胡萝卜素是水果和蔬菜中广泛存在的植物次级代谢产物，主要功能是使植物显出红色或黄色。通常将其分成无氧（oxygen-free）和含氧（oxygen-containing）两种。自然界有700多种天然类胡萝卜素，对人体营养有意义的为40～50种。据个人饮食特点，血清含有不同比例类胡萝卜素，如α-、β-胡萝卜素和番茄红素。有氧型叶黄素，如黄体素（lutein）、玉米黄素和β-隐黄素也少量存在。人血中β-胡萝卜素占总量15%～30%。无氧型和有氧型类胡萝卜素区别主要是对热稳定性不同，β-胡萝卜素是热稳定型，主要存在于绿色蔬菜中的叶黄素对热敏感。人体每天摄入类胡萝卜素约为6mg。

2. 植物固醇　植物固醇（phytosterols）主要存在于植物种子及其油料中，如β-谷固醇（β-sitosterol）、豆固醇（campesterol）。植物固醇化学结构与胆固醇的区别，是前者增加一个侧链。人每天从饮食摄入植物固醇为150～400mg，但人体只能吸收5%左右。影响吸收率的原因尚不清楚。早在50多年前就发现植物固醇有降胆固醇作用，作用机制主要是抑制胆固醇吸收。

3. 皂苷　皂苷（saponins）是具有苦味的化合物，可与蛋白质和脂类（如胆固醇）形成复合物，豆科植物皂苷特别丰富。据饮食习惯和特点，平均每天摄入皂苷约为10mg，最高达200mg以上。因皂苷有溶血作用，以前一直认为对健康有害，而人群试验没有证实其危害。目前有些国家已批准将某些种类的皂苷，作为饮料（soft drinks）的食品添加剂。

4. 芥子油苷　所有十字花科植物都含芥子油苷（glucosinolates），其降解产物具有典型的芥末、辣根和花椰菜味道。借助于植物特殊酶，即葡萄硫苷酶（myrosinase）作用，植物组织机械性损伤可将芥子油苷转变为有实际活性的物质，即异硫氰酸盐（isothiocyanates）硫氰酸盐（thiocyanates）和吲哚（indole）。当白菜加热时，其中芥子油苷减少30%～60%。人体每天摄入芥子油苷10～50mg，素食者高达110mg。其代谢产物，如硫氰酸盐在小肠可完全吸收。

5. 多酚　多酚（polyphenols）是所有酚类衍生物总称，主要为酚酸，包括羟基肉桂酸和类黄酮，后者主要存在于水果和蔬菜外层（黄酮醇）及整粒谷物（木聚素，ignans）。新鲜蔬菜多酚高达0.1%，如莴苣外面绿叶多酚含量特别高。绿叶蔬菜类黄酮含量高，随蔬菜成熟而增高。户外蔬菜类黄酮含量明显高于大棚蔬菜含量。最常见的类黄酮为槲皮素（quercetin），每天摄入量约为23mg，最近研究表明此剂量类黄酮，如槲皮素对健康有益。

6. 蛋白酶抑制剂　所有植物都含植物蛋白酶抑制剂（protease inhibitors），特别是谷类等种子含量更高。哺乳动物肠内蛋白酶抑制剂主要阻碍内源性蛋白酶（如胰蛋白酶）的活性，导致机体加强机体消化酶合成。人类能合成一种特殊胰蛋白酶；蛋白酶抑制剂与蛋白酶形成复合物，阻断酶催化位点，竞争性抑制蛋白酶。蛋白酶是使某些癌症具有侵袭能力的重要因子。人体平均每天摄入胰蛋白酶抑制剂约295mg，对于以蔬菜、豆类和粮谷为主素食者，摄入的蛋白酶抑制剂更多。所吸收的蛋白酶抑制剂能以生物活性形式，在各组织中被检测出来，主要有抑制肿瘤和抗氧化作用。

7. 单萜类　调料类植物所含植物化学物主要是食物单萜类（monoterpenes），如薄荷（peppermint）的薄荷醇（menthol）、葛缕子种子（caraway seeds）的香芹酮（carvone）、柑橘油（citrus oil）的柠檬油精（limonene）。每天摄入量约为150mg。

8. 植物雌激素　植物雌激素（phyto-oestrogens）存在于植物中，可结合到哺乳动物雌激素受体并发挥类似内源性雌激素作用。异黄酮（isoflavones）几乎全部存在于大豆及其制品中，木聚素化学结构似多酚类，但也属植物雌激素。木聚素在亚麻（flax）种子和粮食制品含量较高。虽植物雌激素所显示作用只占人体雌激素0.1%，但尿中植物雌激素含量较高，比内源性雌激素高10～1000倍。因此，按人体内源性雌激素数量和含量，植物雌激素可发挥雌激素和抗雌激素两种作用。

9. 硫化物　植物次级代谢产物硫化物（sulphides）包括所有在大蒜和其他球根状植物中有机硫化物。大蒜主要活性物质是氧化型二丙烯基二硫化物（diallyl disulphide），也称蒜素（allicin），其基本物质是蒜苷（alliin）。当大蒜类植物结构受损时，蒜苷在蒜氨酸酶（allinase）作用下形成蒜素。新鲜大蒜蒜素含量可达4g/kg。白菜中也含有硫化物，但因缺少蒜氨酸酶而不能形成具有生物活性的硫化物代谢产物。

10. 植物凝血素　植物凝血素（lectins）在大豆和谷类制品中，有降低血糖作用。

除上述次级代谢产物外，还有某些植物化学物没归属到表5-1所列分类中，如葡萄糖二胺（glucarates）、苯酞（phthalides）、叶绿素（chlorophyll）和生育三烯酚类等。另外，还有植酸也未列入前述分类中，动物实验结果表明植酸有调节血糖和预防肿瘤作用，但有时植酸可影响矿物质和微量元素的吸收。

二、生物学作用

1. 抗癌作用　癌症是发达国家第2位死因，营养是癌症危险性相关的主要外源性因素，

33%左右的各种癌症与营养有关。某些营养因素可促进癌症发生，但其他营养相关因素可能会降低癌症危险性。蔬菜和水果富含植物化学物多有防癌症的潜在作用，约有30余种植物化学物可降低人群癌症发病率，并有实际意义。欧洲某些国家坚持推荐食用蔬菜、水果和富含食物纤维的谷类食品，明显降低胃癌发生率。因植物食品有潜在防癌的生物活性，目前这些国家食品法典委员会推荐蔬菜和水果每天消费量增加5倍。

癌症发生为多阶段，植物化学物几乎在每个阶段都可抑制肿瘤发生。根据离体、动物、人等不同实验系统的研究结果，获得有关蔬菜、水果及提取植物化学物抗癌作用的资料。在动物实验中，给动物喂饲某些植物性食物或为得到剂量-效应关系而直接给予提取植物化学物，均获得植物化学物可抑制自发性肿瘤和化学物诱导性肿瘤证据。但值得指出的是人群研究，特别是流行病学干预实验或生物标记相关研究将有更重要意义。

致癌物如亚硝胺等，通常以未活化形式摄入体内。由I相酶（依赖单加氧酶的细胞色素P_{450}）介导内源性生物活化是致癌物与DNA相互作用产生遗传毒性先决条件；而Ⅱ相酶［谷胱甘肽-S-转移酶（glutathione S-transferase，GST）］常是对已活化致癌物发挥减毒作用。植物化学物（如芥子油苷、多酚、单萜类、硫化物等）通过抑制Ⅰ相酶、诱导Ⅱ相酶抑制致癌作用，如十字花科植物提取的芥子油苷代谢物萝卜硫素（sulforaphane）属于异硫氰酸盐，可活化细胞培养系统有去毒作用的Ⅱ相酶苯醌还原酶（quinone reductase）；人体试验每天食用300g布鲁塞尔芽甘蓝（Brussels sprouts），可增加男性GST活性，但女性无此作用。某些酚酸（phenolic acid）与活化致癌剂结合并掩盖DNA与致癌剂结合位点，此机制可抑制由DNA损伤所致的致癌作用。

已证实植物雌激素对机体激素代谢有影响。动物实验表明，植物雌激素和芥子油苷代谢物吲哚-3-甲醇（indole-3-carbinol）可影响雌激素代谢。已知雌激素对某些肿瘤生长有轻度促进作用，而植物性雌激素在肝诱导性激素结合球蛋白（sex hormone binding globulin，SHBG）合成，可增加雌激素与该种转运蛋白结合，降低雌激素促肿瘤生长作用。另一可能机制是调节细胞生长（增长），如莱姆树单萜类可减少内源性细胞生长促进物形成，阻止对细胞增长的异常调节。

次级胆汁酸因具有促进细胞增生作用而有利于结肠癌发生，植物化学物影响次级胆汁酸内源性代谢产物形成。另外，植物固醇、皂苷和植物雌激素等减少初级胆汁酸合成，并抑制其向次级胆汁酸转化。大豆的金雀异黄素也称染料木黄酮（genistein）和植物雌激素，食用大豆在体内可检出；离体实验发现其抑制血管生长，并抑制肿瘤细胞生长和转移。

2. 抗氧化作用　癌症和心血管疾病发病机制与反应性氧分子及自由基有关。人体对这些活性物质保护系统包括抗氧化酶系统如SOD、GSH-Px等，内源性抗氧化物如谷胱甘肽、α-硫辛酸、辅酶Q_{10}等，以及具有抗氧化活性维生素E和维生素C等。已发现植物化学物如胡萝卜素、多酚、植物雌激素、蛋白酶抑制剂和硫化物等，也有明显抗氧化作用。

某些类胡萝卜素，如番茄红素和斑蝥黄（canthaxanthin）与β-胡萝卜素比，对单线态氧和氧自由基有更有效的保护作用。在植物源性食物所有抗氧化物中，多酚无论在数量还是在抗氧化作用都最高。血液低密度脂蛋白胆固醇（LDL-C）升高是动脉硬化主要原因，但LDL只有经氧化后才致动脉粥样硬化。红葡萄酒多酚提取物及黄酮（槲皮素）离体实验时与等量有抗氧化作用的维生素相比，可更有效地保护LDL不被氧化。

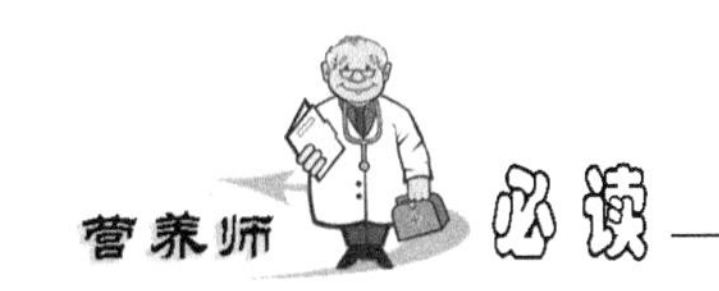

某些蔬菜对DNA氧化性损伤有保护作用，以尿中8-氧-7，8-二氢-2-脱氧鸟苷（8-oxo-7，8-dihydro-2-deoxyguanosine）为生物标志物（biomarker）可检出DNA氧化损伤。如前所述，每天食用300g布鲁塞尔芽甘蓝3周，每天摄入有抗氧化作用必需营养素只有100mg，而摄入具有抗氧化作用植物化学物超过1g，由此强调多吃蔬菜和水果，其中植物化学物作为抗氧化剂对降低癌症发生危险性有潜在生物学作用，有重要意义。

3. 免疫调节作用　免疫系统主要是抵御病原体，同时也涉及癌症及心血管疾病的保护作用。合理适宜的营养是免疫系统维持正常功能的基础，如能量、脂肪及某些微量营养素数量和质量。

已进行很多有关多种类胡萝卜素对免疫系统刺激的动物实验和干预性研究，结果均表明类胡萝卜素对免疫功能有调节作用。而其他植物化学物对免疫功能影响，目前研究较少。对类黄酮几乎全部是离体条件下的研究，多数研究表明类黄酮有免疫抑制作用；而皂苷、硫化物和植酸有增强免疫功能作用，但可以肯定类胡萝卜素及类黄酮对人有免疫调节作用。

4. 抗微生物作用　很早以前，某些食用或调料植物被用来处理感染。后因发现磺胺类及抗生素抗感染作用强，从食物寻找有抗感染作用植物成分兴趣降低。因化学合成药物不良反应，近年来已重新掀起从植物性食物中提取有抗微生物作用成分的研究热潮。

已证实球根状植物硫化物可抗微生物。蒜素是大蒜硫化物，抗微生物作用很强；芥子油苷代谢物异硫氰酸和硫氰酸均有抗微生物活性。混合食用水芹、金莲花和辣根后，泌尿系统芥子油苷代谢物能达到治疗尿路感染的有效浓度，但单独食用则不能达到满意疗效。

日常生活中可用某些浆果，如酸莓和黑莓防治感染性疾病。人群研究发现，每天摄入300ml酸莓汁能增加清除尿道上皮细菌作用的物质。可以认为，经常食用这类水果可同样有抗微生物作用。

5. 降胆固醇作用　动物实验和临床研究均发现，以皂苷、植物固醇、硫化物和生育三烯酚为代表的植物化学物有降低血胆固醇作用，血清胆固醇降低程度与食物胆固醇和脂肪有关。用提取的植物固醇如β谷固醇治疗高胆固醇血症，有一定效果。植物化学物皂苷降低胆固醇机制可能为：在肠内与初级胆酸结合形成微团，这些微团过大不能通过肠壁而减少吸收，胆酸排出增加；还可使内源性胆固醇池增加初级胆酸肝合成，而降低血胆固醇浓度。此外，微团胆固醇常在肠外吸收，但植物固醇可使胆固醇从微团中游离出来，减少胆固醇肠外吸收。

植物化学物可抑制肝胆固醇代谢关键酶，最重要的是羟甲基戊二酸单酰CoA还原酶（HMG-CoA），在动物体内可被维生素E和硫化物抑制。花色素茄色苷（nasunin）和吲哚-3-甲醇也有降低实验动物血胆固醇的作用。在将这些实验结论直接外推用于人群，尚需慎重地考虑。植物化学物质具有其他促进健康作用还包括调节血压、血糖和凝血等作用。

三、蔬菜水果保护健康作用

分析200多项流行病学研究结果证实，大量食用蔬菜和水果可预防人类多种癌症。经常摄入蔬菜和水果，可明显降低癌症的发生，对胃肠、肺、口腔和喉等上皮肿瘤证据最充分。对激素相关肿瘤保护作用证据较少，但乳腺癌低发病率似乎与大量食用蔬菜有关。除降低癌症的危险性，流行病学证据还显示摄入大量蔬菜和水果可降低男性脑卒中危险性。

以目前现有的技术水平，很难区分蔬菜和水果每种成分，如必需营养素、食物纤维、植物化学物等降低疾病危险性的作用。因此,流行病学研究还需进行人群干预,以进一步证实蔬菜和水果促进健康作用与摄入植物化学物是否有因果关系。但根据植物化学物作用现有知识,认为植物性食物非营养成分有有益健康作用,植物化学物与维生素、矿物质、微量元素和食物纤维一样,都是蔬菜和水果中发挥抗癌和抗心血管疾病作用的重要成分。

已建立食物和体液中多种植物化学物检测方法,且能对其浓度、生物利用率和生物动力学进行评价。但某些植物化学物与特殊疾病发病率的关系,尚需进一步流行病学调查及实验研究以系统阐述。此外,还需要寻找某些短期生物标志物,作为人类摄取植物化学物发挥长期健康保护作用的标志检出物。

只要人们饮食习惯不改变,植物化学物潜在毒性可忽略,目前对素食者观察也未发现植物化学物毒副作用。但应特别注意某些人工培养或基因工程生产的植物化学物,即使按正常饮食习惯食用,也可能产生毒性作用。

根据目前对植物化学物有益健康的理解,还不需要对营养素推荐量进行修改,对某些具有防治某些疾病作用的植物性食物的推荐量还不能及时制定。据目前已有的流行病学证据,多吃植物性食物可增进健康。随着生命科学研究不断深入和发展,届时可以准确地告诉人们应吃何种食物,吃多少,而不是目前的“多吃蔬菜和水果”这个笼统的概念。

第二节　多酚类化合物

多酚类化合物主要是指酚酸及类黄酮,后者也称黄酮类化合物,在此重点介绍黄酮类化合物。

一、黄酮类化合物结构与类型

黄酮类化合物(flavonoids)也称类黄酮,广泛存在于植物界的一大类多酚苷类,也有一部分以游离形式存在。黄酮类化合物泛指2个苯环(A与B环),通过中央三碳链相互连接而形成的系列化合物。

天然黄酮类化合物系为上述基本母体衍生物,常见取代基有-OH、-OCH_3等。从结构上可分为许多类型,其中主要有6类:①黄酮及黄酮醇类(flavones and flavonols),该类的槲皮素(也称栎精)及其苷类在植物界分布最广、最多;②二氢黄酮及二氢黄酮醇类(flavanones and flavanonols),在精炼玉米油中;③黄烷醇类(flavanols)、茶叶多酚(tea polyphenols)主要由儿茶素(catechin)组成,占70%,儿茶素属黄烷-3-醇类;④异黄酮及二氢异黄酮类(isoflavones and isoflavanones),主要在豆科、鸢尾科等植物中,如葛根素、大豆素;⑤双黄酮类(biflavonoids),多见于裸子植物中,如银杏黄酮;⑥其他,如查耳酮、花色苷等。

黄酮类化合物许多生物活性均与抗氧化活性有关,不同的黄酮类化合物有不同抗氧化活性,自由基清除强弱主要与其结构有关:①清除自由基能力与羟基位置和数目有关,酚羟基数目越多,与活性自由基结合氢原子也越多;②B环上邻二酚羟基可极大地增强其抗氧化活性,这是高效黄酮类抗氧化剂结构基础,一般具有抗氧化活性的黄酮类均有3′,4′-邻苯二酚结构,如槲皮素、芦丁、儿茶素等,仅少数例外;③高效黄酮类抗氧化剂大多有5,7位酚羟基,这两处酚羟基易与金属离子络合,且7位羟基有较强酸性,这些都有利于发挥抗氧化作用;④$\triangle^{2(3)}$双

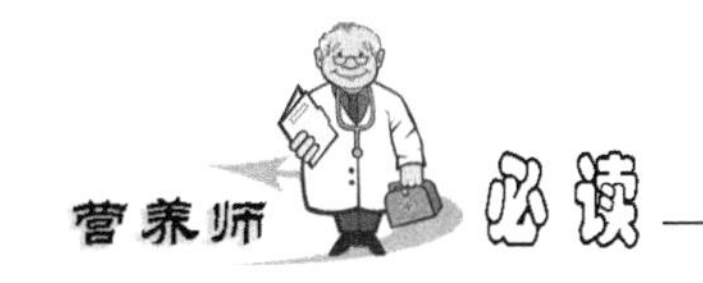

键、羟基成苷、4位羰基及羟基的甲氧基化等对黄酮类化合物的抗氧化作用均有影响。

二、黄酮类化合物生物学作用

（一）抗氧化作用

黄酮类化合物有良好的抗氧化和清除自由基能力。脂质过氧化是复杂过程，黄酮类化合物可通过两种机制来影响这个过程。

1. 直接清除自由基　多种理化因素都可引发自由基连锁反应，黄酮类化合物可阻止自由基传递过程，中断连锁反应。黄酮类化合物可阻止不饱和脂肪酸、花生四烯酸过氧化，减少对生物膜破坏。另外还可经单电子转移直接清除单线态氧、羟自由基等。

2. 间接清除体内自由基　黄酮类化合物可与蛋白质进行沉淀，作用于与自由基有关的酶，如槲皮素可抑制黄嘌呤酶的活性，槲皮素、桑色素（morin）对细胞色素P_{450}也有抑制作用，抑制体内脂质氧化过程；还可与有诱导氧化作用金属离子络合，体内许多氧化过程有金属离子参与，如槲皮素、芦丁等在Fe^{2+}参与氧化体系中的抗氧化活性与其络合Fe^{2+}能力有关。另外，植物与其他营养素合用时有协同作用，明显增加抗氧化能力，如儿茶素与维生素C、维生素E合用时，抗氧化效果更好。

（二）抗肿瘤作用

黄酮类化合物有抗肿瘤作用的经典例证就是茶叶的抗肿瘤作用。1945年8月日本广岛被原子弹轰炸，10万人丧生，同时有10万人受辐射损伤。10年后，受辐射的人多数患白血病先后死亡，研究发现有3种人侥幸未遭损伤，分别为茶农、茶商和茶癖者。这一特殊事件被称为“广岛现象”。研究发现茶叶含多种抑制细胞突变成分，其中茶多酚效果最明显。聚酯型儿茶素成分能诱导癌细胞分化和凋亡，明显抑制动物肿瘤生长，对体外培养的人急性早幼粒白血病、肝癌、肺癌细胞株生长均有明显抑制作用。绿茶多酚主要为黄烷醇和酚醛酸等，1999年发现绿茶含有的化学物能抑制血管生长，为绿茶防癌机制提供了新的证据。茶叶抗癌作用机制主要包括阻断亚硝胺类致癌物合成、干扰致癌物在体内活化、清除自由基、抗突变、对肿瘤细胞直接抑制、增强机体的免疫功能。但也有不同的报道，美国发现茶可以增加膀胱癌的危险性，伊朗研究认为饮茶过度是食管癌高发的原因之一。

红茶多酚也称茶色素，日本曾报道饮用绿茶、红茶提取物的小鼠对肺癌均有化学预防作用。此外，红茶提取物对急性早幼粒白血病细胞（HL_{60}）有较强细胞毒性，茶色素与绿茶多酚化学结构不同，与癌症关系的基础研究有待深入进行。

大豆异黄酮是大豆及其制品的黄酮类化合物，主要有黄豆苷原（7，4′-二羟基异黄酮，daidzin）和染料木苷（5，7，4′-三羟基异黄酮，genistin），只有被细菌分解或在胃内被水解成大豆苷（daidzein）和染料木黄酮后才有雌激素活性。尽管不是固醇类激素，但能与雌激素受体结合而发挥微弱的雌激素效应，故称为植物雌激素。大豆异黄酮活性是雌二醇活性的0.1%，与雌二醇竞争结合雌激素受体，表现为拮抗作用，对激素相关癌症（如乳腺癌）有保护作用。异黄酮抗癌并不完全是抗雌激素作用，染料木黄酮还可抑制调节细胞分化酪氨酸激酶活性，也可抑制DNA修复交联异构酶。异黄酮还可作为抗氧化剂防止DNA氧化性损害，通过诱导肿瘤细胞凋亡、抑制肿瘤细胞癌基因表达等，抑制肿瘤细胞生长所需血管生长。大豆异黄酮对前列腺癌、结肠癌、胃癌和肺癌均有保护作用。

（三）保护心血管作用

已发现，大量食用大豆及其制品的人群心脏病发病率低，主要是黄豆苷原减少体内胆固醇合成，降低血清胆固醇浓度。体外试验染料木黄酮作为酪氨酸激酶活性抑制剂能阻断生长因子，如血小板源性生长因子、碱性成纤维细胞生长因子和其他生长因子的作用。这些生长因子通过酪氨酸激酶参与动脉粥样斑块生成，而染料木黄酮抑制凝血酶诱导血小板激活和凝聚，减少与动脉粥样硬化有关的血栓形成。血管生成可扩大动脉粥样硬化损伤灶，染料木黄酮可抑制多种血管细胞增殖和血管生成，抑制血管平滑肌细胞增生，后者是动脉粥样硬化损伤灶扩展的重要步骤。白细胞黏附分子（β_2-螯合蛋白）的激活与表达在血管损伤初期有重要意义，已证实染料木黄酮能够抑制细胞的黏附。

对茶多酚和茶色素的基础研究表明其心血管疾病预防中有重要意义。实验和大样本临床观察均证实茶多酚和茶色素在调节血脂、抗脂质过氧化、消除自由基、抗凝和促纤溶、抑制动脉脂质斑块形成等有作用。葛根素对心血管同样有保护作用，静脉注射后大脑半球血流量明显增加。高血压及冠心病患者血儿茶酚胺含量明显降低、血压下降，葛根素扩张冠状动脉、降低外侧支冠状动脉阻力，增加氧供给，对抗冠状动脉痉挛可明显地缓解心绞痛。

原花青素广泛存在植物界，属于双黄酮衍生物天然多酚化合物，有保护心血管和预防高血压的作用。作用原理是提高血管弹力，降低毛细血管渗透压；动物实验和临床研究表明，原花青素还可降低胆固醇、减少血管壁胆固醇沉积和抑制血管紧张素酶活性，以降低血压。

（四）抗突变作用

茶提取物明显抑制烤牛肉二甲基亚砜提取物致突变性，也明显抑制其他突变剂如2-氨基芴和4-硝基喹啉-N-氧化物致突变性。绿茶茶多酚和红茶茶色素在肝微粒体酶存在时，对人淋巴细胞可抑制由甲基胆蒽诱导及紫外线处理所致的姊妹染色体单体互换。此外，还可抑制由甲基胆蒽诱导的小鼠骨髓细胞染色体畸变。

银杏、葡萄籽提取物原花青素及牛蒡提取物对Ames菌株TA98和TA100，有无代谢活化均有抗突变作用。牛蒡去皮或受到损伤切面极易发生褐变，因其含丰富多酚类化合物、多酚氧化酶等。有研究表明某些蔬菜、水果抗突变作用与褐变及其酚含量间有相关性，褐变度高、多酚类物质丰富的蔬菜和水果有较强抗突变作用，牛蒡列入其中。

（五）其他生物学作用

日本报道葛根素对细胞免疫功能和非特异性免疫功能均有提高作用。此外，在病毒性或细菌性腹泻患者粪便中，早期肠内分泌型免疫球蛋白（SIg A）较正常人普遍下降，服用葛根提取物后，SIg A明显升高。

女性骨质疏松与绝经有关，雌激素下降使骨钙流失加速，激素替代疗法可预防骨钙流失。大豆异黄酮可使大鼠骨细胞形成超过骨细胞消融，进而防止骨质流失。人体试验已提示多吃大豆及其制品可增加骨密度。

用链佐星（链脲霉素，streptozocin，STZ）诱导大鼠糖尿病，喂茶提取物血糖明显降低，红茶优于绿茶，红茶提取物可能有保护β-细胞免受STZ毒性作用。葛根素明显降低四氧嘧啶诱导糖尿病小鼠血糖，如与阿司匹林合用降糖更明显和持久，并能改善四氧嘧啶糖尿病小鼠糖耐量，明显对抗肾上腺素升血糖作用。

原花青素抗氧化活性可抑制组胺、5-羟色胺、前列腺素、白三烯等炎症因子合成与释放，抑

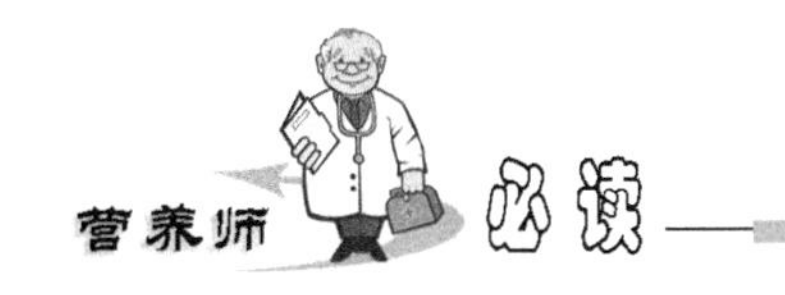

制嗜碱细胞和肥大细胞释放过敏颗粒，有效地改善皮肤过敏症状及过敏性哮喘。此外，还可抑制组胺脱羧酶及透明脂酸酶的活性，对关节炎、胃、十二指肠溃疡等有明显改善作用。另报道原花青素有改善视力疲劳和抗辐射作用，葛根素有明显解酒作用，与抗胆碱、解痉、增加脑血流量、改善学习记忆等有关。

第三节　含硫化合物

大葱和洋葱含硫化合物最丰富，本节以大蒜为代表介绍含硫化合物生物活性作用。

一、大蒜化学成分

大蒜为百合科葱属多年生草本植物生蒜地下鳞茎。不仅是饮食常用调料，也是常用中药。除含各种营养素外，还有特殊臭味的挥发油及其他成分，包括糖类、氨基酸类、脂质类、肽类、含硫化合物和多种维生素、微量元素等。

微量元素主要包括镁、钠、铁、铜、硒等。大蒜几乎含有人体需要的所有必需氨基酸，其中半胱氨酸、组氨酸、赖氨酸较高。维生素主要是维生素A、维生素C和B族维生素，另外，还含前列腺素A、前列腺素B和前列腺素C。含硫成分多达30余种，主要有二烯丙基一硫化物、二烯丙基二硫化物和二烯丙基三硫化物，其中二烯丙基二硫化物生物活性最强。

二、大蒜生物学作用

1. 抗突变作用　大蒜水提取物对诱变剂2-氨基芴（2-aminofluorene）诱发Ames菌株TA100回变有抑制作用，推测其有阻断由前诱变剂向终诱变剂转换作用。SOS原噬菌体诱导实验中，大蒜水提取物能对抗甲基硝基亚硝基胍（N-methyl-N′-nitrosoguanidine，MNNG）、丝裂霉素（mitomycin）、苯并芘（benzopyrene）诱发的SOS反应。大蒜提取物对苯并芘诱发小鼠遗传损伤有保护作用，可使染毒小鼠骨髓细胞核率及染色体姊妹单体交换率下降。

2. 抗癌作用　二烯丙基一硫化物（diallyl sufide）能抑制致突变剂对食管、胃、肠黏膜上皮细胞核的损伤，还抑制甲基亚硝胺所诱发的胃癌、食管癌的进展，对二甲基肼诱发的大鼠肝肿瘤、肠腺癌及结肠癌也有明显的抑制作用。鲜蒜泥和蒜油均可抑制黄曲霉毒素B_1诱导肿瘤发生并延长生长潜伏期；还可抑制二甲基苯并蒽（dimethylbenzanthracen）诱发大鼠乳腺癌。大蒜能抑制胃液硝酸盐还原为亚硝酸盐，阻断亚硝胺合成。唾液酸（sialic acid，SA）是有效的肿瘤标志物，食用生蒜后肿瘤患者SA含量明显下降，表明长期食用大蒜有防癌作用。实验证明，蒜叶、蒜瓣、蒜片及蒜粉均有抗肿瘤效果。

3. 对免疫功能影响　大蒜能够提高免疫功能低下小鼠的淋巴细胞转化率，促进血清溶血素的形成，提高碳廓清指数及对抗由环磷酰胺（cyclophosphamide）所致胸腺、脾萎缩，提示具有提高免疫功能低下小鼠的细胞、体液和非特异性免疫功能。

细胞免疫是机体重要防护机制，水平低降可使杀伤肿瘤细胞功能减退；免疫监视能力减弱可促进肿瘤发生。用大蒜对焦炉工不脱离生产为期6个月的服食研究，服用后唾液酸和脂质过氧化产物比服前降低，而谷胱甘肽过氧化酶活性提高。细胞免疫水平表现为酸性α-醋酸萘酯酶活性升高，对照组细胞免疫功能及生物损伤均无改善，说明大蒜对焦炉工抗氧化能力和细胞免疫功能均有一定保护作用。

在乌干达，我国援外医疗队用大蒜治疗98例艾滋病患者，64例症状明显好转。艾滋病是免疫缺陷病，免疫系统T细胞大量破坏，丧失自身免疫调节能力。单纯补硒治艾滋病效果不理想，故大蒜治艾滋病不能全用硒的作用解释，其中含硫化合物也起重要作用。

4. 抗氧化和延缓衰老作用　自由基是氧化剂，对生物膜有多种损伤作用，线粒体DNA组成结构特殊，易受自由基攻击，目前认为线粒体DNA氧化损伤是自由基致衰老分子基础。大蒜及其水溶性提取物对羟自由基、超氧阴离子自由基等活性氧有较强清除能力，从而阻止体内氧化反应和自由基产生。此外，大蒜提取物还可抑制由丁基过氧化氢所致肝线粒体内脂质过氧化物早期生成，主要是大蒜烯丙基硫化物发挥抗氧化作用。

实验表明大蒜素对四氯化碳诱发大鼠肝损伤和血清转氨酶及脂质过氧化物水平升高均有明显抑制作用，且有剂量-效应关系。结果提示大蒜素对化学性肝损伤具有保护作用，这与其具有抗氧化活性及抑制脂质过氧化物对黏膜结构损伤有关。据报道，大蒜提取物延长正常人皮肤纤维细胞的生长时间，475d能使细胞发生55～66次群体倍增（population doublings，PDs），说明大蒜能延长正常细胞寿命，有延缓衰老的作用。

总之，大蒜不仅是免疫激发型的药物，还是强有力抗氧化剂。常吃大蒜可提高机体免疫能力，增强机体抗氧化、抗突变和抗肿瘤能力，提高健康水平。

第四节　皂苷类化合物

皂苷类化合物研究较多是大豆皂苷。我国大豆资源丰富，有重要开发价值和应用前景，本节中重点介绍大豆皂苷。

一、大豆皂苷化学结构

大豆皂苷（soya saponin，SS）是大豆提取的化学物质，分子有低聚糖与齐墩果烷三萜连接而成，即为萜类同系物称为皂苷原，与糖缩合形成的一类化合物；这也是皂苷类化合物共同结构特点。大豆皂苷为五环三萜类皂苷，经酸水解后其水溶性组分主要为糖类，包括葡萄糖、半乳糖、木糖、鼠李糖、阿拉伯糖和葡萄糖醛酸等。皂苷原与糖结合构成多种皂苷，大豆皂苷主要有5种，分别是大豆皂苷A_1、A_2和大豆皂苷Ⅰ、Ⅱ、Ⅲ。其结构只在皂苷原上有较小的区别。

纯皂苷是白色粉末，有苦辛辣味，粉末对人体各部位黏膜均有刺激性。皂苷溶于水和烯醇，难溶于乙醚、苯等有机溶剂。大豆皂苷属于酸性皂苷，水溶液加入硫酸铵、醋酸铅或其他中性盐类即沉淀，用此性质可行大豆皂苷提取和分离。

二、大豆皂苷生物学作用

1. 抗突变作用　大豆皂苷可明显降低电离辐射诱发小鼠骨髓细胞染色体畸变和微核形成作用。辐射对DNA直接损伤，可致DNA断裂、解聚能力下降等；间接损伤可使生物体自由基产生加快而造成DNA损伤。根据化学结构大豆皂苷不能防止辐射直接损伤DNA，可能是通过减少自由基生成或加速自由基消除使DNA免受损害。

2. 抗癌作用　大豆皂苷抑制多种人类肿瘤细胞，包括胃癌、乳腺癌、前列腺癌等癌细胞

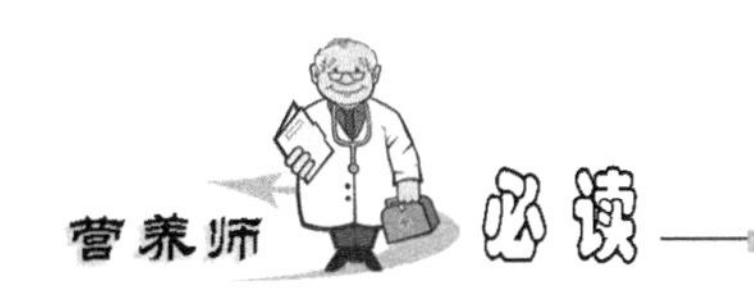

的生长。体外实验可明显抑制大鼠白血病细胞（YAC-1）DNA合成，表现为^{3}H-TdR掺入量下降。当YAC-1细胞脱离大豆皂苷接触后，DNA合成抑制率随时间延长而下降，说明大豆皂苷对肿瘤细胞抑制作用可逆。大豆皂苷分子量为1000左右，为中等大小分子溶于水，可经简单扩散或主动转运进入肿瘤细胞。因此，可以认为是直接破坏肿瘤细胞膜结构而发挥抗癌作用。

3. 抗氧化作用　皂苷抑制血清脂类氧化，减少过氧化脂质生成，预防其对细胞损坏。大豆皂苷能通过自身调节，增加SOD含量、清除自由基，以减轻自由基损伤。向大豆皂苷与色拉油混合物中注入氧气，同时加热40min，结果脂质过氧物生成量比不加大豆皂苷的明显减少。

4. 免疫调节作用　大豆皂苷对T细胞功能有明显增强作用，IL-2分泌增加，促进T细胞产生淋巴因子，提高B细胞转化增殖，增强体液免疫功能的作用。

5. 对心脑血管作用　皂苷类化学物有溶血作用，早期认为大豆皂苷为抗营养因子，同时也说明有抗血栓作用；可抑制凝血因子Ⅰ（纤维蛋白原）转化为纤维蛋白，增强抗凝作用。降低血清胆固醇含量，将大豆皂苷掺入高脂饲料喂饲大鼠，可使血清总胆固醇及三酰甘油下降。

大豆皂苷能延长缺氧小鼠存活时间，可改善心肌缺血和对氧的需求。离体培养大鼠心室肌细胞为实验模型，大豆皂苷可抑制自由基对细胞膜损伤。此外，还可降低冠状动脉和脑血管阻力、增加冠状动脉和脑的血流量，使心率减慢。

6. 抗病毒作用　大豆皂苷对纯疱疹病毒和腺病毒等DNA病毒有抑制作用，对脊髓灰质炎病毒和柯萨奇病毒B_3等RNA病毒也有明显作用，结果表明大豆皂苷有广谱抗病毒能力。国外报道大豆皂苷对人类免疫缺陷病毒（艾滋病病毒）也有一定抑制作用，在获得性免疫缺陷综合征（艾滋病）防治上可能也有积极作用。

第 6 章
Chapter

各类食品营养价值

食品是人类获得能量和各种营养素的基本来源，是人类赖以生存、繁衍的物质基础。食品按其来源和性质可分为3类：动物性食品，如畜禽肉类、内脏类、奶类、蛋类、水产品等；植物性食品，如粮谷类、豆类、薯类、硬果类、蔬菜水果等；食品制品，以动物性、植物性天然食品为原料，通过加工制作食品，如糖、油、酒、罐头、糕点等食品。

食品营养价值（nutritional value）是指某种食品所含营养素和能量满足人体营养需要的程度。食品营养价值高低，取决于食品中营养素种类是否齐全、数量的多少、相互比例是否适宜及是否易消化吸收。不同食品因营养素的构成不同，其营养价值也就不同。如粮谷类食品，其营养价值是能供给较多糖类和能量，但蛋白质营养价值较低；蔬菜水果能提供丰富的维生素、矿物质及食物纤维，但其蛋白质、脂肪因含量极少而营养价值低，故食物营养价值是相对的。即使同种食品，可因品种、部位、产地和烹调加工方法不同，营养价值也会存在差异。

第一节　食品营养价值评定及意义

一、食品营养价值评定

（一）营养素种类及含量

对某食品进行营养价值评定时，应对其所含营养素种类进行分析，并确定其含量。评定食品中某营养素营养价值时，首先应确定其含量。通常食品中所提供营养素种类和营养素含量，越接近人体需要，该食品的营养价值就越高。在实际工作中，除用化学分析法、仪器分析法、微生物法、酶分析法等来测定食物中营养素种类和含量外，还可通过查阅食物成分表，初步评定食物营养价值。

（二）营养素质量

在评价某食品或某营养素价值时，营养素的质与量同等重要。其中质的优劣体现在营养素可被消化利用程度。分别用含18%酪蛋白、小麦蛋白、玉米蛋白的3种不同饲料喂饲大鼠。

实验结果显示，只有酪蛋白组大鼠能正常健康生长；小麦蛋白组大鼠仅维持体重，但不能生长；而玉米蛋白组大鼠不仅不能生长，并且体重减轻。原因是小麦蛋白赖氨酸含量低，玉米蛋白中赖氨酸和色氨酸都很低。另有实验结果表明，用含9%酪蛋白饲喂大鼠，其生长速度只有喂饲含18%酪蛋白大鼠的50%，可见蛋白质数量和质量都十分重要。

评定营养素质量的营养价值，主要依靠动物喂养实验及人体试食临床观察结果，根据生长、代谢、生化等指标，与对照组进行比较分析才能得出结论。

（三）营养素加工烹调时变化

食物通过加工烹调不仅改善食品感官性状，且有利于消化吸收，但加工烹调会使食物营养素发生变化，而影响其营养价值。如米、面加工精度过高、淘洗次数太多，烹调温度过高，将损失较多B族维生素，使营养价值降低；大豆通过加工制成豆腐等豆制品，可明显提高蛋白质消化吸收和利用，因为通过加工去除或破坏大豆中抗营养素因子，提高大豆蛋白质的营养价值，故食物加工烹调时使用方法技术是否合理，直接关系食物营养价值高低。

营养质量指数（index of nutrition quality，INQ）为推荐的作为评价食品营养价值指标。INQ即营养素密度（某营养素占供给量比）与能量密度（该食物所含能量占供给量比）之比。公式如下：

INQ=某营养素密度÷能量密度=（某营养素含量÷该营养素供给量）÷（所产生的能量÷能量供给量标准）

INQ=1，表示食物该营养素与能量含量，对该供给量的人营养需要达到平衡；INQ>1，表示食物该营养素的供给量高于能量，为营养价值高。INQ<1，说明此食物中该营养素供给少于能量供给，长期食用此种食物，可能发生该营养素不足或能量过剩，为营养价值低。INQ是评价食物营养价值的简明指标。

二、评定食品营养价值意义

评定食品营养价值意义，一是全面了解各种食物天然组成成分，包括营养素、非营养素类物质、抗营养因素等；提出现有主要食品营养缺陷；并指出改造或创制新食品方向，解决抗营养因素问题，充分利用食物资源。二是了解在加工、烹调时食品营养素的变化和损失，采取相应有效措施，最大限度保存食品营养素含量，提高食品营养价值。三是指导人们科学地选购食品和合理配制营养平衡饮食，以达到增进健康，增强体质及预防疾病目的。

第二节　谷类食品营养价值

谷类是人体能量的主要来源。在我国人民的饮食中，约75%的能量和50%左右的蛋白质来自谷类。谷类食品在我国饮食构成比为49.7%，在国人食物供给中占有重要地位。此外，还供给较多的B族维生素和矿物质，故谷类在我国人民饮食中占重要地位。南方多以大米为主，北方则多用小麦；其他如高粱、小米、玉米、荞麦和燕麦等，在北方有的地区也用作主食。

一、谷类结构和营养素分布

各种谷类种子除形态大小不一外，其结构基本相似，都是由谷皮、胚乳、胚芽主要部分组

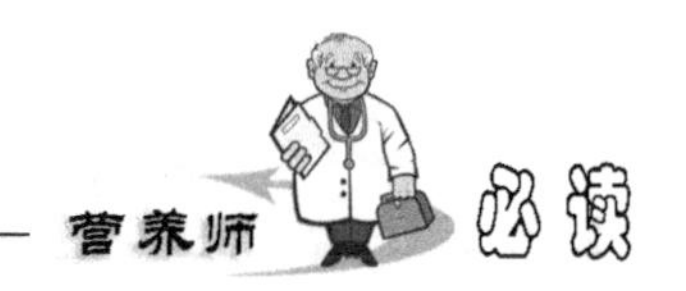

成，分别占谷粒重量的13%～15%、83%～87%、2%～3%。谷皮（bran）为谷物的外壳，主要由纤维素、半纤维系等组成，含较高灰分和脂肪。糊粉层（aleurone layer）介于谷皮与胚乳间，合有较多磷和丰富B族维生素及矿物质，有重要营养意义，但在碾磨加工时，易与谷皮同时脱落，而混入糠麸中。

胚乳（endosperm）是谷类主要部分，含大量淀粉和一定量蛋白质。蛋白质靠近胚乳周围部分较高，越向胚乳中心，含量越低。胚芽（embryo）位于谷粒一端，富含脂肪、蛋白质、矿物质、B族维生素和维生素E。胚芽质地较软而有韧性，不易粉碎，但在加工时因易与胚乳分离而损失。

二、谷类营养成分

1. 蛋白质　谷类蛋白质含量，因品种、气候、地区及加工方法不同而异，蛋白质含量在7.5%～15%。主要为谷蛋白（glutelin）、清蛋白（albumin）、醇溶蛋白（prolamin）、球蛋白（globulin）组成。不同谷类各种蛋白质所占比例不同，见表6-1。谷类蛋白质中主要是醇溶蛋白和谷蛋白。

通常谷类蛋白质因必需氨基酸组成不平衡，赖氨酸含量少，苏氨酸、色氨酸、苯丙氨酸、蛋氨酸偏低，故谷类蛋白营养价值低于动物性食物，如谷类蛋白质生物价：大米77，小麦67，大麦64，高粱56，小米57，玉米60。

表6-1　谷类蛋白质组成（%）

谷物	清蛋白	球蛋白	醇溶蛋白	谷蛋白
大米	5	10	5	80
小麦	3～5	6～10	40～50	30～40
玉米	4	2	40～50	30～40
高粱	1～8	1～8	50～60	32

因谷类食物在饮食中占比例较大，也是饮食蛋白质重要来源，为提高谷类蛋白质营养价值，常采用氨基酸强化和蛋白质互补的方法。如大米用0.2%～0.3%赖氨酸强化后，其蛋白质生物价值可明显提高。此外，可用基因调控的科技手段改良品种，改善谷蛋白质氨基酸组成，提高其营养价值。如高赖氨酸玉米（Opaque-2和Floury-2）品种的醇溶蛋白含量降低，其他蛋白增加，改善玉米蛋白质氨基酸构成，使玉米蛋白质质量明显提高。

2. 糖类　谷类糖类主要为淀粉（starch），集中在胚乳淀粉细胞内。含量在70%以上，此外为糊精、戊聚精、葡萄糖和果糖等。淀粉是人类最理想、最经济的能量来源，在我国人民饮食中50%～70%能量来自谷类糖类。

谷类淀粉因结构上与葡萄糖分子聚合方式不同，可分为直链和支链淀粉，其含量因品种而异，可直接影响食用风味。

直链淀粉（straight-chain starch），易溶于水，较黏稠，不易消化，支链淀粉（branched starch）则相反。与支链淀粉相比，直链淀粉使血糖升高幅度较小，故对如何增加食物直链淀粉与支链淀粉比值，进行过多项专题研究，目前已培育出直链淀粉含量高达70%的玉米品种。

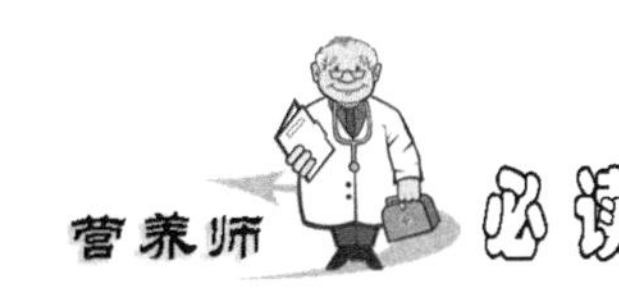

3. *脂肪* 谷类脂肪含量低，大米、小麦为1%～2%，玉米和小米达4%。在糊粉层和胚芽，在谷类加工时，易转入副产品中。

从米糠中可提取与人体健康有密切关系的米糠油、谷维素和谷固醇。小麦胚芽中提取的胚芽油，80%为不饱和脂肪酸，其中亚油酸占60%，具有降低血清胆固醇，防止动脉粥样硬化作用。

4. *矿物质* 谷类含矿物质为1.5%～3.0%，主要在谷皮和糊粉层中。其中主要是磷、钙，因多以植酸盐形式存在，消化吸收率较差。谷类食物含铁量少，通常为1.5～3mg/100g。

5. *维生素* 谷类是饮食B族维生素重要来源。如维生素B_1、维生素B_2、维生素PP、泛酸和维生素B_6，主要分布在糊粉层和胚部。谷类加工精度越高，保留胚芽和糊粉层越少，维生素损失就越多。玉米和小米含少量胡萝卜素。玉米维生素PP为结合型，不易被人体利用，须经适当加工，使之变成游离型维生素PP，才能被吸收利用。

三、加工、烹调及储存对谷类营养价值影响

1. *谷类加工* 谷类通过加工，去除杂质和谷皮。不仅改善谷类感官性状，且有利于消化吸收。因谷类所含矿物质、维生素、蛋白质、脂肪多分布在谷粒周围和胚芽内，向胚乳中心逐渐减少，故加工精度与谷类营养素保留程度有着密切关系，见表6-2。

表6-2 不同出米率大米和不同出粉率小麦的营养组成

营养组成	出米率（%）			出粉率（%）		
	92	94	96	72	80	85
水分	15.5	15.5	15.5	14.5	14.5	14.5
组蛋白	6.2	6.6	6.9	8～13	9～14	9～14
粗脂肪	0.8	1.1	1.5	0.8～1.5	1.0～1.6	1.5～2.0
糖类	0.3	0.4	0.6	1.5～2.0	1.5～2.0	2.0～25
矿物质	0.6	0.8	1.0	0.3～0.6	0.6～0.8	0.7～0.9
食物纤维	0.3	0.4	0.6	微～0.2	0.2～0.4	0.4～0.9

加工精度越高，糊粉层和胚芽损失越多，营养素损失越大，改变显著。如不同出粉率面粉中B族维生素变化见表6-3。

表6-3 不同出粉率面粉B族维生素的变化（mg/100g）

维生素	出粉率				
	50%	72%	80%	85%	90%～100%
维生素B_1	0.08	0.11	0.26	0.31	0.40
维生素B_2	0.03	0.04	0.05	0.07	0.12
维生素PP	0.30	0.72	1.20	1.60	6.00
泛酸	0.40	0.60	0.90	1.10	1.50
维生素B_6	0.10	0.15	0.25	0.30	0.50

如果谷类加工粗糙、出粉（米）率高，虽然营养素损失减少，但感官性状差，且消化吸收率也相应降低，因植酸和纤维素含量较多，还影响其他营养素吸收，如植酸与钙、铁、锌等螯合成植酸盐，不能被机体利用。我国于20世纪50年代初制造出标准米（九五米）和标准粉（八五粉）比精白米、面保留较多B族维生素、食物纤维和矿物质，在节约粮食和预防某些营养缺乏病方面收到良好效益。近年来，人民经济水平明显提高，对精米、精白面需求日益增长，为保障健康，应采取对米、面的营养强化措施，改良谷类加工工艺，提倡粗细粮混食等方法，克服精白米、面的营养缺陷。

2. 谷类烹调　大米因加工时卫生条件不严，包装简陋易受沙石、谷皮和尘土的污染，烹调前必须经过淘洗。在淘洗时水溶性维生素和矿物质发生损失，维生素B_1可损失30%～60%，维生素B_2和维生素PP可损失20%～25%，矿物质损失为70%。营养素损失程度与淘洗次数、浸泡时间、用水量和温度密切相关。淘米时水温高，搓洗次数多，浸泡时间长，营养素损失就大。

矿物质在烹调中损失不大。如制作米饭，用蒸法B族维生素保存率较捞蒸方式，即弃米汤后再蒸要高得多；在制作面食时，用蒸、烤、烙等方法，B族维生素损失较少，但用高温油炸时损失较大。如油条制作，因加碱及高温油炸会使维生素B_1全部损失，维生素B_2和维生素PP仅保留50%。

米饭在电饭煲中保温，随着时间延长，维生素B_1损失所余部分50%～90%。面食在焙烤时，还原糖与氨基化合物，发生相交反应（又称美拉德反应）产生褐色物质，在消化系统中不能水解，故无营养价值，而且使赖氨酸失去效能。为此，应注意焙烤温度和糖类用量。

3. 谷类储存　正常储藏条件下，谷类种子仅保持生机，生命活动进行十分缓慢。此时，蛋白质、维生素、矿物质含量都变化不大。当环境条件改变，如相对湿度增大、温度升高时，谷粒内酶的活性变大、呼吸作用增强，使谷粒发热，促进真菌生长，致蛋白质、脂肪、糖类分解产物堆积，发生霉变。不仅改变感官性状，而且会失去食用价值。因粮谷储藏条件和水分含量不同，各类维生素在储存时变化不相同。如谷粒水分为17%时，储存5个月，维生素B_1损失30%；水分为12%时，损失减少至12%，谷类不去壳储存2年，维生素B_1几乎无损失。故谷类应储存在避光、通风、干燥和阴凉的环境下，控制真菌及昆虫生长繁殖，减少氧气和日光对营养素破坏，保持谷类原有营养价值。

四、谷类营养与食疗

1. 大麦

【性味功效】　甘咸凉；清热利水，和胃宽肠。

【食疗应用】　过食饱胀时，可用大麦面熬至微香，每天冲汤饮服。小儿伤乳，腹胀烦闷欲睡，可用生大麦面3g调服。急性尿路感染，小便不畅且涩痛，可用大麦150g，加水1000ml，煎至750ml左右去渣，加入生姜汁和蜂蜜各25ml，混合后分3次服用，饭前饮服。汤水烫伤时，可用大麦炒黑研末，以油调后涂患处。噎嗝者，可用大麦面做成稀糊，因性滑腻，易下咽，以助胃气。

【说明】　大麦功用与小麦相似，而其性更平凉滑腻，无燥热，常佐粳米同时服用或单独服用；其益气补中，实五脏，厚胃肠的效果，与粳米相似；久食令人胖白，滑肌肤；能宽胸下气，消积进食；民间夏季用炒焦大麦泡茶，有消暑解渴的功用。

2. 粳米

【性味功效】 甘淡平和;益五脏,壮气力,强肌肉。

【食疗应用】 感冒初期,有发热但无恶寒时,可用生粳米75g与碾细的生石膏60g,加水450ml后同煎,至米烂熟;可得上清液300ml,待温热服用。粳米煮饭,当米烂熟而汤未干时,取浓米汤,给患者、产妇或身体虚弱者饮服。

【说明】 粳米性甘淡,味平和,虽主脾胃,但五脏生气,血脉精髓因之而充溢,全身筋骨、肌肉、皮肤因此而强健。粳米是我国及东南亚等地制作饭和粥的主料,体内能量需要的重要来源。其蛋白质营养价值较其他谷类为高,所含的必需氨基酸比较齐全。中医治病常用粳米加入到方药中,如治疗少阴证的桃花汤内有粳米,取其甘以补正气等。民间有用药物加入到饭或粥中治病,如粳米做饭用荷叶煮汤者宽中,芥菜叶者豁痰,紫苏叶者行气解肌,薄荷叶可清热,淡竹叶可以避暑。做粥加茯苓酪者清上实下,山药粉者理胃,花椒汁者避岚瘴,姜、葱、豉汁者发汗。而这些作用都需要借助药力,应注意粳米是世间第一补物,但过量食用或偏食,都可能会致疾病。

3. 糯米

【性味功效】 甘温;暖补脾胃,益肺养气。

【食疗作用】 久泄食欲减退者,用水浸12h后的糯米500g,沥干用小火炒熟,磨粉加怀山药50g;每天清晨用25g左右,加糖20g,胡椒粉少许,以沸水调食。自汗不止者,用糯米与小麦麸同炒为末,每次9g,用米汤饮服;或是煮猪肉蘸食。胎动不安者,可用糯米15g,黄芪、川芎各15g,水500ml,共煎至400ml,分次服用。虚劳不足者,可用糯米放入猪肚内蒸干,碾碎制成丸,每天服用。腰痛时,可用糯米1000g炒至热烫,放在长布袋中,敷于痛处;并细研八角茴香10g,加盐、酒后同时服用。可治疗丝虫病,每天250～500g,煎服,连续5d。复查尾蚴平均转阴率在80%以上。

【说明】 糯米中含有较多糊精,黏性强,胀性小。因性极柔黏故名为糯米。可煮粥饭,酿酒熬汤。如做成糕饼,难以消化,患者不宜多食用。糯稻根须,煎汤可止渴、止虚汗。如剂量过大,可有发热恶寒、头痛头晕、恶心及淋巴结肿大等反应。

4. 高粱

【性味功效】 甘涩温;健脾和胃,消积止泄。

【食疗应用】 小儿消化不良时,可选用红高粱50g,大枣10枚;高粱炒黄,枣去核炒焦,共碾成细末;2岁每次服6g,3～5岁服9g,每天2次。取碾高粱的第2遍糠,放在锅中加热翻炒,有香味时取出待冷却;每天服3～4次,每次1.5～3.0g,用水调服,亦可治疗腹泻。用碾高粱的第2遍糠皮治疗小儿消化不良,服6次后即痊愈,治愈率为98%。

【说明】 本品茎高丈许,故名高粱。米性坚实,呈黄赤色;按其性状有黏与不黏两种,黏者可与糯米同酿酒,不黏者可以做成糕或煮粥食用。其糠皮内含有大量鞣酸与鞣酸蛋白,具有良好的收敛止泻作用。高粱谷壳浸水色红,可用作为酿制红色酒类的色素。高粱苗含有苦杏仁苷,有毒,加热后可被破坏,故高粱苗不能生食。

5. 荞麦

【性味功效】 甘凉;开胃宽肠,下气消积。

【食疗应用】 慢性腹泻,肠胃积滞,用荞麦面做饭,连食数次。男性尿白浊或女子赤白带下，将荞麦炒焦碾为末，用鸡蛋清搅拌，做成梧桐子大的丸粒；每次服50粒，稀盐水送服，每天3次。痈疽发背，一切肿毒，可用荞麦面、硫黄各100g，用井水搅拌后做成饼晒干，每次用1只饼磨成糊状敷贴。小儿油丹赤肿，荞麦面与醋混合后调敷患处，连敷3d。

【说明】 又名乌麦，也叫作莜麦；莜为荆奎，不是荞麦。荞麦性能消积，俗称静肠草，据说能发百病。近代研究发现整棵荞麦，特别是其花中含红色荧光色素，动物食后，在缺乏色素部位，可产生光敏感症，即荞麦病。荞麦食后可能使耳、鼻等处发炎肿胀，还可能有结膜炎、咽炎、喉炎、支气管炎等，有时还有肠、尿路刺激症状。其实所谓易发百病，主要是指产生的各种过敏症状。

6. 小麦

【性味功效】 甘凉；养心益肺，健脾厚肠，利尿和血，除热止渴。

【食疗应用】 治疗心神不宁及脏躁，用小麦面炒黄，温水调服，每天2次，每次125g。老年肾气不足，小便淋涩，用小麦500g加通草100g，水煎服。急性乳腺炎肿痛不消，将小麦面炒黄，醋煮为糊，涂于肿处。烫伤和烧伤，用炒黑的小麦研面，以油调后涂于患处。燥渴口干者，用小麦30～60g，煎汤代茶饮。

【说明】 凡脾胃虚泄及老年淋涩皆能服用。有养心退热的效果，使津液不为火扰，脏躁烦渴均有效果。外用治疗烫伤、烧伤及小儿口腔炎等，疗效俱佳。

7. 小米

【性味功效】 甘咸凉；补虚健脾，和胃清热，利尿养肾。

【食疗应用】 胃热消渴者，用陈小米煮饭食用。有脾胃虚弱，反胃吐食时，可用小米磨粉，水泛为丸，如梧桐子大小，每次服10g，加盐煮熟，空腹和汤吞服。小儿脾虚泄泻、消化不良，将小米、怀山药共研细末，煮熟加白糖适量哺喂。产后体虚者，用小米与大红枣煮粥，加红糖食用。

【说明】 俗称粟米，山东最多。五谷中最硬，被称为硬粟，但得浆水即易化。所含营养成分与大米相比，蛋白质、脂肪、维生素含量比大米高；此外，还有烟酸（尼克酸）和胡萝卜素，故对产妇及小儿特别适宜。北方不仅产妇都服粟米粥，而且婴儿初生也煮粟米粥喂养，有利于肠胃消化。发芽的粟米，名曰粟芽，含淀粉酶、B族维生素、淀粉及蛋白质等，帮助消化的作用很好；可以在温度超过80℃时晒干或烘干，然后研末服用。

8. 薏苡仁

【性味功效】 甘淡凉；利水渗湿，清肺除热，健脾止泻。

【食疗应用】 小便短赤、水肿、脚气病者，用薏苡仁、冬瓜皮、赤豆各30g，同煎服。有风湿痹痛者，用薏苡仁粉与曲米酿酒或装在袋里煮酒后饮用。脾虚泄泻者，可用薏苡仁末与粳米煮粥后食用。水肿、喘急者，可用郁李仁60g研末，用水过滤后，以滤汁和薏苡仁煮饭，每天2次。还可用于肺痈咯血、肠痈、消渴饮水、扁平疣等疾病时的辅助治疗。

【说明】 为国家公布的法定的药食两用食物。又称薏米、米仁、苡仁、苡米、苡米仁、六谷子等。现代用于治疗慢性肠炎、风湿性关节痛、尿路感染、支气管炎、水肿、脚气病、阑尾炎、扁平疣及肿瘤等疾病辅助治疗。

9. 玉米

【性味功效】 甘平；调中开胃，降浊利尿。

【食疗应用】 患尿路结石，慢性肾炎水肿者，用玉米1份加水3份，煎汤代茶或玉米须煎

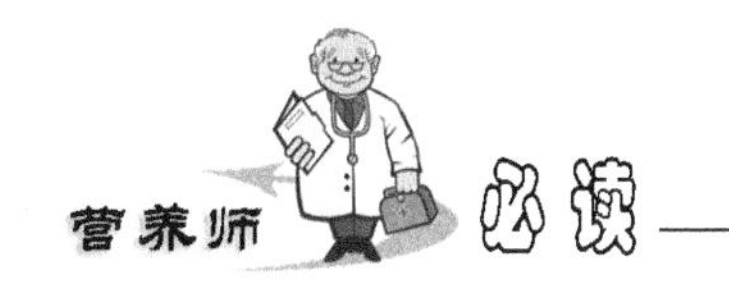

服。高血压病、高脂血症患者，用玉米油作为烹调用油；玉米须煎汤代茶。胃纳不佳，可用新鲜玉米与少量甜椒同炒，稍加素油、盐及调料，是贵州民间既开胃又能降脂的菜肴。

【说明】 又名玉蜀黍、包米等。用于尿路结石或慢性肾炎水肿不退患者的辅助治疗。利尿以玉米须为佳，降脂以玉米油为好，因其可抑制胆固醇的吸收。据控制饮食的试验证实，用玉米油给年龄较轻而血胆固醇较高者服用，有降血脂和预防冠心病作用，故用于高血压病辅助治疗；对65岁以上冠心病复发者防治效果较差。含大量B族维生素，能增进食欲，有健胃作用。平时食用时，新鲜玉米去苞须后食用，其味甜美。老则粒坚如石，须舂磨后为粮，属粗粮。除能充饥或做食疗外，尚可酿酒、榨油。脾胃虚弱者，多食后易致腹泻。

第三节 豆类及其制品营养价值

豆类是植物蛋白质的主要来源，在吃素食为主人群中显得尤为重要。如我国黄豆产量居世界第一，以东北地区产量最多。大豆蛋白是千百万吃素食人群赖以生存的根本。如我国的和尚、尼姑等佛家弟子，其获得蛋白质的最主要的来源就是大豆蛋白。

一、豆类营养价值

豆类分大豆类（包括黄豆、黑豆和青豆）及其他豆类（包括豌豆、蚕豆、绿豆、小豆、芸豆等），是国人饮食中优质蛋白质的重要来源。

（一）大豆营养价值

1. 大豆营养成分　大豆含蛋白质35%～40%，是植物性食品中含蛋白质最多食品。其氨基酸组成接近人体需要，见表6-4，有较高的营养价值，且富含谷类蛋白较为缺乏的赖氨酸，是谷类蛋白质互补的天然理想食品，故大豆蛋白为优质蛋白。

表6-4　鸡蛋、大豆、绿豆氨基酸组成（g/100g蛋白质）

必需氨基酸	WHO建议氨基酸构成比	鸡蛋	大豆	绿豆
异亮氨酸	4.0	4.8	5.2	4.5
亮氨酸	7.0	8.1	8.1	8.1
赖氨酸	5.5	6.5	6.4	7.5
蛋氨酸+胱氨酸	3.5	4.7	2.5	2.3
苯丙氨酸+酪氨酸	6.0	8.6	8.6	9.7
苏氨酸	4.0	4.5	4.0	3.6
色氨酸	1.0	1.7	1.3	1.1
缬氨酸	5.0	5.4	4.9	5.5

大豆含脂肪15%～20%，其中不饱和脂肪酸占85%，以亚油酸最多，高达50%以上。此外，大豆油中还含有1.64%磷脂和具有抗氧化能力较强的维生素E。糖类为5%～30%，其中只有50%可供利用淀粉、阿拉伯糖、半乳聚糖和蔗糖，而另50%人体不能消化吸收棉籽糖和水苏糖，存在于大豆细胞壁，在肠内细菌作用下发酵产生二氧化碳和氨，可致腹胀。此外，还含丰富的钙、维生素B_1和维生素B_2。

2. 抗营养因素　大豆中含某些抗营养因素，影响人体对某些营养素消化吸收。在食用大豆时，应注意合理处理这些因素，充分发挥大豆的营养作用。

（1）蛋白酶抑制剂：蛋白酶抑制剂（protease inhibitor，PI）是存在于大豆、棉籽、花生、油菜籽等植物中，是能抑制胰蛋白酶、糜蛋白酶、胃蛋白酶等物质的统称。其中以抗胰蛋白酶因子或称胰蛋白抑制剂存在最普遍，对人体胰蛋白酶活性有部分抑制作用，妨碍蛋白质消化吸收，对动物有抑制生长作用。采用常压蒸汽加热30min、1kg压力加热10～25min，即可破坏生大豆中抗胰蛋白酶因子。大豆尿酶抗能量力较抗胰蛋白酶因子强，且测定方法简单。故常用脲酶反应来判定大豆中抗胰蛋白酶因子是否已被破坏。我国食品卫生标准中明确规定，含豆粉的婴幼儿代乳食品，脲酶试验必须是阴性。

（2）豆腥味：大豆中含有很多酶，其中脂肪氧化酶是产生豆腥味及其他异味的主要酶类。用95℃以上加热10～15min，或用乙醇处理后减压蒸发，纯化大豆脂肪氧化酶等方法，均可脱去部分豆腥味。

（3）胀气因子：水苏糖和棉籽糖占大豆糖类50%，在结肠内微生物作用下产气。大豆加工制成豆制品时，胀气因子已除去。水苏糖和棉籽糖都是由半乳糖、葡萄糖和果糖组成的支链杂糖，又称大豆低聚糖，是生产浓缩和分离大豆蛋白时副产品。因人体内缺乏水苏糖和棉籽糖水解酶，故可不经消化、吸收，直接进入大肠，可为双歧杆菌等利用，而具有活化肠内双歧杆菌，并促进其生长繁殖作用。目前已利用大豆低聚糖，作为功能性食品基料，可部分代替蔗糖用于清凉饮料、酸奶、面包等多种食品。

（4）植酸：大豆存在的植酸可与锌、钙、镁、铁等螯合，影响其吸收利用。在pH4.5～5.5时，可得到含植酸很少的大豆蛋白。因为在此pH条件，植酸可溶解35%～75%，而对蛋白质影响不大。

（5）皂苷和异黄酮：此两类物质具有抗氧化、降低血脂和血胆固醇作用，特别是大豆皂苷。大豆异黄酮主要为金雀异黄素，还具有雌激素样作用和抗溶血、抗真菌、抗细菌及抑制肿瘤等作用。

（6）植物红细胞凝血素：是能凝集人和动物红细胞的蛋白质，可影响动物生长，加热即被破坏。

大豆虽营养价值高，但因存在以上抗营养因素，其蛋白质消化率只有65%，但通过水泡、磨浆、加热、发酵、发芽等方法，制成豆制品，其消化率明显提高，如豆浆消化率为85%，豆腐消化率可提高到92%～96%。

（二）其他豆类营养价值

其他豆类主要有豌豆、蚕豆、绿豆、红豆、豇豆、芸豆等。蛋白质含量20%左右，脂肪含量极少，糖类占50%～60%，其他营养素近似大豆，是一类重要的食物。

二、豆制品营养价值

豆制品的范围，不仅是以大豆为原料的制品，还包括其他豆类原料生产的制品。大豆制品中有非发酵性豆制品，如豆浆、豆腐、豆腐干、干燥豆制品如腐竹等；发酵豆制品，如腐乳、豆豉、臭豆腐等。

大豆经系列加工制作的豆制品，不仅除去大豆内有害成分，而且使大豆蛋白质结构从密集变成疏松状态、蛋白质分解酶易进入分子内部，使消化率提高，从而提高大豆营养价值。

大豆和绿豆发制成豆芽，除含原有营养成分外，还可产生维生素C，当新鲜蔬菜缺乏时，豆芽是维生素C良好来源。

此外，以大豆及其他油料，如花生、葵花子蛋白质制品主要有4种：①分离蛋白质：蛋白质含量约为90%，可用以强化和制成各种食品；②浓缩蛋白质：蛋白质含量约70%，其余为纤维素等不溶成分；③组织化蛋白质：将油粕、分离蛋白质和浓缩蛋白质除去纤维，加入各种调料或添加剂，经高温、高压膨化后制成；④油料粕粉：用大豆或脱脂豆粕碾碎而成，有粒度大小不一、脂肪含量不同的各种产品。大豆及其他油料蛋白质制品，其氨基酸组成和蛋白质功效比值较好，目前广泛应用于食品加工业。

三、豆类营养与食疗作用

1. 蚕豆

【性味功效】 甘平；健脾利湿。

【食疗应用】 有水肿时，可用生蚕豆250g，炖黄牛肉服，注意不可与菠菜同用。也可用陈蚕豆120g，红糖90g，蚕豆带壳和红糖放在砂锅中，放清水1250ml，用小火煎至250ml后服用。患嗝食者，可用蚕豆磨粉，加红糖调服。

【说明】 又名胡豆、寒豆。史载蚕豆由汉代张骞自西域带回栽种，但到明代才有记载。中医用蚕豆治疗水肿症。用蚕豆衣糖浆治疗慢性肾炎，对少量蛋白尿疗效较好。新鲜嫩豆炒食并不壅气；老豆多食易腹胀，尤其应煮烂。有极少数人在食用蚕豆或接触花粉后，可致急性溶血性疾病，即蚕豆病。这是少数儿童因先天性生理缺陷。巢菜碱苷等成分可致溶血性黄疸，可用鼠曲草、车前草、凤尾草、茵陈，煎汤治疗。蚕豆花、叶、梗、荚壳、种皮均能入药，其中叶、梗、荚壳含D-甘油酸，有利尿止血作用，可治疗各种贫血。蚕豆花凉血止血，种皮利尿。

2. 豆腐皮

【性味功效】 甘淡平；清肺养胃。

【食疗应用】 为豆腐浆煮沸后，浆面所凝结的薄膜。治肺结核及自汗，可用豆腐皮一张，热黑豆浆送服。患咳嗽时，用豆腐衣烤焦研成末，热陈酒调后服用，可服食40～50张。小儿遍身瘙痒难忍，用豆腐皮与香油和匀后，涂搽患部。

【说明】 又名豆腐衣、腐竹。豆腐皮南方地区制成薄膜状，可包肉泥；北方为竹竿状，称为腐竹，可炒菜。患者食用时无禁忌，能养胃气，病后及孕妇最为适宜。

3. 豆浆

【性味功效】 甘平；补虚润燥，清肺化痰。

【食疗应用】 滋补虚弱时，可用豆浆煮粥食之。晨起用豆浆冲鸡蛋，加白糖服，有止咳补血的作用。产后虚弱时，可用豆浆500ml，豆腐皮1张，生鸡蛋1只，冲入浆内。再加龙眼14枚，白糖50g，烧开后待温热时，空腹服用。

【说明】 为黄豆或黑豆加工制成，豆用水浸泡24h后，带水磨碎，滤去渣，放入锅中煮沸即成。原汁浓者称豆奶，用水稀释后为豆浆。豆奶含丰富植物蛋白、维生素等多种营养素，其营养价值可以与牛奶相仿。脂肪较低，不腻口，可作为健康人和患者的低脂肪高蛋白的营养保健品。消化系统出血患者服豆浆后，迅速恢复。豆浆为豆奶用水稀释3～5倍，有淡浆、甜浆、咸浆，是国人喜爱的早餐饮料。

4. 豆腐

【性味功效】 甘，凉；宽中和脾，生精润燥，清热解毒。

【食疗应用】 休息久痢者，用醋煎白豆腐食之。杖疮青肿时，用豆腐片敷贴，应常换新鲜的豆腐片。酒醉烦热者，用热豆腐切细片，遍身敷贴，凉即调换。

【说明】 豆腐性凉能清火，对肺热痰黄、咽痛、胃热口臭、便秘者，较为适宜。水土不服、遍身作痒、皮疹，每天吃豆腐，可协助适应水土。过食豆腐如有腹胀、恶心和呕吐反应，用萝卜可解。民间流传疗疮患者应忌食豆腐，供参考。

5. 腐乳

【性味功效】 甘平；养胃调中。

【食疗应用】 病后食欲不佳，小儿食积，可用腐乳佐餐食用。病中、病后、脾胃虚热、纳食不香，可用新粳米煮粥，腐乳佐餐，开胃醒脾，能助胃气，使消化功能及早恢复。

【说明】 由豆腐发酵而制成，有红、白腐乳之分。又名乳腐、豆腐乳、菽乳；按加工方式分为红腐乳、糟腐乳、辣腐乳和玫瑰腐乳等。苏州以玫瑰腐乳为主，绍兴以臭豆腐为特色。

6. 黑豆

【性味功效】 甘平；活血利水，祛风解毒。

【食疗应用】 身面水肿者，用黑豆500g，水2500ml，后加低度白酒15ml，再煮至1500ml，微温后分3次服用。肾虚消渴难治者，用等量天花粉、黑豆炒熟研成末，再制成丸，如梧桐子大，黑豆煎汤服食。妊娠腰痛时，用大豆500g，低度白酒1500ml，煮至750ml，空腹饮用。小儿有胎热时，用黑豆10g，甘草5g，灯心草21cm，淡竹叶1片，水煎服。小儿丹毒，可用浓大豆汁涂之，效果良好。解斑蝥毒，用黑豆煮浓汁饮用；也可解除草乌、附子的毒性，可以治疗蛇咬伤、糖尿病、血淋等症。黑大豆的花，可主治目盲翳膜。黑豆皮性味甘、平，养血平肝，除热止汗，可治疗眩晕、头痛、虚热、盗汗等症状。

【说明】 又名乌豆、黑大豆。大量的异黄酮有雌激素样作用，对离体小鼠小肠有解痉效果。黑大豆功能有三：一是补肾，治疗肾虚腰酸、膝软和水肿；二是益肌肤，久服黑大豆可使肌细肤色白；三是解药物中毒，可与绿豆、赤豆、甘草等联用。

7. 黄豆

【性味功效】 甘平；健脾宽中，润燥利水。

【食疗应用】 痘后生疮，用黄豆烧黑研末，香油调后涂患处。筋痛拘挛，膝痛湿痹，用黄豆煎汤后服用。用黄豆芽治疗寻常疣，清水煮熟，连汤淡食，每天3餐，吃饱为止。连食3d为1个疗程，治疗期间不吃其他食物和油类。第4天起改为普通饮食，继续以豆芽佐餐。

【说明】 又名黄大豆，营养丰富，为增加植物蛋白的主要食品。水痘后常吃黄豆，可以减少瘢痕和色素沉着，使皮肤光洁。吃法很多，炒、煮、油氽、酱炒、烧笋干、煮肉等味道均佳。可榨油，也可加工成各种豆制品，如豆腐、腐乳、豆腐干、百叶、油豆腐、腐竹、豆腐衣、素鸡等，磨浆可制成豆奶、豆浆。发豆芽当蔬菜食用。黄豆嫩时为绿色，被称为毛豆，可当蔬菜食用。黄豆芽是黄豆浸水发芽而得，豆芽的头、根及芽都能当菜吃，也有只吃芽。

8. 绿豆

【性味功效】 甘寒；清热解毒，清暑利尿。绿豆芽性味甘寒；清热解毒。

【食疗应用】 金石丹火药毒、酒毒、烟毒、煤气毒等中毒时，可用绿豆500g，捣烂成粉末状，加豆浆100ml或糯米泔水100ml，调匀后服用。解乌头毒时，用绿豆200g加生甘草10g煎服。解诸药毒，可用绿豆粉冲调后饮服。淋病初起，可用绿豆芽1000g，取汁冲白糖100g，饮服。绿豆衣30g，煎汤内服，并有解酒的作用。民间有用绿豆皮做枕头，即取其清火的作用，可以改善高血压患者头痛、头晕的症状。同时，绿豆可以解药物中毒，有人用绿豆汤治疗斑蝥毒素中毒所致的尿频、尿痛、尿血，与甘草合用可增强效果。对敌敌畏、有机磷农药中毒也有辅助治疗的效果。经常接触有毒、有害化学物质和气体者，常服绿豆汤和饮茶有一定防治效果。

【说明】 绿豆汤清暑利湿，是家庭必备的夏季清凉饮料。民间传统食品有绿豆糕、绿豆酒、线粉、粉皮等，均为食物中的佳品。清暑开胃，老少皆宜，清热的功能在皮，解毒效果在肉。绿豆解毒，并不解药，也不解补药。故服用中药和补药者，无须忌用绿豆或绿豆制品。绿豆多食后，有饱胀闷气感，需注意适量食用。绿豆芽清凉，炒菜食用。患者和健康人均相宜，但纤维较粗，不易消化。

9. 豌豆

【性味功效】 甘平；和中下气，止渴通乳，利尿解毒。

【食疗应用】 产后乳汁不下，可多煮食豌豆。糖尿病患者，可多食豌豆及豌豆苗，或榨取鲜汁后饮服。糖尿病患者可经常食用。哺乳期能使泌乳量增加。豌豆苗当蔬菜食用，清香可口，有清热利尿的功效。

【说明】 又名青豆、青小豆、寒豆、回回豆、胡豆等。豌豆也是从西域引进，嫩豆做菜色香味俱佳。新鲜的青豆多食，易致腹部胀气。

10. 赤豆

【性味功效】 甘酸平；清热利水，散血消肿，解毒补血。

【食疗应用】 水肿、小便不畅者，用赤豆或赤小豆200g，水煎煮烂，放糖后当茶喝；或赤豆100g与500g左右的鲤鱼1条，同煮喝汤；或与红枣一起煎煮熟后，连汤食之。治疗腹水时，用白茅根250g、赤小豆1500g，煮干后去掉茅根食豆，有显效。肝硬化腹水，用赤小豆500g，与500g以上的活鲤鱼1条，同放锅中，加水2000～3000ml，清炖至豆烂熟为止；将豆和鱼分数次服下，每天或隔天1次，连续服用，治愈为止。产后无乳时，用赤小豆500g，煮粥食用。痄腮、疮疥肿毒时，用赤豆捣烂，在局部涂敷。虱瘙瘾疹者，可用赤小豆、荆芥穗等份研末，加鸡蛋清调涂患处。热淋、血淋者，用赤小豆100g，慢炒研成粉末，煨葱数棵，加黄酒热调，每次10ml服用。儿童患鹅口疮者，可用赤小豆末加醋，调匀后涂抹患处。

【说明】 为国家公布的法定的药食两用食物。又名红饭豆、赤小豆、米赤豆等。按传统赤豆为食物，赤小豆当作药物使用，古代药书均记载赤小豆，而无赤豆。但赤小豆产量太少，现在多将两者混用，功效和使用范围大致相同。平时用于煮赤豆汤、赤豆粥或做成豆沙馅，能加工成多种食品。消瘦者多食赤小豆，渗泄太过，令人消瘦，故不宜多食。赤豆的花、芽、叶均可药用，叶子能治疗小便频数。花又名腐婢，主治痢疾，伤酒头痛、丹毒、疔疮等症。豆芽治疗便血和妊娠胎漏。

11. 扁豆

【性味功效】 甘微温；健脾化湿。

【食疗应用】 赤白带下，用炒扁豆研末6g，米汤送下，芡实米汤送下更好。服药后胎动不安，用生白扁豆去皮研为末，米汤饮服30g，浓煎汁饮亦可。夏天腹泻、呕吐，用扁豆30～60g，煎汤内服。

【说明】 为国家公布的法定的药食两用食物。又名扁豆、沿篱豆等。扁豆嫩时带壳炒食，宜高温多煮，以破坏其毒性成分，老时吃扁豆子。子入药，健脾清暑化湿，能治疗急性和慢性腹泻和带下诸症。扁豆的种子有白色、黑色、红褐色数种，白扁豆可食可药。黑扁豆古名鹊豆，供食不供药，红扁豆广西民间作为清肝药，治疗眼生翳膜。扁豆叶、花、藤、种子皮均可作为药用。扁豆叶含胡萝卜素和叶黄素，治吐泻、疮毒、跌打损伤。扁豆根含天冬素酶，根瘤中含多种游离氨基酸，可治疗便血、痔瘘、淋浊。扁豆衣功效同扁豆，效果稍差。通常食扁豆时带皮，但入药时则肉和皮分开。

12. 刀豆

【性味功效】 甘温；温中止呃。

【食疗应用】 有气逆呃嗝时，用老刀豆9～15g，煎汁取汤，1次缓服。肾虚腰痛，可用刀豆子2粒，包在猪肾内，外裹豆叶，烧熟后食用。患百日咳时，可用刀豆子10粒打碎，甘草3g、冰糖适量，加水750ml，煎至500ml时，去渣后1次饮服，可经常服用。老刀豆可以入药，煎汤或煅灰后服用，每次9～30g，治疗功能性呃逆有效。

【说明】 为国家公布的法定药食两用食物。别名挟剑豆、大刀豆、大戈豆、关刀豆、刀豆子等。刀豆嫩时作为菜肴，也可做成酱菜，味鲜美而有温补的作用。脾胃虚弱者尤为适用，也可改善重症患者或癌肿所致的呃逆。上海地区的小刀豆实际上是菜豆。

13. 豇豆

【性味功效】 甘平；健脾补肾。

【食疗应用】 食积、腹胀、嗳气时，可用生豇豆适量，细嚼咽下。糖尿病患者，可用带壳豇豆100～150g，每天1次，煎汁服用。白带增多者，用豇豆30g，煎汁服用，或是煮鸡肉后同时食用。

【说明】 又名长豆、长豇豆。江南地区有多种食用方法，如煮豇豆、酱红豆、豇豆饭等。能帮助消化，对小儿消化不良和糖尿病患者有益。豇豆叶、壳、根均可入药。豇豆叶治淋症，壳治腹痛和乳腺癌，根治疗小儿消化不良，也可治疗妇女白带增多和男性的白浊症。

14. 菜豆

【性味功效】 甘平；滋养解热，利尿消肿。

【食疗应用】 患水肿者，用菜豆200g，蒜末25g，白糖50g，加水煎汁服用。嫩豆角通常炒菜食用，有健脾利水的功效。也有一定的抗癌作用，肿瘤患者多食为宜。

【说明】 又名白饭豆、四季豆、白豆、云扁豆、豆角、刀豆等。其中的凝集素为蛋白质或多肽，能凝集人红细胞，并可促有丝分裂，增加DNA和RNA合成；能激活肿瘤患者体内的淋巴细胞，产生淋巴毒素，对各种动物细胞有非特异伤害作用，消退肿瘤作用显著。此外，菜豆水提取物可抑制离体豚鼠、兔小肠运动。上海地区的四季豆和刀豆，与入药的刀豆不同。

四、硬果类的食疗作用

1. 白果

【性味功效】 甘苦，涩平；敛肺定喘，收涩止带。

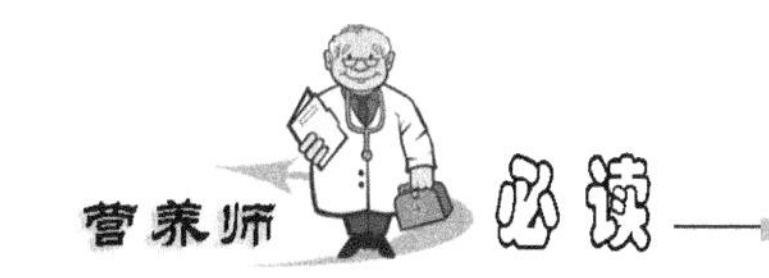

【食疗应用】 支气管哮喘，肺结核咳嗽，用炒熟去壳白果9～12g，加水煮熟，入砂糖或蜂蜜，连汤食之。赤白带下者，可选用白果、莲肉、江米各15g，研为细末，用乌骨鸡1只，去肠后将药放入，煮烂熟后，空腹食用。肾虚遗精者，可用捣碎的白果15g，芡实、金樱子各12g，煎汤服。肠风脏毒者，用生银杏49个，去壳膜研烂，放入白药共研为末，做成丸如弹子大；每次服3丸，空腹细嚼，以米汤饮下。患蛲虫病者，可用生白果数个，捣烂成糊，涂于肛门，每晚1次，连敷5～7d。

【说明】 为法定药物和食物两用的植物。又名银杏、鸭脚子，因其形似小杏、核色银白而得名。银杏树叶，状如鸭掌，又名鸭脚子。银杏果实外种皮中所含白果酸及白果酚等，有抗结核作用。用生菜油浸渍的新鲜果实，对改善肺结核所致的发汗、盗汗、咳嗽、咯血、食欲缺乏等症状，有一定作用。既可煮熟食用，又可炒熟吃。但本品的心有毒，故不宜多吃，更不能生食，否则可产生头痛、发热、烦躁不安、抽搐、呕吐、呼吸困难等中毒现象。如发生中毒，可用麝香0.3g，温水调服，或是生甘草60g煎服，或是用白果壳30g，煎汁服用。

2. 胡桃肉

【性味功效】 甘温；补肾强腰，固精缩尿，定喘润肠。

【食疗应用】 肾虚腰痛，可用胡桃仁60g，切细后，注以热酒，另加红糖调服。阳痿遗精者，可用生核桃仁60g，1d服完，连服月余。小便频数者，用胡桃煨熟，临睡前嚼食，以温酒送服。肺肾不足气喘者，用胡桃肉、人参各6g，水煎服。肠燥便秘时，用胡桃肉4～5枚，睡前拌少许蜜糖服食。尿路结石者，可用胡桃仁120g，用食油炸酥，加糖适量，混合研磨，使成乳剂或膏状，在1～2d，分次服完，连续服食至结石排出，症状消失为止。江南民间用胡桃肉拌红糖，放30d以上，每天2匙，用开水冲服，以调补产后虚弱。

【说明】 为法定的药物和食物两用的植物。又名胡桃仁。本品因其从西域引进，果实形似桃而得名。食用去除果壳、果核的种仁。富含油脂，含量为40%～50%；食后能润滑大肠，而通利大便，且有滋补作用，故对年老体虚、病后津亏所致的大便秘结，尤为适宜。胡桃仁油，内服有补肾、缓下和驱绦虫等功效；外用可治皮炎、湿疹及外耳道疖肿等。因其能滑肠，大便溏薄者，不宜食用。

3. 花生

【性味功效】 甘平；润肺和胃，止血催乳。

【食疗应用】 干咳久咳不止，用去嘴尖花生，小火煎汤调服。有反胃者，可在平时常吃花生米。乳母奶少，用花生米90g，猪蹄髈1只，共炖服。各种出血症者，可用花生衣60g，水煎服。肾炎水肿时，可用连衣花生米、红枣各等份，煎汤代茶饮。花生衣对多种出血性疾病有治疗作用，如血友病、原发性或继发性血小板减少性紫癜、肝病出血、术后出血、癌肿出血及胃、肠、肺、子宫等内脏出血。对严重出血者，治疗效果较差，通常作为以上出血时的辅助治疗。花生衣止血效果比花生仁大50倍，其有效成分为水溶性，故煎服有效。

【说明】 又名落花生、长生果、落地生等，有养生益寿的作用，故民间称长生果。蛋白质含量占27%，且必需氨基酸种类齐全、含量丰富、比例合适。脂肪约45%，其中不饱和脂肪酸80%以上，有降低胆固醇及滋润肌肤的作用。所含维生素E与生育和长寿密切相关。花生仁中钙含量为39mg/100克，儿童、孕妇、产妇可多食用。花生衣中含有较多的维生素B_1，故可治疗脚气病。花生米在潮湿的环境中，易于霉变；如有黄曲霉毒素污染时，则可能有致癌作用，能致肝癌，故霉变后不可食用。

4. 龙眼肉

【性味功效】 甘平；补益心脾，养血安神。

【食疗应用】 心血不足、心悸怔忡、失眠健忘者，可选用龙眼肉15～30g，加水煎汤，在睡前饮服。脾虚泄泻时，用龙眼干14粒，生姜3片，煎汤服。贫血、神经衰弱、心悸怔忡、自汗盗汗等患者，用龙眼肉4～6枚和莲子、芡实等，加水炖汤，临睡前服用。神经性心悸时，每天取龙眼肉30～60g，煎汁服用，可获良好的治疗功效。

【说明】 为法定的药物和食物两用的植物。又名桂圆肉、蜜脾、益智。果实球形正圆而状似龙眼，食用弃壳去核之肉，即假种皮，故名龙眼肉，俗称桂圆肉。因其味甜如蜜、补脾而能益智，故又有蜜脾、益智等名称。味甘性平，为滋补的佳品，对于病后体虚、脑力衰退及产后调补，均可单用本品持续服用。古方龙眼酒，可以经常少量饮用，有补益作用。龙眼酒是用优质酒浸泡龙眼肉，百天后即可饮用。可以常饮数杯，具有温补脾胃及助精神的功能。

5. 栗子

【性味功效】 甘温；补肾健脾，强筋活血。

【食疗应用】 肾虚腰酸无力，用风干的栗子，每天空腹食用7枚，同时食用猪肾粥。小儿体弱无力，3～4岁尚不能步行者，每天可食用生栗子数枚。筋骨肿痛时，可用板栗果，捣烂后敷于患处。幼儿腹泻时，用栗子磨粉，煮成糊状，加白糖适量后喂食。气管炎患者，可用板栗肉250g，与瘦肉同煮后服食。

【说明】 又名栗楔、板栗、栗果、大栗。栗实1球3颗，其中扁者称栗楔。栗子长于补肾壮腰，强筋壮骨；故唐代孙思邈称栗子为“肾之果也，肾病宜食之”，“甚治腰脚不遂”。生食味甘，炒熟煮食香甜可口。但生食难以消化，熟食又易滞气膈食，故每次食量不宜过多。如顿食至饱，反而伤脾胃。

6. 松子

【性味功效】 甘温；滋阴润肺，生津通便。

【食疗应用】 肺燥咳嗽时，用松子仁30g，胡桃仁60g，研成膏状，加熟蜜15g后拌匀，每次服用6g，食时可用沸汤调服。老人体虚便秘时，用松子仁、柏子仁、大麻子仁各等份，同研，溶白蜡丸桐子大；食前以黄丹汤服20～30丸。需润心肺，和大肠时，可用松子同米煮粥食用。肝肾不足、头晕眼花时，松子仁、黑芝麻、枸杞子、杭菊花各9g，加水煎汁后饮服，每天1剂。

【说明】 又称松子仁、海松子、新罗松子。松子可食部分是去壳的种仁，故尤其适用于年老体弱、病后及产后大便秘结者。以松子仁同米煮粥后食用，实为简便的良方，如与胡桃仁、黑芝麻等同食，可增强通便效果。有缓泻作用，大便溏薄者，不宜多食。

7. 葵花子

【性味功效】 甘平；降压祛脂，治痢驱虫。

【食疗应用】 高血压病者，可用生向日葵子，每天50g剥壳吃；也可配饮芹菜根汁，每天250ml饮服。患血痢时，用向日葵子30g，冲开水炖1h，加冰糖适量调服。头晕头痛时，可用向日葵子，去壳后和母鸡同炖汤后服食。有蛲虫病者，可用向日葵子250g生食。

【说明】 又名向日葵子、迎阳花子。炒熟食用是大众所喜爱的食品。所含磷脂对高脂血症、高胆固醇血症有预防作用。其中的亚油酸，可抑制实验性血栓形成。故适量食用葵花子，对防血栓形成有益。

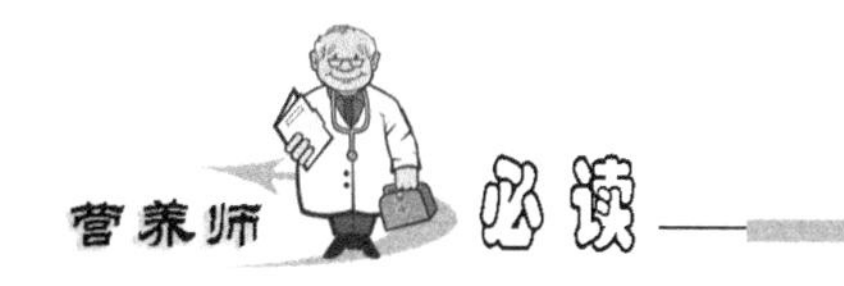

8. 芡实

【性味功效】 甘涩平;补脾止泻,固肾涩精。

【食疗应用】 脾胃虚弱、腹泻久痢,用芡实、莲子肉各500g,分别炒黄,研为细末,加藕粉250g,拌匀后即成散剂。每次服用时取30g,加适量白糖调味,煮成糊状,每天3次,可连服10d。有遗精、滑精时,用芡实30g,炒至发黄,研成细粉;另加牡蛎30g,煎汤送服,每天早晚各1次。小便失禁或小便多者,可用炒黄的芡实30g,米酒30ml,加水煎汤,临睡前饮服,每晚1次。妇女白带增多时,可用炒黄芡实30g,海螵蛸12g,白果6g,加水煎汁饮服,每天1次。

【说明】 为国家公布的法定的药物和食物两用的植物。又名鸡头实、鸡头果、鸡嘴莲等。芡实的果为球形,色紫红,密生尖刺,形似鸡头,故有鸡头米、鸡嘴莲的别名。种子有黑色外壳,为假种皮,质硬,加工时必须磨开,并除去硬壳,取出棕红色的种仁。

9. 槟榔

【性味功效】 苦辛温;破积行气,杀虫利水。

【食疗应用】 患姜片虫、绦虫、蛔虫时,用槟榔、南瓜子各15～25g,将南瓜子研细后,加适量白糖拌匀,将槟榔煎汁后饮服,每天1次,空腹时饮服。或将南瓜子60g,炒熟后去壳,空腹1次食用,隔2h后,用槟榔45g煎汤服用,30min后再用玄明粉9～12g,化水后饮服。小儿酌减,患者可有腹泻,将虫体驱出肠外。食积满闷、呕吐、痰涎者,可取槟榔子、半夏、砂仁、萝卜子、麦芽、干姜、白术各6g,加水煎服。脘腹痛时,可用干燥的槟榔子与高良姜各等份,炒黄后研成细末,用米汤调服。急慢性肾炎者,选用槟榔果皮15g,鲜荸荠50g,加水煎服。青光眼、眼压增高时,用槟榔9～18g,加水煎服,服药后以轻度腹泻为度。流行性感冒时,用槟榔、黄芩各9g,加水煎服。患疟疾时,用槟榔12g,乌梅肉、臭梧桐各9g,加水煎汁,于疟疾发作前2～3h服下,有防止发作的功能。

【说明】 为国家公布的法定的药食两用的植物。又名洗瘴丹、宾门等。自古为东南沿海各省迎宾敬客佳果,贵宾为“宾”或为“郎”,故有此名。槟榔尤以预防疟疾等有显著功效。故有“洗瘴丹”之称。驱虫时新鲜槟榔效果较好,煎煮前应先用水浸泡数小时。槟榔主要作用于绦虫的头节及前段,而南瓜子则主要作用于中段与后段,故合用时可以提高疗效。如同时加服泻剂,则效果更佳。槟榔久服易损伤正气,其破气作用,较枳壳、青皮为甚,故气虚下陷者不宜服用。

第四节 蔬菜和水果营养价值

蔬菜和水果在国人饮食构成比中分别为33.7%和8.4%,是饮食的重要组成成分。蔬菜、水果富含人体所必需的维生素、矿物质和食物纤维,含蛋白质、脂肪很少。此外,因蔬菜水果中含有各种有机酸、芳香物质和色素等成分,使其具有良好感官性状,对增进食欲、促进消化、丰富食品多样性具有重要意义。

一、蔬菜和水果营养成分

1. 糖类 蔬菜水果所含糖类包括简单糖、淀粉、纤维素和果胶物质。含糖较多的蔬菜有胡萝卜、番茄、南瓜和甜薯。水果含糖较蔬菜多,但因其种类和品种不同,含糖种类和数量有较大差异，如苹果和梨以含果糖为主，桃、李、柑橘以含蔗糖为主，葡萄、草莓则以葡萄糖和果糖为主。根茎蔬菜含有较多淀粉，如土豆、藕等。

蔬菜水果所含纤维素、半纤维素、木质素和果胶是人类食物纤维的主要来源，在体内不参与代谢，但可促进肠蠕动，利于通便，减少或阻止胆固醇等物质吸收，有益于健康。水果中含果胶较多，对果酱、果冻加工有重要意义。

2. *维生素* 新鲜蔬菜、水果是供给维生素C、胡萝卜素、维生素B_2和叶酸的重要来源。维生素C在蔬菜代谢旺盛的叶、花、茎内含量丰富，与叶绿素分布平行。通常深绿颜色蔬菜维生素C含量较浅色蔬菜高，叶菜中含量较瓜菜高，如苋菜中维生素C为47mg/100g，小白菜为28mg/100g，黄瓜9mg/100g。

胡萝卜素在绿色、黄色或红色蔬菜含量较多，如胡萝卜、南瓜、苋菜丰富。水果中以鲜枣、草莓、橘、猕猴桃中维生素C含量较多，芒果、柑橘、杏等含胡萝卜素较多，见表6-5。

表6-5 每100g常见水果中维生素含量

营 养 素	鲜枣	猕猴桃	柑	橘	芒果	苹果	葡萄	桃	草莓
维生素C（mg）	243	62	28	19	23	4	25	7	47
胡萝卜素（μg）	240	130	890	520	8050	20	50	20	30
维生素B_2（mg）	0.07	0.02	0.04	0.03	0.04	0.02	0.02	0.03	0.03

3. *矿物质* 蔬菜、水果中含有丰富的矿物质，如钙、磷、铁、钾、钠、镁、铜等，是饮食矿物质主要来源，对维持体内酸碱平衡起重要作用。绿叶蔬菜通常每100g含钙在100mg以上，含铁1～2mg，如菠菜、雪里蕻、油菜、苋菜含钙较多。但蔬菜中存在的草酸不仅影响本身所含钙和铁吸收，而且还影响其他食物中钙和铁吸收，故在选择蔬菜时，不能只考虑其钙绝对含量，还应注意其草酸含量。草酸是有机酸，能溶于水，故食用含草酸多的蔬菜时，可先在开水中烫焯数分钟，去除部分草酸，以利于钙、铁的吸收。可以计算100g蔬菜中可利用钙的理论值，计算方法为：钙含量/原子量–草酸含量/草酸分子量×40，其中钙原子量40；草酸分子量90。

4. *芳香物质、有机酸和色素* 蔬菜水果中常含有各种芳香物质和色素，使食品具有特殊香味和颜色，可赋予蔬菜水果以良好感官性状。

芳香物质为油状挥发性物质，称油精。主要成分为醇、酯、醛和酮等，有些芳香物质是以糖苷或氨基酸状态存在，必须经酶作用、分解成油精才具有香味，如蒜油。

水果的有机酸，以苹果酸、枸橼酸和酒石酸为主，此外还有乳酸、琥珀酸、延胡索酸等，有机酸因水果种类、品种和成熟度不同而异。未成熟果实琥珀酸和延胡索酸较多；柑橘类和浆果类枸橼酸含量丰富。有机酸能刺激人体消化腺分泌，增进食欲，有利于食物消化；此外，有机酸使食物保持一定酸度，对维生素C稳定性有保护作用。

蔬菜、水果中还含有某些酶类、杀菌物质和具有特殊功能的生理活性成分。如萝卜中含淀粉酶，生食时有助于消化；大蒜中含有植物杀菌素和含硫化合物，具有抗菌消炎、降低血清胆固醇作用；苹果、洋葱、甘蓝、番茄等含有生物类黄酮，为天然抗氧化剂，能维持微血管正常功能，保护维生素C、维生素A、维生素E等不被氧化破坏；南瓜、苦瓜已被证实有明显的降血糖作用。所以可利用从食物中分离的各种生理活性成分，研制功能性食品。

野菜、野果在我国资源丰富，种类繁多。某些野菜含有丰富的胡萝卜素、维生素B_2、维生素C和叶酸，钙、铁含量也较多。野果特点是富含维生素C、大量胡萝卜素、有机酸和生物类黄酮，如猕猴桃、沙棘、刺梨、酸枣、番石榴及金樱子等各具特色风味，可加工成果汁饮料、果酱、果脯、罐头和酒等多种制品。

二、加工烹调对蔬菜和水果营养价值的影响

根据蔬菜、水果的营养特点，在加工烹调中应注意水溶性维生素及矿物质的损失和破坏，特别是维生素C。烹调对蔬菜维生素影响与烹调时洗涤方式、切碎程度、用水量、pH、加热温度及时间有关。

蔬菜清洗不合理，如先切后洗或泡在水中，会使维生素C严重丢失，合理做法是先洗后切，或现炒现切。维生素C在80℃以上温度时，快速烹调损失较少；凉拌加醋可减少维生素C损失。烹调后的蔬菜，放置时间过长，不仅感官状况有改变，维生素也会有损失。使用合理加工烹调方法，是保存蔬菜维生素的有效措施。水果大都以生食为主，不受烹调加热影响，但在加工成制品时，如果脯、干果、罐头食品等，维生素将有不同程度损失。

三、根茎类食疗作用

1. 百合

【性味功效】 甘凉，微苦；润肺止咳，宁心安神。

【食疗应用】 肺虚咳嗽，痰中带血者，用新鲜百合100g，分瓣去衣；放水煮烂，加白糖或冰糖，每次食用40g，如冲入川贝粉3g则效果更佳。心烦不眠，虚火上升时，用百合100g，莲子25g，放水1000ml煮烂，每天食400ml左右。发热烦躁，坐卧不定者，可用百合7g，知母6g，煎汤。肺病吐血者，用新鲜百合捣汁，和水饮服，亦可煮食。耳聋耳痛者，用干百合研为细末，温水送服10g，每天2次。患天疱疮、湿疹时，用生百合挤汁，涂抹患部1～2d。患无头痈疽时，可用野百合，加盐捣烂后外敷。百合汤每天500ml，补虚清火，治肺虚咳嗽，或痰中带血，是治疗慢性支气管炎、支气管扩张、肺结核、肺癌等症较为适应的食疗食品。对低热、烦躁、失眠者也较适宜。

【说明】 又名百合蒜，野百合。鲜百合瓣撕去衣，小火煮烂，放白糖或冰糖做成汤。脾胃虚弱、大便溏泻者，不宜多食。百合有种植和野生两种。野生者名野百合，味较苦，通常食用的均为栽培品。现药用多为栽培品种。同属植物卷丹、山丹等也可当百合食用或药用。豆科植物农吉利，又名美丽猪屎豆，又名野百合，含野百合碱，为外用抗癌药，与野生百合不同。

2. 荸荠

【性味功效】 甘寒；清热生津，化痰明目。

【食疗应用】 热病伤津，口渴心烦时，用荸荠120g，洗净去皮，捣烂绞汁饮服，每天1～2次服用。高血压及咳嗽，吐浓痰时，选用荸荠和洗去盐分的海蜇头各60～120g煮汤，每天1剂，分2～3次服。风火赤眼者，用鲜荸荠洗净去皮，捣烂，用纱布绞汁点眼；每次1～2滴，每天3～4次。黄疸湿热，小便不利者，用荸荠打碎，煎汤代茶，每次120g。咽喉肿痛时，可用荸荠绞汁冷服，每次120ml。大便带血时，可用荸荠捣汁75ml左右，料酒50ml，空腹温服。小儿口疮者，可用荸荠烧存性，研成细末，涂搽患部。鲜荸荠、生石膏适量，煮汤代茶，可用以预防流行性脑膜炎。

【疗效】 又名乌芋、地栗。本品俗称马蹄，因形似而得名。荸荠生食，味甘多汁，功能清热生津，故对热病津少口渴者，可单绞汁服用，若配合梨汁、藕汁、芦根汁、麦冬汁同用，可增强生津止渴的作用。民间验方荸荠尚有解铜毒的作用，如误吞铜钱或铜物，或是硫酸中毒时，可用荸荠绞汁灌胃或灌肠。

3. 慈姑

【性味功效】 苦甘，微寒；行血通淋。

【食疗应用】 小便淋沥、结石者，可用慈姑300g，煎服。咳嗽、痰中带血时，用生慈姑去皮捣烂，蜂蜜和米泔同时拌匀，蒸熟后趁热服食。有石淋、尿路结石者，可以经常食用。慈姑叶和花均可作为药用，可治疗疔疮、瘙痒等症。

【说明】 又名茨菇、慈菰。煮熟去皮即可食，也可切片炒菜，或切片爆成松脆的慈姑片。孕妇不宜多食。

4. 甘薯

【性味功效】 甘平；健脾和胃，补肝益肾。

【食疗应用】 肝炎黄疸时，煮食甘薯可协助退黄。急性乳腺炎时，用白皮甘薯洗净后去皮，切碎捣烂，敷患处觉得局部发热即可调换，敷数日即好转。夜盲症治疗时，可用新鲜甘薯叶100g，煎水后服用。

【说明】 为WHO推荐的健康食品之首。又称山薯、番薯、山芋、番芋、红薯、白薯、地瓜等。明代由菲律宾引入，可代粮充饥，蒸、烤、煮皆香美。北方某些地区以甘薯作为主食。甘薯含糖类丰富，并有较多的胡萝卜素和维生素C。用甘薯淀粉可直接生产注射用葡萄糖。日本某地长寿者多，据说与常年吃甘薯有关。白薯可以供给人体大量果胶和黏多糖类，能保持动脉血管的弹性，保护关节腔内的关节面，对浆膜腔有润滑作用；防止肝、肾中结缔组织萎缩而致疾病。故经常食用可预防脂肪沉着，防治动脉粥样硬化，避免过度肥胖。注意烂白薯，即黑斑白薯含有黑斑病毒，可使人中毒，出现恶心、呕吐、腹泻、发热等症状，甚至死亡。故烂白薯绝对不能吃，因高温蒸、煮、烤，也不能使黑斑病毒破坏死亡。

5. 胡萝卜

【性味功效】 甘平；健脾化湿，清肝明目。

【食疗应用】 夜盲症、角膜干燥症，可用胡萝卜与猪肝同炒后食用。患水痘时，可选用胡萝卜20g，香菜和风栗各15g，荸荠10g，加水煎服。百日咳时，可用胡萝卜20g，连核红枣12枚，加水1500ml，煎至500ml，随时服用，可连续服用10次以上。

【说明】 又名黄萝卜、红萝卜、胡芦菔。胡萝卜素是人体所需维生素A的主要来源，可作为治疗维生素A缺乏症的治疗食物。其中的降糖成分对糖尿病患者有一定的治疗效果，也可用于肾炎的食疗。并有帮助消化的作用，消化不良、食欲减退者可经常食用。胡萝卜味道欠佳，较少煮食，多用于制作酱菜和蜜饯，也用作菜肴中调剂色香味的食物。过多食用胡萝卜会致黄皮病，全身皮肤黄染与胡萝卜素有关。停食2～3个月后，会自行消退。患病时不宜生食，应在加工或烹调之后才能食用。

6. 生姜

【性味功效】 辛散，温热；散寒止呕，健胃解毒。

【食疗应用】 患感冒时，用生姜6g，葱白3棵，大枣4枚，水煎顿服；或以生姜5片，红糖30g，

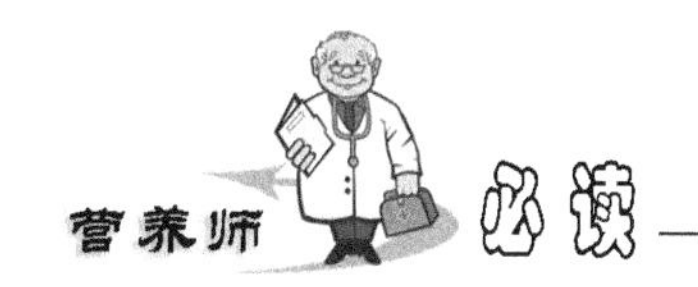

煎汤趁热服下。呕吐不止时，可用生姜汁15ml，蜂蜜30ml，加水45ml，蒸熟1次服用，每天4～5次。疲劳咳嗽用蜂蜜、姜汁各20g，白萝卜汁、梨汁、人乳各50ml，共熬成膏，早晚用汤送服数匙。胃痛日久、体虚、食欲差、消瘦时，可用生姜5片，猪肚1个，生姜放猪肚内，隔水炖熟，分2次食用。腹部寒痛、便泄、四肢不温者，用生姜5片，红糖60g，沏姜糖水加白酒少许温服。患类风湿关节炎时，用生姜、大葱、辣椒各9g，调匀内服。生冻疮时，可用生姜、辣椒各15g，白萝卜30g，加水煎后洗患处。斑秃，俗称鬼剃头，可用生姜擦患处，每天2次，可反复使用。

【说明】 本品为国家公布的法定药食两用的植物。初生嫩者其尖紫，名紫姜、子姜；老根块称为母姜。自古生姜是常用药，《神农本草经》有记载，古代许多名方中有生姜。生姜食疗适应范围很广，疗效较为显著，是常用食疗佳品。嫩姜多作调料和酱菜用，入药治病多用老姜。阴虚内热、出血、目赤等患者忌食。生姜可为灸法所用，以引郁毒，透通疮窍，使内毒外发。也可作为外敷剂，借药性而运行气血，气血运行旺盛则可驱散毒气。

生姜汁：味辛性微温；功效与生姜相同。能止呕散寒，祛风化痰。可治疗外感风寒、恶心呕吐、咳嗽痰多、噎膈反胃等，每次3～10滴，冲服。生姜皮：为生姜之外皮，性味辛凉。其利水消肿的功效较佳，民间常与冬瓜皮、车前子配伍煎汤服，治疗水肿。煨姜用洗净生姜，以纸7层包裹，水中浸透，置火灰中煨至纸包焦黄，去纸后食用。煨姜性味辛苦，大热，治疗胃寒、呕吐、泄泻功效比生姜好。

7. 大头菜

【性味功效】 辛甘，苦平；开胃下气，利湿解毒。

【食疗应用】 消宿食胀气，用大头菜煮羹后食用。鼻出血时，用生蔓菁捣汁饮用。乳痈寒热者，可用蔓菁根叶，捣烂加盐外敷，感到热时即调换之，应注意避风。如作为预防传染病，可在立春后全家服用温蔓菁汁，以避免患病。甲状腺功能亢进患者可经常食用。

【说明】 又名芜菁、九英菘、扁萝卜、蔓菁。大头菜多腌制后服用，以浙江香大头菜、江苏玫瑰大头菜、云南紫大头菜较有名。味脆美爽口，可佐餐，能帮助消化，解酒气，但不解补药。有干扰甲状腺素合成作用，故甲状腺功能亢进者可多食用。大头菜叶粗老，较少食用，但功能同块根。叶烧灰研末，加脂类赋形剂，外敷可治小儿秃头。蔓菁子、花均可当作药物使用，具有明目、清热功能，可治疗青盲眼障、秃头、眉毛脱落等症。

8. 萝卜

【性味功效】 辛甘凉；消积化痰，宽中下气。萝卜叶辛苦平。

【食疗应用】 积食作酸，嚼生萝卜数片或吃生萝卜叶也有效；干者、热者、盐腌者及胃冷者，效果均不佳。翻胃吐食者，可将萝卜拍碎，加蜜腌渍，细嚼慢咽。消渴口干和满口烂疮者，用萝卜绞汁500ml饮服。鼻出血不止，可用萝卜汁250ml，加酒少许热服；或以酒煮沸，加入萝卜汁中再煎饮之。失声不语者，用生萝卜汁与姜汁同时服用。肺结核咯血时，用红色大萝卜1000g，加水300ml，煎至100ml，去残渣，再加明矾10g、蜂蜜150ml；每日3次，每次50ml，空腹时服用。结核性、粘连性、机械性肠梗阻者，用白萝卜500g，切片后加水1000ml，煎至500ml，每天1剂。慢性咳嗽、痰多、气急时，可用白萝卜1个切成片，加冰糖适量，隔水蒸熟后，喝汤。

【说明】 又名莱菔、芦菔等。萝卜有抗菌作用，对革兰阳性菌较为敏感；抑制真菌生长。莱菔汁能防止胆结石的形成。萝卜生、熟皆可食，古代有腌、酱、豉、醋、糖腊、煮饭等；现在红萝卜多生食，甜多辣少。白萝卜生食偏辣，多煮熟当菜食用，或腌制成萝卜干。青萝卜多生食和腌制。人参萝卜，形如人参，多酱制。萝卜对积食痞闷、痰多咳嗽者，食之甚效。并能清火生津解渴。有记载捣汁口服可治疗消渴证即糖尿病。由内热致的鼻出血、咯血、便血者，也可经常食用，以清火止血。患胆结石和尿路结石者也可经常食用。有关萝卜解人参功效之说，无定言，仅为传说；有实验结果表明萝卜和人参有协同作用。但有脾胃虚弱、消化不良、大便溏薄者不宜生食、多食。萝卜籽和叶均是良好的中药，叶子功能与萝卜相似；用沸水烫后，可作蔬菜食用；煎汤或捣汁，能治疗脘腹痞闷作呃，积食不消，痰多、乳肿、乳汁不通等症。萝卜结籽后的老根，晒干后为地枯萝，入药功效同萝卜，且能利水，可用于水肿的治疗。

9. 土豆

【性味功效】 甘平；益气健脾，消炎解毒。

【食疗应用】 小儿患水痘时，可食煮熟的土豆，有解毒的功能。腮腺炎时，可用土豆1个，以醋磨汁，搽患处，干后再涂，不要间断。水火烫伤，用土豆磨汁后涂伤处。土豆含有抗消化淀粉，有类似食物纤维的作用，多食不会致肥胖。

【说明】 又名马铃薯、洋芋、洋山芋等，是很多国家和地区居民的主要食物来源，可以做成各种各样的食品。其中的龙葵碱可破坏红细胞，严重中毒时导致脑充血、水肿、胃肠黏膜炎症、眼结膜炎。通常在中毒后，先有咽喉灼痛、恶心、呕吐、腹泻、头痛、发热等症状，之后甚至抽搐或昏迷，应及时抢救，故如果土豆已发芽，须挖去芽和芽眼，并多削去附近的皮层，然后放在水中浸泡，煮时也须较长些时间以清除和破坏龙葵碱，特别要防止小孩多食后可能导致中毒。

10. 藕，莲子

【性味功效】 甘寒；生者清热生津，凉血散瘀；熟者健脾开胃，补血止泻。藕粉性味甘平。

【食疗应用】 生藕捣汁治支气管扩张咯血，每次250ml饮服。消化管出血者，每天可口服生藕汁500ml，连服3～5d。发热性疾病有口渴者，可用鲜藕生嚼或捣汁饮，适量饮用。小便热淋时，可用生藕汁、生地汁、葡萄汁各等份，每次50ml，加蜂蜜调味后温服。上焦痰热者，可用藕汁、梨汁各50ml，和匀后服用。

【说明】 又名莲藕；夏秋新鲜嫩藕，刨皮后切片，清新爽口，为清暑生津之佳品。无论是正常人、热性病后的患者都可食用，有出血倾向者更适宜。藕汁止血，可治支气管咯血、消化管出血、尿血、皮下出血、齿及鼻出血、癌肿出血等，有一定疗效。藕节炒炭后称为藕节炭；凉血止血，用于各种出血症，包括妇科出血。研末为藕节粉，也可用于止血。

藕密：又名藕丝菜，为莲的细瘦根茎，俗称藕梢；嫩时可以当藕食，老则味涩，功用同藕。藕粉：为老藕加工制成的淀粉，又名澄粉。其中杭州西湖藕粉最佳，驰名中外。洁白细腻，加白糖、桂花调制成甜羹食用。病中或病后身体虚弱，服流质饮食、半流质饮食者最适宜，能帮助胃气恢复。出血、吐泻、发热患者皆适宜。藕粉也可制成各种水果甜羹，或是炒菜时代菱粉勾芡。

11. 山药

【性味功效】 甘平；健脾补肺，固肾益精。

【食疗应用】 患有脾胃虚弱、泄泻、食欲缺乏者，用山药、苍术等量为丸，以米汤送服。民间有用山药500g，红枣60g，粳米250g，煮粥食用，有助于开胃肠和止泻。虚劳咳嗽、疼痛者，可用捣烂的山药250g，加甘蔗汁250ml，搅拌均匀，温热时饮用，可起到辅助治疗的作用。小便频数者，用白矾水中浸泡过的去皮干山药和去黑皮的白茯苓各等份，研为细末，米汤调服，如长期服用，有增补元气的功能。遗精和妇科带下时，可选用山药500g，羊肉500g，肉去脂膜后煮烂熟后，研成泥蓉样，加粳米250g，煮粥食用，经常服用可补益肾虚。糖尿病有口渴、尿多、易饥等症。生山药15g，黄连6g，水煎服或以山药、天花粉各等量，每次30g用水煎服或单用山药120g煎服。乳腺炎、乳腺肿痛、偏头痛时，用新鲜山药切成薄片，敷贴患处，待干时调换。

【说明】 为国家公布的法定的药食两用食物。又名山蓣、怀山药等，各地均有栽培。山药在远古时代即已入汤剂，《神农本草经》列为上品。善补脾肺，且能益肾填精，调补而不骤，微香而不燥，可经常用培补脾胃的清补品。因作用较弱，多作为辅助。

12. 甜菜

【性味功效】 甘苦凉；清热解毒，行瘀止血。甜菜根甘平；通经活脉，开胸宽膈。

【食疗应用】 患痢疾时，可用甜菜煮粥后食用。治疗成人或儿童麻疹出疹不透，可选用红牛皮菜、芫荽子、樱桃核各10g，煎水服。治疗吐血，用红牛皮菜、白及炖猪口条食用。

【说明】 又名光菜、牛皮菜等。食时略有甜味感，口味稍差，味苦，多食有腹痛和腹泻反应。有些地区用其治疗小儿痧痘和急性腹泻等症。甜菜根现多为榨糖的原料，以东北产绵白糖质量最好。

13. 芋艿

【性味功效】 甘辛平；软坚散结，化痰和胃。

【食疗应用】 患瘰疬时，可用芋艿煮粥食用。治疗疣时，可用新鲜芋叶摩擦局部。牛皮癣者，宜选用芋艿、大蒜头共捣烂，敷患处。慢性肾炎时，用芋艿1000g，煅粉研末，加红糖和匀，每天3次，每次20g。

【说明】 又名芋头、大头芋艿。芋艿有大有小，小者如鸡蛋，去皮食肉，作蔬菜和甜羹食，如葱油芋艿、玫瑰糖芋艿羹，糯而酥腻可口。大者如红薯，肉红，称大头芋，不易煮烂。而带麻味者，多作药物，制成芋艿丸。芋艿少食助消化、化痰积、解毒、解酒。芋艿丸治疗淋巴结肿大，有一定的治疗效果。芋艿多食则易胀气。用手去皮，其浆液可致手指皮肤麻痒难忍，如用火烘烤，症状可稍有减轻。

14. 竹笋

【性味功效】 甘寒；消痰止喘，清热通便。

【食疗应用】 痰热咳嗽，可选用毛笋煮食。胃热有饥饿感时，可选用圆笋煮熟后食用。

【说明】 竹子的种类很多，古代竹谱载有60余种。竹笋的品种较多，现市场供应的有圆笋、毛笋、冬笋、青笋、鞭笋等，圆笋又名春笋。有清胃热、肺热的效果，能改善胃炎不适感和支气管炎痰多等症。许多医书记载笋能发病，有慢性疾病者不宜多食。绿笋片：为绿竹新笋的制成品，又名绿笋干、玉版笋、玉兰笋片。绿笋含茁长素、不饱和脂肪酸。鲜笋去壳，煮熟晒干，可制成笋干，也可切片装罐头。鲜美可口，有“治实喘、消痰”的作用，具有一定的食疗功用。

15. 菱

【性味功效】 甘凉；生食清暑解热，除烦止渴；熟食益气，健脾和胃。

【食疗应用】 痔疮出血、疼痛时，可用鲜菱90g，捣烂后水煎服，另用果壳煅炭、研成细末，蘸菜油调涂患处。患痢疾时，用红菱晒干研末，空腹服用，每次9g。红痢时，用黄酒送服，白痢用米汤送服。月经过多时，可用鲜菱250g，水煎1h后滤取汁液，加红糖适量，每天分2次服用。患子宫癌、胃癌时，可选用生菱角肉，每天用20～30个，加水适量用小火煮成浓褐色汤，分2～

3次饮服。脾虚泄泻时，用鲜菱肉90g，去核蜜枣2个，加水少许磨成糊状，煮熟当饭吃，每天3次。解酒精中毒时，可用鲜菱250g，连壳捣碎，加白糖60g，水煎后滤取汁液，1次服完。

【说明】 又名菱、菱实、沙角、水栗等。有青菱、红菱、紫菱之分；嫩时皮脆肉美，大多剥壳取肉生食，老熟时则壳黑而硬，谓乌菱。冬天摘取，风干后生熟食皆可。成熟菱角肉厚味香，营养丰富，可与栗比美，又有“水栗”之称。古代多代粮食用。因菱药性寒凉，多食易致腹胀，故胃弱腹胀者不宜多食。

16. 莴笋

【性味功效】 甘苦凉；清热通便，利水通乳。

【食疗应用】 小便不通、尿血者，可用莴苣菜捣烂，敷于脐上。产后乳汁不通，用莴苣菜适量，煎酒后饮服。鲜叶250～500g，煎汤饮，可使小便量明显增多，故可用于治疗水肿和腹水。

【说明】 又名莴苣笋、香乌笋。莴苣生拌、炒食、晒干盐渍、酱制等食法甚多，味脆美。能佐餐，并能清火，通利二便，乳腺炎没化脓之前，食用后有治疗效果。多食使人目糊，停食后数天，能自行恢复。莴苣叶味苦，须焯水去苦味，可当蔬菜食用。加猪油做成菜饭，具有莴笋的香味。莴笋的品种尚有紫叶莴笋、花叶莴笋、尖叶莴笋等，功效与莴笋相同。

17. 茭白

【性味功效】 甘寒；滋阴清热，通乳生津。

【食疗应用】 烦热口渴时，用茭白30～60g煎汤服用。乳汁不通时，可用茭白、通草各9g，与猪蹄同煮食。湿热黄疸时，用鲜茭白30g，水煎后服用。

【说明】 又名蒋草、菰手、菰笋。以粗壮白嫩为佳，生于水中，性寒，可清热解渴。阴虚内热，便秘尿赤、咽干时食用较好；但又有损伤阳气的作用，阳虚内寒、大便溏薄、阳痿滑泄者，不宜多食。菰根和叶皆可当药用，功能与茭白相近。

四、叶菜类食疗作用

1. 大白菜

【性味功效】 甘平；养胃利水，清热解毒。

【食疗应用】 患漆毒生疮者，用白菜叶捣烂后贴敷。眼内异物时，用白菜捣烂挤汁滴眼，每次2～3滴。

【说明】 又名黄矮菜、交菜、黄芽白菜、菘等。以其青白高雅，凌冬不凋。甘淡平和，做菜肴与肉煮则味美，养胃益人。治疗作用较弱，但久食也无明显不良反应。白菜籽作为药用，研成油涂头部脱发处，可使头发生长。

2. 芸苔

【性味功效】 甘辛凉；散血消肿，止痢通乳。

【食疗应用】 劳伤吐血，用油菜1棵，煎水口服。风热肿毒时，取芸苔苗叶根、蔓青根各150g研为末，用鸡蛋清调和贴于患处。血痢腹痛，日夜不止，用芸苔叶捣汁100ml，加蜂蜜50ml，温服。乳母催乳，用芸苔捣烂敷之。鲜菜和腌菜均有清热解毒的效果，多用于疮、疖、乳痈类感染性疾病的治疗，内服外用均可。

【说明】 又名菜苋、油菜苋、芸苔菜、青菜。为十字花科植物油菜的嫩茎叶和总花梗。早春鲜芸苔为带花蕾的嫩苗，炒食味道鲜美。稍后摘下晒干，盐腌切碎入瓮，名黄腌菜，味更佳。江南民间喜食，以江苏吴县产品最为有名。有医药书载芸苔为发物，产后、痧痘和慢性病患者应忌食。

3. 菠菜

【性味功效】 甘凉；养血止血，敛阴润燥。

【食疗应用】 消渴多饮时，每天饮水多至10L者，用菠菜根、鸡内金各等份，研成细末，用米汤送服，每天3次。治疗便秘时，用鲜菠菜在沸水烫后，以麻油拌食，每天250g。患鼻出血、便血时，可选鲜菠菜250g煎汤，1次饮用。

【说明】 又名波斯草，俗称红嘴绿鹦哥。史载由颇陵国传入。菠菜可刺激胰腺分泌，助消化又能滑肠，对慢性胰腺炎、便秘、肛裂、痔疮出血者，可常吃多食。菠菜根能治糖尿病。所含的草酸可与钙结合形成草酸钙结晶，使肾炎患者尿色浑浊、管型及结晶增多。故肾炎和肾结石患者不宜多食，脾虚泄泻者亦不宜多食。菠菜籽可以作为药用，能治疗小便不畅，咳喘痰多诸症。

4. 莼菜

【性味功效】 甘寒；清热利水，消肿解毒。

【食疗应用】 胃纳不香，恶心欲吐者，可选用莼菜和鲫鱼做成羹后食用。捣烂后外用，可治疮疖等感染性疾病。

【说明】 又名水葵。莼菜煮汤，滑腻而鲜美，古代即称莼菜与鲈鱼齐名。暑天清火，可防痱疖，热病后，可进食莼菜汤，清热解渴，增进食欲。医书中载有莼菜性冷，易损人，伤脾胃，损毛发，不宜多食。

5. 洋葱

【性味功效】 辛温；和胃下气，化湿去痰。

【食疗应用】 治疗糖尿病时，可用洋葱经常炒食。治疗高脂血症时，取洋葱60g，用素油炒，每天进食有益。

【说明】 又名洋葱头、玉葱。洋葱系近代从西方国家引进栽培，民间作为利尿药和祛痰药，有开胃化湿、降血脂和血糖的作用，并有帮助消化的功效。多食可有视物模糊，感染性疾病后不宜进食。

6. 胡葱

【性味功效】 辛温；温中下气。

【食疗应用】 腹部闷胀时，用胡葱15～30g，煎汤服。身面水肿、小便不利、喘急者，可选用胡葱10棵，赤豆150g，滑石40g，加水250ml，煮葱豆至熟烂，搅拌成膏状；空腹时食用，每次可加温米酒25ml同时服用。

【说明】 又名葫葱、蒜葱、回回葱。胡葱叶茎烧豆腐、炒肉片，无蒜的臭味，也不如葱味香，能开胃助消化。多食可诱发疾病、目糊、耗神、多忘。胡葱子可当药用，能治疗食物中毒。

7. 大蒜

【性味功效】 辛温；杀虫解毒，行滞健胃，降脂抗癌。

【食疗应用】 预防流行性感冒时，可口含2片生大蒜。感冒、头痛、鼻寒、恶寒发热时，用大蒜、葱白、生姜适量各等份，煎汤温服，出汗即愈。痢疾时，用大蒜头2只，煮米粥吃。预防流脑和治疗带菌者时，成人在进餐前，食生大蒜5～10g；15岁以下减半，每天1次，食后用2%盐水漱口，连续3～5d为2个疗程。肺结核用紫皮大蒜30g，白及粉3g；大蒜在沸水中煮1～1.5min捞出，然后放入糯米30g，放在煮蒜的水中煮成稀粥，待粥已成，重新将蒜放入稀粥内，搅匀即可食用。白及粉与大蒜粥同吃，或喝粥后再服；每天2次，早晚饭后食用。治疗真菌性感染时，用10%大蒜液内服，1岁以内3～5ml，2岁以内5～8ml，每天3～4次，同时服用。治疗原发性高血压时，可每天早晨空腹食用糖醋蒜1～2瓣，并喝少量的醋，每个疗程服10～15d，可使血压能较为持久的下降。

【说明】 有强烈蒜臭气；又名胡蒜、葫蒜、独蒜、独头蒜、蒜头、大蒜头。大蒜有臭味，可在食蒜后用当归1片含于口中，或是用少许茶叶放入口内细嚼，也可吃数枚大枣，均有效。蒜梗鲜者可食，干者药用；大蒜子、苗皆可盐腌后储藏，叶亦可茹，性味相似。阴虚火旺者及目、口、齿、喉、舌等病后均应忌食。

8. 枸杞头、枸杞子

【性味功效】 苦甘凉；清热补虚，解毒杀虫。

【食疗应用】 眼涩痛并有翳者，可用枸杞头、车前草各100g，煮熟后食用；另取大桑叶150g，包裹数层，悬挂于阴凉处过夜，轻压取汁点眼。急性结膜炎时，用枸杞头50g，鸡蛋40g，稍加调味，煮汤后，每天1次食用。阳气衰弱，腰腿疼痛，五劳七伤者，可选用枸杞头500g，羊肾250g，米150g，葱白14棵；以上共切细，加五味子煮粥，空腹食用。

【说明】 枸杞子为国家公布的法定的药食两用食物。枸杞头又名枸杞苗、枸杞菜、枸杞叶。初春摘枸杞嫩苗，焯水以去苦味，炒菜，略带苦味，食之爽口；也能泡茶、煮粥、做羹吃。能清火明目，治疗阴虚内热，咽干喉痛，肝火上升，头晕目糊，功能性低热等症。入药可补阴、养肝、明目，功用较嫩苗为好。枸杞根皮被称为地骨皮，入药以清退低热为好，其提取液为地骨皮露，有清凉消暑退热的效果，可作夏季清凉饮料。

9. 芥菜、芥菜子、雪里蕻

【性味功效】 辛温；宣肺豁痰，温中利气。芥菜子性味辛热；利气豁痰，温中散寒，消肿通络。

【食疗应用】 漆疮瘙痒者，用芥菜煎汤洗浴。牙龈肿烂，有口臭者，可用芥菜杆烧存性研末，经常敷用，即可治愈。长期咳嗽，痰多清稀，可用芥菜50g，煎汤内服。

【说明】 又名大芥、弥陀芥菜；鲜芥菜味道辛辣，可作炒菜食用，多食目糊。

榨菜：也称弥陀芥菜，芥菜疙瘩，为芥菜茎上膨出之瘤状突起，用盐水、辣椒粉、花椒制成榨菜，压实后放入瓮。以四川榨菜为优，偏干而辣，浙江榨菜偏嫩带酸。榨菜味鲜脆美，生吃、炒菜、煮汤均可。开胃散寒，化痰利气；但多食生火，会发生咽痛、齿浮、便秘、痔血、鼻出血等症，阴虚内热者不宜多食。

芥菜子：含黑芥子苷等，水解后可刺激胃黏膜，增加胃液和胰液分秘，可缓解顽固性呃逆。长期用芥菜子喂饲动物可使甲状腺肿大，可能是促进甲状腺分泌过多所致。治疗胃寒呃逆、呕吐，肺寒咳嗽，痰多等症。芥菜子食疗，将其研末，泡过作芥酱，用作肉食的调味品，辛香可口。

雪里蕻：系芥菜变种，鲜菜可炒食，辛温；功同芥菜。多腌制后食用，俗名盐菜、雪菜等；性味咸，平；无辣味，患者可以食用。

10. 金针菜

【性味功效】 甘凉；清热利湿，安神除烦。

【食疗应用】 小便赤涩，全身烦热，用金针菜适量，煎汤代茶，饮服。忧愁太过、夜少安寐时，可以用金针菜30g，煎汤代茶。内痔出血时，选金针菜30g，水煎后加红糖适量，早饭前1h

服，连续3～4d。产后乳汁不畅者，可选用金针菜炖猪瘦肉，坚持吃数天，直到泌乳为止。

【说明】 又名萱草花、黄花菜、忘忧草；本品甘而稍带苦味，先用沸水泡过，去苦味。对情志不舒，烦热而少寐者，常吃可清热除烦，令人安睡。萱草根可作药用，主治小便不利、鼻出血、便血、带下及黄疸诸症。

11. 韭菜

【性味功效】 辛温；温阳解毒，下气散血。

【食疗应用】 恶心、呕吐者，用韭菜汁100ml，牛奶220ml，生姜汁25ml，和匀后温服。痢疾患者，可选用韭菜煮鲫鱼。误食铁钉、针，用没切段的整韭菜，炒食后铁钉可随大便排出。胸痹急痛者，用生韭菜捣汁饮服。消渴患者，可用韭菜苗每天150～250g，或炒食或做羹，不放盐，可放酱油，食至5000g左右即可，效果良好；清明后的韭菜不要食用。跌打损伤，瘀血肿痛时，用鲜韭菜3份，面粉1份，共捣成糊状，敷于患处，每天2次。阳道不振、腰膝冷痛时，可用韭菜白400g，去壳核桃仁100g；与芝麻油一起炒熟，每天服用，连续服30d。

【说明】 又名长韭。韭菜原液对兔血管有轻度扩张作用，使血压降低。小鼠注射后可发生休克样症状，狂躁、发绀、呼吸麻痹而死亡；对离体子宫有兴奋作用。可抑制痢疾、伤寒、大肠变形杆菌和金黄色葡萄球菌等。古代即有用韭菜汁治疗噎膈反胃。对食管癌梗阻，滴水不进者，可用韭菜汁加牛奶饮服。韭芽为韭菜黄色嫩芽，功用与韭菜相同，但不如韭菜辛辣。韭菜子入药，又名家韭子；主治阳痿、遗精、遗尿、小便频数等症。韭菜根也可作药用，主治盗汗、虚汗、食积、腹胀等症。

12. 马兰头

【性味功效】 辛凉；清热解毒，凉血止血。

【食疗应用】 鼻出血、牙出血、紫癜、咯血，可用马兰头30～60g，煎汤服；或马兰头切细，焯水后，加盐、糖、麻油等调味后拌食。慢型咽痛，用马兰头15g，煎汤饮服，也可加生甘草3g。水肿尿涩者，用马兰头100g，黑豆、小麦各15g；酒、水各200ml，煎至100ml，可在饭前温服。

【说明】 又名鸡儿肠、路边菊。根和叶破陈旧性出血，养新血；生菜捣烂可敷蛇咬伤。春季马兰嫩苗，南方地区摘取炒食，先用沸水烫，后与香豆腐干同切细，用白糖、细盐、麻油拌食，味美爽口。有清火作用，治出血和咽痛疗效好。马兰长大后，全草和根可入药，治疗效果与嫩头相同，煎服效果更佳。马兰根煎熬后制成露，可作饮料，能清热和治痔疮出血。

13. 草头

【性味功效】 甘淡凉；清热利尿，祛湿消肿。

【食疗应用】 膀胱结石，可用鲜苜蓿150～250g，捣汁服用。有水肿者，用苜蓿叶15g，研成细末，加豆腐250g，猪油150g；炖熟后，1次服食，可连续服用。

【说明】 又名黄花郎、金花菜、苜蓿；苜蓿素对离体豚鼠肠管有松弛作用和轻度雌激素样效果。据史载苜蓿产于大宛，由汉代张骞带回中原。宿根每年能生，可作绿肥饲牧牛马。江南地区居民在春季摘取苜蓿嫩头，放少量白酒，炒煮后食用，味清香鲜美。嫩头晒干盐腌，于暑天当蔬菜食物，爽口佐餐。对尿路结石患者，有辅助治疗作用。

14. 荠菜

【性味功效】 甘凉；清热止血，平肝明目。

【食疗应用】 内伤吐血时，用荠菜50g，蜜枣50g，水煎服。崩漏和月经过多者，用荠菜

50g，龙牙草50g，加水煎服。乳糜尿可选连根荠菜200～500g煮汤，顿服或分3次服用，连服1～3个月。目糊生翳可将荠菜洗净焙干，研成细末，每天临睡前先洗眼，挑末少许，放于眼角，涩痛稍忍，久后膜自脱落。

【说明】 又名护生草、野菜，细小者为沙荠。荠菜有收缩子宫的作用，荠菜酸有明显的止血功能，可缩短出凝血时间。有一过性降血压作用。能抑制大鼠毛细血管的通透性，加速应激性溃疡的愈合。对小鼠有利尿的功能，发热的兔食用后也有退热的效果。荠菜炒煮拌可做成多种菜肴，味道鲜美。荠菜泥煮羹、作馅均为人们喜爱的食品。有出血倾向者，可经常多食、常食。荠菜子和荠菜花均可入药，子能明目，久食可视物清晰。花可治疗血尿及崩漏。

15. 旱芹

【性味功效】 甘苦凉；平肝清热，祛风利湿。

【食疗应用】 患原发性高血压者，用生芹菜绞汁，加入等量的蜂蜜，每天3次，每次40ml，并能降低血清胆固醇。乳糜尿患者，可用青茎旱芹的下半部分的茎及全根，每次10棵，加水500ml，大火煎至200ml，每天2次，空腹服用。

【说明】 又称芹菜、药芹、香芹。实验研究发现芹菜有明显的降压作用，主要是通过主动脉弓化学感受器所致；对动物中枢有镇静和抗惊厥的功能，对犬有利尿作用。旱芹气浓，清利头目，降压降脂较水芹菜为好。患原发性高血压、高脂血症者，宜经常食用。经常有牙龈出血、咽痛、便秘，内火盛者也宜食之。但慢性腹泻者不宜多食。

16. 水芹

【性味功效】 甘辛凉；清热利水，滋阴止血。

【食疗应用】 小便淋痛，用水芹的白根，去叶后捣汁，加水适量和服。小便出血者，用水芹捣汁，每天服300ml左右。糖尿病患者，用芹菜500g，绞汁煮沸服。原发性高血压患者，可用嫩茎捣汁服，每次250ml，每天2次。

【说明】 又称芹菜，食嫩茎，冬春可制作菜肴，味香美。常食有清火效果，阴虚火旺者适宜，如治病则捣汁或煎汤服。脾胃虚弱、大便溏薄者，不宜多食。

17. 蕹菜

【性味功效】 甘寒；清热解毒，降糖通便。

【食疗应用】 鼻出血时，用蕹菜数根，捣烂后挤汁，冲入沸水服用。血尿、便血者，用鲜蕹菜捣汁，和蜜后酌量服用。皮肤湿痒者，可以用鲜蕹菜煎汤洗患部。

【说明】 又名蓊菜、瓮菜、空心菜。含胰岛素样成分，常吃能增进食欲，对糖尿病患者较为适宜，能清胃肠热、润肠通便。有口臭、便秘者宜多食、常食。但脾虚泄泻者不可多食。

18. 蓬蒿菜

【性味功效】 辛甘平；和脾益胃，利湿通便。

【食疗应用】 便秘、口臭者，可用蓬蒿菜250g，每天煮食。

【说明】 又名蒿菜、同蒿菜、菊花菜。原为蔬菜类，在宋代始作为药用。临床用较少，当蔬菜食用则有蒿气味似药，故有许多人不喜爱吃。烧炒易熟，有便秘、口臭较为严重者，可以经常食用。大便溏薄者，不宜多食。

19. 苋菜

【性味功效】 甘凉；清热解毒，利湿治痢。

【食疗应用】 产前后赤白痢者，可用紫苋菜100g，取汁弃渣，粳米150g煮粥，空腹食用。淋症、慢性尿路感染者，用鲜苋菜200g，煮猪肉吃，可经常食用。漆疮瘙痒者，可用苋菜煎汤外洗。

【说明】 又称米苋，叶有粉绿色、红色、暗紫色或带紫斑色，前人分为白苋、赤苋、紫苋、五色苋等数种。此外有人苋，即大戟科的铁苋菜和马齿苋，统称六苋。六苋均可当蔬菜食用，都能治疗肠炎、痢疾，人苋效果最好。但有慢性腹泻者，六苋都不宜多食。

20. 香椿头

【性味功效】 苦平；清热健胃，解毒杀虫。

【食疗应用】 赤白痢疾者，可用椿叶60～120g，煎服。小儿头生白秃，头发不生，选椿叶、楸叶、桃叶心取汁外敷。也可以治疗子宫炎症、肠炎、尿路感染等疾病。

【说明】 又名椿芽、香芽头。春天摘嫩叶尖，盐腌晒干，常年可食，香美爽口，稍有清火作用；佐食能增进食欲。但多食可能发病，有慢性病者应注意。椿白皮入药，主治崩漏带下、久痢便血、遗精尿频等症。香椿子可作药用，主治胃痛，炖猪肉治疗风湿性关节痛。樗叶嫩头古代在灾荒时也作食物，有臭气。樗树属于苦木科植物与椿树不同。

21. 青菜

【性味功效】 甘平；清热除烦，通利胃肠。

【食疗应用】 发背者，用菜汁500ml，隔天服用。漆疮者，可用青菜捣烂涂抹；有便秘时，每天可用青菜250g，炒熟后食用。

【说明】 又名菘菜、油白菜、小白菜。通常所称的菘，名为白菜，有青菜和大白菜之分，其功效、主治疾病相同。现青菜品种甚多，四季皆有，有大青菜、小青菜、长梗菜、鸡毛菜等。青菜的食物纤维能增进肠蠕动，有通便的功能。有脾胃虚弱、大便溏薄者，不宜多食、冷食。

22. 葱

【性味功效】 辛温；祛风发表、通阳发汗，宣肺健胃，解毒消肿。

【食疗应用】 伤寒初起头痛、发热时，用葱白25g，豆豉500g，加水3000ml，煮取1000ml，顿服发汗。风寒感冒时，用葱白2～3根，煮粥后热服发汗；或生食，热酒送下发汗，或加生姜煎饮。胸肋痛时，用带须葱白1把、生姜2块、白萝卜2个。共捣烂，炒热后以布包之，趁热敷疼处。水肿病者，两足有水肿者，用葱叶及茎，煮烂渍之，每天3～5次。小儿初生尿少，用人乳200ml，葱白1棵，煎后分为4次服用。小儿蛔虫性腹痛时，用葱白10根，洗切捣烂绞汁，调入生麻油或菜油15ml，空腹服用，每天2次，连服3d；也可用葱白50g捣汁，以菜油50g调服，1次服完，小儿酌减，每天服2次。急性乳腺炎时，用葱白250g，切碎用沸水冲，趁热先熏后洗患处，每天3次，连用2d。

【说明】 又称和事草、芤、火葱、四季葱、青葱、小葱等，是我国古老的常用食物和药品，传说是神农尝百草时找到的健胃良药。虽然葱叶、茎、汁、根须、子、花都可作药用，但药用部分主要是葱的鳞茎。中医处方名为“葱白”，用葱白或全株捣取之汁，称葱汁，又称葱涕、葱涎、葱油，功效与葱、葱白相同。

【附】

葱叶：性味辛温，祛风发汗，消肿利水。可用于风寒感冒，水肿尿少。

葱花：可用于腹痛、腹胀等症。

葱实：即葱子，性味辛温，温肾明目。可用于肾虚阳痿，目眩眼花等症。

葱须：即葱根，性味辛平，散风祛寒，止痛解毒。可用于风寒头痛，喉疮、冻疮等。

23. 卷心菜

【性味功效】 甘平；通利五脏，调和六腑。

【食疗应用】 上腹胀气疼痛者，用卷心菜和盐煮，每天500g，分2次食用。嗜睡者，用卷心菜及其种子，每天煮食。

【说明】 又名包心菜、蓝菜、洋白菜、莲花白。能缓解胆绞痛，治疗溃疡。生吃可抗甲状腺肿大，加热后作用消失。四季皆有，冬季煮食，夏季生拌作酸辣菜，为佐餐佳肴，常食有补益作用。慢性胆囊炎和消化性溃疡患者宜多食，有甲状腺肿大和甲状腺功能亢进者以生食为好。甘蓝为卷心菜同科同属植物，茎作蔬菜，可治疗十二指肠溃疡。花菜也为卷心菜同科同属植物，又名椰菜，作蔬菜食用。

五、瓜茄类食疗作用

1. 番茄

【性味功效】 甘酸，微寒；生津止渴，健胃消食。

【食疗应用】 热病口渴时，用番茄去皮后加白糖腌渍，糖溶解后以酸甜可口为度。暑热天食欲缺乏时，可用素油炒后食用。

【说明】 又名西红柿、洋柿子。多呈红色球形、扁平形，还有奶黄色卵圆形，如白枣样称为牛奶番茄。可当水果生食，可补充多种维生素。久病者不必忌口，食欲不佳或发热时选食番茄最为适宜。也可当蔬菜炒煮烧汤佐餐，可增进食欲。制成酱酸甜可口，可作为烹调用的调料。前列腺肥大、原发性高血压、冠心病、高脂血症患者常吃，有防治疾病的功能。

2. 茄子

【性味功效】 甘凉；清热解毒，活血消肿。

【食疗应用】 肠风下血，用经霜茄子连蒂，烧存性研末，每天空腹温酒服。乳房皲裂时，用秋茄阴干烧存性，研末后以水调和后敷于皮肤溃疡处。也可取茄子煨煅存性，研成细末，加入少量冰片混匀，用时外敷。

【说明】 又名落苏、酪酥。实验研究结果提示茄子能降低兔与人的血清胆固醇水平。茄子有圆球形、长柱形、长椭圆形。颜色为深紫色、淡绿色、黄白色等。食法甚多，如蒸熟油拌、烧煮、晒干酱制、糟制、盐卤渍等。夏季食茄子能清火，对易患痱子、疮疖及大便干结、痔疮出血者较为适宜。有慢性腹泻、消化不良者，不宜多食。

3. 辣椒

【性味功效】 辛热；温中散寒，开胃除湿。

【食疗应用】 痢疾水泻时，用辣椒1个，以豆腐皮包裹后，清晨趁热时服食。冻疮可用辣椒皮外敷，数日可愈。胃脘冷痛时，辣椒1只，生姜3片，加红糖煎汤服用。用尖头辣椒或加红花3g，煎汤，浸洗冻疮，每天1次，有良效。对风湿、寒性的关节酸痛，也可用辣椒浸洗。

【说明】 又名腊茄。辣椒品种甚多，以尖头红辣椒最为有名，籽更辣。上海、江苏、浙江等地栽培的甜椒，又名灯笼椒、圆椒，带甜味。但其性味仍属辛温。辣椒辛能除湿，温能散寒。过量食用辣椒，使人内火旺盛、目糊、齿浮、咽痛、大便干结。患痔疮出血、胃脘冷痛者，食用可能会致出血，故阴虚火旺者应禁食。红辣椒可加工成辣椒粉、辣椒油、辣酱、辣椒露。甜椒可作菜肴,色香味俱全。辣椒根、辣椒茎当药用,功效同辣椒。

4. 冬瓜

【性味功效】 甘淡凉;利水消肿,清热解毒。

【食疗应用】 水肿时,用冬瓜1250g,加鲤鱼250g左右,不加盐煮服,亦可与赤小豆同煮食。糖尿病患者,用削皮的冬瓜,埋在湿地中,30d后取出,破开取清汁饮服。痔疮疼痛时,用冬瓜汤,局部清洗。鱼、蟹、河豚中毒时,可用鲜冬瓜绞汁或捣汁,频饮。夏天生痱子时,将冬瓜切片,捣烂涂患处。

【说明】 又称白瓜、白冬瓜、东瓜、枕瓜。冬瓜药性偏凉,"热者食之佳,冷者食之瘦人"。病证属热性病患者服用适宜,属虚寒者则不宜服用,因可能损伤正气。冬瓜皮性味甘,微寒,有良好的清热、排脓、消痈肿的功能。

5. 黄瓜

【性味功效】 甘凉;清热解毒,利水消肿。

【食疗应用】 小儿发热腹泻,可用嫩黄瓜10余条,加蜂蜜同时食用。咽喉肿痛,用老黄瓜,挖去籽后,将芒硝填入,在通风处阴干后研成细末,每天数次,吹敷于患处。急性结膜炎时,可在老黄瓜上开1小孔,挖去瓤,塞进芒硝,填满后悬挂于阴凉处,待硝渐渐析出后刮下,直接滴眼外用。腹水者可用黄瓜1根,剖为两半后不去籽,用醋、水各半煮,煮烂后同空腹服下。患痱子时,用鲜黄瓜500g,切片涂患处。蜂蜇伤后,用老黄瓜汁涂患处,每天数次,可止痛消肿。白癜风患者,用鲜黄瓜、硼砂各适量,将黄瓜捣碎取汁,再将硼砂研成细末,以黄瓜汁调和硼砂,每天3次擦患处。

【说明】 又称胡瓜、王瓜、刺瓜,胡瓜是因为张骞出使西域时,将其引种而得名。黄瓜性寒凉,胃寒及老慢支患者发作期不宜食用。

6. 南瓜、南瓜子

【性味功效】 甘温;补中益气,消炎止痛,解毒杀虫。

【食疗应用】 火药伤及烫伤、烧伤,用生南瓜捣烂外敷。肋间神经痛、干性胸膜炎,用生南瓜煮熟,摊纸上敷贴。肺痈以南瓜500g,牛肉250g,煮熟后食用,不要加盐、油,连吃数次后,再服六味地黄汤5~6剂,应忌食油腻。农药中毒可用生南瓜丝、萝卜丝捣烂绞汁灌服,可立刻催吐,且能解毒。经此法急救后,仍按有机磷中毒常规治疗。南瓜生吃可以驱除蛔虫,成人每次500g,儿童减半,2h后再服泻药,连服2d,一般可驱虫。

【说明】 又称麦瓜、番南瓜、番瓜、金冬瓜、饭瓜等。如连续食用南瓜2个月以上者,皮肤可出现黄染,此为胡萝卜素经汗腺排泄之故,对身体无不良影响。

南瓜子:为南瓜种子。民间常用于驱虫,既可驱除绦虫、蛔虫,也可用于治疗血吸虫病。其服法以南瓜子30~60g,去壳留仁,研碎,加开水、蜜或糖调为糊状,空腹服下。产后缺奶,可用生南瓜子30g,去壳取仁,纱布包起捣烂成泥,加开水,或加豆油、食糖等搅拌适量,早晚分2次空腹服用。炒熟或煮粥吃则无效,多食易致腹胀。

7. 丝瓜

【性味功效】 甘凉;清热解毒,祛风通络。

【食疗应用】 腮腺肿大时,用丝瓜烧烤存性,研成细末,加水调涂于患处。牙痛时,可用经霜的干丝瓜烧存性,研成细末,涂抹于患处。痈疽久不收口时,用丝瓜捣烂取汁,经常涂抹。天疱疮用丝瓜汁、朱砂粉调匀后，经常涂抹。胸肋痛用干丝瓜，烧焦存性，研末，每次10g，温酒调服。乳汁不通时，可用丝瓜连子烧存性后研末，每次6g，用酒送服。痘疹不透，用老丝瓜近蒂处3cm，连皮烧存性研末，用蔗糖水送服。痔疮、脱肛用丝瓜烧成灰，与石灰、雄黄各15g，研为末，用猪胆汁、鸡蛋清及香油调和，贴于患处。腰痛时，可用丝瓜子炒焦，热酒送服，并将渣炒热，敷于痛处。疝气疼痛时，用连蒂老丝瓜烧存性研末，每次10g，热酒送下。喉炎、喉痛声哑者，可用经霜丝瓜1条，切碎泡开水，温热时饮服。或用丝瓜研汁，经常饮服。患百日咳者，可以用生丝瓜绞汁和蜜，经常少量服用；或丝瓜藤切段挤汁100ml左右，炖热后加冰糖服用。神经性皮炎时，可用鲜丝瓜叶，洗净捣烂，涂擦患处，至局部发红，隐隐见血为度，每周1次。

【说明】 又称天丝瓜、天罗、蛮瓜、布瓜、绵瓜、天吊瓜等。丝瓜出于南方，又有蛮瓜之称。丝瓜多服可以致滑肠致泻，故脾虚腹泻者，不宜服用。丝瓜叶晒干研粉可以止血，丝瓜子有化痰排脓的作用。

8. 西瓜、西瓜子

【性味功效】 甘寒；清热解暑，除烦止渴，利尿通便。

【食疗应用】 患口疮者可饮西瓜水，经常饮用有治疗效果。西瓜肉晒干，加盐腌制，亦可用酱油浸泡，吃瓜肉可治舌糜烂及红眼病。烫伤者，可用熟透的大西瓜，取瓤连汁密闭在干净玻璃瓶内，放置3～4个月，瓜汁可产生酸梅汤的气味，此时即可过滤应用。同时将伤口用盐水洗净，药棉在澄清的西瓜液中浸湿，敷于患处，每天数次。风火牙痛时，用西瓜翠衣日晒夜露，取适量研末，加少许冰片，涂牙痛处。原发性高血压单用鲜西瓜汁或西瓜煮水服，也可用风干瓜皮30g，草决明15g，煎汤后代茶饮。心脏和肾性水肿者，用鲜西瓜皮60g或干的30g煎汤服。中暑头晕、全身无力、干渴作呕，可用西瓜捣汁饮，每次150～300g。糖尿病患者，用西瓜皮、冬瓜皮各30g，水煎服，每天3次。孕妇或老年性便秘时，可用瓜子仁15g，捣烂后加蜜糖15g，加水适量，炖30min后服用，每天1次。

【说明】 又称寒瓜、天生白虎汤。是所有瓜果类中果汁最丰富，含水量达90.6%。汁营养价值高，含人体所需多种营养素。夏季高温，人体出汗散热，水分大量散失，口渴欲饮，高热患者尤其如此。西瓜甘甜爽口，既能祛暑热，解烦渴，又有利尿作用，故有“天生白虎汤”之称。“疰夏”人常吃西瓜开胃助消化，增进食欲，滋补身体。但西瓜性寒凉，多食能积寒助湿，凡脾胃虚寒、大便稀薄者，应少食。

西瓜皮：又名西瓜青、西瓜衣。性味甘凉，功用同西瓜。唯利水退肿独特，将西瓜皮，选用连瓤的厚皮，晒干入药。干品40g，白茅根60g，加水煎服，每天 3 次，可治肾炎水肿。

西瓜子：为西瓜种子。性味甘平。有“清肺润肠，和中止渴”的功效。古方有单用西瓜子9～15g，煎浓汤，治吐血、久咳。将西瓜子壳15～30g，与地榆、白薇、蒲黄、桑白皮等煎汤内服，可治吐血及大便出血等症。

六、菌藻类食疗作用

食用菌类即蕈类，分为野生及栽培2大类。我国野生食用蕈约有200余种，其营养价值并不很突出，但风味佳美，耐久藏，食用方便，不失为珍贵的副食品。我国海域广阔，海菜丰富。主要有海带、紫菜、发菜等，富含碘、钙、铁等营养素。

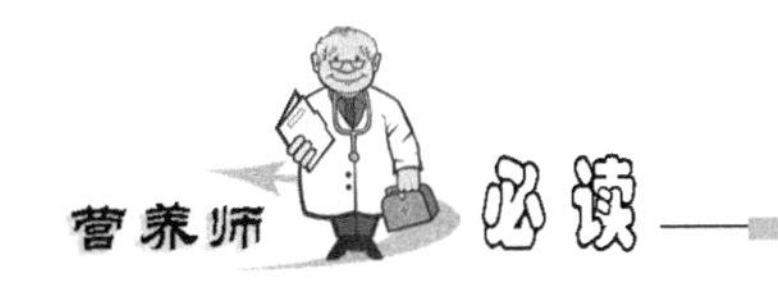

1. 海带

【性味功效】 咸寒;软坚化痰,清热利水。

【食疗应用】 可治3种瘿症,用海藻、海带、昆布、雷丸各50g,青盐、广茂各25g,等份研为细末,加陈米饮为丸如榛子大,可以含化,以炼蜜丸为好。

【说明】 又名海带草,昆布。现市售海带属于海带科,入药后当昆布使用,产于浙、闽,不产于山东。江南地区当蔬菜食用。古时诸书所载海带,应为大叶藻和海韭菜,古方药用海带,产于山东,现山东民间称为海带草。辽宁称大叶藻为海带并入药。海带、海藻、昆布均可入药,可治疗甲状腺肿瘤和其他恶性肿瘤,如恶性淋巴管瘤、乳腺癌等;也可治结核性、炎症性淋巴结肿大,还用于化痰利水。三物功效大致相同。

【附】 昆布:为翅藻科植物昆布和裙带菜的叶状体。昆布别名鹅掌菜,分布在浙江、福建、辽宁等地,食用海带科海带也当昆布使用,海带与昆布性味、功效、食疗应用基本相同。昆布较为粗糙,荒年时才用。

海藻:为马尾藻科植物羊栖菜或海蒿子全草。均含藻胶酸、粗蛋白质、甘露醇、碘、钾等成分,具有降血脂、降血压、抗凝血、抗甲状腺肿作用。其性味功效和食疗应用均同海带。

2. 猴头菇

【性味功效】 甘淡平;健胃和脾,消食抗癌。

【食疗应用】 慢性胃窦炎、胃癌术后,用新鲜猴头菇50g煮汤,可经常食用。

【说明】 又名小株猴头菇、小鼠猴头菇、猴菇菌。猴头菇煮肉是东北地区的佳肴名菜。上海已培植,并食用。对胃肠肿瘤患者,猴头菇可改善症状,增进食欲,增强体质,并有一定抗癌作用。

3. 蘑菇

【性味功效】 甘凉;补益胃肠,化痰理气。

【食疗应用】 急性或慢性肝炎时,用鲜白蘑菇水煎浸膏片治疗,治疗有效率可达73%。

【说明】 又名蘑菇蕈、蘑菰、肉蕈。蘑菇味鲜美,炒菜、煮羹、做汤均可,服用后能增进食欲,有益胃气。所含氨基酸、维生素甚多,营养丰富。治疗肝炎有一定效果,肝病患者宜常食用。香菇、蘑菇野生者,要注意是否有毒。鉴别和解毒方法可供参考,"初采得,米饭同炒,如饭黑者有毒。蘑菇毒以生绿豆和水研浓汁,饮之遂解"。传统认为,蘑菇多食易发生过敏性疾病或其他疾病,患有慢性病者,食用时应注意。

4. 木耳

【性味功效】 甘平;滋补强壮,开胃益气,凉血止血。

【食疗应用】 血痢日夜不止,伴腹痛、胸闷者,用黑木耳50g,加水1000ml,煮木耳至熟烂,先放盐、醋调味,食木耳后,将汤饮服,每天2次。崩中漏下,可选木耳250g,炒干后研末,每次服12g,或是加头发灰3g,用15ml白酒调成糊状。创面肉芽过剩用肥厚木耳,温水浸洗后,用乙醇消毒,敷于肉芽上,可促进创面的愈合。眼流冷泪,可用木耳50g,烧存性研成细末,另取木贼50g研末,混匀后服用,每次6g,加清水适量煎服。

【说明】 又名黑木耳。干燥黑木耳用开水浸泡后胖大,洗去泥沙,炒菜、煮羹后食用。对月经过多、痔疮、大便带血者,也有防治效果。

【附】 柘耳:寄生在柘树上的木耳;主治肺结核咳嗽,脓血腥臭。桑耳:寄生在桑树上的木耳;可治疗肠痔下血、崩漏等症。

5. 香菇

【性味功效】 甘平;益胃补气,托痘消疹。

【食疗应用】 子宫颈癌患者可用槐蕈6g,加水煎服,可作为辅助治疗。功能性子宫出血时,可用杨树蕈,焙干研末,每次服食3g,用温水送服,每天2次。

【说明】 又名香蕈、冬菰。香菇清香鲜美,能增进食欲。对正常人和患者都是食疗佳品。能降低血脂,对高血脂患者更为适宜,也可作为小儿软骨病的辅助治疗食品。香蕈多糖尚有提高免疫力效果和抗癌作用,肿瘤常食有益。现多为栽培品;野生者与毒蕈易混淆。毒蕈有80余种,毒成分为毒蕈碱、毒蕈溶血素等,食后中毒,重者死亡。

【附】 松蕈:为蘑科植物松蕈子实体,生于松林地。性味甘平,可治尿浊不禁,也可当香蕈食用。

6. 银耳

【性味功效】 甘平;滋阴润肺,养阴生津。

【食疗应用】 夏季低热易出汗,在冬季时可服白木耳,每天6～10g,加冰糖和水后,小火煎烂。肺热咳嗽、咯血及牙出血、鼻出血、肌出血、崩漏患者,可用白木耳煎煮烂,加冰糖适量,每天可服用300ml左右。

【说明】 又名白木耳。能增强细胞免疫功能,对阴虚内热者最相宜,内热有出血倾向者更适宜。因作用缓慢,久服才有效。气虚出血者则不宜用。

7. 紫菜

【性味功效】 甘咸寒;化痰软坚,清热利水。

【食疗应用】 甲状腺肿大者,用紫菜30g,每天煎汤后食用。

【说明】 又名索菜、子菜。紫菜汤许多人都喜食;患甲状腺肿大和肿瘤患者,宜经常食用。脾虚消化不良者,多食可能会致腹胀。

8. 干冬菜

【性味功效】 咸苦平;益阴化痰,开胃利膈。

【食疗应用】 声音嘶哑,咳嗽者,可用陈干菜,以年久者为好,泡汤后饮用。

【说明】 又名霉干菜、陈干菜。为十字花科植物青菜、白菜的茎叶经盐腌蒸晒而成,也有掺入雪里蕻和芥菜叶,浙江绍兴霉干菜最有名。红烧猪肉不但鲜美,且能开胃,去油腻;干菜煮汤亦鲜美,少食佐餐,含大量食物纤维,多食能通便,但不易消化。

七、果类食疗作用

1. 橄榄

【性味功效】 甘酸平;清肺利咽,生津解毒。

【食疗应用】 风火喉痛,喉间红肿,用鲜橄榄、鲜莱菔,加水煎服。酒伤昏闷,用橄榄肉10枚,煎汤后饮用。河豚、鱼鳖诸毒,诸鱼骨梗,可用橄榄捣汁或煎浓汁饮服。唇裂生疮,用橄榄炒研,加猪油调和后涂抹患处。百日咳患者,可用生橄榄20粒,加冰糖炖,分作3次服食。预防白喉、上感、流感时,选用鲜橄榄2～5个,鲜萝卜60g,开水泡服或水煎代茶。

【说明】 为国家公布的法定药食两用植物,又名青果、青橄榄。此果虽熟,但其色仍为青色，故有青果之称。生食用时，味苦带涩，稍后才有回甘之味。如加工成五香橄榄、敲扁橄榄、甘草橄榄、咸橄榄等，不仅别具风味，且有开胃消食功效。橄榄有解毒作用，为古代医家所重视，既能解酒毒，又能解鱼鳖毒，古称能解河鲀鱼毒，可作辅助治疗。现代医学认为，橄榄煎液湿敷，可用于急性炎性皮肤病治疗，有收敛、消炎及减少渗出的功效。

2. 甘蔗

【性味功效】 甘寒；清热生津，润燥下气。

【食疗应用】 有发热、口渴者，用甘蔗去皮后嚼食饮汁。反胃呕吐、干呕不止，可用甘蔗汁250ml，生姜汁15ml，混合均匀后饮服。虚热咳嗽，可用甘蔗汁、萝卜汁各250ml，加野百合60g；百合煮烂后，加入到甘蔗和萝卜汁中，临睡前服食，每天1次，经常服用，效果良好。

【说明】 本品状似竹竿，茎汁味如蜜，煎炼成糖，故有竿蔗、糖梗诸名。对于热病伤津、口渴咽干、唇燥舌红者，如配以梨汁、荸荠汁、芦根汁等，同时服用，能增强清热作用。此外，对于伤暑口渴，可与甘蔗汁、西瓜汁混合后饮服；如与马蹄、胡萝卜等同时用，水煎后代茶饮，可预防及辅助治疗麻疹。

3. 山楂

【性味功效】 酸甘温；消食健胃，活血化瘀。

【食疗应用】 积食及消化不良者，用生山楂9g，炒麦芽9g，加水后煎服。伤食、腹痛泄泻，用焦山楂9g，研成细粉，酌加赤砂糖，用沸水冲调，待温度适宜时，1次服下。妇女月经过期不来者，用生山楂肉30g，水煎去渣，冲红糖20～25g，温热时服用。月经过期1～2个月，而非妊娠者，可经常服用。产后淤血、腹痛，可用山楂30g，加水煎浓汁，去渣后加红糖，每天可分为2次服用。

【说明】 为国家公布的法定的药食两用植物。又名山里红果、棠子等。果实球形，其色深红，也为野鼠、山猴爱吃山果。全国大部地区生产，山楂、山里红主产北方，习称北山楂；野山楂主产江浙、滇川，习称南山楂。河北兴隆县所产者，个大肉厚、色泽鲜艳、酸甜可口，故兴隆有"红果之乡"之称。山楂为消食常用品，尤其可以消化油腻肉积，功效显著。《本草纲目》有"煮老鸡硬肉，入山楂数颗即易烂，则其消肉积的效果，盖可推矣"。药理研究证实，山楂能降低血压和胆固醇、扩张冠状动脉，并对痢疾杆菌有显著抑制作用。近年来，用于防治原发性高血压、高脂血症、冠心病及菌痢等，取得良好效果。

4. 金橘

【性味功效】 辛甘温；理气解郁，化痰醒酒。

【食疗应用】 在气郁不舒、胸脘痞闷，食滞纳呆、酒醉口渴时，用金橘1～2枚，含口内细嚼服食或用沸水冲泡代茶饮服。咳嗽气喘者，可选用金橘3枚，以刀切开，挤出果核，加适量冰糖，小火煮后取汁，分3次饮服。有宽胸疏肝作用，用于气郁不舒、嗳气反酸、恶心呕吐。每天1～2次，每次1枚，饭前煎汤服或口内嚼细，用温开水送服。

【说明】 状如小橘、颜色黄似金而得名。初生而未成熟时，皮色青卢，故又名卢橘。其气芳香如橙，供客人食用，故也称客橙。其皮肉皆可食用，果皮别具香甜味，可开胃顺气、消食化痰，效果显著。含有丰富维生素C，也是原发性高血压、血管硬化及冠心病有益果品。以糖腌压成饼，称金橘饼，可长时保存，以便随时取用。金橘以浙江黄岩所产者形大而圆、皮肉皆甜而核少，质量较优。同属植物金柑果实，则果实圆形、果皮较薄，又名"圆金柑"，其功用同金橘。

5. 李子

【性味功效】 甘酸平;清肝除热,生津利水。

【食疗应用】 结核致的骨蒸劳热或糖尿病多饮者,可用新鲜李子捣汁,取汁冷服。对麻疹透发不畅者,可取李树胶15g,煎汤后饮用,每天2次,每次服250ml左右,可帮助麻疹透发。

【说明】 又名李实、嘉庆子。据载"按韦述两京记云,东都嘉庆坊有美李",故有嘉庆子的别名。食用新鲜李子,可以治疗肝硬化腹水。这可能与其含有较多的氨基酸有关,但一般多作辅助治疗。李树干上分泌的胶质,称为李树胶。在李子生长繁殖季节,采集后晒干,除去杂质,既可食用,又能治疗目翳,并能镇痛消肿。

6. 荔枝

【性味功效】 甘酸平;生津止渴,解毒升肌。

【食疗应用】 脾虚久泻者,可用荔枝干果7枚,水煎服。老人患五更泻,用干荔枝5枚,粳米50g,合煮粥食,连服3次;酌加山药或莲子同煮更佳。呃逆不止,可用荔枝7枚,连皮核烧存性,研成细末,温开水调服。妇女虚弱,崩漏贫血,可用荔枝干果30g,加水煎服。气虚胃寒者,可用荔枝肉5枚,煮酒125ml,屡服有效。瘰疬溃烂,可取果肉敷患处;疔疮肿毒,可用荔枝肉、白梅各3个,捣烂做成饼状,敷贴于患处,是本品外用方。

【说明】 为国家公布的法定的药食两用植物。荔枝古代称离支,因其果实离开树枝,每天色变,3d味变,故有其名。果实生的时候肉白,干时肉红。果肉富含葡萄糖达60%,新鲜果肉汁多,为果中佳品。荔枝性温,助热动血,《本草纲目》指出:"鲜者多食,即龈肿口痛,或衄血、龋齿及牙周炎病人尤忌之。"

7. 葡萄

【性味功效】 甘酸平;补气活血,强筋壮骨,通利小便。

【食疗应用】 可除烦止渴,用生葡萄捣烂滤取汁,以瓦器熬稠,加入熟蜜少许,收汁后温汤饮用。热淋、小便涩少、碜痛沥血者,可用葡萄汁、藕汁、生地黄汁、蜂蜜各等份,混合均匀后,煎成稀汤,于饭前服60ml。血小板减少或粒细胞减少症,可饮服葡萄酒10～15ml,每天2～3次。治疗痢疾,可用白葡萄汁750ml,生姜汁125ml,蜂蜜250ml,茶叶9g;将茶用水煎1h后取汤汁,冲入各汁调匀,分次饮服。胎气上逆,孕妇感胸腹胀满、至喘急痛、坐卧不安时,可用葡萄30g,煎汤饮服,每天2次。

【说明】 又名草龙珠、薄桃。主要产于长江流域以北地区;尤以新疆吐鲁番等地所产者,味甘品优而闻名遐迩。营养丰富,是珍果之一。新鲜除含较多糖类外,尚含多量果酸,能帮助消化,适量食用葡萄,可健胃消食。此外,还含人体所需多种矿物质、维生素及氨基酸,故常食对神经衰弱和过度疲劳者,有一定补益作用。晒干后,糖和铁质含量增加,为儿童、妇女及体弱贫血者滋补佳品。酿成的酒,不仅是大众喜爱的低酒精度饮料,且含多种氨基酸和维生素,有滋补作用。

8. 橘子

【性味功效】 甘酸凉;开胃理气,止咳润肺。

【食疗应用】 胸闷、呕逆、消渴者,用鲜橘子去皮、去核后,生食。患赤白痢者,用橘饼30g,龙眼肉、冰糖各15g,加水1000ml,煎至500ml,温热时饮服。伤食生冷水果,泄泻不止者,用橘饼1个,切成薄片,放碗内用沸水冲入,盖好碗,泡出汁,喝汤食饼,可分作数次服。

【说明】 又称黄橘、蜜橘、橘子。橘子营养丰富，甘甜略带酸味，风味别具，老幼皆宜，是世上最主要果品之一。橘实中含多种有机酸、维生素，对调节新陈代谢大有好处，尤其对老年人及心血管病患者，更为相宜。鲜橘制成橘饼，可以镇咳、止痢、疏肝解郁。橘饼以福建漳州、泉州等地产品为佳，又称麦芽橘饼。选新鲜而较大的福橘，蜜糖浸渍，酿制而成，干后表面有层白霜。肝气郁结者，常食橘饼有益。储藏鲜橘的方法，以选新鲜完好的橘子，清水中浸泡后，带水装入薄膜塑料袋中。袋内留有适当空间，随即将袋口封严，放置阴凉通风处。若袋中水雾露珠蒙蒙，并无腐烂者，即不需处理。如果袋中水气已干或有腐烂者，应及时取出腐烂者，并喷入适量清水，封口继续存放。此法储存橘子可达数月之久。

橘皮，又名陈皮、贵老、黄橘皮等，为多种橘子的果皮。有理气调中，燥湿化痰。可用于胸腹胀满，不思饮食，呕吐呃逆，咳嗽痰多等症的治疗。所含挥发油能促使胃液分泌增多，胃肠蠕动加快，并可使呼吸道黏膜的分泌增加，有利痰液排出。橘皮主要供药用。但新鲜橘皮经煮烂加糖熬制后，可做成美味果酱。

9. 梨

【性味功效】 甘凉，微酸；生津除烦，止渴滋阴，润肺止咳，清热泻火。

【食疗应用】 消渴者，用生梨切碎，捣烂取汁饮服；或熬成雪梨膏，每次10～15g，每天2～3次；或将梨用蜜熬瓶盛装，随时用热水或冷开水调服，亦可直接吃梨。热病及酒后烦渴者，可取梨汁、荸荠汁、芦苇根汁、麦冬汁、鲜橘汁各等份和匀，凉服或温服。肺热咳嗽者，用生梨洗净连皮切碎，加冰糖炖服，也可挖去梨核，加川贝3g，将梨皮盖好，放在碗内隔水蒸30～60min，喝汤吃梨。百日咳患者，可改为麻黄1g，隔水蒸熟，服时去麻黄，食梨饮汁。虚火咳嗽者，可将蜂蜜60ml，如上法装入梨内蒸熟，睡前服用。食管癌患者，可用梨汁加人奶，慢慢含咽。咽喉炎红肿热痛、吞咽困难时，可用新鲜沙梨连皮用米醋浸渍，捣烂后榨取汁液，分别在早晚时服用。肠炎、痢疾致的腹泻腹痛，用鲜秋子梨60g，捣烂后水煎服，每天3次。醉酒用鲜雪梨榨汁，连服150～300ml。

【说明】 古时称为果宗、快果。因梨味甘美多汁，形状惹人喜爱，称为“百果之宗”，故有“果宗”别称，又称雪梨。果实卵圆形，外皮薄，黄白色，有斑点，果肉近白色，多汁味淡甜。雪梨膏以鲜白梨500g，去皮心，加百合、白糖各250g，拌匀隔水炖至膏状而成。沙梨，又名山梨、野梨，果近球形，表面黄色或绿黄色，有香气。秋梨膏即以梨为主要原料，加白糖、蛋清、蜂蜜，化痰止咳的中药熬制而成，其中以北京通三益的秋梨膏最为有名，芳香浓郁，有药料而无药味，常服对慢性呼吸道疾病有显著疗效。

10. 梅子

【性味功效】 酸涩温；生津止泻，止咳安蛔。

【食疗应用】 治消渴，止烦闷，用乌梅肉60g，微炒为末；每次服用6g，加水500ml，煎取汁250ml，去渣后加豆豉200粒，煎至125ml时再去渣，临睡前服用。久痢不止，用乌梅肉20枚，加水500ml，煎至300ml，可分2次服用。久咳不止者，可用微炒的乌梅肉，去除筋膜，蜜炙后，与罂粟壳等份，研为细末，每次服6g，睡时用蜜汤调味后饮服。蛔虫上行，可口含乌梅肉，或煎汤后饮用。夏季痧气、腹痛吐泻，用青梅若干，放置瓶中，用高粱酒浸泡，浸没青梅，以高出3～5cm为度，密封30d后即可饮用。饮酒同时吃酒浸青梅1枚，或饮服适量青梅酒。恶疮、溃疡者，可

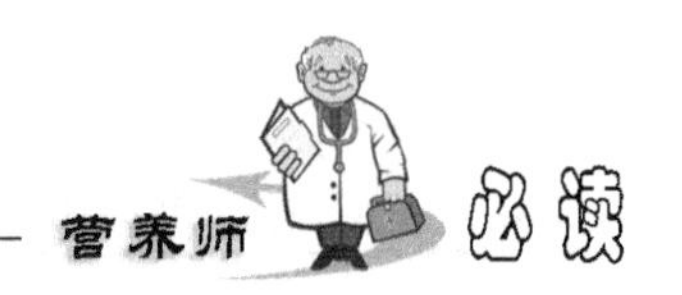

用乌梅肉烧存性，研成细末后外敷。鸡眼、胼胝者，可用乌梅肉捣烂外敷。小儿头疮长期不愈者，可选用乌梅肉，烧灰细研，加生油调涂。牛皮癣用乌梅2500g，水煎后，去核浓缩成膏约500g，每次服用25ml，每天3次。

【说明】 为国家公布的法定的药食两用植物。又称梅实，为梅将成熟果实，色青绿，又名青梅。入药时多经烟火熏烤或置蒸笼内蒸后应用，色乌黑，则称为乌梅。去核后用者，为乌梅肉。青梅其味极酸，具有良好的生津止渴作用，渍以白糖，称白糖梅子，食时清脆可口，盛夏之日，啖食1～2枚，能生津解渴，且可预防肠传染病。如用盐水腌渍，古称白梅，含之咽汁，可能治喉痹、乳蛾及梅核气等。制成的青梅汽酒，更是童叟皆宜的饮料。乌梅能收缩胆囊、促进胆汁排泄，并有抑制痢疾杆菌作用。近年来单用本品或以其组成的复方，用于治疗胆道蛔虫病及细菌性痢疾等，有一定疗效。用乌梅加水煎煮取汁，加适量白糖，掺以冰水，则为清凉可口的酸梅汤，是炎夏解暑生津常用饮料。

11. 桑椹

【性味功效】 甘寒；养血滋阴，补益肝肾。

【食疗应用】 贫血者，用鲜果60g，龙眼肉30g，炖烂服用，每天2次。病后体弱、头晕乏力，可选用桑椹膏，每次10～15g，每天2～3次。闭经者，用桑椹15g，红花3g，鸡血藤12g，加黄酒和水煎汁，每天2次，温热时服用。自汗、盗汗等症，用桑椹、五味子各10g，加水后煎服。须发早白、眼目昏花、遗精者，可选用桑椹膏30g，枸杞子18g，加水煎服，每天1剂；或桑椹、何首乌各30g，水煎取汁后饮服，每天1次。肺结核、阴虚潮热、干咳少痰，用鲜桑椹60g，地骨皮、冰糖各15g，加水煎服，每天2次，早晚时分服。淋巴结核治疗时，用鲜果30g，水煎汁后服用，每天3次。神经衰弱、失眠健忘者，用桑椹30g，酸枣仁15g，加水煎服，每天晚临睡前，1次服用。血虚腹痛、神经痛，用鲜桑椹30～60g，加水煎服，或桑椹膏每天10～15g，用温开水加少量黄酒冲服。有便秘者，用桑椹、蜜糖各30g，水煎服。

【说明】 为国家公布的法定的药食两用植物。又名桑实、桑果、桑枣、文武实等。为桑树所结聚合果，有乌白两种，故《纲目》又称之为“文武实”。果实细小，圆球形，密集成串，嫩时色青味酸，熟时转为紫黑色，味甜多汁。桑椹膏有多种制法，将鲜桑椹微研至碎，以布滤汁，用陶石器熬成稀膏，加适量蜂蜜调熬至稠，盛于瓷器中。或将桑椹汁小火熬至原体积50%，再加入白蜜、酥油、生姜等，熬成膏储于瓶中备用。比较常用的方法是将桑椹、枸杞子、去核红枣各250g，加水熬成膏，再加白糖500g，搅拌煮烂即成。因桑椹性寒，又能润燥通便，故脾胃虚寒及腹泻者不宜服用。

12. 柿子

【性味功效】 甘涩寒；清热润肺，生津止渴。

【食疗应用】 热渴、口疮、咳嗽、吐血等症，用柿子1～2只，去皮生食。原发性高血压有脑栓塞倾向时，用生柿榨汁，名为柿漆，以牛奶或米汤调服，每次服250ml，可作急救用。有血尿者，用鲜柿、黑豆、食盐各适量，煎汤饮服。反胃呕吐者，可用干柿3枚，连蒂捣烂，以酒送服效佳，切忌与其他药同时服用。地方性甲状腺肿，可用未成熟的柿子，捣烂取汁，以热水冲服。桐油中毒，可用柿子2～3个，直接食用。

【说明】 南北皆产，品种多，有红柿、黄柿、青柿等。加工成饼状为柿饼。有润肺、涩肠、止血等功效。柿饼外表所生白色粉霜，称柿霜。如将柿霜加工成饼状物，称为柿饼霜，有清热、润肺、止咳等作用。鲜柿果实丰腴多汁、味甘可口，是大众喜爱的时鲜果品。柿虽好吃，但应适量。因柿子含鞣酸较多，食用过多，除感口涩、舌麻外，还会使肠液分泌减少而致大便干燥。此外，鞣酸易与铁结合而妨碍人体对食物中铁的吸收，故缺铁性贫血患者不宜多食柿。文献载有“凡食柿不可与蟹同，令有腹痛大泻”，根据食物性味，柿、蟹皆为寒性。就成分而言，柿子含有鞣酸；螃蟹富含蛋白质。蛋白质与鞣酸可结合成凝固状，而积聚于胃或肠内，可致呕吐或腹痛、腹泻等症状。

13. 石榴

【性味功效】 甘酸温；涩肠止血，止咳化痰。

【食疗应用】 久泻久痢、大便出血者，用陈石榴焙干，研为细末，每次10～12g，米汤调下。或用鲜石榴1个，连皮捣碎，加食盐少许，水煎服。肺结核咳嗽、老慢支时，用未熟鲜果1个，每晚临睡前取种子嚼食。咽喉炎、口舌生疮，用鲜果1～2个，去皮后取种子捣烂，以开水浸泡，放冷后含漱，每天可多次漱口。口干、音哑，用鲜果1～2个，取种子慢慢嚼服。小便失禁，可用酸石榴烧灰存性，每次服用6g。手癣、足癣、小儿湿疹者，用石榴果皮60～150g，加水浓煎，外涂或洗患处，每天可多次使用。崩漏带下者，可用石榴果90g，水煎后加蜂蜜调服。

【说明】 又名安石榴、金罂、丹若等。石榴花有黄红2种颜色，果实也分甜酸2种。甜者食用，酸者入药。鲜食有“御饥疗渴、醒酒止醉”的效果；制成饮料，或酿酒，造醋，别具风味。但石榴多食易伤肺、损齿。果皮有毒，食时应注意。

14. 桃

【性味功效】 甘酸温；生津润肠，活血消积。

【食疗应用】 夏日口渴、便秘、痛经者，用桃生食。虚劳喘咳者，可用鲜桃3个，削去外皮，加冰糖30g，隔水炖服后去核，每天1次。疝气疼痛者，用碧桃干30g，芒果1个，加水煎服，早晚各1次。遗精、自汗、盗汗者，用碧桃干30g，炒至外表开始变焦，立即加水，再加大枣30g，煎汤后服用，每晚睡前1次。原发性高血压用鲜桃去皮、核后食用，每天早晚各1次，每次1～2个。原发性高血压头痛者，可用桃仁、决明子各10～12g，加水煎服。如原发性高血压合并烦躁失眠、便秘者，可用桃仁、火麻仁、柏子仁各10g，捣烂研细，水煎去渣，每天临睡前蜂蜜调服。跌打外伤、瘀肿者，可用桃仁、生栀子、大黄、白芥子等研末，米醋或酒调敷，有较好的消肿镇痛功效。

【说明】 又称蟠桃、水蜜桃、甜桃、毛桃。甘甜多汁，略带酸味，是人所喜爱水果。因含钾多而钠少，水肿者也宜食。但性较温热，多食易腹胀。碧桃干供药用，其性味苦平，能敛汗，止痹，治疗虚汗、盗汗、咯血等病症。桃的药用价值，主要在桃仁。

15. 香蕉

【性味功效】 甘寒；清热润肠，宣肺解酒。

【食疗应用】 痔疮便血者，用香蕉2个，不去皮，炖熟连皮食用。大便干结者，可在每天早晨空腹吃香蕉1～2个。咳嗽日久，用香蕉1～2个，冰糖炖服，每天1～2次，连服数天。高血压、动脉硬化、冠心病者，每天吃香蕉3～5个，或饮香蕉茶。香蕉茶的制法为50g香蕉研碎，加入等量的茶叶中，再加适量糖，每次饮服250ml，每天3次。

【说明】 又名甘蕉、蕉子、蕉果。香蕉，古称甘蕉。营养丰富，尤其含钾量是水果之中最高的，达472mg%，故原发性高血压、心脏病患者，只要肾功能良好，常食香蕉有益无害。但其性寒，可滑肠通便，故脾虚便溏者，不宜多食。

16. 杨梅

【性味功效】 甘酸温；生津止渴，和胃止吐。

【食疗应用】 如有下痢不止者，用杨梅烤焦研末，每次服6g，米汤送服，每天2次。痧气腹痛、吐泻者，可用杨梅酒25ml，或吃酒浸杨梅3个。胃肠胀满者，可用盐腌杨梅，越久越佳，用时取数颗泡开水饮服。

【说明】 杨梅因"其形如水杨子，而味似梅"故名，有红、白、紫3种，红胜于白、紫胜于红，颗大而核细为佳。以浙江余姚、江苏洞庭山等地所产最为著名。杨梅生吃，甘多酸少，为时令鲜果中的俏货。应市时，选上好杨梅浸于高粱酒内，以浸没杨梅为度，密封备用，即为杨梅酒。杨梅不可多食，甚能损齿，嗜食者应注意。

17. 柚子

【性味功效】 甘酸寒；下气消痰，消食健胃。

【食疗应用】 痰气咳嗽时，用香柚去核，切碎置瓶内浸酒，封固一夜，取出煮烂后用蜜拌匀，经常含咽。脘腹冷痛者，可用留在树上以纸包好，经霜后摘下的柚子1只，切碎；童子鸡1只，去内脏后，将切碎的柚子同置于锅中，加入黄酒、红糖适量，蒸至烂熟，1～2d吃完。喉痒咳嗽、有大量白色痰液者，可用橘红9g，少量冰糖，加水煎炖后取汁，代茶饮用，连服数天，有一定疗效。

【说明】 又名文旦。因其"柚色油然，其状如卣"而得名。在南方民间，柚子象征亲人团圆，生活美好的果实。每逢中秋佳节，全家欢聚、共赏明月时，柚子为必备果品。柚子的变种甚多，其著名品种有文旦柚、沙田柚、坪山柚、四季柚、大红抛等。尤其以广西所产的沙田柚，味甘可口而闻名全国。柚子含多种维生素，以维生素C尤为丰富，达123mg/100g，故经常食用柚子有益于心血管疾病和肥胖症防治。外层果皮，称为橘红，是常用中药，具有散寒、行气、消食、燥湿、化痰作用，可用于风寒咳嗽、痰稀色白、食积不化、胸闷、恶心、呕吐等症的治疗。

18. 枣子

【性味功效】 甘平；补益脾胃，养血安神。

【食疗应用】 脾胃虚弱、倦怠乏力，血虚微黄、神志不清者，用红枣10～20枚，煎汤常服。虚劳烦闷失眠，用大枣20枚，葱白若干，水煎去渣后，1次服用。患非血小板减少性紫癜，可用红枣10枚，煎汁饮服，每天3次。急性肝炎、慢性肝炎、肝硬化，血清转氨酶活力较高者，用红枣、花生、冰糖各30g，先煮花生，再加红枣、冰糖同煎，睡前饮服，每天1剂，30d为1个疗程。妇女患脏躁、精神恍惚、无故悲伤者，可用大枣10枚，甘草9g，淮小麦30g，煎汤服用。高胆固醇血症者，可用大枣、芹菜根，煎汤常服。脱肛长久不愈者，用大枣120g，陈醋250ml，同煮至醋干，取枣食用。患羊胡疮者，可用红枣若干，烤焦研成细末，用香油调和后涂患处。

【说明】 为国家卫生部公布的法定的药食两用植物性食品。又名大枣、红枣、干枣、美枣、良枣。枣子系枣新鲜果实晒干而成，皮呈红色，故名干枣、红枣；以肥大甘美者为佳，故又有大枣、美枣、良枣诸名。味甜可口，营养丰富，不仅可充饥代粮，且可治病延年，是大众喜爱的副食品。在国外尚有"天然维生素丸"之称，故大枣不愧为果品中佼佼者，自古以来就被列为"五果"之一。将鲜枣煮熟，冷却晒干，再置于枣窑里用木柴熏焙，反复数次，则枣皮发皱，色呈乌黑，即成"黑枣"，又名"南枣"。其功效与红枣相似而滋补作用较好。味甘能助湿，食用不

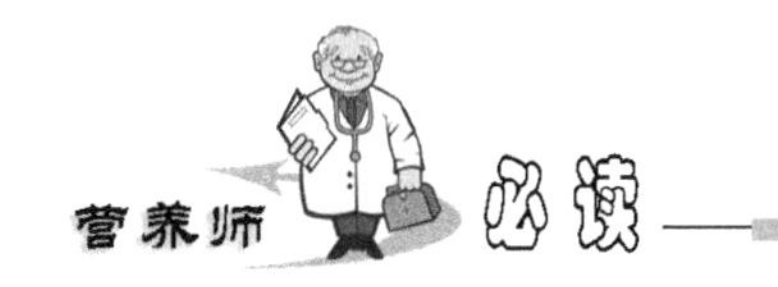

当可致脘腹痞闷、食欲缺乏;有湿盛苔腻、脘腹作胀者,应忌食。

第五节 畜、禽肉及鱼类营养价值

畜肉、禽肉和鱼类食品是人类饮食构成的重要组成部分。该类食品能供给人体优良动物性蛋白质、脂肪、矿物质和维生素,食用价值较高。

一、畜肉类营养价值

畜肉类是指猪、牛、羊等牲畜的肌肉、内脏、头、蹄、骨、血及其制品。主要提供蛋白质、脂肪、矿物质和维生素。营养素的分布,因动物的种类、年龄、肥瘦程度及部位不同而异。肥度不同的肉中,脂肪和蛋白质的变动较大;动物内脏脂肪含量少,蛋白质、维生素、矿物质和胆固醇含量较高。畜肉类食品经适当加工烹调,不仅味道鲜美,饱腹作用强,而且易于消化吸收。

1. *蛋白质* 畜肉蛋白质大部分存在于肌肉组织中,含量为10%~20%。按照蛋白质在肌肉组织中存在部位不同,又分为肌浆蛋白质占20%~30%,肌原纤维蛋白质占40%~60%,间质蛋白占10%~20%。畜肉类蛋白质含人体必需氨基酸充足,且在种类和比例上,接近人体需要,易消化吸收,所以蛋白质营养价值很高,为高利用率的优质蛋白质。但存在于结缔组织的间质蛋白,主要是胶原蛋白和弹性蛋白,因必需氨基酸组成不平衡,如色氨酸、酪氨酸、蛋氨酸含量很少,蛋白质利用率低。此外,畜肉中含有能溶于水的含氮浸出物,包括肌凝蛋白原、肌肽、肌酸、肌酐、嘌呤碱、尿素和氨基酸等非蛋白含氮浸出物,使肉汤具有鲜味,成年动物含量较幼年动物高。

2. *脂肪* 畜肉脂肪含量因牲畜肥瘦程度及部位不同有较大差异。如猪肥肉脂肪达90%,猪里脊肉含蛋白质20.2%、脂肪7.9%,猪前肘含蛋白质15.1%、脂肪31.5%,猪五花肉含蛋白质7.7%、脂肪35.3%,牛五花肉含蛋白质18.6%、脂肪5.4%,牛瘦肉含蛋白质20.2%、脂肪2.3%。

畜肉类脂肪以饱和脂肪酸为主,熔点较高,其主要成分是三酰甘油,少量卵磷脂、胆固醇和非酯化脂肪酸。胆固醇多存于动物内脏,猪瘦肉胆固醇为81mg/100g,猪脑2571mg/100g,猪肝为288mg/100g,猪肾为354mg/100g,牛瘦肉为58mg/100g,牛肝为297mg/100g,牛脑为2447mg/100g。

3. *糖类* 畜肉中糖类以糖原形式存在于肌肉和肝中,含量极少。在保存时,畜肉因酶的分解作用,糖原含量会逐渐下降。

4. *矿物质* 畜肉矿物质含量为0.8%~1.2%,其中钙含量低,为7.9mg/100g;含铁、磷较多,铁以血红素铁形式存在,不受食物其他因素影响,生物利用率高,是饮食铁良好来源。

5. *维生素* 畜肉中B族维生素含量丰富,如肝中富含维生素A、维生素B_2。

二、禽肉营养价值

禽肉包括鸡、鸭、鹅、鸽、鹌鹑等的肌肉、内脏及制品。禽肉营养价值与畜肉相似,不同在于脂肪含量少,且熔点低为23~40℃,含20%亚油酸,易于消化吸收。禽肉蛋白质氨基酸组成接近人体需要,含量约为20%,质地较畜肉细嫩,含氮浸出物多,故禽肉炖汤味道较畜肉鲜美。

三、鱼类营养价值

1. 蛋白质　鱼肉中，蛋白质含量为15%～25%。肌纤维细短，间质蛋白少，组织软而细嫩，较畜、禽肉更易消化，其营养价值与畜、禽肉近似。氨基酸组成中，色氨酸含量偏低。存在于鱼类结缔组织和软骨中含氮浸出物主要是胶原和黏蛋白，是鱼汤冷却后形成凝胶的主要物质。

2. 脂肪　鱼类含脂肪很少，通常为1%～3%。鱼的种类不同，脂肪含量差别也较大，如鳀鱼含脂肪10.4%，鳕鱼仅0.5%。鱼类脂肪在肌肉组织含量很少，主要分布在皮下和内脏周围。

鱼类脂肪多由不饱和脂肪酸组成，占80%，熔点低，常温下为液态，消化吸收率达95%。鱼类脂肪中含长链多不饱和脂肪酸，如二十碳五烯酸（EPA）和二十二碳六烯酸（DHA），具有降低血脂、防治动脉粥样硬化的作用。

鱼类胆固醇含量约为100mg/100g，但鱼籽含量较高，如鲳鱼籽胆固醇含量为1070mg/100g，虾籽胆固醇达896mg/100g。

3. 矿物质　鱼类矿物质含量为1%～2%，磷的含量占总灰分的40%，此外，钙、钠、钾、镁含量丰富。钙含量较畜、禽肉均高，为钙的良好食物来源。海产鱼类含碘量很丰富。

4. 维生素　鱼类是维生素B_2良好来源，如黄鳝含维生素B_2 2.0mg/100g，河蟹为0.28mg/100g、海蟹为0.39mg/100g。海鱼肝是维生素A和维生素D富集的食物。某些生鱼含维生素B_1酶，在生鱼存放或生吃时，可破坏维生素B_1，但加热可破坏此酶。

四、加工烹调对营养素影响

畜、离、鱼类食品烹调加工时，蛋白质含量变化不大，且经烹调后，蛋白质更有利于消化吸收。矿物质和维生素在用炖、煮方法时，损失不大；在高温制作时，B族维生素损失较多。如猪肉切丝用炒的方法，维生素B_1可保存87%。用蒸肉丸方式保存率为53%，清炖时，用大火煮沸后用小火煨30min，维生素B_1仅保存40%。

五、畜肉的食疗作用

1. 狗肉

【性味功效】　咸温；补中益气，温肾助阳。

【食疗应用】　肾虚遗尿，小便频数者，用狗肉250g，黑豆50g，加盐、姜、五香粉，少量糖，共煮熟后食用。脾胃虚寒的脘腹胀、腰冷痛，小便清长或频数，阳痿者，用狗肉加适量八角茴香、小茴香、桂皮、陈皮、草果、生姜、盐等调料同煮食用。老年体弱，腰痛足冷者，在腊月取狗肉煮食。脾胃虚弱、肠中积气、胀满刺痛时，可用肥狗肉250g，以米、盐、姜等煮粥，可经常适量食用，每天1～2次。

【说明】　狗鞭为雄性黄狗的生殖器官。性味咸温，具有补命门、暖冲任的功效，可用于阳痿、带下等症的治疗，内服煎汤或研粉服用。阴虚火旺者忌用。

2. 马肉

【性味功效】　甘酸寒；除热下气，长筋强腰。

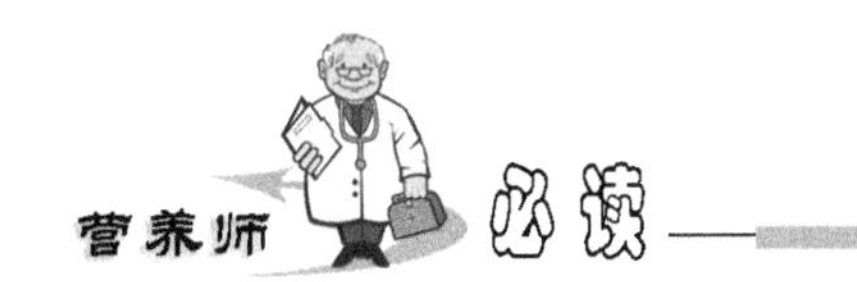

【食疗应用】 头疮白秃，可用马肉煮汁洗。豌豆疮可用马肉煮烂，取汁洗患处，干脯也可以煎汁外用。

【说明】 煎汤外洗可治疗皮肤疾病，内服强筋骨。腹泻者宜忌食。

3. 牛肉

【性味功效】 甘平；补脾和胃，益气活血，强筋壮骨。

【食疗应用】 体虚乏力，筋骨酸软，可用牛肉100g，切薄片，与大米煮粥，加入五香粉，适量盐，煮熟食用。气虚自汗，可用牛肉250g，焖北芪、党参、怀山药、浮小麦各50g，白术25g，大枣10枚，生姜15g，加水小火煮至牛肉烂熟，加适量盐调味，食肉喝汤。术后用牛肉加红枣10枚，能补中益气，助肌生长，促进愈合。平素体虚弱，又能进服其他补药时，可用牛肉1000g，砂仁、桂皮、陈皮各3g，生姜15g，炖熟后加盐调味。

【说明】 牛肉营养价值高，为滋补强壮食品。中医认为牛肉健脾益胃，理虚弱，益气血。故凡久病体虚，中气下陷，气短、唇白、面色萎黄、大便泄泻，手足厥冷等，可用牛肉炖汤喝。黄牛肉性温，有火热之证应忌食。

【附】 牛筋：甘平；补肝强肾，益气力，续绝伤。如血虚，用牛筋、大枣煮汤食。如血细胞减少，用牛筋、鸡血藤各50g，补骨脂15g，水煎后去渣，食牛筋饮汤。

牛肝：甘平；有补肝明目养血的功效。治肝血虚所致头晕眼花，将牛肝切片，与枸杞子共煮汤后食用。

牛肚：甘平；有补气养血的效果。用于脾胃虚弱所致的消化不良；气血不足的体质虚弱。如脾胃虚弱所致的消化不良，用牛肚1具，砂仁5g，陈皮、生姜各15g，共煮熟后，分数次食肉喝汤。治气血不足，用牛肚加醋、生姜，煮熟食用。

4. 兔肉

【性味功效】 甘凉；补中益气，止渴健脾，凉血解毒。

【食疗应用】 消渴，身体瘦弱者，可用兔1只，去皮毛、爪及内脏，与怀山药同煎浓汁，待凉后饮用，口渴即饮。需补脾益气时，可用兔肉200g，怀山药50g，枸杞子、黄芪各25g，大枣10枚，共煮汤后食用。消渴羸瘦，小便不禁者，可用兔1只，剥皮、去爪及内脏等，加水7500ml煮烂，使骨肉分离，捞出骨肉，取汤2500ml，过滤后待凉，渴时即饮服。

【说明】 含蛋白质达21.2%，高于牛肉、羊肉和猪肉，为完全蛋白质食品。因肌纤维细腻疏松，水分多，所以肉质细嫩，易于消化吸收。营养价值和味道可与鸡肉媲美。但脾胃虚寒者禁用。

【附】 兔肝：甘苦寒；有补肝明目，清热的作用。如肝血不足，头晕眼花者，用大米50g煮粥，放入兔肝2具，调少量盐食用；或兔肝1具，枸杞子、女贞子各15g，水煮服用。治疳眼、夜盲，用鲜兔肝1～2具，沸水烫至半熟，加油盐调味；煮至肝熟，打入鸡蛋1个，常食有效。

5. 羊肉

【性味功效】 甘温；补虚益气，温中暖下。

【食疗应用】 益肾气，强阳道时，用白羊肉250g，去脂膜后切片，以蒜韭调味食之，3d1次。产后腹中冷痛及腹中寒疝，虚劳不足者，用当归150g，生姜250g，羊肉500g，以上三味，加水8000ml，煮汤3000ml，每次服用500ml，每天3次。因肾阳不足的阳痿，可用羊肉，切薄片做羹，加入大葱、生姜及虾米，肉熟后食用。反胃呕吐、消化不良、腹部隐痛、腰膝冷痛等脾胃虚寒证，可用羊肉、肉桂、蔻仁、茴香、生姜等，加调料煮熟后食用。

【说明】 羊肉性味甘热，历来作为补阳佳品，尤以冬季食用为宜。其能量比牛肉高，冬天吃羊肉可促进血液循环，以增温御寒，故老年人或身体虚弱的中青年，冬天手足不温，阳气不足，衰弱无力，怕寒畏冷，常吃羊肉补身，将大有益处。但外感风寒或体内有宿热者忌食。

【附】 羊肝：甘苦凉；益血补血，补肝明目。用于血虚萎黄、瘦弱，肝虚目暗昏花，雀目，青盲，障翳。如有贫血，用羊肝作羹，放入菠菜或打入鸡蛋。如夜盲症，目视昏花，用羊肝100g，苍术25g，碗中加水，蒸熟后去药食肝。

羊肾：甘温；补肾气，益精髓。用于肾虚劳损，腰脊疼痛，足膝萎弱，耳聋，消渴，阳痿，尿频，遗精。如治肾虚时，可将去脂膜的羊肾切片，与大米煮粥，调味后食用。肌肉酸痛时，可用杜仲、补骨脂各15g，煮熟后食用。

羊肚：甘温；有补益脾胃作用。如治脾胃虚弱所致的食欲减少，肢体消瘦，用羊肚1具，白术20g，党参、怀山药各25g，水煮熟后去药食肉喝汤。治疗体虚多汗症，可用羊肚1具，黄芪400g，黑豆50g，水煮熟食用。

6. 猪肉

【性味功效】 甘、咸，平；滋阴润燥。

【食疗应用】 疫证邪火已衰，津不能回者，可用鲜猪肉2000g，切大块，急火煮清汤，去净浮油，任意凉饮，为急救津液缺乏最好妙品。肝肾虚所致的头晕眼花等，可用枸杞子25g，猪瘦肉适量，共煮食用。体弱血虚者，用猪瘦肉500g，当归60g，煮后食肉喝汤。体虚久病后头晕乏力，可用瘦肉配红枣炖服。

【说明】 为滋补佳肴，有丰富营养，但非越多吃越好。成人每天吃猪瘦肉、肥肉各50g左右即满足需要，多食对健康无益。尤其是肥肉，可使血浆中的胆固醇增高，而诱发原发性高血压、冠心病。多食瘦肉也会加重胃肠负担，并影响吸收功能。

【附】 猪蹄：甘咸平；有补血、通乳、托疮的作用，用于产后少乳、痈疽、疮毒等，如产后无乳，用猪蹄1只，煮后食蹄及汤，或加通草3g同煮。对鼻出血、牙龈出血、紫癜等症，可用猪蹄1只，红枣10～15枚，同煮至烂，每天1剂。

猪心：甘咸平；安神定惊，益心补血。可治惊悸、怔忡、自汗、不眠等症。对心虚自汗失眠者，用猪心1个，带血剖开，放入人参、当归各100g，煮熟去药食之。

猪肚：甘温；补虚损，健脾胃。治虚劳羸瘦，泄泻下痢，消渴，小便频数，小儿疳积。如脾虚泄泻，猪肚洗净后切片与大米、怀山药同煮粥，加盐、生姜调味食之。如胃脘隐痛，喜热畏寒，吐清水，用猪肚175g，生姜50g，肉桂25g，放碗内加水，隔水炖至熟烂，分2次吃完。

猪肝：甘苦温；有补肝养血，明目。治血虚、萎黄、夜盲、目赤、水肿、脚气。治疗贫血时，可用猪肝100g，菠菜250g煮汤后服食。治疗水肿时，可用猪肝尖60g，绿豆芽40g，陈仓米50g，加水煮粥后食用。

猪肾：咸平；补肾。用于肾虚腰痛、身面水肿、遗精、盗汗、老年性耳聋。肾虚腰痛者，可用猪腰加杜仲末，以荷叶包后煨熟食用。肾虚遗精者，可用猪肾1只切开去膜，加附子末4g，用湿纸包好煨熟，空腹时食用，饮酒125ml。

猪肺：甘平；补肺。治肺虚咳嗽，咯血。如肺虚久咳，猪肺1具，切成薄片，加麻油炒熟，用米煮粥食用。或猪肺洗净后加入杏仁25g，炖熟后食用。

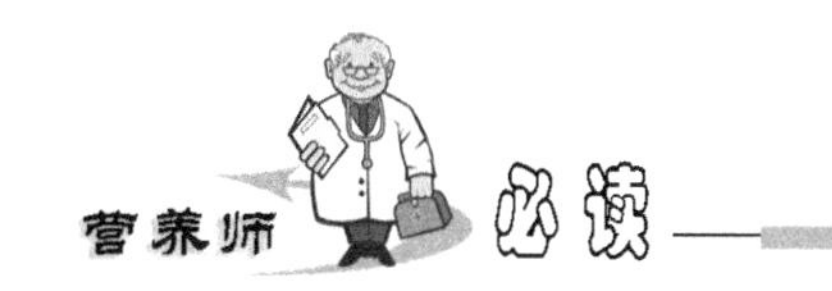

猪脑：甘寒；补脑髓，益虚劳。治神经衰弱、头痛、眩晕等。如肝肾虚、脑震荡后遗症，用猪脑1具，切成片的天麻15g，枸杞子25g，隔水炖服。如血虚头晕者，用猪脑1具，川芎、白芷各15g，蒸熟食用。

火腿：为猪腿腌制而成，性味咸温平。有健脾开胃，滋肾生津，益气血功能。可治疗虚痢，泄泻，腰腿酸软等症，煮熟后食用或煮汤饮服。

猪血：咸平；生血。含丰富血红素铁，有较高蛋白质，赖氨酸相当高，脂肪少。宜用于老年人、妇女及正在生长发育期的儿童。

7. 鹿肉

【性味功效】 甘温；补益五脏，调和血脉。

【食疗应用】 阳痿、畏寒、腰脊酸软时，用鹿肉、胡桃肉，加盐调味，煮汤食用。补养气血时，可用鹿肉150g，大枣50g，共煮食用。产后无乳汁者，用鹿肉200g，洗切后加水1500ml，放入调味品后，可以任意食用。

【说明】 为温性食品，阳盛或阴虚有热者，不宜食用。炎热季节宜少食，寒冬食用最宜。

8. 鹿鞭

【性味功效】 甘咸温；补肾壮阳，益精填髓。

【食疗应用】 妇人血虚，淋带，腰膝酸痛，不能受孕者，用鹿肾熬胶与阿胶掺入服之。阳事不举可用鹿肾、枸杞子、菟丝子、巴戟天、狗脊等为丸后服用。肾气损虚，耳聋，可用鹿肾1对，去脂膜后切片，加粳米50g。米先煮粥，待快熟时，放入鹿肾、苁蓉、葱白，加盐、椒等调味后食用。

【说明】 鹿鞭性温；有补肾、壮阳、益精作用。质坚韧，气微腥，以粗壮、条长、无残肉及油脂者为佳。凡阴虚火旺所致咽喉干痛、有出血症状，阳强易举、便秘及心烦、外感实热等证忌用。

9. 猫肉

【性味功效】 甘酸温；益气补血，疏风通络，软坚散结。

【食疗应用】 血小板减少性紫癜，可用猫肉适量，煮熟连汤随意服食。瘰疬、结核出脓血者，可用猫肉1只，煮烂后作羹食用，宜空腹进食。

【说明】 煮食可用于血小板减少性紫癜，对全血低下患者，食猫肉也有一定的治疗作用。猫肉有助湿发毒作用，故湿毒证时，应谨慎使用。

10. 熊肉

【性味功效】 甘温；补虚益损，强筋壮骨。

【食疗应用】 脚气风痹不仁，五缓筋急时，可用熊肉250g，在豉汁中和姜、椒、葱白、盐、酱制成腌腊，空腹时食用。

【说明】 有慢性病的患者，应当忌食。

【附】 熊骨：性温；有祛除风湿功效，能治风湿关节肿痛。通常每次用30～60g，煎汤服用或是浸酒后服食。

熊掌：性温；有祛除风湿，补气养血，健脾胃。治脾胃虚弱、风寒湿痹及诸虚损证。用熊掌与酒、醋、水等同煮熟，加调味后食用。如需补益虚损，强壮身体，滋养气血，增强抗寒能力，可用熊掌、大枣、黄芪、当归等，一起煮汤后食用，有大补气血的功效。

11. 野猪肉

【性味功效】 甘咸平；补虚健脾，益肝养肾。

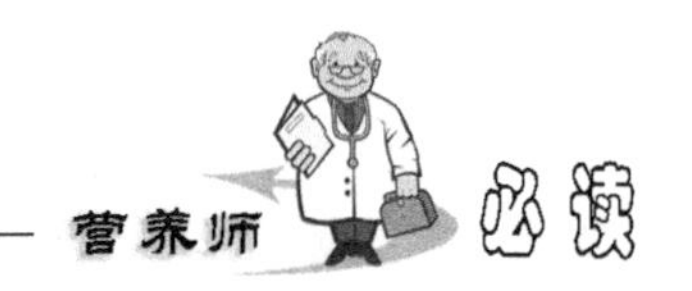

【食疗应用】 治疗气血两虚者，用党参25g，当归15g，将野猪肉150g，切块后共煮汤，熟后去药食肉喝汤。治疗肝肾虚所致的头晕眼花、腰腿酸软者，可用野猪肉150g，黄精、枸杞子各25g，杜仲15g，一起煮熟后，食肉喝汤。治疗肠风便血时，可用野猪肉适量，槐花25g，水煮熟后，食肉饮汤。

【说明】 野猪肉通常为煮食，加姜、葱、盐调味煮熟后，适量食用。或根据补益需要配以其他药物。据《本草纲目》记载，服用巴豆者，应忌用。

六、禽肉的食疗作用

1. 鹌鹑肉

【性味功效】 甘平；补益五脏，清利湿热。

【食疗应用】 小儿疳积者，用鹌鹑10只，洗净，加少量油盐蒸熟，早晚各吃1次，连吃5d。消化不良，食欲缺乏者，用鹌鹑1只，党参25g，怀山药50g，共煮熟后食用。肝肾阴虚所致腰膝酸痛时，用鹌鹑1只，枸杞子50g，杜仲15g，用水煮后去药，食肉喝汤。有泄痢者，可用鹌鹑、小豆、生姜，加调味品后煮食。

【说明】 鹌鹑是补益佳品，鹌鹑肉营养价值较鸡肉为好，有“动物人参”之称；既有营养价值，又有药理作用。每100g肉含蛋白质和能量比鸡肉高3.2%～9.9%，其味鲜美，且易消化吸收。适用于孕妇、产妇、老年体弱时食用，肥胖症、原发性高血压患者也可选食。

2. 鹅肉

【性味功效】 甘平；益气补虚，和胃止渴。

【食疗应用】 中气不足，消瘦乏力，食欲不佳时，可用鹅1只，加黄芪、党参、怀山药各50g，同煮熟后食用。气阴不足的口干思饮、乏力、气短、咳嗽、纳少等症，可用鹅肉、猪瘦肉各250g，怀山药50g，北沙参、玉竹各25g，共煮后食用。

【说明】 补益和治疗消渴症时，以白鹅为佳，不宜过量食用，食多则不易消化。有湿热内蕴者勿食。鹅血有“愈噎膈反胃”，“鹅血能涌吐胃中瘀结，开血膈吐逆。食不得入，乘热恣饮，即能吐出病根”。临床用于治疗食管癌、白细胞减少等症，有辅助治疗的作用。鹅蛋有补中功效，但滞气作用比鸡蛋大。

3. 鸽肉

【性味功效】 咸平；滋肾益气，祛风解毒。

【食疗应用】 治疗阴虚所致消渴多饮、气短、乏力，可用白鸽1只，去毛及内脏，切成小块，与怀山药、玉竹各50g共炖，熟后食肉饮汤。肾虚与老年体虚者，可用白鸽1只，枸杞子40g，黄精50g，共炖或蒸煮后食用。妇女闭经，经血少者，可将炙鳖甲、炙龟甲各30g先煮，后加柏子仁25g，共煮去渣，取药汁炖白鸽1只，加大枣50g，熟后食用。肠风下血者，可用地榆、虎耳草、猪瘦肉，将药碾成粉和猪瘦肉剁细，做成丸子放入鸽子腹内蒸熟，连服3次。

【说明】 鸽肉补益作用以白鸽最佳。白鸽肉味咸性平，能补肝肾精气。对老年人因肾精不足所致体弱、消渴尤为有益。

4. 鸡肉

【性味功效】 甘温；温中益气，补精添髓。

【食疗应用】 五噎饮食不下，胸膈痞塞，瘦弱无力，用黄母鸡1只，去毛及肠杂后做成肉羹，面250g，加桂心末、赤茯苓末各0.5g，制成饼，在豉汁中煮，伴肉羹食用。肝血不足所致头晕、眼花，可用鸡肉250g，何首乌、当归、枸杞子各15g煮熟，食肉喝汤。需补虚强身时，可用鸡肉250g，冬虫夏草15g，共煮熟食用。病后、产后体虚时，用母鸡1只，加黄芪100g，当归、怀山药、红枣各50g，加黄酒以淹没鸡和药为度，隔水蒸熟，去药渣，食肉喝汤，分数次食用。有水气水肿时，选白雄鸡1只，按食用方法加工，加赤小豆100g，水3000ml煮熟后食用，并将汤汁饮尽。肾虚耳聋者，用黑雄鸡1只，洗净后用米酒1500ml，煮熟后热时食用，5只后即可见效。肺结核中晚期，潮热盗汗患者，用乌骨鸡1只，洗净后，在鸡腹内放入当归、熟地黄、白芍、知母、地骨皮各15g，缝合后煮熟，去药后食肉喝汤。

【说明】 含丰富蛋白质，为23.3%，脂肪以多不饱和脂肪酸为主。是老年人、心血管疾病者良好高蛋白质食品，尤以体质虚弱、病后或产后更为适宜。鸡肉能补五脏，治脾胃虚弱。故食用鸡肉，除增加营养外，还能补虚健脾，有利于疾病恢复，尤以乌骨鸡为佳。乌骨鸡可食用可药用，适用于虚劳瘦弱、骨蒸潮热、脾虚泄泻、消渴、崩漏、赤白带、遗精等症。妇科名药具有补虚调经的乌鸡白凤丸是以乌骨鸡为主要原料。所以，鸡肉煨食或蒸汁饮用，食用得当调补身体。但实证、邪毒未清者皆忌食。有人认为鸡头、鸡翅膀、鸡脚均能动风、生痰、助火，故肝阳上亢者忌食。鸡尾部法氏囊是淋巴器官，主要是B细胞发生的部位，是鸟类特有器官，可能有各种病菌及癌细胞聚结，故不宜食用。

【附】 鸡肝：能补肝肾，对目暗、夜盲、小儿疳积、黄疸、产后贫血、胎漏等有辅助治疗作用，煮食或煮粥食用。治疗老人肝脏血虚、眼昏花，可用雄乌鸡肝1具，切碎以豆豉加米，做成粥食用。

鸡血：有祛风，活血，解毒作用，治疗小儿惊风，宜温热时饮用。筋骨折伤，加酒同饮，能起到辅助治疗作用。

鸡胆：有消炎止咳、祛痰明目作用，对百日咳、慢性气管炎、小儿细菌性痢疾，均有辅助治疗作用，可取鲜鸡胆1～3个，取汁加糖后服用。

鸡内金：为国家卫生部公布的法定的药物和食物两用食物。治疗食积不化、呕吐反胃、泻痢、小儿疳积、遗精、遗尿、胆结石、尿路结石等症。如治疗食积腹满，用鸡内金研末，吞服。治疗反胃、进食后呕吐、嗳气时，可用鸡内金烤焦研末，以酒送服。

5. 鸭肉

【性味功效】 甘咸，微寒；滋阴养胃，利水消肿。

【食疗应用】 健脾、补虚、清暑时，可用全鸭冬瓜汤，以不去皮冬瓜2000g，去毛及内脏鸭1只，猪瘦肉100g，海参、薏苡仁各50g，莲叶1片，煮鸭至烂，加调料食用。阴虚水肿用公鸭1只，去毛及内脏，或加猪蹄、火腿，煮熟后调味食用。或将鸭肉切片，同粳米煮粥，调味后食用。

【说明】 鸡鸭是经常吃的佳肴，都是营养价值很高的食品。但因鸡与鸭的性味功用不完全相同，如果毫无选择地进食，可能对身体带来不利影响。中医认为，具有畏寒虚弱症状的人适宜吃鸡肉，如虚劳羸瘦，中虚胃呆食少，腹泻下痢，水肿，经血色淡，带下清稀，产后少乳，病后虚弱，神疲乏力及阳痿等症。这类患者食用鸡肉后能改善症状，有利于健康。但在感冒发热及有火热证候时则不宜吃。而鸭与鸡不同，鸭为水禽，性偏凉，有滋阴养胃，利水退肿的功效。《日用本草》指出，“鸭滋五脏之阴，清虚之热，补血行水，养胃生津”。一般认为体内有热、有火者，适合于食用鸭，特别是有低热、虚弱、食少、便干、水肿、盗汗、遗精及女子月经少、咽干口渴等更为适宜。对体质虚寒或受凉而致少食、腹部冷痛、腹泻便清稀、痛经等，以暂时不选食为好。

【附】 鸭血：能补血、解毒。治劳伤、吐血、痢疾等。内服、热饮或冲酒饮用。如治小儿白痢，似鱼冻者，可将白鸭杀死取血，滚酒泡服。

6. 野鸡肉

【性味功效】 甘酸温；补中益气，补肝明目。

【食疗应用】 肝虚所致的眼花、夜盲，可用野鸡肉、胡萝卜，洗净切成小块，加油盐，炒熟食用。肾虚小便频数，气短乏力时，可用野鸡肉加冬虫夏草15g，煮汤食用。消渴饮水无度，小便多，口干者，可用野鸡1只，细切加食盐、豆豉后做成羹食用。

【说明】 以秋冬季节的野鸡肉，补气作用好。

7. 麻雀

【性味功效】 甘温；壮阳益气，暖腰膝，缩小便，益精髓。

【食疗应用】 老人脏腑损，羸瘦、阳气乏弱，可用麻雀5只，放入粟米50g，葱白3茎切段；将雀炒熟，加酒50g，煮2～32min，加水500ml，下米做粥欲熟，放入葱白等，待温热空腹食之。百日咳患者，可用麻雀肉1只，白糖15g，炖熟后食用，每天吃1只。阳虚眩晕者，可用麻雀2只，去毛及内脏，加天麻15g，共放于碗内加水蒸熟食用。阳痿早泄，腰膝酸软，老年阳虚时，可用麻雀3～5只，去毛杂，切碎炒熟与大米同煮粥，加葱、盐调味，空腹食用。或用米酒1000ml，浸泡洗净的麻雀3只，菟丝子、肉苁蓉各15g，7d后饮用。

【说明】 阴虚火旺者，或阳盛及阳强易举等症者忌用。

【附】 雀蛋：甘咸温；补肾壮阳，滋补精血。用于肾虚所致的阳痿和精血不足所致的闭经、头晕、眼花等症。可用雀蛋煮熟，去壳食用，每次1只，每天3次，对肾虚之阳痿、早泄、滑精有益；或用雀蛋2个，羊肉250g，加盐和调料，煮汤食用。

七、鱼类的食疗作用

1. 鳊鱼

【性味功效】 甘温无毒；调和胃气，通利五脏。

【食疗应用】 术后调理时，用清蒸鳊鱼的肉，蘸芝麻酱食用。腹胀、食欲缺乏时，可用鳊鱼与蒜煮熟后食用。

【说明】 鳊鱼为河鲜珍品。河南民谣有“伊洛鲤鲂，美如牛羊”。脾虚者可配扁豆，多痰者宜加葱姜，水肿者可用薏苡仁，失眠者须配莲子，则效果更好。烹调时可按食性另加佐料。

2. 鲳鱼

【性味功效】 甘平淡；益气养血，柔筋利骨。

【食疗应用】 体虚精弱，阳痿早泄，用鲳鱼1条，蚕茧壳10枚共煮。筋骨疼痛，足软无力，用鲳鱼1条，栗子10枚同煮。消化不良时，用鲳鱼加扁豆、葱、姜同煮，也可加香菇。

【说明】 鲳鱼子古称令人泻痢，多弃去不用。含胆固醇量较高，故高脂血症及冠心病患者不宜过食。

3. 黄鱼

【性味功效】 肉甘温，无毒；健脾开胃，安神止痢。鳔性味咸平；滋阴填精，养血止血。耳石即鱼脑石性味甘咸寒；清热通淋，平肝息风。

【食疗应用】 体虚纳呆，阳痿早泄者，用黄鱼、海参同煮。治疗泌尿系统结石，可用鱼脑石研末，每天3次，每次1～3g。出血时，可用鱼鳔胶、金针菜各9g，同煮后食用。

【说明】 黄鱼古称发物，多食发疮助热，少数体质过敏者应注意。其干制品，俗称白鲞，或鲞鱼，一般不致过敏反应。本品“性兼通补”，可用于血虚闭经。

4. 鳡鱼

【性味功效】 甘平；无毒；暖中和胃，顺气止呕。

【食疗应用】 胃虚呕逆者，用鱼肉加柿蒂2枚，或刀豆9g，煮食。胃寒冷痛时，用鱼加姜、葱，或红糖煮食。

【说明】 别名黄颊、竹鱼等；本品和胃止呕，用于化疗期肿瘤患者，可使呕吐症状明显减轻，且能保持食欲。

5. 鳜鱼

【性味功效】 甘平；补气和血，健脾益胃。

【食疗应用】 虚老体弱时，用鳜鱼煮食。小儿软疖，用鳜鱼尾生捣外敷。骨刺鲠喉时，用鳜鱼胆阴干，用其末化酒温呷，吐出即可。

【说明】 为虚劳食疗要品，古称患寒湿人不宜，若加入姜、葱即可食用。鱼胆性味苦寒，化骨鲠。

6. 黄颡鱼

【性味功效】 甘平；益肝补胃，调和五脏。

【食疗应用】 水气水肿时，用黄颡鱼3条，绿豆25g，大蒜3瓣，加水煮食，也可以加服商陆末3g。治疗瘰疬时，可用黄颡鱼剖开，放入蓖麻子20～30个，黄泥封固，火煅存性，研末后用香油调敷。

【说明】 别名黄颊鱼、黄樱、黄刺鱼等；此鱼皮肤分泌液与青蛤粉加工的制剂，名为生津丸。

7. 鳝鱼

【性味功效】 肉甘温；补调虚损，强筋壮骨。血性味咸温；祛风活血，补肾壮阳。

【食疗应用】 内痔出血，用鳝鱼煮食。足痿无力，用鳝鱼加金针菜共煮后食用。内痈乳结，用鳝鱼头煅灰，每次服用3g，以酒送服。鳝鱼皮也可药用。口眼歪斜者，用鳝鱼血，左斜涂右，右斜涂左。

【说明】 血涂颜面神经瘫痪，功效确实。其骨亦可解毒散结，鱼骨煅灰外涂流火。

8. 刀鱼

【性味功效】 甘平；补气活血，泻火解毒。

【食疗应用】 食少腹胀时，用刀鱼同姜、葱煮食。痈疽痔漏时，用刀鱼捣烂，加入冰片0.3g，外敷患处。体虚无力时，用刀鱼肉、刀鱼子加调料煮食。

【说明】 又名凤尾鱼、望鱼；刀鱼所含锌、硒能促进血中淋巴细胞增生，并能提高人体对化疗的耐受力。

9. 鲢鱼

【性味功效】 甘，温；暖胃，补气，泽肤，利肺，行水。

【食疗应用】 水肿用鲢鱼1条，赤小豆30g，煮汤后食肉喝汤。咳嗽用鲢鱼切成块，加姜、醋煮食。痈肿用鲢鱼烧焦研末,醋和敷之。

【说明】 与鲤鱼同科,功效相似,前者用于补益,后者侧重利水;鲢鱼偏温,而鲤鱼兼寒,供应用时参考。

10. 鳗鲡鱼

【性味功效】 甘平,微寒;补虚羸,祛风湿。

【食疗应用】 虚老体弱者,用鳗鲡鱼蒸食。疳积、痢疾、肠风时,用鳗鲡鱼骨蒸酥食用。肺虚咳嗽时,用鳗鲡鱼清蒸,取油食用。骨用煅灰,外敷疮疖。

【说明】 别名河鳗、白鳝。鳗鲡鱼补而能消,认为"患诸疮、瘘、疠肠风人宜长服之"。含维生素A较高,特别适用于夜盲患者,其脂肪膏可涂敷皮肤白斑。

11. 白鱼

【性味功效】 甘平,无毒;开胃下食,去水通脉。

【食疗应用】 血虚心悸,纳谷不馨可用白鱼、葱、姜等共煮食。慢性腹泻、体虚水肿用腌白鱼,或糟白鱼,佐粥食用。

【说明】 宜新鲜食用,能托毒外出,属"发物"。但与姜、葱或豆同煮即无发性。

12. 比目鱼

【性味功效】 甘平;消炎解毒。

【食疗应用】 体虚衰弱,脱力劳伤,用比目鱼煮食。解毒和中,止泻止痢。用比目鱼1条,芡实30g,加佐料煮食。

【说明】 有健脾益气的效果,但不宜过食及加入过多油脂。助脾胃,补虚益气,甘腴和解作用好。同科动物马来斑鲆,别名地鱼、地甫鱼有催吐作用,不宜混用。另有少牙斑鲆、斑鲆也能催吐,均应注意鉴别。

13. 青鱼

【性味功效】 肉甘平,无毒;益气化湿,宁心补肾。鱼胆性味苦寒;泻热明目。

【食疗应用】 脚软无力时,用韭白煮青鱼食之。头晕无力,未老先衰,用青鱼、肉饼同煮后食用。水肿、心痛时,用青鱼枕骨蒸后晒干磨粉,每天3次,每次1～3g。喉痹、痔疮者,可用青鱼胆挂通风处阴干,取胆汁末研细,外点敷患处。

【说明】 为营养上品。其肉中有核酸及锌等成分,有增强体质、延缓衰老等作用。

14. 鲨鱼

【性味功效】 肉甘平,无毒;补益五脏。鱼翅性味甘平;开胃进食,抗癌防癌。

【食疗应用】 体虚无力,用鲨鱼肉煮食。食欲缺乏者,用鲨鱼心煮食,兼治咳嗽痰多。喉痹肿痛者,用鲨鱼胆1只,白矾3g,拌和为丸,丝棉裹后挂线纳入喉中,将线头留在口外,待吐涎后取出。冠心病者每天吞服鱼翅粉1.5～3.0g,有防治作用。鲨鱼肉可用于治疗白细胞减少症。

【说明】 鲨鱼不受疾病感染为医学界瞩目。鱼翅含降血脂、抗动脉粥样硬化及抗凝成分。

15. 橡皮鱼

【性味功效】 甘平;健脾开胃,清热止血。

【食疗应用】 胃炎、胃溃疡时,用橡皮鱼洗净,去净内脏,剥皮取肉后煮食。乳疖疼痛者,用橡皮鱼肉煮青皮服食,每条鱼可加青皮15g。

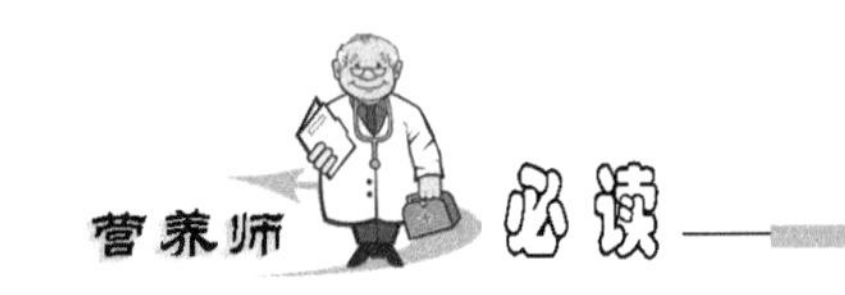

【说明】 又名面包鱼、剥皮郎。所含蛋白高于黄鳝、带鱼、黄鱼。一般认为本品属于发物,不喜食用。其实除少数过敏者,只要剥皮、去内脏,即不会致过敏反应。

16. 银鱼

【性味功效】 甘平;宽中健胃,润肺止咳。

【食疗应用】 脾胃虚弱,食欲缺乏,用银鱼干、金针菜煮食。小儿疳积,面黄肌瘦,用银鱼干炒鸡蛋食用。

【说明】 是开胃佳品,胃寒者加葱姜,咳嗽者配淡菜,产后虚者加精肉,均可增进疗效。小儿疳积除炒蛋外,煮汤加麻油饮用效果更佳。

17. 黑鱼

【性味功效】 甘寒;补脾利水,强阳益阴。

【食疗应用】 水肿用黑鱼1条,加葱白、冬瓜煮食。风疮顽癣,用黑鱼1条剖净,填以苍耳子叶15g,更以苍子垫入锅内,将鱼置碗上蒸食鱼肉。

【说明】 活血通络,治疗筋骨不舒。鱼肠煅存性,可外敷治疗痔疮肿痛。

18. 鳙鱼

【性味功效】 甘温,无毒;暖胃补虚。

【食疗应用】 眩晕、老年多痰者,用鳙鱼1条,核桃肉同煮。治疗疣可用鳙鱼1条,薏苡仁30g,煮熟后食用。

【说明】 鱼头能补脑,唯性偏温,热病及内热者均宜慎用。

19. 鲻鱼

【性味功效】 甘平;健脾益气,消食导滞。

【食疗应用】 小儿疳积,可用鲻鱼洗净,加鸡内金3g,或红米曲同煮。血虚眩晕时,用鲻鱼加香菇、火腿同煮。产后少乳时,用鲻鱼加赤小豆同煮。

【说明】 别名子鱼、百眼、乌鲻。百药无忌,其子及肠也腴美可口,也可腌腊后佐餐。

20. 鳟鱼

【性味功效】 甘温;暖胃和中。

【食疗应用】 胃寒冷痛时,用鳟鱼加适量葱煮食。产后少乳,用鳟鱼加火腿同煮炖服。

【说明】 别名赤脑鱼。功能专温补通利,治痔疮、寒凝痛经、胃寒冷痛等,皆可服食。

21. 鳑鲏鱼

【性味功效】 甘平;益脾胃。

【食疗应用】 脾虚无力及阳痿早泄时,用鱼加调料煮食。虚疮内陷时,用鱼加葱、姜同煮。

【说明】 别名青衣鱼等。同科刺鳑鲏鱼、石鲋鱼可通用。

22. 鮠鱼

【性味功效】 甘平;补中益气,开胃利水。

【食疗应用】 体虚水肿时,用鮠鱼加葱煮食。纳呆、消化不良时,用鮠鱼加佐料煮食。

【说明】 别名阔口鱼等。春夏之交,清明时节正值产卵期,营养特别丰富。

23. 鲥鱼

【性味功效】 甘平;温中益气。

【食疗应用】 体虚无力,用鲥鱼加竹笋、香菇、火腿同煮,蒸煮尤佳。火伤、痈疽,用鲥鱼鳞焙干,研末外敷。疔疮时,用鲥鱼蒸煮,取其汁外敷。

【说明】 别名三来、三黎、时鱼。鲥鱼有清热解毒的效果,鲥鱼鳞被称为“拔疔第一妙药”。但本品古称“稍发疥癞”,故体质过敏的皮肤病患者宜慎用。

24. 塘鳢鱼

【性味功效】 甘温;健脾宜气。鱼籽可补肾壮阳。

【食疗应用】 噎膈,用塘鳢鱼、生姜、醋共煮之。患有阳痿时,用数条塘鳢鱼的子,以酒送服。疮疥日久,体弱者,用塘鳢鱼加豆豉共食。

【说明】 又名土鲋鱼、鲋鱼、菜花鱼、鲈鳢。塘鳢鱼补而能补通,诸病无忌,酒煮能壮阳,加糖则定痛,加醋可去风,加糟能消肿,加豉则治疮疡等症。

25. 鳣鱼

【性味功效】 甘平;利五脏,壮筋骨。肝可用于治恶疮疥癣。

【食疗应用】 病后体弱时,用鱼肉煮服。疥癣时,用鳣鱼肝淡食。

【说明】 又名蜡鱼、颊鱼、玉版鱼。本品胆固醇含量较高,不易消化吸收,故不宜多服用。其鱼鳔含大量胶质,可止血。

八、软体类的食疗作用

1. 蚌

【性味功效】 甘咸寒;清热滋阴,明目解毒。

【食疗应用】 妇人消渴、血崩者,用蚌肉煮食。痔漏、带下时,用蚌肉、葱花、香菇煮服。咳嗽、火眼、胃热呕吐时,用蚌肉加金针菜煮服。

【说明】 合浦珠母贝功效与其相似,其所含氨基酸能促进人体代谢、保护上皮细胞、镇静安神。贝壳珍珠层的粉可抑制肿瘤细胞生长。

2. 鲍鱼

【性味功效】 肉咸温;养血柔肝,行痹通络。壳性味咸平;平肝潜阳,清热明目。

【食疗应用】 痨瘵虚损时,用鲍鱼肉煮食,加入黄芪尤佳。血枯经闭,乳汁不足,用鲍鱼2条,葱2茎煮食。眼生翳障,用鲍鱼壳即石决明30g,牡蛎肉30g,煮熟后服食。

【说明】 鲍鱼是营养佳品,用于血枯月经闭止、乳汁不足及血虚、肝硬化等症;其壳则是眼科及原发性高血压的常用药。食用鲍鱼须先用60℃左右的热水浸泡4h,换水后,再用小火煮软,然后加入调料烹饪。除杂色鲍外,同科动物有耳鲍、皱纹盘鲍、羊鲍等均可应用。

3. 蛏子

【性味功效】 甘咸寒;清胃治痢,补产后虚,解丹石毒。

【食疗应用】 产后虚烦、少乳时,用蛏子洗净30～60g,加黄酒适量,煮服。病后烦热、口干时,用蛏子、万年青干菜各30g,煮食。

【说明】 蛏含大量泥沙,食前宜水养洗净。用蛏子煮万年青干菜,可治疗放疗、化疗后的口干烦热。同科动物大竹蛏功效与其相似,并能治疗妇女白带症。

4. 淡菜

【性味功效】 咸温;滋养肝肾,调精添髓。

【食疗应用】 子宫功能性出血用淡菜30～60g，炖猪肉食用。神经衰弱、阳痿用淡菜30g，麻雀1只炖服。甲状腺腺瘤用淡菜30g，紫菜10g，煮汤后食用。

【说明】 淡菜是柔肝补肾的食疗名菜，营养佳良，口味鲜美，但须久服才能见效。淡菜炒蛋，后煮汤可治疗盗汗、眩晕及小儿发育不良。同科动物翡翠贻贝也可通用。

5. 刺参

【性味功效】 咸温；补益气阴，通肠润燥，止血消炎。对内脏镇惊宁心，对肠制酸止痛。

【食疗应用】 结核病、咯血时，每天用海参1个煮食，同时加服白及粉9g。再生障碍性贫血时，用海参1个，炖白木耳6g。糖尿病患者，用海参2个，鸡蛋1只，猪胰1具，一起煮服。

【说明】 又名海参。为补养美食，除刺参外，梅花参、蛇目白尼参、花刺参、绿刺参等功效相似，均可通用。除前述功用外，海参黄鱼羹有助于慢性肝炎康复。海参煮食可减少癌症放射治疗时的肠内反应。海参毒素能抑制淋巴肉瘤和腹水癌细胞生长，并能抑制多种真菌；也可治疗脑卒中痉挛性麻痹。其同科动物黑乳参即乌圆参，可治疗产后少乳及痛经。

6. 海蜇

【性味功效】 咸平；化痰软坚，平肝解毒。

【食疗应用】 痰饮咳嗽，肝阳上亢，用海蜇皮30g，鲜荸荠120g，煮服。兼治淋巴结核、溃疡病时，用海蜇、大枣各500g，浓煎成膏，每天2次，每次15ml。解毒止痛时，用海蜇皮外贴痛处，可治头痛、关节肿痛；加糖可敷无名肿毒。

【说明】 消痰食而不伤正，滋阴血而不留邪。外用有解毒消肿的效果，浙东沿海常用以湿敷下肢肿毒。用时应忌一切辛热发物。

7. 蚬

【性味功效】 肉甘咸寒；清热、利湿、解毒。壳性味咸温；化痰去湿。

【食疗应用】 小便赤涩、火眼时，用蚬肉煮食。痰喘反胃时，用蚬肉、葱花煮后食用。

【说明】 以黄蚬质量为佳，宜加适量葱花同煮后食用。

8. 海螺

【性味功效】 咸平，无毒；清热明目。

【食疗应用】 目痛、心烦时，用海螺肉煮食。肠风、痔漏时，用海螺连壳煮汤，熟时去壳喝汤。

【说明】 别名狗眼睛螺、流螺、海赢。海螺性味咸，平。煅灰可敷头疮、口角疮。其肉用麻油拌炒，清香可口，是口腔科、泌尿科疾病的食疗佳品。另有黑凹螺、棒锥螺、管角螺等均可与本品通用。

9. 牡蛎

【性味功效】 肉性味甘咸平；调中补虚。壳性味咸涩，微寒；重镇安神，平肝潜阳，软坚散结，制酸止痛。

【食疗应用】 盗汗、神经痛时，用蛎肉25g，洗净煎服。头晕时，用蛎肉30g，雪菜10g，熬汤饮服。

【说明】 又名海蛎子，牡蛎油称蚝油，营养丰富。肉含有促进生长发育的微量元素锌，故又有“益智海味”之称。

10. 乌贼

【性味功效】 肉性味咸平；养血去瘀，和胃止痛。蛋性味咸；开胃利水。壳性味咸涩，微温;收敛止血,制酸止血。

【食疗应用】 贫血头晕,经闭时,用乌贼肉60g,鹌鹑蛋2只煮食。咳嗽痰多者,用海螵蛸60g,地龙60g,甜杏仁30g,白糖120g,共研细末,每天3次,每次6g。胃痛反酸、咳嗽吐血时,用海螵蛸末6g,米汤送服。

【说明】 别名墨鱼。李时珍称乌贼是"血分药",是治疗妇女贫血、血虚经闭的珍品。

11. 螺蛳

【性味功效】 肉性味甘寒;清热利水,明目养肝。壳性味甘温;收敛制酸。

【食疗应用】 黄疸、吐血时,用螺蛳炒食。有五淋白浊者,可用螺蛳加盐少许炒食。

【说明】 别名师螺、蜗蠃。螺蛳多杂泥沙,应洗净烧透。壳煅灰,每天3次,每次1.5～3g,能制酸镇痛。

12. 海蛳

【性味功效】 咸平;清热平肝。

【食疗应用】 头晕时,用海蛳肉拌香油炒食。痔疮肿痛者,用海蛳壳及肉煅灰,煎水熏洗。瘰疬、结核时,用海蛳肉、蛎肉煮汤后食用。

13. 文蛤

【性味功效】 咸寒;清热利湿,化痰散结。

【食疗应用】 水肿、黄疸者,可适量煮食文蛤。咳嗽痰多时,用文蛤60g,葱5棵,同煮后食用。月经失调者,可用文蛤30g,加葱、姜同煮熟食用。

【说明】 别名花蛤、黄蛤、海蛤。壳含角质、碳酸钙,能化痰制酸。尚有青蛤、蛤仔、杂色蛤等功效与其相似,可以通用。诸蛤中杂色蛤对肿瘤细胞的抑制作用最强。

14. 泥螺

【性味功效】 咸寒;补肝益肾,益精填髓,滋阴润肺,明目生津。

【食疗应用】 咽喉干痛者,可用咸泥螺作菜肴食用。火眼、舌痛者,可用醉泥螺作菜肴佐餐。

【说明】 又名吐铁、麦螺、梅螺。是浙东美味,可盐渍、酒浸、糟糁,各尽其味。但制作加工前应洗净,用清水养。通常以洁白多脂者为佳。

15. 毛蚶

【性味功效】 肉性味甘温;养血活血。壳性味咸平;散结消痰,制酸止痛。

【食疗应用】 贫血无力者,可用毛蚶肉洗净煮食。胃酸过多时,用壳醋浸后煅碾细末,每天3次,每次2～3g。

九、虾蟹龟鳖类的食疗作用

1. 对虾

【性味功效】 甘咸;补肾壮阳,健脾和胃。壳用于镇惊安神,子用于通乳利水。

【食疗应用】 用于补肾壮阳,开胃化痰时,用活对虾浸酒炒食。皮肤瘙痒时,用虾壳煎汤外洗。

【说明】 又名明虾。为开胃美食,同科动物功效相似者有长毛对虾,墨吉对虾;前者也有通乳作用。长臂虾科淡水青虾、龙虾科中国龙虾也可代用。

2. 蟹

【性味功效】 咸寒;清热散血,养筋益气。

【食疗应用】 跌打损伤时,用全蟹焙干研末,每次9～12g,黄酒送下,主治骨折,又名“合骨散”。乳痈硬肿时,用蟹爪9g煎服,或煅研吞服。漆疮时,用生蟹捣烂外敷。

【说明】 又名毛蟹、河蟹。蟹是秋令美食。生烹、盐渍、糟收、酒浸都各具风味。总宜洗净、熟透为宜。且性味咸寒、脾胃虚寒者不宜,更忌与柿子同食。平时作食用,以姜醋蘸食,既增鲜味,且减寒凉。吃蟹中毒者可用紫苏叶30g,生姜25g煎汁温服,或生姜捣汁服用均有功效。甲壳素能增强抗癌药物的药效。另有梭子蟹即枪蟹、逍遥馒头蟹即雷公蟹、青蟹、日本虫即蟛蜞,功效相近,可以通用。日本蟳可兼治疗小儿疳热。

3. 龟

【性味功效】 肉甘平咸;滋阴补血。龟甲咸平;滋阴潜阳,益肾健骨。血咸寒;活血愈伤,敛收脱肛。胆清热解毒,利胆明目。

【食疗应用】 虚痨咳嗽时,用龟肉煮食。便血久泄时,用龟肉、红糖共炖后食用。腰脚痿弱、囟门不合者,可用龟甲30g或龟甲胶4.5g,炖热后服用。

【说明】 补阴要药,应用广泛。民间用其胆汁涂面部丹毒,用其尿点涂脑出血患者舌肿难言。另有海龟系海龟科龟,与本品功能相似,可通用。

4. 鳖

【性味功效】 肉性味甘平;滋阴凉血。甲性味咸平;滋阴潜阳,散结消痞。卵性味咸寒;滋阴补虚。血性味咸平;活血愈风。

【食疗应用】 阴虚诸损时,用甲鱼加冰糖炖服,其脂肪尤佳。脱肛阴疮,用甲鱼头煅灰外涂。湿痰流注、肿核、虚疮者,用鳖甲3～9g,炖化后冲服,或鳖甲30g煎服。久泄痢,可用甲鱼卵煮服。

【说明】 别名水鱼、团鱼、甲鱼。与乌龟齐名,但后者以滋阴、补血、止血、健骨为主。其择清虚热、通瘀散结的效果更好。为滋腻之品,不宜多食。痰湿壅盛者,更宜慎用。鳖血可治骨结核,外涂可治疗脱肛、面瘫等症。

第六节 蛋类和奶类及其制品营养价值

一、蛋类及其制品营养价值

蛋主要指鸡、鸭、鹅、鹌鹑、鸽、火鸡等禽类的蛋。各种蛋结构和营养价值基本相似,其中鸡蛋食用最普遍、销量最大。蛋类在国人饮食构成中占1.4%,主要提供高营养价值的蛋白质。蛋类制成的蛋制品有皮蛋、咸蛋、糟蛋、冰蛋、干全蛋粉、干蛋白粉、干蛋黄粉等。

(一)蛋的结构

各种蛋类都是由蛋壳、蛋清、蛋黄3部分组成。以鸡蛋为例,每个鸡蛋平均重约50g。蛋壳占全蛋重11%,由96%碳酸钙、2%碳酸镁、2%蛋白质组成,壳厚300～340μm,布满直径为15～65μm细孔,新鲜蛋壳在壳外有层厚约10μm胶质薄膜,壳内面紧贴厚约7μm间质膜。在蛋的钝端,间质膜分离成气室。蛋壳的颜色,因鸡品种而异,由白到棕色,与蛋营养价值无关。

蛋清包括两部分，即外层稀蛋清和包在蛋黄周围胶冻样稠蛋清。蛋黄表面包围有蛋黄膜，由2条韧带将蛋黄固定在蛋的中央。

（二）蛋营养价值

蛋清和蛋黄分别占鸡蛋可食部57%和32%，蛋各部分主要营养组成见表6-6。

表6-6　蛋各部分主要营养组成（%）

营养素	全蛋	蛋清	蛋黄
水分	73.8～75.8	84.4～87.7	44.9～51.5
蛋白质	12.8	8.9～11.6	14.5～15.5
脂肪	11.1	0.1	26.4～33.8
糖类	1.3	1.8～3.2	3.4～6.2
矿物质	1.0	0.6	1.1

蛋类含蛋白质约为12.8%。蛋清中蛋白质为胶状性水溶液，由卵清蛋白、卵胶黏蛋白、卵球蛋白等5种蛋白质组成；蛋黄中蛋白质主要是卵黄磷蛋白和卵黄球蛋白。鸡蛋蛋白含有人体所需各种氨基酸，且氨基酸组成模式与合成人体组织蛋白所需模式相近，易消化吸收，其生物学价值达95，是最理想的天然优质蛋白质，是高营养价值的食品。在评价食物蛋白质营养质量时，常以鸡蛋蛋白质作为参考蛋白质，各种蛋的主要营养素含量见表6-7。

表6-7　各种蛋主要营养素含量（100g）

食品名称	蛋白质（g）	脂肪（g）	糖类（g）	视黄醇当量（μg）	维生素B_1（mg）	维生素B_2（mg）	钙（mg）	铁（mg）	胆固醇（mg）
全鸡蛋	12.8	11.1	1.3	194	0.13	0.32	44	2.3	585
鸡蛋清	11.6	6.1	3.1	–	0.04	0.31	9	1.6	–
鸡蛋黄	15.2	28.2	3.4	438	0.33	0.29	112	6.5	1510
鸭蛋	12.6	13.0	3.1	261	0.17	0.35	62	2.9	565
咸鸭蛋	12.7	12.7	6.3	134	0.16	0.33	118	3.6	647
松花蛋	14.2	10.7	4.5	215	0.06	0.18	63	3.3	609
鹌鹑蛋	12.8	11.1	2.1	337	0.11	0.49	47	3.2	531

蛋类含糖类较少，蛋清中主要是甘露糖和半乳糖，与蛋白质结合；蛋黄主要是葡萄糖，大部分以与磷酸质、磷蛋白结合的形式存在。蛋类脂肪主要集中在蛋黄内，呈乳酸状，大部分为中性脂肪，还有一定量卵磷脂和胆固醇。脂肪分散成细小颗粒，故易消化吸收。

铁、磷、钙等矿物质和维生素A、维生素D、维生素B_1和维生素B_2多集中在蛋黄内，蛋黄中铁与磷蛋白结合而吸收率不高。此外蛋黄还含有较高胆固醇，由此可见，蛋黄比蛋清含有较多营养成分。

（三）加工烹调对营养价值影响

通常的烹调加工方法，如煮整蛋、油煎、油炒、蒸蛋等，除维生素B_1少量损失外，对其他营养成分影响不大。烹调中加热不仅具有杀菌作用，且可提高其消化吸收率，因为生蛋清含有抗生物素和抗胰蛋白酶，加热后这些成分被破坏，蛋白质消化吸收和利用更完全，故不宜生吃鲜蛋。

二、奶及奶制品营养价值

奶类是营养成分齐全、组成比例适宜、易消化吸收、营养价值高的天然食品，能满足初生婴儿迅速生长发育的全部需要。乳类食品中以牛奶为食用最普遍，适合于母乳不足婴儿、患者和老年人等。与人乳相比牛奶含蛋白质较多，而乳糖低于人乳，故以牛奶代替母乳时，应经适当调整成分，使其接近人乳组成，以有益于婴儿生长发育。奶类主要提供优质蛋白质、维生素A、维生素B_2和钙。除牛奶外，还有羊奶和马奶。

（一）奶类营养价值

奶类主要是由水、脂肪、蛋白质、乳糖、矿物质、维生素等组成的复杂乳胶体。奶味温和，稍有甜味，具有由低分子化合物如丙酮、乙醛、二甲硫、短链脂肪酸和内酯形成特有香味。牛奶的比重（D_4^{20}）平均为1.032，比重大小与奶中固体物质含量有关。奶类各种成分，除脂肪含量变动较大外，其他成分基本稳定，故比重可作为评价鲜奶的简易指标。

1. *蛋白质*　牛奶蛋白质含量平均为3.0%，主要由79.6%酪蛋白、11.5%乳清蛋白和3.3%乳球蛋白组成。酪蛋白属于结合蛋白，与钙、磷等结合，形成酪蛋白胶粒，以胶体悬浮液存在于牛奶中。其结合方式是部分钙与酪蛋白结合成酪蛋白酸钙，再与胶体状态磷酸钙形成酪蛋白钙-磷酸钙复合胶粒，该结合蛋白对酸敏感。奶中乳清蛋白属热敏性蛋白，受热凝固，对酪蛋白有保护作用。乳球蛋白与机体免疫有关。奶蛋白质消化吸收率为87%～89%，生物学价值为85，与优质蛋白相同。

由于牛奶中蛋白质含量较人乳高3倍，而且酪蛋白与乳清蛋白构成比，与人乳构成比恰好相反，通常利用乳清蛋白改变其构成比，使之与母乳构成相似。

2. *脂肪*　乳脂肪含量约为3.0%，以微粒状脂肪球分散在乳浆中，吸收率达97%。乳脂肪中脂肪酸组成复杂，水溶性挥发性脂肪酸，如丁酸、己酸、辛酸含量较高，这是乳脂肪风味良好及易于消化的原因。油酸占30%，亚油酸和亚麻酸分别占5.3%和2.1%，此外还有少量卵磷脂、胆固醇等。

3. *糖类*　牛奶糖类主要为乳糖，比人乳少，其甜度为蔗糖1/6，有调节胃酸、促进胃肠蠕动和消化液分泌作用；还能促进钙的吸收和助长肠内乳酸杆菌繁殖，抑制腐败菌生长。用牛奶喂养婴儿时，除调整蛋白质含量和构成外，还应注意适当增加甜度。

4. *矿物质*　牛奶矿物质含量为0.7%～0.75%，富含钙、磷、钾。100ml牛奶中含钙110mg，且吸收率高，是钙良好来源；铁含量低，用牛奶喂养婴儿时，应注意补充铁。

5. *维生素*　奶含有人体所需各种维生素，其含量与饲养方式有关，如放牧期牛奶中维生素A、维生素D、维生素C的含量，较冬春季在棚内饲养有明显增多。

（二）奶制品营养价值

奶制品包括消毒鲜奶、炼乳、酸奶、奶油、奶酪等。

1. *消毒鲜奶*　消毒鲜奶是将新鲜生牛奶经过过滤、加热杀菌后分装出售的饮用奶。消毒奶除维生素B_1和维生素C有损失外，营养价值与新鲜生牛奶差别不大，市售消毒牛奶中常强化维生素D和维生素B_1等营养素。

2. 奶粉　奶粉（milk powder）根据食用要求，奶粉又分为全脂奶粉、脱脂奶粉、加糖奶粉、调制奶粉。

（1）全脂奶粉：鲜奶消毒后，除去70%～80%水分，采用喷雾干燥法，将奶喷成雾状微粒。生产的奶粉溶解性好，对蛋白质性质、奶色香味及其他营养成分影响均很小。

（2）脱脂奶粉：生产工艺同全脂奶粉，但原料奶经过脱脂过程，由于脱脂使脂溶性维生素损失。此奶粉适合于腹泻婴儿及限制脂肪的患者。

（3）调制奶粉：又称人乳化奶粉，是以牛奶为基础，按照人乳组成模式和特点，加以调制而成，各种营养成分含量、种类相比例接近母乳。如改变牛奶中酪蛋白含量和酪蛋白与乳清蛋白比例，补充乳糖不足，以适当比例强化维生素A、维生素D、维生素B_1、维生素B_2、维生素C、叶酸和微量元素等。

3. 酸奶　酸奶（acidophilus milk，yoghourt）是发酵奶制品，是以新鲜奶、脱脂奶、全脂奶粉、脱脂奶粉或炼乳等为原料接种乳酸菌，经过不同工艺发酵而成，其中以酸牛奶最为普遍。奶经过乳酸菌发酵后，乳糖变成乳酸，蛋白质凝固和脂肪不同程度水解，形成独特风味。深受食用者喜爱，该制品营养丰富，易消化吸收，还可刺激胃酸分泌。乳酸菌中乳酸杆菌和双歧杆菌为肠内益生菌，在肠内生长繁殖，可抑制肠内腐败菌生长繁殖，调整肠内菌群，防止腐败胺类对人体产生不利影响，对维护人体健康有重要作用。酸奶适合于消化功能不良的婴幼儿、老年人，并能使成人原发性乳糖酶缺乏者乳糖不耐受症状减轻。

4. 炼乳　炼乳是浓缩乳，种类较多，按其成分可分为甜炼乳、淡炼乳、全脂炼乳、脱脂炼乳，若添加维生素D等营养素可制成各种强化炼乳。目前市场上炼乳主要品种是甜炼乳和淡炼乳。

（1）甜炼乳：甜炼乳（sweetened condensed milk）是在牛奶中加入约16%蔗糖，并经减压浓缩到原体积40%的乳制品。成品蔗糖含量为40%～45%，渗透压增大，保质期较长。甜炼乳因糖分过高，食前需加大量水冲淡，使蛋白质等营养成分相对降低，故不宜用于喂养婴儿。

（2）淡炼乳：淡炼乳（evaporated milk）是不加糖炼乳，又称蒸发乳。将牛奶浓缩到原体积33%左右后装箱密封，经加热灭菌制成有保存性的乳制品。与甜炼乳相比，一是不加糖。二是进行均质操作。即为防止脂肪上浮，使用适当压力和温度，使脂肪球变小后表面积变大，增加脂肪球表面酪蛋白的吸附，脂肪球比重增大，上浮能力变小。三是经灭菌处理，灭菌温度通常在116℃保持16min。

淡炼乳经高温灭菌后，维生素B_1有损失，若予增补，其营养价值与鲜奶几乎相同，高温处理后形成的软凝乳块，经均质处理脂肪球微细化，均有利于消化吸收，所以淡炼乳适于喂养婴儿。

5. 复合奶　将脱脂奶粉和无水奶油分别溶解，按一定比例混合，再加入50%鲜奶即成复合奶，其营养价值与鲜奶基本相似。

6. 奶油　由牛奶中分离的脂肪制成产品，含脂肪80%～83%，而含水量低于16%。主要用于佐餐和面包、糕点制作。

（三）常用的消毒

1. 巴氏消毒法　能杀死繁殖型微生物的92%，病原菌则几乎全部被杀死。因不能杀死芽胞，故只能短期延长牛奶的保存期。此法因加热的温度与时间不同，又可分为3种。

（1）低温长时间法：将牛奶加热至63℃后保持30min。试验证明抵抗力最强为结核杆菌，经63℃加热，6min便杀灭。实际上，在63℃下，前10min即可杀灭大部分的病原菌，中间的10min，个别抵抗力较强的病原菌也被杀死。最后10min是加强灭菌效果。

（2）高温短时间法：将牛奶加热至80～85℃，保持10～15s。

（3）超高温瞬时法：将牛奶加热130～150℃，保持0.55～3.0s。

巴氏消毒后的奶，必须快速冷却至6℃以下，防止残留的耐热性生长型微生物繁殖，造成奶的变质。正确地进行巴氏消毒对奶类的营养组成和性质皆无明显的影响，但对热不稳定的维生素C和维生素B_1可损失20%～25%。

2. *煮沸消毒法*　是将牛奶加热到100℃至沸腾为止，一般煮开即表示消毒完毕。此法缺点是营养素损失较多，优点是简便易行，适用于家庭。

3. *蒸笼消毒法*　将生奶先装瓶、加盖后，放在蒸笼中加热至蒸汽上升后维持10min，此时奶温可达80℃，此法适用于无消毒设备的工厂。营养素大部能保留，仅少量营养素被破坏。

三、蛋类的食疗作用

1. *鹌鹑蛋*

【性味功效】　甘平；补调五脏，益中续气，实筋壮骨。

【食疗应用】　肺结核可用鹌鹑蛋1个，研末，白及适量，共搅匀，每早用沸水冲服，可连续服用。病后、产后体弱，神经衰弱可用鹌鹑蛋2个，党参10g，当归6g，红枣10枚，每天服用1次。小儿营养不良可将鹌鹑蛋1个，打入米汤内煮熟，每早晚各1次，连用60d。慢性胃炎用鹌鹑蛋1个，打入250ml煮沸的牛奶中，每天早晨服食，连服半年。

【说明】　鹌鹑蛋营养价值高，所含赖氨酸、胱氨酸均比鸡蛋高，特别是含有丰富的脑磷脂、卵磷脂等。有补益气血、强身健体作用，还有降血脂、降血压功能。对贫血、妇婴营养不良、神经衰弱、气管炎、结核病、原发性高血压、血管硬化者，都能起滋补调治作用。

2. *鸡蛋*

【性味功效】　甘平；滋阴润燥，养心安神。蛋清甘凉；清肺利咽，清热解毒。蛋黄甘平；滋阴养血，润燥息风。

【食疗应用】　妇女血虚，月经不调时，用当归15g，煎水，打入鸡蛋2个，加红糖50g后服食。妊娠胎不安者，用鸡蛋1个，炒干阿胶50g，以清酒1000ml，微火煎胶溶化后，加鸡蛋1个，盐4g，混匀后分3次服用。肺结核咯血者，用鸡蛋1个，调入白及粉4g，晨起开水冲服，连用数次。阴虚肺燥所致的咳嗽、咽干、喉痛，可采用先煎银耳15g，后打入鸡蛋2个，然后加少量白糖服用。治疗慢性肝炎，可用鸡蛋2个，猪瘦肉、鸡骨草各50g，山栀根50g，共煮至肉熟后去药渣，食肉蛋及饮汤，分2次服用，每天1剂。脱发过多、遗精、白带过多者，可用鸡蛋2个，何首乌30g，同煮后食用。小儿惊厥时，可用鸡蛋黄加乳汁，根据年龄大小适量服用。小儿消化不良时，可用蛋黄油口服，每天5～10ml，分2次服，连服4～5d，通常服药后1～2d，大便次数及形状即明显好转，用药4～5d即可痊愈。蛋黄、蛋清内服可煮食，外用涂敷。

【说明】　是国人重要食品，含蛋白质12.7%，主要为卵清蛋白和卵球蛋白，所含8种必需氨基酸，与人体蛋白质组成相近。脂肪含量为11.6%，主要集中在蛋黄。1个鸡蛋约重45g，食部重约40g。100g食部供能量711.3kJ（170kcal）。1个中等大小鸡蛋，约含蛋白质6g，脂肪5g，供能量284.5kJ（68kcal）。鸡蛋要适量食用，应据不同情况选食。脾胃虚弱者不宜多食，多食则令人闷满。食用方法很多，也是儿童、老年人、患者及孕产妇的理想食品。不应生吃，生蛋含抗生物素蛋白，能降低各种酶活性。此外，可能有病菌和寄生虫污染。再则，生蛋在胃肠停留时间较短，与消化管接触面小，所以不宜生食。煮蛋消化吸收最好，但多食易发闷。荷包蛋味美可口，但消化吸收不如煮蛋好，其中老炸比嫩炸消化吸收更差。炒鸡蛋也是经常食用，其消化吸收与嫩炸蛋差不多。如用开水、牛奶冲鸡蛋，因蛋白不能完全凝固，所以也影响消化吸收。故生蛋消化吸收率最差，仅30%～50%。通常以打散炖蛋易消化吸收，为病后、小儿调养常用形式。生蛋清虽有润喉作用，但不符合卫生要求，故不宜采用。老年人宜少吃蛋黄，多吃蛋清。

【附】　蛋衣：有养阴润肺、开音止咳的效果；治疗久咳咽痛、失声者，每次可用蛋衣3～10g，煎服。

蛋壳：有制酸止血的作用，对胃病、呕吐、吐酸、吐血、咯血、便血等，能减轻症状，也可用于佝偻病治疗；研细内服，每次可用1.5～3g，吞服。

喜蛋：即孵化成鸡胚的鸡蛋，有补虚助阳、治眩晕的功效。

3. 鸭蛋

【性味功效】　甘凉；滋阴清肺，清热补气。

【食疗应用】　孕妇胎前、产后赤白痢者，用生姜汁适量、鸭蛋1个，放在姜汁内搅匀，共煎至8分热，加入蒲黄15g，煎沸后空腹温服。疑难杂症，肺燥时咳嗽，痰多咽干时，可先煮银耳15g，后打入鸭蛋1个，加适量冰糖食用。原发性高血压、耳鸣、眩晕患者，用皮蛋1个，加淡菜末适量，每晚1次，常食有疗效。

【说明】　是常用的富有营养食品，性味偏凉，有滋阴、清热作用。对于脾阳不足，寒湿下痢者，不宜选食。鸭蛋经加工为咸鸭蛋和皮蛋也是日常食品。咸蛋煮食可口，且能治愈泄痢。皮蛋氨基酸总量高，且易于消化，营养价值高，腌制后维生素有所减少。

4. 鸽蛋

【性味功效】　甘咸平；补肾益气。

【食疗应用】　鸽蛋2个，加龙眼肉、枸杞子各25g，五味子或冬虫夏草15g，放入碗内，加水煮熟后，加糖食用。可治疗肾虚所致的腰膝酸软、遗精、头晕、眼花、心悸、失眠等症。

【说明】　易于消化吸收，营养价值高。

四、奶类的食疗作用

1. 牛奶

【性味功效】　甘平；补气养血，补肺养胃，生津润肠。

【食疗应用】　治疗大病后营养不足、身体虚劳时，用牛奶1000ml，加水4000ml，煎取至1000ml。可少量饮服，不可过多。有呕吐时，用牛奶1杯，韭菜汁100g，生姜汁25g，和匀后温服。小儿吐奶用牛奶、生姜汁各125ml，煎至125ml，分2次服用。胃、十二指肠溃疡者，用牛奶250ml煮沸，调入蜂蜜50ml，白及粉10g，1次顿服，每天1次。习惯性便秘者，用牛奶250ml，蜂蜜60g，葱汁少许煮开，早晨空腹时服用。体虚、气血不足时，可用牛奶煮大米红枣粥，常食有补益作用。

【说明】　又名牛乳。国人食用历史极其悠久，为完全蛋白质，含8种必需氨基酸，胆固醇

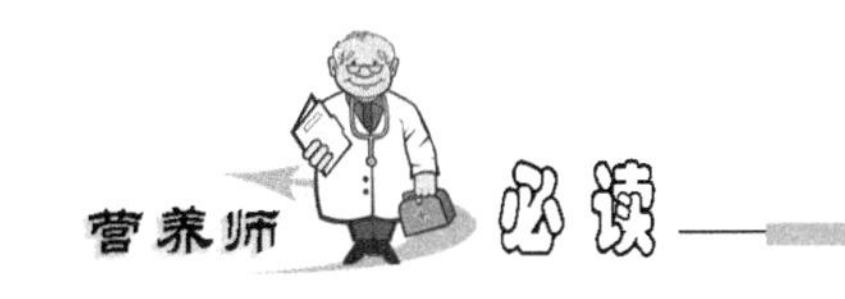

含量比肉、蛋类都低。适宜于老年人食用，有报道认为牛奶有防胃癌功能。钙含量丰富，且易消化吸收，是理想的补钙食品。

2. 羊奶

【性味功效】 甘温；养血润燥，益气补虚。

【食疗应用】 肾炎时，可用煮沸新鲜羊奶，每天晨起服500ml，如病重，可每天服用2次，30d为1个疗程。患者干呕时，用羊奶250ml饮服。补肾虚时，用羊奶加脂肪适量做成羹用。小儿患口疮时，可用羊奶慢慢滴入口中。常年胃痛者，用羊奶、牛奶各125ml，炖至沸腾，每天晨空腹饮用。漆疮或口疮时，用新鲜羊奶外涂或含漱。

【说明】 又名羊乳。与牛奶相比，山羊奶脂肪及蛋白质较为丰富，绵羊奶脂肪与蛋白质含量最高，是养肺、润燥、止咳的良药，能治肺结核、咯血等症。

3. 马奶

【性味功效】 甘凉；补血润燥，清热止渴。

【食疗应用】 糖尿病患者，可用马奶2～3杯，每天分2～3次，饮服。

【说明】 又名马乳。动物乳汁马奶性味偏凉，故有清热润燥功效。可用于治疗血虚、虚劳骨蒸及消渴病等疾病。

第七节　调味品和饮料类

一、食用油营养和食疗

主要有动物脂肪，如动物体脂及乳脂、内河和海洋鱼类脂肪，植物油，如豆油、菜油、麻油、花生油、橄榄油、棕榈油等。食用油脂是饮食的重要组成部分，为高能量的食品。油脂如高温加热后，营养价值降低，所含的各种维生素均遭破坏，且可能产生某些有毒或有害物质。

1. 菜油

【性味功效】 甘温；润燥通便，降脂解毒。

【食疗应用】 无名疮毒，风疹、皮肤瘙痒、湿疹，可用生菜油外搽，每天数次；治疗期间忌用水洗患处。治疗肠梗阻时，根据年龄用药，剂量为1～2岁以上150～200ml，分1～2次服用；如口服有困难者，可经胃管注入。同时应配合必要的治疗，如补液、输血，纠正酸中毒，抗休克，用抗生素等。

【说明】 含多不饱和脂肪酸，可用于高脂血症患者的治疗。有润肠通便的作用，可用于肠梗阻时的治疗，通常在服后3～4h肠鸣音增强，有的暂时腹痛加重，但随后即腹胀减轻。

2. 豆油

【性味功效】 甘辛温；驱虫润肠。

【食疗应用】 治疗肠梗阻时，可先用胃肠减压抽尽胃内容物，然后将温热豆油经胃管注入或口服。剂量为1～2岁60～80ml，3～5岁80～100ml，6～10岁100～150ml，11岁以上150～200ml。用时配合腹部热敷，必要时输液，纠正电解质紊乱及控制感染。如效果欠佳，4～6h重复1次。治疗蛔虫性肠梗阻用豆油60ml，加入藕粉适量调成糊状，每天3次，分次服用。通常服后8～12h即有蛔虫排出，24h腹痛好转。

【说明】 能治疗肠梗阻，大便秘结不通。豆油治疗粘连性或蛔虫性肠梗阻效果良好，但对多数绞窄性肠梗阻无效。

3. 花生油

【性味功效】 甘平；滑肠下积。

【食疗应用】 治疗蛔虫性肠梗阻，可取熟花生油内服。年龄15岁以下者每次服60ml，用后6h不见好转再用1次，最多可用4次。16岁以上按80ml，可用1～3次。同时可配合支持治疗，纠正水和电解质紊乱。严重者，应该禁食。胃痛、胃酸过多，胃、十二指肠溃疡者，每天晨起漱口后，服花生油2～4匙，30min后开始进食，连服7d有效。

【说明】 为常用食用油。适宜作为冠心病、原发性高血压、高脂血症等烹调用油。用于治疗蛔虫性肠梗阻，效果非常显著。服用后少数人于当天或次日，即从粪便中排出蛔虫。

4. 麻油

【性味功效】 甘凉；润燥通便，解毒生肌。

【食疗应用】 热结便秘，用香油30ml，元明粉9g，同煎，冷后分次服用。慢性单纯性鼻炎，取麻油小火加温至沸腾，冷后装瓶，用以滴鼻。初次每侧鼻孔2～3滴，以后渐增至5～6滴，每天3次。肿毒初起，用麻油煎葱至黑色，趁热涂于患处。胞衣不落者，用麻油15ml，蜂蜜30ml，同时煎沸后温服。

【说明】 甘寒而滑利，古代多用于治胎盘滞留及肠燥便秘等症。此外，有解毒、凉血功能，可治疮肿、烫伤等症。临床常用其煎熬膏药，有生肌止痛、消肿补损的作用。

5. 橄榄油　橄榄油是木犀科橄榄树的果实橄榄榨的油。在地中海沿岸国家有几千年的历史，在西方被誉为“液体黄金”“植物油皇后”“地中海甘露”，原因就在于其极佳的天然保健功效、美容功效和理想的烹调用途。可供食用的高档橄榄油是用初熟或成熟的油橄榄鲜果通过物理冷压榨工艺提取的天然果油汁，是世界上唯一以自然状态的形式供人类食用的木本植物油。

为保护消费者，欧盟新规则要求橄榄油的容器不能大于5L，并且须采用带编码的一次性密封条，同时标签必须标明橄榄油等级。橄榄油含量低于50%的混合油不能在标签上以橄榄油名义出现。橄榄油的酸度是一个重要的指标，但是每一个级别都有自己的生化指标及感官特性。

【性味功效】 橄榄性味甘、酸，性平。能清肺利咽，生津，解毒，抗感染。

（1）促进血液循环：可以预防高血压、心脏病、心力衰竭、肾衰竭、脑出血。在阿尔特米斯·西莫普勒斯博士所著的《欧咪伽健康·简单易行的长寿计划》一书中提到食用油中ω-6脂肪酸会使动脉收缩，从而迫使心脏超负荷工作，造成高血压。而橄榄油中的ω-3脂肪酸能增加氧化氮这种重要的化学物质的量，可以松弛动脉，从而防止因高血压造成的动脉损伤。另外ω-3脂肪酸还可以从两个方面防止血块的形成。首先，它能降低血小板的黏稠度，让血小板与纤维蛋白原不易缠绕在一起；其次，ω-3脂肪酸能降低纤维蛋白原的量，也就大大减少了血栓形成的概率。

（2）改善消化系统：橄榄油中含有比任何植物油都要高的不饱和脂肪酸，丰富的维生素A、维生素D、维生素E、橄榄油和胡萝卜素等脂溶性维生素及抗氧化物等多种成分，并且不含胆固醇，因而人体消化吸收率极高。它有减少胃酸、阻止发生胃炎及十二指肠溃疡等病的功能；并可刺激胆汁分泌，激化胰酶的活力，使油脂降解，被肠黏膜吸收，以减少胆囊炎和胆结石的发生。还有润肠功能，长期食用可以有效缓解便秘。

（3）保护皮肤：橄榄油富含与皮肤亲和力极佳的角鲨烯和人体必需脂肪酸，吸收迅速，有效保持皮肤弹性和润泽。橄榄油中所含丰富的单不饱和脂肪酸和维生素E、维生素K、维生素A、维生素D等及酚类抗氧化物质，能消除面部皱纹，防止肌肤衰老，有护肤护发和防治手足皲裂等功效，是可以“吃”的美容护肤品，另外，用橄榄油涂抹皮肤能抗击紫外线防止皮肤癌。

（4）提高内分泌系统功能：橄榄油能提高生物体的新陈代谢功能。这是因为橄榄油中含有80%以上的单不饱和脂肪酸和ω-3脂肪酸，而ω-3脂肪酸中的DHA可以增加胰岛素的敏感性，当细胞膜中不饱和脂肪酸的含量越高，拥有的双键数量越多，其活动性就越强。而有着6个双键的DHA是最不饱和脂肪酸，因此也就让细胞膜最具活动性。活动性强的细胞膜胰岛素受体的数量多，对胰岛素也就越敏感。当人体摄入适当比例的脂肪酸时，新陈代谢就更为正常，而发生肥胖、糖尿病的概率就会降低。最新研究结果表明，健康人食用橄榄油后，体内的葡萄糖含量可降低12%。所以目前橄榄油已成为预防和控制糖尿病的最好食用油。

（5）加强骨骼系统：橄榄油中的天然抗氧化剂和 ω-3 脂肪酸有助于人体对矿物质的吸收如钙、磷、锌等，可以促进骨骼生长，另外，ω-3脂肪酸有助于保持骨密度，减少因自由基（高活性分子）造成的骨质疏松。

（6）防癌：由于橄榄油中含丰富的单不饱和脂肪酸与多不饱和脂肪酸，其中多不饱和脂肪酸中的ω-3脂肪酸能降低癌肿从血液中提取的亚油酸的数量，使癌肿戒除了一种非常需要的营养物质。ω-3脂肪酸还能与ω-6脂肪酸争夺癌肿在代谢作用中所需要的酶，使癌细胞的细胞膜更为不饱和，变得易于破坏，能抑制肿瘤细胞生长，降低肿瘤发病率。因此它能防止某些癌变（乳腺癌、前列腺癌、结肠癌、子宫癌）。此外，ω-3脂肪酸（多不饱和脂肪酸）还可以增加放疗及化疗的功效，放疗及化疗是通过自由基（高活性分子）的爆发攻击细胞膜，来杀死细胞的。当细胞膜受到足够的伤害时，癌细胞就会发生自毁作用。而ω-3脂肪酸让细胞膜更易受到自由基的攻击，从而增加了化疗和放疗的功效。

橄榄油的主要成分是橄榄酸，芝加哥西北大学的学者研究表明，橄榄酸这种物质不仅能够降低患恶性肿瘤的概率，而且对患上恶性肿瘤的患者，还能提高其治愈率。

橄榄酸能够抑制“雌性神经鞘-2”癌症基因的活性，经过对能够引起乳腺癌的蛋白质进行一定的处理后，发现患乳腺癌的概率降低了46%。而对于那些不幸患上乳腺癌的人来说，橄榄油还能够防止其恶化——橄榄油能够提高乳腺癌治疗药物的治疗效果。如果仅少量橄榄酸起作用，癌细胞就会逐渐适应橄榄酸的环境而继续生长，但如果橄榄酸达到足够量，肿瘤细胞就会被杀死。

（7）防辐射：由于橄榄油含有多酚和脂多糖成分，所以橄榄油还有防辐射的功能，因此，橄榄油常被用来制作宇航员的食品。经常使用电脑者更视其为保健护肤的佳品。在长时间使用电脑之前，可以用橄榄油按摩面部及眼角，也可以通过使用富含橄榄油的沐浴品来达到相同的作用。请注意由于橄榄油和月桂油含量的不同，所达到的防辐射效果也是不尽相同的。

【食疗应用】

（1）制作婴儿食品：根据其成分和可消化性，橄榄油是最适合婴儿食用的油类。婴儿一半的热量来自于母乳中的油脂，在断奶后，所需要的热量就要通过饮食中的油脂获得。橄榄油营养成分中人体不能合成的亚麻酸和亚油酸的比值和母乳相似，且极易吸收，能促进婴幼儿神经和骨骼的生长发育，是孕妇极佳的营养品和胎儿生长剂，对于产后和哺乳期是很好的滋补品。

（2）制作成护肤品：橄榄油对身体的皮肤有滋润和防皲裂作用。使用橄榄油摩擦面部，能够去除面部皮肤毛孔里的污垢，减少色斑，祛除细纹，增加皮肤光泽和弹性。护嘴唇：天气转冷、肠胃不适或感冒时，嘴唇会出现干裂脱皮的现状，使用橄榄油涂在嘴唇上数天就能让唇变得娇嫩光润。护手足：因为手和足的皮脂腺很少，冬天易变得干燥，在洗手后滴一滴橄榄油涂手部，使手的皮肤会变得滋润，用温水浸泡双足后用橄榄油轻轻按摩，可以有效防止脚裂、皮肤黄化、老化和硬化。很多加了橄榄油的护肤品使用后，可以使皮肤变得滋润细腻、有弹性，同时还可以起到防晒、防过敏作用。上妆：在涂抹粉底前先使用橄榄油，可以滋润皮肤，使皮肤变得有亮泽，同时可以保护皮肤不受化妆品的伤害，也可以防止妆粉脱落。卸妆：用橄榄油滴在化妆棉上给皮肤卸妆，可以卸除彩妆甚至是防水化妆品。

（3）食用橄榄油可延缓衰老：橄榄油众多成分中，胡萝卜素和叶绿素赋予橄榄油黄绿色，而叶绿素起新陈代谢作用，促进细胞生长，加速伤口愈合。还有助于美化人的外表，减少皱纹的产生。实验表明，橄榄油含有的抗氧化剂可以消除体内自由基，恢复人体脏腑器官的健康状态，防止脑衰老，并能延年益寿。

（4）预防心脑血管疾病：橄榄油可以从多方面保护心血管系统。①它通过降低高半胱氨酸（一种能损伤冠状动脉血管壁的氨基酸）防止炎症发生，减少对动脉壁的损伤。②通过增加体内氧化氮的含量松弛动脉，降低血压。③橄榄油中的单不饱和脂肪酸油酸能够降低LDL胆固醇的氧化作用。④橄榄油中所含有的一种称角鲨烯的物质，可以增加体内HDL的含量，降低LDL的含量，而体内HDL胆固醇的数量越多，动脉中氧化了的LDL胆固醇的数量就越少。最新的研究证明，中年男性服用橄榄油后，平均胆固醇下降了13%，其中对身体有害的LDL胆固醇竟下降了21%。⑤橄榄油能通过增加体内ω-3脂肪酸的含量来降低血液凝块形成的速度。

【食用方法】 橄榄油以其独特理化指标与保健功能，正在逐步成为新世纪理想的食用油。在西方很多国家已普遍使用橄榄油，如果将普通色拉油和橄榄油比较，色拉油呈透明黄色，闻起来有明显的油脂味，入锅后有少许青烟；橄榄油颜色黄中透绿，闻着有股诱人的清香味，入锅后一种蔬果香味贯穿炒菜的全过程，它不会破坏蔬菜的颜色，也没有任何油腻感。

（1）用橄榄油煎炸：与草本植物油不同，橄榄油因为其抗氧性能和很高的不饱和脂肪酸含量，使其在高温时化学结构仍能保持稳定。使用普通食用油时，当油温超过了烟点，油及脂肪的化学结构就会发生变化，产生易致癌物质。而橄榄油的烟点在240～270℃，这远高于其他常用食用油的烟点值，因而橄榄油能反复使用不变质，是最适合煎炸的油类。

（2）用橄榄油烧烤煎熬：橄榄油也同样适合用来烧、烤、煎、熬。使用橄榄油烹调时，食物会散发出诱人的香味，令人垂涎。特别推荐使用橄榄油做鸡蛋炒饭或做烧烤。

（3）用橄榄油做酱料和调味品：用酱料的目的是调出食物的味道，而不是掩盖它。橄榄油是做冷酱料和热酱料最好的油脂成分，它可保护新鲜酱料的色泽。

橄榄油可以直接调拌各类素菜和面食，可制作沙拉和各种蛋黄酱，可以涂抹面包与其他食品。用橄榄油拌和的食物，色泽鲜亮，口感滑爽，气味清香，有着浓郁的地中海风味。

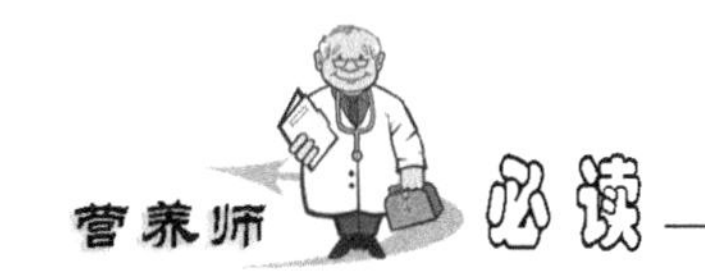

（4）用橄榄油腌制：在烹食前先用橄榄油腌过，可增添食物的细致感，还可烘托其他香料，丰富口感。

（5）直接使用橄榄油：特级初榨橄榄油直接使用时，会使菜肴的特点发挥到极致。你可以像用盐那样来用橄榄油，因为特级初榨橄榄油会使菜肴口感更丰富、滋味更美妙。你还可以将特级初榨橄榄油加进任何菜肴里用来平衡较高酸度的食物，如柠檬汁、酒醋、葡萄酒、番茄等。它还能使食物中的各种调料吃起来更和谐，如果在放了调味品的菜肴里加一些橄榄油，你会发现味道更好。特级初榨橄榄油还可以使食物更香，更滑，味道更醇厚。

（6）用橄榄油焙烘：橄榄油还适合于焙烘面包和甜点。橄榄油远比奶油的味道好，可广泛用于任何甜品及面包。

（7）用橄榄油煮饭：煮饭时倒入一匙的橄榄油，可使米饭更香，且粒粒饱满。

（8）饮用：每天清晨起床或晚上临睡前，直接饮用一汤匙（约8ml），可以降血脂、血糖，治疗肠胃疾病，减少动脉血栓的形成。特别是对老年人、高血压及心脏病患者尤为有益。食用数周之后，原本不正常的一些生理指标就会得到明显改善。

（9）禁忌：不太适合煎炸食物，因为高温会增加橄榄油香味，盖过食物本身的味道。另外，油温要控制在180℃以内，不可油温过高，以免损耗营养成分。

【说明】 GB/T 23347—2009橄榄油、油橄榄果渣油国家标准，橄榄油主要分为初榨橄榄油、精炼橄榄油、果渣油三大类（表6-8）。

表6-8 橄榄油的小类中文名称和国际标准名称

大类	小类中文名称	小类国际标准名称
初榨橄榄油	特级初榨橄榄油	Extra Virgin Olive Oil
初榨橄榄油	中级初榨橄榄油	mediun-grade Virgin Olive Oil
初榨橄榄油	初榨油橄榄灯油	Lampante Virgin Olive Oil
精炼橄榄油	精炼橄榄油	refined Olive Oil
果渣油	橄榄果渣油	Olive-Pomace Oil

橄榄油的酸度是一个重要的指标，但是每一个级别都有自己的生化指标及感官特性。例如，在感官特性方面，需要在色、香、味等方面达到标准，以下将详细说明。

不同的产区、橄榄树品种的橄榄果，出产不同标准的橄榄油，据2009年10月出台的GB/T 23347—2009橄榄油、油橄榄果渣油国家标准，除了酸度之外，反式脂肪酸也是辨别精炼橄榄油和特级初榨橄榄油的标准：即c18：1T、c18：2T+c18：3T综合值≤0.1%。根据国际橄榄油理事会标准，所谓橄榄果渣油即油橄榄果渣油不能标明橄榄油名称。

【如何鉴别橄榄油的优劣】 好的橄榄油有以下特点：橄榄油的性状与制油工艺密切相关，优质橄榄油采用冷榨法制取，并且需要从低压到高压分道进行。低压首榨橄榄油色泽呈浅黄色，是最理想的凉拌用油和烹饪油脂。

观：油体透亮，浓，呈浅黄、黄绿、蓝绿、蓝、直至蓝黑色。色泽深的橄榄油酸值高、品质较差。而精炼的油中色素及其他营养成分被破坏。

闻：有果香味，不同的树种有不同的果味，品油师甚至能区分32种不同的橄榄果香味，如甘草味、奶油味、水果味、巧克力味等。

尝：口感爽滑，有淡淡的苦味及辛辣味，咽喉后部感觉明显，辣味感觉比较滞后。

6. 玉米油　又称粟米油、玉米胚芽油，它是从玉米胚芽中提炼出的油。玉米胚芽脂肪含量在17%～45%，占玉米脂肪总含量的80%以上。玉米油中的脂肪酸特点是不饱和脂肪酸含量高达80%～85%。中国政府和社会各界应重视玉米油产业的发展，不仅能够增添国内油料自给率，避免长期依靠外来生物弥补的安全隐患，而且促进了农业经济的发展。

【性味功效】 玉米油是在玉米精炼油的基础上经过脱磷、脱酸、脱胶、脱色、脱臭和脱蜡精制而成的。

玉米油本身不含有胆固醇，它对血液中胆固醇的积累具有溶解作用，故能减少对血管产生硬化的影响。对老年性疾病如动脉硬化、糖尿病等具有积极的防治作用。由于天然复合维生素E的功能，对心脏疾病、血栓性静脉炎、生殖功能类障碍、肌萎缩症、营养性脑软化症均有明显的疗效和预防作用。

中国保健协会副会长栾成章教授曾在举行的“玉米油专家鉴定暨研讨会”上提出，玉米油富含人体必需的维生素E和不饱和脂肪酸，含量达80%以上，主要为亚油酸和油酸，其中亚油酸占油脂总量的50%以上。亚油酸是人体自身不能合成的必需脂肪酸，它具有降低人体胆固醇、降血压、软化血管、增加人体肌肉和心血管系统的功能，预防和改善动脉硬化，减少心脏病发生等作用，并且还可以缓解人体前列腺病症的发作和皮炎的发生。

【食疗应用】 玉米油是由玉米胚加工制得的植物油脂，主要由不饱和脂肪酸组成。其中亚油酸含量高达60%，是人体必需脂肪酸，是构成人体细胞的组成部分，在人体内可与胆固醇相结合，呈流动性和正常代谢，有防治动脉粥样硬化等心血管疾病的功效，玉米油中的谷固醇具有降低胆固醇的功效，可以降低人体中的胆固醇，降低血压，预防粥样动脉硬化和冠状动脉硬化，抗衰老及单纯性肥胖症等。富含维生素E，有抗氧化作用，可防治干眼病、夜盲症、皮炎、支气管扩张等多种功能，并具有一定的抗癌作用。由于玉米油的特点，且还因其营养价值高，味觉好，不易变质，因而深受人们欢迎。有的老年人每天空腹食用一匙玉米油，以此作为一种补品。在欧美国家，玉米油被作为一种高级食用油而广泛食用，享有“健康油”“放心油”“长寿油”等美称。

玉米油可对心脑血管患者起保健作用。长期食用对高血压、肥胖症、高血脂、糖尿病、冠心病等患者有益。玉米油富含维生素A、维生素D、维生素E，儿童易消化吸收。如果能给孩子同时补充维生素B_2和维生素E，那么耐受寒冷的能力更强。同时所含维生素D对促进人体内钙的吸收作用较大，对儿童骨骼的发育极为有利。其中尤以亚油酸为佳，不但有强身健体的作用，而且是皮肤滋润、充盈不可缺少的营养物质。

【说明】 玉米油澄清透明，清香扑鼻，油烟点高，很适合快速烹炒和煎炸食物。“玉米胚芽油”以其独有的玉米清香与不油腻的口味特点，在欧美已风靡几十年不衰。玉米油色泽金黄透明，清香扑鼻，特别适合快速烹炒和煎炸食品。在高温煎炸时，具有相当的稳定性。油炸的食品香脆可口，烹制的菜肴既能保持菜品原有的色香味，又不损失营养价值。用玉米油调拌凉菜香味宜人。烹调中油烟少、无油腻。玉米油的凝固点为−10℃，油中含有少量的维生素E，具有较强的抗氧化作用，并对多种老年性疾病及糖尿病具有积极防治作用，国外称它为“营养健康油”。

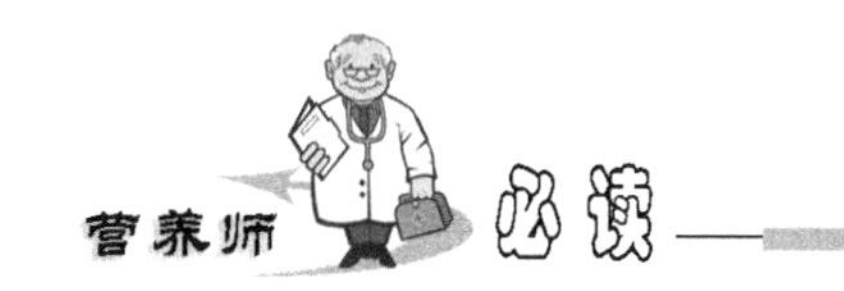

使用注意事项：①不加热至冒烟，因开始发烟即开始劣化。②勿重复使用，一冷一热容易变质。③油炸次数不超过3次，并使用较耐高温的油。④不要烧焦，烧焦容易产生过氧化物，致使肝脏及皮肤病变。⑤使用后应拧紧盖子，避免空气接触，与空气接触易产生氧化。⑥避免放置于阳光直射或炉边过热处，容易变质，应置于阴凉处，并避免水分渗透，致使劣化。⑦使用过的油千万不要再倒入原油品中，因为用过的油经氧化后分子会聚合变大，油呈黏稠状，容易劣化变质。

7. 茶油

【性味功效】 茶油又名野山茶油、茶籽油、油茶籽油。取自油茶树的种子。山茶油的制作过程可分为：去壳、晒干、粉碎、榨油、过滤，全过程均为物理方法，因此它是真正的纯天然绿色食用油。茶油中不含芥酸、胆固醇、黄曲霉素和其他添加剂。经测试，茶油中不饱和脂肪酸高达90%以上，油酸达到80%～83%，亚油酸达到7%～13%，并富含蛋白质和维生素A、维生素B、维生素D、维生素E等，尤其是它所含的丰富的亚麻酸是人体必需而又不能合成的。经科学鉴定，山茶油的油酸及亚油酸含量均高于橄榄油。

【食疗应用】 山茶油在市场中常作为高级油出售，由于其不饱和脂肪酸含量在90%以上，而且不含芥酸，因此，食用山茶油不仅不会使人体胆固醇增高，适合高血压病患者食用，而且还具有减肥、降血脂、防止血管硬化等保健作用。

（1）药用价值

①孕妇在孕期食用茶油不仅可以增加母乳，而且对胎儿的正常发育十分有益。

②婴幼儿及儿童食用茶油可利气、通便、消火、助消化，对促进骨骼等身体发育很有帮助。

③老年人食用茶油可以去火、养颜、明目、乌发、抑制衰老，对慢性咽炎和预防人体高血压、动脉硬化、心血管系统疾病有很好的疗效。

④茶油又能抗紫外光，防止晒斑及去皱纹。云南是著名的产茶区，当地的女士常用茶油梳头、搽面及用茶籽洗头。所以，虽地处高原且紫外光强烈的地区，但当地的妇女皮肤却能保持雪白娇嫩。

⑤用1ml桃仁油、10滴山茶油，5滴薰衣草油混和后搽面部，对暗疮有显著疗效。因山茶有杀菌及增强免疫作用，而薰衣草又有消炎及收缩孔作用。此外，对黄褐斑、晒斑都很有效。

⑥茶籽杀虫效果很好，可以治癣疥。可作洗发剂及护发素使用。茶油能抗菌、抗病毒等，能防止头癣、脱发、皮屑及止痒。

⑦茶油也可直接搽用以防治蚊虫叮咬，有很好的止痒效果，浓的茶油可以去除疣。

⑧茶与桉混合使用，可以治疗感冒及咽喉卡他症，顺气除痰。

⑨在我国传统的中药方中常以茶油调制各种药膏、药丸。

（2）美容价值：茶油的单不饱和脂肪含量在80%左右，与人体皮肤脂肪的70%最为相近，含角鲨烯、抗氧化物质和维生素A、维生素D、维生素E，能迅速被皮肤吸收，深层滋养及调理肌肤，去除细小皱纹。

①孕妇后期皮肤拉伸，易出现瘙痒和干裂现象，每天清晨用山茶油涂抹，可预防缓解。

②产妇分娩后食用可补身，又可让伤口早日愈合。

③用于婴儿尿疹、湿疹，山茶油直接涂于患处，安全有效。

④茶油具有活血化瘀的功效，能消红、退肿，特别适用于婴幼儿摔伤、碰伤，安全有效。

⑤每天清晨空腹生食1匙山茶油，轻松解决孕妇便秘的问题；用10～15mg茶油加1/3蜂蜜，每天早晚各服1次，连服3～5d可治疗老年便秘。

⑥民间还用茶油治疗烫伤和烧伤及体癣、慢性湿疹等皮肤病。

⑦山茶油具有保湿、滋润、乌发养颜功能，用于护发，可防头发断裂和脱发，浴后擦身，增强皮肤弹性，并可防治老年人冬季皮肤瘙痒。

⑧睡前在眼周抹一点山茶油，可消除眼袋。

⑨山茶油是最好的护手霜、润肤露，冬季早晚用少量茶油抹于嘴唇，可防止嘴唇干裂。

⑩轻敷茶油于肝区，可消腹部胀气。

山茶油药用保健价值可总结：助消化、养颜、明目、乌发；润肺、清热、解毒、消肿、止痛、祛火；促进胎儿发育、催乳；预防高血压、预防心脑血管疾病、抑制动脉粥样硬化；降低胆固醇、清除体内脂质超氧化物。

纯正特级美容茶花油最神奇之处在于，比许多昂贵的保养品更为天然，亲肤不刺激，最适合过敏体质的肌肤，有"神油""长寿油""月子油"的美誉。其卓越功效如下：可改善粗糙有皱纹的皮肤，使皮肤变得细致、幼滑富弹性；可改善敏感性皮肤，使肌肤变得健康及具抵抗力；可软化及去除面部皮肤的黑头、粉刺，令肤质变得柔润亮泽；可改善暴晒后引致的黑斑、斑点，并能淡化斑印；具营养润发的功效，可促进头发生长及使白发转黑；可舒缓及滋润妊娠纹所引致的腹部皮肤胀裂不适感；可滋润干燥爆裂的口唇及唇纹；可用于皮肤，肌肤将得到滋润，变得柔软细腻更具弹性；可直接用于头发，能完全保护头发亮丽润滑，光泽照人；可祛除暗疮、痤疮、皱纹、雀斑、防止日晒灼伤等。

二、茶及饮料营养和食疗

（一）茶叶

【性味功效】 苦甘凉；生津止渴，清热解毒，祛湿利尿，消食止泻，清心提神。

【食疗应用】 有热毒下痢者，用上好红茶500g，炙后捣末，浓煎125ml服下，可治疗腹泻等症。患有胃、十二指肠溃疡者，可用茶叶、白糖、蜂蜜各250g，加水2000ml，煎成1000ml，滤去药渣，冷后储存在有盖的瓶中，经12d后服用，每天早晚各服一汤匙，蒸热后服用。患有口疮者，可用浓茶含漱，每天10余次。防治烂嘴、烂牙龈等症，茶叶有清洁口腔、消炎、杀菌和防腐作用。除口臭时，可用浓茶含漱，或是口嚼茶叶。

【说明】 又名苦茶、茶、茗、芽茶、细茶。对茶叶的食疗功用，历来就有很高的评价，几千年前就有用茶治病的记载。饮茶对身体的好处很多，也能辅助治疗许多病症，但要应用适当，尤其不宜大量饮用浓茶，否则可使心率加快，血压升高，致失眠等症。茶有收敛作用，大量饮浓茶也能致乳汁分泌减少，故产妇应加以注意。有失眠、溃疡病的患者也不宜多饮。服用铁剂补血药、麻黄碱、阿托品等药时，不宜用茶送服，以免降低药效。服人参等补药时，也不宜同时饮茶。

【附】 茶子油：用为山茶科植物茶种子的脂肪。其性味甘凉，具有清热化湿、杀虫解毒的功效，能治痧气腹痛、蛔虫阻塞性肠梗阻、疥癣、烫伤。烫伤者，可用茶子油与鸡蛋清、百草霜末，一起研磨均匀后，涂搽患处。茶子饼用山茶科植物的种子，榨去油脂后的渣滓，其性味

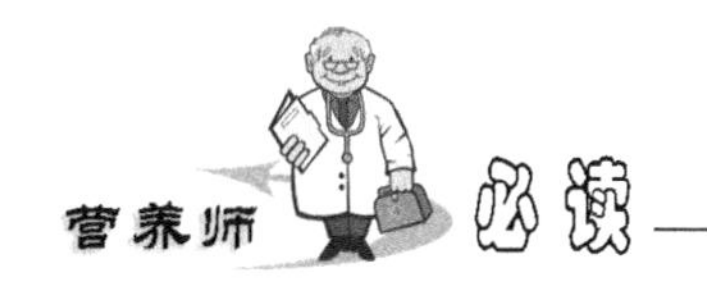

辛、苦、涩,有低毒。具有收湿杀虫的功效,可治疗阴囊湿疹、跌打损伤等症。茶树根为山茶科植物茶的根,其性味苦平,对风湿性心脏病、高血压性心脏病、肺源性心脏病、冠心病等都有疗效,也能治疗各种心律失常。

1. 绿茶

【性味及功效】 绿茶是指采取茶树新叶,未经发酵,是将采摘来的鲜叶先经高温杀青,杀灭了各种氧化酶,保持了茶叶绿色,然后经揉捻、干燥而制成。它的特点是汤清叶绿,营养丰富,可以防止疾病,是中国产量最多、饮用最为广泛的一种茶。

绿茶又称不发酵茶。绿茶是未经发酵制成的茶,因此较多地保留了鲜叶的天然物质,含有的茶多酚、儿茶素、叶绿素、咖啡碱、氨基酸、维生素等营养成分也较多。绿茶中的这些天然营养成分,对防衰老、防癌、抗癌、杀菌、消炎等具有特殊效果,是其他茶类所不及的。常饮绿茶能防癌和降血脂,防电脑辐射。吸烟者可减轻尼古丁伤害。绿茶(未经过加工处理)有助于刺激肠道蠕动,促进食物消化。绿茶还可以阻止30%的脂肪吸收,具有减肥功效。

【食疗应用】 绿茶在我国被誉为“国饮”。现代科学大量研究证实,茶叶确实含有与人体健康密切相关的生化成分,茶叶不仅具有提神清心、清热解暑、消食化痰、去腻减肥、清心除烦、解毒醒酒、生津止渴、降火明目、止痢除湿等药理作用,还对现代疾病,如辐射病、心脑血管病、癌症等,有一定的药理功效。

(1)抗衰老:有助于延缓衰老,茶多酚具有很强的抗氧化性和生理活性,是人体自由基的清除剂。研究证明1mg茶多酚清除对人机体有害的过量自由基的效能相当于9μg超氧化物歧化酶,大大高于其他同类物质。茶多酚有阻断脂质过氧化反应,清除活性酶的作用。据日本奥田拓勇试验结果证实,茶多酚的抗衰老效果要比维生素E强18倍。

(2)预防心血管疾病:有助于抑制心血管疾病,茶多酚对人体脂肪代谢有着重要作用。人体的胆固醇、三酰甘油等含量高,血管内壁脂肪沉积,血管平滑肌细胞增生后形成动脉粥样硬化斑块等心血管疾病。茶多酚,尤其是茶多酚中的儿茶素ECG和EGC及其氧化产物茶黄素等,有助于使这种斑状增生受到抑制,使形成血凝黏度增强的纤维蛋白原降低,凝血变清,从而抑制动脉粥样硬化。

(3)抗癌:有助于预防和抗癌。茶多酚可以阻断亚硝酸铵等多种致癌物质在体内合成,并具有直接杀伤癌细胞和提高机体免疫能力的功效。据有关资料显示,茶叶中的茶多酚,对胃癌、肠癌等多种癌症的预防和辅助治疗均有裨益。

(4)防辐射:有助于预防和治疗辐射伤害。茶多酚及其氧化产物具有吸收放射性物质锶-90和钴-60毒害的能力。据有关医疗部门临床试验证实,对肿瘤患者在放射治疗过程中引起的轻度放射病,用茶叶提取物进行治疗,有效率可达90%以上;对血细胞减少症,茶叶提取物治疗的有效率达81.7%;对因放射辐射而引起的白细胞减少症治疗效果更好。

(5)抗病毒、细菌:有助于抑制和抵抗病毒、细菌。茶多酚有较强的收敛作用,对病原菌、病毒有明显的抑制和杀灭作用,对消炎止泻有明显效果。我国有不少医疗单位应用茶叶制剂治疗急性和慢性细菌性痢疾、阿米巴痢疾、流感,治愈率达90%左右。

(6)美容护肤:茶多酚是水溶性物质,用它洗脸能清除面部的油腻,收敛毛孔,具有消毒、灭菌、抗皮肤老化、减少日光中的紫外线辐射对皮肤的损伤等功效。

(7)醒脑提神:茶叶中的咖啡碱能促使人体中枢神经兴奋,增强大脑皮质的兴奋过程,起到提神益思、清心的效果。对于缓解偏头痛也有一定的功效。

（8）利尿解乏：茶叶中的咖啡碱可刺激肾脏，促使尿液迅速排出体外，提高肾脏的滤出率，减少有害物质在肾脏中的滞留时间。咖啡碱还可排除尿液中的过量乳酸，有助于使人体尽快消除疲劳。

（9）缓解疲劳：绿茶中含强效的抗氧化剂及维生素C，不但可以清除体内的自由基，还能分泌出对抗紧张压力的荷尔蒙。绿茶中所含的少量的咖啡因可以刺激中枢神经、振奋精神。也正因为如此，我们推荐在上午饮用绿茶，以免影响夜间休息。

（10）护齿明目：茶叶中含氟量较高，每100g干茶中含氟量为10～15mg，且80%为水溶性成分。若每人每天饮茶叶10g，则可吸收水溶性氟1～1.5mg，而且茶叶是碱性饮料，可抑制人体钙质的减少，这对预防龋齿、护齿、坚齿，都是有益的。在小学生中进行“饮后茶疗漱口”试验，龋齿率可降低80%。在白内障患者中有饮茶习惯的占28.6%；无饮茶习惯的则占71.4%。这是因为茶叶中的维生素C等成分能降低眼睛晶状体混浊度，经常饮茶，对减少眼疾、护眼明目均有积极的作用。

【选购技巧】

（1）外形：绿茶的种类不同，外形差别大。眉茶条索均匀，整洁光滑；珠茶颗紧结，滚圆如珠，重实；烘青、毛峰茶条索紧结、白毫多。

（2）色泽：珍眉呈绿色且带银灰光泽，珠茶深绿而带乌黑光泽，炒青碧绿青翠，烘青呈绿带嫩黄色，瓜片翠绿。

（3）香气：有清香，屯绿有板栗香，舒绿有花香，蒸青有紫菜香。

（4）汤色：汤色清翠碧绿而透明清澈。

（5）滋味：茶汤浓醇鲜爽，回味带甘。

（6）叶底：明亮、细嫩、厚软，呈嫩绿色，叶背有白色茸毛。

【饮用方法及宜与忌】

（1）冲泡绿茶时，水温控制在80～90℃，若是冲泡绿茶粉以40～60℃温开水冲泡。分量是2g绿茶粉配450ml的白开水。

（2）适宜高脂血症、糖尿病、高血压、白血病、贫血、冠心病、肝炎、肾炎、肠炎、腹泻、夜盲症、嗜睡症、动脉粥样硬化、心动过缓、肥胖症及人体各部位的癌症等症者饮用。

（3）适宜长期吸烟饮酒过多、发热口渴、头痛目眩、小便不利及进油腻饮食或奶类食品过多者饮用。饮茶应以饮清淡温热为宜，热茶进入胃中可促进胃液分泌，有助于对食物的消化。绿茶粉不可泡得太浓，否则会影响胃液的分泌，空腹时最好不要喝。

（4）孕妇忌饮茶，尤其是不宜喝浓茶。茶叶中含有大量茶多酚、咖啡碱等，对胎儿在母腹中的成长有许多不利因素，为使胎儿的智力得到正常发展，避免咖啡碱对胎儿的过分刺激，孕妇应少饮或不饮茶。

（5）妇女哺乳期不宜饮浓茶。哺乳期饮浓茶，过多的咖啡碱会进入乳汁，婴儿吸乳后会间接产生兴奋，易引起少眠和多啼哭。

（6）发热忌喝茶：茶叶中咖啡碱不但能使人体体温升高，而且还会降低药效。

（7）肝病患者忌饮茶：茶叶中的咖啡碱等物质绝大部分经肝脏代谢，若肝脏有病，饮茶过多超过肝脏代谢能力，就会有损肝脏组织。

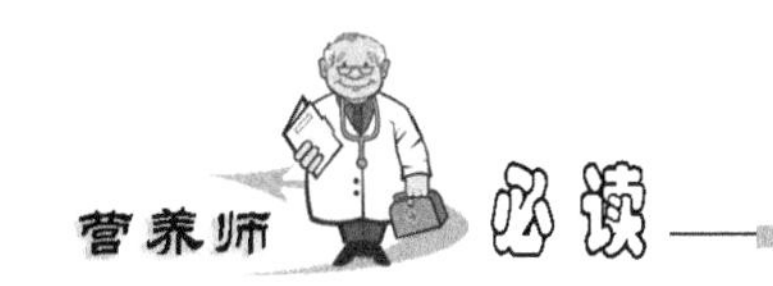

（8）尿结石患者忌饮茶。尿路结石通常是草酸钙结石，由于茶含有草酸，会随尿液排泄的钙质而形成结石，若尿结石患者再大量饮茶，会加重病情。

（9）忌睡前饮茶。睡前2h内最好不要饮茶，饮茶会使精神兴奋，影响睡眠，甚至失眠，尤其是新采的绿茶，饮用后，神经极易兴奋，造成失眠。

（10）忌饮隔夜茶。饮茶以现泡现饮为好，茶水放久了，不仅会失去维生素等营养成分，而且易发馊变质，饮了易生病。

（11）老年人不宜饮生茶。所谓生茶是指杀青后不经揉捻而直接烘干的烘青绿茶。这种茶的外形自然绿翠，内含成分与鲜叶所含的化合物基本相同，低沸点的醛醇化合物转化与挥发不多，香味带严重的生青气。老年人饮了这种绿茶，对胃黏膜的刺激性很强，饮后易胃痛；青年人饮后也会觉得胃部不适，即通常所说的“刮胃”。误购买了这种生茶，最好不要直接泡饮，可放在无油腻的铁锅中，用文火慢慢炒，烤去生青气，待产生轻度栗香后即可饮用。

【绿茶粉】

（1）绿茶粉的生活用法：在平时洗脸后，用手取绿茶粉沾水，然后拍打脸部，可以起到收缩肌肤、使皮脂膜强度增高、健美皮肤的功效。每日1次不间断，能够减轻黑斑、雀斑。

（2）绿茶粉与优酪乳用法：一汤匙的绿茶粉加进200ml的低脂优酪乳或养乐多中，在三餐前1～2h前服用，就算三餐正常摄取，仍可以起到减肥作用。

（3）绿茶粉与苹果用法：将1颗苹果榨汁，加上适量的绿茶粉，早晚喝1次，饭前饮用，适合无法控制食欲的减肥者使用。

（4）绿茶粉与柠檬用法：一汤匙的绿茶粉和柠檬粉，加进250ml的温开水，充分搅拌后饮用，饭后饮用可以调整体内酸性物质，加快新陈代谢，排除多余水分。适合下半身水肿的人饮用，但若有胃病则不宜。

（5）绿茶粉常用方法

夏天作冰饮清凉降火：2g绿茶粉+450ml矿泉水+适量冰糖或蜂蜜口感更佳。

冬天做热饮营养丰富：2g绿茶粉+300ml牛奶或豆浆。

【小贴士】 绿茶粉是把绿茶采用瞬间粉碎法，粉碎成100～200目以上的绿茶粉末，最大限度地保持茶叶原有的天然绿色及营养和药理成分，不含任何化学添加剂，除供直接饮用外，可广泛添加于各类面制品（蛋糕、面包、挂面、饼干、豆腐）、冷冻品（奶冻、冰淇淋、速冻汤圆、雪糕、酸奶）、糖果、巧克力、瓜子、月饼专用馅料、医药保健品、日用化工品等之中，以强化其营养保健功效。

（1）作用：绿茶能收敛肌肤、抗辐射。茶叶中含有茶多酚，有抗氧化作用，可防止肌肤衰老。茶叶还能抗辐射，尤其适合长期使用电脑的女性，可抑制皮肤色素沉着，减少过敏反应的发生。此外，茶叶的鞣酸作用可以缓解皮肤干燥，对于患湿疹的儿童也非常适用。在茶叶中，绿茶的茶多酚含量最丰富。因此，不妨经常用绿茶水洗脸。

绿茶粉具有良好的抗氧化和镇静作用，可减轻疲劳。绿茶中含有维生素C及类黄酮，其中的类黄酮能增强维生素C的抗氧化功效，这种类黄酮也是珍贵营养品，所以它对维持皮肤美白，可谓是有珍品级的效果。绿茶粉可以用来做面膜，清洁皮肤、补水控油、淡化痘印、促进皮肤损伤恢复；也可以加入优酸乳、酸奶或苹果汁吃，对便秘、瘦身美体、减肥有促进作用。

（2）区别：绿茶粉不是抹茶，二者看上去都是绿色粉末，但实质上有很大区别。日本的绿茶粉大多用球磨机粉碎，慢速粉碎，中国大多用瞬间粉碎法，速度快，产量高，而抹茶一定是用天然石磨碾磨。二者在品质上有很大区别，没有加过色素的绿茶粉往往呈黄褐色，味苦涩。

（3）鉴别：市场上的绿茶粉品质参差不齐，消费者鉴别时需注意以下几点。①颜色：青绿为上品。②味道：以味道醇厚为尤佳。③杂质：无杂质者为优。④细度：通常800目左右。

【绿茶皂】 绿茶皂是采用浸泡绿茶茶叶萃取绿茶精华制作的冷制手工皂。将精选天然绿茶茶叶浸泡在茶油或橄榄油等基础油中萃取精华，历时1～3年，超8000h的完整不间断浸泡滋润，将茶叶精华完美地融合于手工皂成分中，其富含的茶多酚与维生素C成分，能深入改善肌肤新陈代谢、抵抗辐射、唤醒肌肤的光泽与弹性等。

绿茶皂具有良好的抗辐射效果。一般按绿茶茶叶浸泡的时间不同，制作出来的绿茶皂内部颜色也将有所变化，浸泡时间越久，内部绿色越深。浸泡3年以上的效果极佳。配合绿茶面膜使用可抵抗各种辐射对肌肤的伤害。

绿茶皂制作中不需添加任何色素，每块绿茶皂在成熟期间，经过皂化和被外界氧化，皂的表面颜色抵抗氧化的同时会逐渐淡化，内部则根据基础油中浸泡萃取的绿茶精华越多则颜色保持越深，同时抗氧化阬辐射能力也越好。采用浸泡萃取绿茶茶叶工艺制作的每一块冷制手工皂，外表颜色都偏淡，内部则是呈现青绿色。

【绿茶面膜】 绿茶面膜可美肤、去粉刺。

材料：绿茶粉1小匙，蛋黄1个，面粉1.5大匙。使用富含维生素C的绿茶粉自制面膜，对肌肤有很好的美白效果。与同样富含维生素C的柠檬相比，绿茶不含酸性，不会刺激皮肤。另外，绿茶粉所含的单宁酸可收缩肌肤，有助于养颜润肤。除美白肌肤以外，还具有杀菌作用，对粉刺化脓也有特效。敷面前，必须先彻底清洗脸上的污垢，刚洗完澡做面膜效果更好。敷面后触摸肌肤，会立即感到皮肤很光滑。配合绿茶皂使用效果极佳！

制作方法以及使用方法：①在面粉中加入蛋黄搅拌后，再加入绿茶粉混合。②将做成的绿茶面膜敷盖整个脸部，再铺上一层微湿的面纸，停留在面部5～10min后，用冷水或温水洗净。③敷面膜后的肌肤会很敏感，请勿立即上妆。即使要化妆也请薄薄地涂上一点化妆水或乳液。

2. 红茶　红茶是一种全发酵茶，是茶文化中的主要茶品。红茶的产地主要有中国、斯里兰卡、印度、肯尼亚等地。红茶是经过采摘、萎凋、揉捻、发酵、干燥等步骤生产出来的；比绿茶多了一个发酵的过程。发酵是指茶叶在空气中氧化、发酵作用使得茶叶中的茶多酚和单宁酸减少，产生了茶黄素、茶红素等新的成分和醇类、醛类、酮类、酯类等芳香物质。

红茶富含胡萝卜素、维生素A、钙、磷、镁、钾、咖啡碱、异亮氨酸、亮氨酸、赖氨酸、谷氨酸、丙氨酸、天冬氨酸等多种营养元素。红茶在发酵过程中多酚类物质的化学反应使鲜叶中的化学成分变化较大，会产生茶黄素、茶红素等成分，其香气比鲜叶明显增加，形成红茶特有的色、香、味（表6-9）。

表6-9　红茶的营养成分名称及含量（每100g中含）

成分名称	含量	成分名称	含量	成分名称	含量
可食部	100	磷（mg）	390	精氨酸（mg）	1229
能量（kJ）	1230	镁（mg）	183	天冬氨酸（mg）	2032
糖类（g）	59.2	硒（μg）	56	脯氨酸（mg）	828
灰分（g）	5.7	碘（mg）	0	亮氨酸（mg）	1671
视黄醇（mg）	0	能量（kcal）	294	蛋氨酸（mg）	237
烟酸（mg）	6.2	脂肪（g）	1.1	苯丙氨酸（mg）	988
α-E	2.8	胆固醇（mg）	0	色氨酸（mg）	0
钙（mg）	378	胡萝卜素（mg）	3870	组氨酸（mg）	470
钠（mg）	13.6	核黄素（mg）	0.17	谷氨酸（mg）	3229
锌（mg）	3.97	维生素E（T）（mg）	5.47	丝氨酸（mg）	948
锰（mg）	49.8	δ-E	0	赖氨酸（mg）	1381
水分（g）	7.3	钾（mg）	1934	胱氨酸（mg）	199
蛋白质（g）	26.7	铁（mg）	28.1	酪氨酸（mg）	712
膳食纤维（g）	14.8	铜（mg）	2.56	缬氨酸（mg）	1213
维生素A（mg）	645	异亮氨酸（mg）	923	丙氨酸（mg）	1224
硫胺素（μg）	0	含硫氨基酸（T）（mg）	436	甘氨酸（mg）	1051
维生素C（mg）	8	芳香族氨基酸（T）（mg）	1700		
（β-γ）-E	2.67	苏氨酸（mg）	874		

【食疗应用】

（1）提神消疲：经由医学实验发现，它也对血管系统和心脏具兴奋作用，能强化心搏，从而加快血液循环以利新陈代谢，同时又促进发汗和利尿，由此双管齐下加速排泄乳酸（使肌肉感觉疲劳的物质）及其他体内废物，达到消除疲劳的效果。

（2）生津清热：夏天饮红茶能止渴消暑，是因为茶中的多酚类、糖类、氨基酸、果胶等与口涎产生化学反应，且刺激唾液分泌，导致口腔觉得滋润，并且产生清凉感；同时咖啡碱控制下视丘的体温中枢，调节体温，它也刺激肾脏以促进热量和污物的排泄，维持体内的生理平衡。

（3）利尿：在红茶中的咖啡碱和芳香物质联合作用下，增加肾脏的血流量，提高肾小球滤过率，扩张肾微血管，并抑制肾小管对水的再吸收，于是促成尿量增加。如此有利于排除体内的乳酸、尿酸（与痛风有关）、过多的盐分（与高血压有关）、有害物等，以及缓和心脏病或肾炎造成的水肿。

（4）消炎杀菌：红茶中的多酚类化合物具有消炎的效果，再经由实验发现，儿茶素类能与单细胞的细菌结合，使蛋白质凝固沉淀，藉此抑制和消灭病原菌。所以细菌性痢疾及食物中毒患者喝红茶颇有益，民间也常用浓茶涂伤口、压疮和香港脚。

（5）解毒：据实验证明，红茶中的茶多碱能吸附重金属和生物碱，并沉淀分解，这对饮水和食品受到工业污染的现代人而言，不啻是一项福音。

（6）强壮骨骼：2002年5月13日美国医师协会发表对男性497人、女性540人10年以上调查，指出饮用红茶的人骨骼强壮，红茶中的多酚类（绿茶中也有）有抑制破坏骨细胞物质的活力。为了防治女性常见骨质疏松症，建议每天服用一小杯红茶，坚持数年效果明显。如在红茶中加上柠檬，强壮骨骼，效果更强，在红茶中也可加上各种水果，能起协同作用。

（7）抗氧化、延缓衰老：在过去的5年里，美国政府资助了150多项关于绿茶和红茶及其化学成分的研究，研究结果表明，绿茶和红茶中的抗氧化剂可以彻底破坏癌细胞中化学物质的传播路径。波士顿贝斯以色列女执事医疗中心血管流行病学主任墨里·密特尔曼医生说："红茶与绿茶的功效大致相当，但是红茶的抗氧化剂比绿茶复杂得多，尤其是对心脏更是有益。"美国杂志报道，红茶抗衰老效果强于大蒜头、西蓝花和胡萝卜等。

（8）养胃护胃：在未进餐时饮用绿茶会感到胃部不适，这是因为茶叶中所含的重要物质——茶多酚具有收敛性，对胃有一定的刺激作用，在空腹的情况下刺激性更强。而红茶就不一样了。它是经过发酵烘制而成的，茶多酚在氧化酶的作用下发生酶促氧化反应，含量减少，对胃部的刺激性就随之减小了。红茶不仅不会伤胃，反而能够养胃。经常饮用加糖、加牛奶的红茶，能消炎、保护胃黏膜，对治疗溃疡也有一定效果。

（9）抗癌：关于茶叶具有抗癌作用的说法很流行，世界各地的研究人员也对此做过许多的探索，但是一般认为茶叶的抗癌作用主要表现在绿茶方面，但是现在有了新的进展。研究发现，红茶同绿茶一样，同样有很强的抗癌功效。

（10）舒张血管：美国医学界最近也有一项研究与红茶有关。研究发现，心脏病患者每天喝4杯红茶，血管舒张度可以从6%增加到10%。常人在受刺激后，则舒张度会增加13%。

（11）红茶减肥（生姜红茶）

材料：红茶1包，去皮生姜5片，蜂蜜适量。

做法：把红茶包和生姜一起放入杯中，用90℃以上水冲泡，等稍温后放入蜂蜜。

要点：如果感觉腹部有灼热的感觉时，要考虑减少生姜的用量，每天饮用2～6杯就好。

生姜红茶断食法时间表：

第一天：早上，正常饮食；中午，正常饮食；晚上，正常饮食。

第一天准备期可以正常饮食，但是注意晚饭后不要进食任何食物，戒甜食和零食，可以喝蜂蜜水。

第二天：早上，胡萝卜、生姜红茶（400ml）；中午，胡萝卜、生姜红茶（400ml）；晚上，杂粮粥。一天下来你会发现小肚子变柔软了，精神也集中了。

第三天：早上，断食，喝生姜红茶2杯（400ml）；中午，杂粮粥；晚上，杂粮粥。

第四天：早上，生姜红茶；中午，正常饮食；晚上，正常饮食。

原理：从中医的角度，红茶和生姜有暖身作用。饮用生姜红茶有益增强身体的代谢功能，提高脂肪的燃烧率。使因饮食过量而囤积体内的废物排出体外。断食结束后，可有持续减肥的效果。

【饮用红茶宜与忌】

（1）适宜冬季饮用。

（2）适宜高血压、高血脂、冠心病、动脉硬化、糖尿病、油腻食品食用过多、醉酒者饮用。

（3）不适宜发热、肾功能不良、结石、肿瘤、贫血、习惯性便秘、消化道溃疡、神经衰弱、失眠、孕妇、哺乳期妇女、儿童饮用。

（4）舌苔厚、口臭、易生痘、双目赤红的人不宜饮用。因为红茶属于"热性"，怕上火的人不宜喝红茶。

（5）正在服药的人。红茶会破坏药效。不要用茶水送服药物；服药前后1h内不要饮茶。人参、西洋参不宜和茶一起食用。忌饮浓茶解酒；饭前不宜饮茶；饭后忌立即喝茶；少女忌喝浓茶。

（6）经期的女性忌饮，因为经期会大量消耗体内铁质，红茶中的鞣酸会妨碍人体对食物中铁的吸收。

（7）孕期女性忌饮，因为红茶中的咖啡碱会增加孕妇心、肾的负荷，造成孕妇的不适。

（8）哺乳期女性忌饮，因为红茶中的鞣酸会影响乳腺的血液循环，抑制乳汁的分泌，影响哺乳质量。

（9）更年期女性忌饮，因为红茶中的茶多酚可能会使更年期女性出现心率加快、睡眠质量差等现象。

（10）饮用注意事项：新茶并非越新越好，喝法不当易伤肠胃，由于新茶刚采摘回来，存放时间短，含有较多的未经氧化的多酚类、醛类及醇类等物质，这些物质对健康人群并没有多少影响，但对胃肠功能差，尤其本身就有慢性胃肠道炎症的患者来说，这些物质就会刺激胃肠黏膜，原本胃肠功能较差的人更容易诱发胃病。因此新茶不宜多喝，存放不足半个月的新茶更不要喝。

此外，新茶中还含有较多的咖啡因、活性生物碱及多种芳香物质，这些物质还会使人的中枢神经系统兴奋，有神经衰弱、心脑血管病的患者应适量饮用，而且不宜在睡前或空腹时饮用。正确方法是放置半个月以后才可饮用。

【红茶品质鉴别方法】 红茶品质的好坏主要从抓、观、闻、尝来加以辨别。

（1）抓：消费者可以通过抓的触感来辨别红茶的外形、轻重、粗细、紧松度等；不要抓太大把的红茶，以免手心的汗渗入茶中而受潮。

品质优：品质优的红茶，外形呈条索状，比较重、结实；没有过多的粉末、碎叶或松散。

品质劣：松、散、粗、轻、粉末或碎叶多为劣品。

（2）观：消费者可以通过观看茶的外形、色泽、干湿度、是否有碎叶等，来辨别红茶的优劣。可以拿一根放到白色的纸上，来观看它的外形。

品质优：外形若是完整无缺、干净、大小均匀、色泽一致，并带有金色的毫毛和茶叶容易断或能捏碎的，那就是品质优的红茶。

品质劣：红茶的外形大部分残缺，并伴有过多的粉末碎叶；大小不一，并掺杂了其他的物质（如杂草、老枝、茶果等）；回潮的茶叶非常韧，不易折断。

（3）闻香气：闻其香味，是否除了天然的香味外，还有无其他的异味（如：馊味、霉味等），来断定红茶的优劣。

红茶泡后的品质——优：小种红茶冲泡后，汤色清澈见底、红艳明亮，泡开的茶叶展开完整，无缺口，质感柔润、细嫩并伴有甘甜、香醇的气味。

红茶泡后的品质——劣：冲泡后的红茶，汤色浑浊，并伴有许多细小的粉质物，闻其味道香味不明显，并伴有异味，都视为劣质红茶。若是其他没问题只是有异味，那可能是储藏不当造成的。

（4）品尝：若是前面的三点都过关了，消费者就可以拿些许的干茶放嘴里咀嚼分辨，根据味蕾来进一步了解红茶品质的优劣。

品质优：品质优的小种红茶以甘甜、醇厚为主味；功夫红茶以鲜爽、浓醇为主味。

品质劣：而劣质的红茶则没有前面所讲的香醇滋味。劣质的红茶味道苦涩且浓、刺鼻、伴有异味等。

3. 花茶

【性味功效】 花茶又名香片，利用茶善于吸收异味的特点，将有香味的鲜花和新茶一起闷，茶将香味吸收后再把干花筛除，制成的花茶香味浓郁，茶汤色深，深得偏好重口味的中国北方人喜爱。《本草纲目》记载：花茶性微凉、味甘，入肺、肾经，有平肝、润肺养颜之功效。花茶外形条索紧结匀整，色泽黄绿尚润；内质香气鲜灵浓郁，具有明显的鲜花香气，汤色浅黄明亮，叶底细嫩匀亮。营养学专家认为，常喝鲜花茶可调节神经，促进新陈代谢，提高机体免疫力。

最普通的花茶是用茉莉花制的茉莉花茶，普通花茶都是用绿茶制作，也有用红茶制作的。花茶主要以绿茶、红茶或乌龙茶作为茶坯，配以能够吐香的鲜花作为原料，采用窨制工艺制作而成。根据其所用的香花品种不同，分为茉莉花茶、玉兰花茶、桂花花茶、珠兰花茶等，其中以茉莉花茶产量最大。

【食疗应用】 花茶是集茶味与花香于一体，茶引花香，花增茶味，相得益彰。既保持了浓郁爽口的茶味，又有鲜灵芬芳的花香。冲泡品吸，花香袭人，甘芳满口，令人心旷神怡。花茶不仅仍有茶的功效，而且花香也具有良好的药理作用，裨益人体健康。有些花草茶还具有排出宿便，调节肠胃循环，排毒等功效。有的能美容护肤、美体瘦身、排毒除臭。花茶也是饮食油腻、应酬多的人群首选的茶叶，可防止油性粪便对肠道的粘连。

不同的花茶的功效不同，所以在选购的时候需看清其作用，比如说洋甘菊特别具有安定神经与助消化系统的作用，最适合餐后与睡前饮用，是容易失眠的人的最佳茶饮。花茶有减肥、解暑热、散瘀血、降血压、降血脂、化热、消水肿等功效。玉蝴蝶花、千日红、红巧梅、桃花等，常喝有美容、润肤、祛斑、减肥等效果。芦荟有清火去痘的作用。黄色的金莲花，能治鼻炎、扁桃体炎、口疮等，对吸烟的人也很有效果。紫罗兰能保护支气管，适合吸烟过多者饮用，同时还有治疗便秘的功效。

虽然大多数花茶都有理气、疏肝、开胃的作用，但不同的花茶功效各异。像月季花、红花茶有活血的作用，孕妇不能饮用。而海棠花、野菊花茶比较寒凉，脾胃虚弱的人也不宜饮用。因此，大家在挑选花茶时不能只重外观，一定要了解花茶的功效。另外，还要提醒大家的是，在家喝花茶，合适的器皿也很重要，最适宜的是透明精致的玻璃壶和玻璃小杯，用沸水冲泡。花茶宜现泡现饮，不能喝隔夜花茶。

（1）洛神花茶：含有人体所需的氨基酸、蛋白质、有机酸及多种矿物质。洛神花茶有降血压、调节油脂平衡的功效，非常适合现代女性饮用。带有酸味的洛神花，还能增进食欲，适合夏天饮用。洛神花和玫瑰花一起冲泡还有丰胸的效果。

（2）玫瑰花茶：是比较多人饮用和喜爱的一种花茶。玫瑰花茶的确具有丰胸的效果，而且可以为女性乳房补充血气，活血，让乳房保持红润，有益气养颜的功效。玫瑰花茶有很多种搭配，比如玫瑰枸杞花茶。另外玫瑰当归益母草茶也有不错的丰乳效果。

（3）金盏花茶：金盏花含有丰富的维生素和矿物质，可以保持乳房肌肤的弹性，让肌肤更加红润光滑。金盏花茶有发汗利尿的功效。金盏花适合在夏季饮用。将金盏花和绿茶一起

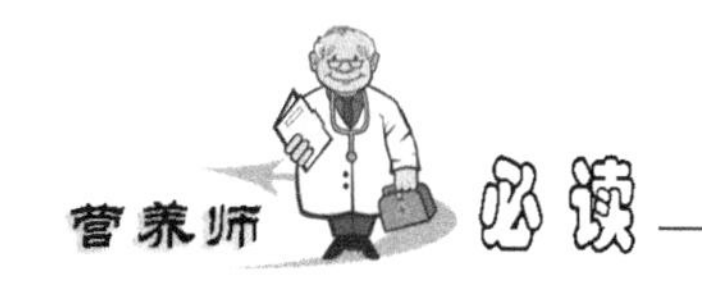

冲泡3min即可。

（4）茉莉花茶：是比较多人选择的一种花茶，茉莉花茶非常清香，口感也不错。茉莉花可以排出乳房多余的毒素，保持乳房的健康。同时茉莉花还有助于乳房吸收其他营养物质。茉莉花茶直接泡或者和玫瑰花茶一起泡都可以。

【饮用花茶宜与忌】

（1）近代医学证明，长期饮用花茶有祛斑、润燥、明目、排毒、养颜、调节内分泌等功效，能保护人体心、肝、脾、肺、肾五脏，可以针对五脏进行食补养护。

（2）常喝花草茶对于慢性肝炎和肠道疾病有防治功效。

（3）具有平肝降压的作用，对高血压、身体水肿也有效。

（4）具有降血脂、增加冠状动脉血流量、增加心肌供血、抗动脉粥样硬化等作用。花茶也能预防心血管病，对改善高血压、心肌梗死等症状有很大益处。

（5）许多花茶具有药用价值，但与其他中药一样，都有一定的适应人群，必须在医生的指导下饮用。如双花具有清热解毒、消肿止痛功效，但脾胃虚弱者不宜常用；红花具有活血化瘀的作用，但若用法不当，会造成经血不止或心脑血管疾病，尤其是孕妇会导致流产。在决定长期饮用前，最好能找中医咨询，以免保健不成反致病。

（6）中医专家还认为，人们常饮的菊花茶虽然具有清热解毒作用，但对中医所指的阳虚体质就不太合适；玫瑰花具有活血化瘀之功效，但对中医所指的血瘀症就不太适用。其实，花茶偶尔饮饮无妨，但几乎所有的花茶，都不能长期大量随意饮用，应根据人的具体情况科学选择。

4. 乌龙茶　乌龙茶亦称青茶、半发酵茶，是中国几大茶类中独具鲜明特色的茶叶品类。乌龙茶是经过杀青、萎雕、摇青、半发酵、烘焙等工序后制出的品质优异的茶类。

【性味功效】　经过现代科学的分离和鉴定，乌龙茶中含有机化学成分达450多种，无机矿物元素达40多种。茶叶中的有机化学成分和无机矿物元素含有许多营养成分和药效成分。有机化学成分主要有：茶多酚类、植物碱、蛋白质、氨基酸、维生素、果胶素、有机酸、脂多糖、糖类、酶类、色素等。而铁观音所含的有机化学成分，如茶多酚、儿茶素、多种氨基酸等含量，明显高于其他茶类。无机矿物元素主要有：钾、钙、镁、钴、铁、锰、铝、钠、锌、铜、氮、磷、氟等。铁观音所含的无机矿物元素，如锰、铁、氟、钾、钠等均高于其他茶类。

【食疗应用】

（1）消脂减肥：中国医学研究者声明，乌龙茶具有瘦身的功效。乌龙茶之所以流行，完全是因为它溶解脂肪的减肥效果，这种说法也确实有科学的根据。因为茶中的主成分单宁酸证实与脂肪的代谢有密切的关系，而且实验结果也证实，乌龙茶的确可以降低血液中的胆固醇含量，实在是不可多得的减肥茶。实验证明，每天喝1L乌龙茶，有抑制胆固醇上升的效果。虽然饮用量应该依个体身体的状况决定，但是当食物太油腻时，最好也能够搭配乌龙茶，不但有饱腹感，还可以去除油腻。乌龙茶本身能够刺激胰脏脂肪分解酵素的活性，减少有关糖类和脂肪类食物的吸收，促进脂肪的燃烧，从而达到瘦身的效果，特别是能够减少腹部脂肪的堆积。

（2）抗肿瘤：1998年6月15日，中国预防医学科学院营养与食品卫生研究所毒理和化学研究室副研究员韩驰和徐勇进行了茶叶在动物体内的抑癌实验。他们分别给大白鼠喂安溪铁观音等五种茶，同时给予喂人工合成的纯度大于99.8%的致癌物甲基卡基亚硝胺。3个月后，大白鼠食管癌发生率为42%～67%，患癌鼠平均瘤数为2.2～3个。而未饮茶的大白鼠食管癌发病率为90%，患癌鼠平均瘤数为5.2个，五种茶叶抑癌效果为安溪铁观音最佳。与此同时，他们还进行另一种实验，即用亚硝酸钠和甲基卡胺做致癌前体物，结果发现，饮茶组的大白鼠无一发生食管癌，未饮茶组发生率为100%。这一结果证明，茶叶可全部阻断亚硝胺的体内内源性的形成。

（3）降血脂、胆固醇：福建省中医药研究所观察了一组血中胆固醇较高的患者，在停用各种降脂药物的情况下，每日上下午2次饮用乌龙茶，连续24周后，患者血中胆固醇含量有不同程度下降。进一步的动物实验表明，乌龙茶有防止和减轻主动脉粥样硬化作用。饮用乌龙茶还可以降低血液黏稠度，防止红细胞集聚，改善血液高凝状态，增加血液流动性，改善微循环。这对于防止血管病变、血管内血栓形成均有积极意义。此外，体外血栓形成试验，也表明乌龙茶有抑制血栓形成的作用。

（4）抗衰老：福建省中医药研究所进行抗衰老试验表明，在加喂乌龙茶和维生素E的两组动物中，肝脏内脂质过氧化均明显减少，这说明乌龙茶和维生素E一样有抗衰老功效。人体试验还表明，在每日服足量维生素C的情况下，饮用乌龙茶可以使血中维生素C含量持较高水平，尿中维生素C排出量减少，而维生素C的抗衰老作用早已被研究证明。因此，饮用乌龙茶可以从多方面增强人体抗衰老能力。

（5）饮用三忌：品饮乌龙茶不仅对人体健康有益，还可增添无穷乐趣。但有三忌：一是空腹不饮，否则感到饥肠辘辘，头晕欲吐，人们称是“茶醉”；二是睡前不饮，否则难以入睡；三是冷茶不饮，冷后性寒，对胃不利。这三忌对初饮乌龙茶的人尤为重要，因为乌龙茶所含茶多酚及咖啡碱较其他茶多。

（二）可可

【性味功效】 甘平，无毒；强心利尿。

【食疗应用】 口腔溃疡者，用可可粉适量，加蜂蜜调成糊状，经常含咽。低血压、低血压性头晕时，可用可可粉10g，加炼乳20ml，白糖15g，用热开水冲服。

【说明】 为兴奋作用的饮料，失眠者慎服。

（三）咖啡

【性味功效】 甘温，无毒；提神兴奋，强心利尿。

【食疗应用】 嗜睡、精神萎靡者，用咖啡10～15g，加水煮沸后过滤，加糖25g，饮服。酒醉不醒时，可用浓咖啡数杯，频频饮服。肺气肿、肺源性心脏病者，可用炒咖啡豆，每天8～10g，浓煎后饮服。

【说明】 为茜草科植物咖啡树的种子，名“咖啡豆”，炒熟研粉即为咖啡。煮后即为茶，可作为饮料。是具有兴奋作用的饮料，失眠者慎服。

（四）桉叶

【性味功效】 苦辛凉；祛风解表，清热利咽。

【食疗应用】 肠炎下痢用桉叶、马齿苋、地锦草、茶叶各10g，煎汤后服用。流行性脑脊髓膜炎、流行性感冒、钩虫病，可用桉树叶10g，水煎服，每天服2次。皮肤患湿疹时，可用桉树叶煎汁，制成膏后外敷。

【说明】 含挥发油即桉叶油，患上呼吸道感染、慢性支气管炎者，服后有祛痰作用。可治疗烧伤等症，有抗感染的作用。

（五）冰

【性味功效】 甘大寒；退热消暑，解渴除烦。

【食疗应用】 伤寒阳毒、高热昏迷、解醉酒时，可用冰块置于膻中部位。高热时，将冰放入冰袋后置于额部等处，或用冰水灌肠。治疗瘢痕时，可以用冰凌经常熨贴。鼻出血时，可用冰块或毛巾浸冰水，置于额部。

【说明】 又称凌、夏冰。我国古代已掌握制冰、藏冰的技术，可在盛夏炎热季节，作为退热、消暑物品。现代制冰技术，使冰能够作为物理降温常用品。棒冰、雪糕、冰淇淋等冷饮食品，也具有与冰相同的退热、消暑的功效。

（六）雪

【性味功效】 甘冷；清热解毒，醒酒止渴。

【食疗应用】 如需要止渴时，用雪水煎茶煮粥。在瘟疫流行，小儿热癫啼哭时，可以用雪水温服。

【说明】 又名腊雪。雪水属大寒之物，甘冷无毒，有清热解毒作用，可治瘟疫、小儿热癫狂啼、酒后烦热、黄疸等症。外用可治急性结膜炎，煎茶煮粥，能解热止渴。

（七）井水

【性味功效】 甘平；清热解毒，利水止血。

【食疗应用】 小便赤热、赤涩不畅者，可常饮用井水。饮酒牙痛时，可用井水经常含漱。外伤出血不止，用冷井水浸泡，即可止血。

【说明】 又名井泉水、井华水。井水甘平无毒，可治消渴、反胃、热痢、热淋、小便赤涩、出血等症。

（八）泉水

【性味功效】 甘平；和胃止呕。

【食疗应用】 霍乱腹泻，呕吐腹空时，宜多饮服泉水。

【说明】 又名岩泉水。泉水因地区不同，所含成分也不同，某些地区所产的优质矿泉水对人体健康有益，是理想的饮料，含多种矿物质及微量元素。

（九）温泉水

【性味功效】 辛热，微毒；祛风活血，除疥疗癣。

【食疗应用】 诸风筋骨挛缩、肌皮顽痹、手足不遂者，可经常洗温泉浴。疥癣诸疾，在皮肤骨节者，可以用温泉入浴。

【说明】 又名温汤、沸泉。温泉水主要用作洗浴用，含有硫黄等矿物质，可以治疗多种皮肤病。

三、酒类营养和食疗

在我国酒类酿造历史悠久。酒类大致可分为3类，即发酵酒、蒸馏酒和配制酒等。过量摄入乙醇对人体健康有害，乙醇为原生质毒物，可损害黏膜上皮细胞组织的表层，损害的程度决定于乙醇的浓度及持续作用的时间。

1. 白酒

【性味功效】 甘苦,辛温,有毒;散寒活血,舒筋止痛。

【食疗应用】 患冷气心痛时,可用烧酒加盐饮用。寒痰咳嗽时,用烧酒200ml,猪油、蜂蜜、香油、茶末各200g,同浸在酒内,煮成膏状。每天适量食用,以茶送服。风虫牙痛,可用烧酒浸花椒,经常漱口。妇女遍身风疮作痒时,用蜂蜜少许加酒饮服。急性扭伤时,用高度白酒或乙醇泡老红枣擦患处。扭挫伤、腰痛时,用韭菜30g,酒60ml,煮沸后服用。治疗冻疮时,可用白酒30ml,花椒15g,生姜汁3ml,甘油6ml,先将花椒浸酒内,7d后取出花椒,加入姜汁、甘油,摇匀后涂于患处。

【说明】 中医用酒治病,历史悠久。酒是世界上最古老药品之一,种类繁多,都以陈者为上品。浸药酒多用烧酒,将各种中药单味,或复方放入酒中泡,借酒辛温行散,活血行气特性,以增加药性和便于药力迅速到达全身经脉,常用木瓜酒、人参酒、五加皮酒、天门冬酒、当归酒、枸杞酒、薯蓣酒、桑椹酒、鹿茸酒等。目前全国各地生产的传统药酒和新品种药酒名目繁多,性质各异。治疗时,可按各种药酒的适应证选择服用。也是常用调味品,烹调时用,以除腥秽。饮用少量酒,对健康者并无大害,但如经常饮用过量烈性酒,则无益有害,尤其原发性高血压、心脏病、肝肾疾病、动脉粥样硬化、溃疡病及孕妇等,则不宜过量饮用。

啤酒:大麦为主料,加以辅助原料,糖化后用啤酒花酵母发酵制成,啤酒含乙醇浓度为3%~6%。此外,含少量糖类,维生素B_1、维生素B_2等各种维生素和其他营养物质。被誉为“液体面包”,1000ml啤酒相当于5个鸡蛋或500ml牛奶所产的能量。啤酒还具有健胃消食,化湿利尿功效,故健康人适量饮用有益无害。

2. 红酒 红酒一般是红葡萄酒的简称。酿制红酒的第一步,先去梗,把葡萄果粒从梳子状的枝梗上取下来。因枝梗含有特别多的单宁酸,在酒液中有一股令人不舒服的味道。第二步是压榨,葡萄皮和葡萄肉是同时压榨的,红酒中所含的红色色素,就是在压榨葡萄皮的时候释放出的。就因为这样,所以红酒的色泽是红色的。如果酿制白葡萄酒,则只是压榨葡萄肉并进行酿制。经过榨汁后,就可得到酿酒的原料——葡萄汁。第三步是榨汁发酵,葡萄酒是透过发酵作用而得的产物。发酵时葡萄中所含的糖分会逐渐转化成酒精和二氧化碳。因此,在发酵过程中,糖分越来越少,而酒精浓度则越来越高。通过缓慢的发酵过程,可酿出口味芳香细致的红葡萄酒。第四步除渣,发酵完成后,溶解残存的物质会自动沉淀,可顺利地被除去,此过程称为除渣。接着装入酒桶使之能够充分熟成,熟成约需2年(但亦有熟成未满2年者)。熟成后即可装瓶。

【性味功效】 红酒的成分相当复杂,是经自然发酵酿造出来的果酒,含有最多的是葡萄果汁,占80%以上,其次是经葡萄里的糖分自然发酵而成的酒精,一般在10%~30%,剩余的物质超过1000种,比较重要的有300多种。红酒其他重要的成分有酒酸、果性、矿物质和单宁酸等。虽然这些物质所占的比例不高,却是酒质优劣的决定性因素。质优味美的红酒,是因为它们能呈现一种组织结构的平衡,使人在味觉上有无穷的享受。

红葡萄酒除富含人体所需的8种氨基酸外,还有丰富的原花青素和白黎芦醇。原花青素是保卫心血管的标兵,白藜芦醇则是出色的癌细胞杀手。目前已经有越来越多的研究显示,每天喝一定量葡萄酒,可以有效预防乳腺癌、胃癌等疾病。不过要提醒大家,购买时一定要选正规厂家生产的葡萄酒。好的葡萄酒完全由葡萄发酵而成,味道甘酸、微甜,不含任何添加剂。那种喝起来比较甜的葡萄酒(除特殊工艺发酵的甜酒外),都加入了很多糖,大家还是少喝为好。红酒中的葡萄皮和葡萄籽中含有花青素，可以抗氧化、美白、抗过敏，红酒中含有花青素萃取物，可控制皮肤的老化（在植物界中常出现的强力抗损坏物质，在红葡萄酒中就含有。并且存在10种以上的成分，特别是所含的生成红色素的成分，能防止损坏活性氧，具有很好的美容护肤功效）。

【食疗应用】

（1）延缓衰老：人体跟金属一样，在大自然中会逐渐“氧化”。人体氧化的罪魁祸首不是氧气，而是氧自由基，是一种细胞核外含不成对电子的活性基因。这种不成对的电子很易引起化学反应，损害DNA（脱氧核糖核酸）、蛋白质和脂质等重要生物分子，进而影响细胞膜转运过程，使各组织、器官的功能受损，促进机体老化。红葡萄酒中含有较多的抗氧化剂，如花青素、酚化物、鞣酸、黄酮类物质、维生素C、维生素E、微量元素硒、锌、锰等，能消除或对抗氧自由基，所以具有抗老防病的作用。

（2）预防心脑血管病：红葡萄酒能使血中的高密度脂蛋白（HDL）升高，而HDL的作用是将胆固醇从肝外组织转运到肝脏进行代谢，所以能有效降低血胆固醇，防治动脉粥样硬化。不仅如此，红葡萄酒中的多酚物质，还能抑制血小板的凝集，防止血栓形成。虽然白酒也有抗血小板凝集作用，但几个小时之后会出现“反跳”，使血小板凝集比饮酒前更加亢进，而红葡萄酒则无此反跳现象。在饮用18h之后仍能持续抑制血小板凝集。

（3）预防癌症：葡萄皮中含有的白藜芦醇，抗癌性能在数百种植物中最好。可以防止正常细胞癌变，并能抑制癌细胞的扩散。在各种葡萄酒中，红葡萄酒中白藜芦醇的含量最高。因为白藜芦醇可使癌细胞丧失活动能力，所以红葡萄酒是预防癌症的佳品。

（4）美容养颜：红葡萄酒作为美容养颜的佳品，备受人们喜爱。有人说，法国女子皮肤细腻、润泽而富于弹性，与经常饮用红葡萄酒有关。红葡萄酒能防衰抗老，使皮肤少生皱纹。除饮用外，还有不少人喜欢将红葡萄酒外搽于面部及体表，因为低浓度的果酸有抗皱洁肤的作用。虽然，饮用红葡萄酒的好处非常多，但也有量的限制。专家认为，饮用红葡萄酒，按酒精含量12%计算，每天不宜超过250ml，否则会危害健康。

（5）产后喝红酒利于身材恢复：优质的红葡萄酒中含有丰富的铁，对女性非常有好处，可以起到补血的作用，使脸色变得红润。同时，女性在怀孕时体内脂肪的含量会大大增加，产后喝一些葡萄酒，其中的抗氧化剂可以防止脂肪的氧化堆积，对身材的恢复很有帮助。葡萄酒中的酒精含量并不高，只要不是酒精过敏体质的人，一天喝一小杯（约50ml）是没有问题的。哺乳期的人应尽量在哺乳后喝，这样到下次哺乳时，体内的酒精已被大部分降解，对婴儿不会有很大影响。

3. 啤酒　啤酒是以大麦芽[也有用小麦、玉米（淀粉）及大米]、酒花、水为主要原料，经酵母发酵作用酿制而成的饱含二氧化碳的低酒精度酒。大多数的啤酒利用加入啤酒花的手段形成独特苦味并起到防腐作用，也有在啤酒中添加香草或水果等，以改变风味。

【性味功效】　啤酒是一种含有营养成分（糖类、蛋白质、维生素、矿物质）且平衡性良好的饮料。其特点为：啤酒中约含有17种氨基酸，8种必需氨基酸，分别为亮氨酸、异亮氨酸、苯丙氨酸、异戊氨酸、半胱氨酸、赖氨酸、蛋氨酸、色氨酸。所含蛋白质中人体必需的氨基酸占12%～22%，含有多种维生素及矿物质。啤酒中含有钙、磷、钾、钠、镁等无机盐和微量元素。

啤酒具有利尿、促进胃液分泌、缓解紧张及治疗结石的作用。适当饮用啤酒可以提高肝脏解毒作用，对冠心病、高血压、糖尿病血脉不畅、便秘均有一定疗效。

【食疗应用】

（1）纯天然饮料：啤酒是由粮食发酵而成，所以是可靠的纯天然食品。

（2）解渴去暑。啤酒具有较高的水含量（90%以上），夏天喝啤酒清凉润喉去燥，起到解暑的作用。

（3）助消化：啤酒中主要含有大麦、醇类、酒花成分和多酚物质，能增进胃液分泌，提高胃肠的消化吸收功能。

（4）护眼：啤酒含大量B族维生素，特别是维生素B_{12}、维生素B_2（核黄素）。维生素B_{12}对抗贫血和调节大脑中枢神经代谢机制有一定好处。维生素B_2对保护视力有重要作用。

【注意事项】

（1）有消化道疾病患者，如有胃炎、胃溃疡、结肠炎的患者不宜饮酒。

（2）有急慢性肝病的患者，其肝脏功能不健全，就不能及时发挥其解毒等功能，容易发生酒精中毒，而且酒精会直接损伤肝细胞，不宜饮啤酒。

（3）心脑血管疾病患者、孕妇、老年人、体弱者和一些脾胃虚寒患者也不宜饮用啤酒。

（4）不要过量饮用啤酒，如无节制地滥饮，体内累积的酒精会损坏肝功能，增加肾脏的负担，且过度饮用啤酒会引起酒精中毒，造成肝脏疾病。因此，医学营养学家建议：每人每天饮啤酒应不超过1.5L。

（5）糖尿病患者饮啤酒，每日饮酒量不应超过1～2份标准量。1份标准量为啤酒285ml（清淡啤酒375ml、红酒100ml或白酒30ml），各约含有酒精10g。当不同类型的酒中酒精含量相当时，酒精对血糖的影响自然也相当。但是，酒中糖类的含量也会影响血糖。通常，1听（350ml）普通啤酒约含10g糖类，1听清淡啤酒约只含5g糖类。不过，不同品牌的啤酒糖类含量差异较大（3～23g）。糖类含量较低的清淡啤酒可能更适合糖尿病患者。需注意：饮酒时应该补充少量主食或零食，尤其是使用胰岛素或磺脲类药物的患者。

（6）减肥者饮啤酒，热量控制就显得很重要。1听啤酒中所含的热量为100～200kcal。饮酒与摄入任何食物所遵循的原则是一样的，饮用啤酒时要计算热能。

4. 酒酿

【性味功效】 甘辛温；益气活血，散结通乳，消肿托毒。

【食疗应用】 妇女哺乳期乳汁不通者，可用糯米酒酿250ml，加入菊花叶捣烂绞汁75ml，煮开后趁热时服食。催乳用嫩苎麻根炒熟，加酒酿适量，共捣烂后，敷双侧乳房24h，应注意忌食发物。患有头痛时，用苍耳子、白芷、谷精草各25g，川芎15g，甜酒酿200ml，老酒1000ml，煎成500ml后饮服。患急性扭、挫伤时，用酒酿渣、鲜生地黄各适量共捣烂，炖热后敷于患处。

【说明】 又称甜酒酿、酒窝。用于产后乳汁缺少，以催乳最为适宜，与滋补食品同时进食，则补益的功效更为显著。酒酿性善窜透、升发，故外用有消肿、散结、托毒的作用。凡阴虚内热，湿热内盛者，不宜过多食用。

5. 酒糟

【性味功效】 甘辛温；温中消食，散瘀止痛。

【食疗应用】 外伤或骨折后，恶血不散疼痛时，用酒糟1000g，粳米500g，将二味相合，煮成稀粥状，趁温时涂于患处，外加绷带等包裹，每天换药1次。手足皲裂，春夏不愈者，可用生

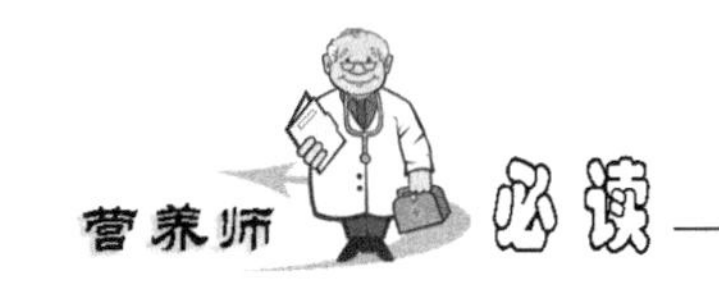

姜汁、红糟、白盐、猪油。以上各味研烂炒熟拌匀,涂抹皲裂处,当时感到疼痛,但不久即皮软皲合,再用即可痊愈。患血丝虫下肢象皮肿者,将热酒糟,盛装盆内,将患部置于盆口之上,用布覆盖蒸熏,至糟冷为止,每天1～2次,可连用至肿消退。

【说明】 又称甜糟、糟、红糟、老糟、香糟等。酒糟通常用其糟制食物,如制成糟肉、糟鸡、糟鱼等,食物经糟制后具有特殊的酒香,不但使食物去除腥味更为鲜美,且有行气、和血、温中、消食功效。以外用为主,或用作糟制食物,一般不内服。

四、糖类营养和食疗

精细的白糖只提供能量,而红糖、糖稀及蜂蜜等,含有B族维生素、少量铁及其他矿物质和微量元素。强化营养素的糖果,对改进儿童营养有重要意义。

1. 白砂糖

【性味功效】 甘平;润肺生津,补益中气。

【食疗应用】 润肺气,助五脏,可用白糖和枣肉、黑芝麻粉制成丸,每次进食后,含服1～2丸。中虚脘痛、食鱼蟹后不适、吃蒜韭口臭时,可用姜汤加白糖后饮用。解盐卤中毒时,可多用白糖食用。

【说明】 又名白糖、石蜜、糖霜、白霜糖。白砂糖为甘蔗的茎汁提炼而成,而绵白糖为甜菜根等提炼而成。两者性味相同,有补脾润肺功效,但无赤砂糖活血化瘀功能。多吃糖可增加能量,但多食会致食欲减退,消化不良,尤其长期喜甜食者,易增加体重,致肥胖、血脂升高,对健康不利。老年人及原发性高血压、动脉粥样硬化、冠心病患者更不宜多食。适量食用能益气补脾,多食则有留湿生痰的不良反应。

2. 冰糖

【性味功效】 甘平;补中益气,和胃健脾,止渴化痰。

【食疗应用】 患噤口痢时,可选用冰糖25g,乌梅1个,浓煎后经常饮用。小儿患消化不良,久疟不愈时,可用冰糖煎成浓汁后饮服。

【说明】 冰糖最为滋补,故服用补药、补品时冰糖比白砂糖、绵白糖为佳,如煎制各种膏滋药、蒸煮白木耳、烧煮龙眼汤时,常用冰糖,以取其补益的功效。冰糖虽甚甘甜,但性质比较平和,不易留湿、生痰、化热,没有赤砂糖可致温热的弊端。

3. 蜂蜜

【性味功效】 甘平;润肺补中,缓急解毒,滑肠通便。

【食疗应用】 老年人便秘时,可服用蜂蜜、黑芝麻等食物,先将黑芝麻炒熟后,捣烂如泥,取30g加蜂蜜适量,用开水冲服,每天2次。胃、十二指肠溃疡患者,可用蜂蜜80g,生甘草15g,陈皮10g,加水适量,先煎甘草、陈皮去渣取汁,冲入蜂蜜,每天3次,分次服用。蛔虫病、吐涎胸痛者发作时,可用甘草100g,生粉50g,蜂蜜200ml,加水3000ml,先煮甘草取汁2000ml,去渣加粉和蜜,搅拌均匀,煎如薄粥,每次温服500ml。口疮者,可用蜂蜜浸大青叶,经常含漱有效。男性阴疮者,可用蜂蜜煎甘草末,调匀后涂抹。上气咳嗽、喘息、喉中有物、吐血者,可用杏仁、生姜汁各1000ml,糖适量,蜜500ml,猪油50ml。以上5味,先以猪油煎至杏仁黄,取出,用纸拭使得冷净,捣烂如膏,加姜汁、蜜、糖等,煎成丸。服用时,相当于杏核大小1枚,每天可服用7次,逐渐加量。阴虚肺燥,久咳咽干,手足心热时,可用大白梨1个,挖去核后将蜂蜜50g填入,

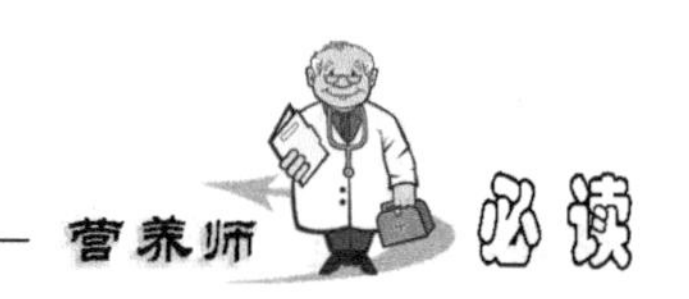

蒸熟后食用。慢性气管炎者，可用蜂蜜35g、鸡蛋1个，以蜜微炒后加水适量，打入鸡蛋，每天2次，早晚服用。肺结核，痰中带血，可用百部、白及各25g，用水煎后去渣取汁，调入蜂蜜适量，每天1剂，分2次服用。婴幼儿大便干结时，可用蜂蜜适量，以温开水冲服。对胃炎、胃、十二指肠溃疡，有治疗作用，用蜂蜜30g，酸枣仁15g，煎汤服用。宁心安神作用良好，可治疗心慌、失眠、多梦等症。如加五味子10g，柏子仁10g，即可有增强记忆、改善健忘的作用。

【说明】 是工蜂所采花蜜在巢中酿成，对健康有益，早为人认识，被列为健康和保健上品。古代就认为是很好的营养滋补品。作为药用已有几千年历史。《本草纲目》对蜂蜜功效作了全面的论述。蜂蜜可治大便秘结，尤其适于老年、小儿、体弱、病后，肠燥便秘而不宜用攻下药者，甚为适宜。对呼吸道病变，阴虚肺燥，久咳无痰时，可以配合中药，有辅助治疗作用。对生长发育期的儿童，蜂蜜也是最好食品之一。蜂蜜含有铁和叶酸，常吃可以防治婴幼儿童的贫血症。此外，原发性高血压、冠心病患者，经常服用蜂蜜也大有益处，并有滋润肌肤的作用。

【附】 蜂乳：为工蜂咽腺分泌的乳白色的胶状物，加蜂蜜配制成口服液。性味甘平；有滋补强壮、益肝健脾的作用。用于病后虚弱、小儿营养不良、老年体弱、传染性肝炎、风湿性关节炎、胃、十二指肠溃疡等症。

4. 红糖

【性味功效】 甘温；补中缓肝，和血化瘀。

【食疗应用】 治疗下痢、噤口时，可用红糖250g，乌梅1个，加水2000ml，煎成1000ml，经常饮用。治疗火烧、火烫时，可用红糖在瓦上煨干，研成细末，用菜油调成糊状，外敷用。妇女血虚、月经不调时，用红糖100g，鸡蛋2个，水煮熟后，在月经清利后服食。产后恶露不下、腹痛时，可用红糖100g，茶叶少许，以热黄酒冲服。

【说明】 又名赤砂糖、砂糖、紫砂糖、黑砂糖。红糖含有较丰富的铁质，故产妇失血后，可起到补血作用。红糖中还含维生素B_2、胡萝卜素和烟酸等成分，都是产妇所需要的营养物质，而这些成分白糖没有。其次，红糖还含有较多葡萄糖，容易被人体消化吸收。服用红糖水3～5min，血糖就会增加，人很快就感到温暖，有活血舒筋的功效，对产妇能起促进血液循环的作用。还含有微量的钙、锰、锌等各种元素，不仅对产妇有益，对男女老幼都有一定的好处。

5. 饴糖

【性味功效】 甘温；缓中补虚，健脾和胃，生津润燥，补肺止渴。

【食疗应用】 胃、十二指肠溃疡、虚寒、胃痛时，可用饴糖1～2匙，用温水化解后服用，有缓解胃痛的作用。伤寒咳嗽时，用饴糖在蔓菁汁和韭汁中煎沸，1次服食。成人、小儿咳嗽不止，可用白萝卜捣汁500ml，加饴糖25g，蒸化后待温热缓慢饮用。胎坠不安时，可用饴糖15g，以砂仁泡汤后饮服。如鱼骨骾在喉中，可用饴糖不拘多少，做成丸如鸡蛋黄大小，吞服。

【说明】 又名饧、麦芽糖、胶饴、饧糖、软糖等。稻米、大麦、小麦、粟、玉米、高粱等粮食作物，都可作为饴糖的原料，如高粱可制成高粱饴。各种粮食作物制成的饴糖，功效基本相同，但药效以质地软稠如胶蜜状者佳，质地坚硬将其牵拉凝结为色白者药效较差。古方中常用饴糖作为补中益气之佳品，其滋养和强壮的作用比砂糖好。

五、调味品类的营养和食疗

调味品包括的种类较多，在食物的烹调加工时，可增加和改进食物的风味，是必不可少的烹调佐料。每种调味品可因产地不同，其中的成分有差异。如食盐有井盐、海盐、岩盐和池盐等，主要成分均为氯化钠，但也有少量杂质，如碘、镁、钙等。有些地区的井盐中的氯化钡较高，多食可致中毒。酱类有豆类发酵制成酱，如黄酱、豆瓣酱，含有蛋白质、矿物质及B族维生素，而芝麻酱含钙质较多。酱油是由黄豆发酵制成的调味品，每100ml酱油含食盐约20g。醋是用粮食、糖和酒等为原料，经醋酸发酵而成，按原料不同分为米醋、糖醋、酒醋等。食醋中含醋酸为3%～5%，有芳香气味。不能长时间盛放在金属容器中。

1. 八角茴香

【性味功效】 辛甘温；温阳散寒，理气止痛。

【食疗应用】 疝气偏堕时，用大茴香末和小茴香末各50g，用猪膀胱1个，连尿将两种茴香末放入内，系定放入罐内，用酒煮烂后，连膀胱捣烂，做成丸如梧子大小，每次服食50丸，用白开水送服。腰痛如刺时，可用炒研的八角茴香，每次10g，空腹时用盐汤送服。或是以糯米500～1000g，炒热盛袋，拴于痛处。大小便皆秘，腹胀如鼓，气促者，可用炒熟去壳大麻子25g，八角茴香7只，研作细末后，加生葱白3～7根，同研煎汤，调成五苓散服用。胃气痛时，用大茴香9g，加酒煎服或研末，加适量白糖调味食用。

【说明】 本品为国家卫生部公布的法定药物和食物两用的植物，又名大茴香、八角香、八角大茴、大八角等。大茴香和小茴香形状不一，但性味及药用功效基本相同，作为调味香料用大茴香为多。莽草的果实与大茴香为同属植物，形状与八角茴香非常相似，极易混淆。莽草果实有毒，不可误用，其主要区别为莽草果实较小，一般长7～10mm，其尖端呈向上弯曲的鸟喙状，果柄多垂直，常脱落。带树胶样气味，其味较苦。阳虚火旺者应慎服。

2. 醋

【性味功效】 酸苦温；活血散瘀，消食化积，消肿软坚，解毒杀虫，治癣疗疮。

【食疗应用】 为预防流行性感冒、流行性腮腺炎、流行性脑脊髓膜炎，可在临睡前关好门窗，按每平方米空间用3ml醋的比例，在醋中加适量水，小火慢蒸，使空气中有较浓的酸味。中等房间用醋90～120ml在晚上烧熏1次，就能控制传染。风湿性关节炎，包括急性关节炎肿痛，可用好醋1000ml，煎至500ml；加入切细的葱白100g，再煮沸2次，过滤后用布包好，趁热裹于患部，每天2次。如有呃逆时，可用醋、开水各30ml，调和在一起，随意少量饮服。冻疮初起未溃时，可用醋煮热后，在温热时湿敷，每天2～3次。胆道蛔虫者，可按年龄大小，顿服酸醋30～50ml或更多，以后视情况，可再次服用，直至不痛为止。在疼痛明显减轻的当天和次日，再按常规服用驱虫药物。手足癣，发生手部为“鹅掌风”，生于足部为“脚湿气”，用好醋120g，加水1000g，浸泡患侧手、足，每晚1次。鱼骨鲠喉时，用醋120ml，缓缓喝下，再将馒头大口咀嚼咽下。疝气肿痛时，用青皮、小茴香各15g，用米醋500ml煮干，加水1000ml，煎至800ml，温和后服。诸肿毒时，用醋调大黄末涂抹患处。牙痛时，可用陈醋200ml，花椒6g，水煎去花椒后含漱。产后血晕者，可用铁器烧红，放入醋中浸淬，使患者吸入醋发出的蒸气。原发性高血压患者，可用醋浸花生仁，每次7～10粒，每天晚上放入醋中浸泡，第2天早晨连醋吃下，连吃10～15d。

【说明】 有名苦酒、醇酢、酢酒、醯、米醋。醋在自古即入药，通常多作药引用，内服也可外用，或用醋来炮制中药。作为调味品，醋不仅有调味作用，还可使胃酸增多，溃疡病患者不宜食醋。醋可促进食欲帮助消化，并有一定的杀菌作用，而且可解除食物的腥味，使食物更加鲜美可口，别具风味。但醋也不宜过食，否则会伤胃、损齿、不利于筋骨。烹调醋不能用铜器具，因为醋能溶解铜，会致铜中毒。

3. 花椒

【性味功效】 辛温，有毒；温中除湿，杀虫解腥。

【食疗应用】 胃寒痛时，可用花椒60g，炒焦研末，每天服用3次，每次3g，用米汤送服。风湿痹痛、四肢麻木时，用花椒60g，加水750ml，用纱布盖上，放屋外高处露1夜，次日清晨取回冷服，盖被出汗，症状即可减轻。反胃呕吐时，可用花椒6g，绿豆15g，水煎送服。呃逆不止用川椒200g，炒研后加面制成丸如梧桐子大小，每次服10丸，用醋送服。用乌梅9g，加水煎服，每天3次分服。牙痛时，可用川椒50g，捣烂为末，加精白面做成丸如皂角子大小，烧热后在痛处外敷。头上白秃者，可用花椒末，加猪油调匀后，外敷。

【说明】 本品为国家卫生部公布的法定药物和食物两用的植物。又名大椒、秦椒、蜀椒、川椒等。作为调料用的花椒，是指花椒果实的果皮，通常在8～10月份成熟后，剪取果枝，晒干除净枝叶杂质，分出种子，取用果花。所分出的种子名椒目，椒目仅作药物不作调料食物食用。临床上常用椒目治疗水肿胀满，痰饮喘逆，具有温肺化痰、温肾利水的功效。阴虚火旺者忌服，孕妇慎服。

4. 茴香

【性味功效】 辛温；温胃散寒，和胃理气。

【食疗应用】 疝气腹痛时，可用茴香、胡椒各等份，研为细末，加面做成糊状制成丸，如梧桐子大小，每次服用50丸，在空腹时温热服用。肾虚腰痛，不能转侧时，可用炒茴香研末，将猪肾切作薄片，不切断，在每层中掺入药末，用水纸裹，煨熟后细嚼食。患有痛经时，可用小茴香15g，加水煎服，在经前3d时服用，连服3剂。睾丸鞘膜积液、阴囊象皮肿，可用小茴香15g，食盐4.5g，同炒焦后，研为细末，打入青壳鸭蛋2个，同煎为饼，临睡用米酒送服，可连服4d为1个疗程。

【说明】 本品为国家卫生部公布的法定药物和食物两用的植物。又名小茴香、土茴香、谷茴香等。茴香是常用的调味品，市场上出售的五香粉以小茴香、八角茴香、砂姜、花椒、桂皮五种调味品按一定比例配制，为各地民间做荤、素菜肴时常用的调味佳品。其性温燥而辛香，故有健脾燥湿，温中和胃，行气畅中的功效。我国药典载有用茴香的制剂，如用小茴香提取的茴香油，用八角茴香制成的八角茴香酯和八角茴香水，都是常用的止咳祛痰和健胃的良药。

5. 胡椒

【性味功效】 辛热；温中下气，和胃止呕。

【食疗应用】 治疗感冒风寒时，可用胡椒8粒，暖脐膏1张，将胡椒研碎，放在暖脐膏中央，贴于第2与第3胸椎之间。贴后局部有痒感，为药物反应之故，不要揭开。吃肉类过多，宿食不消时，可用胡椒粉、生姜、紫苏各3g，水煎服。五脏风冷，冷气胸腹痛，吐清水者，可用胡椒粉适量服用，也可加在汤中服食。反胃、呕吐，数天不停时，可用胡椒粉1.5g，微煨后的生姜50g，加水1000ml，煎取汁500ml，温热时分3次服用。治疗胃痛时，可用胡椒7粒，去核大枣3个，共煮后吃枣喝汤，每天1剂。慢性气管炎、哮喘者，可用白胡椒数粒，放入75%乙醇中泡30min，取出后切成3瓣，用于穴位埋藏。选穴用膏肓、定喘、胸骨前压痛点、膻中、肺俞等。夏天冷泻，霍乱时，可用胡椒碾末，做成丸如梧桐子大小，每次服食40丸，每天1次。妇女痛经时，可用白胡椒粉1g，白酒50ml，烫热白酒后冲服胡椒粉。牙痛时，用白胡椒粉少许，加青盐适量，清除龋洞内腐物，将药塞入洞内。冻伤时，可用胡椒10g，白酒90ml，将胡椒浸酒内，7d后过滤使用。将药液涂在冻伤处，每天1次。

【说明】 本品为国家卫生部公布的法定药物和食物两用的植物。又名浮椒、玉椒。胡椒分黑白2种，黑胡椒与白胡椒是同种果实。黑胡椒是未成熟果实，为没有经过加工去皮的产品，所以干燥后，外皮皱缩变成黑色。白胡椒品质好，种仁饱满，为成熟好的果实，是经过加工去皮而成的，所以为白色。黑胡椒气味较淡，白胡椒气味峻烈，所以药用以白者为上。阴虚者，有火时应忌服。

6. 酱油

【性味功效】 咸寒；解热除烦，解毒。

【食疗应用】 毒虫、蜂蜇伤时，可用酱油汁涂抹伤处。滚汤、火烧灼，未形成水疱时，可用豆酱汁敷贴。痒疹时，可用酱油、醋，等量混合，涂布于患处。

【说明】 食疗应用时与酱基本相同。另外，可作为虫蜇伤及水火烫伤时的外用药。

7. 味精

【功效】 甘平；补脑镇惊，醒神开胃。

【食疗应用】 防治肝性脑病（肝昏迷）时，可用味精每次3g，每天3次。防治癫痫发作时，成人用量为每次1g，每天3次。治疗小儿大脑发育不全时，用量可按每岁每天1～1.5g，每天分3次服用。

【说明】 又名味素，化学名称为谷氨酸钠或麸氨酸钠，是常用的调味品。味精具有强烈的鲜味，是深受欢迎的调味品。在医疗上也有一定价值，可增进食欲，提高人体对其他食物中营养素的吸收能力。味精含大量谷氨酸，是人体所需要的氨基酸之一，90%可以被人体吸收，组成人体组织蛋白。谷氨酸能在体内转变为谷氨酰胺，可防治肝性脑病，并参与脑内蛋白质和糖类代谢，能改善神经系统的功能。所以，对大脑发育不全、癫痫等病症，有辅助治疗的作用，烹调食物时放味精调味对身体有益无害。

8. 食盐

【性味功效】 咸寒；清火凉血，通便解毒，滋肾坚齿。

【食疗应用】 治疗习惯性便秘，可在每天早晨空腹喝淡盐水500ml。牙龈出血时，早晚用盐细末刷牙，可连续使用。血痢不止时，可用精白盐烘干后研成末，调粥吃3～4次。阳脱虚症，四肢厥冷，不省人事，或少腹紧痛时，可用盐炒热，熨脐下气海穴。咽喉肿痛者，可每天数次用盐水含漱。化脓的疮口、碰伤后被泥土污染或溃烂有脓的创口，可用淡盐水冲洗，有杀菌防腐，促进伤口痊愈的作用。

【说明】 又名盐、咸鹾。我国很早就用盐调味，也常用为药物治疗某些疾病。内服有降火益肾功效，且较早地作为清热解毒、消炎灭菌外用药冲洗伤口。食盐为人体所必需，但食用时应注意，成人每天6g左右，即可满足需要。老年人、原发性高血压、肾病、心脏病、肝病时，应注意减少摄入量，病情严重者应限量或忌盐。

9. 碘盐 含碘食盐（iodised salt）俗称加碘盐、碘化盐或碘盐，是一种加入了少量含碘盐类（如碘酸钾）的食用盐。通过消化其中的碘化物可以预防食用者的碘缺乏病（IDD）。

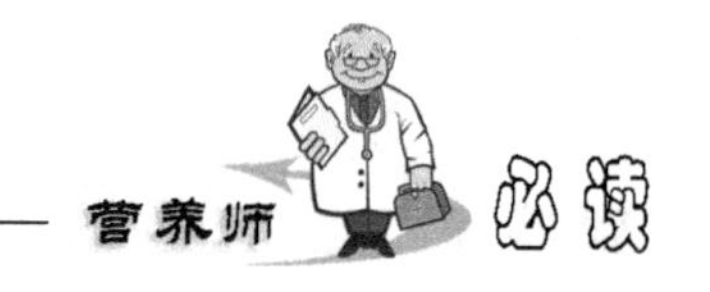

【碘与疾病】

（1）碘是人类生存所必需的一种微量元素，通常可以在多种食物来源中摄取。但碘在土壤中的含量因地方而异，有的地区土壤中碘含量很少，人们可能无法从蔬菜中摄取到足够的碘，从而造成碘缺乏。

（2）碘缺乏症（IDD）：人体如果缺少碘，将会造成碘缺乏病，这种疾病影响着全球约20亿人口，在许多国家，碘缺乏病是主要的可预防公众疾病之一。缺碘可以造成以下危害：智力发育迟缓（如地方性呆小症）；孕妇早产、流产和先天畸形儿，影响胎儿大脑的正常发育；地方性甲状腺肿。

（3）当碘摄入过多时也会导致疾病：例如甲状腺肿、甲状腺功能亢进、甲状腺功能低下、桥本甲状腺炎、碘过敏和碘中毒。

【食盐中的碘】

（1）将碘加入食用盐中是一种为人群提供所需的微量的碘的廉价而有效的解决方式，于1917年由美国病理学家戴维·马林（David Marine）最初发现，1924年首先在美国推广。据统计，加碘盐在全世界范围开始推广后，世界范围的平均智商有所提升。由于加碘盐中所含的碘会与空气中的氧气发生氧化作用而逐渐流失，因此一般要求出厂时留有余量。加碘食用盐工业中多使用碘酸钾作为加碘用添加剂。

（2）罐头（如腌制的甜菜）和包装食品（如薯片）中使用的食盐不是加碘盐。因为碘会被食物的其他成分氧化而将食物染黑，而在罐装食物中会沉淀，尽管无害却造成消费者不乐意购买。因此食用包装食品并不能摄取到碘盐。

【碘摄入量标准】 世界卫生组织（WHO）、国际控制碘缺乏症理事会（ICCIDD）和联合国儿童基金会（UNICEF）的联合报告，对每日推荐碘充足摄入量（RDA）（AI，即下限）是：成人为150μg，怀孕和哺乳期妇女为250μg，未成年人应按年龄酌情递减。

每日安全碘摄入量上限（UL）：一般认为正常人对碘的耐受程度非常高，各组织、国家对人类的每日最大安全碘摄入量上限（UL）有不同规定。①世界卫生组织推荐：1000μg。②美国法定：1100μg（一般说2500μg，研究发现每日碘摄入量达1700～1800μg时开始促使甲状腺激素升高）。③欧盟法定：600μg。④中国学者共识：700～800μg。

一般来说，按照正常食谱，加上碘盐，每日摄入量要超过上述值的可能性很低（对碘敏感和甲状腺疾病患者除外）。

【使用注意事项】 碘盐在帮人们补碘防病方面做出了不小的贡献，但要让碘盐充分发挥作用，就需要在日常生活中多加注意。

（1）碘盐要少买、及时吃。购买碘盐一次不宜过多，可吃完再买，以避免碘的挥发。

（2）食用碘盐时不要加太多的醋。碘与酸性物质结合后，其功效会受到影响，另外碘盐与带酸味的菜（如西红柿、酸菜等）一起食用时，其功效也会受到影响。

（3）碘盐放入容器后，要加盖密封，并存放于阴凉、通风、避光处，以保证其效果。

（4）要掌握好放碘盐的时机。因碘盐遇热易挥发，所以在炒菜或做汤时，因温度较高，不宜放入碘盐，应在菜或食物快炒好时放入碘盐。

此外，碘盐对人的健康有很大好处，但并非所有的人都适宜食用碘盐，据医学专家介绍，有两部分人群不能食用碘盐，即高碘地区的人群和因治疗疾病（如甲状腺疾病）而不宜食用碘盐

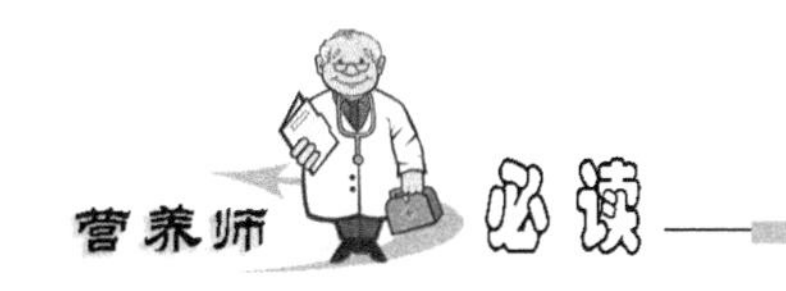

的。有关文件规定，这两部分人可以持相关证明到盐业部门专设的商店购买不加碘的食盐。

【碘盐——中国的碘盐标准】

（1）国家食用盐加碘量标准（初版）：根据世界卫生组织提供的推荐值，考虑碘盐在生产和销售过程中的碘损耗，将碘含量标准分为三个层次。生产环节：碘盐在工厂生产出来时，碘含量不低于40mg/kg。流通环节：碘盐在销售时，碘含量不低于30mg/kg。使用环节：消费者使用碘盐时，每千克碘含量20mg。由于当时碘盐生产商的生产工艺落后，将碘含量控制在较精确的范围有困难，因此，当时的标准未规定加碘量上限值。

（2）第一次调整：1995年，国家卫生部成立专家组，开始每隔2年左右进行一次全国性的碘营养监测和碘盐质量检测。同年的监测结果为：食盐碘含量用户平均水平为16.2mg/kg；儿童尿碘水平为164μg/L；合格碘盐食用率为39.9%。

检查发现部分盐商为了抽检时达标，在使用中加入过多的碘，部分地区中食盐的碘含量高达每千克100mg。专家组根据以上信息认为合格碘盐的使用率偏低，应坚决执行全国性的补碘政策。为防止碘盐生产商添加过多的碘，建议为加碘量设置上限值。国家卫生部采纳专家组建议后，将合格碘含量的标准定为：食用盐出厂碘含量为20～60mg/kg；平均水平为40mg/kg。

（3）第二次调整：1997年和1999年全国性碘营养监测和碘盐质量检测结果如下。食盐碘含量用户平均水平为40mg/kg；儿童尿碘水平为330μg/L（1997）、306μg/L（1999）；合格碘盐食用率80.6%。

研究人员认为儿童尿碘水平反映碘含量略偏高，应将尿碘水平控制在每升300μg以下。同时，这一时期的国内加碘盐企业的工艺水平有了很大提高，换用的碘酸钾的稳定性更强，不易在生产流通环节中流失。根据以上数据，国家卫生部于2000年第二次修改了碘含量标准：食用碘盐出厂碘含量为35mg/kg（允许误差范围为每千克±15mg）；碘含量范围为20～50mg/kg。

执行新标准后，2002年和2004年的监测数据显示：食盐碘含量用户平均水平为31mg/kg；儿童尿碘水平为250μg/L以下；合格碘盐食用率88.9%。

（4）第三次调整：2005年全国性碘营养监测和碘盐质量检测结果如下。食盐碘含量用户平均水平为30.8mg/kg；儿童尿碘水平为246μg/L以下；平均尿碘值低于100μg/L的省区有海南、西藏。平均尿碘值在100～200μg/L的省区包括黑龙江、上海、浙江、福建、广东、甘肃、青海、新疆和新疆建设兵团；平均尿碘值高于300μg/L的省区有安徽、河南、湖北、广西、云南；合格碘盐食用率90.2%。

结果显示，多数省区的平均尿碘值稍高于世界卫生组织推荐的适宜水平。少数省区过量，有9个省区水平适宜。当时参与调研的专家都认为应小幅度下调食用盐中的碘含量。同时专家也认为不应在全国范围内实行一样的加碘量，应该在每个省份或地区根据当地的尿碘值进行具体调整，以避免发生有些地区过量、有些地区缺碘的情况。

上述提议自2008年开始经国家卫生部的多个会议上的讨论和全国卫生技术标准委员会地方病分委会、国家卫生部疾病控制局地方病管理处等多个机构的修改，最终确定新的修改方案，并于2010年7月27日对公众宣布：碘含量平均范围为20～30mg/kg；每个省根据地方情况在上述范围选定一个值，然后在该值的基础上允许上下浮动30%。

（5）第四次调整：国家卫生部2010年7月26日公布《食用盐碘含量（征求意见稿）》，拟将食盐中碘含量的上限降低。

征求意见稿中对1994年国务院颁布的《食盐加碘消除碘缺乏危害管理条例》进行了如下修改：将食盐碘强化量20～60mg/kg修改为食用盐中碘含量的平均水平（以碘元素计）为20～30mg/kg；提出了各地根据人群实际碘营养水平，选定适合本地的食用盐碘含量平均水平；提出了食用盐中碘含量的允许范围为碘含量平均水平±30%。

（6）第五次调整：2011年9月15日，国家卫生部发布了食品安全国家标准《食用盐碘含量》（GB 26878—2011）。该标准于2012年3月15日正式实施。

该标准列出了三个盐碘浓度，盐碘含量均值分别为20mg/kg、25mg/kg、30mg/kg，由各省、自治区、直辖市根据当地人群实际碘营养水平，从中选择适合本地情况的盐碘含量作为当地标准。此次调整对食用盐中碘含量的平均水平（以碘元素计），由原来加工水平的35mg/kg下调至产品水平20～30mg/kg。新标准缩小了食用盐碘含量的允许波动范围，由原来的35±15mg/kg调整为食用盐碘含量平均水平的±30%。此外，新标准规定各地可结合本省人群碘营养水平供应一种、两种或三种碘含量的碘盐。

【食盐加碘的负面影响】

（1）中国至少有一半人口是不需要食盐加碘的，对于这些人食盐加碘是一种浪费。

（2）中国有3000万～5000万人生活在碘的摄入量已经过量的地区，有些人已经患有高碘性甲状腺肿。理论上，加碘食盐会加重危害。

（3）全民食盐加碘后一段时间内，有些地区甲状腺疾病的发病率有所升高；高碘摄入对高碘甲状腺肿、高碘甲状腺功能亢进、高碘致甲状腺功能减退患病率的影响，高碘摄入对自身免疫性甲状腺疾病和甲状腺乳头状癌的影响尚需进一步研究。

国家卫生健康委员会疾病预防控制局原国家卫生监督专员肖东楼指出，所谓甲状腺癌增多与食盐碘过量有关的说法并不准确。从全球范围看，近年来，包括甲状腺癌在内的多数肿瘤都呈上升态势。甲状腺癌与食盐加碘存在某种联系的推论依据不充分，相反，采取补碘干预可使甲状腺癌向低恶性转化的结论已被广泛认同。

10. 盐卤

【性味功效】 咸苦，大毒；治疖消痈。

【食疗应用】 患有疖痈时，可用盐卤水加白面熬成糨糊，摊于厚纸上，纸中心剪孔备流脓，贴于患处。吐泻不止者，可用盐卤浸泡足部。

【说明】 为食盐沥下卤汁，别名盐胆水、卤水、滴卤。毒性强，只能外用，不可内服。

第八节　药食两用动植物

国家卫生健康委员会相继公布了87种药物和食物两用的动植物品，分别为丁香、八角茴香、刀豆、小茴香、小蓟、山药、山楂、马齿苋、乌梢蛇、乌梅、木瓜、火麻仁、玳玳花、玉竹、甘草、白芷、白果、白扁豆、白扁豆花、龙眼肉（桂圆）、决明子、百合、肉豆蔻、肉桂、余甘子、佛手、杏仁（甜、苦）、沙棘、牡蛎、芡实、花椒、赤小豆、阿胶、鸡内金、麦芽、昆布、枣（大枣、酸枣、黑枣）、罗汉果、郁李仁、金银花、青果、鱼腥草、姜（生姜、干姜）、枳椇子、枸杞子、桔梗、栀子、砂仁、胖大海、茯苓、香橼、香薷、桃仁、桑叶、桑椹、橘皮（陈皮）、橘红、益智仁、荷叶、莱菔子、莲子、高良姜、淡竹叶、菊花、菊苣、淡豆豉、黄芥子、黄精、紫苏叶、紫苏子、葛根、黑芝麻、黑胡椒、槐米、槐花、蒲公英、蜂蜜、榧子、酸枣仁、鲜白茅根、鲜芦根、蝮蛇、薄荷、薏苡仁、薤白、覆盆子、藿香。在以前的有关章节中已经介绍了数十种,其余部分介绍如下。

1. 乌梢蛇

【性味功效】 甘咸平;祛风胜湿,通经活络。

【食疗应用】 治疗风湿痹症,骨、关节结核,麻风、破伤风、小儿麻痹症等。每天用量为5～12g。

【说明】 为游蛇科动物乌梢蛇除去内脏后的全部。又名黑花蛇、青蛇、乌龙蛇、剑脊蛇。分布于浙江、江苏、湖南、湖北、山西、河北等地。

2. 蝮蛇

【性味功效】 甘温,有毒;祛风攻毒。

【食疗应用】 治疗麻风、皮肤顽症、瘰疬等症。每天用量10g左右,内服浸酒或烤焦后研末内服,也可外用。有毒性,用时应慎重。

【说明】 为蝮蛇科动物蝮蛇除去内脏后的全部。又名土兀蛇、反鼻蛇、土锦、灰地匾、土球子、地扁蛇等,分布于我国北部和中部地区。

3. 酸枣仁

【性味功效】 甘平;养肝补营,活血宁心,安神敛汗。

【食疗应用】 治疗心烦不眠、心悸怔忡、自汗、盗汗、口渴等症。实验研究证实煎剂有镇静、催眠、降压、降温、镇痛等作用。每天用量为10～15g。

【说明】 为鼠李科植物酸枣的种子。又名枣仁、酸枣核。产于辽宁、河北、内蒙古、山东、山西、河南、安徽、陕西等地。

4. 栀子

【性味功效】 苦寒;清热泻火,凉血明目。

【食疗应用】 治疗烦热不眠、黄疸、淋症、糖尿病、目赤肿痛、吐血、鼻出血、尿血、血痢、疮疡、跌打损伤、烫火伤等症。药理实验证实有利胆、镇静、降压抑制真菌等作用。常用于急性黄疸型肝炎、蚕豆黄、肾炎水肿、乳腺炎、腮腺炎的治疗。每次用量为5～12g。

【说明】 为茜草科植物山栀的果实。又名山栀子、木丹、越桃、支子、小卮子。产于广东、广西、安徽、江苏、浙江、江西、四川、贵州、台湾等地。

5. 甘草

【性味功效】 甘平温;和中益气,补虚解毒。

【食疗应用】 可治疗老年气虚,脏腑怯弱,腹脘胀满,肠鸣腹泻;心气不足,脉结代,心悸,咳逆气喘;气郁化火,心烦不寐,关节肿痛,风寒湿痹。有肾上腺皮质激素样作用,抗炎和抗过敏、抗肿瘤作用,可抑制溃疡的发展,并有抗脂肪肝的功能及解毒、镇咳、镇痛等作用。治疗老年病时,每次3～10g,每天的日剂量不宜超过15g。

【说明】 为豆科植物甘草的根和根茎。

6. 代代花

【性味功效】 甘微苦;疏肝和胃,理气解郁。

【食疗应用】 可用于肝胃气痛、气管炎、咳嗽、胸闷有痰、食欲缺乏、恶心等症的治疗。常用剂量为每次3～6g，煎汤或泡茶后饮用。

【说明】 为芸香科植物玳玳花的花蕾；又名枳壳花、玳玳花、酸橙花。主要产于江苏、浙江。

7. 罗汉果

【性味功效】 甘凉；清肺止咳，润肠通便。

【食疗应用】 可主治痰火咳嗽、喉燥声嘶、血燥便秘。常用于百日咳、支气管炎、扁桃体炎、喉炎的治疗。煎汤或制成药膳服食。剂量每次10～15g为宜。

【说明】 为葫芦科植物罗汉果的果实。又名拉汗果、假苦瓜等。广西有大量栽培，为其主要产地。

8. 肉桂

【性味功效】 味辛，甘，性热，入肾、脾、膀胱经；补肾阳，暖中焦，除积冷，通血脉。

【食疗应用】 胃气寒痛时，用桂皮3g，研成细末，每天2次，服时用温开水送服。月经前小腹胀痛时，用桂皮6g，山楂肉10g，红糖50g，加水适量煎汁，于月经来潮之前，分2次温服。妇女产后腹痛时，可用桂皮3～6g，红糖12g，水煎汁后温服。

【说明】 为樟科植物肉桂干皮和树皮。又名牡桂、大桂、玉桂、紫桂。分布于福建、广西、广东、云南等地。桂皮是常用的芳香调味品之一。作为调味品用的桂皮，通常是指天竺桂等的树皮。另有肉桂是指肉桂树的皮，均属樟科植物，所含成分多相同。只是桂皮味薄，故功效不及肉桂。

9. 决明子

【性味功效】 咸平；清肝明目，利水通便，益肾补精。

【食疗应用】 适用于老年阴虚肝旺、肝热上冲，目赤涩痛、羞明多泪，老年燥热，便秘或肥胖，阴虚火旺、头晕、头痛等症，有降低胆固醇、降血压、抗菌的作用。治疗老年病剂量，煎剂10～30g，散剂每天3～19g，抗衰老健身散剂每天6g。老人脾胃虚寒，大便溏泻者，应忌服。本品为治风湿的要药，需与枸杞子、女贞子、生地黄等药物同服。

【说明】 为豆科植物决明的种子，亦称草决明。

10. 莱菔子

【性味功效】 辛甘平；下气化痰，消食除积。

【食疗应用】 主治咳嗽痰喘、食积气滞，便秘、下痢后重、瘀血肿痛症等。莱菔子有抗细菌和真菌的作用。

【说明】 为十字花科植物萝卜的成熟种子，又名萝卜子。全国各地均普遍栽培。

11. 陈皮

【性味功效】 辛苦温；理气调中，燥湿化痰。

【食疗应用】 可用于胸胁胀满、不思饮食、呕吐、咳嗽痰多等症。每天5～15g，煮粥、煎汤，均可食用。

【说明】 为芸香科植物福橘或朱橘等多种橘类成熟果实的果皮，含有挥发油。

12. 砂仁

【性味功效】 辛温；行气调中，和胃醒脾。

【食疗应用】 主治腹痛痞胀、胃呆食滞、寒泻冷痢等症。每天1.5～2g。煎汤或配制药膳后食用。

【说明】 为姜科植物阳春砂或缩砂的成熟的果实或种子。又名缩砂仁、缩砂密或缩砂蜜。原植物分布于广东、广西及越南等地。

13. 乌梅

【性味功效】 酸涩平；敛肺涩肠，生津安蛔。

【食疗应用】 主治肺虚久咳、久痢滑肠、虚热消渴、呕吐、腹痛、胆道蛔虫等症。每天使用剂量6～12g，煎后内服，或制成药膳使用。

【说明】 为蔷薇科植物的干燥近成熟果实。又名橘梅肉、梅实、春梅、熏梅等。原植物分布于四川、浙江、福建、湖南、贵州、广东、湖北、云南、陕西、安徽、江苏、广西等地。

14. 肉豆蔻

【性味功效】 辛温；暖胃消食，行气宽中。

【食疗应用】 可以治疗气滞、食滞、胸闷腹胀、呃逆、疟疾等症。每天可用剂量为1.5～5.0g。

【说明】 为姜科植物白豆蔻的果实。又名壳蔻、白蔻等。原植物分布于国外，我国的广东、广西、云南等地有栽培。

15. 白芷

【性味功效】 辛温；祛风燥湿，消肿止痛。

【食疗应用】 可以治疗头痛、眉棱骨痛、牙痛、鼻渊、寒湿腹痛、肠风痔漏、赤白带下、痈疽疮疡、皮肤瘙痒、疥癣等症。试验证明有抑制大肠埃希菌、痢疾杆菌、伤寒杆菌、副伤寒杆菌、铜绿假单胞菌（绿脓杆菌）、变形杆菌、霍乱弧菌的作用。每天常用剂量为2.5～6g。

【说明】 为伞形科植物兴安白芷、川白芷、杭白芷、云南牛防风的根。又名芳香、苻蓠、泽芬、香白芷等。兴安白芷和川白芷分别分布于黑龙江、吉林、辽宁，杭白芷分布于浙江、台湾，云南牛防风分布于云南、四川。

16. 藿香

【性味功效】 辛微温；醒脾和中，祛暑化湿。

【食疗应用】 主治感冒暑湿、寒热头痛、胸脘痞闷、呕吐、泄泻痢疾、口臭等症。含挥发油，对许兰毛癣菌等多种真菌、钩端螺旋体有抑制作用。每天的常用剂量为5～15g。可以内服，也可以外用治手、足癣。

【说明】 为唇形科植物广藿香或藿香全草。广藿香在广东、云南有栽培，藿香在黑龙江、吉林、辽宁、河北、河南、山东、陕西、江苏、广东、湖北、云南等地，均有分布。

17. 沙棘

【性味功效】 淡平；消食健脾。

【食疗应用】 可治疗小儿消化不良等症。煎汤饮服，每次剂量可用25～50g。

【说明】 为豆科植物砂珍棘豆的全草，又名泡泡草。分布在陕西、甘肃、山西、河内、内蒙古等地。生于沙地、河岸沙滩、山坡等地。

18. 郁李仁

【性味功效】 辛苦甘平；下气利水，润肠通便。

【食疗应用】 可以治疗腹水、肢体和面部水肿、小便不利、大便不畅等症。每天的常用剂量为3～10g。

【说明】 为蔷薇科植物郁李、欧李或长梗郁李的种子。又名郁子、郁里仁、李仁肉。前者原植物分布于辽宁、华北、华东等地,后者在东北及内蒙古。

19. 薤白

【性味功效】 辛苦温;通阳散结,行气导滞。

【食疗应用】 主治胸痹疼痛,痰饮咳喘,泄痢有里急后重等症。含蒜氨酸、甲基蒜氨酸、大蒜糖等成分。每次剂量为4.5~9g。

【说明】 为百合科植物小根蒜的干燥鳞茎。又名薤根、小独蒜、薤白头、小蒜。原植物分布于黑龙江、吉林、辽宁、河北、山东、湖北、贵州、云南等地。

20. 薄荷

【性味功效】 辛凉;疏风散热,辟秽解毒。

【食疗应用】 可治疗外感风热、头痛、目赤、咽喉肿痛、食滞气胀、口疮、牙痛、疮疥、瘾疹等症。每天常用剂量为2.5~6g。

【说明】 为唇形科植物薄荷或家薄荷的全草或根;又名番荷菜、升阳菜、夜息花。主要分布于华北、华东、华南、华中及西南等地。

21. 丁香

【性味功效】 辛温。油甘辛大热,露性味辛烈。温中止痛,和胃暖肾,降逆止呕。

【食疗应用】 朝食暮吐者,可用丁香数粒研末,加甘蔗汁、姜汁制成丸,如莲子大小,含咽服用。胃痛用丁香15g,肉桂9g,共研为末,可分为10份,每次服1份,每天服3次。心痛不止时,用丁香25g,桂心50g;捣细做成为散剂,每次在食前饮服,以热酒调下5g。呃逆用丁香、柿蒂各1g。共研细末,1次用开水送服。龋齿牙痛,取丁香油滴入蛀孔,或用棉球蘸丁香油,塞填鼻孔中。如患有癣症,用丁香15g,加入70%乙醇至100ml,浸48h去渣。每天涂搽患处3次,通常3~5d能治愈。

【说明】 为桃金娘科植物丁香的花蕾,又名丁子香、支解香、雄丁香、公丁香。原产于坦桑尼亚、马来西亚、印度尼西亚等国,我国广东地区也有出产。药用分公丁香、母丁香。公丁香是其未开的花蕾,力足气香,效佳;母丁香是其未成熟果实,气味较淡,功效稍弱。所以,临床多用公丁香。热病及阴虚内热者忌用。

【附】 丁香油为丁香经蒸馏所得的挥发油,性味甘辛大热,功效为暖胃、温肾。可治疗胃寒痛胀、呃逆、吐泻、口臭、牙痛、疝痛、阳痿等。其药效胜于丁香,故《本草纲目拾遗》说"丁香油,透关窍,祛寒,力速于丁香"。丁香露为丁香的干燥花蕾蒸馏液。性味辛烈,可治胃痛、胃寒。

22. 高良姜

【性味功效】 辛温;温胃散寒,行气止痛。

【食疗应用】 可治疗脾胃中寒、脘腹冷痛、呕吐、泄泻、噎嗝反胃、食滞、冷癖等症。使用剂量为每天2.5~5g。

【说明】 为姜科植物高良姜的根茎;又名膏凉姜、良姜、蛮姜、小良姜、海良姜。原植物分布于广东、海南、雷州半岛、广西、云南、台湾等地。

23. 香橼

【性味功效】 辛苦酸温;理气疏肝,消痰利膈。

【食疗应用】 主治胃痛胀满,痰饮、咳嗽、气壅,呕吐少食。使用剂量为每次3~6g。

【说明】 为芸科植物枸橼或香橼的成熟果实。枸橼主要分布于长江流域及其以南地区，香橼主要分布于江苏、浙江、江西、安徽、湖北、四川等地。

24. 火麻仁

【性味功效】 甘平；润燥滑肠，通淋活血。

【食疗应用】 主治肠燥便秘、消渴、通淋、内痹、痢疾、月经不调、疥疮、癣等症。有降低血压的作用。每次使用剂量为10～12g。

【说明】 为桑科植物大麻的种仁；又名麻子、麻子仁、大麻子、大麻仁。原植物全国各地均有栽培。

25. 橘红

【性味功效】 辛苦温；理气健脾，燥湿化痰。

【食疗应用】 主治胸胁胀满，食少吐泻，咳嗽痰多，鱼蟹中毒等症。每次使用剂量为3～9g。内服煎汤或制成药膳食用，如橘皮醒酒汤。

【说明】 为芸香科植物橘及其栽培变种的多种橘类果皮的外层红色部分；又名芸皮、芸红。原植物分布于安徽、陕西、江西、江苏、浙江、湖北、湖南、四川、福建、广东等地。

26. 香薷

【性味功效】 辛微温；发汗解暑，行水散湿，温胃调中。

【食疗应用】 治疗夏日感寒饮冷、头痛发热、恶寒无汗、胸痞腹痛、呕吐、腹泻、水肿等症。使用剂量每天为3～10g，煎汤内服，或研末。表虚者忌服。

【说明】 为唇形科植物海州香薷的带花全草，又名香菜、香戎、香茸、蜜蜂草、紫花香柔。分布在河北、山东、河南、安徽、江苏、浙江、江西、湖北、四川、云南、陕西、甘肃等地。

27. 红花

【性味功效】 辛温；活血化瘀，通经止痛。

【食疗应用】 实验证明其煎剂对动物在体子宫及离体子宫均有显著的兴奋作用，对肠管、血管、支气管平滑肌也有兴奋功能，并能降低血压及血脂。每次用量为3～5g。孕妇忌服。可治疗经闭、肿瘤、难产、死胎、产后恶露不行、淤血肿痛、痈肿、跌打损伤等症。

【说明】 为菊科植物红花的花；又名红蓝花、刺红花、草红花。原植物全国均有栽培。

28. 紫苏

【性味功效】 辛温；调中益气，健脾和胃，发表散寒；苏子下气消痰，宽肠通便。

【食疗应用】 可治老年脾胃不和、心腹胀满不适、感冒风寒、咳逆痰喘、便秘等症。发热家兔有解热作用，并可降低血压及延缓衰老。每次剂量为6～9g。温热病及有气虚者忌服。

【说明】 为唇形科植物紫苏的带叶嫩枝。

29. 木瓜

【性味功效】 酸温，无毒；平肝舒筋，和胃化湿。

【食疗应用】 可以治疗湿痹拘挛，腰、膝关节酸重、疼痛，吐泻后的肌肉痉挛，脚气水肿等症。剂量为每次6～9g。

【说明】 为蔷薇科植物贴梗海棠的子实体；又名木瓜实、铁脚梨、贴梗海棠、皱皮木瓜、宣木瓜等。分布于安徽、浙江、湖北、四川等地，湖南、福建、河南、陕西、江苏等地也有。

30. 白扁豆

【性味功效】 甘微温;健脾化湿。

【食疗应用】 可治疗赤白带下、服药后胎动不安、暑天腹泻、呕吐等症。

球凝集素A为毒性蛋白,可致大鼠肝脏区域性坏死。血球凝集素B为胰蛋白酶抑制剂;在体内不易消化,并能抑制凝血酶而使凝血时间延长。

【说明】 为豆科植物豆角的嫩荚壳及种子。又名扁豆、沿篱豆、褊豆等。国内普遍栽培。

31. 佛手

【性味功效】 苦辛甘温;健脾化湿,和胃止痛,理气化痰。

【食疗应用】 主治胃痛、胁胀、呕吐、噎膈、痰饮、咳喘等症,并能解酒。每天使用剂量为2.5～10g。

【说明】 为芸香科植物佛手的果实。又名佛手柑、佛手香橼、蜜筒柑、蜜萝柑、福寿柑、五指柑。原植物栽培于广东、广西、福建、云南、四川、浙江、安徽等地。

32. 昆布 其性味功效同海带;详见海带有关内容。

33. 桃仁

【性味功效】 苦甘平;活血化瘀,润肠通便。

【食疗应用】 主治经闭、痛经、肿瘤、跌打损伤、肠燥、便秘等症。常用剂量为每天4.5～9g。

【说明】 为蔷薇科植物桃或山桃干燥成熟的种子;又名核桃仁、毛桃、白桃、山毛桃、野桃。原植物分布于四川、云南、陕西、山东、河北、河南、辽宁、贵州等地。

34. 莲子

【性味功效】 甘涩平;补脾止泻,益肾涩精,养心安神。

【食疗应用】 主治脾虚久泻、遗精、带下、心悸、失眠等症。每天的使用剂量为6～15g。

【说明】 为睡莲科植物莲干燥成熟种子;又名水芝丹、莲蓬子、莲实、藕实、泽芝。原植物分布于湖南、湖北、福建、江苏、江西、山东、山西、安徽、陕西、辽宁、黑龙江等地。

35. 菊苣

【性味功效】 甘平;清肝利胆。

【食疗应用】 可治疗黄疸型肝炎。野生菊苣花提取物对动物中枢神经系统有兴奋作用,并有强心的功能,有抗菌、收敛的作用。可以提高食欲,但不增加平滑肌的张力。常用剂量为每次10g,加水煎服。

【说明】 为菊科植物菊苣全草,又名卡斯尼(维名)。分布在我国中部、东北及新疆等地。

36. 淡豆豉

【性味功效】 苦寒;解表除烦,宣郁解毒。

【食疗应用】 治疗伤风感冒,头痛时,可用豆豉1把,葱白10余根,煮汤以发汗。断奶胀奶者,用豆豉250g,水蒸服250ml,余下洗浴乳房。血痢不止者,可用豆豉、大蒜各等份,做成梧桐子大小的丸,每次30粒,用淡盐汤送服。小儿有胎毒时,用淡豆豉煎浓汁,服15～20ml。误食鸟兽肝中毒时,可用豆豉水浸滤汁服。发热后烦躁、失眠症时,用豆豉12g,煎汤服用。

【说明】 为豆科植物黑大豆的种子经蒸罨加工而成。又名香豉、淡豉。产于全国各地。豆豉有咸豆豉、淡豆豉、酱豆豉。古代尚有麸豉、瓜豉等;均当食品用。唯淡豆豉能入药,可与葱、姜、红糖等煎汤,治疗普通感冒和腹泻。咸豆豉性味咸,寒;用盐、椒制,产于福建蒲州;可解热除烦、调中发汗。一般当食物佐餐。如治疗感冒之轻症，与生姜同煎。

37. 黑胡椒　为胡椒科植物胡椒的未成熟的果实，功效与胡椒相同，详见胡椒的有关内容。

38. 枸杞子

【性味功效】　甘平；补肾益精，养肝明目，延年益寿。

【食疗应用】　主治肝肾不足、遗精、头晕、目眩、消渴、慢性肝炎、糖尿病等症。有抗脂肪肝、降低血糖、降胆固醇等作用。常用剂量为每天5～12g。

【说明】　为茄科植物枸杞或宁夏枸杞的成熟果实；又名枸起子、杞子、枸杞果、红耳坠、枸杞豆。前者分布于全国大部分地区，后者原植物分布在宁夏、甘肃、内蒙古、青海、新疆等地。

39. 麦芽

【性味功效】　甘性微温；消食和中，通乳下气。

【食疗应用】　主治食积不消、脘腹胀满、食欲缺乏、呕吐泄泻、乳胀不消等症。有较好的助消化功能。用量为每次10～15g。

【说明】　为禾本科植物大麦发芽而得；又名大麦、大麦毛、大麦芽等。全国各地均有。

40. 黄芥子

【性味功效】　辛温；利气豁痰，温中散寒，通络止痛。

【食疗应用】　治疗痰饮咳喘、胸胁胀满疼痛、反胃呕吐、中风不语、肢体痹痛、麻木、阴疽、肿毒、跌打肿痛等症。使用剂量为3～10g，内服或外用。

【说明】　为十字花科植物黄芥的种子；又名辣菜子。主产于安徽、河南、山东、四川、河北、陕西、山西等地。

41. 鲜白茅根

【性味功效】　甘寒；凉血止血，清热利尿。

【食疗应用】　主治热病烦渴、吐血、鼻出血、肺热喘急、胃热呃逆、淋症、小便不利、水肿、黄疸等症。实验证明有利尿、抗菌等药理作用。每天的使用剂量为10～15g。

【说明】　为禾本科植物白茅的新鲜根茎；又名茅根、兰根、茹根、白花茅根、丝毛草根、寒草根。原植物全国各地均有分布。

42. 荷叶

【性味功效】　甘平；清热解暑，升发清阳，凉血止血。

【食疗应用】　可治疗暑热烦渴、暑湿泄泻、脾虚泄泻、血热吐血、便血、崩漏等症。使用剂量为每次3～9g。

【说明】　为睡莲科植物莲的叶，又名遐。原植物分布于湖南、湖北、福建、江苏、浙江、江西、山东、山西、安徽、河南、陕西、辽宁、黑龙江等地。

43. 桑叶

【性味功效】　甘寒；疏风清热，凉血明目。

【食疗应用】　治外感风热、目赤肿痛、咳嗽、风疹、瘾疹、吐血、外伤出血等症。实验证明对伤寒杆菌、葡萄球菌有抑制作用，有抗螺旋体的功能，并能降低毛细血管通透性而起止血作用，可以解除支气管平滑肌的痉挛。每次使用剂量为5～10g。

【说明】　为桑科植物桑的叶；又名铁扇子。原植物全国各地均有栽培。

44. 鸡内金

【性味功效】 甘平;消除积食,化石止遗。

【食疗应用】 主治饮食积滞、食后胀满、呕吐反胃、小儿疳积、遗精、遗尿、消渴等症。可以增加胃液分泌量、酸度、消化能力增强。胃运动期延长,蠕动波增强,胃排空加速。每天使用剂量为3～9g。

【说明】 为雉科动物家鸡的干燥砂囊内膜;又名鸡黄皮、鸡肫皮、鸡食皮、鸡中金。

45. 鲜芦根

【性味功效】 甘寒;清热生津,除烦止呕。

【食疗应用】 主治热病烦渴、胃热呕吐、噎膈、反胃、肺痈。每天的使用剂量为15～30g。

【说明】 为禾科植物芦苇新鲜的根茎;又名芦茅根、苇根、芦菇根、顺江龙、芦芽根等。原植物全国大部分地区有分布。

46. 茯苓

【性味功效】 甘淡平;利水渗湿,健脾和中。

【食疗应用】 小便淋漓时,用茯苓、山药各等份,研成细末,米汤调服。有水肿者,用茯苓、赤小豆各30g,煎汤服用。泄泻用茯苓12g,干姜数片,红糖20g,煎汁饮服。白带或是梦遗者,用茯苓10g,用米汤调服,每天2次。

【说明】 又名云苓、白茯苓,茯苓有赤白之分。白茯苓有补益的功效,尤其能补益脾胃、助消化。茯苓有较弱的利尿作用,用于水肿、小便短少或频数的治疗。有安神和降糖作用,可治疗失眠多梦,对糖尿病也有一定疗效。北京的茯苓糕和茯苓夹饼是闻名全国的药膳糕点。茯苓的黑褐色的外皮称为茯苓皮,内部为淡红色者称为赤茯苓。都可以用于利尿为主。茯苓的核心附于松树根者,称为茯神或是抱木神,主要有安神作用。

47. 黑芝麻

【性味功效】 甘平;滋养肝肾,润燥滑肠;填精益髓,补血扶羸。

【食疗应用】 五脏虚损时,可用芝麻九蒸九晒,用时去皮后,煎汤与粳米做成粥后食用。肝肾不足,脱发目花,皮肤燥涩,大便闭坚者,可用炒芝麻、经霜去梗后晒干的桑叶等量研末,用糯米饭或是炼蜜为丸。每天服用12～15g,可连续服食,定能获得治疗效果。老年四肢无力,腰酸膝痛用芝麻1000g,薏苡仁1000g,干地黄250g,用布包好后,浸在5000ml酒内,密封5～6d可以饮用,空腹温服50ml左右。乳母奶少用芝麻炒研,加盐少量后可以食用。水火烫伤后,可用生芝麻捣烂如泥,厚涂患处。痔疮肿痛可用芝麻煎汤后,温热时洗浴。

【说明】 又名胡麻、巨胜、油麻、黑脂麻。常用于肝肾不足、虚风眩晕、腰膝酸痛、大便燥结、病后虚弱、须发早白、乳母奶少等症。因性滑润,有轻度刺激作用。有时也可外用治疗局部炎症。含多不饱和脂肪酸较多,对老年人的保健有重要意义。自古即有多食芝麻可延长寿命。有致泻作用,榨油后渣饼对家畜有毒性作用,可致肠绞痛、震颤、呼吸困难、胀气、咳嗽和呼吸抑制。给小牛喂食过多黑芝麻,则可发生湿疹、脱毛及瘙痒等症。

48. 香榧子

【性味功效】 甘平;杀虫消积,润燥缓泻。

【食疗应用】 治疗蛲虫病时,用香榧子7粒,接连食用7d。蛔虫、钩虫、姜片虫、绦虫等寄生虫病,可用炒熟的香榧子,每天早晨空服嚼食30～60g。治疗痔疮、尿频、小儿疳积、夜盲等

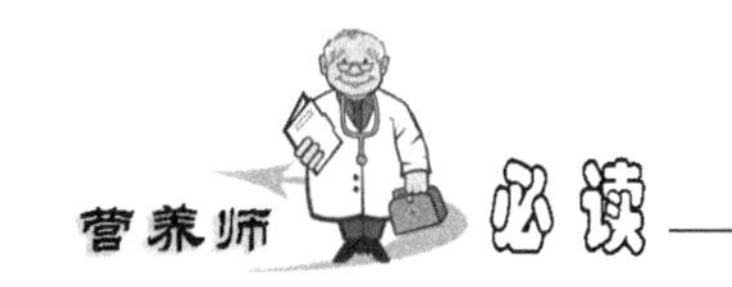

症，可每天嚼食香榧子7粒，有养身治病的功能。妇女乳房肿痛者，可用生的香榧子肉研细，以米醋调成糊状，涂于患处，每天更换。

【说明】 又名榧子、榧实。香榧子因其"木名文木，斐然章采，故谓之榧"。以产于浙江诸暨、绍兴枫桥者最为著名。本品既是群众喜爱的小果品，又是常用的驱虫药物。炒熟嚼食，香酥甘美，用以驱虫，易为儿童所接受。因兼有缓泻作用，可以帮助排出虫体，故可单味应用。种仁富含脂肪，高达51.7%，多食能缓泻、滑肠，故大便溏薄者不宜多食。

49. 菊花

【性味功效】 甘苦，微寒；疏风清热，平肝明目。

【食疗应用】 治疗原发性高血压、头痛、目赤、心烦、口苦，用鲜嫩菊花苗煮食，或是全草及花煎汤饮用，剂量不限。病后生翳用白菊花、蝉蜕各6～10g，加蜂蜜少许，水煎服。疔疮用白菊花12g，枸杞子100g，绍兴酒适量，浸泡10～20d，去渣过滤，再加蜂蜜适量，每次50ml，早晚服用。

【说明】 又名节华、金精、甘菊、金蕊等。既可观赏，又可作为饮料、食品和药物。我国是菊花原产地，常代茶泡水后饮用。菊花比茶叶清凉，市售有菊花晶。药用菊花有杭州杭白菊、滁县滁菊、歙县贡菊、河南怀菊等。以颜色区分，有黄白两种，功效基本相同，但白菊花性味甘。所以，清热解毒疏风作用较弱，而平肝名目效果较强。常用于原发性高血压治疗，配伍应用于肝阴虚、肝阳上亢所致的头晕、眼花、目干等症。黄菊花性味苦，故清热解毒疏风较好，常用于外感头痛发热、疮疡肿毒及目赤肿痛等疾病。

50. 杏仁

【性味功效】 苦性温，小毒；降气止咳，平喘润肠。

【食疗应用】 主治咳嗽气喘，胸满痰多，血虚津脱，肠燥便秘等症。每天常用量为4.5～9g。

【说明】 为蔷薇科植物山杏、西伯利亚杏、东北杏或杏的干燥成熟种子；又名杏仁核、杏子、木落子、苦杏仁、杏梅仁。原植物分布于黑龙江、辽宁、吉林、内蒙古、河北、河南、山东、江苏、山西、陕西、甘肃、宁夏、新疆、四川、贵州等地。

第九节　其他中药

1. 鱼腥草

【性味功效】 辛寒；清热解毒，利尿消肿。

【食疗应用】 慢性感染用鱼腥草30～60g，煎服。肺部脓肿用鱼腥草捣烂取汁，加入芥菜卤饮用，有治疗效果。痢疾用鱼腥草30g，山楂炭10g，水煎加蜜糖适量后服用。疔疮疼痛用鱼腥草捣烂敷贴患处，1～2h局部感到疼痛，不可去掉外敷的鱼腥草，多在1～2d即可愈合。尿路感染用鱼腥草30g，煎服。

【说明】 又名蕺菜。福建食其嫩叶，贵州食根茎，名侧耳根。在沸水中烫煮后，放入佐料调味后食用，清香爽口，无腥臭味。作为药物，可以治疗急性肺炎、慢性支气管炎、肺脓疡、小儿百日咳、尿路感染、痢疾等，均有较好的效果，是中医临床常用的药物，剂量为30～60g，不良反应很少。

2. 荷花

【性味功效】 苦甘温；活血止血，去湿消肿。

【食疗应用】 坠损呕血，摔伤积血，溃疡出血不止，用干荷花研为细末，用酒送服。天疱疮可用荷花外敷。中暑用鲜荷花或鲜荷叶适量，煎水服用。

【说明】 又名莲花、水华、水花、芙蓉等。荷花为莲的花，果实为莲子，地下的茎为藕。

【附】 荷叶即莲叶，取其清香气味，用荷叶包裹肉类食品，做成荷叶粉蒸肉。这是常用的烹调方法。药理试验证实，荷叶浸剂及煎剂能直接扩张血管，有中等度的降压作用。荷梗为莲的叶柄或花柄，又名藕杆，也有清热解暑、通气行水的功能。可以治疗暑湿胸闷、泄泻痢疾、淋证带下等。

3. 金银花

【性味功效】 甘平；清热解暑，解毒止渴。

【食疗应用】 治疗中暑发热，烦渴少尿，可用金银花露60ml，每天2～3次。小儿痱子、热毒疮疖、便秘尿少时，可用金银花露30ml，每天2～3次。

【说明】 金银花露又名金银露、忍冬花露，为上海等地用于小儿的清热消暑饮料，夏季给婴幼儿饮金银花露可起到清热解毒，预防痱子及疖肿的作用。

4. 玫瑰花

【性味功效】 甘温，微苦；理气解郁，和血散瘀。

【食疗应用】 肝胃气痛时，用玫瑰花研细，开水冲服，每次1～2g。各种风痹症，用去蕊、蒂，阴干的玫瑰花10g，红花、全当归各3g，水煎去渣用酒调服7剂。治疗赤白痢，用玫瑰花去蒂，焙燥研成细末，黄酒送服。每次2g，每天2～3次。月经不调用玫瑰花6～10g，水煎后加黄酒及红糖适量，早晚各服1次。肺部疾病，咳嗽吐血者，用玫瑰花4～5朵，蚕豆花10～12g，以开水冲泡后当茶饮。

【说明】 又名徘徊花、笔头花、湖花、刺玫花。以花朵大、瓣厚、色紫、鲜艳、香气浓者为佳。每年4～6月间在花蕾开放时，分批采摘，用小火迅速烘干。如晒干者，则颜色和香气都较差。一般用作蜜饯、糕点等食品的配料。花瓣、根均可作为药用。

【附】 玫瑰露为花的蒸馏液，具有和血平肝、养胃宽胸的功效，可治疗肝胃气痛等症。

5. 茉莉花

【性味功效】 辛甘温；理气解郁，和中辟秽。

【食疗应用】 龋齿用茉莉根研末，与熟鸡蛋黄调匀，塞于龋齿洞内。耳朵痛用浸泡过茉莉花的菜油，将油滴入耳内。

【说明】 又名木梨花、柰花、小南强等。茉莉除花可作为饮料及药用之外，茉莉叶、茉莉根、茉莉花露也都有药用价值。茉莉叶具有清热解表的功效，茉莉根具有止痛及麻醉的作用。能用于治疗跌损筋骨、龋齿、头痛等症。但是有一定的毒性，应注意用量。茉莉花露为茉莉花的蒸馏液，其性味淡，具有健脾理气的功效，可治疗胸闷、恶心、胃痛、脘腹胀满等症。

6. 桂花

【性味功效】 甘辛温；温中散寒，暖胃止痛。

【食疗应用】 胃寒疼痛，嗳气饱闷时，可用桂花子3g研末，玫瑰花1.5g，以开水冲泡，每天2～3次，温服。有口臭时，用桂花子3g，煎水漱口，每天3次。

【说明】 又名木犀花、丹桂花。其味芳香,8～10月开花时采收阴干,拣去杂质后,密闭储藏后可以泡茶、浸酒后饮用。具有疏肝理气、醒脾开胃等功效。可以治疗齿龈肿胀、牙痛、咽干、口燥、口臭等病症。

7. 蔷薇花

【性味功效】 甘凉;清热解暑,顺气和胃。

【食疗应用】 暑热胸闷、吐血口渴、呕吐不思饮食者,可用蔷薇花5～10g,加水煎服。疟疾用野蔷薇花,拌茶煎服。口舌糜烂者,可用蔷薇根煎浓汁,经常含漱。冬天用根皮,夏季用枝叶。口疮久治不愈者,用此方有效。

8. 原蚕蛾

【性味功效】 咸温;补肝益肾,壮阳涩精。

【食疗应用】 阳痿用原蚕蛾500g,阴干后去头、足、毛羽。研为细末,加蜜做成梧桐子大小的丸,晚间临睡前服用1丸。遗精、白浊者,可用原蚕蛾焙干、去除翅足后,研为细末,做成绿豆大的丸,每次服用40粒,用淡盐水服下。血淋、脐腹及阴茎涩痛,用原蚕蛾研为细末,每次用热酒调服10g,饭前服用。

【说明】 原蚕蛾性味咸温,为壮阳之品,故阴虚火旺者应忌食。

【附】 蚕蛹:平甘;可治疗小儿疳热、消瘦、消渴等症。内服炒食,煎汤或研末。如治疗小儿疳积,用蚕蛹炒熟,加蜜调服。治疗肺结核、消瘦、慢性胃炎、胃下垂,用蚕蛹焙燥研粉,每次服用2～3g,每天1～2次。

僵蚕:咸辛平;有祛风解痉、化痰散结的作用。治疗脑卒中、失声、惊厥、头风、喉风、结核、丹毒、乳腺炎等症,内服剂量为4.5～10g,煎汤服用。

蚕茧壳:甘温;能止消渴。可治疗小儿多尿,可用8～10只,煎汤服用。

9. 青蛙

【性味功效】 甘凉;清热解毒,补虚消肿。

【食疗应用】 水肿用青蛙去除内脏后,煮熟加白糖;每次1只,每天1次,连续服用。骨结核可用青蛙1只,红糖100g,白酒100ml,百部15g,煮熟后食用,每天1次。噎膈反胃者,可用青蛙7只,以泥封好,火烧存性研末,1次服完,连服3d。病后虚弱,体质虚亏者,可用青蛙肉2只,党参、白术各15g,煎汤后食肉喝汤。

【说明】 蛙肉味美可口,李时珍称其为“肉味如鸡,故名田鸡”。但多食有助湿、生热的作用;孕妇不宜食用。

10. 蟾蜍

【性味功效】 辛凉,有毒;破结行水,化毒杀虫,行气定痛。

【食疗应用】 腹中冷癖,水谷阴结,心下停饮,两胁痞满,按之鸣转;可用去皮及内脏的大蟾蜍1只,芒硝根据年龄而定,体格健壮者用500g,瘦弱者用250g。加水6000ml,煮取4000ml,每次饮服500ml。小儿疳瘦成癖者,用去头去内脏的蟾蜍,以桑叶包裹,外加厚纸再裹,置火内煨熟,每次2只,10d左右可治愈;如口渴,可饮用梨汁。口舌生疮者,用明矾、炙干蟾蜍各0.5g,研为细末,每次取绿豆大小搽在疮上,置放良久,用水5000ml漱口,水完为止。慢性支气管炎用活蟾蜍去头、去皮及内脏,焙干研为细末,加猪胆汁浓缩与面粉等量混合,低温炒松研末;按7∶3比例将蟾蜍粉与胆汁粉混合拌匀,装入胶囊内,每次2.5g,每天3次,饭后服用,10d为1个疗

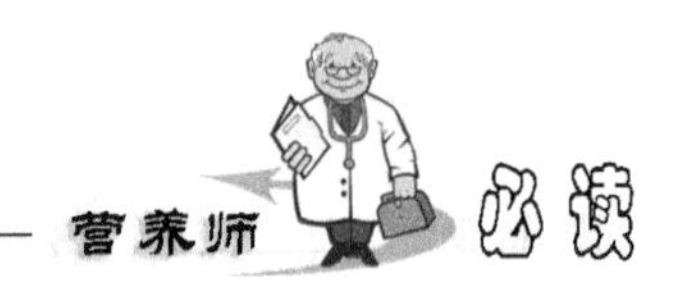

程，可服用2个疗程。恶性肿瘤可用活蟾蜍晒干后，烤酥研成细末过筛，加面粉糊成黄豆大小的丸。面粉与蟾蜍粉的比例为1：3；每100丸用雄黄2.5g为衣。成人每次5～7丸，每天3次，饭后用开水送服。过量时，可有恶心、头晕感。

【说明】 肉味虽鲜美，但一般不宜食用，因有蟾蜍致中毒报道。常在食后30～60min发生中毒。主要表现为恶心、呕吐、腹痛、腹泻、头晕、头痛，甚至神志昏迷、面色苍白、四肢厥冷、脉搏微弱、心律失常等，心电图酷似洋地黄中毒。卵及腮腺、皮脂腺分泌物含多种毒物，烧煮并不能破坏或是消除其毒性。

【附】 蟾皮：辛凉；有清热解毒、利水消肿的作用。用于痈疽、肿瘤、结核、肿毒、疳积、腹胀、慢性支气管炎，内服煎汤或研末。

蟾酥：辛温，有毒；有解毒消肿、强心镇痛作用。多以丸散的形式食用，外用研末调敷。孕妇忌服，外用时不可入目。

11．蚯蚓

【性味功效】 咸寒；清热息风，止喘通络，消肿利尿。

【食疗应用】 原发性高血压者，可用活蚯蚓3～5条，放于盆内排出污泥后切碎，加鸡蛋2～3个，炒熟后食用。隔天食用1次，至血压降至正常为止。有抽筋者，用地龙1条、胡黄连5g，水煎后服用，每天3次。支气管哮喘者，可用地龙研成细末，装入胶囊，每次5g，每天3次，温开水送服。牙痛者用干蚯蚓，研为细末，涂于痛处。

【说明】 又名地龙，咸寒降泄，又善走窜。有缓解支气管痉挛，故有平喘的作用。使血管扩张，血压下降，故用于治疗哮喘、原发性高血压、半身不遂等症。但性偏寒凉，伤寒非阳明实热狂躁者不宜用，温病无壮热及脾胃虚弱者不宜用。

第7章 Chapter

医院基本饮食

住院患者常用基本饮食有4种，即普通饭、软饭、半流质饮食和流质饮食，又称为医院的常规饮食。除普通饭与正常健康人饮食基本相似外，其余几种饮食都是根据不同病情而制订的。因住院患者病情有轻重之分、原因各异、消化吸收功能不一样，以及有些需施行手术治疗，有的则施行通常疗法等，故必须按不同情况供给不同的饮食，尽量做到适合病情需要和符合烹调原则。但不论有多少种饮食，均由其演变而来，故称这4种饮食为基本饮食，是医院内一切饮食的基本形式。

第一节　饮食与临床治疗

饮食营养治疗是现代综合治疗中不可缺少的重要组成部分。营养治疗是根据疾病的病理生理特点，给患者制订各种不同的饮食配方，以达到辅助治疗及辅助诊断的目的，借以增强机体的抵抗力，促进组织修复代谢功能，纠正营养缺乏。

一、营养治疗作用

合理的营养饮食，不仅饮食中所含的营养素齐全，配方恰当，色、香、味、形美观，且可增进患者食欲，还应结合不同疾病的病理生理变化制订营养治疗配方，尤其在恢复健康中起到药物所起不到的作用，故营养治疗在增进治疗效果上与医疗和护理是同等重要的。在中医《黄帝内经》中提出“毒药攻邪，五谷为养，五果为助，五畜为益，五菜为充，气味合而服之，以补精益气。”说明药物主要是祛除病邪，而以五谷、五果、五畜、五菜富有营养的食物来补益精气，这样邪气去，正气方可早日恢复；又如“虚则补之，药以祛之，食以随之”也指出了疾病除用药物治疗外，还应重视营养。

二、营养治疗目的

1. 调整能量及营养素供给　根据疾病治疗的需要，利用能量和某种营养素的补充或减少以达到辅助治疗作用。利用减少能量、脂肪和糖类，补充足够的蛋白质，有利于肥胖者减轻体重，或通过补充高蛋白及高能量饮食，使消瘦者体重增加，对手术前后患者营养的适当调整，有利于手术的进行及术后康复。

2. 减轻体内脏器负荷，有助疾病治疗　如患急性肾小球肾炎的患者，尿量少且有水肿时，应限制食盐、蛋白质及水分的摄入量，以减轻肾脏的负担。

3. 控制营养素摄入，以调整代谢失常　如糖尿病患者，主要是由于胰岛素分泌绝对或相对不足所致糖类、脂肪、蛋白质、水及电解质代谢紊乱，可以通过控制糖类，调整生热营养素比例，以稳定病情。

4. 有利于消化吸收　注意食物的选择及烹调方法，使之变得软细易消化。如消化性溃疡的患者给予少食物纤维的食物，并切碎煮烂，易于消化吸收，有利溃疡面的愈合。

5. 超高代谢　如大面积烧伤、消化管瘘患者，可供给高氮及高能量要素饮食、高蛋白质匀浆饮食、静脉补充脂肪乳剂及氨基酸等。

6. 辅助诊断　用特定试验或代谢饮食，如为辅助诊断消化道有无潜在出血时，可用隐血试验饮食。

三、营养治疗基本原则

1. 饮食的配制　首先要了解病员的通常情况，包括年龄、性别、职业、经济条件等，以及既往史、现病史、营养史，有无药物和食物过敏史。结合不同疾病的病理生理要求，制订饮食营养治疗计划；计划必须符合治疗原则和饮食营养要求，以及食品卫生的规定。如高脂血症患者既要控制含胆固醇高的动物蛋白质及动物脂肪，又必须补充一定量的豆类蛋白质及植物脂肪，以满足机体的需要。还应结合饮食的性质制订餐次，普通饮食每天宜3餐，早餐25%～30%；午餐40%；晚餐30%～35%。软食4～5餐，半流质饮食5～6餐，流质饮食每天6～7餐。

2. 烹调方法　结合饮食性质，选择蒸、煮、浆、烧、烩、焖、煨、炒、煎、卤、炸等不同的烹调方法。饭菜宜色、香、味、形俱佳，美味可口，品种多样化，以利增进食欲，有助于消化吸收。同时注意符合季节的变换。

3. 危重病员的营养治疗极为重要　必须深入病房，密切结合病情，修订营养治疗方案，观察和记录实际摄入量、营养代谢的变化等，应科学地制订营养治疗配方。

4. 特殊情况的饮食要求　凡因治疗或检查需要严格控制能量时，饮食要称重，并嘱患者卧床休息，减少活动，避免发生低血糖等。

5. 出院时应给予饮食指导　结合病情，适当照顾饮食习惯，做好饮食指导，使患者自觉配合营养治疗。必要时给予饮食营养处方。

第二节　普通饮食

普通饮食简称普食，其中总能量、蛋白质、矿物质和微量元素、维生素、水分等均应充分均匀地供给，达到平衡饮食的要求，不使病员住院期间因饮食配制不当而体重减轻。

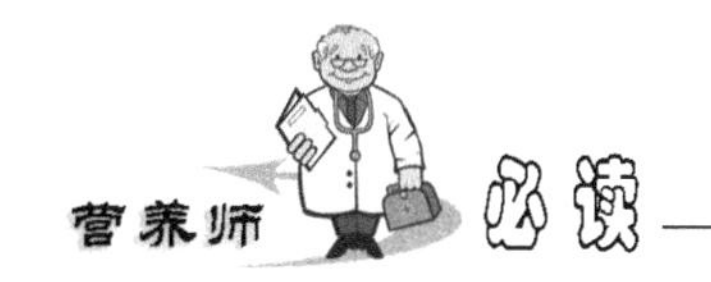

一、适用范围

普食基本与健康人饮食相似，主要适用于饮食不限制，体温正常或接近正常，消化功能无障碍及恢复期的病员，但油煎炸、辛辣、刺激性大的食物应少食。适用于眼科、妇科、手术前后及内外科患者恢复期等。应用范围广，几乎占所有饮食的50%～60%。

二、饮食原则

1. 供给平衡饮食　饮食中能量要充足，各种营养素种类要齐全，数量要充足，相互间比例要恰当；以保持饮食的平衡及满足机体对营养素的需要。

2. 食物体积适当　每餐饮食尚须保持适当的体积，以满足饱腹感。

3. 主副食多样化　应注意主副食多样化及烹调方法，保持色、香、味、形、美观可口，以增进食欲。

4. 能量适当分配　将全天饮食适当地分配于各餐。通常早餐25%～30%；中餐40%左右；晚餐30%～35%。

5. 注意刺激性食物　各种刺激性食物，如尖辣椒；强烈调味品，如芥末、胡椒、咖喱等应尽量少吃；难以消化的如油炸食物，过分坚硬的食物，以及产气过多的食物亦应少吃。

三、能量与营养素供给

1. 能量　按基础代谢、食物特别动力作用和从事活动及疾病消耗计算总能量。通常普食宜供给9.24～10.88MJ（2200～2600kcal）；住院患者每天大致失氮和能量情况见表7-1。

表7-1　每天丧失氮和蛋白质及能量消耗

疾病程度	氮（g）	蛋白质（g）	能量［MJ（kcal）］
普通内科无发热	7.2～12	45～75	6.28～8.37（1500～2000）
术后无并发症	12～20	75～125	8.37～12.55（2000～3000）
高分解代谢*	16～48	100～300	14.64～20.92（3500～5000）

* 严重烧伤复合伤

2. 蛋白质　应占总能量的12%～14%，为70～90g，其中动物蛋白质最好达总蛋白30%，包括动物蛋白和豆类蛋白在内的优质蛋白质共占40%以上为好。

3. 脂肪　每天脂肪总量占总能量20%～25%，全天饮食脂肪总量宜在60～70g，包括主、副食及20g左右烹调用油。

4. 糖类　宜占总能量55%～65%，450g/d左右。

5. 维生素　视黄醇当量最好保持在800μg，相当于维生素A 2400U。其中1/3最好来源于动物食品；不宜全部用植物性食品，因植物性食物中胡萝卜素利用率为50%。每天供给维生素B_1 1.2～1.5mg，维生素B_2 1.2～1.5mg，维生素PP 12～15mg，维生素C 60mg，维生素D 5μg。维生素的食物来源，见表7-2。

表7-2 维生素的食物来源

名称	含量丰富食物	含量较多食物	含量较少食物
维生素A及胡萝卜素	鱼肝油、动物肝脏、蛋黄、乳、胡萝卜、绿叶蔬菜、南瓜、木瓜、紫菜、腌雪里蕻、甜薯、豌豆苗、辣椒、芒果、杏子、茶叶、苜蓿、龙须菜、刺儿菜、茼蒿等	鱿鱼、虾、螃蟹、海带、番茄、黄瓜、鲜豆类、青蒜、水果、南瓜子、白果等	肉、鱼类、猪油、植物油、谷类及其制品、笋类、咸菜等
维生素B_1	糙米、标准面、米、小米、玉米、干豆类、新鲜毛豆、豌豆、黄花菜、干辣椒、紫菜、干酵母、动物肝、甲鱼、苜蓿、枸杞子等	鲜肉、动物心脏、动物肾脏、蛋类、薯类、豆制品、鲜豆荚、柑橘、莲子、干果类、花生等	捞米饭、油条、油炸面筋、油脂、鱼类、腌制肉、脱水蔬菜、粉丝、粉皮、糖等
维生素B_2	动物肝、肾、甲鱼、螃蟹、蛋类、乳类、干豆类、豆豉、豆瓣酱、干口蘑、香菇、冬菇、木耳、紫菜、海带、干酵母、茶叶、杏仁、核桃仁、苜蓿、枸杞子、水芹、刺儿菜、茼蒿等	糙米、标准米、面、高粱米、豆芽、豆制品、绿叶蔬菜、鲜豆荚、花生、瓜子、干果类、鲜肉、鱼类等	捞米饭、油条、油炸面筋、油炸食品、腌制肉、粉丝、粉皮、糖及蜜饯等
维生素PP	动物肝、动物肾、动物心、口蘑、香菇、冬菇、紫菜、干辣椒、酵母、芝麻酱等	糙米、标准米、面、干豆类、鲜豆荚、鲜肉鱼类等	富强粉、油炸面筋、蛋类、乳类、蔬菜水果、咸菜等
维生素C	绿叶蔬菜、豌豆苗、绿豆芽、黄豆芽、青蒜、辣椒、枣、山楂、广柑、苜蓿、黄花菜、荠菜、苋菜、马齿苋、橄榄、柚等	鲜豆荚、番茄、瓜茄类、薯类、鲜菜类、栗子、茶叶，动物肝脏、肾脏等	谷类、豆及豆制品、肉、鱼、蛋类、油脂、咸菜等

6. *矿物质和微量元素* 全天饮食钙800mg，磷为钙的1.0～1.5倍，即800～1200mg，铁12～18mg，碘150μg，镁300～350mg，锌15mg，铜2～3mg，钼0.15～0.5mg，锰2.5～5mg，硒50μg，铬0.05～0.2mg，氟1.5～4mg，镍0.25～0.5mg；吃普食时钾、钠、镁、锰等均不致发生缺乏。食物草酸和植酸与钙形成不溶性钙盐，影响其吸收。草酸和植酸均存在于植物性食物中，故植物性钙吸收通常不理想。过高的脂肪摄入，可由于大量脂肪酸与钙结合成为不溶性的皂化物，而从粪便中排出。食物中奶及奶制品含钙丰富，而且吸收率高，其次为蛤蜊、螃蟹、虾皮、鸡蛋、骨粉等，蔬菜和豆类食物中钙的吸收受草酸、植酸的影响，饮食配制时需注意调配得当。

7. *水* 需要量随体重、年龄、气候及工作而所有差异，每天需水2100～4000ml；水是饮食中最重要的成分之一。住院患者视病情确定其水的摄入量，通常情况下，水的出入量应保持平衡。通常摄入量为食物水1000ml，饮料水1200ml，代谢水300ml，共2500ml；水的排出量为吸收蒸发水350ml，皮肤蒸发水550ml，粪便排出水100ml，以及肾脏排出水1500ml，合计2500ml；应保持每天水分出入量平衡。

8. *体内水来源* 饮料水成人每天饮料多少往往随气候、劳动和各种生理情况而异。各种食物的含水量不同，故亦随进食的食物种类而有不同。体内氧化水为糖类、脂肪、蛋白质在体内氧化时所产生的水称为氧化水或代谢水。每100g糖类氧化产水55ml，脂肪107ml，蛋白质41ml；通常混合性食物每418kJ（100kcal）产生12ml水。摄入食物成分与水需要量有密切关系，当供给较多蛋白质、矿物质及高能量饮食时，应增加供水量，饮食脂肪与糖类较多时需水量较少，混合饮食需水量为900ml/d左右。

9. 食物纤维　供给量虽无明确规定，是饮食必须供给的物质，每天宜进食300～500g蔬菜。食物纤维可促进肠蠕动并可增加粪便体积和重量，还有降低血脂、预防癌症等功用。饮食中缺乏食物纤维可导致一些疾病，如肠癌、肥胖症等。

10. 普食食谱举例　普食食谱举例见表7-3。

表7-3　普通饮食食谱

粳米 350g	富强粉 100g	豆腐干 50g	鸡蛋 40g	青菜 200g
猪瘦肉 100g	嫩豆腐 100g	青椒 100g	茭白 50g	香菇 10g
鲳鱼 100g	菠菜 100g	苹果 200g	豆油 25g	盐 6g
总能量 10.9MJ（2612.4kcal）		氮：能量 1：190.88		P/S比值 1.50
糖类 405.4g（62.1%）		蛋白质 85.5g（13.1%）		脂肪 71.9g（24.8%）
胆固醇 416.9mg		动物脂肪 41.0g（57.0%）		食物纤维 25.4g
维生素A 684.3μg		维生素C 269.9mg		维生素B_1 1.3mg
维生素B_2 1.1mg		维生素E 30.4mg		维生素PP 20.1mg
钾 2969.8mg	钠 3098.1mg	氯 4007.5mg	镁 457.5mg	
钙 1192.3mg	磷 1398.4mg	铁 42.0mg	锌 11.5mg	

第三节　软　　食

软食是比普食易消化的饮食，是半流质过渡到普食，或是从普食到半流质的中间饮食，故食物必须注意改进烹调方法，使之少纤维，便于咀嚼，易于消化。

一、适用范围

适用于轻度发热、消化不良、咀嚼不便的拔牙患者，老年人及3～4岁小儿，痢疾、急性肠炎等恢复期的患者，肛门、结肠及直肠术后患者。

二、饮食原则

1. 食物易消化吸收　应供给细软、易咀嚼及易消化食物，含有植物纤维及动物肌纤维食物，须切碎煮烂。

2. 平衡饮食　为平衡饮食，总能量为9.24～10.04MJ（2200～2400kcal）。蛋白质及脂肪按正常需要供给，主食不限量，每天4餐，除主食3餐外，另增加1餐牛奶。

3. 防营养素不足　预防维生素C及矿物质供给不足，因软食中蔬菜及肉类均须切碎煮烂，故丧失许多重要的维生素和矿物质。故应补充菜汁、果汁、番茄汁等饮料或食品。

4. 主食　馒头、包子、饺子、馄饨等均可食，但做馅蔬菜应选用含食物纤维少的。米饭及面条等应比普食软而烂。

5. 副食　肉类须选择瘦嫩的肉类，如瘦嫩的猪肉、羊肉等，多选用鱼类、虾类、肝脏等则更为适合。肉类如很嫩，可切成较小的肉块焖烂食，如做肉丝须选里脊肉、鸡脯肉等；其他如虾仁、肝片等均可食。如果牙齿不好，咀嚼有困难者，可将肉剁成肉末，或做成肉丸子、肉饼蒸蛋等更为适宜。整块带刺多的鱼虽易消化，但幼儿及眼科患者最好不用；蛋类除不用油炸外，其他烹调方法均可，如炒鸡蛋、卧蛋 、蒸蛋羹等均可吃；水果和蔬菜应选择含食物纤维少的为宜，水果应去皮，对于幼儿及牙齿脱落的老年人应做成水果羹或蒸烂食。若无咀嚼困难及消化不良者，去皮后可以生吃 ，如香蕉、橘子、苹果、梨、桃、柿、杏等均可吃。蔬菜类应选用嫩菜叶，切成小段炒软后食用，如为幼儿及无牙齿老人，必须切碎煮烂。其他如煮烂的土豆泥、土豆丝、嫩碎萝卜片亦可煮烂后食用；豆类加工成豆腐、粉皮、粉丝、凉粉、豆腐乳等方可食。

6. 禁用食物　煎炸的食物，如粢饭糕、炸猪排等；生冷蔬菜及含纤维多的蔬菜，如豆芽菜、芹菜、韭菜、甘蓝菜、荸荠、榨菜、洋葱、青豆等；坚果类如花生米、核桃、杏仁、榛子等均不可食，但制成花生酱、杏仁酪、核桃酪即可食；整粒豆类不易咀嚼和消化，故不可食；强烈的调味品，如辣椒粉、芥末、胡椒、咖喱等。

7. 软食食谱举例　软食食谱举例见表7-4。

表7-4　软食食谱

粳米 350g	肉松 15g	富强粉 50g	猪肝 100g	塌菜 150g
豆油 30g	鸡蛋 40g	麦乳精 20g	白糖 15g	鲳鱼 100g
青菜 150g	猪瘦肉 50g	盐 6g		
总能量 9.99MJ（2389.6kcal）		氮：能量 1：171.37	P/S比值 1.65	
糖类 359.0g（60.1%）		蛋白质 87.0g（14.6%）	脂肪 67.1g（25.3%）	

第四节　半流质饮食

半流质饮食是介于软食与流质饮食之间，外观呈半流体状态，比软食更易消化，是限量、多餐次进食形式，也称为半流或半流质。

一、适用范围

多用于发热较高、身体软弱、口腔疾病、耳鼻咽喉手术后，咀嚼和吞咽困难，消化道疾病如腹泻、消化不良者等均可用。

二、饮食原则

1. 能量需要量　全天总能量为6.28～7.53MJ（1500～1800kcal），能量过高对刚做过手术者、体弱高热的患者不易接受；蛋白质应按正常量供给；各种维生素及矿物质应注意补充。

2. 食物要求　食物必须呈半流体状态，使之易咀嚼和吞咽，易消化吸收。

3. 餐次安排　少量多餐，每隔2～3h 1餐，每天5～6餐。主食定量，全天不超过300g。注意品种多样化，以增进食欲。

4. 主食选择　可食大米粥、小米粥、挂面、面条、面片、馄饨、面包、烤面包片、蛋糕、饼干、苏打饼干、小包子、小花卷、藕粉等。

5. 副食选择　肉类选瘦嫩猪肉剁成肉泥、氽小肉丸、小蛋饺等，瘦肉可先煮烂再切碎。鸡肉可以制成鸡丝、鸡泥。副食还可选择虾仁、软烧鱼块、氽鱼丸、碎肝片等；蛋类除油煎炸之外，其他如蒸蛋羹、酱蛋、卧蛋、炒鸡蛋、蛋花、咸蛋、松花蛋等均可食；乳类及制品，如乳酪、牛奶、奶油、黄油、杏仁豆腐及蛋糕等均可食；豆类宜制成豆浆、豆腐脑、豆腐、豆腐干等食用；水果及蔬菜须制成果子冻、鲜果汁、菜汁等，还可食少量的碎嫩菜叶；点心可食牛奶水泡蛋、豆浆蛋糕、去壳过罗赤豆汤、芝麻糊、布丁蛋糕、藕粉、蛋花汤等。

6. 禁用食物　豆类、毛豆、大块蔬菜、大量肉类、蒸饺、油炸食品如熏鱼、炸丸子等均不可食。蒸米饭、烙饼等硬而不易消化食物、刺激性调味品等均不宜食。

7. 半流质饮食食谱举例　半流质食谱举例见表7-5。

表7-5　半流质饮食参考食谱

粳米 50g	富强粉 150g	猪瘦肉 90g	牛奶 220g	白糖 35g	挂面 100g
海鳗 100g	青菜 200g	豆浆 250g	豆油 20g	盐 6g	
总能量 8.47MJ（2024.8kcal）		氮：能量 1：157.91		P/S比值 1.38	
糖类 277.2g（54.8%）		蛋白质 80.1g（15.8%）		脂肪 66.1g（29.4%）	

第五节　流质饮食

流质饮食亦称为流质，系极易消化、含渣很少、呈流体状态的饮食。所供给的能量、蛋白质及其他营养素均较缺乏，故不宜长期使用。常用流质饮食可分为流质、浓流质饮食、清流质饮食、冷流质饮食及不胀气流质饮食5种。

一、适用范围

高热、急性传染病、病情危重及大手术后宜进流质；食管及胃肠大手术前后宜进清流质；口腔手术后吞咽困难宜进浓流质；扁桃体术后宜进冷流质；腹部手术后宜进不胀气即忌甜的流质。

二、饮食原则

1. 食物形式　一切食物均为流体，易消化，尤易吞咽。注意烹调方法咸甜相间，以增进食欲。

2. 能量供给　每天总能量3.35MJ（800kcal）左右，清流质更少；浓流质最多可达6.69MJ（1600kcal）。通常食用流质者应同时辅以周围静脉或肠外营养，以补充能量和营养素的不足。

3. 餐次安排　少量多餐，每天6～7餐，每餐液体量为200～250ml，特殊情况按医嘱而定。

4. 适量加脂肪　为增加患者饮食中的能量，病情允许时，给予少量易消化的脂肪如奶油、黄油、花生油、芝麻油等。

5. 禁用食物　刺激性食品，强烈的调味品，以及易胀气的食物。

6. 五种流质饮食

（1）流质饮食：可食米汤、蛋花汤、蒸蛋羹、牛奶、麦乳精、菜汁、果汁、各种肉汤、藕粉、豆浆、豆腐脑、过罗赤豆或绿豆汤等。如需高能量，多用浓缩食品，如奶粉、鸡茸汤等，或做特别

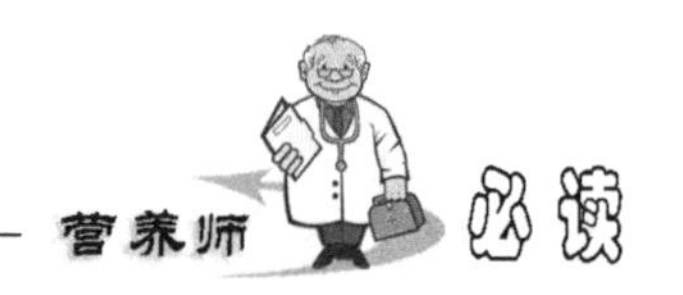

流质配制。常用于肺炎、高热，甲状腺切除及通常术后均可用。流质食谱举例见表7-6。

表7-6　流质饮食参考食谱

第1次	大米粉 12g	白糖 25g	
第2次	牛奶 220g	白糖 25g	
第3次	猪肝泥 30g	豆油 5g	盐 1g
第4次	麦乳精 20g	白糖 15g	
第5次	鸡蛋 40g	豆油 5g	盐 1g
第6次	藕粉 14g	白糖 25g	
总能量 3.71MJ（887.7kcal）	氮：能量 1：273.28	P/S比值 0.79	
糖类 139.3g（62.7%）	蛋白质 20.3g（9.1%）	脂肪 27.7g（28.1%）	

（2）清流质饮食：选用不含任何渣滓及产气的液体食物，过罗肉汤、过罗牛肉汤及排骨汤，过罗菜汤及米汤，很薄的藕粉等。禁用牛奶、豆浆及过甜的食物。清流质饮食食谱举例见表7-7。

表7-7　清流质饮食参考食谱

第1次	大米粉 10g	白糖 10g
第2次	青菜汁 200g	盐 1g
第3次	藕粉 9g	白糖 10g
第4次	盐 1g	青菜汁 200g
第5次	鸡蛋清水 20g	白糖 10g
第6次	大米粉 10g	盐 1g
总能量 1.11MJ（264.1kcal）	氮：能量 1：244.55	P/S比值 0.5
糖类 58.4g（88.1%）	蛋白质 6.80g（10.2%）	脂肪0.5g（1.7%）

（3）浓流质饮食：常用吸管吸吮，以无渣较稠食物为宜。鸡蛋薄面糊、较稠的藕粉、奶粉冲麦乳精、牛奶、可口牛奶等均可食。浓流质饮食食谱举例见表7-8。

（4）冷流质饮食：可用冰淇淋、冷牛奶、冰砖、冷米汤、冷藕粉等。

（5）不胀气流质饮食：即忌甜流质，除忌蔗糖、牛奶、豆浆等产气食品之外，其余同流质饮食。

表7-8　浓流质饮食参考食谱

第1次	鸡蛋 40g	富强粉 10g	豆油 5g	盐 1g
第2次	牛奶 220g	藕粉 14g	白糖 15g	
第3次	猪肝糊25g	富强粉 10g	盐 1g	
第4次	麦乳精 25g	白糖 15g		
第5次	鸡蛋 40g	富强粉 10g	豆油 5g	盐 1g
第6次	藕粉 24g	白糖 20g		
总能量 4.04MJ（964.3kcal）	氮：能量 1：231.50	P/S比值 0.69		
糖类 138.4g（57.4%）	蛋白质 26.0g（10.8%）	脂肪 34.1g（31.8%）		

第8章 Chapter

治疗、试验及代谢饮食

治疗、试验及代谢饮食是根据疾病治疗需要，或是协助临床诊断制定的特殊饮食，多数是在基本饮食的基础上增减某些营养素，也有的是按特殊需要配制的饮食。

第一节 治疗饮食

治疗饮食是指根据患者不同的病情，调整营养素，以满足疾病治疗对营养素的需要，以治疗疾病和促进健康。采用治疗饮食的患者，其病种与营养密切相关，可通过营养治疗改善健康状况或治疗疾病。治疗饮食的基本原则是以平衡饮食为基础，在允许的范围内，除必须限制的营养素外，其他均应供给齐全，配比合理。调整某种营养素摄入量时，要考虑各营养素间的关系，切忌平衡失调。根据病情的变化及时更改饮食内容，同时饮食制备应适合患者的消化、吸收和耐受能力，并照顾患者的饮食习惯，注意食物的色、香、味、形，以及品种多样化。

一、高能量饮食

由于疾病使基础代谢增高、机体组织修复或体力消耗增加，导致机体能量消耗增加，机体对能量的需要量大幅度升高，须从饮食中补充。高能量饮食的能量供给量明显高于正常供给量标准。

（一）适应证

代谢亢进者，如甲状腺功能亢进症、癌症、严重烧伤或创伤、高热、消瘦或体重不足者、营养不良、吸收障碍综合征者；体力消耗明显增加者，如运动员、重体力劳动者等。

（二）配餐原则

1. 增加主食量　高能量饮食主要通过增加主食量和调整饮食内容来增加能量供给。增加摄入量应循序渐进，少量多餐，避免胃肠功能紊乱。除3次正餐外，可分别在上午、下午或晚间加2～3餐点心，视病情和患者的喜好选择点心的品种。

2. 根据病情调整供给量　不同的病情对能量的需要量不相同。如成年烧伤患者每天约需16.80MJ（4000kcal）能量，最高可达20.90MJ（5000kcal）以上，远高于正常人的推荐供给量。通常患者以每天增加 1.25MJ（300kcal）左右为宜。

3. *平衡饮食* 为保证能量充足，饮食应有足量的糖类、蛋白质，适量的脂肪，同时也需要相应增加矿物质和维生素的供给，尤其是与能量代谢密切相关的B族维生素供给量应明显增加。由于饮食中蛋白质的摄入量增加，易出现负钙平衡，故应及时补充钙。为防止血脂升高，在食谱设计时，尽可能降低饱和脂肪酸、胆固醇和单糖的摄入量。

（三）食物选择

1. *宜用食物* 各类主副食物均可食用，加餐以面包、馒头、蛋糕、巧克力、藕粉、葛粉等含能量高的食物为宜。

2. *忌用食物* 无食物禁忌，须注意用高能量食物代替部分低能量食物，低能量食物体积较大，应用过多增加食物体积，患者常难以接受。

（四）注意事项

肥胖症、糖尿病、尿毒症等患者不宜使用。应注意患者的血脂和体重变化。

二、低能量饮食

低能量饮食也称限制能量饮食，是指饮食中所提供的能量低于正常需要量。目的是减少体脂储存，降低体重，或减轻机体能量代谢负担，以控制病情。

（一）适应证

需要减轻体重的患者，如单纯性肥胖；为控制病情减少机体代谢负担，如糖尿病、高血压、高脂血症、冠心病等。

（二）配餐原则

除限制能量供给外，其他营养素应满足机体的需要。能量供给要逐步减少，以利于机体动用、消耗储存的体内脂肪，并减少不良反应。

1. *减少总能量* 根据医嘱规定计算总能量后配制饮食，成年患者每天能量摄入量比平时减少2.09～4.18MJ（500～1000kcal），减少视患者情况而定，但每天总能量摄入量不宜低于3.34～4.18MJ（800～1000kcal），以防体脂动员过快，致酮症酸中毒。

2. *供给充足蛋白质* 由于限制能量供应而使主食的摄入减少，故饮食中蛋白含量相应提高，至少占总能量的15%～20%，蛋白质供应不少于1g/kg，优质蛋白质应占50%以上，以减少机体组织的分解。

3. *相应减少糖类和脂肪* 减少总能量的供给又保证蛋白质的摄入量，就必须相应减少饮食中糖类和脂肪的供给量。糖类约占总能量50%，每天通常为100～200g，尽量减少精制糖的供给。限制脂肪的摄入，主要减少动物脂肪和含饱和脂肪酸高的油脂，但要保证必需脂肪酸的供给，饮食脂肪通常应占总能量的20%左右。胆固醇的摄入量也应减少。

4. *适当减少食盐摄入量* 患者体重减轻后可能会出现水钠潴留，故应适当减少食盐的摄入量，清淡饮食对降低血压和减少食欲也有利。

5. *矿物质和维生素充足* 由于进食量减少，易出现矿物质，如铁、钙，维生素如维生素B_1不足，必要时可用制剂补充。

6. *尽量避免患者产生饥饿感* 饮食可多采用富含食物纤维的蔬菜和低糖的水果，必要时可选用琼脂、洋粉类食品，以满足患者的食欲。

（三）食物选择

1. *宜用食物* 谷类、水产、瘦肉、禽类、蛋、脱脂奶或奶粉、豆类及豆制品、蔬菜、水果和低脂肪富含蛋白质的食物等，但应限量选用。宜多选用粗粮、豆制品、蔬菜和低糖的水果等，尤其是叶菜类。烹调方法宜用蒸、煮、拌、炖等无油的做法。各类菜肴应清淡可口。

2. *忌用食物* 肥腻食物和甜食，如肥肉，动物油脂如猪油、牛油、奶油等，花生油、花生、糖果、甜点心、白糖、红糖、蜂蜜等高能量食物。忌用油煎、油炸等多油的烹调方法。

3. *每天食物参考摄入量* 低能量饮食每天食物参考摄入量见表8-1。

表8-1 低能量饮食每天食物参考摄入量

食物名称	用量（g）	营养素含量			能量（kcal）
		蛋白质（g）	脂肪（g）	糖类（g）	
谷类	200	15.4	1.2	153.6	
叶菜类	800	14.4	4	21.6	
精瘦肉类	80	16.2	3.4	1.1	
鱼类	50	8.3	2.6		
脱脂奶	250	8.3	1	25	
植物油	10		10		
合计		63	22	201	1258
占总能量（%）	20	16	64		

（四）注意事项

采用低能量饮食的患者，活动量不宜减少，否则难以达到预期效果。减肥的患者应同时增加运动量，并注意饮食与心理平衡，防止出现神经性厌食症。由于主食量的减少，易致饮食其他营养素的不足，故应注意及时补充，必要时可服用维生素和矿物质制剂。低能量饮食不适用于妊娠肥胖者。

三、高蛋白质饮食

高蛋白质饮食是指蛋白质含量高于正常饮食。因疾病致机体蛋白质消耗增加，或机体处于康复期需要蛋白质进行再生、修复时，须在原饮食的基础上额外增加蛋白质的供给量。为了使蛋白质更好地被机体利用，常需要同时适当增加能量摄入，以减少蛋白质的分解供能。

（一）适应证

明显消瘦、营养不良、肾病综合征、手术前后、烧伤或创伤患者，慢性消耗性疾病患者，如结核病、恶性肿瘤、贫血、溃疡性结肠炎等疾病，或其他消化系统炎症的恢复期。此外，孕妇、乳母和生长发育期儿童也需要高蛋白饮食。

（二）配餐原则

高蛋白质饮食通常不需单独制备，可在原来饮食的基础上添加富含蛋白质的食物。如在午餐和晚餐中增加全荤菜如炒猪肝、炒牛肉1份，或在正餐外加餐，以增加高蛋白质食物的摄入量。

1. 增加蛋白质　摄入量可按1.5～2.0g/kg，成人每天摄入量为100～200g。

2. 营养素比例适宜　糖类宜适当增加，以保证蛋白质的充分利用，每天糖类摄入量400～500g为宜。脂肪适量，以防血脂升高，脂肪摄入量每天60～80g。每天总能量摄入量约12.54MJ（3000kcal）。

3. 增加钙供给　高蛋白质饮食可增加尿钙的排出，长期摄入此类饮食，易出现负钙平衡。故饮食中应增加钙的供给量，如选用富含钙的乳类和豆类食品。

4. 足量维生素　长期高蛋白饮食，维生素A的需要量也随之增多，且营养不良者通常肝脏中维生素A储存量也下降，故应及时补充。与能量代谢关系密切的B族维生素应充足，贫血患者还应注意补充富含维生素C、维生素K、维生素B_{12}、叶酸、铁、铜等的食物。

5. 逐渐加量　增加摄入量应循序渐进，并根据病情及时调整，视病情需要，可与其他治疗饮食结合使用，如高能量高蛋白饮食。推荐的饮食能氮比0.42～0.8MJ（100～200kcal）：1g，平均为0.63MJ（150kcal）：1g，以利于减少蛋白质用于能量需要而消耗，防止负氮平衡。

（三）食物选择

1. 宜用食物　可多选用含优质蛋白高的食物，如瘦肉、动物内脏、蛋类、乳类、鱼类、豆类及其制品，以及含糖类高的食物，如谷类、薯类、山药、荸荠、藕等，并选择新鲜蔬菜和水果。

2. 每天参考的食物摄入量　高蛋白质饮食每天参考摄入量见表8-2。

表8-2　高蛋白质饮食每天参考摄入量

食物名称	用量（g）	蛋白质（g）	脂肪（g）	糖类（g）	能量（kcal）
谷类	450	37.5	3.0	384.0	
瘦肉类	150	39.4	7.4	2.1	
鱼类	50	8.3	2.6		
鸡蛋	80	19.0	8.9	1.0	
牛乳	500	14.0	16.0	17.0	
豆腐干	100	15.0	3.6	10.7	
蔬菜类	350	6.0	2.0	10.8	
水果	100	0.8	0.2	10.5	
烹调油	25		25		
总计		140	68.7	436.1	2700

（四）注意事项

肝性脑病或肝性脑病前期，急性肾炎，急、慢性肾功能不全，尿毒症患者，均不宜采用。

四、低蛋白质饮食

蛋白质和氨基酸在肝脏分解产生的含氮代谢产物须经肾脏排出体外。肝、肾等代谢器官功能下降时，出现排泄障碍，代谢废物在体内堆积会损害机体。低蛋白质饮食是指蛋白质含量较正常饮食低的饮食，其目的是尽快减少体内氮代谢废物，减轻肝、肾负担。

（一）适应证

急、慢性肾炎，急、慢性肾功能不全，肾功能不全失代偿，尿毒症，肝功能不全或肝性脑病前期患者。

（二）配餐原则

此种饮食的原则是以低水平蛋白质摄入量维持机体接近正常生理功能的需要，防止过多的含氮化合物在体内积聚，其他营养素供给尽量满足机体的需要。

1. *蛋白质种类合适* 每天蛋白质摄入量通常不超过40g，在蛋白质限量范围内尽量选用优质蛋白质食物。肾病选用蛋、乳、瘦肉类等，以增加必需氨基酸含量，避免负氮平衡，限制大豆蛋白及制品。肝病应选含支链氨基酸大豆蛋白，少用产氨多的肉类等动物性食物。限制蛋白质供应量应根据病情随时调整，病情好转后逐渐增加摄入量，否则不利于康复，这对生长发育期的儿童尤为重要。

2. *足够能量* 能量供给充足才能节省蛋白质的消耗，减少机体组织的分解。可采用麦淀粉、蛋白质含量低的薯类，如马铃薯、甜薯、芋头等代替部分主食以减少植物性蛋白质的来源。根据病情决定能量供给量。若能量无法满足时，可通过补液补充。

3. *适量矿物质和维生素* 供给充足的蔬菜和水果，以满足机体矿物质和维生素的需要。矿物质的供给应根据病种和病情进行调整，如急性肾炎患者，除低蛋白质外，还应限制钠的供给。

4. *烹调方法合理* 低蛋白质饮食往往不易引起食欲，加之患者病情和患病心理影响，食欲普遍较差，故应注意烹调的色、香、味、形和食物的多样化，以促进食欲。

（三）食物选择

1. *宜用食物* 蔬菜类、水果类、食糖、植物油，以及麦淀粉、藕粉、马铃薯、芋头等低蛋白质的淀粉类食物。谷类食物含蛋白质6%～11%，但不是优质蛋白质，根据蛋白质的限量标准应适当限量使用。

2. *限用食物* 含蛋白质丰富的食物，如豆类、干果类、蛋、乳、肉类等。但为了适当供给优质蛋白质，可在蛋白质限量范围内，肾病适当选用蛋、乳、瘦肉、鱼类，而肝病应选豆类及其制品。

（四）注意事项

正在进行血液或腹膜透析的患者不需要严格限制蛋白质摄入量。急性肾炎、急慢性肾衰竭、肝性脑病等的饮食治疗详细原则请参见本书相关章节。

五、限酪胺和多巴胺饮食

单胺类物质如酪胺、多巴胺、5-羟色胺能使血管收缩，血压升高。在正常情况下，这类物质被肝内的单胺氧化酶（MAO）分解后排出体外，不会致血压的急剧升高。但因治疗需要服用呋喃唑酮（痢特灵）、苯乙肼、苯丙胺、哌苯甲醇等抑制单胺氧化酶的药物时，单胺氧化酶的活性明显下降，此时，若摄入富含酪胺、多巴胺的食物，单胺类物质较易进入血液循环，使血管收缩，血压升高，可发生剧烈头痛、恶心、呕吐、心率过快，甚至抽搐等高血压危象，严重者可出现致命的内出血（如脑出血），故必须限制饮食中酪胺和多巴胺的摄入量。

（一）适应证

因治疗需要使用单胺氧化酶抑制剂类的患者。

（二）配餐原则

体内的单胺氧化酶在停服抑制剂2周后才逐渐恢复活性。故患者在服药期及停药的2周内均应避免富含单胺氧化酶类食物的摄入，以免产生副作用。食物经发酵或存放时间过长，都易受微生物的作用，使其中的蛋白质分解，氨基酸脱羧产生单胺类物质，如酪氨酸变成酪胺，色氨酸变成5-羟色胺，故应尽量避免选择这些食物。

（三）食物选择

1. 宜用食物　各种新鲜食物、非发酵食品、咖啡和茶等。

2. 限用食物　加碱或酵母制成的馒头、面包和其他面制品；酒酿及其他制品，如啤酒、葡萄酒；干奶酪及其制品；用发酵法酿制的酱油、黄酱、面酱、豆瓣酱、豆豉，各种腐乳、臭豆腐；盐腌、熏制的各种肉类和海产品，如虾皮、虾米、咸鱼、鱼干等；腐败变质的各种动物性食物及其熟制品；富含蛋白的各种陈旧不新鲜食品，如陈旧野味，放置过久的肉类、肉罐头、市售肉汁、香肠。此外，香蕉、梨、无花果、葡萄干、梅子、蚕豆等不宜多用。

六、限糖类饮食

胃大部分切除时切除幽门括约肌，且胃容量减少，食物过快地大量排入上段空肠，又未经胃肠液混合稀释而成高渗性，大量细胞外液进入肠腔，致循环血容量骤然减低，出现倾倒综合征。典型症状多在术后进半流质饮食时出现，特别是进食甜的流质，如进食加糖牛乳后10～20min发生。表现为上腹胀满、恶心、呕吐、腹绞痛、肠鸣亢进、腹泻、头晕、心悸、乏力等。可通过调整饮食中的糖类含量、类型和进食方法，预防或减缓倾倒综合征的症状。

（一）适应证

胃全部或大部切除患者；血清三酰甘油升高；低血糖；因饮食中糖过多致胰岛素分泌过量所致肥胖者；儿童糖尿病患者及成年期发作性糖尿病患者。

（二）配餐原则

1. 调整饮食构成　饮食应低糖类、高蛋白质和适量脂肪。糖类以多糖为主，忌用富含精制糖的甜食，如甜点心、甜饮料、糖果、巧克力等。

2. 饮食先稀后干，少量多餐　术后应有逐渐适应过程，术后初期只进食无精制糖和低糖类的流质，进餐时及进餐后20～30min应平卧，以减慢食物进入肠管的速度。适应数日后，若无症状发生，饮食转为以干样食物为主，少量多餐，循序渐进，细嚼慢咽，三次主餐避免液体类食物，餐后0.5～1h后再摄入液体类食物。每次进餐及进餐后仍需平躺20～30min，以减轻症状。

3. 根据病情及时调整饮食　由于手术创伤，机体分解代谢增加，应补充优质蛋白质和足够能量促进机体组织的修复。根据患者康复情况逐渐增加饮食中糖类含量。但合并心血管疾病、高脂血症、肾病或尿毒症的患者，其饮食中的蛋白质、脂肪含量和食物的选择应慎重。术后应注意避免含高胆固醇、高饱和脂肪酸的食物，以防止出现高脂血症。

（三）食物选择

1. 宜用食物　蛋类、鱼、禽肉和禽类，不加糖的乳制品，新鲜蔬菜和水果，适量不加糖的谷类食物，各种油脂类，坚果和花生酱。

2. 限用食物　各种加糖的甜食、果汁、饮料、酒类、蜂蜜、果酱、果冻等。

（四）注意事项

此种饮食的蛋白质含量较高，对合并肾功能不全的患者不利，应注意调整饮食蛋白质的含量和质量。限糖类饮食通常含脂肪如不饱和脂肪和胆固醇也较高，高脂血症患者应调整饮食内容。有些患者因平时的饮食习惯很少食用乳类，故对乳类可能不耐受，此时也应限乳制品的供给。

七、限脂肪饮食

脂肪的吸收、转运、水解、合成等各个代谢环节不正常所致的诸多疾病，或因病情需要而减少饮食脂肪的摄入量称限脂肪饮食，又称低脂肪饮食或少油饮食。需限制饮食中各种类型脂肪的摄入量。

（一）适应证

Ⅰ型高脂蛋白血症，表现为摄入含脂肪饮食后一定时间内，对脂肪如乳糜微粒和三酰甘油清除能力下降，患者的血浆样品冷藏过夜后，血样上部出现明显的油状物，摄入高脂肪后会出现腹痛，皮下脂肪明显增多，多见于胆囊、胆管、胰腺疾病患者，如急慢性胰腺炎、胆囊炎、胆结石；脂肪消化吸收不良，表现为脂肪泻即脂肪痢，如肠黏膜疾病、胃切除和短肠综合征等所致的脂肪泻；肥胖症等。

（二）配餐原则

1. 减少脂肪含量　根据实际情况，建议将脂肪限量程度分为3种。

（1）严格限制脂肪饮食：饮食脂肪供能占总能量的10%以下。不论脂肪的来源如何，限制饮食中脂肪的总量每天不超过20g。包括食物所含脂肪和烹调油。必要时采用完全不含脂肪的纯糖类的无油饮食。

（2）中度限制脂肪饮食：限制饮食中各种类型的脂肪，使之达总能量的20%以下，相当于成年人每天脂肪摄入总量不超过40g。

（3）轻度限制脂肪饮食：限制饮食脂肪供能不超过总能量的25%，相当于每天摄入脂肪总量在50g以下。

2. 据病情供给营养素　除脂肪外，其他营养素应力求平衡。可适当增加豆类、豆制品、新鲜蔬菜和水果的摄入量。脂肪泻易致多种营养素的丢失，包括蛋白质、糖类、必需脂肪酸、脂溶性维生素，以及易于脂肪酸共价结合随粪便排出的矿物质，如钙、铁、铜、锌、镁等，因此应注意在饮食中及时补充。随病情好转，脂肪摄入量应逐渐递增。如急性胰腺炎患者宜供应无脂肪富含糖类的饮食，随病情转归，脂肪由每天10g以下逐渐递增至40g。

3. 烹调方法合适　为达到限制脂肪的饮食要求，除选择含脂肪少的食物外，还应减少烹调用油。禁用油煎、炸或爆炒食物，可选择蒸、煮、炖、煲、熬、烩、烘、烤等。

（三）食物选择

1. 宜用食物　根据病情、脂肪限制程度选择各种食物。包括谷类、不用油煎炸的瘦肉类、禽类、鱼类、脱脂乳制品、蛋类、豆类、薯类、各种蔬菜和水果。不同脂肪含量的食物见表8-3。

2. 限用食物　含脂肪高的食物，如肥肉、肥瘦肉、全脂乳及其制品、花生、芝麻、松子、核桃、蛋黄、油酥点心及各种油煎炸的食品等。脂肪含量大于20g/100g食部的食物忌用，15～20g/100g的食物少用，见表8-3。

表8-3　常见食物脂肪含量（g/100g食部）

脂肪含量	食物名称
<5g	稻米、米粉、糯米、面粉、挂面、小米、玉米、薏苡仁、红豆、绿豆、芸豆、蚕豆、扁豆、豆浆、豆腐脑、豆腐、荞麦、粉皮、粉条、藕粉、薯类，包括块茎、瓜类、叶菜的各种蔬菜，水果、海带、蘑菇、云耳、鲜牛羊乳、酸奶、脱脂乳粉、鸡蛋白、鸡脯肉、鸡肝、鹅肝、鸭肝、鸭脯肉、鲅鱼、八爪鱼、小黄鱼、大黄鱼、黄鳝、鲫鱼、鲮鱼、鲈鱼、带鱼、泥鳅、虾、海参、贝类食物、兔肉、猪肝、猪肾、猪血、牛瘦肉、羊瘦肉、狗肉、驴瘦肉
5～10g	燕麦片、莜麦片、豆腐干、豆腐丝、腐乳、臭豆腐、猪心、猪肚、猪瘦肉、午餐肉、鸡肉、鲳鱼、草鱼、鳊鱼
10～15g	饼干、黑豆、黄豆（粉）、小麦胚粉、豆腐卷、猪舌、猪耳、肥瘦羊肉、肥瘦牛肉、叉烧肉、酱羊肉、酱牛肉、鸡翅、鸡腿、鸽、烧鸡、鸡蛋、鹌鹑蛋、松花蛋
15～20g	千张、酥皮糕点、油豆腐、油条、油饼、鸭、鸭蛋、烧鸡、鹅肝、鹅、鱼子酱
>20g	花生、瓜子、核桃、炸面筋、油皮、干腐皮、曲奇饼、全脂奶粉、鸡蛋黄、炸鸡、烧鹅、北京烤鸭、芝麻酱、巧克力、猪肥瘦肉、咸肉、猪蹄

（四）注意事项

脂溶性维生素的吸收和运输有赖于脂肪的参与，严格限制饮食脂肪可造成脂溶性维生素缺乏，故必要时须补充能溶于水的脂溶性维生素制剂。由于中链三酰甘油不在血中堆积，有时可允许使用，见中链甘油水酯饮食内容。胆囊炎和胆结石患者，需限制胆固醇的摄入。

八、低饱和脂肪低胆固醇饮食

饮食所需要的饱和脂肪酸和胆固醇均限制在较低水平。目的是降低血清胆固醇、三酰甘油和低密度脂蛋白的水平，以期减少动脉粥样硬化的危险性。

（一）适应证

高胆固醇血症、高三酰甘油血症、高脂蛋白血症、高血压、动脉粥样硬化、冠心病、肥胖症、胆结石等症。

（二）配餐原则

1. 控制总能量　饮食应控制总能量，达到或维持理想体重。但成年人每天能量供给量最低不应少于4.18MJ（1000kcal），这是较长时间能坚持的最低水平，否则不利于健康。糖类占总能量60%～70%，以复合糖类为主，少用精制糖，因为精制糖会升高血脂尤其是三酰甘油。

2. 限制脂肪和调整脂肪酸构成　限制脂肪总量，不论脂肪的来源如何，由脂肪供能应控制在总能量20%～25%，成人每天脂肪摄入量约40g，通常不超过50g。饱和脂肪酸易致血脂升高，增强血小板凝集和促进血栓形成，多途径促进动脉粥样硬化形成，应减少饱和脂肪酸，不超过总能量10%，故应少选用富含饱和脂肪酸的陆地动物性食品，尤其忌用猪油、牛油、肥肉、奶油等动物油脂。n-6多不饱和脂肪酸能降低TC和LDL，但也降低HDL；n-3多不饱和脂肪酸可通过降低TC、TG和LDL，升高HDL，抗血小板凝集，加强血管壁损伤面白细胞的作用，降低血液黏稠度等，起到抗动脉粥样硬化的作用。但在代谢时，其不饱和双键易发生过氧化反应，产生过氧化脂质，有促进衰老和诱发肿瘤的危险，因此也不主张摄入过多。单不饱和脂肪酸，如橄榄油和菜油，能降低TC和LDL，但不影响HDL，且含不饱和双键少，对氧化作用的敏感性远低于多不饱和脂肪酸。

3. *限制饮食中胆固醇含量* 胆固醇摄入量控制在300mg/d以下。食物中的胆固醇全部来源于动物性食物，因此，在限制胆固醇时应注意保证优质蛋白质的供给，可选择一些生理价值高的植物性蛋白质如大豆及其制品，代替部分动物性蛋白质。

4. *充足维生素、矿物质和食物纤维* 适当选用些粗粮、杂粮、新鲜蔬菜和水果，以满足维生素、矿物质和食物纤维的供给量。可配给适量的脱脂乳和豆制品以供给足量的钙。因饮食中多不饱和脂肪酸增加，故应相应增加维生素E、维生素C、胡萝卜素和硒等抗氧化营养素的供给。伴高血压的患者，食盐的用量应减少。

（三）食物选择

1. *宜选用食物* 谷类、薯类、脱脂奶制品，蛋类蛋白不限蛋黄每周限3个，畜瘦肉类、鸡、兔肉、鱼肉及油、豆类、各种蔬菜和水果，植物油、坚果在限量之内使用。

2. *限用食物* 如油脂类制作的主食、全脂乳及其制品、蛋黄、填鸭、烧鹅、鱼子、咸猪肉、肥畜肉、脑、陆地动物的内脏和油脂如肝、肾、猪油、牛油、奶油、椰子油、含脂肪和蛋白质高的冰淇淋、三明治肉和香肠、腊肠。常用食物中胆固醇含量见表8-4。

表8-4 食物中胆固醇含量（mg%）

含量	食物名称
100mg以下	瘦肉、小肚、蒜肠、兔肉、牛奶、鸭、带鱼、鲑鱼、鲤鱼、鲳鱼、鲢鱼、海蜇皮、海参、肥肉、猪舌、猪心、猪肉松、牛肉松、全脂奶粉、鸡肉
100～200mg	鸡鸭血、鸽肉、黄鳝、对虾、螺肉、鸡油、奶油
200～300mg	鱼肉松、墨鱼、鱿鱼、河蟹、蚶肉、蛏肉、黄油、鸡肫
300mg以上	猪肝、猪肺、猪腰、鸭肝、蛋类、凤尾鱼、虾皮、蟹黄

（四）注意事项

在确定高脂血症的患者选用此种饮食之前，最好对患者进行葡萄糖耐量检查，以排除系由于饮食糖类致病的可能性。一些学者认为多不饱和脂肪酸代替饮食中的饱和脂肪酸，可能会增加癌症、加重胆囊疾病和致维生素E缺乏等的危险性。此类饮食不适用于正在生长发育期的儿童、孕妇和创伤恢复期的患者。

九、中链三酰甘油饮食

中链三酰甘油（MCT）饮食系指以MCT代替部分长链三酰甘油（LCT）的饮食。目前使用的MCT多为液态油的形式，在烹调食物时放入。与LCT相比，有以下特点：①分子量较小，相对能溶于水，在生物体内溶解度更高，脂肪酶对其的作用效率更大，易于吸收；②大部分能以三酰甘油的形式吸收，故在胰脂酶和胆盐缺乏时，对其吸收影响不大，不会刺激胰液分泌；

③在肠黏膜上皮细胞内不明显地结合到乳糜微粒中，也不易与蛋白质结合，可直接经门静脉进入肝脏；④在肝内不合成脂类，故不易形成脂肪肝；⑤不需肉碱的存在，很快通过线粒体膜，迅速而有效地被氧化供能；⑥轻度降低胆固醇吸收，并减慢肝内合成；⑦缺点是其生酮性远大于长链脂肪酸，且不含必需脂肪酸。

（一）适应证

按MCT的特性，可用于在消化、吸收和运输普通脂肪障碍的患者，如胃大部分或全部切除，大部分肠切除术后、胆管闭锁、阻塞性黄疸、胰腺炎、胆盐和胰脂酶缺乏、肠源性脂肪代谢障碍、局限性肠炎伴脂肪痢、克罗恩病、乳糜性胸腔积液、乳糜尿、高乳糜微粒血症、乳糜性腹水、I 型高脂血症等。

（二）配餐原则

1. *MCT代替部分LCT供能*　饮食中的脂肪不宜全部由MCT供给，只能取代部分长链三酰甘油。MCT提供的能量占脂肪能量的65%，，其余由长链三酰甘油供给。

2. *少量多餐*　由于MCT水解速度快，若单次大量摄入，会使肠腔内液体成高渗状态。其分解的非酯化脂肪酸过多时，也会刺激肠管，致腹胀、腹绞痛、恶心、腹泻等肠管症状，故进食时要慢，采用少量多餐的办法，或用MCT制备的食物作加餐，以避免不良反应。用此种饮食通常很少出现上述症状。

3. *适量供给双糖*　MCT氧化较快，其生酮性远大于LCT，蔗糖等双糖能降低其生酮作用。

4. *确保患者摄入MCT*　MCT可作调味汁、色拉油等用作蔬菜、点心等的配料，也可用烹调油用于烹调肉、鱼、禽、蔬菜等食物，但应将MCT拌和在食物中，保证患者能摄入。

5. *补充必需脂肪酸*　长期使用MCT，应注意必需脂肪酸的补充。

（三）食物选择

1. *宜用食物*　含脂肪较少的食物，如未加油脂的谷类、点心、豆类、豆制品、蔬菜、水果、脱脂乳类和蛋清。精瘦肉类、鸡、虾、鱼等可限量使用，每天用量不超过150g，蛋黄每周少于3个。烹调油在规定用量范围内，部分用MCT代替。

2. *限用食物*　忌用含饱和脂肪高的食物，如肥肉，带皮鹅、鸭，全脂乳类、奶油、油脂高的糕点和油煎炸的食品等。

（四）注意事项

对于糖尿病、酮中毒、酸中毒等患者，由于肝外组织利用酮体的能力往往已经饱和，应用MCT不仅浪费能源，而且会加重酸中毒的危险，故不宜使用。大部分MCT在肝内代谢，肝硬化伴肝功能不全患者不宜应用。

十、限钠（盐）饮食

限钠饮食系指限制饮食中钠的含量，以减轻由于水、电解质紊乱而出现的水、钠潴留。钠是细胞外的主要阳离子，参与调节机体水、电解质平衡、酸碱平衡、渗透压和神经肌肉的兴奋性。肝、肾、心等病变或使用某些药物如肾上腺皮质激素，会致机体水、钠平衡失调，出现水、钠潴留或丢失过多。限钠摄入是纠正水、钠潴留的一项重要治疗措施。食盐是钠的主要来源，每克含钠400mg，故限钠实际上是限食盐为主。

钠的正常需要量仍未确定。据估计健康人安全的最低摄入量为500mg/d。限钠饮食分3种。

低盐饮食：全天供钠1500mg左右。每天烹调用盐限制在2～4g或酱油10～20ml，忌用盐腌制加工的食物，如咸蛋、咸肉、咸鱼、酱菜、面酱、腊肠等。

无盐饮食：全天供钠1000mg左右。烹调时不加食盐或酱油，可用糖、醋等调味。忌用一切咸食，同低盐饮食。

低钠饮食：全天供钠不超过500mg。除无盐饮食的要求外，忌用含钠高的食物，如油菜、蕹菜、芹菜等含钠100mg/100g可食部以上的蔬菜，以及松花蛋、豆腐干、猪肾等食物。

（一）适应证

心功能不全，急、慢性肾炎，肝硬化腹水，高血压，水肿，先兆子痫等患者。

（二）配餐原则

1. 按病情变化调整钠量　如肝硬化腹水患者，开始时可用无盐或低钠饮食，然后改为低盐饮食，待腹水消失后，可恢复正常饮食。对有高血压或水肿明显的肾小球肾炎、肾病综合征、妊娠子痫的患者，使用利尿药时用低盐饮食，不使用利尿药而水肿严重者，用无盐或低钠饮食。不伴高血压或水肿及排尿钠增多者不宜限制钠摄入量。最好是根据24h尿钠排出量、血钠和血压等指标确定是否需限钠及限钠程度。

2. 根据食量合理选用食物　有时为了增加患者食欲或改善营养状况，对食量少者可适当放宽食物选择范围。

3. 改变烹调方法以减少饮食含钠量，并增进食欲　食盐是最重要的调味剂，限钠饮食味淡。因此应合理烹调以提高患者食欲。某一些含钠高的食物，如芹菜、菜心、豆腐干等，可用水煮或浸泡去汤的方法减少含钠量，用酵母代替食碱或发酵粉制作馒头也可减少钠含量，这样节省下来的钠量可用食盐或酱油补充调味。此外，也可采用番茄汁、芝麻酱、糖、醋等调味。烹调时注意色、香、味、形，尽量致食欲。必要时可适当选用市售的低钠盐或无盐酱油，这类调味剂是以氯化钾代替氯化钠，故高血钾者不宜使用。

（三）食物选择

1. 宜用食物　不加盐或酱油制作的谷类、畜肉、禽类、鱼类和豆类、乳类食品。低钠饮食不宜用含钠量大于100mg/100g的蔬菜和水果。常见食物含钠量见表8-5。

2. 限用食物　各种盐或酱油制作或腌制的食品、盐制调味品。

（四）注意事项

对某些年纪大、储钠能力迟缓的患者、心肌梗死的患者、回肠切除手术后、黏液性水肿和重型甲状腺功能低下合并腹泻者，限钠应慎重，最好是根据血钠、血压和尿钠排出量等临床指标确定是否限钠。

十一、少渣饮食

少渣饮食亦称低纤维饮食，是指食物纤维含量极少、易于消化的饮食。少渣饮食可以尽量减少食物纤维对胃肠的刺激和梗阻，减慢肠蠕动，减少粪便量。

（一）适应证

消化管狭窄并有阻塞危险的患者，如食管或肠狭窄、某些食管静脉曲张，肠憩室病，各种急、慢性肠炎，痢疾，伤寒，肠肿瘤，肠手术前后，痔瘘患者等；全流质饮食后，软食后正常饮食间的过渡饮食。

表8-5 常见食物的钠含量（mg/100g食物）

食物	钠	食物	钠	食物	钠	食物	钠
西瓜	2.3	菠萝	0.8	黄豆芽	5.3	鸭蛋	125.0
炒花生	445.1	山药	5.1	生菜	147.0	扁豆	0.6
青椒	6.0	豌豆	1.1	生豆腐	3.2	咸雪菜	4339.0
西葫芦	40.4	绿豆芽	1.5	萝卜	91.2	松花蛋	661.0
桃	2.9	丝瓜	2.6	富强粉	1.1	稀酱油	4980.0
鸭梨	0.6	芋头	0.9	红萝卜	87.0	味精	21 053.0
番茄	23.9	猪肝	88.3	鸡蛋	196.4	食盐	39 310.0
牛肉	48.6	对虾	182.9	灿米	0.9	大白菜	48.6
猪肉	34.0	花菜	80.3	小青菜	60.0	土豆	0.7
南瓜	0.7	荸荠	15.7	芹菜	516.9	萝卜缨	91.4
鸡肉	72.4	橘子	2.1	绿苋菜	52.4	粳米	1.6
紫葡萄	0.5	核桃	6.4	油菜	89.0	豇豆	33.8
柿子	6.4	杏	2.1	包菜	34.0	黄豆	0.5
苹果	0.5	大葱	3.9	胡萝卜	105.1	香椿	4.6
冬菇	24.4	莴笋	31.2	冬瓜	3.6	空心菜	94.3
紫苋菜	52.6	茄子	11.3	黄瓜	2.0	韭菜	2.7
牛奶	36.5	甘蓝菜	200.0	菠菜	117.8	藕	44.2
白薯	28.5	香菜	48.5				

（二）配餐原则

1. 限制食物纤维的量　尽量少用富含食物纤维的食物，如蔬菜、水果、粗粮、整粒豆、坚果，以及含结缔组织多的动物跟腱、老的肌肉。选用的食物应细软、渣少、便于咀嚼和吞咽，如肉类应选用嫩的瘦肉部分，蔬菜选嫩叶、花果部分，瓜类应去皮，果类用果汁。

2. 脂肪含量不宜过多　腹泻患者对脂肪的消化吸收能力减弱，易致脂肪泻，故应控制饮食脂肪量。

3. 烹调方法　将食物切碎煮烂，做成泥状，忌用油炸、油煎的烹调方法，禁用烈性刺激性调味品。

4. 少量多餐，注意营养平衡　由于食物选择的限制，饮食营养素难以平衡，因限制蔬菜和水果，易致维生素C和某些矿物质的缺乏，有些果汁含较多的有机酸，易刺激肠蠕动。必要时可补充维生素和矿物质制剂。

（三）食物选择

1. 宜用食物　精细米面制作食物，如粥、烂饭、面包、软面条、饼干；切碎制成软烂的嫩肉、动物内脏、鸡、鱼等；豆浆、豆腐脑；乳类、蛋类；菜水、菜汁，去皮制软的瓜类、番茄、胡萝卜、土豆等。

2. 限用食物　各种粗粮、老的玉米，整粒豆、坚果，富含食物纤维的蔬菜、水果，油炸、油腻的食品，辣椒、胡椒、咖喱等浓烈刺激性调味品。

（四）注意事项

长期缺乏食物纤维，易致便秘、痔疮、肠憩室及结肠肿瘤病等的发生，也易致高脂血症、动

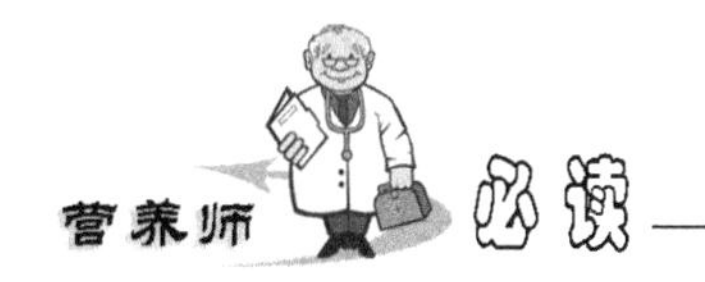

脉粥样硬化和糖尿病等。因此少渣饮食不宜长期使用，待病情好转及时调整。

第二节　试验饮食

试验饮食，是通过特定的饮食达到辅助临床诊断，即在短期试验时，对患者限制或添加某种营养素，观察机体对其反应，借以达到辅助临床诊断的目的。

一、尿浓缩功能试验饮食

尿浓缩试验能反映肾脏远曲小管及集合小管功能。正常人肾脏有浓缩能力，即在饮水量少的情况下，各种代谢物能在较少的尿中排出，故尿比重增高，当肾功能受到损害时，这一功能受到影响。据此原理，在一定时间内限制患者的饮水量，同时收集尿液，测其比重，可观察肾脏对原尿的浓缩功能。

（一）适应证

适用于需要有尿浓缩功能试验的患者；尿浓缩功能试验饮食也称为干饮食试验。

（二）试验结果

本试验比较敏感，在试验时应严格控制水分，受试者严格禁止饮水12h。正常人在此时期内，每次尿量都很少，常为20～50ml，尿比重则迅速增高到达1.026～1.030～1.035；肾功能衰退时，尿比重范围缩小，最严重时，尿比重固定在1.010～1.012。

（三）方法

试验期为1d，自试验当天早晨7:00时开始至晚7:00时止，有时应根据患者生活制度而定；12h内要严格限制水分，全天饮食中水分总量控制在500～600ml。此外，不再饮水，以利尿液浓缩。天热时可饮水80ml，但不需测定实际摄入含水量，只需将烹调菜肴、制作米饭、馒头时所用的水量记录，通常可按食物成分表中含水量来计算，计算全天饮食中水分。收集12h尿液送检，测定尿比重。

（四）饮食原则

1. 饮食内容：可食炒米饭、米饭、馒头、烤馒头片、油条、面包、烙饼、炒鸡蛋、熏鱼、烧牛肉、炒肉丝、土豆、豆腐干等，烹调时尽量不加水，或加少量水。
2. 蛋白质按正常量供给，可给1g/d，不宜过高或过低，否则会影响尿比重。
3. 烹调避免过甜或过咸，因葡萄糖分子量较大，影响尿比重，而食盐过多可致口渴。
4. 禁食含水量多的食物，如饮料、汤类、粥、水果、白菜、冬瓜、豆腐等。

（五）干饮食食谱举例

干饮食参考食谱见表8-6。

二、低肌酐试验饮食

肌酐是体内蛋白质代谢的终产物，随尿液经肾脏排出体外。内生肌酐清除率等于肾小球滤过率，内生肌酐是由肌肉肌酸衍化而来，在血浆浓度比较稳定。主要是通过肾小球滤过的方式排出体外，但不受肾小管重吸收的影响，因此其清除率能较为可靠地反映肾小球的滤过功能。尿肌酐正常值为0.7～1.5g/24h。

表8-6 干饮食参考食谱

第1次	富强粉烙饼 100g	红腐乳 10g	鸡蛋 40g		
第2次	炒米饭 100g	土豆 100g	猪瘦肉 75g	豆油 5g	盐 2g
第3次	粳米 100g	鸡 75g	草头 100g	豆油 15g	盐 2g

总能量 7.78MJ（1858.6kcal）	氮：能量 1：178.7	P/S比值 1.89
糖类 261.3g（56.3%）	蛋白质 64.9g（13.9%）	脂肪 61.5g（29.8%）
水分 334.4g		

（一）适应证

测试肾盂肾炎、尿毒症、重症肌无力等各种疾病时肾功能损害的程度。

（二）试验结果

内生肌酐清除率正常值为70～125ml/min，当下降至正常值30%左右时，肾脏对摄入正常饮食清除代谢产物的能力开始下降；下降至25%时，可出现氮质血症；如下降至20%以下，血液中氮质代谢产物明显升高，症状明显加重。因肌酐是尿中重要含氮成分，为含氮物质代谢的最终产物。

（三）方法

试验期通常为3d，前2d是准备期间，最后1d为试验期，均选用无肌酐饮食。于第3天晨空腹抽血5～7ml，检查血浆肌酐含量做对照，正常值为88.4～176.8μmol/L。血清肌酐测定实际上也可反映肾功能，肌酐浓度在132.6μmol/L以下时，清除率大都正常。

（四）饮食原则

全天蛋白质供给量<40g；在限制蛋白质范围内，可食牛奶、鸡蛋、豆类及其制品；全天饮食中含钙500～700mg，磷500～700mg；烹调用水及饮水均用蒸馏水；主食也应适当限制，全天主食300g以内；达到既要限制蛋白质，又要补足能量，可用蔬菜、水果、植物油等；能量不足可添加藕粉和含糖点心或果汁等；禁食肉类、鱼类、鸡鸭类等食物，因肉类可产生肌酸影响试验结果；试验期间忌饮茶和咖啡，停用利尿药；试验前避免剧烈运动；可多食用蔬菜，以增加饱腹感。

（五）低肌酐试验饮食举例

低肌酐试验饮食参考食谱见表8-7。

表8-7 低肌酐试验饮食参考食谱

第1次	富强粉 100g	大白菜 150g	豆腐 50g	酱油 10g	豆油 10g
第2次	挂面 100g	油菜 150g	豆油 15g	盐 4g	
第3次	粳米 100g	豆腐 50g	卷心菜 100g	豆油 15g	酱油 25g

总能量 6.28MJ（1500.7kcal）	氮：能量 1：240.7	P/S比值 4.24
糖类 235.2g（62.7%）	蛋白质 38.9g（10.4%）	脂肪 44.9g（26.9%）
钙 713.5mg	磷 732.9mg	

三、莫氏试验饮食

正常健全的肾脏，有调节体内水平衡的能力。莫氏试验是在正常饮食中给予一定量水分，以观察白天各次尿液和夜间尿液量及比重变化，以及其相互关系，而推断肾功能是否减退。

（一）适应证

诊断早期肾功能减退时，用莫氏试验饮食比其他浓缩试验敏感。

（二）试验结果

正常值夜间尿量<750ml，比重在1.018以上；日间尿量最高比重达1.018以上，但和最低1次比重之差不得少于0.008～0.009；夜间尿量与日间尿量之比为1∶2。肾功能不足的最早症状是夜间尿量增加，大于750ml。

（三）方法

患者可按平常习惯饮食，早餐前嘱患者排出尿液弃去。自10:00时起至20:00时止，每隔2h收集尿液标本1次，共6次，分盛于6个清洁干燥容器内。此后，夜间尿液，至次日清晨8:00时止合并收集为1个标本。试验期1d。

（四）饮食原则

试验期1d，试验日早餐如常，但供给饮食应含水500～600ml；午餐、晚餐如常，但每餐饮食中含水量仍为500～600ml。24h内除试验餐外，不得进食其他食物。

（五）莫氏试验食谱举例

莫氏试验饮食参考食谱见表8-8。

表8-8 莫氏试验饮食食谱

第1次	富强粉饼 100g	淡豆浆 500g			
第2次	粳米饭 150g	青菜 200g	猪瘦肉 75g	豆油 10g	盐 2g
第3次	粳米饭 150g	鲳鱼 100g	大白菜 150g	豆油 10g	盐 2g
总能量 8.66MJ（2069.8kcal）		氮：能量 1：187.8		P/S比值 1.69	
糖类 328.1g（63.4%）		蛋白质 68.8g（13.3%）		脂肪 53.5g（23.3%）	
水分 981.9g					

四、隐血试验饮食

粪便中混有少量陈旧血迹时，常不易被肉眼所见，或显微镜也不能检出，称为隐血，多由上消化道出血所致。上消化道出血时，粪便色泽常为柏油黑色，隐血试验阳性；按出血量多少，结果由弱阳性到强阳性。

（一）适应证

各种消化道出血、胃癌、消化性溃疡、伤寒等，原因不明的贫血患者，怀疑有消化道出血者。

（二）方法

试验期3d，前2d作为预备期，第3天开始检查粪便有无隐血。隐血试验是测定粪便中含少量血液的一种化学方法。利用血红蛋白中的铁色素部分，能产生类似过氧化酶的作用，催化试剂中过氧化氢分解，而释放出氧，与易受氧化的物质试剂联苯胺氧化，呈蓝绿色，则为阳性反应；可根据蓝色深浅来判断隐血数量。

（三）饮食原则

1. 可在原饮食基础上更改隐血饮食，如隐血半流质饮食、隐血软饭或隐血普食等。

2. 可用的食物有牛奶、鸡蛋清、去皮土豆、花菜、白萝卜、冬瓜、豆腐、豆腐干、素鸡腿、油豆腐、去皮藕、粉丝、芋艿、山药、胡萝卜、大白菜、黄豆芽、米、面、馒头等。

3. 禁食各种动物血、肉类、蛋黄、绿叶蔬菜、含铁丰富的食物及药物。以上食物可与胃肠道出血所含的铁质对试剂联苯胺起相似的变化，也呈绿色或深蓝色反应。容易产生假阳性反应，影响结果的准确性，故须禁忌。

4. 还原酚酞法比联苯胺敏感，对过氧化酶及硫酸亚铁等不易产生假阳性反应。因此用还原酚酞法，忌用动物血及肝，但可用瘦肉100g及绿叶蔬菜，在烹调时煮10min即可。

五、胆囊造影试验饮食

口服碘剂在小肠内吸收后经门静脉到肝，随胆汁排出。在正常情况下碘剂8～12h进入胆囊后浓缩。从X线片上了解胆囊形态、胆囊功能及有无结石阴影等。

（一）适应证

常用于慢性胆囊炎、胆石症、怀疑有胆囊疾病者，检查胆囊及胆管功能。

（二）方法

试验期2d。造影前1d午餐进高脂肪餐，使胆汁排空。造影前1d晚餐，进无脂肪纯糖类饮食，除主食外，不加任何含脂肪及蛋白食物，目的是减少胆汁分泌，使胆汁能潴留在胆囊内。造影前1d晚8:00时服碘造影剂，服药后禁饮水，禁食一切食物。检查日早晨肥皂水灌肠、排便、排气；免早餐，拍第1张片，观察胆囊显影情况。再摄第2张片，观察胆囊收缩情况。摄片后立即服高脂肪餐，通常为油煎鸡蛋2个，或食用含40%脂肪奶油巧克力40g，于餐后15～30min摄第3张片以观察胆管。再1h后摄第4张片，观察胆囊收缩；若不收缩，1h后再摄1张片。

（三）饮食原则

1. *高脂肪餐*　饮食脂肪含量不得少于50g，促使胆囊收缩，最好的食物是牛奶、鸡蛋、肥肉、乳酪等，也可用特制巧克力糖。目前常用油煎鸡蛋2个，烹调油50g；此法较为简便。

2. *纯糖类饮食*　饮食中除主食含蛋白质及微量脂肪外，通常不添加；烹调时不用植物油，严格控制脂肪。凡致胃胀气食物及粗纤维多的食物应避免应用，以免影响结果。可食大米粥、红枣粥、藕粉、果酱、面包、米饭、馒头、糖包子、无油甜酱瓜等。

六、甲状腺^{131}I试验饮食

甲状腺有吸收、浓缩、储藏及排除碘的能力。测定腺体对碘的吸收速度，集聚能力，排出速度，排出量的多少，以了解甲状腺功能是否正常。

（一）适应证

甲状腺功能亢进。

（二）方法

试验期2周，忌食含碘食物，以及其他影响甲状腺功能的一切药物和食物，使体内避免过多储存碘量。

（三）饮食原则

1. 忌食各种海产动植物食物，如鱼、虾、海参、虾皮、海蜇、海带、发菜、海米、紫菜、虾仁等。2周后再做^{131}I功能测定。

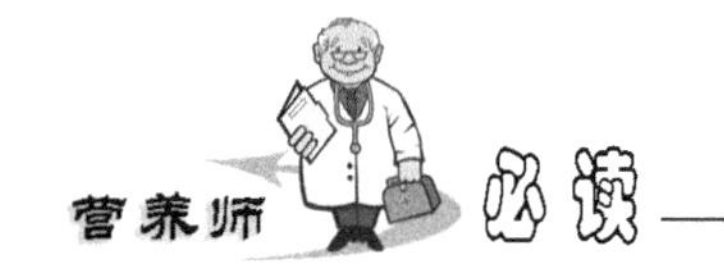

2. 凡烹调海产食物的锅勺等用具均不能做免碘饮食。

3. 食物含碘250μg/L，目前食盐标准量还未定出，故暂不限制。

七、葡萄糖耐量试验饮食

正常成人口服葡萄糖100g以后，30min至1h血糖通常不超过8.9 mmol/L，在2～2.5h恢复或接近空腹水平，尿中无糖。糖尿病患者空腹血糖高，服葡萄糖后更高，且维持较久，同时出现尿糖。

（一）适应证

用于诊断隐性糖尿病。

（二）方法

试验前数天，患者可进正常饮食。若患者进食量很少，在试验前3d每天进食糖类不可少于250～300g。停用胰岛素和肾上腺皮质激素等药物。若患者已严格限制含糖类食物和能量，或最近体重减轻，则需进食以上饮食7d后，方能试验。试验当天应卧床休息，清晨抽空腹血测血糖，同时留尿标本。然后取葡萄糖100g溶于300～400ml水中，嘱患者服下。服糖后30min、60min、120min和180min各抽血1次，同时留尿标本。做血糖定量和尿糖定性测定。

（三）葡萄糖耐量试验前饮食食谱

葡萄糖耐量试验前饮食食谱见表8-9。

表8-9　葡萄糖耐量试验前饮食食谱

第1次	粳米 50g	馒头 70g	白糖 15g			
第2次	粳米 150g	猪瘦肉 100g	刀豆 150g	油菜 50g	粉丝 10g	豆油 10g
第3次	富强粉 100g	茭白 100g	猪瘦肉 60g	番茄 100g	鸡蛋 40g	豆油 10g
总能量 8.64MJ（2063.9kcal）			氮：能量 1：195.37		P/S比值 1.39	
糖类 309.6g（60.0%）			蛋白质 66.0g（12.8%）		脂肪 62.4g（27.2%）	

八、低能量试验饮食

患者常因合并感染，过度疲劳、饮酒过多及精神情绪过度紧张，而出现一时性高胆红素血症。其血清胆红素含量不超过102.6μmol/L，偶有高达205.2μmol/L，患者血清胆红素呈直接反应阴性，以间接胆红素增高为主，且无粪尿胆原增高现象，亦无过量溶血现象，可证实肝细胞胆红素与葡萄糖醛酸结合功能减低。体质性肝功能不良患者的胆汁中仍存在结合胆红素，肝细胞中胆红素与葡萄糖醛酸结合的功能可保持正常，但亦有轻度高胆红素血症，表明其生化缺陷在于肝细胞对胆红素没有转运功能，而并非葡萄糖醛基转移酶先天性缺乏。

（一）适应证

常用于Gilbert综合征，即体质性肝功能不良的检查，此病为最常见的家族性未结合非溶血性高胆红素血症。

（二）方法

试验期1～3d，每天总能量<1.67MJ（400kcal），进食24h后血清中未结合胆红素增加，其增高程度比摄入同样饮食的正常人或慢性疾病患者要高。饥饿试验后可继续用巴比妥试验，成人用巴比妥60mg，每天3次。葡萄糖醛酸基转移酶活力增加，血清未结合胆红素浓度恢复正常。

（三）饮食原则

1. 总能量严格控制在<1.67MJ（400kcal）以内，为称重饮食。

2. 严格控制脂肪，因脂肪产能高，蛋白质要选含脂肪极少体积大的食物，如蛋清。

3. 蔬菜适量供应，因体积大，可充饥。

4. 烹调时不可添加糖、菱粉等调味品。

5. 对患者要进行宣传教育，让患者很好配合，除规定饮食外，不允许另外添加任何食品。饮水不限。亦可用水果，如带皮苹果617g/d。

6. 需卧床休息，因患者多为青年人，要防止能量不足，活动量大致低血糖。

九、脂肪吸收试验饮食

（一）适应证

检查小肠对脂肪的吸收功能，可精确反映小肠脂肪吸收情况。

（二）方法及饮食要求

连续每天进食含脂肪75g的标准试餐，持续3d，再进食脂肪100g/d，连续3d，同时收集72h粪便，测定粪内脂肪，如脂肪量超过7g或吸收率低于90%，可以确定脂肪泻存在，正常脂肪吸收率为90%～95%。计算脂肪吸收率方法是取粪便脂肪3d平均值，计算脂肪吸收率。应注意饮食内脂肪含量要正确定量，试验开始及结束时加用炭或胭脂红等标记物。粪便测定时要充分拌和。

脂肪吸收率（%）=SX（饮食内脂肪−粪脂）饮食内脂肪×100%

十、糖吸收试验饮食

D-木糖吸收试验是口服D-木糖后在空肠吸收，正常人不在体内代谢，迅速从肾脏排出，因此肾功能正常情况下测定尿内木糖排出量，可反映小肠空肠部分对戊糖吸收功能。国内用5g法，将右旋木糖5g溶于250ml开水中，1次服下，再用250ml开水冲洗杯后服下，收集服药后尿液，测定木糖含量。正常值（1.5±0.21）g（1.17～2.65g），1.0～1.16g为可疑，小于1.0g为异常。此试验诊断普遍性小肠吸收不良时，阳性率90%以上。

十一、氮平衡试验饮食

氮平衡试验饮食是评定蛋白质、能量营养状况常用方法之一，反映摄入蛋白质能否满足机体需要及体内蛋白质合成与分解代谢情况。若饮食中摄入氮减去尿氮和粪氮及皮肤排出氮的数量相等时称总氮平衡；若摄入氮小于排出氮为负氮平衡；若摄入氮大于排出氮为正氮平衡。常用于外科大手术后、烧伤等分解代谢旺盛的患者。根据氮平衡状况，逐渐调整饮食蛋白质供给量。凡摄入的食物，以及粪便、尿均须用凯氏微量定氮法测定其含氮量。

第三节 代谢饮食

代谢平衡试验是临床上用于诊断疾病、观察疗效或研究机体代谢反应的方法，是称重饮食。配制代谢饮食的方法有2种：一是按食物成分表计算的方法，此方法欠精确，但较简便；二是食物分析法，此法较复杂，但较精确，多用于精确的代谢研究。

配制代谢饮食要求：精确可靠，称量准确，烹调精心，留样仔细。必须按配方规定称重及烹调，不得任意添加其他调料，米饭和粥放在专用食具中蒸熟，不要再换碗，若做矿物质代谢饮食，最好用蒸馏水烹调及饮用蒸馏水。如需做食品分析，留样要仔细，将全天所用的食物全部留1份，或留1/4～1/2份均可，但所留之样品必须与患者进食的食物处理方法一致，并将留样的食物称重后混合加水放置于带盖器皿中蒸熟，以防污染。

饮食配方设计要合理。规定的饮食数量要使患者能耐受，做到既符合代谢要求，又结合患者口味和食量，并说服患者除规定食物外不得任意添加食物，以免影响结果的准确性。拟定代谢期不宜过长，通常适应期为3～5d。若做矿物质代谢饮食时，除要求患者饮蒸馏水外，不能用牙膏或牙粉刷牙。

食物要准确称重，统一要求，蔬菜要先去掉老叶等不可食部分，然后洗净，晾干水分，切好再称重，如土豆洗净去皮，切好称重后泡在清水或蒸馏水中，以免变色；水果要洗净，临吃前去皮去核后再称重。肉类全部选用净瘦肉，洗净后绞成肉末，若要求不太严格的试验可切成肉丝或肉片。蛋类要先洗净，去皮绞匀后称重，要求不严格的试验可整个称重。其他如牛奶、谷类、植物油只要准确称重即可。凡做矿物质试验饮食时，切好的菜最后都要用蒸馏水冲洗1次，烹调好要检查，然后由专人送到患者床边，凡吃剩的饭菜，最好称重计算，由供给量中扣去。

一、甲状旁腺功能亢进代谢饮食

由于甲状旁腺素分泌过多，钙从骨动员至血液循环，致血钙过高，同时肾小管对无机磷重吸收减少，尿磷增多，血磷减低。血钙常在5.5～10mmol/L。血磷多数低于1.0mmol/L，尿钙增高，血清碱性磷酸酶活力增高。常用以下几种代谢饮食检查甲状旁腺功能。

（一）低钙、正常磷代谢饮食

1. *方法*　代谢期5d，前3d为适应期，后2d为代谢期。每天饮食钙供给量<150mg，磷每天供给量为600～800mg；收集最后1d中24h内尿液，测定尿钙排出量。因本病尿钙、尿磷排泄量增加，故尿内含磷酸钙和草酸钙等。

2. *结果*　正常人进食低钙、正常磷代谢饮食后，尿钙排出量迅速减少，尿钙排出量为100～150mg。而甲状旁腺功能亢进的患者，尿钙排出量仍>200mg。

3. *食物选择*　宜选食含钙低磷高的食物，如米、面粉、鸡蛋、番茄、莴笋、粉皮、粉丝、绿豆芽等。全天饮食蛋白质、脂肪、总能量尽可能恒定。

4. *注意事项*　除按代谢饮食配制要求外，对钙磷代谢有影响的药物应暂停服。食盐要称重，最好用精盐。尽可能不用酱油，因其中钙磷含量不恒定。代谢性饮食不要做成汤，如不吃而倒掉，影响结果的准确性。牛奶也不宜选用，因含钙量多。

5. *低钙正常磷饮食举例*　低钙正常磷代谢饮食参考食谱见表8-10。

表8-10 低钙正常磷代谢饮食参考食谱

第1次	粳米 50g	富强粉 50g	白糖 15g	豆油 10g		
第2次	粳米 150g	猪瘦肉 100g	干粉丝 25g	豆油 10g	盐2 g	
第3次	粳米 50g	富强粉 100g	土豆 100g	鹅肉100g	豆油 15g	盐 4g
总能量 10.00MJ（2391.2kcal）		氮：能量 1：255.15			P/S比值 2.11	
糖类 363.6g（60.8%）		蛋白质 58.6g（9.8%）			脂肪 78.0g（29.4%）	

（二）低蛋白、正常钙磷代谢饮食

低蛋白正常钙磷代谢饮食，主要测定肾小管重吸收功能。甲状旁腺激素有抑制肾小管重吸收磷的作用，因此，肾小管重吸收磷的量与肾小球滤过量比例是内生甲状旁腺激素水平的指征。

1. *方法* 代谢期5d，每天供给蛋白质<40g，且不含动物蛋白质食物；钙600～800mg，磷为600～800mg。烹调及饮用均用蒸馏水。试验最后1d取空腹血，查血肌酐及血磷。准确收集试验最后1d 24h尿，测定尿中肌酐及磷含量。

2. *结果* 固定磷摄入的基础上做此试验时，正常值为84%～96%，平均90.7%±3.4%。甲状旁腺功能亢进者则降低至76%～83%，平均79%。

（三）限磷代谢饮食

饮食摄入磷量受限后，可刺激1，25（OH）$_2$D$_3$合成，从而促进肠管吸收钙，抑制甲状旁腺素的分泌，使尿磷减少，而原发性甲状旁腺功能亢进患者尿磷减少不明显。主要用于检查甲状旁腺功能。

1. *方法* 代谢期6d，每天饮食中磷供给<350mg，钙700mg；或进正常饮食口服氢氧化铝40ml，每天3次。在进食代谢饮食前1天、第3天及第6天，收集24h尿液测定尿钙及尿磷；并同时于清晨空腹采血，测总血钙及磷。

2. *结果* 正常人限磷使甲状旁腺分泌减少，在试验时，血钙浓度不变，血磷稍降低或不变，尿磷排出量显著减少。但甲状旁腺功能亢进者，限磷并不能抑制其甲状旁腺素分泌，在磷摄入量减少时，尿磷排出量仍高，于是其代谢紊乱更为显著，血钙升高，血磷降低；原来血钙、磷接近正常的甲状旁腺功能亢进患者，在此试验中，低血磷、高血钙变得显著。

3. *饮食配制注意事项* 除规定代谢饮食外，若能量不足应以糖类为主来补充能量，适当增加脂肪。要用含磷少的精白米，还应选含钙高磷少的食物，如油菜、芹菜、蛋清、小白菜、鹅肉等。食盐要称重，不主张烹调加酱油。采用捞米饭，使米中磷含量降低。

4. *捞米饭制作方法* 将100g精白米置于已经煮沸的蒸馏水1000ml中，煮15min，将米汤弃之，然后再用蒸馏水冲洗，再蒸熟，即为脱磷米饭。通常100g米做蒸米饭时含磷量为136mg，经捞米饭后每100g米中含磷62.7mg。

确诊后，在术前给低钙、低磷饮食，并多饮水，因患者尿中常有草酸钙、磷酸钙存在。术后应给予高钙、低磷饮食，钙每天供给2g。因手术后骨骼暂时很需要钙，应避免发生搐搦，严重者甚至有致命后果，必要时须注射钙或口服维生素D，在数月内骨骼将大量恢复，但非经数年不能完全恢复。

二、螺内酯试验饮食

螺内酯有对抗醛固酮对肾小管的作用，可致潴钾排钠，因此可使醛固酮增多者尿钾排出量减少，低血钾得到纠正，血钾接近或达到正常，同时高血压有好转或血压降至正常。患者的代谢紊乱得到纠正，有协助诊断的意义。

1. 适应证　适用于协助醛固酮增多症诊断用的试验饮食，螺内酯试验饮食也叫安体舒通试验饮食。

2. 方法　代谢期共10d，饮食中供给钾1950～2340mg/d，钠3450～3680mg/d。按规定的钾、钠饮食进食3～5d，适应期后测血钾、血钠和二氧化碳结合力，并测尿钾、尿钠及尿pH。然后在同样钾、钠摄入的情况下，另外，口服螺内酯320～400mg/d，分3～4次服，连续5～7d。在最后数天测血钾、血钠和二氧化碳结合力，并测尿钾、尿钠及尿pH。醛固酮增多症患者服螺内酯后，血钾显著上升，甚至达到正常，尿钠排出量明显减少。可诊断为醛固酮增多症，但不能鉴别原发性或继发性醛固酮增多症。

3. 食物选择　主食中各类食物均可，但不可用碱和含发酵粉制备的面食。副食中宜选含钾高钠稍低的食物，钠供给不足时，可用食盐来补充之。其余要求与代谢饮食规定相同。

4. 螺内酯代谢饮食食谱举例　见表8-11。

表8-11　螺内酯代谢饮食食谱

第1次	牛奶 220g	白糖 40g	富强粉 100g	豆油 10g	
第2次	粳米 125g	黄瓜 100g	猪瘦肉 80g	豆油 10g	盐 4.5g
第3次	粳米 125g	鸡肉 79g	土豆 100g	豆油 10g	盐 4g
总能量 9.33MJ（2230.5kcal）		氮：能量 1：209.70		P/S比值 1.53	
糖类 342.6g（61.4%）		蛋白质 66.5g（11.9%）		脂肪 66.0g（26.6%）	

三、钾钠定量试验饮食

原发性醛固酮增多症的临床表现有低血钾、高血钠、血氯稍低，血二氧化碳结合力及pH升高，呈碱血症。晚期患者血尿素氮升高。唾液中钠/钾比例<1.0为可疑，<0.4为阳性。尿钾可高达30mmol/d，尿钠排出量少，造成钠潴留。高血压，并有持续性发作性肌肉松软、麻痹等症候群。

1. 适应证　用于诊断原发性醛固酮增多症。

2. 方法　饮食要求分3个阶段，第1阶段为钾、钠恒定期，钾1950～2340mg/d，钠3450～3680mg/d，5～7d后测血钾、钠和二氧化碳结合力及pH，测尿钾、钠及pH。第2阶段为高钾低钠期，试验期3d，饮食中钾3900mg/d，钠230～460mg/d。第3阶段为高钠期，饮食中钠5520mg/d。试验期5～7d。观察指标均与第1阶段同。

3. 结果　若系原发性醛固酮增多症的患者，第1阶段钾钠恒定饮食后，尿钾排出量仍高，血钾仍<3mmol/L，尿钠排出少，血钠增高，血二氧化碳结合力偏碱，尿pH呈碱性反应。第2阶段高钾低钠期，进低钠饮食后，本症患者，尿钾排出明显减少，尿钠排出增多，血钠下降血钾转为正常或接近正常，高血压症状减轻。第3阶段高钠期，本病患者尿钾排出增多，低血钾明显。因尿钾排出增多，尿钠排出就相对减少，出现钠潴留，血钾已明显降低者不宜做此试验。

4. 注意事项　钾钠恒定饮食期间饮食中钠不足部分用食盐补充，多选用含钾丰富的食物，如土豆、圆白菜、鸡肉、瘦肉等。总能量、蛋白质、烹调油不限，但尽可能固定，且为平衡饮食。低钠饮食期，宜选择含钠低的食物如面粉、土豆、鲜蘑菇、花菜、瘦肉等；品种多样化，以增进食欲，如炒面条、煎馄饨、烙饼、煎饺、蒸饺等，可适当用米醋，使患者每餐能全部进食完，尽量避免剩余。高钠饮食期，此期患者因不限食盐，饮食易于接受。

总之，各期除必须按代谢饮食要求外，还须做到用蒸馏水洗或烹调，饮蒸馏水；均不可用有碱馒头、面条及有发酵粉的食品等；味精亦要严格限量，最好不用；试验期内停用一切中药和茶叶。

第四节　特用饮食

一、指定饮食

病情特重者由医师选定饮食，如有特别禁忌的食物要说明。结合4种基本饮食并在不影响病情及营养治疗的原则下，病员灶应尽量满足患者的要求。

二、高钙饮食

可选用每100g含钙量在100mg以上的食物，如乳类、黄豆、豆腐、油茶、荠菜、苋菜、榨菜、海带、紫菜、芝麻酱、虾皮等。全天饮食钙总量在2g以上。

三、低钙饮食

可选用每100g含钙量在100mg以下的食物，如瘦肉、鸡肉、鸭肉、鱼类、绿豆芽、粉丝、青韭、大葱、萝卜、土豆、藕等根茎类。全天饮食钙总量在150mg以内。

四、高磷饮食

可选用每100g含磷量在100mg以上的食物，如小米、绿豆、肉类、动物内脏、蛋黄、鱼类、蘑菇、海带、紫菜、花生、豌豆等。

五、低磷饮食

可选用每100g含磷量在100mg以下的食物，如鸡蛋清、鹅肉、粉丝、凉粉、土豆、白薯、萝卜、芋艿，各种蔬菜、瓜果等。

六、高钾饮食

可选用每100g含钾量在100mg以上的食物，如豆类、瘦肉类、动物内脏、鸡肉、鱼类、土豆、油茶、菠菜、菜花、花生、红枣、水果、蘑菇、冬菇、海带、紫菜、豌豆等。全天供给的钾在4g以上。

七、低钾饮食

可选用每100g含钾量在100mg以下的食物，如蛋类、藕粉、凉粉、南瓜、甘蔗、植物油等。全天供给钾量在100mg以下。

八、高钠饮食

可选用每100g含钠量在200mg以上的食物，如油饼、豆腐干、松花蛋、乌贼、牛皮菜、干蘑菇、紫菜、芝麻酱、茴香等。全天饮食供给食盐15～30g。

九、低钠饮食

可选用每100g含钠量在200mg以下的食物，如豆类、肉类、土豆、芋艿、笋干、白薯、苋菜、韭菜、蒜黄、大葱、茭白、丝瓜、荸荠、茨菇等。全天饮食供给钠量在500mg以内。

十、少碘饮食

使用于放射性碘治疗的患者，禁用的食物有海味，如海带、海蜇、紫菜、海参，粗制海盐，四川井盐等含碘丰富的食物。

十一、高铁饮食

可选用动物内脏、瘦肉、蛋黄、猪肝、豆类、菠菜、芹菜、油菜、苋菜、番茄等。全天饮食中铁供给量应在25mg以上。

十二、高纤维饮食

可选用粗粮、鲜豆类、胡萝卜、芹菜、菠菜、花生、海带等。全天粗纤维在12g以上。

十三、低铜饮食

可选用稻米、牛奶、鸡蛋清、大白菜等，含铜量少的食物和蔬菜。全天饮食中铜的供给量在1mg以内。

第 9 章
Chapter

食疗与药膳

食疗在中医学中早有记载，国人历来重视食疗。春秋宫廷就设有食医之职，专管帝王食味，确定四时饮食，注意营养，防止疾病，可见当时已将食治提到很高的地位，且渐成专业。唐代孙思邈提出："凡欲治疗，先食疗，既食疗不愈，后乃用药尔"。唐孟《补养方》为专门食疗著作；经张鼎增补改为《食疗本草》，这是我国首部食疗专著。此外，还有《食性本草》《食物本草》《食鉴本草》《饮膳正要》《随息居饮食谱》等专著。《黄帝内经》载有"大毒治病，十去其六；常毒治病，十去其七；小毒治病，十去其八；无毒治病，十去其九；食养尽之，无使过之，伤其正也。"我国民间也有"药补不如食补"之说，综上所述均认为食疗极其重要。中医学认为"医食同源"，主张摄食滋养身体，用药物防治疾病，具有疗效作用的食物有"排邪而安脏腑之能"，应用得当受益颇深。历代中医名家都很重视养身之道，故其寿命比同年代的人要长得多，唐代孙思邈寿命逾百岁，即使在现代也是长寿之人。

现代食疗发展也有诸多宝贵经验，20世纪初张拯滋著《食物治病新书》，其后的《食物疗病常识》《补品研究》等书，以及《食物疗病月刊》等，提倡我国传统食疗。此外《家庭食物疗法》《疾病膳食指南》等，都继承前人经验，各有特长。新中国成立以来，南京中医学院编写《中医食养疗法》，广西南宁郑启明著《常见疾病民间饮食疗法》，江苏名中医叶橘泉著《食物中药与便方》，南京窦国祥所著的《饮食治疗指南》，将古今中外有关治疗指南的科学知识、临床经验及有效单方均进行整理。广东梁剑辉的《古方饮食疗法》，吴熙南的《妇女疾病饮食疗法》，张如俊的《食物与治病》等著作，确如雨后春笋，但尚缺乏系统全面地总结我国传统食疗理论和经验的完整著作。

随着社会发展，人们的生活水平显著提高，对饮食和营养提出更高的要求，保健食品和绿色食品于是应运而生，在近10年来有很大发展，已有很多产品问世。

第一节 食 疗

近年来，各地均开展食疗探讨，研究疗效食品和药膳的工作已迅速发展。目前上海已有适用于糖尿病、肾病、儿童及心血管疾病患者等20多种食疗食品应市。有关食疗和药膳的著作纷纷问世，由国内名家编著的《中国食疗学》和《中华临床药膳治疗学》等较为盛名，系统介绍了食疗和药膳的基础理论和临床经验。

一、食疗基本原则

（一）有节

传统医学要求日常生活要“饮食有节，五味调和”，即饮食要定量、定时，不能饥饱无常；数量要恰当，切不可暴饮暴食；食物性质软、硬、冷、热要适宜，不能过热、过冷、过硬；饮食要注意清洁卫生，以免损伤脾胃，而致胃肠疾病，这个原则与现代营养学和食品卫生学的认识一致。除有节之外，还应注意饮食的配伍平衡合理，不能偏嗜，也就是五味调和。同时要注意饮食时节，寒温调节，《周礼·天官》指出“春发散宜食酸以收敛，夏解缓宜食苦以坚硬，秋收敛宜吃辛以发散，冬坚实吃咸以和软”，故应根据季节不同而选择不同的食味。如无节制，可影响健康，甚至致病；多食荤腥油腻食品，可致心血管疾病。食管癌患者多喜吃过热、过粗、过多刺激性食物，如辣椒、醋等食物，故饮食组成及嗜好是食管癌病因之一。

（二）清淡

中医一贯主张饮食清淡，即避免进食过多肉类、油腻或辛辣食物，及大量饮酒，以免损伤脾胃、诱发疾病。肥厚油腻食物可助湿生痰，造成肝阳上亢，肝风内动，诱发某些疾病，如高血压、肝硬化、冠心病、糖尿病等据调查与饮酒、喜食肥肉、油腻等因素有关。再如各种疮疡肿毒的发生，也多与进食油腻食物有关。尤其是头面部、颈部的痈、疖、疡与饮食有关。临床上常见到疖痈初发患者，如果继续进食油腻及煎炸食物，病情发展较快。中医在实践中，十分强调饮食清淡，这样可确保健康，预防疾病，延年益寿。俗语说“肉生火、油生痰，青菜豆腐保平安”就含此理，饮食清淡可有利于健康长寿。

（三）杂食

中医很强调杂食，人是复杂机体，需要所有营养素。如患病则除药物之外，也要用食品进行治疗和调养。如《黄帝内经》中说的“毒药攻邪，五谷为养，五果为助，五畜为益，五菜为充，气味合而服之，以补精益气”；“谷，肉，果，菜，食养尽之”。“五谷为养”指五谷杂粮，包括豆制品，是主张混合进食。豆类可弥补谷类赖氨酸之不足，杂食促进蛋白质互补作用。“五畜为益”指猪马牛羊等动物性食物，包括肉类、蛋类、乳类等荤食，属滋养强壮之品，宜适量选食，对机体大有益处。五畜含较多优质蛋白，脂肪丰富，有足量而平衡的B族维生素和微量元素，美味可口；但食过量则有害。“五菜为充”是说上述食物外，尚需补充足量菜类，如绿叶蔬菜及新鲜黄色或红色蔬菜，是维生素、矿物质及微量元素的重要来源，可供给丰富的胡萝卜素、维生素B_2、维生素C、维生素K、钾、镁、钙、铁、钼、铜、锰等，也是食物纤维、半纤维素、果胶、木质素等食物纤维，以及某些特殊酶类、叶绿素、芳香性挥发油的来源。“五果为助”指每天还应摄入适量水果，以补充多种维生素和矿物质。“五谷为养，五果为助，五畜为益，五菜为充”的饮食原则，实际上主张杂食，也就是平衡饮食。

（四）食养

古代医家肯定医药治疗为主，也强调食治重要性。认为人患病后，不要单纯依赖于药物，应重视采用饮食调养原则，以利于疾病恢复。中医对饮食调养非常重视，称为食养。《黄帝内经》中载有“大毒治病，十去其六；常毒治病，十去其七；小毒治病，十去其八；无毒治病，十去其九；食养尽之，无使过之，伤其正也。”这说明用食物调养，不会产生药物的各种不良反应，不会伤身体，通过食养，使患者恢复元气，促使痊愈。尤其是久病体弱及结核病等消耗性疾病，必须加强食养。俗语说“药补不如食补”，饮食调养，往往可收到很好效果。如夏季暑热证，俗称疰夏，用药无效，如常食冬瓜汤、绿豆汤、赤豆汤，即可起到预防效果。

二、饮食宜忌

食物可以治病，但如应用不当也可以致病或加重疾病，因此，在食疗时要掌握饮食宜忌。饮食宜忌通常根据疾病性质和病情有下列几种。

1. 忌生冷　对属于寒证、虚证、脾胃虚寒或体质虚寒者，阳虚者及平时易感风寒者均忌食。胃肠道消化功能差者，如慢性结肠炎、胃炎等，均应忌食生冷食物，包括某些瓜果，如生梨、香蕉、鲜藕、桃、荸荠等；以及凉拌菜，如生拌黄瓜、生拌莴笋等。

2. 忌煎炸　属于热证食滞，湿热积、黄疸、痰湿甚者均忌。如感染性疾病、肺炎、高热等，以及胃十二指肠溃疡、高血压病等均应忌煎炸食物。如炸猪排、炸肉排、炸肉丸、桂花肉、油炸虾等。

3. 忌油腻　消化不良、高脂血症、冠心病、高血压、胆囊炎、胆石症、胰腺炎等疾病，均应忌油腻及含脂肪多的食物，如蹄膀、肥肉、动物内脏等。

4. 忌辛辣　热性病均忌辛辣食物，如生姜、葱、大蒜、花椒、桂皮、酒、辣椒等。

5. 忌发物　有行病要忌发物，如各种急症、疖痈等感染性疾病、急腹症、肝炎、术后等。发物中包括海鱼，如黄鱼、虾、蟹、猪头肉、公鸡、芋艿、竹笋、荠菜、雪里蕻、韭菜、狗肉、鸡头等。如不忌发物，往往会加重加快疾病发展与恶化。食物及烟酒宜忌见表9-1。

表9-1　食物及烟酒宜忌

分类	举例	忌食病症
温冷类	牛、羊、犬、鹿等兽肉，雀肉、大枣、板栗、姜、桂皮、红糖、烟酒等	热证、燥证、阴虚阳亢或火旺、实证、热盛阴津受劫者，湿热、痰热明显者
生冷类	瓜果、冷饮、冷食、凉拌及生拌菜等	寒证、脾胃虚寒或体质虚寒者、阳虚者及易感风寒者
油腻类	肥肉、油炸菜肴、含脂肪多及用猪油做的食品等	热证、食滞、湿热蕴积、黄疸、痰湿甚者
荤腥类	禽、兽、鱼、肉、水产等荤食品	肥胖者、痰湿甚者、食滞、脾胃虚弱、新发疮疡者
发物类	鸡头、猪头肉、海鲜鱼肉、椒、姜、葱、蒜、烟、酒等	先天体质较差、易诱发变态反应者，新发疮疡肿毒症，实证、热湿、毒盛者
调味类	椒、姜、葱、韭菜、蒜、辛辣或酸味调味品、如醋、糖、盐等	热证、燥证忌辛辣，新疾病外邪炽盛忌调味品，消渴忌糖，肿忌水盐
烟、茶、酒类	各种卷烟、水烟、雪茄烟、旱烟、茶、咖啡及各种酒类	咳喘忌烟，热证、肝阳上亢、心火旺忌烟酒，脾胃虚弱忌茶酒，不眠、便秘，进补忌茶

第二节　食物性味和作用

每一种植物都有属性和味，并依据性、味，分别具有一定功能。食性理论基本上是借用于中医药性理论的。有“寒热温凉四气”，又说“疗寒以热药，疗热以寒药”；以阳胜阳，以阴胜阴，以阳补阳，以阴补阴，这是中医治疗的常规和原则。四气，也可称为四性，即为寒热温凉四性；此外还有介于寒和热，温和凉之间，即不寒也不热，不温也不凉的平性食物。寒凉性食物常有清热、泻火、解毒等作用，多用于阳亢热证。温热性食物常具有温阳救逆、散寒等功效，多用于阴证寒证。平性食物则介于寒凉与温热之间，具有健脾、开胃、补肾、补益身体之功。其间也有平而微寒或平而微温，多适用于通常患者，对身体虚弱，或久病而致阴阳二虚，或寒热错杂、或温热内蕴者皆适应。

食物之味分为甘、辛、酸、苦、咸五种。《本草备要》提出“凡酸者能涩能收，苦者能泻能燥能坚，甘者能补能缓，辛者能散能横行，咸者能下能软坚，淡者能利窍能渗泄”。酸、苦、甘、辛、咸、淡实际上是六味，但习惯称五味。因性味不同而阴阳属性各异，故《素问》提出“辛甘发散为阳，酸苦涌泄为阴，咸味涌泄为阴，淡味渗泄为阳”。五味各具不同的医疗功能，即“辛散、酸收、甘缓、苦坚、咸软”味同者，作用相近；味不同，作用相异。辛味多有发散和行气活血的作用，故能解表、止痛、化瘀，过食则耗气。甘味多有缓和补养作用，故能养阴和中，但多食则能壅塞气扣而腠理不通。酸味收敛固涩，故能治久泻，脱肛及遗精，多食则筋挛。苦味有燥湿、泻火、通便、健脾。咸味有软坚润下的作用，故能散结、治痰核瘰疬、通便。五味所属，所走，多食所病食物举例见表9-2。食物的作用，大致有清补、温补、平补、清热、解毒、利水等见表9-3。

表9-2　多食所病食物举例

五味	所属五脏	所走五体	多食所病	食物举例
甘	脾	肉	悦心	糖、蜜等
酸	肝	筋	癃闭	梅、醋等
咸	肾	血	渴	盐、豆豉等
苦	心	骨	呕	苦菜、苦瓜等
辛	肺	气	润心	胡椒、辣椒等

表9-3　各类常用食物性味参考

类型	食物名称
平补 性味以甘平为主，或稍偏温，或稍凉，可常食	大米、小米、糯米、玉米、高粱、大麦、小麦、荞麦、麦淀粉、红薯、山药、薏苡仁、芡实、芋艿、土豆、黄豆、毛豆、蚕豆、赤豆、扁豆、刀豆、豌豆、豇豆、豆油、菜油、花生油、酱油、味精、白砂糖、葡萄糖、橘子、金橘、苹果、红花、枇杷、杨梅、鲜荔枝、椰子、山楂、梅子、李子、橄榄、银杏、榧子、桑椹、莲子、花生、芝麻、葵花子、南瓜子、松子、海棠果、无花果、蘑菇、香蕈、黑木耳、南瓜、丝瓜、黄瓜、青菜、白菜、卷心菜、番茄、花菜、大头菜、胡萝卜、猪肉、猪肝、猪肾、鸽肉、野鸡、兔肉、鸡蛋、鲤鱼、青鱼、河鳗、白鱼、鲳鱼、鲈鱼、墨鱼、鱿鱼、河虾、海虾、干贝、蜂王浆、花粉、蜂乳
清补 性味以甘凉为主，常食能消炎	甲鱼、乌龟、鸭、野鸡、墨鱼、鳜鱼、田鸡、海蜇、蚌肉、蛤肉、蛏子、螺蛳、田螺、海蜒、螃蟹、毛蚶、蛇胆、蚯蚓、蜗牛、甘蔗、生梨、生菱、生藕、柚子、荸荠、山慈姑、香蕉、柿子、百合、银耳、西瓜、冬瓜、苦瓜、菜瓜、生瓜、香瓜、绿豆、豆豉、生白蜜、西瓜子仁、莴笋、茭白、竹笋、茄子、莼菜、夜开花、苋菜、紫菜、海带、石花菜、龙须菜、蕹菜、菠菜、芹菜、草头、萝卜、金针菜、马蓝头、枸杞头、香椿头、荠菜、茼蒿菜、茶叶、食盐、开水、腊雪水、珍珠粉

续 表

类型	食物名称
温补 性味甘温为主，常食能生火，散寒	鸡、鹅、麻雀、牛、羊、狗、马、鹿、狗肾、牛奶、羊奶、乳制品、鸡血、鹅血、鹅蛋、鹌鹑、海参、胡桃肉、龙眼干、荔枝干、红枣、蜜枣、黑枣、栗子、桃子、杏子、葡萄、金橘饼、柿饼、樱桃、石榴、饴糖、红糖、熟蜜、咖啡、可可、玫瑰花、桂花、茉莉花、代代花、黄鳝、鲫鱼、鲢鱼、带鱼、蛇肉、淡菜、牡蛎肉、海豚、蚕蛹、韭菜、榨菜、洋葱、荠菜、胡葱、蒜苗、大蒜
温散 性味道热为主、明显生火，散寒	辣椒、胡椒、花椒、桂皮、丁香、茴香、红豆蔻、葱、姜、酒、香菜、醋、酒糟、辣油、辣酱

第三节　常见病食疗

辨证施食是中医学的特点，经过分析、辨别、认识疾病的证候，确定食疗方案，为食疗的治则。如“虚则补之”“实则泻之”“寒者热之”“热者寒之”是食疗中最常用的基本法则。如寒证宜食温性、热性、平性食物，忌用寒凉、生冷食物。热证宜食寒性、冷性、平性食物，忌食温性、热性食物。体虚需补，阳虚宜温补，阴虚则清补。

一、清淡饮食Ⅰ号

适用于伤寒、温病、感冒、中暑等急性高热疾病。宜进食绿豆汤、米汤、赤豆汤、莲子粥、藕粉、豆浆、杏仁茶、果汁等；可根据季节用西瓜汁、甘蔗汁、梨汁、荸荠汁、橘子汁等鲜果汁调配。因高热患者多食欲缺乏、摄入少、厌油腻，故应给予清热解毒、消暑等清淡液体食物。

二、清淡饮食Ⅱ号

适用于高热初退、恢复期患者。宜进食稀饭，如小米粥、白米粥、绿豆粥、莲子粥、赤豆粥、荷叶粥等；也可用面片汤、面条、馄饨、包子、小水饺等，其馅可加猪肉、鸭肉、鸡蛋及通常蔬菜；豆浆、藕粉、杏仁茶及鲜果汁等。此时患者热度虽降，但食欲尚未正常，以清热益阴、和胃扶正为原则，可适当添加一些动物性食品及蔬菜；禁用鸡、牛、羊等肉类。

三、胃痛饮食Ⅰ号

适用于虚寒胃痛患者，可用山药、莲子、红枣、薏苡仁、扁豆、生姜、嫩鸡肉、虾仁、鸡蛋、鱼肉等温中益脾的食品。以温中祛寒的食物为主，质地宜细软、易消化，少食多餐，于每天正餐外加2次点心。

四、胃痛饮食Ⅱ号

适用于气郁化火及偏于实热性胃痛患者，可食胡萝卜、赤豆、萝卜、荸荠、藕、莴笋、豆豉等以助利气宽中。多用能退火、宽中下气之食品，仍以质地细软易消化、少量多餐为原则，禁用生葱、姜、辣椒、胡椒等助火辛热的食物。

五、高血压饮食

主张多食菠菜、芹菜、萝卜、苤蓝、荠菜、黄瓜、藕、荸荠等。香菇、木耳、洋葱、大蒜等，这些食物有良好的降胆固醇作用，还有抗凝血的功能，对高血压合并高脂血症患者也有利。芹菜有降压、镇静、利尿效应；鲜芹菜250g，洗净后用沸水烫2min，切细并捣后绞汁，每次服1小杯，1天2次。鲜菠菜置沸水中烫3min，以麻油拌食，1天2次；可治疗高血压、头痛、面红、目眩。荠菜有清凉降压作用，荠菜100g水煎服，素食数天或经常服食。莲藕治疗高血压病伴头胀、心悸、失眠；莲子心1.5g，开水冲泡代茶。海蜇、海蜇头60～90g，或海蜇皮120g，漂洗去咸味、同洗净连皮的荸荠360g，加水1000ml煎至250ml，空腹喝汤；每次1小瓶，每天2次。山楂10～20g，或山楂花3～10g，水煎服。梨有降低血压、清热镇静的作用，高血压患者有如头晕目眩、心悸、耳鸣，食梨大有益处，配方有很多种。

六、肝病饮食

肝病辨证有寒、热、虚、实不同，故食疗方案各异。

（一）气虚型

以脾胃气虚为多，食欲缺乏、食后胃胀、倦怠乏力、大便溏薄、气少懒言、面色不华，或有水肿、腹水，舌淡边有齿印、脉细。宜食温性食物，如羊肉、雀肉、狗肉、鸡肉、扁豆、刀豆、虾、带鱼、龙眼、红枣、栗子、糯米等。忌食寒性食物，如生冷瓜果、冷饮、蟹、蚌肉、鸭蛋等。大枣粥：取大枣10～15枚，糯米100g煮粥，有补气血，健脾胃的功能。

麻雀粥：是将麻雀5～10只去毛和内脏，洗净炒熟，放入少量白酒稍煮，再加水；加粳米100g煮粥，待粥成时加葱白末少许，再煮沸即可食用。补气、壮肾益阳。

（二）阴虚型

以肝肾阴虚为多，有肝区隐痛、口干舌红、午后低热、便秘尿赤、烦躁易怒、腰酸膝软、头晕眼花、舌光红或剥红、脉细弦数。宜食养阴清热生津食物，如豆腐、白木耳、绿豆、荠菜、芹菜、菠菜、苹果等。忌食温性食物，如大蒜、生姜、韭菜、芥菜、羊肉等。

枸杞子粥：取枸杞子30g，粳米100g煮粥，具有滋肝养阴的功能。

生地粥：取鲜生地黄50g或干生地黄20g，洗净加水适量，煎煮1h去渣，再加粳米100g，煮粥，具有滋养肝肾，润肠通便的功能；因生地黄苦寒，便溏及阳虚忌食。

（三）气郁型

以肝气郁滞为多，有肝区胀痛、腹胀、嗳气，或排气则减、头胀少寐、烦躁易怒、食少乏力，脉弦、舌苔薄白或白腻。宜食疏肝理气的食物，如萝卜、萝卜叶、橘皮、刀豆、刀豆壳、橘饼、芥菜等。忌食壅气类食物，如红枣、山芋、干豆类、胡桃仁、龙眼肉等。

萝卜粥：取鲜萝卜适量（约250g）洗净切碎，同粳米100g煮粥；或用鲜萝卜捣汁和米同煮粥，具有消食解滞理气的功能。

佛手柑粥：取佛手10～15g，煎汤去渣，再加粳米50～100g煮粥，加入冰糖少量，具有健脾养胃，理气止痛的功能；佛手含挥发油多，不宜久煎。

（四）瘀血型

肝区有刺痛、肝脾大、面色晦暗、面颊部毛细血管扩张、肝掌、舌质紫斑等症状。宜食具有活血、软坚、散结的食物，如海带、海蜇、紫菜、甲鱼、芋艿、荠菜等。

雪羹汤：取海蜇皮100～200g，荸荠500g去皮，切片同煮后食用；具有清热、消积软坚的作用。

芋艿粥：取芋艿60g，切碎，与粳米120g共煮粥食用。

（五）湿浊困脾型

食欲缺乏、腹胀、胸闷、四肢困倦、或有恶心，舌苔白腻或黄腻，脉濡等。宜食具有化湿健脾的食物，如薏苡仁、陈蚕豆、扁豆、山药等素食。忌食生冷瓜果、甜食、油腻厚味。

薏苡仁粥：将生薏苡仁洗净晒干，碾粉30～60g，同粳米100g煮粥服，宜用于湿重者。

蚕豆炖牛肉：取鲜蚕豆或水发蚕豆50g，牛瘦肉100g，加盐少许，用沙锅小火炖熟烂即可，分次服用；宜用于脾虚湿重者。

山药粥：取干山药45～60g，或鲜山药100～120g，洗净切片，加粳米100～200g同煮粥，分次服，宜用于脾虚纳差者。

（六）肝腹水食疗

1. 腹水或水肿时，可用鲜鲤鱼1条（200～300g），去鳞和内脏，冬瓜300～500g，赤豆50g，加清水适量，煮熟后分次食用，能健脾利水。又如黑鱼冬瓜葱白大蒜汤，用黑鱼1条（250g左右）去鳞和内脏、冬瓜250g、葱白及大蒜少许，共煮熟，分2～3次服用。有利水、消肿、健脾、解毒的功效。

2. 黄疸者，宜用茵陈皂矾红枣汤，茵陈、红枣各250g，皂矾3g，分成10剂，每天煎1剂，可清热化湿以消退黄疸。鸡骨草蜜枣瘦肉汤，用鸡骨草15g，蜜枣7～8枚，猪瘦肉100g加水适量同煮，食盐少量，去渣饮汤食肉，分多次食，有清热解毒、利湿退黄、扶正护肝的作用。孕妇忌服，虚寒体弱者慎用。

3. 有出血倾向，如慢性肝病常有牙龈出血、鼻出血等出血倾向，以血热为多，可选有止血作用的食物，如马蓝头、荠菜、藕、金针菜等；蹄筋、海参富有胶质，亦有止血作用；忌食辛热食物，如胡椒、姜、葱等。

七、肾脏病食疗

（一）急性肾炎

通常用消水利尿食物，如赤豆、薏苡仁、茯苓、鲤鱼、鲫鱼、冬瓜等。在急性肾炎恢复期有肾虚表现者，可用猪肾做菜，以肾补肾辅助治疗。亦可用赤豆冬瓜煲生鱼。赤豆能利水除湿，消肿解毒，利小便，下腹胀满；冬瓜能清热利尿；生鱼即黑鱼能补脾利水，面目水肿，下大水。每次可用100～150g鲜黑鱼1条，去鳞和内脏，连皮冬瓜500g，赤豆60g，加葱头5枚，清水适量，煲汤饮食，不加盐，可补脾、利水、消肿。也可用西瓜翠衣9～10g，草决明9g，煎茶饮，但高血钾者不宜饮。

（二）慢性肾炎

消水退肿，大量滋补符合现代营养学营养治疗原则。可食鲤鱼与大蒜。鲤鱼1条去肠脏，不去鳞；将大蒜瓣填入鱼腹，以纸包好，用线缠住，外以黄泥封裹，于灰中煨熟，取出去纸泥，食鱼。利尿肿自消。

甘麦大枣汤：大麦10g，小麦30g，甘草6g，大枣4枚，加水500ml，煎汤饮，每天分次食，连

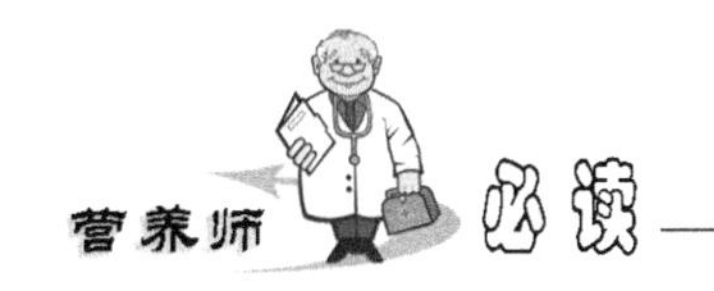

服7～10d,可消肿止渴。

母鸡黄芪汤:母鸡1只,黄芪50g,炖烂喝汤食肉。母鸡能补益五脏、疗五劳、益气力、添髓补精,助阳气,暖小肠。利水退肿,本品是补气要药。

甲鱼汤:甲鱼能滋补强壮,治病后虚弱、消耗性疾病、肾病水肿;甲鱼肉不加盐,清炖吃。

(三)慢性肾功能不全

早期无水肿,尿量少时,应鼓励多饮水,以利排出尿素氮等废物。晚期尿少水肿时,则按每天尿排出量再加500ml计算进水量,以免加重水肿。主食最好用麦淀粉或玉米淀粉代替小麦面粉,详见肾病营养治疗。

八、癌症食疗

癌症与饮食关系很大,中医理论认为肿瘤是因“寒温不调,饮食不化,与脏气相搏结所生”;现代流行病学证实肿瘤发病与饮食有关。某些食物可致癌,食物中含有潜在致癌物,如黄曲霉毒素;也可能有致癌前体物,如亚硝酸和仲胺等。食物中营养物质比例失调,或某些非营养物质的缺乏,也可致癌肿。通常认为胃癌与食用不新鲜、有刺激性、油炸、腌制的食品,和摄入盐分过多有关。脂肪过多、纤维素缺乏的食物与乳腺癌、结肠癌发病有关。但食物也有防癌作用,如新鲜蔬菜,富含维生素C或维生素A,有防癌作用。常食用苜蓿、绿豆芽、菠菜、芹菜、卷心菜、胡萝卜等可有助于癌症的预防。其他如酸奶、黑木耳、香菇、草菇、菜花等均有防癌作用。

(一)胃癌

有气滞、气虚、阳虚、胃阴虚。根据不同辨证特点,可选以下食品。气滞者忌壅气类,宜食行气食物,如橘子、橘叶、橘核、橘络,姜、枇杷叶、雪里蕻、鸡蛋、牛奶、玫瑰花、茉莉花等。气虚者可选绿豆、莲子、红枣、薏苡仁、粉皮、豇豆、青鱼之类。阳虚者加用羊肉、牛肉、龙眼等。胃阴虚忌香燥类食品,可给予豆腐、菠菜、白菜,以及各种新鲜水果。

对胃癌有益的食品,如番茄,有滋养胃肠的功能,新鲜生食,富含维生素C,对防癌有益。大蒜开胃健脾,为防癌常用食品。据说皮蛋可治疗胃癌,虽疗效不甚明显,但营养价值较好,可以食用。忌食不新鲜、少营养的食物。

(二)肺癌

常有痰聚、痰热、气虚、肺阴虚的表现。痰多者可多食胡萝卜、枇杷叶、白萝卜、笋、胖头鱼、杏仁之类;均能化痰,还能平喘。痰热者可选择莲子心、生梨、柿子等。肺气虚者可选食猪肺、百合、白菜、冬虫夏草。肺阴虚者可选择黑木耳、白木耳、鳗鱼、淡菜、鸭、冰糖、蜂蜜之类。经常服用冰糖糯米粥亦颇有益。用冬虫夏草煨鸭以治肺癌,可以食用,但胃纳欠佳者慎用。肺癌见有咯血者,可食用藕、淡菜、甲鱼等。

(三)肝癌

常见有气虚、气滞、热盛、湿聚、阴虚等表现。气虚者可食用赤豆、薏苡仁、蕈类。气滞者可用苜蓿、鸡肫、鸭肫、橘皮、橘络、金橘、柚皮等。湿热者可选用苜蓿、田螺、鲤鱼。阴虚者可服用羊肝、鸭等。肝癌有腹水者可食粉皮、西瓜、冬瓜、莴笋、鲫鱼。有出血倾向者可食荠菜、乌贼等。

(四)食管癌

通常可服用鹅血、韭菜汁、牛奶。血瘀者可多食蕹菜,痰多者食桃仁、杏仁,阴虚者食蛇

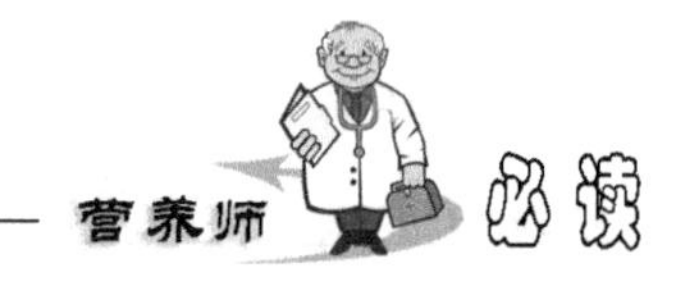

胆、甘蔗汁等。

九、眼病食疗

（一）角膜软化症

主要是增加含维生素A丰富的食物，并同时补充蛋白质、能量及其他营养物质，使之平衡。给予动物肝脏、蛋黄、牛奶、奶油、鱼肝油等维生素A丰富的食物，特别是鸡肝含量最高；奶油、黄油、酥油等也含维生素A。胡萝卜素在体内代谢可转变为维生素A，故须注意补充，黄红色食物，如胡萝卜、金花菜等含胡萝卜素较高，亦可常食。含维生素E和卵磷脂较高食物，如蛋黄、豆类、叶菜类与植物油中含量较丰富，常吃有益。

（二）急性结膜炎

以消炎为主要治疗原则，凡是有寒性与清热解毒性能的食物都有消炎作用，如荸荠、鲜藕、柿子、甘蔗、香蕉、西瓜、茶叶、蚌肉、田螺、马兰头、枸杞叶、慈姑、茭白、冬瓜、苦瓜、丝瓜、绿豆、菊花等均起辅助治疗作用。应忌食有温热辛辣性食物与发物，如葱、韭菜、大蒜、辣椒、羊肉、狗肉、生姜等辛辣、热性刺激性食物助火，带鱼、黄鱼、鳗鱼、虾、蟹、猪头、鸡头、芥菜等发物不宜进食。可用菊花泡茶作饮料。

（三）老年性白内障

由肝、脾、肾三脏气血不足所致，其食疗主要是给予蛋白质、维生素C与锌丰富的食物。蛋白质补充，以肉类、鱼类、蛋类、乳类为主；其他如豆类、谷类、坚果类，含氨基酸也丰富。维生素C补充以水果类，如山楂、柠檬、柚、萝卜、橘子、鲜枣、柿子、苹果等为主，蔬菜类如油菜、苋菜、苜蓿、塌菜等。微量元素补充以含锌较多的食物，如瘦肉、肝、蛋类、牛奶、谷类、大白菜、黄豆、萝卜、扁豆、茄子等。还宜选用健脾补肾养肝的食物，如芥菜、芋艿、土豆、藕、竹笋、鳝鱼、鳜鱼、龙眼、葡萄、山楂、牛瘦肉、兔肉、山药、小米、豇豆、扁豆、豌豆等，具有健脾作用；羊肉、黄鱼、海参、淡菜、虾、核桃、黑豆等，具有补肾功能；羊肝、鸡肝、乌龟、桑椹等，有养肝作用；其他如鸡、鸭、鹅等有补脾之功。老年性白内障应少吃糖类食物。

十、皮肤病食疗

（一）湿疹

内因为发病主要原因，常是过敏体质者食用某些食物致变态反应；外因如生活环境、气候条件等亦可影响本病的发生，主要原因为湿热逗留，而大部分因素是由于饮食失调，湿从内生，故在选择食物时可挑选平、凉或偏寒性，并有清热利湿和健脾消食的食品，如马齿苋、空心菜、马兰头、枸杞头煮熟作菜食或煮汤食，也可用鱼腥草30g，大头菜30g，煮汤食。有清热解毒、除湿凉血的作用。对急性湿疹有一定治疗效果。

1. *百合绿豆汤*　百合30g，绿豆30g，加蔗糖适量。

2. *赤豆麦芽粥*　赤豆30g，大麦芽15g，粳米30g，加蔗糖适量。

3. *荸荠薏苡仁汤*　荸荠30g，薏苡仁30g，加糖适量；亦可用玉米须30g，玉米心30g，水煮去渣，加冰糖适量，作饮料，有清利湿热、健脾消食、解毒利尿之功，经常进食对亚急性湿疹尤为适宜。

4. *百合粟米粥*　百合30g，粟米30g，加红糖少量煮粥。

5. 龟肉百合汤　乌龟肉30g，百合30g，加红糖少量煮汤食，对慢性湿疹有一定疗效。

（二）荨麻疹

内因是体内刺激因素诱发，最易致敏的食物，或称为发物，主要是动物性蛋白食物，如鱼、虾、蟹、禽蛋、牛奶、牛油、奶油等；其次是植物性食物，如笋类、蘑菇、香蕈、菠菜、茄子、番茄、蚕豆、黄瓜、大蒜、葱头、黄花菜、李子、草莓等，其他如栗子、白果、核桃、花生酱、胡椒、花椒、巧克力等。还有丙烯醛，加入食物的颜料、防腐剂、枸橼酸、安息香酸衍生物等均可作为诱因。药物如青霉素、四环素等，感染、胃肠道寄生虫，内脏疾病，如胆囊炎、糖尿病等；精神因素、内分泌改变、遗传因素等也有一定的关系。外因如吸入花粉、羽毛、真菌孢子、昆虫叮咬、接触油漆类等均可成为诱因。急性荨麻疹病因尚未明确时，某些食物必须绝对忌食。特别是鱼类，如带鱼、黄鱼、鳝鱼、鳗鱼、墨鱼、章鱼；贝壳类如虾、蟹、牡蛎、海蛤、蚌蛤、蚶子、蛏子、甲鱼；肉类如鸡、羊、鹅、牛、猪头肉；蕈类如香蕈、蘑菇、平菇；以及大蒜、洋葱、空心菜、番茄、辣椒、泡菜、草莓、柑橘、栗子、白果、花椒、胡椒等。确定慢性荨麻疹致敏性食物的确较困难，因某些食物，如牛奶、谷类、牛肉、蔬菜、土豆、豌豆、蚕豆等，往往在食后24～36h才发生迟发变态反应。食疗应以清淡不常致敏的食物为主，如猪肉、包心菜、大白菜、小白菜、大头菜、马齿苋、芋头、慈姑、茭白、白萝卜、红萝卜、冬瓜、苦瓜、丝瓜、藕、荸荠、山药、豆腐、刀豆、扁豆、绿豆、赤豆、黑豆、黄豆、谷类；不含牛奶及鸡蛋的饼干、糕点等，此类食物可持续进食3周，然后再将可疑的致敏食物逐个加上去，并注意观察反应，以确定何种食物过敏。可用山楂30g，大麦芽15g，山药12g，陈皮9g，紫苏叶9g，加水煎煮，加入冰糖适量，连渣服食，用于食物过敏致的荨麻疹。马齿苋30g，乌梅15g，绿豆衣15g，地骨皮15g，地龙干9g水煎服，用于急性荨麻疹。

第四节　儿童食疗

通常正常儿童阴阳协调和谐，气血旺盛，生机蓬勃，生长发育正常。但不少儿童由于先天特性和后天各种因素，有偏胜、偏缺的情况发生。儿童常有脾肺不足，表卫失固型；脾胃虚弱，健运失司型；体胖痰盛，湿浊内蕴型；以及素质欠佳，脾肾亏虚等型。

一、脾肺不足，表卫失固型

经常易患上呼吸道感染、咳嗽、食欲缺乏，常因反复发作，健康受影响，应给健脾益胃、养肺气阴、促进卫阳的食物辅以治疗。如粳米、银耳、蜂蜜、黑木耳、花生、葱白、芥菜、油菜、白萝卜、土豆、丝瓜、竹笋、姜、芫荽、豆豉、刀豆、蚕豆、黄豆、豆腐、紫菜、山药、山慈姑、茭白、香蕉、梨、橘、柿、菠萝、苹果、无花果、柑、罗汉果、枇杷、橄榄、枣、白果、荸荠、百合、猪肉、牛肉、兔肉、蚌肉、蛤蚧、蟹、鱼、虾、鸡、鸭、鹌鹑、禽蛋、鲍鱼、燕窝、玉竹、向日葵花瓣、薏苡仁等。

二、脾胃虚弱，健运失司型

常有食欲缺乏，体重增加缓慢，消瘦，易患消化不良症，伴有呕吐、腹泻、便秘、腹胀乏力等。宜食健脾胃助运化的食物，如粳米、糯米、小麦、大麦、醋、芝麻、大蒜、菠菜、白菜、大头菜、包心菜、白萝卜、茄子、草菇、豇豆、黑豆、黄豆及其制品、姜、柑、橘、橙、柚、佛手、苹果、李、梅、龙眼、荔枝、葡萄、杨梅、樱桃、猪肉、牛肉、羊肉、狗肉、兔肉、公鸡、鹅、麻雀、鳝鱼、鲫鱼、鲤鱼、鳜鱼、青鱼、虾、蚌、鳗鱼、山药、莲子、白扁豆、薏苡仁、芡实、红曲、胎盘等。

三、体胖痰盛，湿浊内壅型

多体型肥胖，食欲旺盛，易患咳嗽多痰，皮肤易感染，及易患荨麻疹、湿疹、神经性皮炎等皮肤疾病。饮食以清淡少油，不致生痰助湿为宜，如粳米、小米、玉米、饭锅粑、萝卜、青菜、紫菜、苜蓿、豆类及其制品、黑木耳、芥菜、海带、胡萝卜、黄瓜、茄子、大蒜、姜、枸杞子、豌豆苗、包心菜、白菜、茼蒿、番茄、莴笋、黄花菜、发菜、冬瓜、草莓、果汁、红枣、橘子、梨、藕、枇杷、无花果、柚子、桃、鸡蛋及瘦肉适量，牛奶、河鱼、猪肝、虾、鸭肉、鹌鹑、鲤鱼、鳜鱼、海蜇、蛏子、玉米油、豆油、薏苡仁、茶、山楂、金樱子、金橘等。

四、先天不足，脾肾亏虚型

常有先天性缺陷，或有后天失调的情况，发育较差，或有五迟五软等表现，五迟即“立迟、行迟、发迟、齿迟、语迟”；五软即“头软、项软、口软、手软、足软”。宜选用健脾补肾、温补气血之品，宜食糯米、荞麦、小麦、大蒜、葱、油菜、芹菜、芋艿、土豆、紫菜、海带、香菇、蘑菇、黄豆及其制品、黑豆、黑木耳、发菜、海藻、扁豆、豇豆、赤豆、核桃仁、龙眼、荔枝、苹果、杏、罗汉果、枣、石榴、香蕉、枇杷、樱桃、葡萄、羊肉、牛肉、狗肉、猪肾、蛋类、鹅、鸡、牛骨髓、兔肉、鸽子、麻雀、鳝鱼、乌鱼、墨鱼、黄鱼、蟹、虾、鳗鱼、蛤蚧、芝麻、山药、芡实等。

第五节　药　　膳

中国药膳源远流长，是我国医学宝库重要组成部分，在防治疾病、滋补强身、延缓衰老、增进健康、延年益寿等方面具有独到之处，数千年来为中华民族的繁衍昌盛作出了伟大贡献。为了更好地继承和发展祖国宝贵遗产，使之为人民的卫生保健服务，普及和推广药膳知识非常必要。

一、定　　义

药膳是在中医“辨证论治，辨体施食”的理论指导下，用中药和食物组成的饮食，既有食物的美味和营养，又有药物治疗的功效；既不同于通常药物方剂，又有别于普通饮食，而且有药食兼备、食籍药力、药助食威、相辅相成、药效相得益彰的特点，故药膳是防病保健、辅助治疗必不可少佳品。常用药膳包括保健药膳、疗效药膳、宴席药膳、四季药膳4类。

二、配制原则及注意事项

药膳是按中医阴阳五行为理论基础，按辨证论治、辨体施膳的原则进行配制。

1. 结合四宜施膳　密切结合临床病情，需因人、因证、因时、因地而给予不同的饮食，使之药食均得其宜。

2. 扶正祛邪，防治结合　以扶正固本为主，祛邪为辅，药膳极为重视贯彻防病于未然的基本观点，强调防病养生的重要性。

3. 注重食性　食性指食物对人体生理和病理状态下所发挥的作用。如滋补食性主要是指寒、热、温、凉，通常将微寒归凉，大温归热，性温和者称平性，归纳起来为温热性、寒凉性及平性3类。温热性食物有狗肉、羊肉、牛肉、鳝鱼、雀肉、虾、黄豆、刀豆、红糖、葱等，具有祛寒、助阳、生热、温中及通络的功效，可用于寒证、阴证；寒凉性食物有猪肉、鳖肉、牡蛎肉、鸭肉、兔肉、菠菜、白菜、芹菜、黄瓜、苦瓜、梨等，具有清热、泻火、凉血、解毒、滋阴、生津等功效，可用于热证及阳证；平性食物有鲳鱼、青鱼、鲫鱼、赤豆、豇豆、丝瓜、木耳、山药、桃等，具有健脾、开胃、补肾及益阴的功效。

4. 调和五味　五味是指酸、苦、甘、辛、咸等五味。药膳极重视五味调和得当，不能偏嗜。饮食五味如有太过或不及，必然会造成脏腑阴阳的偏盛、偏衰，而产生疾病。

5. 饮食宜忌　药膳既有所宜，也有所忌，如肝病忌辛味，肺病忌苦味，心肾病忌咸味，脾胃病忌甘酸。按患者体质而定，如虚弱者宜补益，忌发散、泻下；体质壮实者不宜过用温补；偏虚者宜服温补药膳，忌食寒咸食品；偏阴虚者宜服滋阴药膳，忌用辛热食物。热性病宜用寒凉性药膳，忌用辛热之品；寒性病宜用温热药膳，忌用寒咸食物；脾胃虚弱、消化不良者忌油腻饮食；患疮疡、肿毒、过敏性皮肤病或术后忌食如鱼、虾、蟹、猪头、酒、葱、韭菜等易动风、助火、生痰的食品。应注意药膳配伍禁忌，如黄连、桔梗、乌梅忌与猪肉配伍，鳖肉忌苋菜，人参忌萝卜等，并注意药物相反和禁忌。

6. 药食配伍禁忌　猪肉反乌梅、桔梗、黄连、胡黄连、苍术、百合。猪血禁地黄、何首乌。猪心忌吴茱萸同食。羊肉反半夏、石菖蒲。狗肉反商陆，忌杏仁、恶蒜。鸡肉忌芥米。鲫鱼反厚朴，忌麦冬。鲤鱼忌朱砂、天冬、紫苏、丹砂。龟肉忌酒、果、苋菜。鳝鱼忌狗肉、狗血。雀肉忌李子、桑椹。鳖肉忌芥子、薄荷、恶矾。

7. 服药食忌　白术忌食桃、李、雀肉、芫荽、蒜、青鱼等。荆芥忌鱼、蟹。藜芦勿食猩肉。巴豆勿食芦笋、野猪肉。黄连、桔梗勿食猪肉。半夏、石菖蒲勿食饴糖、羊肉。人参忌食萝卜。龙骨忌鱼。附子、乌头、天雄忌豉汁，绝对禁生冷及豆类食物。细辛忌食生菜。黄精忌梅。甘草忌食菘菜、海藻。厚朴忌豆类。牡丹皮忌食生芫荽。常山忌食生葱、生菜、空青、朱砂忌食血（凡服药通忌血）。茯神、丹参、茯苓忌食醋。鳖甲忌食苋菜。枸杞子忌乳酪。天冬忌鲤鱼。地黄、何首乌忌动物血、葱、蒜、萝卜。以上均为古人经验，值得重视，但其机制有待进一步研究。

8. 食饮有节　药膳要定质、定量、定时，切不可暴饮暴食，饮酒及饮料都要有节制，同时要防止偏食，要有节制。

9. 注意食养　药膳亦以“五谷为养，五果为助，五畜为益，五菜为充”，使谷蔬合用，五味调和，四气兼备。

注意事项：结合现代营养学知识，实施合理平衡饮食，结合临床各种治疗饮食的原则；药食要功效确切，效用专一；药食配伍要合理，药物要筛选，或经加工炮制，避免苦味、涩味、怪味，使之易于接受；烹调要精细，色、香、味、形俱佳。

三、按食品性状分类

1. 药膳菜肴　药膳菜肴是以蔬菜、肉类、鱼、蛋等为原料，配以一定比例的药物，其烹调方法多样化，可选用炖、焖、煨、蒸、煮、熬、炒、卤、炸、烧、粥、饮料、泡酒等。

2. 菜肴面食　常用粳米、糯米、小麦粉、淀粉、玉米等作为原料，添加一定量补益，或性味

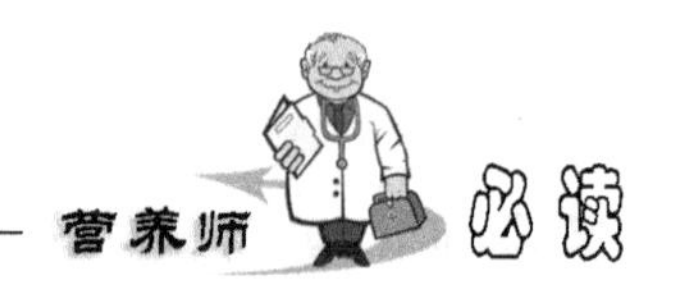

平和的药物制作成米饭和面食，如枸杞子粥、茯苓包子、珍珠水饺等。

3. 药膳饮料　药膳饮料是将药物和食物原料经浸泡，或压榨、煎煮或蒸馏等方法制成饮料和酒，如鲜藕汁、绿荷饮等；药酒如沉缸酒、人参杞子酒等。

4. 药膳罐头　药膳罐头是将药饮食品，按罐头加工方法制成，有利保存，食用方便，如虫草鸭子、雪花鸡等。

5. 药膳汤羹　药膳汤羹可选用肉类、鱼类、蛋类、奶类、莲子等作原料，如西洋参莲子汤、参麦团鱼汤等。

6. 药膳精汁　药膳精汁是将药物和食物提取、分离后制成，是含有效成分较高的液体；如鸡精、人参精等。

7. 药膳糕点　用药物和食物制成糕点，如八珍糕、茯苓饼等。

8. 药膳糖果　如薄荷糖、山楂软糖等。

9. 药膳蜜饯　用植物的果实、果皮类的新鲜或干燥原料经药液、蜂蜜或糖液煎煮后，再添加蜂蜜或白糖制成，如蜜饯山楂、糖橘饼等。

10. 其他类　如桂花核桃冻、川贝酿梨、怀山药泥等都有保健和治疗作用。

四、烹调方法

常用烹调方法有炖、焖、煨、蒸、熬、炒、卤、炸、烤、烧、粥、酒、饮料等，以炖、煮、蒸制粥为主。添加药物有可见型、药液型、粉末型、调料型。药物添加方法有药食分制、药食共烹，烹调前加药、烹调中加药，烹调后加药。

五、药露制作

（一）药品加工

1. 核对　买回的药品进行核对，并检查质量，有无差错及劣质药品，如有应调换。

2. 洗净　对每种药膳需要用的物品，应洗去尘土等杂物备用。

3. 浸泡　将每种药品置砂锅中加8～10倍量的水，至少浸泡30min，浸泡时间尽可能长。

4. 提取方法　常用水煎煮法，操作简便经济，提出效率高，多数有效成分可提出。先用大火加热至沸，改用小火保持一定时间，将煎出液用纱布过滤，再将药物或食物渣依上法重复1～2次，最后合并煎液、静置、过滤、浓缩至规定浓度。

5. 过滤　药液或食物首次过滤用双层纱布，滤器用漏斗及刻度量杯，药液浓缩后再用双层药棉滤1或2次，使之澄清，尽量不含或少含沉淀，纱布、棉花及漏斗等用具滤前均要用蒸馏水冲洗。

6. 浓缩　常用隔水蒸发，须不断搅拌，防止焦煳和炭化。

7. 装瓶　空瓶先要洗净、消毒，用记号笔写上药膳露名称及浓度，将药液灌入瓶中。

8. 封口　用铝皮盖、或塑封封口，以防止污染。

9. 消毒　按药品规格严格消毒。

10. 保存　置阴凉通风室内保存，抽用后剩余药液须置冰箱保存。

（二）注意事项

配膳时注意药食有无宜忌和相反作用，每个品种的药膳菜肴均要保留样品，药膳保存

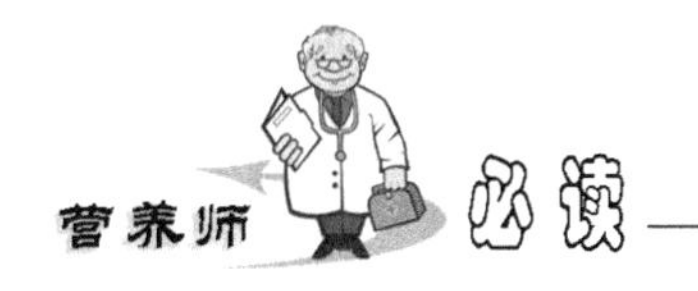

24h,所有药物及参与操作者姓名均应做记录。

六、保健药膳

可长期服用,无副作用,有维护健康、延迟衰老、预防疾病的效果。对体质虚弱者,有增强体质、提高免疫功能;适合男女老幼、各种年龄,中老年特别适宜。常用有健脾益气药膳、开胃健脾药膳、健脾利尿药膳、温胃止痛药膳、滋补肺阴药膳、养心安神药膳、温补肾阳药膳、滋补肾阴药膳、滋补肝肾药膳、补气药膳、补血药膳、气血双补药膳。

1. 健脾益气药膳　多见于慢性胃炎、慢性肠炎、胃十二指肠溃疡、慢性肝炎、贫血、白细胞减少症等疾病所致的精神困倦、四肢软弱、气短懒言、头晕自汗、食欲缺乏、胃胀隐痛、便溏腹泻、舌质淡苔白、脉缓无力等脾虚气弱证均可选用。常用中药有人参、党参、白术、山药、大枣、茯苓、薏苡仁、莲子、芡实等。常用食物有糯米、黄花菜、蕈类、鸡、鹌鹑、羊奶、葱、蒜、豆豉等。常用药膳有参枣米饭、益脾饼、山药饼、茯苓包子、山药面、大枣粥、红枣炖兔肉等。

2. 开胃健脾药膳　适用于消化力弱、食欲缺乏、食后腹胀、积食腹泻、恶心呕吐、气虚症状不明显,须与健脾益气药膳区分。常用中药有砂仁、白豆蔻、山楂、麦芽、谷芽、神曲、鸡内金等芳香醒脾、开胃进食、消积化滞的药物。食物为萝卜、猪骨、猪瘦肉等。常用药膳有萝卜丝饼、豆蔻馒头、山楂肉干、羊肉萝卜汤、砂仁鲫鱼汤等。

3. 健脾利尿药膳　多见于慢性肾炎、慢性充血性心力衰竭、肝硬化水肿、营养不良性水肿等,属于脾虚水肿证者。表现为消化不良、食欲缺乏、腹胀便溏、下肢或全身水肿、舌质胖嫩苔白滑、脉沉无力等症状。常用药物主要有赤豆、白茅根、陈皮、冬瓜皮、薏苡仁、茯苓、白术等。常用食物有鲤鱼、鳝鱼、泥鳅、鸭肉、黄豆芽、莴苣等。常用药膳有拌莴苣、烩鳝丝、青鸭羹、赤豆鲤鱼、红杞活鱼、芪烧活鱼、薏苡仁粥、木瓜汤等。

4. 温胃止痛药膳　多见于慢性胃炎、胃十二指肠溃疡、慢性肠炎、慢性痢疾等。胃气虚寒主要为胃腹冷痛、呕吐清水、腹胀、腹泻等症状。疼痛喜按、进食热饮痛减、舌质淡红苔白润、脉不快等,均属胃气虚寒证。常用中药有肉桂、公丁香、胡椒、高良姜、小茴香、佛手、草豆蔻、砂仁等。常用的食物有猪肾、鲫鱼、羊肉、大麦、蚕豆。药膳如马思答吉汤、大麦汤、鲫鱼羹、丁香鸭、砂仁肚条等。

5. 滋补肺阴药膳　多见于慢性支气管炎、肺心病、肺结核、肺癌等疾病。临床症状为干咳少痰,或痰中带血、气短喘息、咽干口燥,重者可出现午后低热、手足心热、潮热盗汗、舌质红苔干、脉细而快等症状。常用药物有银耳、麦冬、沙参、冬虫夏草、川贝母等。常用食物有梨、银耳、银杏、百合、鸭肉、金龟、燕窝等。药膳如玉参焖鸭、川贝酿梨、银耳羹、虫草金龟、银杏全鸭、燕窝汤、珠玉二宝粥等。

6. 养心安神药膳　适用于心神经官能症、自主神经功能紊乱、神经衰弱、阵发性心动过速,各种原因致的心律失常、贫血、甲状腺功能亢进等。临床症状心跳、气短、胸闷,动则心跳、气短加重,有时有心绞痛,舌质淡白或淡紫苔白润、脉细弱无力。此药膳性质平和,无论是气虚、血虚、阴虚、阳虚都适用。常用药物有酸枣仁、人参、西洋参、党参、玫瑰花等。常用食物有龙眼、莲子、藕、大枣、百合、猪心、羊心等。常用药膳有玫瑰花烤羊心、玉竹心子、龙眼淮药糕、枣仁粥、百合粥、藕丝羹、冰糖莲子、当归炖猪心等。

7. 温补肾阳药膳　常见于垂体-肾上腺功能减退症、甲状腺功能减退、慢性肾炎、糖尿病、阳虚型高血压、冠心病、神经性耳聋等慢性疾病。肾阳虚临床有耳鸣目眩、腰膝酸软，或冷痛、怕冷、夜尿多清而长、性欲减退、阳痿、早泄、不孕症等。多见舌质淡白或淡紫苔白润、脉沉虚无力。常用中药有附片、肉桂、菟丝子、淫羊藿、肉苁蓉等。常用食物有韭菜、狗肉、羊肉、鹿肉、狗鞭、鹿鞭、牛鞭、虾、麻雀蛋等。药膳有复元汤、双鞭壮阳汤、龙马童子鸡、红烧鹿肉、枸杞羊肾粥、冬虫夏草炖黄雀、韭菜炒鲜虾、肉苁蓉炖羊肾等。

8. *滋补肾阴药膳* 多见于肺结核、糖尿病、癌症、慢性肝炎、动脉硬化、红斑狼疮、神经官能症等慢性疾病。肾阴虚临床症状为耳鸣目眩，牙齿动摇或疼痛、半夜咽干、潮红、手足发热、盗汗、腰膝疼痛、多梦遗精、性欲亢进、颧红唇赤、少苔或无苔或舌苔花剥、脉沉细数等症状。常用药物有枸杞子、山茱萸、熟地黄、天冬、女贞子等。常用的食物有银耳、猪肉、鱼类、龟、鳖、猪脊髓、脑髓等。常用药膳有双耳汤、红杞蒸鸡、枸杞肉丝、红烧龟肉、玫瑰枣糕、葱烧海参等。

9. *滋补肝肾药膳* 适用于肝肾阴虚和虚风内动等证。除肾阴虚症状外，还有头晕目眩、视物昏花、双目胀痛、干涩、发早白易脱落、性急易怒、多噩梦、两胁疼痛；若虚风内动，兼见手足麻木、震颤，或有半身不遂，脉弦细数。脑动脉硬化、高血压、脑卒中（中风）后偏瘫、震颤性麻痹、中心性视网膜炎、青光眼等，都可出现肝肾阴虚证候。常用中药有枸杞子、山茱萸、熟地黄、天冬、女贞子、银耳、白芍、何首乌、桑椹、杜仲，以及平肝息风的天麻、钩藤、川芎等。常用食物有猪肝、鸡肝、猪肾、鲤鱼头等，以脏补脏理论，胆固醇高者不宜吃。常用药膳有银枸明目汤、天麻鱼头、杜仲腰花、玄参炖猪肝、芹菜粥等。

10. *补气药膳* 气虚指肺虚和脾气虚，主要是补肺气、益脾气。可见于多种疾病，如慢性胃肠炎、慢性肝炎、慢性支气管炎合并肺气肿、慢性充血性心力衰竭、冠心病、糖尿病、神经官能症、各种贫血、肿瘤、各种慢性衰弱症。凡属中医气虚证均可选用补气药膳。脾气虚表现为食欲缺乏、腹部虚胀、大便溏泄，甚至水肿、脱肛；肺气虚为少气懒言、语声低微、行动则喘气、易出虚汗、易感冒。肺脾气虚都有精神困倦、四肢软弱无力、舌质淡白或淡红苔白润、脉缓无力。脾气虚和肺气虚常同时出现，总称为气虚。常用除健脾益气药膳外，大补元气的有人参、黄芪等。常用食物有鸡肉、鸡蛋、鹌鹑肉、鸽肉、冬笋、口蘑、菠菜、黄瓜、樱桃等。药膳如人参菠菜饺、人参汤圆、参芪烧活鱼、参芪精、人参莲肉汤、黄芪汽锅鸡、人参粥、鹌鹑肉片、芪杞炖乳鸽等。

11. *补血药膳* 血虚证见于各种贫血病、血液病、癌症及各种慢性衰弱性疾病。血虚常伴有气虚，亦包括肝血不足和心脾血虚，与肾有关。宜用补血养肝、补心益脾的药物。也常配用补气药，血虚严重可加配补肾药。临床症状有面色萎黄、唇舌爪甲无血色、头昏目眩、心悸怔忡、疲倦无力、手足发麻等。常用药物有当归、阿胶、熟地黄、何首乌、桑椹、枸杞子等。常用食物有鸡肉、羊肉、猪肾、猪蹄、龙眼、芹菜、番茄、香菇等。常用药膳有归芪蒸鸡、当归羊肉羹、蜜饯枣龙眼、归参炖母鸡、地黄鸡、菠菜粥、何首乌煨鸡等。

12. *气血双补药膳* 气血两虚证见于各种贫血、慢性肠胃炎、肺心病、糖尿病、冠心病、肿瘤等。有气血两虚均可用气血双补药膳。气虚的临床症状有精神疲乏、气短懒言、食欲缺乏。血虚者有面色萎黄、心悸怔忡、目眩耳鸣、指甲枯萎等症。常用中药有补气的党参、黄芪；补血有当归、熟地黄等。食物有猪肉、牛肉、鸡肉、鸭肉、鳝鱼、熊掌等。药膳有十全大补汤、参芪鸭条、归参鳝鱼羹、参茸熊掌、牛肉胶冻、五香牛肉、冬笋全鸡等。

七、常用治疗药膳

（一）感冒药膳

分风寒、风热、风湿3种。

1. 风寒感冒　发热恶寒、头痛身痛、鼻流清涕、舌苔薄白、舌淡红、脉浮紧。可用姜糖饮、葱白粥、姜糖苏叶饮、紫苏粥等。

2. 风热感冒　有发热、咽痛、口渴、小便黄少。可用桑菊竹、薄荷糖、双花饮、菊花茶、葱豉粥、薄荷芦根饮等。

3. 夏季暑温　又分邪在气分、邪在营血、阴液亏耗3种。

（1）邪在气分：高热、头痛头晕、面赤气粗、口渴烦躁、汗多、苔薄黄、脉洪数，可用西瓜饮、西瓜盅、西瓜煎、荷叶粥、鲜藕粥、石膏粥、绿豆粥、百合粥等。

（2）邪在营血：高热不退、神昏谵语、四肢抽搐，甚至角弓反张、牙关紧闭，喉间痰鸣、苔黄、舌红绛、脉弦数。可用竹沥粥、生地黄粥、银花茶、双花饮等。

（3）阴液亏耗：身热不甚、口干舌燥、情神倦怠、手足心热、舌绛面晦、少苔、脉细数。可食猪肝汤、鸡汁粥、阿胶粥等。

（二）咳嗽

1. 风寒咳嗽　头痛鼻塞、发热恶寒、舌苔薄白、舌质淡红、脉浮紧。可用杏仁粥、葱白汤、银耳羹、川贝雪梨等。

2. 肺热咳嗽　发热、头痛、微恶风寒、咳嗽咽痛、苔薄黄、舌尖红、脉浮数。可用菊花茶、杏菊茶、牛蒡粥、桑杏饮、丝瓜花蜜饮、芦根饮、石膏粥等。

3. 痰饮咳嗽　咳嗽时能咳出痰涎、胸闷脘痞、苔腻或黄腻、脉滑。可食茯苓饼、茯苓包子、紫苏子粥、薏苡仁粥、止咳梨膏糖等。

4. 肺虚咳嗽　咳嗽时面色苍白、咳声低促、苔淡苔薄、脉细数。可用百合粥、黄芪粥、五味子汤、冰糖黄精汤等。

（三）高热、眩晕、头痛

1. 高热　感染高热、口渴、烦躁、神昏、尿少等。可用银花茶、西瓜饮、西瓜盅、西瓜粥。

2. 眩晕　偏头痛、高血压、目赤肿痛、头痛、乏力、烦闷失眠。可食菊花饮、桑杏饮、菊槐绿茶饮、双耳汤、萝布麻速汤等。

3. 头痛　头晕、失眠、虚弱、记忆力差、精力分散等，可用青葙子速溶饮、天麻猪脑羹等。

（四）心痛、心气衰弱

1. 心痛　心绞痛、心律失常、心肌梗死发作时，心率增快、血压增高、面色苍白、出冷汗。可用参芪精、归参炖母鸡、丹参酒、红花酒、山楂软糖等。

2. 心气衰弱　气虚体弱、心悸、气短、食少、神衰、失眠证等，可食玉竹速溶饮、玉竹包子、茯苓包子、茯苓饼、茯苓粥、玉竹粥、参芪精等。

（五）胃痛、腹痛、腹胀

1. 胃痛　胃腹冷痛、呕吐清水、腹胀腹泻、舌质淡红苔白润等。可食马思答吉汤、大麦汤、鲫鱼羹、丁香鸭、砂仁肚条、佛手酒、大麦片粉、姜橘椒鱼羹等。

2. 腹痛　腹冷痛、腹胀腹泻、慢性肠炎、慢性痢疾、胃十二指肠溃疡等。可食糖蜜并茶饮、甜咸小白菜汁、土豆蜜膏、姜韭牛奶羹、土豆汁、丁香姜糖、丁香鸭等。

3. 腹胀　胃痛、腹胀、呕吐食少、腹泻便溏等。可食大麦汤、鲫鱼羹、丁香鸭、佛手酒、香砂糖、糖渍橘皮、糖橘饼、萝卜丝饼等。

（六）泄泻

常分寒泻、湿泻、热湿、伤食泻、脾虚泻5种。

1. 寒泻　大便稀、次数多、肠鸣腹痛、喜按喜温、怕冷不渴、小便清长、便味不大、舌苔薄白、舌质淡红、脉沉迟。可用生姜当归羊肉汤、生姜粥、姜糖饮、益脾饼等。

2. 湿泻　水泻不臭、便频、脘腹胀泻、头晕纳呆、面黄沉固、苔白腻、脉濡缓。可食茯苓包子、山药包子、扁豆粥、茯苓粥、茯苓饼、薏苡仁粥等。

3. 热泻　大便如注、臭浊、便频、肛门灼热、小便短赤、舌苔黄腻、脉细数。可食用薏苡仁粥、车前饮、茵陈陈皮饮、茯苓粥、茯苓包子、山药馒头等。

4. 伤食泻　粪便稀黏不化、酸臭、腹胀、纳减、舌苔厚腻、脉沉滑。可食萝卜粥、莱菔子饮、橘饼汁、橘红酒、橘红粥等。

5. 脾肾虚泻　面黄久泻、便溏、舌淡、脉弱，为脾肾阴虚者；大便清冷、四肢不温、完谷不化、脉沉迟。可食山药包子、山药饼和粥、双鞭粥、莲子粥、芡实粥、金樱子粥等。

（七）黄疸

可分湿热发黄、阴黄2类。

1. 湿热发黄　发热口渴、胸脘痞闷、身目发黄如橘皮、头出汗、小便不利、舌苔黄腻、脉滑数。可用薏苡仁粥、赤小豆粥、赤豆鲤鱼汤、冬瓜汤、冬瓜粥、滑石红糖粥、黄花菜饮、黄瓜皮煎、玉米粥等。

2. 阴黄　身不热、口不渴、身目发黄色晦暗、四肢发凉、时时腹泻、泻下清冷、舌质淡白、脉象沉细迟。可食茯苓粉、茯苓包子、桂心粥、茯苓粉粥、茵陈红糖茶等。

（八）糖尿病

分肺胃燥热、肾阴亏损、阴阳两虚等3种类型。

1. 肺胃燥热　烦渴多饮、饮不解渴、消瘦、口干舌燥、舌红脉数。可用生芦根粥、西瓜盅、生地黄粥、天冬粥、海参粥、生石膏粥、莲子茯苓糕、茯苓饼等。

2. 肾阴亏损　口渴多饮、尿频色清、疲乏无力、腰腿酸软、手足心热、口干舌红、脉沉细数。可用一味薯蓣饮、地黄粥、黄精粥、枸杞粥、金樱子粥等。

3. 阴阳两虚　尿频清长、口渴多饮、口干少津、面色黛黑、常腹泻、阳痿畏寒、舌淡苔白、脉沉迟。可用桂心粥、韭菜粥、菟丝饼、菟丝粥、杜仲腰花等。

（九）水肿

分风邪犯肺、肺失宣化，脾虚水泛，湿热壅盛，下元虚寒4类。

1. 风邪犯肺、肺失宣化　临床症状为头面水肿显著、恶风无汗、咳嗽或喘、苔薄白、舌淡红、脉浮等。可用葱白粥、生姜粥、紫苏粥、芥菜饮、赤豆鲤鱼、乌鱼粥等。

2. 脾虚水泛　水肿、肚腹胀满、面色苍黄、胃纳减退、时时腹泻、舌质淡白、脉象沉细。可用茯苓包子、茯苓饼干、薏苡仁粥、黄芪粥、鸭汁粥、鲫鱼羹、乌鱼汤、赤豆鲤鱼等。

3. 湿热壅盛　头面或四肢肿胀、肿处发亮，或发红、发热、尿赤、舌苔黄腻、舌质红、脉滑数。可用赤豆鲤鱼、赤豆粥、冬瓜粥、薏苡仁粥、茯苓粥等。

4. *下元虚寒*　面白肢凉、肿及全身、以下半身尤甚，小便不利、不温，舌质淡白，脉象沉迟。可用桂心粥、黑豆鲤鱼汤、黑芝麻散等。

（十）血证

通常分热血、气逆、脾虚不摄、瘀血阻络4类。

1. *热血*　热血如涌色鲜红，发热口渴，烦躁，尿赤便干，舌质红或绛，脉数。可用马齿苋汁（粥）、丝瓜饮、生地黄粥、黄花菜饮、荷叶藕节煎、鲜藕柏叶汁、甘蔗饮等。

2. *气逆*　恶心呃逆，胸胁满闷痛，吐血咯血如泉涌，舌质暗红，脉弦有力。可用橘饼、橘叶汁、橙子煎等。

3. *脾虚不摄*　形色憔悴，气短声轻，饮食乏味，惊悸少寐，舌苔薄白，舌色淡白，脉细弱。可用山药包子、山药粥、山药莲子粥、龙眼枣仁饮等。

4. *瘀血阻络*　血色暗多血块，伴胸腹痛有定处，舌色紫暗或瘀斑，脉沉涩。可用桃仁粥、黑木耳粥、山楂煎、桃仁饮、山楂饮等。

八、宴席药膳

宴席药膳品种较多，如葆春健美药膳、滋补养生药膳、延年益寿药膳、红楼梦素宴等。如长海医院的保健宴席药膳，特点为低脂肪、低饱和脂肪酸、低胆固醇、低糖、低钠的清淡可口宴席；目的是避免传统宴席油脂和胆固醇过多、能量过高等弊端。

（一）葆春健美药膳

为健身美容药膳，要保持身体健康及容貌美丽，必须维持阴阳平衡，宜多吃健脾补肾、益气养阴的食品，达到身健貌美、青春常在。常用药物有枸杞子、玉竹、何首乌、薏苡仁、鲜山楂、桑椹、麦冬、生晒参、菊花等。常用食物有大枣、山药、百合、胡桃、燕窝、鱼翅、干贝、海带、蜇皮、豆类、蚯蚓、银耳、蜗牛等。

葆春健美药膳举例：通常宴席有冷盘6～8碟，正菜8～10样，点心2～4样，水果，药膳茶等。如凤凰艺拼、玉竹响螺、麦冬黄瓜、玉肤酸果、美容丝球等冷碟，正菜如芙蓉鸳鸯、驻颜双菇、生津绣球、珍珠虾仁等菜肴，点心如润肤蒸饺、葆春金鱼等，还有三花茶及水果。

（二）滋补养生药膳

为常用的平衡保健药膳。衰老因肾气虚衰及脾功能衰退所致，故要防衰老就应培补先天及后天之不足，主要补肾健脾，使之滋补强壮，提高免疫功能，抗衰防老，预防疾病。常用药物和食物有人参、西洋参、黄芪、当归、阿胶、枸杞子、制何首乌、鱼类、菌类、新鲜蔬菜等，均具有滋补强身、补益气血、调节阴阳、增强正气的功效。

滋补养生药膳举例：宴席数量要求基本与葆春健美药膳同。如神农百草花蓝、补肾核桃、一品香菇、黄精鸡丝、芝麻鱼条、玉竹鱼卷、健脾鸡球、健身四宝、益气对虾等菜肴，另有还童烧麦、润肤菜卷、洋参莲子汤、降脂减肥茶等。

（三）延年益寿药膳

专为中老年防病益寿而设计，可预防心血管疾病、高脂血症、糖尿病、肥胖等疾病，使之滋补阴阳、健脾益胃、养心通脉。

延年益寿药膳举例：有松鹤延年艺拼、枸杞嫩笋、珊瑚鱼条、寿星蔬烩、荷香乳鸽、温中鸡粥、参麦团鱼、月宫鲍鱼等菜肴，其他如益气小笼、益寿蒸饺、洋参汤等。

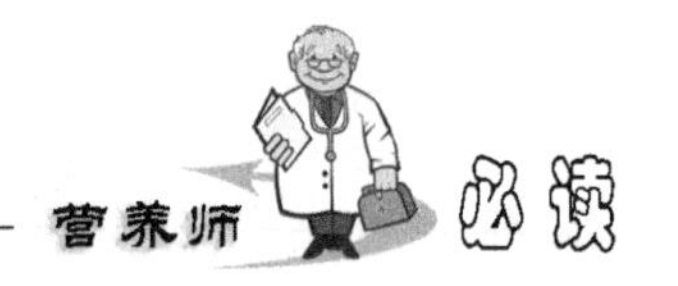

（四）红楼梦水月庵素宴

根据红楼梦菜肴中精选配制而成，多以素食为主，清淡可口，有降血脂、降血压之功，为健美强身、益寿延年的美味佳品，深受宾客欢迎。

红楼素宴药膳举例：养心素腿、金银双丝、补肾核桃、珍菊素虾、佛手冬笋、素炒鳝背、降血脂双菇、益气豆腐饺、山药寿桃、茯苓四季饺、参枣茶等。

第10章
Chapter

保健、绿色和强化食品

第一节 保健食品

20世纪末，在生命科学领域，特别是营养学和食品科学中出现新兴事物，即保健食品或称功能食品。国家卫生部于1996年3月15日对保健食品进行明确定义："保健食品系指标明具有特定保健功能的食品。即适宜于特定人群食用、具有调节机体功能，不以治疗疾病为目的的食品。" 保健食品应具备3个最基本的特征：①保健食品必须保证食用安全性；②保健食品必须带给食用者某种特定的健康利益或体现特定的保健功能，这种特定的健康利益或保健功能不属于已知营养素的营养作用，并可用现代科学方法（最好在人体）验证；③保健食品不是药品，不能代替药品，不以治疗为目的。

一、概 念

1. *保健食品首先是食品* 保健食品必须是食品。《中华人民共和国食品安全法》将食品定义为"指各种供人食用或者饮用的成品和原料，以及按照传统既是食品又是药品的物品，但是不包括以治疗为目的的物品。"这是合理的、有法制性和权威性的食品定义。

2. *保健食品要有保健功能* 保健食品与普通食品的不同之处在于其特定的保健功能。这个保健功能不是来自食品特征中"无毒无害""色香味"和"营养要求"，而是来自它特有的功效成分。保健食品的功能是纠正不同原因、不同程度的人体营养失衡，调节与此有密切关系的代谢异常和生理功能异常，抑制或缓解有关的病理过程。强调保健功能是界定保健食品的主要要素，而保健功能是相对于食用者的机体状态而言，只有食用者存在某种功能异常，保健食品才能对他显示相应保健功能。例如有延缓衰老作用的保健食品只对已经产生衰老过程的中、老年人才显示此项功能，而对儿童毫无价值。

3. *保健食品同药品的区别* 保健食品不以治疗为目的，不追求短期临床疗效。不需医生处方，对适用人群无严格剂量限制，正常条件下食用安全，在评价其食用安全性时，不能权

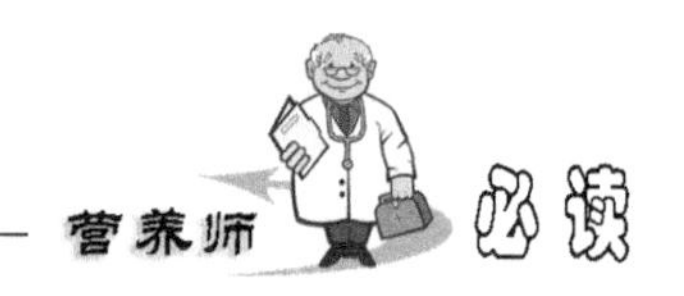

衡利益与危险。这是它与药品的本质区别。药品必须有药理作用,有严格的剂量限制。

二、原料资源

根据中国保健食品的科学理论基础,派生出如下几类可供选择的有效物质原料资源。

1. *以现代营养科学理论为依据* 这类原料资源综合列入了2012年我国发布的《食品营养强化剂使用卫生标准(GB14880-2012)》,分为4大类:①氨基酸及含氮化合物:有*L*-赖氨酸、牛磺酸、乳铁蛋白、酪蛋白钙肽、酪蛋白磷酸肽;②维生素类:包括维生素A、β-胡萝卜素、维生素D、维生素E、维生素B_1、维生素B_2、维生素B_6、维生素B_{12}、维生素K、维生素C、烟酸、叶酸、泛酸、生物素及胆碱、肌醇;③矿物质类:包括钙、铁、锌、硒、镁、铜、锰、钾、磷等元素及其制剂;④脂类:花生四烯酸、二十二碳六烯酸等。对这些营养物质都有使用量的规定,应当遵守,其来源除合成外也可是适宜的天然食品。

2. *以中医药学理论为依据* 为一大类具有东方医药传统特色的中国保健食品原料资源。包括:

(1)既是食品又是药品的物质:此类原料可不限制食用。共77种,按其作用分为9类:①健脾益气类:枣、山药、白扁豆、薏苡仁、甘草、茯苓、鸡内金;②滋阴补血类:龙眼肉、百合、桑椹、黑芝麻、枸杞子;③活血化瘀类:山楂、桃仁、红花;④益肾温阳类:八角茴香、大茴香、刀豆、花椒、黑胡椒、肉桂、肉豆蔻、姜、益智;⑤止咳平喘类:杏仁、白果、黄芥子;⑥固涩安神类:黄实、莲子、酸枣仁、牡蛎、乌梅、淡竹叶;⑦解表类:生姜、白芷、菊花、香薷、淡豆豉、薄荷、藿香、桑叶、蒲公英、胖大海、金银花、鱼腥草;⑧理气类:佛手、莱菔子、陈皮、砂仁、薤白、丁香、香橼、橘红、紫苏、麦芽;⑨其他:木瓜、赤小豆、青果、莴苣、蜂蜜、榧子、乌梢蛇、蝮蛇、栀子、代代花、罗汉果、决明子、沙棘、郁李仁、火麻仁、鲜白茅根、马齿苋、芦根、荷叶、余甘子、葛根。

(2)可供研究应用的中药类:①健脾益气类:人参、刺五加、黄芪、白术;②滋阴补血类:阿胶、地黄、木耳、玉竹、麦冬;③益肾温阳类:鹿茸、冬虫夏草、淫羊藿、胡桃仁;④活血化瘀类:三七、川芎、丹参;⑤固肾涩精类:金樱子、五味子、山茱萸;⑥其他:银耳、花生、地榆、槐花、刺玫果、猕猴桃、葡萄、冬瓜、漏芦、茶叶、花粉、灵芝、天麻、泽泻。

3. *以生命科学理论为依据* 此类原料资源日益得到较多的认定和应用。

(1)有延缓衰老作用的抗氧化剂:包括营养性抗氧化剂(β-胡萝卜素、维生素A、维生素C、维生素E和锌、硒等)和非营养性抗氧化剂(SOD、黄酮类、酚类、其他植物化学物质等),还包括含有这些有效成分的中草药,以及蔬菜、水果等。

(2)条件必需氨基酸:如牛磺酸、精氨酸、谷氨酰胺等。

(3)多不饱和脂肪酸:如n-3系列的α-亚麻酸、EPA、DHA,n-6系列的亚油酸、7-亚油酸、花生四烯酸等。

(4)生力物质:即抗疲劳物质,如牡蛎提取物、麦芽油、碱性盐、天冬氨酸盐与咖啡因等。

(5)肉碱:有促进脂肪酸氧化、防止乳酸蓄积、促进糖类及氨基酸的利用等多种功能。

(6)双歧杆菌及双歧因子:可降低肠内pH,抑制厌氧腐败菌生长,调整肠菌群,预防大肠癌。

(7)螺旋藻:除供给蛋白质外,还有减肥、降血脂、抗氧化、提高免疫力等作用。

(8)其他:如小麦胚芽、茶多酚、食物纤维、甲壳质、糖酸类等都可作为保健食品的原料资源。

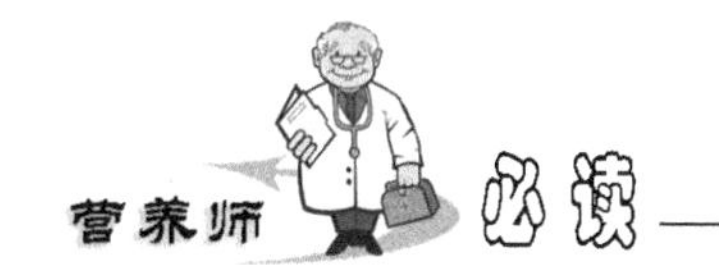

三、可用和禁用的物品

1. 国家卫生部相继公布89种药物和食物两用的动植物品　分别为丁香、八角茴香、刀豆、小茴香、小蓟、山药、山楂、马齿苋、乌梢蛇、乌梅、木瓜、火麻仁、代代花、玉竹、甘草、白芷、白果、白扁豆、白扁豆花、龙眼肉（桂圆）、决明子、百合、肉豆蔻、肉桂、余甘子、佛手、杏仁（甜、苦）、沙棘、牡蛎、芡实、花椒、赤小豆、阿胶、鸡内金、麦芽、昆布、枣（大枣、酸枣、黑枣）、罗汉果、郁李仁、金银花、青果、鱼腥草、姜（生姜、干姜）、枳椇子、枸杞子、桔梗、栀子、砂仁、胖大海、茯苓、香橼、香薷、桃仁、桑叶、桑椹、橘皮（陈皮）、橘红、益智仁、荷叶、莱菔子、莲子、高良姜、淡竹叶、菊花、菊苣、淡豆豉、黄芥子、黄精、紫苏叶、紫苏子、葛根、黑芝麻、黑胡椒、槐米、槐花、蒲公英、蜂蜜、榧子、酸枣仁、鲜白茅根、鲜芦根、蝮蛇、薄荷、薏苡仁、薤白、覆盆子、藿香，以及降香、红花。

2. 可用于保健食品的114种物品　人参、人参叶、人参果、三七、土茯苓、大蓟、女贞子、山茱萸、川牛膝、川贝母、川芎、马鹿胎、马鹿茸、马鹿骨、丹参、五加皮、五味子、升麻、天冬、天麻、太子参、巴戟天、木香、木贼、牛蒡子、牛蒡根、车前子、车前草、北沙参、平贝母、玄参、生地黄、生何首乌、白及、白术、白芍、白豆蔻、石决明、石斛、地骨皮、当归、竹茹、红花、红景天、西洋参、吴茱萸、怀牛膝、杜仲、杜仲叶、沙苑子、牡丹皮、芦荟、苍术、补骨脂、诃子、赤芍、远志、麦冬、龟甲、佩兰、侧柏叶、制大黄、制何首乌、刺五加、刺玫果、泽兰、泽泻、玫瑰花、玫瑰茄、知母、罗布麻、苦丁茶、金荞麦、金樱子、青皮、厚朴、厚朴花、姜黄、枳壳、枳实、柏子仁、珍珠、绞股蓝、胡芦巴、茜草、荜茇、韭菜子、首乌藤、香附、骨碎补、党参、桑白皮、桑枝、浙贝母、益母草、积雪草、淫羊藿、菟丝子、野菊花、银杏叶、黄芪、湖北贝母、番泻叶、蛤蚧、越橘、槐角、蒲黄、蒺藜、蜂胶、酸角、墨旱莲、熟大黄、熟地黄、鳖甲。

3. 保健禁用的59种物品　八角莲、八里（厘）麻、千金子、土青木香、山莨菪、川乌、广防己、马桑叶、马钱子、六角莲、天仙子、巴豆、水银、长春花、甘遂、生天南星、生半夏、生白附子、生狼毒、白降丹、石蒜、关木通、农吉痢（利）、夹竹桃、朱砂、米壳（罂粟壳）、红升丹、红豆杉、红茴香、红粉、羊角拗、羊踯躅、丽江山慈姑、京大戟、昆明山海棠、河鲀、闹羊花、青娘虫、鱼藤、洋地黄、洋金花、牵牛子、砒石（白砒、红砒、砒霜）、草乌、香加皮、骆驼蓬、鬼臼、莽草、铁棒槌、铃兰、雪上一枝蒿、黄花夹竹桃、斑蝥、硫黄、雄黄、雷公藤、颠茄、藜芦、蟾酥。

四、国家卫生部批准作为食品新资源使用的物质

国家卫生健康委员会批准作为食品新资源使用的物质共分为9类。

1. 中草药和其他植物　人参、党参、西洋参、黄芪、何首乌、大黄、芦荟、枸杞子、巴戟天、荷叶、菊花、五味子、桑椹、薏苡仁、茯苓、广木香、白果、白芷、百合、山苍子油、山药、鱼腥草、绞股蓝、红景天、莼菜、松花粉、草珊瑚、山茱萸汁、甜味藤、芦根、生地黄、麦芽、麦胚、桦树叶、韭菜子、黑豆、黑芝麻、白芍、竹笋、益智仁。

2. 果品类　大枣、山楂、猕猴桃、罗汉果、沙棘、火棘果、野苹果。

3. 茶类　金银花茶、草木咖啡、红豆茶、白马蓝茶、北芪茶、五味参茶、金华茶、胖大海、凉茶、罗汉果、苦丁茶、南参茶、参杞茶、牛蒡健身茶。

4. 菌藻类　乳酸菌、脆弱拟杆菌（BF-839）、螺旋藻、酵母、冬虫夏草、紫红曲、灵芝、香菇。

5. *畜禽类* 熊胆、乌骨鸡。

6. *海产品类* 海参、牡蛎、海马。

7. *昆虫爬虫类* 蚂蚁、蜂花粉、蜂花乳、地龙、蝎子、壁虎、蜻蜓、昆虫蛋白、蛇胆、蛇精。

8. *矿物质与微量元素* 珍珠、钟乳石、玛瑙、龙骨、龙齿、金箔、硒、碘、氟、倍半氧化羧乙基锗（Ge-132）、赖氨酸锗。

9. *其他* 牛磺酸、SOD、变性脂肪、磷酸果糖、左旋肉碱。

五、保健功能

（一）保健功能分类

我国以前规定研制开发的保健食品的保健功能共有22种，分别为：免疫调节、延缓衰老、改善记忆、促进生长发育、抗疲劳、减肥、耐缺氧、抗辐射、抗突变、调节血脂、调节血糖、改善胃肠道功能、改善睡眠、改善营养性贫血、对化学性肝损伤的保护作用、促进泌乳、美容、改善视力、促进排铅、清咽润喉、调节血压、改善骨质疏松。而辅助抑制肿瘤与改善性功能实际上不在范围之内。

《中华人民共和国食品安全法》及国家食品药品监督管理总局公布的《保健食品注册与备案管理办法》规定，目前我国保健食品可以申报27项功能，并颁布相应的功能评价程序和检验方法，作为企业开发保健食品和国家审批的依据。有关规定SFDA已经做了相应的修订，目前规定可以申报的功能如下：增强免疫功能、辅助降血脂功能、辅助降血糖功能、抗氧化功能、辅助记忆改善功能、缓解视疲劳功能、促进排铅功能、清咽功能、辅助降血压功能、改善睡眠功能、促进泌乳功能、缓解体力疲劳功能、提高缺氧耐受力功能、对辐射危害有辅助保护功能、减肥功能、改善生长发育功能、增加骨密度功能、改善营养性贫血功能、对化学性肝损伤有辅助性保护功能、祛痤疮功能、祛黄褐斑功能、改善皮肤水分功能、改善皮肤油分功能、调节肠道菌群功能、促进消化功能、通便功能、对胃黏膜损伤有辅助保护功能。

（二）保健功能类型

1. *延缓衰老食品* 健康长寿历来是人们追求的目标。衰老是不可避免的，但是可以通过机体的调节达到延缓衰老的效果。自由基学说，其中超氧化物歧化酶（SOD）、谷胱甘肽过氧化物酶、过氧化酶及维生素E、维生素C、β-胡萝卜素、硒和硒化物等都是抗衰老的主要功能因子。另外，双歧杆菌能改善肠道功能。含多糖、食物纤维的食品，如水果、蔬菜、食用菌、大豆食品、螺旋藻、大蒜、花粉、黄精等，都是较好抗衰老食品。

2. *心血管患者专用保健食品* 心血管、脑血管疾病在我国人口死亡率中占首位，故具有调节心脑血管功能的保健食品应成为开发的重点之一，如降血压、降血脂、软化血管、改善冠状动脉血流等作用的食品。

食物纤维对预防和改善心血管疾病有重要作用，特别是水溶性纤维作用比较明显；多不饱和脂肪酸降血脂效果明显，包括γ-亚麻酸、EPA、DHA等；磷脂和大豆蛋白对降低胆固醇和改善动脉硬化都有明显作用。另外，黄酮类、真菌多糖、皂苷、多酚类、大蒜素对心脑血管都有保护作用。

3. *预防肿瘤食品* 恶性肿瘤死亡率在我国各种疾病死亡率中占第1位，虽然癌症的全部奥秘至今未能真正揭示，但其在相当程度上与不合理饮食有关已得到认可。通过食品保健进

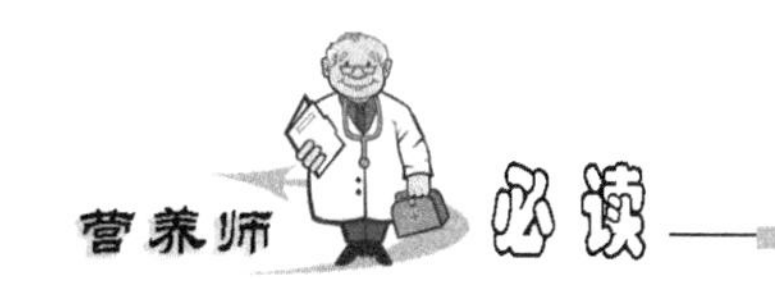

行肿瘤的预防得到普遍重视。目前认为免疫球蛋白、活性多糖、食物纤维、β-胡萝卜素、维生素、微量元素硒、大蒜素对预防肿瘤有重要意义。自由基清除剂也具有抑制肿瘤作用。

4. 糖尿病患者专用食品　全世界糖尿病患者约有1.5亿人，据报道我国有3000万，60岁以上老年脑力工作者中，糖尿病发病率高达11.2%，故开展糖尿病专用保健食品研究已刻不容缓。糖尿病营养特点是低能量、低脂肪、高纤维、优质蛋白质、高维生素，加入微量元素和活性物质，禁止葡萄糖和蔗糖等。

常用含有活性多糖的植物和食物纤维原料，如南瓜、荞麦、燕麦、薏苡仁，并加入某些从植物提取的活性多糖，补充维生素C、维生素B_6、微量元素铬、锗等。用功能性甜味剂代替蔗糖，如大豆低聚糖、木糖醇、山梨醇、麦芽糖醇及甘草甜、甜味素等。

5. 减肥食品　肥胖属于现代富裕型疾病，据报道美国约33%人体重超过正常标准；我国肥胖人口也越来越多，据《2002年我国营养与健康状况调查》显示，估计18岁人口中，约有2亿人超重，6000多万人肥胖。2002～2013年，成年居民的超重率由28.1%增加到32.4%。肥胖与20多种疾病发病有关，其中包括高血压、高血脂、冠心病、脑卒中、糖尿病等，并降低人们的活力和工作能力，引发某些合并症，导致死亡率增加。特别是儿童肥胖症常致儿童一系列生理、生化改变，影响儿童正常的身体和智力发育，故减肥已成为肥胖人极为重要的需求。

肥胖的原因很多，有遗传因素、饮食因素、体内物质代谢及缺少运动等原因。但不科学的饮食，能量过高是重要原因，故进行平衡的营养，即在限制能量的前提下，合理安排蛋白质、脂肪和糖类的摄入量，供给充足的无机盐和维生素，是控制肥胖的基本方法。

减肥食品应具有较丰富充足的优质蛋白质，适当减少糖类和脂肪进食量，但注意不能摄入过少，以防体内营养失衡。无机盐和维生素应丰富多样，以保持体内电解质平衡和营养全面。充足的食物纤维是减肥食品不可缺少的功效成分。在日常生活中多吃粗粮、水果、蔬菜，有利于控制肥胖。在减肥食品中，食物纤维由于不易消化吸收，可延缓胃排空时间，增加饱腹感，从而减少食物和热量的摄入量。各种食物纤维、低聚糖、多糖都可作为减肥食品的原料。燕麦、螺旋藻、食用菌、魔芋粉、苦丁茶等具有较好的效果。

6. 儿童益智食品、促进生长发育食品　近年来，我国对儿童的健康发育越来越重视，不仅要求身体健康，而且希望儿童聪明、智商高，长大后有出息，能够掌握高深的现代科学技术，故人们把越来越多的钱花在新一代身上。促进儿童生长发育食品和儿童益智食品已成为目前最受欢迎的食品，而今后还会具有更广阔的市场。

这些食品包括营养全面的高蛋白食品、维生素强化食品、赖氨酸强化食品、补钙食品、补锌食品、补铁食品和磷脂食品、DHA食品等。

7. 增强机体免疫功能保健食品　免疫是机体的保护性生理反应，免疫对机体有3种功能：①防御功能，即抗感染或防止其他抗原异物的入侵；②自我稳定功能，即清除衰老、死亡或损伤的细胞；③免疫监视功能，即消灭突变的异常细胞。通过这些功能以维持机体内环境的平衡和稳定，而免疫功能异常则出现免疫性疾病，或者发生肿瘤。

凡是能增强机体对疾病的抵抗力、抗感染、抗肿瘤及维持自身稳定的食品，都属于增强机体免疫功能保健食品的范畴。

8. 防治脑缺血功能保健食品　脑缺血又称脑贫血，在日常生活、工作、学习中十分常见。有人有时蹲着或由卧位突然站起来，感到眼睛发矇或发花，并伴有头晕，甚至站立不住，可能就是一时性脑缺血所致。全身性贫血、低血压、脑动脉硬化、脑血管痉挛、用脑过度、体位变化等许多原因都可能致脑缺血。严重的脑缺血可发生昏倒、人事不省等危险，轻度脑缺血也会出现头昏眼花、记忆力下降、思维迟钝或障碍。反复多次出现脑缺血或1次超过3min脑缺血，会造成大脑组织超微结构的损伤甚至脑细胞死亡，故预防脑缺血对于人体健康有着重要的意义。

9. 改善骨质疏松功能的保健食品　钙是成年人体内含量最多的矿物质，成人体内含钙总量为1200～1300g，其中青年99%存在于骨骼和牙齿中。钙对于人体骨骼和牙齿发育、血液凝固、心肌和骨骼肌的收缩、神经细胞功能的调节都有重要作用。我国居民普遍处于“钙饥饿”状态，造成胎儿或儿童生长发育迟缓、骨骼和牙齿畸形，老年人骨质疏松和手足搐搦症。补钙保健食品就是针对上述状况而设计的保健食品。

10. 抗疲劳保健食品　抗疲劳食品有2大类，一类是专为运动员食用的抗疲劳食品，目的是为运动员提供高强度运动所需要的营养物质及对各器官功能起保护和调节的物质，能够维持和提高运动能力，有助于维持高强度运动环境下的身体健康，并尽快促进体能恢复。这类食品又往往根据不同的运动项目有所不同，人类把这类食品称为运动食品。严格地说，运动食品是特殊的保健食品。第2类抗疲劳食品主要是针对一般劳动者，使容易出现疲劳的人群和强体力劳动者尽快恢复体力的食品。随着现代工作节律的加快，人们的身心往往处于高度紧张状态之中，很容易产生疲劳。因此尽快从疲劳状态中恢复过来，精神饱满地投入工作和保持健康显得十分重要。

11. 性功能保健食品　中医学认为“年过四十，阴气过半也”，即人过40岁，大都有肾阴亏虚，性功能开始衰退。由于年龄、疾病、不良生活习惯等原因，往往造成肾亏阴虚，体内雄性激素分泌减少，导致性功能减退。目前，市面上性保健药品有很多种，不仅大部分价格昂贵，而且基本上是短时刺激作用，不能从根本上长期改善，还会产生依赖性，离开药物功能会更差。只有从根本上进行功能调节，达到改善功能作用才是正确的方法。性功能保健食品就是通过营养、调节和有助于改善性功能的有效成分，达到增强性功能的目的。但此类无论新老公布的功能里都没有包括。

六、法律、法规根据与基本要求

《中华人民共和国食品安全法》（2015年）第77条赋予中国保健食品生产经营的合法地位，并规定由国务院卫生行政部门依法对其审批与管理。1996年3月以来，国家卫生部先后发布系列法规文件，规范保健食品的审批与管理。主要有《保健食品注册与备案管理办法》和其他技术规范等，目前SFDA已经作了相应的修订。保健食品须经过所在省级卫生行政部门初审，经国务院卫生行政部门终审批准。具体审定的项目有配方及其理论依据，生产工艺的合理性，产品质量标准，由权威部门出具的产品保健功能检测、毒理安全性检测、功效成分测定、功效成分稳定性测定及产品通用卫生学检测结果，产品适用人群、食用量及食用方法等。

上述评审项目中主要要求有3点：①现代毒理学意义上的食用安全性：要保证在急性、亚急性、致突变性与致畸性毒性评价中安全无害；②由卫生部门指定的技术权威单位出具的保健功能检测证明：证明本产品确有企业申报的功能；③对保健食品生产企业和生产与市场监督：生产企业必须按保健食品批准文号及其质量要求生产，通常由省级卫生行政部门执行。相关的文件见附录。

第二节　食品强化与食物新资源开发

一、食品强化简介

食品强化（food fortification）就是调整或添加食品中营养素，使其适合人类营养需要的食品深加工方法。是人类在饮食生活上摆脱靠天吃饭，积极干预自然的社会进步，也是文明社会发展到一定阶段的历史必然，如能够生产单一营养素。这是食物资源开发和利用的重要发展趋势。

1. 食品强化目的　通常有4种目的：①弥补某些食品天然营养成分缺陷，如向粮食制品中强化必需氨基酸；②补充食品加工损失的营养素，如向精白米面中添加B族维生素；③使某种食品达到特定目的营养需要，如母乳化奶粉、宇航食品和患者用要素饮食；④强调维生素强化，如寒带人群维生素C等。被强化食品通常称为载体，主要是食用量大、食用普遍而且适于加工保存的食品，世界各国均以粮食、儿童食品、饮料、乳制品和调味品等为主。所添加的营养素称为强化剂，主要是氨基酸、维生素、矿物质和某些天然食品及其制品，如大豆粉、骨粉、鱼粉、谷胚、野果等。

2. 强化剂要求　①食品强化要给什么人解决什么营养问题，生产厂家必须明确提出论证；②必须论证强化食品配方符合营养学原理，不破坏营养素平衡，确有效应，而且有相应的理论和实验依据；③强化食品必须有食用安全性保证；④强化食品必须在感官、口感、价格和工艺等方面可行，有竞争力。

二、我国对食品强化现行规定

我国国家标准GB14880—2012规定，在我国可以使用的强化剂可分为含氮化合物、维生素类、矿物质与微量元素等3大类，35个品种。

三、对食品强化监督管理

对我国新兴的食品强化事业，应加强监督，以确保安全。

1. 食品强化是有重大社会效益的社会营养措施，也是有很大经济效益的食品深加工，故政府主管部门、食品质量监督检验机构和食品生产经营企业，都应对此有明确认识，持积极态度，并以此种认识和态度作为我国现阶段加强监督食品强化的有关政策基础。

2. 进一步完善必要法律规范和技术规范。

3. 应明确现阶段食品卫生监督检验机构，在食品强化方面工作关系与职权范围。

4. 强调食品强化针对性、目的性，要求生产企业提供强化食品营养情况分析、营养效应检测论证资料、产品质量和生产工艺的技术标准和保证条件等。

5. 应由卫生行政部门鼓励倡导需要强化的食品载体和强化剂的品种范围，在使用单一强化剂开展食品强化同时，也要鼓励用天然食品及其制品进行强化。

6. 对强化剂添加量应规定上限，以免形成营养不平衡；也要规定下限，以切实保证营养效应。添加量通常以消费对象正常供给量的33%至全部供给量为宜。

7. 对食品强化剂要规定质量规格，定点生产，保证卫生安全、营养生物利用效能。

8. 要建立市售强化食品商品标志制度。

9. 应有全国统一的关于强化食品营养效应鉴定技术规范，指定权威鉴定机构。

10. 加强监督机构自身的人才、设备和技术业务建设。

四、食品新资源与新食品开发

食品新资源与新食品的开发是各个部门、许多学科的综合事业。所说的新食品包括各种用新原料、新配方、新工艺生产出来的，不同于市场已有的任何食品及其半成品。根据我国社会营养现况和已有科研动向，认为以下类别和方向，有很大的开发研制和生产经营潜力，同时也是人民需要和受到主管部门支持的。

1. *调整生产布局和开发新品种*　运用现代科学技术调整食用农产品生产布局和开发新品种。包括开发利用植物蛋白质资源，特别是大豆蛋白质；用遗传工程高新技术创制农产品新品种等。

2. *利废性开发*　利废性质的开发，如粮谷加工的米胚、麦胚、糠麸中营养素利用，大米、糖化渣的利用，屠宰场牲畜血、畜禽骨骼的利用等。

3. *开发野生食品*　野生植物、野菜、野果的开发，如蕨菜、小根蒜、灰菜、沙棘、刺梨、黑加仑、桔梗、山枣等。

4. *特殊生物学效应的物质*　有特殊生物学效应的物质，如魔芋、蜂花粉、蜂王浆、麦饭石等。

5. *食用油资源*　食用油资源，如核桃油、松籽油、黑加仑籽油、葡萄籽油等。

6. *优质微量元素食物*　优质微量元素食物来源，如通过饲料和动物体生产高锌奶、高锌蛋等。理论上通过平衡饮食能满足人体营养需要，但实际常达不到要求，如叶酸、维生素B_1、维生素B_2等，普通饮食常很难达到DRIs，所以必要时常通过营养补充剂来满足人体的需要，但在应用时还需要防止过量。

第三节　无公害、绿色和有机食品

20世纪以来，随着工业化、现代化和社会经济的迅速发展，世界发达国家采用现代科技手段，农业生产取得令人瞩目的成就，但同时也面临系列严重问题。因人口急剧增长及人类对资源不合理开发活动，生态环境与资源问题日益突出。主要表现为资源，特别是不可再生的资源趋于枯竭；生态环境质量恶化；出现了发达国家粮食过剩，而发展中国家近8亿人口粮食短缺的矛盾。农产品不安全问题也引人注目，主要有以下情况：植物性农产品的农药、重金属、化肥污染问题；动物性农产品抗生素、激素残留问题；转基因农产品的安全性问题。

安全农产品主要包括无公害农产品和绿色食品、有机食品。这3类是食品像三角形，底部是无公害食品及农产品，中间是绿色食品，顶部是有机食品，越往上要求越严格。无公害应是食品的基本要求，绿色食品是从普通食品向有机食品发展的过渡性产品。针对中国国情，对这3类食品应同时抓，以适应我国不同地区的不同农业生态环境和不同农业生产水平现状，以及适应不同消费层次的需求。

一、无公害食品

无公害食品是指在良好的生态环境中，通过应用无公害技术进行生产，有毒有害物质含量限制在安全允许范围之内，符合通用卫生标准，并经有关部门认定的安全食品。无公害食品必须达到以下要求。

1. 产地生态环境质量必须达到农产品安全生产要求。
2. 必须按照无公害食品管理部门规定的生产方式进行生产。
3. 产品必须对人体安全，符合有关卫生标准。
4. 无公害食品生产应是优质的。
5. 必须取得无公害食品管理部门颁布的标志或证书，故无公害食品可以概括为无污染、安全、优质、有营养并通过管理部门认证的食品。无公害食品与绿色食品一样也注重产地环境、生产过程和产品安全指标，对产品生产全过程又有要求，但其安全指标尺度与国家普通食品标准基本一致，比绿色食品标准稍低。严格来讲，无公害是食品的一种基本要求，普通食品都应达到这一要求。

二、绿色食品

随着人们生活水平的提高，追求安全、环保、健康的食品成为持续的需要，绿色食品和有机食品应运而生。绿色食品和有机食品都是以环保、安全、健康为目标的食品，代表未来食品的方向。但绿色食品和有机食品有一定的区别。其中最重要的区别是有机食品的标准比绿色食品高，被称为“纯而又纯”的食品。而绿色食品涵盖有机食品和可持续农业产品。绿色食品是指经过专门机构认定，允许使用绿色食品标志的无污染的安全、优质、营养食品。

（一）绿色食品的由来

1989年农业部研究制定农业企业经济和社会发展的“八·五”规划和2000年设想时，对提高农业企业经济效益的突破口问题，组织有关专家及各方面的实际工作者进行多次研究讨论，并根据农垦系统的特点、经济和社会发展的需求，提出发展“无污染食品”，并赋予形象的、有生命力的名称——绿色食品，旨在突出这类食品出自良好的生态环境。

（二）绿色食品的发展现状

我国从1990年正式实施绿色食品工程，1991年农业部颁布《绿色食品管理暂行办法》，1992年负责组织、引导、支持和协调全国绿色食品工程的管理机构“中国绿色食品发展中心”正式成立，1993年5月该中心被有机农业运动国际联盟接纳为正式会员，从此，中国的绿色食品及有关的生态农业活动与国际接轨。目前，我国绿色食品的生产和开发取得了令人瞩目的成就。

1. 组建了各级绿色食品管理机构　中国绿色食品发展中心成立后，先后在全国29个省、市、自治区组建了绿色食品委托管理机构，并在各省市设立了绿色产地环境监测及环境质量评价机构，在全国分区委托了9个绿色食品检测机构，从而形成了绿色食品组织管理、质量管理和技术监督网络。

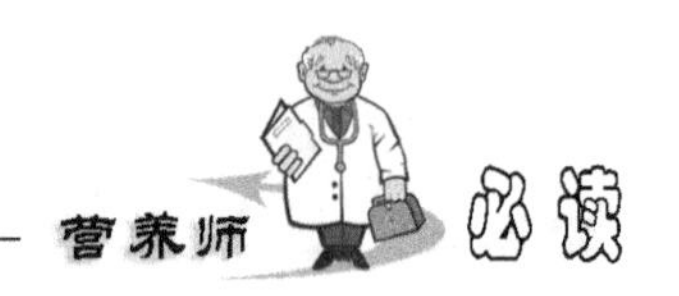

2. *制定绿色食品标准*　由中国绿色食品发展中心牵头。已制定了一批具有国内外先进水平的绿色产地环境标准、产品质量标准和生产操作规程，初步形成了绿色食品生产全过程质量保障体系。我国将绿色食品分为A级和AA级。AA级绿色食品兼容传统和现代生物技术，其对应的是有机食品，即在生产和加工时绝对禁止使用农药、化肥、激素、转基因技术等化学合成物；而绿色食品是限制性地使用这些化学合成物。

3. *绿色食品的生产和开发*　1991年国家投资兴建了7个绿色食品基地，如长春牛乳示范中心、上海五四农场蔬菜基地，还有浙江、北京、福建、广东和湖南等地的蔬菜、香蕉和茶叶等基地，使绿色食品生产基地化、产业化。目前，使用绿色食品标志的产品越来越多，这些产品分布在全国各地。相当一部分还是全国和各地的名牌产品。

4. *参与国际交流*　绿色食品已跨出国门，走向世界。自1993年，中国绿色食品发展中心加入有机农业国际联盟后，加强与各国有机农业组织的交流与合作，从而使我国绿色食品的发展日益受到世界各国的广泛关注，赢得良好声誉。近年来有相当一部分绿色食品，特别是有机食品的要求完全与国际接轨，从概念、标准到出口，很容易为外商接受。已有相当数量的品种和规模地进入国际市场，初步树立我国绿色食品，特别是有机食品的良好形象。

（三）开发绿色食品的重大意义

1. *是事关人类生存与发展的崇高产业*　绿色食品的生产保护了自然资源和生态环境，绿色食品的消费增进人们的身体健康，在绿色食品生产时蕴涵了对“环境洁净度”和“资源持续利用”的生态健康要求，追求经济效益、生态效益和社会效益的统一，故发展绿色食品是一项净化人类生存环境、优化经济活动的理性产业。

2. *表明我国政府对人类健康前途负责的态度*　我国绿色食品开发是由政府有组织地发动的，是针对环境和资源问题方面采取的“组织行为”，是我国政府对人类健康前途负责的政治态度。

3. *维护优化了我国农业生产条件*　人类所需的食物几乎100%来自生物圈，其中98%靠土地提供，2%靠水提供，故保护资源和环境是食物生产的前提，对人口、环境和资源问题必须有长远的忧患意识。绿色食品的开发，将使土地受到良好保护，大大优化农业生产条件。

4. *有力地推动我国农业产业化进程*　绿色食品开发将“从土地到餐桌”全程质量控制技术和管理措施贯穿于农业的产前、产中、产后环节，落实到每个农户、每个企业、每个产品，并通过技术和管理使分散的企业和农户有组织地步人产业一体化的发展轨道。

5. *推动饮食文化的变革*　目前饮食文化正在发生新的变革，这就是由过度消费能量食品转向消费更多的安全卫生、营养保健食品，更加注意食品的安全性、科学性和经济性，更加注重人与生物圈和谐共处关系。提倡绿色食品，也是提倡一种新的饮食文化。

（四）绿色食品生产

绿色食品按照特定的质量标准体系生产和加工，具有独特的食品体系，即绿色食品体系，包括：

1. *严密的质量标准体系*　绿色食品的环境质量标准、生产操作规程、产品质量和卫生标准以及产品包装标准构成了绿色食品完整的质量标准体系。

2. *全程质量控制措施*　在绿色食品的生产中，实施从土地到餐桌的全程质量控制措施，以保证产品的整体质量，其核心内容是将我国传统农业的优秀农艺技术与现代高新技术有机地结合起来制定的具体的生产和加工操作规程，指导、推广到每个农户和企业，落实到食品生产、加工、包装、储藏、运输、销售的每个环节，从而有利于推动农业和食品工业的技术进步。

3. 科学规范的管理手段　实行统一、规范的标志管理，即对合乎标准的产品发放特定的标志，以证明该产品的特定身份及与通常同类产品的区别。绿色食品标志作为质量认证商标在国家工商行政管理局进行注册，开创了我国质量证明商标管理工作的先例。

4. 高效的组织网络系统　绿色食品机构建立了3个组织管理系统：①在全国各地成立了绿色食品委托管理机构；②通过全国各地的农业技术推广部门将绿色食品的生产操作规程落实到每个农户、每个农场；③委托全国各地农业环保机构和区域性的食品质量检测机构，负责绿色食品的产地环境质量和食品质量检测，从而形成质量监督保障网络，不仅保证了绿色食品产品质量检测的公正性，也增加了绿色食品生产体系的科学性。

（五）绿色食品质量标准体系

绿色食品质量标准体系是绿色食品体系中最重要的组成部分。它为绿色食品的审批提供依据，为绿色食品的生产提供指导，为绿色食品的管理提供指南。

1. 分级标准　绿色食品分为2类，即AA级和A级绿色食品。

（1）AA级绿色食品：生产产地的环境质量符合NY/T 391—2013《绿色食品产地环境质量标准》。生产时不使用化学合成的农药、肥料、兽药、食品添加剂、饲料添加剂及其他有害于环境和身体健康的物质。按有机生产方式生产，产品质量符合绿色产品标准，经专门机构认定，许可使用AA级绿色食品标志的产品。

（2）A级绿色食品：生产产地的环境质量符合NY/T 391—2013《绿色食品产地环境质量标准》。生产时严格按照绿色生产资料使用准则和生产操作规程要求，限量使用限定的化学合成生产资料。产品质量符合绿色食品产品标准，经专门机构认定，许可使用A级绿色食品标志的产品。

A级和AA级绿色食品的根本区别是在AA级绿色食品生产操作规程上，禁止使用任何化学合成物质，而在A级绿色食品生产中允许限量使用限定的化学合成物质，即AA级绿色食品吸收了传统农艺技术和现代生物技术，对应的是有机食品，A级标准对应的是限制使用农药、化肥等化学合成物的可持续农业产品。

为与普通食品区别开，绿色食品有统一的标志标识。绿色食品标识由特定的图形来表示。绿色食品标识图形由3部分构成，上方是太阳，下方是叶片和蓓蕾。标志图像为正圆形，意为保护、安全。其中A级绿色食品包装上以绿底印白色标志，其防伪标签的底色为绿色，而AA级绿色食品包装上以白底印绿色标准，防伪标签的底色为蓝色。

2. 产地生态环境质量标准　绿色食品产地生态环境质量标准是指在农业初级产品或食品原料的生长区域内没有工业企业的污染，在水域上游、上风口没有污染，区域内的大气、土壤质量及灌溉和养殖用水质量分别符合绿色食品大气标准、土壤标准和水质标准，并有保证措施确保该区域在今后的生产时环境质量不下降。

3. 生产操作规程　绿色食品质量控制的关键环节是绿色食品生产过程控制，所以，绿色产品生产过程标准是绿色食品标准体系的核心。绿色食品生产过程标准包括两部分：生产资料使用准则和生产操作规程，对农药、肥料、兽药和水产养殖用药及食品添加剂的使用制定了规定，同时制定了生产技术规范和管理程序。

4. *产品标准* 绿色食品产品标准实质上是产品的质量和卫生标准,其内容的核心是技术要求,它包括原料要求、感官要求、理化指标及微生物指标4个方面,绝大多数指标都较普通食品标准严格。在AA级绿色食品中,任何化学合成农药残留都不得检出;在A级绿色食品中允许限制使用化学农药的残留量仅为国家或国际普通食品标准的1/2,其他禁止使用的化学合成农药的残留则不得检出。

5. *包装和标签规定* 我国绿色食品管理的一个显著特点是实行统一、规范的标志管理,取得绿色食品使用资格的单位和企业,应将绿色食品标志用于产品外包装。绿色食品出厂时,必须印制专门的标签,其内容除了必须符合国家GB7718—2011标准外,还应标明主要产地的环境、产品的卫生及质量等主要指标。

绿色食品是从中国国情出发,结合世界先进农业发展潮流而形成的富有中国特色的可持续农业产品,经过10余年发展,我国的绿色食品产业也初具规模。据中国绿色食品发展中心统计,至2001年6月底,我国绿色食品生产企业增加到1057家,开发生产的绿色食品数量超过2000种。开发的产品大致包括粮食、食用油、水果、蔬菜、畜禽产品、水产品等,其中初级农产品占30%,加工食品占70%。

三、有机食品

有机食品(organic food)是有机农业的产物,也有称生态或生物食品的。根据国际有机农业组织的定义,有机食品是根据有机农业生产加工出来的,经过授权的有机食品颁证组织颁发给证书,供人们食用的一切食品。根据美国农业部的定义,有机农业是一种完全不用人工合成的化肥、农药、生长调节剂和饲料添加剂的生产制度。有机农业在可靠范围内尽量依靠作物轮作、牧出肥料、豆科作物、绿肥、场外有机废料、含有矿物养分的矿石等维持养分平衡,利用生物、物理措施防止病虫害。上述AA级绿色食品在标准上等效采用有机农业运作的有机食品标准。

有机食品与绿色食品、无公害食品最主要的差别是,有机食品在其生产和加工时绝对禁止使用农药、化肥、激素等人工合成物质,A级绿色食品和无公害食品则允许有限制地使用这些物质,故有机食品的生产要比其他食品难得多,需要建立全新的生产体系,采用相应的替代技术。

我国从1989年开始了有机食品的开发工作,1994年成立了国家环境保护总局有机食品发展中心。截至2000年底,获得认证的有机生产基地和有机转换基地面积分别为60 000亩和67 000亩(不含水面和野生),获得认证的产品品种超过100种。世界上生产有机食品的国家有100多个,目前,国际市场上有机食品品种主要有粮食、蔬菜、油料、肉类、奶制品、蛋类、酒类、咖啡、可可、茶叶、草药、调味品等。此外,还有动物饲料、种子、棉花、花卉等有机产品。

第四节 方便食品

方便食品(convenience food)在国外称为快速食品(instant food)或快餐食品(quick servemeal)、备餐食品(ready to eat foods),日本还称之为"即席食品"。方便食品的出现反映了人们在繁忙的社会活动后,为减轻繁重家务劳动而出现的一种新的生活需要,故有人将方便食品定义为那些不需要或稍需加工或烹调就可以食用，并且包装完好、便于携带的预制或冷冻食品。1983年的美国农业手册将方便食品定义为“凡是以食品加工和经营代替全部或部分传统的厨房操作（如洗、烹调等）的食品，特别是能缩短厨房操作时间、节省精力的食品”。由于方便食品具有食用方便、简单快速、便于携带、营养卫生、价格便宜等特点，颇受消费者欢迎。

一、种类及特点

方便食品种类繁多，目前已有12 000余种，其分类方法也很多。通常可以根据食用和供应方式、原料和用途、加工工艺及包装容器等的不同来分类。

1. 方便食品的种类

（1）按食用和供应方式分类

①即食食品：是指经过加工，部分或完全制作好的，只要稍加处理或不做处理即可食用的食品。即食食品通常主料比较单一，并未考虑合理的膳食搭配。

②快餐食品：是指商业网点出售的，有几种食品组合而成的，做正餐食用的方便食品。这类食品通常由谷物、蛋白质类食物、蔬菜和饮料组成，营养搭配合理。特点是从点菜到就餐时间很短，可在快餐厅就餐，也可包装后带走。

（2）按原料和用途分类

①方便主食：包括方便面、方便米饭、方便米粉、包装速煮米、方便粥、速溶粉类等。

②方便副食：包括各种汤料和菜肴。汤料由固体的和粉末的两种，配以不同口味，用塑料袋包装，使用时水冲即可。方便菜肴也有多种，如香肠、肉品、土豆片和海味等。

③方便调味品：方便调味品有粉状和液体状，如方便咖喱、粉末酱油、调味汁等。

④方便小食品：方便小食品是制作零食或下酒的各种小食品，如油炸锅巴、香酥片、小米薄酥脆等。

⑤其他方便食品：是指除上述4种以外的方便食品，如果汁、饮料等。

2. 方便食品的特点

（1）食用简便迅速，携带方便：方便食品都有规格的包装，便于携带；进餐时加工简单，只需要复水、解冻或稍加热就可食用，省时省力。

（2）营养丰富，卫生安全：方便食品在加工中经过合理的配料和食物搭配，并进过严格的卫生检验、灭菌和包装，因此，营养较丰富，安全可靠。

（3）成本低，价格便宜：方便食品采用大规模的工业化集中生产，能充分利用食物资源，实现综合利用，因此大大降低了生产成本和销售价格。

二、卫生及管理

方便食品种类繁多，一般均为简单处理或直接食用的食品，因此，每一种方便食品从感官指标、理化指标到微生物指标都应该符合相应国家卫生标准的要求。对目前我国尚未颁布卫生标准的方便食品，可参照国外类似产品的卫生标准。管理上共性问题如下。

1. 原辅料

（1）原料：粮食类原料应无杂质、无霉变、无虫蛀；畜、禽肉类须经严格的检疫，不得使用病畜、禽肉做原料，加工前应剔除毛污、血污、淋巴结、粗大血管及伤肉等；水产品原料挥发性碱基氮应在15mg/kg以下；果蔬类原料应新鲜、无腐烂变质、无霉变、无虫蛀、无锈斑、农药残留量应符合相应的卫生标准。

（2）油脂：应无杂质、无酸败，防止矿物油、桐油等非食用油混入；有油炸工艺的方便食品，应按《食用油脂煎炸时卫生标准》（GB7102.1–1994）严格监测油脂的质量。

（3）食品添加剂：方便食品加工时使用食品添加剂的种类较多，应严格按照《食品添加剂使用卫生标准》控制食品添加剂的使用种类、范围和剂量。

（4）调味料及食用香料：生产中使用调味料的质量和卫生应符合相应的标准；食用香料要求干燥、无杂质、无霉变、香气浓郁。

（5）生产用水：应符合《生活饮用水卫生标准》。

2. 包装材料　方便食品因品种繁多，其包装材料也各具特色，如纸、塑料袋（盒、碗、瓶）、金属罐（盒）、复合膜、纸箱等，所有这些包装材料必须符合相应的国家标准，防止微生物、有毒重金属及其他有毒物质的污染。

3. 储藏　通常要专库专用，库内需通风良好、定期消毒，并设有各种防止污染的设施和温控设施，避免生熟食品的混放或成品与原料的混放。

第五节　转基因食品

一、概　　述

转基因食品（foods from genetically modified organisms，GMOF），系指以利用基因工程技术（gene engineering）改变基因组构成的动物、植物和微生物而生产的食品。转基因食品包括3种形式：①转基因动植物、微生物产品，如转基因大豆；②转基因动植物、微生物直接加工品，如有转基因大豆加工的豆油；③以转基因动植物、微生物或者其直接加工品为原料生产的食品，如用转基因大豆油加工的食品。

以转基因动植物、微生物生产的食品添加剂虽不属于食品，但因其含有转基因成分，也应按转基因食品进行管理。

基因工程技术的基本方法是采用体外核酸技术（包括DNA重组技术或将核酸直接注入细胞或细胞器）将供体基因植入受体植物、动物、微生物中，形成新的转基因生物。其中基因供体（donor organism）是指重组DNA的有机体；基因受体（host organism，host recipient）是指通过自身遗传物质的一部分被修饰（或改造）和（或）插入外源性遗传物质使其遗传物质发生改变的有机体。与基因工程技术相关的技术还包括基因载体、基因表达产物、插入基因等的构建。由于基因工程技术是外源性DNA分子与受体基因形成新的组合，打破了物种间的界限，使带有外源基因的新生物能够具有与固有遗传性状完全无关的新特性，由此取得预期的有利特性，如获得抗虫、抗病、抗除草剂和抗逆境的转基因植物种子，获得丰产优质的种畜禽、水产种苗等。

基因工程技术自20世纪70年代产生，到1994年开始实际生产应用并得以迅速发展，在医药、农牧业、食品业等方面已经产生了巨大经济效益。截至1999年，全球共有12个国家种植转基因农作物，种植面积达3990万公顷，比1998年增加了40%，主要作物有大豆（抗除草剂）、土豆、玉米（抗虫）、棉花（抗虫）、油菜籽（抗除草剂）等，其中应用最多的转基因-特性-是耐除草剂。截至目前，我国共批准发放7种转基因作物安全证书，分别是耐储存番茄、抗虫棉花、改变花色矮牵牛、抗病辣椒、抗病毒木瓜、转植酸酶玉米和抗虫水稻。但实现大规模商业化生产的只有抗虫棉和抗病毒木瓜，抗病辣椒和耐储存番茄在生产上没被消费者接受，故未实现商业化种植，而抗虫水稻和转植酸酶玉米没完成后续的品种审定，未进行商业化种植。美国是转基因产品种植面积最大的国家，占全球种植面积的70%以上，其转基因大豆产量已占大豆总产量的50%以上。此外，进口用作加工原料的转基因作物有大豆、玉米、棉花、油菜和甜菜5种，其中转基因大豆数量最多。2012年，我国进口大豆数量达到5838万吨，大多为转基因大豆。这些大豆主要进入榨油厂作为食用油的加工原料。为满足消费者的知情权和选择权，我国实施与国外相比较为严格的按目录、定性、强制标识制度。列入转基因标识目录并在市场上销售的5大类17种转基因生物在我国都需要标识，目前市场上的转基因食品如大豆油、油菜籽油及含有转基因成分的调和油均已标识，消费者只需在购买时认真查询即可鉴别。

美国种植的86%的玉米、93%的大豆和95%以上的甜菜是转基因作物。欧盟1998年，批准了转基因玉米在欧洲种植和上市，获得授权的转基因玉米就有23种、油菜3种、土豆1种、大豆3种、甜菜1种，2012年仍有西班牙、葡萄牙、捷克、斯洛伐克、罗马尼亚5个国家批准种植转基因作物，除了极少数是作饲料或工业用途，绝大部分都是用于食品。日本连续多年都是全球最大的玉米进口国、第三大大豆进口国，2010年日本进口了1434.3万吨美国玉米、234.7万吨美国大豆，其中大部分是转基因品种。

利用基因工程技术产生转基因生物使生物安全成为全球关注的热点问题，人们担心转基因生物对人类、动植物、微生物和生态环境构成危险或潜在风险。转基因生物的安全问题主要涉及2方面：①对生态环境的安全；②转基因食品对人体和动物的食用安全性。就转基因食品的管理而言，主要涉及3方面：①转基因食品的食用安全性；②食品中转基因成分的检测和抽样方法；③如何科学合理地对转基因食品进行标识管理。

二、安全性评价

如何评价转基因食品的安全性也是摆在各国政府及学术界面前的难题。目前，对于转基因食品的食用安全性，国际上尚无统一详细的评价程序和评价方法。比较认同的是经济合作与发展组织于1993年提出的“实质等同”原则（substantial equivalence），即在评价方法和安全性的可接受水平上应与传统对等物保持一致。

1. 如果某一转基因食品与传统食品具有实质等同，那么考虑更多的安全和营养方面的问题就没有意义，可以认为是同等安全的。

2. 如果某一转基因食品在化学成分、组织结构和生物学方面没能确定为实质等同，那么安全性评价的重点应放在有差别的项目上，应当认真考虑和设计研究方案，参考该食品的有关特征逐一进行安全性评价。

3. 如果某一转基因食品没有对应的或类似的传统食品与之相比较，那么就应根据其自身的成分和特性进行全面的卫生和营养评价。

实质等同原则在1996年召开的FAO/WHO专家咨询会议上得到支持与肯定，以后召开的多次国际技术会议都基本肯定了实质等同原则是目前转基因食品食用安全性和营养质量评价的最适宜战略。但同时也强调，只考虑变化的组分不是确定安全性的唯一基础，只有在所有需要比较的因素都考虑后，才能确定安全性。也就是说，既要关注靶目标的安全性和营养质量问题，也要注意非预期效应的潜在危险性和营养质量问题。总之，实质等同原则不能保证转基因食品的绝对安全，而是按照一个可以接受的安全标准将其与某种食物或食物的成分进行对比分析和比较，是在一定程度上保证转基因食品与传统食品的安全性等同。

在食用安全性评价中，需要考虑的另一问题是人们对转基因食品的不同暴露程度问题。它关注的是食物消费类型是否对人群的健康造成危害，如消费人群是否主要为婴儿、成人、老年人、孕妇及免疫力低下人群，是否该食物占这一特殊人群总膳食摄入量的相当大的比例，是否这一新食品在某一人群中的消费量大于另一人群，是否某一人群对这一新食品的危害类型比其他人群更为敏感等。

由于转基因工程技术的特殊性，目前公认传统的食品安全评价技术不能完全适应转基因食品食用安全性的评价需要，建立转基因食品的安全性评价技术与标准非常必要，尤其要考虑长期慢性毒性、致敏性、致癌性、神经毒性等问题。但目前的科学水平上难以精确预测该技术使农作物发生的变化对人体健康的影响，尤其是长期效应，因此，转基因食品的安全性评价仍然是国际社会关注的焦点。转基因食品入市前都要通过严格的毒性、致敏性、致畸等安全评价和审批程序，不计算实验室时间，仅进入安全评价阶段一般需要3年以上，目前还没有其他食品经过了这样严格的安全评价。转基因食品与非转基因食品具有同样的安全性。世界卫生组织及联合国粮农组织认为：凡是通过安全评价上市的转基因食品，与传统食品一样安全，可以放心食用。转基因食品的安全性问题受到国际组织、各国政府和消费者的高度关注。国际食品法典委员会于1997年成立了生物技术食品政府间特别工作组，制定了转基因领域风险分析原则和指南，成为各国公认的食品安全标准和世贸组织裁决国际贸易争端的依据。

对转基因食品食用安全性评价不仅是技术性问题，而且直接关系到国际食品贸易的发展，故有关国际组织FAO、WHO等都在努力协调有关转基因食品的食用安全性评价问题，力求统一管理标准和技术措施，以达到既保护消费者健康，又促进国际食品贸易发展。

在评价转基因食品食用安全性时，一般要考虑以下内容：①直接影响，如食品的营养改变、毒性、致敏性等；②食品性状改变情况；③对人体健康的间接影响，如新陈代谢方面；④基因技术导致食品中出现的新成分和改变原有的成分，如基因突变；⑤导致胃肠正常菌群的变化；⑥其他健康方面的潜在不良反应。

在进行安全性评价时，评价内容包括：①转基因食品（物种）的名称；②转基因食品的理化特性、用途与需要强调的特性；③可能的加工方式与终产品种类及主要食物成分，包括营养成分和有害成分；④基因修饰的目的与其技术效果及对预期特性的影响；⑤供体的名称、特性、食用史，载体物质的来源、特性、功能、食用时，基因插入的位点及特性；⑥引入基因所表达产物的名称、特性、功能及含量；⑦表达产物的已知或可疑之过敏性和毒性，以及含有此种表达产物食品的食用安全性依据；⑧可能产生的非期望效应，包括代谢产物评价。

三、卫生和安全管理

目前，国外许多国家对转基因食品的管理已纳入“新食品”范畴进行立法管理，类似我国的《新资源食品卫生管理办法》。对转基因食品管理的内容主要包括食用安全性评价和标识管理。目前不同国家对转基因食品的标签管理尚存在争议，对是否要求强制性标识及要求标识的内容也有所不同，对转基因食品标识管理存在多种模式。美国要求除含有在结构、功能或成分特性上均不同的蛋白质或油料的新事物外，其他的转基因食品均不需要获得FDA的批准，FDA也不要求转基因食品在食品标签上予以标注。加拿大规定对人体健康和安全可能有影响的转基因食品必须实行强制性标签，并为此制定了审批制度。欧盟则对转基因食品采用更为严格的管理模式，规定所有的转基因食品上市之前必须获得欧盟的批准，对含有超过1%转基因成分的产品采取强制性标签制度。

我国对转基因技术进行严格管理。2001年，国务院颁布实施了《农业转基因生物安全管理条例》，建立了由农业、科技、卫生、食品、环保、检验检疫等12个部门组成的部际联席会议，并推荐组建了国家农业转基因生物安全委员会，负责转基因生物安全评价。依据《农业转基因生物安全管理条例》，制定了农业转基因生物安全评价、进口、标识、加工、进出境5个管理办法，发布实施了近百项国家标准，认定了39个转基因生物安全监督检验测试机构。农业部成立了农业转基因生物安全管理办公室，负责全国农业转基因生物安全监管工作。县级以上地方各级人民政府行政主管部门负责本行政区域内的农业转基因生物安全的监督管理工作，实现了对转基因研发工作的有效管理。由于我国的《农业转基因生物安全管理条例》是2001年颁布的，而我国的转基因研发工作早在20世纪90年代国家“863”计划支持下已经开始，在法规实施前由于研发单位的材料交换导致转基因水稻的零星扩散，但经过多年的清除，已经基本得到控制。至于转基因玉米非法种植纯属子虚乌有。对发现的违规种植情况，发现一起，查处一起。

我国涉及转基因食品管理规定如下：国务院2001年《农业转基因生物安全管理条例》；农业部1996年颁布了《农业生物基因工程安全管理实施办法》，2002年《农业转基因生物安全评价管理办法》《农业转基因生物进口安全管理办法》《农业转基因生物标识管理办法》；国家卫生和计划生育委员会（原卫生部）2002年《转基因食品卫生管理办法》。国家卫生计生委日前公布《新食品原料安全性审查管理办法》，规定新食品原料不包括转基因食品、保健食品、食品添加剂新品种。自2013年10月1日起施行。

我国对转基因食品食用安全性和营养质量评价采用危险性评价、实质等同、个案处理等原则。目前，国内已建立较为完善的与国际接轨的转基因食品的安全性评价实验室和评价与检测方法，包括转基因作物及其产品中遗传修饰基因的检测方法；评价转入生物中基因表达产物毒性的程序和方法；评价转基因作物及其产品致敏性程序和方法；评价转基因作物食品营养质量的程序和方法等，从而有能力开展对国内外转基因食品及其产品食用安全性评价和监测工作。对转基因食品标签管理则由农业部和国家卫生健康委员会根据上诉法规和规章具体实施。

第11章 Chapter

肠内营养治疗

肠内营养（enteral nutrition，EN）是指患者通过口服或管饲摄入不需消化或只需化学性消化的营养制剂，从而获得机体所需能量和营养素的营养治疗方法。多用于不能经口进食或有消化吸收障碍的患者。自20世纪50年代以来，EN进展迅速；发达国家EN应用率已占全部营养治疗80%左右，在我国EN治疗也日渐受到关注，但应用与发达国家还有差距。EN应用范围广，方法简便，易于管理，且能保持对消化系统适当负荷，维持消化系统功能，避免肠管黏膜失用性萎缩（废用性萎缩），对机体免疫功能及营养素代谢产生的不良影响。

第一节 肠内营养种类

EN是简便、安全、有效的营养治疗方法。对于营养不良或可能发生营养不良，而不能进食和不愿进食的患者及对于暂时或长期消化吸收功能障碍者，只要胃肠有一定功能，并能摄入食物，就可以用EN的方式补充营养。EN按照供给方式可分为口服营养和管饲营养。

一、口服营养

口服营养是指经口摄入EN制剂。可用于意识清醒，无口腔、咽喉疾病，但有一定程度消化吸收障碍，或因疾病造成营养素缺乏，需进行营养治疗者。口服EN液可为非等渗液，可随患者口味加入调味剂或冰镇、加热等处理后服用。口服剂量应能满足疾病状态下机体对营养素的需要，或纠正营养素的缺乏。口服是最经济、最安全、最简便的提供全面营养的方法，且符合正常营养生理过程。

1. 口服营养液进度　通常口服营养液的进度见表11-1。

2. 经口喂养条件

（1）患者意识清楚，咀嚼、吞咽正常者。如扁桃体术后即可进冷流质饮食，食物应为无刺激性、无酸味且易吞咽的食物，如冷牛奶、冰棍、冰淇淋、冷藕粉等。前2d进食普通流食，第3天改半流质饮食，7d左右便可恢复普通饮食。

表11-1　口服营养液进度

日程	粉剂（g/d）	稀释至（ml）	浓度（%）	能量（kcal/d）	次数（/d）
第1天	150～250	1800	8～13	600～1000	6～8
第2天	250～400	2400	10～17	1000～1600	8～10
第3天	400～550	2400	17～23	1600～2200	8～10
第4天	550～650	2400	23～27	2200～2600	8～10

（2）消化功能正常或仅有轻微障碍者，都应经口进食。即使进食量很少，对胃肠功能也有促进作用。如患者食欲缺乏，需耐心说服、精心护理、细心调剂饮食花样、改善烹调口味。必要时补充增进消化、促进合成代谢的药物，如胰酶、维生素和中药等。

（3）术后何时进食，采用何种饮食为宜，都应根据患者具体情况而定。一般原则是非腹部手术可以根据手术大小、麻醉方法，患者对麻醉反应决定进食时间。小手术无全身反应者，术后即可进食。大手术要待2～4d后才可进食。局部麻醉下行体表手术者，如无任何不适或反应，术后即可进食。椎管内麻醉在3～4h后可进食。全身麻醉者应完全清醒，恶心、呕吐消失方可进食。腹部手术，尤其胃肠手术，多在24～48h禁食；第3～4天肠功能恢复，肛管排气后，先少量多餐，进食清流质饮食，后逐步改为全量流食，第5～6天进少渣半流食或半流饮食；7～9d可恢复普通饮食。

3. 注意事项

（1）有食管静脉曲张者，要采用高能量、高蛋白、高维生素的软饭或少渣软饭，避免坚硬、粗糙及带有骨刺的鸡、鱼类食物，以免致上消化管大出血；如有出血，应立即禁食。

（2）牙齿不良或患有龋齿者应避免过冷、过热、过甜食物。粘牙、不利于口腔清洁食物，如面包、果酱及油腻食品等要尽量少食，多吃蔬菜、水果。因口腔黏膜或食管局部出血、受损，常致疼痛和炎症，可用淡盐水或苏打水漱口，避免酸性饮料及过咸或粗糙坚硬食物，肉类要切碎，必要时用浓流质饮食，餐前最好先用利多卡因漱口。

（3）对味觉障碍者，尽可能选择喜好的食物。饮食制作着重强调色香味，调味适当加重，并注意食物摆放，餐前可喝点酸性饮料，如柠檬汁，以刺激患者食欲。

（4）胃切除术后患者可进食时，可先清流质饮食后流质饮食，然后再半流质饮食，流质饮食阶段要尽量缩短，争取早日进食半流质饮食。进食量要少，以免致腹胀满不适，餐次要多，以保证足够营养摄入量，所用食物应易消化，少用含食物纤维多的蔬菜、水果和黏稠易聚集食物，如年糕、糯米等。此外，尚需强调细嚼慢咽，无咀嚼能力的老年人更需注意，否则易致食物性肠梗阻。糖类以多糖类食物为主，忌用精制糖及糖制甜食，如糕点、糖果、甜饮料等，应以干食物为主，用餐时干稀要分开，餐后0.5～1h再进液体食物。为减轻倾倒症状，餐后立即平卧20～30min，或采用半卧式进餐法。待胃肠功能逐渐适应正常饮食，即可根据个人耐受力选择食物，尽量做到食物多样化，防止因摄食不足所致营养不良。

（5）小肠术后，胃肠功能逐渐恢复后，可按清流质饮食、流质饮食和少渣半流质饮食的程序进展，应根据患者耐受程度而定，饮食原则以低脂肪、低食物纤维、少食多餐为宜。

（6）慢性消耗性疾病患者，如癌症患者能全面供给营养，并有效地利用，不仅可维持正氮平衡，还能增加安全感和生活质量。癌症患者营养治疗已成为综合治疗的重要内容。癌症患者慢性消耗及摄入不足,合成少于分解代谢,肌蛋白过度分解,易致恶病质。恶病质患者活动减少,肌肉萎缩,食欲更加减退,形成恶性循环。同时营养不良使机体对手术、放疗、化疗等耐受力降低和并发症增加。且手术、放疗、化疗又影响营养摄取和吸收,影响治疗效果。故治疗时,必须摄取足够营养,维持机体正氮平衡,以支持手术、化疗、放疗等抗癌措施。在化疗、放疗间歇期间,给予浓缩优质蛋白,迅速纠正患者营养消耗,以改善营养代谢和缓解恶病质。

(7)胃溃疡患者饮食,应不刺激胃酸分泌,对胃黏膜无刺激性。其饮食治疗原则是饮食要营养丰富,易于消化,含有一定质和量的蛋白质及适量脂肪,如牛奶、豆浆等能对胃酸起缓冲、中和,促进溃疡愈合等作用。食物应无刺激性,忌用过冷、过热、酸辣等刺激性食品,如能刺激胃液分泌的肉汤、浓茶等不宜多喝。不易消化的粗粮、干豆类、油炸食品和食物纤维多,产气多的芹菜、韭菜、洋葱等都应少食。烹调应少用油煎、油炸的方法。急性溃疡时要避免因胃窦部充盈而刺激胃酸分泌,故进食要少吃多餐,以获得必要能量和营养素。溃疡面已愈合者,则不用少量多餐,因为进食会刺激胃酸分泌。有并发症大量出血时,应禁食,出血停止后可给予无渣流质饮食,以后逐渐给予无渣半流质饮食,直至软食。

(8)肿瘤、炎症性疾病、外伤、先天畸形、肠梗阻等病可能进行大段小肠切除,致吸收不良综合征。若切去小肠1/3可不发生营养不良,切去50%后尚可逐步适应,如切掉部分超过全长75%,必须有特殊营养补充,如只剩余小部分空肠,要靠肠外营养(PN)才能存活。切除小肠50%～75%患者可用以下营养治疗。先用PN 1～2个月,待全身营养状况改善,胃肠功能恢复,可试服易消化流质饮食。重点要控制腹泻,因吸收不良,肠蠕动快,食物渗透压刺激液体分泌过多,发生腹泻,可给葡萄糖水、淡果汁、米汤等流质饮食,从每次20～25ml开始,逐渐增加,禁用含蛋白质和脂肪食品。切去空肠、回肠只留下十二指肠者,则只能用流质饮食与PN。如剩余小肠有60～80cm,可用含糖与电解质液体,10d后可逐步给酸奶、蛋黄等含蛋白质食物,同时要给胃蛋白酶、胰蛋白酶制剂。若患者能适应,可再增加少量蛋白质和脂肪,选择含短链、中链脂肪酸的脂肪,因其在无胰酶作用下也能吸收,以后逐步增加固体食物,给予高能量、高糖类食品,进食固体食物1h后,再补充以上饮料。

4. 影响因素与护理

(1)进食环境:室内整洁、温湿度适宜、空气清新,有利于促进患者进食;反之,环境污秽、室温过高或过低、食具不清洁,都会影响食欲。

(2)饮食卫生:食具要清洁,色泽明亮,令人有快感。食物烹调注意色、香、味、形,保持热食温度。美味食物能刺激消化液分泌,增进食欲,只要不违反医疗原则,尽量照顾患者的口味,调换食物种类及烹调方法,做到多样化。护理人员要掌握特殊饮食烹调方法,以便在患者出院时,对其家属进行饮食护理指导。

(3)情绪乐观:患者情绪可抑制或促进消化功能,如兴奋、忧虑、恐惧、烦躁、疼痛等,均可影响食欲,不能勉强患者在此类情况下进食,当患者过度疲劳时,应休息后再进食。应以满腔热情对待患者,消除其忧虑,解除心理压力,使患者以愉快情绪进食。尽量减轻患者痛苦,或任何不适如伤口疼痛、鼻腔堵塞,或敷料太紧、过松等。进餐前禁止做任何治疗。

(4)规律进食:进食无规律会使消化功能失调,患者必须建立有规律的饮食制度,以利于食物消化和吸收。每天3餐是我国的饮食习惯,但流质饮食因每次量少,且在胃内停留的时间较短,故应增加进餐次数。

（5）协助进食：能自己进食者，工作人员应将食物、餐具等放置在患者易取的位置，必要时给予帮助。若需要协助喂食，最好用坐位或半坐位。对俯卧或平卧者，应使其头部转向一侧，以免使食物呛入气管。对双目失明或眼睛被遮盖患者，每次喂食物前，应先告知患者，必要时可触动手臂，使患者有所准备。喂饭时，工作人员应放松，坐在舒适位置上，在喂食的同时，进行观察、交谈和鼓励，使进食过程保持轻松愉快，并应根据患者的饮食习惯，如食物的顺序与方法等喂食，速度可按患者情况和要求，不可太快。如病情允许，患者可自持餐具或食物，使其享受进食乐趣，以增强其信心。

（6）注意体位：病情危重者，应采取头抬高30°，偏向一侧的体位，防止食物呛入气管内。喂食时，每天的量不可太大，速度不能太快，不应催促患者，以免发生噎呛。将干食与流质饮食交替喂食，使患者能充分咀嚼，勿使食物洒到口腔以外，及时为患者擦净口唇及下颌。如发生恶心，让患者做深呼吸，暂时停止喂食。如果发生呕吐，将头偏向一侧，勿使呕吐物吸入气管内，必要时用吸引器吸出。呕吐后立即进行口腔护理，更换污染的被服，记录呕吐物性状及数量。待患者能耐受时，再开始喂食，先给少量流质食物，后渐恢复原来饮食。

（7）做好护理：做好口腔护理，保持口腔卫生。协助治疗口腔及牙齿疾病等。记录摄入量及时解决喂食中发现的问题。家庭成员或朋友的团聚，常给患者带来欢乐，提倡可起床者，在病房内餐厅集体进餐。

二、管饲喂养

管饲营养或称为管喂营养，是指经鼻-胃、鼻-十二指肠、鼻-空肠置管，或经食管、胃、空肠造口置管，输注EN制剂的方法，是临床营养极为重要的方法。适用于各种原因导致的不能经口进食，或消化吸收功能严重受损者。管饲营养治疗时应注意数量由少到多、浓度由低到高、速度由慢到快，以减少胃肠反应。管喂饮食包括非要素饮食的流质饮食、混合奶、匀浆饮食和要素饮食。进行管饲营养时需根据不同病情、性别、年龄及对管饲饮食耐受情况进行单独配制。因病情变化和个体差异，应及时了解病情变化，修订饮食配方和营养治疗计划。管饲营养可长期使用，应注意饮食中营养素的平衡。

凡是小肠具有吸收营养素功能者，有EN适应证，但不能主动经口摄食，或经口摄食不足者，均可管饲EN。因管饲法EN适应证广，营养治疗效果好，管理简单，费用低，目前已成为临床营养的重要方法。

（一）管饲方法

管饲滴注分为一次性给予、间歇重力滴注和连续滴注3种方法，采用何种方法给予决定于饮食性质、喂养管类型与大小、管端位置及营养素需要量。采用质地软与管径小喂养管，黏度大或混有研碎药品的饮食不适用。肠内喂养以连续滴注效果较好，营养素吸收较好，大便次数及数量显著少于间歇输注，达到营养治疗目标量时间较快，胃肠不良反应较少。

1. 按供给次数分类　管饲营养方法可按供给次数分为一次性输注、间歇性输注和持续性输注3种。

（1）一次性输注：是补充性肠内供给营养素的方法。适用于已由其他途径供给大部分营养素的患者，如由肠外向EN过渡者，或补充特定营养素。用此法进行营养治疗时，输注剂量不宜过多，通常为250～500ml，浓度也不宜过高。

（2）间歇性输注：是将每天所需营养制剂分成若干次，每次限量输注的管饲方法。对于有大部分消化吸收功能的患者，每天可输注4～6次，类似于经口进食时的餐次，每次250～400ml。对于消化系统受损的患者，每天宜输注8～10次，先以每次50～75ml的剂量输注，8 h后增至每次100～125ml，16 h后增至每次150～175ml，24 h后可增至每次200～250ml。初次输注时浓度不宜过高，剂量不宜过大，否则患者易出现胃潴留、腹胀等症状。递增速度也不宜过快。待患者适应后可逐渐增加营养液浓度和输注剂量，减少管饲次数。

（3）持续性输注：指将营养制剂持续12～24h输注入患者体内。适用于危重患者及十二指肠或空肠近端喂养的患者。输注速度可根据病情调整，初期宜缓慢，以使患者适应，多由50ml/h开始，以25ml/h的速度递增。患者通常3～4d才可适应，若肠管旷置2周以上，则适应期还应适当延长。用该法进行营养治疗时，营养液消化吸收率较高，且不易出现腹胀、腹泻、胃潴留、反流等症状。

2. 按管饲动力分类　按管饲动力将管饲法分为推注、重力滴注和经泵输注。

（1）推注：用注射器将营养液缓慢推入管中。该法简单易行，缺点是患者初期多不耐受，易出现恶心、腹胀、腹泻、反流等症状，长期应用后可适应。

（2）重力滴注：将营养液放入容器中，通过输液管与喂养管相连，营养液在重力作用下滴注。滴速可通过墨非滴管调节。多数患者可耐受该法，但也会出现腹胀、腹泻等症状。

（3）经泵输注：在泵带动下将营养液输入喂养管。因营养液经泵作用在喂养管中呈蠕动式前进，类似于正常的消化作用，且输液泵可精确调整输注速度和输液量，故营养治疗效果较前两者好，多用于危重患者的营养治疗。

采用何种方法主要取决于患者病情、营养液性质、鼻饲管类型等因素，可将几种方法相互结合，临床常用间歇性推注、间歇性重力滴注、间歇性经泵输注、持续性经泵输注。

（二）置管的原则

进行管饲营养治疗时，应根据预期营养治疗的时间、肠管功能的受损程度、发生吸入性肺炎的危险性及患者营养水平等因素，决定置管方式。

1. 选择对患者侵入最小、简单安全的方法　这是置管最重要的原则。目前临床应用最广泛的是经鼻置鼻胃管、鼻十二指肠管或鼻空肠管。有EN指征，患者口、咽、食管无梗阻，营养治疗后仍可恢复自然口服饮食，应尽可能采用经鼻置管，否则应考虑造口置管。

2. 根据预期营养治疗所需时间选择　需长期管饲者宜用胃造口或空肠造口置管。估计需时较短可应用经鼻置鼻胃、鼻十二指肠或鼻空肠管。管饲时间长短受患者疾病、营养状况、医疗监护条件等因素影响。患者能接受而无并发症者则应尽量使用。胃肠功能差、须持续滴入营养液及有较大吸入性肺炎危险者，宜用胃或空肠造口置管。腹部术后的患者，如营养状况差，手术创伤重，有胰腺炎、腹膜炎可能，或估计术后发生胰瘘、胆瘘、胃肠吻合口瘘等可能性大者应在术中做空肠造口置管，这样既不增加创伤，又可早期经肠供给营养液，即使出现并发症也可较长时间供给患者营养素。

（三）胃管及鼻十二指肠空肠管

1. 普通鼻饲橡皮管或聚氧乙烯（PVC）管　此种管径较粗，柔韧性好，易放置，可喂颗粒较大的流质饮食，但长期使用对黏膜有刺激，易致局部黏膜炎症、坏死。①置胃管用物：胃管、液状石蜡、棉球、压舌板、持物钳、胶布、纱布、听诊器、手电筒等。②置胃管方法和操作步骤：首先检查胃管是否通畅、完整；清洁鼻腔和口腔；鼻孔内分泌物要清除，要勤刷牙，清洁牙面除去碎物；昏迷患者给予口腔护理。插胃管时，患者取坐位或卧位，头稍后仰，昏迷患者平卧位，先以胃管测量患者耳垂至鼻尖距离，加上自耳垂至剑突距离，即为胃管到达胃内的长度，以胶布条在管上做记号。有的胃管在距离头端55cm处有记号，约为管端达成胃内的标志。若再加上30cm，就可达十二指肠。婴幼儿置胃管长度为14～18cm；在胃管处涂薄层润滑剂，注意不要堵住胃管侧孔。润滑剂可选用液状石蜡、蓖麻油等油状液体。为清醒患者插管时，应向患者解释并教患者做吞咽动作，下管时轻轻将管沿鼻腔底来回试探，当通过鼻咽部后，让患者连续做吞咽动作，或连续饮水少量。一旦管端通过软腭进入咽部，即可很快进入胃内；置胃管动作应轻稳，特别是在通过食管3个狭窄处时，即环状软骨水平处、支气管分叉处、食管通过膈肌处，动作应轻柔，以免损伤食管黏膜。遇有阻力即暂时停几秒钟，此种阻力也可能是来自迷走神经刺激所致。插管不畅时，让患者张口，检查胃管是否盘曲在口或咽部。在插管时如发现呛咳、呼吸困难、发绀等情况，表示误入气管，应立即拔出重插。为证实鼻饲管不在气管内，令患者发"E"的连续音，如不能做到表示胃管在咽喉内。昏迷患者因吞咽及咳嗽反射消失，不能合作，而反复插管可致声带损伤和声门水肿，为提高昏迷患者插胃管的成功率，可将胃管自鼻孔插至14～16cm处，操作者可将患者头部托起，使下颌靠近胸骨柄，以加大咽部通道的弧度，便于管端沿咽后壁滑行，然后缓慢插入至需要的长度。③证明胃管在胃内方法：用注射器抽吸，有胃液被吸出，用pH试纸显示为酸性；把听诊器置于胃部，向管内注5～10ml空气，可听到水泡音。但此法并不可靠，因为胃管插入支气管、食管和咽部时有时也能在上腹部听到类似"气过水声"；如在食管内则患者会呃逆；将胃管末端置盛水的碗中，无气体逸出，如有大量气体逸出表明误入气管；摄X线胸片以证实胃管位置。④喂食注意事项：温度适宜，保证卫生，防止并发症，严密观察，注意护理，做好记录。

2. 鼻、十二指肠空肠管　插管准备与插普通胃管相似。①鼻饲硅胶管或聚氨酸管（PV）放置：鼻饲硅胶管或PV管较普通胃管细且软，清醒患者置管时，先让其含口水，当鼻饲管达会咽部时，嘱患者将水咽下，同时咽下鼻饲管。可避免鼻饲管打折盘于口腔内。置管的长度为患者鼻尖至剑突下2～3cm距离。此时管头已通过贲门。在鼻外20cm处用胶布将管固定于鼻尖皮肤上，使其慢慢自行进入肠内。嘱患者右侧卧位并下地多活动，有利于鼻饲管下行，如反复几次仍盘在咽部或食管内，可用导丝或胃镜帮助。昏迷患者可经胃镜送下，操作者动作切忌粗鲁，谨防穿破胃壁。②注意事项：自制鼻饲管常在管端置入钢珠，有利于管通过幽门，制作时应用的钢珠越多下降速度越快，以8～10个为宜，不超过12个。细鼻饲管适用于要素饮食、果汁等营养液，每次灌完营养液后，用38～40℃温水50ml灌洗鼻饲管，以清洁管腔。将输液管与鼻饲管脱开，反折鼻饲管，用无菌小纱布包好，系上橡胶圈或用夹子夹紧封闭，用胶布将纱布卷固定于耳后，能下地患者可自由活动。每根管留管时间为1个月左右，即每月应更换新管；因时间过长硅胶管或PV管易变硬、变脆，可致黏膜破损。肠管对滴入营养液的温度非常敏感，温度低于30℃时易致腹泻，故需将营养液的温度保持在50℃左右；常用方法是在暖水瓶中加入热水，把近鼻端部分管道置于瓶中，并在暖水瓶塞上打2个孔，管道可经此孔出入，需注意定时更换暖瓶里的水或用电子加热器。不完全性幽门梗阻患者，也可用此管，避免长期输液，部分患者可免于手术。对神经性呕吐、晚期胃癌、克罗恩病等都有一定治疗作用。采用导丝置鼻饲管时，要在X线下进行，若因操作不当有致食管或胃肠黏膜受损及穿孔的可能，操

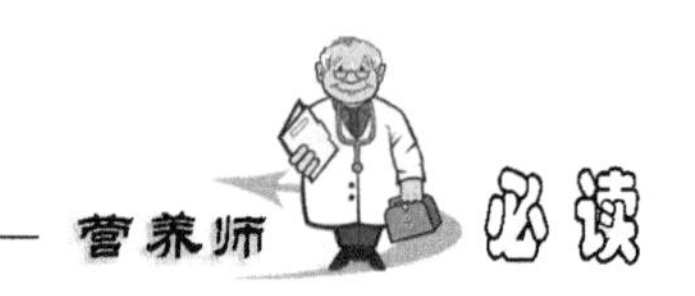

作时切忌粗鲁。或采用经皮胃镜下十二指肠空肠透瘘,该方法导管到位准确,无须剖腹,创面小,是目前临床上常用的方法。在滴注非要素营养液时,患者可同时进食,当患者达到营养治疗目标时,休息0.5～1h,注意间歇时间不宜过长,否则可发生低血糖症。硅管及PV管细软,在长期用奶液滴注时,奶液易黏滞在内壁而堵塞管腔,应定期冲洗。每灌完500ml营养液,即冲洗滴奶管1次,每2～4小时用5ml空针吸温开水冲硅管1次。隔日抽出硅管彻底清洗1次,方法如下:先用清水冲洗硅管内外,再将硅管放入热开水中泡,再用热肥皂水冲洗管腔,清水洗净后再置放。③拔除鼻饲管的方法及注意事项:患者停止鼻饲或长期鼻饲需要更换鼻饲管时应注意做好解释工作。把患者置于头抬高30°半卧位,但应结合患者的情况和要求取适当体位。置弯盘于患者颌下,鼻饲管开口端用夹子夹紧放入弯盘内,轻轻揭去固定的胶布。用纱布包裹近鼻孔处的管,边拔边用纱布接管,拔到咽喉处时,等患者呼气时快速把管子拔出,以免将管内液体吸进气管。拔出后将管子放在弯盘中,检查饲养管是否完整,清洁患者口鼻面部。

(四)经造口喂养

1. *经颈部食管造口*　主要适用于口腔癌、鼻咽癌,不能由口腔进食的患者要做好皮肤护理,以防止溃烂损伤颈部大血管。

2. *胃造口*　用于较长时间不能由口进食,如食管癌晚期已有梗阻,而又不能切除者,严重口腔、咽部、食管损伤等。可经造口置管供给营养。胃造口是在胃前壁建立造口通至体外,由造口管灌注营养液。可接近正常饮食,能供给人体所需要营养素,方法简便,患者也可自行灌注。①术前准备:胃造口者长期不能进食,一般情况较差,须静脉输入营养或血浆制品,纠正水电解质平衡,改善全身营养状况,提高对手术耐受力。清醒者应做耐心解释,使患者明确胃造口灌注饮食可改善营养状况,增强机体抵抗力,为进一步治疗做准备。术前1d晚口服酚酞0.2g,备皮术前禁食和禁水,置胃管吸净残留液,以免麻醉中食管内容物反流,致窒息或肺部并发症,术前肌内注射地西泮(安定)10mg。②手术方法:硬膜外麻醉经左上腹直肌切口进入腹腔。在胃前壁中部或偏左先做浆肌层荷包缝合,暂不结扎。周围用纱布垫妥善保护以免污染腹腔。在荷包中央切开胃壁,插入吸引器吸净胃内残留物。结扎黏膜下出血点,放入5mm直径有侧孔的硅胶管,结扎荷包缝线。在距原缝线1cm处做第2层荷包,必要时做第3层荷包。将喂养管穿过大网膜,从侧腹扎口将喂养管引出体外,缝合皮肤,固定喂养管并将造口管末端夹住,用纱布包裹并系在腹带上,以免晃动或被牵拉脱出。③适应证:暂时性胃造口是临时措施,如各种原因致的食管狭窄、食管损伤。在手术治疗前做胃造口,用以灌注营养素,改善全身情况,增加抵抗力,并使食管炎症缓解。永久性措施,如食管癌晚期已有梗阻而又不能切除的患者。长期昏迷,吞咽反射消失做胃造口以供给饮食,维持生命。④护理:硬膜外麻醉,术后6h改半卧位,全身麻醉平卧,观察生命体征变化,清醒后改为半卧位。注意防止造口管脱落,连接管固定要牢靠,以防滑脱。昏迷患者可用绷带捆住双手,防止患者无意识地把造口管拔出。肠蠕动恢复后即可灌注饮食,一般为术后3d即可灌注营养液。开始灌时给予5%葡萄糖盐水或生理盐水100ml,后渐加量,使胃肠逐渐适应,最终注入半流质饮食。保持造口管清洁通畅,注入食物要细碎,每次灌注后用50ml温开水冲洗管道。造口管2周更换消毒1次。预防胃肠感染,注入食物要新鲜、清洁、卫生,防止管道被食物堵塞。注意观察患者消化吸收情况及时调整食物,食物应多样化,不可过于单调。胃肠有不适及时发现并处理。腹泻最为常见,此时要减少食物脂肪摄入,并给予收敛剂、浓茶水、大蒜汁等。肠感染要用抗生素,便秘可适当增加食物纤维。造口护理:保护造口周围皮肤,术后早期可在管壁四周涂上凡士林纱布。拆线后,以干纱布包敷,以保护皮肤。造口管口周围有消化液外溢腐蚀皮肤,可用无菌溃疡油涂抹局部,纱布换药。注意保持局部皮肤清洁、干燥、预防感染。心理护理:患者长时间不能经口进食,意识清楚者可有食欲不满足、消化不良、厌食等症状。可让患者由口中进食,嚼碎后将食糜吐出,再经造口管注入。食物在口腔咀嚼、磨碎,并经过与唾液混合有利于消化。咀嚼中患者品尝滋味,满足食欲,并通过反射促进胃肠消化液分泌及肠蠕动,与正常生理消化过程相同,有利于胃肠对营养素吸收。胃造口患者体质弱,精神负担大,要鼓励、指导患者自行注入食物及做造口管的护理。

3. 空肠造口　从腹壁切口,将乳胶管放入高位空肠内并引出体外,用点滴或蠕动泵输入营养液。护理空肠造口与胃造口相似。滴速不宜过快。因大量营养液快速进入肠管会产生心悸、出汗、头晕、腹胀或腹泻等倾倒综合征症状,影响吸收,以每分钟80～100滴为宜。间断滴入时每次量最多300ml,每天6～8次。营养液温度适宜,以高于体温2～3℃为宜;太冷或太热都会刺激肠管,使肠蠕动加快。仅限于滴入要素饮食,滴入的要素饮食浓度较高,易产生溶质性脱水,所以,每餐间隔时应给予100～150ml温水。开始用营养液时患者易产生腹泻,尤其是不习惯喝牛奶,既往以糖类为主食患者,突然改为高蛋白饮食,肠管不适应。所以,空肠造口时,最初以糖水、米汤为主。开始低浓度低容量,以后逐渐加量。创伤后置空肠造口者,在术后12h内,即可给予EN液,原则仍是从较低浓度和较慢滴速开始递增,在数天内尽快达到营养治疗的目标量。注意患者口腔卫生,长期不能由口进食时,唾液分泌减少,口腔内细菌繁殖,易并发腮腺炎、口腔溃疡等,可口含话梅促使唾液分泌,每天早晚要做口腔护理。昏迷患者用生理盐水进行口腔护理。

(五)管饲注意事项

1. 评定营养状态　开始管饲前,评定营养状态及计算营养需要量,决定给予途径、方式与速度,确定管饲营养配方、时间、次数和数量,需要设备,摆好体位。

2. 注意观察　对使用管饲的老年人、儿童和体弱者,滴入时注意胃肠是否通畅,胃内是否潴留,以免致食物反流,导致吸入性肺炎。如用较粗硬橡皮管或塑料管做胃内输注,1次投给后与第2次投给前须观察胃排空情况。连续输注时每天观察胃潴留4～8次。胃内残留大于150ml时,有胃潴留。

3. 体位　胃内喂养应采取坐位、半坐位或床头抬高30°仰卧位,以防止反流,输注完毕应维持该体位30～40min。

4. 冲洗管道　每次滴饲完毕,均需用温开水冲洗管道,同时用手指轻揉管壁,以便彻底清洗,保持管道通畅。

5. 准确记录　准确记录出入量,检查液体和电解质平衡状况,注意观察皮肤的弹性、口渴、脉搏、血压等体征及症状。

6. 管饲营养液管理　营养液温度要适宜,过冷过热都会致不适,灌注前先将鼻饲营养液间接加热,以37～38℃为宜。注意营养液的浓度,高糖高蛋白营养液滴注时,需加适量温开水稀释,防止腹胀、腹泻等消化不良症状。注意营养液输入速度,滴入营养液速度必须逐步增加,达到营养目标时间,按患者情况而定,既不能操之过急,又要尽早满足营养要求。配制营养液时要保证卫生,灌注前检查营养液是否变质,配好的营养液应放在4℃左右的冰箱内保存。

7. 保持胃管通畅　注意保持喂养管外端的清洁，可用盐水棉球擦拭，并经常轻轻移动，避免长时压迫食管发生溃疡，如发现胃管不畅，应查找原因，并注入少量温水冲洗，确为堵塞不通，需及时更换胃管。

三、喂养方式过渡

不是所有患者都能口服，疾病千变万化，需多种方式营养治疗，从这种方式转变到另一方式，包括肠外到EN，从管饲到口服饮食，或联合使用。

1. 肠外到EN　初仍保持PN，以提供所需液体量及营养素，EN从40～60ml/h开始滴注，以后逐渐增加，在增加量的同时，减少PN用量，一般需2～3d。但对2周以上未经胃肠进行任何营养治疗者，需更长过渡时间。对吸收不良患者，EN从最低浓度开始，以30ml/h速度滴注，同时应观察患者耐受程度。在此阶段不宜用分次给予的方法。

2. PN到口服要素饮食或食物　口服开始时，仍维持PN，口服要素饮食可从1/4～1/2浓度开始，按30～60ml/h给予，要素饮食患者不易耐受，可用简单流质饮食作为经口首选食物。但也要从30～60ml/h开始，逐渐加量并更换饮食内容，待达到口服的要求后，停用PN。

3. 从管饲到口服　停止管饲后，常有食欲缺乏及饱腹感，可将连续滴注改为周期滴注，使患者有活动时间及经口进食的机会。

4. 家庭EN及管饲　有些患者出院后须继续营养治疗，既可作为唯一喂养方式，也可作为口服营养不足补充。对需家长期家庭EN者，出院前应加强训练，指导内容包括制剂选择、配制、保存、给予方式、并发症防治；出院后随访与监测。喂养方式过渡时，患者可出现心理障碍，应积极处理。

第二节　肠内营养制剂

一、分　类

EN制剂可根据组成分为非要素制剂、要素制剂、组件制剂。非要素制剂以整蛋白或蛋白质水解物为氮源，渗透压接近等渗（300～450mmol/L），口感较好，适合口服，也可管饲。使用方便，耐受性强等，适于消化吸收功能较好者。

（一）非要素制剂

广义的概念应包括流质、混合奶、匀浆饮食和市售的各种肠内营养制剂。以整蛋白或蛋白质水解物为氮源的制剂，多以乳、乳蛋白或大豆分离蛋白为氮源。包括含乳糖类和不含乳糖类两种。按治疗用途可分为营养均衡型和特殊治疗型，如婴儿应用制剂、肝衰竭用制剂、肾衰竭用制剂、肺疾病用制剂、创伤用制剂、先天性氨基酸代谢缺陷症用制剂等。

1. 含乳糖类　该类制剂氮源为全乳、脱脂乳或酪蛋白，含乳糖，乳糖不耐受者不能用。另外，添加人体肠道的原居菌（乳酸菌、双歧杆菌）等 。随着对微生态营养食品的深入研究，由乳酸菌属和双歧杆菌制成的食品对人体具有保护作用已得到了充分的肯定。该产品与肠内致病菌竞争，调节肠道菌群，保护黏膜生物屏障，增加免疫细胞活性和抗体量，对部分食物有预消化作用，并能改善肠道功能。接受乳酸菌、双歧杆菌肠内营养的重症患者，尤其对抢救过程中使用激素、抗生素和禁食时间长者，能减轻初进食出现的腹泻、腹胀等症状，提高淋巴细胞数量和血清总蛋白水平。

2. 不含乳糖类　对于乳糖不耐受患者，用不含乳糖EN制剂，如果乳糖含量极低也可以使用。其氮源为可溶性酪蛋白、大豆蛋白分离物或鸡蛋清蛋白。

（二）要素制剂

目前国内外已有多种要素制剂应用于临床，分为高脂肪和低脂肪2种。高脂肪要素制剂脂肪含量达18%～30%，糖类和蛋白质含量分别为61%～74%和8%～17%；低脂肪要素制剂脂肪含量仅占0.2%～2.0%，糖类和蛋白质含量分别为80%～90%和8%～17%。此外要素制剂中还含有丰富的矿物质和维生素。

1. 营养均衡型要素制剂的组成成分

（1）氮源：*L*-氨基酸、蛋白质完全水解或部分水解产物。其中标准含氮量型（STD）为8%、高含氮量型（HN）为17%。要素制剂氮源氨基酸组成直接影响营养价值；必需氨基酸组成模式应与参考模式相近。

（2）脂肪：有长链多不饱和脂肪酸或中链脂肪酸，常用的有红花油、葵花子油、玉米油、大豆油或花生油。占能量0.9%～2%低脂肪型、9%～31%的高脂肪型及MCT型。

（3）糖类：单糖、双糖、葡萄糖、低聚糖、固体麦芽糖、玉米低聚糖、糊精膳食纤维等。

（4）维生素和矿物质。

2. 特殊治疗用要素制剂组成

（1）肝衰竭用要素制剂：目的是维持适当营养，有利于肝功能恢复和肝细胞再生，防止或减轻肝性脑病。

（2）肾衰竭用要素制剂：用于急性或慢性肾衰竭患者，供给8种必需氨基酸，可重新利用体内分解的尿素氮合成非必需氨基酸，这样既可减轻氮质血症，也可合成蛋白质。

（3）创伤用要素制剂：蛋白质及BCAA含量均较高，用于手术后、烧伤、多发性骨折、脓毒血症等超高代谢患者。

（三）组件膳

营养素组件也称不完全营养制剂，是以某种或某类营养素为主的EN制剂。可对完全制剂进行补充或强化，以弥补完全制剂在适应个体差异方面的不足；亦可采用2种或2种以上组件制剂构成组件配方，以适合患者的特殊需要。组件制剂主要包括蛋白质、脂肪、糖类、维生素和矿物质组件。

1. 蛋白质组件膳　选用高生物价蛋白为原料，如牛奶、酪蛋白、乳清蛋白或大豆分解蛋白，但也有用蛋白质水解物或氨基酸混合物。整蛋白比氨基酸混合物，或蛋白质混合物，或蛋白解酶解物口味好，渗透压低，患者易接受，但组件膳黏度较高，管饲时须选择孔径较大硅胶管。蛋白质组件也可配制成适用于肝性脑病或肾衰竭患者的饮食，也可配制成高蛋白质饮食用于超高代谢，或添加在流质中。长海医院将其用于流质和匀浆，以提高蛋白质量，疗效满意，无副作用。

2. 脂肪组件膳　常用MCT及长链三酰甘油C6～C11（LCT）2种。若患者有明显消化吸收功能障碍，宜选用MCT配方较有利，因其吸收不依赖胆盐及胰酶，可直接经过肠上皮进入门静脉系统，而不通过淋巴循环，如可可油；但MCT不含必需脂肪酸，应用超过1周时，需补充

LCT，使所含亚油酸提供总能量3%；LCT可选用红花油、大豆磷脂、玉米油等。

3. *糖类组件* 组件有多种，如葡萄糖、液体玉米糖浆、固体玉米糖浆或麦芽糊精膳食纤维等。宜选用麦芽糊精及葡萄糖多聚体，其优点味不很甜，渗透压不高，对升高血糖和刺激胰岛素反应均较葡萄糖和蔗糖低。

近年来，水溶性膳食纤维在肠内营养中应用广泛。膳食纤维是指源于植物的不被小肠消化酶水解而直接进入大肠的多糖（非淀粉多糖）和极少量木质素的总和。可分为可溶性膳食纤维和不可溶性膳食纤维两种。可溶性膳食纤维包括果胶、树胶和植物多糖等；不可溶性膳食纤维包括纤维素、木质素和半纤维素。长期不能进食的患者在肠内营养初期出现腹泻或便秘，绝大多数是因为肠内营养制剂中不含水溶性膳食纤维，进而引起小肠黏膜萎缩所致，含有水溶性膳食纤维的肠内营养制剂有利于患者肠道黏膜的生长，小肠黏膜萎缩者效果更为明显。

4. *补充其他营养素* 组件饮食所含营养素不齐全，尤其是矿物质、微量元素及维生素基本不含或微量，故使用组件膳时注意添加维生素片剂及液体剂。

二、流质饮食

1. *鼻饲试餐* 适用于危重患者不能自行进食初期，为适应消化吸收功能，食物以糖类为主。选择极易消化吸收的无渣流质饮食为营养液，如过筛米汤、过筛肉汤、菜水等，能量及各种营养素的量均很少，常少于2.09MJ（500kcal），故只适用短期内应用；每天4～5餐，每次200～250ml。

2. *鼻饲腹泻流质Ⅰ号* 适用于对牛奶或混合奶不能耐受，有腹泻、排便次数增多等症状；可用蛋黄、米汤、葡萄糖、食盐，维生素C、维生素B_1及酵母等；亦可适当增加胡萝卜水、烤蛋糕、焦米汤等，每天5～6餐，每次250～300ml。全天蛋白质30g、脂肪35g、糖类250g，总能量为6.28MJ（1500kcal）。

3. *鼻饲腹泻流质Ⅱ号* 颅脑损伤患者常在管喂混合奶后致腹泻，主要是此类患者自主神经系统功能紊乱，使得胃肠功能失常；也有患者对牛奶耐受性差，因牛奶含酪蛋白3%、清蛋白0.5%、乳球蛋白0.05%；酪蛋白在酸或碱性时凝结成块，大量进食不易吸收。牛奶可调制成凝乳，变性蛋白和脂肪球容易吸收。煮熟蛋黄内含蛋白质14%，其中短链脂肪酸易消化吸收，且不易致腹泻；卵磷脂、胆固醇、钙、磷等对神经系统有保护作用。此外，还应添加新鲜苹果汁，有收敛功能；其中果胶等物质能吸收肠管水分，有止泻作用。酵母含蛋白质达50%，以及维生素B_1和氨基酸等，可提高蛋白质含量，并能助消化和促进蛋白质的吸收。颅脑损伤后机体能量消耗很大，有高热、呼吸道感染及腹泻等症状。维生素C需要量增加，应供给500mg/d。维生素B_1能调节神经系统功能，脑外伤或损伤后，供给量应增加至60mg/d，以利于神经系统功能恢复。

4. *鼻饲低胆固醇流质饮食* 颅脑损伤伴有高血压病、高脂血症、冠心病及脑出血等疾病时，除注意蛋白质及能量外，应选择含胆固醇少的食物。胆固醇总量宜少于300mg/d，少用动物脂肪、蛋黄、黄油等；多用豆浆、豆粉及富含维生素C和B族维生素的鲜果汁或菜汁，以减低胆固醇体内浓度。能量供给量为8.37MJ（2000kcal）/d为宜，体重降低对三酰甘油、血糖、血压状况改善有益。蛋白质按1.0～1.5g/d，大量给予维生素C，以促进脂代谢。食盐不宜过多，2～3g/d为好。

5. *鼻饲限水限钠流质饮食* 颅脑损伤或开颅术后可致水电解质紊乱，突出问题是脑水肿，脱水疗法为重要治疗措施。早期有水潴留，第1～3天静脉补液，通常输液量按30ml/kg计算。脑水肿患者鼻饲流质饮食对病情无影响，故提倡及早鼻饲，但需限水限钠，因钠潴留可加重水潴留，应供给氯化钠2g/d。颅脑损伤后前3d内钠排出量由正常每天100mmol减至5～20mmol/d。通常颅脑损伤或开颅术后，前3d如不能经口进食，钠摄入不可高于1.12mmol/kg。正常人钾出入量为2～3g/d，颅脑损伤或大手术后，体内蛋白质分解快，钾排出量增加，平均每排1g氮同时排2.7mmol钾；故机体呈负氮平衡时，钾也出现负平衡。如钾摄入不足或禁食时，都可以致低血钾，故在静脉输液或鼻饲液中应加氯化钾3g，以补充钾的不足；高血钾时应限制高钾食品。调节电解质紊乱时，必须考虑高热、呕吐、呼吸紊乱、大量出汗、气管切开、长期脱水及激素等对电解质影响，密切结合临床，考虑钾、钠供给量。

6. 鼻饲无氮流质饮食　脑广泛损伤，或某些特殊部位损伤，可出现肾衰竭；或者因创伤性休克致长时间肾缺血，以致肾衰竭；血非蛋白氮增高，水电解质紊乱，少尿或无尿，体内水分潴留过多，使电解质和代谢废物不易排出；尿毒症易出现高血钾、高磷酸血症和低钙血症。肾衰竭已昏迷患者可给无氮鼻饲流质饮食，食物包括葡萄糖、乳化植物油及维生素B_1 10mg，维生素C 1000mg，叶酸5mg，碳酸钙1～3g，能量3.35～4.18MJ（800～1000kcal）。

7. 鼻饲隐血流质饮食　重型颅脑损伤时，因丘脑下部或脑干损伤可有消化道出血，患者有贫血、血压下降、腹胀等症状，粪便隐血试验阳性。合并消化道出血时，常用非手术治疗，但应禁食；药物治疗消化道出血症状减轻后，开始进食少量蛋黄米汤、葡萄糖、菜水，注意调节食物的酸碱度，预防和减轻腹胀，中和胃酸、减少胃肠蠕动，有利于止血。并观察病情变化，逐渐调整饮食，提高能量和蛋白质，以维持机体代谢。

三、混　合　奶

不平衡的高营养饮食，能量主要取自牛乳、鸡蛋和白糖。全天的营养素中偏重动物蛋白，缺乏植物蛋白、偏重单糖、双糖，缺乏多糖。对矿物质、微量元素和维生素考虑得不全面，应用这种高营养的管饲饮食患者容易出现腹胀、腹泻等反应。

（一）分类

1. 普通混合奶　把乳、蛋、糖、油、盐按比例做成流质状，蛋白质按1.0g/（kg·d）供给，或占总能量15%～20%。脂肪可按1～2g/（kg·d）供给，或占总能量30%左右。经2～3d试餐后，患者胃肠功能耐受，须调整管喂饮食配方，适当增加能量和蛋白质、脂肪等营养素供给。因只给米汤和蔗糖不仅能量低，且缺乏蛋白质和脂肪，长期使用有害。蛋白质缺乏，不利于脑组织修复；脑损伤者缺乏蛋白质会产生内组织及全身营养性水肿。术后蛋白质不足，伤口愈合受影响，组织蛋白质消耗增多，机体消瘦影响恢复。蛋白质应按1.0g/d供给，或占总能量15%～20%。米汤和蔗糖为主时缺乏脂肪，而脂肪是脑组织和神经细胞修复的原料，缺乏则修复过程受影响，故每天脂肪可按1～2g供给，占总能量30%左右。因此蛋白、脂肪、糖类比例要恰当；食物可选用牛奶、米汤、蔗糖、鸡蛋、植物油等。

2. 高能量高蛋白混合奶　在普通混合奶基础上增加蛋白质和能量。每天供给蛋白质90～100g，脂肪100g，糖类300g，总能量为10.46MJ（2500kcal）。通常混合奶不宜长期使用，尤其并发感染、高热、肺炎、压疮时，更需增加蛋白质和能量。每天供给蛋白质90～100g，脂肪100g，糖类300g，总能量10.46MJ（2500kcal）；总液体量为2600ml，每2～3h 1次，每次300～

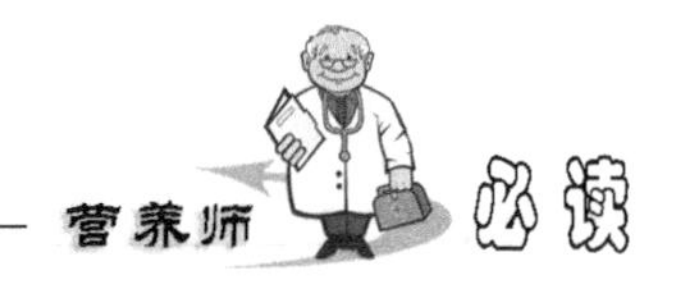

400ml，6～7次/日。

（二）制备

1. 混合奶　把乳、蛋、糖、油、盐按一定比例加热、混匀后配制成营养液。通常包括牛乳800～1200ml，或乳粉150～200g，鸡蛋3～6个，白糖100g，油一汤匙，盐5～6g。

2. 高蛋白粉　先将鸡、鱼洗净，去骨、去筋、去皮，取其可食部分，加少量水煮烂再将鸡蛋打入搅拌均匀，煮沸后取出放入105℃恒温箱内烤干，然后研成粉过筛加入混合奶中调制，每100g混合粉中含蛋白质80g左右，脂肪少于10g。混合粉体积小，含蛋白质丰富，易消化，且使用方便。未脱脂的粉末不宜久藏，因脂肪容易酸败。

3. 注意事项　酸性果汁不宜与奶类同煮，以防止凝块；食盐少量无影响，过多也会使混合奶凝结成块，可将部分食盐与菜汁、肉汤同煮；橘子汁、番茄汁在加入混合奶后应立即给患者使用，不宜久放；食具严格消毒，剩余混合奶应放冰箱内保存；定期更换或冲洗鼻饲管，保持清洁，灌注混合奶后，再给温开水30～50ml，冲洗鼻饲管壁，外置管端用活塞夹夹住，并用消毒纱布包好。

四、匀浆制剂

匀浆饮食是根据病情随时修改营养素的糊状浓流体饮食，可经鼻饲、胃或空肠置管滴入、或以灌注的方式给予的经肠营养剂。是用天然食物配制的营养液，采用鼻胃管或鼻空肠管输注。包括商品制剂和自制制剂2类。

1. 特点　是将正常人饮食去刺和骨后用高速捣碎机搅成糊状，所含营养素与正常饮食相似，但在体外已粉碎，故易消化吸收；可调配成能量充足和各种营养素齐全的平衡饮食；渗透压不高，对胃肠道无刺激；可避免长期以牛奶、鸡蛋、蔗糖等为主饮食中动物脂肪和胆固醇偏高，牛奶和蔗糖过多致的腹胀、腹泻等反应；因含有较多粗纤维，可预防便秘；在医院或家庭中均可长期使用，且无不良反应。目前已经有商品匀浆饮食，患者使用起来更为方便。

21世纪是海洋世纪，开发海洋生物资源，向海洋索取食品、药品，已经成为海洋生物资源可持续开发利用的重要内容。海洋生物中蕴藏着大量功能特异、结构新颖的生理活性物质，包括蛋白质、不饱和脂肪酸、功能肽、牛磺酸、糖蛋白、卵磷脂、活性多糖、益生元、维生素、矿物质等。利用新型海洋生物技术手段，分类纯化海洋生物功能活性物质，以其为原材料进行肠内营养制剂的开发，将成为我国临床营养研究和海洋生物资源综合利用的结合点，进而推动相关产业和技术的迅速发展。研究者认为，综合国内外肠内营养制剂的研究进展，我国海洋生物型肠内营养制剂未来的研究方向主要集中在以下几个方面：①在已有大豆蛋白等陆源性蛋白开发的基础上，开发以海洋鱼类蛋白、海洋贝类蛋白和海洋藻类蛋白为代表的新型海洋生物型肠内营养制剂蛋白；②开发以鱼油为代表的新型肠内营养制剂脂肪物质，研究鱼油与普通大豆油、玉米油等陆源性油脂成分各自的特点，探索肠内营养制剂新的脂肪物质来源；③研究海洋生物活性多糖类物质在肠内营养制剂中的应用，开发含有海洋膳食纤维的膳食纤维型肠内营养制剂；④研究以海藻为代表的维生素和矿物质新来源，成为陆源性水果、蔬菜类物质的有益补充；⑤紧跟国际研究趋势，适度进行海洋生物型的蛋白质组件、脂肪组件、糖类组件、维生素组件、矿物质组件的研究和开发；⑥进行海洋生物型肠内营养制剂的蛋白源、脂肪源、膳食纤维源、维生素和矿物质源的安全性研究和功能性研究，开展其临床应用研究，开发新型肠内营养匀浆制剂。

2. 商品制剂和自制制剂　前者系无菌、即用的均质液体，其成分明确，可通过细孔径鼻饲管喂养，使用较为方便，缺点在于营养素不易调整，价格较高。后者是选择多种食物混合配制而成的，每天食物包括主食、肉、乳、蛋、豆、菜、糖、油、盐等，含有动植物蛋白、动植物脂肪、双糖和单糖、矿物质和维生素。优点在于：①生热营养素及液体量明确；②可根据实际情况调整营养素成分；③价格较低、制备方便灵活。缺点在于：①维生素和矿物质的含量不明确或差异较大；②固体成分易沉降，浓度较高，不易通过细孔径鼻饲管，故使用时一方面应注意匀浆温度不宜过热、过冷，另一方面是要注意配制时的卫生及配制后的保存。

3. 能量及营养素　匀浆饮食能量和蛋白质要求可按病情配制多种配方，如2.09MJ（500kcal）、4.18MJ（1000kcal）、6.28MJ（1500kcal）、8.37MJ（2000kcal）和10.46MJ（2500kcal）等；蛋白质占总能量15%～20%，脂肪25%～30%，糖类为55%～60%。亦可按不同疾病结合各种治疗饮食原则进行调整，如门脉高压脾切除术后，合并膈下脓疡，则匀浆饮食需按高蛋白少纤维原则制定饮食配方。肾衰竭宜用低蛋白饮食，以补充必需氨基酸为主，糖尿病宜限制糖类；心瓣膜替换术后昏迷患者，蛋白质和能量补充极为重要，但宜注意水分的量，体积也不宜过大，以防止心力衰竭。

4. 可选食物　可用食物有米饭、粥、面条、馒头、鸡蛋、鱼、虾、鸡肉、瘦肉、猪肝、青菜、白菜、花菜、胡萝卜等，以及适量牛奶、豆浆、豆腐、豆干和蔗糖等。

5. 配制方法　固体食物，如鸡肉、瘦肉、鱼类、虾、蔬菜等，必须先洗干净、去骨、去皮、去刺、切成小块煮熟。馒头除去外皮、鸡蛋煮熟去壳分成块、莲子先煮烂、红枣先煮熟去皮去核。将每餐所需要食物全部混合，加适量水一起捣碎搅匀，待全部搅成无颗粒糊状再加食盐，1～2g/餐，植物油或乳化脂肪边烧边搅拌，待煮沸3～5min后分装到消毒瓶内，即可灌注或用输液泵注入，用注射器每次可灌喂300～400ml，6～7餐/日。但须结合病情，开始要量少，如50～100ml/次，后逐渐递增。如能口服者，也可用匙喂食。

6. 注意事项

（1）使用高速组织捣碎机时，机器转动每2～3min，需稍停片刻，然后再开机器，若连续转动很容易将机器烧坏。

（2）一切食品先煮熟后再捣碎，若捣碎比较粗糙时，还要过筛，最好尽可能细而不需过筛。

（3）保证食品新鲜卫生，最好每餐烹制后即灌注，如放置时间长时，必须装瓶后用高压蒸汽或置锅内蒸20～30min，也可灌注前再重新煮沸消毒。

五、要素饮食

为化学组成明确、含有人体必需的各种营养素，经复水后可形成溶液或较稳定的悬浮液。要素饮食营养素种类齐全，可满足推荐的营养素供给量；其组成系单体或要素形式的物质，不需要消化或轻微水解即可在小肠上端吸收，故常名为要素膳或要素饮食。它可供口服或管饲的方法使用。在20世纪30年代起经动物和人体实验，证实用氨基酸混合物代替食物蛋白质可维持氮平衡。直到20世纪50年代末1种水溶性化学组成明确的饮食配制成功，包含18种氨基酸、葡萄糖、玉米油或亚油酸乙酯、矿物质和微量元素及维生素。用以饲喂大鼠，可维持正常生长、生殖、授乳和寿命。后在此配方基础上人体实验取得满意结果，健康男性持续19周服用，能维持体重和氮平衡，有良好的健康状态，无不良生理和心理反应。后用于临床有严重分解代谢，但胃肠功能正常或部分正常者，平均每天摄入12.60MJ（3 000kcal），得到圆满成功。迄今为止，国内外已有多种要素饮食，并广泛用于临床。国内要素饮食研究自20世纪80年代末开始，先由长海医院等单位研制成功要素合剂，以鱼蛋白为氮源，经临床应用取得较满意的疗效。之后相继用于临床有青岛复方要素、上海信谊药厂信谊要素、第二军医大学肝氨要素、长海医院高能要素等，经临床应用均取得较好的效果。

1. 分类　要素饮食可分为营养治疗用及特殊治疗用两类。营养治疗用要素饮食又分为低脂肪，脂肪占总能量的0.9%～2%，仅能满足必需脂肪酸的需要；如Vivonex又分为“标准”蛋白质，含量为8%，“高氮”型蛋白质占17%。高脂肪型要素饮食其脂肪含量为9%～31%，可提供部分能量。如Falexical（美国）、要素合剂（上海和天津）。特殊治疗用的要素饮食有肝衰竭专用的HepaticAid（美国）、肝氨要素（上海）、肾衰竭专用的AminAid（美国）和创伤专用的TraumaAid（美国）。

2. 营养素组成　各种要素饮食营养素占总热能百分率见图11-1，营养素组成见表11-2。

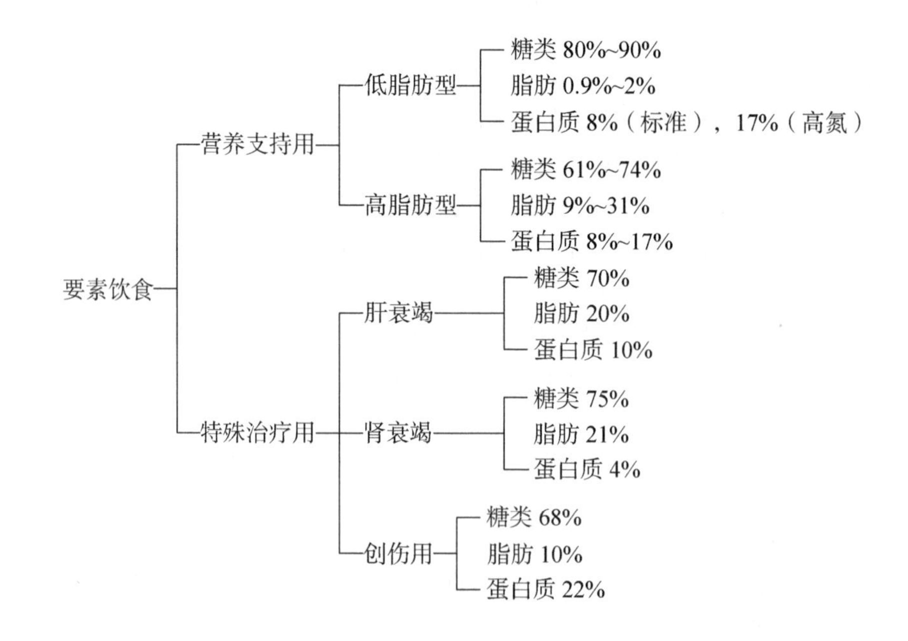

图11-1　要素饮食分类及热能分配

表11-2　常用商品要素饮食营养素含量*

营养素组成	VivonexHN（美）	Flexical（美）	ED-Ac（日本）	要素合剂（沪）	高能要素（沪）	信谊要素（沪）	复方要素（青岛）	要素合剂（津）
蛋白质（g）	41.7	22.5	43.8	42.5	41	45.7	40.0	32.5
（%）	16.4	8.9	17.6	16.58	16	18.3	15.99	9.19
脂肪（g）	0.9	34	1.7	20.0	3	2.5	2.3	20.0
（%）	0.8	30	1.5	17.55	2.6	2.25	2.07	17.6
糖类（g）	210	154	212	168.9	208	198.4	205.0	187.2
（%）	83	61	84.8	65.87	81.4	79.45	81.94	73.21

（续　表）

营养素组成	VivonexHN（美）	Flexical（美）	ED-Ac（日本）	要素合剂（沪）	高能要素（沪）	信谊要素（沪）	复方要素（青岛）	要素合剂（津）
Na（mg）	771	350	867	300～400	500	599	695	300.0
K（mg）	704	1251	725	500～600	1251	734	748	500.0
Ca（mg）	267	600	525	300～400	600	813	292	300
Mg（mg）	117	200	136	阴性	200	142	108	100.0
Cl（mg）	1860	1250	723	1250	500	925	1344	500.0
P（mg）	267	500	405	900～1100	600	584	228	396
Fe（mg）	3.3	9	6	阳性	10	9	14	6.0
Zn（mg）	3.7	10	6	3.72	10	10.0	4	5.0
Mn（μg）	940	2500	990	阳性	2.5	925	470	900.0
Cu（μg）	640	1000	690	1260	1000	809	500	650.0
I（μg）	48	75	50	25	7.5	58.0	25	50.0
维生素A（U）	1666	2500	2160	5*	1650	2800	2500	1500
维生素D（U）	133	200	171	4*	200	203	250.0	150.0
维生素E（U）	10	23	11	10*	1500	33	12.5	10.0
维生素B_1（mg）	0.35	1.9	0.62	105	202	2	0.58	1.5
维生素B_2（mg）	0.4	2.2	0.82	1.5	2.2	2	0.58	1.5
维生素B_6（mg）	0.67	2.5	0.73	1.1	2.5	2	1.0	1.1
维生素C（mg）	23	150	26	50.0	100	152.0	50.0	50.0
维生素PP（mg）	4.4	2.2	0.82	4.43	20	25.4	5.0	4.43
泛酸（mg）	3.03	12.5	3.65	3.03	5	3.65	5.0	3.03
维生素K（μg）	22	140	29.3	4000	70	134.4	40.0	20.0
维生素B_{12}（μg）	1.7	7.5	2.4	1.67	3	7	2.0	1.67
叶酸（mg）	130	200	150	0.033～0.044	0.2	0.17	0.04	0.1
生物素（mg）	100	150	131					
胆碱（mg）	25	250	28.5					
（mmol/L）	844	724	610					

*为4.184MJ（1000kcal）能量中营养素的含量

3. 成分组成

（1）营养治疗要素饮食组成：要素饮食由氨基酸、单糖、脂肪酸、多种维生素和矿物质及微量元素等组成。氨基酸来源有2种，一是*L*-结晶氨基酸，二是蛋白水解物制成，后者含有60%以上氨基酸和近40%短肽。糖类来源有单糖、双糖及多糖。用一种糖或多种糖混合使用，如葡萄糖、低聚糖、固体麦芽糖、玉米低聚糖、蔗糖、糊精等。脂肪来源有长链多不饱和脂肪酸或中链脂肪酸，常用有中链三酰甘油（MCT）、红花油、轻度氢化或乳化大豆油。配制时还需要添加适量维生素、矿物质及微量元素等成分。

（2）特殊治疗用要素饮食组成

①肝衰竭用要素饮食：其氮源为14种纯氨基酸，其特点是支链氨基酸（BCAA）的含量占总氨基酸35.7%，而芳香族氨基酸与蛋氨酸仅占3.3%。

②肾衰竭用要素饮食：如Amin-Aid（美）其中含氮源为8种必需氨基酸。供给8种必需氨

基酸可重新利用体内分解的尿素氮，合成非必需氨基酸，这样既可减轻氮质血症，也可合成蛋白质。要素饮食热能及来源组成见表11-3。

表11-3　要素饮食热能及来源组成

要素名称	蛋白质[g(%)]	糖类[g(%)]	脂肪[g(%)]
Vinonex STD	21	226	1
	氨基酸混合物	葡萄糖及其低聚糖	红花油
Vinonex HN	42(16.4)	210(83)	1(0.8)
	氨基酸混合物	葡萄糖及其低聚糖	红花油
Vital	42	185	10
	大豆、乳清、肉水解	物葡萄糖低聚糖，多糖	葵花子油
Flexical	22.5(8.9)	152(61)	34(30)
	酪蛋白水解物	葡萄糖低聚糖、淀粉	豆油、MCT
Vipep	25	176	25
	鱼蛋白水解物	玉米糖浆、淀粉	玉米油、MCT
Hepatic-Aid	25.9(10.4)	175.1(70.0)	22.0(19.6)
	14种氨基酸	麦芽糊精、蔗糖	大豆油、磷脂
Amin-Aid	9.9(4.0)	186.9(74.8)	23.6(21.2)
	8种氨基酸	麦芽糊精、蔗糖	大豆油、磷脂

③创伤用要素饮食：如Trauma Cal（美）中其所含的蛋白质及BCAA含量均高，每4.18MJ（1000kcal）含量分别为55g和23.3g，蛋白质占总热能22%。适用于手术后、烧伤、多发性骨折、脓毒血症等超高代谢患者。每12.55MJ（3000kcal）可达到RDA各种营养素的要求，其中复合维生素B、维生素C、维生素E，钙、磷、铜及锌含量更丰富。

4. 要素制剂特点

（1）营养全面：要素制剂含有机体所必需的各种营养素，体积小，营养价值高。在不能正常进食的情况下，每天可供给能量 12.55MJ（3000kcal）左右，高氮及各种营养素可保证机体需要。

（2）容易吸收：要素制剂均以要素或接近要素形式组成，主要成分为氨基酸、单糖和脂肪酸，无须胃、胰、胆等消化液的作用，可直接或简单化学消化即可在小肠上部吸收利用，即使仅有65～100cm小肠存在，也可通过要素制剂供给充分的营养。

（3）成分明确：明确的成分便于使用时对其进行选择。

（4）不含残渣或残渣极少：要素制剂为低渣流质饮食，在肠内形成的残渣少，吸收后仅有少量内源性残渣进入大肠，粪便稀薄、量少，还可降低肠内细菌数。

（5）不含乳糖：适用于乳糖不耐受者。

（6）刺激性小：要素制剂为小分子物质，多不含纤维素，进入胃肠后可减轻对肝、胆、胰腺及消化管黏膜的刺激性。胆管及胰腺疾病患者尤为适用，胰瘘者经治疗后可自行闭合。直接注入胃内或回肠上段可刺激胰腺分泌，临床多采用直接输注到十二指肠远端，以减少刺激胰腺分泌。

（7）适合特殊用途：要素制剂不含蛋白质及乳糖等大分子物质，适用于食物过敏和乳糖不耐受患者。

（8）应用途径多：要素制剂多为粉剂，加水稀释后呈液体状态。稀释液pH多为5～6，呈弱酸性。既可口服，又可管饲，也可作为正常饮食外的附加营养补充。

六、临床常用制剂

临床常用的已经商品化生产的EN制剂品种较多，按其组成成分分为营养均衡与特殊治疗型，分别举例介绍如下。

（一）营养均衡型

1. 安素

（1）供能营养素含量及来源：见表11-4（1kcal/ml）。

表11-4　安素供能营养素含量及来源

供能营养素	来源	含量（g/100ml）	占能量比（%）
蛋白质	酪蛋白、大豆蛋白	3.52	14.0
脂肪	玉米油	3.52	31.5
糖类	玉米糖浆、蔗糖	13.68	54.5

（2）配方特点：安素是以蛋白质为氮源的营养液，主要特点为：①EAA与NEAA之比为0.7∶1，能氮比为178；②其蛋白质水解后可产生谷氨酰胺；③添加了MCT；④不饱和脂肪酸占脂肪总量的85%；⑤不含乳糖，适用于乳糖不耐受者；⑥添加了硒、铬、钼三种矿物质，钙磷比值为1；⑦胆固醇含量极低（<20mg/L）；⑧标准溶液渗透压较低（450mmol/L）。

（3）适用范围：安素适用于有部分肠管功能且无特殊并发症的各类疾病患者。

（4）注意事项：糖尿病患者或高血糖者应视原发病、胰岛素使用等具体情况遵医嘱食用。

2. 小安素

（1）供能营养素含量及来源：见表11-5（1kcal/ml）。

表11-5　小安素供能营养素含量及来源

供能营养素	来源	含量（g/100ml）	占能量比（%）
蛋白质	乳清蛋白、酪蛋白	3.00	12.0
脂肪	葵花子油、大豆油、MCT	4.90	44.1
糖类	玉米糖浆，蔗糖	10.97	43.9

（2）配方特点：小安素是专门为1～6岁儿童营养需要设计的EN制剂，其主要特点为：①能氮比为185，符合绝大多数儿科患者的营养需要；②脂肪的主要成分是多不饱和脂肪酸与MCT，维生素E与多不饱和脂肪酸之比为1.2∶1，保证了脂肪酸的消化、吸收和利用；③矿物质含量符合小儿生理需要，钙/磷比为1.2∶1，接近母乳水平；④其标准溶液渗透压低，为310mmol/L，减轻肾负担。

（3）适用范围：小安素适用于有高能高蛋白质需求的生长发育期儿童、营养不良者或由疾病导致的食物摄入量减少者。

（4）注意事项：小安素不适合于1岁以内婴儿食用。糖尿病患儿及高血糖者应遵医嘱食用。

3. 能全素

（1）供能营养素含量及来源见表11-6（1kcal/ml）。

表11-6　能全素供能营养素含量及来源

供能营养素	来源	含量（g/100ml）	占能量比（%）
蛋白质	酪蛋白	4.00	16.0
脂肪	植物油	3.90	35.0
糖类	麦芽糖糊精	12.30	49.0

（2）配方特点：①n-6：n-3为5：1，符合DRIs标准；②不含蔗糖，适用于糖尿病患者和高血糖者；③不含乳糖，适用于乳糖不耐受者；④渗透压低，320mmol/L。

（3）适用范围：能全素适用于有部分肠管功能、无特殊并发症的各类疾病患者。

（4）注意事项：能全素不适用于1岁以内婴儿。

（二）特殊治疗型

1. 安素益力佳

（1）供能营养素含量及来源：见表11-7（1kcal/ml）。

表11-7　安素益力佳供能营养素含量及来源

供能营养素	来源	含量（g/100ml）	占能量比（%）
蛋白质	酪蛋白	4.18	16.7
脂肪	红花油、菜籽油	5.44	49.0
糖类	麦芽糊精、大豆纤维、果糖	9.58	34.3

（2）配方特点：①益力佳为低糖类配方，脂肪含量虽高，但以不饱和脂肪酸为主，各组分比例较好，有利于糖尿病患者血糖及血脂代谢；②能氮比为150；③n-6：n-3为10.8：1，SFA：PFA=4.4：34.7：7.5；④大豆纤维有较好的控制血糖、降低血脂的作用，每100ml益力佳标准溶液中含大豆纤维1.42g；⑤标准溶液为低渗液（355mmol/L）。

（3）适用范围：各类糖尿病患者及高血糖者。

（4）注意事项：消化吸收功能严重障碍者、肠梗阻者慎用。

2. 安素益菲佳

（1）供能营养素含量及来源：见表11-8（1.42kcal/ml）。

表11-8　安素益菲佳供能营养素含量及来源

供能营养素	来源	含量（g/100ml）	占能量比（%）
蛋白质	酪蛋白	6.26	16.7
脂肪	菜籽油、红花油、MCT	9.33	55.1
糖类	水解玉米淀粉、蔗糖	10.57	28.2

（2）配方特点：①益菲佳为低糖类、高脂、蛋白适宜的配方，能避免或减轻哮喘、慢性阻塞性肺疾病（chronic obstructive pulmonary disease，COPD）及呼吸衰竭患者的呼吸困难，缩短使用呼吸机的时间；②20%的脂肪来源于MCT，同时添加了足量的抗氧化剂——β-胡萝卜素、维生素C和维生素E，有助于脂肪的消化、吸收和利用；③n-6∶n-3=4∶1，符合机体生理需要；④标准溶液的渗透压较低（490mmol/L）；⑤添加了肉碱、牛磺酸、硒、铬、钼等特殊营养素。

（3）适用范围：重症哮喘、慢性阻塞性肺疾病、呼吸衰竭患者。

（4）注意事项：合并糖尿病或高血糖者宜遵医嘱食用。

3. 百普素

（1）供能营养素含量及来源：见表11-9（1kcal/ml）。

表11-9　百普素供能营养素含量及来源

供能营养素	来源	含量（g/100ml）	占能量比（%）
蛋白质	水解乳清蛋白、游离氨基酸	4.00	16.0
脂肪	植物油、MCT	1.00	9.0
糖类	麦芽糊精、葡萄糖糖浆	18.75	75.0

（2）配方特点：百普素是全营养要素类制剂，其主要特点为：①脂肪含量极低，适合需用低脂饮食的患者；②蛋白质85%来源于短肽，15%来源于游离氨基酸，几乎不需肠管消化就可吸收；③脂肪50%来源于植物油，50%来源于MCT，提供足够的EFA，提高了脂肪的消化、吸收、利用率；④不含乳糖；⑤标准溶液渗透压较低（410mmol/L）。

（3）适用范围：百普素适用于胃肠功能有部分损伤而不能正常进食者，主要适应证为肝、胆、胰疾病患者。

（4）注意事项：百普素不适用于1岁以内的婴儿。胃肠功能衰竭、完全性小肠梗阻及严重腹腔感染患者忌用。

4. 能全力

（1）供能营养素含量及来源：见表11-10（1kcal/ml）。

表11-10　能全力供能营养素含量及来源

供能营养素	来源	含量（g/100ml）	占能量比（%）
蛋白质	酪蛋白	4.00	16.0
脂肪	植物油	3.89	35.0
糖类	麦芽糖糊精	12.25	49.0

（2）配方特点：能全力是整蛋白纤维型肠管营养制剂，其主要特点为：①糖类含量较低，可供糖尿病患者及高血糖者食用；②必需脂肪酸含量充足，n-6∶n-3=5∶1，符合生理需要；③不含乳糖；④渗透压低（250mmol/L）。

（3）适用范围：适用于有部分胃肠功能而不能正常进食者，以及糖尿病患者。

（4）注意事项：能全力不适用于1岁以下婴儿。胃肠功能衰竭、完全性小肠梗阻及严重腹腔感染患者忌用。

第三节　肠内营养应用

EN可行性主要取决于小肠是否有一定吸收功能，目前已广泛用于严重烧伤、创伤、感染、消化管瘘、短肠综合征、肠炎及化疗或放疗患者等。但有许多用途仍在研究之中，其对疾病治疗作用机制仍需阐明。

一、适 应 证

有关EN适应证，ESPEN、ASPEN及国内的专业学术团体均有相应的推荐标准，基本原则一致，但也有些差异，以下为多数人认可的适应证，供选用时参考。

（一）不能经口进食、摄食不足或有禁忌的患者

1. *经口进食困难* 因口腔、咽喉炎症或食管肿瘤手术后、烧伤、化学性损伤等造成咀嚼困难或吞咽困难者。

2. *经口摄食不足* 因疾病导致营养素需要量增加而摄食不足，如大面积烧伤、创伤、脓毒血症、甲状腺功能亢进、AIDS及癌症化疗、放疗患者。

3. *无法经口摄食* 因脑血管意外及咽反射丧失而不能吞咽、脑部外伤导致中枢神经系统紊乱、知觉丧失而不能吞咽者。

（二）胃肠疾病

多数原发性胃肠疾病患者应用EN制剂可以改善营养状况。EN制剂具有易消化吸收、利于维持肠道正常菌群、少渣及对肠道和胰腺外分泌刺激较轻等优点。

1. *短肠综合征* 因肠扭转、肠系膜血管栓塞、克罗恩病等需要小肠部分或广泛切除的患者，术后应及时给予肠外营养（parenteral nutrition，PN），但在术后适当阶段应采用或兼用EN，以更有利于肠道的代偿性增生与适应。由PN过渡到EN需根据胃肠功能恢复的程度，采用逐渐增加EN剂量的方式，能够完全满足机体营养素需要量时，方可停止PN。

2. *胃肠瘘* 适用于所提供营养素不致从瘘孔中流出的患者。否则建议先采用PN，情况好转后再过渡到EN。既往慢性胃肠瘘的死亡率较高，其原因多为瘘孔不闭合、电解质大量丢失、脓毒血症及长期摄食不足或漏出导致严重营养不良等。EN少渣、营养素齐全、易于吸收且对胃肠刺激小，能有效降低瘘孔的排出液，同时氮平衡得到改善，半数以上的瘘孔得以自动闭合。高位的胃十二指肠瘘可由空肠造口，直接由空肠给予要素制剂使瘘孔肠道完全休息，有利于瘘口愈合。对于近端有10cm以上功能良好的小肠的小肠瘘，可由胃内喂养。必要时可与PN结合应用。

长海医院用要素饮食治疗食管瘘、胆瘘、胰瘘及小肠瘘等患者，均取得较好的效果，有效率达81.3%。经用要素饮食、输血、输液等营养治疗，瘘口排出消化液明显减少，通常情况明显改善，体重增加，血浆清蛋白平均增加5g/L，15例瘘口自行闭合。

3. *炎性肠道疾病* 溃疡性结肠炎在病情严重时应采用PN，待病情逐渐缓解，小肠功能适当恢复且可以耐受要素制剂时，可通过缓慢、连续输注等渗的要素制剂，提供所需能量与蛋白质。EN有利于防止肠管黏膜萎缩，改善肠黏膜屏障功能，防止菌群易位。

4. *患有吸收不良综合征、小肠憩室炎及各种疾病导致的顽固性腹泻* 如AIDS等，应用适当的EN有助于疾病的恢复和营养状况的改善。

5. *胰腺疾病* 对于急性胰腺炎的患者应首选PN，在处理胰腺炎的并发症而须开腹时，或病情不严重的胰腺炎患者在麻痹性肠梗阻消退后，以及急性胰腺炎恢复期，采用适当的空肠喂养，可以有效减少胰腺外分泌并补充营养素。

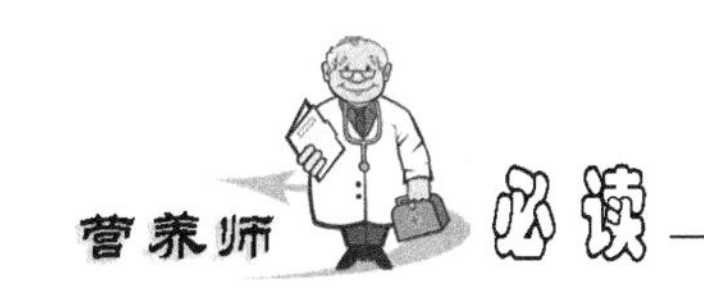

6. 结肠手术与诊断准备　在进行结肠手术前肠道准备或进行结肠镜检查与放射性照相时，应用无渣EN制剂可降低菌群失调和感染，从而使手术危险性降低，检查结果更准确，术后护理更方便。

7. 其他疾病　神经性厌食或胃瘫痪患者，EN制剂有利于短期内营养不良状况的改善和胃轻瘫的恢复。

（三）胃肠外疾病

1. 手术前后营养治疗　择期手术的患者在术前2周进行EN，其代谢状况可得到改善和恢复适当的体重，增加血清清蛋白含量及补充体内的能量储备，以降低术后的并发症与死亡率。在腹部大手术完毕后，放置空肠造口的鼻饲管，待小肠蠕动及吸收功能逐渐恢复，可以应用EN，有利于患者早日恢复。长海医院用要素饮食给23例患者做结肠术前准备，显效22例，体重平均下降0.5kg。术中见结肠、小肠均空虚，无明显粪水样液体，术后伤口愈合良好，无吻合口瘘，也无术后感染。方法简便，既维持营养，又保持正氮平衡。凡行大手术后营养不良，不能进食者，伤口愈合不良，甚至裂开，低血浆蛋白、贫血等患者均可应用，有禁忌证除外。

2. 肿瘤化、放疗辅助治疗　肿瘤的化疗和放疗均可产生多种不良反应，包括厌食、黏膜溃疡、恶心、呕吐、腹泻、味觉改变或肝毒害等，导致营养摄入和利用不足而发生营养不良，加重毒性反应，迫使部分患者中断治疗。适当的EN有助于改善症状，提高患者耐受力。其机制可能是EN中含有的氨基酸混合物和蛋白质水解物降低胰液与胰酶的分泌，这对小肠黏膜有保护作用；同时，受照射的小肠黏膜对氨基酸及低聚肽的吸收能力不受太大影响。

3. 超高代谢　如严重烧伤、创伤、化脓感染、多发性骨折等急性期内代谢增高，蛋白质大量丢失者，均可应用。因体内激素环境的改变，分解代谢激素如儿茶酚胺、糖皮质激素及胰高血糖素升高，均有抑制合成代谢激素的作用；在组织未修复或烧伤皮肤未完全覆盖以前，持续的高分解代谢将导致体细胞群的消耗，并通过糖异生以提供能量基质。采取适当的营养治疗可以弥补高分解代谢致的体细胞群损失，提供足够的能量与蛋白质以满足代谢需要，预防并发症的发生。长海医院用要素饮食治疗烧伤患者26例，特大面积19例，于烧伤后第3～5天开始给要素饮食与静脉营养，同时给予经口饮食营养，供给较多氮和能量。经3种途径给烧伤患者提供足够营养，重度和特重度烧伤平均每天摄入总氮量分别为25.8g和29.3g，总能量分别为17.22MJ和19.21MJ，营养治疗后症状均明显改善。

4. 肝衰竭　采用特殊肝功能衰竭制剂，能纠正血浆氨基酸谱紊乱及补充蛋白质。

5. 消化吸收不良　慢性胰腺功能不全及短肠综合征者，多有体重减轻，腹泻、脂肪痢、消化与吸收不良等，要素饮食可改善营养不良。对于短肠综合征可维持其健康，长期生存。

6. 慢性营养不良　肿瘤或慢性消耗性疾病引起营养不良，多伴有食欲差、进食极少，补充要素饮食可增加机体抵抗力，尤其是肿瘤患者可增加对化疗或放疗耐受力。化疗期间维持体重不减，白细胞减少情况延缓或不发生。要素饮食对肿瘤有抑制作用，癌症患者用要素饮食做营养治疗，能明显改善营养状况。

7. 肾衰竭　采用特殊的肾功能衰竭制剂，可减轻氮质血症，又有助于合成体蛋白。

8. 心血管疾病　当心脏病患者经口摄入能量不足4.18MJ/d（1000kcal/d）时，应给予EN维持代谢需要。

9. 先天性氨基酸代谢缺陷病　因缺乏某种氨基酸代谢中的某种酶而引起的遗传性疾病，

可给予缺乏这种氨基酸EN饮食，减少疾病对机体损害。

10. 肠外营养补充或过渡　周围静脉营养时，因营养液体积与浓度的限制，营养素供给常不足，用EN作为补充。长期应用PN，可导致胃肠结构与功能衰竭，用逐渐增量的EN过渡到经口进食。

二、禁　忌　证

1. 急、慢性胰腺炎急性发作期。
2. 严重应激状态、麻痹性肠梗阻、上消化系统出血、顽固性呕吐、严重腹泻或腹膜炎。
3. 小肠广泛切除4～6周。
4. 严重吸收不良综合征及长期少食衰弱的患者。
5. 缺乏足够小肠吸收面积的空肠瘘的患者，管饲可能加重病情。
6. 休克患者。
7. 3个月以内的婴儿。
8. 完全性肠梗阻及胃肠蠕动严重减慢的患者。
9. 胃大部切除后易产生倾倒综合征的患者。
10. 没有EN适应证的患者。

三、使用及注意事项

（一）使用方法

可以口服、鼻饲或通过造口供给。成人选用8F硅胶管，儿童则可用5F硅胶管插管饲喂；也可用胃或空肠造口置管滴入。

1. 口服　因口味欠佳，患者不耐受，故宜添加适量调味剂，如橘汁、菜水、肉汤或米汤等均可。开始浓度不宜过高，液体量也不宜过大。通常要素饮食口服剂量，用10%浓度50ml，每小时1次，以后逐渐递增至100ml/h，再增加至15%、20%浓度100ml/h。配制时提高浓度1倍，即10%浓度，调配为20%浓度，于临服时再加热开水或橘汁等，使其温度在37℃左右，作饮料服用。若1次用量过多，可致腹泻。

2. 经鼻饲管胃内滴注　用要素饮食需结合不同疾病及耐受情况来调整浓度与剂量，对大面积烧伤的患者，开始使用5%浓度500ml，逐渐增加到2000ml，然后再调整其浓度。若无腹胀等胃肠反应时，每间隔1～2d调整1次。若因手术、腹泻等情况，可间隔3～4d调整1次。通常大手术后，无胃肠功能紊乱者，开始用5%浓度，仍宜先调整液体量，后再调整浓度效果为好。

3. 空肠造口滴注　开始时先滴注5%葡萄糖水，观察是否能顺利通过，然后由空肠滴注5%要素饮食500ml，滴注速率要缓慢，40ml/h；通常要7～10d才能适应，空肠滴入最高浓度为20%；过冷或过快，均可导致腹泻发生高渗性脱水。要素饮食浓度、剂量、温度、速度应结合要素饮食渗透压。若消化功能较好、全喉切除术后、通常术后营养不良，开始可用10%浓度1000ml，然后递增至2000ml，再提高浓度至15%、20%、25%，只要患者能耐受，宜每隔2～3d调整1次。总之，使用要素饮食的量必须以不致腹胀、腹泻等胃肠反应为原则。要素饮食所含多种维生素及矿物质钾、钠等含量均较低，凡长期使用要素饮食及消化管瘘患者，尚须注意另行添加。

（二）注意事项

1. 掌握好适应证，并非所有营养不良、消化吸收功能差的危重病员均可用。

2. 应结合病情，供给适当的浓度、剂量，注意温度和速率，以避免胃肠反应；口服每小时由50ml渐增至100ml。鼻饲及空肠造口滴速，每小时由50ml增至120ml，鼻饲最快速率不宜超过150ml/h。尽可能24h保持恒定的滴速，口服温度37℃左右，鼻饲及空肠造口温度宜41～42℃。

3. 肝胆胰疾病、短肠综合征、消化管瘘、空肠造口等患者宜用低脂要素饮食。

4. 注意无菌，一切用具包括容器、漏斗、玻璃棒、盐水瓶、导管等须经高压消毒使用。

5. 室温在20℃以上时稀释液应放置冰箱内，24h内用完，时间过长细菌容易生长。

6. 停用时须逐渐减量，防止骤停导致低血糖。

7. 应用要素饮食时须定期观察体重、尿量、大便次数及性状、血清和尿渗透压、血糖、尿糖、血细胞比容、血红蛋白、血清及尿电解质、血液及尿尿素氮、血清清蛋白、转铁蛋白、补体C_3、肝功能等变化。

8. 对病情变化及疗效反应应做详细记录。

（三）特殊情况处理

1. 出现高血糖，可在临床医师指导下应用要素饮食。

2. 患者有恶心、呕吐时需降低浓度、减慢滴速。

3. 有腹泻或尿量增多时，应减慢滴速、降低浓度、减少剂量、调整温度。若腹泻仍不能缓解，可暂停使用，并查找原因。

4. 若出现高血钠、高血氯时，须降低蛋白质及能量、浓度，用蒸馏水稀释。

5. 患者主诉有反酸、胃液pH降低时，可补充牛奶，口服西咪替丁或氢氧化铝凝胶等药物，同时注意浓度不宜超过15%。

6. 小儿使用剂量及浓度要求。因新生儿及乳幼儿肾功能及酶系统尚未发育完全，使用要素饮食往往会致电解质平衡紊乱和血氨基酸浓度改变，因此新生儿及乳幼儿最好不用。有人建议1～3岁按浓度＜10%，3～7岁＜12%，7～10岁＜15%，10～12岁＜18%等使用。其供给量，按病情需要，结合儿童年龄、体重计算其供给量，特别注意患儿耐受量的差异。浓度过高，用量过大可导致高渗性腹泻，甚至恶心、呕吐。应用时宜随时观察病情变化，如腹泻立即停用。

四、并发症及预防

（一）胃肠并发症

EN多采用鼻饲或胃、空肠造口管输入EN制剂，因此EN最常见的并发症是腹泻、恶心、呕吐。

1. 腹泻

（1）营养制剂选择不当：营养制剂中脂肪含量相差较大，低脂肪营养液脂肪提供能量仅占0.9%～2%，高脂肪营养液脂肪提供能量达9%～31%，前者仅供给必需脂肪酸，而后者除提供必需脂肪酸外，尚提供能量。对于脂肪吸收不良的患者，高脂肪较易致腹泻，因此，在选用EN制剂时应熟悉各品种的营养素的质和量及渗透压，对某种新产品不耐受者，可选用另一种产品。

（2）营养液高渗且滴速过快：高渗营养液进入肠腔后，肠黏膜吸收水分障碍，反向肠腔内分泌水分而致腹泻，如水样便。预防办法为稀释后少量、缓慢输注，速度控制在40～50ml/h，24h后再逐渐增量达到需要量。若经过各种措施无效，可改为PN。

（3）营养液温度过低：营养液温度应维持在40℃左右，当低于室温时，则易发生腹泻，尤其是体弱的老年人。通常应在体外复温到室温再输注入肠。

（4）严重营养不良、低蛋白血症：尤其血浆清蛋白低于30g/L时，因肠黏膜萎缩可导致腹泻，此种情况应从低浓度、小剂量开始逐步使患者适应，有的需1～2周才可达到完全EN的需要。

（5）乳糖酶缺乏：因大量未水解的乳糖进入肠腔，使肠内渗透压增高致腹泻。我国约有8.5%的人对乳糖不耐受。目前商品用EN制剂中乳糖含量均极低，使用这类营养制剂时通常不考虑由乳糖酶缺乏所致。

（6）医源性感染：重危患者长期应用抗生素致肠炎、腹泻，在此种情况下应用EN则会加重腹泻，应针对病因处理，或改用PN，待全身情况稳定，再开始应用EN。此外，营养液受到细菌污染及某些药物治疗如肿瘤化疗或放射治疗均可致腹泻，也应该注意。

（7）胰腺疾病、胃部手术、肠道梗阻、回肠切除或广泛性肠炎的患者：肠内可能缺乏足够的脂肪酶，造成脂肪吸收不良，可发生腹泻。此种情况可选择低脂肪含量的制剂逐步使患者适应。

2. 恶心、呕吐　要素制剂因氨基酸和短肽多有异味，即使增加调味剂仍有10%～20%患者会致恶心或呕吐。预防办法为：①若为滴速过快，胃内有潴留，则应减慢速度，降低渗透压；②对症处理，如给予止吐药等。

总之，当EN致腹泻、恶心、呕吐、腹痛等消化系统反应时，应考虑多种可能因素，并采取措施使患者顺利适应EN。

（二）代谢并发症

因营养液配方很难适应所有个体，危重、年老、意识障碍的患者有可能发生代谢并发症。最常见的是脱水和高血糖症，但发病率明显低于PN，只要有部分肠功能存在，处理亦较容易。预防及治疗的关键是认真监测、及时纠正。

1. 水和电解质平衡紊乱

（1）脱水：水补充不足可出现高渗性脱水。

（2）高血钾：营养液含钾过高，患者肾功能障碍，钾排出减少，出现高钾血症。

（3）低血钾：应用利尿药、胃肠液丢失未额外补钾而发生低钾血症。

（4）低血钠：营养液选择低钠，长期未补充钠盐、大量出汗，可发生低钠血症。

（5）矿物质缺乏：多由长期应用EN、营养液选择不当，或补充不及时，可引起铜、镁、钙等矿物质缺乏。

2. 高血糖　营养液渗透压高致高血糖，发生率达10%～30%。应减慢营养液输注速度或降低浓度，并应用胰岛素使血糖接近正常。如未给予纠正，则可发生较严重的高血糖性高渗性非酮症脱水（HHNK），甚至继续恶化导致昏迷。此时机体胰岛素储备足以防止酮症，但不足以控制血糖。高血糖可引起渗透性利尿，继而发生脱水。一旦发生，需要输入大量水及适量胰岛素。若患者已适应某种营养液和输入量，突发高血糖则可能是因突然输入过量营养素所致，应仔细检查输注速度。如既往血糖正常者发生高血糖，则有可能发生全身感染。

3. *维生素缺乏* 配方中维生素K含量较低或缺乏，EN时间长则易发生缺乏，致凝血酶原时间延长。生物素缺乏可致皮炎、肌痛、厌食等。

4. *必需脂肪酸缺乏* 长期应用含脂肪少的营养液，则易发生必需脂肪酸缺乏。

5. *肝酶谱异常* 某些患者应用要素制剂可能发生转氨酶升高，致肝酶谱异常改变。

（三）感染

1. *营养液被污染* 营养液配制时未严格执行无菌操作可造成污染，配制后在室温放置时间过长也可致细菌繁殖，导致在输注时带入细菌。通常配好后在室温下可保持12h，若时间过长，营养液易受污染，应低温保存。

2. *滴注容器或管道污染* 要求配液用容器严格进行灭菌处理，输液管道应无菌，每天更换，并定期进行细菌培养监测。

3. *吸入性肺炎* 主要是幼儿和老年人、呼吸困难者、吞咽反应迟钝及昏迷患者。对这些患者行EN时应严格监护，预防吸入性肺炎。基本原因是胃排空不良、胃潴留导致胃液连同输入营养液呃逆反流，致误吸所致。防止胃内容物潴留及反流是预防的基础，可采取以下措施。

（1）滴注营养液时始终使床头抬高30°～45°。

（2）高渗营养液易在胃内潴留，开始时应稀释营养液，逐渐加量至全量，或输注速度从40ml/h逐渐增加到足量（80～100ml/h）以满足机体需要。不要同时增加滴速和浓度，应逐步调整。

（3）及时检查及调整鼻饲管管端位置，鼻胃管有时因咳嗽、呃逆而卷曲，管端可返入食管，易致呕吐。应经常检查确定管端位置，尽量使鼻饲管管端通过幽门进入十二指肠或空肠上端，高危患者应采取经胃或空肠造口置管，减少营养液潴留，减少吸入性肺炎发生率。

（4）经常检查潴留情况，一旦潴留液超过100ml应暂停输入2～8h，证实胃潴留小于100ml后以低浓度、较慢速度重新开始滴注，然后逐步调整，在输注时应每2小时复查1次，反复检查数次，如2次检查胃内容物仍大于100ml，应暂停EN；或每小时检查1次，连续2次潴留液超过每小时营养液输入量也应暂停EN。一旦发现吸入胃内容物应立即采取以下措施：①立即停止营养液滴注，吸尽胃内容物；②立即行气管内吸引，尽可能吸出液体及误吸食物；③鼓励并帮助患者咳嗽咳出误吸液体；④应用EN并同时进食的患者，较大颗粒状食物被误吸时应尽早行支气管镜检查，清除食物颗粒；⑤静脉滴注白蛋白减轻肺水肿；⑥血气异常时，行人工呼吸；⑦应用抗生素防治肺部感染。

（四）置管并发症

1. *经鼻置管* 经鼻置管长期放置后可致鼻翼部糜烂、咽喉部溃疡、声音嘶哑、鼻窦炎、中耳炎等并发症，必须注意护理，对需长期置管者，应改做胃或空肠造口。

2. *胃造口* 主要为胃与腹前壁固定不严密致胃内容物漏出，造成腹腔内感染。造口处出血，应查明原因，若用药止血无效则需再次手术止血。

3. *空肠造口并发症* 主要为造口管周围渗漏、梗阻，前者主要因技术疏漏，造口周围固定不严密，后者则因异常肠蠕动所致。

（五）肠内营养并发症的预防

1. 开始管饲时，要使患者明白这是促进康复的暂时措施，使患者配合和乐于接受。

2. 保证管饲营养液的新鲜卫生。

3. 通常情况下，EN制剂能量密度应控制在4.18kJ/ml（1kcal/ml）左右，不宜过高。

4. 不要同时增加输液速度和营养液浓度，可先增加输入速度，然后逐渐增加浓度，这样可减少腹痛、腹泻及水电解质失衡。

5. 营养液渗透压不宜过高。

6. 间歇性管饲时，每次管饲前应检查胃潴留，如抽吸液达150ml应停止管饲，抽出的潴留液应缓慢地注入胃内，减少胃液内有效成分及电解质丢失。

7. 如采用间歇性管饲，较适宜的输注速度是20～30min输入400～600ml。

8. 注意防止脱水，特别是婴幼儿应增加水的摄入，过高的蛋白质和电解质浓度可致体液高渗而带来危害。

9. 十二指肠和空肠对输注的营养液容量和渗透压敏感性比胃高，营养液中能量含量必须逐步增加，输注要素制剂时更应注意。

10.胃肠消化吸收功能极差时，可用单体成分明确配方制剂，或使用多聚体营养配方。

11. 多不饱和脂肪酸提供的能量不足2%时，可发生必需脂肪酸缺乏，需增加脂肪输入。

12. 管饲患者若不进食和饮水，舌、口、咽易发生炎症，应注意口腔卫生及护理。

13. 输注黏稠配方营养液或碾成粉状药物时，细孔径鼻饲管易堵塞，可每2小时注入20ml液体，冲去黏稠物以保持管道通畅。

五、肠内营养的监测

EN并发症发生率虽较低，但仍可出现。因此，在进行EN时，必须严密监测代谢与营养指标，使并发症减少到最低限度。为了防止监测项目的遗漏，应建立基本的管理制度及监测项目，以保证EN的顺利实施。

1. EN剂名称、体积、浓度、输注速度。

2. 在喂养以前，必须确定管端的位置。胃内喂养以吸出胃内容物证实。如胃内无内容物或管端在十二指肠或空肠，则需X线片证实。

3. 胃内喂养，床头要抬高30°～45°。

4. 胃内喂养开始时，每隔3～4小时检查胃残留物的体积，其量不应大于前1 h输注量的2倍。当EN液浓度与体积达到可满足需要及能耐受时，每天检查胃内潴留物1次，其量不应大于100ml，如潴留物过多，宜停止输注数小时或降低滴速。

5. 每天更换鼻饲管及EN剂容器。

6. 每次间歇输注后或投给研碎药物后，以20ml水冲洗鼻饲管。

7. 开始管喂前5d，每天记录能量及蛋白质（氮）摄入量。EN液输注量恒定后，每周记录1次。

8. 记录每天液体出入量，EN液体积与另外摄入水应分开记录。

9. 每周称体重。

10. 喂养开始及开始7d内，每天检查全血细胞计数及血液生化指标，以后每周2次。

11. 每天上午8：00点收集24h尿，做尿素氮及肌酐排出量分析。

总之，EN监测开始每周2次，至管喂营养定量稳定后改为每周1次。应定期检查血钠、钾、钙、磷、镁、总蛋白、清蛋白、转铁蛋白、胆红素、三酰甘油、胆固醇、血糖、尿糖、尿素氮和凝血酶原时间。定期记录体重、氮平衡、出入量及营养参数（肌酐/身高指数、三头肌皮褶厚度、臂肌围等）。还应密切观察患者对管喂的反应，及时发现可能出现的并发症，对腹泻、恶心、呕吐、肠痉挛和腹胀等消化系统不能耐受的症状，应及时记录并给予相应的处理。

第四节　肠内营养器械

一、输　液　泵

近年来输液泵开始广泛应用，是连续输液理想的现代化医疗设备。输液泵能有效地、准确地维持恒定滴速及总输液容量。

1. 常用输液泵结构特点及功能　输液泵发展经历由单纯机械泵到机械电脑泵的演进过程，其功能也由单纯控制输液速度到附加多种故障自动识别、警报功能，直至最先进的具有人工智能的输液泵，用于静脉输液。

（1）第一代输液泵：为导管挤压泵，输液精度不高，应用不太方便。为定容量、滚轮挤压式输液泵。泵内无蓄电池及故障自动警报系统。

（2）第二代输液泵：在第一代泵基础上加以改进，有流速数字显示控制，导管挤压定容积输液。输液精度明显提高，调速较为方便，但内无故障自动警报系统。无故障自动识别警报系统，仍须常观察。第一、二代价格便宜，操作容易，临床仍广泛应用。

（3）第三代输液泵：为微电脑控制，导管挤压定容积输液泵及定容量注射器泵，精度及调速范围明显提高，并有多功能工作状态自动显示，如故障识别警报系统、输液记忆功能，操作方便，性能可靠，在临床应用日趋广泛，目前临床上应用的有Cormed sigma- 5000型、IVAC 560型及IMED 960/965型等容量输液泵。输液泵正常工作时，任何异常情况，均可被警报系统及时识别并报警。泵精确度在整个流量范围内，按选定流速平均输入容量偏差在±3%。发生任何干扰时，均可被6种不同警报显示器识别。

①空气警报：在清亮及不透明的液体中均能发现气泡，传感器在泵门内得到保护，以免受外部损害。

②阻塞警报：可感知被阻塞的管道。

③输液完毕；在预定输入液输完后，以每小时1ml速率蠕动以防液体走空。

④电池蓄电不足：表明泵应接电源插头，以连续使用并充电。

⑤开启门：警告护士必须停泵。

⑥开关变化：按预定速率及容量定好的开关变动时也发出警报，以防止未经允许调节泵。容量总限量可选择为1～9999ml，可调输液速度1～999ml/h，每小时最小调节量为1ml。

2. 输液泵保养

（1）安全使用输液泵：搬动时要小心，不要碰撞。仪器使用的电源设备必须符合国家标准。不要在有易燃、易爆危险处使用。有效电压必须与电源板上标明电压相符合。防止电源突然中断，有蓄电池泵，如出现断电时，可启动电闸恢复电池工作。

（2）保持泵内清洁：防尘、防暴晒，一旦开始滴注营养液，应及时擦洗干净，定期清洁等。

（3）按说明操作：专人保管，保养由具体使用人负责，保管人应检查、监督，使用前必须详

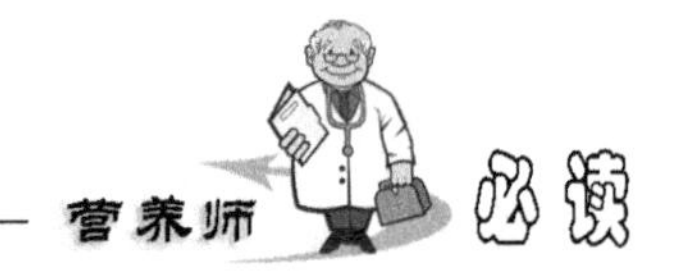

细阅读说明书。

（4）妥善保管：用毕后，拔掉电源，关闭机器。用湿布和中性清洁剂擦洗，再用喷雾性消毒剂消毒，最后用布擦干，放在通风洁净处保存，盖上罩布。

（5）注意安全：不要随意打开机壳，以防止触电，检修须找经过专门训练的技术人员。

（6）及时充电：有蓄电池的泵，在停止使用超过15d，应充电24h。

二、管　　道

1. 鼻饲硅胶管的制作　取长1m、内径0.2cm、外径0.3cm的医用硅胶管塞入直径0.25cm钢珠8只，每个钢珠间隙0.2～0.3cm。这些钢珠对人体无害，即使脱落也可随大便排出体外，钢珠可起到重力牵引鼻饲硅胶管的作用，在X线透视时显示导管位置。在距末端1.5cm处用丝线结扎2道，留出长2～3cm的线头，以便随肠蠕动牵引鼻饲管较易通过幽门和Treitz韧带，距钢珠1～2cm处分别剪2～3个侧孔，管近端入口接上平针头，可接输液器。最近，国内已经有采用注水的办法，也能使导管通过幽门和十二指肠悬肌（Treitz韧带）进入空肠。

对于肠内饲养管，近年来国内外有较多改进，提供了多种商品喂养管。如材料选硅胶和聚氨酸（PV），使导管质软，减少对组织刺激。管端原用汞封入而今大都改为硅或钨等惰性元素以加重管端，有利于导管进入十二指肠或空肠，且不透过X线，有利于定位。有的附有不锈钢、金属（钛）或尼龙导丝，使导管不易扭折，而便于放置。

2. 造口衔接管选择　接管太长或太短都直接影响管饲的效果，太长管子盘绕，增加营养液通过的阻力，管道越长阻力越大；管道过短患者在变换体位时易将营养管脱开。选用造口衔接管的质量也很重要，管质太软易扭曲、易受压，影响营养液输入速度；管质太硬，影响必要时挤压，故在使用时应选用软硬适中的乳胶管做造口衔接管。

3. 输液泵管　泵管多采用医用胶管，为新型合成材料制成。

（1）选择：透明度好，质地柔软，价格便宜，能耐高压蒸汽消毒，且耐寒性较好，化学稳定性好，对人体无毒无刺激性。

（2）检洗：应用前要检查泵管有无破裂、针扎孔、发黏等情况，用汽油擦去胶布痕迹。用自来水冲洗，逐段在搓板上搓揉，反复冲洗泵管内外。

（3）消毒：先用清水冲洗干净，再泡入热开水后，用热肥皂水冲洗管腔内外，冲净后煮沸5min，或高压灭菌，以备再用。

4. 输液泵管安装方法　准备好泵管及营养液瓶（袋），将调速装置关闭，将输液瓶（袋）悬挂在输液架上。管道排气，滴液壶要留必要的空间；垂直放置，液面低于1/2，缓慢打开输液管道调节器。有Y形管道的将Y形侧管倒置排气。排出所有气体后，关闭输液管道调节器，将输液管道与EN管连接后，调节输液管道调节器，将泵门打开，按所使用泵的安装说明，接上管道输入营养液。

三、输　液　袋

EN液常由多种液体混合配制，应避免营养液在配制时被细菌污染，配制过程须在洁净治疗室中进行。应用一次性输液袋不仅能保证EN不被污染，而且配制及使用方便。

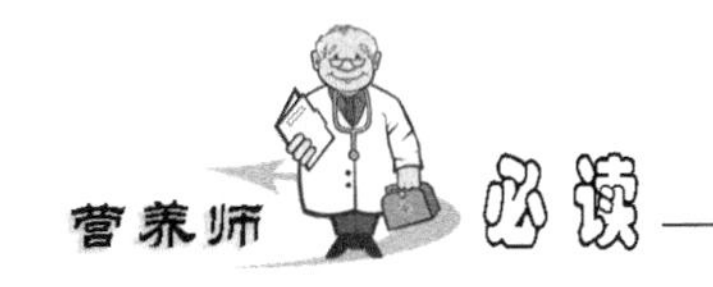

1. 用法与配制

（1）根据医嘱配方，填好卡片，写上营养液的名称、剂量及每分钟输注滴数。

（2）操作者洗净双手，戴上口罩。

（3）去掉溶液瓶上的铝盖或塑料盖，用蘸有75%乙醇溶液的棉签，消毒瓶口四周，按配方表加入营养液，应注意配伍禁忌。

（4）检查输液袋内配件有无破裂、松动、脱落等，将输液袋导管上3只加药用的插瓶针分别插入3个瓶子，并将其倒置，如此将患者1d所需的各种营养液加入袋内，加完后拔除导管，轻轻振荡营养袋，使营养液充分混合。

（5）混合后的营养液宜当天使用完毕，夏季宜在12h内注入，时间过长易腐败变质。

2. 输液袋优点

（1）因营养袋内液体靠重力滴入，配制好的营养袋完全封闭，与外界空气隔绝，塑料袋外受大气压的作用，液体间接受压，形成水柱进入体内，不会将空气中的细菌吸入营养袋中。输液袋内不会造成负压，且袋内无空气，滴注完毕也不会进入气体。

（2）给患者心理上的安全感，在常规滴注时，患者常担心液体走空而影响休息。采用输液袋解决了患者的顾虑，为患者创造良好的休养条件。

（3）减少护理人员的工作量。常规用500ml葡萄糖瓶装，每天需要4～6瓶，工作量大，且易污染。

（4）应用输液袋减少常规输液的多次换液，减少在换液时微生物对营养液的污染。

（5）随着社区服务的蓬勃发展，家庭病床也越来越多，营养袋的出现，给不需要住院的家庭患者带来方便。营养袋总重量轻、体积小，不需要反复换液。为不需要住院的慢性、晚期肿瘤患者排忧解难。

第五节　家庭肠内营养

有些需要长期管饲患者，在病情稳定时，在家进行营养治疗也能收到同等效果。家庭肠内营养（HEN）既可以减轻患者经济负担，又可与家人共同生活，提高生活质量。

一、患者选择

1. 不能经口摄入足够的营养，营养状态不佳，胃肠功能存在。
2. 疾病已稳定，无须继续住院治疗。
3. 需要持续管饲3～4周，或更长时间。
4. 有适合的管饲途径，长期经胃或空肠造口，短期经鼻胃管喂养。
5. 住院时管饲已有良好效果，无难以处理并发症。
6. 患者及其家属在出院前经适当训练，能熟练掌握营养液配制、保存、并发症预防与处理等。
7. 患者及其家属愿意继续管饲。
8. 医院能够随访患者，或患者离医院较近。
9. 保证管饲的营养液与用器供给。

二、客观条件

1. 家庭环境　包括室内适宜的温度、湿度、通风、噪声强度、光线和装饰等。这些条件的变化对患者身心恢复、治疗效果都有密切关系。

2. 卫生条件　食欲受精神、进食环境和菜肴色、香、味、形等感官性状影响，如精神愉快，情绪好，进餐环境整洁优美，布置清新悦目，餐具消毒卫生，进餐者情绪开朗，食欲则旺盛。

三、使用方法

HEN配方选价格较低廉，不宜太贵。营养素供给要充足、平衡、适当。蛋白质、脂肪、糖类配比合理，无机盐和微量元素、维生素要满足生理需要。为达到营养要求，应选用多种食物混合组成。液体总量要适当，补充足量水分，防止液体进量不足。已放置胃造口喂养管及小肠功能正常者可用匀浆饮食或非要素饮食。肠内喂养可采用非要素饮食，也可用要素饮食。需要增加能量或蛋白质者，可采用组件饮食加入。患者可任意饮水或饮料。

1. 要素饮食配制　取要素饮食100g，用少量50℃左右的温开水调成糊状。再以60～70℃温开水稀释至400ml，并搅拌使成均匀溶液，放10min后即可应用，浓度为25%，每1ml提供4.18kJ（1kcal）能量。多数患者开始时应稀释后使用，由10%浓度逐渐提高至25%，灌注速率与总体积也应逐步提高，逐日增加，适应期内不足能量与氮源，由静脉输液补充。口服可酌加香料或果汁。肠内滴注，温度宜在40℃左右，速度根据患者情况酌定，用输液泵或重力滴注均可。

2. 混合奶配制　配制方法有2种：一是将混合奶全天用量1次配成，分数次使用。此法适用于寒冷冬季，或存于4℃冰箱内备用。二是据每次摄入量及所含食物成分比例，现配现用；此法操作麻烦些，但配制的营养液新鲜，污染少。

为避免混合奶出现颗粒、凝块，或其他杂质堵塞喂养管，在每次喂饲前必须用消毒纱布过滤。奶类营养丰富，最适宜病菌的繁殖，如果保存不好，不注意卫生，容易腐败变质，服后会致胃肠疾病，故在配制混合奶时，操作人员要洗手，衣帽整洁，严格遵守操作规程。对其用具、容器要消毒，尤其在夏季更应注意，把好病从口入关。

3. 灌注技术　管饲多采用间歇重力滴注，以保证有良好耐受。通常是白天滴注，每隔3～4h 1次，每次300～400ml，约30min滴完。根据患者耐受情况可适当变动。鼻十二指肠或空肠造口喂养，均可用连续滴注，借重力或蠕动泵持续12～24h输注。如需白天活动，可采用可移动的输液架。

HEN可使患者愉快而正常地生活。家庭护理有利于预防合并症，及时发现和处理各种异常情况，与患者保持良好关系，从精神上支持患者，保证患者顺利接受营养治疗，尽早康复。

第12章 Chapter

肠外营养治疗

对危重患者进行营养治疗极为重要，约有50%外科及40%内科患者，因原发疾病或医源性因素，存在着不同程度的营养不良，其中5%～10%较严重。严重营养不良可导致免疫功能损害、伤口愈合不良，产生压疮、贫血，甚至死亡。患者如术前或术后能获得足够的营养，则可提高机体对手术耐受能力，恢复正氮平衡，减少感染等并发症。

第一节　概　述

肠外营养包括中心和周围静脉营养，中心静脉营养以前称完全胃肠外营养（TPN），指患者完全依靠静脉途径获得所需的全部营养素。包括氨基酸、脂肪、糖类、维生素、矿物质和微量元素及水。胎儿和婴儿可依赖PN得以生长发育，成人能据此生存并恢复正常的生活。是某些因解剖结构或功能的原因不能经肠营养患者唯一供给营养的途径。进行PN需要较为严格的技术和物质条件，有可能发生较为严重的并发症。作为有效的营养治疗方法，近年来，在临床得到较为广泛的应用，和EN结合进行营养治疗，疗效确切。

经静脉给予营养的技术起源于多种科学技术的观察和进展，最初用静脉外补充盐水和碱使得垂死的霍乱患者复活。1923年发现致热原，1939年首次经静脉输入酪蛋白水解液，1940年结晶氨基酸溶液由静脉输注。1945年由下腔静脉输入高浓度葡萄糖，首开静脉输注高渗液体的先河。1952年报道由锁骨下静脉插管开展中心静脉输液10年的经验，促进经肠外途径营养治疗的发展。1959年首先提出最佳非蛋白质热能和氮比值为627kJ（150kcal）：1g的理论。1961年大豆油制成脂肪乳剂，并解决脂肪乳剂稳定性与静脉输入安全性问题。1967年试验研究证实经腔静脉输入高热能与氮源可使动物生长发育，并用于小儿外科临床获得成果，并由此而提出"静脉内高营养"的名称。自此以后，PN开始较为广泛的研究和应用。1970年提出"人工胃肠"的概念。1977年无糖等渗氨基酸溶液用于饥饿和手术创伤的患者，并提出"节省肌肉蛋白"的学说，促进低浓度氨基酸的临床应用。以后的研究表明这种学说并不正确，只有同时补充糖类才能改善氮平衡。之后对微量元素的需要量和缺乏症，各种疾病状态时体内氨基酸组成改变的研究等，研制多种氨基酸液配方，如肝、肾患者应用的氨基酸液。研究创伤、应激时患者的营养代谢改变及营养治疗的注意事项，进一步明确支链氨基酸在体内的代谢特点及作用。

自从开展PN以来，已使众多垂危患者获得新生。但是进行PN需要较为严格的技术和物质条件，并可能发生较为严重并发症。作为有效的治疗方法，特别是近年来，在临床较为广泛地应用。对长期患病或不能经口进食患者采用此法治疗，可避免蛋白质消耗和营养不良发生。

第二节　常用肠外营养制剂

一、提供机体所需能量

1. 维持基础代谢　基础代谢的能量需要，是维持生命活动最低能量需要，主要包括：①体内物质合成时所需的化学能：蛋白质生物合成时，每形成1分子肽链约需20.9kJ（5kcal）能量；②生理活动机械能：心血管、胃肠及呼吸系统等器官活动；③细胞进行物质吸收和分泌的渗透能：胃酸分泌、出汗及葡萄糖的主动转运等；④神经传导与生物电的电能。

2. 提供体力活动能量　体力活动能量需要，如当肢体活动时，肌肉收缩对外做功需要机械能。

3. 食物特殊动力作用　食物特殊动力作用（specific dynamic action，SDA）即摄取食物后机体代谢率增高。用作PN营养素和能量制剂，主要是糖类制剂和脂肪乳剂两类。

二、糖类制剂

1. 葡萄糖　糖类中葡萄糖最符合人体生理要求，能被所有器官利用，有些器官组织，如大脑、神经组织、肾髓质、红细胞只能以其为能量物质。人大脑每天需120～140g葡萄糖作为能量来源，如不能从外源获得，则体内300～400g糖原很快被分解、耗尽。此后大脑所必需的葡萄糖都通过糖异生提供，这样会致氨基酸利用率下降，加重机体负担。葡萄糖输入后在酶和胰岛素作用下很快被代谢生成CO_2和H_2O，并放出能量。人体对葡萄糖代谢利用率约为每千克体重6mg/min，每天最大利用量虽可达750g，但实际用量以300～400g/d为宜，因为超量后易致高血糖和糖尿，长期过量输入会转化成脂肪沉积在肝等内脏和组织。葡萄糖在体内充分利用必须依赖适量胰岛素。正常人体分泌胰岛素功能良好，对糖代谢有自身调节作用，输注不超过10%浓度葡萄糖液时，通常无须补充外源性胰岛素。但在严重创伤、感染等应激状态时，机体出现系列内分泌变化和代谢紊乱，主要为胰岛素分泌受抑制，同时胰岛素在周围肌肉组织出现“阻抗现象”，作用减弱；儿茶酚胺（肾上腺素、去甲肾上腺素及多巴胺）、皮质素、生长激素、胰高血糖素及甲状腺素分泌或活性均增加，结果机体对输入葡萄糖的耐受性和利用率下降，故对处于应急状态和糖尿病患者，输注葡萄糖液时必须加用外源性胰岛素。葡萄糖来源方便而丰富、价廉、无配伍禁忌，与氨基酸同时输有保留氮的效应。可提供蛋白质再合成所需能量，并抑制糖异生，有利于输入氨基酸的利用。补充100g/d就有显著节省蛋白质作用。葡萄糖制剂浓度为5%～50%；70%制剂专供肾衰竭患者使用。

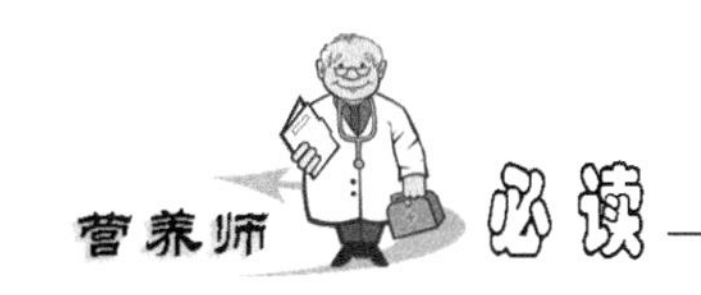

2. 果糖　果糖由静脉输入后，经肝磷酸酯化后进入糖代谢途径而被机体利用，在体内利用率与葡萄糖相似，代谢时依赖胰岛素少。对糖尿病和慢性肝炎、肝硬化等肝病患者，与葡萄糖联合输注效果比单用葡萄糖为好。另外，静脉输注后致血栓性静脉炎机会较少，并能加速乙醇代谢。但大量输入果糖后可产生乳酸血症、血浆尿酸浓度迅速增高、肝内ATP明显减少，从而致恶心、上腹部疼痛及血管扩张等不良反应。对存有酸中毒、严重肝功能不全，以及痛风患者不宜使用，也不宜作为能量代替葡萄糖单独使用。少数人因体内缺乏果糖激酶或果糖-1-磷酸醛缩酶B对果糖不耐受，使用前应询问有无果糖不受耐史。

3. 转化糖　由蔗糖经水解而成，为葡萄糖和果糖混合物。输注转化糖液后出现高血糖和糖尿的次数及程度均较单输葡萄糖液少且轻，故适于糖尿病、肝病等患者。转化糖制剂常用浓度有5%、10%、20%，另有与氯化钠配伍各类制剂。

4. 麦芽糖　由2分子葡萄糖组成，输入体内麦芽糖即可进入细胞内，经水解酶水解成葡萄糖，无须胰岛素。麦芽糖相对分子质量大，其等渗浓度为10%，渗透压为278mmol/L，输注时血管刺激轻，所供能量是同浓度葡萄糖注射液1倍，也不影响肝肾功能，无不良反应，制剂稳定性好，可长期储存。静脉输入后从尿排出较多，约为20%。体内利用率个体差异较大，而限制其广泛应用。常用浓度有10%、25%，有与氯化钠、氯化钾、氯化钙等配伍的混合制剂。

5. 山梨醇　输入体内能被山梨醇脱氢酶代谢为果糖，之后代谢途径与果糖相同。山梨醇脱氢酶在肝内活性很强，即使肝功能损害时也有活性。山梨醇能降低脂肪动员和生酮作用，能与氨基酸混合后同时灭菌，比果糖更常用于PN。但山梨醇较葡萄糖更易从尿中丢失，丢失量与输注速度和量有关。现用于临床的是5%山梨醇与复方氨基酸液配伍混合的瓶装制剂。

6. 木糖醇　为五碳糖，在体内部分转变为肝糖原。代谢不依赖胰岛素，利用葡萄糖不佳时可用木糖醇。健康人木糖醇最大利用率为每千克体重0.25g/h，静脉输入后从尿排出较多，约22%，并可使血尿酸、胆红素升高，与葡萄糖合并应用时，可提高后者利用率。目前临床使用的有与复方氨基酸液配伍的混合制剂。如糖、葡萄糖、木糖醇按2：2：1配比制成混合液，以每千克体重0.5g/h总剂量连续输注12h，糖类总量达420g（按70kg体重计算），结果葡萄糖和果糖全部被利用，木糖醇从尿丢失仅8.9%，而供给能量可满足成人需要，并可避免各成分单独输注时的不良反应。

7. 乙醇　代谢后产能为29.26kJ（7kcal）/g，不增加渗透压负荷，静脉输注后经尿和肺损失很低，可节省蛋白质，不增高基础代谢率，有些患者用后尚有舒适感，在PN曾最早应用过。常用浓度2.5%～5%，应使血浓度不超过0.05%，成人每天50～100g。但大量或长期使用抑制骨髓造血和肝功能损害，对神经系统也有毒性。现已有乙醇葡萄糖混合制剂用于临床，作为提供术后患者能量。因果糖能加速乙醇氧化，氨基酸可增加乙醇清除率，所以有些PN制剂中含有氨基酸、果糖及乙醇3种成分。研究表明，输糖类混合液比单输利用好、不良反应少、安全性高。

8. 甘油　甘油为丙三醇，每克甘油在体内代谢后产生能量18.07kJ（4.32kcal），有糖异生作用，可减少氨基酸糖异生和脂肪过氧化致酮体产生。甘油体内代谢不依赖胰岛素，可作为非蛋白热源，用于对葡萄糖耐受性和利用率降低患者。但大量或快速输注甘油可致溶血、肾损害、利尿等不良反应，故限制其广泛应用。现临床有与复方氨基酸配伍制剂。

三、脂肪制剂

脂肪的营养价值主要是提供能量、生物合成碳原子及必需脂肪酸。因脂肪不能直接输入静脉，否则会产生脂肪栓塞，甚至导致死亡，故必须将其制成直径小于0.6μm微细颗粒乳剂，才能供静脉输注。

（一）脂肪乳剂特点

1. *脂肪乳剂供能值高* 每1g脂肪代谢后可供能38～39kJ（9.1～9.3kcal），可用较小量输液提供较多能量，对限制液体摄入量的患者尤为适用。

2. *渗透效应小* 10%、20%及30%脂肪乳剂（英脱利匹特）的渗透压［mmol/（L·H_2O）］分别为300、350及310，故可经外周静脉输注，极少发生血栓性静脉炎，并减少PN患者必须做中心静脉置管的问题。

3. *供给必需脂肪酸* 供给人体自身不能合成的必需脂肪酸、亚油酸和亚麻酸，用于防治单用糖类供能时致的必需脂肪酸缺乏症。

4. *无利尿作用* 静脉输入后不会从尿和粪中排出，全部为机体所利用。

5. *含有胆碱* 有足够的胆碱，可供给机体日常代谢需要。

6. *改善氮平衡* 与氨基酸联合应用，可提高后者利用率，减少机体蛋白质消耗，改善负氮平衡。

7. *疾病时利用率增高* 在创伤、手术后等应激状况下，脂肪的水解增加，利用率增高，而葡萄糖的利用率下降。

8. *呼吸商低* 脂肪代谢后呼吸商为0.7，低于糖类的1.0和蛋白质的0.8。故与后两者相比，脂肪乳剂氧化后产生CO_2较少，可减轻呼吸负担。脂肪乳剂中的磷脂成分还是肺泡表面活性物质合成底物，故有利于呼吸衰竭患者肺功能改善。

9. *不影响脂肪代谢* 脂肪乳剂输入后与内源性脂肪代谢相同，使组织脂类组成能够维持正常，并对含有脂类细胞膜、脑内脂类及血胆固醇形成尤为重要。

（二）脂肪乳剂组成

脂肪乳剂是将植物油，如大豆油、红花油、芝麻油等，加入乳化剂如卵黄磷脂、大豆磷脂等，等渗剂如甘油、山梨醇等及水后经高压匀化器乳化成白色均匀乳状液体，与体内乳糜微粒相似，均匀分布，平均直径约0.3μm脂肪微粒，性质稳定，输注后无明显毒性反应。

脂肪乳剂三酰甘油按其组成的脂肪酸碳链长度分为长链三酰甘油（LCT）和中链三酰甘油（MCT）两类。LCT碳链由14～20碳原子组成，进入线粒体内代谢需借助肉毒碱。其中含人体必需脂肪酸（EFA），即n-6和n-3多不饱和脂肪酸，即亚油酸和亚麻酸。EFA是细胞膜脂质成分，与细胞功能密切相关。脂肪乳剂都含有磷脂，摄入过多磷脂会干扰体内脂代谢，可能带来系列危害，故宜选用低磷脂含量脂肪乳剂。MCT脂肪酸碳链由6～12个碳原子组成，无需肉毒碱参与即可进入线粒体内代谢，故与LCT相比其代谢率快，静脉输入后能快速从血中廓清，几乎不沉积于器官组织中，可被充分地氧化利用。但MCT不含必需脂肪酸，且大量输注MCT后因很快分解，可产生毒性，故目前临床制剂是MCT和LCT各占50%的混合物。已有中、长链结构型脂肪乳剂，在1个甘油分子上同时连接上长链脂肪酸和中链脂肪酸。与MCT和LCT混合乳剂相比，输入体内后MCT不会迅速大量释放，故更为安全，不良反应少。

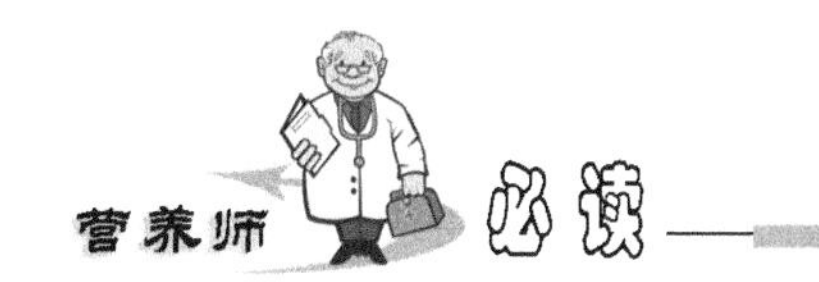

（三）脂肪乳剂代谢和临床应用

大量实验和临床研究证实，脂肪乳剂在体内代谢利用与食物脂肪相同，能作为能量改善氮平衡。静脉输入脂肪乳剂在血液中分解成三酰甘油，形成暂时的血脂浓度升高。在毛细血管内皮细胞释出的脂蛋白酯酶作用下，三酰甘油被水解成甘油、脂肪酸及其他的甘油酯供组织利用。以80～125ml/h速度输注10%浓度脂肪乳剂，在输入后最初2～3h，血清三酰甘油浓度达峰值，输注后4～6h时非酯化脂肪酸（FFA）浓度达峰值，在其后4～6h则逐渐恢复正常。同时供给葡萄糖可促进FFA氧化，能显著增加FFA清除率。肝素刺激脂蛋白酯酶释放，增加组织对脂肪乳剂摄取。胰岛素可减少FFA从脂肪组织释出，增加血脂清除，推荐在输入脂肪乳剂的同时，给予少量肝素和胰岛素。

脂肪清除率可达每千克体重4g/d，成人脂肪乳剂用量为每天脂肪1～2g/kg。脂肪乳剂安全、无毒，但应注意用法。单独输注时不宜太快。成人第1次输注10%脂肪乳剂量，在开始15～30min速率为1ml/min，如无反应可渐加快，输完500ml所需时间应在4h以上，输入太快可致胸闷、心悸、恶心、畏寒、发热等反应。除复方脂溶性维生素外，不要将其他药物直接加入脂肪乳剂中，特别是高浓度电解质溶液，以免影响脂肪微粒稳定性。

在进行PN时，糖类和脂肪的理想比例未完全确定。通常主张脂肪乳剂供能小于总能量50%。有研究显示，术后早期PN，用2：1糖脂能量比例可获最佳氮平衡，且不影响肝功能。对切除全小肠和右半结肠患者，用此糖脂比例持续PN，长达18年今仍健在，并能从事家务和轻度工作。

四、蛋白质和氨基酸制剂

蛋白质有多种生理功能，构成人体结构组织，如细胞、组织、器官等；组成抗体和免疫球蛋白，维护免疫功能；为人体新陈代谢各种酶的组分；为某些激素的成分，如胰岛素等；构成血红蛋白、脂蛋白、转铁蛋白等，具有运输功能；对核酸代谢有调控作用；在饥饿、应激时，蛋白质也是供给能量物质。蛋白质元素组成与糖类和脂肪不同，除C、H、O外，还有N、S、Fe、Zn、Cu等，其中N在各种蛋白质相对恒定为16%左右，即1g氮相当于6.25g蛋白质。临床常用摄入氮量和排出氮量表示机体蛋白质出入量。

人体蛋白由20种氨基酸组成，氨基酸以不同数量、种类及空间结构组成功能不同的蛋白质。有生命的生物有1010～1012种不同蛋白质。氨基酸代谢就是蛋白质的代谢过程。

（一）氨基酸营养学意义和价值

人体缺乏蛋白质或氨基酸，有低蛋白血症和低血红蛋白血症，免疫功能降低，抗病能力下降，易感染疾病，如手术则伤口难以愈合，并可能发生水肿、贫血、激素和酶合成不足、凝血时间延长、肌肉萎缩等病症。对不能通过胃肠摄取蛋白质或量不足者，可经静脉输注全血、红细胞液、血浆、清蛋白及氨基酸混合液供给蛋白质。长期以来，血制品被习惯用作改善营养的措施，但从营养代谢角度此法显然不妥。500ml血含90g蛋白质，红细胞平均寿命约为120d。所有过期红细胞蛋白质均可分解为氨基酸供合成蛋白质，但血红蛋白缺乏亮氨酸，故不能维持氮平衡。另外，输入大量全血、红细胞液后易致心血管系统负担过重，抗体形成，含铁血黄素沉积症，抑制骨髓功能及传播感染如肝炎、获得性免疫缺陷综合征（艾滋病）、疟疾等，故输血仅适用于失血补充，输红细胞为了纠正红细胞性贫血。1000ml血浆约含70g蛋白质，如用血浆满足机体蛋白质需要，因其胶体渗透压效应可发生心血管负荷过重。另外，血浆蛋白质转换率很低，仅为氨基酸的0.5%；其中异亮氨酸和色氨酸含量均较低，故不适宜作为蛋白质来源，可用作补充血浆蛋白质丢失，如大面积烧伤。清蛋白生物半衰期约20d，输入后需分解成氨基酸才能被机体利用。血制品价格昂贵，体内利用不充分，代谢缓慢，通常只宜作补偿性治疗。只有氨基酸混合液才是较理想供氮静脉制剂，能提高蛋白质生理合成。为使输入氨基酸能在体内充分利用，以合成蛋白质和其他生物活性物质而不消耗产能，必须在输注氨基酸液的同时，供给足量非蛋白质能量，即应同时给予葡萄糖液和脂肪乳剂。

（二）氨基酸制剂组成

人体所需要的氨基酸分为3类，即必需氨基酸（EAA）、非必需氨基酸（NEAA）和半必需氨基酸。EAA在成人体内自身不能合成，必须由食物补充。NEAA是可利用非特异性氮源来合成，也可由EAA转化。半必需氨基酸为精氨酸（Arg）和组氨酸（His），在人体内能由其他物质缓慢地生成，但合成相当慢，不能维持正常需要，故还需要从外界补充。EAA和NEAA不是根据营养价值，而是指体内能否合成。代谢时所有氨基酸都是必需的，NEAA对机体重要性并不比EAA低。

氨基酸还可分为中性、酸性、碱性3类。酸性氨基酸为天冬氨酸和谷氨酸；碱性氨基酸为精氨酸、赖氨酸及组氨酸；中性氨基酸有12种：亮氨酸、异亮氨酸和缬氨酸为支链氨基酸（BCAA），酪氨酸、色氨酸和苯丙氨酸为芳香族氨基酸（AAA），甲硫氨酸和半胱氨酸为含硫氨基酸，苏氨酸和丝氨酸为羟基氨基酸，此外还有甘氨酸和丙氨酸。

组成蛋白质20种氨基酸中，除甘氨酸外，其他氨基酸因其α-碳原子不对称，有D型和L型之别。用旋光仪检测氨基酸溶液时，均显示出旋转偏正光能力。L型氨基酸人能利用。D型氨基酸除甲硫氨酸、苯丙氨酸及色氨酸外，其他D型氨基酸均不能被人体利用；D型氨基酸也只有在酶作用下转变为L型后方能利用，故临床用氨基酸液全部为L型氨基酸制剂。

（三）氨基酸制剂氨基酸配比模式

输注氨基酸液目的是提供机体合成蛋白质所需要的氨基酸。因各种蛋白质都有特定氨基酸组成。如输入复合氨基酸液中氨基酸配比不合理，缺少某种或某些氨基酸，或含量不足，则蛋白质合成受限制，或只按这种不适当比例进行，输入氨基酸就不能获得有效利用。

复方氨基酸制剂中各种氨基酸配比模式，是指含量和相互比例关系。通常以某种模式为依据，常用模式有人奶、全蛋、Rose模式、FAO模式、FAO/WHO模式、Vuj-N模式及血浆游离氨基酸模式等。以食物中较重要蛋白质为标准，按其中氨基酸组成和配比，设计的氨基酸制剂配方也未必合理。因为食物要经消化吸收，再经肝代谢，由此产生的各种氨基酸量已不同于某种蛋白质氨基酸模式。另外，经细胞内外交换才能达到平衡，而对这种变化和平衡目前了解甚少，故食物组成不能代表体内氨基酸组成。有人建议以血浆所含氨基酸浓度为模式，但血浆氨基酸含量仅占全部氨基酸总量10%。将按血浆氨基酸模式配制的氨基酸输液，与按口服营养必需量配制的氨基酸液做比较，结果后者效果明显优于前者；前者所含氨基酸很少被用于合成蛋白质，长期用后会使血浆某些氨基酸过高，甚至达到中毒程度，而亮氨酸、异亮氨酸及苏氨酸则低于正常。

复方氨基酸液研制在不断发展，目前配方还不完善。因静脉输的氨基酸与由肠吸收不同，不通过肠黏膜和肝，故制剂需做调整。目前氨基酸制剂品种很多，配方各异，氨基酸由11

种增加到14种、15种、17种和18种，乃至20种。氨基酸总浓度由3%增高至5%、6%、7%、10%、12%及15%。种类增加使输入后转化利用更为充分。高浓度产品适用于须补给大量氨基酸而输液容量受限制者。

（四）氨基酸制剂发展

氨基酸制剂发展经历4个阶段。20世纪40年代美国生产纤维蛋白水解液和酪蛋白水解物为第1代氨基酸，临床应用能改善患者氮平衡，有营养治疗作用，但易致发热、呕吐及过敏反应。因其中氨含量高，超过人体鸟氨酸循环代谢尿素能力，故易致高氨血症。游离氯含量高达0.071～1.269mmol/L，酸滴定度高，易致酸中毒和肝损害，因水解蛋白质本身限制，产品所含氨基酸品种不够齐全，含量不恒定，无标准化，致热源难清除，质量也不稳定，已淘汰。

20世纪50年代日本生产由8种EAA加入精氨酸、组氨酸和甘氨酸（Vuj配方），为第2代氨基酸制剂，国产有复方结晶氨基酸注射液（氨复命11S）、11种氨基酸注射液-833，曾被广泛应用。这类制剂注重EAA补给，后发现输入多量氨基酸随尿排出，利用少，维持氮平衡作用差，近年也趋于淘汰。

随着对氨基酸体内代谢深入了解，和对NEAA重要生理作用和营养价值认识深入，发现NEAA能促进EAA利用。20世纪60年代研制出增加NEAA种类，提高其所占比例的为第3代氨基酸制剂，常称为营养型或平衡型复方氨基酸液，所含氨基酸品种增加到14～20种，且使各种氨基酸之间可能产生的不利作用减少到最低程度，营养效果尽量达到最好。这是当前临床应用最为广泛的氨基酸制剂，其质量还在不断提高，其中碱性氨基酸选用醋酸盐，不用盐酸盐，防止输入后发生代谢性酸中毒。其中EAA与NEAA比例为1∶1～1∶3。有研究表明此比例应根据年龄和所给氮量有所调整，当给氮1g/d时，EAA占氮总量25%～45%，输液后氮平衡无明显差异。当氮量增至10g/d时，EAA为23%输液比浓度为36%者效果更好。如再增加给氮量至14g/d时，则EAA浓度应减少至16%。在婴儿EAA与总氨基酸比例为40%，在小儿为35%，成人则为19%即可。配方所含各种氨基酸总浓度不低于3%，因该浓度接近于等渗浓度。因结晶氨基酸混合液具有灵活调节其中各种氨基酸配比量的优点，20世纪70年代末起已逐渐开发研制，据年龄、生理情况及各种疾病时氨基酸代谢特点和对其需要量进行设计，适用于婴幼儿和肝病、肾病、烧伤、创伤及肿瘤等疾病的氨基酸输液，其疗效仍有争议。

1. *婴幼儿氨基酸制剂*　婴幼儿生长发育速度快、代谢旺盛，对营养需要量大，而体内营养储备量少，且体内酶系统尚未完全形成。如负责由苯丙氨酸转化为酪氨酸的苯丙酸羟化酶活性较低，负责由甲硫氨酸转化成胱氨酸的硫醚酶活性也较低，故酪氨酸和胱氨酸在婴儿可看作为必需氨基酸。这类氨基酸制剂的特点是氨基酸量大，EAA含量＞40%，氨基酸品种齐，酪氨酸、胱氨酸（或半胱氨酸）、精氨酸和组氨酸不能缺少。

2. *肝病氨基酸制剂*　严重肝功能不全患者普遍存在血浆氨基酸代谢紊乱和营养补给问题，如输入普通制剂易诱发肝性脑病。1974年发现肝性脑病发生与患者血浆中BCAA下降、AAA及含硫氨基酸浓度明显升高有关，大量AAA进入脑内导致脑内儿茶酚胺合成障碍和假性神经递质形成，干扰神经细胞正常功能，患者出现肝性脑病症状。因BCAA是AAA通过血脑屏障进入脑内的拮抗物，含高BCAA和低AAA、低甲硫氨酸特殊配方氨基酸液，用于治疗肝性脑病疗效较好，可迅速纠正患者血浆氨基酸谱紊乱，使BCAA和AAA比值上升至接近正常，使患者苏醒，同时提供其他氨基酸。这类制剂共同特点是BCAA均较高，但目前各种配方差异很大，有的仅含BCAA如支链氨基酸3H注射液，有的含6种、15种氨基酸，多的包括AAA在内达17种。这种含多种氨基酸高BCAA制剂，既对肝性脑病有效，又可补充其他氨基酸以维持血氨基酸平衡，而血AAA未见升高。

3. 肾病氨基酸制剂　这类制剂是8种EAA加上组氨酸的特殊复合氨基酸液，对治疗肾衰竭有肯定疗效，其主要治疗作用如下。

（1）减少氮终末代谢产物生成：慢性肾衰竭时体内氨基酸代谢失调，血浆EAA下降，NEAA正常或升高。输入普通氨基酸制剂既难满足对EAA需求，又会使血浆NEAA进一步升高，导致氮代谢产物继续增加。如用EAA加上足量非蛋白质能量及配合低蛋白质饮食，可终止因供能不足致的蛋白质分解。尿毒症患者利用尿素氮合成NEAA能力比正常人高许多倍，在输入EAA使内源性尿素氮转变合成为NEAA被利用，与EAA参与蛋白质合成。因蛋白质摄入量低，氮代谢产物显著减少。

（2）纠正钙磷代谢紊乱：慢性肾衰竭患者因肾活性维生素D_3生成减少，出现低钙血症，尿磷排出减少而产生高磷血症。输入EAA增加蛋白质合成，使血磷浓度下降，且钙浓度可逐步上升。

（3）改善营养状况：输给EAA营养治疗，供给足够的能量、必需氨基酸及患者所需各种营养素，使体内蛋白质合成显著增加，营养不良状况可逐渐纠正。

4. 严重创伤用氨基酸制剂　严重创伤后，体内分解代谢激素增加，加上众多体液因子作用，代谢出现严重紊乱。肌肉蛋白质分解代谢加速，血浆氨基酸总量下降，支链氨基酸浓度下降最为明显。大量肌肉蛋白质分解成氨基酸并转移至肝，以合成机体急需的急性相蛋白，并可作为能量来源，是糖原异生的基质。此过程主要是骨骼肌内支链氨基酸氧化。支链氨基酸是唯一能在肌肉代谢氨基酸，许多研究结果显示，输注富含支链氨基酸营养液对创伤患者治疗有益，因能提高血BCAA浓度，促进氮潴留，减少蛋白质分解，增加肝蛋白质合成，纠正创伤后负氮平衡，其中以含45%支链氨基酸的氨基酸混合液效果最佳。国产制剂有氨复命15-HBC。

5. 谷氨酰胺制剂　近年来对谷氨酰胺（Gln）进行大量、深入研究，发现有重要生理作用。已证明Gln是肠黏膜细胞和各种快速生长、分化细胞，如淋巴细胞主要能量，能促进肌肉蛋白质合成。在分解代谢时Gln大量被消耗，伴有血浆、细胞组织内Gln减少，其降低程度与创伤、感染严重程度一致，与患者生存预后也密切相关。机体在应激状态时，对Gln需要量明显增加。Gln对保护肠黏膜屏障功能、防止黏膜萎缩和由此致的肠内细菌和毒素易位有重要作用。Gln在水溶液中很不稳定，易分解出氨和焦谷氨酸，故普通氨基酸制剂中均不含Gln。研究发现Gln二肽水溶液很稳定，常用甘氨-谷氨酰胺和丙氨-谷氨酰胺，进入体内后即迅速分解出Gln。目前国内有2种Gln制剂：①力肽N（dipeptiven）：每瓶100ml，含丙胺-谷氨酰胺20g，每天剂量为1.5～2.0ml/kg。不能直接静脉输注，须先与氨基酸溶液混合，两者容量比应≤1∶5。②Glamin：是复方氨基酸制剂，含甘氨-谷氨酰胺30.27g/L。推荐剂量每天7～14ml/kg，因渗透压较高，单独输注须经中心静脉给药。

五、电解质、维生素和生长激素制剂

（一）电解质制剂

电解质是体液和组织的重要组成部分，对维持机体水电解质和酸碱平衡，保持人体内环

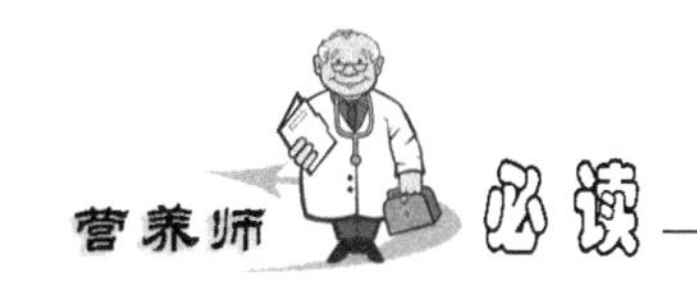

境稳定、维护各种酶活性和神经、肌肉的应激性及营养代谢的正常进行均有重要作用。钾和磷与营养素代谢关系最为密切，细胞合成蛋白质需钾，1g氮转化成蛋白质需3mmol钾。磷在能量利用时需要量增加，通常每给4184kJ（1000kcal）能量，应供给磷15mmol。输高渗葡萄糖液时尿糖排出多，会造成水和电解质不平衡，输入有些氨基酸后可带入阴离子，使血氯增加，也会使碳酸盐含量降低，致酸中毒。另外，患者病程中也可能出现各种电解质紊乱，故在PN中应给予适量电解质。患者对电解质需要量变化较大，每天补给量不是固定不变的，因为患者病情在不断改变，须根据临床综合分析后确定。在危重患者除补给每天正常需要量外，尚应估计其以往丢失量和治疗当日还可能有的额外丢失量，必要时测定24h尿中丢失量，并参考定期测定的血浆电解质浓度，估算和随时调整电解质补给量。

现有电解质制剂均为单一制剂。主要是各种浓度氯化钠、氯化钾、碳酸氢钠溶液及葡萄糖酸钙、氯化钙、硫酸镁及乳酸钠溶液。必要时也可使用谷氨酸钠和谷氨酸钾制剂。1，6-二磷酸果糖（FDP）5g/瓶，含磷23mmol。无机磷制剂，如磷酸二氢钾、钠等，虽可用来补充磷，但在配制营养液时如与钙、镁离子相混合则可产生沉淀，输入后可致不良反应。有机磷制剂格利福斯（glyophos）成分是甘油磷酸钠，不会产生沉淀，每支10ml，含磷10mmol，为成人每天基本需要量。

（二）维生素制剂

维生素是维持人体正常代谢和生理功能所不可缺少营养素。生热营养素正常代谢及某些生化反应和生理功能均需维生素参与，处于应激状态时，如手术、烧伤、败血症等危重患者，对维生素需要量显著增加。

人体所需维生素可分为脂溶性和水溶性2大类。长期PN如不给予维生素，则2～3周后将出现维生素缺乏症，所以必须予以补充。水溶性维生素从尿中排出，故输液补给量可选用日常饮食中许可量的2～4倍，不会致中毒。脂溶性维生素在体内有储存，代谢时间较长，故输液补给量不应超过日常饮食许可量，过多给予维生素A、维生素D、维生素E、维生素K，均可致中毒。

国外有多种专供静脉用复合维生素制剂，既含水溶性，又含有脂溶性维生素，临床应用方便。不能直接静脉注射，需用时加入500～1000ml输液或全合一营养液中稀释后做静脉滴注。如已有含9种水溶性维生素（维生素B_1，维生素B_2，维生素B_6，维生素B_{12}，维生素H、维生素PP、维生素C，叶酸，泛酸）的水乐维他（Soluvit N）和注射用九维他。因体内无水溶性维生素储备，故需每天补充。另外，也还有含脂溶性维生素A、维生素D、维生素E、维生素K复合制剂维他利匹特（vitalipid），加入脂肪乳剂使用。这些制剂每支维生素含量可满足成人每天正常需要量。

（三）微量元素制剂

在生物体内元素含量占体重0.01%以下者称为微量元素。虽然人体对微量元素需要量极少，但其具有重要或特殊功能，有些参与酶、激素、核酸及维生素合成或代谢。某种微量元素缺乏或摄入过多均会危害健康。接受短期PN患者不会发生微量元素缺乏，如禁食超过4周则必须给予补充。供成人用复方微量元素制剂安达美（addamel），内含9种微量元素（铬、铜、锰、钼、硒、锌、氟、铁及碘），每支含量为成人每天正常需要量。专供儿科用制剂哌达益儿（ped-el），内含钙、镁、铁、锌、锰、铜、氟、碘、磷、氯10种元素。

（四）生长激素制剂

生长激素为垂体中含量最多和分泌量最大的激素，为188个氨基酸构成的多肽，其生物学功能是促进葡萄糖氧化和脂肪分解，在转录和翻译水平上促进蛋白质合成。对PN的积极作用已得到证实。因重组DNA技术发展，现已能大量合成哺乳动物源性的重组人生长激素（rhGH），其二级、三级结构与天然GH几乎相同，可安全地应用。近10年研究结果显示，生长激素能显著提高PN疗效。通常低能量PN不能使机体获得正氮平衡，但当同时使用rhGH后则可明显改善氮平衡，这对于某些因脏器功能不全而限量使用PN的危重患者，给予rhGH十分必要。

第三节　肠外营养液配制

PN液是糖类脂肪乳剂、氨基酸、维生素、电解质及微量元素等药剂混合物，也是微生物的良好营养剂，其混合配制应按一定规程和严格遵循无菌操作。在普通环境中配制PN液则极易遭到污染，已受微生物污染营养液输入人体后将致感染，其后果非常严重。PN液可在医院药剂科集中配制后，供院内临床科室，甚至院外患者使用。我国目前多在病区配制。进行长期家庭PN患者，如条件许可，可在家中创造合适的配制环境，患者和（或）其家属经专门培训后，在家中自行配制所需营养液。不管在何处配制PN液，均应有符合要求的配制环境，一定的设备及配制步骤、规则，以保证所配制PN液洁净、理化性质稳定、不受微生物污染，静脉输注安全、有效。

一、配制肠外营养液环境

（一）PN液配制室

PN通过静脉输注营养液来提供重危患者每天所需营养素，维持或改善其营养状况，帮助渡过危重病期，加速疾病康复。静脉输注营养液可致感染，是PN常见而严重的并发症，常见原因有腔静脉置管时无菌操作不严，导管皮肤入口处护理不当及输入营养液被污染等；而空气微生物也是污染营养液的重要因素，应尽量避免，故建立洁净环境专供营养液配制十分重要和必需。

1. PN液配制室构成　配制室由套连的2个房间组成，内有防尘设备、紫外线或电子灭菌灯、电子空气消毒器。外间为准备室，设置衣橱、鞋架、储藏橱、药品橱、药品推车、洗手池及办公桌、椅等，用作配营养液前工作人员的更衣、洗手及进行各种准备工作。里间是配液体，放置超净工作台，设有洗手池。门前最好有风淋室，配液人员先站立其中经过风淋除尘后，再进入配液室内工作。

2. PN液配制室规章制度

（1）进入配液室前换鞋（或穿鞋套）和工作衣（或穿隔离衣），戴好帽子、口罩，洗手。

（2）配液前先清洁配液间台面，后用氯己定（洗必泰）或其他消毒液揩抹，再用紫外线或电子灭菌灯照射60min。

（3）配液前将所需药品和其他用物先在准备间内备好，再用药车推入配液室内。

（4）配液期间，尽量减少进出配液间的次数和室内人员的走动。

（5）非配液人员不得进入配液室。

（6）每周彻底打扫配液室1次，每4周做1次配液室内空气和无菌物品细菌培养，净化工作台台面细菌培养。

（二）超净工作台

超净工作台又称层流空气洁净台，是根据空层流原理防止污染，使局部环境空气达到高度净洁的设备装置；可满足医疗、制药等行业对工作环境的特殊要求。比较超净工作台台面空气和病区治疗室台面空气细菌培养结果显示，病区治疗室内空气中有大量细菌，环境污染严重；而超净工作台可使空气达到无菌要求，故如有条件应在专设的PN液配制室内的超净工作台上配制营养液。

1. *超净工作结构和工作原理*　超净工作台由初效过滤器、中效过滤器、高效过滤器、多叶离心式风机、静压箱、风幕、工作台面、有机玻璃罩和拉门等部分组成。当接通电源启动后，室内空气经风机抽吸，先后通过初效过滤器和中效过滤器被压入静压箱，再经过高效过滤器滤过后，以均匀风速从风幕吹出，使气流通过限制在一定范围截面积而形成层流空气，将该区范围内灰尘带走，形成达到一定洁净度工作环境。超净台洁净度等级为100级，操作区气流速度为0.3～0.6m/s，工作台台面振动≤2μm，噪声≤65dB。超净台启动20min后，其台面可达无尘、无菌，为配制PN液提供洁净、无菌的安全环境。

2. *超净台使用方法*　安装好电源插座。正式启用前先做台面空气细菌培养，培养结果为阴性后可开始配制营养液。以后定期测量风速和做细菌培养，约每2周测1次风速，每4周做1次细菌培养。当风速减至0.25m/s以下，或细菌培养阳性时应更换初效过滤器，再重复检查。工作一定时间后须更换过滤器，通常初效过滤器每3个月、中效过滤器每6～12个月更换1次，当过滤器阻力为最初的2倍时应给予更换，环境污染程度影响其更换时间。

配液前清洁、消毒配液间，用清水擦洗超净台内外面和工作台台面，再用消毒液拭抹台面。接通电源启动20min后开始配制营养液。送风方式为垂直层流时，工作台上物品要放在风幕下，送风方式为水平层流时放在风幕前。配制时避免将药液洒溅在风幕和台面上，以免阻塞风幕和出风口，降低风速。配液后及时清洁超净台，关闭电源，整理好物品。

二、混合营养液配制

进行PN时，为使输入的营养素在体内能更好地代谢利用，宜将各种营养剂混合后输注，尤其是氨基酸应和能量物质同时输入，以利于前者合成蛋白质而以免作为供能物质。临床上配制和输注混合营养液可采用以下方法。

（一）串联输注法

先将电解质、微量元素、水溶性维生素等药剂加入葡萄糖液和氨基酸液中，脂溶性维生素加入脂肪乳剂内，然后用在两端都安置穿刺针的短输液管将氨基酸液瓶和葡萄糖注射液（或脂肪乳剂）瓶串联起来，然后做静脉输注。

（二）并联输注法

将电解质、微量元素、维生素等先分别加入葡萄糖注射液、氨基酸液及脂肪乳剂中，然后，将供能量的葡萄糖注射液和脂肪乳剂作为1条输液线，将供给氮源氨基酸液作为另1条输液线，两者用Y形管并联连接，或将1条输液线注射针刺入另1条输液线管腔内，使之在进入静脉前不久，2条输注线营养液混合后进入静脉。

（三）单瓶混合营养液

预先由医院药剂科配制25%或50%葡萄糖注射液，分装在500ml灭菌空瓶中，每瓶含量为125ml或250ml，瓶中剩余空间用于加入氨基酸液或其他药液。将每例所需电解质、微量元素、维生素分散加入葡萄糖液和氨基酸液中，尽量一次加入，避免反复穿刺瓶塞，增加污染和橡皮碎屑掉入营养液的机会。用两端安装穿刺针的短输液管连接葡萄糖液瓶和氨基酸液瓶，葡萄糖液瓶再插入排气针，将氨基酸液瓶倒置吊高后氨基酸液即可凭重力流入盛有葡萄糖液瓶中，完成营养剂混合。如此1瓶混合营养液为1个单元，每个病例根据体重和病情可每天输注数单元混合营养液。

（四）3L袋装全营养混合液（TNA；全合一营养液）

近年来主张在行PN时，采取静脉输注用3L塑料袋（聚氯乙烯，PVC；乙烯乙酸乙烯酯，EVA）装的全合一营养液输液方式，将患者全天所需各种营养剂预先灌入3L袋中混合后，再做静脉输注。

1. 输注TNA液优点

（1）全部营养素经混合后同时均匀地输入，有利于更好地代谢和利用。

（2）避免采用传统多瓶输注时出现在某段时间中，某种营养剂输入较多，而其他营养剂输入较少，或甚至未输入的不均匀现象。因高渗葡萄糖和脂肪乳剂在全合一营养液中均被稀释，减少甚至避免单独输注时，可能发生的不良反应和并发症。

（3）3L塑料袋壁薄质软，在大气挤压下随着液体排空逐渐闭合，不需要用进气针，成为全封闭输液系统，减少被污染和发生气栓的机会。

（4）基本上是“1天1袋式”的输液方法，无须传统多瓶输注时需更换输液瓶和反复插入进气针，故使用方便，减轻监护工作量，并避免营养液被污染。

（5）各种营养剂在TNA液中互相稀释，渗透压降低，通常可经体表静脉输注，增加经外周静脉行PN机会。

2. TNA液配制步骤

（1）按医嘱或营养配方单准备好药剂。

（2）将电解质、微量元素、水溶性维生素、胰岛素加入葡萄糖液或氨基酸中。

（3）将磷酸盐加入另1瓶氨基酸液中。

（4）脂溶性维生素加入脂肪乳剂中。

（5）将已加入其他营养剂的葡萄糖注射液、氨基酸液经配套输液管灌入3L袋内混合。

（6）最后将脂肪乳剂灌入3L袋中。

（7）应不间断地1次完成混合、充袋，并不断轻摇3L袋，使混合均匀。充袋完毕时尽量挤出袋中存留空气。

3. 注意事项

（1）配制好TNA液应在室温条件下24～48h输注，暂不用者置于4℃保存。

（2）配制中避免将电解质、微量元素液直接加入脂肪乳剂内，磷和钙制剂未经充分稀释不能直接混合。

（3）葡萄糖终浓度应＜25%，钠、钾离子总量＜150mmol/L，钙、镁离子总量＜4mmol/L。

（4）TNA液中应含有足量氨基酸液，不得加入其他治疗用的药液。

（五）用真空瓶备制混合营养液

已有临用前凭借真空瓶配制混合营养液的配套包装商品。真空大玻璃瓶中含一定量氨基酸液，临用前通过两端装置穿刺针输液短管将氨基酸液瓶与脂肪乳剂瓶或高浓度葡萄糖液瓶相连接，靠负压吸引作用使脂肪乳剂或葡萄糖液进入氨基酸液中，即可完成混合营养液备制，此方式使用方便。

三、肠外营养液稳定性

（一）脂肪乳剂稳定性

脂肪乳剂由三酰甘油、磷脂、甘油及水组成。磷脂是乳化剂，使三酰甘油能溶解于水中，因磷脂分子具有亲水和疏水两极，故能在脂肪颗粒周围形成薄膜，构成机械屏障，使脂肪颗粒之间互相分隔。磷脂使脂肪颗粒表面带负电荷，产生−35mV电位，构成能量屏障，脂肪颗粒间相互排斥，难以靠近。这两种屏障均可阻止脂肪颗粒聚集和融合，维持乳剂稳定。能量屏障可受多种因素影响而被削弱，如温度升高、pH降低及加入电解质等多种因素，可通过降低脂肪颗粒表面负电位而减弱其相互间排斥力，增加凝聚机会。有研究显示，当脂肪颗粒表面负电位降至−14mV时，脂肪颗粒即开始凝聚。

（二）TNA液的稳定性

1972年已有将各种静脉营养制剂置于2000ml玻璃瓶中混合后静脉输注，并提倡用此法代替传统脂肪乳剂与其他营养液分开输注法。最初称为“三合一”的是指脂肪乳剂、葡萄糖、氨基酸混合；以后称“全合一”指各种营养素混合，美国称全营养混合液。虽然TNA有许多优点，但人们担心多种营养药剂混合后是否会发生理化性质改变，以致影响临床应用安全性及疗效。多年来大量实验和临床研究证明，按一定规程配制和输注TNA液，安全、有效，并可长期持续应用。发现以下因素会影响TNA液稳定性。

1. *pH和葡萄糖液*　脂肪乳剂是用乳化剂将植物油经高压匀化而成白色乳状液，均匀散布着平均直径约0.4μm，呈水包裹微小油滴状的脂肪颗粒。脂肪乳剂pH为8左右，当TNA液pH下降时，脂肪颗粒表面磷脂分子亲水端发生电离改变、负电位下降，以致脂粒间排斥力减弱。pH降至2.5时，负电位完全消失，脂粒间排斥力为零，能量屏障消失，脂粒渐靠拢，磷脂膜变薄，机械屏障也解体，最终导致脂粒聚集和融合。当pH降至5.0以下时，脂肪乳剂即丧失其稳定性。葡萄糖液为酸性液体，pH为3.5～5.5，不能直接与脂肪乳剂混合，否则会因pH急速下降，可破坏脂肪乳剂稳定性。

2. *氨基酸液*　氨基酸分子因其结构特点能接受或释放H^+，形成正或负分子，因而具缓冲和调节pH作用。在高于氨基酸等电点高的pH环境中，氨基酸分子带负电荷；反之，带正电荷。在TNA液中，氨基酸分子可吸附在油水界面上，增强机械屏障，其缓冲作用可减轻因低pH葡萄糖液所致的降低脂肪乳剂稳定性的有害作用。氨基酸量越多，缓冲能力越强，故TNA液中应有较高浓度氨基酸，通常其液量不应低于葡萄糖液量。精氨酸和组氨酸为带正电荷氨基酸分子，虽可降低脂粒表面负电位，但因其在氨基酸液中浓度均很低，故不致影响脂肪微粒的稳定性。

3. *电解质*　TNA液阳离子达一定浓度时，可中和脂粒表面负电荷，降低其相互间排斥力，促使脂粒凝聚。阳离子价愈高，中和负电荷能力愈强，愈易促使脂粒凝聚。当一价阳离子钠为100mmol/L，钾为50mmol/L时，脂肪乳剂稳定性丧失；二价阳离子钙为1.7mmol/L，镁为3.4mmol/L时，立即沉淀，故为保持TNA液稳定性，电解质含量应有所限制。

4. 储存温度和时间　随着温度升高，脂粒运动增加，相互碰冲机会增多，易发生凝聚。将TNA液4℃储存28d后再于室温下放置2d，发现其稳定性无改变。置放于−20℃ 60d，然后微波解冻，在室温放置24h后，其中各种成分含量及脂粒大小均与处理前无明显差异。室温22～25℃时36h内完全稳定，室温48h或35℃时12h后脂粒开始聚集和融；4℃冷藏7d，再于室温放置48h，则出现脂肪微粒破坏，故配好的TNA液在室温条件下，24h内使用安全有效。

5. 储液容器　储存TNA液的聚氯乙烯（polyvinyl chloride，PVC）袋可释出增塑剂DEHP（diethylhexy phthalate），对脂肪微粒有破坏作用，其释放量与TNA液储存温度、时间及其中脂肪含量呈正相关。研究显示室温24h内，DEHP释出量极少，通常不会引起有害作用。用乙烯乙酸乙烯酯（ethylene vinyl acetate，EVA）储袋，则无DEHP析出，对脂肪乳剂稳定性无影响，其价格较高，在国内已逐步推广应用。

（三）氨基酸、微量元素及维生素稳定性

1. 氨基酸稳定性　复方氨基酸中抗氧化剂亚硫酸氢可使色氨酸破坏。在人工光和日光照射下氨基酸稳定，但新生儿特护光疗室强烈人工光可致甘氨酸和亮氨酸降解。维生素B_2可加速某些氨基酸光氧化作用。在光疗室强烈人工光照射下做模拟营养输液24h，发现甲硫氨酸、色氨酸及酪氨酸分别减少24%、35%及16%，甘氨酸、亮氨酸、脯氨酸及丝氨酸也丧失较多。研究混合营养液中氨基酸和维生素稳定性发现，营养液含高渗葡萄糖、无亚硫酸氢17种复方氨基酸液、13种维生素、6种电解质、6种微量元素及脂肪乳剂。混合营养液配制后置于EVA输液袋中，在4℃及室温25℃避光保存24h后，测定其中17种氨基酸和维生素A、维生素E、维生素C、维生素B_1、维生素B_6浓度，与配制后即刻测定无明显差异。

2. 微量元素稳定性　微量元素制剂在营养液中经高温，或冷冻24h仍保持稳定。

3. 维生素稳定性　维生素B_1遇亚硫酸氢后分解，随pH升高其分解增加。维生素B_2对光化降解敏感。维生素B_2和维生素B_1经日光照射8h后分别损失100%和47%，而荧光照射对其稳定性无影响。维生素B_6直接暴露于阳光下有80%遭破坏，但在间接阳光和荧光照射下仍显示稳定。维生素B_1在含亚硫酸氢钠氨基酸溶液中分解。如亚硫酸氢钠浓度<0.05%，维生素B_1至少在22h内保持稳定。如浓度>0.1%，5h内就有明显破坏。其他B族维生素在PN液均较稳定。当营养液pH>5，叶酸为0.57～0.80mg/L时，在2周内其含量保持不变。已知紫外线能迅速破坏维生素A，故阳光能使其很快降解。维生素A在室内2000照度经3h可丧失50%，如用棕色外罩保护则可避免损失。为防止维生素A被氧化，可在营养液中加维生素E 3mg。因维生素A可被大量吸附到塑料，尤其是聚氯乙烯输注器具上。吸附程度与维生素A化合物盐酯形式有关；其醋酸盐酯被吸附倾向极大，而棕榈酸盐酯极少或几乎不被聚氯乙烯吸附。脂肪乳剂对维生素A有很大保护作用，氨基酸也有相当的保护功能。

四、肠外营养液配伍禁忌

PN液组成较复杂，所含各种营养素及营养素与添加的药物间配伍性，是值得关注的重要问题。

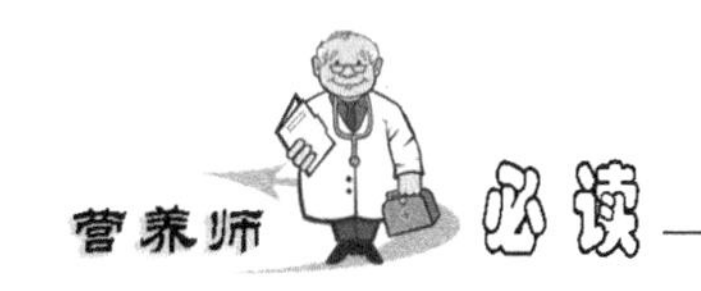

1. 磷和钙制剂配伍　为供给机体钙和磷，常在营养液中加入磷酸钾盐或钠盐及葡萄糖酸钙或氯化钙，但磷酸盐磷酸根可与Ca^{2+}结合，形成不溶于水的磷酸钙而沉淀，从而可阻塞导管或终端过滤器滤膜，同时也降低供给机体的钙和磷量。下列因素与形成磷酸钙沉淀有关。

（1）营养液pH：在不同pH环境下磷酸离解不同，当pH较低时，$Ca(H_2PO_4)_2$是主要存在形式，随着pH升高，HPO_4^{2-}更易与Ca^{2+}结合形成$CaHPO_4$而产生沉淀，因为$Ca(H_2PO_4)_2$溶解度为18g/L，而$CaHPO_4$仅为0.3g/L，故较低pH有利于形成易溶的$Ca(H_2PO_4)_2$。

（2）营养液钙和磷酸盐度：在葡萄糖与氨基酸混合液中，如钙和磷酸盐浓度乘积超过75mmol/L，则易在硅胶导管形成磷酸钙沉淀。

（3）环境温度：磷酸钙在温度低于24℃、pH＜6时易溶于水。温度升高促进营养液中葡萄糖酸钙分解，释放出更多的Ca^{2+}与HPO_4^{2-}结合形成$CaHPO_4$而沉淀。

（4）营养液氨基酸浓度：如混合营养液中氨基酸浓度较低，尤其在2.5%以下时，易发生磷酸钙沉淀。

（5）混合营养液放置和输注时间：混合营养液在配制后随着放置和输注时间延长，形成磷酸钙沉淀机会增加。

（6）选用钙盐种类：因氯化钙更易离解，故选用氯化钙比用葡萄糖酸钙更易与磷酸盐作用，产生磷酸钙沉淀。

2. 胰岛素　胰岛素在混合营养液中稳定，可与各种静脉营养制剂配伍混合。

3. 右旋糖酐铁　右旋糖酐铁在混合营养液中达100mg/L时，放置18h后不发生沉淀。

4. 肝素　在混合营养液浓度达2万U/L时，仍可与其他营养素配伍。

5. 氢化可的松琥珀酸钠　在混合营养液中浓度达500mg/L时，外观无异常。

6. 西咪替丁　在混合营养液中浓度达0.3～1.2g/L时，仍显示稳定。

7. 氟尿嘧啶　在混合营养液中浓度达1g/L时，经48h置放后无损失。

8. 氨茶碱　在混合营养液中稳定。

9. 两性霉素B　加入混合营养液至浓度100mg/L时，液体出现混浊。

10. 抗生素　营养液中稳定性和抗感染力尚未得到广泛研究和充分证实。有研究显示，氨苄西林、氯唑西林、头孢羟苄四唑及头孢拉定，均可提高混合营养pH 5.5以上，当pH＞8时产生大量磷酸钙沉淀。

为确保输入混合营养液安全性和有效性，主张不在混合营养液添加其他药物，除非其他静脉已不能使用。如必须输入其他药物时，则应先停输营养液，并在输入其他药物前后，均须用0.9%氯化钠灭菌溶液冲洗输液管道。

第四节　肠外营养输入径路

PN输入途径主要是中心静脉和外周静脉。中心静脉系指上腔静脉和下腔静脉。因中心静脉管径粗、血流速度快、血流量丰富，输入液体可很快被血液稀释而不对血管壁有刺激，不易产生静脉炎和静脉血栓形成。对输注液体浓度和酸碱度限制小，能在单位时间内快速输入机体所需的大量液体，并可在24h内连续输注，故能最大限度地按机体需求以较大幅度调整输入液体量、浓度及速度，保证供给机体所需能量和各种营养素。另外，一次穿刺置管后可长期用，患者无反复静脉穿刺痛苦。经中心静脉输液患者可随意活动，翻身和做护理也较方便，有利于防止肺部感染和压疮。通过留置中心静脉双腔或三腔导管，还可随时采取血标本，同时推注、输注其他药物。对危重患者可监测其中心静脉压，以了解心血管功能和全身血容量，指导调整输液量和输液速度，对较长时间不能用EN而需长期PN者及因额外丢失较多，处于显著高代谢状态，营养素需求量大为增加，应用中心静脉进行输液。

一、中心静脉置管

1945年报道用下腔静脉输注高渗葡萄糖，首开输注高渗液体的先河。1952年有报道经锁骨下静脉插管行中心静脉输液10年的经验，在PN输入途径迈出决定性一步。1967年经锁骨下静脉中心静脉插管，输入高能量和氮源，实验幼犬生长发育正常，并在小儿外科获得成功。在当时提出完全胃肠外营养，是处理复杂外科问题突破，做出划时代贡献，实现人们几个世纪以来想经静脉途径补充营养的目标。此后，经中心静脉输液技术，很快被推广于临床应用。

（一）中心静脉置管途径

通过不同部位周围静脉均可插入合适长度导管至中心静脉部位。上腔静脉和下腔静脉均可置管输液，但后者管径比前者细，血流量少，易发生静脉炎和静脉血栓形成。且下腔静脉置管时，导管多经高位大隐静脉或股静脉插入，因导管静脉入口邻近大腿根部，易受污染，成为病原微生物入侵通道而致败血症。同时，因输液管道需固定于大腿，患者活动严重受限，护理也不方便，故通常都尽量不用下腔静脉置管输液。在婴儿或上腔静脉置管失败后，无法行上腔静脉置管时，方可选择下腔静脉置管。目前临床上常用的中心静脉置管途径有：经皮穿刺颈内静脉置管；经锁骨下区穿刺锁骨下静脉置管；经锁骨上区穿刺锁骨下静脉置管；经皮穿刺颈外静脉置管或切开颈外静脉置管；高位头静脉切开置管；经肘窝贵要静脉切开置管；高位大隐静脉切开置管和经皮穿刺股静脉置管。

（二）中心静脉置管器材

中心静脉置管不论采用经皮穿刺静脉，还是切开静脉，均应准备1副灭菌静脉切开包，内有手术巾或洞巾、纱布，局部麻醉用注射器和注射针、剪刀、手术刀、缝针、缝线，血管钳、镊子等器材。同时要备好皮肤消毒剂、局部麻醉药、等渗盐水、10ml或20ml灭菌注射器。灭菌手套和敷料、输注的液体、输液器及口罩、帽子及垫于患者胸背肩胛骨间的小枕等物品。

静脉导管制造原料有聚氯乙烯、聚乙烯、聚丙烯、聚氨基甲酸乙酯、硅橡胶及凡纶等。前3种导管经长期使用后易变僵硬，故适宜短期使用。硅胶管质柔软，富有弹性，组织反应小，是较理想的导管。聚氨基甲酸乙酯和凡纶导管柔韧度适宜，与组织相容性好，导管全透明，内外面更光洁，管壁更薄，是最符合临床需求的优质导管。在长期PN患者中，有1例上腔静脉留置聚氨基甲酸乙酯管，其中有1根导管留置时间长达2年余，后因导管体外部分有损裂而被迫更换。

（三）中心静脉导管种类和置管方式

1. 外针内管　即内套管式导管，形似硬膜外麻醉穿刺针和导管，通过静脉穿刺针内腔插入导管至腔静脉。通常先用做局部麻醉的细针接盛有等渗盐水5ml注射器，行试探性静脉穿刺，在确定穿刺静脉位置、进针方向和深度后，再用长5～6cm大口径穿刺针，按细针定位方向进针，当穿刺静脉成功、回血十分通畅后令患者吸气后屏气，随即迅速卸下所接注射器，经穿

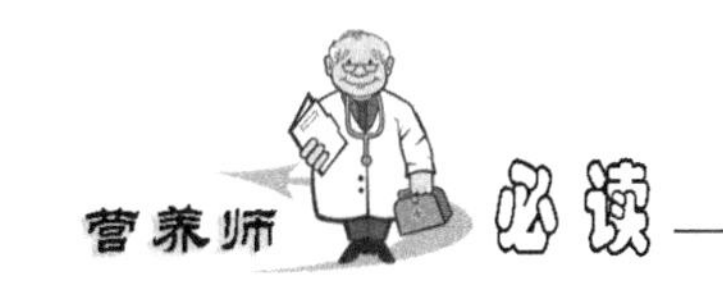

刺针腔插入相应粗细导管入静脉，并不断推进直至导管顶端达预定部位，然后拔出穿刺针。导管留在体外部分末端插入平针头后用线扎紧，再用缝线固定导管于皮肤。平针头连接输液装置或注入导管内2ml稀释肝素溶液（0.5～1mg肝素/1ml等渗盐水）后旋盖上肝素帽。操作中应注意：当插入导管顶端已穿出针尖，但继续插入遇阻力、难以推进导管时，决不能用力后退导管，以免针尖锐利边缘切割导管，形成导管碎片栓子。如有上述情况，只能将穿刺针连同导管同时拔出，重新做静脉穿刺插管。为使插入静脉导管内径在1.0mm以上，穿刺针外径常需达2.5mm，故对静脉造成损伤较大，各种并发症也较多见。因中心静脉置管器械已有改进和提高，这种置管方式已逐渐少用。

2. *外管内针* 即外套管式导管，类似做经皮肝胆管穿刺引流（PICD）的针和导管，外套管通常由聚四氟乙烯制成，牢度强、弹性好，经加工定型后导管顶端能很好地紧裹于穿刺针前端，并能耐高压灭菌。导管长度与穿刺针针杆长度一致，并受后者长度限制，可按需要选用不同粗细和长短穿刺针。通常外套管内径为1.4mm，外径为1.8～2.0mm，静脉刺破口大小与外套管外径一致，穿刺处漏血大为减少。如做多次穿刺，对静脉壁造成损伤也不大。操作时将已套上外套管穿刺针接上盛有等渗盐水注射器后，做经皮静脉穿刺，当回抽有血时表明针头已进入静脉腔内，如回血很通畅，即把外套管推入静脉内，在管端达预计部位后抽出穿刺针。导管末端用缝线固定于皮肤，并连接输液器或旋盖上肝素帽。

3. *导管-透-导管* 先用1根长为4～8cm已套上聚四氟乙烯外套管穿刺针，按“外管内针”操作方法先行经皮静脉穿刺，当注射器回抽有血并很通畅时，即将外套管推入静脉内，拔出穿刺针，再经外套管送入导管至预定位置，拔除外套管。本法实际上是外管内针型和外针内管型置管方法的结合，避免两者各自缺点。如行外针内管型置管时，当穿刺静脉已成功，再将连接注射器卸下。准备插管操作时，针尖可能发生移位以致刺穿静脉壁或针尖斜面有部分退出静脉管腔外，两者均可造成导管插入发生困难。对放置相同外径导管，采用外针内管型置管法使用穿刺针最粗，因而对血管损伤也较大。如用外管内针型置管法，导管可插入静脉长度则受穿刺针针杆长度限制，而选用导管-透-导管置法时无此限制。已有长70cm静脉导管，可从肢体浅静脉用导管-透-导管置管法插管入上腔静脉。

4. *射流管* 又称为水枪式导管。其置管器械有以下分组成：①注射器：可用20ml或50ml普通注射针筒，但最好选用扁桃体注射针筒，因其乳头部由金属制成，做穿刺时不会像用玻璃注射针筒时那样易发生乳头断裂，且乳头内径较大，便于较大外径导管通过。②静脉导管：用软质硅胶导管，长20～25cm。通常导管进入成人体内为15～18cm时，其顶端即达上腔静脉。导管末端须插上阻塞针头，以免射管时整个导管进入血管内造成管栓。③穿刺针：长约6cm，要求管壁薄、管腔大、针尖斜面短而刃缘锐利。④阻塞针头：用外径1.0mm或1.4mm普通注射针头改制而成，在离针尾1～1.5cm处截断针杆，断端磨平、磨光，锯去针尾，但要保留与针杆相连接那小部分，使呈“T”形。将阻塞针头针杆插入导管末端后连同导管同放入注射器内，射管时阻塞针头即起阻塞作用，可防止导管全部滑入静脉内。置管时注射器和已插入阻塞针头的静脉导管内，先注满0.9%氯化钠注射液，将导管前端引出注射器乳头外，排除注射器内空气，穿刺针连接注射器乳头，同时把导管前端插入针腔内，局部麻醉后用穿刺针做经皮静脉穿刺，在抽得回血后即用力推动注射器针芯，导管随注入水流射入静脉内，直到阻塞针头抵达乳头部不能进入为止。然后穿刺针连同导管一并缓慢退出，在穿刺针完全退出皮肤外1～1.5cm

时，助手暂时用手指捏闭或折闭外露静脉导管，术者迅速将穿刺针与注射器乳头部脱开，随即把导管自阻塞针头上拉脱、取出穿刺针，导管末端插入1个平头注射针后连接输液器，用线紧扎导管末端在平头针针杆上，以防两者脱离。用皮肤缝线固定留置导管。

5. 导引钢丝外套管　许多一次性使用静脉穿刺置管器械，均选用相对比较细静脉穿刺针。在穿刺静脉成功后先经穿刺针腔插入软头导引钢丝入静脉，再退出穿刺针，在导引钢丝外套上扩张器，头端呈锥形塑料套针，以扩大软组织通道和静脉破口，然后退出扩张器，替换套上静脉导管，将导管沿导引钢丝滑动推进，插入静脉腔内后继续前进，直至导管头端达上腔静脉。最后把导引钢丝从导管内拔出，导管体外段用皮肤缝线固定，末端旋盖肝素帽或直接连接输液器，即所谓Seldinger置管法。

为进一步提高中心静脉导管的性能，至今仍在不断改进置管器械和导管的设计，使整个置管和导管使用更为安全和方便。如有的置管和器械如静脉导管安装在可与静脉穿刺针外套管连接密封、透明、无菌塑料套袋、塑料管，或塑料小匣，使在插管操作时，操作者手不与导管外壁直接接触，避免可能发生的污染；同时空气也不会从外套管（或穿刺针）与导管间空隙逸入静脉腔内，防止插管时并发气栓。另外，已制成多种高质量、多功能双腔、三腔，甚至四腔静脉导管。导管中每个管道彼此独立，各自开口于导管前端一定间隔部位，可分别用于同时输注多种营养剂、输注药物、抽取血标针本、输血制品及测定中心静脉压等，这类导管适用于ICU重症患者。现又研制出使用方便、性能优良的埋藏式中心静脉留置导管，其前段留置于静脉内，后段末段可连接棋子形注射鼓，两者一并长期埋藏于皮下。注射鼓上面注射口用优质硅胶膜封闭，能经受注射针数千次反复穿刺，而不会渗漏液体。注液或输液时只需经皮穿刺可触摸到皮下注射鼓，治疗结束时在拔针前注入少量肝素溶液（0.5～1.0mg肝素/1ml等渗盐水）以防止导管内凝血，这种导管可留置体内终身，便于患者自我护理，尤其适用于接受长期或家庭PN患者及还须做肿瘤化疗患者。优质静脉导管长度可达70cm以上，故也可经皮穿刺上肢浅静脉或股静脉插入导管至上腔静脉，避免锁骨下静脉或颈内静脉穿刺时可能产生气胸、血胸等并发症，使中心静脉置管操作简便而安全。

（四）中心静脉置管方法

1. 锁骨下静脉穿刺置管

（1）解剖：锁骨下静脉是腋静脉延续，起于第1肋骨外侧缘，向内行超过第1肋骨上缘。表面轻度向上呈弓形，然后向内、向下和轻度向前跨越前斜角肌，最后在胸锁关节后与颈内静脉汇合成无名静脉。其前方为锁骨后缘和锁骨下肌，后方为前斜角肌，下方为第1肋骨宽阔的上表面和胸膜。静脉最高点在锁骨中点略内，可高出锁骨上缘，侧位时其位于锁骨下动脉前方略下，两者间有前斜角肌分开。

（2）经锁骨下区锁骨下静脉穿刺置管：自1952年法国Aubanic等推荐此法以来，在临床广泛应用，其优点为穿刺部位在锁骨下方胸壁，该处较平坦，便于准备术野皮肤和穿刺、置管操作；留置导管易于固定，不影响患者颈部和上肢活动；穿刺处敷料不跨越关节，便于置管后护理。

患者仰卧，最好取头低足高位（Trendelenburg位），使静脉充盈、静脉内压升高，在插管时不易发生气栓。在两肩胛骨间沿胸椎垫放一小长枕，使锁骨下静脉与肺尖分开。头转向对侧。穿刺点选在锁骨中点下方距锁骨下缘1～2cm处。整个穿刺过程应严格遵循无菌操作规

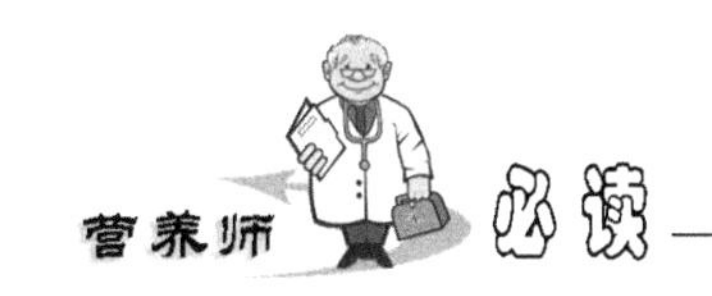

程，有条件最好在手术室进行。如在床旁实施，应事先清洁病室，建立清洁环境。穿刺局部皮肤须先剃毛、去脂。然后严格消毒，铺盖无菌巾。在局部麻醉后先以细针做试探性穿刺，进针方向为指向锁骨内侧头上缘，与胸壁成角为15°～30°。进针时注射器内保持轻度负压，通常进针3～5cm常可进入静脉，进针深度与患者体型及穿刺点与锁骨下缘间相对位置有关。随即换置管用穿刺针按原路缓慢进针，一旦进入静脉即可抽得大量回血，再轻稳地进针1～2mm，使整个针尖斜面位于静脉腔内，并让其转向下内。再次抽回血，确定针尖位置合适后即做射流置管，用力推动注射器内芯，或令患者吸气后屏息（Valsalva法），以一手固定穿刺针后迅速取下注射器，用手指按压针尾插孔以免发生气栓，再将导管或导引钢丝从插孔送入，使管顶端达到上腔静脉，在成人从穿刺入口至到达上腔静脉内导管长度16cm左右。退出穿刺针，抽吸与导管连接注射器，如回血通畅，表明管端在静脉内，即可卸下注射器和穿刺针，将导管与输液管连接。用皮肤缝线和胶布固定导管，皮肤穿刺孔覆盖无菌敷料。

（3）经锁骨上区锁骨下静脉穿刺置管：1965年Roffa首先介绍此法。应首选右侧穿刺置管，因左侧穿刺有可能损伤胸导管。患者体位和穿刺区皮肤准备同经锁骨下区穿刺，术者位于患者头部一侧。患者头要尽量转向对侧并挺露锁骨上窝。穿刺点选在胸锁乳突肌胸骨头外侧缘与锁骨上缘所构成夹角的平分线上，距角顶1.5cm左右。穿刺方向为指向胸锁关节下缘，与水平面成30°，和矢状面成45°。在成人刺入2.5～3.5cm即能进入锁骨下静脉，比经锁骨下途径距离短。因导管从锁骨上窝引出体外，该处伤口敷料难以与皮肤密切接触，并易蓄积汗液等分泌物。为克服此弊端，常由穿刺点越过锁骨向前胸壁做1个皮下隧道，使导管从前胸壁引出，并在该处固定于皮肤。做皮下隧道、引出导管的方法随置管类型而异，通常均先沿选定的隧道部位做局部浸润麻醉，切开原先做静脉穿刺的进皮点皮肤，然后用1只粗针从隧道远端皮肤刺入，并在皮下推进，最后针尖从原静脉穿刺处已扩大皮肤伤口穿出。将导管或导引钢丝末端从针尖孔插入针腔内，退出粗针，导管或导引钢丝即经皮下隧道引出体外，将导管套在导引钢丝外，并沿导引钢丝滑动插入静脉，当管端达上腔静脉后抽出导引钢丝。缝合切开皮肤伤口，以完全埋藏导管于皮下。用皮肤缝线固定导管，伤口覆盖无菌敷料。

2. 颈内静脉穿刺置管

（1）解剖：颈内静脉延续于乙状窦，起始于颅底，沿颈内动脉下降，然后随颈总动脉和迷走神经下行，三者同被包在颈动脉鞘内。在胸锁关节深面，与锁骨下静脉汇合成无名静脉。在颈部颈内静脉全程均被胸锁乳突肌覆盖，其上段位于胸锁乳突肌前缘外方、颈总动脉外侧。下段逐渐移至颈总动脉前外方，位于胸锁乳突肌锁骨头内侧缘深面。右侧颈内静脉、无名静脉及上腔静脉几乎成一直线，加之右侧胸膜顶低于左侧，胸导管位于左侧，故应首选右侧颈内静脉做穿刺插管。

（2）操作要点：患者体位、穿刺区皮肤准备及操作步骤同锁骨下静脉穿刺置管，穿刺点可选择下列3个部位。

①高位穿刺点：患者头尽量后仰并转向对侧。穿刺点在约相当于甲状软骨上缘水平胸锁乳突肌前缘稍内侧，可用左手中示指触摸颈总动脉搏动外0.5～1.0cm为进针点，针杆与水平面成30°～40°，针尖指向锁骨中、内1/3交界处。当抽得回血后即插管至上腔静脉水平，相当于第3肋软骨上缘。此法成功率较高、并发症发生率低，但因插管部位高，导管和敷料均不易固定，导管难以长期保留。

②低位路穿刺点：在胸锁乳突肌下段胸骨头和锁骨头内侧缘所构成夹角平分线上，距角顶1cm左右，针杆与水平面约成30°，针尖指向同侧乳头、胸锁乳突肌锁骨头内侧缘深面，通常进针2～3cm即可刺入静脉。

③低位后路穿刺点：在胸锁乳突肌外侧缘中、下1/3交点或锁骨上5cm左右，附近常有颈外静脉超过胸锁乳突肌后缘，针保持接近呈水平位，在胸锁乳突肌深面，向胸骨柄上窝方向缓慢推进，进针2.5～3.5cm即可刺入静脉。

3. 颈外静脉置管　颈外静脉与颈内静脉汇合后进入锁骨下静脉，汇合部形成一向外锐角，造成插管困难，尤其在左侧更明显。置管时患者仰卧，头低足高位，肩背部垫高，头转向对侧，术野皮肤清洁后按常规消毒、铺无菌巾。如颈外静脉充盈明显，可在直视下穿刺静脉后插管。如颈外静脉不清楚，则须做切开插管。皮肤切口可选择在锁骨上缘上方3～5cm处。切开皮肤、皮下组织及颈阔肌后显露颈外静脉，用弯血管钳游离静脉1.5cm左右。在已游离的静脉后面穿过2根丝线。以远侧丝线结扎静脉，牵引结扎线使静脉紧张。斜行在静脉剪开一小口，插入导管，导管位置安放妥当后，结扎近侧丝线以固定导管。缝合皮肤切口，皮肤缝线在结扎后再用于固定导管。

4. 高位头静脉切开置管　患者仰卧，两肩胛骨间区垫一长薄枕，头转向对侧，上臂外展。在肩胛骨喙突下1～2cm处做长2～3cm纵切口。切开深筋膜后分开三角肌与胸大肌间肌间沟，分离肌间沟前应肉眼仔细辨认，或用手指触摸检查以判断其准确位置（勿将肌纤维间隙误认为肌间沟而盲目分离），在少量脂肪组织下方，显露出头静脉。头静脉在汇入锁骨下静脉前，血管壁变薄，故须准确、轻柔地分离、切开头静脉。插管时如遇阻力可外展上臂，以改变头静脉进入锁骨下静脉角度。其他操作步骤同颈外静脉切开置管。常将导管皮肤入口置于上胸部，用粗针或血管钳建立其与皮肤切口间皮下隧道。这样既便于固定导管，也不影响患者颈部和肢体活动。

5. 经肘窝贵要静脉切开置管　游离、切开静脉及静脉插管操作步骤参见颈外静脉切开置管。患者仰卧，上肢外展，肘关节伸直，前臂旋后。皮肤切口位于肘横纹上方4cm左右、上臂内下侧。因血栓性静脉炎发生率高，且置管侧上肢活动受限，故不适于做长期PN输液。

6. 高位大隐静脉切开置管　患者仰卧，大腿外展、外旋。在耻骨结节外下方约4cm处，相当于卵圆窝部位做纵切口，显露、分离大隐静脉主干后切开静脉，插入导管至腔静脉，具体操作步骤参见颈外静脉切开置管。为减少导管污染可能和便于护理，可从大腿部切口超过腹股沟韧带向腹部，甚至下胸部建立皮下隧道，留置静脉导管经皮下隧道由腹部或下胸部引出。有报道在PN患者中，用此法置管181人次，每根导管留置平均时间超过1年，最长超过3年。

7. 股静脉穿刺置管　患者体位同高位大隐静脉切开置管。先用手指在腹股沟韧带下方触摸股动脉搏动。按常规消毒术野皮肤后铺无菌巾。术者一手触摸股动脉搏动，另一手持连接注射器穿刺针，在动脉搏动内侧0.5～1cm、腹股沟韧带下方约4cm处进针，针杆与水平面约成45°，进针方向股动脉行程平行。静脉穿刺和置管操作步骤参见锁骨下静脉穿刺置管。

应熟练地掌握经各种途径做静脉穿刺和静脉切开置管，不要片面强调某一进路置管成功率高，而只掌握该进路置管术。在操作中一定要注意患者体位和局部解剖标志，与所穿静脉位置间关系。如做颈内静脉穿刺时，因头向对侧偏转程度不同，必然影响到胸锁乳突肌与其下方静脉间解剖关系，穿刺时须根据当时体位随时调整进针方向和角度，有困难时改为经锁

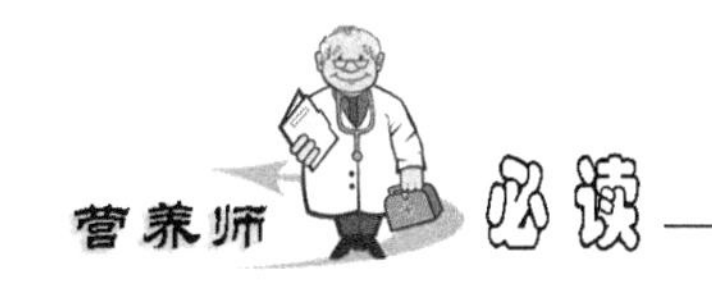

骨上窝穿刺锁骨下静脉。如患者肩胛下移受限、挺胸不够可使锁骨上窝不能很好显露，经锁骨上穿刺锁骨下静脉常有困难，应改做颈内静脉穿刺，故手术野皮肤消毒范围应足够大，既为了便于静脉穿刺置管时无菌操作，又在经某进路用细针试探静脉未成时，可及时、方便地改用其他进路置管。

二、经外周静脉和门静脉输注营养

经中心静脉留置导管可输注高浓度、高渗营养液以供给患者足量营养素，主要适用于因病使机体对营养素的需求量明显增加者和需长期PN者。但输入高渗营养液易致渗透性脱水、高渗性昏迷、高氨基酸血症及停输后高胰岛素血症等代谢性并发症。如用糖脂双能量PN，尤其是用全合一营养液，因营养液渗透压不高，故常可经外周静脉输注。另外，如经门静脉留置导管输注营养液可充分发挥肝调节作用，不但可明显减低代谢并发症，还可增进输入营养素的有效利用。

（一）经外周静脉输注营养

经外周静脉行PN时，为使患者免受频繁穿刺静脉痛苦和减少机械刺激所致静脉炎和静脉血栓形成，可用塑套式静脉留置套管针。在穿刺静脉成功后，将外口套管推入静脉内，把钢针拔出。保留在静脉内塑料套管与输液装置连接即可输液。在短时间内，如12～24h中断输液时，可用封闭塞或肝素帽（又称为注射塞）密封塑料套管尾端，但需使套管腔内充满肝素液（1mg肝素/1ml等渗盐水）。取下封闭塞后可继续输液，如需在24h以上长时间中断输液，可将实心针芯插入套管腔内。针芯直径与塑料套管内径相适应，其顶端比套管前端锥形口长1mm，两者紧密接触，可防止套管内凝血。拔除针芯后又可继续输液。因塑料套管质地较柔软，内、外壁表面十分光滑，材料本身与组织生物相容性好，留置在静脉内对血管壁刺激性小，更不会因患者肢体活动而损伤血管，静脉血栓形成可能性小。

（二）经门静脉输注营养

1959年首先发现成人脐静脉能被扩张再通，并直接进入门静脉左支。1968年报道在局部麻醉下通过切开脐上腹白线，行经脐静脉门静脉置管。做局部浸润麻醉后，在脐与剑突间做5～6cm长正中切口，切开皮肤、皮下组织、腹白线及腹膜外脂肪，在腹膜外显露呈白色纤维索状圆韧带，将其游离2～3cm，半横断后即见针尖大潜在腔隙即脐静脉腔。缓慢插入冠状动脉扩张器使之逐渐张开。拔出扩张器后有门静脉血流出，然后插入静脉导管至门静脉左支。用缝线将导管固定于腹直肌鞘和皮肤，逐层缝闭切口。如采用埋藏式导管，则将导管后端和注射鼓同时埋藏并用缝线固定于切口附近皮下组织中。如患者须做剖腹术，可在关腹前在胃结肠韧带中游离胃网膜右静脉，并在静脉后穿过丝线，穿刺或切开胃网膜右静脉后插入静脉导管至门静脉，结扎绕过静脉丝线以固定导管。导管末端另经腹壁创口引出体外，导管插入静脉处胃结肠韧带与腹壁创口腹膜缝合1周，使以后产生的粘连将导管与游离腹腔隔离，以免拔导管后致腹腔内出血。用结扎创口的皮肤缝线固定导管。逐层缝闭腹部切口。如采用埋藏式导管，则将导管血管外段和注射鼓埋藏并用缝线固定于切口旁皮下组织中。与中心静脉营养和外周静脉营养相比，经门静脉输入营养在代谢方面有其优越性，患者血糖水平无显著升高，因而不易发生高渗性并发症，输入氨基酸能更好地利用。通过间接测热法了解输入基质在体内利用情况，研究结果显示，在机体耗热总量中，来自蛋白质提供能量的百分率，在门静脉输入患者中,明显低于接受相同营养素的经中心静脉输注的患者。

第五节　肠外营养适应证和禁忌证

PN是营养治疗重要部分。从1968年首次通过中心静脉进行营养治疗以来,经过几十年实践,PN从理论、技术到营养制剂都得到很大发展,取得显著成就。目前,PN已被临床普遍接受,其疗效也得到共识,已成为肠功能衰竭及危重患者治疗时必不可少的措施之一。

凡需要营养治疗,又不能或不宜接受EN患者,均为PN适应证。某些疾病不同阶段接受营养治疗方式也不同。1986年美国肠内PN协会提出用PN准则,按疗效显著程度分为:①疗效显著强适应证;②PN对治疗有益的中适应证;③PN疗效不肯定弱适应证;④PN禁忌证。

一、强适应证

(一)肠功能障碍

肠功能障碍是指肠管消化、吸收功能因各种原因而发生障碍,包括因大量小肠切除后所致短肠综合征,也包括肠吸收不良综合征、肠蠕动过快所致腹泻、假性肠梗阻或神经性肠麻痹、慢性炎性肠管疾病等。

1. 短肠综合征　小肠是食物消化、营养素吸收主要场所,因急性肠扭转、肠系膜血管病变、Crohn病(克罗恩病)等而切除大部分小肠后,必然影响营养素摄入,产生营养不良。此时,如处理不当,患者可因营养衰竭死亡。

关于短肠综合征(short bowel syndrome,SBS)诊断标准众说纷纭,有学者将残留小肠短于100cm定义为短肠,也有学者认为切除75%以上小肠就会导致短肠综合征。这些标准均不够确切,因为小肠长度个体差异很大,且实际上也难以计算切除百分数。此外,不短于100cm小肠患者仍能维持消化、吸收功能而不出现症状。近年来,随着对短肠综合征代谢变化认识加深,有学者提出,机体维持代谢需要的最短小肠极限是1cm/kg,即70kg体重患者至少要有70cm小肠。但值得注意的是除残留小肠绝对长度外,还有些其他因素会影响短肠患者消化、吸收、代谢功能及残留小肠代偿。短肠综合征营养治疗通常分为3个阶段。第1阶段是术后早期,患者因严重腹泻,大量胃液丢失而存在水、电解质及酸碱平衡失调。此时应完全禁食,因为即使是饮水也将增加腹泻和电解质丢失,每天因腹泻致肠液丢失可高达2～3L,故此阶段早期主要是维持生命体征及内环境稳定,纠正水、电解质及酸碱平衡失调。在此基础上及早开始PN。通常第1阶段需要2个月左右时间。第2阶段为肠功能代偿期,根据病情不同,代偿期可为6～24个月。此阶段腹泻次数与量逐渐减少,在药物控制肠蠕动条件下,逐渐增加EN,同时逐渐减少PN用量,待肠代偿适应后可停用PN。大多数短肠患者在2年内肠功能可代偿,超过2年,残留小肠功能虽可进一步改善,但却很有限。经上述代偿后,大部分短肠综合征患者进入第3阶段,可恢复口服饮食。部分患者虽能经肠获取营养,但尚不能完全满足机体需要,可通过定期、间断从肠外途径补充营养。少数极短肠或全小肠切除患者,口服常不能维持机体需要,需终身依赖PN维持生命。对于此类患者,提倡应用家庭PN。短肠综合征PN实施要注意以下基本原则:①摄入适当能量及蛋白质。因此类患者常需长期营养治疗,长期能量、蛋白质不足可导致严重蛋白质-能量缺乏性营养不足。相反,如摄入过高能量或蛋白质,会产生代谢性并发症。②应用双能量系统，即联合应用糖和脂肪，同时保持合适糖脂比例，既可避免因过高摄入葡萄糖所致代谢性不良反应，也可防止必需脂肪酸缺乏。③注意补充电解质、维生素和微量元素。④定期进行各种生化指标监测和营养状态评定，防止各种并发症，如发生及时处理。⑤及时开展EN，使残留小肠能更好地代偿、适应。

2. *小肠疾病* 某些疾病可致肠黏膜广泛性病变，从而影响小肠运动与吸收功能，如系统性红斑狼疮、硬皮病、其他某些胶原性疾病、克罗恩病、肠结核、多发性肠瘘及小肠缺血性病变等。这些患者常存在不同程度营养不良，可通过PN以维持良好营养状态，保持较高生活质量。上述疾病当合并消化管出血、穿孔、梗阻、肠外瘘等并发症而需要外科手术时，PN可在较短时间内改善患者营养状况，提高手术耐受性，减少手术后并发症的发生率，降低手术死亡率。

3. *放射性肠炎* 癌症患者在接受腹部大剂量放疗后，可产生严重放射性肠炎，肠黏膜上皮细胞缺血、坏死、脱落或形成溃疡，使得肠消化、吸收功能明显减退，患者可出现厌食、恶心、呕吐等症状，造成不同程度营养不良，而严重营养不良又影响患者继续接受治疗，也影响患者长期生存率。在放射性肠炎急性期，常需要PN，这既可以维持患者营养状况，又可使病变肠得以休息，有利于肠黏膜修复。重度放射性肠炎患者，病变肠管发生一定程度纤维化，甚至致肠腔狭窄、穿孔、出血或肠瘘等，严重影响肠吸收功能，造成患者不同程度经消化管摄食障碍，导致严重营养不足。此类患者常需要长期家庭PN，以补充和维持机体营养需要。

4. *严重腹泻及顽固性呕吐* 不论是因原发于胃肠疾病所致的严重腹泻，还是因细菌性或病毒性肠炎所致严重腹泻，均影响营养素经肠消化和吸收，从而影响患者营养状况，严重者可导致重度营养不良。上述患者在诊治时直到能经口摄入足够营养素前，需给予PN。各种原因所致长期顽固性恶心、呕吐，将严重影响进食，故在呕吐未有效控制时，均需给予PN，以维持患者营养状况。妊娠剧吐可严重影响孕妇营养状况，严重者可致胎儿发生畸形。所以，如妊娠呕吐超过1周时，应给予PN，以保护孕妇和胎儿。由化疗致严重呕吐者，如呕吐时间持续较长，也应给予PN。

5. *胃肠梗阻* 贲门癌、幽门梗阻、高位肠梗阻、新生儿胃肠闭锁等，造成胃肠梗阻，营养素经口摄入障碍，可进行PN。如远端消化管正常，可在梗阻远端放置造口管，进行EN。对于部位尚不明确的机械性肠梗阻或手术后早期炎性肠梗阻者，均应给予PN。

（二）重症胰腺炎

重症胰腺炎可发生系列代谢紊乱、胃肠功能障碍及全身多脏器功能损害。病情凶险，病程长，常危及患者生命。重症胰腺炎早期常须禁食，胃肠减压。此时，PN除维持机体营养状况外，还可使肠管休息，改善肠功能，减少胰腺外分泌和胃肠液分泌量，有助于病变胰腺恢复。PN尽管不能改变重症胰腺炎自然病程，但能支持患者度过危险时期，已被公认为是重症胰腺炎时重要治疗措施。重症胰腺炎营养治疗分为3个阶段。第1阶段是发病或手术后早期，此阶段重点是维持循环、呼吸系统及机体内环境稳定、抗感染、抑制胰腺外分泌，同时采取措施维护心、肺及肾等重要脏器功能，防止多器官功能衰竭发生。第2阶段是通过上述处理后，患者生命体征及重要脏器功能稳定后，进行PN，通常需要3～4周时间。第3阶段是患者病情进一步稳定，胰腺无继续坏死，腹腔内无感染病灶，肠麻痹消除。此时可逐渐减少PN用量，逐步添加EN，直至过渡到正常饮食。应注意重症胰腺炎病情复杂，疾病严重程度个体差异较大，在实施营养治疗时应根据患者具体情况，要避免过早EN而致胰腺炎复发。

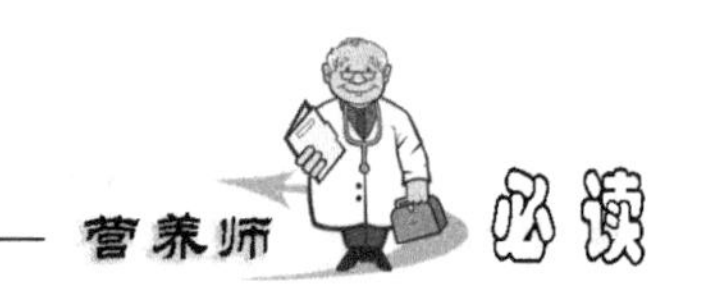

近年研究表明，长时间PN可导致肠黏膜萎缩和肠屏障功能损害，容易产生肠细菌易位。细菌易位是腹腔内感染主要原因之一，也是重症胰腺炎后期多脏器功能衰竭重要原因，故重症胰腺炎时，行PN一段时间后，只要病情许可，应尽早过渡到EN。也有研究显示，重症胰腺炎患者在早期也可以行EN，但必须将导管插入空肠较远端，或做空肠造口，使用要素饮食进行喂养，可取得良好治疗效果。

（三）高代谢状态危重患者

营养治疗是创伤、烧伤及感染等高代谢状态危重患者治疗的重要措施，合理营养治疗可减轻蛋白质消耗和营养不良，维持机体重要脏器结构和功能，从而降低危重患者病死率。创伤、感染等应激后机体出现系列代谢变化，表现为静息能量消耗增高、高血糖，糖异生、蛋白质分解增强，脂动员加快，负氮平衡和机体细胞总体下降。严重应激状态下，机体分解代谢明显高于合成代谢，体内各组织处于分解、消耗状态，而这种组织消耗又非外源性营养能纠正。此时如营养治疗不适当，不但达不到营养治疗目的，反会致更多代谢紊乱，这在应激早期（1～3d）尤其容易发生。

危重患者营养治疗主要目标是满足机体代谢时能量和蛋白质增加需要，尽量减少营养素丢失，维持机体重要脏器结构和功能。近年来，多认为高代谢状态危重患者须进行代谢支持，主张在为机体提供必需营养底物同时，必须充分考虑到尽量不增加机体各器官负荷。为此建议供给能量为30～35kcal/（kg·d），其中40%非蛋白质能量由脂肪乳剂提供，以减少因摄入大量葡萄糖所致代谢不良反应。氮摄入量则应提高至0.3～0.35g/（kg·d），能量与氮比率为100∶1。

危重患者营养治疗中首先遇到的是如何提供患者充足而合适能量，尽管危重患者REE可通过间接测热法测定，但到底提供多少能量才能满足机体需要仍有争议。危重患者静息能量消耗值并不等于机体实际需要。许多学者提出，危重患者能量供给应注意避免营养补充过多。葡萄糖和脂肪乳剂是危重患者营养治疗中主要能量物质。葡萄糖是临床应用最广泛的能量物质，因应激状态下机体存在高血糖、糖氧化利用障碍和胰岛素阻抗等现象，故危重患者每天葡萄糖供给量应少于300～350g为宜，输入速度应少于5～6mg/（kg·min），以避免因葡萄糖摄入过量所致代谢不良反应。大多数危重患者对脂肪乳剂有较好耐受性。目前临床上广泛使用脂肪乳剂主要是含长链三酰甘油（LCT）脂肪乳剂，LCT进入线粒体内氧化需肉毒碱作为辅助因子，创伤、感染等高代谢状态时，肉毒碱合成减少或从尿排泄增加，可致血浆和组织肉毒碱水平下降，从而影响LCT氧化利用。许多研究表明，中链三酰甘油（MCT）具有水解、氧化快而彻底，不依赖肉毒碱转运，对免疫系统影响少和不易在肝及外周组织浸润等优点，故被认为是较理想能量物质。但因MCT不含必需脂肪酸，故目前临床上常和LCT按相等重量比物理混合使用（MCT/LCT）。临床实践表明，MCT/LCT在危重患者，其氧化、供能较LCT快，但对其省氮等其他作用是否优于LCT尚有不同看法。结构三酰甘油（STG）是新型脂肪乳剂，因目前尚无足够有关STG在外科危重患者使用的临床资料，尚难对STG在危重患者治疗中的优势做出评价。

危重患者含氮物质需要量存在争议。传统观念认为，摄入较高氮量可以减轻应激时机体负氮平衡，因而提出氮摄入量应增至0.3～0.4g/（kg·d）。但严格的临床对照研究结果并不支持此假设，当氮摄入量超过0.15～0.2g/（kg·d）时，并不能改善省氮作用。相反，高氨基酸摄

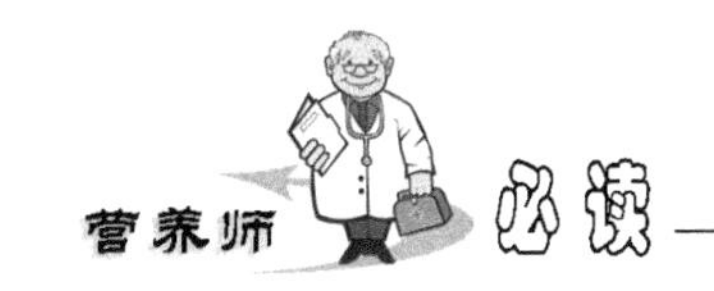

入显著增加机体代谢负荷，也增加机体产热。因此最近许多学者强调指出，因目前尚无足够依据证明氮摄入量超过0.15～0.2g/（kg·d）会对机体有任何好处，故不宜过多补充含氮物质。

因外科危重患者存在严重分解代谢紊乱，故采用常规营养和代谢支持方法常不能达到满意临床效果。近年来提出代谢调理（metabolic intervention）概念，希望采用抑制分解激素分泌，或促进蛋白质合成，以降低应激状态时分解代谢，减少蛋白质消耗。此外，近年研究发现，危重患者在营养治疗时添加某些重组生长激素、胰岛素样生长因子、谷氨酰胺、精氨酸及n-3多不饱和脂肪酸等，能促进蛋白质合成或具有免疫调节作用特殊营养素，将有利于调节机体代谢和增强免疫功能。

（四）严重营养不良

住院患者普遍存在蛋白质-能量缺乏性营养不良，营养不良不仅损害机体组织、器官生理功能，且还会增加外科患者手术危险性、术后并发症及死亡率。近年来，许多严格的对照研究发现，临床营养治疗可使严重营养不良患者受益。在外科患者，围术期营养治疗可降低严重营养不良者术后并发症、手术死亡率，可改善患者预后。严重营养不良的住院患者，营养需要量较高，或希望能在较短时间内改善患者营养状况，常须采用PN的途径。

（五）大剂量化疗、放疗或接受骨髓移植患者

癌症患者常伴不同程度营养不良，化疗、放疗可加重营养不良程度。同时，这类患者常因治疗致严重厌食、恶心、呕吐等消化系统不良反应，导致患者进食不足。

PN可维持上述患者营养状况，避免营养不良所致的并发症，使患者能够顺利接受大剂量化疗、放疗，完成治疗疗程。研究发现化疗、放疗期间，给予PN可改善肿瘤患者总存活率。

二、中适应证

（一）肠外瘘

肠外瘘主要是术后并发症，也可由腹部外伤所致，少数是炎性肠管病变、肿瘤及放射性肠炎并发症。肠外瘘一旦发生，会产生系列病理生理改变，加重机体损害，使病情更复杂，治疗更困难。在营养治疗用于临床之前，肠外瘘病死率高达40%～60%。随着临床营养治疗应用和普及，近年来，肠外瘘治疗策略和方法均有明显改善和发展，病死率降至10%～20%。

PN是治疗肠外瘘重要措施之一，具有以下优点：①水、电解质补充较方便，易于纠正机体内环境失衡；②营养素通过PN补充，可减少胃肠液分泌和瘘漏出的流量，有利于感染控制，促进瘘口自愈；③能有效地维持机体营养状况，患者不必为改善营养状态而急于手术；④改善患者营养状况，提高手术耐受性和手术成功率，降低手术并发症和死亡率。

肠外瘘早期，因大量消化液丢失，外溢的肠液可消化内脏组织，污染腹腔，致腹腔出血和严重感染。此外，大量消化液丢失，可导致水、电解质及酸碱平衡失调，机体内稳态失衡，故肠外瘘早期应以维持生命体征稳定，纠正水、电解质及酸碱平衡失调为主。同时应及时进行外科引流和抗感染治疗，局限瘘并保护好皮肤，为继续治疗创造条件。内稳态改善后，应进行营养治疗；PN是大多数肠外瘘患者营养治疗方式，经4～6周合理的营养治疗，70%～80%肠外瘘瘘口可自愈，无须手术治疗。如经上述治疗后，瘘口无自愈迹象，待时机成熟后可考虑手术治疗，恢复消化管连续性。近年来，有许多研究表明，在肠外瘘早期腹腔感染控制后，用生长抑素以达到最大限度地减少消化液外溢，随后再改用生长激素以改善机体营养状况和组织愈合能力,促进瘘管闭合和瘘自愈。

(二)炎性肠疾病

克罗恩病、溃疡性结肠炎、肠结核等炎性肠管疾病常有蛋白质-能量缺乏性营养不良,微量元素、维生素缺乏及生长、发育延缓,其原因有:①因厌食、恶心、呕吐和腹泻,常致营养素摄入不足;②代谢率及蛋白质需要量增加;③消化管出血、蛋白质丢失增加;④因肠黏膜病变,肠内细菌过度繁殖,或因脓肿、瘘、瘢痕狭窄而手术切除肠襻而有不同程度短肠综合征,致各种营养素吸收不良;⑤因吸收不良、腹泻及肠外瘘等原因,导致维生素、矿物质及微量元素缺乏。

营养治疗是治疗炎性肠病重要手段,应用PN主要是为了减少肠蠕动、分泌,使肠得到充分休息,有利于肠黏膜修复、增生。急性期PN有助于控制炎症,缓解症状。治疗并发症如肠梗阻、肠瘘等。儿童患者能改善营养状况,促进患儿生长和正常发育。此外,作为围术期营养治疗,可改善营养状况,提高手术成功率,减少并发症和死亡率。

(三)大手术创伤围术期营养治疗

因营养治疗可纠正机体营养不良,降低体重丧失,改善氮平衡和血浆蛋白指标,因而有研究认为围术期营养治疗可改善营养不良患者消化道、心脏、呼吸系统及机体免疫功能,从而降低病死率。但近年来临床研究却发现,围术期营养治疗与手术后并发症、手术死亡率间并无必然联系。相反,PN本身可致某些并发症,故目前对围术期营养治疗适应证和作用仍存在争议。

目前的证据表明,营养状况良好患者可耐受通常手术创伤,在10d内不需营养治疗而不会产生不良反应。严重营养不良患者,尤其是严重创伤等应激状态危重患者,常不能耐受长时间营养缺乏,应及早进行营养治疗。术前营养治疗目的在于改善患者营养状况,提高其对手术创伤的承受能力,减少或避免术后并发症和降低死亡率。严重营养不良者,需大手术的营养不良患者,是术前营养治疗主要适应证。治疗应持续7～10d,更短时间营养治疗则难以达到预期效果。术后营养治疗指征:①术前营养治疗患者,术后继续营养治疗;②严重营养不良术前未营养治疗者,术后应营养治疗;③术后估计超过7d不能进食者;④术后出现严重并发症患者,使代谢需要量增加和禁食时间延长,需进行营养治疗。目前,术后患者待呼吸、循环稳定后即可开始营养治疗,早期应以维持机体正常代谢为主,或称为代谢支持,度过应激反应期后,以营养治疗为主,维持正氮平衡。

(四)严重营养不良肿瘤患者

癌症患者营养不良发生率高,部分晚期癌症常有恶病质,表现为厌食、进行性体重下降、贫血、低蛋白血症等。这种状态直接影响治疗,不利于原发病治疗,患者生活质量降低,甚至影响预后。合理有效的营养治疗,对大部分营养不良肿瘤患者有积极意义。

营养治疗应根据患者具体病情、营养状况而定。早期肿瘤患者,机体代谢异常程度较轻,营养基本正常,对手术、放疗、化疗等治疗耐受性较好,大多能正常进食。因此,无须营养治疗。进展期患者,尤其是中、晚期消化系统肿瘤患者,营养不良发生率较高或有营养不良倾向,常影响对手术或其他治疗耐受性,增加术后并发症和死亡率,影响整体治疗效果,这些患者需要及时、合理的营养治疗。

肿瘤患者营养治疗较复杂,涉及因素较多,既要防治或纠正营养不良,又要避免促进肿瘤生长,故设计营养治疗方案、营养素选择时要考虑到肿瘤细胞代谢特点和某些营养素代谢特征。根据肿瘤细胞氨基酸代谢特点,增加或去除外源性氮源中某些氨基酸或改变其酶活性,

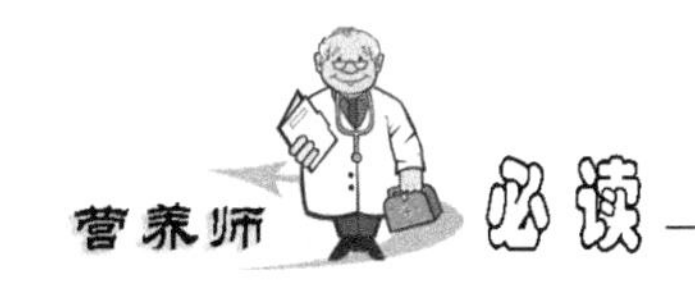

造成体内某些特定氨基酸缺乏或代谢障碍，达到既利于改善营养状况，又防止瘤细胞超常增生。谷氨酰胺、甲硫氨酸和精氨酸对肿瘤生长有影响，是肿瘤细胞代谢过程的必需氨基酸，通过阻断这些氨基酸代谢途径抑制肿瘤生长。但因营养素对肿瘤细胞增生影响机制尚未完全阐明，不平衡氨基酸制剂在肿瘤患者应用仍值得探讨，有待于更多的临床观察证实。

（五）重要脏器功能不全患者

1. 肝功能不全　肝是机体能量和营养素代谢中心器官，各种肝疾病可导致不同程度肝功能损害，严重者有肝功能不全或肝衰竭。研究表明肝功能不全者普遍存在蛋白质-能量缺乏性营养不良，而营养不良可使肝功能损害加重。

肝疾病用PN：①肝硬化患者围术期有助于提高手术耐受性，降低术后并发症和死亡率；②肝肿瘤手术围术期或化疗、放疗期间，提高机体对各种治疗耐受性；③肝移植后，因移植肝受热、冷缺血及灌洗保存影响，肝代谢功能受到严重损害，机体对糖类、蛋白质和脂肪代谢均发生不同程度障碍，移植后1～12d，患者不能进食或进食很少，应选PN；④肝性脑病患者，选择富含支链氨基酸溶液，纠正血支/芳氨基酸比例，对肝性脑病治疗和恢复均很重要。

肝功能不全营养治疗已成共识，如治疗不当会加重肝负担，营养治疗要慎重。实施时应注意：①能量摄入不宜过高，应按静息能量消耗测量值或67%正常需要量供给。②避免提供过量葡萄糖。肝功能不全者葡萄糖氧化障碍，糖耐量下降和胰岛素抵抗，静脉输注过量葡萄糖不仅会产生高血糖及高渗透性并发症，来不及氧化的葡萄糖可转化为脂肪沉积，加重肝功能损害。每天葡萄糖用量不宜超过3～3.5mg/（kg·min），其余能量由脂肪乳剂供给。③对肝功能不全时用脂肪乳剂，目前仍有争议。关于脂肪乳剂对肝功能影响、肝功能不全时脂肪乳剂清除及脂肪乳剂对胆红素代谢影响等也有不同看法。临床研究表明，对于轻、中度肝功能不全者，短期用脂肪乳剂安全有效，不加重肝负担。问题关键是，此类患者用脂肪乳剂时，不宜过量，也不宜过快输注，推荐剂量和输注速度为每千克体重每小时0.10～0.15g三酰甘油。MCT有体内水解、氧化清除快而彻底，不依赖肉毒碱转运，不易在肝及周围组织中浸润等优点，理论上更适合于肝功能不全者。结构三酰甘油是新型脂肪乳剂，研究表明，结构脂肪乳剂是肝功能不全患者理想能量物质。④肝功能不全患者氮需要量同样不宜过高，以免增加机体代谢负担。合适的氮摄入量为0.15～0.2g/（kg·d）。⑤高支链氨基酸对肝功能不全有良好的代谢效应，减少骨骼肌蛋白分解，维持正氮平衡，并可减轻肝性脑病症状。近年临床对照研究发现，支链氨基酸治疗效果并不如以往报道的那么好，故不主张用高剂量支链氨基酸治疗。

2. 肾功能不全　肾是营养代谢重要器官，各种原因致急、慢性肾衰竭，患者常有代谢及营养状态改变，而机体营养状况又与肾衰竭病死率密切相关，合理营养治疗对肾功能恢复和肾衰竭治疗有十分重要的作用。

急性肾衰竭时，患者常处于高代谢状态或有营养不良，此时营养治疗目的是防止或减少蛋白质分解，纠正水、电解质失衡，促进肾功能恢复。PN在急性肾衰竭时注意如下：①注意水、电解质平衡，控制入水量。②避免过高的氮摄入，减少氮质代谢产物积聚，从而减少或避免透析治疗。具体氮的摄入量应根据肾功能损害程度，是否存在严重分解代谢状态，病情长短及是否行透析治疗而定。尿氮排泄较低患者，氮摄入量为0.5～0.6g/（kg·d）。若患者有高分解代谢或尿氮排泄较高，氮摄入量以1.0～1.2g/（kg·d）为宜。接受透析治疗者，氮摄入可增至1.5～2.5g/（kg·d）。③传统观点认为肾衰竭时提供高浓度必需氨基酸有利于机体利用，近来研究发现大剂量必需氨基酸不仅会致血浆氨基酸谱紊乱，还会产生高氨血症和代谢性酸中毒。而当必需氨基酸与非必需氨基酸以1∶1比例摄入时，有利于机体蛋白质合成。④大多数急性肾衰竭患者处于高代谢状态，不宜摄入过高能量。过高能量摄入，不仅使PN难以实施，且产生代谢不良反应。适宜能量摄入量为125～146kJ/（kg·d）。大多数急性肾衰竭需控制入水量，故常用高浓度葡萄糖，如50%～70%浓度。但因急性肾衰竭时患者对葡萄糖不耐受，易出现高血糖，应加适量胰岛素，既可维持血糖，又可改善蛋白质平衡。此外，30%～40%能量可由脂肪乳剂提供。⑤适当补充电解质、微量元素和维生素。

慢性肾衰竭时易发生营养不良。此时，合理营养治疗，尤其是饮食治疗在维持良好营养状况，阻止或延缓肾功能恶化，减轻或防止尿毒症毒性等方面起着十分重要的作用。PN在慢性肾衰竭患者应用时应注意如下：①对于非透析或老年患者，能量摄入以125kJ/（kg·d）为宜，而持续血透或慢性腹透患者，推荐能量摄入为146kJ/（kg·d）。②非透析治疗患者，低蛋白质摄入可减少毒性氮质化合物产生，蛋白质摄入量为0.6g/（kg·d），如尿氮排泄量较高，可适当增加摄入氮量。对持续血透治疗患者，因透析本身可刺激蛋白质分解，且透析过程有氨基酸丢失，故须增加蛋白质摄入。研究发现当蛋白摄入量为1.0～1.2g/（kg·d）时，可保持血透患者氮平衡。对慢性腹透患者，每天透析液丢失游离氨基酸和蛋白质较高，出现腹膜炎时，蛋白质丢失增加，故此类患者蛋白质摄入量应增至1.2～1.5 g/（kg·d）。③非透析治疗患者，应限制入水量及钠、钾、镁等电解质，防止水钠潴留和高钾血症、高镁血症。各种透析治疗患者，因能较好控制摄入水、电解质，故不需要特别严格限制进水及电解质量。④慢性肾衰竭患者常伴血磷增高，沉淀在软组织中，常需限制磷摄入量或用磷结合剂，低磷有助于延缓肾衰竭进展，防止甲状旁腺功能亢进。⑤慢性肾衰竭患者常需要增加钙摄入，尤其是接受透析治疗患者。研究表明非透析患者，每天摄入1.2～1.6g钙才能维持正常钙平衡。钙摄入过多则可形成钙磷沉淀在软组织。应经常监测血钙、磷水平，及时调整摄入量。⑥许多微量元素从肾排泄，肾衰竭时易在体内积聚，造成毒性。透析或有大量蛋白尿者，微量元素丢失量常较多。目前有关慢性肾衰竭患者微量元素摄入量尚不十分明确，应据具体情况而定。⑦慢性肾衰竭患者常有多种维生素缺乏，故无论是透析或非透析者，均应给予一定量水溶性维生素。脂溶性维生素易蓄积，故补充应慎重。

3. 呼吸功能不全　患者常有不同程度营养不良。国外报道慢性阻塞性肺疾病者，营养不良发生率为27%～71%。反之，营养不良加重肺功能不全。①呼吸肌显著消耗，肌纤维体积减小，最终影响呼吸动力。②营养不良损害机体免疫功能和肺防御机制，分泌型免疫球蛋白减少，肺部感染机会增加。营养不良致表面活性物质减少，肺泡塌陷，通气/血流比例失调，影响氧合作用。③慢性营养不良能可逆性地影响肺实质结构和功能。④营养不良慢阻肺患者，易出现高碳酸血症呼吸衰竭，机械通气撤机困难，或撤机时间延长。

呼吸功能不全者营养治疗目的是纠正营养不良和负氮平衡，减轻呼吸肌疲劳，维持和改善呼吸功能。PN是呼吸功能不全者的重要途径。①测量或计算患者实际能量消耗，按患者实际需要提供能量，防止过剩。②避免提供过量糖类，防止因大量CO_2增加呼吸负荷，或体内CO_2大量蓄积。③总能量40%～50%由脂肪乳剂供给。④提供足量蛋白以维持正氮平衡，减少瘦组织群消耗。推荐蛋白质摄入量为1.5～2.0g/（kg·d）。⑤控制水量，每天补充适量电解质、维生素和微量元素。

三、弱适应证

1. *营养状况良好轻度应激者* 大部分无并发症择期手术后，轻型自限性胰腺炎或小于20%体表面积烧伤者，应激程度较轻，机体代谢改变较小，且常在应激后数天内即可通过胃肠进食。患者如术前或本身营养状况良好，通常无须PN。

2. *术后或应激后短期胃肠功能恢复者* 营养状况良好，估计在手术或其他应激后7d内胃肠功能可恢复，能通过经口进食或管喂营养者，无须PN。

3. *已确定或被认为不可治愈疾病状态* 有些患者如已广泛转移晚期癌症者，生活质量很差，任何治疗方法均无明显作用。此时，PN也无明显效果。

四、禁 忌 证

1. *胃肠功能正常，能获得足够营养者* 当胃肠功能正常时，应充分加以利用。此时PN较经EN无明显益处；相反，可能会致某些并发症。

2. *估计PN少于5d者* PN通常需持续7～10d以上才能发挥其营养治疗作用，更短时间PN无明显益处，估计需PN少于5d时，不需用PN。

3. *急症手术术前不宜强求PN* 某些原发病需急症手术，如急性化脓性胆管炎、严重创伤等，即使营养状况较差，也不宜强求术前PN，以免延误对原发病治疗时机。

4. *临终或不可逆昏迷患者* 对于某些临终或不可逆昏迷者，无须进行PN。因为不能改变患者预后，也无法改善患者生活质量。应避免医药资源不必要浪费。

五、家庭肠外营养适应证

某些特殊患者，因胃肠功能障碍，通过各种适当治疗后尚不能完全代偿，这些患者需要依赖PN时间相当长，可长达数年，甚至更久。为节省医疗费用，并改善患者生活质量，这些患者营养治疗以安排在家庭进行最为适宜，即家庭肠外营养（home parenteral nutrition，HPN）。

HPN是现代PN技术不断提高和完善的结果，是其在临床应用的重大进步和发展。根据有关机构统计，HPN数量日益增多，尤其是在北美、欧洲等经济发达、卫生条件良好国家，以高达120人/100万人口之多，且大多数接受HPN患者生活质量良好。

对于病情稳定，能起床活动和基本生活自理，可以出院继续治疗，但又不能通过胃肠吸收或充分吸收营养素，以满足机体营养需要患者，均可用HPN。

第六节 肠外营养并发症

长期PN，会导致多种并发症，包括水、电解质、酸碱平衡异常，营养素摄入过多或不足，因代谢改变而致营养素需求改变，加之不合理营养治疗方式与途径致内环境紊乱，更重要的是败血症、静脉通路本身及对器官影响等。PN与EN是完全不同的营养治疗途径，实施EN时，更多地依赖机体本身代谢调节反应。PN时，机体难以充分发挥自身代谢调节，易导致系列并发症。对PN并发症认识及防治，关系到PN实施及疗效，故对于任何实施PN者，应该在营养治疗小组协助下，做出认真周密的监测、观察与指导。

一、与导管有关的并发症

（一）机械性并发症

均与放置中心静脉导管有关。大多数发生在放导管时，此外与导管护理不当有关。

1. 气胸　瘦弱、营养不良者，机体脂肪组织极少，皮肤穿刺点与胸膜顶仅1cm左右。当置管时患者体位不恰当、穿刺方向不正确，极可能刺破胸膜发生气胸。少量气胸，若肺压缩<20%，数天内自行吸收，可不给予处理。重症者须反复穿刺抽气或放置胸腔闭式引流管。

2. 血胸、液胸　穿破胸膜或静脉时，可导致血胸。穿刺导管未放入静脉而误入胸腔且未发现，致使输入营养液进入胸腔致液胸。

3. 动脉损伤　穿刺损伤锁骨下动脉，局部皮下大范围淤血及血肿。也可致纵隔血肿，有纵隔压迫症状。

4. 神经损伤　锁骨下静脉穿刺可刺伤臂丛神经或其分支。颈内静脉穿刺可伤及膈神经、迷走神经或喉返神经，产生相应症状及体征。

5. 胸导管损伤　左颈内或左锁骨下静脉穿刺时，偶有发生胸导管穿破。

6. 空气栓塞　对危重患者行颈内或左锁骨下静脉穿刺时，注意竭力避免空气栓塞。因一旦发生，后果严重。应注意在低血容量、直立体位、深吸气等时，胸腔内呈明显负压，此时若做穿刺置管、更换输液系统，或接头脱开，空气极易进入静脉血管内。有报道空气可经长期置管后形成隧道，在拔管后进入静脉。经14号针头腔内进入空气量每秒达100ml，可直接致死。插管应注意患者体位，嘱患者平静呼吸。导管护理要有防止接头脱开的保险措施。

7. 导管栓塞　极为罕见。多系穿刺插管中途受阻，而被迫将导管回拉时被穿刺针头斜面割断所致。报道死亡率很高，应切忌在穿刺插管中回拔导管。

8. 静脉血栓形成　常与导管本身质量及患者病情有关。表现为颈根部肿胀、手臂增粗、静脉压升高、胸壁及颈静脉充盈等。发生后应尽快拔管，必要时用肝素或链激酶治疗。

（二）感染性并发症

主要指导管性败血症，是PN最常见、最严重并发症。常致PN中断。穿刺时没按严格无菌技术、导管护理不当、营养液配制过程或输注过程受污染致细菌快速繁殖、导管放置时间过长及本身异物反应作用和患者存在有感染病灶等，都是导管性败血症因素。PN若出现寒战、高热，又无其他感染病灶时，应高度怀疑导管败血症。不必等血培养或导管培养结果，应立即拔管，同时做血培养和导管末端培养；改用周围静脉营养代替数天。多数在拔管后体温很快恢复正常，不需用抗生素。若发热不退，且血培养阳性，须根据药敏试验选用抗生素。采用预防导管性败血症措施，发生率可明显下降。措施包括：严格无菌穿刺插管技术、穿刺导管经15cm皮下隧道引出皮肤、超净台内配制营养液、3L袋组成全封闭式输液系统、保持导管出口处皮肤干燥、定时每天消毒穿刺导管周围皮肤、避免经导管采血或输血、注意更换输液系统时无菌操作等。

（三）中心静脉导管拔除意外综合征

中心静脉导管放置已致广泛重视，但中心静脉导管拔除意外综合征，即导管拔除致并发症很少有人关注。虽少见现已引起重视，据报道拔管致并发症病死率可高达57%。主要累及心、肺及中枢神经系统。对其最重要的是预防和及时准确治疗，拔管必须和插管同样细致。拔管前注意：①患者取仰卧位或垂头仰卧位；②患者有脱水症时应避免拔管；③导管拔出时嘱患者屏住呼吸，同时注意夹闭导管腔或用手指压在拔管后皮肤切口上，但要避免过度按压或用力摩擦颈动脉，切口外涂抗生素软膏，并嘱患者静卧30min后方可活动。

二、代谢并发症

（一）糖代谢紊乱

葡萄糖代谢受激素，主要是糖皮质激素及儿茶酚胺及胰岛素/高血糖素比例调节。外源性葡萄糖输入6h内，胰岛素分泌可增加3～4倍，以适应糖代谢需要和维持血糖正常。感染、创伤患者糖利用下降，胰岛素作用明显减弱，此时糖代谢平衡状态常难以自行调节。对有糖尿病，或存在隐性糖尿病患者PN时，因大量葡萄糖输入，更易发生糖代谢紊乱。

1. 高血糖、高渗透压、非酮性昏迷　PN输入大量葡萄糖，机体不能及时利用，使血糖骤增。高血糖所致高渗状态可使脑细胞脱水，出现嗜睡或昏迷。此时全身脱水征也很明显，尿量多。血糖可超过33mmol/L（600mg/dl），甚至高达56mmol/L（1000mg/dl），血渗透压超过350mmol/L，起因常是快速大量输入葡萄糖。应在输注4h后密切监测血糖，以及时发现早期变化。高渗性昏迷一旦发生，应停止输入，用低渗盐水（0.45%）以950ml/h速度输入以降低血渗透压。同时，胰岛素以10～20U/h经静脉滴入，促使血糖进入细胞内，以降低血糖浓度。纠正时，要防止血糖下降太快致脑细胞水肿。

2. 低血糖　用PN时体内胰岛素分泌相应增加。若突然中止PN输入，此时体内胰岛素仍较高，极易发生低血糖。患者可出现心悸、出汗，甚至休克，血糖浓度降至2.8mmol/L（50mg/dl）以下。故PN输入突然中止应视为禁忌，不应利用同一静脉输血或输注其他不含糖类液体而停止PN。当病情好转或因其他原因拟停用PN时，对某些有特殊糖代谢异常者，可用等渗葡萄糖液500ml作为过渡后，再完全停用PN。

（二）氨基酸代谢紊乱

20世纪70年代初，PN主要氮源为水解蛋白，溶液含氨量很高，输入后极易发生高氨血症或氮质血症。普遍使用结晶氨基酸液作为氮源后，此现象很少发生。

（三）脂肪代谢紊乱

接受PN长达3～6周者，若PN液不含脂肪，可能发生EFA缺乏症。EFA是细胞膜主要脂类物质，与膜通透性、膜内外物质交换密切相关。缺乏使患者皮肤干燥、毛发脱落、伤口延迟愈合、肝大、肝功能异常、骨骼改变、血花生三烯酸/花生四烯酸比值升高（正常为0.4）、红细胞脆性增加、贫血及血前列腺素降低等。预防EFA缺乏最好是每天补充脂肪乳剂，不仅作为供能，同时提供EFA。为预防EFA缺乏症，每周至少输脂肪乳剂2次。

（四）电解质及微量元素缺乏症

危重患者机体消耗及丢失增加，可致电解质缺乏，实施PN时，对电解质需要量又相应增加。如补充不足，极易发生缺乏症。低钾、低磷、低钙和低镁血症均可见。其中钾和磷与蛋白质合成和能量代谢密切相关，应及时补充。

（五）微量元素缺乏症

禁食超过1个月者，可有微量元素缺乏，锌缺乏最常见，其次为铜和铬缺乏等。为此，凡长期用PN者，应每天补充微量元素。

1. 锌缺乏　为微量元素缺乏症最常见。锌与代谢及酶构成、酶活性密切相关，在组织呼吸和体内生化中占主要地位。是碳酸酐酶、胸腺嘧啶核苷激酶、DNA和RNA聚合酶、碱性磷酸酶、胰腺羟基酶及乳酸脱氢酶等主要成分。缺锌后导致系列代谢紊乱及病理变化，各种含锌酶活性降低，致胱氨酸、甲硫氨酸、亮氨酸和赖氨酸代谢紊乱，谷胱甘肽合成减少，结缔组织蛋白和肠黏液蛋白合成均受干扰。锌参与多种代谢过程，包括糖类、脂类、蛋白质与核酸合成和降解；与维生素A代谢及暗适应有关，对维持血浆维生素A水平很为重要。血清锌和发锌减少时，维生素A含量显著降低。对免疫功能有调节作用，也调节金属酶功能，保持生物膜完整性，参与DNA和RNA及蛋白质合成等。动物缺锌胸腺皮质区萎缩，血清胸腺激素含量下降。缺锌可导致胸腺发育不良，激素分泌减少，影响淋巴细胞成熟，免疫功能缺陷。锌是淋巴细胞发挥免疫功能基础，缺锌可使淋巴细胞萎缩，T细胞杀伤活力降低。体外加锌试验发现，锌是非特异性有丝分裂原，提高淋巴细胞对抗原及有丝分裂原反应能力。脾是体内最大免疫器官，参与细胞免疫和体液免疫，是产生抗体主要器官，缺锌时脾重量减轻，抗体产生明显减少，免疫功能明显减退，补锌可增加脾功能，提高血清抗体水平，增强NK细胞活性，提高机体抗感染、抗肿瘤能力。缺锌时，血清锌相应降低可表现为皮疹、生长迟缓、感觉异常、毛发脱落等症状。

2. 铜缺乏　铜参与多种酶组成和活化，如细胞色素C氧化酶、尿酸盐氧化酶、过氧化物歧化酶、赖氨酰氧化酶、多巴胺-β-羟化酶及某些血浆和结缔组织单胺氧化酶等。具有酶活性铜蓝蛋白称铜蛋白酶。铜蓝蛋白是人类血清唯一有效的亚铁氧化酶，能调节血清生物胺、肾上腺素和5-羟色胺酶浓度。机体生物转化、电子传递、氧化还原、组织呼吸都离不开铜。如铜代谢发生障碍，会致相应组织结构和功能异常。机体缺铜时细胞色素氧化酶活性降低，传递电子和激活氧能力下降，生物氧化中断。此时，虽血中有氧，却不能被组织利用，造成组织缺氧。铜能影响铁吸收及运输，并促使无机铁变成有机铁，促进铁储存于骨髓，加速血红蛋白及卟啉合成，对造血功能起积极作用，铜缺乏可致贫血。铜和血浆铜蓝蛋白对机体防御功能有重要意义。动物缺铜时，淋巴细胞、巨噬细胞、中性粒细胞生成和功能都受影响，受病原体侵袭时发病率高。补充适量铜，可显著减少感染机会，并增强防御功能。铜还是超氧化物歧化酶重要成分，超氧化物歧化酶可使过氧化物阴离子基和2个氢离子发生反应转变成氧和H_2O_2。过氧化物阴离子形成于生物氧化反应，如黄嘌呤氧化酶反应的自由基，也称超氧离子自由基。铜通过超氧化物歧化酶催化反应清除自由基。此外，缺铜后胶原蛋白及弹力蛋白形成不良，骨质胶原纤维合成受损，骨骼发育受限，表现为骨质疏松，易发生骨折。X线检查有单纯性骨质疏松、骨膜反应及长骨及脊柱骨刺形成。缺铜还可致心肌细胞氧化代谢紊乱，线粒体异常，肌胶原及弹性蛋白形成不良而致心肌细胞氧化代谢紊乱，继之有病理改变。国外报道摄取高锌低铜食物，胆固醇代谢紊乱，易发生心肌损伤，并可致冠心病。

3. 铬缺乏　参与糖脂代谢，有重要生理功能，是必需微量元素。铬生物活性小，难以吸收，但与烟酸、甘氨酸、谷氨酸等结合，即呈现强大的生物活性发挥作用。胰岛素是糖代谢核心物质，胰岛素发挥作用，必须有铬参加。因三价铬通过形成“葡萄糖耐量因子”或其他有机铬化合物发挥作用，体现其生理功能。血铬与胰岛素含量相关，血铬减少，胰岛素内铬也减少，糖耐量受损，组织胰岛素反应降低，严重时发生尿糖病。补铬后即可加速血糖转运，血糖进入细胞，增强糖利用，使糖转变为能量为机体供能，也可使糖转变为糖原或脂肪储存备用，从而使血糖降低；严重缺铬者易发生糖尿病。铬能增加胆固醇分解和排泄，缺铬脂肪代谢紊

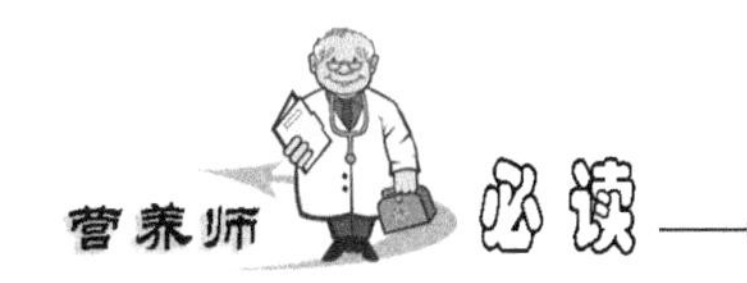

乱，可有高脂血症，特别是高胆固醇血症，进而诱发动脉硬化及冠心病。

（六）酸碱平衡紊乱

氨基酸溶液早期产品中，含较多盐酸盐，如盐酸精氨酸、盐酸组氨酸等。输入这些溶液，可致高氯性酸中毒。目前产品已用乙酸盐或磷酸盐代替，并注意离子平衡，很少有酸中毒。

三、肝胆系统并发症

早期PN时，就关注PN引起的肝胆系统并发症。新生儿中曾有PN所致胆汁淤积性肝功能不全，甚者致早产儿肝硬化。现已知肝功能不全是多因素作用结果，包括早产儿未成熟程度，肝排泄功能不健全，肠肝循环不成熟，不能通过胃肠进食和肠功能不全，手术影响及用PN时间等。此外，长期过高能量供给也是造成胆汁淤积重要原因。

长期用PN成人，指1年以上患者，若提供能量高于机体需要，脂肪与氮量不合理，肝胆功能会发生改变。但当营养治疗方案调整与纠正后，停用PN或减少用量后，肝功能都可恢复，损害为可逆性。过多能量，无论是以糖或脂肪供能，特别是过量葡萄糖，进入体内不能被完全利用，转化为脂肪沉积于肝内，引起脂肪肝。尤其是对原有肝病或伴有疾病，如败血症，中度或重度营养不良，短肠或极短肠及肠已损伤，做化疗或放疗的患者更易产生。另外，氨基酸溶液中的色氨酸分解产物也可使肝受损。一旦出现血清转氨酶、碱性磷酸酶、谷氨酰转移酶及胆红素增高，都提示肝损害。除脂肪肝外，肝内毛细胆管胆汁淤积，门静脉炎等均可发生，其进展可形成门脉系统纤维化，致肝功能不全，重者肝衰竭，甚至死亡。

肝功能不全又必须继续PN时，用何种营养素，一直是临床难题。MCT对肝大小及密度和肝酶系均无改变，而LCT有一定影响，提示在肝功能不全时，MCT有独特优势。报道用甲硝唑控制肠内细菌，使胆酸破坏减少，对降低肝酶有一定作用。用熊去氧胆酸治疗早期原发性胆汁性肝硬化，黄疸缓解，甚者消退。此外，长期PN用胆碱治疗，对原血浆胆碱较低，并已有脂肪肝者，胆碱治疗后脂肪沉积趋势减轻，甚至恢复接近正常。用氯化胆碱治疗1～4周，有一定疗效；观察病例数不多，有待继续研究。

PN时，肠处于休息状态，肠激素分泌极大抑制，胆汁淤积不可避免，有利于形成胆石。同时长期PN，胆盐吸收不良，或因回肠末端疾病或切除，胆盐池变小，结果很少胆盐积集在胆囊，更多的胆固醇在胆汁沉淀。同时，大量胆红素与钙结合形成结石。超声检查发现，用PN 12d后，23例患者14人出现胆汁淤积，6周后所有患者均发生胆汁淤积，其中6人胆结石，3人做手术治疗。胆囊内胆汁淤积，经肠喂养4周后即可消失。另报道29名儿童用PN，9名出现胆结石，回肠切除患者占64%。急诊行胆囊切除其术后病死率达11%，如患者能经口摄食或管饲，可极大程度减少胆石症发病。此外，长期PN应定时超声检查。

四、消化系统并发症

长期禁食及PN破坏肠黏膜正常结构和功能，上皮绒毛萎缩，变稀，皱褶变平，肠壁变薄，肠屏障结构受影响，功能减退，极易导致肠细菌易位而致肠源性感染。长期PN时，有不明原因发热，感染来源在肠内。谷氨酰胺是小肠黏膜细胞特殊营养素，对维持小肠结构和功能有重要作用。大量动物实验与临床研究均发现，PN加谷氨酰胺能明显地增加小肠黏膜厚度、绒毛高度及数量和黏膜表面积，肠源性感染发生率明显降低。谷氨酰胺对PN时小肠黏膜确有明显保护作用。

五、代谢性骨病

长期PN儿童易发生佝偻病，新生儿生长发育需大量钙和磷，而PN所含钙、磷极有限，远不能满足新生儿代谢需求，细致的临床医师能察觉到，但维生素D供给常被忽略。平均使用PN 55个月患者中，用双光束骨密度仪测定脊柱骨密度减低，丢失骨质发生在骨小梁。长期PN可致骨质形成减少，成骨细胞活性减弱，类骨质减少等。PN对骨质影响究竟如何，影响哪些年龄组，是否与性别有关及伴有哪些疾病最易受影响，有待深入研究。避免长期应用PN时骨质丢失，无疑是重要课题。

总之，PN益处大于其发生的不良反应。数十年来，救治了数以万计的危重患者。改进PN状况，是不断追求的目的。其中包括PN如何实施，PN处方应该改进哪些营养素，包括种类与比例，PN代谢调理素作用如谷氨酰胺、精氨酸、食物纤维，代谢调节激素合理应用及机制探讨；PN中添加剂能否阻断炎性介质，如某些白介素信使传递等。

第七节　肠外营养监测和护理

PN作为危重患者救治综合治疗组成部分，确能发挥重大作用。因其疗效显著，已广泛应用，但如掌握不当仍可产生较严重并发症，影响PN继续进行，甚至危及生命，故为保证PN能安全、有效地进行，对每个接受治疗的患者，都应做严密监测和高质量护理。

一、肠外营养监测

对PN患者做系统、全面、持续监测，可及时发现并发症，并尽快处理，防止产生严重后果。根据监测结果能了解PN效果及时调整配方，随不同病程、病情变化，更适合患者需要，有利于进一步提高效果。检测内容可分为常规和特殊监测。

（一）常规监测指标

1. *每天出入水量*　了解患者体液平衡，以指导调整每天静脉补液量。危重患者应精确记录，特别要正确记录24h尿量和消化液量，发热患者汗液量；从呼吸系统丢失液量，气管切开患者不应忽视。

2. *观察生命体征*　注意PN患者每天体温、脉搏及呼吸变化及时发现有无不良反应和感染并发症。

3. *尿糖和血糖*　为了解对输入葡萄糖代谢和利用情况，PN开始前和实施后定期测定尿糖和血糖，指导调整每天输入葡萄糖和胰岛素用量，避免并发症。对单用葡萄糖作为供能物质和糖尿病患者，更应重视尿糖、血糖严密监测，每天测尿糖2～4次。开始PN后，头3d内每天测血糖1次，血糖值稳定后改为隔天测定或每周2次。血糖值持续稳定，病情也无波动，每周测1次。严重应激状态和糖尿病患者，血糖常很不稳定，为及时调整葡萄糖和胰岛素用量，初期需每天测血糖数次。为避免反复抽血和立即获得结果，可用微型快速血糖测定仪在床旁操作，仅需手指或耳垂1滴血，2～3min即可获得血糖值。

4. *血清电解质*　包括血清钾、钠、氯、钙、镁、磷浓度。最初3d每天测1次，如测得结果稳定

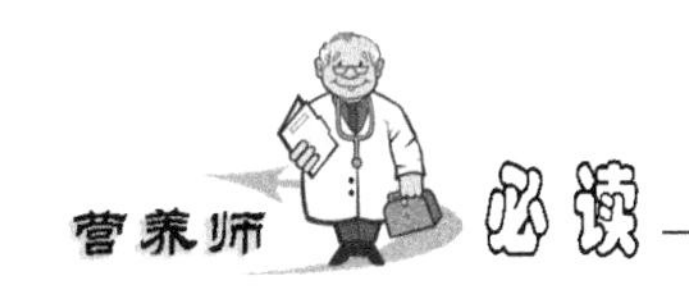

则改为隔天测1次或1周测2次。以后当病情稳定时，可每周测1次。如有电解质明显紊乱，应经常测定，必要时每天2～3次。

5. 血液常规检查　包括红细胞计数、血红蛋白浓度，白细胞计数、分类及血小板计数。每周查1次，怀疑并发感染时，应随时检查血白细胞计数和分类。如血小板计数下降，除首先考虑是否可能有血液系统，脾、肝疾病等其他因素致外，尚须考虑是否必需脂肪酸和（或）铜缺乏，并做相关检查，以能确诊和指导治疗。总淋巴细胞计数能反映免疫功能。

6. 肝肾功能　包括血清总胆红素、直接胆红素、天冬氨酸转氨酶、丙氨酸转氨酶、碱性磷酸酶、谷氨酰转肽酶、尿素氮、肌酐等，每周测1～2次。

7. 血脂分析　包括血清总胆固醇、三酰甘油、低密度脂蛋白胆固醇、高密度脂蛋白胆固醇、载脂蛋白等，每周或每2周测1次。

8. 血脂廓清试验　观察输入脂肪乳剂能否很好被代谢、利用，避免高脂血症。在停止输注脂肪乳剂12h后抽血约3ml，用枸橼酸抗凝，以1200～1500r/min离心后观察血清颜色，乳白色表明输入脂肪尚未充分清除，不应再输注脂肪乳剂。对代谢状况稳定脂肪输入量超过1g/（kg·d）成人，每周做1次脂肪廓清试验。对疑有脂肪代谢紊乱患者，如有肝肾功能不全、未控制的糖尿病、脓毒血症等，使用脂肪乳剂则须每天检验。

9. 体重　排除水代谢异常，如脱水或水肿因素，体重改变直接反映成人营养状态，体重是评估营养状态重要和常用指标，每周测量体重1～2次。为更正确地评估体重变化意义，最好用理想体重百分率和病前体重百分率来表示。

10. 上臂围和三头肌皮褶厚度　测定上臂中点肌肉周径，可反映全身骨骼肌量变化；三头肌皮褶厚度反映全身脂肪储量，通常每周测定1次。

11. 氮平衡测定　氮平衡为每天摄入氮量和排出氮量间的差，可每天测算，并能算出连续时间内，如7d累积氮平衡量。因蛋白质分解代谢产物最终均以某种含氮物质形式排出体外。代谢产生氮大部分从尿排出，尿氮占排氮总量85%～95%，少量可经汗（约0.3g/d）、粪（约1.3g/d）等途径排出。因尿中其他含氮物质（如肌酐、尿酸、氨、肽、氨基酸等）量约占尿液中总氮量1/6，约2g/d，可用下列公式估算每天排出氮总量。

24h排出氮量=24h尿中尿素氮量（g）+其他尿氮量（2g）+粪及汗氮量（1～2g）+其他丢失氮

禁食状态下粪氮量可忽略不计，故公式中第2项数值可算作1。PN者每天摄入氮量即为该日输入氨基酸液所含总氮量，即输入氨基酸液含氮量（g/L）乘以输入氨基酸液总量（L/d），计算氮平衡公式为：

氮平衡（g/d）=摄入氮量（g/d）–［尿尿素氮（g/d）+3］+其他丢失氮

测定氮平衡可得到3种结果：①零氮平衡：即摄入氮量与排出氮量基本相等，计算的数值为零。提示机体内蛋白质分解与合成代谢处于动态平衡。②负氮平衡：排出氮量多于摄入氮量，计算值为负数。提示蛋白质分解多于合成，在重度感染、创伤、手术等应激状态或营养供给不足时，均可为负氮平衡。③正氮平衡：排出氮量少于摄入氮量。提示摄入蛋白质除补偿组织的损耗外，尚有部分用于构成新组织而被保留。

12. 血清蛋白质　蛋白质特别是内脏蛋白代谢情况，可通过血清有关蛋白质尤其是半衰期短的蛋白质变化得到反映，可测定血清清蛋白、转铁蛋白、甲状腺素结合前清蛋白、视黄醇结合蛋白及纤维连接蛋白等，半衰期分别为21d、8d、2d、12h及15～20h。可每周测定1次，以了解营养治疗效果。

13. 血气分析　了解体内酸碱平衡及紊乱情况。开始PN时每天测定，如无异常则可每1～2周测1次。危重患者明显异常时，应加以严密监测。

（二）特殊监测指标

1. 血清渗透压　对PN危重患者，怀疑可能有血高渗时，应及时用冰点渗透测定仪测血清渗透压，成人正常值为285～295mmol/L，在积极治疗同时应做严密监测，直到恢复正常。如暂无渗透压测定仪，可用下列公式来估算。

血清渗透压（mmol/L）=2×［血清钠（mmol/L）+血清钾（mmol/L）］+血糖（mmol/L）+血清尿素氮（mmol/L）

2. 24h尿钠、钾定量　当PN危重患者有明显钠、钾代谢紊乱时，须每天测定1次24h尿钠、钾排出总量，以指导治疗，调整配方。留置患者24h尿于洁净容器，取混合尿样本，测尿钠、钾浓度，测定结果乘24h尿量，即为24h尿、钠钾总量。正常尿钠为130～217mmol/L，尿钾为50～100mmol/L。

3. 胆囊超声检查　对PN超过2周患者，宜每1～2周用超声检查胆囊容积、胆汁稠度及有无胆泥等，结合肝功能检查结果，综合评定肝胆系统是否受损，有无胆汁淤积。

4. 肌酐/身长指数　肌酐是肌肉磷酸肌酸代谢产物，尿中排出量大致与瘦体组织量成正比。收集患者24h尿液，测定肌酐，将其除以与患者相同身长正常成人每天从尿中排出肌酐预计量，即所谓理想肌酐值，可查有关表获得，求出肌酐/身长指数，如小于0.8提示营养不良。每2周测定1次。

5. 血清氨基酸谱　每周测定1次或不定期测定，指导调整PN配方，以取得最佳疗效。

6. 血清微量元素和维生素　怀疑患者微量元素和维生素缺乏时可测定。在长期禁食、接受长期PN或和HPN者，要注意微量元素和维生素缺乏的可能，必要时检测。

7. 尿3-甲基组氨酸　能反映肌肉蛋白质分解程度，作为评估营养状态参数。尿3-甲基组氨酸排出量增加是蛋白分解代谢加重可靠指标。可动态观察接受PN者尿3-甲基组氨酸含量变化，如量逐渐减少，常提示应激程度减轻及治疗有效。

8. 迟发型皮肤超敏试验　可了解患者免疫功能。蛋白质营养不良患者对该试验反应减弱或消失，治疗后随营养逐渐改善，可再现反应或更明显。皮内注射0.1ml白念珠菌、结核菌素纯蛋白质衍生物、球孢子菌素、链激酶、链球菌脱氧核糖酸酶或腮腺炎病毒等抗原，使已对该抗原产生抗体并又能产生反应的患者发生皮肤硬结和红斑。小面积皮肤上涂二硝基氯苯判断回忆反应是否缺乏，正常人第1次涂药后仅20%有反应，第2次涂药后则大多数发生反应。如第2次用药后不出现皮肤硬结、红斑，或只有1种抗原皮内试验在48h内出现皮肤硬结，则可认为患者无反应性。每2周测定1次。

9. 微生物污染监测　中心静脉导管皮肤入口处每周做1次细菌和真菌培养。患者有与原发病无关明显发热时，须怀疑是否存在因PN引起感染并发症，立即取所输营养液残液、患者血液做细菌和真菌培养，必要时拔除静脉导管，将导管尖端送细菌、真菌培养。

二、肠外营养护理

PN是通过中心静脉插管、外周静脉穿刺或置管输注各种营养制剂，是比较复杂的治疗方法，为保证其能安全、有效地持续进行，减少和避免并发症发生，认真、严格地做好每个环节护理十分重要。PN护理工作，已形成整套较完善、定型的操作常规。

（一）中心静脉置管前护理

1. 置管前患者心理护理　应对患者做较详细解释，使其能理解和认识营养治疗在综合治疗的重要性、PN优越性及中心静脉置管必要性。耐心、妥善解答患者提出的问题，消除患者的恐惧和顾虑，要求患者在置管时做好配合，能提高置管成功率，减少和避免置管并发症。

2. 穿刺部位皮肤准备　中心静脉置管前，静脉穿刺部位皮肤必须用肥皂、清水擦洗干净，必要时备皮、理发、洗发。尤其长期卧床、有较多污垢患者，一定要洗干净。可用乙醚或汽油先去脂去污，以减少置管时导管污染。

3. 置管环境准备　准备在病室内做中心静脉置管，预先做好室内清洁、消毒工作，术前室内用紫外线照射1h。

4. 置管物品准备　应准备好所需各种用品，配备静脉置管专用盘或治疗车，包括皮肤消毒液、胶布、局部麻醉药、灭菌纱布、5ml和20ml注射器、灭菌手套、输液器、等渗盐水，需静脉输注液体1瓶、置管器械包1个、静脉导管、肝素帽等。中心静脉留置导管有各种类型，如选用已灭菌商品导管，检查包装有无破损，是否保持无菌状态，是否仍在灭菌有效期。最好准备2～3根导管，供必要时更换。

（二）中心静脉置管时护理

1. 患者体位准备　根据选用穿刺或切开静脉和置管方法，将患者放置在合适体位。拟行经皮穿刺锁骨下静脉置管时，患者仰卧、头低足高体位，头转向穿刺的对侧，背部两肩胛骨间垫长条软枕，使两肩向外展。此体位易使锁骨下静脉充盈。同时也可使静脉内呈正压，即使患者吸气，减少空气栓塞机会。头静脉切开置管时，取仰卧位，头转向对侧，置管侧上臂外展。

2. 静脉穿刺置管时配合

（1）静脉穿刺置管用品备齐后，置于专用车或治疗车上，并移置于患者床旁。准备好照明用具和输液系统。

（2）熟悉静脉穿刺置管每个操作步骤，做到主动、紧密配合，严格遵循无菌操作规程。

（3）打开器械包，协助术者抽吸局部麻醉药和等渗盐水至注射器内。

（4）暴露患者静脉穿刺部位，按常规消毒，或协助术者消毒手术区域皮肤。

（5）在穿刺静脉、置管时，须观察患者有无不良反应。指导患者在插入导管时如何吸气后屏气。

（6）中心静脉置管成功后，将导管接上已准备好的输液系统。以稍快速度输注液体1～2min，测试导管是否通畅。观察穿刺静脉部位软组织有无肿胀。回挤输液管检查血液反流是否迅速，了解导管位置是否合适。

（7）皮肤穿刺口部位再用消毒液消毒后覆盖灭菌纱布，周围用4条宽胶布密封固定；或贴盖灭菌透明黏性薄膜，如3M医用透明薄膜等。

（8）调节好输液滴速。

（9）协助患者采取较舒适卧位，询问有无不适，观察有无异常反应。

（10）交代注意事项，如翻身、活动时要注意导管固定，防止导管受牵拉、压迫或扭折。不要自行随意调节输液滴速。一旦发生输液管脱开时，要镇静，立即捏闭或折闭近侧导管，同时按铃,呼叫其他护士协助处理。

(11)整理病床周围环境,归拢收集好有关物品。

(12)写好护理记录单,记录中心静脉置管时间、输入液体种类和滴注速度。

(13)如有必要,可在置管后摄X线胸片,以了解导管位置及有无胸部并发症。

(三)中心静脉置管后护理

1. 导管皮肤入口处护理 导管皮肤入口处伤口每天换药1次,如发现覆盖伤口敷料已潮湿,如受汗、痰或其他液体浸润应及时换药,更换无菌干敷料。

(1)先用汽油或乙醚涂抹贴胶布处,再小心去除原敷料,应注意不使导管受牵拉移位。

(2)依次用2.5%碘酊、70%乙醇涂搽导管皮肤入口处,或直接用碘伏消毒皮肤。碘伏是聚乙烯吡咯烷酮与碘结合复合物,与皮肤、黏膜接触后可形成棕色薄痂膜,成为覆盖导管皮肤入口处伤口屏障。逐渐释放碘,杀菌作用强而持久。对皮肤刺激性小,涂抹后无须脱碘,使用方便。与碘酊相比,更有优越性。

(3)检查局部有无红、肿、热、压痛及渗出物等炎症感染征象。

(4)检查留置导管体外段长度,以早期发现有无导管脱出或进入。注意固定导管皮肤缝线是否仍牢固,必要时用胶布固定导管于合适部位,以防移位或打折。

(5)用无菌纱布覆盖局部伤口周围后用4条宽胶布密封固定,防敷料周边翘起而易致伤口污染。

(6)每周1次用棉拭子蘸灭菌盐水,拭擦导管入口处皮肤后送细菌培养。

(7)用无菌透明黏性薄膜做伤口敷料时,则可每2～3d换药1次。

2. 营养液输注时护理

(1)输液管道更换:输液管道应每天更换1次。换管时先将新管充满无菌生理盐水,排去管内空气后备用。取下原输液管道插入输液瓶针头,用2.5%碘酊和70%乙醇消毒瓶塞后,插入新输液管针头。静脉留置导管与原输液管连接处同样用碘酊和乙醇涂搽后换接新输液管;更换输液管道时要夹闭静脉导管,防止空气进入管内。换管后接头处要旋紧。

(2)输液速度调控:在营养输液期间应勤巡视及时调节输液速度,严防空气进入输液系统形成气栓。要求PN液以恒速均匀输注,使营养素进入体内能被更好地代谢和利用。如输注速度变化过大,则易发生低血糖或高血糖,高渗透性利尿,甚至高渗性非酮性昏迷等并发症,故有条件时最好采用输液泵控制输液速度。靠传统手调输液夹控制液体每分钟滴数,不但需花费很多时间和精力,且很不可靠。因为患者体位改变、输液瓶高度、导管扭曲或受压及液体黏稠度等因素,均可影响和改变已调整好的滴速。先进的输液泵都采用微电脑技术,具有输液系统工作状态显示功能及输液故障识别、报警功能,如①计划输入总量。已输入量及剩余液量数字显示。②输液量完成即报警,当输液总量完成时将以保持导管开放低速率输注。③输液管道中空气探测报警,能发现清亮和(或)不透明液体中直径0.3cm气泡并给予报警。④输液瓶排空检测报警。⑤输液系统阻力检测,可感知管道阻塞、输液接口脱开并报警。⑥输液速率调控,调控范围可达1～999ml/h,误差≤2%。

(3)输液时常见故障处理:输液时可能出现意外情况,故病室内须备有无菌手套、剪刀、丝线、平针头等物,患者床旁备有血管钳,一旦发生故障应能迅速、沉着处理。

①输液管道渗漏:可因输液管道接头部分不合适或静脉导管损裂,常见损裂部位在平针

头插入导管处。应更换管道连接部和剪去导管损裂段后逐渐恢复输液系统连续性。

②滴速缓慢：常见原因为管道扭曲或受压、进气针管不通畅、体位改变，或导管内曾有血反流等。应解除管道扭曲和受压，调整体位及用尿激酶或链激酶2万U/2ml冲洗导管。

③静脉导管堵塞：可因输液停止较长时间而未被发现，或患者有反复咳嗽、憋气、呕吐等增高胸膜腔内压（胸内压）动作，导致血液多次反流入静脉导管内，造成导管内壁有纤维蛋白或血细胞凝集块附着。一旦发生应立即试用尿激酶或链激酶2万U/ml，可用2ml注射器反复轻轻推注药物和用力抽吸，使血块溶解，注意不能加压推注，以防血细胞凝集块进入血流致栓塞。待导管内血细胞凝集块溶解后，继续用等渗盐水冲注管腔。如不能恢复导管通畅，则应及时拔管和准备重新置管。应尽量避免反复冲洗导管，以免发生感染。为防止导管堵塞和受污染，输注营养液中心静脉导管通常不应做抽血、输血、临时给药及测量中心静脉压等其他用途。

④导管滑脱：多见于经皮穿刺静脉后放置软质中心静脉导管，导管随呼吸可滑动进出，当胸腹腔压骤然增加如剧烈咳嗽时，导管可脱出。应在置管时妥善固定好留置导管，以后每次做导管皮肤入口护理时，均应检查导管固定是否牢固及有无导管滑出。

3. 观察是否发生不良反应和并发症

（1）静脉穿刺置管时可并发气胸、血胸及血管神经损伤，其症状、体征可在置管后即刻或24h内发生，故置管后24h内要严密观察患者生命体征和穿刺局部情况，注意患者有无胸闷、呼吸困难、肢体活动障碍等异常情况，以便能及时被发现和处理。

（2）输液瓶内药液输完后未及时更换、输液管接头松脱及静脉导管损裂均可致气栓，故在护理接受PN患者时，应勤巡视，反复检查，严密观察。输注管道接头必须妥善固定，输液瓶内药液将要输完时应及时更换。如用重力滴注输液时可用较长输液管，使其部分垂于床边，让管道最低点低于患者心脏位置10cm以上。这样当输液瓶内无液体时，输液管仍有一定高度水柱，胸腔负压不足以将水柱完全吸入血管内，故可防止气栓发生。如采用3L塑料袋全合一营养液，即无因药液输完致气栓的担忧。

（3）因劣质导管和输入高渗营养液刺激或并发感染，均可导致留置导管静脉发生血栓性静脉炎。患者可有局部肿痛，上肢、颈部、面部皮肤发绀及颈静脉怒张等表现，经导管造影可确诊。发现后应及时抽血送细菌培养、拔除导管，并给予抗凝治疗。

（4）如置管时未严格遵循无菌操作规程，可遭细菌污染，静脉导管皮肤入口处护理不当，可使细菌沿导管与组织间通道进入血管，营养液和输液管道被微生物污染后仍继续使用，这些均可致导管败血症，故在实施PN时，从静脉穿刺、置管、营养液配制、输液至留置导管护理等每个环节，均需严格无菌操作，避免污染。当患者有不明原因发热，疑有导管败血症时应及时做积极检查和治疗。

（5）不适当PN也可并发水电解质紊乱、酸碱失衡、低血糖、高血糖、高渗性酮性昏迷、高血脂等代谢性并发症及对氨基酸和脂肪乳剂过敏反应。必须了解这些并发症原因和临床表现，密切观察有无异常反应，积极主动地及时处理。

4. 中心静脉留置导管拔除　当PN整个疗程已完成，或静脉导管已完全堵塞，或疑有导管败血症时，应及时拔除导管。拔管后应立即按压皮肤伤口1～2min，以防空气沿导管软组织通道进入血管内产生气栓。拔除导管头端部应剪下送细菌培养。

5. 患者活动　接受PN患者多数病情较重、体质虚弱，常需长时间卧床，因而其活动长期受限。对不能起床重患者应及时帮助其翻身、拍胸背、经常变动体位,以增进呼吸、循环功能,减少呼吸系统并发症。患者四肢要每天做主动和被动活动,以防止骨骼肌失用性萎缩,并促进肌肉组织内蛋白质合成。应帮助患者主动活动,或被动活动其肢体和按摩肢体肌肉。如病情允许,可让患者下床活动。开始时活动应慢,活动量不要大,以防发生直立性低血压或脑缺血,以后活动次数和活动量可逐渐增大,护士要密切监护患者活动,保护好患者,以免发生静脉留置导管与输液管道脱开及骨折伤等不应发生的意外。

第八节　肠内和肠外营养的相互关系

选择EN、PN或两者联合应用,在很大程度上取决于患者胃肠功能和对营养供给方式的耐受程度。通常是根据疾病的性质、患者的状态及主管医生的判断而定。如果患者心肺功能不稳定,胃肠吸收功能大部分丧失或营养代谢失衡而急需补偿时,应选择PN;如果患者胃肠有功能或有部分功能,则应选用安全的EN。EN是符合生理性的给养途径,既避免了中心静脉插管可能带来的风险,又可以帮助恢复肠道功能。其优点是简便安全、经济高效、符合生理功能、有多种不同的肠管营养剂。但是,对于患有胃肠疾病的患者来说,选择合适的时间、安全可靠的途径给予EN并不十分容易,而且有潜在的加剧原发病的可能。一些临床症状如恶心、饱胀感、腹痛和体征如腹泻、肠鸣减低、腹胀气等,均限制EN的应用。另外,如患者不能容忍鼻胃管置入,鼻胃管置管不顺利或食管、胃手术后原解剖位置变化不能置管的患者,也会限制EN的应用。同时,EN也会出现并发症,包括气管误吸、恶心、腹泻及肠道血供障碍等。所以当患者心功能处于边缘状态或血流动力学不稳定时,不应给予EN;EN效果不佳的患者,应及时转换补给的方式,以免延误营养治疗。总之,EN最关键和最重要的原则是严格控制适应证,精确计算营养治疗的量和持续时间,合理选择营养治疗的途径。

PN几乎对任何经口摄食不足、不合适或不可能的消化系统疾病都有积极有效的辅助治疗作用,是人类在对疾病的治疗时的一个重要的进步。这种疗法已经给了患有营养不良和胃肠功能障碍等消化系统疾病的患者以巨大的好处。

因PN能产生饱感综合征而使胃蠕动抑制,故主张在向肠内过渡前,先使之轻度的饥饿数日,静脉仅输注保持水、电解质平衡的液体,以便刺激胃肠活动,同时利用条件反射,借助菜肴的色、香、味以增食欲,或与家人共餐以得到愉快等。通过管饲与经口摄食的适当配合,有助于从肠外过渡到EN。从长期管饲过渡到经口摄食正常EN,亦应遵循这个原则。

长期进行PN,可导致胃肠功能衰退。所以,从PN过渡到EN必须逐渐进行,不能骤然停止,否则将会加重肠管的负担而不利于恢复。这种过渡大致可分为4个阶段:①PN与管饲结合;②单纯管饲;③管饲与经口摄食结合;④正常EN。即应逐渐过渡到EN以使肠管细胞得到适应。当能开始耐受肠内喂养时,先采用低浓度,缓速输注要素EN制剂或非要素EN制剂,监测水、电解质平衡及营养素摄入量(包括肠外与肠内),以后逐渐增加肠内量而降低肠外量,直至EN能满足代谢需要时,才完全撤销PN,进而将管饲与经口摄食结合,最后至正常EN。

第 13 章
Chapter

营养与感染、免疫和药物

机体营养状况与感染的程度有密切关系，各种病原生物在体内繁殖时，需要适宜的营养条件；严重营养不良时，病原生物增殖受限，而抗生素也不能发挥有效的药理作用。营养与免疫功能的关系早有定论，而营养与药物的关系也日益受到重视。本章简要介绍营养与感染、营养与免疫及营养与药物的关系。

第一节　营养与感染

一、营养缺乏与感染

1. 营养缺乏导致对感染敏感性增加　并发感染常是蛋白质-能量营养不良（PEM）儿童致死的首要原因。营养不良时常发生革兰阴性菌败血症，水痘容易扩散，对感染无发热反应，外伤感染后易发生坏疽，出麻疹时可能见不到皮疹，常合并肺炎而死亡，营养不良者肝炎相关抗原检出率也较高。

用PN者常因营养素供给不足或比例失当，或因补充营养素未经过肝内代谢，肝酶未被激活而影响正常代谢功能，继之有营养不足；频繁放置导管，使PN者常因合并败血症而死亡。

2. 感染加重营养不足　感染常导致食欲缺乏，腹泻和呕吐加重吸收不良，分解代谢加快，感染急性期造成不同营养素重新分配，肠内细菌及寄生虫感染时，粪便蛋白丢失量增加。

二、营养不足与免疫功能

1. 营养不足对代谢影响　机体存在营养不足时，血清铁蛋白明显降低，血浆必需氨基酸减少，血糖含量低，糖耐量降低，血浆非酯化脂肪酸增加，恶性营养不良患者常合并脂肪肝。

2. 营养不足对免疫功能影响　白细胞数轻度增高；临床常用抗原皮试反应来衡量细胞免疫功能；不论总蛋白含量如何，γ-球蛋白含量正常或相对增加。单个营养素缺乏与免疫关系如下。

（1）蛋白质：蛋白质是机体免疫功能的物质基础，蛋白质营养不良对免疫器官和细胞免疫的损害较重，体液免疫受损不大；胸腺呈不可逆性萎缩，中心缩小；脾脏中心缩小，髓区细胞减少；淋巴结髓质细胞减少；还影响T细胞的数量和功能，中性粒细胞趋化作用移动缓慢，杀菌活力降低；对成人机体合成免疫球蛋白能力影响不大，但上皮及黏膜组织分泌液中SIgA显著减少。

（2）维生素：维生素A、维生素E、维生素C和维生素B_6与免疫关系密切。

①维生素A：对黏膜表面的局部免疫作用，是通过维持上皮完整的天然屏障作用及分泌抗体和大分子防护物质来实现的。维生素A缺乏时，T淋巴细胞功能降低、淋巴器官萎缩、NK细胞活性降低、SIgA分泌减少、TH细胞活化途径受到损伤。视黄酸抑制肿瘤细胞恶性发展，有较为明显的作用。

②维生素E：对机体免疫力的作用可能是通过降低前列腺素合成，或减少自由基的形成。一定剂量范围内，维生素E与免疫器官发育呈剂量-效应关系；缺乏时细胞免疫受抑制，过量时细胞免疫亦受抑制。适量补充维生素E可增强体液免疫，维生素E与硒可协同影响机体的免疫功能。

③维生素C：维持淋巴组织正常结构、提高吞噬细胞的活性、参与免疫球蛋白合成、促进淋巴母细胞生成和免疫因子产生。急、慢性感染时，白细胞内维生素C含量急剧减少。

④维生素B_6：在B族维生素中，维生素B_6缺乏对免疫影响最严重。

（3）微量元素

①铁：轻度缺乏即可致免疫功能受损、细胞免疫受损较严重、体液免疫影响不大，铁营养状况改善后，免疫功能可恢复。缺乏时主要表现为胸腺萎缩、外周血T淋巴细胞减少、过敏反应延缓；过量时可增加感染发生，T淋巴细胞功能下降。

②锌：是免疫功能研究最多的元素。缺锌对胸腺的影响可逆、过量也可损害免疫功能、轻度缺锌即可使细胞免疫功能下降，影响机制可能因为锌是多种金属酶的关键成分。

第二节 营养与免疫

免疫力是人体重要生理功能，始终与传染性疾病、非传染性疾病、肿瘤及衰老过程相抗衡。营养因素是机体依存的最为重要环境因素之一，是维持人体正常免疫功能和健康的物质基础。人体营养状况对免疫功能有重要影响，这种影响主要表现在：机体营养不良将导致免疫系统功能受损，而免疫防御功能受损，使机体对病原抵抗力下降，有利于感染的发生和发展，三者形成恶性循环，故营养、免疫、感染间有复杂的关系，了解其中关系，对掌握营养在整个机体功能与对外环境适应能力等方面有重要价值。有助于用营养手段来调节机体免疫状况，增强抗病能力，维持身体健康。

营养不良（malnutrition）包括2种，即营养缺乏（nutrition deficiency）和营养过剩（nutrition excess）。营养缺乏对免疫功能影响较常见，但临床如发生营养不良，常不是只缺乏某种营养素，而是多种营养素同时缺乏的结果。尽管在人体确定单一营养素缺乏或过量与免疫关系很困难，但现代营养学已能将单一营养素与免疫关系加以研究，在某些特殊条件下，如PN分析结果、体外试验、建立动物模型、干预研究等，获得了显著进展。

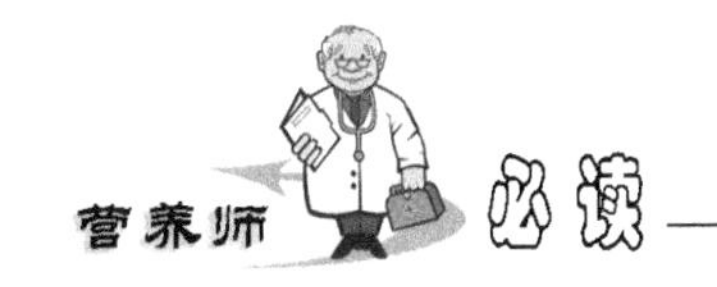

目前研究得比较多，较一致的结果是关于蛋白质、维生素A、维生素E、维生素C、铁、锌、硒等与免疫功能的关系。

一、蛋白质与免疫功能

蛋白质营养不良常与能量不足同时存在，故阐述蛋白质与免疫功能的关系，常用蛋白质-能量营养不良（protein energy malnutrition，PEM）进行研究。同时常伴有多种维生素、矿物质及微量元素缺乏的综合表现。蛋白质是机体免疫防御功能物质基础，如上皮、黏膜、胸腺、肝、脾、白细胞等组织器官及血清抗体和补体等，都是主要由蛋白质参与构成。当蛋白质营养不良时，这些组织器官的结构和功能均受到不同程度的影响。免疫器官和细胞免疫功能受损较重，体液免疫受损不大，当蛋白质营养状况改善后，免疫功能可恢复。

1. 免疫器官　PEM明显影响胸腺及外周淋巴器官（脾、淋巴结）正常结构。胸腺呈现萎缩，典型改变是生发中心缩小，T细胞生成减少，组织纤维化，皮质与髓质界线模糊。脾脏重量减轻，脾内生发中心缩小，髓区细胞减少最为显著，巨核细胞内色素减少。淋巴结也呈现髓质细胞减少，生发中心活性低于正常，集合淋巴结几乎完全消失。当营养不良状况改善后，动物实验表明，除胸腺外，其他免疫器官重量开始增长和恢复正常。营养不良对胸腺损伤不可逆，一旦受损其结构和功能恢复极为缓慢。

2. 细胞免疫　即T细胞介导的免疫，T细胞在胸腺形成。PEM主要影响T淋巴细胞数量和功能，外周血中T淋巴细胞总数显著减少，T淋巴细胞对植物血凝素（phytohemagglutinin，PHA）、刀豆蛋白（concanavalin A，ConA）等抗原诱导增殖反应降低。T淋巴细胞分泌具有各种免疫功能的淋巴因子的数量减少。中性粒细胞趋化性移动缓慢，杀菌活力降低。皮肤对2，4-二硝基氯苯（2，4-dinitrochlorobenzene，DNCB）迟发性超敏反应下降。PEM被纠正后，以上变化很快逆转。

3. 体液免疫　体液免疫通过B淋巴细胞发育并产生免疫球蛋白（Ig）实施。PEM时，机体合成免疫球蛋白能力受影响不大，但如PEM发生在婴幼儿期，则产生免疫球蛋白能力可受到损害，当营养状况改善后，则功能得到恢复。PEM时，上皮及黏膜组织分泌液中SIgA显著减少，溶菌酶水平下降，使皮肤与黏膜局部抵抗力降低，排除抗原能力减弱，病原体生长繁殖，甚至可导致感染扩散。血清补体除C_4外，其他补体成分均有所降低，以C_3最明显。这可能是因肝合成减少，或体内补体激活减弱。

近年研究表明，除食物蛋白质含量外，蛋白质种类对免疫反应也有明显影响，如喂饲含20%乳清蛋白饲料小鼠对T细胞依赖抗原（SRBC、HRBC）和非T细胞依赖抗原（TNP-ficoll）空斑形成细胞（plaque forming cell，PFC）反应，显著高于喂饲含等量酪蛋白、大豆蛋白、小麦蛋白饲料小鼠，这种作用可能是因食物蛋白质直接影响B淋巴细胞，刺激免疫原内源性反应能力所致。而食物蛋白质种类，对细胞免疫反应未见明显影响。

二、维生素与免疫功能

1. 维生素A　维生素A及衍生物作为营养因素，从多方面影响免疫系统功能。维生素A缺乏时，皮肤、黏膜局部免疫力降低，而易诱发感染，淋巴器官萎缩，NK细胞活性降低，细胞免疫反应下降，机体对细菌、病毒、寄生虫等抗原成分产生特异抗体明显减少。维生素A水平正

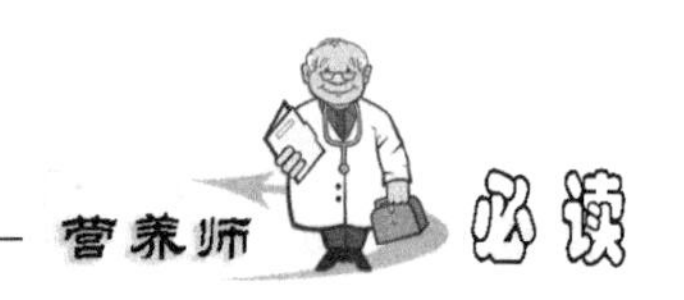

常动物，补充适量维生素A，可以发挥佐剂作用提高机体免疫应答，并能产生抑制肿瘤效用。但过量应用维生素A制剂对免疫功能有害。

（1）黏膜表面局部免疫：维生素A对上皮细胞正常分化及维持表面完整性，具有重要作用。维生素A缺乏时，上皮细胞基膜增生变厚使细胞分层，出现上皮组织呈鳞状以至角化，这些改变伴随着上皮细胞脱屑和黏液分泌减少，从而削弱预防细菌侵袭的天然屏障作用，使黏膜表面微生物侵入机体。许多研究表明，维生素A缺乏儿童，易患腹泻和反复呼吸系统感染。

正常黏膜表面存在抗体和大分子物质，对致病菌侵袭和感染起重要防卫作用。在维生素A缺乏时，患儿鼻腔、眼泪中分泌型IgA和溶菌酶及白细胞溶菌酶含量显著降低，给予维生素A补充后恢复正常，故维生素A对黏膜表面局部免疫作用，通过维持上皮完整天然屏障作用和分泌抗体及大分子防护物质共同完成。

（2）细胞免疫：免疫系统中，免疫应答过程是由多系统共同作用完成。T淋巴细胞、B淋巴细胞及吞噬细胞间呈现网络调节作用。维生素A缺乏时，可从多环节影响细胞免疫功能。

①T淋巴细胞：T淋巴细胞有2种类型功能，即效应功能与调节功能。前者表现为对靶细胞杀伤作用，见于抗感染免疫、肿瘤免疫和迟发型超敏反应等时；后者表现为对免疫应答过程正反馈及负反馈调节作用。尽管目前关于维生素A缺乏时T淋巴细胞影响的报道尚不一致，多数学者认为维生素A缺乏降低T淋巴细胞功能，使外周血T淋巴细胞总数减少。用单克隆抗体检查T淋巴细胞亚群，TH细胞数减少。维生素A缺乏儿童，对结核菌素（tuberculin，TB）、破伤风类毒素（tetanus toxoid，TT）、PHA及纯蛋白衍生物（purified protein derivative，PPD）等皮肤迟发型超敏反应减弱甚至消失。外周血T淋巴细胞对PHA诱导的转化反应降低。

②自然杀伤细胞：自然杀伤细胞（natural killer lymphocyte，NK）在防止肿瘤及免疫监视中起重要作用。维生素A有增强NK细胞活力作用，可能因为维生素A能适当改变细胞表面结构，且增进细胞表面受体表达。

③吞噬细胞及白细胞：维生素A对巨噬细胞的功能有调节作用，维生素A能增强大鼠肺泡巨噬细胞功能和杀肿瘤活性。维生素A能增加小鼠腹腔巨噬细胞活性。维生素A缺乏动物白细胞明显降低，外周血中性粒细胞数升高。

（3）体液免疫：维生素A与体液免疫功能关系比较密切。维生素A缺乏可影响B细胞系统，使分泌型IgA减少，使呼吸系统与胃肠局部防御能力下降，导致小儿呼吸系统感染和腹泻发生。维生素A可增加绵羊红细胞（SRBC）或蛋白质免疫小鼠脾脏PFC数目，增强非T淋巴细胞依赖抗原所致抗体的产生。

（4）细胞因子：维生素A缺乏时，TH细胞活化途径损伤，影响分泌细胞因子白细胞介素2（IL-2）、IL-4和IL-5。饮食补充醋酸维生素A可增加小鼠产生IL-2和T淋巴细胞比例。注射维生素A酸可增加小鼠脾细胞产生IL-2能力。

（5）维生素A与肿瘤：肿瘤是多因素致的疾病。近年来，有关维生素A类与肿瘤关系进行诸多研究，认为维生素A能通过机体的细胞及体液免疫机制，阻遏肿瘤形成。有些研究均已证实，维生素A类化合物，特别是视黄酸对肿瘤细胞具有抑制恶性表型表达，能防止细胞恶性转化，在一定程度上抑制黑色素瘤、乳腺癌、肺癌、胃癌及白血病等肿瘤细胞浸润、增殖和转移，诱导肿瘤细胞向正常细胞转化。近年来还发现视黄酸受体，并证明其是核受体，大量研究资料证明，视黄酸诱导肿瘤细胞转化，主要通过视黄酸受体。

2. 维生素E　维生素E是体内抗氧化剂，同时又是有效的免疫调节剂。在人体和实验动物免疫时有重要作用。表明维生素E在一定剂量范围内，能促进免疫器官发育和免疫细胞分化，提高机体细胞免疫和体液免疫功能。

（1）免疫器官发育：维生素E明显提高小鼠脾系数（脾重/体重）、胸腺和脾中T细胞、T辅助性细胞（TH）百分率，降低T抑制性细胞（Ts）百分率，使得T辅助性细胞对T抑制细胞比率（TH/Ts）升高。且在一定剂量范围内呈现剂量-效应关系，但当维生素E含量过高时上述作用反而降低。

（2）细胞免疫：维生素E能增强T淋巴细胞对诱导物PHA和ConA增殖反应、单核吞噬细胞清除能力和吞噬指数，提高对感染抵抗力和降低死亡率。在维生素E缺乏或过量时，小鼠特异性细胞免疫和非特异性细胞免疫反应均受到抑制。

（3）体液免疫：补充维生素K量略高于饮食供给量，可增加特异抗体应答、脾脏PFC形成和IgG与IgM血细胞凝集滴度。当饲料中维生素E添加量为正常15倍时，能明显降低因反转录病毒感染所升高的IgG与IgM，但对正常小鼠IgG与IgM产生无影响。维生素E能提高获得性免疫缺陷综合征（艾滋病，AIDS）小鼠脾细胞中IL-2和IFN-γ合成，降低老龄小鼠和大鼠前列腺素E_2（PGE_2）分泌。

维生素E对机体免疫力的作用，可能是通过降低前列腺素合成，或减少自由基形成。低浓度PGE_2，可能是细胞免疫所必需的因子，而高浓度PGE_2对细胞免疫和体液免疫的某些指标，如抗体产生、迟发型超敏反应（DTH）、淋巴细胞增殖和细胞因子产生等有抑制影响。在氧化反应中释放出氧自由基，损害免疫细胞膜结构，导致免疫细胞正常功能损伤。而维生素E能抑制自由基形成，维持膜稳定性。维生素E与微量元素硒有协同作用，可能是通过对谷胱甘肽过氧化物酶系统的作用。

3. 维生素C　维生素C是人体免疫系统所必需的维生素，缺乏时免疫功能降低。维生素C主要通过以下功能作用于免疫系统。

（1）提高吞噬细胞活性：白细胞含有丰富维生素C，并随摄入量增多而增加。当机体在急性和慢性感染时，白细胞内维生素C含量急剧减少。健康人服用维生素C，可增强循环血中性粒细胞趋化作用，能改善免疫功能异常者中性粒细胞移动和杀菌功能。吞噬细胞运动严重受阻，可能是因为这些细胞不能产生微管蛋白，这种重要的细胞内蛋白质，可使细胞改变形状和进行运动。

（2）参与免疫球蛋白合成：免疫球蛋白2条链通过二硫键（—S—S—）联结，脱氢维生素C能使免疫球蛋白合成时肽键分子中2个半胱氨酸残基巯基（—SH）氧化形成二硫键，促进免疫球蛋白合成。

（3）促进淋巴母细胞生成和免疫因子产生：维生素C促进淋巴母细胞生成，提高机体对外来或恶变细胞识别和吞噬。维生素C提高C_1补体酯酶活性，增加补体C_1产生，同时还能促进干扰素（interferon）产生，干扰病毒mRNA转录，抑制新病毒合成，因而有抗病毒作用。

三、微量元素与免疫

1. 铁　铁是人体必需微量元素，又是较易缺乏的营养素，铁缺乏特别多见于儿童与生育期妇女。尤其是婴幼儿、儿童免疫系统发育尚不完善，易感染疾病，预防铁缺乏有更重要意义。

大量研究结果表明，铁缺乏能损害免疫功能，使人体与实验动物抗感染能力降低，其特点是轻度铁缺乏即可致免疫功能受损，主要表现在对细胞免疫的损伤，而对体液免疫影响不大，当铁营养状况改善后，免疫功能恢复。

（1）免疫器官：铁缺乏时，胸腺萎缩，重量减轻，体积变小，胸腺内淋巴组织分化不良，不成熟T淋巴细胞增多。

（2）细胞免疫：外周血中T淋巴细胞在铁缺乏时明显减少，包括静止期与活动期细胞均减少。T淋巴细胞对有丝分裂原或抗原诱导增殖反应降低，降低程度与铁缺乏程度相关。T淋巴细胞产生淋巴因子减少，对肿瘤细胞杀伤能力明显下降。

铁缺乏时，吞噬细胞杀菌活性降低，虽然中性粒细胞吞噬能力未受影响，但杀菌能力下降。组织内吞噬细胞、巨噬细胞趋向细菌、吞噬和杀灭细菌能力均降低。主要因为：①缺铁时干扰细胞内核酸合成；②干扰需铁金属酶参与细胞代谢；③与吞噬细胞髓过氧化物酶（myeloperoxidase）介导受损，和产生髓过氧化物酶细胞数量减少有关。当铁缺乏状况纠正后，T淋巴细胞和巨噬细胞移动抑制因子及对病原菌的杀菌活性恢复正常。

（3）体液免疫：多数报道认为铁缺乏对人类体液免疫无明显影响，B淋巴细胞数量、免疫球蛋白水平和补体成分均正常。但动物实验发现铁缺乏大鼠和小鼠抗SRBC IgG和IgM产生明显减少，其机制可能因为缺乏铁时，肝内线粒体异常，细胞色素C含量降低，能量产生减少，而导致免疫球蛋白合成障碍，使抗体产生量减少。值得注意的是，过量铁摄入也会导致感染发生。这是因为某些致病菌生长繁殖也需要铁，能有效地竞争循环和组织中铁，使细菌生长繁殖加速。也有报道认为，运铁蛋白和乳铁蛋白有抑菌能力，其抑菌能力强弱与结合铁多少有关，当负荷铁较多时，其抑菌能力下降。过量摄入铁制剂，可能会使使用者潜在感染复发，或有急性菌血症发生危险，应引以为戒。

2. 锌　锌对维持免疫系统正常发育和功能有重要作用。锌缺乏对免疫系统的影响十分迅速而且明显，包括对免疫器官、细胞免疫、体液免疫及免疫网络相互作用均有影响。

（1）免疫器官：锌缺乏影响胸腺发育，或使胸腺萎缩。缺锌时，糖皮质激素水平发生改变，使胸腺组织萎缩，补锌后萎缩的胸腺可逆转。

（2）细胞免疫：锌缺乏细胞免疫功能下降，即使轻度锌缺乏，也可对细胞介导的免疫和细胞吞噬功能有较大作用，脾和周围血淋巴细胞数减少几乎近50%，但脾脏T淋巴细胞和B淋巴细胞主群和亚群表型分布，或其比例仍维持正常。T淋巴细胞杀伤肿瘤细胞能力降低，T辅助性细胞功能缺陷，同时NK细胞活性降低。在锌缺乏时，损害小鼠骨髓淋巴细胞生成。在人体补充锌后可增强淋巴细胞对PHA和ConA诱导增殖反应。动物实验发现，缺锌小鼠同种肿瘤细胞体内细胞毒性T杀伤细胞活力下降，故认为锌缺乏也可能严重损伤机体对肿瘤的免疫监视作用。

与铁过量相似，锌过量也可损害免疫功能，使淋巴细胞对PHA诱导增殖反应降低，影响中性粒细胞及巨噬细胞活力，抑制其趋化作用、吞噬功能及细胞的杀伤活力。这种抑制作用可能与血清和细胞膜相关的低密度脂蛋白升高有关。

（3）体液免疫：锌缺乏小鼠体内抗SRBC IgG减少，补锌后可增加SRBC抗体滴度。关于锌影响免疫功能机制，正在研究中。通常认为，锌是多种金属酶关键成分，这些酶在核酸代谢和机体蛋白质合成方面发挥作用，锌对淋巴细胞增殖的影响，可能与这些酶在核酸合成中的作用有关。另外，锌是胸腺激素基本成分，可以激发T淋巴细胞活性。

第三节 营养与药物相互影响

现代医药科学迅猛发展，每年都有新药问世，特别是有些化学合成药物，具有不同程度毒副反应；且药物间存在剂量-反应关系。即有些药物同时使用时，其作用可能是相加、相减、相乘或相除，这已被众多试验研究、临床观察和流行病学调查所证实。因用药不当而导致治疗失败已引起重视，而对药物和营养的关系研究不多，但已注意到某些不良反应。

一、食物与药物

在长期与自然作斗争时，发现许多食物有防治疾病的作用，如动物肝防治夜盲症，海带防治地方性甲状腺肿等。“医食同源，药食同根”，是国人先贤的首创，他们积累了很多宝贵经验，现在许多药物在当初是食物。在日常生活中，发现有些食物同时食用会产生不良反应，这就是饮食禁忌的起源。

药物对患者影响，可因各种因素而改变，如年龄、性别、疾病、怀孕、营养状况、用药及摄入其他物质等。各种药物在体内吸收、分布、代谢、发挥药理效应、排泄，都靠体内各种酶的参与，其中主要是肝内ADP和细胞色素氧化酶系统。当能量、蛋白质、维生素、矿物质和微量元素缺乏时，都会影响到酶活性，使药物毒性增强或减弱。通常药物对感染组织有直接作用者毒性强。如必须先转变为具有活性衍生物后才能发生效应者，其毒性较轻。药物和营养基本的相互作用，主要包括营养状况影响药物代谢和药物影响营养素代谢。

食物是营养素载体，而药物与食物又有着非常密切的关系。许多食物既有营养功能，又有药理作用，不少药物是从食物提炼而成，如鱼肝油。此外，许多药物在人体内可影响营养素的吸收、代谢、排泄等，从而导致营养缺乏。随着现代医药工业的发展，新药层出不穷。为防治疾病或控制人口使用药物，因此，药物对营养的影响越来越重要。

许多广泛使用的药物，如抗惊厥药、抗疟药、抗结核药及类固醇类避孕药，会增加营养素需要量。这些药物，如抗生素、镇静药及降胆固醇药，如不从饮食或口服及肠外补充维生素，解决需要量增加的问题，即可导致维生素缺乏病。治疗注意缺陷障碍（儿童多动症）的右旋苯异丙胺，会影响生长发育。利尿药及抗酸药则易造成矿物质缺乏。孕妇服药可致胎儿营养不良，甚至造成畸形等。

有些药物影响营养素吸收，有些则增加排出或降低利用，有些药物因伴有厌食等胃肠反应，致营养素摄入不足。在饮食营养处于缺乏边缘及因应激，如妊娠或患病，用药更易致营养缺乏病。嗜酒者易发生因药物所致营养不良，用药前，营养状况已受影响，用药后又继续降低某些营养素。故考虑到用某种可能影响营养状况的药物时，要补充相应营养素。如患者饮食已不足，或患有影响营养素吸收和利用疾病，更应注意。如在一段时间内服用1种或几种药物，发生与原来疾病及与药物直接毒性作用无关症状，考虑可能是药物引起营养不足。

二、营养状况与药物代谢

营养状况与药物代谢的关系非常密切。如患者处于极度蛋白质营养不足时，体内细胞和免疫功能均明显降低。机体对疾病抵抗力降低，易并发感染。在使用药物治疗时，因缺乏抗体或是淋巴因子而不能获得预想的治疗效果。

1. *蛋白质-能量营养不足* 蛋白质-能量营养不足对药物代谢的影响，依据营养不足程度、年龄、有无感染、肾功能、肝功能及循环系统的功能是否良好而定。饮食营养对药物的影响，首先是糖类和脂肪供给能量不足时，蛋白质作为提供能量的来源。组织内酶的含量，包括参与药物代谢的酶都降低。其次营养素作为与药物结合的基质，因为来源不足，部分组织分解提供这些基质，结果是都不能满足需要。

实验研究发现药物代谢活动和药物用以进行代谢的肝酶，和饮食蛋白质含量密切相关。营养不良者，易被有毒或有害物质伤害，如黄曲霉毒素在营养不良的机体特别容易发生中毒。其次，蛋白质可稳定药物的作用，对营养不良患者，如在饮食中增加蛋白质，可减少代谢物排出而稳定药物疗效；使用左旋多巴时，在饮食中增加蛋白质，甲基化衍生物排出减少，疗效得以稳定。另外，营养不足时，药物转变有活性酶的能力降低。给幼鼠低蛋白饮食后，因药物代谢所需要酶不足，使四氯乙烯不能产生危害肝的有毒代谢物质，发病率和死亡率均降低。增加饮食蛋白质摄入量，则四氯乙烯毒作用就会相应出现。

2. *矿物质和维生素缺乏的影响* 很多实验研究和临床观察均已证实营养对药物代谢有影响，当体内存在钙、锌和镁缺乏时，可能抑制某些药物代谢。应指出做动物实验的所用剂量，常把营养素限制到最低量，对人体已无实际意义。

（1）缺钾：体内钾含量对洋地黄反应有很重要关系。无论在何种情况下，凡是血钾降低者，使用洋地黄时就可能致心律失常。利尿药、肾上腺皮质激素等均可使得体内含钾降低，致洋地黄中毒。营养不良时体内钾含量降低，也容易致洋地黄不良反应，钙会加强洋地黄反应的程度，故洋地黄化患者应避免静脉注射钙剂。发生洋地黄中毒时，可口服氯化钾以控制症状。

（2）维生素C缺乏：维生素C既是营养素，又是药物，在多方面与药物相互作用。主要是对肝细胞，可刺激羟基化酶的活性，而降低药物不良反应。使用苯巴比妥类药物时，使维生素C排出量增加，而维生素C缺乏时会延长动物麻醉时间。

（3）水电解质失调：机体存在脱水、充血性心力衰竭、肝功能或是肾功能不全时，可发生水或电解质失调。此时体内生化代谢能力降低。药物容易在体内储留，而发生药物中毒。

3. *赋形剂所致药物副作用* 某些疾病限制钠摄入有治疗作用，如高血压病、肝硬化腹水和肾病综合征时，这些患者钠摄入最大量为20～40mmol/d，使用氨苄西林（氨苄青霉素）、羧苄西林（羧苄青霉素）或甲氧西林（二甲氧苯青霉素）钠盐时，如不限制用量则可能致危害。阿司匹林和某些抗酸药物，如铋索多平等，因其中钠含量高而被严格限制。高血钾在肾衰竭时常是致命症状，必须避免。如青霉素G钾盐含有很高钾，临床曾发生因使用不当而使患者死亡。

三、药物与营养

药物与营养素相互作用，时时存在。因为只要服药，同时进食，就会发生营养与药物相互

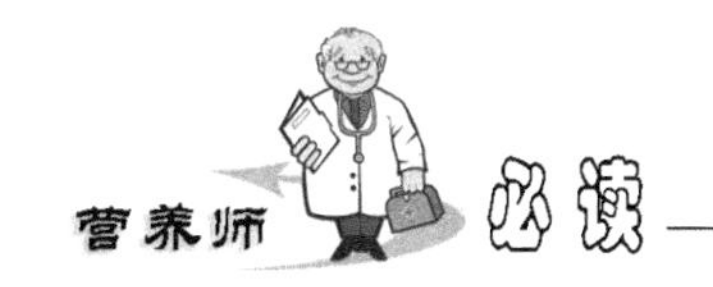

作用;但仅少数药物可致营养不足或缺乏病。药物对营养素的作用,可根据其对营养素合成、吸收、分布、转运、代谢及排泄的影响而分类。

(一)药物对营养素影响

1. *对营养素合成影响* 物理因素,如紫外线屏障可使皮肤合成维生素D减少。广谱抗生素可降低结肠内少数能合成B族维生素及维生素K_2的内源性细菌功效。因很少使用光屏障,且可从其他来源供给维生素K和维生素D,故由这些药物造成营养素不足的影响不明显。

2. *对营养素吸收影响* 药物可致营养素吸收障碍,首先,药物可为营养素溶解提供运载工具,如矿物油可溶解胡萝卜素,使其不能正常吸收而从粪便排出。脂肪和脂溶性维生素需要胆盐作为被吸收的必要因素;能吸附或干扰胆盐生理活性药物,可使脂肪及脂溶性维生素在肠内吸收不良。其次,药物可致肠黏膜细胞破坏,从而影响营养素吸收,营养素损失受细胞损伤部位、范围及时间长短影响。再则药物可对营养素转运机制进行选择性干扰。另外,药物可破坏胰外分泌功能,胰酶产生或释放减少,并可致脂肪、蛋白质及淀粉消化不良。

3. *对营养素分布及排泄影响* 血浆蛋白或组织结合部位营养素置换也受某些药物影响。药物与营养素形成复合物,可置换与蛋白质结合的营养素,使其从结合部位解离,或与其产生化合作用;如异烟肼与吡哆醛形成西夫碱;药物与微量元素,如锌或铜形成螯合物;硼酸与维生素B_2核糖侧链形成复合物等。这些药物与营养素相互作用结果,促使受影响的营养素以游离形式,或与药物生成复合物形式由肾排出。以上任何情况,都可发生营养素不足。

4. *对营养素代谢影响* 药物可将维生素转变为辅酶,或以其他活性形式与所需酶系统结合,或抑制酶系统,成为维生素的拮抗物。药物抑制需辅酶的酶系统,而干扰活性维生素生理功能。某些结构不同药物可激活微粒体药物代谢酶的活性,也可以促进脂溶性或某些水溶性维生素的分解代谢,导致体内储存下降,如孕期服用苯巴比妥可致婴儿维生素K缺乏。同样,抗惊厥药物是肝微粒体诱导剂。服此类药物可使营养素代谢加速,致维生素D与叶酸缺乏。这些维生素常因体内代谢速度加快而导致不足。

5. *致营养素不足* 药物在多种情况下,可致营养素不足临床综合征,如由药物致严重吸收不良。影响参与多种代谢营养素的功能,如维生素B_6及叶酸的作用。药物起维生素拮抗剂作用,对营养素不足影响将持续较长时间,也可加重某些疾病致的营养不足。

(1)药物吸收影响:大部分药物是在肠内通过被动非离子扩散作用而吸收。只有当药物是取代嘌呤、嘧啶衍生物或特殊的氨基酸时,才是主动转运。药物也可通过上皮细胞膜孔、胞饮作用等加速而被吸收,但这并非主要途径。通常认为胃肠脂质膜,可通过脂溶性化合物,而高度离子化水溶性物质不能通过,故强碱性,或碱性药物不能很好地吸收。因黏膜表面积很大,小肠吸收药物及营养素能力非常大。因多数药物及营养素都在小肠吸收,这是两者相互作用的主要部位。因缺乏足够证据证实药物及营养素间存在主动转运时底物竞争作用,故不能认定药物致的吸收不良,就是因药物及营养素吸收时相互竞争的结果。但有证据表明药物可通过干扰运载系统而抑制营养素吸收,特别是降低许多营养素转运所需钠的利用。

药物不利于水溶性维生素吸收,可用药物对细胞破坏解释。当药物损伤肠上皮时,吸收能力降低,但不意味着药物致吸收不良总是对上皮细胞破坏所致。药物影响脂肪及脂溶性维生素吸收,主要是消化不良。如新霉素抑制胰脂肪酶活性,阻碍长链三酰甘油水解。通过抑制胆盐,药物同样可降低脂肪及脂溶性维生素吸收。脂溶性维生素必须有胆盐存在,才能很好地吸收。泻药增加肠蠕动，可降低营养素吸收，实验证明仅改变蠕动很少致吸收不良。

（2）抗代谢药物影响：化学疗法进展大多归功于对微生物，或对哺乳动物细胞抗代谢药物研究发展。对蛋白质合成酶抑制剂氨基酸类似物、嘌呤及嘧啶类似物及水溶性和脂溶性维生素类似物等研究，对控制代谢性疾病、感染、肿瘤及血栓性疾病发生可能性增加。已证明具有治疗效果的抗代谢药物，常有高度特异性。有抗维生素功能药物，则可以抑制微生物生长。抑制恶性过程如癌及良性过程如牛皮癣细胞生长，降低其代谢转换。

大部分抗维生素药与作为必需营养素的维生素结构近似。有些抗维生素药因影响微生物营养素需要量而抑制细菌的生长。如磺胺药对细菌是叶酸拮抗剂，而对人类无此作用。抗维生素药阻碍辅酶合成或抑制需辅酶作用的酶系统。抗维生素药作用可以被所抑制反应终产物逆转；但对正常底物只有在过多情况下，才发生逆转。

（3）药物代谢变异：药物是否使维生素或其他营养素不足，须了解药物在体内活性持续时间，持续时间又决定于其代谢速度及药物灭活系统的完善性。代谢速度决定于遗传及后天因素，脂溶性药物代谢速度遗传变异性不但影响药物治疗作用，还影响药物在体内存留，从而对营养状况起有害作用。在异烟肼缓慢失效的患者中，较其他正常人更容易发生维生素B_6缺乏症。某种药物代谢可被其他药物抑制，如双羟基香豆素抑制苯妥英（二苯乙内酰脲）代谢，从而延长药物作用时间。另外，长期使用某种药物可降低其他药物活性，因前者刺激产生药物代谢酶，可使后者失活。另外，如抗凝剂香豆素，先使用治疗剂量，然后再给予刺激药物代谢药物苯巴比妥，因后者加快前者失活速度，使香豆素抗凝作用下降，如撤去苯巴比妥，而抗凝剂量不相应降低，可能为抗凝作用突然增强而发生出血。起有微粒体酶诱导作用药物，不仅促进其他药物代谢，也可促进维生素代谢，可致维生素不足，其发生速度和程度差异，可反映出药物生物转化速度不同。肾功能或肝功能损伤不仅可改变，即减缓可致营养素不足药物代谢速度，也可降低这种药物排出或灭活速度。

6. 对食欲影响

（1）异味抑制食欲：服用氯贝丁酯（安妥明）、林可霉素等药物，均有令人不快的异味，而抑制食欲。此外，药物在胃内膨胀抑制食欲。如摄入容积性果胶和羧甲基纤维素，在胃内吸收大量水分而膨胀，使胃产生饱胀感而抑制食欲。

（2）致味觉障碍：服用某些药物使味觉发生变化，而致食欲缺乏。如苯丙胺能增加对苦味的敏感性，苯唑卡因能增加酸味的敏感性，氟尿嘧啶能提高苦味和酸味的感觉阈值。

（3）对消化系统黏膜损害：能致胃黏膜损害的药物，都能致恶心、呕吐、食欲缺乏，如长期服用洋地黄、抗癌化疗药物等。

（4）抑制中枢神经系统功能：服用中等量到大剂量的镇静药能降低人的意识水平，从而使食欲下降。而小剂量镇静药能消除焦虑状态，从而使食欲增加。此外，有些药物对食欲有促进作用，如胰岛素、类固醇激素、磺酰脲、盐酸赛庚啶等，曾被用于营养状况差、体质虚弱患者康复治疗。

（二）营养素对药物影响

1. 对药物吸收影响　食物和药物混合时，可能使药物吸收加快或吸收减少，或不受影响。如灰黄霉素和富含脂肪食物同时服用，能促进灰黄霉素吸收。因为脂肪食物刺激胆盐分泌进入小肠，而胆盐能促进灰黄霉素吸收。进食同时服用锂盐或普萘洛尔（心得安），也能促

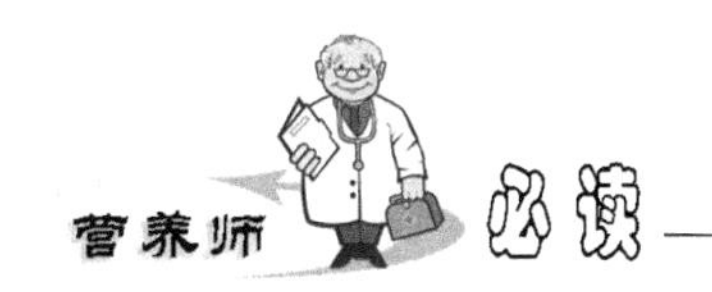

进药物的吸收。若进食时,同时服用地高辛、阿司匹林、磺酰胺、呋塞米(速尿)、普鲁本辛,或林可霉素时,这些药物吸收延缓,特别是含高食物纤维时更是如此。

某些抗生素,如青霉素、红霉素与阿司匹林在酸性环境下易受破坏。故含酸多的食物,如柑橘、柠檬等与其同时食入时,会影响药物作用,甚至使这些药物作用完全丧失。含钙较多食物,如奶制品、豆类等,钙可与四环素形成不溶解复合物,难以吸收。茶叶鞣酸可与氯丙嗪、小檗碱(黄连素)、洋地黄、乳酶生、多酶片、硫酸亚铁、四环素、红霉素等结合,形成不溶解物质影响吸收。多数药物在进食高蛋白、低糖类饮食时服用,比进食低蛋白、高糖类饮食时代谢更快。

2. 对药物代谢影响

(1)影响合成:某些蔬菜如洋白菜、大豆、芥菜叶等,可抑制甲状腺素合成,降低甲状腺药物的作用。

(2)影响酶反应:单胺氧化酶抑制剂,如帕吉林(优降宁)可使去甲肾上腺素积聚于节后交感神经元末梢中,从而反馈性地抑制酪氨酸羟化酶的作用,减少去甲肾上腺素合成,起降血压作用。但若同时食用含酪氨酸羟化酶较高的食物,如干酪、酸奶、啤酒、蘑菇、葡萄干等,则酪氨酸可使积聚于节后交感神经元末梢的去甲肾上腺素释放,使血压升高,减弱降压药的作用。

(3)影响水盐代谢:过多地摄入味精,即谷氨酸钠,易使服用利尿药患者产生暂时性血钠增高,严重者会出现头痛、胸痛、四肢烧灼感等临床症状。

(4)代谢拮抗和协同作用:维生素K与抗凝剂相互拮抗;茶中咖啡因和茶碱与中枢神经抑制药,如巴比妥、地西泮(安定)等作用相拮抗;茶中咖啡因与腺苷拮抗,并减弱双嘧达莫(潘生丁)的治疗作用。脂肪促进灰黄霉素吸收,高蛋白食物可增强苯丙酸诺龙促进蛋白合成的作用,饮酒使药物吸收加快。

3. 对药物排泄影响　饮食影响尿液pH,也能影响某些药物排泄速率。当尿pH为酸性时,酸性药物排泄延缓。当尿pH碱性时,碱性药物排泄减慢,如苯丙胺、奎尼丁等。服用奎尼丁时,如吃橘子、喝葡萄汁,同时服抗酸药,因尿液碱化,抑制奎尼丁排泄而致中毒。正常饮食pH应在5以下,或8以上,但成酸性食物和氯化铵同时摄入能使尿酸化;成碱性食物和碳酸氢钠能使尿碱化。严格素食者可使尿呈碱性。

四、药物和营养素相互作用

药物能影响营养素吸收、代谢、排泄。反之,营养素对药物吸收、代谢、排泄也有影响。有些药物影响维生素代谢并影响组织内水平,而补充受影响的维生素能防止该种维生素缺乏,故将这些药和受影响维生素同时服,可兼顾两者效用。但维生素摄入为正常数量,也可能使某些药物出现严重不良反应。

(一)维生素和药物

1. 四环素　能致白细胞内的维生素C水平下降,并伴有尿内维生素C排泄增加。

2. 异烟肼　影响维生素B_6正常代谢,若每天补充50mg维生素B_6,可预防因服用异烟肼所致的维生素B_6缺乏。

3. 左旋多巴　干扰维生素B_6代谢,使其需要量增加。但大剂量补充维生素B_6,又可能会抵消左旋多巴对帕金森病的治疗效果。

4. 抗癫痫药物　长期服用苯妥英钠和苯巴比妥可致叶酸、维生素D和维生素K缺乏。但大剂量补充叶酸,可减弱药物的抗癫痫作用。

5. *双香豆素和华法林* 凡是维生素K拮抗剂,均能干扰肝内凝血酶原和有关凝血因子的合成。而大量摄入维生素K会减弱药物作用。

6. *单胺氧化酶抑制剂* 如利血平、苯环丙胺、硫酸苯乙肼等,应避免摄入含酪胺高的食物,如奶酪、酸奶、动物肝等。通常酪胺在肠壁和肝内代谢,并不出现在血液中,当含酪胺高的食物和单胺氧化酶抑制药同时大量摄入时,大量的酪胺就会出现在血液中,致严重高血压,甚至会发生脑血管意外而死亡。

(二)药物与饮食禁忌

凡能影响药物的吸收和代谢的食物,或是降低药物疗效并可能致严重副作用的食物,都必须严格限制。

(三)药物和乙醇

大量饮酒肝微粒体酶受到抑制,使许多药物清除率下降。而某些药物抑制乙醇代谢,饮酒者容易喝醉,甚至发生乙醇中毒。如苯巴比妥与酒精同时摄入能增加前者的毒性;甲硝唑(灭滴灵)能阻止乙醇氧化,使其在体内蓄积而产生严重恶心、呕吐、醉酒和面部发红。

五、药物对水溶性维生素影响

水溶性维生素包括维生素C和B族维生素。其中B族维生素又分为维生素B_1、维生素B_2、维生素B_6、维生素B_{12}、维生素PP、叶酸和泛酸等。如果药物使用不当,则可能对水溶性维生素在体内代谢产生很大影响。

1. *维生素B_6* 维生素B_6包括存在于植物性食物的吡哆醇及动物性食物的吡哆醛和吡哆胺。维生素B_6存在于许多食物中,含量最高是肝、鲱鱼、鲑鱼、干果类,如核桃和花生、麦芽及酵母。在肉、鱼、水果、谷类及蔬菜中含量高于奶及奶制品。维生素B_6不耐高温,高压加热时破坏。现代食物加工方法可能破坏这种维生素。近年研究证明,维生素B_6在小肠内通过扩散进入细胞。

磷酸吡哆醛在许多反应,包括氨基酸代谢中,都是关键性的辅酶。在这些反应中氨基酸与磷酸吡哆醛在酶表面缩合生成西夫碱,西夫碱作为中间体即可与特殊酶结合在特定碳原子上与氨基氮以双链相连,然后就有可能在氨基酸的许多不同键上发生反应。某些专一性酶蛋白可诱导西夫碱将分子重排。

(1)维生素B_6与生化代谢

①参与色氨酸生成维生素PP:是色氨酸代谢必需成分,并参与色氨酸生成维生素PP过程,故拮抗维生素B_6药物可致明显的维生素PP缺乏。

②合成神经递质及激素:参与合成神经递质及激素,如5-羟色胺、γ-氨基丁酸及肾上腺素。在药物引起的缺乏病中出现神经症状,因为上述物质维持正常神经功能,而维生素B_6参与其合成过程。

③参与酶合成:是合成δ-氨基-γ-酮戊酸的必要因子,而后者酶的活化必须有维生素B_6参加,使琥珀酰辅酶A与甘氨酸缩合生成酮戊酸,同时还是血红蛋白合成的限速酶。球蛋白生成时,也需要维生素B_6参与。

(2)缺乏病症状:药物致维生素B_6缺乏病,常是过多排出,或是转化为辅酶形式受到抑

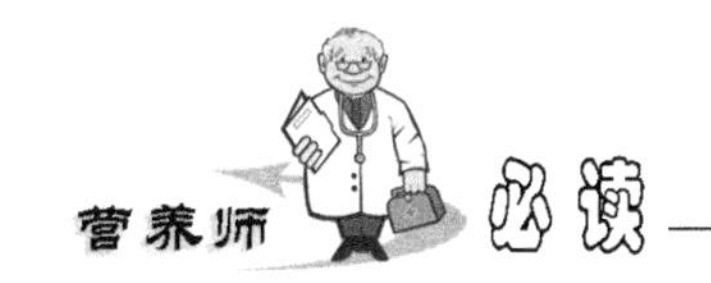

制，或是依赖于维生素B_6的酶蛋白系统缺乏等原因。神经系统症状包括感觉神经炎，对中枢神经系统也有影响，并可出现惊厥。轻度维生素B_6缺乏，常有抑郁的症状。贫血为低色素性贫血及高铁幼红细胞性贫血。可出现癞皮病样症状，有皮肤、消化及神经系统症状和体征，与癞皮病症状相似。

2. 叶酸　许多食物含叶酸，肝、酵母、深绿色蔬菜、花椰菜、芦笋、豆类及水果，尤其是橘汁含量最多。植物性及动物性食物含有叶酸的甲基及甲酰基衍生物包括5-甲基叶酸及10-甲酰基叶酸和5-甲酰基四氢叶酸。未经烹调食物中，其还原型是以聚谷氨酸盐形式存在，在牛奶中则与蛋白质结合存在。食物叶酸对光及空气不稳定，储存容易损失。烹调时及食物罐头中，叶酸进入汤汁，在水果及柑橘的叶酸较为稳定，可能因其中含维生素C，可防止降解。

叶酸可通过活性的运转机制在小肠所有部位被吸收，而吸收最多的部位是空肠。小肠黏膜与许多组织一样，有γ-谷氨酰羧肽酶，用翻转肠襻证明聚谷氨酸叶酸盐吸收，需要结合酶以形成更小易于吸收的叶酸类多肽。缺少结合酶可导致营养性叶酸缺乏症。某些未结合胆酸能抑制肠结合酶活性，可能这些胆酸造成叶酸缺乏症。人注射谷氨叶酸盐后，门静脉血并未变化，而游离叶酸主要是在肝中转变成代谢活性形式5-甲基四氢叶酸。由谷氨酸与叶酸合成聚谷氨酸叶酸也在肝内完成。

血浆叶酸部分游离，部分与血浆蛋白结合。血浆蛋白是叶酸的载体。血浆结合叶酸有3种存在形式，即叶酸与α_2-巨球蛋白、运铁蛋白及清蛋白结合。在月经周期及妊娠的不同时期，叶酸与血浆蛋白的结合形式会发生变化。

叶酸在体内分布很广，细胞内外液中都有，在肝、肾及造血系统细胞，包括红细胞及白细胞中浓度最高，脊髓液含量高于血清。在细胞与体液间存在着持续的叶酸互换。红细胞及肝活组织中叶酸水平，可反映在组织储存情况。进入胆汁及经尿排出，还有叶酸肝肠循环，大部分在十二指肠重吸收。

由药物致叶酸缺乏症临床表现为巨幼红细胞性贫血、舌炎、腹泻及体重下降，还可有皮肤过度色素沉着、肝大、脾大、踝水肿及非特异性贫血迹象和心悸、咽痛、眩晕及苍白等症状。叶酸缺乏症发展时，血清叶酸水平下降，持续进行性红细胞叶酸水平下降。尿中亚胺甲基谷氨酸排出增加。发生巨幼红细胞性贫血时，骨髓出现形态学上的变化，首先周围血中性粒白细胞过度分裂，如继续缺乏，发生巨细胞性贫血，同时红细胞数量减少，红细胞体积显著增大。因叶酸拮抗剂造成的急性叶酸缺乏，可致严重的反应。如不给予叶酸，会出现溃疡性口炎、严重腹泻及肠溃疡，甚至可以致死。

3. 维生素B_{12}　所有动物性食物，如肉类、鱼类、贝壳类、奶类及蛋类都含维生素B_{12}。肝、肾及其他动物内脏较肌肉中含量为高。贝壳类以合成维生素B_{12}的微生物为食物，故含量较高。维生素B_{12}在碱性条件下不稳定，烹调时会造成破坏。在动物性食物以与蛋白质结合的形式存在。在胃蛋白酶及胃液酸度的共同作用下可促进维生素B_{12}与结合蛋白脱离，胃酸还促进维生素B_{12}与胃内因子结合。结合产物通过小肠在回肠末端被吸收。胃内因子是糖蛋白，与维生素B_{12}吸收部位相似，是在回肠末端微绒毛膜上存在蛋白受体结合部位。在恶性贫血时，内因子缺乏或在失去与回肠结合部位完整性时，维生素B_{12}不能吸收，其吸收尚需要钙。当维生素B_{12}通过微绒毛膜时，与胃内因子分离并集中于细胞线粒体上。部分维生素B_{12}在回肠上皮细胞内转变为辅酶形式，即5-脱氧腺苷钴胺素。维生素B_{12}被吸收并进入循环，须与运载蛋白酶及胃中蛋白即转钴胺素相结合。

维生素B_{12}在人体组织及体液中以结合状态广泛存在，肝含有大量维生素B_{12}。人肝同其他哺乳类和鸟类肝一样，主要辅酶形式是脱氧腺苷钴胺素，而维生素B_{12}在肝内是与蛋白质结合形式存在。

严重维生素B_{12}缺乏症，具有与叶酸缺乏症同样的巨幼红细胞性贫血症状和血液学变化。在恶性贫血，或胃切除，或部分胃切除致维生素B_{12}缺乏症，有典型的神经学变化，如亚急性脊髓混合变性，但这种神经病症状在药物致的维生素B_{12}吸收不良时未见到。维生素B_{12}缺乏和缺乏病的生化变化特征是血清维生素B_{12}水平下降。甲基四氢叶酸转变为四氢叶酸时需含维生素B_{12}酶，维生素B_{12}缺乏时，血清叶酸增高。素食者摄入维生素B_{12}不足或药物、疾病等致维生素B_{12}吸收不良，在延续较长时间后，才出现明显的维生素B_{12}缺乏症的血液学变化。

维生素B_{12}与叶酸相互作用，代谢相互关联，故这2种维生素缺乏症具有巨幼红细胞性贫血这个共同症状。甲基四氢叶酸转变为其他叶酸类辅酶，须有维生素B_{12}参与的甲基转移酶的作用。而在维生素B_{12}缺乏时，此酶活性降低，组织叶酸类辅酶含量下降。辅酶是嘌呤及嘧啶生物合成所必需成分，影响DNA生物合成。叶酸及维生素B_{12}都缺乏时，巨幼红细胞不能进行有丝分裂或不能正常成熟，就是因为DNA合成异常所致。

对维生素B_{12}吸收或利用影响，在药物致营养缺乏病中占有最大比例。有5类主要药物，或与维生素B_{12}拮抗，或是增强维生素B_{12}体内转换。药物包括异烟肼、环丝氨酸、其他抗结核药物、降压药、金属螯合物青霉胺、治疗帕金森病的L-多巴及口服避孕药等。有10种主要药物拮抗叶酸的吸收作用或增加叶酸在体内的转换及损失，包括细胞毒素甲氨蝶呤、抗疟药乙氨嘧啶、抗惊厥药，如苯妥英钠、苯巴比妥及普里米酮及利尿药三氯苯蝶啶。已知影响叶酸利用的药物有口服避孕药、抗结核药环丝氨酸、抗炎症药如水杨酰偶氮磺胺嘧啶、阿司匹林及抗感染的芳香二脒-戊双脒。有4类药物影响维生素B_{12}吸收，即双缩胍、二甲双胍、苯乙双胍，抗结核药对氨基水杨酸，胆酸消退药考来烯胺（消胆胺）及氯化钾。另外，乙醇对胃肠、造血系统及肝也有毒性作用，影响某些维生素正常代谢。药物对这些维生素的影响如此常见和广泛，可解释为药物与营养素在吸收部位及随后的代谢时有着密切的相互作用。

4. 维生素PP　维生素PP可直接或间接来自饮食，在动物性及植物性食物如肝、酵母、瘦肉、鸡蛋及豆类中是以其辅酶形式吡啶核苷酸，包括辅酶Ⅰ（NAD）及辅酶Ⅱ（NADP）。强化面包和谷物时加维生素PP。在体内维生素PP可由色氨酸通过代谢产生。食物吡啶核苷酸和蛋白质都可在肠内生成维生素PP和色氨酸，然后被吸收并通过门脉循环进入肝。色氨酸转变为维生素PP后，利用维生素PP在肝内又重新合成吡啶核苷酸。在机体的许多组织中都可以利用尼克酰胺在细胞内合成吡啶核苷酸。肝内来自吡啶核苷酸的尼克酰胺可以转变为N-甲基尼克酰胺，作为代谢终产物从尿中排出。其6-吡啶酮衍生物也从尿中排出。

在色氨酸转变为维生素PP时，先由色氨酸吡咯醛酶催化生成N-甲基犬尿酸，这种酶可因给予色氨酸而诱导其活性增高。也可由给予糖皮质激素刺激其活性增高。雌激素也影响色氨酸吡哆醛酶活性，口服避孕药对色氨酸代谢的影响，并不都是因干扰需磷酸吡哆醛酶的反应，而是与雌激素对色氨酸转变为维生素PP第一步所需酶起诱导作用有关。色氨酸转变为维生素PP，既有个体原因，也可因饮食中含量比值的变化而发生转变。治疗维生素PP缺乏病时，给予大剂量色氨酸，效果很好。另外，当食物中维生素PP摄入量处于边缘状态时，如色氨酸转

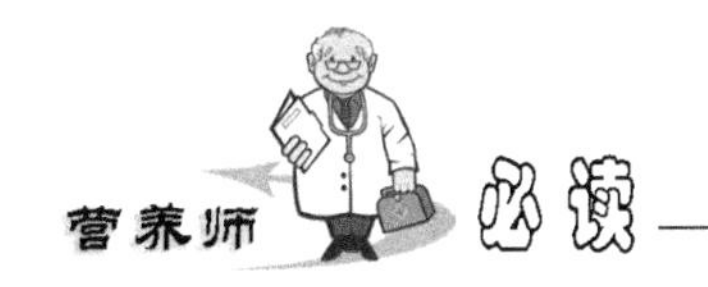

变为维生素PP作用受损，就可能发生现缺乏症。

辅酶Ⅰ和辅酶Ⅱ参与底物氢传递，许多脱氧酶需要其中之一才有活性。需辅酶Ⅰ和辅酶Ⅱ反应必须有氧化-还原序列偶联。在糖代谢中很重要，即糖类无氧和有氧代谢、三羧酸循环等，在脂肪代谢中，包括脂肪酸氧化与合成，三酰甘油合成及类固醇合成，在蛋白质代谢中，氨基酸的降解与合成及戊糖途径等，都很重要。催化乙醇变为乙醛的醇脱氧酶较重要。给予大鼠维生素PP可防止肝脂肪积聚，但血乙醇升高。此现象是因给予药理剂量时，维生素PP可抑制乙醇脱氧酶活性；当给予为生理剂量时，不通过醇脱氧酶途径影响乙醇代谢。戒酒硫因与辅酶Ⅰ竞争抑制醇脱氧酶，抑制乙醛氧化为乙酸。

维生素PP缺乏引起癞皮病，临床表现为皮炎、腹泻及痴呆症状。此病发展缓慢，开始时不适，继而出现皮肤的光过敏反应，消化系统功能紊乱，包括舌溃疡、胃炎、腹泻等及严重神经紊乱、精神错乱、抑郁、消瘦等。异烟肼是维生素B_6的拮抗剂，影响色氨酸转变为维生素PP，故可致维生素PP缺乏病。6-巯基嘌呤及氟尿嘧啶等抗代谢药物也可致癞皮病。

5. 维生素B_2　主要来源于牛奶、干酪、蛋类、肉类、原粮及强化谷物、绿叶蔬菜，以豆类的豌豆、扁豆及酵母含量最高。除奶以外，食物大部分维生素B_2以2种辅酶存在，即FMN及FAD。消化时大部分辅酶变为游离维生素B_2。FAD不易被吸收，而FMN及游离维生素B_2在普通饮食中摄入时很易被吸收。某些谷物制品及面包中强化游离维生素B_2。维生素B_2在小肠近端被吸收，长效维生素B_2制剂比其他来源者吸收为差，可能是因越过小肠最适吸收部位才释放出来的缘故。肠内有食物时维生素B_2吸收增加。可能因食物使通过肠内的速度降低，故维生素B_2可在吸收部位停留较长时间。可能是食物刺激胆汁分泌，因胆管梗阻患者维生素B_2吸收降低。

维生素B_2在肠黏膜吸收时磷酸化。含维生素B_2 FMN的吸收，其饱和动力学与维生素B_2相同，此辅酶在吸收时首先被脱磷酸化。肠内容物运动过快降低维生素B_2吸收，反之亦然。甲状腺功能亢进或给予甲状腺素可以使维生素B_2吸收率降低，而甲状腺功能减退则伴有维生素B_2吸收增加。变化是因肠蠕动速度改变所致。可见任何加快肠内容物通过的因素，特别是可致严重腹泻的药物，都可以降低维生素B_2吸收。

维生素B_2及FMN从肠内吸收后，大部分与血浆蛋白，尤其是清蛋白结合。硼酸可使维生素B_2从与血浆蛋白结合部位置换出来，后者与维生素B_2的核糖醇侧链形成复合体形式，增加游离的和复合体形式的维生素B_2排出。

不论是因病理原因做甲状腺切除，或用放射性碘治疗，或用甲状腺素拮抗剂等原因致甲状腺功能减退，都可使组织中FMN及FAD水平减低，也可使黄素激酶活性降低；变化与维生素B_2缺乏症黄素辅酶水平及黄素激酶活性下降相同。

维生素B_2缺乏症状与生化检验间无显著相关，故以前认为归因于维生素B_2缺乏的许多症状，可能并非是维生素B_2缺乏所特有。可能是因其他B族维生素，如吡哆醇及叶酸缺乏所致。因并发症住院的嗜酒者，50%有维生素B_2缺乏，患者红细胞谷胱甘肽还原酶活性增高，这是维生素B_2缺乏的指征，但此时可能无维生素B_2缺乏症的典型体征。慢性酒精中毒时，维生素B_2缺乏可能因摄入不足或吸收不良。发生肝硬化时，可能黄素辅酶合成受到障碍。

恶性营养不良儿童治疗后恢复时，可见骨髓再生不良而影响红细胞系统。在不经肠胃注射维生素B_2或泼尼松（强的松）时会出现贫血。给狒狒缺乏维生素B_2饮食，可使之产生红细胞再生不良和肾上腺皮质结构与功能的改变。维生素B_2缺乏动物对促肾上腺皮质激素反应很低，甚至无反应，说明肾上腺功能衰竭。组织学证实其肾上腺萎缩并出血。部分狒狒在给予泼尼松后，可使红细胞再生不良逆转，但对维生素B_2缺乏症状，如溃疡性皮炎则无作用。后者只是在注射维生素B_2后才消失。故维生素B_2缺乏时骨髓病变而造成红细胞生成抑制，是因继发性肾上腺功能衰竭所致。

用缺乏维生素B_2饮食再加入维生素B_2拮抗剂半乳糖黄素，受试者迅速发生正色素性贫血和网织红细胞减少，红细胞成熟受到障碍，造成红细胞再生不良。在维生素B_2缺乏时，铁进入红细胞的能力显著降低，这些影响在给予维生素B_2后全部消失。维生素B_2缺乏抑制红细胞生成素的活力。对维生素B_2缺乏儿童最初的研究及用泼尼松后，观察对红细胞再生不良作用，说明维生素B_2缺乏影响糖皮质激素合成，从而损害肾产生和释放红细胞生成素。

大鼠维生素B_2缺乏可致肝细胞内质网的断裂，慢性缺乏时药物代谢酶活力下降，但通过补充维生素B_2可以消除这种现象。表明长期服药时，需提高肝中药物代谢系统的活力，而维生素B_2需要量会相应提高。

6. 维生素B_1　在粮谷、坚果、猪肉及蛋类中含量较多；奶类及土豆是常用食物，其中含维生素B_1量也很多。豆类也是较理想的维生素B_1来源。在食物加工中维生素B_1会造成损失，尤以豆类及烤制食物为甚。在麦片、面粉、玉米粉、面包、糕点及奶制品中可加入维生素B_1，以加强其营养价值。

在大鼠体内，维生素B_1在小肠内通过活性转运吸收。维生素B_1类似物，如吡啶维生素B_1，即抗维生素B_1及氯乙基代维生素B_1，可抑制维生素B_1的转运，故认为维生素B_1分子结构决定其与特定肠内载体间相依关系。虽然肠内细菌能合成维生素B_1，此来源维生素B_1即使能被利用，其量极微。

维生素B_1需要经过磷酸化，形成焦磷酸硫胺素，即其辅酶形式才能表现出活性，磷酸化在肝、红细胞及大脑皮质中进行。严重肝硬化的嗜酒者，其肝不能将维生素B_1变为其代谢活性形式。焦磷酸维生素B_1催化丙酮酸、α-酮戊二酸及其他α-酮酸的脱羧作用。严重缺乏时，血中丙酮酸和α-酮戊二酸水平增高。在葡萄糖负荷试验时，血中丙酮酸水平增高更为明显。参与糖氧化代谢的转酮醇酶需要焦磷酸硫胺素。转酮醇酶在5-磷酸核酮糖代谢中起作用，并催化葡萄糖生成核糖，而核糖又是合成核苷酸必需物质。红细胞转酮醇酶活性水平目前已作为维生素B_1营养状况功能性试验指标，这是判定维生素B_1轻度缺乏很有用的试验。

维生素B_1严重缺乏会产生脚气病，而在嗜酒合并症时，则产生韦尼克脑病。嗜酒者维生素B_1缺乏可因对其摄入不足、吸收不好或如前所述，妨碍该辅酶生成。嗜酒者患有韦尼克脑病时，因肝损伤或神经元恢复缓慢，在用维生素B_1治疗的时候出现治疗效果延缓的现象。嗜酒者维生素B_1缺乏时，可出现典型的末梢神经疾病。洋地黄中毒患者血清丙酮酸增加，表明患者对维生素B_1需要增加。

7. 维生素C　柑橘及橘汁和其他新鲜水果富含维生素C，特别是黑葡萄干、辣椒、番茄、花椰菜和花茎甘蓝等，青豆及豌豆也有，还有维生素C强化麦片及果酒。近来，提倡用于防治感冒，但大剂量维生素C可能有害。截瘫患者每天给予1000mg维生素C，保持尿呈酸性。大剂量维生素C可破坏食物中维生素B_{12}，故建议不要在进餐时摄入大量维生素C。也已证明大量维生素C摄入影响胡萝卜素利用。维生素C在小肠很快吸收，组织饱和时由尿迅速排出。

在垂体、肾上腺皮质、黄体、胸腺、肝、脑、卵巢、睾丸、甲状腺、胰、肾、白细胞及血小板维生素C浓度较高，促肾上腺皮质激素可致其在肾上腺含量下降，但对肾上腺类固醇合成无不利影响，大鼠肝含量可因给予可的松及二氢可的松而降低。营养足够使，可的松可使大鼠血清维生素C增高，而维生素B_1缺乏时，无此反应。固醇类避孕药物可使白细胞及血浆中维生素C降低，并减少其肠内吸收，可能是药物加速代谢所致。

维生素C作用于机体的氧化-还原反应，在生物羟化反应中起重要作用，对胶原及弹性蛋白正常合成是必要的。维生素C分别参与胶原蛋白和弹性蛋白中赖氨酸和脯氨酸的羟化过程。在混合功能氧化酶系统中起作用，能合成维生素C的大鼠，如给予刺激药物代谢酶药，也可促进其合成。维生素C影响药物代谢，豚鼠缺乏时2-氨基5-氯苯异唑代谢受损。

许多药物可致组织维生素C去饱和。包括乙醇、食欲抑制剂、抗惊厥药及四环素，其中阿司匹林最重要，可使血小板维生素C含量降低。维生素C缺乏可致维生素C缺乏症。实验性维生素C缺乏症时，先有生化改变，即尿排出减少，血水平降低。临床症状开始是大腿、臀、腓肠部及手臂背部出现毛囊角质化，然后是毛囊周围出血、结膜出血及牙龈渗血、出血及肿胀。在药物依赖者常见早期轻度维生素C缺乏，其病因可能为多因素。

六、药物对脂溶性维生素影响

脂溶性维生素包括维生素A、维生素D、维生素E和维生素K。与水溶性维生素不同，脂溶性维生素在体内可以储存，其吸收与饮食脂肪含量有关。某些药物对脂溶性维生素的吸收和代谢有影响，在使用这些药物进行治疗，应注意用药的剂量和方式，避免可能发生这些不良反应。

1. 维生素D　许多药物影响维生素D的吸收或代谢。如轻泻药、抗酸药、抗惊厥药及某些镇静药和格鲁米特（苯乙哌啶酮）、二磷酸盐及皮质类固醇。其中抗惊厥药、格鲁米特、氢氧化铝及轻泻药如矿物油及酚酞可以致维生素D缺乏症，造成佝偻病或骨质软化症。维生素D及其衍生物对肠内钙吸收及骨正常矿物化有很大作用。近年研究的结果提示，维生素D与类固醇激素功能有类似之处。

儿童缺乏维生素D即可致佝偻病，在成人则为骨质软化症。任何可以预防或治疗佝偻病及骨质软化症的物质即被认为是抗佝偻病物质。某些植物固醇或动物固醇，当用紫外线照射后即可具有抗佝偻病效能。在脊柱动物中，最广泛存在的具有维生素D原特性的是7-二氢胆固醇，与胆固醇关系密切。目前，已从许多哺乳动物表皮及皮脂腺中分离出此种物质，并已证实在皮脂组织中可进行生物合成。从表皮提取物可分离出胆钙化醇或维生素D_3，证明7-二氢胆固醇可转变为维生素D，即胆钙化醇是在人表皮中进行的。植物维生素D原是麦角固醇，合成途径与胆固醇相同。麦角固醇转变为维生素D_2的途径中，还包括光化学中间产物。照射后麦角固醇可用来强化食物，作为营养补充物中维生素D_2来源。

大部分食物含维生素D极少。但在某些鱼类、蛋黄、鱼肝、鸟及哺乳动物肝、黄油及奶类中含量较多。乳类虽不是维生素D很好的天然来源，但在许多国家都用维生素D加以强化。在美国，鲜牛奶、脱脂牛奶、炼乳及脱脂奶粉都强化维生素D_2或维生素D_3。对有些麦片及婴儿食物也进行强化。蛋类的维生素D集中在蛋黄中，而蛋黄内含量随鸡饲料中维生素D供给量及其在阳光下暴露时间的长短而变化。鱼肝油是维生素D含量最高的天然来源。

正常成人饮食不需要含维生素D，此结论是基于成人常受阳光照射为前提，而对住在城里、习惯穿很厚衣服或常待在室内的人来说，则需要从饮食补充。现场调查及对维生素D缺乏饮食者进行紫外线照射检查，都证明皮肤生成维生素D的量，随维生素D原在290μm及320μm波长下光化学转化程度而变化。而光化学转化又与气候、空气污染、皮肤色素、衣着型式、皮肤暴露面积、暴晒时间及某些光线障碍物有关。成人如因某些原因得不到阳光照射，则必须给予维生素D，以预防骨质软化症。外源性维生素D对婴儿、儿童和孕产妇、乳母是必需的。因为，处于骨骼生长旺盛期，或在应激状态下，骨骼矿物质置换较多。

人皮肤生成的维生素D_3可通过皮下淋巴管吸收，食物维生素D主要在十二指肠及空肠，少量在回肠吸收。饮食脂质可促进其在肠内吸收。肠内有胆盐可使维生素D能很好地被吸收，吸收后进入乳糜管。外源性及内源性维生素D在吸收后混合，并在肝代谢或在脂肪组织及肌肉储存。

降钙素降低血钙作用是抑制骨吸收及钙释放，这种激素还有决定肾中产生维生素D代谢产物形式功能。甲状旁腺激素通过对肠及肾的作用控制钙吸收和排出，调节血钙含量；对肾作用是降低钙清除率及增加磷酸盐排出，对肠作用则在于增加钙吸收，刺激肾合成活性维生素D。维生素D代谢产物失活后在胆汁及尿均有排出，尿中较少。其最终失活代谢产物为葡萄糖醛酸化合物，由尿排出。失活代谢产物生成速度决定于肝微粒体酶系统活力。

佝偻病和骨质软化症的发生，是因维生素D缺乏，或因骨钙化所需钙和磷酸盐利用不当。与维生素D有关的钙缺乏导致骨质减少。不仅会因皮肤胆钙化醇合成不足造成，且也可因植物或动物来源维生素D摄入不足或吸收不良，或其活性代谢产物形成受到障碍、或是其失活代谢物的形成过多造成。严重磷缺乏也可致佝偻病和骨质软化症。

药物通过许多途径致维生素D缺乏，用于保护光敏感者局部的物理与化学的紫外线屏障，可阻碍皮肤维生素D_3合成。因胆酸对维生素D_2及维生素D_3正常吸收是必需的，故与胆酸结合的药物会导致来自饮食维生素D吸收减少。长期用高剂量糖皮质激素，会损害维生素D在肝内代谢，具有肝微粒体酶诱导剂作用药物及其他外源化合物，可加速维生素D降解为代谢产物。受药物刺激的肝微粒体酶活性，可受某些镇静药、抗惊厥药、肌肉松弛药及某些口服抗糖尿病药物的影响。已证明苯巴比妥、苯妥英钠、普里米酮及格鲁米特（导眠能）可加速维生素D降解，而导致佝偻病或骨质软化症。用以治疗佩吉特病的二磷酸盐类，可阻碍肾中生成1，25-二羟胆钙化醇，从而致骨质软化症。矿物油能破坏肠黏膜刷状缘对依赖于维生素D的钙转运，因而导致维生素D缺乏。维生素D缺乏是否因药物所致，不仅决定于某类药物作用机制，且决定于剂量、摄入持续时间、皮肤接触阳光或人工紫外线照射及饮食维生素D摄入和储存等。

药物致维生素D缺乏症原因及其诊断易被忽视。因大部分发生在服用抗惊厥药的患者。患者食欲缺乏，经常在室内，易发生维生素D缺乏。不少儿童有先天性骨骼畸形，故诊断为佝偻病不容怀疑。而服抗惊厥药可致维生素D缺乏，只是近年来才见诸报道，可能与其他诊断混淆。维生素D不足合并吸收不良综合征患者，也发生由药物引起的维生素D缺乏症。

骨质软化症与佝偻病在临床症状及放射学表现上有所不同，是因年龄因素所致。骨质软化症是在骨骼发育完全后才发生，故没有典型的佝偻病暂时性骨化区的病变，常见到背、腿、肩或肋骨疼痛和广泛的骨软化。但软化部位又各不相同，常见到骨盆、胸部及长骨变形。严重的病例脊柱后凸，使人变矮，以至头向胸部下垂。此外，肋骨骨折也常见到。因骨盆与股骨变形及中度至重度的肌肉无力，而致步履蹒跚。与佝偻病一样，可能发生抽搐症状。耻骨支、股骨颈、肩胛骨缘、肱骨上端不完全骨折，也具有诊断意义。

某些服药者如发生骨痛，进行性的步行困难及肢体近端肌肉无力等症状，应怀疑为骨质软化症。如存在广泛性的骨骼脱钙现象，不论有无肋骨骨折或长骨变形，都应考虑诊断为骨质软化症。骨质软化症的生化变化包括血清钙、磷水平的改变及血清碱性磷酸酶活性增高，均与佝偻病相同。

2. 维生素K　是抗出血因子，是血液凝固所必需成分。至少有2种天然存在形式维生素K_1及维生素K_2，能防止凝血酶原降低所致出血。前者在绿叶蔬菜，如菠菜、无头甘蓝、洋白菜及羽衣甘蓝绿叶中，在植物光合作用部位，也称为叶绿醌。维生素K_2或甲基萘醌为人及动物肠细菌合成。肝尤其是猪肝最丰富，蛋及乳含量较低，蛋及乳中维生素K可能来自绿色植物或由细菌合成。维生素K_3由人工合成，用于临床治疗，结构与甲基萘醌相近。

维生素K的3种形式均为脂溶性，大鼠维生素K_1在小肠上半部通过活跃的能量传递被吸收。在胆盐促进下，维生素K_1以微团溶液形式被摄取。维生素K_3在小肠末端吸收，已证明是被动转运机制。维生素K_3吸收不受胆盐存在与否影响。因维生素K_2与维生素K_3结构相似，维生素K_3也可能在小肠下部通过被动转运而吸收。用缺乏维生素K饮食不会产生人类维生素K缺乏病，因肠内合成的量已满足需要。维生素K_1在体内通过淋巴系统转运，维生素K_2可通过淋巴循环或直接经门脉系统进入肝。

维持凝血因子在生理水平必须有足够维生素K。凝血酶原转变为加速因子前体、抗血友病因子及凝血致活酶，总称为需维生素K凝血因子，当维生素K缺乏时血中水平异常低。凝血酶原是包含需维生素K凝血因子在内的集合蛋白质，维生素K激活凝血酶原机制现已清楚，其在肝内至少以2种形式存在，即叶绿醌及2，3-环氧叶绿醌。大鼠体内维生素K_1氧化成环氧化物由叶绿醌氧化酶催化。因抗凝剂或维生素K缺乏造成血浆凝血酶原降低时，环氧化酶活性增高。如补充维生素K，酶活性即恢复正常。至少在大鼠体内，维生素K活力依赖于由还原酶将环氧维生素K转变为维生素K。需维生素K凝血因子核糖体（核蛋白体）的后修饰需要维生素K，以使凝血酶原具有生物活性并与钙结合。

维生素K缺乏表现为出血倾向增加，表皮、胃肠、尿道、子宫及鼻黏膜等处出血、瘀斑。在其他部位受伤、手术或组织破坏也可发生出血。药物常致低凝血酶原血症及血浆其他具有活性需维生素K凝血因子水平下降。服用广谱抗生素抑制肠内微生物合成维生素K_1，但如并非维生素K摄入不足，尚不至于机体维生素K营养状况有不利影响。有些药物能减少维生素K吸收，特别是矿物油及考来烯胺；双香豆素抗凝药是最常见致维生素K缺乏药物。阿司匹林、水杨酸能致低凝血酶原血症并有出血倾向。双香豆素可扩大低凝血酶原血症影响，但此病可用维生素K治愈。

3. 维生素A　饮食维生素A含量包括维生素A及具有维生素A活性胡萝卜素。维生素A天然存在形式是视黄醇。人类饮食维生素A90%是视黄醇酯，在乳及乳制品、肝、肾及鱼中含量较多，蛋中以游离视黄醇形式为主。

β-胡萝卜素是最有价值的维生素A前体。饮食中胡萝卜、甜薯及黄玉米含量较多，深绿叶蔬菜、倭瓜、花茎甘蓝、杏、南瓜及番茄中也含量不低。以谷类饮食为主者缺乏维生素A及胡萝卜素，可致维生素A缺乏。视黄醇酯在小肠内水解为视黄醇，然后通过胆盐作用形成微团而被吸收。在黏膜细胞内视黄醇又与棕榈酸结合重新酯化，然后在乳糜微粒通过淋巴系统进入血液并存在于肝。每1个胡萝卜素分子在酶作用下分裂成2分子视黄醛，后者再在肠黏膜中还原为视黄醇。β-胡萝卜素及其他类胡萝卜素也可以不分解而直接被吸收，但必须有饮食脂肪、胰外分泌物供给脂肪酶以分解视黄醇及胆盐存在以促进视黄醇及胡萝卜素的摄取。

许多药物影响维生素A吸收，矿物油能溶解胡萝卜素，并较少量溶解维生素A，将胡萝卜素及维生素A在肠内带到大便。新霉素抑制胰脂肪酶，使胆盐失活及损伤黏膜，而降低维生素A吸收。考来烯胺吸附胆盐，减少维生素A吸收，其他损伤肠黏膜药物也有此作用。

饮食维生素A及前体充足，即使上述药物影响胡萝卜素及维生素A吸收，也很少发生维生素A缺乏病。但在某些东南亚国家，饮食维生素A常不足，影响维生素A吸收的药物会造成维生素A缺乏，可发生严重后果。

肝储藏维生素A，包括视黄醇棕榈酸脂、硬脂酸脂及油酸脂，这些物质在肝内水解。游离视黄醇又与特殊的视黄醇结合蛋白相连，转运到需维生素A组织中。维生素A不仅为特异视觉功能所必需，也是黏多糖合成及细胞膜和细胞内膜稳定性所必需，是正常类固醇代谢合成中不可缺少物质。嗜酒精者和给予酒精的大鼠睾丸组织不能使视黄醇变为视黄醛，这可解释嗜酒致不育的机制。体外睾丸组织可促进视黄醛生成，而形成可被乙醇氧化作用所抑制，造成这种机制所需乙醇量很少，可低于嗜酒者体内水平。对患肝硬化长期嗜酒者研究及有轻度肝损伤长期嗜酒者研究，认为男性不育症普遍原因是酒精中毒，可用维生素A代谢障碍来解释。长期以来将夜盲症作为维生素A缺乏典型临床症状。嗜酒者可发生夜盲症，是因乙醇对视黄醛形成作用竞争性所造成的。其他因素也可能是嗜酒者产生维生素A缺乏原因，如摄入量不足、吸收不良及肝合成视黄醇结合蛋白质受阻等。

4. 维生素E　饮食维生素E存在于植物油如豆油、坚果类、小麦胚油、蛋类、肝及人造黄油等食物。目前饮食γ-生育酚较α-生育酚更普遍，因更多的用豆油为食用油脂。摄入多不饱和脂肪酸使维生素E需要量增加。

α-生育酚随脂肪吸收，影响脂肪吸收因素也影响生育酚吸收。α-生育酚吸收需要胆汁，这可能是因胆汁对脂肪吸收有促进作用。如给大鼠长链脂肪酸饮食，则考来烯胺降低α-生育酚吸收作用较中链脂肪酸者要大。α-生育酚吸收较δ-生育酚稍好，乳糜微粒中生育酚进入小肠黏膜淋巴管即乳糜管，后进入大循环，与脂蛋白，特别是与高密度脂蛋白结合转运到各组织。血清中生育酚水平与血清中某些脂质类及总脂质含量有关。即血清总脂质含量高，则生育酚水平也高。正常人给予三碘甲状腺酪氨酸后，血维生素E可与胆固醇同样降低。常用过氧化物溶血试验作为维生素E营养状况指标，试验直接受血清生育酚的影响，而又受血清类脂质影响。

高胆固醇血症、三酰甘油血症患者，给予氯贝丁酯（冠心平）及性能相近实验药物后，血脂含量降低，同时血维生素E下降。停药后可恢复到给药前。这些药物作用效果可解释为维生素E脂蛋白载体减少，使其可利用载体部位也相应减少。服华法林（苄丙酮香豆素），同时服高剂量维生素E，患者皮肤发生瘀斑及凝血酶原时间延长；如停用维生素E，即使继续服用华法林和氯贝丁酯，这种缺乏症也可痊愈。表明维生素E影响维生素K利用。实验动物在维生素E过多症中可造成凝血酶原时间延长及出血现象，但可用维生素K治疗。

人体维生素E缺乏症，特征是脂肪痢或血清脂肪降低。脂肪消化和吸收均受影响，如胆管、胰腺疾病等，包括慢性胰腺炎、肠源性脂肪代谢障碍及遗传性疾病缺β-脂蛋白血症者，均可

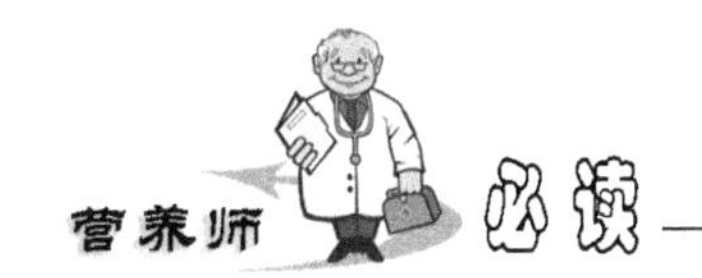

有维生素E缺乏。严重维生素E缺乏者,有肌肉局部性坏死及严重末梢神经肌病,症状与实验动物维生素E缺乏病相似。婴儿维生素E缺乏症无明显脂肪痢表现,早产婴儿有水肿、贫血、红细胞存活时间缩短,过氧化氢溶血试验阳性,血清维生素E水平低等现象,这些表现是随喂养乳汁配方中多不饱和脂肪酸摄入增加而发生,如给维生素E,则可恢复正常。早产儿维生素E吸收不良,在其缺乏同时发生溶血性贫血,如铁剂治疗将更加恶化。避孕类固醇药物对大鼠作用,可出现血生育酚水平降低,这似乎与其缺乏相似,但可能是因避孕药影响脂蛋白分布所致。

七、矿物质和微量元素影响

矿物质和微量元素是组成人体组织细胞基本成分。常量元素即矿物质在体内含量高,不易受药物因素影响;而微量元素需要量很少,较易发生不足或缺乏。特别是某些药物有吸附金属离子特性,使用时应注意。

1. 铁　饮食铁主要来源是肉类、鱼类、禽类、肝、肾、心及蛋黄。另外,贝类、可可、糖浆、绿叶蔬菜和菠菜及强化面粉与谷类也含有铁。摄入铁大部分是复合物形式,如铁卟啉或血红蛋白,或铁蛋白复合物。谷物铁通常是还原铁,有时用硫酸亚铁强化。除牛奶外,肉类及其他动物性食物血红蛋白铁在消化时与结合蛋白质分离,以血红蛋白形式被吸收。血红蛋白铁较其他来源铁更易吸收。二价铁在用作强化食物或补充品,都比三价铁盐或三价铁复合物更易吸收。在肠内某些饮食成分及代谢产物,可促进非血红蛋白铁吸收,如维生素C、肉类包括禽、鱼类、果糖、山梨醇、乳酸、丙酮酸及枸橼酸。有些氨基酸可提高铁吸收,磷酸盐及植酸盐则可降低铁吸收。

某些药物可抑制实验动物及人对铁吸收。大鼠肠袢实验证明四环素降低黏膜放射性铁摄取或运输;只有用量大大超过治疗用量时,四环素才能改变铁吸收。四环素抑制肠黏膜蛋白合成,对铁摄取影响与蛋白合成变化同时发生。无机铁剂可降低血中某些抗生素,如四环素、土霉素、美他环素(甲烯土霉素)及多西环素(强力霉素)的水平。考来烯胺在体外可与无机铁及血红蛋白铁结合,在大鼠体内考来烯胺影响无机铁吸收,长期服用考来烯胺会降低非血红蛋白铁储存。

许多肠内及肠外因子影响铁的吸收。胃酸主要因对饮食中铁化合物的消化作用而促进铁的吸收。铁营养状况影响小肠黏膜细胞铁摄取,也影响铁通过黏膜细胞转运和从中运出。缺铁可使肠黏膜细胞摄取及转运铁系统活化,而铁过剩又可使抑制铁摄取的机制活化。铁主要在小肠近端被吸收,十二指肠内吸收最多。

胃肠、尿道及皮肤细胞脱落可造成铁损失。因月经、妊娠等生理性出血、病理性失血,或某些药物毒害作用,造成失血也会损失铁。每天服用1～3g阿司匹林可使70%正常人胃肠隐性出血。阿司匹林使原有胃肠疾病者,如胃溃疡、食管静脉曲张及嗜酒性胃炎患者致出血。长期服用阿司匹林或其他水杨酸类药物是缺铁性贫血主要原因。

铁吸收后,在血浆与铁传递蛋白结合后被转运。给予雌激素或避孕类固醇药物后,铁传递蛋白增高。传递蛋白与铁结合能力,决定从肠黏膜向血清中输送铁速度。铁传递蛋白与肠表皮细胞膜结合,可促进铁从这些表皮细胞逸出。

合用各种口服避孕药可增加铁吸收,是因铁传递蛋白浓度增高所致。已证明服用避孕固醇类药物并不一定增高血清铁水平。含铁化合物的转运、利用、储存及分解，需要二价铁及三价铁交替转变。被吸收二价铁氧化需有亚铁氧化酶，是含铜的铜蓝蛋白。

血清铁主要来自单核吞噬细胞储存的铁蛋白，肝铁蛋白还原酶能从铁蛋白中分离铁，需要还原型辅酶及黄素单核苷酸参加。从铁蛋白逸出的铁被铁传递蛋白所携带，转运到需要用铁的部位，即骨髓红细胞前体。铁必须被还原，才能用于血红蛋白合成及可能合成其他含铁化合物如肌红蛋白和细胞色素。铁直接进入血红蛋白前体，即原卟啉，需要亚铁螯合酶的催化，这种酶存在于肝及网织红细胞。维生素B_6拮抗剂可抑制卟啉中铁的摄入，故可致高铁巨红细胞性贫血。

在脾脏破坏衰老红细胞前，血红蛋白氧化成高铁血红蛋白，随之使二价铁变为三价铁。通常生理性溶血所释放的铁，或重新被血红蛋白合成所利用，或以铁蛋白形式储存起来。药物所致急性溶血可增加铁吸收。说明铁储存下降并不是唯一决定肠继续摄取铁的原因。

2. 锌　锌较充足来源是动物性蛋白食物，如肉、蛋、乳制品及鱼，特别是贝类。蔬菜和谷粒中含锌量取决于土壤含量、储存方式和加工条件。食物中锌还可以来源于镀锌餐具的污染锌。动物实验表明锌多在小肠近端被吸收。与铁相似，仅有部分锌能被吸收。大鼠锌吸收受十二指肠黏膜锌含量调节。许多饮食成分可以影响锌吸收，最主要因素是某些谷粒植酸含量高。埃及和伊朗某些地区居民植酸摄入量高，因其习惯吃全麦粉未发酵面包，而锌缺乏症正是在这些人群中先观察到的。

在锌缺乏时，维生素A不能由肝动员出来，可能锌参与视黄醇结合蛋白质合成或功能，锌缺乏可使猪血清维生素A降低，锌缺乏影响其利用，可能因为肝、视网膜及睾丸中视黄醇氧化中醇脱氢酶都需要锌参与。

锌与血浆蛋白及氨基酸结合后才能转运。锌与铁传递蛋白及α_2-巨球蛋白能紧密结合。血清分离α_2-巨球蛋白，所含锌占血清总量30%～40%。在离体情况下研究锌与氨基酸的结合，证实锌与某些特异性氨基酸的结合对锌转运很重要。半胱氨酸及组氨酸是锌在血浆中最重要配体。清蛋白在血浆中连接可交换锌组分，而血清氨基酸则与清蛋白竞争结合锌，当氨基酸浓度相对增加而与锌结合，则可能从清蛋白夺走锌，促使锌从肾过滤而排出体外。

锌缺乏症状存在某些差异，在埃及和伊朗的男女儿童中，锌缺乏表现为侏儒症、生殖腺不成熟及贫血，是因饮食中植酸与锌结合造成锌不能吸收。囊性纤维化及其他吸收不良时生长滞缓可能是因大便中锌排出过多而致锌缺乏所致。

嗜酒者维生素A缺乏症，表现为对暗适应时间延长及睾丸功能低下等，可因乙醇氧化中利用醇脱氢酶障碍，或因并发锌缺乏症而使醇脱氢酶活性破坏。在长期饮酒者中，不论是否有肝硬化，都可能出现尿中锌排出过多的情况。这可能继发于低清蛋白血症，使锌与清蛋白结合减少，造成肾小球滤过的锌相对增加。在肝硬化及中东地区侏儒症男孩有低清蛋白血症，并同时有血清锌降低。

补锌可改善味觉和嗅觉功能减退及障碍的症状。服用螯合剂青霉胺者发生味觉及嗅觉减退，可能是因含锌螯合物由尿中排出。动物实验证明大鼠锌缺乏时影响手术伤口的愈合，但也证明，正常动物补充锌并不能使切口加速愈合。锌在组织修复中的作用，是与核酸或蛋白质合成作用有关。人类锌缺乏时创伤愈合延缓。

皮质醇对锌营养状况的影响，可能与含锌蛋白质或其他蛋白质的降解致的肌肉分解代谢

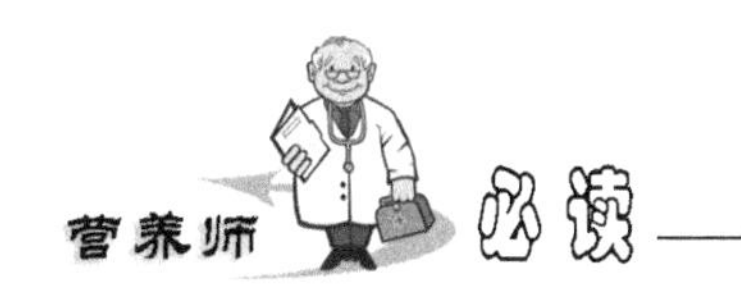

及血浆中形成锌和氨基酸的复合物，使尿中锌排出增加有关。妇女服用类固醇避孕药，血清锌水平下降，已证明是雌激素所致。避孕药类固醇改变铁传递蛋白及α_2-巨球蛋白水平，导致锌与蛋白结合的改变，致继发性尿锌排出增加。

3. 镁　镁存在于动物性蛋白食物、谷物及青豆类、绿叶蔬菜。以牛奶为主的饮食镁不足，在常饮酒的嗜酒者中，因摄入食物极少，易发生镁不足。镁在小肠各部位吸收，但在小肠近端吸收最多，维生素D可影响镁吸收。

作为细胞内主要成分，镁集中于线粒体内，也是ATP酶、辅酶A及与核蛋白和体蛋白合成有关酶的重要激活剂。人镁缺乏有神经肌肉功能低下特征，表现为抽搐、癫痫发作、共济失调、肌肉无力、震颤、行为紊乱及血清镁降低。镁缺乏症常因胃肠或肾镁丢失过多所致。长期嗜酒者因饮食摄入不足及尿镁排出过多，而发生细胞内镁缺乏及血清镁降低。戒酒者癫痫发作及谵妄、震颤等症状可能是因伴有碱中毒低镁血症。嗜酒者发生严重低镁血症不仅因饮食摄入不足及通过肾丢失镁，且因呕吐或腹泻，镁通过胃肠损失，给嗜酒者补充镁反应常较慢。

许多利尿药都可增加尿镁排出。利尿药使镁减少，可致对地高辛造成的心律失常敏感性增加。低镁血症常与药物致吸收不良综合征有关。脂肪痢排出大量镁皂，可能是镁损失的主要原因。急性间歇性血卟啉症患者，可有血液稀释并伴有血清镁降低。可因血管升压素（抗利尿激素）分泌不正常而致电解质代谢异常，特别是巴比妥类药物。

第二篇

人群营养篇

对于不同的人群而言，合理营养的含义有所不同。人生旅途有不同时期，胎儿期与孕妇营养相关，婴儿期则和乳母营养关联；之后学龄前期、学龄期、青少年期，直至中年、老年期，每个时期的能量和营养需要不同。中国营养学会制定的《中国特定人群膳食指南》，就是不同年龄阶段人群饮食和营养指导。社会劳动分工不同，形成了各种各样的职业，因劳动强度的变化，冷、热环境不一样，春夏秋冬四季气候不一样，对营养素和能量的需求也就各异。本篇介绍了不同人群和各种环境中人群的营养代谢特点和营养需要量。

第14章 Chapter

不同年龄人员营养

第一节 孕妇营养

妇女自妊娠期开始直到产后哺乳期，均为需要加强营养的特殊生理过程。因胎儿生长发育所需的各种营养素均来自母体，孕妇本身也须为分娩和分泌乳汁储备营养素。通常营养状况良好的妇女，通过妊娠期体内系列生理和代谢调整，能够提供胎儿生长和乳汁分泌所需要的营养；而对于营养不良的妇女，则可能出现孕妇和胎儿营养缺乏及某些并发症，故孕妇营养状况，对于妊娠过程、胎儿及婴儿生长发育，均起极为重要的作用。

一、妊娠期营养生理特点

妊娠是复杂的生理过程，孕妇在妊娠期间须进行系列生理调整，以适应胎儿在体内生长发育、吸收母体营养和排泄废物。

1. 代谢改变　妊娠期代谢活动在大量雌激素（estrogen）、黄体酮（progesterone）及绒毛膜生长催乳素（chorionic somatomammotropin）等激素影响下，使母体合成代谢增加、基础代谢率升高，妊娠后半期每天约增加0.63MJ（150kcal）。妊娠期因胰岛功能旺盛，胰岛素分泌增多，使血中胰岛素增加，糖耐量试验时血糖增高幅度大且恢复慢。妊娠期肠内吸收脂肪能力增强，血脂增加，脂肪积存较多。妊娠期妇女蛋白质的需要量增加，应增加供给量使体内保持正氮平衡状态。母体储备的氮，除供给胎儿生长发育及子宫、乳房增长的需要，还要为分娩期的消耗做准备。

乳房于妊娠早期开始增大，充血明显。孕妇自觉乳房发胀或刺痛，腺泡增生，乳头增大变黑，乳晕变黑，乳晕上的皮脂腺肥大有散在的结节状隆起，称为蒙氏结节。妊娠期间胎盘分泌大量雌激素，刺激乳腺腺管发育，分泌大量孕激素，刺激乳腺腺泡发育。此外，乳腺发育完善还需垂体催乳激素、胎盘生乳素及胰岛素、皮质醇、甲状腺素等的参与。妊娠期虽有大量的多种激素参与乳腺发育，做好泌乳准备，但妊娠期间并无乳汁分泌，与大量雌激素、孕激素抑制乳汁生成可能有关。在妊娠末期，尤其在接近分娩期挤压乳房时，可有数滴稀薄黄色液体溢出，称为初乳。对糖类、脂肪和蛋白质利用也有改变，作为胎儿主要能源的葡萄糖，可通过胎盘以糖原形式储存，并经扩散作用由胎盘转运至胎儿；氨基酸可通过胎盘主动转运；而脂肪酸则可通过胎盘扩散转运到胎儿。接近妊娠末期足月时，胎儿每天需利用35g葡萄糖、7g氨基酸和1.7g脂肪酸以满足能量需要。妊娠末期蛋白质分解产物排出减少，以利于合成组织所需的氮储存。

2. 消化系统功能改变　激素变化致平滑肌松弛，消化液分泌减少，胃肠蠕动减慢，常有胃肠胀气及便秘。妊娠早期常有恶心、呕吐等妊娠反应。对某些营养素如钙、铁、维生素B_1及叶酸吸收能力增强。因胃肠平滑肌张力降低，胃酸分泌减少，肠蠕动减弱，常出现胃肠胀气及便秘。胃酸分泌减少后，胃液酸度随之降低，故在妊娠早期钙、铁的吸收也下降，但在妊娠晚期因受其他因素影响，钙、铁吸收率增加，可达到平衡。

3. 肾功能改变　妊娠期需排出母体自身及胎儿代谢废物，肾负担加重。肾血流量和肾小球滤过率在妊娠早期增加，在整个妊娠期维持高水平。肾小球滤过率比非孕时增加50%，肾血流量增加35%。肾血流量和肾小球滤过率受体位影响，孕妇仰卧位时尿量增加，故夜尿量多于日尿量。代谢产物尿素、肌酐等排泄增多，其血中浓度低于非孕妇女。因肾小管对葡萄糖再吸收能力不能随着与肾小球滤过率的增加而相应增加，故孕妇饭后可出现糖尿。肾小球过滤能力增强，蛋白质代谢产物尿酸、尿素、肌酐排出增多。尿中葡萄糖、氨基酸、水溶性维生素排出明显增加，叶酸排出量增加1倍。

4. 血容量及血流动力学变化　正常非孕妇女血浆容量约为2600ml，妊娠期约增加50%，即相当于增加身体水分量约1000ml。红细胞数量平均增加20%，因孕妇是否补充铁而有所不同，无铁补充者妊娠期红细胞量较非孕妇女增加18%，而有铁补充者较非孕妇女增加30%。因血容量增加幅度比红细胞增加幅度大，使血液相对稀释，血红蛋白浓度下降，可出现生理性贫血。红细胞增加始于孕10周后，其中红细胞量增加持续到足月时。

妊娠早期血清总蛋白浓度下降，最初主要反映在清蛋白降低，系因血浆容量增加和蛋白质合成率改变所致。空腹血糖在妊娠初几周即降低。除血脂及维生素E外，几乎血浆中所有营养素于妊娠期均降低，包括葡萄糖、氨基酸、铁、维生素C、维生素B_6、叶酸、生物素等。这些血浆营养素水平下降，不能完全用妊娠期血容量逐渐增加使血浆稀释来解释，因为很难解释葡萄糖和多数氨基酸突然降低；且血液中各种营养素降低幅度十分广泛，而又各不相同。因此可能是血浆营养素水平降低，与更有利于将营养素转运到胎儿有关。很多营养素的特点是，母体血浆营养素水平降低，而胎儿血浆营养素水平较高；胎盘组织的营养素水平更高，显示出胎盘明显具有从母体血液循环吸取营养素，并大量储存以供给胎儿需要的功能。胎盘起着生化阀（biochemical valve）的作用，使营养素从母体进入胎盘后，运到胎儿而不能再由胎盘渗透回母体。如水溶性维生素即能主动转运到胎儿，致使母体血中含量常偏低。以叶酸为例，随着母体叶酸消耗，胎儿血叶酸水平仍保持正常，而母体则可因叶酸严重缺乏而迅速导致贫血。脂溶性维生素则只能部分通过胎盘，故孕妇血含量较高；孕妇血维生素E浓度比未怀孕妇女增高4倍。某些矿物质如镁也可通过胎盘主动转运，使胎儿血镁高于母体浓度。

妊娠后期因膈肌升高，心脏向左、向上、向前移位，更贴近胸壁，心尖部左移和心浊音界稍扩大。心脏血容量从妊娠早期至末期约增加10%，心率每分钟增加10～15次，以适应妊娠的需要。心脏移位使大血管轻度扭曲，加之血流量增加及血流速度加快，在多数孕妇的心尖区及肺动脉区可闻及柔和吹风样收缩期杂音，产后逐渐消失。心搏量约自妊娠10周开始增加，至妊娠32～34周达高峰。

5. 内分泌系统变化　妊娠期腺垂体（垂体前叶）增大1～2倍，性腺激素分泌减少，垂体生乳素增多，促进乳腺发育，分娩前达高峰，为产后泌乳做准备。甲状腺因腺组织增生和血供丰富而呈均匀性增大，肝内合成的甲状腺素结合球蛋白明显增加，血液循环中甲状腺素增多，但游离型甲状腺素并不增多，故孕妇通常无甲状腺功能亢进表现。

6. 血液系统变化　血容量于妊娠6～8周开始增加，至妊娠32～34周达高峰，整个妊娠期间血容量增加30%～45%，平均约增加1500ml，其中血浆增加多于红细胞，血浆约增加1000ml，而红细胞约增加500ml，出现血液稀释。妊娠期骨髓不断产生红细胞，网织红细胞轻度增多。因血液稀释，红细胞计数为3.6×10^{12}/L，非孕妇女为4.2×10^{12}/L；血红蛋白值110g/L，非孕妇女为130g/L；血细胞比容（红细胞压积）从未孕时的0.38～0.47降至0.31～0.34。从妊娠7～8周，白细胞开始增加，至妊娠30周达高峰，为（10～12）$\times 10^9$/L，有时可达15×10^9/L，非孕妇女为（5～8）$\times 10^9$/L，主要为中性粒细胞增多。妊娠期血液处于高凝状态，凝血因子Ⅱ、Ⅴ、Ⅶ、Ⅸ、Ⅹ均增加，仅凝血因子Ⅺ、ⅩⅢ降低，血小板略有减少。妊娠晚期凝血酶原时间及部分孕妇凝血活酶时间轻度缩短，凝血时间无明显变化。血浆凝血因子Ⅰ原比非孕妇女增加50%，于妊娠末期可达4～5g/L，而非孕妇女为3g/L，改变红细胞表面负电荷，出现红细胞线串样反应，故红细胞沉降率加快。妊娠期纤维蛋白溶酶原增加，优球蛋白溶解时间延长，表明妊娠期间纤溶活性降低。血浆蛋白因血液稀释从妊娠早期开始下降，至妊娠中期为60～65g/L，主要是清蛋白减少，约为35g/L，以后维持在此水平直至分娩。

7. 体重增长　健康妇女若不限制饮食，妊娠期增加体重10.0～12.5kg，其中包括6～7kg水分、3kg脂肪和1kg蛋白质。妊娠早期（1～3个月）增重较少，而妊娠中期（4～6个月）和妊娠后期（7～9个月）则每周稳定增加350～400g。妊娠期母体最明显变化是体重增加。妊娠前3个月体重增长较慢，在此期间子宫及乳房增大，血容量增加；妊娠中期母体开始储存脂肪及部分蛋白质；妊娠后期体重增加迅速，正常体重妇女每周增加0.4kg为宜；体重低者每周增加0.5kg；而超重妇女则以每周增重0.3kg为宜。妊娠期体重增加过多或过少均不利，若孕妇体重增长过速，可能致胎儿生长过大，增多难产机会。孕妇水肿，体内脂肪沉积过度致肥胖，使大量水钠潴留，妊娠高血压综合征发生率增加；若孕妇体重增加缓慢，胎儿在子宫内生长发育迟缓，易使早产儿、低体重儿发生率增高。

妊娠前体重和身长不同，则在妊娠期体重增长也有较大变动。若以体质指数（BMI）作为指标，妊娠期适宜增加体重也有所不同。通常妊娠前消瘦者，妊娠期增加体重应较通常妇女稍高，而超重和肥胖妇女妊娠期增重应稍低。不同BMI妇女妊娠期适宜增长范围见表14-1。

表14-1　据妊娠前BMI推荐的妊娠期体重增长范围

妊娠前体重/身长类别	妊娠期体重增长值（kg）
低（BMI<19.8kg/m²）	12.5～18.0
正常（BMI 19.8～26.0kg/m²）	11.5～16.0
高（BMI 26.0～29.0kg/m²）	7.5～11.5
肥胖（BMI>29.0kg/m²）	6.0～6.8

自妊娠中期开始，正常体重妇女BMI为19.8～26.0kg/m²，以每周增加体重0.4kg为宜；体重低者BMI<19.8kg/m²，则每周增重应稍高为0.5kg；而超重妇女BMI>26.0kg/m²，则以每周增重0.3kg为宜。

妊娠期体重增长平均为11kg，其中包括7kg水分、3kg脂肪和1kg蛋白质；水分分布于胎儿、胎盘、羊水、母体子宫、乳房、血液及细胞外液中。脂肪储存期主要为妊娠10～30周以前。即在胎儿快速生长以前，体内额外能量需要相对较少时期。妊娠期储存脂肪并非简单地通过增加饮食摄入量，而是因黄体酮作用下代谢调整。储存脂肪主要分布在腹部、背部及大腿上部，以备必要时满足妊娠后期增高的能量需要及哺乳期能量需要。

二、妊娠期营养需要

1. 能量　妊娠期总能量需要量增加，孕妇消耗能量是为维持如下需要：①基础代谢；②食物特殊动力作用；③劳动耗能；④供给生长发育需要。妊娠期对能量需要增加，包括提供胎儿生长，胎盘、母体组织增长所需。妊娠期体重增加，蛋白质、脂肪储存及增加代谢所需要能量。妊娠期总能量需增加335MJ（80 000kcal）。据1985年前后苏格兰、荷兰、赞比亚、泰国和菲律宾等国家研究的结果表明，除赞比亚外，其余国家孕妇平均总能量实际消耗量约为227MJ（55 000kcal）。

影响能量需要因素很多，如妊娠前体重、身体成分、妊娠期体重增加数量和组成及活动程度等，不可能有确切的能量需要量可应用于所有妇女。能量摄入与消耗，以能够保持平衡为适宜，过多摄入能量并无益处，可根据定期测量体重增长正常与否，来判断能量摄入是否适宜。以妊娠期280d计算，美国NRC1989年建议孕妇能量摄入每天应增加1.26MJ（300kcal）。我国营养学会1988年修订饮食营养素供给量建议孕妇于妊娠4个月起每天增加能量摄入0.83MJ（200kcal）；2013年修订孕妇能量推荐摄入量为在相同体力活动非孕妇女基础上额外增加200kcal/d，正常轻体力活动的孕妇能量供给为1800～2250kcal/d。

2. 蛋白质　妊娠期对蛋白质需要量增加，以满足母体、胎盘和胎儿生长需要。在妊娠期所增长体重中，蛋白质占将近1kg（925g），其中50%储存于胎儿，其余分布在子宫、乳房、胎盘、血液和羊水中。足月胎儿体内含蛋白质400～800g，加上胎盘及孕妇自身有关组织增长的需要，这些蛋白质均需孕妇在妊娠期间不断从食物中获得。妊娠期蛋白质储存量随妊娠周增长而增加，妊娠第1个月每天储存0.6g，至妊娠后半期每天储存6～8g。特别是最后10周，胎儿需要更多蛋白质，以满足组织合成和快速生长需要。为此，我国营养学会2013年建议妊娠早期、妊娠中期和妊娠后期，推荐蛋白质摄入量为55～85g/d。动物类和大豆类等优质蛋白质的摄入量应占总蛋白质摄入量的33%以上。世界卫生组织1974年即建议妊娠后半期每天应增加优质蛋白9g，相当于牛奶300ml，鸡蛋2枚，或瘦肉类50g，如以植物性食物为主，则每天应增加蛋白质15g，相当于豆腐200g，或豆腐干75g，或粮谷类200g。

3. 脂类　孕妇妊娠过程及胎儿的发育，均需有脂肪储备。在胎儿脑及神经系统发育时，需要适量必需脂肪酸构成其固体成分。妊娠期间如缺乏脂类，将推迟脑细胞的分裂与增殖，还可影响脂溶性维生素的吸收。但因孕妇的血脂已较非孕时增高，如供给脂肪量过多，将使非生理性体重增加，故脂肪总量还不宜过多。通常要求孕妇饮食脂肪占总能量的20%～30%为宜，必需脂肪酸至少要提供总能量的1%～2%。

4. 糖类　糖类是能量主要来源。胎儿其组织脂肪酸氧化酶活力很低，较少利用脂肪供能，葡萄糖就几乎成为提供胎儿能量的唯一形式。妊娠期糖代谢改变，使孕妇平时血糖低于非妊娠妇女，为节省葡萄糖以满足胎儿能量需要，母体不得不以氧化脂肪和蛋白质来供能。

当孕妇糖类摄入不足，处于饥饿状态时，脂肪动员过快，氧化不完全时，易出现酮症或酮症酸中毒。妊娠期体重增加少的孕妇对酮症更敏感。孕妇即使妊娠反应严重，每天至少应摄入糖类150～250g，由糖类所提供能量以占总能量60%左右为宜。

5. *矿物质* 因妊娠期生理变化、血浆容量和肾小球滤过率增加，使得血浆矿物质含量随妊娠进展逐渐降低。妊娠期饮食可能缺乏的矿物质为钙、铁、锌、碘等。

（1）钙：成年妇女体内含钙1000g，妊娠期需增加储存钙约为30g。几乎均在妊娠最后3个月积存于胎儿，用于胎儿骨骼和牙齿发育。妊娠期系列复杂的内分泌和生理调节，使妊娠早期即开始增加钙吸收，至妊娠20周时钙吸收可增加1倍，并保持高吸收率于整个妊娠期。新生儿脐带血清总钙及离子钙水平，较母体血清钙为高，表明钙经胎盘从母体转运至胎儿。胎儿20颗乳牙和第1颗恒牙均在妊娠8个月时发育钙化，故妊娠期需增加钙摄入以保证母体骨骼钙，不致因满足胎儿对钙需要而被耗竭。

因我国人民饮食中钙普遍不足，母体平时储存钙不多，故妊娠全过程都要补充钙。孕妇饮食钙摄入不足，会致母体血钙下降，可发生“小腿抽筋”或手足抽搐，同时胎儿须从母体内获取大量钙，若不能满足，则会夺取母体骨骼中的钙质，结果导致母体骨质疏松，进而产生骨质软化症，胎儿也可能产生先天性佝偻病或缺钙抽搐症状。

许多因素影响饮食钙吸收，如粮食中植酸，菠菜、苋菜等蔬菜中草酸均可妨碍钙吸收；摄入脂肪过多，与钙形成钙皂，也妨碍其吸收。维生素D能促进钙吸收，维生素D供给不足或晒太阳机会少，都容易造成钙缺乏。牛奶是钙的良好食物来源，小虾米皮、鱼松、蛋类含钙也较多，豆类与豆制品、芝麻酱、海带及食草酸少的蔬菜也是饮食中钙的来源。我国食物构成以谷类及植物性食物为主，在妊娠期间更应注意钙的补充。特别是奶类摄入少者，宜增服钙制剂。妊娠期钙补充各国均不同，美国NRC建议孕妇每天钙摄入量为1200mg。根据2013年中国营养学会推荐孕妇每天钙供给量为妊娠早期为800mg，妊娠中期为1000mg，妊娠晚期为1000mg。

（2）铁：缺铁性贫血是普遍存在的营养问题，在妇女较多见。据调查我国孕妇贫血平均患病率为30%，妊娠末期更高。妊娠期总铁消耗量估计为1000mg，其中350mg满足胎儿和胎盘需要，450mg为妊娠期红细胞增加需要，其余部分用于补偿分娩时失血所丢失铁约200mg。妊娠期肠内铁吸收率增高2～3倍，母亲铁储存被动用以满足胎儿对铁的需要。胎盘铁转运是通过特异性运铁蛋白结合受体及可接纳铁的运铁蛋白复合物胞饮作用完成。胎儿出生时体内储存铁约300mg，能够满足出生后4～5个月的铁需要。新生儿脐带血铁浓度较母血为高，且在母亲缺铁时也不降低。但妊娠期铁吸收量、红细胞增加程度和胎儿铁储备量，均受母体铁营养状况影响。目前已有大量证据认为，妊娠早期铁缺乏与早产和低出生体重相关。缺铁性贫血与妊娠期体重增长不足也有关。

因食物中铁吸收率低，尤其是我国饮食铁来源多为植物性食物所含非血红素铁，食物铁吸收率不足10%，故我国营养学会建议孕妇铁摄入孕中期为24mg/d，妊娠末期为29mg/d。但妊娠期对铁需要常很难从饮食得到满足，即使是营养良好人群也不例外。故主张自妊娠中期至末期每天应补充30mg元素铁；此量相当于补充150mg硫酸亚铁（ferrous sulfate）或100mg富马酸亚铁（ferrous fumarate）。

（3）锌：成年妇女体内含锌1300mg；据估计妊娠期储留在母体及胎儿组织中总锌量为

100mg，其中60mg在胎儿成熟期间被利用。胎盘锌转运到胎儿估计为主动转运。胎儿对锌需要在妊娠末期最高，此时胎盘锌转运为0.6～0.8mg/d。孕妇血浆锌在妊娠早期即开始下降，并持续至足月，比非孕妇女低约35%，而新生儿脐带血清锌浓度较母亲血清锌高50%。锌对妊娠早期胎儿器官形成极为重要。孕妇体内锌通常比成年妇女多400mg，总量达1700mg，其中足月胎儿体内可有60mg。从妊娠早期起，胎儿锌的需要就迅速增加，平均胎盘及胎儿每天需要锌0.75～1mg。血锌低的孕妇比较容易感染。动物实验发现，母鼠缺锌时，仔鼠骨骼发育不良，并发生畸形。妊娠后期缺锌仔鼠脑体积小，脑细胞数目少。埃及、伊朗等处于缺锌地区的国家，有性腺功能不足性侏儒症及中枢神经系统畸形发生率高的报道。也有学者提出，妊娠期味觉异常可能与孕妇锌缺乏有关。动物实验发现，母体锌摄入充足，可促进胎仔生长发育和预防先天畸形，故妊娠期应增加锌摄入量。我国营养学会建议孕期锌摄入量为9.5mg/d，最好有67%以上来自高利用率动物性食物。植物性食物中当植酸与锌之比>20时，锌的吸收率甚低。

（4）碘：碘是合成甲状腺素所必需的营养素，而甲状腺素可促进蛋白质合成，并促进胎儿生长发育，对于大脑正常发育和成熟均非常重要。孕妇碘缺乏可致胎儿甲状腺功能低下，从而导致严重智力发育迟缓及生长发育迟缓为主要表现的呆小病。在妊娠头3个月，通过纠正母体碘缺乏可预防呆小病。妊娠中期开始基础代谢率增高，反映甲状腺素分泌增加和碘需要量增加，我国营养学会建议妊娠期饮食中碘摄入量由正常妇女每天150μg增至175μg，与美国1989年推荐供给量相同。2013年中国营养学会推荐孕妇每天碘供给量为230μg。碘盐推广食用，对预防缺碘致的地方性甲状腺肿和呆小病，可起到重要作用。

6. 维生素　在妊娠期许多维生素血液浓度降低，这与妊娠期正常生理调整有关，并不一定反映明显地增加需要量。妊娠期须特别考虑维生素A、维生素D及B族维生素的供给。

（1）维生素A：摄入足够维生素A可维持母体健康及胎儿正常生长，并使肝有一定量储存。妊娠期母体血清维生素A水平降低不明显，且有些研究资料报道妊娠期血清维生素A较孕前增高，认为与孕激素促进肝储存维生素A释放入血有关。

虽然维生素A是胎儿所必需的，但孕妇不可摄入大量维生素A。过量维生素A不仅可致中毒，且可导致先天畸形，尤其是在妊娠早期。维生素A摄入过少或过多都可以致胎儿畸形。实验动物缺乏维生素A可致孕鼠流产及胚胎发育不全，幼年动物生长停滞及骨、齿形成不良。但也不能摄入过量，过量维生素A有致畸作用，并影响胎儿骨骼发育。中国营养学会推荐孕妇每天的摄入标准为：妊娠早期为700μgRE，妊娠中、晚期均为770μgRE。孕妇每天维生素A最高摄入量为2400μgRE。FAO/WHO认为孕妇每天维生素A摄入总量应限于3000μg（视黄醇当量）。

（2）维生素D：妊娠期维生素D缺乏影响胎儿骨骼发育，也能导致新生儿低钙血症（hypocalcemia）、手足搐搦、婴儿牙釉质发育不良及母体骨质软化症。但妊娠期维生素D缺乏较少见，主要发生在北方日照不足地区，且常伴钙摄入不足。因过量摄入维生素D可致中毒，故妊娠期补充维生素D也应慎重。美国NRC1989年和我国营养学会推荐孕妇每天饮食维生素D供给量均为10μg。

（3）维生素B_1：因维生素B_1主要功能为参与糖类代谢，且不能在体内长期储存，故足够的摄入量十分重要。孕妇缺乏维生素B_1时，母体可能没有明显临床表现，但胎儿出生后可能出现先天性脚气病。近年来我国南方某些农村地区，单纯食用精白米增多，致使孕妇发生维生素B_1缺乏病有所增加。我国推荐孕期饮食维生素B_1供给量为每天1.2～1.5mg。

（4）维生素B_2：国内研究资料表明，妊娠期维生素B_2需要量增高，若摄入不足则随着妊娠进展，可出现维生素B_2缺乏。有报道从妊娠第7～42周，维生素B_2缺乏率人数从20%增至40%。有研究证明，充足的维生素B_2有利于铁吸收，我国推荐孕期饮食维生素B_2供给量为每天1.2～1.5mg。

（5）维生素PP：对维生素PP需要可通过饮食中色氨酸代谢转换而获得部分，妊娠期转换率提高；即用于产生1mg尿维生素PP代谢产物所需色氨酸量降低，从怀孕前需30mg降至妊娠期只需18mg，故尿中维生素PP排出量增加。维生素PP饮食供给量应与维生素B_1保持合适比例，故孕妇每天饮食维生素PP供给量应为18mg。

（6）维生素B_6：维生素B_6在体内组织经磷酸化后成为其活性形式磷酸吡哆醛（pyridoxal phosphate），对核酸代谢及蛋白质合成有重要作用。妊娠期血液中维生素B_6浓度降低，对维生素B_6的需要量增加。不同国家推荐饮食供给量大致比非孕妇女增加0.5mg，当蛋白质摄入量增多时，维生素B_6供给量也应增加。我国推荐孕妇每天饮食维生素B_6供给量为2.2mg。

（7）叶酸：为满足快速生长胎儿DNA合成，胎盘、母体组织和红细胞增加等所需的叶酸，孕妇对叶酸需要量大大增加。因叶酸严重缺乏所导致的巨幼红细胞贫血并不普遍，但因叶酸摄入量不足，使血清和红细胞叶酸水平随着妊娠进展，逐渐降低却很多见，国内外均有报道。红细胞叶酸含量下降反映组织中储存叶酸水平降低，叶酸缺乏还可使尿组氨酸代谢产物亚胺甲基谷氨酸（formiminoglutamic acid）排出量增加。妊娠早期叶酸缺乏已证实是导致胎儿神经管畸形主要原因。妊娠期叶酸缺乏尚可致胎盘早剥，或新生儿低出生体重。有些研究结果表明，如果怀孕期前后口服叶酸补充剂，可预防大多数神经管畸形儿发生和复发。叶酸增补量为400μg/d。因畸形发生是在妊娠头28d内，即胎儿神经管形成闭合期，而此时多数孕妇并没意识到已经怀孕，故叶酸补充时间应从孕前至少1个月至怀孕后3个月。

据1992年的调查，我国育龄妇女饮食叶酸摄入量仅为266μg/d，且尚未减去烹调加工的损失。饮食叶酸利用率约为50%。1998年美国食品与营养委员会建议孕妇饮食叶酸供给量为600μg/d，美国疾病控制与预防中心（CDC）与国家卫生和计划生育委员会（原卫生部）均推荐所有准备怀孕的妇女都补充400μg/d叶酸，以降低发生神经管畸形的危险性。美国食品药品监督管理局（FDA）建议在营养强化谷类食物中加叶酸，并已开始实施。

因大剂量口服叶酸有可能掩盖维生素B_{12}缺乏的早期表现，而导致神经系统受损害，故孕妇每天叶酸补充量应控制在1mg以下为宜。中国营养学会2013年修订的孕妇推荐营养素摄入量叶酸为600μg。应多食用富含叶酸的动物肝、肾及绿叶蔬菜等食物。

（8）维生素B_{12}：在体内以辅酶B_{12}和甲基B_{12}两种辅酶形式参与生化反应。在甲硫氨酸代谢中，甲基B_{12}作为甲硫氨酸合成酶辅助因子，从5-甲基四氢叶酸获得甲基，转而供给同型半胱氨酸，在甲硫氨酸合成酶作用下合成甲硫氨酸。维生素B_{12}缺乏时，同型半胱氨酸转变成甲硫氨酸障碍，而在血中累积，形成高同型半胱氨酸血症。维生素B_{12}缺乏还可使5-甲基四氢叶酸脱甲基转成四氢叶酸的反应受阻，致使四氢叶酸形成障碍，而诱发巨幼红细胞贫血。同时维生素B_{12}缺乏可致神经系统损害。

人体对维生素B_{12}需要量极少，成人维持机体正常功能的最低生理需要量为0.1μg/d。

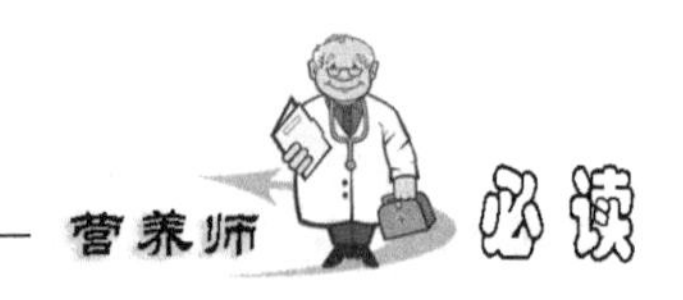

体内维生素B_{12}储存量仅2～4mg。在饮食无维生素B_{12}时仍可满足约6年需要而不出现缺乏症，故FAO/WHO专家委员会推荐成人每天维生素B_{12}摄入量为1μg，美国FNB1998年提出RDA为2.4μg，孕妇为2.6μg。中国2013年修订的孕妇推荐营养素摄入量维生素B_{12}为每天2.9μg。

（9）维生素C：胎儿生长发育需要大量维生素C，对胎儿骨、齿的正常发育、造血系统健全和机体抵抗力等都有促进作用，孕妇缺乏维生素C时易患贫血、出血，也可致早产、流产，新生儿有出血倾向。妊娠期母体血维生素C水平下降50%左右，为保证胎儿需要，即使当母体血维生素C含量很低时，新生儿脐带血清维生素C水平仍可高于母体血含量2～4倍，故我国推荐孕妇饮食维生素C供给量在2013年制定的DRI中规定由非孕妇女每天115mg增到130mg，以满足母体和胎儿的需要。

三、妊娠期营养不良对胎儿的影响

妊娠期母体合理营养不仅应满足母体自身生理需要和各类活动消耗，维持自身健康，更重要的是保证胎儿生长发育、顺利分娩及产后的乳汁分泌。其中尤以孕妇营养与健康对胎儿的影响最为明显。因胎儿在母体中发育成长，所需一切营养素均经由胎盘供给，故胎儿营养水平，可用母体血液中营养水平进行评估。

1. 低出生体重　孕妇营养不良，胎儿在产期死亡率高，出生时体重低，智力与体格发育迟缓。孕妇补充足够营养，可降低死产率和婴儿死亡率。低出生体重（low birth weight，LBW）系指新生儿出生体重<2500g。低出生体重影响因素很多，大致可归纳为：①孕妇妊娠期体重增长与胎儿出生体重呈高度正相关，也有报道与妊娠前体重和身长也呈正相关；②妊娠期血浆总蛋白和清蛋白低者，低出生体重儿发生率高；③贫血孕妇产低体重儿发生率较高；④饮食因素中，妊娠期能量摄入量与婴儿出生体重关系最密切，在中国台湾省和危地马拉2次妊娠期营养补充试验中，观察到补充能量可增加新生儿出生体重；⑤吸烟、酗酒可能是低出生体重的因素，有报道相当数量低体重儿出生于每天吸烟20支或以上的孕妇，过量饮酒的孕妇，其新生儿低体重发生率可增加2.7倍。

2. 早产儿及小于胎龄儿　早产儿（premature）系指妊娠期少于37周即出生的婴儿。小于胎龄儿（small for gestational age，SGA）系指胎儿大小与妊娠月份不符，即新生儿体重为该妊娠期应有体重第10百分位数以下，或低于平均体重2个标准差，为小于胎龄儿。发达国家低出生体重儿67%是因早产，其余33%为小于胎龄儿，而发展中国家则多数低出生体重儿属于与妊娠月份不符小于胎龄儿，即小于其应有体重，反映胎儿在母体内生长停滞，发育迟缓（intrauterine growth retardation，IUGR）。1980年以来，IUGR研究已成为围生医学新课题。妊娠期营养不良是造成IUGR发生的重要原因，尤其是能量、蛋白质摄入不足时。孕妇孕前体重<40kg，妊娠期增重<12kg，发生IUGR危险性显著增加。

3. 围生期新生儿死亡率增高　有资料表明，低出生体重儿围生期死亡率明显高于正常出生体重婴儿，约占新生儿死亡数的70%，印度低体重儿围生期死亡率是正常体重儿的5倍。

4. 脑发育受损　妊娠期营养不良影响胎儿智力发育。胎儿脑细胞数快速增殖期是从妊娠30周至出生后1年是大脑发育关键时期，是大脑细胞增殖的激增期；此时营养不良，如蛋白质摄入不足，可致胎脑发生永久性生理及生化变化，影响脑成熟，以后难以弥补。脑细胞增殖和体积

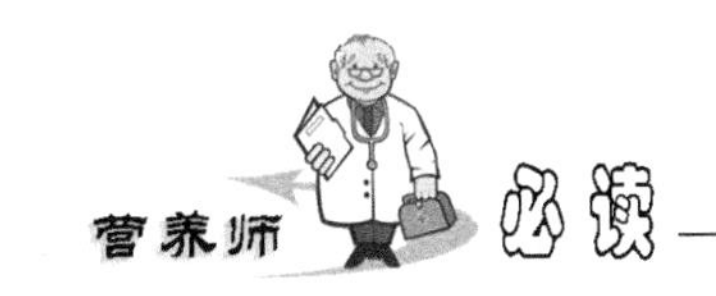

增大，分为增殖、增殖和体积增大同时进行、细胞体积增大3个阶段。而脑细胞增殖，具有一次性完成特点，如果脑细胞增殖期缺乏营养，影响细胞增殖，以后再也无法弥补。随后脑细胞数量不再增加，而细胞体积增大、重量增加，直至2岁左右，故妊娠期间营养状况，特别是妊娠后期母体蛋白质摄入量是否充足，关系到胎儿脑细胞增殖数量和大脑发育，并影响以后智力发育。

5. 先天畸形　孕妇营养不良使胚胎发育受影响，妊娠期某些营养素缺乏或过多，可能导致出生婴儿先天畸形（congenital malformation），研究报道较多的有锌、维生素A、叶酸等。妊娠早期叶酸缺乏，可造成胎儿神经管畸形（neural tube defects），其中尤以无脑儿（anencephaly）和脊柱裂（spina bifida）最严重。近年研究报道证明，妊娠前和妊娠早期补充叶酸和多种维生素，可预防神经管畸形初发和再发。在妊娠初期摄入维生素A过多，可导致先天畸形，故妊娠期补充维生素A必须慎重。

动物实验证明，孕鼠缺乏维生素E、维生素B_1或维生素PP能致幼鼠先天性异常；叶酸缺乏能致胎儿神经管缺陷、心血管异常、骨畸形或尿道异常；维生素A缺乏可致无眼畸形、脑积水、心血管及其他先天异常。对于人群直接观察也有报道，如孕妇缺乏维生素A，会致新生儿角膜软化；缺乏维生素K，可致新生儿发生出血性疾病；缺乏维生素B_6，使新生儿出现抽搐等症状。孕妇某种营养素的严重缺乏，甚至可危及婴儿生命，如个别地区有因孕妇维生素B_1严重缺乏，导致婴儿患急性脚气病并致死亡的报道。此外，孕妇患严重缺铁性贫血可增加早产的发生率，导致新生儿贫血乃至新生儿死亡。

四、孕妇合理饮食

（一）饮食指南

1. 自妊娠第4个月起，保证充足的能量。
2. 妊娠后期保持体重的正常增长。
3. 增加鱼、肉、蛋、奶、海产品的摄入。

（二）孕妇饮食配备原则

1. 能量和营养素供给　按照孕妇能量和营养素饮食供给量标准组成平衡饮食。平衡饮食应包括各类食物，通常将食物分为5大类。

（1）粮谷类：系米、面、杂粮等食物。这类食物主要含淀粉多，是饮食中能量、B族维生素的主要来源，也是蛋白质和食物纤维的重要来源。

（2）动物性食物：包括畜禽肉、水产品、蛋及畜禽动物的内脏等。这类食物是优质蛋白质、脂肪、维生素A、维生素B_2和钙、铁、锌等矿物质和微量元素的重要来源。

（3）蔬菜与水果：主要供给维生素（维生素C和胡萝卜素）、矿物质及食物纤维。

（4）大豆及其制品：此类食物含有丰富的蛋白质和油脂，是饮食中优质蛋白质来源之一，含有亚油酸，也是必需脂肪酸重要来源。此外，还是钙、维生素B_1的良好来源。

（5）奶及奶制品：主要供给优质蛋白质、维生素A和维生素B_2。奶在营养上最大特点是富含钙和蛋白质，且利用率高，是钙的最好来源。

2. 饮食要色、香、味俱全及饮食物种多样化。

3. 配餐要适合季节变化。

4. 尽可能照顾就餐者习惯。

5. 加工烹调科学、合理。

6. 饮食制度合理。通常饮食制度多为每天3餐，为保证孕妇营养，妊娠中期以后可在上、下午两餐间加点心。每天3餐食物分配比例多以能量分配为原则，早餐应占全天总能量的25%～30%，午餐占40%，晚餐占30%～35%，如中间加1次点心，午餐可改为35%，晚餐改为30%，点心占5%～10%。晚餐不要太丰盛，摄入过的蛋白质和脂肪易使大脑兴奋而影响睡眠，且易发生肥胖。

五、妊娠合并症营养防治

1. 妊娠剧吐营养防治　妊娠剧吐多见于年轻初孕妇女。为预防妊娠剧吐应加强妊娠前营养，使身体健康、精神心理正常，尤其维生素B_1、维生素B_6、维生素C要摄入充裕。对症状轻者应多给予精神鼓励，根据孕妇喜好给予易消化的食物分次进食，如吃烤面包、烤馒头片等。少食多餐，以清淡饮食为主，避免闻到烹调食物的味道。鼓励孕妇每天必须食用至少150g糖类，以免发生酮症；妊娠剧吐症状重者，需静脉输入葡萄糖液。

2. 妊娠合并贫血的营养防治　孕妇血红蛋白<100g/L，血细胞比容<0.30即为贫血。

（1）缺铁性贫血：铁缺乏与维生素C摄入低有关，当维生素C和铁比例为10：1时，铁吸收率最高。维生素A水平可改善血红蛋白水平和铁营养状况。孕妇合并缺铁性贫血营养防治如下：①充足能量与蛋白质；②充足铁，尤其注意血红素铁供给；③充足维生素C和维生素A；④不食用含多量草酸和过量锌、铜食物，以免妨碍铁吸收。

（2）巨幼红细胞贫血：本病多见于妊娠晚期31周以后或产褥期，年龄大的经产妇发生的较多。血叶酸低于3μg/L，可见巨幼红细胞；骨髓象有巨幼红细胞增多。巨幼红细胞贫血防治饮食应注意多采用以下食物：①富含叶酸的新鲜蔬菜及富含蛋白质食物，如肝、瘦肉等，并改善烹调方法；②含维生素B_{12}丰富的动物性食物；③富含铁与维生素C食物。

3. 妊娠高血压综合征营养防治　妊娠高血压综合征病因与下列因素有关：①家族史；②矮胖体型者易发病；③营养不平衡有贫血、低蛋白血症，缺乏蛋白质、铁、钙、维生素B_1者易发病；④气温剧烈变化诱因；⑤与免疫功能紊乱有关。妊娠高血压综合征孕妇的合理饮食应注意：限制脂肪总摄入量，脂肪供能不超过总能量30%；补充足量优质蛋白质，使蛋白质供能占总能量15%以上；能量摄入量不宜过多；增加钙、锌摄入量；多摄入蔬菜水果；限制每天食盐用量，每天烹调用盐2～5g，酱油不超过10ml。

4. 妊娠期糖尿病防治　妊娠期糖尿病（gestational diabetes mellitus，GDM）是指在妊娠期首次发现或发生糖代谢异常，发生率为1%～5%。妊娠期糖尿病患者多数在产后可逐渐恢复，33%病例在产后5～10年转为糖尿病。

（1）病因病理：妊娠期容易出现糖耐量不正常或糖尿病，可能是因为内分泌激素，如胎盘生乳素、雌激素、黄体酮、绒毛生长激素、肾上腺皮质激素等增多，在周围组织中均具有抗胰岛素作用。同时还产生胎盘胰岛素酶，分解胰岛素，使之失去活性；加上妊娠期血容量增加，血液稀释，胰岛素相对不足，故孕妇对胰岛素需要量较非孕时增加近1倍。胰岛素功能正常孕妇可适应这种变化而维持糖耐量在理想水平，而胰岛素功能低下者易在妊娠期出现糖耐量异常或糖尿病。

妊娠期肾小球滤过率增加和肾小管对糖重吸收减少，致肾排糖阈降低，使尿糖难以反映病情。随着妊娠进展，空腹血糖开始下降，胎盘分泌的生乳素能使身体周围组织脂肪分解，故妊娠期糖尿病易发生酮症酸中毒。

对妊娠糖尿病，营养治疗是最基本的措施。治疗得当，妊娠结束后血糖可以恢复正常，并能生产健康的婴儿；治疗不当，产后又不进行饮食控制，会转变成终身糖尿病。

（2）临床症状：主要表现为多饮、多食、多尿的"三多"症状，反复发作的阴道念珠菌感染症状或体征。孕妇体重增加过快，常伴羊水过多和巨大胎儿等。

妊娠后母体与胎儿的生长发育均需要增加能量和各种营养素的供给，而糖尿病的胰岛素不足或胰岛素抵抗又会致糖类、蛋白质、脂肪、水和电解质代谢异常，妊娠后体内激素分泌的变化使物质代谢更为复杂。胎儿胰岛B细胞增生，产生大量胰岛素加速氨基酸的转移，促进胎儿体内蛋白质和脂肪的合成。

（3）营养治疗：通常用胰岛素配合饮食治疗，不用磺脲类降血糖药，因其能通过胎盘，致胎儿胰岛素分泌过多，导致胎儿低血糖死亡或致畸形。

①营养原则：控制血糖和血脂接近正常生理水平，避免出现高血糖、低血糖和酮症，以免给孕妇、胎儿带来不利影响。供给足够的营养，以保证孕妇和胎儿正常发育。

②营养治疗：a. 合理控制能量：妊娠1～3个月能量供给量与孕前相同。妊娠4个月后，能量供给适量增加，每天增加0.84MJ（200kcal），以满足胎儿生长的需要。按妊娠前的理想体重每天供给0.13～0.16MJ（30～38kcal）/kg，并根据孕妇体重增长情况进行调整。整个妊娠期正常体重增加为10～12.5kg，其中包括胎儿、胎盘、羊水、子宫、乳房、血液和脂肪储备等。不同妊娠期，体重增加不同，并不是直线增加，妊娠早期（1～3个月）体重变化不大，妊娠中期（4～6个月）逐渐增加，至妊娠晚期（7～9个月）体重增加迅速，每周增加0.35～0.45kg，1个月增重不超过2kg。如果体重增加过快，应适当减少能量的供给量，如体重增加不足，在可控制血糖的条件下，适当增加能量供给量。一般每天供给量为7.5～8.4MJ（1800～2200kcal），肥胖者在此期间不宜减体重。b. 充足蛋白质：为满足孕妇和胎儿生长发育的需要，应保证蛋白质的供给量，妊娠中期每天增加15g，妊娠晚期每天增加20g。按妊娠前每千克理想体重供给蛋白质1.5～2.0g，蛋白质占总能量15%～20%，其中优质蛋白质占33%以上。c. 适量糖类和脂肪：糖类占总能量45%～55%，在妊娠晚期每天不低于250g，过低不利于胎儿生长发育。胎儿组织中脂肪氧化酶活性很低，葡萄糖几乎成为提供胎儿能量的唯一来源，孕妇摄入糖类过少，加上胰岛素的不足，脂肪动员过快，易产生过多的酮体，后者不利于胎儿大脑和神经系统发育。糖类不宜过低，但过高不利于胎儿大脑和神经系统发育。糖类不宜过低，但过高不利于血糖的控制。脂肪供给量占总能量30%～35%，其中饱和脂肪酸、单不饱和脂肪酸、多不饱和脂肪酸比例为1∶1∶1。d. 维生素和矿物质应充足：供给量可参照我国饮食营养素参考摄入量。e. 合理安排餐次：餐次对妊娠糖尿病更为重要。除早、午、晚餐外，还应给予加餐，每天在总能量不变的基础上，可进食4～5餐或更多，以便使血糖尽量保持稳定，既防止高血糖，又防止低血糖，或因血糖下降幅度过大而出现的低血糖性酮体。f. 产后及时调整摄食量：产后胎盘排出，全身的内分泌激素逐渐恢复到非孕时水平，胰岛素需要量相应减少，若不及时调整摄食量，易发生血糖大幅度波动。因孕期不宜减肥，产后应注意节食减肥，避免

发展为终身糖尿病。

第二节　乳母营养

乳母营养包括产褥期或围生期的产妇营养及开始哺乳后直至断奶期间的乳母营养。其中有些在时间上是交叉的，在本节对产妇和乳母营养做分别介绍。

一、泌乳生理

影响乳汁分泌的主要因素包括内分泌因素，乳母健康状况，乳母情绪状态，如社会心理因素，婴儿吸吮强度、频率，乳母饮食、营养状况等。

（一）内分泌因素

妊娠期间，乳房发育为产后泌乳做好准备，包括妊娠期雌激素增加对乳腺导管刺激，青春期乳房发育主要系雌激素和黄体酮的作用，促使乳腺腺泡和导管发育。乳汁分泌是在乳腺腺泡细胞，而腺泡又连接许多导管。导管、腺泡周围是脂肪、结缔组织和血管。妊娠期间乳房较正常增大2～3倍，同时乳腺腺泡、导管处于分泌乳汁准备状态。一旦分娩，乳汁分泌受2个反射控制。一为产奶反射（milk production reflex），当婴儿开始吸吮乳头时，刺激垂体产生催乳素（prolactin）致乳腺腺泡分泌乳汁，并存集于乳腺导管内。二为下奶反射（1et-down reflex），婴儿吸吮乳头同时还刺激垂体产生缩宫素，致腺泡周围肌肉收缩，促使乳汁沿乳腺导管流向乳头。下奶反射易受疲劳、紧张、乳头破裂致疼痛等情绪影响。缩宫素同时还作用于子宫，致子宫肌肉收缩，从而可帮助停止产后出血，促进子宫复原。

乳晕则含有很多顶浆分泌腺，其真正功能尚不很清楚。可能对乳头皮肤有保护作用，吮吸奶时有润滑作用，也可能有抗菌作用，同时此腺体也可能与性器官顶浆分泌腺活动相同；可能又是以气味吸引婴儿，使婴儿发生追求乳房的觅食反射。

（二）营养对泌乳量影响

1. 营养与泌乳量　妊娠末期临近分娩时，乳房已可分泌少量乳汁，产后当婴儿开始吸吮乳头，则乳汁分泌很快增加。当乳汁分泌反射形成时，约90%新生儿在吮吸乳头3～5min后即可获得母乳，1个足月产婴儿在产后1～3d可得到90～270ml/d乳汁，在正常情况下产后第2天分泌约100ml，至第2周增加到500ml左右，达到有效和持久地正常分泌量多在产后的10～14d，随后逐渐增加，1个月时约650ml，3个月后每天乳汁分泌量为750～850ml。但个体间变化较大，即使是营养良好人群也同样有差异。泌乳量少是母亲营养不良的指征，营养较差乳母产后头6个月内，每天泌乳量为500～700ml，后6个月每天400～600ml。饥荒时营养不良乳母，甚至完全终止泌乳。在母亲营养状况极差的地区，以母乳为唯一来源婴儿，在产后6个月内出现早期干瘦型蛋白质-能量营养不良患病率增加。在发展中国家，正常营养情况下，单独母乳喂养婴儿在前4～6个月可正常地生长。但因婴儿需要量和母亲泌乳量个体之间差异很大，故很难根据泌乳量来判断能否满足婴儿需要，通常可根据婴儿体重增长率，作为奶量是否足够的指标。当停止吸吮时，乳汁分泌可在24～48h停止。

2. 乳母营养与乳汁成分

（1）蛋白质：母乳蛋白质含量多为0.8%～1.0%，但在饮食蛋白质质量差、摄入量又严重不足时，会影响乳汁蛋白质含量和组成。

（2）脂肪：大量研究证实，乳母饮食中脂肪酸含量和组成影响乳汁脂肪酸含量和组成。母乳脂肪酸成分是受乳母饮食脂肪酸成分影响。当乳母摄入多不饱和脂肪酸时，其母乳中这种脂肪酸的含量相应增加。但乳母摄入高能量低脂肪的饮食时，可使母乳中中链脂肪酸含量增高，而摄入低能量与低脂肪混合饮食时，母乳中脂肪酸成分则与体脂相似，由此反映这些脂肪酸是由体脂组织动员而来。乳母每天摄入鱼油，可以增加母乳中长链不饱和脂肪酸；但乳母饮食胆固醇含量，对母乳中胆固醇含量似乎无影响。

（3）维生素：脂溶性维生素中维生素A在乳汁中的含量与乳母饮食关系密切。乳母饮食维生素A含量丰富时，则乳汁也会有足够量维生素A。但饮食维生素A转移到乳汁的量有一定限度。超过此限度，乳汁维生素A含量不按比例增加。人乳维生素D、维生素K浓度低，且几乎完全不受母体饮食影响。水溶性维生素，如维生素B_1、维生素B_2、维生素B_6、维生素B_{12}、叶酸、维生素PP和维生素C等，大多能自由通过乳腺，所以乳汁含量直接受乳母饮食影响。给营养缺乏母亲补充这些维生素，乳汁中这些维生素含量则相应增加。

（4）矿物质和微量元素：母乳钙含量通常比较恒定，饮食中钙供给不足时，首先会动用母体内钙，以维持乳汁中钙含量稳定。但乳母饮食中长期缺钙也可致乳钙含量降低。母乳中铁含量很低，乳母饮食中铁含量的多少对乳汁中铁含量影响甚微。乳汁中锌含量与饮食中动物性蛋白质和动物性食物来源锌呈显著正相关。乳汁中铜含量也与乳母动物性蛋白摄取量有关。乳母硒和碘摄入量与其在乳汁中浓度呈正相关关系。

（5）乳糖：人乳乳糖浓度变动不大，营养不良的乳母和营养充足者乳汁中乳糖含量相似，没有显著差别。

二、乳母营养需要

良好的乳母营养供给是乳汁正常分泌，并维持乳汁质量恒定的保证。因乳汁中各种营养素全部来自母体，若乳母营养素摄入不足，则将动用母体内营养素储备，以维持乳汁营养素恒定。如母亲长期营养不良，乳汁分泌量将减少，而乳汁成分除蛋白质含量可降低外，其余基本保持恒定。

1. 能量　乳母对能量需要量增加，以满足泌乳能量消耗和提供乳汁本身能量。产后1个月内因乳汁分泌不太多，每天约500ml，故乳母饮食能量适当供给即可，3个月后每天泌乳量增加达750～850ml，对能量需求增高。

人乳能量为0.28～0.32MJ（67～77kcal）/100ml，平均为0.29MJ（70kcal）/100ml，而乳母饮食能量转换为乳汁能量有效转换率即生乳能量效率估计为80%，故每产生100ml乳汁需要0.37kJ（85kcal）。哺乳前6个月泌乳量平均每天为750ml，则需能量2.67MJ（643kcal）/d，而乳母在妊娠期储存脂肪，在哺乳期被消耗提供能量，以哺乳期为6个月，储存脂肪为4kg计，则每天可由储存脂肪提供能量0.84MJ（200kcal），故还需从饮食中增加能量摄入量，才能满足需要。我国营养学会1989年推荐乳母饮食能量供给量为每天增加3.30MJ（800kcal），2013年修订DRIs建议乳母饮食能量推荐摄入量为2300kcal/d。

衡量乳母摄入能量是否充足，可按泌乳量和母亲体重为依据。如在哺乳后婴儿有满足感，能安静睡眠，在哺乳后3～4h无烦躁现象，且生长发育良好，表示乳汁质和量均适当。在哺

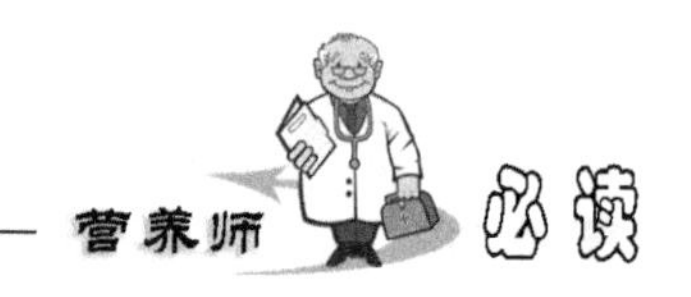

乳前后各称1次体重，可知道1次母乳量，如每次在150ml左右，则乳量比较充足。从母亲体重来看，如乳母较孕前消瘦，则表示能量摄入不足；如乳母储存脂肪不减，则表示能量摄入过多。

2. 蛋白质　蛋白质摄入量，对乳汁分泌数量和质量影响最为明显。人乳蛋白质平均含量为1.2g/100ml（1～2g/100ml），正常情况下每天泌乳约750ml，所含蛋白质量则为9g左右，但母体饮食蛋白质转变为乳汁蛋白质有效率为70%，故750ml乳汁需消耗饮食蛋白质13g。若饮食蛋白质生理价值不高，则转变为乳汁蛋白质效率将更低，故除满足母体正常需要外，每天需额外补充20～30g蛋白质，以保证乳汁蛋白质含量。有证据表明，乳母蛋白质营养不良对乳汁产量会有影响，给营养不良乳母补充蛋白质可使泌乳量增加。营养不良时乳汁中蛋白质含量也降低。饮食中缺少优质蛋白质，则乳汁中赖氨酸、甲硫氨酸含量下降。我国营养学会推荐乳母每天饮食中蛋白质供给量应较未怀孕时增加25g，达到每天80g，其中50%以上应为优质蛋白质。

3. 脂肪　人乳脂肪含量在24h内和每次哺乳期间均有变化，当每次哺乳临近结束时，乳汁脂肪含量较高，有利于控制婴儿食欲。饮食脂肪种类影响乳汁脂肪成分，如摄入含多不饱和脂肪酸植物油较多，则乳汁中亚油酸含量高。脂肪能提供较多的能量，且婴儿的生长发育也要求乳汁中有充足脂肪，必需脂肪酸可促进乳汁分泌。乳汁中必需脂肪酸对于婴儿中枢神经系统的发育和脂溶性维生素吸收都有促进作用。每天脂肪摄入量在80～100g为宜，中国营养学会推荐，乳母每天饮食脂肪供给量应占总能量20%～30%。

4. 钙　人乳钙含量较稳定，通常为34mg/100ml，每天从乳汁排出钙约300mg。当饮食摄入钙不足时，不会影响乳汁分泌量及乳汁钙含量，但可能消耗母体钙储存；母体骨骼钙将被动用，以维持乳汁钙含量恒定。乳母每天泌乳850ml，则通过乳汁分泌损失钙近300mg。动物实验证明，饲料钙不足时哺乳可继续，但母体内钙50%转到奶中，故乳母应增加钙摄入。1989年我国营养学会推荐每天乳母钙摄入量，由未孕时的800mg增到1500mg。钙最好的食物来源为牛奶，乳母每天饮用牛奶500ml，则可得到570mg钙。2013年我国营养学会规定哺乳期钙供给量每天1000mg。

除多食用富含钙质食物外，也可用钙剂、骨粉等补充。乳汁中钙含量较为稳定，乳母钙供给不足就会动用体内储备，导致产妇腰酸腿痛或发生骨质软化症。

5. 铁　因铁不能通过乳腺输送到乳汁，故人乳铁含量极少为0.05mg/100ml。每天乳汁丢失铁总量为0.3～0.4mg，因饮食铁吸收率仅为10%左右，每天从饮食中额外增加供给至少在4mg以上。人乳铁含量低，增加乳母铁摄入可补充母体分娩时消耗，矫正或预防乳母贫血状态。但对乳汁铁的增加并不明显，故婴儿若要补充铁量还需从辅助食物摄入。以前推荐乳母每天铁供给量，由未怀孕时的18mg增至28mg，2013年DRIs推荐乳母铁供给量标准为每天24mg。

6. 维生素　人乳中维生素含量取决于饮食维生素摄入及体内储存，但其相关程度则据不同维生素而各有差异。

（1）脂溶性维生素：乳母维生素A摄入量可影响乳汁维生素A含量，因为维生素A可以少量通过乳腺进入乳汁，尤以产后2周内初乳（colostrum）富含维生素A，随着成熟乳汁产生，维生素A含量下降，平均约为60μg/100ml。通过饮食补充维生素A可提高乳中维生素A含量数倍，但饮食维生素A转移到乳汁的量有限，超过一定限度则乳汁中含量不按比例增加。我国推荐乳母饮食的供给量为每天1200μg视黄醇当量，较未怀孕时增加400μg。维生素E有促进乳汁分泌的作用，尤其是体内处于缺乏状态时，大量补充，可使奶量增加。维生素D几乎不通过乳腺，故母乳维生素D含量很低。乳母每天饮食维生素D推荐供给量国内外均为10μg。

（2）水溶性维生素：哺乳期对各种维生素需要量都增加，多数水溶性维生素均可通过乳腺进入乳汁，调节其含量，当乳汁中含量达一定程度即不再增加。

母乳维生素C含量据WHO报道全球平均为5.2mg/100ml，我国报道城乡平均为4.7mg/100ml。维生素C浓度有季节性波动，表明与饮食有密切关系。给血清维生素C水平较低妇女口服补充大剂量维生素C后，乳汁含量明显增加，当达到8mg/100ml时即不再增加。对血清维生素C水平正常乳母给予补充后，未观察到含量变化。我国推荐乳母每天供给量为150mg，较未孕时增加50mg。

母乳每100ml所含维生素B_1与维生素B_2分别平均为0.02mg及0.03mg。无论乳母营养状况如何，补充维生素B_1后奶中含量均可增高，且有促进乳汁分泌作用。乳母维生素B_1严重摄入不足，可导致婴儿易患脚气病。因饮食中维生素B_1转变为乳汁的有效率仅为50%，故应增加饮食供给量。维生素B_2与维生素B_1相似，乳汁浓度可反映饮食摄入状况，如给母亲饮食中补充维生素B_2，则乳汁含量大大增加。我国推荐乳母每天维生素B_1和维生素B_2供给量分别为1.8mg及1.7mg。母乳维生素PP含量每100ml平均为0.62mg，含量多少反映乳母饮食维生素PP摄入水平；我国推荐乳母每天饮食维生素PP供给量为20mg。

母乳中叶酸含量为5～6μg/100ml。以母乳喂养婴儿其血清和红细胞叶酸浓度均较母血叶酸浓度高，并与母乳叶酸含量成比例。叶酸缺乏的母亲所哺乳婴儿未发现有巨幼红细胞贫血。营养不良乳母补充叶酸后，可增加奶中叶酸含量，但对营养良好的乳母则无此效果。乳母每天叶酸安全摄入量约为270μg，相当于每天每千克体重5μg，故乳母每天饮食叶酸供给量较通常妇女增加约100μg。为增进乳汁分泌，乳母饮食应充分补充流汁类食物及汤类。

三、产妇营养

产妇营养是乳母营养一部分，主要指分娩期与产褥期营养。

1. 分娩期营养与饮食　成熟胎儿及其附属物由母体娩出体外的过程称为分娩期。子宫从有规律收缩开始至宫口完全开放称第1产程。从宫口开全至胎儿娩出称第2产程。胎儿娩出后至胎盘娩出称第3产程。在分娩时，胃肠消化、吸收功能均减弱。第1产程时可能有反射性呕吐，产程延长时可出现肠胀气。

第1产程占分娩过程的大部分，时间较长。因阵痛，产妇睡眠、休息和饮食均受影响，精力、体力消耗较大。为保证第2产程（娩出期）能有足够力量完成分娩全过程。在第1产程时应鼓励孕妇摄食，特别当前多为初产妇，更应注意；食物应清淡易消化，在胃停留时间不长，以淀粉类食物为主，结合产妇喜好，给予半流质饮食或软食。如烩面片、挂面、饼干、蛋糕、面包、米粥等，并少食多餐。在接近第2产程时，可供给果汁、藕粉、去油肉汤、蛋花汤等流质饮食。不愿摄食时，不必勉强，以免致呕吐。

通常第2产程较短，多数产妇不愿摄食，愿摄食者也可按以上原则供给。

2. 产褥期营养与饮食　通常母体在分娩时失血较多，需要补充造血的重要物质蛋白质与铁。产妇多呈负氮平衡，故在产褥期要大量补给蛋白质，牛奶及其制品、大豆及其制品都是很好的蛋白质和钙的来源。粮食要粗细搭配。乳母饮食中应包括新鲜蔬菜和水果。国人重视乳母营养，尤其是产妇营养，这是很合理的，而且是很好的习惯。但乳母食物并非越多越好，据报道在产后哺乳时，每天各种肉类、鱼类、蛋类食物食用量超过200g，对母乳分泌并无好处，相反会因食肉多而影响其他食物食用。

四、乳母合理饮食

（一）饮食指南

1. 保证供给充足的能量。

2. 增加鱼、肉、蛋、奶、海产品的摄入。

（二）乳母饮食注意事项

1. *供给充足优质蛋白质* 蛋白质33%以上应来自动物性食物，如鸡蛋、禽肉类、鱼类、大豆类食物，能提供优质蛋白质和钙，应充分利用。

2. *多食含钙丰富食物* 母乳钙的需要量大，故应特别注意补充。奶类及其制品含钙量高，且易于吸收利用，每天应供给量为500ml为宜。可以连骨带壳食用小鱼、小虾，因其含钙丰富，应多选用。

3. *增加蔬菜水果摄入* 新鲜蔬菜水果含多种维生素、矿物质、食物纤维、果胶、有机酸等成分，还可增进食欲，防止便秘，促进乳汁分泌，是乳母不可缺少的食物，每天要保证供应500g以上，并多选用绿叶蔬菜及其他有色蔬菜。

4. *粗细粮搭配、饮食多样化* 乳母饮食中的主食不能太单一，应做到粗细搭配，这样不仅使饮食多样化、保证维生素B_1等营养素的供给，且可使蛋白质起到互补作用，提高蛋白质的生物学价值。

5. *注意烹调方法* 动物性食物如畜、禽鱼类的烹调方法以煮或煨最好，少用油炸。食用时要同时喝汤，这样既增加营养，还可补充水分，促进乳汁分泌。

第三节　婴幼儿营养

婴儿（infant）期指从出生28d到满1周岁前。婴幼儿生长发育迅速，代谢旺盛，是一生中身心健康发展的重要时期。婴幼儿消化和免疫系统发育不成熟，易发生消化与营养代谢紊乱，抗病能力弱，易患传染病。营养是维持生命与生长、发育的物质基础。饮食营养供给是否充足合理，不仅对童年期体力、智力发育有直接明显影响，且对其成年后身体素质和疾病发生都有重要影响。儿童青少年生长发育可分为：新生儿期为出生至28d，婴儿期为出生28d至1周岁，幼儿期为1～3周岁，学龄前期为4～6岁，学龄期为7～12岁，青春发育期为10～18岁。

一、体格发育

婴儿期是人类生命从母体内生活到母体外生活的过渡期，也是从完全依赖母乳营养到靠饮食营养的过渡时期。婴儿期是人类生命生长发育第1高峰期，12月龄时婴儿体重将增加至出生时的3倍；身长将增高至出生时的1.5倍。

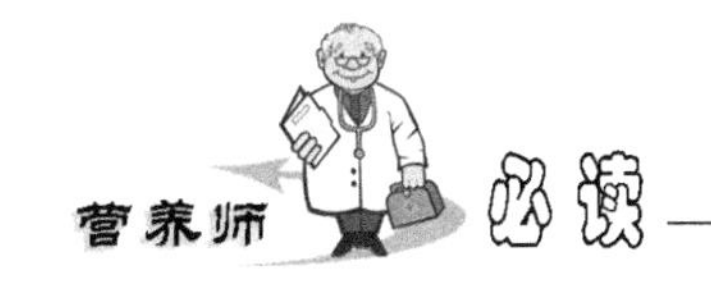

（一）小儿生长发育规律

婴儿期是人类一生中生长发育最快时期。小儿生长发育的一般规律是：由上到下、由近到远、由粗到细、由低级到高级、由简单到复杂。正常同年龄、同性别小儿体重存在个体差异，通常在10%以内。2～12岁前每年体重稳步增长，进入青春期出现第2次生长发育高峰。

1. 体重　出生体重男较女重，平均为3kg，6个月内体重平均每月增长0.6kg，至1周岁时可增加3倍约9kg。出生后第1周内可出现生理性体重下降，是指出生后1周内体重下降3%～9%，出生后10d内恢复至生产时体重。年龄越小，体重增长越快。测量体重时应注意，晨起空腹，排尿后开始测量，儿童可用载重50kg杠杆秤测量，正确读数误差为50g，应减去衣服、鞋袜等重量。小儿体重可反映营养情况，按体重计算给药剂量和输液量。

2. 身长　身长出生时平均为50cm，1周岁时为75cm，为出生时的1.5倍。影响身长因素有遗传、内分泌、性别、运动、营养等。

3. 头围　头围出生时34cm，1岁时平均为46cm，2岁达48cm，5岁为50cm，15岁时接近成人头围为54～58cm。如果出生时头围小于32cm，3岁后头围为42～45cm时，称为小头畸形，大脑发育不全时头围偏小；头围过大应注意有无脑积水。小儿前囟关闭时间为1～1.5岁。

4. 胸围　胸围出生时比头围小1～2cm，约32cm。1岁时胸围与头围大致相等，1岁后胸围超过头围，其基数（cm）约等于小儿岁数。

5. 牙齿　小儿乳牙共20个，出生后4～10个月开始出牙，最迟30个月出齐；之后陆续换恒牙，换牙速度与营养状况有关。

6. 其他系统　骨骼肌肉增大加长；体内各器官增重，功能逐渐完善；心理及智能迅速发展。

（二）脑与神经系统的发育

出生时大脑重量约400g，1周岁时增至800g。婴儿期前6个月，脑细胞数目持续增加，至6月龄时脑重增加至出生时2倍，为600～700g；后6个月脑部发育以细胞体积增大及神经树突增多为主，神经髓鞘形成并继续发育，至1岁时脑重量达900～1000g，接近成人脑重67%。母乳喂养及适时添加断奶食物，是保证其生长发育的物质基础。

（三）消化系统

婴儿期消化器官发育不完全，功能也不完善，不恰当的喂养易致消化功能紊乱和营养不良。婴儿口腔黏膜柔软，舌短而宽，有助于吸吮乳头。婴儿涎腺分泌功能还较低下，咀嚼肌虽已较早发育，有利于吸吮，但舌和齿远不能完成口腔消化食物的第1步过程。新生儿涎腺分化不全，出生后3～4个月，涎腺才逐渐发育完全，唾液量分泌增加，淀粉酶含量增多，消化淀粉的能力增强。

胃容量仅30～35ml，胃细胞虽分泌含盐酸、蛋白酶等物质的胃液，但其分泌量较成人相差较大。婴儿胃呈水平位，贲门括约肌发育不完善，而幽门肌肉发育良好，喂奶后略受振动，或吞咽较多空气后易发生溢奶。婴儿胃液成分与成人基本相同，有胃酸、胃蛋白酶、胃凝乳酶和脂肪酶，有利于乳汁凝固消化。

婴儿肠管总长度为身长的6倍，成人时为4.5倍，但肠壁腺体发育差，消化酶功能弱，消化系统调节不稳定，易受气候变化、食物性质改变及肠内感染影响而出现腹泻、呕吐等胃肠功能紊乱现象。婴幼儿对母乳以外的食物耐受性较低，对某些食物容易发生过敏，并易误以为肠感染，因其最基本表现为腹泻。婴儿营养需求和胃肠消化吸收能力存在矛盾，安排饮食喂养时有一定难度，必须根据婴儿生理特点精心安排，以有利于食物的消化吸收满足其营养需求，并预防疾病。

二、营养需要和合理饮食

（一）婴幼儿营养需要

1. 能量

（1）基础代谢：婴幼儿基础代谢所需能量占总能量消耗的50%～60%。1岁以内每天为230.1kJ（55kcal）/kg，7岁以内为184.1kJ（44kcal）/kg，12～13岁与成人接近，约125.5kJ（30kcal）/kg。

（2）食物特殊动力作用：婴儿食物特殊动力作用占能量消耗的7%～8%，母乳喂养婴儿比牛奶和混合喂养者为低。

（3）活动所需要能量：包括吃奶、啼哭、手足活动等活动所需能量，能量需要量取决于活动类型、时间和强度。好哭、多动婴幼儿比同年龄的安静孩子能量消耗高3～4倍。1岁内婴儿活动每天所需能量平均为62.8～83.7kJ（15～20kcal）/kg，到12岁时平均为125.5kJ（30kcal）/kg。

（4）生长需要：为婴幼儿所特有的能量消耗，与生长速率成正比。每增加1g新组织需要18.4～23.8kJ（4.4～5.7kcal）能量。如能量供给不足，可导致生长发育迟缓。出生头几个月，生长所需能量占总消耗25%～30%，1岁以上占15%～16%，青春期生长发育加速，生长需要所占的能量比例增高。

（5）排泄消耗：为部分未经消化吸收食物排出体外所需能量，通常占能量消耗10%以内。

2. 蛋白质　婴幼儿是儿童时期发育最快的阶段。婴儿愈小，生长速度愈快，所需蛋白质也愈多。出生头2个月，50%蛋白质用于身体增长。1岁以后生长速度下降，幼儿期约11%蛋白质用于生长发育。婴儿摄入蛋白质不仅要数量充足，且质量要好，以满足对必需氨基酸的需要。婴儿对各种氨基酸需要量，按单位体重计算较成人为高。在婴幼儿饮食中，优质蛋白质应达到50%～67%，才能满足生长发育的需要。

除异亮氨酸、亮氨酸、甲硫氨酸、苯丙氨酸、苏氨酸、赖氨酸、色氨酸、缬氨酸8种必需氨基酸，组氨酸也为婴儿所必需。人类婴儿早期体内半胱亚磺酸脱羧酶活性较低，牛磺酸合成不足，有必要从饮食补充，故牛磺酸为婴儿必需氨基酸。牛磺酸在体内有多种生理功能，参与脂类消化吸收、维护细胞膜结构和功能、促进脑神经细胞和视网膜光感受器成熟和分化等。

我国RDA推荐1岁以内婴儿蛋白质供给量每天每千克体重为2～4g。如母乳喂养者为每千克体重2g，以牛奶喂养者为3.5g，混合喂养者为4g。

蛋白质代谢产物尿素，构成肾溶质。婴儿肾功能发育尚未完善，蛋白质摄入量过高，肾溶质量增加，使肾负荷增加，肾发育和功能会受到损害。婴儿最大肾溶质负荷为800mmol/L。成熟母乳中蛋白质含量为1.5～1.6g/100kcal，婴儿配方奶和牛奶蛋白质密度应控制在1.8g/100kcal以下为宜，以避免加重婴儿肾溶质负荷。牛奶蛋白质密度高于母乳。

婴幼儿喂养不当，可发生蛋白质缺乏症，影响生长发育，特别是大脑发育，还可使体重增长缓慢、肌肉松弛、贫血、免疫功能降低，甚至发生营养不良性水肿，即蛋白质-能量营养不良

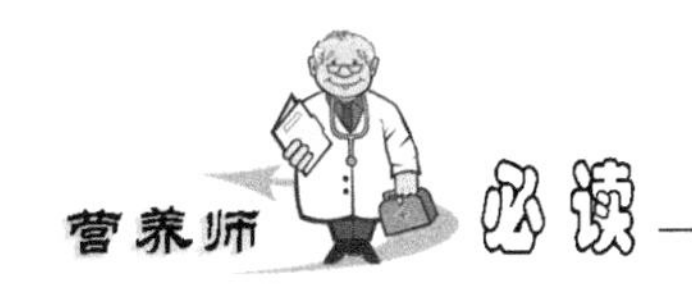

（Kwashiorkor病）。

3. 脂类　脂肪是婴幼儿能量和必需脂肪酸重要来源，饮食不应严格限制脂肪摄入。我国DRI推荐每天脂肪能量来源占总能量为：出生至6个月占45%～50%，7～12个月占30%～40%，2～6岁占30%～35%，7岁以上占25%～30%。

必需脂肪酸为生长发育所必需，对婴幼儿神经髓鞘形成和大脑及视网膜光感受器的发育和成熟，都有非常重要作用。婴幼儿对必需脂肪酸缺乏较敏感。亚油酸和亚麻酸同属必需脂肪酸，但对机体的作用不相同。亚油酸主要促进生长发育、维持生殖功能和皮肤健康；亚麻酸主要促进大脑发育和维持视觉功能。婴儿应供给数量充足和比例适宜必需脂肪酸，植物脂肪含必需脂肪酸较高，应足量供给。

4. 糖类　糖类是主要的供能营养素，有助于完成脂肪氧化和节约蛋白质，还是脑代谢能源物质。婴儿在出生后即能消化乳糖、蔗糖、果糖、葡萄糖，但缺乏淀粉酶，故淀粉类食物应在3～4个月后添加。婴儿糖类供能占总能量40%～50%，随年龄增长，糖类供能可占总能量的50%～60%。

5. 矿物质

（1）钙：初生婴儿体内钙含量约为25g，占体重的0.8%，到成人时达900～1200g，相当于体重的1.5%。说明生长时体内需要储留大量钙。钙是骨骼和牙齿的重要成分，在骨骼和牙齿发育形成的关键时期，钙缺乏所导致的损害不可逆转。我国DRI规定，从初生至6个月婴儿每天钙供给量为200～250mg，7～12个月为600mg。生长速度快、个头大的孩子对钙需要量更多。乳和乳制品是婴幼儿最理想的钙的来源，儿童不饮乳及奶制品，难以从饮食中获得足够数量的钙。母乳中钙含量为350mg/L，低于牛奶1300mg/L，但母乳钙磷比例2∶1，乳糖含量丰富，故母乳的钙比牛奶更易吸收。牛奶中钙磷比例对婴儿不适宜，约为1∶2，不利于钙吸收利用。新生儿发生抽搐症状，50%患者是因钙镁代谢紊乱所致，牛奶喂养婴儿发生抽搐比例比母乳喂养者要高。

（2）铁：婴幼儿对铁需要是为补充机体正常代谢损失及提供生长发育过程需要增加的铁。生长需要的铁主要用于合成血红蛋白以扩充血容量，合成肌红蛋白以增加肌肉量，提高体内含铁酶量和维持铁的储备。婴幼儿对铁需要按千克体重计远高于成人。1岁以下婴儿铁每天需要量几乎与成年男性相当，故婴幼儿饮食中含量应高于成人。正常婴儿出生时含铁约75mg/kg体重，足月出生婴儿在头4个月内对饮食铁需要量低，正常婴儿在4～6个月后，饮食中铁渐起重要作用。4～6个月后体内储存铁被耗尽时，即应开始添加含铁辅助食物，强化铁的谷类食物可作为第1个固体食物，适当选择含铁丰富的动物性食物如肝、蛋黄等。早产儿和低体重儿体内铁储存较低，2个月后即应补充铁；母乳含铁量在0.5mg/L左右，铁生物利用率高达50%；牛奶铁吸收利用率为10%～20%，足月儿出生后4～6个月，母乳喂养可预防缺铁性贫血。

（3）锌：锌是核酸代谢和蛋白质合成时重要的辅酶成分。婴幼儿期间缺乏锌会导致食欲缺乏、味觉异常、异食癖，生长发育迟缓、性器官发育不全，大脑和智力发育受损等。婴儿出生时体内没有锌储备，需要由食物供给充足的锌。母乳中锌含量及其生物利用率均高于牛奶，故母乳喂养儿血浆锌水平高于牛奶喂养者。食物来源为海产品、肉禽等动物食物锌含量高，利用率也高，是锌的良好食物来源。

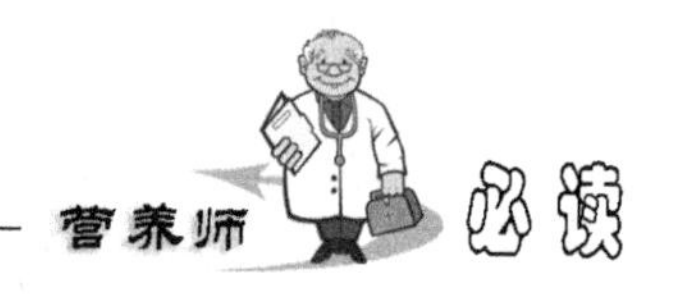

6. 维生素

（1）维生素A：维生素A与机体生长、骨骼发育，生殖和视觉功能及抗感染有关。维生素A缺乏多见于1～6岁儿童，主要与断奶后缺乏动物性食物和新鲜绿叶蔬菜和水果有关。为预防婴幼儿维生素A缺乏，应提倡母乳喂养，在出生后6个月内单纯母乳喂养能提供足够维生素A，以维持婴儿健康和生长发育及肝内储备。必要时给予维生素A制剂，每天预防或治疗剂量不超过900μg。应适时供给含维生素A和胡萝卜素丰富的食物。

（2）维生素D：维生素D可提高肠对钙磷吸收，促进旧骨骨盐溶化、新骨骨盐沉积。婴儿以乳类为主食，无论是母乳还是牛奶，维生素D含量均低，850ml母乳仅能提供0.4～1.0μg维生素D。所以婴儿应补充适量鱼肝油并经常晒太阳，以预防佝偻病。补充维生素A、维生素D制剂时应注意剂量，以免过量中毒。我国婴幼儿维生素D推荐摄入量为10μg/d，通常食物中含维生素D较少，婴幼儿应补充维生素D制剂或用其强化的食物。

（3）维生素E：胎盘转运维生素E效率较低，胎儿和新生儿组织中维生素E储存少，早产儿的储存更少。婴儿体内维生素E水平低下，细胞膜上多不饱和脂肪酸易遭氧化破坏，细胞容易破裂，寿命缩短，发生溶血性贫血、水肿、皮肤损伤等。补充维生素E可减少溶血，使血红蛋白恢复到正常。婴儿维生素E每天需要量约为0.5mg/kg，通常可从母乳中获得。牛奶中维生素E的含量季节性变化较大，冬春季含量最低。婴儿配方奶中如含较高的多不饱和脂肪酸，可使维生素E的耐量降低，故要同时增加维生素E供给量，以免维生素E缺乏。

（4）维生素K：新生儿和婴幼儿，尤其是纯母乳喂养儿较易出现维生素K缺乏，因为婴儿出生时几乎无维生素K储备，出生最初几天，肠内无细菌，不能合成维生素K；母乳维生素K仅为牛奶含量的26%；母乳含较多乳铁蛋白和双歧因子不利肠内细菌合成维生素K，故单纯母乳喂养婴儿缺乏维生素K危险性更大。美国等国家主张给新生儿一次性肌内注射维生素K 0.5～1.0mg作为保护性措施。营养治疗应注意在饮食中补充如菜泥、菜汁等食物及强化维生素K食物。

（5）维生素C：母乳喂养婴儿不易缺乏维生素C，但牛奶喂养较易发生维生素C缺乏，因为牛奶中维生素C含量较低，加热煮沸后维生素C多已被破坏。婴儿维生素C缺乏症多见于出生后最初6个月，或1年中单纯以牛奶喂养婴儿，开始症状为厌食、腹泻、体重不增加等，以后出现长骨触痛而不敢活动，可见皮肤、黏膜及长骨骨膜下出血，严重者有尿血、呕血、鼻出血、眼眶内出血等。婴儿4个月后即可给菜汤和果汁等，以后逐步添加新鲜蔬菜和水果；但不适当大量使用维生素C，可致维生素C依赖症。

（6）维生素B_1：维生素B_1主要在糖代谢中起作用，需要量与能量摄入水平成正比。维生素B_1可随母乳排出，乳汁含量受乳母饮食摄入量影响。如乳母饮食平衡，乳量充足，不会发生缺乏。但随生活水平提高，食用较多精制加工米面，母亲长期食用去米汤捞饭，乳汁维生素B_1分泌量相应减少，可导致婴儿维生素B_1缺乏而致脚气病。婴儿脚气病症状比成人严重，病情多变，十分凶险，严重时可出现肤色青紫、心跳加速、心力衰竭等症状，用维生素B_1治疗可使症状很快缓解。预防婴儿脚气病措施为乳母要摄取均衡饮食，保证乳量充足，食物不可过分精细，合理加工烹调，合理添加辅助食物。

（7）维生素B_2：乳及乳制品可给婴幼儿提供相当数量维生素B_2，禽蛋和肉类及绿叶蔬菜是婴幼儿维生素B_2的重要来源。儿童缺乏症状主要表现在口、舌、皮肤等部位，儿童在生长发

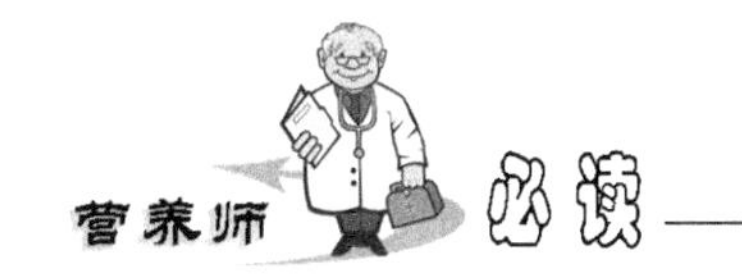

育加速期，易发生维生素B_2缺乏症。

（8）叶酸：叶酸为一碳单位转移所必需的成分，与RNA、DNA和蛋白质合成有关，对细胞分裂和生长有重要作用。婴儿出生时肝内有叶酸储备，新生儿血清叶酸水平高于母体血清含量。因生长迅速，婴儿出生后2周血清和红细胞中叶酸水平降至成人水平。早产儿和低体重儿叶酸储备量较少。牛奶中叶酸含量与母乳相近，为50～60mg/L，而羊奶叶酸含量很低。叶酸加热易破坏，牛奶煮沸可使其中叶酸破坏50%。婴幼儿叶酸缺乏，会发生巨幼红细胞贫血。给婴幼儿补充新鲜绿叶蔬菜、水果和动物肝，即可预防叶酸缺乏症。

（9）维生素B_{12}：母乳维生素B_{12}含量与血清浓度相关，维生素B_{12}主要来源于动物性食物，素食乳母乳汁含量低于混合饮食者，故素食乳母喂哺婴儿易发生维生素B_{12}缺乏。临床表现为巨幼红细胞贫血和神经系统障碍等症状。

7. *水与电解质*　婴儿生长发育快、代谢旺盛，水需要量比成人高，每天需要量为120～150ml/kg。早产儿和低体重儿，皮肤组织和功能不健全，水容易渗出，且肾功能发育不完全，对水需要量更多。水需要量与婴儿代谢率和饮食质和量有关。蛋白质和电解质摄入多时，水需要量也应增加，否则血浆将处于高渗状态，导致水负平衡。蛋白质代谢产物及钠、钾、氯、磷构成肾溶质；婴儿出生头几个月肾浓缩功能差，高蛋白和高电解质饮食，使肾溶质负荷增加，肾发育受损。母乳肾溶质负荷低，适合喂养小婴儿和早产儿。牛奶因含蛋白质和钠、钾等电解质含量多，肾溶质高，故人工喂养婴儿，应多喂水，或对牛奶进行适当稀释，以减轻肾溶质负荷。

（二）婴儿饮食指南

1. 鼓励母乳喂养。

2. 母乳喂养4个月后逐步添加辅助食物。

三、母乳喂养

对人类来说，母乳（breast milk）是世界上唯一营养最全面的食物，是婴儿最佳的食物。母乳喂养是人类哺育下一代的天性，中华民族很早就有母乳喂养（breast feeding）的优良传统。

（一）乳汁分期及利用

1. *母乳分期*　母乳分泌可分为4阶段：初乳（出生后5～7d），过渡乳（出生后7～15d），成熟乳（出生15d以后）及晚乳。母乳与牛奶成分比较见表14-2。

2. *初乳*　初乳蛋白质含量高于过渡乳，过渡乳蛋白质含量高于成熟乳，初乳脂肪含量低于过渡乳和成熟乳，糖类含量在乳汁分泌各个时期基本相同。初乳黏稠带黄色，蛋白质含量是成熟乳的2倍，含较多免疫球蛋白，SIgA是主要免疫球蛋白，具有对抗多种肠内杆菌和过滤性病毒的作用，对预防婴儿消化和呼吸系统感染有积极意义。

3. *母乳消化吸收*　母乳蛋白质含量低于牛奶，但利用率高。母乳以乳清蛋白为主，与酪蛋白比值为60：40，而牛奶为20：80。乳清蛋白在胃酸作用下，形成小而柔软的絮状凝块，容易为婴儿消化吸收。母乳中必需氨基酸组成好，牛磺酸含量较高。此外，脂肪颗粒小，比牛奶中脂肪更易消化吸收，且含丰富的必需脂肪酸和长链多不饱和脂肪酸，有利于中枢神经系统和大脑发育。母乳中钙含量适宜，肾溶负荷较小。铁和锌的生物利用率都高于牛奶。

表14-2　母乳和牛奶营养素含量

营养素	初乳	过渡乳	成熟乳	牛奶
能量（kcal/L）	735	747	701	540
总固体（g/L）	128	133	129	124
灰分（g/L）	3.08	2.67	2.02	7.15
钠（g/L）	0.50	0.29	0.17	0.77
钾（g/L）	0.74	0.64	0.51	1.43
钙（g/L）	0.48	0.46	0.34	1.37
镁（g/L）	0.04	0.03	0.03	0.13
磷（g/L）	0.15	0.20	0.14	0.91
硫（g/L）	0.23	0.20	0.14	0.30
氯（g/L）	0.59	0.46	0.37	1.08
铁（mg/L）	1.00	0.59	0.50	0.45
铜（mg/L）	1.34	1.04	0.51	0.10
锰（mg/L）	微量	微量	微量	0.02
锌（mg/L）	5.59	3.82	1.18	3.90
碘（mg/L）	–	–	0.06	0.08
硒（mg/L）	–	–	0.02	0.04
蛋白质（g/L）	22.9	15.9	10.6	30.9
酪蛋白（g/L）	–	5.1	3.3	24.9
乳清蛋白（g/L）	–	7.8	3.6	2.4
乳球蛋白（g/L）	–	–	–	2.1
氨基酸（g/L）	12.0	9.4	12.8	33.0
非蛋白氮（mg/L）	910	497	324	252
乳糖（g/L）	57	64	71	47
脂类（g/L）	29.5	35.2	45.4	38.0
胆固醇（mg/L）	200	241	139	110
视黄醇（mg/L）	1.61	0.88	0.27	
胡萝卜素（mg/L）	1.37	0.38	0.37	
维生素B_1（mg/L）	0.02	0.06	0.14	0.43
维生素B_2（mg/L）	0.30	0.37	0.37	1.56
维生素B_6（mg/L）	–	–	0.18	0.51
维生素PP（mg/L）	0.15	1.75	1.83	0.74
维生素B_{12}（μg/L）	0.06	0.10	0.34	2.49
叶酸（μg/L）	5.0	5.7	14	90
泛酸（μg/L）	1.83	2.00	2.46	3.4
维生素C（mg/L）	72	71	52	11

4. 母乳中免疫因子　母乳含大量免疫物质，含量比较见表14-3。

（1）免疫球蛋白：免疫球蛋白（Ig）包括IgA、IgG、IgM和微量IgD。其中IgA占90%以上，SIgA约占85%，初乳SIgA浓度为2mg/L，成熟乳为1mg/L。母乳SIgA被婴儿摄入后，在胃肠不

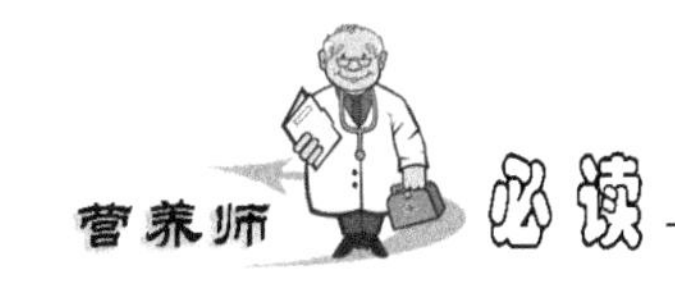

被胃酸及消化酶破坏,大部分黏附在胃肠黏膜上,直接进入婴儿血液,吸收后SIgA可由上皮细胞分泌,并分布在呼吸系统和泌尿道黏膜表面,SIgA可抵抗婴儿呼吸系统和泌尿道细菌和病毒感染。

(2)溶菌酶:母乳溶菌酶含量是牛奶的300倍,溶菌酶能抵抗酶消化作用,对婴儿有保护作用,机制是使细菌细胞壁黏聚糖和黏液肽键水解,使易感菌解体。

(3)乳铁蛋白:乳铁蛋白能和铁离子结合,主要抑制铁依赖细菌的繁殖,抑制大肠埃希菌、链球菌和白念珠菌生长。母乳乳铁蛋白不易被肠内消化酶破坏,初乳乳铁蛋白含量高于成熟乳。

(4)免疫活性细胞:增强免疫功能。

(5)双歧因子和低聚糖:促进双歧杆菌生长,降低肠内pH,抑制腐败菌生长。

表14-3　人乳与牛奶免疫因子比较

免疫因子	人乳	牛奶
蛋白质(g/L)		
乳铁蛋白	1.5	痕量
溶菌酶	0.5	0.000 1
IgA	1.0	0.03
IgG	0.01	0.6
IgM	0.01	
细胞(个/μl)		
巨噬细胞	2000	0
淋巴细胞	800	0
促进乳酸杆菌生长因子		
pH	7.24	6.57
缓冲力(比值)	1	4
可滴定酸度(比值)	1	13
蛋白质总量(g/L)	10.5	32.46
磷(mg/L)	141	910
乳糖(g/L)	71	47

(二)母乳喂养优点

1. 母乳营养素齐全　母乳营养素齐全,能全面满足婴儿生长发育需要。按正常乳母每天分泌800ml乳汁计算,其提供能量、各种营养素种类、数量及质量均优于任何代乳食物,并能完全满足4月龄或6月龄以内婴儿生长发育需要,这些营养素既与婴儿消化功能相适应,也不增加婴儿未成熟的肾功能负担。母乳是婴儿最佳食物,其中营养素含量及构成,被看作婴儿营养需要的最好标准。

(1)富含优质蛋白质:与牛奶比较,每100ml母乳蛋白质含量为1.0～1.2g,虽低于牛奶,但其中乳清蛋白(lactoalbumin)与酪蛋白(casein)比例为8∶2,优于牛奶,清蛋白在胃内形成较稀软的凝乳,易于消化吸收。母乳蛋白必需氨基酸构成与婴儿体内必需氨基酸构成极为一致,能被婴儿最大限度地利用。此外,母乳还含有较多牛磺酸,能满足婴儿脑组织发育需要。

(2)富含丰富必需脂肪酸:每100ml母乳脂肪含量约4g,以不饱和脂肪酸为主,并含有脂酶,将母乳脂肪乳化为细小颗粒,极易消化吸收。其中丰富的必需脂肪酸亚油酸(linoleic acid,LA)及α-亚麻酸(α-linolenic acid,ALA),能满足继续合成n-3系和n-6系长链多不饱和脂肪酸的需要,也能有效地预防因缺乏亚油酸和亚麻酸致的婴儿湿疹。母乳还含有一定量花生四烯酸(AA)和二十二碳六烯酸(DHA),可直接供给婴儿以满足脑神经及视网膜发育的需要。

(3)富含乳糖:乳糖(lactose)是母乳唯一的糖类,含量为7%,高于牛奶。乳糖在肠内可促进钙吸收,并经细菌分解转变成乳酸,降低肠内pH,以诱导肠内正常菌群生长,并有效地抑制致病菌或病毒在肠内生长繁殖,有利于婴儿肠健康。

(4)矿物质丰富:母乳钙含量约为30mg/100ml,低于牛奶,与婴儿肾溶质负荷相适应。母乳钙、磷比例适宜,加上乳糖作用,可满足婴儿对钙需要。母乳其他矿物质和微量元素齐

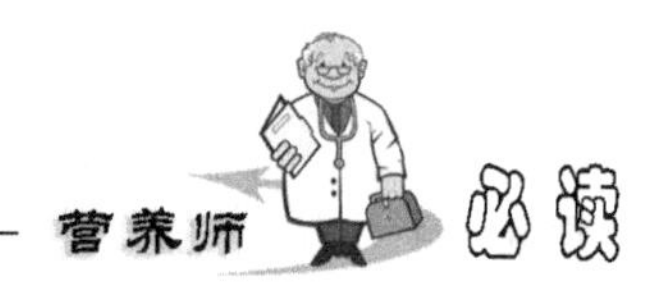

全,可满足婴儿生长发育需要,且不增加肾功能负担。

（5）含足量维生素:乳母饮食营养充足时,婴儿头6个月内所需要维生素基本上可从母乳获得。母乳维生素C、B族维生素、β-胡萝卜素及维生素A,常随乳母饮食含量改变,维生素D不能通过乳腺,母乳喂养儿应在出生2～4周后,补充维生素D,或多晒太阳使体内能自行合成维生素D。

2. 富含免疫物质　母乳含丰富的免疫物质,可增加母乳喂养儿抗感染能力。初生婴儿免疫系统处于生长和发育阶段,非特异性免疫功能尚未完全建立,婴儿肠壁通透性高,含酸少而杀菌力弱;淋巴结功能尚未成熟,肠屏障作用差;血清补体含量低。婴儿特异性免疫功能仍未完善,血中IgM水平低,1岁时可达成人的75%;出生3周婴儿开始少量合成IgA,1岁时达成人的13%;分泌型IgA在婴儿时也较低,1岁时达成人水平的3%,故婴儿期易患消化和呼吸系统感染。母乳喂养儿对消化及呼吸系统感染有抵抗力,全赖于母乳提供的免疫物质。

（1）母乳特异性免疫物质:母乳尤其是初乳（colostrum）含多种免疫物质,其中特异性免疫物质包括细胞和抗体。每毫升母乳中至少有10^4～10^5个淋巴细胞,以T淋巴细胞为主,初乳含量更高,达10^6/ml,其中B淋巴细胞产生的IgA性质稳定,不受消化系统蛋白分解酶破坏,也不受肠内pH影响。母乳还含有分泌型IgA,可保护婴儿呼吸及消化系统抵抗细菌及滤过性病毒侵袭,安全度过无抗体阶段。有研究表明,母乳喂养儿腹泻患病率为25%,人工喂养高达73%,粪便分析结果表明,母乳喂养儿肠内致病性大肠埃希菌、轮状病毒、柯萨奇病毒带菌远少于人工喂养儿童。

（2）母乳非特异性免疫物质:如吞噬细胞占母乳细胞的30%～50%,乳铁蛋白（lactoferrin）,成熟乳溶菌酶（lysozyme）为0.1g/ml,乳过氧化氢酶,补体因子C_3及双歧杆菌因子等。其中吞噬细胞能有效地吞噬,并杀灭革兰阳性细菌,乳铁蛋白能有效地抑制需铁细菌,如大肠埃希菌、链球菌等。母乳双歧杆菌因子可诱导肠内双歧杆菌生长繁殖,利用双歧杆菌分解乳糖作用,酸化婴儿粪便,抑制致病菌的生长,双歧杆菌还能促进分泌型IgA产生,并健全婴儿肠黏膜,有效地抵御致病菌及病毒侵袭。

3. 增进情感交流,促进智能发育　哺乳行为可增进母子间情感交流,促进婴儿智能发育。哺乳是有益于母子双方身心健康的活动,哺乳过程有潜在的母子心灵沟通。母乳喂养行为使母亲与婴儿间,每天有数次,甚至十几次接触、拥抱、抚摸,带给婴儿深刻、微妙的心理暗示和情感交流。母亲心跳是胎儿期间最熟悉的声音和振动,哺乳时母子心跳共鸣,使婴儿获得最大安全感。此外,哺乳期间母子间频繁语言交流,也可促进婴儿智能发育。不同喂养方式对婴儿体格发育及智能发育影响研究发现,母乳喂养儿体格发育及智能发育,包括动作能、语言能、应人能及应物能均明显优于人工喂养儿。

哺乳行为也可使母亲心情愉悦,婴儿对乳头吮吸可反射性致催乳素分泌,并有利于子宫收缩和恢复。乳汁持续分泌6个月以上时,可逐渐消耗妊娠期作为能源储备的3～4kg脂肪,使乳母体形逐渐恢复至孕前状态。

随着经济和生产发展,母乳喂养曾被忽视。尤其在城市及发达国家。我国1983～1985年20个省市自治区9万余名6月龄以下婴儿进行喂养方式调查结果显示,城市母乳喂养率为48.8%;京、沪等大城市尚不足20%,农村母乳喂养率为75%。20世纪80年代WHO提出,要求80%婴儿母乳喂养至少4个月。1992年国务院批准的《90年代中国儿童发展规划纲要》及1995

年国务院颁布的《中国营养改善行动计划》均明确提出，婴儿纯母乳喂养4～6个月者达40%，母乳喂养率达80%的目标。近年来，随着《母婴保健法》实施及爱婴医院建立，母乳喂养率已有较大提高，1995年9月喂养调查结果表明，4个月内完全母乳喂养率城区为59.9%、郊区为74.0%，6月龄内母乳喂养率城区从1985年33.6%上升至53.5%、郊区从60.2%增至63.1%。推广母乳喂养问题仍较多，必须导致足够重视。

（三）母乳喂养有关问题

1. *早期开奶* 传统开奶时间为产后36～72h，理由是让产妇得到充分休息，显然对婴儿并不合适。现在建议早期开奶，即产后0.5h开奶。

（1）早期吸吮能刺激乳母尽早分泌乳汁，提高泌乳量，延长哺乳时间。

（2）早期开奶让婴儿吮吸到更多初乳，初乳含大量免疫物质和丰富营养素，利于婴儿健康。

（3）早期开奶有益于子宫收缩，可稳定产妇情绪。

2. *按需哺乳* 过去强调按时吮奶，即每2～4h定时喂奶。近年来深入研究认为按需吮奶，合乎人类饥饿时要补充食物规律，也符合我国传统哺乳方法。多数母婴在实践中会自然地建立喂奶间隔时间，白天5～10次，夜间2次或3次。

四、人工喂养

因各种原因乳母不能母乳喂养婴儿时，则可采用牛奶、羊奶或婴儿配方奶粉喂养婴儿。在市场和经济条件许可时，应首选婴儿配方奶粉。

（一）婴儿配方奶粉

对婴儿来讲，除母乳外其他乳汁，如牛奶、羊奶都有不可避免的缺陷，如牛奶蛋白质中酪蛋白过高，不利于婴儿消化；牛奶脂肪中饱和脂肪酸太多，而亚油酸太少，不能满足婴儿对亚油酸需要等；此外，牛奶中蛋白质、钙、钠、钾、氯和磷酸含量高，致相当高肾溶质负荷，而与婴儿未成熟肾功能不相适应，故对缺乏母乳喂养婴儿而言，配方奶尤其重要。配方奶粉是在牛奶基础上，添加乳清蛋白和乳糖，降低酪蛋白，并脱去脂肪，以植物油替代，添加维生素、矿物质和微量元素。婴儿配方奶粉营养素与母乳相似或接近，较易消化吸收，是人工喂养婴儿良好的营养来源。但配方奶粉中缺乏母乳特有的免疫因子和生物活性物质。

1. *婴儿配方奶粉基本要求* 婴儿配方奶粉（infant formula）生产，是依据母乳营养素含量及其组成模式。大多数配方奶是参照母乳组成成分和模式对牛奶组成进行调整，配制成适合婴儿生理特点并能满足婴儿生长发育所需的制品。

（1）增加脱盐乳清粉以降低牛奶或其他动物乳汁酪蛋白含量和比例，使其接近于母乳，母乳乳清蛋白与酪蛋白的比值为8∶2。

（2）添加与母乳同型活性顺式亚油酸，增加适量α-亚麻酸，使其接近母乳含量比例。FAO/WHO建议，婴儿配方奶粉应提供600mg/kg亚油酸，50mg/kg亚麻酸，60mg/kg花生四烯酸及20～40mg/kg DHA，建议配方乳n-6系多不饱和脂肪酸与n-3系多不饱和脂肪酸比例范围为5∶1～10∶1。

（3）α-乳糖与β-乳糖按4∶6比例添加，适当加入可溶性多糖，以提高乳糖含量至母乳水平为7%。对少量乳糖不耐受婴儿，应尽可能减少乳糖含量，以适应其乳糖酶缺陷。

（4）脱去牛奶部分钙、磷、钠，将钾/钠比例调整至2.5～2.0，以减少肾溶质负荷，并促进钙吸收。

（5）配方奶常强化维生素A、维生素D及适量其他维生素，有利于生长发育及预防佝偻病。

（6）婴儿配方奶粉强化牛磺酸、核酸、肉碱等婴儿生长发育必需，而体内合成可能有限的营养素。

（7）对牛奶蛋白过敏婴儿，可用大豆蛋白质作为蛋白质来源配制配方奶粉，以避免过敏症发生。

2. 婴儿配方奶粉使用

（1）混合喂养：混合喂养（mixture feeding）因母乳不足或乳母因工作或其他原因，不能按时给婴儿哺乳时，可采用配方奶粉作为母乳不足补充物，或每天替代1～2次母乳喂养。较好的方法是每次哺乳后加喂一定量配方奶粉，可避免母乳分泌逐渐减少。小于6月龄婴儿混合喂养，宜选用含蛋白质较低如12%～18%的配方奶粉。6月龄以上婴儿混合喂养时，可选用含蛋白质大于18%的较大婴儿配方奶粉。6月龄以上婴儿除喂配方奶粉外，也应像母乳喂养儿一样，逐渐添加各种断奶食物，以完成从乳类到其他食物的过渡。

（2）人工喂养：人工喂养（artificial feeding）是因各种原因，如乳母患严重疾病或乳腺缺陷不能哺喂母乳，或新生儿先天缺陷不能吸吮母乳，只得用人工喂养。6月龄以内婴儿人工喂养时，宜选用含蛋白质较低如12%～18%的配方奶粉。6月龄以上婴儿人工喂养时，可选用含蛋白质大于18%的较大婴儿配方奶粉，并逐渐添加各种断奶食物，完成从乳类到其他食物的过渡也是必需的。

（二）牛奶

1. 牛奶营养价值与缺陷　婴幼儿不适合饮用新鲜牛奶或全脂奶粉。因为，其中含的蛋白质、钙、钠、钾成分较高，肾溶质负荷大；铁、维生素C、维生素D等含量不足，不能完全满足婴儿的营养需要和生理特点。脱脂奶粉也不宜喂养婴儿，因为其脂肪缺乏，能量供给不足，可影响婴儿生长发育；脱脂奶蛋白密度过高，肾溶质高，可加重婴儿肾负担；脂肪缺乏，可造成必需脂肪酸供给不足，并影响脂溶性维生素吸收利用。

牛奶是较为完善的食物，但其营养素的组成及某些营养素之间的比例尚不及人乳，已如前述。另外，鲜牛奶可致婴儿胃肠隐性出血，主要原因是牛奶含有对热稳定蛋白质，巴氏消毒法不能将其完全破坏，此种蛋白质能致肠黏膜通透性改变，如继续加热可将其破坏。所以，用鲜牛奶喂养婴儿时，必须进行适当的处理和改良。

2. 牛奶喂哺注意问题　牛奶应加热煮沸3～5min，以达到消毒灭菌目的，并使其中蛋白质改变，易于消化吸收，还可以避免由牛奶致的肠出血。哺喂新生儿时牛奶应加水稀释，使其所含蛋白质浓度近似人乳，并使形成的如凝块较细较柔软，更易于被婴儿胃肠的蛋白分解酶所消化。牛奶与开水的比例开始为2：1，1～2周后可改为3：1，再增至4：1，1～2个月后即可用不稀释全乳。

牛奶乳糖含量比人乳低，经稀释后单位能量更降低，通常可加5%～8%蔗糖进行补充。因牛奶所含蛋白质、矿物质量较多，肾溶质负荷较高，故需水量相对较多。婴儿每天牛奶需要量通常可根据每天能量需要量和需水量进行计算。婴儿每天需能量0.42～0.50MJ（100～120kcal）/kg，需水量150ml/kg。每100ml牛奶含能量0.29MJ（70kcal），如100ml牛奶加糖8g，1g糖产热16.7kJ（4kcal），则8g糖含能量0.13MJ（32kcal），故含8%糖的牛奶100ml含能量0.42MJ

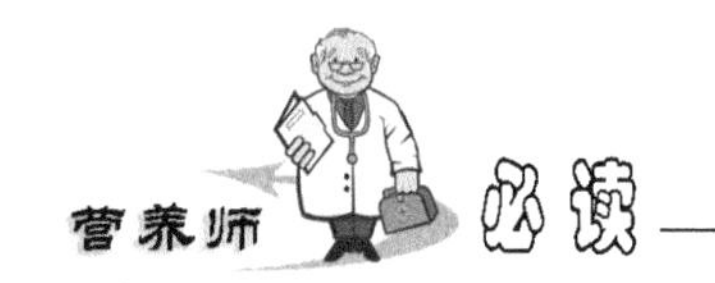

（100kcal），故按能量计算，婴儿每天需含糖8%的牛奶量为100～200ml/kg。如4个月的婴儿，体重6kg。每天需含糖8%的牛奶量为120×6=720ml，即含糖鲜牛奶720ml，其中糖57.6g；每天需水150ml×6=900ml，除牛奶外，尚需供水900ml−720ml=180ml，可用温开水、米汤或果汁补充。以上计算仅为粗略数字，因婴儿个体差异大，可按小儿具体情况适当增减，灵活掌握，以婴儿吃饱、满足营养需要为度。

人工喂养所用奶瓶以大口直立式玻璃制品为宜，便于清洗消毒。除1个月内新生儿可用小奶瓶为100～200ml体积外，以后都需用大奶瓶为200～400ml体积。通常准备7～8个，便于每天集中煮沸消毒1次，每次哺乳用1个。奶瓶奶头的取用都应注意清洁卫生，以免食具污染病菌，致腹泻、呕吐等，危害婴儿健康。每次喂哺20min左右，不应超过30min。每餐间隔时间在3h以上。不可强迫婴儿将瓶内牛奶吃完，有剩余奶汁应立即倒掉，并洗净奶瓶，避免细菌滋生繁殖。

（三）羊奶

羊奶蛋白质含量稍高于牛奶，且乳清蛋白较高，凝块细而软，易于消化，脂肪球大小也接近人乳，适用于喂哺婴儿，在牧区可充分利用羊奶。但羊奶维生素B_{12}和叶酸含量少，含铁也少，如不注意补充而单纯喂以羊奶，可使婴儿发生营养性巨幼红细胞贫血。马奶含高蛋白质和低脂肪，适用于消化能力较弱的婴儿。

五、混合喂养

母乳不足时，可用婴儿配方奶粉或牛奶补充进行混合喂养，其原则是先喂母乳，再喂其他乳品；每天须喂乳3次以上。让婴儿按时吸吮乳头，刺激乳汁分泌。

六、婴儿断奶期食物

婴儿期是人类生命从母体内生活到母体外生活过渡期，是从完全依赖母体营养到母乳外其他食物营养过渡期。断奶是指从母乳为唯一食物过渡到由母乳以外食物满足婴儿全部营养需要的过程。无论是何种形式喂养，均须及时正确添加辅食。断奶期食物统称为婴儿辅助食物或断奶食物，此期通常从4～6月龄开始，持续6～8个月或更长，在这期间母乳照常喂养，直到断奶。

1. 断奶过渡期营养

（1）母乳喂养是6月龄以内婴儿喂养的基础，鉴于维生素D不能通过乳腺进入乳汁，母乳喂养儿应在出生2周后补充维生素D或多晒太阳，以预防佝偻病。

（2）断奶食物添加应与婴儿胃肠功能及消化酶能力相适应，故断奶过渡期食物（weaning food）添加时间，通常在4～6月龄间，不应早于4月龄。时间确定依据是每次哺喂时间延长，而维持间隔缩短及伴随婴儿生长发育速度减缓。

（3）断奶食物添加顺序为先单纯后混合，先液体后固体，先谷类、水果、蔬菜，后鱼类、蛋类和肉类食物。

（4）鉴于婴儿体内储铁逐渐消耗，母乳铁含量较低，铁强化婴儿谷物可作为第1个断奶食物，以预防缺铁性贫血。

（5）鉴于婴儿对蛋白质、钙的需要，配方奶应作为母乳外能量、蛋白质、钙及许多营养素补充物。

（6）为促进婴儿牙齿萌出，可为6～8月龄以上婴儿提供品种丰富，并可咀嚼的食物。

（7）为与肾溶质负荷相适应，断奶食物应尽量避免含盐量或调味品多的家庭饮食，至少至婴儿1周岁后，方可与家人食同样食物。

2. *断奶食物及添加*　随婴儿生长至4～6月龄时，母乳分泌量并不随婴儿长大而相应增加，此时母乳喂养已不能完全满足婴儿生长发育需要，应添加断奶食物作为母乳补充。此外，此时婴儿消化系统及各器官协调性已发育成熟，肠内淀粉酶也逐渐活跃，添加断奶食物，有助于婴儿完成从依赖母乳营养到利用母乳外其他食物的营养过渡。

3. *断奶食物及添加顺序*

（1）4～5月龄：添加食物包括米糊、粥、水果泥、菜泥、蛋黄、鱼泥、豆腐及动物血等。

（2）6～9月龄：添加饼干、面条、水果泥、菜泥、全蛋、肝泥和肉糜等容易消化的食物。

（3）10～12月龄：添加稠粥、烂饭、面包、馒头、碎菜及肉末等食物。

因为婴儿喜爱甜味，如先加水果就会拒绝蔬菜。固体食物添加顺序应该是：谷类、蔬菜、水果、鱼肉类。断奶时应补充其他奶制品，如婴儿配方奶粉等，满足婴儿营养需要。其实，奶类及其制品应伴随人的一生。

4. *断奶食物添加原则*

（1）根据能力和需要：断奶食物添加应符合婴儿消化能力和营养需要。

（2）逐步适应：稀到稠，少到多，细到粗；使婴儿有适应过程，如添加蛋黄，应由1/4个开始，5～7d后如无不良反应可增加到1/3～1/2个，以后逐渐增加到1个。由稀到稠，如从乳类开始到稀粥，再增稠到软饭。由细到粗，如添加绿叶蔬菜应从菜汤到菜泥，再到碎菜。

（3）由一种到多种：习惯一个后再添另一种，不能同时添加几种。

（4）逐步添加：应在婴儿健康、消化功能正常时逐步添加。

（5）减轻肾负荷：避免使用高糖、高盐及调味品多的食物。

（6）用匙喂养：辅食以小匙喂给。

七、幼儿营养与饮食

（一）生长发育与营养需要

1周岁到满3周岁前为幼儿期（young-children）。幼儿生长发育虽不及婴儿迅猛，但与成人比较也非常旺盛。体重每年增加约2kg，出生后第2年体重增加2.5～3.5kg，2岁时体重约为出生时的4倍；2岁至青春前期体重年增长值约2kg。2岁至青春前期，体重（kg）=年龄×2+8。身长第2年增加11～13cm，第3年增加8～9cm，第2年身长增长速度减慢，2岁时身长为85cm左右；2岁以后身长增长平稳，每年5～7cm，2～12岁身长估计公式为：年龄×7+70cm。能量需要5.0～5.4MJ（1200～1290kcal）/d，蛋白质需要40～50g/d，约为其母亲的50%，而对矿物质和维生素需要常多于成人的50%。尽管幼儿胃容量已从婴儿时200ml增至300ml；乳牙生长，但牙齿数目有限，胃肠消化酶分泌及胃肠蠕动能力也远不如成人。此外，营养素获得需从以母乳为主过渡到以谷类等食物为主。这些矛盾说明，不可过早让孩子进食家庭饮食。

（二）幼儿饮食供给

幼儿饮食从婴儿期以乳类为主过渡到以谷类为主，奶类、蛋类、鱼类、禽类、肉类及蔬菜和水果为辅的混合饮食，但其烹调方法应与成人有别，以与幼儿消化、代谢能力相适应。

1. *以谷类为主的平衡饮食*　幼儿饮食需包括100～250g谷类，至少350ml牛奶，50g鸡蛋，75～125g鱼或禽或瘦肉，15～50g豆制品，75～200g蔬菜。需要强调的是，奶或奶制品仍是不可缺少食物。

2. *合理烹调*　幼儿主食以软饭、麦糊、面条、馒头、面包、饺子、馄饨等交替使用。蔬菜应切碎煮烂，瘦肉宜做成肉糜或肉末，易为幼儿咀嚼、吞咽和消化。硬果及种子类食物，如花生、黄豆等应磨碎制成泥糊状，以免呛入气管。幼儿食物烹调宜采用清蒸、焖煮，不宜添加味精等调味品，以原汁原味最好。

3. *饮食安排*　每天餐次为3餐2点制。早餐宜安排含一定量糖类和蛋白质食物，提供全天能量和营养素的25%，午餐应品种丰富并富含营养，提供能量和营养素的35%，午点提供能量和营养素的5%～10%，晚饭后除水果或牛奶外，逐渐养成不再进食的良好习惯，尤其睡前忌食甜食，以保证良好睡眠，预防蛀牙。幼儿每周食谱中应安排1次动物肝、动物血及至少1次海产品，以补充维生素、铁、锌和碘。夏天水分补充宜用清淡饮料或冲淡果汁，但不可大量，并忌在餐前补充，以免影响正餐时食欲。

（三）幼儿与学龄前儿童饮食指南

1. 每天饮奶。
2. 养成不挑食、不偏食的良好饮食习惯。

八、婴幼儿常见营养缺乏病防治

（一）蛋白-能量营养不良

蛋白-能量营养不良（PEM）主要发生于婴幼儿，可因食物供给不足、喂养不当、感染、腹泻等疾病所致。可分为消瘦性营养不良、恶性营养不良和混合性营养不良。

1. *分类*

（1）消瘦性营养不良：通常发生于婴幼儿，主要是饮食中能量供给不足，轻度不足时患儿体重增长缓慢，身长增长正常，严重不足时患儿明显矮小、皮下脂肪消失、体重减少，患儿双颊凹陷呈猴腮状。皮下脂肪减少或消失，其顺序分别为：腹部、躯干、臀部、四肢，最后是面部。

（2）恶性营养不良：能量摄入常能满足需要，主要是饮食中蛋白质严重缺乏，多发生在断奶后仅喂以含蛋白质很少的淀粉类食物，出现周身水肿，伴肝脾大、腹水，患儿身长通常不受影响。出现水肿的原因是因血浆蛋白质含量，特别是清蛋白水平降低。

2. *病理生理改变*　患儿常发生糖类、脂肪和蛋白质代谢异常，组织器官功能低下，免疫能力降低等。患儿在胃肠功能紊乱时易出现低渗性脱水、低钾血症、酸中毒、低钙血症、腹泻感染等症状。

蛋白质-能量营养不良生化检查中最具特征改变的指标是血清清蛋白降低。主要并发症和后果有营养性贫血、各种维生素缺乏、感染、自发性低血糖、大脑和智力发展迟缓等。

3. *治疗原则*　及时调整饮食、逐渐补充营养素，治疗原发病，促进消化吸收功能，改善营养代谢。根据患儿营养不良程度和消化功能调整饮食，尽早给予高蛋白高能量饮食，营养素供给应逐渐增加，不可操之过急，忌突然喂高能量高浓度饮食，应随生理功能适应，功能恢复而逐渐增多，宜少量多次喂养。注意补充多种维生素，低钠，足量钾、镁，适量铁，恢复期用浓缩蛋白食物和各种泥状食物。

（二）佝偻病

1. 病因　佝偻病是因维生素D缺乏，肠内钙磷吸收减少，血清钙磷浓度降低，致骨骼系统、神经系统、肌肉和免疫等组织器官功能紊乱，严重影响小儿生长发育。

佝偻病病因与下列因素有关：日光照射不足，维生素D摄入不足，食物中钙磷含量过低或比例不当，婴幼儿生长发育旺盛造成维生素D相对不足。佝偻病易发生于室外活动少的婴儿、牛奶喂养儿、生长发育较快的婴儿和早产儿。

2. 症状　佝偻病初期主要临床表现是神经精神症状，多汗；颅骨软化多发生于3～6个月婴儿，早期诊断的灵敏指标是血清1，25-（OH）$_2$D$_3$降低。

3. 防治　佝偻病预防措施应加强户外活动，提倡母乳喂养，补充维生素D，孕妇于妊娠期末加服维生素D及钙剂。

（三）缺铁性贫血

1. 病因　儿童缺铁性贫血与下列因素有关，饮食中铁摄入不足，婴儿以乳类为主食，乳类含铁量低，饮食铁吸收利用率低，4～6个月以后婴儿未及时添加含铁丰富的食物，年长儿偏食、挑食。

2. 防治　预防儿童铁缺乏和营养性贫血的主要措施是提倡母乳喂养，母乳中铁吸收利用率可达50%左右，如有充足母乳喂养，铁可满足4个月内婴儿需要。婴儿在4～6个月应开始添加含铁辅助食物，强化铁的谷类食物应作为婴儿的第1个固体食物，并一直使用至2周岁。

（四）锌缺乏症

1. 病因　锌是核酸代谢和蛋白质合成时重要的辅酶成分，婴儿体内没有锌储备，需要由食物供给充足的锌，母乳中锌含量及其生物利用率均高于牛奶，母乳喂养儿血浆锌水平高于牛奶喂养者。

2. 症状　儿童锌缺乏会导致食欲缺乏，味觉异常，生长发育迟缓，性发育不全，大脑和智力发育受损，免疫功能降低等。

3. 防治　预防儿童锌缺乏应提倡母乳喂养，及时添加含锌丰富的食物，海产品、肉禽等动物食物锌含量高，吸收利用率高。幼儿要注意饮食多样化，避免偏食挑食，妇女在妊娠期和授乳期应摄入含锌丰富的食物，以保证胎儿和婴儿锌的供给。

（五）维生素A缺乏

1. 病因　儿童维生素A缺乏的可能原因为早产儿肝内维生素A储存不足，儿童饮食维生素A摄入不足，腹泻、肝胆疾病使吸收利用减少，感染、发热使需要量增加，生长发育迅速可造成维生素A的相对缺乏。

2. 防治　预防婴幼儿维生素A缺乏应提倡母乳喂养，单纯母乳喂养能为6个月内的婴儿提供足够的维生素A。较大婴幼儿适时供给肝禽蛋奶和奶制品，多吃新鲜绿叶和橙黄色蔬菜水果，必要时给予维生素A制剂，预防或治疗剂量通常不超过900μg/d。

第四节　学龄前、学龄儿童与青少年营养

儿童少年要健康成长必须有充足营养作保证，即营养是儿童生长发育的物质基础，尤其

是足够能量和优质蛋白质、各种维生素及矿物质等，只有充足的营养才能保证儿童少年正常的发育，最大限度地发挥遗传给予的潜力。对营养反应最明显的指标是体重；对身长影响是长期的，而且是较慢的，但留下后果是严重的，往往是终身的。

儿童少年营养特点是各种营养素需要量，以千克体重计算高于成人；生长发育高峰期各种营养素需求量更大。个体差异较大，年龄越小，营养缺乏病发病率越高，故应非常重视儿童少年营养问题。

本节所涉及的儿童年龄跨度为3～18岁。分为学龄前期（3～6岁）、学龄期（7～12岁）及青少年期（12～18岁）。此期生长呈波浪式上升，年平均身长增加4～5cm，体重增加1.5～2.0kg，大脑和神经系统处于增长和不断完善中。12～18岁进入青春发育期，在心理和生理上将发生系列变化，各个器官逐渐发育成熟，思维能力活跃，是一生中长身体长知识最主要时期。其生长速度、性成熟程度、学习能力、运动成绩和劳动效率都与营养状况有密切关系。儿童青少年是人类对营养需要最多时期，对能量营养素缺乏或不足也最为敏感。营养对其生长发育、身体健康和智力发展及学习运动成绩有重要影响。与成人相比，各期营养需要有自身特点，但其共同点是生长发育需要充足能量和各种营养素。

我国地域辽阔，民族众多，经济发展水平不一。据1992年全国营养调查提供资料，在0～6岁儿童中生长发育迟缓发生率农村达35.4%、城市为19.7%。营养不良发生率农村为19.2%，城市为10%；但另有资料表明，1985～1995年10年间，城市7～18岁男生超重与肥胖发生率从2.7%上升为8.65%，女生从3.38%上升为7.18%。尤其在大城市，儿童超重和肥胖发生率已接近发达国家。值得关注的是儿童营养问题，既包括因营养缺乏致的营养不良，也包括因营养不平衡导致的肥胖。

一、学龄前儿童营养

（一）学龄前儿童生理及营养特点

1. *身长体重稳步增长*　3～6岁学龄前儿童（pre-school children）体格发育速度相对减慢，但仍保持稳步增长。此期身长增长约21cm，体重增加约5.5kg，神经细胞分化已基本完成，但脑细胞体积增大及神经纤维髓鞘化仍继续进行。足够能量和营养素供给是其生长发育的物质基础。中国营养学会推荐能量供给量为5.4～7.1MJ（1290～1690kcal）/d，蛋白质为45～60g/d，钙为800mg/d，铁、锌为10mg/d，维生素A为500～700μg/d，其他营养素推荐供给量参见中国营养学会制定的DRI中的RNI。

2. *咀嚼及消化能力有限*　3～6岁儿童咀嚼及消化功能不及成人，其饮食应特别烹制，如家长或托幼机构不能适宜地供给质地柔软、营养素含量丰富的食物，会导致营养素摄入不足。

3. *尚未形成良好饮食和卫生习惯*　此期儿童进餐时常表现注意力分散，进餐时间延长，并由此致食物摄入不足而致营养素缺乏，并可因卫生习惯不好而致肠寄生虫或肠道传染病，进而导致营养不良。

4. *该期儿童主要营养问题*　农村学龄儿童中除蛋白质、能量摄入不足是突出的营养问题外，缺铁性贫血、维生素A缺乏、锌缺乏也不可忽视；在城市，因经济发展、物质丰富，儿童蛋白质、能量营养不良发生率已逐渐下降，但微量元素如铁、锌及维生素缺乏，尤其是亚临床缺乏。因为精制食物、西式快餐及儿童不良饮食习惯等原因，使得亚临床缺乏越来越突出。广州市调查发现，约47%的儿童血清视黄醇水平低于正常值下限30μg/100ml；尿负荷试验结果有25%左右儿童B族维生素缺乏；20%儿童血红蛋白低于120g/L，表明城市儿童微量营养素营养问题值得关注。

（二）学龄前儿童饮食

1. *营养需要* 鉴于学龄前儿童营养需要，建议每天供给200～300ml牛奶，1枚鸡蛋，100g无骨鱼肉或禽肉、或瘦肉及适量豆制品，150g蔬菜和适量水果，谷类已取代乳类成为主食，每天需150～200g。烹调以软饭渐转变为普通米饭、面条及糕点。建议每周进食1次富含铁的猪肝或猪血，每周进食1次富含碘、锌的海产品。为调整其营养需要和消化能力有限的矛盾，建议每天食物通过3餐2点制供给。在较贫困农村，要充分利用大豆资源，以解决儿童蛋白质营养问题。每天至少供给25～50g大豆制品，以提供约20g优质蛋白质。

学龄前儿童智力发育逐渐趋于完善，具有一定求知欲，应培养孩子良好的饮食及卫生习惯。

2. *培养良好的饮食及卫生习惯* 当孩子挑食、偏食时，不要着急，因为不良习惯纠正需要长期、持久的努力。在处理孩子挑食、偏食时，要有耐心，不能操之过急。

（1）家长要以自己良好的饮食行为为孩子做出示范。

（2）合理指导安排孩子吃零食的时间、数量，在吃饭前或吃饭时不要喝饮料，培养孩子每天定时吃饭的好习惯。

（3）不强迫孩子吃某种食物。

（4）在合理时间内，允许孩子选择喜欢吃的食物。

（5）在指导孩子饮食时，不进行威胁或哄骗。

（三）学龄前儿童饮食指南

学龄前儿童饮食指南与幼儿饮食指南相同，详见幼儿饮食指南。

二、学龄儿童营养与饮食

从上小学（6～7岁）起到青春期开始前即女12岁、男13岁左右期间称为学龄期，此期儿童体格仍维持稳步地增长。除生殖系统外，其他器官、系统，包括大脑形态发育已逐渐接近成人。

（一）学龄儿童营养问题

学龄儿童（school children）主要时间在学校度过，有诸多因素可影响其营养状况。其中有些营养问题与学龄前儿童类似，如农村儿童蛋白质供给不足，质量差；缺铁性贫血、维生素A缺乏、锌缺乏发生率仍较高；城市儿童尽管蛋白质、能量营养不良发生率已逐渐下降。但矿物质中钙、铁、锌及维生素A、B族维生素缺乏也是不可忽视的营养问题。此外，因家长对小学生早餐营养不够重视，使小学生在上午11点前后，因能量不够而导致学习行为改变，如注意力不集中，数学运算、逻辑推理及运动耐力等能力下降。此外，因城市儿童生活习惯改变，看电视时间过长，体力运动减少，加上饮食不平衡，导致超重和肥胖发生率上升。

（二）学龄儿童饮食

1. *合理安排饮食* 解决上述营养问题的根本措施是，提醒家长和学校为学龄儿童安排好每日3餐，其中早餐和午餐营养素供给应分别达到全天推荐供给量30%、40%，每天供给至少

300ml牛奶，以提供优质蛋白质、维生素A及钙质；每天供给1～2枚鸡蛋及其他动物性食物如鱼类、禽肉或瘦肉100～150g，以提供优质蛋白质，丰富的卵磷脂、维生素A、维生素B_2及铁等矿物质；谷类及豆类食物供给300～500g/d，以提供足够能量及较多B族维生素。

充足能量及丰富营养素供给，除满足儿童生长发育需要外，也可提高学习训练效率、发展智力并保证大脑活动特殊消耗。此外，学龄儿童应在老师协助下，继续进行良好生活和卫生习惯培养，少吃零食，饮用清淡饮料，控制食糖摄入。

2. 特别注意早餐　学生上午学习任务较紧张，要做大量脑力劳动，而学习效率高低，取决于大脑细胞能否获得稳定血糖供应所产生的能量，早餐对供应血糖起着重要作用。早餐摄入能量不足时，大脑兴奋性降低，出现心慌、乏力、注意力不集中，数学运算、逻辑推理及运动耐力等能力下降，使学习效率大大降低，而影响学习成绩。经常不吃早餐不仅影响学习成绩，还会对健康产生危害。营养摄入不足，严重时导致营养缺乏症，如钙、铁、锌缺乏，蛋白质营养不足，缺铁性贫血等。不吃早饭，到中午时，会出现强烈的空腹感和饥饿感，吃起饭来狼吞虎咽，多余能量在身体内转成脂肪堆积在皮下，身体发胖；也可致胃炎、胆结石等疾病。

3. 营养素和能量供给量　每天营养素和能量推荐供给量为能量7.1～9.6MJ（1690～2290kcal），蛋白质60～75g，钙800～1000mg，维生素A 750μg，维生素B_2、维生素B_1均为1.0～1.3mg，铁10～12mg，锌为10～15mg。其他营养素参见中国营养学会DRI中的RNI推荐供给量。

（三）学龄儿童饮食指南

1. 保证吃好早餐。
2. 少吃零食，饮用清淡饮料，控制食糖摄入。
3. 重视户外活动。

三、青少年期营养

该期包括青春发育期（adolescence）及少年期（juvenile），年龄跨度通常女性从11～12岁起至17～18岁，男性从13～14岁开始至18～20岁，相当于初中和高中学龄期。

（一）体格及性发育特点

此期儿童体格发育速度加快，尤其是在青春期，身长、体重突发性增长是其重要特征，青春发育期被称为生长发育的第二高峰期。以10岁少儿与18岁青少年相比，其身长平均增高28～30cm，体重平均增加20～30kg。除体格发育外，此期生殖系统迅速发育，第二性征逐渐明显。此外，青少年期必须承担学习任务和适度体育锻炼，故充足营养是体格及性征迅速生长发育、增强体魄、获得知识的物质基础。有研究表明，青春期前营养不足儿童，在青春期供给充足营养，可使其赶上正常发育青年；但青春期营养不良，可使青春期推迟1～2年。

（二）营养需要

1. 能量　青少年对能量需要与生长速度成正比。生长发育需要能量为总能量供给25%～30%。青少年期能量需要超过从事轻体力劳动成人，推荐能量供给为9.6～11.7MJ（2290～2796kcal）/d。

2. 蛋白质　儿童青少年期体重增加约30kg，其中16%是蛋白质。儿童青少年摄入蛋白质目的是用于合成自身蛋白质，以满足迅速生长发育需要，故每天蛋白质供能应占总能量供给的13%～15%，为75～90g。此外，生长发育的机体对必需氨基酸要求较高，如成人每天需要赖氨酸12mg/kg，而青少年则需要60mg/kg，故供给蛋白质来源于动物和大豆蛋白质应占50%，以提供较丰富必需氨基酸，提高食物蛋白质体内利用，满足生长发育需要。

3. *矿物质及维生素* 为满足骨骼迅速生长发育需要，青少年期需储备钙200mg/d左右，故推荐供给量为1000～1200mg/d。伴随第二性征的发育，女性青少年月经初潮，铁供给不足可致青春期缺铁性贫血，女性饮食铁推荐量为20mg/d，男性15mg/d；锌推荐供给量为15mg/d。少年期体格迅速生长发育、紧张学习、各种考试的负荷及体育锻炼，维生素及其他矿物质补充不容忽视。通常青少年期营养需要稍高于从事轻体力劳动成人。

（三）青少年期食物选择及饮食

1. *谷类是主食* 宜选用加工较为粗糙、保留大部分B族维生素或强化B族维生素的谷类。在南方食米地区推荐面粉摄入量至少占谷类33%，以提高饮食中B族维生素水平，条件允许时应适当选择杂粮及豆类。主食推荐量为400～500g/d。

2. *保证优质蛋白供给* 鱼类、禽类、肉类、蛋类、奶类及豆类是饮食蛋白质主要来源，其中鸡蛋除含优质蛋白质外还含有维生素A、维生素B_2及卵磷脂等营养素。奶类除含优质蛋白质外，还是维生素A及钙的良好来源。鱼类、禽类、肉类、蛋类每天供给量共200～250g，奶类不低于300ml/d。

3. *保证蔬菜水果供给* 蔬菜水果是获得胡萝卜素、维生素C、矿物质及食物纤维的主要来源。其中有色蔬菜，尤其是绿叶蔬菜富含胡萝卜素、维生素C，宜尽量选用。每天蔬菜总供给量约为500g，其中绿叶菜不低于300g。

4. *平衡饮食* 儿童、青少年应为平衡饮食。鼓励多吃谷类，以供给充足能量；保证鱼、禽、肉、蛋、奶、豆类和蔬菜供给，满足对蛋白质、钙、铁需要，可增加饮食维生素C量，以增加铁吸收。鼓励青少年多参加体力活动，使其发育好，健壮体格；对超重或肥胖儿童，应鼓励其通过改变生活方式，如增加体育锻炼，坚持合理饮食，适当控制体重。不宜用药物或限食等减肥方式，以免影响青少年生长发育。

5. *复习考试期间饮食* 复习、考试期间，大脑活动处于高度紧张状态，大脑对氧和某些营养素需要比平时增多，如蛋白质、磷脂、糖类、维生素A、维生素C、维生素B_1、维生素B_2、维生素B_6、维生素PP及铁消耗均有所增加，故要注意多补充这些营养素。

在饮食安排上要遵循均衡饮食原则，因少数几类食物所含营养素并不能满足人体需要的各种营养素，故要做到食物多样，三餐分配合理。上午学习任务比较重，营养丰富的早餐有助于学习效率提高。晚上不要睡得太晚，以免早上起不来，没时间吃早餐。午餐不要凑合，要尽量丰盛，晚餐不要过于油腻，最好能保证每天喝1杯奶，吃1个水果。

除注意均衡营养外，还要注意饮食卫生，不要在街头小摊上买东西吃，少吃或不吃生、冷食物和饮料，以免致胃肠疾病，影响复习和考试。白开水是解渴消暑最好的饮料，家中自制绿豆汤等也是理想的饮料。

（1）要让孩子吃饱：夏天天气炎热，加上学习紧张使得孩子食欲降低，此时应选择孩子平时爱吃且富含营养食物，变换花样，烹调可口些。一定要让孩子吃饱，否则能量不足，可能会使孩子在学习、考试时反应迟钝。

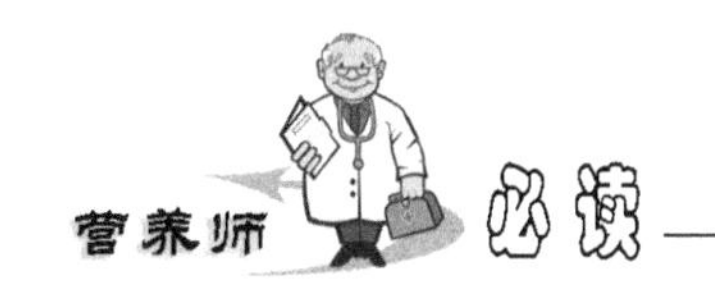

（2）保证优质蛋白质和铁摄入：优质蛋白质存在于动物性食物和豆类食物中，所以，在复习考试期间多选用鱼虾、瘦肉、肝、鸡蛋、牛奶、豆腐、豆浆等食物。这些食物不但含丰富的优质蛋白，还富含钙、铁、维生素A和维生素B_2。

（3）注意蔬菜水果供应：此类食物含有丰富的维生素C和食物纤维。维生素C既可促进铁在体内吸收，更重要的是也可增加脑组织对氧的利用。另外，这类食物还可帮助消化，增加食欲。

（4）选食易消化食物：少吃或不吃含糖和脂肪高食物，如糖果和油炸食物。此类食物会降低食欲，此外多吃也不易消化吸收。

（5）适当吃粗、杂粮：适当给孩子吃粗、杂粮，如红豆、绿豆、糙米、标准粉等。这类食物含有丰富维生素B_1和食物纤维。维生素B_1可增进食欲，促进肠蠕动。此外，还可以促进糖代谢，帮助大脑利用血糖产生能量，提高大脑工作效率。

（四）青少年饮食指南

1. 多吃谷类，供给充足的能量。
2. 保证鱼、肉、蛋、奶、豆类和蔬菜的摄入。
3. 参与体力活动，避免盲目节食。

第五节　老年人营养

随着世界人口年龄老化趋势日渐明显，我国居民中60岁以上老年人口数量也日趋增多。如何加强老年保健、延缓衰老进程、防治各种老年常见病，达到健康长寿和提高生命质量目的，已成为医学界大力研究的重要课题。老年营养是其中极为重要的内容，合理营养有助于延缓衰老；而营养不足、营养过剩、营养失调则有可能加速衰老进程，故从营养学角度探讨衰老机制和生理变化，研究老年期营养需要及合理饮食很有必要。

一、老年人生理代谢特点

（一）代谢功能降低

1. 基础代谢下降　50岁后身体瘦小者，基础代谢率将降低10%～15%，甚至更高，这与代谢速率减慢和代谢量减少有关。老年人常患有不同程度慢性病，其中与营养有关的有心血管疾病、肿瘤、代谢性疾病包括糖尿病、痛风及营养性贫血等。这些疾病影响对营养的不同需要。因体内代谢功能改变，营养素消化吸收、利用和排泄均受到影响。

2. 细胞功能改变　因体内分解代谢增高，合成代谢降低，以致合成与分解代谢失去平衡，致细胞功能下降。

3. 器官功能改变　内脏器官如脑、心、肺、肾、肝及胃肠功能均随年龄增长，呈不同程度下降。免疫功能下降，进入老年后周围血液中T细胞数明显减少。

（二）身体成分改变

体内脂肪组织随年龄增长而增加，而脂肪以外组织（lean body mass）随年龄增长而减少。

1. 细胞数量下降　突出表现为肌肉组织重量减少，出现肌肉萎缩。
2. 体内水分减少　主要为细胞内液明显减少。

3. 骨组织矿物质减少　尤其是钙减少，因而出现骨密度降低。骨密度是指单位体积或单位面积骨骼内骨组织重量，正常人在成年后骨量仍可增加，至30～35岁时骨密度达到峰值，随后逐渐下降，至70岁时可降低20%～30%。妇女在绝经期后因雌激素分泌不足骨质减少更甚，10年内骨密度可减少10%～15%，故老年人易发生不同程度骨质疏松症及骨折。

（三）器官功能改变

1. 消化功能降低　消化液、消化酶及胃酸分泌量减少，致使食物消化和吸收受影响。胃扩张能力减弱，肠蠕动及排空速度减慢，易发生便秘。多数老年人有牙齿脱落，影响食物的咀嚼和消化。

2. 心脏功能降低　心率减慢，心排血量（心输出量）减少，血管逐渐硬化。

3. 脑、肾及肝功能降低　脑、肾功能及肝代谢能力均随年龄增长有不同程度下降。脑细胞及肾细胞数量较年轻时大为减少，肾单位再生能力下降，肾小球滤过率降低，糖耐量下降。

二、饮食营养因素与衰老

有关衰老机制有多种学说，目前尚无定论，如代谢功能失调学说、遗传程序学说、自由基学说、蛋白质合成差错学说、交联学说、神经-内分泌学说等。其中代谢功能失调学说与营养关系甚为密切，而自由基学说则较受重视，研究和应用也最多。

（一）自由基损害

人体组织的氧化反应可产生自由基，自由基为外层轨道上带有1个或1个以上未配对电子原子、原子团或分子，其特点为活性高、不稳定，可与体内生物大分子作用，生成过氧化物而对细胞产生损害，影响细胞功能。

自由基对细胞损害主要表现为对细胞膜损害，尤其是亚细胞器如线粒体、微粒体及溶酶体膜，因膜上磷脂所含多不饱和脂肪酸（PUFA）多，对自由基更为敏感。自由基作用于PUFA，形成脂质过氧化物（LPO），损害细胞膜，使膜通透性和脆性增加，导致细胞丧失功能。LPO分解产物为丙二醛（MDA），MDA能使核酸和蛋白质发生交联，交联后蛋白质因变性而丧失其原有功能，被溶酶体吞噬后，但不能被水解酶水解而蓄积其中，形成褐色色素沉着即脂褐素（lipofusin）。随着衰老进程，脂褐素在细胞大量堆积，内脏及皮肤细胞均可发生，老年人心肌和脑组织中脂褐素沉着率明显高于年轻人，如沉积于大脑、脑干及脊髓神经细胞则可致神经系统功能障碍。老年人皮肤褐色斑即为沉积的脂褐素，俗称老年斑。

自由基除损害细胞膜产生脂质过氧化物以外，还可使某些酶蛋白质变性，致酶活性丧失。

（二）饮食营养因素与抗脂质过氧化

自由基损害主要表现为脂质过氧化，人体内正常情况下存在着2种抗氧化防御系统，即非酶防御系统和酶防御系统。

1. 非酶防御系统　主要包括维生素E和维生素C等抗氧化营养剂。维生素E为脂溶性维生素，存在于细胞膜中，其抗氧化作用在于能在超氧自由基（Roo^{+}）对线粒体膜PUPA损伤前将自由基捕获并清除，阻止过氧化物（RooH）形成，使细胞免受损害。

维生素C可在细胞外防止自由基损害，能捕获过氧化作用最强的氢氧自由基（OH^{+}），且具有明显提高谷胱甘肽过氧化物酶的作用。

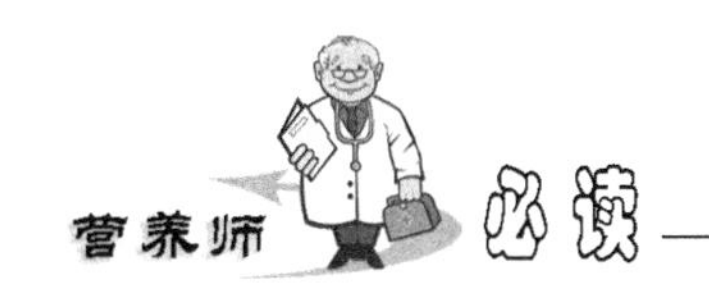

2. 酶防御系统　具有抗氧化作用的酶包括超氧化物歧化酶（SOD）、过氧化氢酶及谷胱甘肽过氧化物酶（GSH-PX）等。SOD的抗氧化作用主要可使超氧自由基生成过氧化氢，然后再经过氧化氢酶催化生成水，从而消除自由基损害。SOD含锌、铜、锰等微量元素。随着年龄的增长，体内SOD活力呈下降趋势，细胞内含锌、铜的SOD在老年前期已下降明显，而胞外含锰SOD在老年期也显著降低。

GSH-PX抗氧化作用在于能使已形成的过氧化物还原成醇及水，以避免细胞受到过氧化损伤，并防止过氧化物继续水解产生有害物质丙二醛。硒是GSH-PX活性中心主要成分，硒的抗氧化作用即通过GSH-PX进行，每克分子GSH-PX含4g原子硒，硒缺乏时该酶活性下降。GSH-PX与维生素E在抗氧化方面有协同作用，维生素E主要阻止过氧化物的产生，而含硒GSH-PX则加速过氧化物还原成无毒性羟基化合物。

三、老年期营养需要

（一）能量

老年人因身体组织萎缩，基础代谢下降、体力活动减少和体内脂肪组织增加，使老年期对能量需要量相对减少，所需能量要比中青年低，故每天饮食总能量摄入量应适当降低，以免过剩能量转变为脂肪储存体内而致肥胖。能量摄入量应随年龄增长逐渐减少，能量供给基础代谢较年轻时低，40岁以后的能量供给量每增加10岁下降5%，60岁后应较青年时期减少20%，70岁后减少30%。

能量摄入量与消耗量以能保持平衡，并可维持正常体重为宜。能量摄入过多，会发生超重和肥胖，增加慢性病危险，能量供给不足易发生营养不良。最好方法是经常测体重，保持在理想范围。也可用体质指数（body mass index，BMI）衡量体重是否理想和正常。BMI正常值为18.5～25，超过或低于BMI正常值范围则为超重，或消瘦。此外，还应根据活动量的大小适当调节能量摄入。

国外研究发现，动物任意进食患肿瘤机会比限制进食多2～5倍。对人群的调查也表明，肥胖者不但易患心血管疾病和糖尿病，也容易患癌症。1980年美国食物和营养委员会推荐摄入量为：51～75岁能量应为23岁成年人90%，75～80岁为80%。通常50～75岁男性每天供给10.04MJ（2400kcal），女性7.65MJ（1800kcal）；76岁以上男性8.58MJ（2050kcal），女性6.72MJ（1600kcal）。我国提出，以20～30岁平均体重65kg（男）或55kg（女）的能量供给量为基础，50～59岁减10%，60～69岁减20%，70岁以上减30%。

通常中等身材老年人，每天能量摄入6.72～8.40MJ（1600～2000kcal）即可满足需要，体重55kg每天只需摄入能量5.88～7.65MJ（1400～1800kcal）。如每天有一定体力活动或体育锻炼的老年人，可相应增加供给量。老年人减少能量，主要应降低糖类与脂肪的摄入量。因为老年人只是对能量的需要减少，蛋白质、矿物质与维生素的需要量并不比中、青年少。必须指出，当老年人能量供给低于6.72～7.65MJ（1600～1800kcal）时，往往伴随蛋白质、钙、铁与维生素摄入不足，应注意调配饮食，保证这些营养素的供给。根据我国的饮食习惯，糖类主要来源于粮食，每天总能量占60%～65%较为适宜。

（二）蛋白质

老年人因分解代谢大于合成代谢，蛋白质合成能力差，表现为血清清蛋白含量降低，易出现负氮平衡，而摄入蛋白质利用率也降低，故蛋白质摄入量应质优量足，每天蛋白质摄入以达到每千克体重1.0～1.2g为宜，由蛋白质提供能量占12%～14%较合适。老年人肝、肾功能降低，过多蛋白质可加重肝、肾负担，故无必要。应注意选择生物利用率高的优质蛋白质，每天得有少部分蛋、奶、肉、鱼等动物蛋白，而豆腐、豆制品等豆类蛋白质可较多食用。

（三）脂肪

因老年人胆汁酸减少，酯酶活性降低，脂肪消化功能下降，故脂肪摄入不宜过多。摄入脂肪量所供能量占饮食总能量20%为宜。脂肪种类选择应控制饱和脂肪酸（SFA）含量多的动物脂肪，如猪油、牛油、羊油及奶油，而应以富含多不饱和脂肪酸（PUFA）的植物油为主。多不饱和脂肪酸、单不饱和脂肪酸与饱和脂肪酸的比值应为P：M：S=1：1：1。

据流行病学研究，人血清胆固醇达到最高峰的年龄，男性为50～59岁，女性为60～69岁，然后逐渐下降。而血清三酰甘油仍然随年龄增长而继续增高。这可能反映老年人从血中转运脂肪能力降低。

老年人饮食应限制脂肪，特别是饱和脂肪酸，脂肪占总能量20%～25%为宜。食用花生油、玉米油、豆油、菜油等植物油，能提供必需脂肪酸。通常占总能量的2.0%，主要是多不饱和脂肪酸，因为同时也是维生素E主要来源。老年人应限制含胆固醇较高的食物，如动物内脏、鱼卵、蛋黄、蟹黄等。但胆固醇的食物来源，也即优质蛋白质的主要来源，如果对这些食物过分限制，可导致蛋白与其他营养素缺乏。老年人每天完全需要吃1枚鸡蛋、227ml牛奶。因为中国人饮食，每天从食物摄取的胆固醇数量有限，不致导致不良后果。血脂和胆固醇过高老年人，主要是因脂类代谢功能紊乱所致。国外有学者提出，对75岁以上老年人，限制饮食中的胆固醇预防动脉硬化是没有意义的，因为有导致营养缺乏的危险。

（四）糖类

老年人对糖类的吸收会受若干因素的影响，且随着年龄增长，乳酸脱氢酶的活力下降。因老年人糖耐量低，胰岛素分泌减少且对血糖调节作用减弱，易发生血糖增高。有报道认为，糖类摄入多，可能与动脉粥样硬化等心血管病及糖尿病发病率高有关，故老年人不宜食含蔗糖高的食物。过多的糖在体内还可转变为脂肪，使血脂增高。而果糖易被老年人吸收利用，且果糖转变成脂肪能力小于葡萄糖，故老年人宜多吃水果、蜂蜜等含果糖的食物。还应多吃蔬菜增加食物纤维摄入，以增强肠蠕动，防止便秘。老年人食用糖类，仍以多糖为主，多糖和其他糖在总能量中，仍应占55%左右或更多。

（五）矿物质

矿物质在体内有十分重要功能，不仅是构成骨骼、牙齿的重要成分，还可调节体内酸碱平衡，维持组织细胞渗透压，维持神经和肌肉兴奋性，构成体内某些重要生理活性物质，如血红蛋白、甲状腺素等。老年人矿物质的需要与中青年相比，与老年人关系比较密切的是钙与铁。

1. 钙　老年人易患骨质疏松症，主要原因是含钙丰富的食物如牛奶摄入不足，另外，老年人胃酸分泌降低，影响对钙吸收和利用，据调查60岁以上妇女，有60%～80%的患有骨质疏松症。因长期慢性缺钙，造成腰背酸痛甚至骨折。老年人对钙吸收能力下降。主要是胃肠功能降低，胃酸分泌减少影响钙的吸收，同时肾功能降低形成1，25（OH）$_2$D$_3$功能下降，不利于钙的吸收。此外，户外活动的减少和缺乏日照，使皮下7-脱氢胆固醇转变为维生素D来源减少，也影响钙吸收。老年人对钙吸收率在20%以下，而青少年对钙吸收率为35%～40%。钙摄入不足，易使老年人出现钙负平衡，体力活动减少又可降低钙在骨骼沉积，故骨质疏松症及股骨颈骨折较多见，故钙充足供应十分重要，我国饮食特点是钙供给不足，每天摄入量多<500mg。中国营养学会推荐成人每天饮食钙供给量为800mg，已可满足老年人需要。食物中钙含量丰富的首选牛奶，每100ml含钙109～114mg，且易吸收利用。奶类、豆制品、芝麻酱、虾皮、海带、黄豆等食物含钙均较多，绿叶蔬菜也是日常饮食钙主要来源。有些食物含草酸较高，如苋菜、菠菜、茭白等，影响饮食钙吸收，老年人不宜过多食用。钙补充不宜过多，以免致高钙血症、肾结石及内脏不必要的钙化等。

2. 铁　老年人胃酸分泌减少，不仅影响铁的吸收，加之铁来源不足，故患轻度贫血者较多。铁是构成血红蛋白重要原料，参与体内氧的运输和利用，也是肌红蛋白、细胞色素酶、过氧化氢酶组成成分，故铁在组织呼吸、生物氧化时起极为重要的作用。老年人对铁吸收利用能力下降，造血功能减退，血红蛋白含量减少，易出现缺铁性贫血。据国内报道老年人贫血患病率约为50%。其原因除铁摄入量不足，吸收利用差外，还可能与蛋白质合成减少，维生素B_{12}、维生素B_6及叶酸缺乏有关，故铁摄入量也需充足，我国营养学会推荐老年人饮食铁供给量为每天12mg。

铁吸收率直接与铁在食物中存在形式有关，动物性食物中血红素铁（haem iron）吸收率为20%左右，而植物性食物非血红素铁（non-haem iron）吸收率10%以下，且饮食中其他因素如植酸、磷酸、草酸等，均可与非血红素铁形成难溶性铁盐，降低铁吸收率。而维生素C及肉类、鱼类、禽类所含肉类因子则可促进铁吸收，故为使老年人获得较充足可利用铁，在选择食物时应注意选择血红素铁含量高食物，如猪肝、家禽和鱼类，鸡蛋含有卵黄高磷蛋白可干扰铁吸收，故并非铁良好来源，其铁吸收率仅3%～5%。同时还应食用富含维生素C蔬菜、水果，以利于铁吸收。

3. 硒　硒是构成谷胱甘肽过氧化物酶重要成分，在体内抗氧化酶防御系统中，具有消除脂质过氧化物，保护细胞膜免受过氧化损伤的重要作用，并可增强机体免疫功能。而体内硒缺乏已证明可导致心肌损伤。我国东北地区的克山病，是因缺硒所致以心肌病变为主的地方病，缺硒还可促进冠心病发展，故老年人硒饮食供给量与青壮年相同，每天供给量为50μg。

4. 锌　锌与依赖胸腺免疫、癌症发生及其他免疫缺陷疾病有关。免疫能力降低的老年人，对缺锌比较敏感，主要症状有味觉减退和迟钝、食欲减退，如发生无痛性溃疡，则伤口愈合缓慢，补锌后可很快恢复。

5. 钠盐　老年人饮食不能摄入过多的食盐，体内钠离子过多，可致高血压。所以，每天食盐摄入量应控制在5～8g，对已患冠心病或高血压者，则以不超过5g为宜。

（六）维生素

维生素是调节代谢、维护生理功能的营养素。细胞衰老源于代谢失调，许多维生素作为辅酶成分，对调节代谢、推迟衰老有重要作用。大量研究表明，老年人增加维生素摄入有利于健康。人体对维生素需要量虽很少，但多数维生素不能在体内合成，或不能大量储存，故必须经常由食物供给。老年人因体内代谢和免疫功能降低，各种维生素摄入应充足，以促进代谢、增强抗病能力。据国外调查，65岁以上老年人维生素、矿物质和其他营养素摄入均达不到供给标准，其中50%的男性和75%的女性维生素A不足。许多被称为老化特征的症状，如对暗适应缓慢、滤泡性角膜炎及其他结缔组织损伤，可经补充维生素A而得以改善。

1. 维生素A 维生素A主要存在形式为视黄醇，仅动物性食物中含有。植物性食物不含视黄醇，但黄绿色蔬菜如胡萝卜、绿叶菜等所含类胡萝卜素进入人体后可转变为视黄醇。

维生素A主要功能为维持正常视力、维持上皮组织健康和增强免疫功能。老年人因食量减少，生理功能减退，易出现维生素A缺乏，故饮食中除部分维生素A由动物性食物提供外，还应注意多食用黄绿色蔬菜。因为我国饮食特点维生素A来源主要来自绿叶蔬菜提供的胡萝卜素占67%以上。饮食维生素A推荐供给量为每天800μg。

2. 维生素D 维生素D有利于钙吸收及骨质钙化，并通过甲状旁腺激素和降血钙素的调节作用而维持血钙正常水平。老年人因户外活动减少，体内合成的维生素D量减少，且肝、肾功能减退使肾内转化为$1,25(OH)_2D_3$活性形式降低，易出现维生素D缺乏，而影响钙、磷吸收及骨骼矿质化，导致钙缺乏，出现腰腿痛及骨质疏松。故每天维生素D摄入量应达10μg。

3. 维生素E 维生素E主要功能为抗氧化损伤，维持含多不饱和脂肪酸量较多的细胞膜完整和正常功能。老年人每天饮食维生素E推荐供给量为12mg。当多不饱和脂肪酸摄入量增高时，应相应增加维生素E摄入量，每摄入1g多不饱和脂肪酸，应增加0.6mg维生素E才能满足需要。

维生素E主要存在于各种油料种子及植物油中，饮食不易缺乏。维生素E虽有抗衰老功能，毒性较小，但也不宜大量补充，有证据表明长期每天补充维生素E 600mg以上，有可能出现头痛、胃肠不适、视物模糊及极度疲乏等中毒症状，故每天维生素E最大摄入量不超过400mg为宜。

近年来，对维生素E抗衰老作用研究颇多。目前比较一致看法是，维生素E在体内有抗氧化作用，能抑制自由基对细胞膜及细胞内结构的氧化和脂褐素的增加，因而能延缓衰老进程，甚至有抗癌和防止动脉粥样硬化的功能。维生素C与维生素E起协同作用，对于推迟老化有重要意义。

4. 维生素B_1 维生素B_1作为羧化酶、转羧乙醛酶辅酶，在糖类和能量代谢中有重要作用。老年人对维生素B_1利用率降低，故供给量应充分。每天饮食推荐供给量为1.3mg。富含维生素B_1食物有肉类、豆类及加工碾磨较粗的粮谷类。北方地区较少缺乏，南方单纯食用加工精细大米，又缺乏副食地区，常出现因维生素B_1缺乏所致的脚气病，表现为以多发性末梢神经炎为主的干性脚气病或以下肢水肿、右心扩大为主的湿性脚气病。

5. 维生素B_2 维生素B_2在体内为多种辅酶重要成分，以黄素蛋白形式参与细胞生物氧化过程，并能促进糖类中间代谢。饮食长期缺乏维生素B_2，则可致以口角炎、唇炎、舌炎、脂溢性皮炎等症状为主的维生素B_2缺乏症。在我国饮食中，维生素B_2是最为普遍缺乏的维生素，与动物性食物摄入量少有关。老年人饮食维生素B_2推荐供给量与维生素B_1相同，每天为1.3mg。

6. 维生素C 维生素C可促进组织胶原蛋白合成，保持毛细血管弹性，减少脆性，防止老年血管硬化，并可扩张冠状动脉，降低血浆胆固醇及增强机体免疫功能。同时维生素C又有抗氧化作用，可防止自由基损害，故老年人饮食应充分供应维生素C，推荐饮食供给量与成年人相似，每天为100mg。

7. 维生素B_{12}和叶酸 老年人常缺乏维生素B_{12}和叶酸，故巨幼细胞性贫血发病率较高。叶酸食物来源不广泛，且易受烹调损失，胃肠吸收也较差，饮食应注意选用含叶酸高的食物。

（七）抗氧化营养素

正常情况下，人体有较强的抗氧化防御机制，可借抗氧化剂和抗氧化酶系统两类物质清除自由基。这些物质都可以从食物获得。抗氧化剂包括维生素E、维生素C、维生素A和胡萝卜素、硒、半胱氨酸、谷胱甘肽及辅酶Q等。其中维生素E是自由基和脂质过氧化物最重要的清除剂，可使细胞膜结构免受损害。维生素C和维生素E有协同作用，有学者认为维生素A可促进谷胱甘肽过氧化物酶活性，也有抑制脂质过氧化作用。硒可通过谷胱甘肽过氧化物酶来清除自由基。硒和维生素E有协同作用，并可促进维生素E吸收。

四、老年人合理饮食

（一）老年人饮食安排

1. 平衡饮食　为使老年人获得合理营养，达到平衡饮食，应提供符合老年人供给量标准的饮食，满足营养需要。要注意老人体重变化，防止能量过剩致肥胖。

2. 食物多样化　为使主食与副食物来源多样化，并保持各营养素比例，老年人饮食保证有几类食物组成，包括粮油类、奶类、鱼类、肉类、蛋类、豆制品及蔬菜、水果类，以提供完善、全面的营养。

3. 符合老年人消化生理特点　根据老年人消化生理特点，提供符合老年人营养需要饮食。应少吃或不吃荤油、肥肉、油炸食物、肉汤、甜点心及胆固醇较高食物。

4. 少食多餐　因老年人对一时性低血糖或高血糖耐受能力降低，所以进餐时间不宜间隔过长，防止过饥过饱。应提倡少食多餐，每天食物可分4～5次进食，要注意早餐质量。

5. 良好感官性状　注意食物的色、香、味、形状，食物硬度适中，既应适合老年人咀嚼与吞咽功能，又能保持食物风味。

6. 就餐环境舒适　为老人提供安静、良好进餐环境，使其充分享受进食的乐趣。

7. 不能盲目节食　有些食物会致某些老年人不舒服，但不能任意取消某类食物，以免减少对食物选择的余地。

（二）老年人饮食指南

1. 食物要粗细搭配，易于消化。

2. 积极参加适度体力活动，保持能量平衡。

第15章
Chapter

不同环境和职业人员营养

人生活、工作在不同的环境，营养需要量各不相同；即使在同一环境中，也因职业不同、劳动强度不一，其营养需要均有其特殊性。本章主要介绍不同生活和工作环境人群的营养。

第一节　高温环境人员营养

在工农业生产和生活中常遇到各种高温环境，如冶金业的炼焦、炼铁、炼钢、轧钢，机械工业的铸造、锻造、陶瓷、搪瓷、玻璃等工厂炉前作业，印染、缫丝、造纸厂蒸煮场所，各种工厂锅炉间，农业、建筑、运输业、夏季露天作业等。

高温环境通常指32℃以上工作环境，或35℃以上生活环境。与机体处于常温下不同，高温环境使体温和环境温度间温差缩小，高温时机体不可能像常温下通过简单体表辐射散热，而必须通过生理适应性改变，维持体温相对恒定，这种适应性改变导致机体对营养的特殊要求。

一、高温环境生理适应性改变

人体在高温环境下劳动和生活时，高温刺激体温调节中枢，通过神经和体液共同调节致大量出汗，通过出汗及汗液蒸发，散发机体代谢所产生能量，以维持体温相对恒定。高温环境出汗多少，因气温及劳动强度不同而异。通常为1500ml/h，最高可达4200ml/h。大量出汗可致下列生理适应性改变。

1. *水及矿物质的丢失*　在高温环境下，机体为散发能量而大量出汗，在37～38℃温度下从事劳动者，每人每天需要水10～12L才能满足机体需要。人汗液99%以上为水分，0.3%为矿物质，包括钠、钾、钙、镁、铁等多种。其中最主要为钠盐，约80mmol/L，占汗液矿物质总量的54%～68%。热环境中，气温在36.7℃以上时，通常损失氯化钠可达15～25g/d，每天应增加氯化钠25g或稍多，最多不超过30g。如不及时补充水和氯化钠，将致严重的水盐丢失，当丢失量超过体重的5%时，则可致血液浓缩，体温升高、出汗减少、口干、头晕、心悸等中暑症状。

补充水分最好多次补给，每次少量，这样可以使排汗减慢，防止冲淡胃液和食欲减退，减少排尿量，并可减少水分蒸发量。因汗液含有大量氯化钠，所以在高温环境中生活或工作人员每天有大量氯化钠可随同汗液由体内丧失。随汗液排出的还有钾、钙和镁等。其中最值得注意的是钾，钾丢失仅次于钠。每天从汗液丢失钾可达100mmol以上，高温环境下作业，不适当补钾时，可使血钾及红细胞内钾浓度下降，机体对热耐受能力下降。临床上也有中暑患者血钾浓度低于正常的报道。长期缺钾的人，在高温条件下最易中暑，因此要注意补钾，以提高机体耐热力。除钠和钾以外，对于钙和镁也应注意。通过汗液损失钙量为0.17～0.21mmol/h，镁量为0.065～0.3mmol/h。另外，随同汗液的还有一定量铁损失，因此高温下生活或作业的人员的饮食应特别注意铁的补充。除动物肝等内脏和蛋黄外，还可补充豆类食物。

2. *水溶性维生素丢失* 高温环境下汗液和尿液排出水溶性维生素较多，其中以维生素C流失最多，其他B族维生素，如维生素B_2、维生素PP等也有相应量的丢失。汗液维生素C可达到10μg/ml，以每天出汗5000ml计，从汗液丢失维生素C可达50mg/d；每1000ml汗液含维生素B_1 0.14mg；其他B族维生素，如维生素B_2、维生素PP等也有相应量的丢失。

研究结果认为，高温环境中每人每天维生素C供给量应在150～200mg，与国外结论一致。除维生素C外，汗液中皆含有一定量维生素B_1和维生素B_2，高温环境中生活劳动人员每天饮食中应含维生素B_1 5mg和维生素B_2 3～5mg才能满足机体需要。此外，对接触钢水的人员，应适当增加维生素A供给量，应增加到1500μg/d。

3. *可溶性含氮物丢失* 在高温环境下，氮由机体损失有几条途径。首先，汗液中含有大量的氮，可溶性氮含量为0.2～0.7g/L，其中主要是氨基酸，丢失量为206～229mg/h，在这种情况下机体可出现负氮平衡。失水可促进组织蛋白的分解，尿氮排泄增多，蛋白质分解代谢增加。并可因此又促进水分由机体损失。此外，还观察到高温下粪便中排出氮增多。所以在高温环境中生活劳动人员饮食中蛋白质供应问题，应该注意，但不宜过多，因蛋白质的食物特殊动力作用强，并可使机体对水分需要量增多。高温环境下生活和劳动人员的蛋白质供给量仍应在总能量的12%～15%。重要的是应充分供给营养价值较高的蛋白质。在高温环境生活劳动人员饮食中的蛋白质，应有50%来自鱼、肉、蛋、奶和大豆类食物。

4. *消化液减少，消化功能下降* 高温环境下大量出汗致失水，是消化液分泌减少的主要原因；出汗伴随氯化钠丢失，使体内氯急剧减少，也将影响到盐酸的分泌；此外，高温刺激体温调节中枢兴奋及伴随而致的摄水中枢兴奋，也将对摄食中枢产生抑制性。这几项共同作用的结果，使高温环境下机体消化功能减退，食欲下降。

5. *能量代谢增加* 高温致机体基础代谢增加，同时机体在对高温进行应激相适应时，经大量出汗、心率加快等进行体温调节，可致机体能量消耗增加。在高温环境下生活和劳动的人员，基础代谢增加。在30℃和40℃环境中，从事各种强度体力劳动时，能量需要量以增加10%为宜。

二、高温环境营养需要

1. *水和矿物质* 水补充以补偿出汗丢失水量，保持体内水平衡为原则。高温作业者凭口渴感饮水是主要依据，再参照其劳动强度及具体生活环境建议补水量范围，如中等劳动强度、中等气温条件时，1d补水量需3000～5000ml。强劳动及气温或辐射热特别高时，每天补水量

5000ml以上。补水以少量多次为宜，以免影响食欲。补充饮料或水的温度以10℃左右为宜。

矿物质补充以食盐为主，1d出汗小于3000ml者，1d补盐量需15g左右。每天出汗超过5000ml者，补盐量需20～25g。以含盐饮料补充食盐时，其中氯化钠浓度以0.1%为宜。钾盐及其他矿物质的补充，以食用含矿物质的各种蔬菜、水果、豆类为宜。对气温及辐射热特别高作业人员，尤其是刚进入高温环境头几天，机体对高温还无法适应时，应补充含钠、钾、钙、镁等多种盐的混合盐片。

2. 水溶性维生素　供给量分别为每天维生素C 150～200mg，维生素B_1 2.5～3mg，维生素B_2 2.5～3.5mg。

3. 蛋白质和能量　因高温环境下机体分解代谢的增加及氨基酸从汗液的丢失，蛋白质摄入量也适当增加。因高温作业时食欲下降，建议补充蛋白质时，优质蛋白占总蛋白质比例不低于50%，能量供给以中国营养学会DRI的供给量为基础，当环境温度在30℃以上时，每上升1℃应增加能量供给0.5%。

三、高温环境人员饮食

高温环境人员能量及营养素供给要适当增加，但高温环境下人员消化功能及食欲下降，需通过合理饮食，精心烹调加工，来解决饮食供应问题。

1. 合理搭配，精心烹制　合理搭配谷类、豆类及动物性食物鱼类、禽类、蛋类、肉类，以补充优质蛋白质及B族维生素，烹调加工应精心。

2. 补充足够水分　以汤作为补充水及矿物质重要措施。因含盐饮料常不受欢迎，故水和盐补充以汤为好，菜汤、肉汤、鱼汤可交替选择，在餐前饮少量汤可增加食欲。对大量出汗者，宜在两餐进餐间补充一定量含盐饮料。补充量取决于汗液排除量。高温作业人员补充含盐饮料时氯化钠浓度以0.1%为宜。

3. 提供营养适宜饮食　高温作业者的饮食不仅要提供一定量的氯化钠，而且应富含钾、钙、镁等矿物质，应多吃绿叶蔬菜和豆类。供给维生素B_1、维生素B_2、维生素C和含维生素A丰富的食物；多食新鲜蔬菜、水果和动物性食物及大豆类食物。

4. 促进食欲　在高温影响下，唾液、胃液、肠液和胰液分泌减少，胃液酸度降低，肠液消化酶下降；饮水中枢的兴奋可使食物中枢抑制；最主要原因高温刺激摄食中枢产生抑制作用，故要设法促进高温环境中生活作业人员食欲。为此，饮食要讲究色香味，经常调换花色品种，适当用凉拌菜，多用酸味或辛辣调味品。及时补充含矿物质，尤其是钾和维生素丰富的蔬菜、水果和豆类，其中水果中有机酸可刺激食欲，并有利于食物在胃内消化。

第二节　低温环境人员营养

低温环境多指环境温度在10℃以下，常见于寒带及海拔较高地区的冬季及冷库作业等。低温环境下，机体生理及代谢改变，导致对营养素有特殊要求。寒冷地区人体总能量需要量较温带同等劳动强度者为高。其原因有基础代谢可增高10%～15%，在10℃以下环境即增加。在寒冷刺激下，甲状腺功能增强。甲状腺素分泌量增加，使体内物质氧化所释放的能量不能以ATP形式存在，而以能量形式由体内向外散发。在低温条件下组织内三羧酸循环和涉

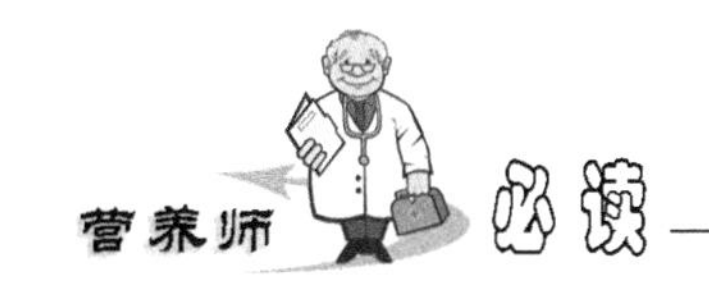

及呼吸链的酶类活力都增强，琥珀酸脱氨酶和细胞色素氧化酶活力都明显增高，因此机体氧化产生能量的能力增强。上述这些条件都使机体在寒冷刺激下增加产能量。

一、低温环境能量代谢及宏量营养素需要

低温环境下生活或作业人员，其能量需要增加包括如下因素，寒冷刺激使甲状腺素分泌增加，机体散热增加，以维持体温恒定，这需消耗更多能量，故寒冷环境基础代谢增高10%～15%；低温时机体肌肉不自主寒战，以产生能量，这也使能量需要增加；笨重的防寒服也增加负担，活动耗能更多，也是能量消耗增加原因，故低温人员能量供给较常温下应增加10%～15%。低温环境下机体脂肪利用增加，较高脂肪供给可增加人体对低温的耐受，脂肪提供的能量可提高至35%。糖类也能增强机体对寒冷耐受能力，作为能量主要来源，所供能量应大于总能量的50%。蛋白质占13%～15%，其中含甲硫氨酸较多动物蛋白质应占总蛋白质的50%，因甲硫氨酸是甲基供体，甲基对提高耐寒能力极为重要。

低温环境下，血清中与糖类代谢有关的主要酶活性减低，而动员脂肪作用的酶活力上升。血清蛋白组分分析中也发现有低蛋白血症，肾上腺皮质激素和糖原产生加速。这些都说明，从以糖类为主供给能量转向以蛋白质、脂肪为主供给能量。即由糖类型营养向蛋白质-脂肪型营养转化。随着饮食类型向蛋白质-脂肪型转化，脂溶性维生素的作用也特别增强，首先是维生素E，可以作为活性抗氧化剂，防止不饱和脂肪酸的非酶促自由基氧化。

生热营养素的需要量既要考虑气候适应时，逐渐由糖类型向蛋白质-脂肪型转化。又要考虑到尚未适应寒冷气候人如突然大量增加脂肪，血脂也会上升。故对未适应人从事低温下体力劳动时也要保证糖类供给，并应控制脂肪占总能量的35%～40%，其中脂肪的35%，糖类占50%，蛋白质占15%。为保持合理的必需氨基酸比例，蛋白质中动物蛋白应占50%～65%。

二、低温环境时微量营养素需要

北极地区及我国东北地区调查表明，低温环境下人体对维生素需要量增加，与温带地区比较，增加30%～35%。随低温下能量消耗增加，与能量代谢有关的维生素B_1、维生素B_2及维生素PP需要增加，建议每天维生素B_1供给量为2～3mg，维生素B_2为2.5～3.5mg，维生素PP为15～25mg。研究表明，给低温生活人员补充维生素C，可提高机体对低温的耐受。此外，寒冷地区因条件限制，蔬菜及水果供给常不足，维生素C应额外补充，每天补充量为70～120mg。维生素A也有利于增强机体对寒冷耐受，氧化磷酸化过程也需要充足的维生素A。每天供给量应为1500μg。寒冷地区生活户外活动减少，日照短而使体内维生素D合成不足，每天应补充10μg维生素D。寒冷刺激后肾上腺肥大，其中维生素C含量也降低，大量摄入维生素C可缓解此种变化。

寒带地区居民极度易缺乏钙和钠，钙缺乏主要原因是因饮食钙供给不足，加上日照短维生素D合成不足，致钙吸收和利用率降低，故应尽可能增加寒冷地区居民富钙食物，如奶或奶制品供给。食盐对居住在寒冷地区的居民也很重要。低温环境下摄入较多食盐，可使机体产能量能力增强。寒带地区居民食盐摄入量高达26～30g/d，相当温带居民的2倍。寒带居民高钠摄入量，是否致高血压尚有不同意见。寒带地区居民钠盐供给量，可稍高于温带居民。

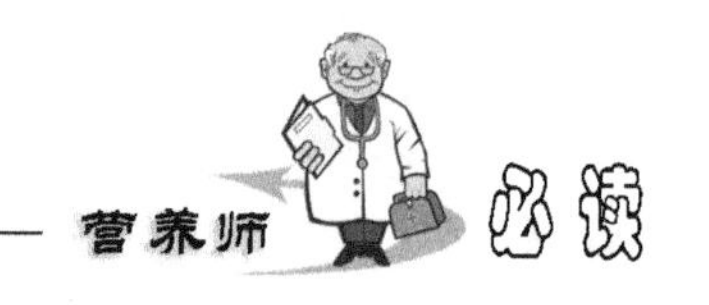

第三节　高原环境人员营养

通常将海拔3000m以上地区称为高原，我国3000m以上高原约占全国面积的16.7%，人口为1000万。环境特点主要为大气压和氧分压低，气压随海拔高度上升而下降，大气氧分压随气压下降而降低；低气温低湿度，海拔每升高100m气温下降5～6℃，降雨量少，气候干燥，容易缺水。太阳、电离辐射强，沸点低，气流大，随海拔高度上升，液体沸点下降，风速增大。

一、高原环境生理与营养代谢

在低气压环境中，组织中供氧不足，可出现高山适应不全与高山病。但机体经缺氧锻炼后可以适应低气压环境。低气压环境如高原-高空环境还往往伴有低温，故低气压环境对代谢影响常伴有低温影响。另外许多实验表明，低气压暴露时，不同性别的代谢变化不同。初入高原，消化功能受到影响，胃张力降低，收缩减少，胃蠕动减弱，幽门括约肌收缩，胃排空时间延长，消化液分泌量减少，不能满足生理需要。缺氧可使消化腺分泌减少，唾液、胃液、胆汁及肠液分泌量皆减少。空腹胃液量及胃液中游离盐酸含量都较当地人为低，缺氧还致胃排空时间延长。

1. 能量代谢　人体在高原地区，基础代谢、休息和运动时的能量消耗都大于平原，气温每降低10℃，需要增加3%～5%能量才能维持平衡。

2. 蛋白质代谢　缺氧时蛋白质代谢主要表现为氮摄入量减少；蛋白质和氨基酸分解代谢加强；蛋白质合成率下降；血清必需氨基酸/非必需氨基酸比值下降等。人体突然进入高地14d，血清谷氨酸浓度上升，氨基酸代谢物牛磺酸、尿素浓度也升高。而亮氨酸、赖氨酸、苏氨酸等必需氨基酸浓度下降，这些变化与蛋白质摄入不足的变化相近。因能量摄入减少，很快就要利用体内蛋白质，故出现负氮平衡。

3. 糖类代谢　缺氧时食欲下降，食物摄取量减少，葡萄糖吸收减慢，血糖降低。儿茶酚胺分泌增加，糖原分解加强，合成酶活力下降，糖异生受阻，糖原储备减少。有氧代谢下降，无氧酵解加强，血乳酸含量增高。糖耐量曲线呈平坦型；高原对葡萄糖利用速度快于平原。在血脂含量变化同时，血糖含量也有变化，男性血糖在接触初期降至原含量的95%，1周以后基本恢复到原水平，女性在接触初期血糖下降较多，下降到接触前含量的79%，2周后恢复到接触前的95%。

4. 脂类代谢　动物实验结果证明，血浆非酯化脂肪酸、三酰甘油、胆固醇、磷脂等均增高。其代谢途径可能因脂蛋白脂肪酶活力减弱和激素敏感脂肪酶活力增强，脂肪分解大于合成，脂肪贮量减少而血浆脂肪成分增高。进入高原初期血脂增高的原因可能因交感神经（儿茶酚胺）和肾上腺皮质激素（糖皮质激素）分泌增加所致。非酯化脂肪酸的增加会促进它的利用，但在严重缺氧时，脂肪氧化不全，尿中可出现酮体。在4300m高度以上的第1天。血浆中脂肪酸含量即增加，男性持续增加，女性血浆脂肪酸含量一过性增加，7d后恢复至原水平。男性血浆中胆固醇含量和总脂含量持续性减少，而血浆中磷脂浓度持续增加。

5. 核苷酸代谢　动物实验表明，幼鼠在缺氧时，脑组织中核糖核酸（RNA）含量增高，而脱氧核糖核酸（DNA）含量降低，其改变将会对脑组织结构和功能产生影响。

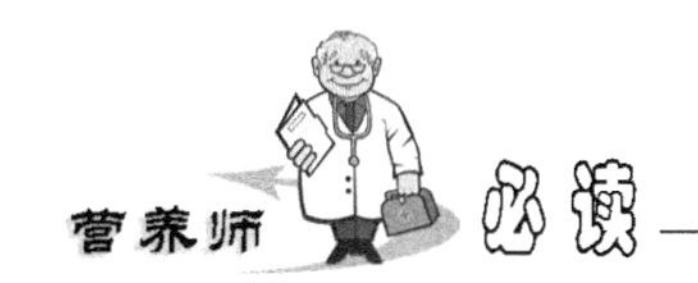

6. *水和电解质代谢*　急性缺氧时，水代谢出现紊乱，体液从细胞外进入细胞内，细胞外液减少，细胞内液增加，细胞水肿。高原人体控制试验表明，血清钾和氯含量增加，尿中钾和氯排出量减少，肾小球滤过率下降。高原多雨地区人体血清钙含量较低，少雨地区偏高。补充维生素D后，血钙含量增高 。所以高原血钙的增高，可能是通过维生素D的作用。在急性缺氧期，因血液氧分压和二氧化碳分压的降低，导致血液pH上升和碱储备减少。高糖类饮食有利于消除缺氧致的症状，摄取水果、糖果等高糖类饮食，与摄入肉、鸭蛋、干酪等饮食比较，摄取高糖类者呼吸气体交换、动脉中氧分压及血氧饱和度增加。表明突然缺氧时蛋白质分解代谢增强。

7. *维生素和矿物质*　在较高的高度，矿物质代谢有明显的变化。血清钠、钙从第1天开始即明显下降。以后维持于低水平。血清镁从第1天开始持续增高，血清钾无明显变化。尿中钠、钾排出量在到高原的初期明显减少。以后逐渐回升。而尿中钙、镁排出量却持续减少。初入高原的人，每天排出量增加3～4L，但尚未适应的人员应避免饮水过多，防止肺水肿，还要适当减少食盐的摄入量，有助于预防急性高山反应。

缺氧时体内维生素消耗增加，急性缺氧时，血浆维生素含量和尿中排出量明显减少。增加维生素的摄入量可加速对高原环境的适应。可能是维生素可减轻或预防缺氧情况下呼吸酶活性降低，从而提高机体对缺氧的耐力。高原体力劳动时，维生素供给量应增加2～3倍。尿中维生素B_2排出量明显上升，而肝中维生素B_2含量较不缺氧的对照动物明显减少。尿中维生素B_1排出量较不缺氧的少，肾上腺中维生素C含量明显下降，表明缺氧环境也影响维生素代谢。

二、高原环境营养素供给量

1. *能量需要量*　在高原地区人体的基础代谢、休息及活动的能量消耗都高于平原，从事同等劳动强度的劳动，比平原能量需要量高3%～5%，重体力劳动时，增加更多。

2. *各种营养素供给量*

（1）糖类：在生热营养素中，糖类代谢能最灵敏地适应高原代谢变化，保证糖类摄取量，对维持体力非常重要。

（2）脂肪：在高原缺氧情况下，机体利用脂肪的能力仍能保持相当程度。有学者指出，在高原上人体能量来源可能由糖类转向脂肪。由此可见，高原地区居民有较高的脂肪消化利用率。

（3）蛋白质：在登山时，往往观察到负氮平衡，但提高氮的摄取量，即可恢复平衡，故说明负氮平衡的原因是食欲缺乏和摄取量不足。高原合理饮食组成应是蛋白质、脂肪和糖类分别占总能量的15%、25%和60%较好。

（4）维生素：在缺氧条件下，体内维生素的需要量增加，补充多种维生素后可增强体力，减少尿中乳酸排出量并可改善心脏功能，可见高原维生素的需要量有增高的趋势。在高原地区B族维生素、维生素A、维生素E、维生素C供给量，甚至可按正常供给量的5倍供给。

（5）矿物质：人体进入高原后，红细胞生成素（erythropoietin）分泌增加，造血功能亢进，红细胞增加，有利于氧运输和对缺氧适应。所以铁供给量应当充足。通常认为，如体内铁储备正常，每天饮食供给10～15mg铁，可以满足高原人体需要，但高原妇女铁的供给量应比平原适当增加。

（6）水：高原空气干燥，水的表面张力减小和肺的通气量增大，每天失水较多。初入高原，常无口渴感，不愿饮水，所以初期失水对人体是威胁性反应，应引起重视。久居高原适应以后，饮水量则与平原相同。

三、营养与饮食要求

在高原生活的人，因同时伴有寒冷，应供给充足的能量。供给能量中蛋白质来源应占15%，糖类占60%。因在缺氧条件下造血活性增加，应增加铁的供给量，每天10～15mg可以满足需要。

高原缺氧条件下，体内维生素消耗增加，故宜补给维生素A、维生素B_1，维生素B_2、维生素B_6、维生素C及维生素PP。因消化系统功能受到影响，因此要供给易消化的食物。

第四节　航空航天人员营养

航空对人体影响的主要因素有高空缺氧、大气压力降低和急速变化、加速度、飞行中其他因素，如时区差、噪声、振动、颠簸、高温低温等环境因素。飞机上升速度过快容易造成急性缺氧，气压迅速下降会发生高空胃肠胀气、减压病和高空组织气肿等，加速度可使人发生灰视或黑视，甚至晕厥。其他因素容易使人体产生过度疲劳和影响睡眠。航天时在失重条件下，人体营养代谢发生系列改变，对营养有特殊要求，但相关的研究还不多。

一、航空营养与饮食

（一）飞行对营养代谢影响

机体最初暴露在高空缺氧条件下，因呼吸、循环系统的代偿作用，基础代谢率较地面高。随着机体对缺氧的适应，基础代谢率也恢复到地面水平。在中等程度缺氧初期，如上升到5500m高空在完成一定量的体力活动时，氧消耗量不是降低，而是较地面时反而增加。

飞行加速度可使飞行人员的能量代谢增加，振动也是飞行影响能量代谢的因素。不但在受振动的时候，而且在作用停止后，能量代谢仍然增高。可见飞行负荷对空勤人员能量代谢的影响很复杂。研究飞行的影响，是确定飞行劳动强度及制订饮食能量供给的科学依据。总之，飞行中许多因素均能影响空勤人员能量代谢，但此影响是相对的、一时性的，对总能量代谢影响并不大。

1. 飞行对糖类代谢影响　在中等程度缺氧时，体内糖代谢不会发生严重影响，和糖代谢有关酶系统活性常增强。缺氧时体内糖消耗量增加，肝、心、脑糖原含量降低。组织糖原含量高低，与缺氧耐力关系很大。

缺氧时血糖含量的变化比较复杂。通常认为，在急性缺氧初期，血糖通常是升高的。长期性的缺氧可致血糖降低。这是因体内糖原过度消耗而未能及时补充所致。在加速度作用下，血糖含量升高，肝、肌肉和心肌内糖原含量降低。飞行中低血糖对飞行员有严重的不良影响。

2. 飞行对蛋白质代谢影响　急性缺氧可致食欲减退，消化吸收功能障碍，此时可发现负氮平衡。慢性缺氧适应时，因毛细血管新生，红细胞增加，血红蛋白增高和血细胞容积增加，提高单位体积血液氧饱和度，蛋白质合成代谢增加，此时可见到氮代谢的正平衡。机体对缺氧适应后，氮平衡就不再发生改变。

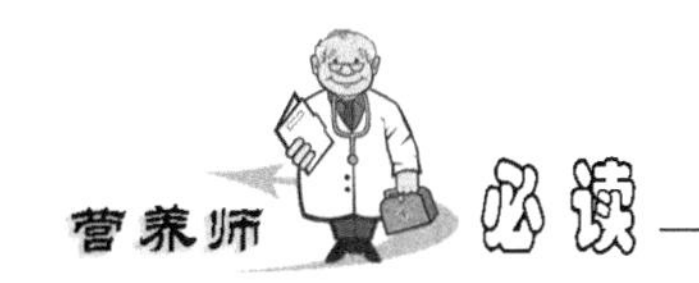

缺氧时，某些氨基酸及其衍生物代谢障碍。在5000～8000m高空停留60～90min，实验动物组织中因双胺氧化酶及胍氧化酶活性降低，组氨酸和精氨酸代谢障碍，使体内组胺及胍聚积，降低高空缺氧耐力。但补充大量B族维生素或在气压舱内锻炼后，可以减轻这种障碍，故加强体育锻炼，供给适量蛋白质和B族维生素，对提高飞行耐力有重要意义。

3. 飞行对脂肪代谢影响　缺氧时脂肪代谢不全，部分情况下因飞行时体内糖消耗增加，致使氧化脂肪所需的糖类相对不足；或肝糖原储藏量不丰富，而使脂肪或蛋白质分解代偿性增加，而产生较多酮体。在高空食用高糖饮食，有显著的抗生酮作用。

缺氧和长时间紧张飞行，可致血中胆固醇含量增加。长期飞行的飞行员，血中胆固醇含量比正常人高。如降低飞行人员饮食中的动物性脂肪和补充维生素，可使血脂有所降低。飞行中胆汁分泌减少，脂肪消化受影响，故飞行前饮食中脂肪不宜过多。

（二）飞行耐力与营养关系

缺氧对消化功能影响主要表现为涎腺分泌减少，胃排空时间延长，胃液分泌下降，消化功能减退。缺氧严重时易发生胃肠胀气，表现为剧烈的腹痛、面色苍白、出冷汗甚至出现血压下降等晕厥前症状。飞行能量代谢可增加10%～40%，我国飞行人员每天饮食提供能量为13.81～15.89MJ（3300～3800kcal）。但飞行前和飞行中饮食应做适当调整，因为高空缺氧容易发生低血糖，蛋白质分解代谢增强，脂肪氧化不全产生酮体，故主张飞行饮食，应提供高糖类饮食。多种维生素是细胞呼吸酶的辅酶或辅基，对营养素的代谢起着重要作用。补充一定量维生素能提高缺氧条件下细胞呼吸酶活力，有利于改善机体生理功能和提高飞行耐力。

1. 生热营养素分配比例　空勤人员在不飞行日饮食中生热营养素分配比例是糖类占总能量56%，脂肪占30%，蛋白质占14%。在飞行时，因脂肪和蛋白质不易消化，加上空中消化功能减弱，脂肪酸和某些氨基酸的代谢发生障碍，所以飞行日饮食通常主张高糖类、低脂肪和适量蛋白质。生热营养素分配比例是糖类占总能量的60%～70%，脂肪占20%～25%，蛋白质占10%～15%。资料证明，高糖类饮食能提高机体对低压和缺氧的耐力。

2. 飞行低血糖反应和飞行前饮食　为防止飞行中发生反应性低血糖，美国主张飞行前吃高蛋白饮食，禁止吃高度浓缩糖类食物。苏联则主张飞行前吃100g糖类，提高飞行耐力。为此，我军做了不同热源质分配对血糖水平影响的试验，结果见表15-1。

表15-1　试验饮食能量分配

饮食	能量（kJ）	蛋白质（%）	脂肪（%）	糖类（%）
空勤饮食	4180	15.6	25.5	58.9
高糖类饮食	3783	11.1	6.1	82.7
高蛋白饮食	4573	43.9	14.4	42.2
高脂肪饮食	5162	13.2	42.5	44.3

由此可知，第2组饮食糖类能量超过80%，脂肪太低，血糖在第1～2小时上升最高，但4.5h后降至空腹以下；第3、4组为高蛋白和高脂肪饮食，餐后血糖不出现高峰，尤其是高蛋白饮食，在5h内血糖水平和空腹时相同。第1组饮食是按照空勤合理饮食设计的，糖类、脂肪和蛋白质能量分别占58.9%、25.5%和15.6%，5h内血糖水平最为理想。

据试验结果，防止飞行中低血糖和反应性低血糖措施是：避免空腹飞行；飞行时间过长时，应增加餐次；飞行前的饮食中，糖类、脂肪、蛋白质的能量分配应适宜；避免纯糖类饮食，即空腹时只吃糖和糖果，不吃其他食物。

3. 飞行耐力和维生素关系　很多种维生素是细胞内呼吸酶的重要辅酶，对物质和能量代谢起重要作用。飞行负荷可致体内维生素代谢改变，酶活性也发生变化。研究证明，补充一定量维生素，能提高缺氧时细胞内酶活性，加强组织呼吸功能对氧的利用率，从而改善机体生理功能，提高飞行耐力。

维生素B_6代谢和前庭器官敏感性有密切关系。飞行负荷可致蛋白质代谢增强，蛋白质分解产物中某些胺类能使前庭功能发生紊乱，而维生素B_6有调节这些胺类代谢作用。在人体造成实验性维生素B_6缺乏，可致前庭敏感性增高及反旋转错觉延长，这种变化可通过服用维生素B_6而消除。补充维生素能提高飞行耐力。但对每周飞行数小时的飞行员如何进行补充及补充剂量，尚需继续研究。

（三）空勤人员营养与饮食

空勤人员合理营养基本要求是饮食中能量和各种营养素，必须满足空勤人员需要，且要保持各种营养素间数量平衡，避免营养缺乏或营养过剩；按照飞行日和不飞行日的特点，建立相应的饮食制度，以利食物的消化和吸收；飞行日的食物质量必须适合飞行活动的特点；食物必须是卫生和无害的。

1. 空勤人员的营养供给量　军队近年重新修订《中国人民解放军每人每日膳食中营养素供给量标准》，其中空勤人员每人每天饮食中营养素供给量标准是：能量12.95～15.06MJ（3100～3600kcal），蛋白质120g，维生素A 1500～3000μgRE，维生素B_{12}～3mg，维生素$B_2$2mg，维生素PP 20mg，维生素$B_6$2～3mg，维生素C 100～150mg，钙800mg，铁15mg。

2. 空勤人员饮食能量分配　蛋白质占能量12%～15%，脂肪20%～30%，糖类55%～65%；动物性蛋白质占蛋白质总量的30%～50%；植物性脂肪不低于总脂肪量的50%；蔗糖能量来源，不超过总能量10%。饮食胆固醇应控制在800mg以下；维生素A来源中33%应为视黄醇。

3. 空勤食物的选择　在非飞行日，空勤人员的饮食应多样化，各类食物都可以吃，但调配要适当，务必使饮食平衡。在飞行日为减轻高空高速对机体的影响，选择空勤食物应遵守下列原则：易于消化；量少质精；增进食欲。

4. 空勤饮食制度　空勤人员饮食制度，是指把全天食物按一定次数、一定时间间隔、一定数量和质量、分配到各餐的制度。通过饮食制度合理安排，摄入食物才能得到充分消化吸收，使其发挥最大营养效能，从而保证身体健康，提高劳动效率。所以合理饮食制度是保障合理营养重要环节。

（1）餐次及能量分配：根据我军经验，空勤人员非飞行日为3餐制，飞行日为4餐制。

（2）进餐时间：进餐时间应根据季节、飞行任务而定。如为上午飞行，飞行前1餐为早餐，应在起飞前1～1.5h开饭。下午飞行，因午餐食物丰盛，应在飞行前2h开饭。白天飞行超过4～5h以上时，机场应供间餐。间餐的食物必须是量少质精，易于消化的食物。夜间飞行时，除调整进餐时间外，通常应给予夜餐，但食物中蛋白质不宜高，以免提高神经系统的兴奋性而影响睡眠。

（3）禁止空腹和饭后立即飞行。

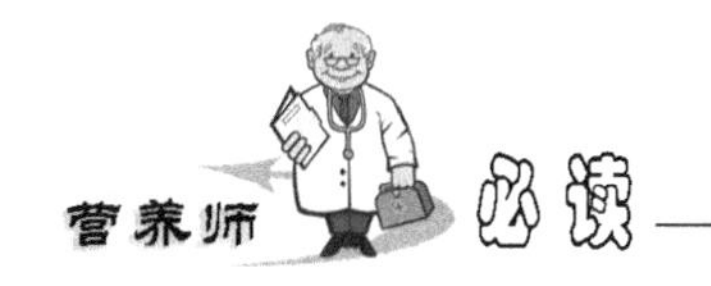

（4）禁止饮酒。

（四）不同飞行任务营养保障

预防高空胃肠胀气，飞行前禁食不易消化食物，如红薯、粗杂粮、干豆类、干硬果、韭菜、萝卜、黄豆芽、芹菜、卷心菜等。飞行前禁止饮啤酒、汽水等含气饮料。夜间飞行时，应注意维生素A供给，饮食中应增加鸡蛋、牛奶、动物肝，红、黄、绿叶蔬菜，胡萝卜等供应。

1. 高空飞行营养保障

（1）预防饮食性胀气

①禁食不易消化及含纤维食物：飞行前禁食不易消化及含纤维素高或产气食物，以免这些未经消化吸收的食物残渣在肠管中经细菌作用发酵腐败而强烈地产生气体。

②适当选择食物：某些植物性食物只能在飞行前24h饮食中适量地采用，并需注意其制备方法。如粗粮制作的主食不应超过200g，圆白菜等不应超过100g，其他蔬菜不应超过250g等。

③抑制肠内产气：利用某些食物来抑制肠内产气，如食用大蒜、茴香等可以抑制肠内产气。其食用数量是在空勤饮食中加入大蒜10g。大蒜除有抑制肠内发酵过程外，还能加强胃肠运动和分泌功能。

④定时定量：遵守饮食制度，进餐定时定量，饭后应有1.5～2h休息，禁止空腹或饱腹飞行。吃饭速度不要太快，注意细嚼慢咽。

（2）注意生热营养素分配和增加维生素：飞行前1餐提高糖类的能量为60%～65%、降低脂肪比例为20%～25%和蛋白质为10%～15%。但应避免在飞前吃纯糖类饮食。全天维生素的补充剂量是：维生素A 1500μg，维生素B_1 3mg，维生素B_2 3mg，维生素PP 10mg，维生素C 100mg，或补充维生素丸3粒。

（3）供给刺激胃液分泌食物：采用肉汁、浓茶、糖类和适量的调味品以刺激消化功能的活动。此外，鲜柠檬、枸橼酸、咖啡茶等也有同样的效果。

2. 夜间飞行营养保障　夜间飞行对空勤人员的主要影响是：视觉紧张和生活作息制度的扰乱，容易致疲劳、食欲减退和工作能力下降，故必须做好营养保障工作，以促进飞行员体力恢复，消除疲劳，提高夜间飞行的工作效率。对营养保证的具体措施要求如下。

（1）饮食调配应营养丰富而平衡：必须多维生素、高糖类、富含优质蛋白质，以保证良好的夜间视力和工作能力。

维生素A对保证夜间视力具有十分重要的作用，因此，在夜航期间必须用高糖类多维生素饮食。每天补充维生素A 600μg，维生素B_1、维生素B_2各1mg，维生素PP 10mg，维生素C 100mg。

（2）严格遵守饮食制度：合理安排餐次，注意各餐能量分配，尽可能不打扰空勤人员正常进餐时间，以免影响飞行及休息。

夜航时间超过4～5h以上，于飞行结束后补充夜餐。食物应以易于消化的半流质为宜，蛋白质含量不宜过多，以免影响睡眠。

3. 长时间飞行营养保障　为了及时地补充营养和水分，必须做好长时间飞行前后及随航口粮的营养保障工作，对随航口粮的基本要求如下。

（1）高糖类、低脂和适量蛋白质、丰富的维生素。

（2）食物必须容易消化，不含多量食物纤维，并能适应空中口味改变。

（3）稳定性好，不易致腐败变质。

（4）包装严实，可以抗压防潮，且能适应气温气压的变化，适于在各种不同情况下加温用。包装容器要考虑到使用时方便，易于清洁，并不致妨碍飞行操作与安全。

（5）随航口粮应该是不需要特别加工烹调，随时可以取食，按时进餐，一次食量不可太多，并要及时补充饮水。

要设计各种各样随航口粮是不可能的，但必须掌握以上原则，根据飞机类型、设备及飞行任务具体情况来设计制备。

二、航天营养与饮食

（一）航天营养特点

航天主要特点是高真空和微重力。在太空没有冷热对流、粉尘污染、沉淀等现象。由于航天环境的特殊性及其对人体生理和代谢影响，航天员营养不同于地面，所以航天员营养研究进展，也是很值得关心的问题。

1. *航天环境特点及其对人体影响*　在航天器飞行中，人要克服地心引力速度，重力变化，昼夜节律破坏，特别是长时间失重（微重力）对人体影响，失重是航天医学领域内最有特征性的环境因素。多年来的实验观察资料表明，在数天以内的航天中，失重对前庭功能影响和血流动力学改变占主要地位；在1～3个月以上较长时间航天中，失重和运动减退对机体运动支撑系统的影响是主要的。即使是短时间的航天，航天员也有体重减轻、氮代谢负平衡和水盐丧失。在长时间的航天中，低血钾和高血钙现象最常见。航天员心血管功能的退化、骨骼肌萎缩、钙代谢负平衡和骨盐的减少等，都是航天医学研究的重要课题。

2. *对航天员体重减轻认识*　航天员体重的减轻主要发生在飞行的初期，多数人认为航天员体重的下降是因机体脱水所致。

3. *对机体水盐代谢影响*　水盐丢失是航天员体重减轻主要原因，失重时机体对钠、钾、钙负平衡应特别注意。还有失重对体氮丧失和肌肉萎缩，也应注意。

（二）航天员营养需要

每天能量供给为11.00MJ（2600kcal），能源物质供给量及比例，蛋白质100g占总能量的16%，其中动物蛋白不少于50%；脂肪90g占总能量的32%；糖类330g占总能量的52%。同时应供给充足矿物质和维生素，以保证机体的营养需要；饮用水2500ml。

第五节　航海与潜水人员营养

航海人员常年生活工作在舰船上，执行运输或其他任务。因海洋气候、船舰环境和作业所处特定部位，形成航海营养的特点。潜水人员执行任务是在海平面以下的环境中作业，营养代谢更有其特殊性。

一、航海营养与饮食

（一）环境特点和营养问题

1. 环境特点

（1）摇摆：舰船在航行或锚泊时发生复杂而不规则运动，摇摆对机体产生各种刺激。主要使船员平衡器官受到刺激，严重者可发生运动病。视觉刺激、高温、不良气味、噪声、振动、睡眠不足、饮食不当等都可促使运动病发生。

（2）噪声：较强的噪声可致听觉器官受损伤，致暂时或永久性耳聋。干扰睡眠与休息，使注意力分散并使人感到烦恼，还可使食欲受到影响。

（3）振动：舰船振动的频率范围很广，低频振动产生抑制作用使人嗜睡，高频则呈兴奋作用，在10～200Hz范围内全身或局部肌肉致反射性紧张反应，心率、呼吸频率、肺通气量及氧耗量增加。

（4）密闭环境：潜艇在水下密闭航行时潜艇处于完全密闭状态，舱室得不到新鲜的空气，而人体代谢、设备运转及食物烹调又不断产生各种气体成分。

（5）电离辐射：长期小剂量电离辐射作用下，机体内蛋白质、维生素等代谢受到影响。

（6）高温：产热设备集中的舱室，舱内温度可达40～45℃。在高温环境中未习服的人们，可丧失较多的水、矿物质、维生素及含氮物质，习服后这些物质可减少排出。此外还可受到微波、磁场等影响，这些环境条件也会影响到机体的营养素代谢。

2. 劳动因素　船上的现代化仪器设备及武器装备的使用，脑力劳动增加。人员的注意力高度集中，精神一直处于高度紧张状态，可能出现应激状态而对物质代谢产生影响。当轮船或舰艇出海时，食物来源主要是出海前储存于轮船或舰艇上的各种食物。若航行时间较长时则要补充食物。

（二）航海对营养代谢影响

1. 能量代谢　航海人员能量消耗量减少；但航海时多种环境因素如高温、寒冷、小剂量辐射、振动及精神紧张等影响，可使航海人员的能量消耗量增加。各国舰艇人员能量消耗量在12.47～14.63MJ（2980～3496kcal）。

2. 生热营养素代谢

（1）蛋白质：高温、前庭器官受刺激、小剂量电离辐射或精神紧张都会致蛋白质代谢的变化。主要致蛋白质分解代谢增强，氮排出量增加，蛋白质消耗较多，在航海条件下蛋白质需要量增加。蛋白质占能量来源的15%～18%较好，在小剂量电离辐射环境下，应注意供给优质蛋白质。

（2）脂肪：摇摆及高温环境使人们厌恶脂肪，使脂肪摄入量减少。长期航行对脂质代谢影响的主要表现为血清胆固醇明显增加，α-脂蛋白含量下降，β-脂蛋白含量增加 。

（3）糖类：在对潜艇航行艇员进行糖代谢试验中发现，有55%的人有某种糖代谢缺陷。在给100g葡萄糖后，1h后与2h后血糖含量明显高于非潜艇艇员，2h后血清胰岛素含量也明显增高，可能是因运动减少所致。

3. 维生素代谢　晕船时，血中维生素B_6含量与尿中吡哆酸排出量减少。不供给充足的维生素可增加对晕船的敏感性，给予含有吡哆醇的维生素制剂可作为预防前庭功能紊乱的预防措施。含维生素B_6及维生素B_1制剂，对防治晕船也有良好效果。长期航行，除维生素C不足外，维生素B_2、维生素D也不足。维生素C适宜供给量为每天200mg。

（三）航海人员营养素摄入量

1. 能量　随着舰艇上设备日益机械化、自动化，船员与舰艇人员能量消耗逐渐下降，能量供给量也应相应地降低。我国船员在134d航行中平均每人每天摄入能量13.13MJ

(3138kcal),可以满足消耗需要。各国舰艇人员能量供给量为12.55～16.73MJ(3000～4000kcal),在北极地区航行时能量供给量应增加,每天可为18.83MJ(4500kcal)。

2. 生热营养素　我国船员蛋白质供给量为90g,脂肪为120g。各国船员供给生热营养素占总能量比例,蛋白质为11%～15%,脂肪为20%～35%,糖类为50%～69%。各国舰艇人员生热营养素占总能量比例为蛋白质12%～14%,脂肪为26%～45%,糖类为41%～62%。

3. 维生素与矿物质　航海环境中,多种维生素消耗量增加,应注意供给充足的维生素。每天各种维生素供给量,维生素A为750～1000μgRE;维生素B_1及维生素B_2供给量依供给能量计算,即每供给能量4.184MJ(1000kcal)应供给维生素B_1、维生素B_2各0.5～0.8mg;维生素C为100～150mg;潜艇长期在水下航行时,要补给维生素D。在低纬度地区航行时,要注意钾、钠、钙、镁等是否能满足消耗的需要。

(四)航海食物

航海时大多数营养素需要量增加。航海食物既要营养丰富,能满足舰船人员消耗需要,又要体积小、耐储存,多样化,口味好能受到大多数人欢迎。航海食物主要包括新鲜食物和经加工的冷冻食物、干燥食物及罐头食物等。为延长新鲜水果、蔬菜保存期,可调节储存空间气体成分,增加CO_2浓度、减少O_2浓度,以抑制代谢及微生物的生长,或在3℃冷藏库内定期供给2.0～2.5mg/m^3的臭氧,以防食物生霉。

舰船人员在航海期间,某些营养素如维生素、矿物质补给方法采用强化食物则可达到目的。如强化饮料及巧克力等糖果类,也可添加于主食和调料中。除普通食物外,舰船上还要储备应急食物以备紧急情况下使用。这种应急食物能量不高2.09～5.02MJ(500～1200kcal),但要能维持体力,营养素分配比例要合理。

二、潜水营养与饮食

(一)潜水作业特点

1. 高气压环境　潜水愈深绝对压愈大。某些在常压下对人体无明显效应气体,高气压时对人体生理功能产生影响。如高分压氮可致氮麻醉,高分压氧可致氧中毒等。另外高压气体密度加大,使呼吸阻力增加,并且随气压加大而增加。

2. 能量丢失增加　潜水员要在水中进行作业,而水温在大多数情况下低于气温,水导热又大于空气,人在水中将以传导和对流方式向水中散热,因此丧失更多的能量。此外,为克服水中阻力,潜水员要消耗更多能量。

3. 精神高度紧张　在水下作业困难多,需要注意力高度集中。从水下上升到水面的减压时,若不遵守减压的规则,即可发生不同程度的减压病,严重者可危及生命。

4. 食欲发生变化　在高压环境中潜水员摄入量常减少,常见原因如下:

(1)摄取食物品种发生变化,在饱和潜水时表现明显,潜水员摄入荤食减少,摄入水果、蔬菜及饮料等数量增加。

(2)在超过200m深度较大潜水作业时,潜水员易发生高压神经综合征而致厌食。

(3)在高压环境中特别是开始减压时,有意识地减少进食量,以免血脂增多而增加减压时的危险。

（二）潜水对营养代谢影响

1. *能量代谢* 潜水作业时，潜水员能量消耗量增加，而同时摄入能量减少，能量平衡常呈负平衡，在大多数饱和潜水作业中，潜水员体重都有不同程度下降。

2. *蛋白质代谢* 无论进行何种形式潜水作业，都可观察到蛋白质代谢变化。表现为尿素氮排出量明显增加，血中清蛋白、球蛋白含量增加，血清总蛋白有下降趋势。

3. *脂肪代谢* 潜水员血中胆固醇含量显示明显增加，血清非酯化脂肪酸减少。

4. *维生素代谢* 高压环境对维生素代谢影响报道结果不一致，多有维生素B_1、维生素B_2、维生素C含量下降，认为是与氧分压高有关。

5. *水与矿物质代谢* 潜水员每天尿量较加压前多，主要是夜尿排出增加。总之，在潜水作业时，潜水员体内矿物质代谢受到影响，而钾代谢受影响较明显，尿钾排出量增加，钾代谢呈负平衡。

（三）潜水人员营养素供给量

1. *能量* 潜水员在训练期间或潜水作业时要注意供给充足的能量，通常情况下，每天可供给能量13.39～15.06MJ（3200～3600kcal），而饱和潜水时，通常供给量为16.74MJ（4000kcal），水温较低时可增至18.83MJ（4500kcal）。

2. *生热营养素供能比* 生热营养素占总能量来源比例，不同学者意见不太一致，有学者提出以蛋白质占总能量为18%，脂肪为10%，糖类为72%。

3. *维生素* 因在高压环境中，体内消耗维生素较多，因此要供给充足的维生素，特别是B族维生素。供给量可为成年人供给量的150%～200%。

4. *水与矿物盐* 高压条件下尿量排出增加，要注意供给水，每天约2000ml。潜水员营养需要量虽较高，但要注意使潜水员身体脂肪及血脂控制在正常范围内，否则在减压时易发生减压病。在潜水前2～3h进食，吃含糖类丰富、脂肪和蛋白质低的食物。

第六节 运动员营养

体育运动增进人民体质和健康水平的作用日益突出。体育运动对防治肥胖、高血压、冠状动脉硬化性心脏病、骨质疏松等疾病是有效的。青少年经常性的体育锻炼可以加速身长和体重的增长。系统体育锻炼可以使机体摄氧功能、最大摄氧量、每搏输出量都明显增强，耐久力增强。

系统体育训练可提高人体氧化脂肪能力，表现在运动呼吸商下降、氧消耗率、最大氧利用能力及血流量增加。体育运动还可以提高胰岛素敏感度，减少空腹血浆三酰甘油水平和肌肉释放乳酸，减轻疲劳。体育运动可增强血浆HDL-胆固醇，并降低LDL-胆固醇水平，有利于冠心病防治。系统体育训练可使肌肉纤维厚度增加，使骨骼与肌肉连接处的力量增强。从而使肌肉收缩力增强，提高运动能力。此外，体育运动还可使机体成分发生改变，主要是体脂减少，瘦体重成分增加。

运动营养是研究运动员在训练、比赛及体力恢复状况下营养需要与饮食供给的特殊人员营养科学。

一、运动员生理代谢特点

运动训练和比赛时，机体处于高度的应激状态。大脑紧张活动和肌肉激烈收缩，使机体能量消耗骤然增多，代谢旺盛。此时体内代谢产物堆积，血乳酸水平升高，使身体发生特殊的内环境改变。在这种情况下，运动员对营养需要量也增加，甚至不同项目运动还要求特殊的营养供给，以满足机体不同需要，故提供合理营养和平衡饮食，对促进运动员体格发育，增加身体素质，尤其是体力和耐力，在训练和比赛中发挥最佳竞技状态及有利于消除疲劳，加速体力恢复具有非常重要意义。合理营养，加上严格的科学训练，是创造优异运动成绩的基本保证。

二、运动员营养需要

1. 能量　运动员在训练和比赛期间，能量代谢强度大是显著特点。运动员能量需要依运动项目不同有很大差异。多数运动项目每天能量消耗量为14.63～18.39MJ（3500～4400kcal）。运动员对生热营养素蛋白质、脂肪、糖类摄取重量比为1：1：4，其产生能量比应分别为15%、30%和55%。

运动员能量代谢具有强度大、集中于短时间内和伴有氧债等特点。运动员能量需要量主要取决于运动的强度、密度和持续时间三要素，同时也受运动员年龄、体重、营养状况、训练水平及环境等多种因素的影响。运动员1d总能量需要量由基础代谢、运动代谢、运动以外的各种活动代谢及食物特殊动力四部分组成。

运动员能量消耗因运动强度、动作频度和持续时间而异。有些运动项目如投掷、举重，要求爆发力量，运动强度在短时间内骤然增大，常负有氧债，能量消耗也最大，但其动作频度低，持续时间短，体力容易恢复。而长跑和长距离自行车赛，则运动强度较小，而动作持续重复，频度高，氧债少，主要是有氧氧化运动。我国运动员能量供给标准，一般项目按体重为209～669kJ/kg（50～60kcal/kg）。男性为16.72～18.40MJ（4000～4400kcal），女性为13.38～14.63MJ（3200～3500kcal）。

人在热环境劳动时，代谢率显著增高，观察到人在外界30℃气温环境运动时，环境温度每增加1℃，能量供应量应增加0.5%。但在高气温环境运动时，因大量出汗抑制食欲，能量摄取量常不能满足需要量，而出现体重下降情况，故能量营养应设法从饮食安排上注意提高食欲，以保持能量平衡。

2. 蛋白质　运动员在训练和比赛时，尤其在大运动量情况下，机体处于应激状态，不仅消耗大量能量，也使体内蛋白质分解代谢加强，甚至可出现负氮平衡。此时，提供优质蛋白质，对于补充运动员的损耗，增加肌肉力量，促进血红蛋白合成，加速疲劳恢复具有重要意义。各国运动员蛋白质供给量为1.5～2.5g/kg体重，主要用于运动消化及大量出汗丢失氮的补充。优质蛋白量应占蛋白质摄入30%以上，要注意利用谷类、豆类搭配互补作用，多用豆制品，必要时也可采用赖氨酸强化食物。

蛋白质对于运动员固然重要，但绝不是愈多愈好。有些力量型运动员如举重、投掷项目运动员，迷信食用大量高蛋白饮食，试图增加肌肉组织，加大爆发性力量，但结果适得其反。许多运动营养学家确信，高蛋白饮食能很快降低运动成绩，其机制是使尿氮排出增加，也使大量蛋白质代谢产物如氨、尿素堆累，加重肝、肾负担，并使体内水分、矿物质，尤其是钙耗竭，可能会致便秘等症状。对运动成绩及运动员健康均不利。瑞典学者用低糖类、高脂肪、高蛋白质饮食研究观察运动员代谢情况，结果是体力和耐力均明显减退。

3. *糖类* 糖类是运动员最理想能量来源。因其分子结构比蛋白质、脂肪简单，容易被机体消化吸收，氧化时耗氧量少，产能效率高，最终代谢产物形成二氧化碳和水，不致增加体液的酸度。运动中糖类利用主要取决于强度。糖类在体内主要以糖原形式储备供用。运动员体内糖类储备总量350～450g，其中肌糖原约为250g，肝糖原为100～120g，血糖为5～6g。肝糖原丢失会致血糖含量降低，肌糖原缺乏会使运动能力下降。运动中最迅速、最直接的能量来源是ATP。但其储量极为有限，仅能维持数秒钟的肌肉活动。当激烈运动的最初数秒内，ATP再生是通过磷酸肌酸分解完成的，但此后的运动就需要以糖类和脂肪代谢产生ATP来供能。30min以上的运动如长跑、足球，其能量全部来自有氧代谢，其主要的能量来源是肝糖原、肌糖原和血糖。不论是持久运动，还是短时间的激烈运动，所消耗肌糖原和肝糖原，不能由增加脂肪和蛋白质所替代，特别是增加脂肪将产生大量酮体，并使糖原储备下降，可导致机体疲劳、肌力减弱及运动效率降低，故激烈而耐久的运动中，糖类的需要量增加，这不仅在训练或比赛期，在恢复期也很重要。当运动量达到85%～90%最大吸氧量时，全部能量来自糖类。补糖类型可考虑采用低聚糖、混合糖和多糖食物。补充大量葡萄糖会使血糖水平迅速升高，但又较快下降。果糖对胰岛素影响比葡萄糖小，而且甜度大，有可取之处。

复合糖类与简单糖类相比，前者优点是有较高营养密度，同时含更多能量代谢所必需的B族维生素，更丰富食物纤维和矿物质，故提供符合营养需要的平衡饮食。所以饮食中应包括复合糖类，如面包、大米、土豆和玉米淀粉类食物，而不是简单的糖类，如葡萄糖和果糖。

我国提出，在运动前、运动中适量补给葡萄糖，有利于运动中维持血糖水平。通常在比赛前服糖类以1g/kg体重为宜。对于持久性耐力运动，可在赛前数天和在赛前2h补充。运动中糖类的利用受下列因素影响：包括运动强度、持续时间、运动项目、饮食结构，环境因素、男女性别等。随着运动医学的发展，糖类在运动员能量来源的作用，愈来愈受到重视。运动员的糖类需要量为总能量的50%～60%，缺氧运动项目为65%～70%。

4. *脂肪* 生热营养素中，脂肪的产能量高，体积小，是运动员较理想的储能形式，与糖类成为运动尤其是长时间持久运动的重要能源。研究表明，中等强度的运动项目，短时间内能量来自等量的脂肪和糖类，1h或更长，脂肪能量的利用率逐渐增加，在耐久运动中，脂肪可供约80%的能量。马拉松早期，90%能量来自糖类，仅10%或更少由脂肪提供，随着运动进程，脂肪供能比例逐渐增大，到2h后，几乎95%以上能量来自脂肪酸的有氧氧化。体育运动可以加速脂肪代谢，降低血脂，减少身体脂肪，减轻体重。所以，运动与节制饮食加上控制总能量摄入互相结合，是行之有效的减肥措施。运动员不宜从饮食中摄入过多脂肪，因为脂肪不易消化，代谢是耗氧量高，影响氧的供给。脂肪代谢产物属酸性，能降低运动的耐力，延缓体力的恢复时间。我国提出，通常运动项目的运动员每天脂肪供给量占总能量的25%～30%。

5. *维生素* 因为运动员物质代谢极快，能量需要量很大，维生素的消耗增多。同时认为维生素B_1与维生素C对增加运动耐力，提高肌肉活动的适应性和对疲劳的恢复速度均有帮助。运动员摄取维生素的时间与其在体内作用的效果也有一定关系，如运动员在短期间服用大量维生素C，可以很快提高活动能力，所以维生素C不论是经常摄入或一次大量摄入都有效

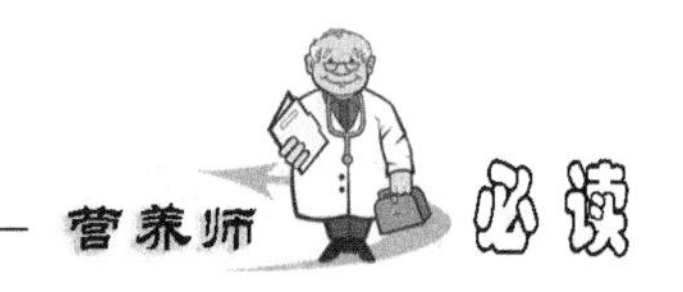

果。而维生素B_1必须经常摄入时才有效。

因运动员运动量不同、功能状况和营养水平不同，维生素需要量不同。运动时，物质代谢加强，则使运动员的维生素需要量增加。运动员同通常人相比对维生素缺乏的耐受性差，剧烈运动时可使维生素的缺乏症状提前发生或症状加重。维生素缺乏早期，运动员表现为运动能力低下、易疲劳和免疫功能降低，及时补充维生素，上述症状可以得到矫正。但如果维生素长期处于饱和状态，可以使机体对维生素缺乏更为敏感。

维生素A具有保护眼角膜的作用并与应激反应密切相关，故对于那些从事需要视力集中的运动项目，如乒乓球、射击、击剑等运动员及需要反应快速敏捷的项目运动员维生素A需要量相对要高，每天需要量为2400μg。

运动员因大量出汗，因此维生素B_1、维生素B_2丢失的量增加，维生素B_1缺乏时，运动后的丙酮酸及乳酸容易堆积，使机体容易疲劳，影响耐久力，因此要及时补充，运动员每天维生素B_1需要量为4mg。运动员缺乏维生素B_2时，表现为四肢无力，耐久力下降，容易疲劳，运动员维生素B_2的需要量为2mg/d，运动量大时为2.5～3.0mg/d，儿童和青少年业余运动员的需要量稍减为1.7mg/d。运动员在比赛前10d内应逐渐增加维生素，维生素B_1 5～10mg/d，达到饱和后在按通常需要量供给，使体内维生素B_1在比赛前保持饱和状态。

维生素C在运动员机体内的代谢表明，维生素C代谢加强。动物实验也证实，大鼠在不同的运动负荷后，组织维生素C均表现为减少。运动员维生素C缺乏时，机体白细胞吞噬功能下降，抵抗力降低。运动员的维生素C需要量为130～140mg/d，比通常人的需要量高出近1倍。为此，运动员在比赛前10d内应逐渐增加维生素的供给量，每天维生素C 250～500mg，饱和后在按通常需要量供给，保持运动员赛前体内维生素C处于饱和状态。

6. *矿物质*　钾、钠、钙、镁、锌、铜、铁等矿物质参与能量代谢的关键酶反应。运动员在通常锻炼情况下，矿物质的需要量与正常人无显著的不同；但在加大运动量、耐力训练或大量出汗时，矿物质的需要量增加。在常温下训练时，通常不会发生缺钠盐，然而运动员多进行高气温大强度耐力训练时，汗液丢失很多，盐分随之丧失，不注意补充，可发生缺乏。缺乏严重时，可出现恶心、呕吐、头痛、腿痛及肌肉抽搐等症状。这时应当及时补充钠盐。

钾和钠盐一样，在通常训练的情况下与正常人区别不大，但如果环境温度改变及体力负荷强度增加时，钾需要量明显增加，因此，在进行大运动量训练前后，尤其在温度高时，要适当补充钾盐。

运动员很容易发生缺铁，所以运动员对铁营养的需要比通常人高。动物的铁不仅含量丰富而且吸收率高。可根据情况尽量选择食用。在运动员中如出现血红蛋白水平下降的情况，可考虑预防性补充铁剂。

运动使运动员的骨骼坚实，间接地提高钙需要量。高温训练时，汗钙的丢失增加，使钙的需要量增加。通常训练情况下，钙的需要量为1g/d，大运动训练或汗钙大量丢失时的需要量为1～1.5g/d。运动员磷的需要量与钙的需要量呈适宜的比例，通常食物中都含有磷，故缺乏磷的情况不多。

为提高运动员神经系统灵敏性和加速体内糖的代谢过程，还要增加磷的供给，应增加为通常成年人供给量的1.5～2倍。

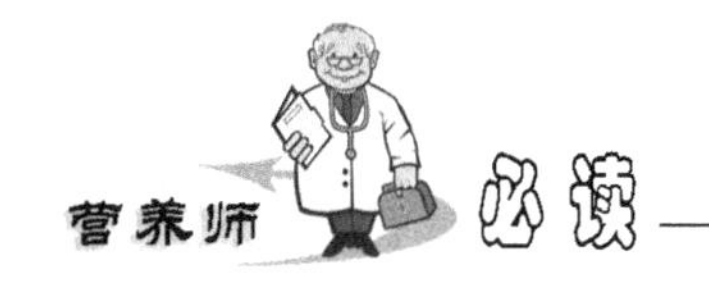

三、各项运动营养需要

运动训练的效果或比赛的成绩与运动员的体力和技巧有密切的关系。体力涉及肌肉的力量、耐久力和爆发力，技巧则取决于神经和肌肉协调性和快速反应。不同运动项目对肌肉力量和技巧要求不同，这些因素与营养状况有密切关系。

对于从事耐久力为主项目的运动员，如马拉松、自行车、长跑、长距离游泳和滑雪等，运动中能量消耗量大，物质代谢特点是有氧氧化为主，但在运动的后阶段，因糖原大量消耗，中枢神经系统疲劳，代谢稳定性再次被破坏。运动员的饮食应当含有丰富的蛋白质和铁，如鸡蛋、绿叶菜、瘦肉等，以保证运动员的血红蛋白和酶处于较高水平，食物中还应当含有适量脂肪以缩小食物体积，减轻胃肠负担，食物中脂肪能量应占总能量的33%～35%。此外，食物中应含丰富磷酸。为促进体内脂肪代谢，应供应含甲硫氨酸丰富食物，如牛奶、奶酪和牛羊肉等，应注意食物中供给充足B族维生素和维生素C等，以促进疲劳的消除。

乒乓球、体操、击剑等运动项目，要求灵敏和技巧，运动时神经系统比较紧张。食物中的总能量虽不太高，但食物中蛋白质、维生素和钙磷等矿物质应充分，蛋白质食物产热占总能量的15%，脂肪为总能量的20%，维生素B_1为4mg/d，维生素C为140mg/d，磷为4g/d。

足球、篮球等项目，对机体在技巧、灵活和力量要求较全面，能量消耗量也较大，营养供给应当全面保证。其他特殊项目如击剑、射击、乒乓球等，在运动中视力活动紧张，应注意供给充足的维生素A，以保证敏锐的视觉。

四、运动员合理饮食

1. *运动员合理饮食要求* 饮食中应供给足够的能量；饮食中应含有运动员所需要的质好量足的各种营养素；供给的饮食要能量高体积小，以免胃肠负担过重；饮食要易于消化和吸收；饮食要合理调配和烹调加工，做到饭菜多样化，感官性状良好，色、香、味、形俱全；加强计划用餐，制订营养食谱，合理分配每天营养素的供给。

2. *赛期饮食* 赛期合理饮食营养有助于运动员发挥训练效果，预防胃痉挛、口渴、酸中毒倾向、代谢紊乱及体温增高等情况，从而提高运动能力，并使赛后的体力获得恢复。相反，赛前饮食不当可造成赛中腹痛、呕吐、能源不足、低血糖及疲劳情况提前发生。

（1）赛前期饮食：运动员在赛前常减少运动量，故饮食中的能量也应当相应减少，否则体重和体脂增加会对比赛不利。避免吃过多的含油脂和蛋白质食物，如肉类、禽类、鱼类、蛋类、花生和黄油等。尽量少吃盐渍食物，以免水分存留在体内，但水分的摄取量不必限制。应尽量少吃含食物纤维多的粗杂粮。在耐力型项目的运动员中，为了使体内有充足的糖原和碱性物储备，可多采用含丰富糖类及容易消化的食物。

（2）比赛当天饮食：应当提供适宜的能量以维持正常的血糖水平和预防饥饿感的发生。饮食时间应安排在绝大部分食物在比赛时已经从胃及上部小肠排空，故建议采取以下措施。

①宜采用中等量高糖类低脂肪食物，可选用烤面包、蛋糕、米饭、果冻、水果、新鲜蔬菜等食物。

②应避免过于辛辣或含浓郁香料的刺激性食物。

③为保证运动员体内有充足水分储备，可在赛前补充500～700ml液体。长时间比赛中，

还可采取少量多次的补液措施，每次补液量可为100～200ml，补液间隔时间为30～60min。

④比赛前饮食应在2～2.5h以前完成，运动后至少45～60min后才可进餐，并应注意在赛前短时间内避免大量进餐。

⑤为增加体内碱储备，赛前数天可多服用蔬菜和水果等碱性食物。

⑥食物内容应适当考虑个人爱好、饮食习惯和心理要求。

⑦当营养情况良好时，通常不需要额外补充维生素。

（3）赛后饮食：赛后饮食除使比赛所消耗能量和糖原储备恢复外，体内关键酶浓度、体液离子平衡及肌肉细胞膜完整性，均应得到迅速恢复。赛后2～3d，食物仍应维持较高能量，增加多糖类、维生素和矿物质，以补足丢失的营养素。

3. 运动员脱水和复水　在体育运动中水是极其重要的营养素。脱水可使运动员产生立即而严重的健康危害，甚至致参赛者的死亡。毫无疑问脱水可使运动能力下降，故水平衡与所有的体育运动有关。

（1）水的作用：水对运动的重要作用表现在对心血管、代谢和热调节系统的直接影响。运动期间，必须将氧和能量物质输送给运动细胞，并带走代谢废物。代谢率提高的另一结果是产热增加，表现为中心体温增加。这些能量，必须得到有效散发，才能保持人体热平衡。正常通过对流、辐射和蒸发散热。在剧烈运动时，当环境温度达到皮肤温度时，蒸发成为调节体温平衡主要或唯一的途径。

运动期水代谢与体内矿物质平衡密不可分。细胞内外水转移也伴有钠、钾、镁和氯离子交换。汗液丢失也是电解质丢失的途径。水和电解质平衡障碍不仅是在比赛中会发生，即使在训练期间也应给予足够的注意。

（2）复水策略

①液体成分：简单糖类，如葡萄糖、蔗糖、果糖等浓度如超过25g/L，可明显阻止胃排空，从而阻碍复水作用。如果补充重点不是水，便可以使用比较高浓度的糖溶液，以便在长时间内提供体内的能量。因为液体应维持低渗透压，故要求食盐浓度在20g/L（10～30mmol/L）或以下。

②液体容积：虽然大量摄入液体可以增加排空率，但会致胃部不适。比较合适的方法是每10～15min饮用150～250ml液体。

③液体温度：6～12℃的冷水比温水在胃内排空更快，并能降低体温。

④饮水供应：建议在赛前10～15min饮用400～500ml液体，这样并不能满足比赛时对饮料的需要。脱水后迅速补充液体能促进多尿，在赛前40～80min的高水合作用，也会产生同样结果。

⑤补充电解质：并不要求使用任何高渗液体，包括使用盐片，因为会使液体转移到肠内。同样，补钾不当也可能有危险。

五、饮食注意事项

（一）比赛前期饮食

1. 适当调整赛前期饮食量　运动员在赛前期运动量，属调整阶段，能量消耗量减少。这样，当运动量减少时，食量不随之减少甚至增加，就会使体内能量过剩，转变为脂肪，体重就会增加，对比赛不利，故运动员在赛前应掌握食量，根据体重的变化来调整，采用使体重保持在适宜水平的食量。

2. 赛前食物的选择　应多用高糖类，以淀粉类糖类为主，低脂肪、含矿物质和维生素丰富的食物，这些食物既容易消化，又可提高身体里糖原的储备，从而增加耐力。有不少人有错误认识，认为赛前加强营养是多吃鸡、鸭、鱼、肉，实际上高脂肪和高蛋白食物难以消化，在体内代谢后产生较多的酸性物，体内酸性物过多，不能及时调节，就容易致疲劳，赛前加强营养应多增加水果、蔬菜、面包、饼干类及容易消化的蛋白质如牛奶、鸡蛋及鱼等食物。

3. 及时补充维生素　运动员饮食中常有充足量水果和蔬菜时，通常不必额外补充维生素。只有维生素缺乏或不足时，才需要纠正缺乏或补充不足；在重大比赛情况下，有时可考虑预防性补充，在赛前1次大剂量服用，即可发挥生理作用，而维生素A或B族维生素须在体内经过磷酸化等转变后才起作用，要在10d前即开始补充。维生素预防性补充的量不宜过多。运动员在比赛期的需要量：维生素C 200mg，维生素B115mg，维生素B_2 2.5mg，维生素A 2000μg。

4. 赛前饮水量　运动员在耐力项目比赛中，很容易发生脱水，脱水时首先使血液的水浆容量减少，心脏血管系统的负担加重，还会发生影响身体散热而使体温增加等不利比赛的情况。国外有资料报道脱水可使人体运动能力下降20%～30%。预防脱水对比赛的不良影响，赛前1d应摄入水量约2500ml，以保证体内有充分水进行水化作用；在高气温条件下比赛时，赛前2h饮水500ml。临赛前几分钟还可少量喝水300～500ml。赛前还应避免高温蒸气浴或喝酒，无论是白酒、啤酒还是葡萄酒都是脱水剂，因为酒能抑制醛固酮分泌释放，使排水增加而加重脱水。

5. 赛前喝咖啡或浓茶　咖啡中的咖啡因及茶中茶碱均有一定兴奋的作用。国外有报道在赛前使用少量（250～300mg），以提高运动耐力；因咖啡因促进脂肪利用。国内运动员也有喝浓茶提高赛时兴奋性，应注意事先经过试验，掌握个体特点，使用适宜的量。

6. 赛前补糖　有些耐力项目比赛前补糖、有助于节约肌糖原、预防低血糖、改善耐力，但运动时间少于40 min者，在赛前补糖意义不大。赛前补糖时间宜安排在2h前或运动前几分钟，应避免在赛前30～90min补糖，预防此时间补糖致胰岛素反应，出现比赛中一时性低血糖。补糖量不宜过多，大致可为每1小时50g糖或每千克体重1g左右，有条件时采用混合糖，即单糖、双糖及多糖等混合，或低渗透压低聚糖更好。

（二）平时饮食

1. 遵循合理饮食制度　运动员的食物要多样化；要兼顾成酸性和成碱性食物合理搭配，制订运动员营养食谱；在通常情况采用药物制剂补充营养，必要时需注意剂量及不良反应问题，应尽可能使用天然食物进行补充；运动员进餐时间必须与运动相适应；在大运动量训练后，至少应休息45min以上方可进餐，马上进餐，会影响消化，进餐后至少要2.5h再进行剧烈运动。运动员的饮食应符合训练期、比赛期和恢复期的饮食要求。

训练期和恢复期的饮食相类似，从能量角度来讲，糖类占总能量的55%为最佳，蛋白质最佳比例为占总能量的15%，脂肪为30%。

应指出，比赛前后运动员必须大量饮水作为细胞的补液，要获得良好成绩，补充水分很重要。在食物中至少50%是水。维生素和矿物质补充要平衡，特别是钙、镁、铁等元素的补充，牛奶、乳酪、酸牛奶等乳制品钙含量较丰富。比赛后恢复期，饮食总原则应摄入适量能量食物，补充蛋白质、脂肪和糖类食物，为下次比赛作能源储存。

2. 养成良好饮食习惯　忌挑食、偏食与零食，剧烈运动后不宜大量喝水，不要迷信补品，

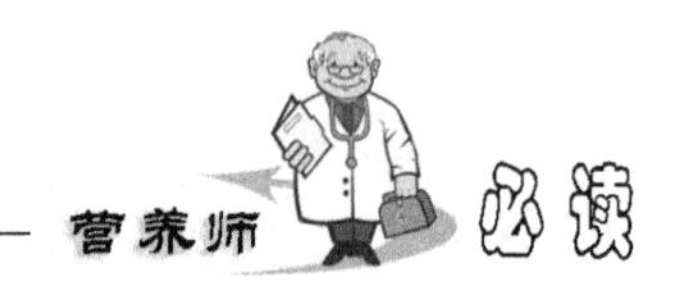

运动员忌吸烟和饮酒。

六、减体重期饮食营养

合理安排运动员快速减重饮食，对保证运动员健康和运动能力起到良好的作用。有些运动项目，如举重、拳击和摔跤等，均按不同体重级别进行比赛。另有些项目，如体操、跳水等，为完成高难度的动作和保持体形优美的需要，常采取控制或减经体重的措施。目前，国内外运动员控制或减轻体重主要方法是控制饮食和饮水、赛前短期饥饿及脱水，包括高温出汗和服用利尿药。这些措施通常都可以达到减轻体重的目的，但对健康不利，甚至影响运动的功能和运动能力。尤其对生长发育期的青少年影响更大，故减体重主要目的是减少脂肪和多余水分。

1. 循序渐进　运动员在减体重期间能量摄入，通常每天不少于9.36MJ（2000 kcal）。减体重安全和适宜速度是每周减轻1kg，约每天减少4.18MJ（1000kcal）能量食物摄取量。反之，每增加1kg体重，则应在正常饮食基础上，每天增加4.18MJ（1000kcal）能量。运动员每天饮食能量至少应达到安全水平最小量，即5.04MJ（1200kcal）以上。采用能量短缺措施减轻体重，能量亏损应不大于4.18MJ（1000kcal）/d。

通常在赛前减轻体重时，重量不应超过体重5%。根据比赛或训练需要，有计划地逐步减体重，可分为3个阶段进行。通常在1～1.5个月完成。第1阶段为少量减体重期，或准备适应期，食物供给量为需要量的80%左右。第2阶段为主要减体重期，食物摄入为需要能量的60%。第3阶段为减体重巩固期，食物摄取同第1阶段。

2. 高蛋白低糖类　减体重期间饮食在低能量前提下，应含有丰富蛋白质、矿物质和维生素，适量脂肪，低糖类。蛋白质占总能量的18%～20%，其中优质蛋白质占33%以上，脂肪为总能量的35%左右，糖类为40%～45%。

3. 保证食物体积　饮食成分应有充足蛋白质、适量糖、丰富的矿物质和维生素的平衡营养。应适当处理饥饿感，减体重期间常有饥饿感，这是正常现象。可用能量供给调整或多餐制解决。大运动量时也可临时加餐，能量在418.4～836.8kJ（100～200kcal），或用多食蔬菜或水果的方法。蛋白质占总能量的15%～20%，糖类为60%左右，脂肪<30%，其中不饱和脂肪酸应占50%。

4. 补充水分　保持体内水分，控制饮食或急性饥饿可致脱水。脱水可能会影响减体重的效果，故应保证水分供给。为防止有口渴感，可使用含维生素、矿物质和枸橼酸的饮料。减体重期不宜限制水分摄取量，也不宜采用利尿药，因为服用利尿药会造成水和电解质代谢紊乱。

5. 补充矿物质和维生素　减体重以前和减体重期间，体内应有充足的矿物质和维生素储备。减体重前10d左右即可补充多种维生素和矿物质。

6. 设立减体重的底线　当体脂含量在5%以下时，不宜再减体重。

七、运动员合理饮食制度

饮食制度包括进食时间和食物分配。良好饮食制度有利于食物消化吸收，并有利于预防消化系统疾病，从而促进机体功能提高。定时定餐、饮食有节，不喝酒与不吃刺激性食物，这对运动员十分重要。

1. 合理安排进食时间　进食时间必须与运动训练或比赛的时间相适应，运动后，应充分休息后才能进食，而进食后，也需要充分休息才允许运动。剧烈运动时，食物在胃内不但妨碍工作能力的发挥，影响训练效果，还可致腹痛、呕吐。运动时，体内血液分布比较集中于运动器官，胃肠处于一时性缺血和抑制状态，消化功能较弱，此时进食就不能很好地消化，故通常认为运动结束后，至少应当休息30min以上再进食，大运动量后应休息45min以上，才能使心肺活动基本上恢复稳定状态，并使胃肠在适当休息后进食。尤其在训练或比赛结束后进食前不宜大量饮水，饮水过多稀释胃液，影响食欲及消化能力，久而久之会形成慢性胃部疾病。

剧烈运动，如赛跑或马拉松赛跑应安排在饭后2.5h进行，至少在饭后2h以上。因为进餐后，胃肠充盈，横膈上顶，使呼吸一定程度上受影响，而且食物消化过程，需要使血液集中于胃肠，故进食后立即运动不利于消化。经常不注意科学地安排进食和运动时间，往往易造成慢性胃肠病。

有些运动员因饮食与运动时间间隔过短，餐后1～1.5h即参加剧烈运动，结果运动中出现腹痛、腹胀，甚至呕吐等情况；但饭后到运动开始间隔时间过长也不利，因能量消耗及空腹感将促进疲劳发生，甚至可出现低血糖，故通常情况下，饮食后到训练或比赛开始的间隔，不应当超过3.5h，应注意早晨空腹状态，如进行过于剧烈运动，时间太长，可使胃黏膜产生机械性摩擦而导致胃出血，因饥饿使大量胆汁反流入胃，使胃酸分泌增加，致胃黏膜自身消化而产生胃溃疡。

2. 饮食质量分配　如果训练安排在上午，则早餐应具有较高能量，但不可使胃肠负担过重，早餐食物应含有丰富的糖类、磷、维生素和蛋白质，少含食物纤维及不易消化的肥肉或脂肪。通常原则是晚餐能量应较低，占每天总能量的25%～30%，晚餐食物应当易于消化，而且不含强刺激性成分，以免影响睡眠。故不太易消化吸收的食物常放在午餐。

如训练在下午进行，则午餐量不应过多，难消化吸收食物可移到晚餐，部分脂肪含量较高食物，也可放在早餐中，每天食物能量分配可参考表15-2。

表15-2　每天各餐能量分配（%）

训练或比赛时间	早餐	午餐	晚餐	夜餐
上午	30～35	35～40	25～30	–
下午	35～40	30～35	25～30	–
晚上	30～35	35～40	15～20	5～10

运动员饮食营养很重要，是当代体育运动竞技学研究的重要课题之一。科学制订运动饮食计划，除应遵循上述平衡饮食原则外，还应注意各种运动的营养素代谢特点。

第七节　放射性工作人员营养

放射性物质或放射线作用于机体，可以致体内各种营养素代谢紊乱，如能量、蛋白质和脂肪代谢等。对机体还可造成系列病理生理变化，同时营养素代谢紊乱还可使放射病更加恶化。给予合理营养饮食，可以减少放射损伤。

一、辐射对营养素代谢影响

1. 能量代谢变化　机体代谢率高低与其辐射敏感性有关，一般规律是放射损伤愈重，则代谢率愈高，反之则较轻。

2. 蛋白质代谢的变化　当机体受电离辐射作用后，主要是蛋白质分解代谢增强，合成代谢障碍。出现氮代谢负平衡，尿中肌酸排出量增加，血清总蛋白量很少发生变化，但在急性放射损伤后，血清蛋白组成发生改变，清蛋白减少及球蛋白增加，以致清蛋白与球蛋白的比值下降。

3. 脂肪代谢变化　电离辐射产生的自由基可能引发脂质过氧化，照射后生物体内自由基的生成与清除失去平衡，所造成的自由基浓度增高也会使脂质过氧化，高峰常在第3～5天。在接受大剂量照射后，出现高脂血症，总脂含量中以中性脂肪增加最多，其次是磷脂与胆固醇，故血脂升高的程度可作为判断放射损伤预后的指标。

4. 糖类变化　大剂量射线照射后糖原异生作用增强、糖酵解作用减弱，表明组织对糖利用能力下降。

5. 对维生素代谢影响　电离辐射对维生素代谢有一定影响。机体受照射后，组织利用维生素B_1量增加，全身照射后，体内组织与血液维生素C也会减少，说明照射后机体维生素C消耗增加。在照射后初期食欲缺乏，消化吸收能力可能受到影响，维生素A与胡萝卜素的吸收下降。肝维生素A含量减少。单独缺乏一种维生素常使机体对辐射敏感性增高，多种维生素缺乏对辐射耐受性下降。

6. 对水盐代谢影响　电离辐射的全身反应涉及矿物质代谢，从而会影响矿物质的生理作用。因放射损伤时伴有呕吐和腹泻，而使水盐代谢发生紊乱。

二、营养对辐射的防护作用

1. 蛋白质对放射损伤作用　蛋白质为生命有机体的基本物质，当机体受到放射线损伤时，蛋白质分子分解、断裂，代谢受到明显障碍，机体蛋白质合成也遭到破坏。多数学者认为高蛋白饮食对防治放射损伤有一定效果，可增强机体对射线的耐受性，使动物体重增加，降低白细胞减少率。某些氨基酸对放射损伤有良好作用，如胱氨酸可降低大鼠放射损伤的程度；甲硫氨酸可使核酸代谢障碍减轻，并使血红蛋白、红细胞及白细胞不至于过分地减少。

照射后蛋白质的分解代谢增强，因此增加蛋白质供给量可以减轻放射损伤，促进恢复。实验用酪蛋白、脱脂大豆、脱脂大豆加玉米粉饲料喂养大鼠，1次照射后死亡率以脱脂大豆加玉米粉组最高为70%，酪蛋白组次之为50%，脱脂大豆组最低为30%。在这3种蛋白质中，脱脂大豆防护损伤的效果最好。饲料中蛋白质含量为12%～18%对防护放射损伤的效果较好。半胱氨酸、甲硫氨酸等对防护损伤也有某些效果。

2. 脂肪对放射损伤作用　在放射线照射下，机体脂肪代谢有一定变化，各器官脂肪含量有所改变，储存脂肪被利用而作为内源性营养素。血液中脂类、胆固醇、磷脂增高。照射后血浆脂肪增加，对于估计放射损伤程度及判断预后有一定意义。

饮食脂肪所占比例不宜过高，同时必需脂肪酸应适当增加，对放射损伤防护有利。油酸、橄榄油和花生油有防护放射损伤效果，不饱和脂肪酸对放射线有一定防治作用。但并不是脂肪越多越好，高脂肪饮食对放射损伤的影响相反，可发生肝功能障碍，并使动脉硬化患病率增高，故饮食脂肪要适量。

3. 糖类对放射损伤作用　放射损伤时，因糖原生成及储存功能均受到破坏，而且胰岛素活性下降，所以应补充葡萄糖及胰岛素。葡萄糖比蔗糖、淀粉、糊精的防护效果好，而果糖的防护效果更好，可使放射损伤时肝中毒减轻；果糖与叶酸和维生素B_{12}合用时，可使照射机体的红细胞增加。动物摄取果糖后进行照射，其肝糖原含量比摄取葡萄糖高，酶活性紊乱程度减轻。

4. 维生素对放射防护作用　维生素对放射损伤防护效果有一定作用。脂溶性维生素A、维生素K、维生素E，水溶性维生素B_1、维生素B_2、维生素B_6、维生素B_{12}、维生素C和叶酸等。

照射后机体组织和血浆中的维生素C含量降低，故接触放射线作业的人员应适量补充维生素C，接受放射治疗患者也可以服用维生素C，以抵抗放射性损伤对机体的危害。

维生素PP能降低毛细血管通透性和脆性。有加强维生素C的作用并能促进维生素在体内的蓄积。维生素PP是氢的传递体，参与体内氧化还原作用，对心血管系统有良好作用，还能防止白细胞减少症的发展，故要多食用含有维生素PP活性物质的柠檬素、橘皮苷、芸香苷等，以抵御放射线的作用。机体经射线照射后，常有维生素B_1缺乏。

维生素B_{12}为造血因子，可以增加叶酸的利用率，促使核酸和蛋白质生物合成。大部分资料证明，放射治疗后血清中维生素B_{12}含量无明显变化，慢性放射病中也未见维生素B_{12}缺乏。对放射治疗有并发症的患者，在照射前后或疗程中注射维生素B_{12}并未显示良好作用，尽管维生素B_{12}对放射损伤并不具有相应的防护作用，但维生素B_{12}是抗贫血因子，故在照射时，仍应适当使用。

叶酸对嘌呤和嘧啶合成有重要作用，故放射损伤治疗中，应给予适量叶酸。

5. 食物防治放射损伤　动物性食物有奶类、蛋类、猪肝、干酪与酸奶等，植物性食物有卷心菜、蜂蜜、杏仁等，这些食物对放射损伤有防治作用。

三、接触放射人员营养保障

1. 提供适宜营养素供给量　营养素供给不足或缺乏可提高人体对辐射的敏感性，影响对放射损伤的防治效果。我国提出从事放射性工作人员营养素供给量，每天能量为11.72～12.55MJ（2800～3000kcal），其中糖类占总能量的60%～70%；脂肪占20%～25%；蛋白质为80～100g/d。

2. 供给有较好防护效果食物　除主食外，可多选用蛋类、乳类、猪肝、瘦肉、大豆及豆制品、卷心菜、胡萝卜、海带、紫菜、柑橘及茶叶等食物。

3. 用保护性饮食　从事放射性工作人员食用保护性饮食，应在早餐或午餐时供给，这种饮食由主食、肉类、鱼类、猪肝、鸡蛋、牛奶、发酵牛奶、凝乳、卷心菜、土豆、番茄、新鲜水果及动、植物油组成。

四、放射损伤营养治疗

对放射病尚无特效疗法，通常采取综合治疗措施，营养治疗常为不可缺少的部分。放射病的营养治疗原则为，预防并治疗营养不良或缺乏症，并适当增加营养供给量，促进机体康复。

采用蔗糖、糊精、玉米淀粉、葡萄糖、果糖进行治疗，结果是葡萄糖、果糖效果最好，果糖

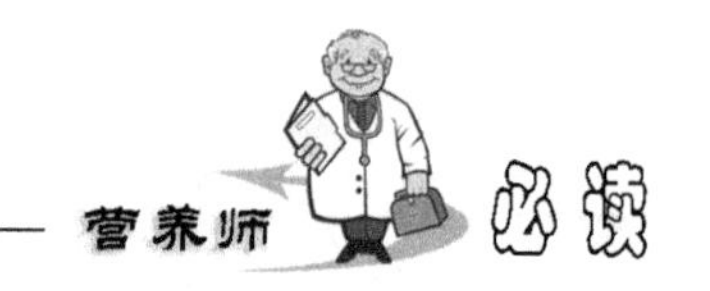

比葡萄糖更佳。多种维生素加抗生素治疗辐射损伤也有较好效果。对于慢性辐射损伤的营养治疗，以充足蛋白质-高能量饮食效果较好，放射病患者应给予营养丰富，易消化吸收的食物。为保护和有利于机体恢复，应多供给各种维生素。

第八节　矿工营养

矿工是指在矿山井下从事矿产开采的作业人员。各种矿产开采包括凿岩、爆破、坑道掘进、支柱、矿物采掘、装载及运输等环节和过程。工人经常接触到各种对机体健康有害的理化因素，如噪声、振动、高温、高湿、生产性粉尘、放射性物质、有害气体等。矿工中较普遍地存在某些职业性常见病和多发病，如腰腿痛、慢性胃炎、自主神经紊乱、感冒、气管炎、肺尘埃沉着症及结核等。另外，有些有害金属矿中，因长期接触，还可导致各种慢性中毒、皮肤病、肺癌等。

一、职业危害及其对机体影响

矿工作业环境主要有噪声、振动、高温、高湿、粉尘及有害气体等。这些有害因素主要是在长期接触中，通过皮肤黏膜、呼吸系统或神经系统等作用于人体，在一定条件下和达到一定程度时，可使机体受到损害。

1. 振动和噪声

（1）振动和噪声对机体的损害：振动主要是肌肉和骨组织受到影响，出现肌无力、萎缩，骨皮质增生，或呈现脱钙、骨质疏松、关节变形，尿肌酸排出增多。噪声主要危害听觉系统，如听力下降，严重者可发展为噪声性耳聋。

（2）振动和噪声对蛋白质代谢影响：振动使机体蛋白质分解代谢增强，出现氮的负平衡。接触噪声的工人，饮食补充氨基酸特别是谷氨酸对人体有保护作用。振动频率和振幅愈大，维生素代谢紊乱程度愈严重。在饮食中增加维生素供给和补充，可减少振动和噪声对机体损害，维持正常生理功能，有一定防护作用。

经常接受振动作业的工人，除血浆清蛋白降低和球蛋白增高外，可有血钾、磷降低和血钙升高现象。钙平衡及其调节障碍为局部振动病发病的重要环节。

2. 生产性粉尘　在工矿企业的生产时，常有各种粉尘产生，称为生产性粉尘。粉尘种类主要有硅尘、石棉尘、煤尘、各种金属矿尘及混合粉尘等。粉尘为影响矿工健康重要职业危害因素。

长期吸入某些粉尘可致以肺部病变为主的全身性疾病，称为肺尘埃沉着症，以前也成为尘肺。如长期吸入含大量游离二氧化硅粉尘，可以发生硅沉着病，是肺尘埃沉着症中发展得较快，病情最为严重的一种。煤矿工人因在不同工序和工种作业，接触粉尘性质和程度有所不同，所发生肺尘埃沉着症患病情况也有不同。通常可分为三种即硅沉着病、煤肺、煤矽肺。

（1）粉尘对人体健康的危害：各种粉尘中以矽尘危害最为严重。

（2）接触粉尘工人营养保健：蛋白质对提高机体免疫功能和抵抗力有重要作用。在硅沉着病患者饮食补充酪蛋白水解物有较好效果。饮食中供给丰富优质蛋白，可改善蛋白质的代谢，如蛋白质供给不足，可使病情发展加速。谷氨酸、甲硫氨酸能可以抑制矽肺进展。维生素对接触粉尘工人有营养保护作用，维生素A及维生素C作用更重要。维生素A也可影响体液免疫与细胞免疫，并具有稳定生物膜的作用。故提高饮食供给量，以增强上呼吸系统防御功能，稳定生物膜，防止和减少粉尘侵入及其对机体的危害。

（3）湿热环境对营养素代谢影响：人体散热主要方式有辐射、传导、对流及蒸发4种，但矿工主要以蒸发散热，出汗丢失大量水分和电解质，其中钠、钾最重要。在高温高湿时，随汗排出的还有各种维生素，主要是水溶性维生素、氨基酸及含氮物质。

二、矿工合理营养与饮食

1. 能量供给量要高　我国矿工通常劳动强度大，作业持续时间长，并且所接触的职业危害中大多数可使机体代谢增强，故能量供给量要高，每天能量供应量为16.7～18.8MJ（4000～4500kcal）较适宜。

2. 增加蛋白质、脂肪及糖类　矿工除了劳动强度大、蛋白质分解代谢增强外，蛋白质和个别氨基酸有提高机体免疫和抵抗力作用。蛋白质需要量要增加，每天应为120～150g，占摄入能量的12%～15%，其中动物性及大豆蛋白占总蛋白质的33%～50%；脂肪占总能量20%～25%，糖类为60%～70%较为合理。

3. 维生素　矿工井下作业，劳动强度大，紧张、出汗多，维生素B_1、维生素B_2和维生素C排出量增多，井下劳动、日照时间少，光线比较暗，需要暗视力强，对维生素A、维生素D需要量均增加，故建议每天供给量为维生素A 1000～1500μg，维生素D 10μg，维生素B_1 3～5mg，维生素B_2 3～5mg，维生素C 150～200mg。

4. 水及电解质　矿工较突出的问题主要是高温作业时，随着大量出汗致钠、钾、钙、镁等无机元素和水分的丢失。在补充水和电解质的同时，应增加含多种电解质饮料，有利于提高机体耐力，预防水、电解质平衡失调。

第九节　职业接触有毒害物质人员营养

一、概　　述

职业接触有毒害化学物质种类繁多，包括重金属铅、汞、镉等，卤烃类四氯化碳、三氯甲烷、氯化氢等，芳香类苯、苯胺、硝基苯等，有机磷及有机氯等杀虫剂及矽尘、煤尘、棉尘等。这些化合物进入人体后，干扰、破坏机体正常生理和营养素代谢，或损害特定靶组织、靶器官，危害人体健康。毒物在体内生物转化主要包括2相，第1相通过氧化、还原、水解反应使毒物减毒、解毒或活化增毒。第2相是结合反应使毒物分子结构改变，以达到减毒灭活。

（一）职业接触特点

很多毒物进入体内后可产生自由基和脂质过氧化，体内清除自由基的物质有维生素E，巯基化合物如半胱氨酸，由谷氨酸、半胱氨酸和甘氨酸组成的谷胱甘肽，硒、辅酶Q、超氧化物歧化酶等，胡萝卜素也有消除自由基的作用。对于金属硫蛋白的生物学作用认为与二价金属解毒、代谢、储存有一定关系。金属硫蛋白主要在肝内合成，存在于血液及肾。

职业接触涉及的有毒、有害化合物的大多数进入机体后在肝经肝微粒体混合功能氧化酶代谢，其中绝大多数代谢减毒后经胆汁或尿排出体外，部分有毒有害化学物质可直接与还原性谷胱甘肽结合而解毒。机体营养状况良好时，可通过对酶活性调节来增加机体解毒能力，提高机体对毒物耐受和抵抗力。

1. 蛋白质营养状况　良好的蛋白质营养状况，既可提高机体对毒物耐受能力，也可调节肝微粒体酶活性至最佳状态，增强机体解毒能力。尤其是含甲硫氨酸充足的优质蛋白质供给，可提高谷胱甘肽还原酶活性，增加机体对铅及其他重金属、卤化物、芳香烃类毒物的解毒作用。

2. 维生素C　维生素C有良好的氧化还原作用，是体内重要的自由基清除剂。可以清除毒物代谢所产生的自由基，保护机体免受大多数毒物造成的氧化损伤。维生素C还可使氧化型谷胱甘肽再生还原成还原型谷胱甘肽，继续发挥对毒物的解毒作用。此外，维生素C可提供羟基，有利于毒物解毒过程羟化反应，对大多数毒物都有解毒作用。

3. 维生素E及其他抗氧化剂　维生素E及其他抗氧化营养素如维生素A、胡萝卜素等，既可直接参与清除自由基反应，也可保护生物膜免受毒物代谢所产生自由基的攻击，维持膜的稳定性。

4. 高脂肪饮食　饮食脂肪供能量高于30%时，脂溶性毒物有机氯、苯及铅、饱和烃类、卤代烃类、芳香烃类等化合物在肠内吸收及体内蓄积增加。但磷脂作为肝内质网生物膜的重要成分，适量补充有助于提高混合功能氧化酶活性，加速生物转化及毒物排出，故在平衡饮食基础上，针对不同毒物，有目的调整营养和饮食，对职业接触人员提高防护功能有极为重要的作用。

（二）营养素与毒物相互影响

蛋白质营养状况良好，既可提高机体对毒物的耐受能力，也可调节肝微粒体酶活性至最佳状态，增强机体解毒能力。尤其是含甲硫氨酸充足的优质蛋白质供给，可提高谷胱甘肽还原酶的活性，增加机体解毒作用。

维生素C具有良好的氧化还原作用，被认为是体内重要的自由基清除剂之一，能清除毒物代谢时所产生的自由基，保护机体免受大多数毒物造成的氧化损伤。维生素E及其他抗氧化营养素，如β-胡萝卜素等可直接参与清除自由基反应，也可保护生物膜免受自由基攻击，维持膜稳定性。高脂肪饮食可使脂溶性毒物在肠内吸收及体内蓄积增加，使用时宜谨慎。

二、铅作业人员营养

铅作业常见于冶金、蓄电池工厂。人体因职业接触铅时，铅可通过呼吸和消化系统进入人体，致神经系统损害和血红蛋白合成障碍。铅在体内主要分布于肝、肾、脾、肺、脑中，以肝内含量最高，神经系统损害重要表现为神经衰弱症。在平衡饮食基础上补充营养，可减少铅在肠内吸收，或增加进入体内铅经肾排出，或提高机体对铅毒耐受，保护和减少铅对神经系统及造血系统损害。

1. 供给充足维生素C　长期接触铅时可致体内维生素C的缺乏。因铅促进维生素C氧化，使其失去生理活性，接触铅作业人员血液和尿液中维生素C含量都降低。维生素C是职业接触铅人员的重要营养素。减少铅中毒作用，包括如下机制。

（1）减少铅在肠内吸收：维生素C可在肠内与铅形成溶解度较低维生素C铅盐，减少铅在肠内吸收。

（2）体内重要氧化还原体系：维生素C氧化型和还原型可作为体内重要氧化还原体系之一，使氧化型谷胱甘肽（GSSG）还原成还原型谷胱甘肽（GSH），而不断发挥对铅的解毒作用。

（3）铅中毒人员补充维生素C，可以治疗铅中毒时大量维生素C消耗所致的维生素C缺乏症。为此，职业接触铅人员应供给维生素C 150～200mg/d；除每天供给500g蔬菜外，至少还应补充维生素C 100mg。

如在与铅接触同时，给予大量维生素C，可以延长中毒症状的出现或使症状减轻，对已有中毒症状的铅作业人员每天补充维生素C 200mg，6个月后铅中毒症状可有所缓解。这可能是因为铅在体内所造成维生素C损失，得到了补充。此外，认为维生素C与铅结合形成溶解度较低维生素C铅盐、降低铅吸收，故可减轻铅在体内毒性。所以对于接触铅作业人员营养应注意补充维生素C，应每天都要有足量补充。

维生素A、维生素B_1、维生素B_2、维生素B_{12}和叶酸可促进血红蛋白合成和红细胞生成，对预防铅中毒都有一定作用。临床应用维生素B_1、维生素B_{12}、维生素B_6作为神经系统营养素，用于铅作业人员的营养补充。

2. 补充含硫氨基酸优质蛋白质　蛋白质营养不良可降低机体排铅能力，增加铅在体内蓄积和机体对铅中毒敏感性。对于接触铅作业人员的蛋白质供应，要供给适量足够的蛋白质，通常以占总能量的14%～15%为宜，并要注意蛋白质的质量，应供给营养价值高的优良蛋白质，其中动物蛋白质宜占总蛋白质的50%，以增加机体排铅能力、减少铅在体内储留和降低机体对铅中毒的敏感性。充足蛋白质，尤其是含硫氨基酸丰富的蛋白质是谷胱甘肽中胱氨酸主要来源，适宜补充有利于发挥谷胱甘肽对铅解毒作用。多摄入甲硫氨酸或胱氨酸可以改善体重减轻等症状，甲硫氨酸和维生素C还有促进红细胞生成作用。

3. 补充保护神经系统和促进血红蛋白合成　鉴于铅对神经系统和造血系统毒性，在铅中毒防治时，要适当补充对铅中毒靶组织和靶器官有保护作用营养素，如维生素B_1、维生素B_{12}及叶酸。充足的维生素B_{12}、叶酸可促进血红蛋白合成和红细胞生成。维生素B_1食物来源主要包括豆类、谷类、瘦肉；叶酸来源于绿叶蔬菜；维生素B_{12}来源主要为动物肝及发酵制品。

4. 适当限制饮食脂肪摄入　饮食中脂肪过多，可以促进铅在小肠中的吸收。脂肪供能量不宜超过25%，以免高脂肪饮食致铅在小肠吸收增加。

5. 成酸性与成碱性食物交替使用　谷类、豆类和含蛋白质较多，成酸性食物摄入有利于骨骼内沉积$Pb_3(PO_4)_2$在血液中形成可溶性Pb_3HPO_4，经尿从体内排出，常用于慢性铅中毒时排铅治疗。而含钙、镁、钾等较多的蔬菜、水果和奶类等成碱性食物，有利于血中Pb_3HPO_4在较高浓度时，形成$Pb_3(PO_4)$进入骨组织，以缓解铅急性毒性。

6. 钙磷比例　营养和饮食对铅中毒预防和治疗影响较大，如饮食中钙磷比例及成酸性食物和成碱性食物。铅在体内的代谢情况与钙相似。当机体体液反应趋向酸性时，如在缺钙、感染、酗酒、饥饿、服用酸性药物等时，铅可形成活性磷酸氢铅主要在血液中出现；反之，体液反应如趋向碱性，则易形成磷酸三铅主要在骨骼中沉积。通常当机体处于急性铅中毒期，主要应该供应多钙少磷或多钙正常磷的成碱性饮食，使铅主要形成磷酸三铅，在骨骼中沉积。沉积在骨骼中的铅是惰性物质，对机体暂时无毒性。当急性铅中毒期后，大量铅沉积在骨骼中，应改用低钙多磷或低钙正常磷成酸性饮食为主，目的是使铅主要形成磷酸氢铅，易于从骨骼中游离，进入血液而排出体外。通常对从事铅作业人员可每天供应1餐少钙多磷饮食作为保健餐,以促进铅由体内排泄,防止在骨骼沉积。但如接触铅人员已经出现明显急性中毒症状,则应以多钙少磷的成碱性饮食为主,使铅暂时在骨骼沉积。待急性中毒症状消失或减轻后,再适当采用少钙多磷的成酸性饮食,使铅陆续排出体外。

7. 食物纤维　食物纤维如果胶可使肠内铅沉淀,减少铅吸收,故可多吃蔬菜和含果胶丰富的水果。

三、苯作业人员营养

苯主要通过呼吸系统进入人体,皮肤接触液态苯也可进入人体,苯在胃肠可完全吸收。其毒性靶器官是神经组织和造血系统。急性苯中毒时,主要对神经系统呈麻醉作用,机制是阻断乙酰胆碱生成。苯及其化合物苯胺、硝基苯均是脂溶性,并可挥发的有机化合物。对苯作业人员进行营养指导和营养治疗,应在推荐平衡饮食基础上,有针对性地补充某些营养素,以预防或减低苯对机体毒性。苯作业人员营养不良,使机体对苯毒性敏感性增加,解毒能力降低,机体代谢失调控,重要器官易损害,容易并发其他疾病。

1. 增加优质蛋白质供给　供给苯作业人员优质蛋白质,既可提高肝微粒体混合功能氧化酶的活性,进而提高机体对苯解毒能力,使苯羟化成酚后与葡萄糖醛酸结合排出体外。此外,优质蛋白质,尤其是含硫氨基酸丰富蛋白质提供足够的胱氨酸,以利于维持体内还原型谷胱甘肽的适宜水平,因部分苯可直接与还原型谷胱甘肽结合而解毒。苯作业人员蛋白质供给,动物性蛋白质应占总蛋白质的50%以上。苯作业人员对蛋白质需求与汞作业人员相似,具体内容可参见汞作业人员部分。

2. 适当限制饮食脂肪供给　苯是神经细胞毒,对脂肪亲和力强,高脂肪摄入可增加苯在体内蓄积,甚至导致排出速度减缓,高脂肪饮食可使体脂增加,而慢性苯中毒者易感性同体内脂肪含量有关。脂肪组织多,苯不易排出体外,故苯作业人员饮食脂肪含量不宜过高,脂肪供给能量不宜超过总能量的25%。

3. 补充维生素C　苯进入体内主要在肝细胞内经混合功能氧化酶进行生物转化,羟化是其解毒重要途径。苯中毒动物尿维生素C降低,摄入大量维生素C后,可以缩短其出血时间和凝血时间。人体负荷试验也表明接触苯人员体内维生素C潴留少。维生素C是重要氧化还原体系之一,也是羟基供体,制约苯代谢羟化过程。苯作业人员血维生素C降低,尿维生素C排出减少。建议苯作业人员每天补充维生素C 150mg。

4. 补充促进造血有关营养素　鉴于苯对造血系统毒性,防治苯中毒时,适当补充铁、维生素B_{12}及叶酸,以促进血红蛋白合成和红细胞生成。对苯毒性致出血倾向者,除补充维生素C外,还应补充维生素K。

为防止贫血,应增加铁供给。维生素K对治疗苯中毒有一定效果,解毒作用与对苯中毒时氧化还原过程恢复有显著促进作用。B族维生素中,维生素B_6、维生素B_{12}和叶酸有使白细胞回升的功效,应增加这些维生素的供给量。

四、汞作业人员营养

1. 汞对营养代谢影响　汞为原浆毒,在体内与巯基有很强亲和力,能抑制许多酶活性,影响机体代谢过程。汞溶于类脂质,易透过含类脂质细胞膜,作用于内脏和神经系统。另外,汞作业人员如营养不良，可增加对汞毒性敏感性，降低机体解毒能力，代谢调控系统失调，重要器官功能易受到损害，并容易并发其他疾病。

2. 营养与饮食　汞作业人员的保护性饮食，应增加蛋白质的供给，尤其多供给动物性蛋白质，因动物性蛋白质含甲硫氨酸较多，在体内可转变成含巯基的胱氨酸，可以保护含巯基酶免受汞的毒害。饮食中适当限制含类脂质多的食物，如动物肝、肾、脑、肺等。

多供给含维生素C丰富的新鲜蔬菜和水果。每天应另增加维生素C 150mg，对保护口腔黏膜和防治汞中毒性口腔病变有一定效果。B族维生素也要相应地增加供给量，以促进神经系统功能恢复，维生素B_1每天增加4mg。饮食烹调应使食物易于咀嚼，容易消化吸收，感官性状良好，以致食欲，增加营养素的摄入。

五、磷作业人员营养

接触磷的行业主要是从事磷矿开采及从事有机磷农药，如1605、1059、敌敌畏等生产或使用的人员，都可能因接触磷而致中毒。

磷中毒主要表现为肝功能受损害，体内新陈代谢障碍，蛋白质分解加速，尿氮排出量增高，血糖下降，肝脂肪变。因体内磷增高，钙磷正常平衡受到破坏，骨骼发生脱钙，血清钙含量增高，此外，还有神经与心脏血管病变。维生素代谢改变，其中维生素C最容易缺乏，表现为牙龈出血。接触磷作业人员维生素B_1和维生素B_2消耗量同样增加。

磷作业人员饮食应供给富有营养价值较高的蛋白质及丰富的糖类。蛋白质能够使肝微粒体酶活性增加，而某些有机磷化合物则对上述酶起抑制作用；糖类主要改变蛋白质利用率和避免蛋白质作为能量而分解。脂肪含量应较少，以便更好地保护肝。此外，饮食中还要增加新鲜蔬菜和水果，因为维生素C可加速磷在体内氧化过程，同时蔬菜水果为成碱性食物，可以中和磷被氧化形成酸性化合物，有利于维持酸碱平衡。

六、矽尘作业人员营养

与矽尘作业有关行业主要有矿山风钻工、放炮工、支柱工、运输工，耐火材料工业中原料破碎工及过筛工，石英磨粉工，玻璃制造业配料工，铸造业喷砂工及清砂工等。

接触矽尘人员，长时间可以产生肺组织纤维化，严重者可致以肺病变为主的慢性、进行性全身性疾病，称为硅沉着病。蛋白质对预防硅沉着病有一定作用。硅沉着病肺出现早期就有蛋白质代谢障碍，故应尽可能使蛋白质代谢恢复正常。采用高蛋白饮食，并含有足够的甲硫氨酸和色氨酸，使血清蛋白转为正常。若饮食蛋白质供给不足时，可使得硅沉着病发展迅速。维生素C可以抑制硅沉着病病情的进展，维生素PP在用于疗养期的硅沉着病患者治疗中，也取得良好效果。维生素B_1、维生素B_6对硅沉着病防治也有一定的作用，但维生素B_2不但不能改善硅沉着病患者健康状况，还可加重肺部病变。

七、接触农药作业人员营养

现常用的农药为有机磷和有机氯，人在从事农药（尤其是有机磷）的生产、包装、搬运、配药、喷洒和播种等各环节，都可因接触农药而致中毒。

经试验研究，蛋白质对农药毒性有明显影响。蛋白质供给量不足，使大多数农药毒性增加。如动物在蛋白质摄入不足时,氯丹、异狄剂、马拉硫磷毒性增加1倍。饮食脂肪对有机氯杀虫药有明显的抑制作用。哺乳动物、鱼、鸟类对滴滴涕中毒的耐受性肥壮者较瘦小者高,但这种防御机制只是把毒物储存于体内脂肪中,使其不表现毒性作用,并不是解毒,故其最终意义值得考虑。

维生素与农药解毒关系密切,维生素C研究较多。维生素C提高肝解毒功能,影响肝微粒体酶活性。大鼠饲料缺维生素C,可使有机氯农药对该酶诱导作用下降。维生素C缺乏影响毒物分解和排出,使机体组织中农药残留量增加。

第三篇

疾病营养篇

众多的实验研究、流行病学调查和临床观察均证实，营养对疾病的发生、发展、治疗和预后都有着非常密切的关系。营养素摄入过多或不足均会导致营养不良，及时补充营养素即可治疗营养不足所致的营养缺乏病，控制或减少营养素供应可以治疗营养过剩。由其他原因所致的疾病，在治疗时，需要足够的营养，才能有效地完成治疗。营养不足，长期负氮平衡，会使外科患者对麻醉耐受降低，切口经久不愈，烧伤创面无法愈合，免疫功能降低，并发症增多。肾功能不全须限制蛋白质和钠，心血管疾病限制脂肪和胆固醇，肝功能不全需要高支链氨基酸、产氨低的蛋白质，糖尿病控制能量，痛风症应选用低嘌呤饮食，呼吸功能衰竭应提高脂肪比例，晚期肿瘤患者经营养治疗后可以胜任放疗或化疗，提高生活质量。总之，营养治疗是疾病综合治疗的重要组成部分。本篇按系统介绍常见疾病的营养治疗原则和方法。

第16章
Chapter

营养缺乏病营养治疗

正常人体所需营养素摄入过多或不足均会导致营养不良。营养缺乏病是因摄入营养素不足所致各种症状的疾病,故是营养不良的一种表现。而营养素摄入过多时,可致营养过剩,如肥胖症等。近年来,随着营养素检测的方法日臻完善和功能性检查设备的发展,各种亚临床的营养缺乏病已受到重视,能够做到早期诊断、早期治疗。生活水平提高,营养缺乏病已很少发现;但散在的、个别的营养素缺乏还是存在的。北方冬春季和南方夏季,蔬菜供给和储存困难,可发生季节性维生素缺乏。偏僻农村或山区及某些少数民族地区,因缺乏营养知识,不合理的烹调方法和风俗习惯,使营养缺乏病在小范围内流行,如华南某些地区维生素B_1缺乏病和新疆地区癞皮病。营养缺乏病在发展中国家对人民的健康仍然是主要威胁,蛋白质-能量营养不良、维生素A缺乏、地方性甲状腺肿、克汀病等,在某些地区仍然是主要常见病。即使在发达国家,营养调查结果表明缺铁性贫血和其他微量元素缺乏所致疾病较多。有些住院的危重患者,因未能得到及时和足够的营养治疗,发生医源性营养不良,可出现某些营养素缺乏,严重时有临床症状,如微量元素、维生素、必需氨基酸或必需脂肪酸的缺乏等。

第一节 概 述

一、病因分类

营养缺乏病是因人体所摄取的营养素,不足以供给细胞组织维持正常的代谢功能所致;按其发病原因,可分为原发性和继发性2种。

1. *原发性营养缺乏病* 又称饮食性营养缺乏病,是因饮食中某种营养素量不足或质不好所致。一是营养丰富食物供给不够,或计划不周、调配不好,如副食供给困难或蔬菜淡季,容易发生某种维生素缺乏。二是不良饮食习惯,如偏食可减少某些营养素摄取。三是食物加工过于精细,使某些营养素遭破坏,如米面加工过度,使维生素B_1损失90%,维生素B_2、维生素PP和铁损失达70%～85%;烹调方法不合理,易造成某些维生素大量破坏。

2. 继发性营养缺乏病　称为条件性营养缺乏病，因某种原因致营养素摄取、吸收和利用障碍，或各种应激等因素，导致某些营养素需要量增加。一是食物摄取功能障碍，如胃肠疾病、神经精神病、食欲缺乏、食物过敏反应、牙齿脱落和早期妊娠等。二是营养吸收障碍，如胃肠蠕动过剧、手术切除后吸收面积减少、无胃酸和胆汁，尤其是阻塞性黄疸。三是营养素利用障碍，酒精中毒使肝功能异常、糖尿病、甲状腺功能障碍、癌症、放射治疗，或长期服用磺胺类药物等。另外，还有重体力劳动、特殊气候条件和特种作业等。

不论原发性或继发性营养缺乏病，从营养不足到疾病发生，都有个发展的过程，是因为体内储备营养素，可代偿一定的时间。有些营养素储备较多，如维生素A；而有的很少，如维生素B_1等。体内有营养素储备机制，就可以使组织细胞中营养素维持在比较稳定的水平，即动态平衡。但当营养缺乏的状态继续下去，营养素储备耗竭，会逐渐出现组织体液营养素含量降低。当降低达到某种程度，即临界水平时，生化障碍就会表现出来。此时，虽无临床症状，但可看到酶系统的变化及代谢异常。如维生素B_1缺乏时，糖类氧化代谢到丙酮酸即停止，故而血液及组织中丙酮酸堆积，含量明显增高。此后，可能有功能改变，如易于疲倦、睡眠不深、思想不集中、胃肠胀气、心慌气急和其他异常感觉等，但这些症状都是非特异的。特异性的表现如周围性神经炎、心动过速和心电图的改变，继续发展可产生形态学上的损害，可有心界扩大和全身水肿。暗适应功能下降是维生素A缺乏的特异性症状，继之可有结膜干燥、角膜溃疡和毛囊角化等。反之，如某种营养素摄入过多时，特别是脂溶性维生素，也会使机体受损害而发生所谓营养过多症，或营养过剩。

二、临床分类

通常分为5类。一是营养过多，超过机体代谢负荷，机体受损害。二是营养正常，营养素摄入合适，体内营养素储备与需要量相适应，机体组织的功能和形态正常。三是营养不足，营养素摄入不足，体内营养素储备下降，但功能和形态正常。四是隐性营养缺乏病，功能和形态已发生异常的变化，但尚未形成明显的营养缺乏病。五是临床营养缺乏病，功能和形态受损，并发生了明显的某种临床营养缺乏病。

三、临床诊断

可根据临床症状做出诊断，通常某种营养素缺乏时，可有特异性的表现。有关各种营养缺乏病的诊断，详见营养咨询的有关内容。

四、治疗通则

各种营养缺乏病的治疗有其自身的特点，在有关章节将加以述及。以下为营养缺乏病饮食治疗的通常原则。

1. 针对病因　营养缺乏病的治疗应针对病因，继发性缺乏应注意治疗主要病因，原发性缺乏病要考虑排除影响摄入不足的因素，为补充食物和营养素创造条件。应注意到营养治疗是整体治疗组成部分，与其他治疗措施相辅相成，相互促进和补充。

2. 剂量适宜　营养缺乏病治疗所用剂量要适宜，不用过高治疗剂量或维持量，有毒副作用的营养素更应注意。要因人而异，区别对待。应按临床症状和生化检查结果做决定。

3. *全面考虑* 营养缺乏病治疗时不能只考虑主要缺乏营养素，而应全面地从营养素之间相互关系研究具体治疗方案，使患者恢复到具有合理营养状况的健康水平。如蛋白质-能量营养不良时，补充蛋白质时，应补充能量和维生素，不然蛋白质不能被有效利用。

4. *循序渐进* 营养缺乏病治疗应循序渐进，如不能用高能量高蛋白质饮食治疗重度蛋白质-能量营养不良，因长期营养缺乏后胃肠和其他器官的功能都处于萎缩和抑制状态，不能适应一时的超负荷营养治疗。

5. *充分利用食物* 营养缺乏病治疗应充分利用食物，配制适合疾病特点的各种治疗饮食。当患者摄食困难或神志不清，才考虑用匀浆饮食或要素饮食；只有在经肠营养不能满足机体代谢需要时，才考虑静脉高营养。一旦病情好转，应及早恢复正常饮食。

6. *持之以恒* 营养缺乏病的治疗通常须坚持一段时间。因见效缓慢，效果应以患者营养状况全面恢复，临床与亚临床症状消失，抵抗力增强等客观指标为依据。

第二节 蛋白质-能量营养不良营养治疗

蛋白质-能量营养不良根据发病原因，可分为原发性和继发性2种。前者多因食物蛋白质和能量摄入不足而发生。

一、病因病理

食物供给不足，多发生在灾荒年或战争时期。食物摄取不足，多为禁食、偏食及素食所致。妊娠、授乳、儿童生长发育等情况下，需要量增加。婴幼儿因乳汁不足或断乳后饮食供给不合理，或并发其他传染病而诱发（图16-1）。后者多与其他疾病并发，主要有食欲下降、吸收不良、分解代谢亢进、消耗增加、合成代谢障碍，大量流血、渗出等使蛋白质和能量不能满足机体需要。临床常见合并症有癌症、贫血、肾病、失血、发热、心功能不全、慢性胃肠炎、结核、肝硬化、腹水、中毒性甲状腺肿、糖尿病、寄生虫病、神经病及外科术后等。

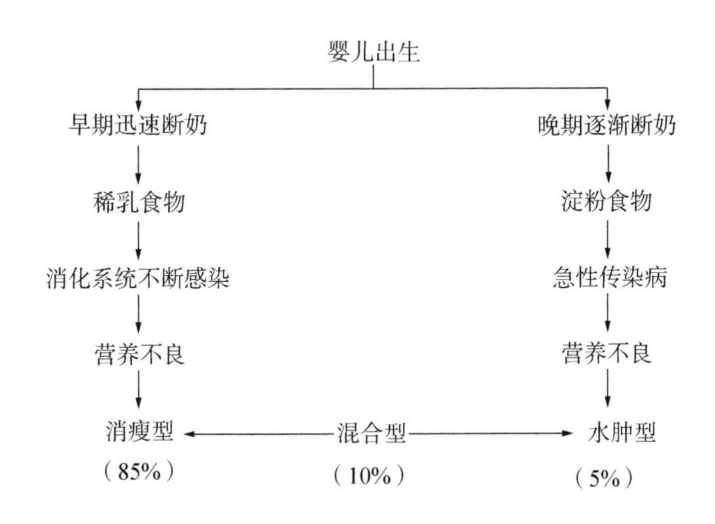

图16-1 蛋白质-能量营养不良发生示意图

肌肉蛋白减少，脑组织及心脏减轻。血浆蛋白下降在水肿型尤为明显，蛋白合成及分解速率均减慢。严重病例血浆氨基酸浓度可下降50%。水肿型大部分必需氨基酸下降，支链氨基酸和苏氨酸下降尤为显著。严重消瘦型者空腹血糖浓度比水肿型要低。肝糖原在水肿型增加，糖异生作用增强。脂肪代谢失常，水肿型肝脂肪浸润严重。消瘦者血脂增高，水肿者降低。足够能量供给是疾病恢复的关键因素，高能量和适量蛋白质饮食可使体重迅速恢复，为加快体重增长，要增加能量摄取，可在饮食中增加植物油和餐次，每天5～7餐。在消瘦型和水肿型均有液体潴留，血浆清蛋白降低是致水肿的重要原因。体内钾含量下降、血钠增加。在食物摄取不足时，胃肠吸收功能稍有障碍则可致营养不良。限制蛋白质或能量摄取，肠黏膜细胞功能下降，严重时脂肪、脂溶性维生素、糖类和氨基酸吸收不良。发生肠炎时，营养不良程度加重。外周血流量减少，X线检查心脏缩小、心电图无特异性改变，严重者肾小球过滤和肾血流量减少，肾功能降低或障碍。

二、临床症状

蛋白质-能量营养不良临床表现及体内成分改变，常因蛋白质和能量营养不良的程度、时间、生活环境、患者本身特点及产生原因而异。临床上分为水肿型、消瘦型和混合型3型。消瘦型因能量严重不足所致，消瘦为其特征。脱水、酸中毒及电解质紊乱常是致死原因。尸检可见周身组织器官萎缩，未见水肿和脂肪肝发生。水肿型多为急性严重蛋白质缺乏，周身水肿为特征。支气管炎合并肺水肿、败血症、胃肠炎及电解质紊乱等为死亡常见原因。成人严重蛋白质缺乏时，有明显的水肿，内脏和肌肉萎缩，严重脂肪肝、骨红髓减少等。单纯性蛋白质或能量营养不良极少见，多为同时缺乏，表现为混合型蛋白质-能量营养不良。

三、临床诊断

急性严重病例临床症状明显，根据症状、体征和病史通常可做出初步诊断。慢性轻度病例临床症状多不明显，故常需综合方法进行诊断。食物摄取不足是蛋白质-能量营养不良发生的主要原因。可用回顾法了解患者发病和饮食的关系对诊断有重要价值。症状因消瘦型或水肿型有所不同，典型病例较容易诊断。人体测量在蛋白质-能量营养不良者有体重减轻，轻度营养不良为理想体重75%～90%，中度60%～75%，重度60%以下。身长/体重比值下降，在急性发病者体内脂肪和肌肉组织减少。而长期慢性者体重和身长都受影响，水肿型体重下降不明显。身长增长速率减慢，皮褶厚度变薄，在消瘦型尤为显著。因蛋白质缺乏影响生长发育，皮下脂肪转变为能量供给机体需要。皮褶厚度和上臂围常用来评价蛋白质-能量营养不良时体内蛋白质和脂肪储备情况。总蛋白变化不明显，清蛋白低于25g/L可有病理改变。运铁蛋白降低可作为营养不良指征。水肿型血清必需氨基酸含量下降，消瘦型变化不大。蛋白质摄取减少时，氨基酸比值升高。摄取低蛋白饮食尿素及羟脯氨酸排出均减少，体重下降且消瘦，尿中3-甲基组氨酸排出降低。此病是复杂的临床综合征，尚无简单可靠的方法对各种类型，特别是亚临床类型做出诊断。通常是根据主要临床症状和人体测量参数进行综合评价，儿童可用身长发育指数。患者病情较重，为减少死亡，加速恢复，可根据病情分为急救期和恢复期进行救治。

四、营养治疗

急救期治疗首先处理感染、电解质紊乱和心力衰竭，这些是致死亡的主要原因。及时用广谱抗生素抗感染，纠正水和电解质紊乱，补充液体以维持尿正常排出，调整和维持体内电解质的平衡和正常渗透压，预防或纠正酸中毒。水肿型有心力衰竭发生，治疗时可用利尿药、给氧及支持疗法。儿童对毛地黄类药物敏感，最好不用。恢复期治疗应供给营养素完全的混合食物，以满足机体恢复的需要。蛋白质和能量要维持到急救后期的较高水平，体内蛋白质和能量恢复约需1周时间，主要取决于体内缺乏程度和治疗方法。

五、治疗原则

蛋白质和能量摄入量应高于正常。补液在伴有发热、脱水时尤为重要。矿物质补充应为低钠、足量钾和镁及适量铁。增加维生素A和维生素C的供给量。饮食供给从小量开始，随着生理功能适应和恢复，逐渐增加，以少量多餐为宜。根据患者年龄及病情，可用流质、半流质或软食等方式，最好经肠供给，也可用PN。

六、营养需要

1. *能量和蛋白质*　儿童初期每天蛋白质可按1.0g/kg体重，能量按100kJ（23.9kcal）/kg体重，之后蛋白质可逐渐增加。为减少食物体积，20%～40%能量用含多不饱和脂肪酸植物油。水肿型多给予蛋白质，而消瘦型多摄入能量有利于恢复。成人蛋白开始时按0.6g/kg体重，后渐增加到3～4g，能量可由210kJ（50.2kcal）/kg体重增加到336～420kJ（80.3～100.4kcal）/kg体重。食物以牛奶、蛋类、鱼类为宜。较大儿童和成人根据病情可适当增加大豆蛋白；必要时用要素饮食或肠外氨基酸液补充营养。

2. *维生素*　开始即补充维生素A、维生素D、维生素B_1、维生素B_2、维生素C、维生素E、维生素B_{12}和维生素PP等，以补充体内的不足。如有维生素缺乏症应给予较大剂量治疗。

3. *水和矿物质*　液体可经饮食补给，可按每567kJ（135kcal）含水在100ml内补给，必要时可输入血浆或其他液体。每天补钾按15.6～19.5mg/kg体重，钠少量供给按80.45mg/kg体重，以防治心力衰竭。镁和铁分别按常规量4.86～7.29mg/kg体重和16～32mg/d供给。

4. *对症处理*　合并低血糖时应静脉注射高渗葡萄糖，也可早期即给含葡萄糖饮食，以少量多餐为好。有贫血的患者应口服铁剂和维生素C，严重者可以输血。治疗后大多能恢复功能，全身状况好转，食欲恢复、体重增加、水肿消退、肝缩小等。通常经6～8周治疗，体重-身长比值可接近理想标准。出院后定期随访，指导饮食，继续观察恢复情况。

七、营养预防

绝大部分病例经治疗可以获得痊愈，无后遗症。智力发育是否受影响，尚难肯定。少数严重病例，有15%～20%可因抢救无效而死亡。死亡率儿童高于成人，男性高于女性；水肿型在入院后常因病情继续恶化而死亡。继发性患者预后受原发病影响，一旦病因消除，预后良好。预防主要是供给合理的营养及注意卫生和早期治疗。营养供给合理，保证身体需要是预防各种类型蛋白质-能量营养不良的关键。宣传饮食营养知识，提倡全民族合理营养、合理烹调水平，采用科学烹调方法。孕妇、乳母、婴儿及特殊体力劳动者应按生理需求，给予足够营养。鼓励母乳喂养，发展婴儿断奶食物。研究住院患者营养素需要量，治疗时应注意供给足够能量和蛋白质，必要时用PN以补充营养需要。急慢性传染病、胃肠疾病及外科术后患者，应及早注意，给予饮食营养治疗，防止缺乏症的发生或发展。

第三节　维生素A缺乏病营养治疗

维生素A缺乏病是WHO公认的4大营养缺乏病之一。发展中国家因维生素A缺乏致眼干燥症而致盲者高达1000万以上；在亚洲每年有50万儿童因维生素A缺乏而死亡。朝鲜战争期间出现一大批夜盲者，发病率占内科病例的15%，影响行军作战。故维生素A缺乏是营养缺乏病中最广泛的疾病。

一、病因病理

原发性维生素A缺乏在婴儿和4～5岁幼儿中发病率高。因富含维生素A的动物性食物摄取量较少；季节因素如南方夏季炎热蔬菜生长较少，冬天北方寒冷蔬菜不长。食物维生素A或胡萝卜素摄取不足可致原发性维生素A缺乏。消化系统疾病时胃肠功能紊乱，影响维生素A和胡萝卜素的吸收。蛋白质-能量营养不良时维生素A吸收也受到影响，患者血清维生素A浓度降低。体内90%～95%的维生素A储存在肝，故肝病时维生素A储存减少可致缺乏。消耗性疾病会使维生素A利用增加，食欲缺乏及消化吸收障碍，维生素A摄取不足。不良饮食习惯，如患病后较长时间禁食，也是造成维生素A缺乏原因。维生素A在代谢中作用非常重要，在生理生化时参与多种反应，故缺乏后影响很大，并有许多病理变化。维生素A参与膜结构与功能，保持膜完整性和稳定性。此外，上皮组织代谢时也需要维生素A，缺乏时上皮组织结构异常，可由此发生多种病变。

二、临床症状

1. 皮肤　缺乏初期上皮组织干燥，可致多种继发病变，如感染或病理钙化，柱状上皮细胞角质化。之后，皮肤干燥变粗和脱屑，继而发生丘疹。多见于上臂与大腿伸侧，后逐渐向臂、腹、背部及颈部蔓延。而丘疹是由毛囊肥厚而突出的角化物所形成。角化物堵塞皮脂腺管，使皮脂腺分泌受抑制，而形成皮肤干燥症并伴有皱纹。

2. 眼部症状　毕脱斑在维生素A缺乏病时较常见，有较高诊断价值。此斑在角膜缘外侧，结合膜中间，呈银白色泡沫状白斑。初为椭圆形，后变为三角形，不能被泪液润湿。缺乏严重时有角膜软化，表现为角膜干燥、变粗、浑浊，对触觉不敏感。继之角膜表面有溃疡或小的糜烂。严重时溃疡扩大，前房积脓，角膜穿孔，虹膜脱出，晶状体消失而失明。严重缺乏儿童可发生急性角膜软化症，眼睑肿大而下垂、结膜极度充血，有剧痛、角膜溃疡，发展迅速，数天后即失明。夜盲症是维生素A缺乏时最早的症状，属功能性改变，摄取足够维生素A后即可恢复。夜晚在野外或微弱光线下工作人员很不方便，甚至丧失夜间工作能力。维生素A是眼视网膜杆状细胞中视紫红质形成主要来源，而视紫红质是维持暗视力所必需的。

3. 呼吸系统　缺乏时气管和支气管上皮细胞中间层增殖，变成鳞状、角化，上皮细胞纤毛

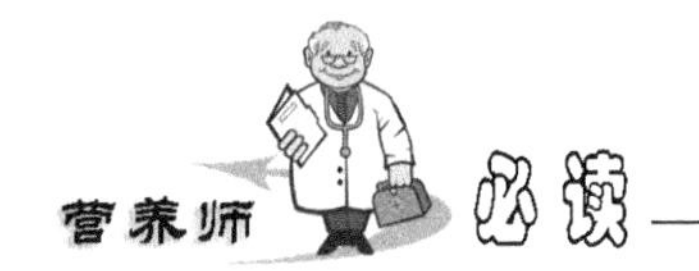

折断脱落，失去上皮组织的正常功能，极易发生呼吸系统感染。

4. *骨骼和神经系统* 维生素A缺乏时，骨生长受抑制，脑脊液压力增加，并压迫神经系统，如坐骨神经和脊神经萎缩；切片发现神经细胞有变性。影响生长发育，儿童发育延缓，骨生长停止。牙龈增生与角化，影响成釉质细胞发育，牙齿也停止生长。

5. *泌尿生殖系统* 泌尿道上皮过度角化，形成中心病灶；钙化物在此沉积而形成尿路结石。女性输卵管、子宫及阴道黏膜角化，男性睾丸退化，影响生殖功能。

三、营养治疗

维生素A缺乏影响工作能力，甚至致盲失明或死亡。但诊治及时，预后良好，故正确诊断在防治维生素A缺乏病中非常重要。血清维生素A含量测定，正常时血清含量为1.05～3.15μmol/L（30～90μg/dl）。如$<$0.35μmol/L则提示高度缺乏，0.35～0.67μmol/L为含量较低，$>$0.7μmol/L表示不足。

生理功能检查包括暗适应检查和生理盲点测定。当维生素A缺乏处于亚临床状态时，暗适应功能下降。测定暗适应时间，维生素A缺乏时暗适应时间延长。二是生理盲点测定，该指标是比较灵敏的指标，长期维生素A供给不足可导致生理盲点扩大。补充后盲点逐渐缩小，剂量越大恢复速度越快。给予大剂量后，可在24h内缩小到正常范围。生理盲点是判断人体维生素A营养状况较为理想的指标。维生素A缺乏病诊断是综合性的，用生理或功能性评价方法是观察暗视力，即暗适应能力减退，或生理盲点扩大，是维生素A缺乏最早期改变。其次可测定维生素A耐量曲线，如维生素A血浆浓度下降，则表明维生素A储存耗竭。出现缺乏病症状，提示维生素A缺乏已到晚期，应及时治疗。维生素A缺乏治疗较单纯，原发性维生素A缺乏病预后良好，关键要及时发现并及早治疗。每天口服维生素A 3000μg症状即可很快消失。若为急性严重缺乏，以致角膜接近穿孔者，可用浓缩维生素A每天肌内注射15 000～25 000μg，同时滴入维生素A油剂以保护角膜和巩膜。口服或肌内注射水溶性维生素A乳剂，发挥作用更迅速。可选用含维生素A或胡萝卜素丰富的食物进行饮食治疗。

四、营养预防

无论何种类型的维生素A缺乏，只要早期发现及时治疗，其预后都好。最有效的预防维生素A缺乏措施是保证饮食有丰富的维生素A或胡萝卜素供给。维生素A最好的来源是动物性食物，如黄油、蛋类、肝等，但经济不发达地区常难做到。摄取富含胡萝卜素食物，如番茄、胡萝卜、辣椒、红薯、空心菜、苋菜等蔬菜及香蕉、柿子、橘子和桃子等水果；棕榈油中胡萝卜素含量很丰富，用成熟的棕榈果制成的红棕榈油，每10g中含有胡萝卜素1950～33 900μg，可用来加工食物。婴幼儿食物可用适量维生素A强化，如脱脂奶中用乳化维生素A强化，也可以在面粉或糖果中补充维生素A。

五、维生素A中毒

过量维生素A对机体有毒性，婴幼儿一次服用大剂量维生素A会发生急性维生素A过多症，主要症状为短期脑积水与呕吐。日常生活中，常因误服较大剂量维生素A而发生中毒。患皮肤病成人，如服用维生素A大于20～30倍推荐供给量或不执行医嘱，自行长期大剂量服用，可发生慢性维生素A过多症。按每千克体重服用3000μg维生素A后，部分服用者可有头痛、嗜睡与恶心等症状。幼儿长期服用大剂量维生素A后，发生维生素A过多症状，主要是肝脾大、红细胞和白细胞均减少、骨髓生长过速及长骨变脆易发生骨折。

第四节　维生素B_1缺乏病营养治疗

维生素B_1缺乏病是体内维生素B_1不足或缺乏导致的全身疾病，临床习称为脚气病。以多发性神经炎、肌肉萎缩、组织水肿、心脏扩大、循环失调及胃肠功能紊乱为其主要特征，多发于食用精白米面为主地区，治疗及时可完全恢复。

一、病因病理

维生素B_1缺乏病多发生在主要食用研磨米，或精制谷类食物的地区。如印度人能量的60%～90%是由稻米供给，脚气病曾一度在当地流行，近年发病已大大下降。导致缺乏病主要原因是维生素B_1摄取不足，长期食用精白米面。烹调方法不合理，特别是煮粥加碱，使维生素B_1破坏。做饭去米汤，或是做捞米饭，烹调加工不合理，使维生素B_1白白浪费。饮食习惯不好，偏食挑食。疾病时进食减少，可使维生素B_1摄取不足。二是需要量增加，如妊娠、哺乳、儿童发育、成人剧烈活动等。病理状态下代谢率增加，如甲状腺功能亢进及慢性消耗性疾病。三是吸收利用障碍，长期腹泻或服用泻剂及胃肠梗阻均可致吸收不良。肝肾疾病影响焦磷酸维生素B_1合成，也可致缺乏。维生素B_1缺乏病有神经系统病变，尤其末梢神经受损严重。心血管系统有心脏扩张肥厚，以右侧明显。心肌水肿、纤维粗硬、血管充血。组织水肿及浆膜腔积液，下肢组织水肿。体腔液体渗出，可见于心包腔、胸腔及腹腔等处。受神经支配的肌肉发生萎缩，显微镜下可见肌纤维横纹消失、混浊肿胀及脂肪变性。成人维生素B_1缺乏病因症状不同，分为神经型、心脏型、脑型和湿型；婴儿维生素B_1缺乏病有其特征，故称为婴儿维生素B_1缺乏病。

二、临床症状

成人维生素B_1缺乏病的前驱症状为下肢软弱无力、常有沉重感，肌肉酸痛，尤以腓肠肌明显。伴有厌食、体重下降、消化不良和便秘。此外，可有头痛、失眠、不安易怒、健忘等症状。神经系统常有上行性对称性周围神经炎，表现为运动和感觉障碍。病程长者，有肌肉萎缩、共济失调，并有异常步态。多有心悸、气促、心动过速和水肿。临床将神经系统症状为主称为干性维生素B_1缺乏病，以水肿和心脏症状为主称为湿性维生素B_1缺乏病，以急性心脏病变为主者称为心脏型或维生素B_1缺乏病性心脏病。婴儿维生素B_1缺乏病多发于出生数月，病程急、发病突然，误诊可致死亡。症状开始至死亡仅1～2d，治疗及时迅速好转。婴儿维生素B_1缺乏病死亡率较高。多有右心室扩大，并有心包腔积液、胸腔积液和腹水，也可有水肿或肝脾充血及脑和肺部水肿。婴儿维生素B_1缺乏病先天型在婴儿出生时即有致命性青紫症状、失音、心动过速和心脏扩大。

三、营养治疗

根据病史、症状和体征、心电图、X线检查、实验检查和维生素B_1试验性治疗，常可做出可靠诊断。长期以稻米为主食，米加工的程度、食量及偏食、饮酒史等及维生素B_1需要量增加等，有助于诊断。临床有周围神经炎、腓肠肌压痛、肌肉萎缩、感觉异常。进行性水肿，心界扩大、心率增快、脉压加大。维生素B_1负荷试验可见尿排出明显减少，提示体内缺乏。排出越少表明缺乏越严重。诊断困难时可用大剂量维生素B_1或其他B族维生素进行试验性治疗，如为缺乏症则疗效迅速而明显。

维生素B_1缺乏病治疗宜用含有丰富维生素B_1的高蛋白饮食，蛋白质按每天100～150g，糖类不宜多。轻型干性维生素B_1缺乏病用维生素B_1口服治疗，每天剂量为5mg。重者肌内注射或静脉注射维生素B_1，每天2次，每次10mg；病情缓解后改为口服。暴发型首先以20mg维生素B_1静脉注射，以后每4小时肌内注射10mg，直至心力衰竭好转为止，随后再给予片剂口服。婴儿维生素B_1缺乏病应立即治疗，在开始5d内，每天10mg维生素B_1肌内注射，其后改为口服，10mg/d。母乳喂养应给乳母维生素B_1治疗，每天2次，每次10mg，注射或口服均可辅助用药，可用酵母、复合维生素B等。通常卧床休息，对症治疗。食物中含有适量维生素B_1和其他维生素才能防止其发生。可用食物有玉米、豆类、鱼类等。

四、营养预防

维生素B_1是唯一防治维生素B_1缺乏病的营养素或药物。开始治疗时，剂量可大些。临床症状纠正后大剂量已无必要。症状典型的维生素B_1缺乏病很少，但亚临床状态多见。最有效的预防是注意饮食调配，不要长期吃精米和精面，应掺吃粗粮和杂粮。改善烹调方法，尽量保存食物中维生素B_1，烹调不加碱，勿去掉米汤和菜汤。

第五节　维生素B_2缺乏病营养治疗

在我国维生素B_2缺乏是常见的营养素缺乏病，早在100多年前医书上即有“阴囊毒”记载，现中医仍沿用此名称阴囊皮炎为“绣球风”。

一、病因病理

维生素B_2缺乏病多由饮食供给不足或继发原因，如需要量增加，吸收、利用障碍等致。维生素B_2在体内时间为60～180d，如饮食摄入不足，经3～4个月，可出现缺乏症状。如气候不适应、重体力劳动后精神紧张、妇女怀孕或哺乳期、青少年生长发育期，对维生素B_2需要增加。慢性全身虚弱性疾病，因缺乏食欲，影响维生素B_2的吸收、贮存，同时破坏增加。凡代谢增高疾病，如甲状腺功能亢进、长期低热等，可致维生素B_2需要量增加也易发病。维生素B_2缺乏病有时见于战伤、烧伤或外科手术之后。体内维生素B_2以游离型、黄素单核苷酸（FMN）及黄素腺嘌呤二核苷酸（FAD）的形式存在于组织之中。后者与各种不同的酶蛋白结合，生成各种黄素酶类又称为黄素蛋白；体内以这种形式存在为主。缺乏维生素B_2影响氧化磷酸化过程，能量代谢受阻。维生素B_2缺乏时，蛋白质代谢也受影响，不能充分利用，血浆蛋白和肌蛋白均降低，食欲缺乏，体重减轻，呈负氮平衡；视觉敏感度下降，视力易疲劳，并可能与早期白内障形成有关。维生素B_2和其他B族维生素代谢关系密切，应同时补充，以提高治疗效果。

二、临床症状

口腔和阴囊为常见病变，即所谓“口腔-生殖系统综合征”。阴囊瘙痒为初发自觉症状，夜间尤为剧烈，重者影响睡眠。皮肤损害可分为红斑型、丘疹型和湿疹型。片状红斑在阴囊两侧对称分布，大小不等，直径至少2～3cm以上，界限非常鲜明。全部病例阴囊中缝的皮肤颜色正常。丘疹型为红色扁平，不对称分布于阴囊两侧，覆盖干燥而粘连的厚痂或白色鳞屑。湿疹型症状与通常湿疹无法区别。口角糜烂、裂隙和湿白斑，多为双侧对称。张口感疼痛，重者出血。唇早期红肿，随之可出现干燥皲裂及色素沉着；唇内黏膜有急性溃疡。舌痛，尤以进食酸、辣、热的食物为甚。重者全舌呈紫红色，或红紫相间呈地图样改变。脂溢性皮炎多见于皮脂分泌旺盛处，如鼻唇沟、眉间、眼外眦及耳后等处，有脂性堆积物。球结膜充血，角膜周围血管形成并侵入角膜；角膜和结膜连接处，有水疱发生；严重缺乏者角膜有溃疡，眼睑边缘糜烂，角膜混浊等，自觉怕光、流泪、烧灼感，视觉模糊，并容易疲劳。值得注意的是很多症状为非特异性的，且同一患者并不出现全部症状。

三、营养治疗

多为非特异性症状，应注意鉴别。维生素B_2缺乏阴囊炎与慢性阴囊湿疹易相混，后者常常单独发生，病程长，开始即为湿疹，与饮食史无关。阴囊皮炎多为集体发生，常在短期内大批发病；其发病常与饮食中维生素B_2供给量、烹调方法和劳动强度有关。维生素B_2缺乏病治疗用制剂口服，如服复合维生素B效果更佳。阴囊皮炎局部干燥者，涂保护软膏，有渗液者，可用2%硼酸湿敷。如效果不佳应考虑是否合并真菌感染。药物治疗的同时，必须注意饮食的改善，才能巩固疗效，避免复发。

四、营养预防

通常维生素B_2缺乏病不会致命，只要适当治疗即可痊愈。应选择维生素B_2丰富食物，使饮食维生素B_2摄取达到供给量标准，注意食物贮存和烹调方法，防止维生素B_2破坏。纠正偏食习惯，应用强化维生素B_2食物进行预防，可收到良好效果。

第六节　维生素PP缺乏病营养治疗

维生素PP缺乏病是因缺乏维生素PP所致的营养缺乏病，也称癞皮病。19世纪流行于西班牙、意大利、法国、捷克、罗马尼亚、保加利亚和乌克兰；大流行于非洲，尤其在埃及，随后遍及非洲其他地区。1897年南非洲牛疫流行，牛奶缺乏，当时对断奶儿童只用玉米糊喂养，肉类供给缺乏，居民饮食玉米比例加大。牛疫后有大量儿童和成人患癞皮病。在我国新疆地区有些民族偏食玉米，曾有癞皮病流行，现发病率已大大下降。癞皮病在某些以玉米和高粱为主食地区仍有流行，以春夏季多见。

一、病因病理

癞皮病病因学说有玉米学说、蛋白质学说及维生素缺乏学说。现认为大量进食玉米是发生癞皮病主要原因。玉米所含色氨酸不足,维生素PP缺乏都可致发病。癞皮病在口、舌、食管、胃、肠及阴道黏膜都呈现与皮肤相类似改变,可有萎缩、发炎和小溃疡发生。最典型改变见于肠内,可有无数个小溃疡,上有纤维蛋白覆盖,肠黏膜下有小脓肿,黏液腺呈现囊状扩张。肝脂肪变,中枢神经系统也有非特异性变性。癞皮病胃酸缺乏,脑内5-羟色胺减少出现精神症状,有抑郁等表现。

二、临床症状

常有前驱症状,如疲乏、通常工作能力减退、记忆力差和失眠等。如不及时治疗,则可出现典型的“三D”症状,即皮炎、腹泻和抑郁性痴呆。轻症患者不一定都有腹泻和痴呆。典型皮肤炎症是对称出现于肢体暴露部位,患部皮肤发红与发痒,犹如日晒斑,与周围皮肤界限清楚。食欲缺乏、恶心呕吐、心前区烧灼感等症状,伴有腹泻,但非一定发生。非感染性炎症致胃肠黏膜萎缩,常有腹泻,量多而有恶臭,也可有出血。病变累及肛门直肠时,有里急后重。消化腺体萎缩,胃酸分泌减少,并有慢性炎症。口腔黏膜红肿,常伴有溃疡,可致疼痛和进食下咽困难。重症患者则有谵妄、狂躁、幻视、幻听、神志不清,甚至痴呆。慢性病例常伴有周围神经炎症状,与维生素B_1缺乏病有所不同,此病多影响中枢神经系统,而维生素B_1缺乏病多以周围神经为主。本病常与维生素B_1缺乏病、维生素B_2缺乏病等同时存在。

三、营养治疗

根据临床症状和实验室检查,有典型“三D”症状者诊断不难。测定体内维生素PP代谢产物的含量有助于诊断。最有效疗法是服维生素PP或烟酰胺(尼克酰胺),重症患者严重腹泻和痴呆者,应进行抢救,迅速纠正水与电解质紊乱,每天口服烟酰胺200～300mg,分3次或4次口服,直到急性症状消失,恢复正常饮食为止。常规治疗维生素PP缺乏病时应提高饮食中蛋白质的含量,同时给予B族维生素和维生素C。饮食治疗应以高能量、高蛋白,足量维生素为宜,蛋白质质量要好,可用豆制品、蛋类、奶类、肉类等。开始时要少食多餐,纤维素含量要低,以防止腹泻复发。精神状态不佳,口舌疼痛均可影响进食,故治疗饮食要针对患者的具体情况,逐步从流质、软食过渡到正常饮食。富含维生素PP食物有动物肝肾、牛肉、猪肉、鱼类、花生、黄豆、麦麸、面粉、米糠、小米等。含量中等的有豆类、硬果类、大米、小麦等;而玉米面、土豆、蔬菜、鲜水果、蛋类、奶类中维生素PP含量很低。

四、营养预防

合理饮食调配,豆类、大米和小麦,维生素PP和色氨酸含量比玉米高,且易被人体吸收利用。最合理调配是降低玉米摄入量,增加豆类、大米和小米的比例。玉米加碱处理,使其中结合型维生素PP释放出来。玉米蛋白的限制氨基酸为色氨酸、赖氨酸和异亮氨酸,提高这些氨基酸含量,就能纠正玉米缺点。

第七节　维生素C缺乏病营养治疗

维生素C缺乏会致维生素C缺乏病,以前称为坏血病。但维生素C缺乏还与炎症、动脉硬化、肿瘤等多种疾病有关。维生素C缺乏病曾是严重威胁人类健康的疾病，过去的几百年间曾在海员、探险家和军队中广为流行，特别是在远航海员中尤为严重。早在17～18世纪就已发现可以利用新鲜蔬菜、柑橘及柠檬等予以防治。1933年维生素C人工合成成功，宣布人类终于征服维生素C缺乏病，即坏血病。

一、病因病理

维生素C缺乏病是因食物缺乏维生素C而致病。人工喂养的婴儿及成人食物长期缺乏新鲜水果和蔬菜，均可患此病。维生素C广泛存在于新鲜蔬菜、水果中，动物性食物中肝、肾、脾中含量较多，谷类和乳类中含量甚少。维生素C不稳定易被氧化破坏，偏碱环境中也易被氧化分解。所以，食物烹调加工不当，常导致维生素C大量破坏，如饮食中长期缺乏维生素C，即可致维生素C缺乏病。维生素C参与体内多种生化反应，与胶原蛋白合成关系密切，缺乏时胶原蛋白合成障碍，导致创伤、溃疡不愈合，骨骼、牙齿等易折断、脱落，毛细血管脆性增加，而致皮肤、黏膜、肌肉出血等。维生素C缺乏代谢障碍，骨生长缓慢，软骨不能钙化。软骨骨干联结处骨内出血。牙龈内出血可导致牙龈肿胀，组织脆弱，甚至坏疽。儿童牙齿发育异常，基质形成极少，且呈海绵样牙质。

二、临床症状

维生素C缺乏病首先因其为水溶性，在组织中储备少，其次是生化缺乏、功能障碍，再则出现解剖学变化，乃至死亡。时间分布是缺乏20d左右时，组织储备减少。20～30d时生化缺乏容易疲劳。50d出现功能障碍，并有临床症状。90d有解剖变化，有出血及骨的病变。100d即可能死亡。主要症状先有前驱感觉，之后有出血、牙龈炎及骨质疏松。

三、营养治疗

维生素C缺乏症诊断，主要靠饮食史、典型症状及生理生化检验，还可做试验性治疗。血中维生素C含量测定可反映其饮食摄取情况，治疗后尿维生素C含量测定可反映饮食摄取和体内贮存情况，是评价体内维生素C营养常用指标。负荷试验是指服用一定量维生素C后，收集4h尿测定维生素C总量，<5mg为体内维生素C不足。毛细血管脆性试验压迫法是两手拇指与示指在受试者上臂用力夹紧1min，然后仔细观察受试者皮下有无出血点，并计算出血点的数目，多于8个提示有维生素C缺乏。应注意除维生素C缺乏外，恶性贫血、出血性紫癜、粒细胞缺乏症等也可出现血管脆性增加。普遍性骨质疏松，并可致骨骺分离和移位。增厚骨骺盘向两旁凸出骨骺端边缘之外形成骨刺有特殊诊断意义。

轻症患者每天服用维生素C 200～300mg，重症服300～500mg。感染时剂量应增加，分3次在饭前或吃饭时服用。不能口服或吸收不良时，可采用肌内或静脉注射，每天1次，乳幼儿为100～200mg，成人为500～1000mg，症状好转后减至50～100mg，3次/天口服。对症处理，严重贫血给予输血，服用铁剂。骨膜下巨大血肿或骨折不需手术治疗，用维生素C后治疗血肿可渐消失，骨折自行愈合，但骨折错位者恢复较慢，可达数年之久。

四、营养预防

维生素C主要来源是新鲜蔬菜和水果，动物仅肝肾中含少量维生素C。故饮食应包括足够的新鲜蔬菜，特别是绿叶蔬菜。如经常吃水果，则更有助于预防维生素C不足或缺乏。改善烹调方法，减少维生素C损失。蔬菜烹调时要先洗后切，切好即炒，尽量缩短空气中暴露时间，炒菜时不用铜器。高等植物有5种酶系能催化维生素C氧化破坏，但这些酶不耐热，故烹调时要大火急炒，汤开下锅，可迅速破坏这些酶，减少维生素C损失。植物多酚类能保护维生素C不被氧化破坏，在肠内也能发挥稳定作用。利用野菜野果及维生素C制剂，很多野生植物含维生素C丰富，如苜蓿、马齿苋、马兰头、枸杞子、野苋菜、芥菜等，维生素C高于普通蔬菜数倍至10倍。野果中刺梨、香石榴、酸枣、猕猴桃和金樱子等所含维生素C比柑橘高50～100倍，是维生素C良好来源。在新鲜蔬菜和水果供给困难时，可以选用。必要时适量使用维生素C制剂，可在短期内迅速纠正缺乏症状。

第八节　维生素D缺乏病营养治疗

维生素D在体内钙磷代谢中起重要调节作用。所以，发生维生素D缺乏与钙、磷代谢有密切关系。维生素D缺乏可发生佝偻病或骨软化症。佝偻病发病主要与饮食维生素D缺乏及日光照射不足有关。维生素D缺乏病在婴儿、家庭妇女和老年人多见。继发性佝偻病也不少。我国3岁以下儿童维生素D缺乏病发病率为20%～30%，某些寒冷地区可高达80%左右。老年人因生活习惯改变、生理代谢功能减退，饮食营养状况也发生变化，维生素D缺乏病同样不能忽视。

一、病因病理

维生素D缺乏病虽不直接威胁生命，但因钙、磷代谢和骨骼生长发育障碍可发生畸形和骨折，造成终身残疾。也常继发于各种疾病，老年人骨折和维生素D缺乏关系密切。日光紫外线照射不足，是维生素D缺乏主要原因。皮肤生成维生素D需要日光直接照射，大剂量用维生素D制剂可使人中毒，而日光紫外线照射从未发生过类似中毒现象。在日光照射不足时，食物维生素D供给量与其缺乏病发生有密切关系。胃肠、肝疾病都可致缺乏，肠吸收不良综合征影响维生素D及钙的吸收，是致营养性佝偻病常见原因。维生素D调节钙吸收，影响钙磷代谢，对骨钙磷沉积与释放，对体液酸碱度调节都有直接影响。

二、临床症状

佝偻病和骨软化症是维生素D缺乏所特有的临床表现，都是因维生素D缺乏，钙、磷代谢障碍所致，维生素D对两者治疗均有显著疗效。发病季节多见于冬、春季，寒冷地区发病率高。母亲患有骨软化症时，婴儿常患佝偻病，且骨质病理变化一致。但骨软化症发生在成人，佝偻病发生在生长发育期的儿童。佝偻病临床表现主要是神经精神症状和骨骼变化。根据临床症状分型，以精神神经症状为主为轻型。头部、胸部及四肢有较明显骨骼变形，并有轻度症状的为中型。重型佝偻病骨骼变形及全身症状明显。急性佝偻病症状发展迅速，骨质软化为主,6个月以下婴儿多见。亚急性症状较缓慢,骨质变化以增生为主,多发生于年龄较大儿童。复发性佝偻病症状反复与季节、生活水平、喂养情况、合并其他疾病及过早停止治疗等因素有关。骨软化症发生在骨生长发育已完成的成年人,多见于妊娠、多产及体弱多病的老年人较易患骨软化症。最常见症状是骨痛、肌无力和骨压痛。重症患者脊柱有压迫性弯曲,身材变矮,骨盆变形等现象。

三、营养治疗

维生素D缺乏病须根据病史、症状、体征、检验及X线做出全面诊断。可有低血钙、低血磷和血清碱性磷酸酶活性升高。我国佝偻病诊断标准为:Ⅰ期在幼儿可出现低钙血症,有痉挛和手足搐搦,但骨骼变化不明显。Ⅱ期因低血钙致甲状旁腺功能亢进,血磷降低,血清碱性磷酸酶活性升高,骨骼有佝偻病变化。Ⅲ期体内钙贮存量减少,骨盐也减少,出现明显症状,甲状旁腺功能亢进,同时有低血钙和低血磷。治疗维生素D缺乏病最主要方法是用维生素D制剂。可用普遍和突击疗法,前者根据病情每天口服125～400μg维生素D,4～6周后改为预防剂量,每天25μg。后者可肌内注射维生素D制剂如维生素D_3。Ⅰ期注射1次,Ⅱ期每周注射1次,连续2周,Ⅲ期者每周注射1次,连续3周。每次剂量为1500μg维生素D_3。Ⅱ期和Ⅲ期患者可每月服用250μg维生素D,连续2～4个月。南方日照时间长,佝偻病通常较轻,应适当减少治疗剂量。

四、营养预防

营养性维生素D缺乏病是影响儿童、妇女和老年人健康的社会问题,做好防治很为必要。须根据情况制订和采取相应的预防措施。建立健全卫生保健组织,对易发病婴幼儿、孕妇乳母和体弱多病的老年人及因职业因素接受日光照射不足的人需要重点照顾。必要时可进行预防性维生素D补充。鼓励户外活动,以得到充分日光照射,是预防佝偻病和骨软化病最简便和有效的方法,户外活动关键是早期开始,并长期坚持。在很少有日光或无日光时,预防缺乏病最低需要量为每天2.5～4μg;7.5～10μg可继续增加钙的吸收,促进骨质的生成和生长发育;剂量>20μg则无更多效应。我国规定儿童和成人每天食物中应有10μg维生素D。饮用维生素D强化牛奶,可预防佝偻病发生,在用强化食物时注意避免摄入维生素D过多。

有必要指出,预防剂量不宜过大,只有在医生指导下才能大剂量使用维生素D制剂。也可间断大剂量补充,用口服法为好。注意饮食营养,选择含维生素D和钙丰富的食物,母乳是婴儿最适宜的天然食物,喂养方法简便、卫生,营养素适合婴儿的消化功能和需要。母乳不足时,应选用配方合理的代乳食物。其次是随着小儿的生长及时添加辅食,应根据其消化吸收能力和生理代谢特点及时添加,以补充机体需要的营养。添加时应由少到多,逐步增量。预防先天性佝偻病,在寒冷地区尤为重要。妊娠后期出现低钙症状的孕妇是预防的重点对象,每天服用维生素D 25～50μg,钙1～2g,有良好预防效果。

第九节　锌缺乏病营养治疗

锌在医学上有非常重要的作用,是人必需的微量元素之一。在体内的含量仅次于铁而居第2位。锌在体内参与多种代谢活动，影响内分泌系统的功能，提高机体免疫能力，促进DNA、蛋白质和胶原的合成，故能促进生长发育，并有助于伤口愈合。

一、病因病理

锌广泛地存在于自然界中，城市自来水也有锌。动物性食物含锌较多，且较易吸收。但人类缺锌的状态并不少见。致锌缺乏的原因较多，可为先天性或后天性，包括医源性缺锌。摄入不足、吸收障碍和丢失增加是致锌缺乏的主要原因。

二、临床症状

症状有贫血、肝脾大、性发育迟缓、侏儒症和异食癖。儿童有厌食、生长障碍、味觉减退等。孕妇缺锌常有异常分娩，外科患者有伤口愈合不良，胎儿期缺锌可发生畸形，乳儿缺锌有尿布疹。通常缺锌有急性和慢性之分。慢性缺锌主要表现为生长、性发育障碍及性功能低下。味觉和嗅觉功能减退，有异食癖，伤口愈合延迟，胎儿生长障碍、发生畸形。肠病性肢端皮炎孕妇可有流产或畸形胎儿。急性缺锌可发生在静脉或空肠营养时锌排出增多，其需要量增加，而又不注意补锌或用青霉胺治疗肝豆状核变性。在透析法治疗时，较长期间低蛋白饮食是锌缺乏主要原因。急性缺锌除味觉障碍、厌食、皮损和秃发外，尚有精神神经障碍和免疫功能减退。有蛋白质-能量营养不良者，症状更明显。

三、营养治疗

以临床症状和实验室检查的结果为依据。伊朗儿童侏儒症锌治疗有显效。有学者将生殖功能低下性侏儒症作为慢性缺锌的代表，主要症状有生长障碍、生殖系统发育迟缓、味觉减退、精神萎靡、厌食、皮肤干燥而色素不足；还有异食癖、伤口愈合不良、秃发等。急性缺锌有厌食、嗅觉及味觉减退或紊乱、精神异常、共济失调。肠病性肢端皮炎典型者起病在幼婴期，症状有腹泻、皮疹、反复感染和行为障碍。凡有以上症状即可做出诊断。味觉减退及异食癖是诊断的重要线索。低血清锌有助于诊断，新生儿低限值为9.83μmol/L，2岁、6岁、12～20岁、60～69岁时分别为11.63μmol/L、12.03μmol/L、10.08μmol/L、9.01μmol/L。诊断有疑问时，可用味觉试验和视黄醇结合蛋白测定作为补充。必要时可用锌制剂进行试验治疗，如缺锌则补锌后症状会迅速改善。缺锌治疗常用锌盐口服，醋酸锌也较容易吸收。静脉补充锌常用于静脉高营养时，成人每天为2.5～4.0mg。如原有较严重缺锌，则可在短期内给予较大剂量。在外伤、皮肤慢性溃疡时，可利用锌有杀菌及抗炎作用和从局部吸收的特性，用于开放性伤口的治疗。肠病性肢端皮炎确诊后，用锌制剂进行治疗，可减少不良影响。过量摄入锌可发生急性中毒，故补锌应在医师指导下进行，口服锌很少产生严重副作用。

四、营养预防

预防应针对产生缺锌的原因，注意食谱安排。避免含植酸、食物纤维过高的食物，以减少对锌吸收的干扰。预防或治疗肠疾病，可能造成低锌血症。如果患者有蛋白质-能量营养不良，或是孕妇血锌偏低时，应增加每天锌的摄入量。戒酒是避免锌缺乏的有效措施。各种商业性静脉营养液含锌量有很大的差别，同一产品不同批号也不同，多数制剂的含锌量是低的，故应及时加锌，以防止发生缺锌状态。有报道静脉输液的橡皮塞或橡皮管内含有较多量的锌，在输液时可获得一定量的锌，故在考虑静脉外补充微量元素时，必须估计液体中实际含量，并要适当调整补充的量。

第十节　碘缺乏病营养治疗

众所周知，地方性甲状腺肿与地方性克汀病是最为常见的碘缺乏病，多因当地土壤中缺乏碘所致。地方性甲状腺肿与地方性克汀病病因相同，但前者主要见于成人，经治疗后预后较好。后者出现于胎儿和儿童，一旦出现症状则治疗效果欠佳。

一、临床症状

地方性甲状腺肿巨大肿块压迫气管可有呼吸困难，其他症状少见。儿童和青少年生长发育稍受限制，体力、智力也稍差些，故地方性甲状腺肿实际是全身性疾病。地方性克汀病有智力低下和精神发育不全。智力低下是此病必有的症状，其程度轻重不一。严重智力低下者，生活不能自理。神经型在行为上和环境存在着明显不协调，黏肿型智力低下较轻，对环境反应比较正常，思维缓慢迟钝，表情淡漠，无怪异表现。运动神经障碍为强直性瘫痪，肌张力增强，腱反射亢进，有病理反射出现，下肢表现突出。外生殖器官与第二性征发育迟缓，女性月经有时在20岁时才初潮。黏肿型绝大部分性发育明显落后，男性睾丸小，并常有隐睾。地方性克汀病有面方、额短、眼睑肿、睑裂呈水平状、眼距宽、鼻梁塌、鼻翼肥厚、鼻孔向上、唇厚、舌方、张口伸舌、耳大等体征。在黏肿型更明显、更典型，有些患儿有甲状腺功能低下及甲状腺肿大。

二、临床诊断

检验检查尿碘偏低，甲状腺吸碘率明显增高，呈“碘饥饿”曲线，血浆中促甲状腺激素可有不同程度升高。有些患者虽没有临床症状，但检验检查常有改变，实际上仍是碘缺乏者。地方性克汀病在婴幼儿期诊断较难。因症状和体征不明显，做各项检查较困难，易漏诊。年龄较大有临床表现的患者，诊断不难。诊断地方性克汀病必备条件为出生、居住于低碘地方性甲状腺肿流行区，有精神发育不全、智力障碍；辅助条件为神经系统和甲状腺功能低下的症状，表现为不同程度的听力、语言、运动神经、身体发育障碍，有克汀病体征和甲状腺功能低下。应注意亚临床患者的诊断，患者常有轻度智力障碍，有体格发育落后症状，如身长和体重均低于正常儿童，握力、肺活量和血压等也偏低。少数患者有轻度骨骺发育落后，有些有轻微神经系统的损伤。此外，应排除分娩损伤、脑炎、脑膜炎及药物中毒等致的类似症状。

三、营养防治

地方性甲状腺肿只要给予及时治疗，预后不差；而地方性克汀病诊断成立后，虽经治疗效果常不理想。缺碘地区应加强预防，食盐中加碘是防治地方性克汀病的重要方法。我国对缺碘地区预防地方性甲状腺肿和克汀病非常重视，在20世纪已取得明显效果。用碘化钾和食盐按1：（10 000～50 000）的比例制成碘盐，通常以1：20 000较为合适。食盐加碘不宜过高，因长期每天摄入80μg以上碘就可能致高碘性甲状腺肿。

第十一节　硒缺乏病营养治疗

硒是人体必需的微量元素之一。最近的研究表明硒有非常重要的生理功能，具有抗癌、抗氧化、抗衰老和提高机体免疫力等作用，特别是硒对防治克山病有显著的效果。流行病学调查发现缺硒是克山病发病最主要原因之一，通过干预试验也证实硒可以防治克山病。克山病是地方性心肌病，在我国边远14个省区流行，发病症状凶险，常可致死亡。

一、临床分型

根据心脏功能状态分为失代偿性的急型、亚急型、慢型和代偿性潜在型。急型急剧发病，有心源性休克、肺水肿等急性心功能不全的表现或严重心律失常，如有心脑综合征者则为重症，无上述表现而有心脏病的症状和体征者为轻症。慢型发病缓慢，也称自然慢型，或由其他型转变而来，时有小发作，心脏扩大，多为中度或显著扩大，表现为慢性充血性心力衰竭。慢型患者有时有急型表现者多为慢型急性发作。亚急型多发生于断奶后、学龄前的儿童，发病较缓，多在出现症状7d后，发生心源性休克和（或）慢性充血性心力衰竭，且以充血性心力衰竭为主要表现。多有颜面水肿、肝大和奔马律。潜在型心功能为Ⅰ级，无急型、慢型、亚急型的病史，有室性期前收缩，常为稳定的潜在型。有急、慢、亚急型病史或有ST-T改变，Q-T间期延长者，常为不稳定的潜在型，应注意监测。

二、临床症状

急性克山病有急性心源性休克及严重心律失常，体力负荷或精神刺激可为诱发因素。常因严重休克和心律失常而死亡。但如救治及时、处理得当，大多数病例可临床愈合。亚急性克山病主要见于儿童，发病数远多于急性和慢性。发病高峰北方在冬春季，南方在夏秋季，起病稍缓慢。血液生化改变与急性病例的趋势一致，但程度较轻。症状不似急性克山病凶险，如早期发现及时治疗，相当多的病例可在3个月内恢复正常。慢性克山病可由其他型克山病转变而来。儿童病例心前区隆起，心律失常以室性早搏最多见，心房颤动多发生在老年。肝中度或重度大，全身凹陷性水肿和腹水。慢性克山病症状常不明显，但心脏重度扩大，稍加负荷即可发生心力衰竭。潜在型克山病多为自然发生，少数由其他型克山病转变而来。无明显自觉症状，心脏不增大或轻微增大。心电图有完全性或不完全性右束支传导阻滞最为常见，甚至是某些病例仅有的阳性体征，或可发现室性期前收缩。

三、营养治疗

克山病没有特异的诊断方法，需要结合流行病学特点和临床症状，排除其他疾病进行诊断。急性克山病应与急性心肌炎、心肌梗死、心源性休克及感染性休克等相鉴别。亚急性、慢性克山病应与风湿性心脏病二尖瓣关闭不全、冠心病、心包炎等相鉴别。对急性克山病的治疗原则是努力做到早发现、早诊断、早治疗。积极纠正急性心功能不全，防止转变为慢型。慢性克山病治疗原则是长期服用洋地黄，控制钠盐摄入量，防止感染，减轻体力负荷，注意生活规律，选用营养素平衡、且易消化的食物。亚急性克山病治疗同慢性，但宜视病情选用亚冬眠

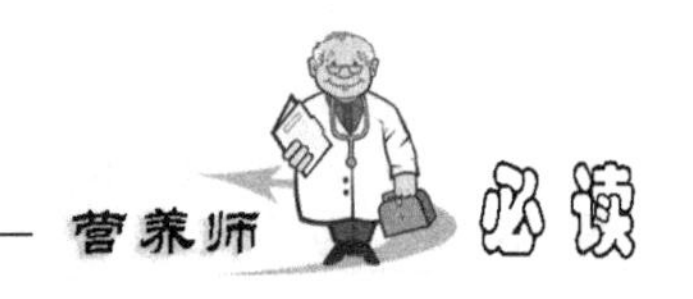

药物或镇静药。潜在型克山病的处理原则是注意生活管理,防止感染,妇女应计划生育。对不稳定的潜在型患者应对症治疗并随访观察。

四、营养预防

预防原则是开展综合措施,重点进行补充硒的预防。包括大力开展爱国卫生运动,改善环境和个人卫生。注意饮食卫生,防止食物发霉变质。宣传计划生育,保证母子营养和卫生条件。消除诱因,防烟、防暑、防寒,避免精神激动、过度疲劳或暴饮暴食。建立健康防治网,保证补充硒计划落实,要及早发现并及时治疗患者。低硒是克山病流行的必要因素,在补硒后不会致克山病的流行。可口服含硒制剂,在每年高发季节来临前开始,持续6～8个月,待高发季节后,停止给药。食物可用硒强化食盐或食物,提高农作物硒含量。病区宜选富硒地区生产粮食和副食物,有助于改善硒营养状态。

第17章
Chapter

感染性疾病营养治疗

感染性疾病以前也称为传染病，是由病原微生物致的疾病，可在人群中连续传播、造成流行，严重地威胁与危害广大人民生命与健康，妨碍社会生产力发展。因病原体的传染性强弱不同，其中传染性特别大的称为烈性传染病，传染性低下的通常不易在人群中致流行。国家规定必须向卫生防疫部门报告的传染病，称为法定传染病。烈性传染病有3种，为鼠疫、霍乱、天花。5大寄生虫病为疟疾、血吸虫病、丝虫病、钩虫病和黑热病。随着社会发展，医疗保健水平提高，传染病发病率日益降低。但有些常见传染病仍严重危害人类健康，如病毒性肝炎、伤寒、霍乱等疾病。

第一节　感染性疾病治疗

一、感染性疾病特征

由病原体致病；具有传染性；有流行病学特征，在质的方面有外来性和地方性之分，在量的方面有散发性、流行和大流行的区别；感染后获得针对该病原体特异免疫力属于主动免疫，通过抗体转移而获得免疫力属于被动免疫。

二、治疗原则

不但可促使患者康复，且可控制传染源防止继续传播，应坚持综合治疗，即治疗、护理、隔离与消毒并重，常规治疗、对症治疗与病原治疗并重原则。

三、治疗方法

1. 常规和支持治疗　常规治疗包括隔离、护理和心理治疗。营养疗法包括适当营养，合理饮食，维生素供给；同时可使用免疫增强剂，输血及血液制品，维持水、电解质和酸碱平衡等方法。

2. 病原或特效疗法　病原或特效疗法的目的是消灭病原体或中和毒素。

3. 对症疗法　对症疗法的目的为改善症状，如脑水肿用甘露醇脱水，心力衰竭时用毛花苷C强心剂，抽搐者用止痉、镇静药等，使患者度过各种凶险症状及危险期。以提高机体自身免疫功能，使病原疗法发挥其清除病原体作用，促进康复。

4. 康复治疗　如乙脑、脊髓灰质炎可致许多后遗症，需要通过各种物理疗法，进行对症处理，促进康复。

5. 中医中药　中医中药也是感染性疾病的有效辅助治疗手段。

四、感染性疾病预防

1. 管理传染源　传染源报告制度是早期发现传染源的重要措施。现将法定传染源分为3类：甲类、乙类和丙类。其中甲类要求城镇发现6h内上报，农村不超过12h；乙类要求发现12h内上报。

2. 切断传播途径　对消化系统传染病、虫媒传染病及多种寄生虫病切断传播途径起主导作用。

3. 保护易感人群　措施有提高人群非特异免疫力和特异免疫力。提高人群特异性免疫力方法包括以下2种。

（1）主动免疫：通过主动进行疫苗、菌苗预防接种，提高人群特异免疫力。

（2）被动免疫：如注射抗毒素、丙种球蛋白或高滴度免疫球蛋白。

第二节　肝炎营养治疗

多种原因可以致肝炎，有酒精性肝炎、药物性肝炎、病毒性肝炎等，其中以病毒性肝炎多见。急性肝炎如处理不当，或是治疗不及时，可以逐渐转变为慢性肝炎，直至变成肝硬化或是肝癌。虽病因不同，但各种类型的肝炎营养治疗原则相同。以下以病毒性肝炎为例，介绍肝炎营养治疗。

一、病因病理

病毒性肝炎是由肝炎病毒致的急性传染病，发病者多见于儿童与青少年。病毒性肝炎临床分型多达近10类，但最常见的有甲型即传染性肝炎、乙型即血清性肝炎等。甲型肝炎绝大多数患者是由粪便经口传播，水和食物，特别是水生贝类如毛蚶等是甲型肝炎暴发流行的主要传播方式。乙型肝炎多经血液传播，以接种方式进入体内，如注射、针灸、输血等；还可通过体液接触传播，如唾液、汗液、尿液、羊水、乳汁等。有些人可以终身携带乙型肝炎表面抗原，这些无临床表现，但有传染性危险人群，应加强医学防护。

按临床表现和病程可分为急性、慢性；或是黄疸型、无黄疸型。病毒性肝炎的主要病变为肝细胞变性坏死及肝间质性炎性浸润。少数乙型肝炎及非甲非乙型肝炎病程迁延，可转成慢性肝炎，甚至肝硬化；乙型肝炎与肝癌有相关性。肝炎目前尚无特效药，多采用中西医结合的方法，促进肝代谢，调整免疫功能及缓解某些症状，故饮食营养治疗极为重要。合适的营养能为受损肝细胞提供恢复的物质基础，有助于病体康复。

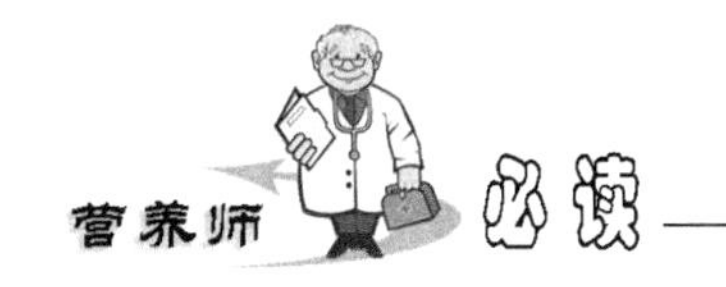

二、症状及分型

肝炎常有乏力、食欲缺乏、恶心、腹胀、便溏、肝区痛、肝功能异常；部分患者有发热、黄疸等；体检有肝大、巩膜及皮肤黄染。检验检查有转氨酶等指标升高，或伴有血清胆红素增高。

（一）急性肝炎

1. *急性黄疸型肝炎* 甲型与戊型肝炎发病较急，有发热、乏力、食欲缺乏、厌油、恶心呕吐、黄疸等。丙型、乙型肝炎起病较慢，无发热，可有皮疹、关节痛。

2. *急性无黄疸型肝炎* 有乏力、食欲缺乏、肝大、肝功能异常等。

（二）慢性肝炎

1. *慢性迁延型肝炎* 急性肝炎迁延半年以上，反复乏力、食欲缺乏、肝大压痛、低热、血清肝酶活性反复波动，其他肝功能基本正常。

2. *慢性活动型肝炎* 病程超过半年，消化系统症状明显，肝大质中等硬，可伴有肝掌、蜘蛛痣、进行性脾大，肝功能多项不正常，A/G倒置等。

（三）重型肝炎

1. *急性重症肝炎* 也称暴发型肝炎，发病10d内出现黄疸进行性加深、肝体积缩小、出血倾向、腹水、肝性脑病、肾功能不全、脑水肿等，病情危重，病程不超过3周。

2. *亚急性重症肝炎* 也称亚急性肝坏死，在肝炎发病后10d以上，出现上述黄疸加深等肝功能症状，病程较长可达数月。

3. *慢性重症肝炎* 有慢性活动型肝炎反复发作史，症状同亚急性重症肝炎。

4. *淤胆型肝炎* 也称毛细胆管型肝炎，主要为肝内梗阻性黄疸，皮肤瘙痒，粪便颜色变浅，肝大等。

三、常规治疗

1. *适当休息* 肝炎活动期应及时静养，必要时应卧床休息，以减轻肝生理负担，慎用各种对肝功能有损害的药物。

2. *合理营养* 营养治疗是肝病治疗基本措施。要尽量减轻肝代谢负担，同时给予充分足够营养以保护肝，并促使肝组织与功能恢复。

四、营养原则

供给充分营养以保护肝，促进肝细胞修复再生和功能恢复；合理调配饮食营养，以减轻肝负担。应给予适量蛋白质、高糖类、高能量、低脂肪饮食。蛋白质、糖类、脂肪代谢在生物氧化中起重要作用，有利于肝功能恢复。当食欲好转后适当给予高蛋白、高能量饮食。对于重症肝炎伴有肝衰竭者，应严格控制蛋白质摄入，豆类蛋白含有多量的支链氨基酸，有保护肝功能、预防肝性脑病的作用，并且比动物蛋白更容易纠正负氮平衡，有利于改善肝功能和全身状况，故对重症患者应提倡素食。慢性肝炎时，饮食应适当增加蛋白质和维生素；脂肪不必过分限制。对肝炎患者应严格禁止饮酒，因酒精对肝有直接毒性作用，也可导致营养失调。

五、营养需要

1. 能量适量　过去用高能量饮食，认为可改善患者临床症状，现证明效果适得其反，许多患者由此而发生脂肪肝、糖尿病等并发症。高能量可增加肝负担，加重消化功能障碍，影响肝功能恢复，延长病程。如供给过低会增加体内蛋白质耗损，不利于肝细胞修复与再生，故肝炎患者能量供给需要与其体重、病情及活动情况相适应，尽可能保持能量收支平衡，维持理想体重。如无发热等合并症，成人每天供给8.37MJ（2000kcal）/d左右即可，有发热等可增加至10.04MJ（2400kcal），肥胖者应适当限制能量，控制饮食。

2. 供给优质蛋白　肝炎时肝内蛋白分解加强，重症肝炎常有蛋白代谢紊乱，酶活性异常、机体免疫功能降低、凝血系统功能障碍等生化代谢紊乱。若饮食蛋白质供给不足，血浆蛋白下降。供给足量优质蛋白可提高酶活力，改善机体免疫功能，增加肝糖原贮存，改善肝细胞脂肪变性，有利于肝细胞修复和肝功能恢复。每天按1.5～2g/kg体重，占总能量的15%左右。因饮食中蛋白质增加致产氨增多，可使血氨增高，故应供给产氨低的蛋白质食物为宜。食物中奶类产氨最少，蛋类次之，肉类较多。大豆蛋白质含支链氨基酸较多，与动物蛋白混用，更能发挥其互补作用和减少氨的来源。如有其他合并症，蛋白质供给量须做相应调整。

3. 适量供给脂肪　饮食脂肪不应过分限制，以免影响能量供给和降低食欲。但油腻食物应当避免，特别是黄疸未消退者。肝炎患者胆汁合成和分泌减少，脂肪消化和吸收功能减弱，故脂肪过多时会出现脂肪泻，而太少会影响食欲和脂溶性维生素吸收。脂肪量60g/d左右，或占总能量的20%；烹调用植物油为宜。

4. 适量糖类　糖类对蛋白质有保护作用，并促进肝对氨基酸的利用。但过多糖类摄入超过机体需要时，会转化为脂肪贮存在体内，致肥胖、高血脂、脂肪肝等并发症，对机体恢复不利。供给量应占总能量的60%～65%，全天约350g主食，并应给新鲜的蔬菜和水果。食用过多的果糖和甜点心，可影响胃肠消化系统酶的分泌，降低食欲；糖发酵产气又可加重胃肠的胀气。

5. 足量维生素　维生素与肝病有密切关系，多种维生素贮存于肝内，并直接参与肝内生化代谢。严重肝病时，维生素吸收障碍，可致维生素C、维生素B_1、维生素B_2、维生素K、维生素E、维生素A等缺乏。增加维生素供给量，有利于肝细胞修复，增强解毒功能，提高机体免疫力。维生素C、维生素E和维生素K联合使用治疗肝炎，可改善患者症状和促进肝功能好转。选用维生素含量丰富的食物，如绿叶蔬菜、番茄、胡萝卜、豆类、动物肝、乳类、水果等食物。

六、分型营养治疗

1. 急性肝炎营养治疗　初期患者常有厌食、食欲缺乏、脂肪吸收障碍，此时不能强迫进食。食物供给宜量少、质精、易消化，尽可能照顾患者口味，并注意其吸收利用情况，如进食过少，可采用静脉营养加以补充，以满足患者需要。

（1）适当能量：成年患者每天供给能量8.4MJ（2000kcal）左右为宜。应根据患者体重、病情，如有、无发热等做适当调整。肥胖者需适当控制进食量，否则会影响肝功能的恢复或发生脂肪肝。

（2）蛋白质：食物中应含多量生物价值高的蛋白质，可多选用牛奶制品、鸡蛋清等以保护肝功能。也可进食少量鸡肉、鱼、牛肉及猪瘦肉等。每天供给蛋白质1～1.2g/kg体重。

（3）适量脂肪：每天脂肪供给量占总能量的20%～25%为宜，最好用植物油；对预防脂肪肝有利，还促进脂溶性维生素的吸收，增加菜肴口味。

（4）适量糖类：每天糖类应占总能量的60%左右，以米面为主。若患者食欲过分减退，进食量过少，可适当进食葡萄糖、白糖、蜂蜜等。必要时用静脉输营养。

（5）多食新鲜蔬菜和水果：蔬菜和水果中富含维生素C及食物纤维，可促肝糖原合成，刺激胆汁分泌，并促进代谢废物排出。

（6）供给足量液体：选用鲜果汁、西瓜汁、米汤加蜂蜜、开水加蜂蜜等以稀释胆汁，以促进有毒物质排出。

（7）禁用刺激性食物：禁用煎炸食物及辛辣调味品，还应限制肉汤、鱼汤、鸡汤等，以减轻肝负担，保护肝功能。

（8）限制食盐：每天食盐在6g以下，餐次为每日4～5次。

2. *慢性肝炎营养治疗* 慢性肝炎（或肝炎康复期）患者的饮食，基本上是平衡饮食，其具体要求如下。

（1）供给适当能量：高能量饮食增加肝负担，加重消化功能障碍，可导致肥胖，诱发脂肪肝、糖尿病，影响肝功能恢复。能量不足，也可增加身体组织蛋白质损耗。故对肝炎患者的能量供给，须与其体重、病情及活动情况相适应，尽可能保持能量收支平衡，维持理想体重。能量适当可减少蛋白质消耗，有利于组织蛋白质合成，每天供给量为126～146kJ（30～35kcal）/kg体重为宜。

（2）蛋白质足量：每天蛋白质供给按1.5g/kg体重左右，若有血浆清蛋白过低时，更需供给高蛋白饮食；但肝衰竭时，应限制蛋白质供给量。蛋白质应质优、量足、产氨少，以维持氮平衡，提高肝中各种酶活性，使肝细胞脂肪浸润消失，增加肝糖原含量，改善肝功能。

用高蛋白饮食治疗肝炎时，蛋白质代谢过程产生多量废物，增加肝、肾负担。如超出肝解毒能力，可使血氨升高，成为肝性脑病潜在诱因，故保持各种氨基酸适当配比，对慢性肝炎或处于康复期患者很重要。食物要易于消化、量少质精，动植物蛋白质可以混用。食物选择应富含必需氨基酸，且种类齐全，特别要多供给鱼虾、去皮鸭肉、去皮鸡肉、牛奶、黄豆、玉米、小米、糯米、菜花、小红枣等含支链氨基酸多的食物；要少吃带皮鸡肉、猪肉、牛肉、羊肉、兔肉等含芳香族氨基酸多的食物。甲硫氨酸、胆碱、卵磷脂称为抗脂肪肝物质，故每天供给适量动物性蛋白和高甲硫氨酸食物，如瘦肉、蛋类、鱼类、豆类及其制品等。

（3）适量脂肪：每天供给脂肪40～50g为宜。脂肪不宜过多，因肝病时胆汁合成和分泌减少，脂肪的消化和吸收功能减退，脂肪供给过多，易沉着于肝内，影响糖原合成，使肝功能进一步受损。但脂肪供给也不宜过少，否则会影响脂溶性维生素吸收，还会影响患者口味。肝炎患者血中亚油酸浓度下降，限油烹调又不甚可口，故过分限制脂肪无必要。肝炎患者每天脂肪的供给量应以本人能够耐受，又不影响其消化功能为度，食用烹调植物油，可供给必需脂肪酸。患淤胆型肝炎者容易发生脂肪痢，减少脂肪摄取可以改善症状。发生严重脂肪痢时，可采用中链三酰甘油作为烹调油，以增加能量摄入。

（4）适量糖类：每天供给糖类300～500g，选用米面等细粮，不宜选用玉米、高粱等粗粮。糖类供给应保持一定比例，糖类对蛋白质有保护作用，并能促进肝对氨基酸利用。糖类最好由主食或副食物中所含天然糖类来供给，但也不宜过多，否则多余的将转化为脂肪积存，致高脂血症及肥胖。

（5）高维生素：多用维生素丰富的食物，如乳制品、蛋类、绿色蔬菜、水果、小米、燕麦、酵母等。病毒性肝炎时，可影响许多维生素吸收与代谢，所以饮食中应供给丰富多种维生素，必要时补充维生素制剂。

（6）禁止刺激性食物：忌用辛辣调味品及肉汤、鸡汤、鱼汤、酒精饮料等，以减轻肝的负担。

（7）限制食盐：每天食盐6g。饮食为少食多餐，每天进餐4～5次；每次食量不宜太多，减轻肝负担。

（8）科学烹调：用蒸、煮、炖、烩、熬等烹饪方法，做成柔软、易消化的食物。忌用油炸、煎、炒等方法及强烈调味品如胡椒、辣椒等和油腻食物。戒酒、不吃霉变食物，避免加重肝损伤。

第三节　伤寒与副伤寒营养治疗

伤寒与副伤寒是由伤寒杆菌所致的急性传染病，又称肠伤寒。可通过被污染的水、食物、生活接触、苍蝇或蟑螂而传播。细菌经消化系统传染，病程通常为4～5周。以持续性高热、相对缓脉、神经系统中毒症状、脾大、玫瑰疹及白细胞减少、小肠淋巴组织增生、坏死、少数可并发肠出血及肠穿孔为其临床特征。病程分为4期，即侵袭期、极期、缓解期、恢复期。肠出血、肠穿孔为主要的严重并发症，其中肠出血在发病2～3周时常见。传播途径是通过污染水源、食物，日常生活接触，苍蝇、蟑螂等传递病原菌而传播。确诊依据是经血培养或骨髓培养检出伤寒杆菌。

一、病因病理

伤寒的主要病变部位在回肠下段的集合和孤立淋巴结，病理变化为淋巴组织高度肿胀隆起；肿大淋巴结出现坏死；坏死组织脱落，形成溃疡；而溃疡易导致肠穿孔和肠出血。伤寒和副伤寒的临床病程和症状很难区别，通常均具有规律性。轻型较多见，病情轻，病程短，1～3周可以恢复，全身中毒症状不明显。普通型可分4期，如治疗及时可以完全恢复；迁延型起病与普通型相同，但因体弱或合并其他疾病，发热持续不退，病程迁延5周以上，甚至达数月之久，多合并血吸虫病等。

二、临床症状

1. *初期*　初期也称侵袭期，病情的第1周。起病大多缓慢，发热是最早症状，伴有全身不适、乏力、食欲缺乏、咽喉疼痛、咳嗽等症状。

2. *极期*　病程第2～3周，易出现并发症。持续高热、腹胀、肝脾大，少数以腹泻为主。有神经系统症状，如表情淡漠、呆滞、反应迟钝、听力减退；重症出现昏迷。

3. *缓解期*　病程第3～4周。机体对伤寒杆菌的防御能力逐渐增强，体温出现波动并开始下降，食欲、腹胀好转，但仍可发生各种并发症。

4. *恢复期*　病程第5周。如无并发症，体温可逐渐正常，各种症状渐渐消失，进入恢复期；通常在1个月左右完全恢复健康。伤寒患者高热可持续2周，体温高达40～41℃。体温每上升1℃，能量消耗要增加13%，重症患者基础代谢比平时要增加40%～50%。所以，伤寒患者发热

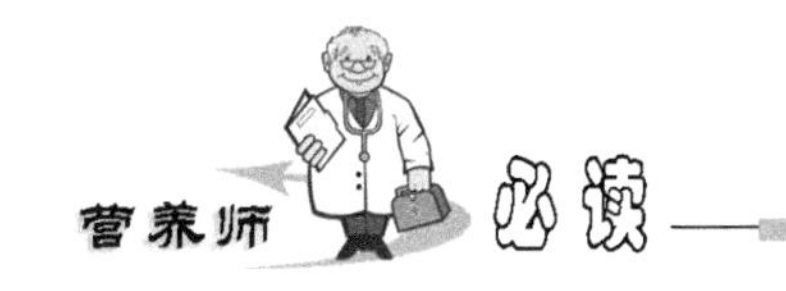

期处于超高代谢状态，体重迅速下降，重症患者每天体重可减轻0.25～0.38kg。高热还可致水和电解质丢失，致水、电解质失调。

三、营养原则

供给营养丰富和精心配制的饮食，即要供给丰富的营养，满足患者营养需求，减少肠内机械性和化学性刺激，避免并发症发生，促进机体康复。

四、营养治疗

1. 供给高蛋白质饮食　疾病时蛋白分解加强，机体消瘦，足量蛋白供给极为重要；按每天1.5～2.0g/kg体重，或100g/d左右。宜选用奶类、蛋类、豆腐、去骨鱼、肉类等易于消化、吸收的含优质蛋白质食物。此外，可选用鱼类、虾仁、嫩牛肉及豆制品等食物。

2. 供给高能量　因患者长期高温，体力消耗很大，体温每升高1℃，基础代谢率增高13%。每天应按每千克体重供给167.2～209.9kJ（40～50kcal），成人每天能量应在12.54MJ（3000kcal）左右，以糖类为主；充足的糖类可减少体内脂肪和蛋白质氧化，避免代谢性酸中毒。

3. 足够糖类和适量脂肪　每天供给糖类350～500g，能量不足还可以静脉滴注葡萄糖来补充。脂肪供给量应根据患者消化能力而定，无腹泻者每天可供给脂肪60～70g，可选用易消化的脂肪，以提高能量供给及帮助脂溶性维生素吸收。

4. 供给足够水分、维生素和矿物质　伤寒患者消耗大大增加，为保证患者正常代谢，促进细菌毒素排泄和恢复健康，水分、维生素和矿物质的供给也应增加。每天给水量3000ml左右，以促进细菌毒素排出体外，并补充因高热而消耗水分。B族维生素及维生素C应供给充分，并注意钾、钠等矿物质的补充。多用橘子水、番茄汁和菜汤等流质饮食，蔬菜应选用少渣和不胀气的种类，做成菜泥后食用。提供饮食要避免对肠有刺激性。限制粗粮、全豆类、干果等粗糙食物。

5. 注意事项　饮食应细软、少渣、易消化、清淡，多用蒸、煮、氽、烧、烩等方法。禁用酒类、咖啡、汽水及辛辣食物和调味品。避免对肠的刺激，如胀气或腹泻时，应减少牛奶、蔗糖等容易胀气的食物。如合并肠出血和肠穿孔，则应予以禁食。待病情好转后，再由流质饮食过渡到半流质饮食和少渣软饭。通常在退热后15d左右逐渐恢复普通饮食。

6. 少食多餐　在急性高热期采用流质饮食，以后随体温的下降适当地加以调整，通常病程在4周内，以易消化而少渣饮食为主。饮食不宜过量，以免致肠出血和肠穿孔。

7. 分期饮食治疗

（1）侵袭期和极期：发热期患者处于侵袭期和极期，患者食欲差，消化力弱，宜多给予水分，以利毒素排泄，维持水与电解质平衡，可用流质饮食或少渣半流质饮食。可给牛奶、藕粉、米汤、蒸蛋、稀饭、肉泥汤、果汁等食物。

（2）缓解期：患者食欲开始好转，常有部分细菌穿过肠黏膜再度侵入肠壁淋巴组织，使已肿胀淋巴组织发生强烈过敏反应，加重肠壁的坏死和溃疡。这时应特别注意饮食。否则，将致肠出血和肠穿孔等并发症。要少食多餐，给予无渣半流质或无渣软饭。禁食含食物纤维及其他刺激肠蠕动、肠胀气的食物；蔬菜和水果应加工成菜泥、果泥、菜汤、果汁等形式再食用。禁用牛奶、豆浆、蔗糖及其他产气食物；通常用至病程第5周为止。必要时禁食，患者有肠出血、肠穿孔等并发症时,须禁食。

(3)恢复期:可根据情况,逐渐改为半流质饮食、少渣软饭,如无特殊禁忌,则可给予普食。

第四节　痢疾营养治疗

痢疾是由痢疾杆菌或溶组织阿米巴所致的常见肠传染病。常年散发,夏秋多见,目前仍为多发病。生活接触、污染食物、水和苍蝇均为重要传播途径。根据病原体不同可分为阿米巴痢疾和细菌性痢疾。细菌性痢疾主要病理变化为肠黏膜上皮细胞变性、坏死、脱落及表浅小溃疡形成。阿米巴痢疾主要病理变化为滋养体侵袭肠黏膜形成溃疡,溃疡为组织坏死、细胞溶化。

细菌性痢疾是由志贺菌属所致的传染病,又称志贺菌病。临床以腹痛腹泻、里急后重和黏液脓血便为特征,并伴有发热及全身毒血症症状。严重时可有感染性休克和中毒性脑病。少数患者迁延不愈成慢性,可反复发作。细菌性痢疾主要病变在乙状结肠和直肠,严重者累及全结肠及回肠下段。基本病变为弥漫性纤维蛋白渗出性炎症,病变限于固有层。传播途径为经消化系统传播,污染食物及水源可致暴发流行。预防为管理传染源、切断传播途径和保护易感人群。

一、临床症状

临床特征是发热、腹痛、腹泻、黏液或脓血便、里急后重及腹部压痛。临床表现轻重不一,依病程可分为急性、慢性2期。结肠主要功能是吸收水分、贮存食物残渣并形成粪便排出体外。在痢疾急性期,排便次数增多,使大量水分和电解质排出体外,易导致水、电解质失衡。慢性痢疾长期腹泻会致营养不良;患者常有消化不良、发热、腹泻造成营养消耗和失水现象,同时因病变肠管对食物刺激特别敏感,故痢疾患者饮食应始终富有营养和水分,易于消化吸收,且无刺激性。

1. 急性细菌性痢疾分型　通常可分为轻型、普通型和重型。轻型腹泻每天不超过3～5次,伴里急后重,粪便呈糊状、水样,带少量黏液,腹痛不显著,无全身发热等症状,常易误诊为肠炎。普通型急性发病,伴发热等全身症状,儿童可有惊厥。早期有恶心呕吐,继以阵发性腹痛及腹泻,每天排便6～10次,粪便呈脓血样,里急后重常明显。重型起病急骤,高热,恶心呕吐,腹泻频繁以致失禁。腹痛剧,里急后重显著,伴失水、四肢冷等。可有意识模糊、谵妄或惊厥、血压下降等症状。

2. 慢性细菌性痢疾症状　多有急性病史,常迁延不愈,反复发作。急性发作期伴有脓血便、里急后重,腹痛等症状;平时可无明显症状,但在遇冷、饮食不当,过度劳累后,可急性发作。无明显症状、体征的慢性带菌者,有传染性。

二、营养原则

供给充足的营养素,促进机体康复。减少肠内刺激,缓解患者腹泻症状。预防和纠正水、电解质紊乱。

三、营养治疗

1. 急性发作期　腹痛、发热症状明显，腹泻频繁时应该禁食。继之，应进食清淡、营养丰富、易消化、脂肪少的流质饮食或半流质饮食。如浓米汤、藕粉、果汁、豆腐脑，并适当加用咸汤，以补充水分和矿物质。每天6餐，每餐250ml。忌食多渣、油腻及辛辣有刺激性食物，忌酒类、咖啡、辣椒等，豆类、薯类等易产气的食物，蔬菜、瓜果、冷饮及生冷食物，牛奶、豆浆及过甜流质饮食也应限制使用，以免导致腹胀。流质饮食营养价值虽不高，但能清理肠内容物，使肠得到休息。

2. 恢复期　病情稳定，腹泻次数减少后，供给少渣无刺激性饮食，可由少渣、低脂半流质饮食逐步过渡到软食。细菌性痢疾的肠损害通常比较表浅，患者食欲良好，一旦症状消失可尽快恢复正常固体食物，如米粥、面条、面片、豆腐、蒸蛋、软烧鱼、馄饨、小肉丸、鱼丸、菜泥等。每天3～5餐，每餐主食量不宜超过100g；注意适量增加B族维生素和维生素C摄入。因痢疾有不同程度脱水和毒血症，应多喝饮料，以利毒素排出。禁食油腻坚硬的、含纤维素多的食物，如油煎或油炸食物、芹菜、韭菜、酒类、咖啡、浓茶、刺激性调味品、生冷食物等，避免刺激肠管，加重肠内负担。

第五节　结核病营养治疗

结核病是由结核杆菌所致的慢性传染病。全身各个脏器均可受累，如肠、肝、淋巴、肺结核及结核性脑膜炎等，而其中以肺结核最常见。传播主要是呼吸道，吸入含菌飞沫，其次经消化系统。痰找到结核菌是确认肺结核的主要依据。结核杆菌毒素可产生中毒和全身性反应，结核结节和干酪样坏死为其病理特征。控制结核病流行应控制传染源，切断传染途径和增强免疫力、降低易感性。胸部X线检查是早期发现肺结核的首选方法。

一、临床症状

肺结核有多种多样临床症状。全身症状比局部症状早，但早期很轻微，易被忽视。常有不规则低热，轻微体力劳动致低热，或午后、傍晚低热、盗汗、疲倦乏力、食欲缺乏、体重减轻、月经失调等症状。患者多有干咳，若有空洞形成时，则痰成脓性且多，痰中带血，甚至咯血。胸部隐痛部位不定时有发生，也有部分患者无明显症状，在胸部X线体检时发现。痰中找到结核菌是肺结核最可靠的诊断依据。X线检查对肺结核早期诊断有很高价值，可确定病灶性质、部位、范围及其发展情况。

二、营养因素

1. 蛋白质-能量营养不良　结核病是慢性、消耗性疾病，病原菌不断排出毒素物质，使机体的营养状态受到损害，导致中毒和全身性反应，机体长期不规则低热，消耗增多，蛋白质分解显著增强，蛋白质丢失过多，出现负氮平衡，可累及全身组织。同时，结核病活动期，全身毒血症使患者食欲缺乏、腹痛、腹泻、恶心呕吐等，将影响摄入而丢失增加，使能量及蛋白质摄入严重不足，共同作用使患者极易出现蛋白质-能量营养不良。

营养不良导致免疫力下降，淋巴细胞减少、淋巴结萎缩，机体易受感染，同时因缺乏病灶修复所需纤维蛋白、多糖和弹性纤维等基质，对病原菌的包围和病灶修复延缓，在肠结核病这种表现更为明显。

结核性胸膜炎和结核性腹膜炎时，胸腔积液及腹水中大量蛋白质丢失，而结核病病灶修复也需要蛋白质，加重蛋白质-能量营养不良。如不及时补充，可影响机体康复，最终可导致恶病质。

2. *钙*　结核病灶修复时有"钙化"过程，钙是促进病灶钙化原料。但疾病时，大多数细胞的矿物质与氮成比例丢失，出现血清铁降低、低钾等；同样钙也随之丢失而不足，钙不足对结核病灶钙化不利，影响疾病恢复。

3. *维生素*　结核病时因分解代谢加强、能量消耗增高，各种维生素需要量和丢失量也均有增加，尤其在长期低热时，如果维生素补充不足，容易发生各种缺乏症，如B族维生素和维生素C缺乏，甚至发生贫血。

4. *脂肪*　结核病患者脂肪和类脂质代谢也发生障碍，如果饮食脂肪摄入过多，容易致肝脂肪浸润，并抑制胃液分泌，出现消化不良和食欲缺乏。

5. *糖类*　肺结核患者可出现各种形式低氧血症和缺氧，致糖代谢障碍，患者血糖曲线可与糖尿病患者血糖曲线相似。

三、营养原则

合理营养可增强机体免疫力，促进疾病痊愈。结核病治疗时，休息、营养和药物治疗是结核病治疗不可缺少的3个重要环节，其中营养治疗有不可忽视的重要作用。营养治疗和药物治疗相互配合，给予高能量高蛋白质高维生素，适量矿物质和微量元素的平衡饮食，可减少药物副作用，加速结核病灶钙化，提高机体免疫力，促进康复。

营养治疗应从整体出发，要坚持长久，配制饮食时，在遵守营养原则的前提下，可适当结合患者消化、吸收能力和进食情况，目的是增加营养，增强抵抗力，补偿因疾病致的消耗。结核病营养治疗应以高能量、高蛋白加维生素和矿物质丰富的半流质饮食或普食为原则。

四、营养治疗

1. *充足能量*　发热、咳嗽、腹泻等任何症状都要消耗能量，要求总能量供应高于正常人。应以能维持正常体重为原则。毒血症不明显、消化功能良好时，全天总能量以10.46～12.55MJ（2500～3000kcal）为宜。若急性期严重毒血症影响消化功能和食欲时，应结合实际情况，采取循序渐进的方式，逐渐增加能量。结核病肥胖者和老年伴心血管疾病者，总能量不宜过多，每天8.37MJ（2000kcal）左右即可。

2. *足量优质蛋白质*　结核患者多消瘦、抵抗力差，病灶修复需要大量蛋白质，提供足量优质蛋白有助于免疫球蛋白生成和纠正贫血。每天蛋白质供给量为1.5～2.0g/kg，优质蛋白应占总量的50%以上，如肉类、乳类、蛋类、禽类和豆制品等，尽量用含酪蛋白高食物，因酪蛋白有促进结核病灶钙化作用，牛奶及乳制品含丰富酪蛋白及钙，都有利于结核灶钙化。某些有滋阴和补益作用食物，如鳗鱼、黑鱼、甲鱼、猪肝、猪肺、猪瘦肉、鸡蛋、鸭蛋、牛肉、羊肉等，也富含优质蛋白质和钙。

3. *矿物质*　结核病灶修复需要大量钙质。牛乳中钙含量高，吸收好，每天可饮牛乳

250～300ml，以增加饮食中钙供给量。除牛乳外，豆制品、绿叶蔬菜、各种骨头汤、海带、贝类、紫菜、虾皮、牡蛎等也是供钙的良好来源。少量反复出血的肺结核、肠结核、肾结核患者，常伴有缺铁性贫血，应注意饮食中铁的补充，如动物肝、动物血液、瘦肉类、绿叶蔬菜和水果等。用牡蛎、韭菜制成的菜肴对预防咯血有疗效。除饮食外，必要时尚须补充钙片或铁剂。进行性肺结核患者多极度衰弱，并伴有慢性肠炎和多汗等症状，应注意补充钾、钠等元素。

4. 适量糖类和脂肪　糖类应是能量主要来源，可按患者平时食量而定，不必加以限制，而且应该鼓励多进食，可能适当采用加餐方式增加进食量。伴有糖尿病时，每天糖类供给量为250～300g，脂肪以80g左右为宜。但肠结核患者摄入脂肪过多会加重腹泻，应给予低脂肪饮食，每天脂肪总量应少于60g；避免过于甘肥油腻食物，以免妨碍食物消化吸收。

5. 维生素　供给丰富维生素，包括维生素A、维生素D、维生素C和B族维生素等。其中维生素B_6可对抗因异烟肼而致的副作用，应供给充足。多食新鲜蔬菜和水果，如青菜、胡萝卜、土豆等；豆类，特别是黄豆及其制品；果品类，如柿、梨、橘子、苹果、番茄、百合、莲子、藕、菱、荸荠等，芡实、白木耳等及鱼、虾、动物内脏和蛋类等食物。鼓励患者行日光浴或户外活动，是补充维生素D的好办法。

6. 食物纤维和水　足够的食物纤维和水是保持大便通畅、预防便秘、防止消化不良和避免体内废物积聚的必要措施。新鲜蔬菜、水果及粗粮含食物纤维丰富，每天应供给一定数量。

7. 饮食调配　除结核病伴严重毒血症时有食欲缺乏外，患者食量与消化、吸收能力常不受影响，所以在烹调和配餐时无须特殊限制，只要定量、定时和健胃即可。患者无须忌口，任何营养丰富食物都食用。提倡食物多样，荤素搭配，不偏食。

在调配饮食时要避免糖类、脂肪和蛋白质分配比例不均衡，任何营养素过量都会加重消化系统的负担，进而会影响营养素的消化、吸收，故要定时定量进餐，注意饮食规律性。食物制备要注意多样化和色、香、味，以增进食欲。食谱内容根据病情按普食、软食或半流质饮食供给。

8. 食物选择

（1）宜用食物：多选用肉、禽、水产、乳、蛋及豆制品和新鲜蔬菜，特别是深色绿叶菜、黄红蔬菜和水果。

（2）忌食食物：不用油煎炸和不易消化食物。饮食应少刺激性，少用或不用辛辣食物和调味品。禁烟和烈性酒。酒精能使血管扩张，加重肺结核患者的气管刺激症状，加重咳嗽和咯血。

第六节　流行性出血热营养治疗

流行性出血热是由鼠类传播的自然疫源性急性传染病。根据宿主动物、临床特点、流行特征分为野鼠型、家鼠型、混合型。野鼠型较为典型，临床症状较重，病死率为3%～10%。家鼠型病程短，症状较轻，病死率为0.5%～3.5%。临床上以短期发热，继之出现休克、出血和急性肾衰竭等症状群为其特征。重症流行性出血热常伴有恶性营养不良，增加临床和营养治疗难度，也是导致死亡的主要原因。

一、临床症状

在病毒血症期间，病毒损伤小血管，造成广泛性、全身性的小血管受损，使血管通透性增强，导致血浆外渗、组织水肿、微循环障碍、出血、急性肾衰竭等系列病理损伤。流行性出血热的基本病变为全身性、小动脉及毛细血管的广泛损害。症状以发热，皮肤、黏膜、内脏广泛出血，低血压、休克、急性肾功能不全及电解质紊乱等症状为主。

发热期持续3～6d，早期可伴上呼吸及胃肠系统症状；“三痛症”较为突出，即头痛、眼眶痛、腰痛。也可见“三红症”即颜面、颈部及上胸部潮红。腋窝、前胸、肩臂区点状出血或条索状瘀斑。重症尚有鼻出血、呕血、咯血、便血等，热退后上述各症状加重。低血压休克期有33%～50%的病例体温下降，并伴血压降低，甚至发生休克，常有肢冷、恶心、口干、烦躁等症，此期组织水肿及出血加重。少尿期24h尿量少于400ml，甚至尿闭、尿素氮增高，尿中大量蛋白及管型，可见恶心、呕吐及顽固呃逆、烦躁，甚至昏迷。因液体潴留，血容量增加，部分病例导致急性肺水肿。多尿期尿量可达3000～6000ml/d，甚至更多，伴乏力、口渴、腰酸等症。血清钾、钠、氯均减低，尿比重低。恢复期在病后4周开始，症状、体征、肾功能渐恢复正常。

二、临床分期

1. *发热期*　通常持续3～7d，体温高达39～40℃，全身中毒症状突出表现为“三痛”，消化系统症状较突出，食欲缺乏、恶心、呕吐、呃逆、腹痛、腹泻。重症时可有精神神经症状，如嗜睡、烦躁、抽搐等。毛细血管损伤表现为皮肤黏膜充血、出血和水肿，肾损害表现为蛋白尿和发病初即有少尿倾向。

2. *低血压休克期*　持续时间为1～3d。多数患者在发热末期或热退同时即有血压下降，少数人在热退后发生。轻症者仅有一过性低血压，重症可出现顽固性休克，产生脑水肿、休克肺、广泛出血和急性肾衰竭。

3. *少尿期*　持续2～5d，长者可达10d以上。24h尿量少于300ml者为少尿，少于50ml为无尿。有些患者尿量不减而有氮质血症，称为少尿型肾功能不全。临床表现主要为尿毒症，水和电解质紊乱及酸碱平衡失调、高血容量综合征和出血症状等。

4. *多尿期*　常持续7～14d；尿量回升增至2000ml时则进入多尿早期，高峰期尿量可达4000～8000ml，甚至更多。多尿期后，开始数天尿量虽逐日递增，但氮质血症也随之上升，症状继续加重。至尿量大量增多后氮质血症逐渐好转，少尿期的各种症状随之消失，此为多尿后期。此期可因失水、失盐、低钾血症、继发感染和出血等因素再次发生肾衰竭。

5. *恢复期*　随着肾功能的逐渐恢复，尿量恢复至每天2000ml以下，症状基本好转，通常历时3～6个月。但部分患者可遗留下后遗症，如高血压、肾功能障碍、自主神经功能紊乱等，可延续数月至数年。

三、营养治疗

1. *发热期*　高能量高维生素、易消化的流质饮食或半流质饮食。液体量按生理需要供给，如发热过高，为补充丢失水分可适当增加。维生素K可防止出血，维生素C能增强机体抵抗力，B族维生素可提高食欲，故各种维生素应足量供给。

2. *少尿期*

（1）控制氮质血症：饮食以高能量、高维生素、低蛋白质半流质饮食为宜，供给充足的能量，提高蛋白利用率。如能量不足可致蛋白质分解增加，加重负氮平衡。每天应给予糖类

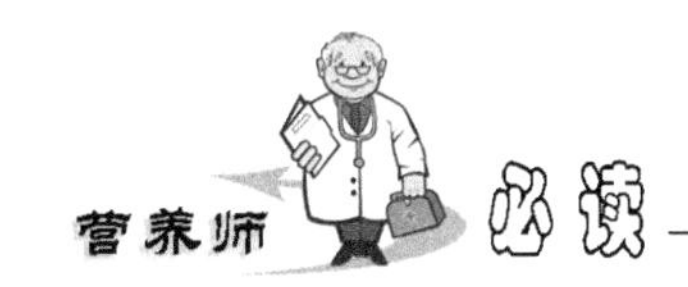

200g左右。可采用麦淀粉配制食物减少蛋白质，以减少非必需氨基酸摄入，减轻肾负担和防止氮质潴留，同时足够糖类可防止或减轻酮症，减轻钾自细胞内释出而增高血钾。

（2）限制蛋白质：减轻肾负担，控制氮质血症。每天供给15～20g高生物价蛋白质，选择鸡蛋、鸡、虾、鱼类、畜肉类等含必需氨基酸丰富的动物蛋白质。限制植物蛋白摄入量。

（3）足量维生素：计算好补液量，可适当进食各种新鲜水果、果汁等，以供给足够的维生素。

（4）维持水、电解质平衡：根据尿量严格限制液体摄入，防止体液过多致稀释性低钠血症和其他并发症。食物含水量及其氧化代谢水也应计算在内。要限制含钾高的食物，如牛肉、鸡肉、瘦肉、水果、土豆、韭菜、苋菜、芹菜、油菜等。也可用冷冻、加水浸泡或煮后弃去汤汁的方法来减少钾的含量，以防止出现高钾血症，全天摄入钾应低于500mg。低钠血症者应适量补钠，以免因血钠过低致水中毒、脑水肿等症状。无低钠血症时给予无盐饮食。

（5）食物选择：应给予易消化的食物，如小笼包、花卷、馒头、水饺、面片、馄饨、炒鸡蛋、肉泥、鱼丸、鸡泥、菜泥、水果等。根据病情及患者口味制订食谱，经常变换花样，使患者提高食欲，增加营养。

3. 多尿期　多尿早期治疗与少尿期相同，但水和电解质应随尿量增加适当予以补充。不宜过多或过少，过少可致水、电解质失调引起第2次肾衰竭，过多则延长多尿期。当病情逐步好转，血尿素氮下降，食欲逐渐好转，适当地增加营养可加速机体修复。每天总能量可增至8.36～12.55MJ（2000～3000kcal）。多尿期开始1周以后，应逐步增加蛋白质的供给，优质蛋白每天按0.5～0.8g/kg供给。脂肪、糖类量可不限，但动物性脂肪要少给。注意补充维生素A、B族维生素、维生素C等丰富的食物，有利于肾功能的恢复。

4. 恢复期　应继续补充营养。可用易消化、无刺激性的半流质饮食或软饭。蛋白质的供给可随血液非蛋白氮下降而提高，逐步恢复到每天1.0g/kg或更多，以保证组织修复的需要。忌食含核蛋白高食物，如动物的肝、肾等。核蛋白在体内代谢后可产生嘌呤，会增加肾负担，故宜少食为好。恢复期宜吃山药、红枣、龙眼、赤豆、莲子、绿豆、甲鱼、鸭等食物，可加速体力恢复。

第 18 章
Chapter

呼吸系统疾病营养治疗

呼吸系统与外界相通，外界有害物质，包括微生物、过敏原、粉尘、有害气体等，均可直接侵入，并致损害。全身其他器官的病原体也可通过淋巴、血液循环播散到肺部。呼吸系统具有完整的物理、生物和免疫防御功能，以保障机体处于正常健康状态。肺与心脏血流动力学的关系非常密切，并且互相影响，并与全身代谢和内分泌有关，故肺部疾病还影响到机体其他功能。生热营养素在体内代谢所产生二氧化碳是经过肺部排出。如果肺部发生病变时，过量的营养素供给就可能增加呼吸系统的负担。

第一节　概　　述

一、营养不良对呼吸的影响

严重营养不良至少在3个方面影响呼吸系统功能：即降低呼吸肌功能，改变其固有结构；降低换气通道能力；降低肺部免疫和防御能力。合理而足够的能量支持，对于维持正常换气量是必要的。

二、营养原则

补充营养，正确估量能量，维持能量平衡，纠正营养不足，适当提高脂肪比例，提高机体抵抗力和免疫功能。

三、营养治疗

1. 能量　正确地估量能量供给十分重要，尤其对肺部损害的患者，因为过高能量会致液体过高负载，致葡萄糖不耐受、肝脂肪浸润等。在疾病仍在进展的情况下，维持能量平衡是主要目标。

2. 生热营养素构成比例　生热营养素蛋白质、脂肪与糖类占总能量构成比例，应视病情而定。如患者有急、慢性呼吸衰竭，其呼吸储备低。糖类在代谢时产生更多的二氧化碳，糖类呼吸商是1，即1分子葡萄糖产生1分子二氧化碳，而脂肪呼吸商仅为0.7，蛋白质为0.8，故糖类在氧化中比蛋白质与脂肪产生更多的二氧化碳，增加呼吸负荷，应适量限制。高蛋白质饮食对已经存在呼吸困难，或呼吸功能储备已经到临界水平者不宜选用。但应尽力避免继续消耗蛋白质，每天供给量为1.0～1.2g/kg体重。用较高脂肪代替较高糖类更稳妥，故脂肪可占总能量30%～50%，甚至更高。

3. 注意电解质和维生素　营养治疗时，应注意补充电解质如钙、磷等及维生素C、维生素PP等。

对肺疾病患者营养干预是新课题。事实上，这类患者大都为营养不良，绝大多数研究认为营养干预是必要和有利的，但许多细节还有待于继续研究。

第二节　肺炎营养治疗

肺炎是常见病和多发病，可分为细菌性肺炎、病毒性肺炎、立克次体性肺炎及衣原体肺炎等多种形式。发病因素很多，多为细菌感染所致。四季均可发病，以冬春季为多见，发病男性多于女性。继发性肺炎多见于儿童和老年人及患有慢性病、体质虚弱者。正常人上呼吸道均有肺炎双球菌。当呼吸系统防御功能受到刺激性损害时，就可能致疾病。突然受寒、饥饿、疲劳、醉酒等原因，可使机体抵抗力降低而突然发病。

一、临床症状

受到病原感染后，潜伏期多为1～2d，50%病例有上呼吸道病史。发病急剧，常有寒战、发热、胸痛、咳嗽、血痰等症状。体温在数小时内上升到39～40℃，呈稽留热型，且伴有头痛、衰弱、周身肌肉酸痛等。呼吸频率增快与发热不成正比。发病到2～3d即进入实变期，此时中毒症状明显，患者颜面潮红，脉速而充实。咳嗽频繁，呈刺激性，开始仅有少量黏痰，以后痰中可带血或呈铁锈色。白细胞计数升高，分类可见中性粒细胞多在80%以上。X线检查可见肺部纹理增多，或见淡薄均匀的阴影。

二、营养原则

必须供给患者充足营养，特别是能量和优质蛋白质，以能维持营养素消耗。本病除根据病因进行对症治疗外，饮食应合理调配，以提高机体抵抗力，防止呼吸系统感染转向恶化，故必须供给患者充足营养，特别是能量和优质蛋白质，以能维持机体的消耗。

三、营养治疗

1. 高能量　肺炎患者因有较长时间高热，体力消耗严重，故每天供给能量应为8.4～10.0MJ（2000～2400kcal）。脂肪应适当限制，选择优质蛋白质，每天50～60g为宜。可给予牛奶、豆制品、蛋类及瘦肉等。

2. 供给足量矿物质　酸碱失调是肺炎的常见症状，应多给新鲜蔬菜或水果，以补充矿物质，有助于纠正水、电解质失调。给予含铁丰富食物，如动物心脏、肝、肾、蛋黄等；含铜高的食物，如牛肝、芝麻酱、猪肉等；也可给予虾皮、奶制品等高钙食物。

3. 食物选择　发热期应以清淡半流质饮食为好，少食多餐。因缺氧、呕吐、腹泻，甚至有肠麻痹，严重时可能有消化系统出血，故在食物选择上，应禁忌坚硬及含纤维高的、有刺激性食物。禁食大葱、洋葱等食物，以免加重咳嗽、气喘等症状。多吃具有清热、止咳和化痰作用的水果，如梨、橘子等。保证水分充足供给，以防止加重中毒症状。

4. 其他　进食量少者，可考虑部分PN。

第三节　支气管炎营养治疗

支气管炎是由炎症所致的呼吸系统疾病，表现为急性和慢性2种类型。急性支气管炎通常发生在感冒或流感之后，可有咽痛、鼻塞、低热、咳嗽及背部肌痛。慢性支气管炎往往因长期吸烟所致，可有呼吸困难、喘鸣、阵发性咳嗽和黏痰。慢性支气管炎反复发作，可发展为慢性肺气肿。气肿的肺弹性丧失，气体不能充分由肺内呼出。肺气肿常难以治愈，久后可转变为慢性肺源性心脏病。

一、营养影响

1. 蛋白质　慢性支气管炎病程长，反复发作，蛋白质消耗增多。蛋白质不足会影响受损的支气管黏膜的修复、体内抗体和免疫细胞的形成及机体的新陈代谢活动。膈肌变薄对呼吸功能的影响极大。

2. 维生素　维生素A和维生素C能增强支气管黏膜上皮细胞的防御能力，维持正常的支气管黏液分泌和纤毛活动。如果存在维生素A和维生素C缺乏，可使得支气管黏膜上皮细胞防御能力降低，黏液分泌受抑制，支气管纤毛活动减弱，故易导致感染加重。

3. 吸烟影响　吸烟与慢性支气管炎发生密切相关，每天吸烟20支者罹患慢性支气管炎危险性为不吸烟者的10倍。

二、营养治疗

饮食治疗的目的是供给足够的能量、蛋白质及富含维生素的食物，以增强患者机体的免疫力，减少反复感染的机会。

1. 饮食调整　体重正常的患者给予平衡饮食，以增强呼吸系统的抵抗能力；体重低于正常者，应供给高能量、高蛋白饮食，以利于受损伤的支气管组织修复。患者因消化系统细胞缺氧而使得食欲缺乏。应采用少食多餐的进餐方式，每天可进餐6次。供给易于消化吸收的食物，蛋白质供给量为1.2～1.5g/kg体重，应以动物蛋白和大豆蛋白等优质蛋白为主。

2. 适量限奶类制品　奶制品易使痰液变稠，使感染加重，应避免食用。因奶制品是钙的主要来源，在不食用奶制品时，应注意每天补充钙1000mg，口服2.5g碳酸钙，即可获得1000mg钙。

3. 补充维生素　为增强机体免疫功能，减轻呼吸系统感染症状，促进支气管黏膜修复，应补充足够的维生素A和维生素C。每天供给量为维生素C 100mg，维生素A 1500μg即可满足机体的需要。

4. 增加液体摄入　大量饮水有利于痰液稀释，并能保持气管通畅。每天至少应保证饮水量在2000ml以上。

5. 忌刺激性食物　过冷、过热或其他有刺激性的食物，可刺激气管黏膜，致阵发性咳嗽，应尽量予以避免。

6. 咀嚼障碍　若呼吸困难影响咀嚼时，应供给软食，以便咀嚼和吞咽。

7. 药物的影响　治疗慢性支气管炎而许多药物对患者的食欲和营养代谢均有些副作用，应予以注意。

（1）服用茶碱类药物时，应避免饮用咖啡、茶叶、可可及可乐饮料，以免加重对胃肠黏膜刺激。

（2）间羟异丙肾上腺素应在饭后用果汁吞服，以避免异味影响食欲或致胃肠反应。

（3）间羟异丁肾上腺素应和食物同时服用，以防出现胃肠的副作用。

饮食食谱在普通无渣半流饮食基础上进行改进，选择优质蛋白质食物，如肉类、蛋类、豆制品等，避免奶制品，注意钙、维生素A和维生素C的补充，增加液体量供给。

第四节　哮喘营养治疗

哮喘常和食物过敏有关。特别是高蛋白食物易致变态反应。有些患者吃鱼、虾、蟹等可发生过敏反应，如荨麻疹，也有的患者可能发生哮喘。任何食物均可致过敏，但以蛋白质食物为多见。常见致敏食物有牛奶、鸡蛋、麦子、谷物、巧克力、柑橘、核桃、海鲜、河鲜等。通常煮的食物比新鲜食物致哮喘的机会要少。同种属性食物常有共同变应原特性，患者可以发生交叉过敏反应。

一、临床症状

食物过敏所致的呼吸系统症状有哮喘、过敏性鼻炎等。要判断是否由食物过敏引起哮喘必须根据病史、体检及必要的实验室检查。

哮喘典型发作前，常有先兆症状，如多嚏、咳嗽、胸闷、耳鼻咽喉发痒等。如不及时治疗，可以急性发作，表现为呼气困难，多被迫采取坐位，两手前撑，两肩耸起，额部冷汗，听诊可听到肺部弥漫性哮鸣音，每次发作轻重不一，可历时0.5h到数小时，也有持续发作数天后逐渐缓解。诊断要点是突然起病，呈发作性，呼吸困难伴哮鸣声。听诊两肺布满哮鸣音，以呼气期延长为特点。

二、临床分型

1. 吸入型　又称外源性，有明确季节性，幼年发病，有家族与个人过敏史。发病前多有鼻痒、咽痒，甚至眼、耳发痒，缓解期无症状。血中嗜酸粒细胞与IgE增高。

2. 感染型　又称内源性，无明确季节性，诱因多为反复发作的上呼吸系统或肺部感染，常在成年时发病。发病时伴咳嗽、脓痰、血中白细胞计数升高，而IgE正常。这类患者在农村较多见。

3. 混合型　兼有2型的特点，病史较长，起病常为吸入型，以后反复发作，逐步成为终年哮喘而无缓解季节。年老患者常并发慢性支气管炎，而与喘息型慢性支气管炎很难区分。

三、营养与哮喘

（一）营养因素

1. 营养与过敏　哮喘与食物接触有关，许多食物可以成为哮喘变应原，如奶中β-球蛋白、鸡蛋清的类卵黏蛋白和果仁等。

2. n-3多不饱和脂肪酸　哮喘患者给予鱼油，可以降低脂类介质的作用和抑制迟发反应。

3. 维生素C与镁　维生素C可降低哮喘患者气道对运动或乙酰胆碱吸入反应，减少或减轻哮喘发作。镁有轻微的支气管扩张作用。

（二）营养代谢

1. 影响进食　哮喘发作，患者常难以正常进食，而影响营养素摄入。

2. 代谢紊乱　导致患者处于焦虑、恐惧和高度应激、代谢状态，致机体内分泌紊乱，能量消耗，尿氮排出增加。

3. 影响营养素吸收　低氧血症所导致的电解质和消化功能紊乱使营养素吸收、氧化和利用率下降。

4. 激素和药物影响　治疗中常用皮质激素、茶碱类或抗生素类药物，这些药物对代谢、特别是骨代谢有影响，可使骨质疏松高发。此外，对胃肠本身也有刺激作用，甚至导致肠内菌群失调。

（三）营养状况评价

1. 营养摄入量调查　可采用24h回顾法或食物频度调查法，调查患者营养素摄入量。

2. 营养状况评价指标　可采用体质指数、三头肌皮褶厚度、体脂含量、臂肌围或肌酐身长指数及血生化指标，如前清蛋白、清蛋白等进行营养评价。对儿童患者，要关注发育和骨骼营养状况。

（四）营养干预

1. 确定食物致敏原：营养人员有责任协助临床确定食物致敏原，可用排除食物或激发试验进行食物筛选。

2. 口服脱敏疗法。

四、营养原则

在使用解痉止喘药物的同时，应注意饮食营养治疗。其目的是首先找出致哮喘的致敏食物，加以排除，不用可能有交叉过敏反应的同属食物，以消除症状，恢复患者正常的胃肠消化和吸收功能。

五、营养治疗

1. 排除致敏食物　如致哮喘过敏食物有多种，则应提供营养丰富的、经过排除过敏原饮食，由营养师制订专门食谱，以保证足够营养供给。

2. 婴儿慎用牛奶　如饮用牛奶致哮喘发作的婴儿，在2岁以后可谨慎地再次饮用，但再饮用时应有处理过敏反应的措施。牛奶含有多种蛋白，以β-乳球蛋白为最常见过敏原。

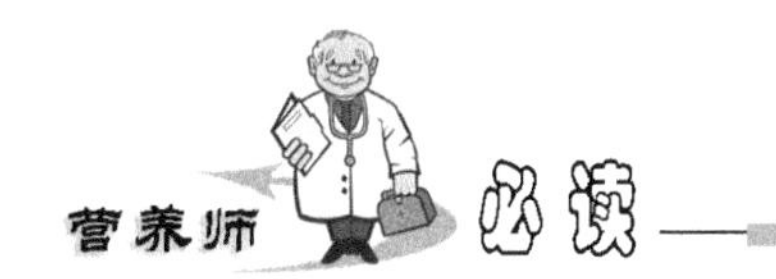

3. 生热营养素比例　每天能量供给不低于30kcal/kg。高糖类饮食会提高呼吸商，使呼吸系统负荷加重，故在哮喘发作时，适当减少糖类供能比例会相应减少CO_2的生成，其供能比例不宜超过50%。蛋白质也会增加氧的消耗，主要是蛋白质的食物特殊动力作用，可增加瞬间的通气量，增加对高CO_2血症反应，故应在饮食中减少效价低的蛋白质摄入量，适量应用优质蛋白以维持平衡，可将15%～20%作为蛋白质供能。高脂肪饮食是减少CO_2生成，提高脂肪的供能，可达30%，甚至更高，在哮喘急性发作期可以使用。

4. 保证营养供给　应该加强营养治疗，提高患者机体免疫功能，应同时补充各种营养素，包括矿物质和微量元素及维生素等。

5. 避免刺激性食物　尽量避免有刺激性的食物，戒烟忌酒。

6. 加强营养治疗　哮喘呈持续状态时，应考虑给予静脉补充营养素，防止加重营养不良。

饮食食谱在普通半流质饮食基础上改进。选择不致过敏反应优质蛋白质食物，如肉类、蛋类、豆制品等，避免奶制品，注意矿物质、维生素补充，液体供给量要充足。

第五节　慢性阻塞性肺疾病营养治疗

一、病因病理

慢性阻塞性肺疾病（COPD）患者如发生进行性体重降低，死亡率与体重降低呈正相关；据报道，病死率3年内为30%，5年时达49%，而体重下降少的患者，则一年内病死率可降至25%。

二、营养治疗

1. 能量　应供给足够的能量，计算基础能量需要量后乘以校正系数，校正系数分别为男1.16，女1.19。为使患者降低的体重得以纠正，每天需要量应在此基础上再增加10%。

2. 生热营养素比例　与哮喘营养治疗原则基本一致，实验证明用低糖类饮食，其中糖类占总能量的28%，脂肪占55%，蛋白质占17%，可明显降低二氧化碳血症。

第六节　乳糜胸营养治疗

一、营养原则

以低脂、低钠、高蛋白及高糖类饮食为原则，可食用短、中链三酰甘油（MCT），以代替脂肪，其吸收后直接由静脉进入血流，减少乳糜液，重者可禁食或静脉营养。

二、MCT营养治疗

1. 适应证　乳糜胸、乳糜尿、乳糜性腹水、高乳糜微粒血症、小肠大部切除、胆盐和胰脂酶缺乏、肠源性脂肪代谢障碍。

2. 原则和要求

（1）用MCT取代长链三酰甘油（LCT）作为能量来源。MCT提供能量至少占总能量

20%，或占脂肪总能量的65%。

（2）MCT可用来烹调鱼类、肉类、禽类等食物，但要注意所有烹调用的MCT均应吸到食物中去，才能保证充分利用。

（3）采用少食多餐，或用MCT制备的食物作为加餐。可避免腹胀、恶心、腹泻等不良反应。

（4）MCT能迅速氧化成酮体，应补充双糖，避免发生酮症。

3. 可用和忌用食物

（1）可用食物：包括未加油脂主食及点心，去脂牛奶、咖啡、茶、果汁饮料、水果、蔬菜、豆制品、蛋清、蛋黄，鸡蛋每周不超过3枚；瘦肉、鱼、禽类，每天用量不超过150g，不用椰子油，烹调油在规定数量内使用，可用MCT取代。

（2）忌用或少用食油：包括全脂乳，如动物油脂、肥肉、鹅、鸭、市售加油脂主食与点心。

第七节　阻塞性睡眠呼吸暂停综合征营养治疗

阻塞性睡眠呼吸暂停综合征患者，要减轻体重，通常减5%～10%，对改善夜间呼吸暂停，提高血氧饱和度、改善症状，有肯定疗效，故饮食应采用减体重饮食。

1. 控制能量　控制能量摄入，使之低于消耗。根据肥胖程度，每天能量摄入比平均减少500～1000kcal，能量减少不宜过速、过快，可采用循序渐进方式，以防影响健康。

2. 营养平衡　在限制能量的范围内，合理安排蛋白质、脂肪和糖类的摄入量，保证矿物质和维生素的供给充足。蛋白质供给量应充足，按标准体重占总能量比值的15%～20%，或按每天每千克体重1g以上计算，50%以上为优质蛋白质。脂肪进量必须降低（占总能量的20%～25%，不要超过30%），除限制食物中脂肪外，尚需限制烹调油用量，控制在10～20g/d。糖类进量适当减少，占总能量的45%～60%，主食宜控制在150～250g。新鲜蔬菜和水果应充足，必要时还可补充多种维生素和钙片，以防缺乏。

3. 注意烹调方法　烹调应以氽、煮、炖、拌方法为主，减少油量。

4. 养成良好饮食习惯　每天3餐定时定量，少吃零食及甜点，细嚼慢咽。

5. 坚持体育锻炼　要特别强调重要性，每天坚持30min以上，使能量消耗达300kcal，1周可减体重500g左右。

第八节　肺癌营养治疗

一、临床资料

大量流行病学调查统计结果显示，食物是影响肺癌发生和发展的主要因素。

二、营养治疗

1. 多选蔬菜和水果　有充分证据表明多食蔬菜和水果对肺功能有保护作用，植物食品中含有类胡萝卜素可能也有保护效果。多吃新鲜蔬菜和水果，每天供应10g 纤维和一般水平的维生素。新鲜的蔬菜、水果中含类胡萝卜素等可以降低患肺癌的风险，是预防肺癌的食物。

苹果是含黄酮类的化合物,也有助于预防肺癌。在一些红色、蓝色的蔬菜瓜果中,如茄子、紫包心菜、桑椹等,人们发现了一种天然色素即花青素,可以起到抑制癌细胞生长的作用。因此,应该多吃预防肺癌的食物以抵制肺癌。

2. 补充抗氧化营养素　经常性的体力活动及多摄入维生素C、维生素E和硒含量高的饮食可降低肺癌发生的危险性。富含维生素E和维生素A的食物是预防肺癌的食物。作为一种抗氧化剂,维生素E能吸附到受损细胞的表面,阻止其生长;对于癌细胞,维生素E也能起到相同的作用,能阻止其最初阶段的生长。同时,维生素E还能增强人体免疫能力,而人在50～69岁是发生肺癌的高危期,因此吸烟者应补充适量的维生素E。维生素A、胡萝卜素能抑制化学致癌物诱发肿瘤(包括肺癌),人们也应注意补充。

3. 限制饱和脂肪　饱和脂肪酸和胆固醇含量高的饮食和饮酒可增加肺癌发生的危险性。脂肪摄入勿过多,摄入量控制在摄入总热量的 30% 以下,即每日食取的动植物性脂肪应为50～80g。

4. 摒弃不良饮食习惯　良好的饮食习惯对预防肺癌极其重要。食物中的饱和脂肪酸是肺癌的一个高危因素,所以要少吃煎炸、油腻的食物;烟熏、烧烤食物含强致癌物质苯并芘,所以也要少食;红肉在高温加工过程中会产生致癌物异胺环,使人增加患肺癌的风险,因此不要经常吃长时间炖煮的红肉。此外,还要少吃高糖、辛辣刺激的食物。同时,不吃霉烂变质食物,少食腌制食品;少吃烟熏食品;进食时,应细嚼慢咽,不食过烫食物;不滥用药物,尤其不要滥用性激素类药及有细胞毒性的药物,防止药物致癌的危险。

5. 戒烟　这是预防肺癌最有效的方法;少饮烈性酒。

6. 避免体重下降过快　每天至少运动 3 次,避免体重下降过快。美国医学专家通过对3000 名各种癌症病人的调查,发现体重下降病人的生存期只有体重正常人的一半,肺癌病人体重下降不超过 7% 的人,可以进行正常治疗,如果体重下降超过 18%,抗癌药物的治疗就会无效。

预防肺癌最有效的饮食措施是多吃蔬菜和水果,营养素与肺癌关系见表18-1。

表18-1　营养素与肺癌关系

证据	减少危险性	不相关	增加危险性
充分	蔬菜和水果		
很可能	类胡萝卜素		
可能	体力活动	视黄醇	总脂肪
	维生素C		饱和脂肪酸/动物脂肪
	维生素E		胆固醇
	硒		酒精
不足			

以上调查结果说明,癌症病人是否消瘦和消瘦的程度,对预后有很大影响。根据上述要求,病人每天应喝两杯牛奶(450g),进食50g瘦肉,250g蔬菜和水果,其中,蔬菜中应有一半是绿叶蔬菜。体重下降明显时,可增加进食量和加餐,如果多吃100g的馒头和 25g肉,体内的热量就可增加 500cal。每天多 500～1000cal的热量,1个月可使体重增加 1～1.5kg。因此,可以

采取两餐之间加餐的方法，多吃甜食、奶、蛋类食物，使热量大量增加，弥补患者因消耗太大而引起的体重减轻。

对于不能进食的癌症病人，除了采用胃管注入牛奶、酸奶等流食外，还应进行静脉输液，补充大量的葡萄糖、钠离子及血清蛋白等。这些措施对增强癌症病人的体质，提高放疗、化疗的治疗效果以及延长病人的生存时间都具有举足轻重的作用。对于“病从口入”这一成语，几乎人人皆知，可是，提起“癌从口入”这一说法，就使人们感到陌生了。其实，生活中大多数癌症都是人们“吃”出来的一种疾病，只有少数与遗传、放射及化学物质刺激等因素有关。其次要培养良好的饮食习惯，这也是预防癌症的关键。据研究，许多癌症尤其是消化系统癌症，大多与不良饮食习惯有关。

7. 其他饮食护理

（1）肺癌患者无吞咽困难时，应自由择食，在不影响治疗的情况下，应多吃一些含蛋白质、糖类丰富的食品，提高膳食质量，为手术创造良好的条件。如果营养状况较差，很难耐受手术的创伤，术后愈合慢，易感染，对手术康复不利。

（2）要求饮食含有人体必需的各种营养素。在足够热量供应时，可以补充蛋白质营养，促进肌肉蛋白的合成，在热量供应不足时，支链氨基酸也能提供更多的热能。要素膳的种类很多，应用时，要从低浓度开始，若口服应注意慢饮，由于要素膳为高渗液，引用过快易产生腹泻和呕吐。

（3）术后饮食调配：术后根据病情来调配饮食。因为手术创伤会引起消化系统的功能障碍，所以在食物选择与进补时，不要急于求成，要多吃新鲜蔬菜和水果，果蔬中含有丰富的维生素C，是抑癌物质，能够阻断癌细胞的生成，另外大蒜也含有抗癌物质。养成良好的生活和饮食习惯，定期体格检查，及时诊断和治疗。

膈神经麻痹、声嘶、胸部胀痛、咳嗽、肺癌转移、发热等为肺癌的早期症状。了解了预防肺癌的食物及早期肺癌的症状，更有利于人们发现肺癌、治疗肺癌。肺癌的饮食应根据患者的病情进行选择。对于早中期的肺癌病人，其消化系统功能是健全的，在临床诊断后，应抓紧时间给机体补充营养，以提高身体素质，增强抵抗力，防止或延缓恶病质的出现。

如果在临床治疗以前营养素较充分、机体状况较好的病人对化疗、放疗的耐受力较强，治疗效果亦较好，同样机体状况较好的病人较营养状况较差的病人更接受手术治疗并能较快的康复。所以早中期肺癌病人在消化吸收能力允许的条件下应尽快补充各种营养素，如优质的蛋白质、糖类、脂肪、无机盐和多种维生素。

针对肺癌病人咳嗽、咯血等症状，可食用有养阴润肺功能的食物，如杏仁、海蜇、百合、荸荠等，而藕节、莲子、柿子、鸭梨、山药、百合、白木耳等都有止咳、收敛止血的作用。根据民间的验方，肺癌病人还可以吃蛤蚧、龟甲膏、龟肉、糯米等滋阴补养的食品。

与消化道癌相比，肺癌病人的饮食应是比较好解决的。除上述中医、中药的滋补食品外，肺癌病人宜选用牛奶、鸡蛋、瘦肉、动物肝脏、豆制品、新鲜的蔬菜水果等，也应尽量增加病人的进食量和进食次数。

第19章 Chapter

循环系统疾病营养治疗

因各种因素影响心脏和全身血管功能而使之发生的疾病统称为心血管疾病。最常见的有动脉粥样硬化、冠心病、高脂血症、高脂蛋白血症、高血压病、心功能不全及脑卒中（脑中风）等。在发达国家，心血管疾病是致死亡的“第一号杀手”，冠心病死亡率占首位。心血管疾病占死亡总数50%以上，是猝死的主要原因。在我国随着经济的发展和生活水平的提高，心血管疾病也已成为最主要的死亡原因。根据京、津、沪等大城市调查，在多种疾病中，心血管疾病的发病率在50%以上。心血管疾病范围较广，其中高脂血症、冠心病、心功能不全和高血压病等与饮食关系比较密切；故饮食是防治心血管疾病的重要措施。

第一节　营养与动脉粥样硬化

动脉粥样硬化是指在中等及大动脉血管内膜和中层形成脂肪斑块，这些脂肪斑块主要由胆固醇和胆固醇酯组成。病理改变有3种：脂肪条纹，常见于青年人，特点是少数内膜平滑肌细胞呈灶性堆积；纤维斑块，是进展性动脉粥样硬化的特征性病变；其次是复合病变。动脉粥样硬化可发生在冠状动脉、脑动脉、股动脉和髂动脉，致冠心病、脑卒中、动脉瘤和外周血管病，是威胁人类健康常见疾病。目前认为除家族史、年龄、肥胖、缺乏体力活动及吸烟等危险因素外，营养与饮食因素极为重要。

关于动脉粥样硬化发病机制有多种学说：损伤反应学说主要认为动脉粥样硬化的发生始于动脉内膜损伤后脂蛋白浸润和脂类沉着；血栓形成学说认为始因是动脉内膜表面血栓形成；血管动力学学说认为始于动脉壁应力变化；单无形繁殖系学说认为始于平滑肌细胞受病毒、化学物等刺激而增殖。另有研究表明，大量胆固醇在巨噬细胞内堆积即形成泡沫细胞，此过程导致主要由胆固醇和胆固醇酯构成血管脂肪斑形成，继之形成纤维状板块；脂肪斑块是动脉粥样硬化最早期特征。

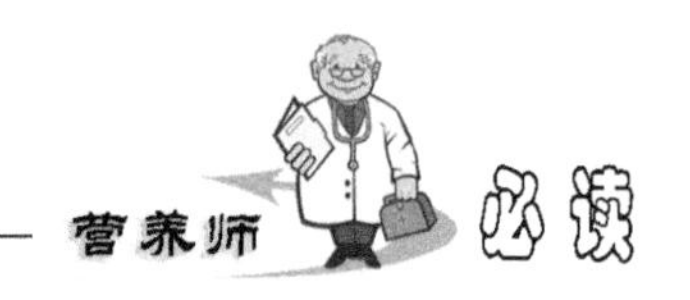

一、高脂血症与动脉粥样硬化

（一）血浆脂蛋白

血浆脂类主要包括：胆固醇、胆固醇酯、三酰甘油、磷脂和非酯化脂肪酸等。血浆脂类不能游离存在，必须与某些蛋白质结合成脂蛋白大分子，才能循环于血液中。脂蛋白中特殊蛋白质称载脂蛋白（apolipoprotein）。因各种脂蛋白中所含蛋白质和脂类组成比例不同，故其密度、颗粒大小、表面电荷和电泳特性各异。用电泳方法按脂蛋白泳动远近位置，将脂蛋白分为α-脂蛋白、前β-脂蛋白、β-脂蛋白和乳糜微粒4种。用超速离心法，根据脂蛋白密度不同，则沉降速度不同的原理，将脂蛋白分为4种。

1. 乳糜微粒（CM） 与电泳法中乳糜微粒相同。由小肠黏膜细胞合成，是食物脂类吸收以后的运输工具，主要是运输外源性脂类，特别是外源性三酰甘油进入血液循环。三酰甘油约占乳糜微粒重量的80%以上。

2. 极低密度脂蛋白（VLDL） 相当于前β-脂蛋白。由肝细胞合成，主要功能是运输内源性脂类，尤其是内源性三酰甘油。极低密度脂蛋白三酰甘油所占比例较乳糜微粒有所降低，为50%左右，而胆固醇含量增高。

3. 低密度脂蛋白(LDL) 相当于β-脂蛋白，是VLDL降解产物，主要含内源性胆固醇。

4. 高密度脂蛋白（HDL） 相当于α-脂蛋白。主要由肝和肠壁合成，CM残体也可形成高密度脂蛋白，是密度最高的脂蛋白，是外周组织胆固醇被转运到肝代谢和排出体外的唯一途径。高密度脂蛋白浓度与发生动脉粥样硬化危险性呈负相关。高密度脂蛋白中蛋白质含量最高，可达50%。

（二）高脂蛋白血症

虽然动脉粥样硬化病因尚不清楚，但高脂蛋白血症与其发病率呈正相关。详细内容见本章第四节。

二、饮食脂类与动脉粥样硬化

大量流行病学研究表明，饮食脂肪摄入总量，尤其是饱和脂肪酸摄入量与动脉粥样硬化发病率呈正相关。我国65个县农民生态学调查中发现，同村人群中，1988年与1983年相比，动物性食物和油脂消费量明显增加，脂肪供能增加5%，平均血总胆固醇升高10%。

脂肪酸组成对血脂水平影响不同，饱和脂肪酸高食物可致胆固醇升高，但对三酰甘油影响不同。此外，饱和脂肪酸碳链长短对血脂影响不同。短链脂肪酸（C6∶0～C10∶0）和硬脂酸（C18∶0）对血胆固醇影响很小。豆蔻酸（C14∶0）、月桂酸（C12∶0）和棕榈酸（C16∶0）可使血脂升高。

有研究表明，富含单不饱和脂肪酸（monounsaturated fatty acid，MOFA），如橄榄油和茶油，能降低血清总胆固醇和低密度脂蛋白，且不降低高密度脂蛋白。多不饱和脂肪酸（polyunsaturated fatty acid，PUFA）根据第1个双键位于距甲基端碳原子位置不同，分为n-6系列和n-3系列。n-6系列PUPA主要是亚油酸，大部分来源于植物油，n-3系列PUFA主要来源于海产动物脂肪，如鱼油、海豹油、海狗油中所含EPA（C20∶5）和DHA（C22∶6）。此外，苏子油、豆油、菜籽油中α-亚麻酸（C18∶3），在体内经碳链延长和去饱和作用，也可以转化为EPA

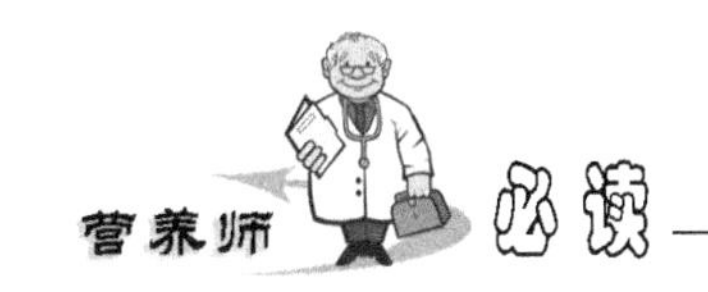

和DHA。EPA和DHA有明显降低三酰甘油作用,可阻碍三酰甘油掺入到肝内极低密度脂蛋白颗粒中,使得血清三酰甘油降低,此外还具有降低血浆总胆固醇,增加高密度脂蛋白作用。EPA还有较强的抗血小板凝集作用,故对预防血栓形成有重要意义。流行病学调查发现,大量食用海鱼的爱斯基摩人,心血管疾病发病率远低于摄入脂肪较高的西欧人。

反式脂肪酸对心血管疾病影响,是近年来研究热点。反式脂肪酸氢原子位于双键两侧。自然界绝大多数不饱和脂肪酸均为顺式,但在食物加工时,如将液态植物油氢化后变为固态人造黄油时,会产生反式脂肪酸。反式脂肪酸不仅与饱和脂肪酸一样能增加LDL,同时还降低HDL。研究结果显示,经常摄入反式脂肪酸的妇女,日后患心肌梗死危险性最高。在美国和芬兰,对男性前瞻性研究结果也与其类似。

人体胆固醇来自外源性及内源性2种途径,外源性占30%～40%,直接来源于饮食,其余大部分在肝进行内源性胆固醇合成,合成速度除受激素调节外,摄入胆固醇可反馈性地抑制肝内胆固醇合成限制酶HMG-CoA还原酶活性,使体内胆固醇含量维持在适宜水平;但小肠黏膜细胞缺乏此调节机制,所以当大量摄入胆固醇时,血胆固醇仍会增高。

大量流行病学调查和动物实验都观察到,饮食胆固醇可影响血胆固醇水平,并增加心脑血管疾病发生危险。但目前尚不完全清楚人体对饮食胆固醇反应特点,通常动物性食物胆固醇含量较高,饱和脂肪酸含量也较高,但鱼油例外;此外饮食胆固醇形式,是蛋黄还是胆固醇结晶;饮食类型,是天然食物还是配方食物;饮食脂肪含量等因素,都会对血清胆固醇产生不同影响。尽管如此,只要是增加饮食胆固醇,就可使血清胆固醇浓度升高。

磷脂是含有磷酸和氮的化合物,包括卵磷脂、脑磷脂和神经磷脂等。磷脂是强乳化剂,能使血液胆固醇颗粒变小,并保持悬浮状态,从而有利于胆固醇透过血管壁为组织利用,使血液中胆固醇浓度减少。降低血液黏稠度,避免胆固醇在血管壁沉积,故有利于防治动脉粥样硬化。

三、能量和糖类与动脉粥样硬化

人体长期摄入能量超过消耗量时,多余能量就会转化为脂肪,贮存于皮下或身体组织中,形成肥胖。肥胖者冠心病、糖尿病和高血压发病率较正常人高。肥胖者脂肪细胞对胰岛素敏感性降低,致葡萄糖吸收和利用受限,为维持葡萄糖水平稳定,胰腺必须分泌更多的胰岛素,导致高胰岛素血症,促进肝更快地合成三酰甘油。近年来研究还发现,肥胖者血中高密度脂蛋白显著降低。

饮食糖类摄入过多,除肥胖外,还可直接诱发高脂血症,尤其是Ⅳ型高脂血症,主要表现为血浆极低密度脂蛋白和三酰甘油增高,这是肝利用多余糖类合成三酰甘油增多所致。因我国饮食糖类含量较高,所以高三酰甘油血症较为常见。

四、蛋白质与动脉粥样硬化

蛋白质与动脉粥样硬化的关系尚未完全阐明。动物实验证明,动物蛋白升高血胆固醇作用比植物性蛋白质明显。流行病学调查也发现食用动物性蛋白高的地区,冠心病发病率较食用动物性蛋白低的地区显著增加。而大豆蛋白质则有明显降血脂作用。目前有研究发现某些氨基酸可保护心血管功能,如牛磺酸能减少氧自由基产生,使还原型谷胱甘肽增加,保护细胞膜稳定性,同时还具有降低血清和肝胆固醇作用。

五、维生素与动脉粥样硬化

1. 维生素E　大量临床试验证明，维生素E有防治心血管病作用。维生素E生理学功能是作为自由基清除剂，防止自由基对细胞膜上多不饱和脂肪酸的损伤。维生素E还有保护体内巯基的作用，可使血浆卵磷脂胆固醇酰基转移酶（LACT）活性增高，该酶活性依赖于酶结构中巯基。维生素E能降低血浆低密度脂蛋白和三酰甘油含量，提高高密度脂蛋白和三酰甘油水平。

维生素E还可促进花生四烯酸转变为前列腺素，后者有扩张血管、抑制血小板凝集的作用。预防动脉粥样硬化应增加不饱和脂肪酸摄取，为防止不饱和脂肪酸的氧化作用，应适当增加维生素E摄入。通常每1克不饱和脂肪酸需0.6mg维生素E。

2. 维生素C　在体内参与多种生物活性物质的羟化反应。如参与胆固醇代谢形成胆酸的羟化反应，使血液胆固醇水平降低。参与体内胶原合成，使血管韧性增加，脆性降低，可防止血管出血。同时维生素C也是重要的抗氧化剂，可捕捉自由基，防止不饱和脂肪酸脂质过氧化反应。维生素C可使维生素E还原为具有抗氧化作用的形式。

3. 其他维生素　维生素B_6与动脉壁组织介质酸性黏多糖代谢及脂代谢重要酶类脂蛋白酯酶活力有关。亚油酸在维生素B_6存在时转化为花生四烯酸，后者是合成前列腺素前体。当猴饲料缺乏维生素B_6时，可诱发动脉粥样硬化。此外，当维生素B_6、叶酸和维生素B_{12}缺乏时，血浆同型半胱氨酸增加，而高同型半胱氨酸血症是心血管疾病危险因素之一。有同型半胱氨酸尿患者易发生动脉粥样硬化及血栓。维生素B_{12}、泛酸、维生素A和胡萝卜素等在抑制体内脂质过氧化、降低血脂水平方面都有一定作用。

六、食物纤维与动脉粥样硬化

大量流行病学研究发现，食物纤维摄入量与冠心病发病率和死亡率呈显著负相关。大多数可溶性食物纤维可降低动物血浆和肝内胆固醇水平。可溶性食物纤维主要存在于大麦、燕麦麸、豆类、蔬菜和水果中。食物纤维含黏多糖，可使肠内容物黏度增加，阻碍脂肪酸和胆固醇吸收，从而使血胆固醇降低。实验证明，燕麦麸、果胶可使血浆胆固醇降低5%～18%。此外食物纤维可使胆酸排出增加，间接地增加从胆固醇到胆酸转换率，导致血清胆固醇含量降低。

七、矿物质、微量元素与动脉粥样硬化

1. 镁和钙　水质硬度与冠心病发病有关。美国曾调查163个城市，发现水质硬度与冠心病死亡率呈负相关，水质硬度主要与所含钙、镁等无机元素有关。

镁对心血管系统有保护作用。镁缺乏可致心肌坏死，冠状动脉血流量降低，血液易凝固和动脉硬化。镁有降低血胆固醇，降低冠状动脉张力，增加冠状动脉血流和保护心肌细胞完整性的功能。动物实验发现当饲料中缺钙可致血胆固醇和三酰甘油升高，而补钙后恢复正常。

2. 铬　铬是人体内葡萄糖耐量因子（glucose tolerance factor，GTF）组成成分。铬缺乏可致糖代谢和脂代谢紊乱，缺铬可导致糖耐量降低，组织对胰岛素反应也降低，血清胆固醇增加，动脉受损，补铬后可使血三酰甘油、血胆固醇、低密度脂蛋白胆固醇水平降低，而高密度脂蛋白胆固醇升高。

3. 钠　钠与高血压发病有关，限制每天饮食摄入食盐量，可使高血压患者血压下降。而高血压是动脉粥样硬化危险因素之一。

4. 硒　硒是体内抗氧化酶中谷胱甘肽过氧化物酶核心成分。谷胱甘肽过氧化物酶可使体内形成过氧化物迅速分解，减少脂质过氧化物对心肌细胞和血管内皮细胞的损伤。缺硒可致心肌损伤，促进冠心病的发展。动物实验发现，缺硒可导致花生四烯酸代谢紊乱，前列腺素合成减少，促进血小板凝集，血管收缩，增加心肌梗死的危险性。

八、其他因素

1. 酒　大量饮酒可致高三酰甘油血症。酒精可增加血中游离脂肪酸含量，合成更多的内源性三酰甘油和低密度脂蛋白。

2. 茶　茶叶含茶多酚等化学物质，动物实验和流行病学调查均证明，饮茶可降低胆固醇在动脉壁沉积，抑制血小板凝集，促进纤维蛋白溶解酶活性，抗血栓形成。

3. 大蒜和洋葱　大蒜和洋葱有降低血胆固醇水平，提高高密度脂蛋白的作用。此外，大蒜还可延长人的凝血时间，增加血纤维蛋白溶解酶活性，大蒜和洋葱降脂作用与其含有的硫化物有关。

4. 香菇和木耳　都有降低血胆固醇作用，木耳还有抗凝血作用。这两种食物对防治动脉粥样硬化都有益。

九、饮食调整和控制原则

预防动脉粥样硬化必须以平衡饮食为基础，根据饮食对动脉粥样硬化影响，进行饮食调整和控制，原则是：控制总能量摄入，限制饮食脂肪和胆固醇，增加食物纤维和多种维生素。

1. 控制总能量摄入，保持理想体重　因许多动脉粥样硬化患者常合并超重或肥胖，故饮食应控制总能量摄入，并适当增加运动量，使体重保持正常。

2. 限制脂肪和胆固醇　减少脂肪摄入量，脂肪占总能量的25%以下，降低饱和脂肪酸摄入，少吃动物油脂，适当增加单不饱和脂肪酸和多不饱和脂肪酸的摄入，使P：M：S = 1：1：1。少吃高胆固醇食物，如猪脑、动物内脏、蛋黄等，每天胆固醇摄入量应少于300mg。

3. 多吃植物性蛋白，少吃甜食　植物蛋白中，大豆蛋白有很好的降血脂作用，应提高大豆及豆制品摄入。糖类应占总能量的60%～70%，应限制单糖和双糖摄入，少吃甜食及含糖饮料。

4. 保证充足食物纤维和维生素摄入　食物纤维，尤其是可溶性纤维对降低血胆固醇有明显效果，故应注意多吃水果和蔬菜，适当多吃粗粮，以保证足够食物纤维、维生素和各种矿物质摄入。

5. 饮食宜清淡少盐　为预防原发性高血压，WHO建议每天食盐量应限制在6g以下。

6. 适当多吃保护性食物，少饮酒　适当多吃大蒜、洋葱、香菇、木耳等食物，严禁酗酒；如果饮酒应适量或饮低度酒。

第二节　冠状动脉粥样硬化性心脏病营养治疗

冠状动脉粥样硬化性心脏病（简称冠心病），普遍认为与高脂血症、高血压病、糖尿病、吸烟、肥胖和缺少体力活动等有关。自古就知"膏粱厚味",即脂肪过多饮食者缩短寿命,而素食者则长寿。研究证明食物中许多成分,如植物油含有大量多不饱和脂肪酸和维生素E,香菇、木耳等则既能降脂,又能改善血液凝固状态。对预防冠心病、延年益寿均有好处。

流行病学调查、临床观察和动物实验研究,为冠心病营养治疗提供丰富的理论和实践依据。如能量摄入过多可致肥胖,血清三酰甘油和极低密度脂蛋白含量增高,胆固醇和低密度脂蛋白也可能增高,而高密度脂蛋白则可降低。饱和脂肪酸主要存在于动物脂肪中,可使胆固醇和低密度脂蛋白增高,高密度脂蛋白降低。多不饱和脂肪酸主要存在于植物油及鱼油之中,作用恰好相反。摄食过多的胆固醇食物可使血胆固醇和低密度脂蛋白增高,而植物固醇则可使之降低。动物蛋白可使血胆固醇和低密度脂蛋白增高,而植物蛋白,尤其是大豆蛋白有相反的作用。简单糖,如蔗糖、果糖等可使三酰甘油和极低密度脂蛋白增高,但复合糖,如淀粉则影响不大。酒精可使三酰甘油和极低密度脂蛋白都增高,但高密度脂蛋白也增高。此外,食物纤维可增加胆固醇的排泄,对预防冠心病有益。许多维生素,如维生素B_6、维生素C、维生素E和维生素PP等及矿物质和微量元素,如镁、钾、锰、铬、碘、锌等对动脉壁及心肌代谢均有一定好处,但钠、铜等则被认为有害。可见通过合理的饮食,可以防治冠心病。不仅可行,而且有理论和实践的依据。

流行趋势是发达国家心血管疾病患病率从20世纪70年代末期开始一直呈下降趋势,但仍明显高于发展中国家;发展中国家的患病率不断升高;通常男性患病比例高于女性,原因是雌激素能够抑制肝内极低密度脂蛋白分泌,并且促进高密度脂蛋白合成。

冠心病发病率在40岁以后逐渐增加,也有遗传影响。绝大多数冠心病是由冠状动脉粥样硬化所致。早期改变是动脉内膜脂质沉着,继之致内膜结缔组织增生,造成动脉管腔的狭窄,以至闭塞。脂质代谢紊乱和动脉壁功能障碍是发生动脉硬化的重要因素。临床上高脂蛋白血症可继发于动脉粥样硬化,而高脂蛋白血症又可促进动脉粥样硬化发生和发展。两者互为因果,并有密切关系。

一、临床症状

临床将冠心病分为隐匿性、心绞痛、心肌梗死、心肌硬化和猝死等型。不同类型冠心病其临床表现不尽相同。隐匿性患者可无临床症状,仅在体检时发现心电图有ST段压低、T波倒置等缺血表现。心绞痛是冠状动脉供血不足,心肌急剧、暂时性缺血与缺氧所致的临床症状。主要表现为阵发性前胸压榨感或疼痛感,位于胸骨后,可放射至心前区与左上肢,常发生于劳动或情绪激动时,持续数分钟,休息或用亚硝酸酯制剂后消失。心肌梗死是冠心病较为严重的类型,有剧烈而较持久的胸骨后疼痛、休克、发热、白细胞增多、红细胞沉降率加快、血清酶活力增高及进行性心电图变化等表现。心肌硬化表现为心脏增大、心力衰竭和心律失常,为长期心肌缺血导致心肌纤维化所致。猝死多系心脏局部发生电生理紊乱或起搏、传导功能发生障碍致严重心律失常,以致心搏骤停而死亡。

二、营养因素

1. 脂类影响

(1)脂肪数量:饮食脂肪质与量对血脂有影响。流行病学调查表明饮食脂肪摄入总量

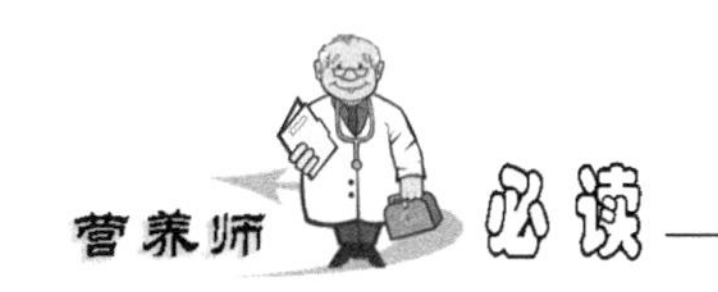

与动脉粥样硬化发病和死亡率呈明显正相关。饮食脂肪总量是影响血胆固醇浓度的主要因素。摄入脂肪占总能量40%以上的地区，居民动脉粥样硬化发病率明显升高。日本人均摄入脂肪量为总能量的10%，动脉粥样硬化症者较少见。WHO证实55岁男性每人每天摄入脂肪量或占总能量比例，与冠心病死亡率呈明显正相关，故减少饮食脂肪摄入是防止冠心病的有效措施。DRIs规定，饮食脂肪供给量为年龄45岁以上应占总能量的20%～25%。

（2）脂肪质量：饮食脂肪质量对动脉粥样硬化发病率影响更重要。饮食脂肪由三酰甘油组成。人每天必须从食物获得体内不能合成的不饱和脂肪酸，称为必需脂肪酸。必需脂肪酸亚油酸是合成有重要生理活性物质的原料，可以降低血清胆固醇浓度，抑制凝血过程，防止动脉粥样硬化形成；与冠心病防治关系非常密切。鱼类含有较多不饱和脂肪酸，吃鱼较多的日本人和吃橄榄油较多的地中海沿岸居民冠心病发病率并不高。丹麦人摄入脂肪量为140g/d，而英、美人为120g/d，冠心病发病率与死亡率以后者较低。因丹麦人饮食动物脂肪较少，而英、美饮食每天动物脂肪可达100g，提示脂肪质量比数量对冠心病发病影响更大。脂肪酸所起作用取决于其脂肪饱和程度，饱和脂肪酸对血胆固醇影响取决于碳链长度。软脂酸和豆蔻酸可使血胆固醇明显升高，短于12碳的中链脂肪酸对血胆固醇影响较小，但硬脂酸和中链脂肪酸能使血三酰甘油升高。饮食中各种脂肪酸对血清胆固醇和三酰甘油的影响是肯定的，占总能量3%的亚油酸是最小有效剂量。含亚油酸丰富食物（表19-1）以植物油为主。

表19-1　食物中亚油酸的含量（g/100g）

食物来源	亚油酸	食物来源	亚油酸
红花油	73	向日葵籽	30
玉米油	57	巴西核桃	25
棉籽油	50	人造黄油	22
大豆油	50	南瓜籽	20
芝麻油	40	西班牙花生	16
黑核桃油	37	花生酱	15
英国核桃	35	杏仁	10

（3）脂肪酸比例：应注意多不饱和脂肪酸与饱和脂肪酸比例。饮食增加多不饱和脂肪酸，即亚油酸、亚麻酸和花生四烯酸的含量，同时减少饱和脂肪酸供给，血清胆固醇有中等度下降，并有降低血液凝固趋势。但多不饱和脂肪酸（P）与饱和脂肪酸（S）之比，即P/S比值更为重要。当前推荐P/S比值范围是从1：1～2：1。当摄入饱和脂肪酸增高时，血胆固醇上升，而增加亚油酸可阻止胆固醇增高。常见食物P/S比值和脂肪及胆固醇含量见表19-2。

表19-2　食物中含脂肪、脂肪酸与胆固醇及P/S值（100g）

食物名称	脂肪（g）	饱和脂肪酸（g）	单不饱和脂肪酸（g）	多不饱和脂肪酸（g）	P/S值	胆固醇（mg）
猪油	99.0	42.3	45.1	8.4	0.20	85
牛油	99.0	51.1	41.7	6.2	0.12	89
羊油	99.0	62.0	33.2	3.9	0.06	110
鸡油	99.0	25.6	45.3	25.7	1.00	107
鸭油	99.0	28.8	47.9	20.3	0.71	55
黄油	82.5	48.1	28.3	4.8	0.10	295
豆油	100.0	14.8	20.9	62.8	4.24	–
玉米油	100.0	15.2	36.5	48.3	3.18	–
花生油	100.0	19.9	42.5	37.6	1.89	–

（续　表）

食物名称	脂肪（g）	饱和脂肪酸（g）	单不饱和脂肪酸（g）	多不饱和脂肪酸（g）	P/S值	胆固醇（mg）
芝麻油	100.0	12.5	40.9	46.6	3.73	–
棉籽油	100.0	27.9	16.5	55.6	1.99	–
菜籽油	100.0	4.5	74.0	21.5	4.78	–
米糠油	100.0	20.8	44.1	35.2	1.69	–
猪瘦肉	28.8	10.1	10.2	4.0	0.40	77
猪肥肉	90.8	37.9	45.2	7.9	0.21	107
猪肉	59.8	23.9	29.6	5.9	0.39	92
猪肉松	12.4	4.2	5.5	2.0	0.48	103
猪肉皮	22.7	7.3	12.4	2.8	0.38	132
猪舌	11.8	4.3	5.8	1.8	0.42	116
猪心	6.6	2.3	1.4	3.0	1.30	158
猪肝	4.0	1.8	1.0	0.6	0.33	368
猪肾	3.4	1.5	0.9	1.0	0.67	405
猪肚	2.7	1.5	1.0	0.2	0.13	159
猪肠	15.6	5.2	6.9	2.8	0.54	180
小肚	41.0	20.2	16.0	4.8	0.24	58
牛瘦肉	6.2	2.9	2.7	0.6	0.21	63
牛肥肉	34.5	16.0	15.3	3.1	0.19	194
羊瘦肉	13.6	5.8	5.9	1.7	0.29	65
兔肉	0.4	0.2	0.1	0.1	0.50	83
牛奶	4.2	2.5	1.4	0.3	0.12	13
全脂奶粉	30.6	18.9	9.9	1.5	0.08	104
脱脂奶粉	1.0	0.6	0.3	0.1	0.17	28
羊奶	4.1	2.6	1.2	0.3	0.12	34
鸡肉	1.2	0.3	0.5	0.4	1.33	117
鸭肉	6.0	1.5	2.8	1.4	0.93	80
鸡蛋黄	30.0	7.7	13.0	4.4	0.57	1705
大黄鱼	0.9	0.3	0.4	0.2	0.67	79
带鱼	3.8	1.4	1.7	0.6	0.43	97
鲳鱼	6.2	2.5	2.9	0.9	0.36	68
白鲢	6.1	2.0	2.9	1.2	0.60	103
胖头鱼	0.9	0.3	0.4	0.2	0.67	97
鲤鱼	1.3	0.3	0.8	0.3	1.00	83
鲫鱼	3.4	0.9	1.8	0.7	0.78	93
黄鳝	1.2	0.4	0.4	0.4	1.00	117
乌贼鱼	5.5	3.0	0.4	2.1	0.70	275
对虾	0.7	0.3	0.3	0.1	0.33	150

（4）胆固醇：冠心病患者血清胆固醇浓度明显高于正常人。冠心病多发国家居民血清胆固醇浓度比低发地区人群要高得多；饮食胆固醇摄入量与动脉粥样硬化发病率呈正相关，且饮食胆固醇过高致高胆固醇血症和动脉粥样硬化一致。其原因可能是人肠黏膜对胆固醇吸收比较低，食物胆固醇量越高，吸收也相应增加，但不呈直线相关。若每天摄入胆固醇300mg时吸收率为40%～60%，而进食2000～3000mg时，最多只能吸收20%。食物胆固醇对内源性胆固醇合成有反馈作用，当食物胆固醇摄入较多时，则抑制内源性胆固醇合成。但此反馈机制仅在肝内，肠内合成则不受其制约；故进食胆固醇过多，仍可使血胆固醇含量增高。脂肪有助于胆固醇吸收，故低胆固醇饮食同时应为低脂肪饮食。植物固醇，特别是谷固醇结构与胆固醇相似，不易被吸收，且有竞争性抑制胆固醇吸收的作用。每天给予大剂量谷固醇，3～6g/次，每天3次，可使血胆固醇明显降低。

（5）磷脂：在肝内合成，以结合蛋白的形式在血液中运输，卵磷脂是血浆主要成分。卵磷脂使胆固醇酯化形成胆固醇酯，酯化作用增强时，胆固醇不易在血管壁沉积，或使血管壁的胆固醇转入血浆而排出体外。黄豆卵磷脂有效地降低血胆固醇浓度，并能防止动脉粥样硬化。

2. 糖类　糖类也可致高脂血症，故将高脂血症分为脂肪性和糖类性高脂血症。欧美国家多为脂肪致的高脂血症。调查发现蔗糖消耗量与冠心病发病率和死亡率关系比脂肪消耗重要。肝能利用非酯化脂肪酸和糖类合成极低密度脂蛋白。故糖类摄入过多，同样可使血三酰甘油增高。糖类过多可致肥胖，而肥胖是高脂血症易发因素。糖类摄入量和种类与冠心病发病率有关；若以淀粉为主，肝和血清三酰甘油含量都比给予果糖或葡萄时为低，增加饱和脂肪酸比例，则多不饱和脂肪酸减少；给予蔗糖也有类似现象。果糖对三酰甘油影响比蔗糖大，说明果糖更易合成脂肪，其次为葡萄糖，淀粉更次之。

3. 蛋白质　供给动物蛋白质越多，动脉粥样硬化形成所需要的时间越短，且病变越严重。动物蛋白质升高血胆固醇的作用比植物蛋白质明显得多。植物蛋白，尤其是大豆蛋白有降低血胆固醇和预防动脉粥样硬化作用。用大豆蛋白替代动物蛋白，可使血胆固醇下降19%左右。动物食物含较高胆固醇及饱和脂肪酸，大豆蛋白既含有丰富的氨基酸，还有较高植物固醇，有利于胆酸排出，减少胆固醇合成。大豆卵磷脂对胆固醇运转有帮助作用，故供给大豆蛋白不会导致冠心病发病率增高。

4. 能量　维持理想体重，是预防冠心病饮食治疗的目标。饮食摄入能量过多，可致单纯性肥胖，肥胖者血胆固醇合成增高。限制能量体重下降，血清胆固醇和三酰甘油也显著下降。能量分配对血清胆固醇有影响，如把全天能量过多地集中于某一餐，可使高脂血症发病率增高。肥胖者冠心病发病率显著增高，通常能量每消耗28kJ（6.8kcal），体重降低1g。但增加能量供给同时加大活动量，对机体无任何影响，不会导致血脂和胆固醇升高。

5. 维生素

（1）维生素C：可降低血胆固醇，因胆固醇代谢时，均需要维生素C参与，如缺乏则胆固醇在血中堆积，进而致动脉粥样硬化。维生素C可增加血管韧性，使血管弹性增强、脆性减少，可预防出血。生物黄酮类有类似维生素C的功能，能够保护维生素C和防止其降解的功能。

（2）维生素E：对心脏及血管的作用机制较复杂，最重要的生理功能是抗氧化作用。防止多不饱和脂肪酸和磷脂的氧化，有助于维持细胞膜的完整性，提高氧利用率，使机体对缺氧耐受力增高，增强心肌代谢对应激的适应能力。维生素E还能抗凝血、增强免疫力、改善末梢

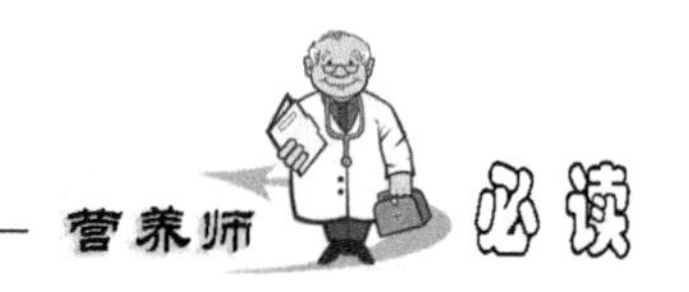

循环,防止动脉粥样硬化。

(3)维生素B_1:缺乏时使心肌代谢障碍,严重可导致心力衰竭,出现维生素B_1缺乏性心脏病临床症状。维生素B_1供给要充足,能量越多,糖类和蛋白质比例越高,则维生素B_1需要量也越大。

(4)维生素PP:维生素PP是强降脂药物,大剂量治疗高脂蛋白血症有一定疗效。对极低密度脂蛋白和低密度脂蛋白作用较显著,而高密度脂蛋白则增高,有抗动脉粥样硬化功效。大剂量维生素PP有不良反应,故国内应用较少。

(5)维生素B_6:与亚油酸同时应用,能降低血脂;因维生素B_6能促进亚油酸转变成花生四烯酸,花生四烯酸可使胆固醇氧化为胆酸。

6. *矿物质及微量元素* 对高脂血症及冠心病发生有一定影响。钙、镁、铜、铁、铬、钾、碘、氟对心血管疾病有抑制作用,缺乏时可使心脏功能和心肌代谢异常。补充铬可提高高密度脂蛋白浓度,降低血清胆固醇的含量。锌过多或铜过低时血清胆固醇含量增加。锌铜比值高时,血清胆固醇也增高。流行病学调查发现冠心病发病率高的国家锌铜比值也高。铅、镉对心血管疾病的发病有促进作用。

7. *其他*

(1)食物纤维:食物纤维可缩短食物通过小肠的时间,减少胆固醇的吸收。在肠内与胆酸形成络合物,减少胆酸重吸收。高纤维饮食可使血浆胆固醇降低。因食物纤维可使胆固醇绝大部分转变成胆酸,少量进入血液循环;而低食物纤维时仅有少量的胆固醇变成胆酸,绝大部分进入血液,使血清胆固醇增高,故食物纤维对脂质代谢、糖类代谢和预防动脉粥样硬化都具有良好的作用。尤其以果胶、树胶和木质素等降胆固醇的效果最好。

(2)葱蒜挥发油:葱和蒜等植物的挥发油有预防冠心病的作用。能防止血清胆固醇增高,降低血液凝固性。其中柑橘汁中黄酮类化合物,有防止血栓形成的功能。

(3)酒:大量饮酒可致三酰甘油增高,酒精促进肝内脂肪生成,刺激VLDL合成,致脂肪肝和高三酰甘油血症,故WHO认为从健康的角度不提倡饮酒。

三、营养原则

降低能量控制体重,减少脂肪总量及饱和脂肪酸和胆固醇摄入,摄入多不饱和脂肪酸、单不饱和脂肪酸和饱和脂肪酸比例为1∶1∶1;增加多不饱和脂肪酸,限制单糖和双糖摄入,供给适量矿物质及维生素。

四、营养治疗

1. *适量能量* 以维持理想体重为宜,其中年龄和体力活动程度最重要。中年以后随着年龄的增长,体力活动和日常其他活动相对减少,基础代谢率也不断下降,故每天所需能量也相应减少。若有超重,应减少能量的供给以降低体重。蛋白质宜占总能量的13%～15%、脂肪应<20%、糖类以65%左右为宜。有高胆固醇血症者,脂肪比例可降至16%,高三酰甘油血症者,糖类应控制在55%上下。切忌暴饮暴食,避免过饱,最好少食多餐,每天4～5餐。

鉴于许多冠心病患者常合并有肥胖或超重,故应通过限制能量摄入,或增加消耗使体重控制在理想体重范围。通常为8.37～12.54MJ(2000～3000kcal),合并有高脂血症者应限制在8.37MJ(2000kcal)左右。

2. *控制脂肪* 脂肪数量和质量都很重要。通常每天摄入量应占总能量的30%以下。适当增加多不饱和脂肪酸供给,减少饱和脂肪酸摄入,P/S比值以>1为宜。食物胆固醇控制在300mg/d以下,但未合并高脂血症患者不应限制过严,以防致营养不良。脂肪占总能量的20%,不应超过25%。多用植物油,作为预防饮食时,P/S比值应>1;治疗饮食时,多不饱和脂肪酸为15～20g/d,P/S比值应>1.5;禁用动物脂肪高的食物。

3. *限制胆固醇* 食物胆固醇供给,作为预防饮食时限制在300mg/d以下,治疗饮食低于200mg/d。禁用含胆固醇高的食物。如果血清总胆固醇水平超过200mg/dl,应给予饮食指导,并建议食用低胆固醇饮食。

4. *糖类适量* 糖类根据国人习惯应占能量的60%左右,以复合糖类为主,简单糖应限制,尤其是合并肥胖或高脂血症者更应注意。宜选用多糖,占能量<65%。食物纤维、谷固醇、果胶等可降低胆固醇。肥胖者主食应限制,可吃些粗粮、蔬菜、水果等含食物纤维素高的食物,对防治高脂血症、糖尿病等均有益。应限制含单糖和双糖高的食物。

5. *适量蛋白质* 蛋白需要与健康人相同,占能量10%～14%。其中植物性蛋白占总蛋白的50%;应增加食物纤维、维生素供给。蛋白质按劳动强度供给,其中轻度体力劳动为1.26g/kg体重;极重度体力劳动可达1.75g/kg体重,动物蛋白占蛋白总量的30%。冠心病饮食蛋白质应占总能量15%,或按2g/kg体重供给。尽量多用黄豆及其制品,如豆腐、豆干等,其他如绿豆、赤豆也好;因豆类含植物固醇较多,有利于胆酸排出,且被重吸收量减少,胆固醇合成随之降低。鱼类中河鱼或海鱼,大部分含胆固醇较低,如青鱼、草鱼、鲤鱼、甲鱼、黄鱼、鲳鱼、带鱼等胆固醇含量<100mg;故每天吃250g鱼,其胆固醇含量<300mg/d,故鱼油对防治冠心病有重要价值。牛奶含抑制胆固醇合成因子,牛奶的脂肪和胆固醇使人担忧,但250ml牛奶仅含脂肪9g,胆固醇30mg,故冠心病患者不必禁食牛奶。鸡蛋对冠心病的影响,主要是蛋黄中胆固醇,1只鸡蛋约含250mg胆固醇;健康人每天增加1只鸡蛋,不影响血胆固醇。事实上适量吃蛋有益无害,但不宜多吃。

6. *充足矿物质和维生素* 应限制钠盐,对合并有高血压,或有家族性高血压史的患者尤应注意。WHO提出每天食盐量应控制在6g以下,根据我国的具体情况,每天控制在5g以下为宜。多食用新鲜绿叶蔬菜,深色蔬菜富含胡萝卜素和维生素C。蔬菜体积大可饱腹,含食物纤维多,减少胆固醇吸收。水果含能量低,维生素C丰富,含有大量果胶。山楂富含维生素C和胡萝卜素外,还有黄酮类物质,有显著扩张冠状动脉和镇静作用,多聚黄烷醇有降压强心功能。海藻类,如海带、紫菜、发菜及黑木耳等富含甲硫氨酸、钾、镁、铜、碘,均有利于冠心病治疗;但甲硫氨酸不宜过多。配制饮食时应注意锌/铜比值不宜过高。各种食物中锌/铜比值见表19-3。

7. *食物选择*

(1)可用食物:粮食类,豆类及其制品、豆浆,蔬菜、水果,酸牛奶、脱脂牛奶、鸡蛋清、鱼、去皮鸡肉、小牛肉、野禽及猪瘦肉等。鲜蘑菇、香菇、大豆蛋白、豆浆、豆制品、赤豆、绿豆、豌豆、毛豆、菜豆、鲳鱼、黄鱼、大蒜、大葱、韭菜、海带、芹菜、茄子、黑木耳、核桃仁、芝麻等均有降脂作用。

(2)限制食物:去掉可见脂肪的牛、羊肉,火腿、除小虾外的贝类及蛋黄等。

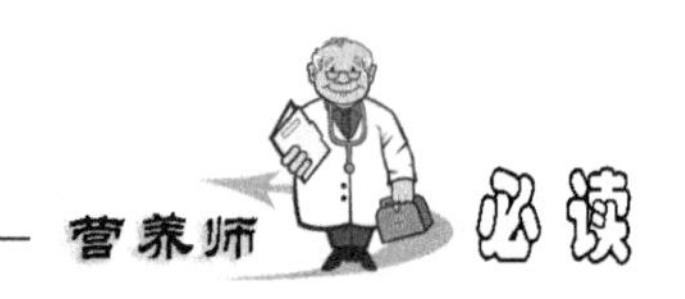

表19-3　各种食物中锌铜含量及比值

食物种类	锌(mg/L)	铜(mg/L)	Zn/Cu比值	食物种类	锌(mg/L)	铜(mg/L)	Zn/Cu比值
海味	17.5	1.49	11.7	水果	0.5	0.82	6.09
肉类	30.6	3.92	7.8	谷类	17.7	2.02	8.7
奶制品	8.6	1.76	4.8	油和脂肪	8.4	4.63	18.1
蔬菜				坚果	34.2	14.82	2.3
豆荚	10.7	1.31	8.1	调味品和香料	22.9	6.76	3.3
根	3.4	0.69	4.9	酒精饮料	0.9	0.38	2.3
叶和果	1.7	0.42	4.0	非酒精饮料	0.2	0.44	0.45

(3)禁用食物：含动物脂肪高的食物如肥猪肉、肥羊肉、肥鹅、肥鸭；高胆固醇食物如猪皮、猪爪、带皮蹄髈、肝、肾、肺、脑、鱼籽、蟹黄、全脂奶油、腊肠；含高能量高糖类食物如冰淇淋、巧克力、蔗糖、油酥甜点心、蜂蜜、各种水果糖等，均为体积小产热高食物；刺激性食物如辣椒、芥末、胡椒、咖喱、大量酒、浓咖啡等。

第三节　原发性高血压营养治疗

原发性高血压以前称为高血压病，是常见的全身性慢性疾病。以体循环动脉血压持续性增高为特征的临床综合征。继发于肾、内分泌和神经系统疾病的高血压，多为暂时的。在原发病治愈后，高血压会随之消失，则称为继发性或症状性高血压。按WHO标准，收缩压>21.0kPa(160mmHg)，舒张压>12.7kPa(95mmHg)，两者有一即可诊断为高血压病；血压低于18.7/12.0kPa(140/90mmHg)为正常。介于正常和高血压间为临界高血压，正常人收缩压随年龄增长而升高，故高血压病发病率随年龄增长逐渐上升。40～50岁以上较多见，我国成人高血压病发病率为3.5%～10.0%。目前我国约有患者6000余万。高血压病可并发心肌、脑、肾等主要脏器血管的损害，病死率和病残率都很高。长期处于精神紧张状态、体力活动过少、嗜烟等，对高血压病发生和发展有促进作用。家族中有高血压患者，其后代高血压病发病率明显增高。

一、临床资料

1. 发病机制　高级神经中枢功能失调在发病中占主导地位，包括全身小动脉收缩，肾素分泌增加；醛固酮分泌增加；肾上腺髓质激素增多；肾上腺皮质激素增多等因素。

2. 诊断

(1)诊断标准：人体正常血压上限为收缩压<18.67kPa(140mmHg)和舒张压<12kPa(90mmHg)，凡收缩压≥18.7kPa(140mmHg)或(和)舒张压≥12kPa(90mmHg)者，即可诊断为高血压。

(2)分期：高血压分3期：①1期为140～159/90～99mmHg(18.6～21.1/11.9～13.1kPa)；②2期为160～179/100～109mmHg(21.3～23.8/13.3～14.5kPa)；③3期为≥180/110mmHg(≥23.9/14.6kPa)。

（3）高血压控制目标：①成人血压应<130/85mmHg（17.3/11.6kPa）；②老年高血压控制目标为<140/90mmHg（18.6/12kPa）。

二、营养因素

1. 钠　食盐的摄入量与高血压病有显著相关。食盐摄入量高的地区，高血压发病率也高，限制食盐摄入可改善血压。爱斯基摩人淡食，食盐4g/d，患高血压病少。日本北部居民食盐26g/d，发病率为40%。肾性高血压可因钠的影响而恶化，减少钠摄入可改善症状。钠潴留致细胞外液增加，心排血量增高，血压上升。高血压病死者，动脉壁钠和水的含量明显增高。妊娠毒血症若不限钠，病情迅速恶化，给低盐饮食症状改善、血压降低，均说明钠是致高血压病主要因素。

2. 能量　肥胖者高血压发病率比正常体重者显著增高，临床上多数高血压病患者合并有超重或肥胖。而限制能量摄取，使体重减轻后，血压就会有一定程度降低。

3. 蛋白质　不同来源蛋白质对血压的影响不同。植物性蛋白可使高血压病和脑卒中的发病率降低。大豆蛋白虽无降压功能，但也有预防脑卒中发生的作用。

4. 脂肪和胆固醇　脂肪摄入过多，可致肥胖症和高血压病，高血压病是冠心病的主要患病因素之一。高脂肪高胆固醇饮食容易致动脉粥样硬化，故摄入过多的动物脂肪和胆固醇对高血压病防治不利。

5. 其他营养素　维生素C和B族维生素，具有改善脂质代谢，保护血管结构与功能的作用。茶叶中的茶碱和黄嘌呤等，有利尿降压作用。高血压病合并肥胖、高脂血症及心功能不全者应禁酒。

三、营养原则

饮食治疗要适量控制能量及食盐量，降低脂肪和胆固醇的摄入水平，控制体重，防止或纠正肥胖，利尿排钠，调节血容量，保护心、脑、肾血管系统功能。采用低脂低胆固醇、低钠、高维生素、适量蛋白质和能量饮食。

四、营养需要

1. 限制总能量　控制体重在标准体重范围内，肥胖者应节食减肥，体重减轻每周1.0～1.5kg为宜。体重每增加12.5kg，收缩压可上升1.3kPa（10mmHg），舒张压升高0.9kPa（7mmHg）；说明体重增加，对高血压病治疗大为不利。

2. 适量蛋白质　蛋白质代谢产生的含氮物质，可致血压波动，应限制动物蛋白。调配饮食时应考虑蛋白质生理作用，应选高生物价优质蛋白，按1g/kg补给，其中植物蛋白质可占50%，动物蛋白选用鱼、鸡、牛肉、鸡蛋白、牛奶、猪瘦肉等。

3. 限制脂类　减少脂肪，限制胆固醇；脂肪供给40～50g/d，除椰子油外，豆油、菜籽油、花生油、芝麻油、玉米油、红花油等植物油均含维生素E和较多亚油酸，对预防血管破裂有一定作用。同时患高脂血症及冠心病者，更应限制动物脂肪摄入。如长期食用高胆固醇食物，如动物内脏、脑髓、蛋黄、肥肉、贝类、乌贼鱼、动物脂肪等，可致高脂蛋白血症，促使脂质沉积，加重高血压，故饮食胆固醇应在300～400mg/d。

4. 多选用复合糖　进食多糖，含食物纤维高食物，如淀粉、糙米、标准粉、玉米、小米等均可促进肠蠕动，加速胆固醇排出，对防治高血压病有益。葡萄糖、果糖及蔗糖等，均可升高血脂，故应少用。

5. 矿物质和微量元素

（1）限制钠摄入：食盐含大量钠离子，人群普查和动物实验都证明，吃盐越多，高血压病患病率越高，每天吃10g盐，发病率为10%，而20g/d则为20%，限制食盐后血压降低。低钠饮食时，全天钠应保持500mg，维持机体代谢，防止低钠血症，供给食盐以2～5g/d为宜。

（2）补钾：限钠时应注意补钾，钾钠比例至少为1.5∶1。有些利尿药可使钾大量从尿中排出，故应供给含钾丰富食物或钾制剂。含钾高的食物有龙须菜、豌豆苗、莴笋、芹菜、丝瓜、茄子等。

（3）补钙：钙对高血压病治疗有一定作用，每天应供给1000mg为宜，连用8周可使血压下降。部分人不服用降血压药，也可使血压恢复正常。含钙丰富食物有黄豆及其制品、葵花籽、核桃、牛奶、花生、鱼、虾、红枣、韭菜、柿子、芹菜、蒜苗等。

6. 补充维生素C　大剂量维生素C可使胆固醇氧化为胆酸排出体外，改善心功能和血液循环。橘子、大枣、番茄、芹菜叶、油菜、小白菜、莴笋叶等食物中，均含有丰富的维生素C。多吃新鲜蔬菜和水果，有助于高血压病防治。其他水溶性维生素，如维生素B_6、维生素B_1、维生素B_2和维生素B_{12}，均应及时补充，以预防缺乏症。

五、营养治疗

1. 节制饮食　定时定量进食，不过饥过饱，不暴饮暴食，食物种类齐全，营养素比例合理，不挑食、偏食。清淡饮食可防治高血压，油腻食物过量，易致消化不良，且可发生猝死。

2. 饮茶戒烟酒　卷烟尼古丁刺激心脏，心跳加快，血管收缩，血压升高；促使钙盐、胆固醇等在血管壁上沉积，加速动脉粥样硬化的形成。少量饮酒可扩张血管，活血通脉，助药力，增食欲，消疲劳；长期、过量饮酒则危害大，可诱发酒精性肝硬化，并加速动脉硬化。茶叶含多种对防治高血压病有效成分，其中以绿茶最好。总之，应喝茶戒烟，最好忌酒。

3. 食物选择

（1）多吃降压降脂食物：多选用能保护血管和降血压及降脂的食物。能降压的食物有芹菜、胡萝卜、番茄、荸荠、黄瓜、木耳、海带、香蕉等。降脂食物有山楂、香菇、大蒜、洋葱、海鱼、绿豆等。此外草菇、香菇、平菇、蘑菇、黑木耳、银耳等蕈类食物营养丰富，味道鲜美，对防治高血压病、脑出血、脑血栓均有较好效果。

（2）禁忌食物：所有过咸食物及腌制品、蛤贝类、虾米、皮蛋，含钠高的绿叶蔬菜等，烟、酒、浓茶、咖啡及辛辣刺激性物均应禁忌。

4. 饮食制度　宜少食多餐，每天4～5餐为宜，避免过饱。

5. 注意营养素与药物相互作用　治疗原发性高血压时，常用单胺氧化酶抑制药如帕吉林（优降宁）等治疗，用药期间不宜食用高酪胺食物，如扁豆、蘑菇、腌肉、腌鱼、干酪、酸奶、香蕉、葡萄干、啤酒、红葡萄酒等食物。酪胺可促使去甲肾上腺素大量释放，使血压急剧升高而发生高血压危象。另外，降压治疗时，患者不宜服用天然甘草或含甘草药物。因甘草酸可致低钾血症和钠潴留。用利尿药时易起电解质紊乱，应注意调整食物钠、钾、镁含量。

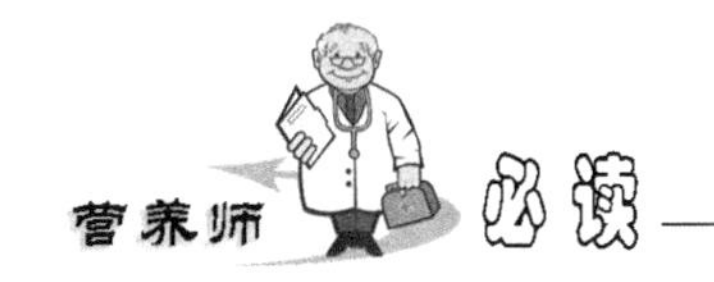

六、综合治疗

高血压治疗是综合性疗法，包括基础治疗（非药物治疗）和药物治疗。1期用非药物治疗，2期、3期用药物和非药物综合治疗。基础治疗（非药物治疗）的内容有减轻体重、限制盐酒烟、适量运动和调整心理状态的松弛疗法。老年人以收缩压降至18.7～20kPa（140～150mmHg）为宜。在高血压非药物治疗中，减轻体重效果最好；超过理想体重15%以上的患者均应参加减肥。在控制高血压干预试验中，促进体重减低的能量摄入目标是20～25kcal/kg，减轻体重目标至少应在原来体重基础上减少5%。

第四节　高脂（蛋白）血症营养治疗

血清中的脂类主要有三酰甘油、胆固醇、胆固醇酯、磷脂、脂肪酸等，但脂类以游离的形式存在很少，而是与蛋白质结合为复合体，以脂蛋白的形式进行运转，参与体内的脂类代谢。临床上高脂血症和高脂蛋白血症的治疗有所不同，在进行饮食营养治疗时有些差别，但许多原则一致。高脂血症是冠心病主要患病因素之一。

一、临床诊断

1. 检查血脂时饮食要求　抽血前的1餐，禁食高脂肪食物和禁酒，空腹12h后抽血。首次检查血脂高，2～3周后复查，如仍然高即可确诊为高脂血症。

2. 正常值　血胆固醇（TC）正常值＜5.2mmol/L（200mg/dl），血三酰甘油（TG）正常值＜1.21mmol/L（110mg/dl）。

3. 诊断标准　血胆固醇＞5.2mmol/L（200mg/dl）为高胆固醇血症；血三酰甘油＞2.3mmol/L（200mg/dl）为高三酰甘油血症。

二、高脂血症营养治疗

1. 临床分型　在饮食营养治疗时，通常分为单纯性三酰甘油增高（A型）、单纯性胆固醇增高（B型）、三酰甘油及胆固醇均高（C型）和预防型（D型）4种类型，饮食治疗时生热营养素的分配比例不同（表19-4）。高脂血症在临床常与高脂蛋白血症同时存在，目前，已将后者分为5种类型，饮食治疗详见有关章节。

表19-4　高脂血症生热营养素分配

	分型	糖类（%）	蛋白质（%）	脂肪（%）
A	单纯性三酰甘油增高	50～55	15～20	25～30
B	单纯性胆固醇增高	60	16	18
C	三酰甘油及胆固醇均高	50	20	30
D	预防型	62	14	24

2. 营养治疗

（1）A型：为单纯性三酰甘油增高，饮食治疗限制总能量，患者常有超重或肥胖，故先使体重减轻，三酰甘油可随体重减轻而降低。糖类占总能量的50%左右，不宜吃简单糖高的食物如蔗糖、果糖、水果糖、蜂蜜及含糖点心、罐头及中草药糖浆。烹调菜肴及牛奶、豆浆均不加糖。限制胆固醇<300mg/d，每周食鸡蛋3只。适当补充蛋白质，尤其是豆类及其制品、瘦肉、去皮鸡鸭等。适当进食鱼类。如不控制体重，脂肪不必严格限制，P/S值1.5～2.0为宜。新鲜蔬菜可增加食物纤维及饱腹感，又可供给足够的矿物质及维生素。

（2）B型：单纯性高胆固醇增高者，限制胆固醇摄入量；轻度增高者胆固醇<300mg/d，中度和重度增高200mg/d。限制动物脂肪，适当增加植物油，P/S比值以1.5～2.0为好。除合并超重和肥胖者外，能量及糖类无须严格限制，蛋白质也不限制。多食新鲜蔬菜及瓜果类，增加食物纤维，以利胆固醇的排出。多食洋葱、大蒜、香菇、木耳、苜蓿、大豆及其制品等能降低胆固醇的食物。

（3）C型：胆固醇及三酰甘油均高者饮食治疗是控制能量，使体重降低并维持在标准体重范围内。限制胆固醇<200mg/d，禁食高胆固醇食物。脂肪占总能量的30%以内，用多不饱和脂肪酸替代饱和脂肪酸，使P/S值为1.5～2.0。控制糖类摄入，忌食蔗糖、果糖、甜点心及蜂蜜等单糖食物。适当增加蛋白质，占总能量的15%～20%，尤其是豆类及其制品。多吃新鲜蔬菜、瓜果增加食物纤维及多种维生素和矿物质。

（4）D型：选择预防中老年人心血管疾病的治疗饮食。总能量宜随年龄增长而相应减少，糖类占总能量的60%～62%，蛋白质14%～16%或每天按1.2g/kg体重计算，脂肪20%～25%。注意饮食平衡及每餐饮食的比例，尤其晚餐不宜过饱。

三、高脂蛋白血症营养治疗

血脂高于正常值上限称为高脂血症（hyperlipemia），实际上血浆脂类几乎全部与蛋白质结合，脂蛋白是脂类在血液中运输的功能单位。目前认为脂蛋白含量能够反映患者脂类代谢异常情况。1970年WHO建议将高脂蛋白血症分为6型，其脂蛋白和血脂变化见表19-5。

表19-5　高脂蛋白血症分型

分　型	脂蛋白变化	血脂变化	血浆4℃过夜外观	备　注
Ⅰ（高乳糜微粒血症）	CM↑	TG↑↑，Chol↑	上层奶油状，下层清	易发胰腺炎
Ⅱa（高β-脂蛋白血症）	LDL↑	Chol↑↑	透明	易发冠心病
Ⅱb（高β-前β-脂蛋白血症）	LDL↑，VLDL↑	Chol↑↑，TG↑	透明	易发冠心病
Ⅲ（高β-脂蛋白血症）	LDL↑	Chol↑↑，TG↑	上层奶油状，下层浑浊	易发冠心病
Ⅳ（高前β-脂蛋白血症）	VLDL↑	TG↑↑	浑浊	易发冠心病
Ⅴ（高乳糜微粒兼高前β-脂蛋白血症）	VLDL↑，CM↑	Chol↑↑，TG↑	上层奶油状，下层浑浊	易发胰腺炎

↑. 表示升高

1. 临床特点　高脂蛋白血症是临床常见的症状之一。主要是因脂质代谢异常所致。脂蛋白的分离和测定常用密度离心法或蛋白电泳法。前者可分为乳糜微粒（CM）、极低密度脂蛋白（VLDL）、低密度脂蛋白（LDL）和高密度脂蛋白（HDL）；后者分别为乳糜微粒、β-脂蛋白、前β-脂蛋白和α-脂蛋白，见表19-6。

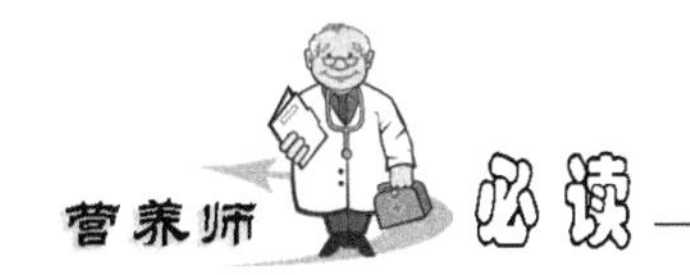

表19-6　各种脂蛋白中蛋白质及脂类含量（%）

脂蛋白种类		蛋白质	总脂类	各种脂类含量			
电泳法	超速离心法	含量	含量	三酰甘油	胆固醇	磷脂	非酯化脂肪酸
乳糜微粒	乳糜微粒	1～2	98～99	95	2	3	
β-脂蛋白	低密度脂蛋白	21	79	15	50	35	
前β-脂蛋白	极低密度脂蛋白	7	93	50	20	30	
α-脂蛋白	高密度脂蛋白	40～50	50～60	3	30	67	
	脂酸清蛋白	90	10				100

2. *营养原则*　高脂蛋白血症主要与脂质代谢异常有关。在进行饮食治疗时应注意选用低脂肪、低胆固醇饮食。如合并肥胖、糖尿病等其他疾病，更应注意饮食营养的调节，可多选用含食物纤维高的蔬菜和水果类，烹调用油应选用含不饱和脂肪酸高的植物油。

3. *营养治疗*　确定血脂水平是否异常，最好是测定血清脂蛋白含量，不能单凭血脂检查结果做出判断。根据血清脂蛋白的不同种类，临床饮食治疗时按以下5型分别给予不同的食物配方。

（1）Ⅰ型（高乳糜微粒血症）：指血浆乳糜微粒升高，导致三酰甘油升高，胆固醇正常或稍微升高。血浆清除外源性脂肪，即食物脂肪的能力受损所致。脂蛋白酶活性降低，血浆消除乳糜微粒能力也降低。食物中应严格控制脂肪摄入，全天脂肪总量应为25～30g，最多不超过35g，儿童10～15g。脂肪占总能量的比例宜<16%。若能量不足，必要时食物中加中链脂肪酸合剂，因其可经门静脉直接吸收，并不进入乳糜微粒，全部或绝大部分随血液运走，因大部分为肝所截获，故不会致高脂血症。糖类应占总能量的60%～70%，但应禁止食用蔗糖、甜点心、糖果之类的食物，蛋白质应适当提高，应占总能量的14%左右。

（2）Ⅱ型（高β-脂蛋白血症）：此型又分为2种类型。

①Ⅱa型：为β-脂蛋白（LDL）和胆固醇增高，三酰甘油正常。皮肤、肌腱、角膜上出现黄色脂肪沉积，动脉硬化加快，可合并肝功能不全、肾病及甲状腺功能亢进等。饮食要求应严格限制胆固醇，按病情轻重，全天应低于300mg为宜。限制饱和脂肪酸，适当增加多不饱和脂肪酸，尽可能减少肉类食物；P/S比值以1.5～2为宜。蛋白质及糖类无须限制，总能量可按每天126～146kJ（30～35kcal）/kg体重供给。

②Ⅱb型：为β-脂蛋白（LDL）和前β-脂蛋白（VLDL）血浓度升高，并常有血清胆固醇和三酰甘油轻度增高。皮肤上出现黄色或橙色脂肪沉积，为黄色瘤体，动脉硬化快。此型极常见，与遗传有关。饮食营养治疗基本与Ⅱa型相同。降低胆固醇摄入量，每天应低于300mg；但可提高蛋白质供给量，糖类应禁用蔗糖、甜点心等，限制饮酒。

（3）Ⅲ型（"阔β"带型）：Ⅲ型表现为前β-脂蛋白（VLDL）、血清胆固醇和三酰甘油均升高，多在45岁后发病，大部分患者为肥胖体型，手掌、肘部、膝部、臀部及肌腱处有黄色瘤，冠状血管或周围血管动脉硬化加快，并有糖耐量试验异常。营养治疗应先限制能量，使体重下降和维持理想体重，体重下降，血脂即明显下降。注意能量控制不宜过快，否则脂肪氧化过多产生酮体，致酸中毒，也可导致心律失常。糖类宜占总能量的50%、蛋白质为20%、脂肪为30%，可适当增加玉米油。胆固醇摄入量应低于300mg/d，限制饮酒，忌甜食。

（4）Ⅳ型（高前β-脂蛋白血症）：此型可见血清VLDL和三酰甘油均明显增高，胆固醇正常或偏高。临床常见于30岁以上伴有肥胖的患者，血尿酸增高，糖耐量试验异常。多由遗传或饮食不当所致，尤其是能量和糖类摄入过多。饮食治疗应以维持理想体重为原则，控制能量和糖类，糖类占总能量的50%为宜。适当增加蛋白质和多不饱和脂肪酸及控制胆固醇应低于300mg/d，限制饮酒。

（5）Ⅴ型（高乳糜微粒和前β-脂蛋白血症）：为Ⅰ型和Ⅳ型的混合型。血清CM、VLDL、三酰甘油浓度都升高。胆固醇正常或稍高，血清三酰甘油增高同Ⅳ型。常见症状有肝大和脾大，皮肤黄斑，糖耐量试验异常，血尿酸增高，脂蛋白脂酶活性降低，可合并肥胖。饮食中只要单纯控制脂肪2周，血脂可降低。脂肪占能量的30%以下，糖类为50%，蛋白质为20%。总能量以维持理想体重为宜，胆固醇为300～500mg/d。供给高蛋白质饮食，忌用甜食，限制饮酒。

我国各型高脂蛋白血症发病率不同，其中以Ⅱ型和Ⅳ型多见。预防动脉粥样硬化应首先防治高脂蛋白血症。尽早控制饮食，是该病预防的重要环节。

第五节　心肌梗死营养治疗

心肌梗死发病直接原因是冠状动脉闭塞，心肌缺血而发生不可逆的结构改变、坏死，其中95%以上是由冠状动脉粥样硬化所致。高血压也是心力衰竭和心肌梗死常见的病因，随着高血压病史延长，心肌缺血常存在，特别是老年高血压，严重者可致心力衰竭和心肌梗死。因冠状动脉闭塞，血流中断，心肌严重而持久缺血，致部分心肌坏死。多发生在40岁以上中老年人，男多于女，女性绝经期后发病率增加。有高血压病、高脂血症、肥胖症、糖尿病、吸烟和缺少体力活动者易患心肌梗死。心肌梗死所致心功能不全常为急性心力衰竭，心肌梗死预防主要针对动脉粥样硬化。致心肌梗死的常见原因为心脏负荷加重，如饱食、运动量过大、情绪波动；饮酒过量；服用药物不当等。

一、营养原则

本症为心脏疾病严重类型，及时进行抢救是治疗成功的主要关键。然而，合适饮食措施对于患者康复及预防并发症发生也很重要。正常心肌细胞自血液中摄取的营养素最主要是非酯化脂肪酸，其次是葡萄糖和乳酸。在急性心肌梗死时，非酯化脂肪酸则有害，而葡萄糖是良好底物。急性心肌梗死营养治疗，应随病情轻重及病期早晚而改变。每天能量以2.09～3.34MJ（500～800kcal）为宜。随病情好转，可渐改为半流质饮食，但应注意少食多餐，以减轻心脏负担。过冷过热食物均应避免，浓茶、咖啡也不适宜。

饮食钠和钾摄入量应予以注意。应限制钠，对合并有高血压或心力衰竭者尤应注意。应用利尿药有电解质自尿中丢失时，则不宜限制过严。总之，必须注意维持钾、钠平衡。发病2个月后，可进食清淡和易消化的食物。每天能量为4.18～5.02MJ（1000～1200kcal）。各种饮食中的营养素组成比例可参考冠心病食疗原则。随着患者恢复活动，饮食可先适当放宽，但脂肪和胆固醇摄入量仍应控制。某些患者仍需限钠，肥胖者应控制饮食。

制订营养治疗方案前，应了解患者用药情况，包括利尿药、降血压药，了解患者血钠、血钾水平、肾功能、补液量及电解质种类、数量。了解患者饮食史、饮食习惯及患者可接受的价格

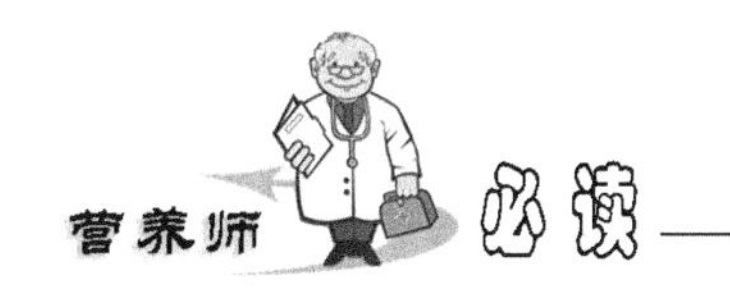

等，食物制作方法要合理、要适宜，修改营养治疗方案要随访，征求主管医生和患者意见，根据病情和患者接受情况进行。

二、营养治疗

1. 限制总能量　急性心肌梗死2～3d时以流质为主，每天总能量为2.09～3.35MJ（500～800kcal），液体量约1000ml。可食用藕粉、米汤、菜水、去油过筛肉汤、淡茶水、红枣泥汤等食物。应少食多餐，避免1次进食量过多，以预防心律失常。凡能致肠胀气和刺激性流质不宜吃，如豆浆、牛奶、浓茶、咖啡等食物，应结合血电解质及病情变化，调整饮食钾、钠供给量。

2. 控制液体量　控制液体摄入，减轻心脏负担。口服液体量应控制在1000ml/d，可进食浓米汤、藕粉、枣泥汤、去油肉绒、鸡茸汤、薄面糊等食物。

3. 清淡饮食　选择容易消化吸收食物，少食多餐为主；病情好转后改为半流质饮食，总能量4.18MJ（1000kcal）/d左右。可食用的有鱼类、鸡蛋清、瘦肉末、嫩碎蔬菜及水果。主食用面条、面片、馄饨、面包、米粉、粥等。不宜过热过冷，保持大便通畅，排便时不可用力过猛。

4. 限制脂类　按低脂肪、低胆固醇、高多不饱和脂肪酸饮食原则；病情稳定后，患者逐渐恢复活动，饮食可逐渐增加或进软食。脂肪限制在40g/d以内，胆固醇应<300mg/d，P/S比值>1，伴有肥胖者应控制能量和糖类，以维持理想体重为好。

5. 补充矿物质　注意钾钠平衡，适当增加镁的摄入量；结合临床病情的变化，随时调整水和电解质的失调，伴有高血压病或充血性心力衰竭时应限钠。病情严重不能口服者，应选用PN。恢复期饮食治疗按冠心病饮食治疗原则。

6. 食物注意事项　瘦肉、鱼类、家禽、蔬菜、水果及少量饮茶或咖啡均不必禁忌。食物仍应避免过冷、过热，并注意少食多餐（表19-7）。

表19-7　心肌梗死患者食物宜忌

食物类别	允许摄食的食物	忌吃或少吃食物
谷类及制品	大米、面粉、小米、玉米、高粱	各种面包或切面、饼干、油条、油饼及发酵做的各种点心
豆类及制品	各种豆类、豆浆、豆腐	豆腐干、霉豆腐
禽肉类	猪肉、牛肉、鸡肉、瘦鸭肉	含食盐及安息酸钠罐头食物、香肠、咸肉、腊肉、肉松
油脂类	植物油为主、动物油少量	奶油
水产类	淡水鱼（<120g/d）及含钠低海鱼	咸鱼、熏鱼及含钠高的海鱼
奶蛋类	鸡、鸭蛋每天1只，牛奶1瓶	咸蛋、皮蛋、乳酪等
蔬菜类	各种蔬菜，除外忌食部分	咸菜、酱菜、榨菜及含钠高蔬菜，如菠菜、卷心菜、芹菜等
水果类	各种水果，除外忌食部分	葡萄干、含有食盐及安息酸钠水果罐头或果汁，水果糖等
调味品	醋、糖、胡椒、葱、姜、咖喱	味精、食盐、酱油、番茄酱、豆瓣酱等
饮料	淡茶、咖啡等	汽水、啤酒、牛肉汁等

三、高血压合并心肌梗死营养治疗

1. 控制能量摄入,应采用低能量饮食,以减轻心脏负担。
2. 按肾功能适量控制钠盐,适量及时补充钾。
3. 注意调整生热营养素比例,特别是糖类和脂肪。
4. 避免某些食物与药物不良反应。
5. 一定坚持要少食多餐,特别是心肌梗死患者,应从少量、流食开始。

高血压合并心力衰竭及肾功能不全时,调整钾、钠、水和蛋白质摄入量时应特别谨慎,蛋白质的质量也不可忽视。蛋白质应多餐次供给,应遵循少食多餐的原则。

第 20 章
Chapter

胃肠疾病营养治疗

胃肠是消化系统重要组成部分，是容纳、消化食物和吸收营养素的器官，可因饮食不当而患病，也可通过合理饮食治疗，而缓解以至痊愈，故胃肠疾病与饮食和营养关系极为密切。

第一节　胃肠消化生理

一、口腔内消化

（一）唾液成分和作用

1. 性状　无色、无味，酸碱度近中性，pH为6.6～7.1，并为低渗性。

2. 成分　99%为水分，还含有黏蛋白、唾液淀粉酶、溶菌酶和矿物质等。

3. 作用　①湿润与溶解食物，以致味觉和易于吞咽；②清洁和保护口腔，其中溶菌酶和免疫球蛋白有杀灭细菌和病毒的作用；③唾液淀粉酶可对淀粉进行初步和部分水解，此酶最适pH是7.0，进入胃内可继续起作用，直至pH<4.5才彻底灭活。

（二）唾液分泌调节

均为神经反射活动，具体如下：

1. 条件反射　食物形状、颜色、气味、进食环境等都能形成条件反射。

2. 非条件反射　正常刺激是食物对口腔黏膜和舌的机械、化学和温度刺激，支配唾液腺传出神经以副交感神经为主。

（三）咀嚼和吞咽

1. 咀嚼　其作用是将食物切碎，使食物与唾液充分混合形成食团，便于吞咽，还可使食物与唾液淀粉酶充分接触。

2. 吞咽　整个过程是复杂的反射活动。

3. 食管-胃括约肌作用　在食管和胃贲门连接处以上4～6cm，在解剖上并不存在括约肌，但此处管内压力一般比胃高，可阻止胃内容物逆流入食管，起到类似生理性括约肌作用。

二、胃内消化

（一）胃液成分和作用

1. 性状　胃液为无色，呈酸性，pH为0.9～1.5。

2. 主要成分及作用

（1）盐酸：由壁细胞分泌。胃酸可杀灭随食物进入胃内的细菌，能激活胃蛋白酶原，有促进胰液、胆汁和小肠液分泌作用，其所造成酸性环境还有利于铁和钙在小肠吸收。

（2）胃蛋白酶原：由主细胞分泌。在盐酸作用下，或在酸性条件下，无活性的胃蛋白酶原通过自身催化转变为有活性胃蛋白酶，水解食物中蛋白质，主要产物为际和胨。

（3）黏液和碳酸氢盐：两者联合作用形成黏液-碳酸氢盐屏障，具有保护胃黏膜的作用。

（4）内因子：由壁细胞所分泌糖蛋白。与食物中的维生素B_{12}结合，而促进维生素B_{12}吸收。

（二）胃液分泌调节

1. 影响胃酸分泌内源性物质

（1）乙酰胆碱：可直接作用于壁细胞胆碱能受体而刺激胃酸分泌，其作用可被胆碱能受体阻断剂如阿托品阻断。

（2）促胃液素（胃泌素）：是胃窦和上段小肠黏膜G细胞释放的肽类激素。G细胞可直接感受胃肠腔内化学物质刺激而释放促胃液素，迷走神经也可致促胃液素释放。促胃液素主要作用于壁细胞致胃酸分泌增加。

（3）组胺：可通过壁细胞组胺受体（H_2受体）刺激胃酸分泌。

（4）生长抑素：胃体和胃窦黏膜内D细胞释放的激素，对胃酸分泌具有很强抑制作用。

2. 消化期胃液分泌　分头期、胃期和肠期。

（1）头期：包括条件反射和非条件反射。迷走神经是这些反射的共同传出神经，除直接作用于壁细胞致胃液分泌，还可作用于胃窦部G细胞，通过释放胃泌素间接刺激胃腺分泌。头期胃液分泌量大、酸度高、胃蛋白酶含量尤其高。

（2）胃期：胃期胃液分泌酸度也高，但胃蛋白酶含量较头期为弱。

（3）肠期：胃液分泌主要是通过体液条件机制来实现，肠期胃液分泌量较小。

3. 胃液分泌抑制性调节　抑制胃酸分泌因素除情绪、精神因素外，主要有如下因素。

（1）盐酸：当胃窦内pH降到1.2～1.5时，胃液分泌受抑制。当十二指肠内pH降到2.5以下时，胃液分泌也受抑制。盐酸是胃腺分泌的负反馈调节物质。

（2）脂肪：脂肪进入小肠后，其消化产物有抑制胃酸分泌的作用。

（3）高渗溶液：可激活小肠内渗透压感受器，通过肠-胃反射及通过刺激小肠黏膜释放1种或几种抑制性激素，抑制胃液分泌。

（三）胃运动

1. 胃容受性舒张　通过迷走-迷走反射实现，适应于大量食物涌入，而胃内压力并不明显升高，从而使胃更好地完成容受和贮存食物功能。

2. 胃蠕动　食物进入胃后约5min，蠕动即开始。蠕动从胃中部开始，有节律地向幽门方向进行，每分钟3次左右。

3. 胃排空及其控制　食物由胃排入十二指肠过程称为胃排空，通常食物入胃后5min开始，不同食物排空速度不同。稀的、流体食物比稠的、固体食物排空快；小颗粒食物快于大块食物；等渗溶液比非等渗溶液快；蛋白质慢于糖类，而快于脂肪。混合食物需4～6h完全排空，胃排空是间断进行的。

（1）胃内促进排空因素：①机械刺激神经反射：胃内容物作为扩张性机械刺激所致壁内神经丛和迷走-迷走反射；②促胃液素释放：食物扩张刺激和化学成分致促胃液素释放。

（2）十二指肠内抑制胃排空因素：①胃-肠反射：十二指肠壁感受器受到酸、脂肪、渗透压及机械扩张刺激，反射性地抑制胃运动，使胃排空减慢，此反射即为胃-肠反射；②抑制性激素：胰液素、抑胃肽等多种激素均为抑制性激素。

三、小肠内消化

（一）胰液及其分泌调节

1. 性状　无色、无臭味，呈碱性，为等渗性。

2. 主要成分及作用

（1）中和胃酸：HCO_3^-可中和进入十二指肠胃酸，保护肠黏膜。

（2）糖类水解酶：胰淀粉酶水解淀粉为糊精、麦芽糖及麦芽寡糖。

（3）脂类水解酶：胰脂肪酶可分解三酰甘油为脂肪酸、单酰甘油和甘油。还有胆固醇酯酶和磷脂酶A_2，分别水解胆固醇和卵磷脂。

（4）蛋白质水解酶：主要有胰蛋白酶和糜蛋白酶，两者都是以酶原形式存于胰液，小肠液的肠致活酶可激活胰蛋白酶原。胰蛋白酶和糜蛋白酶都能分解蛋白质为胨和胨。

3. 胰液分泌调节

（1）神经调节：迷走神经可刺激胰腺的分泌，其所致胰液分泌特点是水和碳酸氢盐含量少，而酶含量很丰富；交感神经为内脏大神经，其胆碱能纤维可增加胰液分泌，肾上腺素能纤维有缩血管作用，但抑制胰液分泌。

（2）体液调节：①促胰液素（胰泌素）：盐酸是致促胰液素释放最强刺激因素。促胰液素促使分泌大量水分和碳酸氢盐，而此酶含量很低。②缩胆囊素（胆囊收缩素）：主要作用于胰腺体上皮，分泌的胰液中的水和碳酸氢盐含量少，而酶含量丰富。

（二）胆汁分泌和排出

1. 胆汁性状和成分

（1）性状：胆汁为金黄色或橘棕色，弱碱性；胆囊炎时胆汁颜色变深，呈弱酸性。

（2）成分：主要有胆盐、胆色素、脂肪酸、胆固醇、卵磷脂、矿物质等，无消化酶。

2. 胆汁作用　帮助和促进脂肪及脂溶性维生素消化和吸收。胆汁胆盐达一定浓度后，可聚合而形成微胶粒。脂肪分解产物如脂肪酸、单酰甘油等掺入到微胶粒中形成混合微胶粒，为水溶性复合物，可通过肠上皮表面静水层到达肠黏膜表面，有助于脂肪吸收。

3. 分泌和排出调节　食物在消化系统内是致胆汁分泌和排出的自然刺激物，高蛋白食物致胆汁流出最多，高脂肪或混合食物次之，糖类食物作用最小。

（1）神经调节：作用较弱。

（2）体液调节：促进胆汁分泌和排出的有促胃液素、促胰液素、缩胆囊素等。胆盐肝肠循环也有促进作用。

胆盐进入小肠后，90%以上被回肠末端黏膜吸收，通过门静脉又回到肝，再组成胆汁分泌入肠，这个过程称为胆盐的肝肠循环。返回肝的胆盐有刺激肝胆汁分泌的作用。

（三）小肠运动

1. *消化期小肠的运动形式* 有紧张性收缩、分节运动、蠕动。

2. *小肠运动调节* 通常副交感神经兴奋能加强肠运动，而交感神经兴奋则产生抑制作用。

3. *回盲括约肌功能* 可防止回肠内容物过快进入大肠，有利于消化吸收的完全进行，其活瓣样作用又可阻止大肠内容物向大肠倒流。

四、大肠内消化

1. *大肠液分泌* 大肠液中的黏液蛋白能保护肠黏膜和润滑粪便。

2. *大肠运动* 大肠运动形式为袋状往返运动、分节或多袋推进运动、蠕动。

3. *大肠内细菌活动* 大肠内细菌主要来自食物和空气。细菌中含有能分解食物残渣的酶，能分解糖和脂肪，产生乳酸、醋酸、CO_2、沼气等，分解蛋白质产生氨、硫化氢、组胺、吲哚等。大肠内的细菌还能利用肠内较为简单的物质合成维生素B复合物和维生素K，对人体有营养作用。

五、肠疾病营养治疗

肠疾病患者进行营养调控，目的是为缓解临床症状，纠正营养缺乏，找出致疾病原因。肠疾病患者常有消化及吸收功能减退，故必须增加患者能量、蛋白质、维生素、矿物质和电解质的摄入，以补充过多的损失。肠疾病患者在进行营养调控时，要慎重选择饮食，应重视食物的纤维含量、粗糙程度及残渣成分等。

第二节　食管炎和食管癌营养治疗

食管炎分为急性食管炎与慢性食管炎。急性食管炎是因摄入刺激性食物、病毒感染等所致；慢性食管炎或反流性食管炎是因反复发生胃、食管反流所致。食管癌与慢性酒精中毒、强碱或强酸等所致的食管狭窄、长期吸烟等因素有关。病变常局限在食管的某一部位，可透过食管壁扩散，或有远处转移。因病变在食管，故疾病发生后吞咽受限或是完全不能进食是常见症状，故食管癌患者常有营养不良。在进行营养治疗之前，应对患者的营养状况作出评价，以确定营养治疗的方案。

一、病理病因

1. *食管炎* 急性食管炎是因摄入刺激性食物，病毒感染，或插管而致；慢性食管炎或反流性食管炎是因反复发生胃、食管反流所致的，致反流原因有食管裂孔疝、下食管括约肌压力减小、腹压增大如阻塞性肺部疾病时反复呕吐等。长期摄入刺激性物质，如饮酒是否可致慢性食管炎，尚不完全清楚。

2. 食管癌　食管癌是食管鳞状上皮癌症，食管癌发生与该地区生活条件、饮食习惯、存在强致癌物、缺乏某些抗癌因素及有遗传易感性等有关，或慢性酒精中毒、强碱或强酸等致食管狭窄、长期吸烟等。因病变在食管，常有吞咽受限，进食困难症状，故也常伴营养不良，美国研究报道认为营养缺乏与过度饮酒是食管癌发生的主要危险因素。

二、营养治疗

1. 治疗原则　防止急性期对炎性食管黏膜刺激；减少食管反流；减轻刺激性或胃液酸度。

2. 急性食管炎营养治疗

（1）初期营养治疗：初期仅给予抗酸药，如能耐受则选择流质饮食。

（2）愈合期营养治疗：持续1周至数月，可逐渐增加食物的供给量，直至饮食正常。在急性期摄入的清淡流质饮食包括脱脂牛奶、非柠檬类果汁及微热的汤等。禁食酸性如橙汁、番茄汁等及刺激性食物如辣椒和胡椒，含酒精、咖啡因饮料，祛风剂如薄荷、留兰香、巧克力等。

（3）轻型食管炎治疗：流质饮食后可选食软食，但仍应避免刺激性食物。

（4）重型食管炎治疗：严重食管腐蚀性烧伤时，应选用管喂营养。如烧伤严重或食管闭锁时，则需用静脉供给营养，或是经胃造瘘、空肠造口补充营养。

3. 慢性食管炎饮食治疗

（1）适当选择食物：选择增加食管下段括约肌压力食物，如脱脂牛奶；含脂肪较高全脂牛奶、巧克力、橘子汁、番茄汁等可降低括约肌压力，避免选用。

（2）选择适当饮食：急性期应给予流质饮食。

（3）少食多餐：避免增加胃部压力。用干稀搭配的加餐办法，解决摄入能量不足。

（4）注意事项：慢性期如无食管狭窄，可给予固体食物，选用低脂肪高蛋白饮食，避免巧克力、橘子汁、菠萝汁、番茄汁等摄入；禁用一切含酒精饮料和食物，可适量饮茶。

三、食管癌营养治疗

1. 营养原则　多摄入新鲜蔬菜、水果及平衡饮食；癌前病变治愈后，坚持一级预防，如不食霉变食物及刺激性食物，细嚼慢咽；化疗和手术后，要保持体重不降，必须供给充足营养素，促进术后组织修复。

2. 营养治疗

（1）治疗前营养：在决定给患者进行化疗或手术治疗的同时，如患者已有体重减轻及其他营养不良表现，要立即采取有效措施给予补充。不能进食者，可采用PN，静脉滴注氨基酸或其他营养液，纠正负氮平衡，使患者在术后尽快痊愈。对于能够进食者，可给予软食或要素饮食，改善术前营养状况。

（2）治疗期营养：在放疗期间或放疗后的短时间内，因局部水肿，患者可有进食困难。此时可口服要素饮食或匀浆饮食，或食用对局部无刺激的饮食。治疗结束后，多数患者可以恢复正常饮食。

（3）治疗后营养：食管狭窄是放疗后的常见并发症。如为单纯性狭窄，则用扩张法效果明显。但是对于并发食管狭窄或肿瘤复发者，则需要放置胃管，通过胃管提供要素饮食或其他形式饮食。对于食管狭窄且体质很差、重度营养不良患者，可选用静脉营养。

食管癌手术后一段时间内，如果患者能经口摄食，最好是少食多餐，应该选择高糖、高蛋白质和脂肪饮食，如出现脂肪便，伴有腹部不适感，此时应以中链脂肪代替部分长链脂肪酸，以利于脂肪消化与吸收。

第三节　消化性溃疡营养治疗

消化性溃疡是指胃肠与胃液接触部位的慢性溃疡，是消化系统常见慢性病之一。其形成和发展与幽门螺杆菌的作用及胃酸、胃蛋白酶的影响有密切关系。因溃疡部位主要在胃和十二指肠，故又称胃和十二指肠溃疡。发病率高，可见于任何年龄，但以20～50岁为多，男性多于女性，两者之比（2～4）：1，随平均年龄增长老年患者比例有所增加。饮食治疗溃疡病，是综合治疗不可缺少重要措施之一。尤其对预防复发和防治并发症，促进溃疡面愈合均有重要意义。

一、病因病理

溃疡常发生于与胃酸接触的胃及十二指肠部位。而真性胃酸缺乏者则不发生溃疡，提示本病的发生与胃酸消化作用有关。正常时胃黏膜屏障有防护作用，胃酸和胃蛋白酶并不致溃疡，故胃酸分泌过多和局部黏膜防护机制降低可能是发病根本环节。胃肠分泌、消化、运动等功能及其血液循环是由大脑皮质和丘脑通过自主神经及内分泌系统调节。中枢性迷走神经异常兴奋，促使胃酸分泌增多，胃壁张力增加，影响黏膜防护功能，导致溃疡发生。此外，持续和过度精神紧张、情绪激动和忧郁等神经精神因素，对溃疡发生和复发有重要影响。正常情况下，胃酸和胃蛋白酶并不致胃黏膜损害，主要是因胃黏膜上皮细胞膜脂蛋白层能阻止胃内氢离子逆向弥散进入胃壁，使胃壁不受胃酸侵犯，故称为胃黏膜屏障。但多种原因可损害胃黏膜屏障，如未充分咀嚼的粗糙食物、过酸及辛辣食物或过量饮酒等可致物理性或化学性损害，咖啡和浓茶刺激胃酸分泌，利血平和组胺类药物增加胃酸分泌致溃疡。又如阿司匹林、酒精及十二指肠反流液中的胆盐、胰液可破坏胃黏膜上皮细胞脂蛋白层，损害胃黏膜屏障，进一步刺激肥大细胞释放组胺，致黏膜下血管扩张、渗出，从而促进胃黏膜糜烂及溃疡形成。另外，长期大量吸烟、饮酒易致溃疡，也不利于溃疡愈合，易致复发。最新研究发现幽门螺杆菌与胃部疾病和癌变均有非常密切关系。

二、临床症状

主要症状为慢性上腹部疼痛，疼痛多具有规律性、周期性、季节性和长期性的特点。此外，还有嗳气、反酸、恶心、呕吐等症状。典型的无并发症的胃、十二指肠溃疡，其疼痛性质具有以下特点。

1. 慢性　多缓慢起病，病史可长达数年或数十年，并有反复发作的过程。

2. 部位与性质　胃溃疡疼痛部位在剑突下或腹部中线偏左，十二指肠溃疡则在剑突下偏右，范围较局限。疼痛常为灼痛、隐痛、胀痛、饥饿感或剧痛等，能为碱性药物所缓解。

3. 节律性　疼痛发生和消失与进食有一定关系。胃溃疡常在饭后0.5h内发作，经1～2h胃排空后始缓解。规律为进食→疼痛→舒适。舒适只在胃内容物排空后出现。故患者不愿

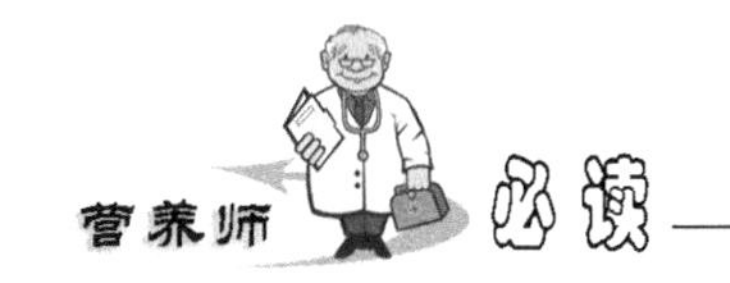

多吃,希望疼痛少发或轻发。十二指肠溃疡空腹疼痛,多为饭后3～4h发生,不少患者夜间痛醒,进食或服碱性药物能迅速缓解。其规律为进食→缓解→疼痛,这是因进食可稀释、中和胃酸使疼痛缓解,故患者常喜欢增加餐次。

4. 周期性　发作多与季节有关。气温、季节剧变易致复发,秋末冬初是发病最多季节。

三、治疗目的

减轻机械性和化学性刺激,缓解和减轻疼痛。合理营养有利改善营养状况,纠正贫血;促进溃疡愈合,避免发生并发症。长期注意饮食治疗,减少复发诱因。

四、营养原则

胃和十二指肠溃疡发生部位和症状有所不同,但饮食治疗原则相同。最终目的是减少和中和胃酸分泌,维持胃肠上皮组织的抵抗力,减轻患者不适感,促进溃疡愈合,恢复良好的营养状况,并防止复发。

1. 少食多餐　定时定量;每天5～7餐,每餐量不宜多。少食多餐可中和胃酸,减少胃酸对溃疡面的刺激,又可供给营养,有利溃疡面愈合,对急性消化性溃疡更为适宜。

2. 避免刺激性食物　机械性和化学性刺激过强食物应避免。机械性刺激增加对黏膜损伤,破坏黏膜屏障,如粗粮、芹菜、韭菜、雪里蕻、竹笋及干果类等;化学性刺激会增加胃酸分泌,对溃疡愈合不利,如咖啡、浓茶、烈酒、浓肉汤等。禁忌易产酸食物,如地瓜、土豆、过甜点心及糖醋食物等;易产气食物,如葱、蒜、萝卜、蒜苗、洋葱等;生冷食物,如大量冷饮、冷拌菜等;坚硬的食物如腊肉、火腿、香肠、蚌肉等;强烈调味品如胡椒粉、咖喱粉、芥末、辣椒油等。

3. 选择细软易消化食物　选择营养价值高的食物,如牛奶、鸡蛋、豆浆、鱼类、瘦肉等。经加工烹调使其变得细软易消化、对胃肠无刺激。同时补充足够能量、蛋白质和维生素。营养素比例为半流质饮食时糖类为55%,蛋白质为15%,脂肪为30%。流质饮食时糖类为60%,蛋白质为20%,脂肪为20%。

(1)足量蛋白质:蛋白质对胃酸起缓冲作用,可中和胃酸,但蛋白质在胃内消化又可促进胃酸分泌。应供给足够蛋白质以维持机体需要,每天按1g/kg体重供给,促进溃疡修复。如有贫血,至少应按每千克体重1.5g供给。

(2)脂肪不限量:无须严格限制脂肪,因其可抑制胃酸分泌。适量脂肪对胃肠黏膜没有刺激,但过高可促进缩胆囊素分泌增加,抑制胃肠蠕动。胃内食物不易进入十二指肠,致胃胀痛。可供给70～90g/d,应选择易消化吸收乳酪状脂肪,如牛奶、奶油、蛋黄、奶酪等及适量植物油。

(3)多食用糖类:既无刺激胃酸分泌作用,也不抑制胃酸分泌,每天可供给300～350g。选择易消化食物,如厚粥、面条、馄饨等。蔗糖不宜过多,因可使胃酸分泌增加,且易胀气。

4. 供给丰富维生素　选富含B族维生素、维生素A和维生素C食物。主食以面食为主,出血时可吃少量流质饮食。

5. 烹调方法　溃疡病所吃食物必须切碎煮烂。可选用蒸、煮、汆、软烧、烩、焖等烹调方法,不宜用油煎、炸、爆炒、醋熘、冷拌等方法加工食物。

6. 其他　进食时应心情舒畅、细嚼慢咽,以利于消化。照顾患者饮食习惯,配制可口饭菜。供给细软、食物纤维少食物,应注意预防便秘。睡前加餐,对十二指肠溃疡尤为适宜,可减少饥饿性疼痛，有利于睡眠。

7. 溃疡可用牛奶治疗　牛奶有防治溃疡形成和促进溃疡愈合的作用，且牛乳又是液体，是溃疡患者良好营养治疗食物。

五、分期治疗

溃疡病病情轻重不一，通常饮食治疗可按病情轻重不同分为4个阶段，即Ⅰ、Ⅱ、Ⅲ、Ⅳ期。分期治疗是参考奚比饮食治疗方法，根据中国人饮食习惯而修订的溃疡病分期饮食治疗的方案。

1. 溃疡病Ⅰ期饮食治疗　适用于溃疡病急性发作或出血刚停止后。进流质饮食，每天6～7餐。每天2次牛奶，若牛奶不习惯或腹部胀气者，用豆浆代替，或加米汤稀释。其他可给予豆浆、米汤、蒸蛋羹、稀藕粉、豆腐脑等。通常牛奶及豆浆加5%蔗糖以防胃酸分泌增加，并注意咸甜相间隔。并选无刺激性及易消化流体食物。全天饮食中营养素的供给量蛋白质为52～65g，脂肪40～45g，糖类200～300g，能量5858～7782kJ（1400～1860 kcal）。

2. 溃疡病Ⅱ期饮食治疗　无消化系统出血，疼痛较轻，自觉症状缓解，食欲尚可者可用。宜进厚流质或细软易消化少渣半流质，如鸡蛋粥、肉泥碎烂面条等，每天6餐，每餐主食50g；加餐可用牛奶、蛋花汤等。此期以极细软易消化的食物为主，并注意适当增加营养，以免发生营养不良，影响溃疡面愈合；禁食碎菜及含渣较多食物。每天营养素供给量为蛋白质78～91g，脂肪78～91g，糖类200～300g，能量7531～10 042kJ（1800～2400 kcal）。

3. 溃疡病Ⅲ期饮食治疗　适用于病情稳定，自觉症状明显减轻或基本消失者。饮食仍以细软易消化半流质饮食为主。每天6餐，每餐主食不超过100g，可食粥、面条、面片、小馄饨、小笼包、清蒸鱼、软烧鱼、汆肉丸等。避免过饱，防止腹胀，仍禁食含食物纤维多的蔬菜，避免过咸等。

4. 溃疡病Ⅳ期饮食治疗　溃疡病Ⅳ期饮食即胃病5次饭，适用于病情稳定，溃疡基本愈合并渐康复的患者。本饮食为食物细软、清淡少油腻、弱刺激、营养全面易消化的抗溃疡病饮食。主食不限量，除3餐主食外另增加2餐点心。此时仍不宜进食油煎炸及含食物纤维多的食物。除溃疡前3期可食用食物外，还可用含纤维较少的瓜菜和水果，要切细煮烂或做成泥状。禁用含纤维素多蔬菜及含有挥发油蔬菜如葱头、生蒜、生葱及小茴香等。成熟水果如苹果、桃、梨等，主要含单糖、双糖及苹果酸、枸橼酸，并含有可溶性植物纤维素与果胶，煮熟后更易消化，可以减少对胃的机械性刺激。其营养素供给量为，每天蛋白质为85～95g，脂肪为85～95g，糖类为300～350g，能量为9623～11 297kJ（2300～2700kcal）。

六、并发症治疗

1. 出血　表现为呕血及黑粪（黑便），除呕血者外，通常可不禁食。可给予冷米汤、冷牛奶等温凉的流质食物，以中和胃酸，抑制胃饥饿性收缩，对止血有利。

2. 幽门梗阻　当食物通过幽门部受阻时，可发生恶心、呕吐、疼痛等症状。故在幽门梗阻初期经胃肠减压治疗后有所改善，或不完全梗阻可进清流质饮食，凡有渣及牛奶等易产气流质饮食均不可食用。梗阻缓解后可逐渐调整进食的质和量，完全梗阻应禁食。

3. 急性穿孔　急性穿孔是溃疡病的严重并发症，此时均应禁食，用PN进行治疗。

关于消化性溃疡治疗饮食，近年有所改变。奚比饮食牛奶被用作溃疡病饮食基本食物，

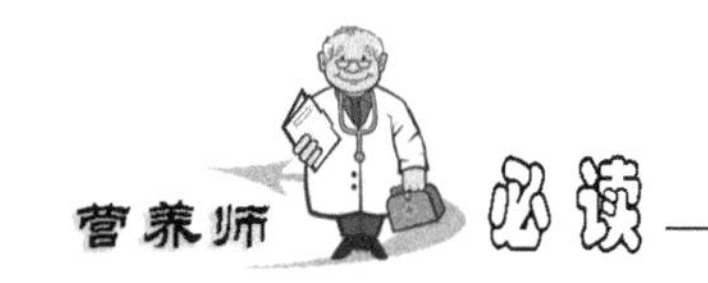

每天量较多。食用过多牛奶，刺激胃酸分泌的作用大于中和胃酸的功能；此外有些人不耐受牛奶。故主张适量用牛奶，无须长期多量地用牛奶。以前强调溃疡病要长期，甚至终身食用无机械性及化学性刺激较温和饮食。目前，饮食供给是溃疡活动期用少食多餐，选细软易消化食物，病情稳定后每天3餐，可给予正常普食，保证各种营养素平衡供给。

第四节　胃炎营养治疗

胃炎（gastritis）是指任何原因致的胃黏膜炎症，临床分为急性胃炎和慢性胃炎，而慢性胃炎又分为浅表性、萎缩性和肥厚性胃炎3种，其营养治疗方法各不相同。

一、急性胃炎营养治疗

急性胃炎常见病因为化学性刺激，多由于大量饮酒和过量服水杨酸盐类等药物；细菌感染和毒素如葡萄球菌性食物中毒、猩红热、肺炎；病毒感染如病毒性胃肠炎、麻疹、肝炎、流感等；变态反应如对水生贝壳类食物过敏等；最常见原因是食物污染后细菌及毒素所致。胃黏膜呈局限性或弥漫性充血、水肿、表层上皮细胞坏死脱落可产生浅表糜烂，因黏膜下血管损害，致出血或血浆外渗，深的糜烂可累及胃体，通常不超过黏膜肌层。

（一）临床症状

症状轻重不一，常有食欲缺乏、恶心、呕吐、上腹部疼痛或肠绞痛，也可有腹泻、畏寒、头痛和肌痉挛等。细菌性单纯胃炎潜伏期短，如葡萄球菌感染多在进食后1～6h，沙门菌属4～24h，嗜盐菌为9～12h。同时伴肠炎腹泻，故又称急性胃肠炎；通常1～2d后即好转，严重者可见发热、失水、酸中毒、休克等中毒症状。

（二）营养治疗

1. 去除致病因素　对症治疗，卧床休息；大量呕吐及腹痛剧烈者，应暂禁食。

2. 大量饮水　因呕吐腹泻、失水量较多，宜饮糖盐水，补充水和钠，并有利于毒素排泄；若有失水、酸中毒应以静脉注射葡萄糖盐水及碳酸氢钠溶液。

3. 流质饮食　急性发作期最好用清流质饮食如米汤、藕粉、去核去皮红枣汤、薄面汤等；以咸的食物为主，症状缓解后，渐增加牛奶、蒸蛋羹等。然后再用少渣清淡半流质饮食，继之用少渣软饭。若伴有肠炎、腹泻、腹胀，应尽量少用产气及含脂肪多的食物如牛奶、豆奶、蔗糖等。

4. 饮食选择　病情好转后，可给予少渣半流质饮食，继而用软饭。伴肠炎腹泻应减少脂肪，少用或不用易产气的食物，如牛奶、豆浆、蔗糖等食物。应少食多餐，每天5～7餐，每餐宜少于300ml。

二、慢性胃炎营养治疗

慢性胃炎为胃黏膜非特异性炎症，分为浅表性、萎缩性与肥厚性3种。浅表性胃炎可与萎缩性胃炎同时存在，部分萎缩性胃炎可由浅表性胃炎迁延而成。浅表性胃炎可以完全治愈，但也可能转变为萎缩性胃炎。

（一）病因病理

可能因中枢神经功能失调，影响胃功能。急性胃炎后遗症，全身感染后的持久性消化不良，长期服用对胃有刺激性药物，如水杨酸盐类；其他如烈性酒、浓茶、咖啡、胡椒、辣椒、吸烟过度、过多食用粗糙食物等。鼻腔、口咽部慢性感染灶的细菌或毒素进入胃内，长期刺激可致慢性胃炎。心力衰竭或门静脉高压症可使胃长期处于淤血状态，胃壁组织持续缺氧、营养障碍等。在胃酸缺乏时细菌易繁殖生长；蛋白质和B族维生素缺乏，消化系统黏膜变性。内分泌功能障碍，如甲状腺功能亢时或甲状腺功能减低、垂体功能减退等，均可诱发慢性胃炎。浅表慢性胃炎病变主要为胃黏膜充血水肿或伴有渗出物及糜烂、出血等。萎缩性胃炎者黏膜皱襞平滑、黏膜层变薄、细胞浸润可涉及黏膜下层，腺体大部消失；严重者胃黏膜形态与小肠相似。

（二）临床表现

本病病程迁延、反复发作，中年以上多见。上腹部饱胀不适或疼痛，食欲缺乏、恶心、呕吐、嗳气等症状。浅表性胃炎症状较轻，萎缩性胃炎可有贫血、消瘦、腹泻及舌炎、舌乳头萎缩等。不少患者无任何症状，仅在胃镜检查及黏膜活检时发现。症状轻重与严重程度无关，与是否为活动期有关；胃窦部胃炎消化系统症状较胃体胃底部胃炎明显。

（三）营养治疗

1. 去除病因　彻底治疗急性胃炎，戒烟酒，避免对胃黏膜有损害作用的食物及药物。积极治疗口腔、鼻腔、咽喉部的慢性炎症等。

2. 少食多餐　避免刺激性食物，进食易消化半流质饮食或少渣软饭。

3. 高蛋白高维生素　宜供给含蛋白质及多种维生素丰富的食物，如动物肝、鸡蛋、瘦肉及新鲜嫩叶蔬菜。

4. 胃酸多禁用成酸性食物　胃酸过多者，应禁食浓肉汤、浓鸡汤、成酸性食物及大量蛋白质等，避免胃酸的分泌增加。宜进食牛奶、豆浆、肉泥、菜泥、面条、馄饨、面包等食物。

5. 胃酸少的患者给成酸性食物　胃酸分泌不足如萎缩性胃炎者，可给浓肉汤、浓鱼汤及适量糖醋食物，以刺激胃酸分泌，帮助消化，增进食欲。

第五节　胃癌营养治疗

胃癌发病原因至今尚不十分确定。多数学者认为胃癌发病与饮食因素有关，与胃内形成亚硝胺类物质有关。

一、营养因素

1. 能量　调查发现，胃癌组每天摄入能量比正常组低，反映食物摄入量减少，同时其他营养素和蛋白质等也减少，影响人体对肿瘤的抵抗力。

2. 蛋白质　蛋白质摄入过低或过高均会促进肿瘤生长。流行病学调查表明，胃癌患者患病前饮食蛋白质摄入量较低。

3. 脂肪　脂肪摄入量与胃癌死亡率成负相关，即脂肪摄入量高的人群中胃癌死亡率低。脂肪摄入量占总能量的20%～25%，同时多不饱和脂肪酸、单不饱和脂肪酸和饱和脂肪酸比例以1：1：1为宜。

4. 糖类　以往认为高淀粉饮食易致胃癌。高淀粉饮食本身无促癌作用，而是高淀粉饮食常伴有蛋白质摄入偏低，因蛋白质摄入量偏低及高淀粉饮食粗糙杂粮或食物大容积等，这种物理因素易造成胃黏膜损伤，在有致癌物作用时易导致胃癌。

5. 维生素

（1）维生素A：维生素A对亚硝胺及多环芳烃诱发的小鼠前胃癌、膀胱癌、结肠癌、乳腺癌等，都有明显抑制作用。

（2）维生素C和维生素E：维生素C是水溶性抗氧化剂，维生素E是脂溶性抗氧化剂，都有清除氧自由基作用而起到抗癌和防癌的功能。

6. 矿物质　常量元素钙有预防消化系统肿瘤作用，微量元素硒有防癌作用，而镍、六价铬有促癌作用，土壤和水中镍含量与胃癌死亡率呈正相关。

7. 慢性幽门螺杆菌感染　也可增加胃癌危险性。

二、营养原则

对各种癌症预防都分为三级：一级预防为病因预防；二级预防为早期发现、早期诊断及早期治疗；三级预防为合理的综合治疗。

1. 减少亚硝胺前体物质硝酸盐、亚硝酸盐和仲胺的摄入，不食盐腌食物或不新鲜的食物，并注意饮水卫生。
2. 改变胃内合成亚硝胺条件，以减少亚硝胺的产生，增加维生素C、维生素E和硒的摄入。
3. 保护胃黏膜，避免高钠、过硬、过烫饮食。
4. 保持能量平衡，蛋白质、脂肪和糖类合适比例，蛋白质摄入量要量足质优。
5. 饮食定时定量，可少食多餐，避免暴饮暴食。

胃癌已进入晚期而不能手术者，饮食以使患者感到舒适可口即可。

三、营养治疗

胃部手术术前饮食治疗要求是做好术前准备，宜选用管喂饮食，补充足够能量和各种营养素，或高蛋白流质饮食。对吞咽困难、进食不足者，应辅以静脉营养或EN。术后2～4d采用静脉营养，或经空肠造口，以后逐渐经口进食，由半量清流质饮食，逐步到全量流质饮食，最后过渡到普通饮食。

第六节　胃部疾病术后营养治疗

胃切除后，因患者不能正常地进食，胃排空加快，食物中蛋白质、脂肪、糖类消化吸收率降低。某些患者在早期会出现胃排空障碍、吻合口梗阻和十二指肠残端瘘等症状。有些远期并发症与饮食有密切关系，如倾倒综合征、小胃综合征和营养障碍等。

一、术后并发症

1. 倾倒综合征　胃部分切除后，胃容积缩小、幽门括约肌功能丧失。因此术后最常出现的症状是倾倒综合征，即胃内容物骤然倾倒入十二指肠或空肠。

2. 低血糖综合征　食物迅速进入空肠，葡萄糖吸收增加，体内尚没有足够胰岛素产生，所以进食不久，血糖即过度增高，刺激产生过多的胰岛素，继而发生血糖过低。一般都在饭

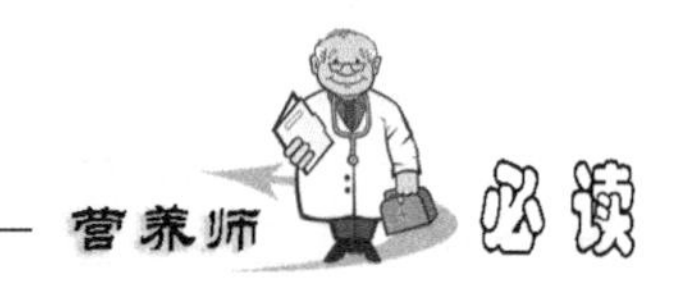

后1～3h发作，尤以进食大量甜食后更易发生，患者极度无力、头晕、颤抖、心悸、出汗、血糖低于正常。稍进食物，症状即可缓解。

3. 体重降低　胃部手术后，消化与吸收功能减退，患者进食减少，或因患者餐后伴有其他合并症，对饮食有厌恶感和惧怕心理，不敢多食，使总能量摄入不足，易致负氮平衡，以致术后患者体重不增加甚至下降。

4. 贫血　胃切除后胃酸、胰液、胆汁分泌降低，因胃酸缺乏，使铁及维生素B_{12}吸收障碍，致贫血。

二、营养原则

胃大部分或全胃切除术后既要补充营养，又要结合患者对饮食的耐受情况，区别对待。术前营养状况较差及术后有并发症者，在较长时间不能经肠进食者，要进行PN。

三、营养治疗

1. 胃部手术后，在胃肠功能恢复以前，要禁食、禁水，直至胃肠功能恢复后开始给予温开水少量。术后3～4d进食半量清流质饮食，术后4～5d进全量清流质饮食，以后逐渐改为普通流质和半流质饮食，在术后患者不能直接经口进食时，慢速管饲全价营养液是必要的。

2. 少食多餐。每天6～7餐，鼓励患者进食，使胃不空不胀，定时定量食用。

3. 干稀分食。进餐时不用汤和饮料，在餐前或餐后30min进食饮料或水。

4. 限制糖量。饮食中应适当限制糖类，尤其是乳糖、果糖、葡萄糖，最好单糖、双糖、多糖混合使用，可延长吸收时间，预防倾倒综合征。

5. 足够蛋白质。补充高蛋白饮食。

6. 饮食清淡。限制辣椒、胡椒、大蒜、洋葱等香料，可吃少量牛奶或不吃。另外，进食时可采取平卧位，或进餐后侧卧位休息，以延长食物排空时间。

第七节　腹泻营养治疗

腹泻是较常见的消化系统症状。主要表现为进食后，食物未经完全消化、吸收即被排出体外，排便次数增加，每天均在2次以上。粪便稀薄或含有脓血、黏液。如果仅有排便次数增加、而粪便成形，不应称为腹泻。腹泻可分为急性和慢性腹泻2种。

一、急性腹泻营养治疗

急性腹泻可有多种原因引致，通常起病急，病程多在2个月以内。

（一）病因病理

病因很多，并不单一，可同时或先后有几个病因并存。临床常以病变部位结合病因分类。急性腹泻常分为急性肠病、急性中毒和全身性疾病所致3种。总之，诊断较难，应根据临床检验的结果，明确病因，对因治疗。

（二）治疗目的

预防并纠正水及电解质平衡失调；供给充足营养，改善营养状况。避免机械性及化学性

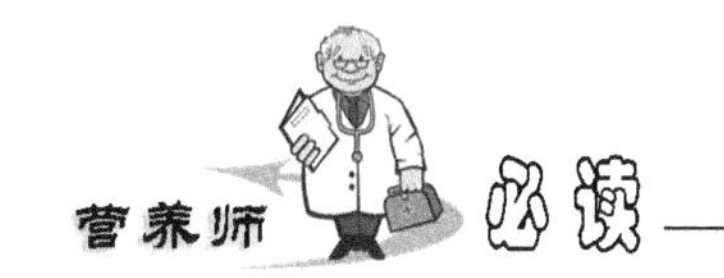

刺激,使胃肠得到适当休息,有利于病情早日恢复。

(三)营养治疗

1. 急性期禁食　急性水泻期须暂时禁食,使肠完全休息。必要时由静脉输液,以防失水过多而脱水。

2. 清淡流质　不须禁食者,发病初宜给清淡流质。如蛋白水、果汁、米汤、薄面汤等,以咸食为主。早期禁用牛奶、蔗糖等易产气流质饮食。有些患者对牛奶不适应,服牛奶后常加重腹泻。

3. 根据病情调整饮食　排便次数减少,症状缓解后改为低脂流质,或低脂少渣、细软易消化的半流质。如大米粥、藕粉、烂面条、面片等。

4. 选择合适饮食　腹泻基本停止后,可供给低脂少渣半流质或软饭。少食多餐,以利于消化。如面条、粥、馒头、烂米饭、瘦肉泥等。仍应适当限制含食物纤维的蔬菜水果等,以后逐渐过渡到普食。

5. 补充维生素　注意复合维生素B和维生素C补充,如鲜橘汁、果汁、番茄汁、菜汤等。

6. 饮食禁忌　禁酒,忌食肥肉、坚硬及含食物纤维较多的蔬菜、生冷瓜果、油脂多的点心及冷饮等。

二、慢性腹泻营养治疗

如腹泻持续反复发作在2个月以上者称为慢性腹泻。多为急性腹泻治疗不及时或是不彻底所致,可表现为某些脏器有器质性的病变。

(一)病因病理

病因较多,可同时或先后有几个病因并存。慢性腹泻包括胃源性、肠源性、器质性和功能性结肠疾病、肝胆胰疾病及全身性疾病等所致的腹泻。诊断比较困难,病因一时难于明确。

(二)营养治疗

1. 低脂少渣饮食　每天脂肪40g左右,过多不易消化并加重胃肠负担,刺激胃肠蠕动加重腹泻。故植物油也应限制,并注意烹调方法,以蒸、煮、氽、烩、烧等为主,禁用油煎炸、爆炒、滑熘等。可用食物有瘦肉、鸡、虾、鱼、豆制品等。注意少渣,食物纤维多的食物能刺激肠蠕动,使腹泻加重。当腹泻次数多时最好暂时不吃或尽量少吃蔬菜和水果,可给予鲜果汁、番茄汁以补充维生素;少渣饮食可减少肠蠕动、减轻腹泻,故宜进食细挂面、粥、烂饭等。

2. 高蛋白高能量　慢性腹泻病程长,常反复发作,影响食物消化吸收,并造成体内贮存的能量消耗。为改善营养状况,应给予高蛋白高能量饮食,并用逐渐加量的方法。如增加过快,营养素不能完全吸收时,反而可能加重胃肠的负担。可供给蛋白质100g/d左右,能量为10.46～12.55MJ(2500～3000kcal)。

3. 禁忌食物　如粗粮、生冷瓜果、冷拌菜等,含食物纤维多的韭菜、芹菜、榨菜等;坚硬不易消化的肉类如火腿、香肠、腌肉等;刺激性食物如辣椒、烈酒、芥末、辣椒粉及肥肉、油酥点心等高脂肪食物。

第八节　吸收不良综合征营养治疗

吸收不良综合征是由多种原因造成小肠吸收功能障碍,营养素不能顺利地通过肠黏膜转运进入组织，从粪便中排出，致营养素缺乏。可有脂肪、糖类、蛋白质、维生素、矿物质和水等某种营养素的吸收不良，也可以有多种营养素的吸收缺陷等。临床上以脂肪吸收不良最为突出，称为脂肪泻。

一、病因病理

吸收不良可因特发性、先天性、炎性和传染性小肠或胰腺疾病所致，也可继发于多种全身性疾病。如乳糜泻为麸质敏感性肠病，是原发性肠吸收不良综合征。因小肠黏膜缺乏某种肽酶，不能把麸质代谢产物α-麸蛋白彻底分解。而α-麸蛋白对小肠黏膜有强烈损害作用。成人乳糜泻者血清和肠液已测出抗麸质抗体IgA，粪便测得对麸质的沉淀素。进食麸质在肠黏膜局部可刺激IgA抗体产生，而且可与IgA形成抗原-抗体复合物，沉积于肠黏膜，在补体参与下发生变态反应，致肠黏膜损伤。吸收不良综合征包括热带性和非热带性吸收不良综合征及小儿乳糜泻。流行于热带地区的吸收不良综合征，以慢性脂肪泻、多种营养素缺乏，口炎、巨幼红细胞性贫血为特性，用抗生素治疗有效；而小儿乳糜泻和非热带性吸收不良综合征患者，主要为不耐受麸质致的吸收不良综合征。

二、临床症状

1. 腹泻　为主要症状，多数患者有经常腹泻或间歇发作，极少数无腹泻或有便秘。粪便特征可随致吸收不良的疾病而不同；典型脂肪泻的粪便为色淡，量多呈油脂状或泡沫状，常漂浮于水面，且多具恶臭。

2. 腹痛　腹痛较少见，多为胀痛，常在排便前发生。腹胀可限制饮食，约50%有明显胀气及恶心呕吐。

3. 体重减轻　是吸收不良主要症状，有50%～100%患者可发生体重减轻。主要是因蛋白质、脂肪等营养素吸收障碍、过多丢失及食欲缺乏等所致，严重患者呈恶病质。

4. 维生素及电解质丢失　维生素D及钙缺乏可致手足抽搐、骨质疏松、骨软化；维生素K缺乏可致皮肤出血；钾缺乏可致肌无力，腹胀及肠麻痹；B族维生素缺乏可致舌炎、口角炎、脚气病等；维生素A缺乏可致毛囊角化、夜盲症等；维生素B_{12}、叶酸及铁缺乏致贫血等。

5. 水肿　常见于蛋白质吸收不良致低蛋白血症。

6. 血清生化改变　血清钾、钠、钙、镁均可不同程度下降；血浆蛋白、血脂及凝血酶原也有所下降。

7. 脂肪吸收率改变　脂肪吸收率<90%，或每天粪脂排出量>7g。

三、吸收功能试验

1. 粪脂定量测定及脂肪吸收试验　粪脂定量测定，测定前5d开始，每天摄入脂肪75g，第3天起收集大便，连续测定3d计算其粪脂平均值，正常人24h粪脂量<6g，若>7g可以认为脂肪吸收不良。脂肪吸收试验即先按饮食脂肪为75g/d，进食3d；再按每天100g，进食3d；并连续收集72h大便，测定粪脂含量取每天平均值，即24h粪脂排出量，计算脂肪吸收率，正常人脂肪吸收率在94%以上；若脂肪吸收率小于90%，表示脂肪吸收不良。计算公式如下：

脂肪吸收率（%）=［（摄入脂肪−粪脂）÷摄入脂肪］×100%

饮食治疗时必须严格限制脂肪的摄入，脂肪摄入量应<10g/d，最初烹调时不用植物油。这样对慢性胰腺炎、肝外胆管阻塞、胆瘘、胰瘘等致的脂肪泻可取得较满意的疗效。也可口服中链三酰甘油，或用要素饮食，脂肪控制到极低量。

2. 蛋白质消化吸收试验　进食标准饮食5～7d，连续测定尿氮及粪氮排出量。通常24h粪氮排出量1～2g。若蛋白质吸收不良时，粪氮明显增高；粪便呈恶臭并呈碱性反应。蛋白质吸收不良时，饮食应暂时减少蛋白质摄入量，尽可能多选用鱼类、蛋类等易消化吸收的食物，也可采用要素膳及匀浆饮食。

3. 糖耐量试验　详见试验饮食的有关章节。

四、营养治疗

1. 高蛋白高能量　高蛋白高能量低脂半流质或软饭，蛋白质100g/d以上，脂肪40g/d以下，总能量为10.46MJ（2500kcal），选择脂肪含量少且易消化的食物，如鱼、鸡肉、蛋清、豆腐、脱脂奶等。植物油不宜多，腹泻严重者可给中链脂肪酸，严重者可采用静脉高营养或要素饮食及匀浆饮食，以保证能量及正氮平衡。可口服中链三酰甘油，保证能量供应。

2. 补充足够维生素　食物补充外，必要时注射补给。结合临床，重点补充相应维生素，如维生素A、维生素C、维生素D、维生素K和复合维生素B等。

3. 注意电解质平衡　特别是严重腹泻时电解质补充极为重要，早期可静脉补充。饮食中给予鲜果汁、无油肉汤、蘑菇汤等。缺铁性贫血者可进食含铁丰富食物，如动物肝等，必要时口服铁剂。

4. 少食多餐　食物要做成糊状，每天保证6餐以上，注意引起患者食欲。选择细软易消化食物，既保证足够营养，又不致加重肠负担。注意烹调方法，以煮、烩、烧、蒸等为宜，避免煎、炸、爆炒等，以减少脂肪供给量。

5. 无麦胶饮食　乳糜泻者应严格地、长期地食用无麦胶饮食，并禁饮啤酒。通常用去麸质饮食治疗1～2周即可显效。

五、脂肪痢营养治疗

（一）病因病理

除某些特殊糖类如乳糖不耐受症以外，几乎所有能致吸收不良疾病都有脂肪痢。致脂肪痢主要原因如下：

1. 正常消化功能被破坏，如胰腺炎或胃切除后。
2. 胆盐缺乏，如肝及胆管系统疾病、盲袢综合征及回肠切除时。
3. 因黏膜损伤而致吸收障碍，如口炎性腹泻、局部肠炎及胃肠放射性治疗后。
4. 脂肪再酯化及乳糜微粒形成和转运的降低，通常见于血β-脂蛋白缺乏症及肠淋巴管扩张。

（二）营养治疗

首先要找出致脂肪痢的原因并进行治疗。发生体重减轻者必须增加能量摄入；饮食蛋白质和糖类含量要高，尽量增加糖类和脂肪供给以满足个体的需要；有多种维生素和矿物质缺乏者，要进行补充治疗，重点强调脂溶性维生素及钙、锌、锰和铁的补充。

因脂肪消化和吸收功能不良易致能量摄入不足，通过使用中链三酰甘油（甘油三酯）可以得以缓解。

第九节　便秘营养治疗

便秘是常见症状而不是单纯的疾病。主要是粪便在肠腔内滞留过久，内容物的水分降低，粪便过于干燥坚硬，以致不易排出。正常排便规律消失，称为便秘。通常食物通过胃肠经消化、吸收，所剩余残渣经24～48h排出。若排便间隔超过48h，即可诊断为便秘。

一、病因病理

1. 痉挛性便秘　用泻剂、调味品或吸烟过多，过多摄入粗糙食物和饮用浓茶、咖啡和酒，致交感神经亢进，使肠壁痉挛，肌肉紧张并过分收缩，导致肠腔狭窄、大便不通而致。

2. 梗阻性便秘　因肠粘连、肿瘤或先天性疾病等阻塞肠管，使肠内容物运行受阻而致。

3. 无力性便秘　又称迟缓性便秘。是因排便动力缺乏，如横膈、腹壁或骨盆底部肌肉松弛无力及肠平滑肌衰弱使收缩和蠕动力减弱而致便秘。如多次妊娠、肥胖、年老体弱，久病及营养不良等均可导致肌肉松弛而致便秘。饮食长期缺乏食物纤维及维生素B_1，或因食欲差、进食量少，形成机械性或化学性刺激不足也可致便秘。饮水不足，饮食中缺乏适量脂肪，长期坐位工作缺乏活动，滥用药物如泻药、麻醉药、抗胆碱能神经药、镇静药等，也可致便秘。

二、临床症状

因粪便在乙状结肠及直肠内过度壅滞，感小腹胀痛，里急后重，有便意但排便不畅等症状。因粪块过于干硬，可致痔及肛裂并出现相应症状。在痉挛性便秘患者常有阵发性腹痛。长期便秘体内不能及时排出废物，蛋白质腐败物如吲哚等在肠内吸收可致毒性反应，产生头痛、头晕、食欲缺乏、口苦、恶心、易疲劳、腹部膨胀等症状。

三、营养原则

对便秘的治疗，首先要通过肠运动养成习惯的规律性和建立良好的健康习惯：有规律地进食，摄入充足的饮食粗纤维，养成定时排便、休息、娱乐的习惯，多喝水，多运动。

四、营养治疗

营养治疗应根据不同类型，给予适当的饮食。养成定时排便的习惯，避免经常服用泻药和灌肠，适当增加体力活动。

1. 痉挛性便秘

（1）无食物纤维低渣饮食：先食低渣半流质，禁食蔬菜及水果，后改为低渣软饭。

（2）适当增加脂肪：脂肪润肠，脂肪酸促进肠蠕动，有利排便；但不宜过多，应<100g/d。

（3）多饮水：饮水及饮料，保持肠内粪便中水分，以利通便，如早晨饮蜂蜜水等。

（4）进食洋粉制品：洋粉在肠内吸收水分，使粪便软滑，有利排泄。

（5）禁食刺激食物：禁止食用酒、浓茶、咖啡、辣椒、咖喱等刺激性食物。

2. 梗阻性便秘　若为器质性病变导致的，应首先治疗疾病，去除病因。如直肠癌、结肠癌

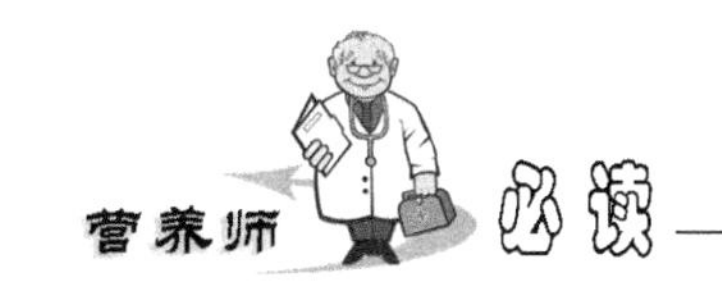

等。若为不完全性梗阻，可考虑给予清流质。饮食仅限于提供部分能量，并最低限度保持食物残渣，以PN作为供给能量的主要方式。

3. 无力性便秘

（1）含食物纤维饮食：多供给含食物纤维食物，包括可溶性和不溶性纤维，以刺激肠管，促进胃肠蠕动，增强排便能力。如粗粮、带皮水果、新鲜蔬菜等。可选用多纤维素制剂，每天摄入食物纤维14g以上，有较好疗效。

（2）多饮水：多饮水及饮料，使肠内保持足够的水分，有利粪便排出。

（3）供给B族维生素：多食用含B族维生素丰富食物，可促进消化液分泌，维持和促进肠蠕动，有利于排便。如粗粮、酵母、豆类及其制品等。

（4）多食产气食物：多选食易于产气的食物，以促进肠蠕动加快，有利排便；如洋葱、萝卜、蒜苗等。

（5）高脂肪：适当增加高脂肪食物，植物油能直接润肠，且分解产物脂肪酸有刺激肠蠕动作用。如花生、芝麻、核桃及花生油、芝麻油、豆油等，每天脂肪总量可达100g。供给润肠通便食物，如洋粉及其制品、银耳羹等。

（6）饮食禁忌：禁忌烟酒及辛辣食物等，因这些食物对通便不利。

第十节　炎性肠病营养治疗

炎性肠病包括克罗恩病和溃疡性结肠炎。

一、克罗恩病营养治疗

克罗恩病以前称为克隆病（Crohn's disease，CD）、局限性结肠炎、节段性肠炎等，多见于回肠，病变呈节段性，表现为肠壁各层炎症反应，多见非干酪样肉芽肿形成。发病年龄在14～40岁，男性多见。主要症状为腹痛、腹泻、腹块瘘管形成和肠梗阻等。多数以便秘为主，少数结肠受累有脓血便，部分患者有肛瘘、肠内瘘，部分有肠外病变表现，如关节炎、肝损害、口腔及眼部疾病等。

（一）营养作用

因肠受损面积较广泛，影响吸收，因而有不同程度的营养不良，表现为贫血、低蛋白血症、维生素缺乏、电解质紊乱等。因缺钙，可出现骨质疏松、生长发育期生长延迟。

（二）营养原则

1. 高能量、高蛋白、高维生素饮食　因患病系慢性过程，故易出现负氮平衡。应供给高能量，每天在10.88MJ（2600kcal）以上；蛋白质每天供给100g左右，50%应为动物蛋白。因疾病影响脂溶性维生素和维生素B_{12}吸收，故应注意充分补充复合维生素B、维生素A、维生素D、维生素E、维生素K和维生素C等。

2. 纠正水和电解质失调　除补充钾、钠、钙、镁、铁等，现认为生长延缓和皮肤病变与缺锌有关，因而还应补充锌。因脂肪吸收障碍，脂肪在肠内与钙形成钙皂，故还要补充钙。

3. 少渣低脂饮食　回肠末端90cm处是胆盐吸收的部位，当病变侵及此处时，可影响脂肪吸收，故每天饮食中应限制脂肪在40g以下，可采用短、中链脂肪。小肠末端受阻时，应给予少渣饮食。

（三）营养治疗

1. 急性期以PN为主，以纠正负氮平衡，4周后逐渐改为口服进食。因长期PN，可有小肠绒毛结构萎缩，故应辅以要素饮食。

2. 主食以精制米面为主，禁用粗粮；副食以瘦肉、鸡、鱼、动物肝及蛋类为蛋白质的主要来源，适当补充豆制品。限用牛奶，以免致腹胀。

3. 除给予菜汤、果汁、枣汤、去油肉汤等外，还应补充B族维生素、维生素C与矿物质及微量元素。

4. 尽量压缩食物体积，提高单位数量中的营养价值。用2种以上的食物合做1份饮食，如肝汤菜汤蒸鸡蛋、肉汤煮面、杏仁露、馄饨、鸡蛋和面粉制成的面条等。

5. 烹调以煮、烩、蒸、氽为主，禁用油炸和浓调味品。

二、溃疡性结肠炎

溃疡性结肠炎（ulcer colonitis，UC）是原因不明的直肠和结肠的慢性炎性疾病，与克罗恩病同属炎性肠病。以20～50岁为多见，病变主要累及直肠、乙状结肠，严重者病变涉及全结肠，甚至回肠末端。主要病变累及黏膜层，可深达黏膜下、肌层而形成溃疡，慢性复发有假息肉形成。临床主要症状有腹痛、腹泻、泻后腹痛缓解等，有脓血便、食欲缺乏及消瘦等。

（一）营养作用

蛋白质和B族维生素缺乏对溃疡性结肠炎的发生有一定的影响。因消瘦、贫血、水与电解质平衡失调及从肠内丢失大量的蛋白质等，可发生低蛋白血症和营养障碍。

（二）营养原则

1. 高能量高蛋白饮食　给予足够的能量，每天以10.46～14.64MJ（2500～3500kcal）为宜，蛋白质每天100～150g，以补充肠内丢失的蛋白质和满足机体的需要。

2. 给予丰富维生素和矿物质　特别应补充足量的B族维生素及铁和钙等矿物质和微量元素。

3. 补足水分　每天应供给水分1200～1600ml，若腹泻失水过多者，应辅以输液治疗。

（三）营养治疗

1. 选择适当饮食　急性发病期给予流质饮食，以免刺激肠黏膜。病情好转后，供给营养充足无刺激性少渣半流质饮食，逐步过渡到食用少渣软食，以少食多餐为宜。

2. 高蛋白饮食　食物宜选用含蛋白质丰富的食物，如瘦肉、家禽、鱼类、蛋类及适量奶类。严重腹泻者宜提供煮过的牛奶、蒸发奶等，禁食产气、不易消化或有刺激性的食物。

第十一节　肠易激综合征营养治疗

一、病因病理

肠易激综合征（IBS）是一组肠功能性疾病，其典型症状是无痛性腹泻、腹泻与便秘交替出现、慢性便秘、胃肠胀气过多、排便不完全感觉及粪便带黏液等。致IBS病因还不清楚。其

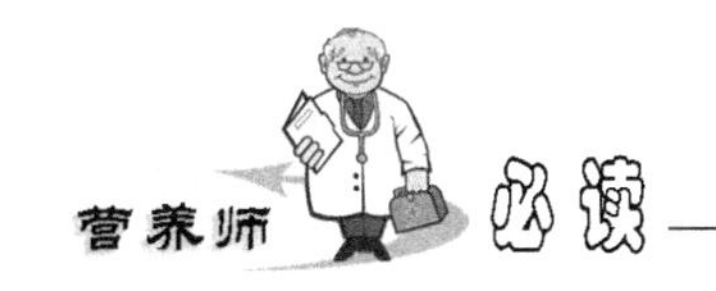

病理基础主要是胃肠动力学异常和内脏感觉异常，精神心理障碍是IBS发病重要因素。

二、营养治疗

IBS患者因害怕饮食，一般都有低体重和营养不良现象，营养治疗的目的是要缓解症状，给患者提供营养，恢复正常体重。有严重家族性过敏史患者，对某些食物有超敏反应者，有必要进行食物排除和激发试验。

患者的饮食控制包括食用高纤维饮食和避免刺激性因素，奶制品、巧克力、鸡蛋及谷物产品都被认为是不利于IBS患者康复的食物。患者需要提供正常饮食，尤其强调高纤维饮食，推荐每天摄入20～30g食物纤维为好。

第十二节　结肠憩室病营养治疗

一、病因病理

憩室是结肠壁细胞的突出结构，突出常因结肠细胞分裂和结肠内高压而产生。这可能是由低纤维饮食所致。当粪便物质聚集在憩室袋处致感染和炎症时，可加重憩室，甚至引发溃疡形成和穿孔，出血及低血红蛋白和低清蛋白是其常见症状。

二、营养治疗

经典的饮食治疗是食用低硬度食物。现认为，高纤维饮食使粪便松软、粪便产生多，使排便更容易，从而减小结肠内压力。对大多数患者来说，每天2勺麸质，如燕麦粉或长期高纤维饮食摄入，可以减轻症状。长期低纤维饮食者，需逐渐增加高纤维饮食摄入。对于那些不能进食麸质的患者，可使用增加粪便体积的物质，如甲基纤维素也可以达到同样效果。憩室炎急性发作时，宜用低渣饮食或要素饮食，然后再逐渐恢复高纤维饮食。食用高脂饮食后可以加重结肠平滑肌收缩，而使憩室患者感到不适，故此类患者建议食用低脂饮食。

第十三节　结肠癌营养治疗

一、病因病理

结直肠的腺瘤样息肉，可以看作是结肠癌癌前病变。这种息肉出现与长期不良饮食习惯有关。食物纤维摄入量和结肠癌有一定联系，如蔬菜和高纤维谷物摄入量过少，缺乏运动、肥胖、完全饮食脂肪摄入及家族史与结肠癌的发生有密切关系。

二、营养原则

应控制饮食脂肪摄入量，减少食物中胆固醇的含量，增加食物纤维摄入量，防止体重过重和肥胖。食物多样化，多食大豆制品和新鲜的绿色或橙黄色蔬菜和新鲜的水果。少吃盐腌、烟熏和油炸食物。

三、营养治疗

1. 能量　对于超体重者、肥胖者应注意控制体重和减肥，减少能量摄入。

2. 脂肪　脂肪摄入量应控制在总能量的30%以下，其中不饱和脂肪酸的含量和饱和脂肪酸的比例为2：1。有结肠癌或其他肿瘤家族史者，有肠息肉者，有高胆固醇血症者，肥胖或超体重者及中年以上者尤应重视。

3. 食物纤维　增加食物纤维摄入量，少选用精制食物。

4. 维生素类　增加维生素摄入量。

5. 矿物质及微量元素　尤其注意硒的供给量。

6. 其他　结肠癌患者在治疗前后均应增加营养素，以增强机体的抵抗力。

第十四节　胃石症营养治疗

一、病因病理

胃石症是指在胃内形成结石样异物。因吞服毛发而在胃内形成结石者，称为毛发性胃石；吃大量柿子后在胃内形成结石，称为胃柿石。后者在产柿地区并不少见。也有吃大量黑枣而发生胃石者。胃石可致胃炎、胃溃疡而发生出血；也可压迫胃壁而致胃壁坏死、穿孔。

二、临床症状

有上腹部不适、疼痛、沉坠感、胀满、食欲缺乏、反酸、胃灼热、恶心、呕吐等消化系统症状。若发生胃穿孔，可出现急性腹膜炎症状。若进入小肠，可致肠梗阻症状，部分患者可触到上腹部肿块，可移动，呈圆形，对诊断有帮助。

三、营养治疗

应给予柔软、易消化、营养丰富的食物。本病应以预防为主。

第21章 Chapter

肝胆胰疾病营养治疗

肝胆胰都是体内的重要消化腺。肝分泌的胆汁，在胆囊内贮存，帮助脂肪消化。肝是消化系统中最重要脏器之一，是营养素在体内代谢主要器官及各种物质代谢的中心，有合成、贮存、分解、排泄、解毒和分泌等多种功能。胰腺分泌的胰蛋白酶、胰淀粉酶、胰脂肪酶则是最主要的消化酶。肝、胆、胰发生疾病后，势必要影响到营养代谢。

第一节　肝与营养代谢

各种营养素在肠内被吸收后，经血液运输到肝进行生化代谢，使之变成可利用的物质，提供机体活动所需要能量。故肝发生病变时，机体的新陈代谢，特别是营养代谢发生障碍。

一、糖类代谢

肝通过4个主要途径来维持糖类代谢的平衡。即糖原贮存、糖原异生合成葡萄糖、糖原分解成为葡萄糖和糖类转化为脂肪。维持血糖的恒定，是肝在糖类代谢中的主要作用。肝病变后，肝内糖原的合成、贮存、释放都发生障碍，使血糖不稳定。不仅使机体利用糖原发生障碍，而且容易出现低血糖的症状。

1. 正常糖代谢　摄取血液中的葡萄糖和其他单糖及糖类分解的产物，如乳酸等合成糖原。这种肝糖原生成作用主要是发生在糖类食物消化吸收以后，或是体内乳酸增加时进行，可暂时积蓄多余的糖类，避免血中葡萄糖和乳酸过多，维持人体血糖的正常浓度。

2. 糖原异生　肝能利用蛋白质和脂肪的分解产物，即某些氨基酸，如甘氨酸、丙氨酸、谷氨酸、天冬氨酸、甘油及某些脂肪酸合成肝糖原，这是肝糖原异生功能。

3. 糖代谢异常　当血液中糖量减少时，肝可把肝糖原再分解成葡萄糖，释放入血，供给组织。在肝出现病理变化时，常发生糖类代谢失常。

（1）低血糖：因为肝患病时，合成肝糖原的能力降低，肝糖原贮存减少，进食后虽然可以出现一过性的高血糖，但因不能合成肝糖原，患者饥饿或进食减少时，血糖浓度便下降。此时患者感到饥饿，并有四肢无力、心慌、多汗等症状。

（2）乳酸堆积：当肝受到损害时，乳酸不能及时转变为肝糖原或葡萄糖，结果堆积在体内，这样容易产生酸中毒症状，患者发生肢体酸痛，特别在活动以后，或肝功能出现波动时，症状明显加重，严重时可产生酸中毒。

二、脂肪代谢

肝为三酰甘油、磷脂及胆固醇代谢的场所。所分泌的胆汁酸盐，可促进脂肪的乳化及吸收，并活化脂肪酶。肝患病时，肝内分泌胆汁的功能受到影响，没有足够的胆汁流入肠腔，使肠内对脂肪的消化、吸收发生困难。随之而出现对脂溶性维生素A、维生素D、维生素E等吸收减少，机体则因缺乏这些维生素而患某些疾病。

1. 脂肪酸减饱和　维生素对脂肪酸有减饱和作用。使脂肪酸的氢原子数减少，饱和脂肪酸变为不饱和脂肪酸，有利于脂肪继续分解和转化。

2. 合成类脂　肝类脂代谢很活跃，肝将摄入的各种脂肪转变成血浆中的磷脂、胆固醇、胆固醇酯与脂蛋白，使脂肪离开肝，在血液中运输方便，并容易被组织吸收利用。

3. 生成酮体　肝能氧化脂肪酸，产生酮体。在肝中生成的酮体运至其他组织，特别是肌肉，氧化产生能量。在代谢正常时，酮体量不多，可以完全氧化。当糖类代谢发生障碍时，机体能量主要靠脂肪供给，这时酮体产生过多，血酮体浓度增加，出现酮尿，说明所用脂肪超过肝的处理能力。

4. 降解胆固醇　肝可将多余胆固醇分解代谢，转变成制造胆汁主要成分。

5. 合成脂肪　肝将糖类和蛋白质代谢的中间产物转化为脂肪，形成体脂在体内贮存。当肝有病时，肝功能不好或合成磷脂的原料，如胆碱、甲硫氨酸、叶酸及维生素B_{12}等不足，会影响脂蛋白形成，使脂肪不易运出；或因摄入的脂肪过多，聚积在肝细胞中，形成脂肪肝。因而使肝细胞受到损害，肝功能受损，结缔组织增生，致肝硬化。

三、蛋白质代谢

肝是体内合成蛋白质的主要场所。每天合成清蛋白12～18g。食物蛋白质在胃肠经蛋白酶作用分解成氨基酸，大部分氨基酸从门静脉输送到肝，有80%能在肝中合成蛋白质，如血浆蛋白、球蛋白、某些补体成分等，还能合成内生性肝蛋白，即肝铁蛋白。当肝衰竭时，消化发生障碍，氨基酸吸收受抑制，结果蛋白质合成减少。肝不但合成蛋白质供给生长需要，而且还有贮存蛋白质和维持血浆蛋白与组织蛋白之间的动态平衡的重要作用。肝疾病严重时使血清蛋白总量和清蛋白降低，这就可能发生低蛋白性水肿、腹水等现象。因肝合成蛋白质的功能发生障碍，蛋白质构成的酶如凝血酶原等减少，可出现出血症状。

1. 合成蛋白质　在合成蛋白质的时，肝除合成本身蛋白质外，还合成大量的血浆蛋白质。血浆中除部分球蛋白，特别是γ-球蛋白是在肝外淋巴组织和网状内皮组织合成，其余的球蛋白、全部清蛋白和凝血因子Ⅰ都在肝内合成，故当肝受损时，便可影响血浆蛋白质的浓度，使血浆蛋白质，特别是清蛋白含量降低，而球蛋白含量增加，即出现白/球倒置的现象。

2. 解毒功能　肝氨基酸代谢很旺盛。代谢时可产生对人有害的氨，在肝合成尿素使氨分解。当肝衰竭时，尿素合成减少，血氨含量升高，可致肝性脑病。

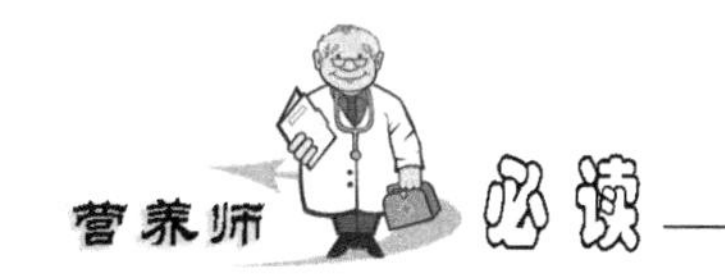

3. 合成凝血酶原　血浆凝血酶原仅在肝合成，与凝血因子Ⅰ都是血细胞凝集时必需的物质。当肝功能不良时，凝血因子Ⅰ及纤维蛋白原合成均减少，凝血时间延长，严重者有出血。

4. 胆红素代谢　肝在血胆红素代谢中起重要作用，将血液运来的间接胆红素改造成直接胆红素，以胆汁的形式排入肠内。在肠内吸收的粪胆素原、尿胆素原由肝重新排入肠内，使血浆中胆红素、尿胆素、尿胆素原维持正常水平。当肝发生病变时，改造、排泄胆红素的能力降低，血中胆红素浓度增加，形成黄疸。

四、维生素代谢

肝不但能贮存多种维生素，而且直接参与各种维生素的生化代谢过程。

1. 脂溶性维生素吸收　分泌胆盐，促使脂溶性维生素的吸收。肝含有胡萝卜素酶，使胡萝卜素转变为维生素A。人体约有95%维生素A贮存于肝内。

2. 生成辅酶　许多B族维生素在肝内形成辅酶，参与各种物质代谢，如维生素B_1构成脱羧酶的辅酶，参与糖类代谢；维生素C可以促进肝糖原形成，缺乏能产生肝脂肪变性；增加体内维生素C的浓度，可保护肝内酶系统，增加肝细胞抵抗力及促进肝细胞再生。

五、激素代谢

肝能将许多激素分解，使其失去活性，称为激素灭活。有肝病者不能有效地灭活雌激素，使之在肝内蓄积，可致性征的改变，如男性乳房发育。雌激素还有扩张小动脉的作用，肝病患者手掌可出现红斑，俗称肝掌，或是因局部小血管扩张扭曲而形成蜘蛛痣；如醛固酮和糖皮质激素灭活障碍，使得水和钠在体内潴留，致水肿。

六、解毒功能

肝是人体主要的解毒器官，不论是外来的，或是自身代谢产生的有毒物质，都要经过肝处理，使毒物成为比较无毒或溶解度较大的物质，最后随胆汁或尿液排出体外。肝的解毒作用主要以氧化和结合两种方式进行。氧化作用如大肠内食物残渣的腐败产物腐胺和尸胺进入肝内，首先被氧化成醛及氨，醛再氧化成酸，最后酸被氧化为二氧化碳和水。结合作用如肝利用葡萄糖合成葡萄糖醛酸，葡萄糖醛酸能结合芳香酸类，去掉其毒性。蛋白质在肝代谢使产生的硫酸盐与大肠腐败作用产生的酚类和吲哚类化合物结合，以降低其毒性损害作用。

七、排泄作用

肝内细胞不断清除体内的代谢产物，通常先在肝内保存，以防止向全身扩散，然后再逐步随胆汁排入肠腔，故肝发生疾病时，如肝功能失常，体内糖类、蛋白质、脂肪等营养素代谢会发生障碍，使机体缺乏营养。所以，肝病患者更应注意饮食的合理性和科学性。

第二节　肝硬化营养治疗

肝硬化为常见的慢性肝疾病。由1种或多种病因的长期或反复作用而成。其突出病变为弥漫性纤维组织增生和肝细胞结节状再生，肝正常结构遭到破坏，结果使肝变形变硬，以致以肝功能减退和门静脉高压为主的临床症状。如低蛋白血症、腹水、皮肤黏膜出血倾向、腹壁静脉曲张、食管和胃底静脉曲张破裂出血、脾大,最后可出现肝性脑病等。本病85%发生在21～50岁,男女发病数比例为(3.6～8):1。致肝硬化的原因很多,在国内以病毒性肝炎所致的肝硬化最为多见,欧美则以慢性酒精中毒所致酒精性肝硬化为多见。

肝硬化可致蛋白质、糖类、脂类与胆汁酸和电解质的代谢障碍,出现蛋白质合成障碍、凝血障碍、氨基酸代谢紊乱,血中芳香族氨基酸浓度明显增高;糖耐量曲线呈病理性改变;肝硬化时内源性胆固醇合成减少,胆固醇酯含量减少;低钠血症、低钾血症与代谢性碱中毒。

一、临床症状

肝硬化早期可无特异性临床症状。随病情进展,肝功能减退,丧失代偿能力,出现门静脉高压、脾功能亢进、胃底静脉曲张、轻度或中度黄疸,75%以上的患者晚期出现腹水,并有出血倾向和凝血缺陷。

1. *肝炎后肝硬化* 我国的肝硬化大多数是由慢性乙型肝炎发展而来。患者体内乙肝病毒长期存在并进入肝细胞内,在肝细胞核内复制病毒的核酸部分,然后再在细胞质中包上外壳。如此反复整合时,不断刺激免疫系统,产生致敏淋巴细胞及相应的抗体,与抗体结合的致敏淋巴细胞和表面带有乙型肝炎病毒的肝细胞相结合,使肝细胞破坏,病毒被消灭。在此时还可生成纤维因子,使成纤维细胞合成胶原作用增强,致使肝内纤维组织不断增生。久而久之,使肝发生纤维化,形成肝硬化。

2. *酒精中毒* 长期大量的饮酒会影响肝内脂肪的正常代谢,使脂肪蓄积于肝内形成脂肪肝,最终导致肝硬化。酒精为不含任何营养素的能量,故大量饮酒,就是摄入高能量。1g酒精所产生的能量为29.7kJ(7.1kcal)。酒精与其他能源物质不同,不能存在于体内,必须被迅速处理,摄入的酒精,其中90%～95%在肝内氧化。其结果会影响肝对其他营养素,特别是蛋白质和脂肪的代谢,使这些营养素贮存在肝内。大量脂肪积聚于肝内形成脂肪肝,逐渐形成肝硬化。另外,酒精中间产物乙醛对肝有直接损害作用,长期饮用可促进肝硬化形成。

3. *药物或化学毒素* 长期服用某些药物,如双醋酚汀、辛可芬等,或长期反复接触某些化学毒物如磷、砷等,均可致慢性中毒性肝炎,最后演变为肝硬化。因肝是人体药物浓缩、集中、转化、合成与分解的加工厂,是药物解毒的重要场所。如用药量过多,时间过长,对肝的损害较为突出,易致病变。

4. *胆汁性肝硬化* 由肝内或肝外胆管长期梗阻、胆汁淤积所致。

5. *营养缺乏性肝硬化* 动物实验证明食物中长期缺乏蛋白质、B族维生素、维生素E和胆碱等抗脂肪肝因子,可经过脂肪肝阶段发展为肝硬化。缺乏这些物质时,脂肪在肝细胞内蓄积,体积增大,肝窦内血流受阻,肝细胞因营养不足而坏死,若脂肪变性坏死范围增大,肝小叶周围纤维组织增生,则形成肝硬化。肝硬化多起病隐匿,发展缓慢,缺乏明显症状和体征,不少病例是在手术或体检时才被发现。早期症状较轻,仅有食欲缺乏、乏力、恶心、呕吐、腹胀、上腹部不适或隐痛等。中后期症状较为明显,常有显著肝功能不全和门静脉高压症。肝功能不全表现为进行性消瘦、乏力、水肿、黄疸、贫血和出血倾向及性欲减退和皮肤色素增加等内分泌代谢功能失调症状。门静脉高压则表现为脾脏梗阻性肿大,门静脉和体循环之间的侧支循环开放及腹水形成。因食欲缺乏,进食不足,胃肠消化吸收障碍,体内蛋白质合成减少,糖

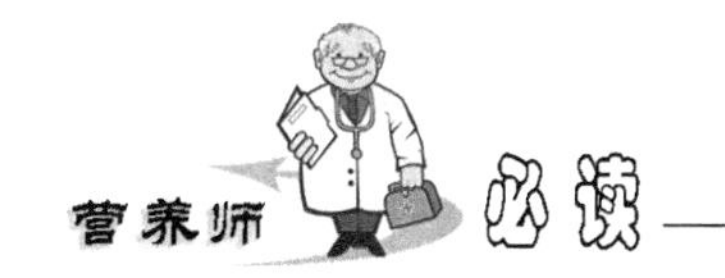

类、脂肪和蛋白质的中间代谢障碍所致能量不足等症状，使体重减轻。肝硬化后期可发生各种并发症，如继发感染、食管和胃底静脉曲张破裂出血、肝性脑病、肝肾综合征及原发性肝癌等。这些并发症常是导致肝硬化患者死亡的原因。

二、营养原则

通过饮食治疗增进食欲，改善消化功能；纠正病因，控制病情发展；供给丰富的营养素，增强机体抵抗能力，促进肝细胞修复再生及肝功能恢复。可采用“三高一适量”饮食，即高能量、高蛋白、高维生素、适量脂肪饮食。

三、营养治疗

1. 能量　肝硬化的患者，能量供给应较正常人为高。通过各种途径保证足够的能量，及时调整蛋白质的供给量。能量供给量应较正常人为高，高蛋白饮食是为促进受损肝细胞修复和再生，对于血浆蛋白过低，伴有水肿及腹水者高蛋白饮食尤为重要。蛋白质的供给量以患者能够耐受、足以维持氮平衡、并能促进肝细胞再生而又不致诱发肝性脑病为度。伴有顽固性腹水者，食欲极度减退，必要时可采用要素膳、经肠营养或静脉营养。如出现肝衰竭、肝性脑病倾向时，要限制蛋白质供给量至25～35g，以免血氨升高，加重病情。每天所供给的总能量应以10.46～11.72MJ（2500～2800kcal）为宜。

2. 蛋白质　按体重每天给予1.5～2g/kg体重，或100～120g/d；注意供给一定量高生物价蛋白质。高蛋白饮食是为了促进受损肝细胞修复和再生。肝硬化时，肝中纤维组织使血循环受影响，出现门静脉高压，肠内微血管中水分和电解质扩散至腹腔，造成腹水。血浆蛋白含量降低，使血浆胶体渗透压降低，进一步加重腹水形成。高蛋白饮食能纠正低蛋白血症，有利于腹水和水肿消退。但有肝衰竭、肝性脑病倾向时，要限制蛋白质供给。

3. 脂肪　每天供给脂肪40～50g，脂肪不宜过多，因为肝病时胆汁合成和分泌减少，脂肪的消化和吸收功能减退。脂肪过多，超过肝代谢能力，则沉积于肝内，影响肝糖原合成，使肝功能进一步受损。但脂肪也不宜过少，过少可影响食物烹调口味，使患者食欲下降。可采用中链三酰甘油（MCT）作为烹调油，对肝硬化也有良好作用。胆汁性肝硬化患者应给予低脂肪、低胆固醇饮食。

4. 糖类　肝糖原储备充分时，可以防止毒素对肝细胞的损害。糖类的供给量以350～450g/d为宜。并注意供给足量食物纤维。

5. 维生素　维生素直接参与肝内的生化代谢过程，如维生素C可以促进肝糖原形成。增加体内维生素C浓度，可以保护肝细胞、增加抵抗力及促进肝细胞再生。腹水中维生素C的浓度与血液中含量相等，故伴有腹水时维生素C更应大量补充。维生素K与凝血酶原的合成有关，对凝血时间延长及出血患者要及时给予补充。

6. 钠与水　有水肿和轻度腹水患者应用低盐饮食，每天食盐量不超过2g。严重水肿时宜无盐饮食，钠限制在每天0.5g左右，禁用含钠多的食物，如海产品、火腿、松花蛋、肉松、酱菜等。每天的进水量应限制在1000ml以内。服用排钾利尿药时，应及时补充钾盐。

7. 微量元素　肝硬化患者血清锌水平减低，尿锌排出增加，肝内含锌降低，须注意补充锌。宜多用猪瘦肉、牛肉、羊肉、蛋类、鱼类等含锌量较高食物。肝硬化患者常有镁离子缺乏，应补充含镁多的食物，如绿叶蔬菜、豌豆、乳制品和谷类等食物。

8. 少食多餐　除每天3餐外，可增加2餐点心。应以细软易消化、少纤维、少刺激性、少产气的软食或半流质饮食为主。

9. 科学烹调　烹调方法多样化，注意食物的色、香、味、形，以刺激患者食欲。辛辣刺激食物或调味品尽量少用或不用；避免一切生、硬、脆和粗糙的食物，如带刺的鱼块、带碎骨的肉或鸡及含粗纤维多、未经切碎、剁细、煮软的蔬菜如芹菜、韭菜、黄豆芽等。对有食管静脉曲张者应供应流食、半流食或软食。上消化管出血时应禁食。

第三节　脂肪肝营养治疗

国内以肥胖、糖尿病、高脂血症、肝炎而致的脂肪肝较多，其他类型的如乙醇性脂肪肝、妊娠急性脂肪肝、药物中毒及营养不良性脂肪肝则相对少见。促进脂肪肝形成的有关因素有：①进入肝的脂肪酸过多，摄入脂肪过多而糖类太少；②肝内形成的三酰甘油增多或氧化减少；③脂蛋白合成减少或释放障碍，致三酰甘油在肝蓄积。

肝是人体内脂肪及胆固醇暂时贮存处，但平时肝内贮量很少。正常人肝内总脂肪量占肝重4%～5%，包括磷脂、三酰甘油、脂肪酸、胆固醇及胆固醇酯。肝实质病变、胆碱缺乏时发生脂肪变性及浸润，可有大量脂肪在肝内积存，肝内总脂量占肝重10%以上，甚至可达40%～50%。主要为三酰甘油及脂肪酸、磷脂，胆固醇及胆固醇酯则轻度增多。这就是所谓脂肪肝。脂肪肝发生的机制可归纳以下原因，如食物供应脂肪过多，从糖类或氨基酸转化脂肪增加，从脂肪组织移入肝内脂肪过量，肝合成、摄取脂肪酸增高，肝内三酰甘油的脂肪酸氧化分解减少，肝中脂蛋白合成降低等。凡有其中之一或数种原因，均可致脂肪肝。

一、临床症状

轻症病例无自觉症状。有些患者有食欲缺乏、恶心、呕吐、腹胀、体重减轻或增加。50%病例伴有各种维生素缺乏表现，如舌炎、口角炎、末梢神经炎、皮肤角化、皮下瘀斑等。少数患者有右上腹或剑突下剧烈疼痛及压痛、发热、白细胞增多。脂肪肝病变严重者，肝功能减退，对其他致病因子抵抗力差，可发生肝细胞坏死与纤维变性发展为肝硬化。多数患者经药物和饮食调理后，可完全恢复正常。

二、营养原则

包括消除病因，治疗原发病。同时采用抗脂肪肝药物，以促进脂肪酸氧化。同时饮食管理十分重要。

三、营养治疗

1. 高蛋白　蛋白质中许多氨基酸，如甲硫氨酸、胱氨酸、色氨酸、苏氨酸和赖氨酸等都有抗脂肪肝作用。高蛋白可提供胆碱、甲硫氨酸等抗脂肪肝因子，使脂肪变为脂蛋白，有利于将其顺利运出肝，防止脂肪浸润。适当提高蛋白质量，供给高蛋白饮食可以避免体内蛋白质损耗，有利于肝细胞的修复与再生，纠正低蛋白血症。并且蛋白质有较高的食物特殊动力作用，

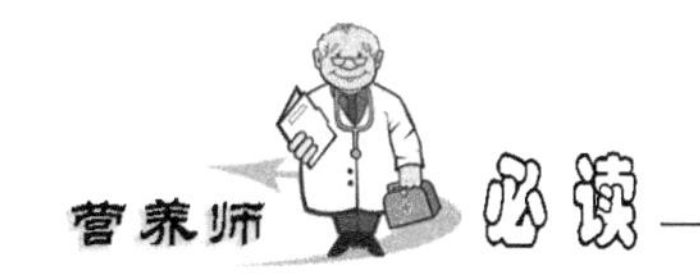

可刺激新陈代谢，适当提高蛋白质质量，有利于减轻体重；每天应给予90～120g。

2. 适量能量　能量供应不宜太高，以防止发胖诱发脂肪肝，对有肥胖或超重者要控制或减轻体重。对能量控制不能骤然剧减，以免患者不适应。过高能量使脂肪合成增多，加速脂肪肝病变，应适当控制能量。对体重正常者，轻工作时可每天按每千克体重0.13MJ（30kcal）供给，体重超重者为0.08～0.11MJ（20～25kcal），使体重逐渐下降，有利于肝功能恢复。

3. 低糖类　糖类能刺激肝内脂肪酸合成。高糖是造成肥胖和脂肪肝的重要因素，故控制糖类的摄入比降低脂肪更有利于减轻体重和治疗脂肪肝。应给予低糖，除蔬菜、水果中所含天然糖类外，特别要禁食精制糖、蜂蜜、果汁、果酱、蜜饯等甜食和甜点心等含简单糖高的食物。

4. 适量脂肪　脂肪中的必需脂肪酸参与磷脂的合成，能使脂肪从肝中顺利运出，对预防脂肪肝有利。脂肪还有抑制肝内合成脂肪酸的作用，但食入过多的脂肪可使能量增高，也不利于患者，故给予适量脂肪，每天50g左右。植物油不含胆固醇，所含谷固醇、豆固醇和必需脂肪酸有较好的趋脂作用，可阻止或消除肝细胞的脂肪变性，对治疗脂肪肝有益。烹调油应使用植物油，对含胆固醇高的食物应做适当限制。

5. 充足维生素　肝贮存多种维生素。在肝病时贮存能力降低，如不注意及时补充，就会致体内维生素缺乏。为了保护肝细胞和防止毒素对肝细胞的损害，宜供给富含多种维生素食物，如含B族维生素、维生素C、维生素A、维生素D、维生素E和维生素K丰富的食物。

6. 饮食不宜过分精细　补充食物纤维及矿物质，不宜过分精细，主食应粗细杂粮搭配，多用蔬菜、水果和菌藻类，以保证足够数量食物纤维摄入。既可增加维生素、矿物质供给，又有利于代谢废物的排出，对调节血脂、血糖水平有良好作用。

7. 饮食禁忌　戒酒，少吃刺激性食物。

第四节　肝豆状核变性营养治疗

肝豆状核变性是遗传性代谢缺陷病。其病理生理基础是铜代谢呈正平衡，全身组织内有铜的异常沉积。本病散见于世界各地不同的民族，估计发病率约为1/16万。大多数在少年或青年期发病，以10～25岁最多，男女发病率相等。幼儿发病多呈急性，在数月或数年内死亡，30岁以后发病多属慢性型。

一、病因病理

正常人体含铜量为100～150mg，大部分分布或贮存在组织蛋白和血液中，以肝和脑含量最高。经肠内吸收的铜绝大部分，90%～95%在肝内与α_2-球蛋白牢固结合形成铜蓝蛋白，仅少量与血中清蛋白疏松地结合为转运铜，进入各组织与红细胞结合。体内的铜由肝细胞溶酶体排入胆汁，经肾小球滤过和排出。正常情况下，铜摄入与排出量维持动态平衡。因肝内肽酶缺陷或缺乏，铜蓝蛋白合成减少，与清蛋白疏松结合的铜显著增加，弥散到组织，主要沉积在中枢神经系统、肝、肾、角膜等处。基底神经核内含铜量增加10倍，肝、肾、胰脏等器官含铜量达7～10倍，各器官形态结构破坏，功能发生改变。与此同时，肝细胞溶酶体不能将铜分泌进入胆汁，而需要从肾小球滤过排出；使肾排泄量由低于80μg/d增加到300～1200μg/d，同时血清铜蓝蛋白降低。致铜蓝蛋白合成减少的机制可能是铜蓝蛋白分子量不同所致。根据铜蓝蛋白的分子量可分为贮存型和转运型两部分。其中20%为贮存型，80%为转运型。正常情况下，贮存型铜蓝蛋白经肝内肽酶作用转变为转运型。肝豆状核变性患者，因肽酶缺陷或缺乏，肝只能合成贮存型铜蓝蛋白，不能形成和转变为转运型铜蓝蛋白，以致血中铜蓝蛋白浓度降低。

二、临床症状

早期表现为通常消化系统症状，常有消化不良、嗳气、食欲缺乏、脾大、黄疸、肝功能异常，迁延不愈。以后肝逐渐缩小、质硬、表面有结节，发展为坏死性肝硬化。精神症状常表现为性格异常、忧郁、癔症样发作及智力、记忆力减退、言语等表达能力障碍。眼角膜出现铜色素环；铜浓缩在溶酶体中，肝铜含量显著增加；血铜蓝蛋白浓度减低。铜在红细胞内沉着致溶血性贫血和黄疸，白细胞的细胞色素氧化酶明显减少。肾损害主要表现为氨基酸尿、尿铜、尿胆素原，钙、磷酸和尿酸的排泄量增加，磷和钙的丢失可致骨关节异常病变。

三、营养治疗

1. *驱铜疗法*　本病主要采用驱铜疗法阻止铜的吸收，促使铜的排出。服用青霉胺或注射二巯丙醇（BAL）以增加铜从尿中排出。饭后服用硫化钾，可使铜与硫结合，以阻止其吸收；补充钾盐也可助于纠正肾小管酸中毒。

2. *饮食治疗*　采用驱铜疗法时，应给予高蛋白饮食，严格限制铜的摄入。通常严格限制饮食铜比较困难，但应尽量避免含铜高的食物。如动物肝、动物血、猪肉，蛤贝类如蛤蜊、牡蛎、田螺等，坚果类，干豆类如黄豆、黑豆、小豆、扁豆、绿豆等及芝麻、可可、巧克力、明胶、樱桃。含铜高的蔬菜，如蘑菇、荠菜、菠菜、油菜、芥菜、茴香、芋头、龙须菜等。对铜制的餐具、食具也应慎用。此外，还需补充维生素B_6和锌，为防止缺钙和缺磷致的骨骼变薄，而需要补充钙和维生素D_3，患儿贫血者应给予铁剂治疗。合理使用保肝药和调节营养神经药物，神经系统症状可根据病情对症治疗。

第五节　胆囊炎和胆石症营养治疗

胆管系统常见疾病有胆囊运动障碍、胆石病和胆囊炎；其他还有原发性硬化性胆囊炎，原发性胆囊硬化及胆管癌。胆囊炎有急性、慢性2种类型。胆囊生理功能是浓缩和贮存由肝细胞产生和分泌的胆汁。肝每天分泌600～1000ml胆汁，呈弱碱性，经肝内和肝外胆管流入胆囊，胆囊将胆汁浓缩50%左右。胆汁中含有水分、胆色素、胆盐、胆固醇、卵磷脂及血浆中所有的矿物质。胆汁的胆盐可协助脂肪的消化和脂溶性维生素的吸收。当摄入脂肪和蛋白质进入十二指肠后，刺激肠黏膜细胞分泌缩胆囊素，促使胆囊收缩，排出胆汁，帮助脂肪消化和吸收，同时也促进脂溶性维生素吸收。

一、病因病理

胆管最常见疾病是胆囊炎和胆石症。两者常同时存在，互为因果。胆囊炎常因胆管内有寄生虫或细菌感染、胆汁滞留，或是因胰液向胆管反流侵蚀胆囊壁等原因，常继发于胆石的刺激和梗阻。胆石症是指胆管系统，包括胆囊及胆管在内的任何部位发生结石的疾病，是胆管系统中常见疾病之一。

(一)病因

1. *胆囊运动障碍* 当Oddi括约肌发生痉挛,不能正常开放时,就会导致胆囊运动障碍。持续胆汁聚集使胆囊内压力升高,临床主要表现为腹部隐痛。

2. *胆石症* 多数情况下胆结石往往并不致症状,但是它却有致严重并发症的潜在危险。

(1)病因及发病机制:胆结石形成因素较多,并相互影响,主要与饮食、机体代谢改变、胆汁淤积、胆管寄生虫、细菌感染、过度溶血等有关系。

①肝胆固醇代谢异常或胆汁酸肝肠循环障碍:各种原因致血液和胆汁胆固醇含量绝对或相对增加都有利于胆固醇结晶沉积,形成胆固醇结石或混合性结石。色素性结石多因过度溶血、胆道寄生虫病所致。

②胆管疾病:胆管系统感染和胆汁淤积。

③饮食因素:食物纤维可与胆酸结合,使胆汁中胆固醇的溶解度增加。胆汁成分改变可减少胆石形成。食用高糖低蛋白饮食者,以胆红素结石为主;而以高脂肪高蛋白质饮食为主的人群,以胆固醇结石多见。

④雌激素:长期应用雌激素者,其胆固醇结石发病率增高。

⑤遗传:遗传因素。

(2)症状:胆石症可持续数十年。胆囊结石可无症状,或间断性右上腹闷重钝痛感。当结石阻塞胆管时即发生向右肩放射痛,常伴有恶心、呕吐、发热。

3. *胆囊炎* 胆囊炎常因胆结石梗阻胆道,导致胆汁淤积所致,胆囊壁发生炎症而致感染。发作时患者常有上腹部1/4部位疼痛,并伴有恶心、呕吐和腹胀。当发生化脓性胆囊炎或炎症波及胆总管时,可有寒战、高热,有时还会出现黄疸。

(二)病理

通常40岁以上的肥胖女性易患胆石症,有学者称为“3F”,即女性、40岁以上和肥胖者。胆结石的形成因素是多方面的,并相互影响,主要与饮食、机体代谢改变、胆汁淤滞、胆管寄生虫、细菌感染、过度溶血等因素有关。给大鼠饲喂高糖饲料,则血中胆红素显著升高,胆固醇降低。如果给予高脂肪、高蛋白饲料,则血清胆固醇升高,胆红素下降。人群流行病学调查和临床观察的资料表明,食用高糖低蛋白饮食的人,以胆红素结石为主;而以高脂肪高蛋白饮食为主的人群,以胆固醇结石多见。常见结石有3种。一是以胆固醇为主的胆固醇结石,二是以含胆红素为主的胆色素性结石及混合型结石。正常胆汁中胆固醇、胆盐和卵磷脂保持适当的比例,形成微胶粒状态,使胆固醇保持溶解状态。各种原因致血液和胆汁胆固醇含量绝对或相对增加都有利于胆固醇结晶沉积,形成胆固醇结石或混合性结石。色素性结石多因过度溶血、胆管寄生虫病所致。胆管扩张或狭窄、胆管炎症、胆汁淤滞等都有助于结石的形成。

二、临床症状

急性胆囊炎发病急,临床表现为发热、恶心、呕吐、上腹部胆囊区阵发性剧痛,并放射至右肩及背部,可出现黄疸、食欲缺乏、腹胀、便秘等。常因饱食,或食用油腻食物而致发病。如果治疗不及时,或是反复发作则可能转变为慢性。若胆囊肿大、化脓、并发胆囊周围炎时,易与肠管发生粘连,致消化系统功能障碍。严重者可出现胆囊穿孔,发生腹膜炎,后果较为严重。

胆石症主要以右肋部痛剧烈难忍，使用镇痛药效果不佳为其特征。慢性胆囊炎多因胆石症存在所致，平时表现为饭后上腹部饱胀、隐痛和厌油等消化不良症状，有时感到右肩和右下肋等处隐痛。

胆总管结石可根据结石梗阻程度和有无感染决定其临床表现。腹痛、寒战高热、黄疸为结石阻塞胆总管后继发胆管炎的典型表现。肝内胆管结石多数同时合并胆总管结石，故常表现为胆总管梗阻、炎症等症状，有时可伴有急性胆囊炎症状。有的患者可类似胆管蛔虫病，呈周期性反复发作。急性梗阻性化脓性胆管炎系胆总管或肝内主要胆管因结石、蛔虫，或是胆管狭窄等造成急性完全性梗阻及急性化脓性感染所致。

三、营养原则

通过控制饮食脂肪和胆固醇，辅以高糖类。供给足够营养，维持机体能量需要，消除促进胆石形成和致疼痛的因素，减少诱因，增加机体抵抗力。

四、营养治疗

1. 急性期　急性发作期应禁食，使胆囊得到充分休息，以缓解疼痛。由静脉补充营养。但可多饮水，在饮料中注意补充钠和钾盐，可有利于治疗疾病。疼痛缓解后，根据病情循序渐进地调配饮食，可给予清淡流质或低脂肪、低胆固醇、高糖流质，如米汤、藕粉、豆浆等食物。病情好转后可给予低脂半流质饮食或低脂少渣软饭。

2. 术前饮食管理　胆囊疾病急性发作期呕吐频繁，疼痛严重应禁食。可多饮水，饮料中注意补充钠和钾，保持水、电解质平衡。根据病情调配饮食，可给予清淡流质饮食。对需手术者，要为术前做好准备，术前12h要求禁食。

3. 术后营养管理　术后24h完全禁食，由静脉注射葡萄糖、电解质和维生素等以维持营养。待肠蠕动恢复，不腹胀，并有食欲时，可进食低脂肪清淡流质饮食，而后逐步过渡到易消化的低脂肪半流质饮食和低脂肪少渣软饭。

4. 慢性期

（1）能量适量：供给正常或稍低于正常量能量，约每天8.37MJ（2000kcal）。既要满足患者的生理需要，又要防止能量过剩。肥胖者需限制能量摄入，以利于减轻体重。对于消瘦者则应适量增加能量供应，以利于康复。

（2）低脂肪：限制脂肪摄入量，含脂肪多的食物可促进缩胆囊素的分泌，使胆囊收缩。胆囊炎时胆汁分泌障碍，脂肪消化吸收也受到影响，脂肪多可能诱发胆囊疼痛。故须严格限制脂肪摄入量，每天<20g，后可逐渐增加到40g以内。主要应严格限制动物性脂肪，而植物油脂有助于胆汁排泄，可以适量选用，但应均匀分布于3餐饮食中，避免在1餐中食用过多的脂肪。

（3）低胆固醇：控制含胆固醇高的食物以减轻胆固醇代谢障碍，防止结石形成。过多胆固醇大部分重新分泌于胆汁中，胆汁胆固醇浓度增高，每天摄入量以<300mg为宜，重度高胆固醇血症应控制在200mg以内。禁止食用含胆固醇高的食物，如肥肉、动物肝、肾、脑等内脏，鱼子、蟹黄、蛋黄等食物。

（4）适量蛋白质：供应充足蛋白质可补偿消耗，维持氮平衡，增强机体免疫力，对修复肝细胞损伤、恢复其正常功能有利。每天供给50～70g，过多的蛋白质摄入会增加胆汁分泌，影

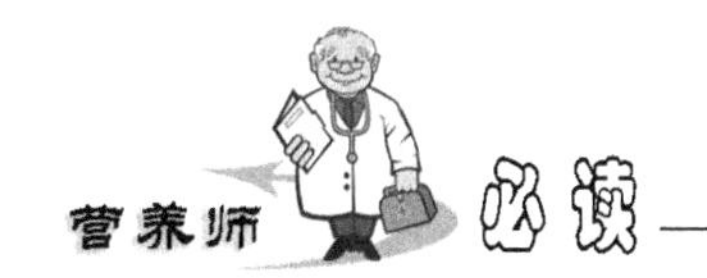

响病变组织恢复。摄入过少同样不利于受损胆管组织的修复。应适量给予高生物价蛋白，如豆制品、鱼虾类、瘦肉、蛋清等食物。

（5）糖类适量：糖类易于消化、吸收，对胆囊刺激较脂肪和蛋白质弱，过量可致腹胀。应供应含多糖为主的食物，适当限制简单糖，如砂糖、葡萄糖。每天300～350g，以达到补充能量、增加肝糖原、保护肝细胞的目的。应供给复合糖为主食物，适当限制单糖，如砂糖、葡萄糖的摄入。对合并高脂血症、冠心病、肥胖者更应予以限制。

（6）丰富维生素：维生素A可防止胆结石形成，帮助胆管上皮生长和保持完整性，帮助病变胆管修复，大量补充对胆管疾病恢复有利。其他维生素，如B族维生素和维生素C、维生素E，也应充分供给。同时还应选择富含钙、铁、钾等的食物。

（7）食物纤维：植物纤维素能增加胆盐排泄，抑制胆固醇吸收，降低血脂，可使胆固醇代谢正常，减少形成胆石的机会。食物纤维不但有利胆作用，而且能刺激肠蠕动，有利于通便，促使肠内产生的吲哚、粪臭素等有害物质尽快排出，防止胆囊炎发作。可选含食物纤维高的食物，如绿叶蔬菜、萝卜、豆类、水果、粗粮及香菇、木耳等具有降低胆固醇作用的食物。

（8）大量饮水：多喝水和饮料，可以稀释胆汁，促使胆汁排出，预防胆汁淤滞，有利于胆管疾病恢复。每天以1000～1500ml为宜。

（9）少食多餐：节制饮食、少食多餐、定时定量。少量进食可减少消化系统负担，多餐能刺激胆管分泌胆汁，保持胆管畅通，有利于胆管内炎性物质引流，促使疾病减缓和好转。

（10）饮食禁忌：刺激性的食物和强烈调味品，如辣椒、咖喱、芥末、酒、咖啡等。油煎油炸及产气食物，如牛奶、洋葱、蒜苗、萝卜、黄豆等。注意卫生，防止肠寄生虫和细菌感染。

第六节　胰腺炎营养治疗

胰腺是人体重要消化器，具有内、外分泌功能。胰液是最重要的消化液。其中有多种酶参与蛋白质、脂肪、糖类消化，是食物消化时不可缺少的物质。而消化脂肪的胰脂肪酶为胰腺所特有，一旦胰腺发生病变，首先是脂肪消化发生障碍。如胰岛受到损害，所分泌胰岛素会减少，就可能促使糖尿病发生。胰腺炎表现为胰腺与周围组织水肿、细胞液渗出和脂肪坏死。急性和慢性胰腺炎病因尚不清楚，有关因素可能包括长期酗酒、胆管疾病、胆结石、某些药物、外伤、高三酰甘油血症及某些感染如病毒感染等。在西方社会，酒精是慢性胰腺炎主要原因，胆结石是急性胰腺炎最常见原因。

一、病因病理

胰腺炎的发生，多因外伤、胆管感染、代谢紊乱、胆石症、肿瘤、大量酗酒、暴饮暴食等因素所致。这些因素强烈刺激胰腺过度分泌胰液，同时造成胰管的梗阻，内压增高，胰泡破裂，胰液外漏反流，致胰腺组织自身消化，胰腺与周围组织发生水肿、充血、出血、坏死等病变。胰腺炎可分为急性和慢性2型。急性胰腺炎表现为突然出现的、持续性中上腹剧痛，并可牵涉左腰、左背、左肩部；若病情继续恶化，胰腺出血坏死，可产生腹胀、腹壁紧张、全腹压痛和反跳痛等腹膜刺激症状，甚至出现腹水、高热和休克等危重表现。急性出血坏死性胰腺炎病情凶险，预后差，死亡率高。急性胰腺炎反复发作可转变为慢性。慢性胰腺炎主要表现为间歇性

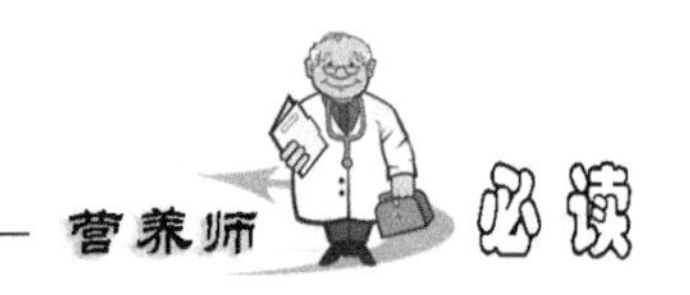

发作，可有腹痛、消化不良、脂肪泻等症状，使各种营养素吸收不良，容易发生多种营养素缺乏症，日久可出现胰腺功能降低。

二、营养原则

饮食不慎是致胰腺炎发作的重要诱因，故饮食治疗对胰腺炎的预防和治疗十分重要。胰腺炎患者因胰腺分泌减少造成代谢紊乱，饮食必须避免过多脂肪和刺激性食物，以利于胰腺的休息，使疼痛缓解，避免继续发作，促进受损胰腺组织修复。因胰腺炎所致疼痛部分是与胰腺酶和胆汁分泌有关，营养调控要尽可能减少对这些酶的刺激。

三、营养治疗

（一）急性胰腺炎

1. 急性期　急性发作期初期为了抑制胰液的分泌，减轻胰腺负担，避免胰腺损伤加重，应严格执行禁食制度。通常不少于3d，切忌过早进食。

2. 恢复期　病情缓解，症状基本消失后，可给予无脂高糖流质，如果汁、果冻、藕粉、米汤、菜汁、蛋白水、绿豆汤等食物。禁食浓鸡汤、浓鱼汤、肉汤、牛奶、豆浆、蛋黄等食物。此期饮食营养素不平衡，能量及各种营养素含量低，不宜长期使用。

3. 饮食禁忌　病情逐渐稳定后，饮食量可增加，改为低脂肪半流质。蛋白质不宜过多，供给充足的糖类。禁食含脂肪多的和有刺激性的食物，如辣椒、咖啡、浓茶等，绝对禁酒。

4. 补充电解质　禁食后常出现电解质紊乱，如钾、镁、钠、钙等矿物质易下降，饮食要结合临床电解质的变化适时加以补充。

5. 少食多餐　每天5～6餐，每餐给予1～2样食物。注意选用软而易消化食物。切忌暴饮暴食。

6. 烹调方法　宜采用烧、煮、烩、卤、氽等方法，禁用油煎、炸、烙、烤等方法。烹调时不用或少用植物油。全天脂肪总量为20～30g。

（二）慢性胰腺炎

慢性胰腺炎的营养治疗基本上与急性胰腺炎相同，在急性发作期禁食；待病情缓解后，可给予高糖低脂少渣半流饮食。

1. 脂肪　限制脂肪量，病情好转可递增至40～50g/d。必要时可补充中链三酰甘油，代替某些饮食脂肪。

2. 蛋白质　每天供给蛋白质50～70g。注意选用含脂肪少、高生物价蛋白食物，如鸡蛋清、鸡肉、虾、鱼、豆腐、牛瘦肉等食物。

3. 糖类　因所需能量由糖类补充为主，每天可供给300g以上。可选用谷类、蔗糖、红糖、蜂蜜等食物。

4. 胆固醇　慢性胰腺炎多伴有胆管病或胰腺动脉硬化，胆固醇供给量<300mg/d为宜。

5. 维生素　应供给充足，多选用富含B族维生素、维生素A、维生素C的食物。特别是维生素C每天应供给300mg以上，必要时给予片剂口服。

6. 食物选择　选食原则是富于营养、易于消化、少刺激性。宜用高蛋白高糖低脂饮食，如豆浆、豆制品、脱脂奶、鱼类、猪肝、鸡肉、猪瘦肉、牛瘦肉、蛋清等食物。蔬菜类可选用土豆、菠

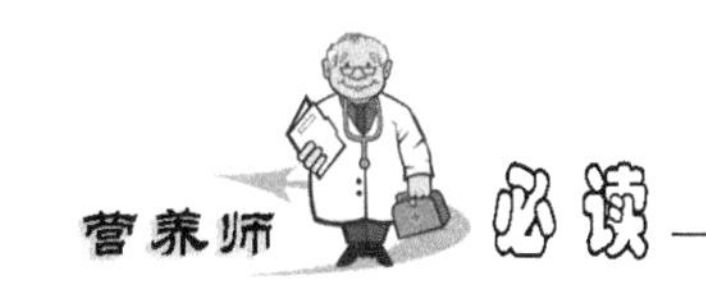

菜、胡萝卜、豇豆、莴苣、茼蒿、苦菜等;橘汁及其他果汁也宜服用。忌用化学性和机械性刺激的食物,味精限量为6g/d以下。禁用含脂肪多的食物,如油炸食物。采用少食多餐方式,避免暴饮暴食。

7. 少食多餐　宜少食多餐,每天以4～5餐为宜。烹调加工应使菜肴清淡、细碎、柔软,不用烹调油,可采取蒸、煮、烩、熬、烧、炖等法。应多换花式品种以促进患者食欲。对富含脂肪的肉类、干果、油料果仁、黄豆、油炸食物及油酥点心等均在禁食之列。忌用一切酒类和辛辣等刺激性食物及调料。

8. 严禁饮酒

第22章 Chapter

泌尿系统疾病营养治疗

肾是人体泌尿系统的重要器官，无论何种类型肾疾病，都与营养素代谢有密切关系。20世纪初，美国学者提出患水肿和蛋白尿患者用牛奶为主进行饮食治疗，之后对肾疾病与饮食营养关系进行很多研究，并系统地制订营养治疗方案。

第一节　概　　述

一、肾　组　成

肾的基本结构称肾单位。每个肾单位是由肾小体和肾动脉末端毛细血管形成的球状血管网组成。据统计肾由约100万个肾单位组成。每个肾单位包括肾小球和肾小管2部分，肾小球有滤过作用，肾小管有重吸收和排泄功能。肾血管主要是肾动脉和肾静脉。正常情况下，肾单位交替工作，有1/4肾单位处于相对静止状态。肾储备能力很大，当肾功能受损伤后，只要保留1/4肾单位就可维持体内环境稳定。当发生肾衰竭时，肾组织一定已发生不可逆损伤。

二、肾　功　能

（一）排泄代谢产物

体内代谢产物来自蛋白质分解的氨基酸和氮质、多肽类激素的降解物、药物代谢产物，还有有机酸如草酸、尿酸，有机碱如肌酐等物质。为维持体内环境稳定，必须将代谢废物不断排出体外，使血中有害物质降到最低浓度。肾小球具有极强的超滤能力，肾小管分泌不同物质与这些代谢物结合，有的重吸收利用，有害物质随尿排出体外。检测血肌酐（Cr）尿素氮（BUN）和内生肌酐清除率可评价肾功能。用肌酐浓度衡量肾小球滤过功能，其正常值为44～104mmol/L（0.5～1.5mg/dl）。尿素氮正常值为2.5～6.4mmol/L（7～18mg/dl）。正常时BUN与Cr浓度比是（12～20）：1。内生肌酐清除率（CCr）正常值是80～100ml/（min·1.73m^2），当＜60ml/（min·1.73m^2）时，表示肾功能低下。

（二）维持水、电解质和酸碱平衡

每天流经肾的血液约180L，而尿液仅2000ml，99%水分被肾小管重吸收利用。尿比重维持在1.003～1.030。

1. 调节酸碱平衡　肾可按生理需要选择性地借排出或吸收正负离子而调节体内电解质和酸碱平衡。肾小球滤液中电解质主要有钠、钾、氯、碳酸根、磷酸根离子等，滤液沿肾小管流动时，70%～80%被重吸收。肾小球滤过的钙约60%在肾小管与钠同时吸收。

2. 内分泌作用　可合成肾素如血管紧张素、前列腺素、缓激肽类物质如血管舒缓素，以维持正常血压，还可合成1，25–二羟维生素D_3。维生素D_3活性很强，能促进钙、磷吸收。同时还可产生红细胞生成素，促进红细胞的再生。在缺氧、肺部感染和贫血时，分泌增加。

3. 肾功能维持因素　①必须有充足血液灌注；②肾小球超滤功能健全；③肾小管重吸收和分泌功能健全；④尿道通畅。

三、病因病理

1. 变态反应疾病　过敏性紫癜、系统性红斑狼疮，或者其他结缔组织疾病，均致急、慢性肾小球肾炎。

2. 感染　细菌、病毒、寄生虫等感染而致肾疾病。

3. 肾本身血管病变　肾动脉硬化、肾动脉栓塞、肾血管性高血压等疾病所致的肾病。

4. 代谢异常或先天疾病　肾结石、糖尿病性肾小球硬化、肾淀粉样变、尿酸性痛风症，先天畸形如多囊肾、海绵肾、马蹄肾等，致代谢紊乱而发生肾病变。

5. 药物及毒素　药物如异烟肼、巴比妥类、磺胺类及某些抗生素类使用不当或过量，毒素如毒蘑菇、生鱼胆，或工业铅、汞中毒，毒蛇咬伤等，均可致肾衰竭。

四、营养治疗

1. 能量和生热营养素　能量与蛋白质在体内代谢过程关系密切。若能量摄入量不足，则摄入的蛋白质可能通过糖原异生途径而提供能量以补充其不足。同时机体组织中的氨基酸也可被消耗，造成非蛋白氮废料量的增加，加重氮质血症。另外，蛋白质的合成只有在足够能量的供给下才能顺利进行。能量按每天30～35kcal/kg体重供给，其中糖类占总能量65%～70%。

蛋白质在体内分解为氨基酸，经脱氨作用生成NH_3和α-酮酸。NH_3在肝内经鸟氨酸循环，合成中性水溶性的尿素。80%尿素随尿排出体外。而肾α-酮酸可以经三羧酸循环彻底氧化生成CO_2和H_2O，并释放出能量。也可转变为糖和脂肪，还可转变成某些重要的含氮物质，如嘌呤、嘧啶、肌酸、胆碱、肾上腺素和多巴胺等。肾疾病因排泄功能障碍，使含氮毒物积存在体内，造成中毒。或因代谢不完全而产生蛋白尿。尿蛋白的丢失多以清蛋白为主，可使胶体渗透压下降，造成水肿，身体抵抗力下降。实验室检查表现为血浆清蛋白和转铁蛋白降低，尿素排出减少，尿中3-甲基组氨酸增多，表示肌肉分解增加。肾患者因肾功能的减损，蛋白质、氨基酸代谢异常，使体内必需氨基酸水平下降，故肾病患者对蛋白质种类选择很重要。在限制蛋白质范围内应提示必需氨基酸的量而减少非必需氨基酸的量。

蛋白质控制在0.5～1.0g/kg体重，氮与能量比为1∶（300～400），其中优质蛋白质不少于

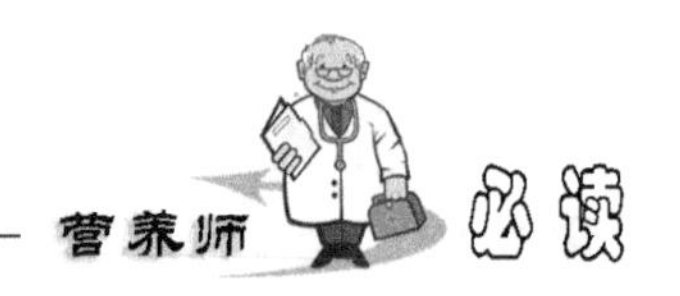

33%。脂肪注意控制多不饱和脂肪酸和饱和脂肪酸比例应>1。

2. 调节电解质

（1）钠：肾是调节钠平衡最主要的器官。钠平衡可通过肾滤过和重吸收来调节。肾小球滤过是排钠第一步，血清肌酐和重吸收改变可使体内钠保持稳定。血清肌酐清除率下降25%时，肾小管重吸收也相应减少20%左右。所以肾小球滤过钠量与肾小管重吸收成比例，称为肾小球-肾小管平衡。正常人饮食中氯化钠摄入量对血压影响不大，但对肾衰竭患者，尤其原发于肾小球疾病患者常伴有高血压。随着肾小球过滤率（GFR）下降，血压对食盐敏感性增高。有研究发现，GFR<22ml/min患者在摄入高钠（198mmol/d）时，其动脉血压明显增加，故肾病患者当出现水肿、高血压及心力衰竭时，饮食中应限制钠盐以防止水分潴留，血容量增加，使心脏负担加重。但当肾小管钠重吸收功能减退或合并严重腹泻、呕吐，为防止出现低钠血症则不应过于限制钠盐。

（2）钾：人体钾来源全靠从外界摄入。每天从饮食摄入钾2～4g（50～100mmol），已足够维持生理需要。钾主要是经肾排泄，也可经消化管和皮肤排泄。摄入钾90%由小肠吸收，80%～90%经肾排泄，另10%经粪便排出。肾病患者保钾能力差，排尿量增多时，为防止出现低钾血症，可选食含钾丰富的食物。如患者出现少尿或无尿，体内细胞分解加剧时，为防止出现高钾血症，应限制钾盐摄入。高钾血症常是肾衰竭患者致死原因。

（3）钙和磷：肾小球疾病时GRF下降，可<50ml/min，此时磷滤过和排泄减少，血磷升高，血钙下降，可诱发骨质疏松，应给予高钙低磷饮食。

3. 补充维生素　肾是排泄废物的主要器官，对各种维生素代谢也起一定作用。肾疾病患者机体内许多维生素代谢发生改变。

（1）缺乏原因：①厌食；②降解或清除增加；③血中维生素结合蛋白质水平升高；④自透析液中丢失；⑤与蛋白结合的维生素自尿中丢失；⑥药物干扰维生素吸收，故多数肾病患者维生素易于缺乏。也有患者维生素不缺乏，但在体内积聚，致一定毒副作用。

（2）补充种类：①维生素A：肾在维生素A代谢中主要是影响视黄醇结合蛋白（RBP）分解代谢，调控肝释放视黄醇和合成视黄酸。在视黄醇运输到靶组织后，游离RBP被肾小管滤过并在其内分解，故肾功能损伤会造成血浆RBP和RBP/血浆前清蛋白、RBP/视黄醇比率升高。肾病患者如长期摄入维生素A低于DRI量，应按DRI要求给予补充。②维生素C：具有还原性，在体内可使亚铁保持还原状，而促进其吸收、转移及在体内贮存，可以使钙在肠内形成可溶性物质。肾疾病需血透及腹透患者，会经血流及经腹腔透析液而丢失维生素C。此外，食欲差、呕吐易使维生素C丢失，如有以上情况时应考虑补充。患者尿液减少，维生素C排泄也减少。这样可抵消透析液维生素C丢失。此时再大量补充维生素C，则会使血浆及软组织中草酸盐沉积增加。③维生素B_6：维生素B_6与氨基酸和蛋白代谢关系密切。参与清蛋白和血红蛋白运输。现已知人体有60多种酶，需要维生素B_6。有对氨基转换作用及氨基酸脱羧基作用。肾疾病患者血浆草酸盐高于正常人。草酸钙可以在多种组织中沉积。特别是肾、心脏、血管、甲状腺、皮肤。肾功能损伤，草酸在血浆及组织中浓度升高的主要原因为肾功能损害，造成草酸清除减少。维生素B_6是乙醛酸转变为甘氨酸的辅酶。乙醛酸另一条代谢途径是生成草酸，故维生素B_6缺乏则可使乙醛酸向草酸的转变增加。所以维生素B_6缺乏是致血草酸增加的主要因素。

4. *控制水分* 水是机体的重要组成部分。它对维持人体内环境的稳定起重要作用。正常情况下，细胞外液和细胞内液通过机体对水的调节机制，维持一定的动态平衡。体重70kg正常成人，细胞外液量为14 000ml，其中组织液10 500ml，血管内液3500ml。正常生理情况下水摄入及排出见表22-1。

水分由肾小球滤过，再由肾小管重吸收。肾小球与肾小管功能保持平衡。在正常情况下，白天尿量多，渗透压低，夜间尿量少，渗透压高。而肾病患者因肾功能减退，夜间尿量增多，白天减少；尿浓缩能力大大减退。又因肾小球重吸收水分减少，排出增多，部分患者因多尿会致脱水。如饮水不足会致口渴、乏力、尿量减少，甚至可因脑细胞的严重脱水而出现神经精神症状，如头痛、意识淡漠，甚至惊厥、昏迷，故当尿量增加应增加液体的摄入，以防脱水。反之，如患者少尿、无尿、水肿时，则应限制液体的摄入量。

表22-1 正常生理情况下水摄入及排出

水分	摄入量（ml）	排出量（ml）
饮用水	700～1000	
尿		1 000～1800
食物中含水	800～1000	
粪		100
内生水	200～300	
皮肤		450
呼吸道		450
总计	2000～3000	2000～3000

5. *注意食物成碱性与成酸性* 此项与泌尿系统结石有关。尿液酸碱度与结石治疗密切相关。有些食物经代谢后代谢产物呈酸性，而有些食物则呈碱性。如食物中牛奶、蔬菜、水果类为成碱性食物，肉、鱼、蛋、谷类为成酸性食物。根据结石性质选择食物有助于结石治疗。

第二节 急性肾炎营养治疗

急性肾小球肾炎简称为急性肾炎，是机体因某些疾病因素，大多数是由溶血性链球菌感染后，产生免疫反应后，抗原抗体复合物沉积在肾小球致的病理改变，造成的肾小球炎症和损伤。此病可发生在任何年龄，但以儿童多见。临床症状为水肿，大部分患者为晨起时发现面部，特别是眼睑水肿，数天后渐及全身。因肾小球肿胀，钠与水滤过率减低，而肾小管无严重病变，回吸收正常。使钠水在体内大量潴留，导致水肿。有尿频、尿急，尿量减少，尿中出现蛋白、红细胞、白细胞，甚至血尿素氮增高。发病初有波动性高血压及全身不适、腰痛、头晕、头痛、恶心、厌食等症状。药物治疗主要为对症治疗和卧床休息，故使用适当的饮食治疗很重要。

一、临床症状

大部分患者起病急，有明确感染史，多在感染后7～21d发病，血尿持续数天至7～14d。少尿、水肿也是最初的表现，以颜面为主，严重者可波及全身。每天尿量可少于400ml。体内潴留水>5000ml时，可出现凹陷性水肿。严重时，尿量减少或无尿，<200ml/d。是因肾小球滤过率下降，肾小管重吸收钠增加，而在肾缺血时，肾素、醛固酮分泌增加，可致水潴留。多数于14～28d尿量增加、消肿。大多数有高血压，血压为中度升高，随着利尿而血压逐渐恢复正常。尿液检查为血尿、蛋白尿，多数患者每天尿蛋白<3.5g；并有红细胞及红细胞管型。正常每天经尿排泄蛋白质＜150mg/d，当＞150mg/d称蛋白尿，当＞3.5g/d时称大量蛋白尿。血尿素

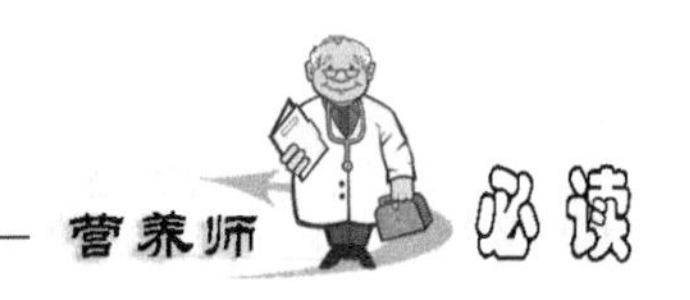

氮及肌酐增高，血清免疫复合物阳性，总补体和C_3下降。链球菌感染后7～21d发生典型临床症状者，诊断多无困难。无症状者须连续多次做尿常规检查，根据尿液的典型改变及血C_3浓度下降的程度做出诊断。肾功能不全多为一过性，严重者可迅速发展为急性肾衰竭。

二、营养治疗

营养治疗目的是减轻肾负担，采用低蛋白质低盐饮食，辅助肾小球组织修复，改善肾功能。

1. 低蛋白质　起病初期1周内因肾小球滤过率下降会产生一过性氮质潴留，需采用限制蛋白质饮食。蛋白质供给量据病情而定，症状较轻者控制在20～40g/d，以减轻肾的负担。如尿素氮超过21.42mmol/L，每天饮食蛋白质供给量按0.5g/kg体重计算。低蛋白饮食时间不宜过长，以防止发生贫血。一旦血中尿素氮、肌酐清除率接近正常，无论有无蛋白尿，蛋白质供给量应逐步增加至每天0.8g/kg体重，以利于肾功能的恢复。应选用含必需氨基酸多，而非必需氨基酸少的优质蛋白，如鸡蛋、牛奶、瘦肉和鱼等。忌用豆类及其制品。

2. 限制钠及水分　发病之初，水肿为主要症状，肾不能正常地排泄水钠。限制饮水和忌盐，是消除水肿的好方法。有高血压症状患者应根据其程度的不同限制食盐。应据尿量及水肿情况，给予低盐、无盐或少钠饮食。少钠饮食除不加食盐或酱油外，还要避免食用含钠高的食物。不食用含盐食物，如咸菜、腐乳、咸蛋等，食用低盐或无盐低钠饮食。含钠高的蔬菜、加碱或苏打粉馒头、挂面、饼干等都不宜食用。应记录患者出入液量。病情轻者可适当减少入液量。当患者出现严重水肿或少尿时，每天入液量应限制在1000ml内。如出现尿闭则应按急性肾衰竭处理。

3. 控制钾摄入　少尿或无尿时，会有钾潴留，应严格控制钾供给量，水分限制在500ml/d以下。避免食用含钾高的蔬菜及水果等食物，如鲜蘑菇、香菇、红枣、贝类、豆类、蔬菜和水果类等。并应限制磷摄入量，每天600～800mg为宜，通常1g蛋白质含15mg磷。

4. 适量供给能量　治疗以休息、药物和营养治疗相结合。严重者须卧床休息，故能量消耗降低，活动减少，可使食欲降低，故每天供给能量不必过高，按0.10～0.13MJ（25～30kcal）/kg体重，全天以6.69～8.37MJ（1600～2000kcal）为宜。

5. 足量糖类，适量脂肪　饮食能量大部分由糖类供给。补充足够糖类，可以防止能量不足，也使食物供给少量蛋白质完全用于组织修复和生长发育。宜增添甜点心、粉皮、凉粉等。不须严格限制脂肪总量，但少给含动物油脂多及油煎炸食物。急性肾炎常伴有高血压，不宜多食动物脂肪，以防血脂升高；宜增加甜点心、含糖类高的蔬菜，饮食以清淡为佳。

6. 供给足够维生素　每天饮食应有富含维生素的食物，尤其是富含维生素C的蔬菜及水果，每天应摄入维生素C 300mg以上。新鲜绿叶蔬菜、水果，因其增进患者食欲，除非是在少尿期限制钾时，需要严格限制蔬菜，否则，应多供给时鲜蔬菜。恢复期可多给予山药、红枣、龙眼、莲子、银耳等食物。B族维生素和维生素A、维生素C、铁等营养素，均有利于肾功能恢复及预防贫血，食物中应足量补充。可选食醋溜卷心菜、番茄炒鸡蛋、炒胡萝卜丝等食物。

7. 多选食成碱性食物　急性肾小球肾炎时尿液偏酸，食物酸碱性可调节尿液pH。供给成碱性食物，使尿液近中性，有利于治疗。少尿期应限制含钾多的水果和蔬菜，预防高血钾的发生。成酸性食物是指在体内代谢后生成偏酸性物质，以粮食、豆类和富含蛋白质的肉类食物为主，其中常见成酸性食物的酸性依次由低到高排列如下：芦笋<紫菜<面包<虾<大麦<花

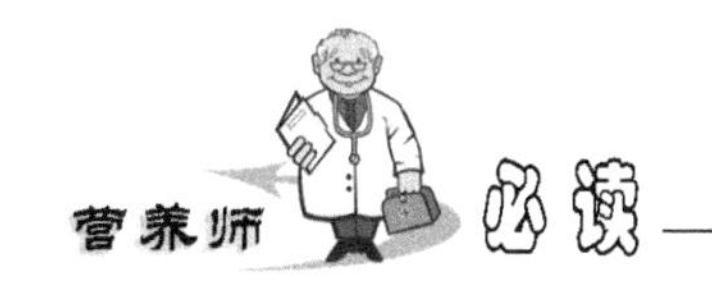

生<干鱿鱼<啤酒<牛肉<猪肉 <鲤类<面粉<鳗鱼<鸡肉<牡蛎<糙米<白米<蛋类。

成碱性食物主要是蔬菜、水果和奶类，其中常见成碱性食物的碱性依次由低到高排列如下：豆腐<牛奶<大豆<葱头<藕<南瓜<黄瓜<扁豆、土豆<柿子<莴苣<草莓<苹果<胡萝卜<西瓜<香蕉、梨<5%茶 <萝卜<菠菜<海带。

8. 限制刺激性食物　限制香料及刺激性食物，如茴香、胡椒等食物的代谢产物含嘌呤，由肾排出，可增加肾的负担，故不宜多吃。动物肝、肾等内脏含核蛋白多，其代谢产物含嘌呤和尿酸较高，也应限制食用。

第三节　慢性肾炎营养治疗

慢性肾小球肾炎简称为慢性肾炎，由多种原因所致，而以免疫炎症为主，可原发或继发于其他疾病。本病病程长，尿常规检查常有蛋白尿、血尿、管型尿。早期肾功能可正常，但大多数患者有不同程度的肾功能减退。可发生在不同年龄，以青中年多见，男性多于女性。多数因急性肾炎治疗不及时或是治疗措施不当，而导致慢性肾炎，病变为局灶性或弥漫性。

一、临床症状

临床典型症状为血尿、蛋白尿、管型尿、水肿、高血压等症状，24h尿蛋白为1.5～3.5g。轻者可仅有少量蛋白尿或镜下血尿，重者可出现贫血、严重高血压和肾功能损害。大部分患者起病隐匿，病情发展缓慢。有些患者可因蛋白尿逐渐加重而发生肾病综合征，或血压渐渐升高，促使肾功能进一步恶化。少数患者病情发展快，经数月后即进入尿毒症期。病情轻者可自行痊愈，慢性肾炎可持续20～30年，呈相对稳定或缓慢发展状态。饮食营养治疗可控制高血压，纠正异常代谢，减轻水肿和防止蛋白质进一步分解，以减轻蛋白质代谢产物的形成，从而减轻肾的负担。饮食治疗目的是供给合理营养，增强机体抵抗力，预防感染，减少发作诱因，预防病情恶化。慢性肾炎肾病型除普通型症状外，24h尿蛋白>3.5g，血浆蛋白低下，清蛋白<3g/L；因丢失大量蛋白，血液胶体渗透压下降，导致水肿。慢性肾炎高血压型除有普通型症状外，尚有持续性中度以上高血压症状。隐匿性肾炎为慢性肾小球肾炎轻型患者，肾功能损害轻，预后较好。

二、营养治疗

因慢性肾小球肾炎在病程各期症状不同，营养治疗应做相应处理；应密切结合病情变化，修订饮食配方，以利于病情稳定和恢复。

1. 限制蛋白质　根据肾功能损害的程度确定蛋白质的摄入量。病程长，若肾功能损害不严重，食物中蛋白质不必严格限制。尿蛋白丧失不多，为1～2g/d时，可给普通饮食；只需略限食盐。如尿蛋白丧失较多或血浆蛋白低下，无氮质血症时，可适当增加饮食蛋白质摄入量，每天可按1.2～1.5g/kg体重供给，其中优质蛋白质占50%以上，以免使身体抵抗力降低或体力减弱；但应注意防止长期高蛋白质会增加肾负担，造成肾功能恶化。如有氮质血症时，应限制蛋白质的摄入。

2. 限制钠摄入　水肿和高血压患者，应限制食盐，每天2～3g为宜。水肿严重时，控制食盐2g/d以下，或给予无盐饮食，同时定期检查血钾、钠水平。因为慢性肾炎多尿期或长期限钠时，会造成体内钠含量不足或缺乏。

3. *保证能量供给* 慢性肾炎病程长，能量供给要满足活动需要。因限制蛋白质，故要以糖类和脂肪作为能量主要来源。可按0.15～0.17MJ（35～40kcal）/kg体重，总能量为9.21～10.88MJ（2200～2600kcal）/d。

4. *足量矿物质及维生素* 钠摄入量根据水肿及高血压程度而定。每天食盐应限制在3～4g。水肿严重者，每天摄入2g食盐或给予无盐饮食。维生素应充分供给，注意补充含B族维生素和维生素A、维生素C等丰富的食物。患有贫血者，应多补充B族维生素、铁丰富食物，如动物肝等内脏及绿叶蔬菜等。

5. *病情变化饮食原则* 慢性肾炎急性发作时，按急性肾炎治疗原则处理，大量蛋白尿时，应按肾病综合征的饮食治疗原则处理。高血压型应限制钠摄入，给予患者低盐或短期无盐饮食。血压恢复后，仍应以淡食为主。蛋白质的摄入也应适当控制，以免肾功能继续恶化。肾功能减退者应限制蛋白质摄入量，每天可摄入30～40g。应多采用牛奶、鸡蛋等高生物价优质蛋白。当肾功能明显减退时，则不要过分限制钠，以免血容量不足，加重肾功能减退乃至出现氮质血症。

第四节 肾病综合征营养治疗

肾病综合征的主要临床特点是蛋白尿、严重水肿、血浆清蛋白过低和血胆固醇过高。有严重蛋白尿者，每天从尿排出的蛋白质在10g以上的任何肾疾病，都可发生肾病综合征。

一、临床症状

1. *低蛋白血症* 肾病综合征时，患者有明显低血浆清蛋白血症，是因肾小球通透性增加从尿中排出大量蛋白质，24h尿蛋白定量常超过3.5g，最高可达20g以上，丢失蛋白以清蛋白为主。血清总蛋白降低，以清蛋白降低更为明显，球蛋白正常或稍增高。低血浆清蛋白血症诊断标准为血浆清蛋白浓度<30g/L，原因为长期大量清蛋白从尿中丢失，尿清蛋白可>3g/d。血管内清蛋白池的分解代谢显著增加；食欲降低使外源性蛋白质摄入不足；蛋白质合成代谢降低，如合并肝功能不全等。血浆蛋白降低差别很大，并与尿蛋白、饮食蛋白质摄入量、肝合成蛋白及其他激素代谢等有关。

2. *水钠潴留* 肾病综合征时，因肾功能受损，肾小球滤过率下降，水钠潴留，或肾对ANF缺少反应，钠分泌减少，从而致血容量扩张，毛细血管静水压增加；低蛋白血症致血浆胶体渗透压降低，水分潴留在组织间隙。血容量减少，通过压力感受器，使肾素活性增高，醛固酮和血管升压素分泌增多，肾小管钠和水重吸收增加，而水钠潴留出现水肿。血浆外渗致水肿，故水钠潴留多数是因肾本身所致，而不是血浆容量降低所致。

3. *高脂血症* 大多数肾病综合征患者存在脂质代谢异常。低蛋白血症时，可促进肝内合成蛋白、脂蛋白和胆固醇，血清胆固醇可高达7.77mmol/L以上。未酯化脂肪酸转入肝，脂肪和肌肉摄取脂肪酸减少，致血清三酰甘油和胆固醇增高。蛋白氮及尿素氮等代谢产物正常，循环血量显著不足时可增高，尿量减少。合并高脂血症患者动脉粥样硬化形成是因满载脂质的巨噬细胞，持续不断地向血管壁沉积所形成。

4. *矿物质和微量元素代谢*　肾病综合征患者铁、钙等阳离子，铜、锌等微量元素，维生素D_3等维生素代谢也有改变，其原因主要与相关的转运蛋白从尿中丢失有关。肾病综合征时，血铁浓度降低，则致缺铁性贫血，但临床上并不常见，主要与转铁蛋白从尿中丢失增多和降解增加有关。血中游离钙和机体总钙均有所降低。发生低维生素D_3血症，并非因肾组织合成维生素D_3下降所致，因为在肾功能正常患者也存在低维生素D_3血症。

二、营养治疗

补充营养，纠正“三高一低”，采用高能量、高生物价、高蛋白质饮食，限制钠摄入量，控制脂肪和胆固醇。

1. *高蛋白质饮食*　传统观点认为，因大量蛋白尿导致血蛋白浓度，特别是清蛋白浓度降低，血浆胶体渗透压降低，水肿顽固难消。如肾功能良好，给予高蛋白饮食，每天可按1.5～2g/kg体重，总量为100～120g/d。但饮食蛋白质增加时，可刺激肝合成清蛋白，同时也致肾小球内血流动力学变化和肾小球滤过膜通透性增加，使清蛋白丢失增加；还致肾组织对清蛋白分解代谢增加，故高蛋白饮食并不能提高患者血清蛋白浓度，相反会使清蛋白浓度进一步降低，并损伤肾功能。给予低蛋白饮食能通过抑制氨基酸氧化，抑制蛋白质分解来维持正氮平衡，与高蛋白饮食无区别。严格限制患者饮食蛋白量，同时加用必需氨基酸或α-酮酸，同样能维持正氮平衡，降低尿蛋白排出，提高血清清蛋白浓度，改善肾功能。

供给高蛋白时，高生物价蛋白占蛋白总量的60%～70%。氮潴留则应限制蛋白摄入，可在低蛋白饮食基础上适当补充，全天供给50g左右。

2. *供给足够能量*　能量按每天0.13～0.15MJ（30～35kcal）/kg体重，总量为8.37～10.46MJ（2000～2500kcal）。患者常有食欲欠佳，故应食物品种多样化，色香味形好，可口美观，以增进食欲。

3. *限制钠盐*　据水肿情况而定，通常摄入钠1000～2000mg/d；严重者应限制为500mg/d。注意禁食含钠食物，如酱豆腐、咸菜、咸蛋、松花蛋等，食盐不超过2g/d，或酱油10ml。禁食含碱主食及含钠高的蔬菜，如白萝卜、菠菜、小白菜、油菜等。若用利尿药，水肿稍退，即可适当放宽钠摄入量。

4. *脂肪适量*　供给脂肪总量为50～70g/d，占总能量20%以下。大多数患者血脂增加，甚至空腹时也可达到乳状的程度。虽血中所有脂类都可涉及，但中性脂肪增加最多，胆固醇尤其多。持续性低脂饮食，并不能降低血脂，因血脂过多继发于血浆清蛋白降低，反复输注清蛋白后，血浆清蛋白增加。在水肿消失时，则血浆胆固醇和磷脂的比例下降。血浆三酰甘油和脂蛋白同时下降，血浆浑浊度减轻。

5. *足量维生素和矿物质*　选择富含铁及B族维生素、维生素A和维生素C食物。长期大量蛋白尿，使钙磷缺乏，导致骨质疏松，发生低钙血症，故必须注意钙的补充。

第五节　肾盂肾炎营养治疗

肾盂肾炎多为细菌感染尿路所致，以成年女性多见。可有尿路感染的临床表现，同时伴有全身症状。肾盂肾炎根据病程可分为急性和慢性2种。

一、临床症状

1. 急性肾盂肾炎　全身感染症状，表现为恶寒、发热、头痛、恶心、呕吐。泌尿道症状与体征有尿频、尿急、尿痛等膀胱刺激症状及腰酸痛、肾区叩击痛、肋脊角压痛等。实验室检查多数患者有尿液浑浊，镜检白细胞增多，在高倍视野下可见到>50个或成堆。少数可有肉眼血尿或镜下血尿。中段尿培养菌落计数10^5/ml。若有尿路梗阻、肾乳头坏死或严重感染等并发时，肾功能可能减退，甚至发生急性肾衰竭，但多数患者在感染控制后仍可恢复正常。

2. 慢性肾盂肾炎　多由急性肾盂肾炎反复发作、迁延不愈而致，也可慢性起病，病程自6个月至10～20年，故临床表现也轻重不一。轻者长期无自觉症状，仅有菌尿及轻微的尿常规检查异常。有的表现为膀胱刺激症状及低热、腰痛、腰酸等。也有呈反复急性发作。慢性持续日久，影响到肾间质肾小管时，可表现为肾小管酸中毒、肾间质炎。影响到肾实质时可表现为高血压性肾功能减退，晚期出现尿毒症症状。

二、营养治疗

给予有清热作用的食物，大量饮水，以增加尿量，促进毒素及代谢物排出。

1. 大量饮水　在急性发作时应大量饮水，最好达2000ml/d以上。饮水量增加，尿量也会随之增加，有利于稀释尿液，减少细菌在尿路停留繁殖的机会，达到清洁冲洗目的。在慢性期或缓解期最好能每天早起空腹饮水500ml，在夏秋季天热汗出多时还需增加供水量，使尿量能维持在1500～2000ml/d，并发肾炎及水肿、少尿者不宜饮水过多。

2. 选择有清热作用的瓜果等食物　在盛夏多汗季节，每天可饮用西瓜汁，或用西瓜皮煎汁代茶，也可加用冬瓜皮同时煎服。荠菜、马兰头等适于尿路感染伴血尿者，芹菜对尿路感染伴高血压有效。

第六节　尿路结石营养治疗

随着人民生活水平不断提高，因不恰当补钙和食用某些保健食物，使肾结石发病率逐渐增高，且有继续升高趋势。结石形成与尿中某些物质浓度超过其溶解度有关，尿量及尿的酸度、碱度也为影响因素。结石可在泌尿系统任何部位形成，多在肾盂、肾盏和膀胱内。自20世纪90年代以来，肾结石日益普遍，膀胱结石显著减少。统计泌尿系统疾病住院患者，有结石症状病史约占2%，双侧尿路结石占10%。复发率高达75%。肾结石多见于成年男性，我国男性比女性多3～9倍，尿酸结石男性尤为多见，含钙结石以女性为多。约66%为含钙结石，10%为尿酸结石和胱氨酸结石。结石形成常由尿液中盐类混合生成。常以某种盐类附着面逐渐增大而形成。

一、临床症状

临床症状随病因、结石大小、形状、部位、活动度、局部损害程度及有无梗阻或感染等而异；发病以男性多见。典型的症状为疼痛及血尿，疼痛常位于肋脊角、腰部或上腹部，可向下腹、腹股沟大腿内侧、阴囊、睾丸、阴唇等部位放射，多为间歇性钝痛。常因劳动、运动、舟车颠簸而发作，或加重，也可呈绞痛发作。疼痛发作时常有肉眼或镜下血尿，偶尔为无痛性血尿；有梗阻时可有肾积水，并发感染时有尿路感染表现。由甲状旁腺功能亢进、痛风或高尿酸血症等致的肾结石，同时可有原发病的表现。肾结石可通过详细询问病史、体格检查、化验检查和泌尿系统摄片检查而明确诊断。

二、营养因素

1. 高血钙　原发性甲状腺功能亢进、甲状旁腺分泌大量PTH致血钙升高，尿中排钙量增多，PTH减少肾小管对磷酸盐的重吸收，促进磷酸排出，形成磷酸钙结石。维生素D中毒症可使钙在肾内沉积、癌症骨转移或分泌甲状旁腺素致高血钙。

2. 高尿酸血症　原发性高尿酸血症，尿中尿酸排出过多而形成尿酸结石。患者如不节制高嘌呤饮食，则更容易形成结石。

3. 胃肠病变　小肠切除、慢性肠炎可形成草酸钙结石，溃疡病大量服食牛奶和碱性药物，也可致草酸钙结石。

4. 饮食因素　已证实动物蛋白质与含钙肾结石发生有关。吃糖过多也能促进肾结石形成。如果气候干燥，日照时间长，加上饮水少，可使尿液浓缩，也易使结石发生。

三、营养治疗

应针对结石化学组成成分处理，虽其组成成分很多也存在于食物中，但结石形成并不完全来源于外因，部分是由机体代谢紊乱而生成。对于混合型结石饮食控制较为困难。能确定化学成分的较单纯结石，饮食控制是可起到辅助治疗效果的。当确定结石为碱性者，饮食中多采用成酸性食物，促使尿液呈酸性反应，有利于结石溶解。反之酸性结石，每天多采用成碱性食物，可促使尿液呈碱性反应，酸性结石易于溶解。肾结石患者经仔细、全面的检查后，根据结石的成分，或血和尿的检查，可采用饮食进行治疗，调整饮食，必须改变饮食习惯，对预防结石再发生和消除成石因素有一定的积极作用。

1. 尿酸结石　体内尿酸来源有2种。内源性尿酸来自机体内嘌呤代谢异常，血尿酸偏高，不易控制。外源性尿酸来自于摄入的食物，采用低嘌呤饮食。如痛风症治疗时，低嘌呤饮食控制临床症状。

（1）限制蛋白质：每天蛋白质总量应按0.8～1.0g/kg体重供给。

（2）增加新鲜蔬菜和水果：蔬菜和水果含有丰富的B族维生素和维生素C，在体内的代谢产物呈碱性，由尿中排出。尿酸结石在碱性尿液易溶解，故有利于治疗。最好每隔1～2d食用1次由水果、果汁及生蔬菜组成的清凉饮食。

（3）低能量：因患者多为肥胖体形，体重超重，应限制能量供给，故选用低能量的饮食可以减轻体重。

（4）宜食食物：谷类细粮为主，因粗粮可生成较多的嘌呤。肉类少量食用，每天100g以内，可吃鱼类、肉类、虾类、鸡肉等，每周2次。青菜或水果可任意选用，鸡蛋和牛奶应适当食用。因尿酸结晶易溶解于碱性尿中，饮食要多采用成碱性食物。

（5）忌食食物：禁食高嘌呤食物，肉类包括猪肉、牛肉及猪肝、猪肾等动物的内脏，各种肉汁、浓肉汤，沙丁鱼、蛤蜊、干豆类、蟹等。蔬菜类包括豌豆、扁豆及其他豆类、菜花、龙须菜及蕈类等。酒类及含酒精的饮料、浓茶、咖啡、可可等及强烈的香料及调味品。

2. *磷酸钙或磷酸镁铵结石* 钙盐结石者饮食中应限钙盐，每天500mg以下。若为磷酸钙结石，除限钙外还须限磷，每天为1000～2000mg。若是甲状旁腺功能亢进患者每天限钙量为200～300mg。含钙高食物有内脏、豆类、牡蛎、小虾和粗粮等。若为磷酸钙或碳酸钙结石，每天要多食成酸性食物，如鱼、禽、瘦肉、蛋、细粮等，可促使尿液呈酸性反应。

（1）低钙低磷饮食：每天供给钙700mg，磷1300mg。忌食含钙丰富食物，如牛奶、黄豆、豆腐、绿叶蔬菜等。含磷高食物有动物蛋白、动物内脏及脑髓等。

（2）多食成酸性食物：供给米、面等成酸性食物，使尿液呈酸性。

（3）用氯化铵等药物：使尿液酸化，并可口服磷结合剂，以减少磷在肠内吸收，大量饮水。可配合利尿、解痉药物，促使小结石排出。结石小，健康状况良好者，可采用体育活动，弯腰叩击肾区，或跳绳，促使结石排出。

3. *草酸钙结石* 饮食治疗较难奏效，尿中草酸盐多为内源性，也可因肠内细菌作用于糖类形成，其中33%～50%草酸由甘氨酸转变而来。凡尿草酸盐含量超过40mg/d者，即应采用低草酸饮食，忌服大量的维生素C。每天可口服叶酸5mg、维生素B_6 10mg，防止甘氨酸转变为草酸盐，并大量饮水以利尿。应禁食菠菜、苋菜、蕹菜、巧克力、茶、坚果类等含草酸丰富的食物。还应禁用维生素C制剂。多食成碱性食物如牛奶、蔬菜、水果等，使尿液呈碱性。

4. *胱氨酸结石* 是由胱氨酸尿生成，应限含甲硫氨酸丰富的食物，如蛋、禽、鱼、肉等。限制动物类成酸性食物，多食植物性成碱性食物，使尿略呈碱性。有高胱氨酸尿时，可采用低甲硫氨酸饮食。大量饮水，减低尿中胱氨酸浓度，使每天尿量维持在2000～3000ml。

第七节 透析时营养治疗

透析治疗是目前治疗肾衰竭的最有效的措施，适用于急慢性肾衰竭、急性感染、药物中毒等。透析疗法可分为血液透析和腹膜透析。血液透析包括序观透析、诱导透析、维持性血透、碳化血透及滤过血透等。腹透包括急性间隙性腹透、非卧床持续性腹透及间隙腹透等。

一、对营养代谢影响

临床常用维持性血透或非卧床持续性腹透。无论采用何种透析方法，都可清除体内的酸性代谢产物和排除毒性物质。但同时有某些营养素，如蛋白质、氨基酸、血浆蛋白、多种维生素及其他营养素也随之丢失。透析的同时也增加了组织蛋白和体内营养素的消耗。

国内曾有报道腹膜透析可丢失体蛋白25～40g。国外有报道甚至可丢失50～150g。又有报道血液透析每治疗12h可丢失氨基酸量相当于4.79g蛋白质。故临床规定凡血透6h要口服或静注相当30g蛋白质的营养液。对定期血透患者饮食中每天蛋白质摄入量至少0.75～1.0g/kg体重。若每周血透30h以上时饮食蛋白质可不限，饮食中须低盐、低钾。

血透4h和腹透1d丢失氨基酸总量基本相似，2～4g。血透丢失的蛋白质不多，腹透患者则每天要从腹膜透析液中丢失5～10g的蛋白质。腹膜炎时，蛋白质丢失量增加0.5～1倍，但如果蛋白质摄入不足，很易出现低蛋白血症，甚至超滤障碍和营养不良性水肿。如果摄入蛋白质过多，会使腹透滤出液中蛋白质含量增高，增加堵管和腹腔感染的可能性，且加重残肾的负担，加速残肾进行性硬变的过程，使得肾功能继续恶化，故透析时的饮食治疗目的，不仅是维持人体的营养，补充透析的丢失，改善患者生存质量，还应考虑减轻残肾负担，尤其在尿毒症的早期。

治疗饮食应根据患者透析种类、透析次数、透析时间、患者病情和身体条件来制订饮食配方，设法补充被消耗掉的营养。透析治疗使得成千上万的晚期肾患者获得新生，几乎所有肾移植患者在术前都要接受透析疗法。

二、营养需要

定期血透或腹透患者，每天的营养素需要量应根据透析的方式、次数、时间及病情变化而定。应尽可能鼓励患者用口服进食的方法，如EN不能满足需要时，可适当使用静脉高营养。若供给常规使用的营养液1500～2000ml，患者可获64～100g氨基酸。保证供给能量，每天可按125.6～146.5kJ（30～35kcal）/kg体重供给。如能量不足，应补充70%葡萄糖溶液。在透析治疗时，丢失的氨基酸和葡萄糖均应给予补充。

1. *及时补充蛋白质*　若患者每周进行3次血液透析时，食物蛋白质每天的最低需要量为1.0g/kg体重，其中优质蛋白应占50%。腹膜透析治疗时，蛋白质宜为1.2～1.5g/kg体重，其中优质蛋白质占60%～70%为宜。

2. *保证能量供给*　血液透析治疗每天能量供给应按0.13～0.15MJ（30～35kcal）/kg体重，腹膜透析治疗按0.15～0.19MJ（35～45kcal）/kg体重供给。

3. *适量补充钾、限制钠*　血液透析时钾摄入量须视血清钾含量、尿量、透析液中钾排出量及患者病情程度而定，通常摄入量为2030mg/d。若糖尿病合并肾病在血液透析治疗时，要慎重控制钾摄入量。腹膜透析钾摄入宜控制在2925～3500mg，饮食原则是高蛋白质并适当限钾。血液透析时，食物中钠宜限制在1500～2000mg，同时须控制液体量，以防止高血压、肺水肿及充血性心力衰竭。在少尿期更应注意限钠。腹膜透析治疗时，钠盐摄入量为2000～3000mg，如在透析液中控制钠含量，则更有益于治疗。

4. *糖类和脂肪适量*　接受透析治疗患者大多肾衰竭已到晚期。有40%～60%合并Ⅳ型高脂血症即高三酰甘油血症。治疗时因饮食中蛋白质量暂时提高，糖类和脂肪量相对降低。若脂肪量维持占总能量35%时，血清脂质可能会暂时下降。

5. *补充足量维生素*　透析时血中水溶性维生素严重丢失，故必须补充B族维生素，如维生素B_1、维生素B_2、维生素B_6等。蔬菜类、水果类均可食用，但须结合病情确定数量。食盐、果汁及含钾高的蔬菜、水果等要按病情限制。不宜选食干豆类及其制品、硬果类等非必需氨基酸高的食物。动物油脂及刺激性食物，如辣椒、芥末、胡椒、咖喱等也应忌食。

6. *液体限量和出入量平衡*　治疗时入液量每天不能少于1000ml。同时随时观察掌握出入量水平。

7. *注意血磷与钙*　要防止血清磷升高，血清钙降低。建议透析治疗前血清磷浓度最好维持在1.45～1.62mmol/L。要按时服用钙剂和1，25-二羟胆骨化醇[1，25-$(OH)_2D_2$]，尽量降低甲状旁腺分泌，以防止骨质疏松症。

三、血液透析营养治疗

1. 蛋白质

（1）每周血透2次：每周血透2次，每次4～5h，每天每千克体重供给蛋白质1g，优质蛋白应占50%以上。不宜选用干豆类及豆制品、硬果类等含非必需氨基酸多的食物。每天可供给牛奶250～500ml，鸡蛋1～2只，结合患者口味适当增加鱼类、肉类等含动物蛋白高的饮食。

（2）每周血透3次：每周血透3次者，每次4～5h，蛋白质供给按1.2～1.4g/kg体重，优质蛋白质占50%以上，食物宜忌同上。为改善尿毒症终末期血透患者营养不良，防止摄入不足，鼓励多进食。根据患者爱好选择食物，可包括豆类及其制品，全天不超过100g为宜。还可以预防和减少透析膜的堵塞，这种做法没有考虑减轻残肾负担，可能加速肾功能恶化，故应慎用。

（3）每周血透1次：每周血透1次，每次5～6h。给予优质低蛋白饮食，蛋白质每天可按0.6g/kg体重供给，透析前1d给予饮食放开，蛋白质可按1.0g/kg体重。

（4）极低蛋白饮食加口服氨基酸疗法：食物中蛋白质每天按0.3～0.4g/kg体重，并口服肾安干糖浆，或肾灵，或含酮氨基酸3g，使患者能维持较好营养状态，纠正高磷血症，减轻甲状旁腺功能亢进，有利于保留残存肾单位，延缓肾功能减退的速度及减少透析频率。

2. 能量　能量每天可按146.4kJ（35kcal）/kg体重供给，可较好地维持机体的营养状况。

3. 糖类　糖类可根据患者食欲，供给量每天应大于300g，适量糖类可防止体内蛋白质过多分解。

4. 脂肪　患者常有高脂血症，故适当控制饮食中脂肪及胆固醇量，以免加重动脉硬化。每天饮食中脂肪总量以50～60g为宜，包括食物本身脂肪含量及烹调用油，其中植物油为20～30ml。

5. 维生素　透析时血液中水溶性维生素大量丢失，应补充足够的B族维生素和维生素C。可用新鲜蔬菜、水果，也可口服维生素B_1、维生素B_2、维生素B_6、维生素C和叶酸等。

6. 矿物质　钾和钠供给，可根据尿量、血压和水肿情况而定。少尿或无尿时应限制钠和钾，钠摄入量最好每天控制在65～87mmol（1500～2000mg）；钾摄入量按血钾水平、每天尿量、透析液中钾盐排出量和患者中毒程度等，一般建议每天摄入52mmol（2030mg）。注意多补充含钙、铁高的食物，减少磷的摄入。必要时可辅以药物，如血磷增高，可用适量氢氧化铝降低磷的吸收。

7. 水　控制进水量，血透1次除水通常为2500ml，少尿或无尿者应严格记录进食食物量和含水量，以防止患者每天进水过多而加重水肿，尤其加重心脏负担。高血压、肺水肿、充血性心力衰竭少尿者均应严格控制水分摄入，以防加重病情。

四、腹膜透析营养治疗

1. 蛋白质　蛋白质可按每天1.2～1.5g/kg体重，以动物的肉类作为优质蛋白质的来源，占蛋白质60%～70%。禁用豆类蛋白及其制品。

2. 能量　能量供给每天可按146.4～167.4kJ（35～40kcal）/kg体重。如果所供给的总能量低于146.4kJ（35kcal）/kg体重，将可能影响到蛋白质的利用，故在透析期间应保证有足够的能量供给。

3. *矿物质* 控制食盐的用量，每天4～6g，适当限钾。也可以参照检验的结果调整钾和钠的供给量。其他营养治疗同维持性血透。钠摄入量每天为87～130mmol（2000～3000mg）。钾每天75～90mmol（2925～3500mg）。

第 23 章
Chapter

内分泌疾病营养治疗

内分泌系统主要是通过腺体分泌高生理效能的激素起到调节生理功能的作用。内分泌腺及组织发生病变，可以致疾病。其他系统的疾病也可因代谢紊乱而影响内分泌系统的功能和结构。内分泌腺组织有特异之处，在于同一部位内常具有2种功能迥异组织，如垂体分为腺垂体和神经垂体，肾上腺分为皮质和髓质。甲状腺有分泌甲状腺激素的细胞，也有分泌降钙素的细胞。胰岛细胞分别有分泌胰岛素和胰高血糖素的细胞。内分泌系统腺体或是组织发生病变时，都会不同程度地影响营养素的代谢，而可能致疾病，如糖尿病、甲状腺功能亢进症、肾上腺皮质功能减退等。有关糖尿病、痛风症、肥胖症等饮食营养治疗见相关疾病饮食营养治疗。

第一节　糖尿病营养治疗

糖尿病（diabetes mellitus，DM）是有遗传倾向的、常见的内分泌疾病，中医称为消渴症。是因胰岛素绝对或相对地分泌不足，致糖类、脂肪及蛋白质等代谢紊乱。父母患糖尿病，其子女发病率可增至4～9倍，幼年糖尿病85%～91%有家族史。孪生糖尿病患者单卵孪生一致性为48%，而双卵孪生为20%。尤其是2型患者，共显性可高达91%，1型患者为54%，孪生患者都有明显的遗传特征。特征为高血糖及糖尿，临床上出现多尿、多饮、多食、疲乏、消瘦等症状，严重时可发生酮症酸中毒，甚至昏迷。中晚期多合并有心血管、肾、眼部及神经系统症状，外科常合并化脓性感染、坏疽及术后创面长期不愈等症状。

世界多数国家糖尿病的发病率在0.1%～0.2%，美国高达0.5%～0.6%。我国总发病率为0.61%，标化患病率为0.674%。40岁以下为1%～1.5%，40岁以上猛增，60～70岁最高达4.27%。现有糖尿病患者1800多万，以每年200万左右的新患者在递增。其中以脑力劳动者发病率增高最为明显。

一、糖尿病诊断标准和分类

成人正常空腹血糖为3.9～6.0mmol/L，餐后2h血糖值<7.8mmol/L。糖尿病是以高血糖为

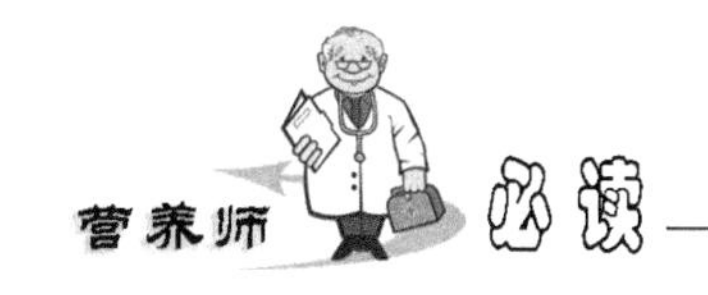

特征的代谢综合征。

（一）诊断标准

美国糖尿病协会（ADA）1997年公布糖尿病诊断标准，包括我国在内的许多国家都在采用，诊断原则如下：

1. 糖尿病危险人群：老年人、肥胖、有糖尿病家族史、高血压、高脂血症、有妊娠糖尿病（GDM）史、应激性高血糖等；或有糖尿病症状者，如口渴、多尿、乏力、体重降低、皮肤瘙痒、反复感染等；空腹血糖＞7.0mmol/L，或任何1次血糖＞11.1 mmol/L即可诊断为糖尿病。

2. 葡萄糖耐量试验：如结果可疑，应再做葡萄糖耐量试验。成人空腹服75g葡萄糖后测血糖，餐后2h血糖＞11.1mmol/L可诊断糖尿病；7.8～11.1mmol/L为耐糖量降低（impaired glucose tolerance，IGT）。

3. 单独空腹血糖6.1～7.0mmol/L，称为空腹耐糖不良（impaired fasting tolerance，IFT）。

4. 空腹或餐后2h血糖水平在临界值左右的患者，需隔2～4周复查，用口服50g葡萄糖试验证实，直到确诊或排除糖尿病为止。

糖基化血红蛋白可反映前4～5周血糖控制情况。在进行糖耐量试验前，应空腹8～16h，将75g葡萄糖溶解在300ml左右水中，5min内喝完，也可以用馒头代替葡萄糖，本试验共需要抽4次血以测定血糖。

（二）分型

1. 根据美国糖尿病协会1997年提出的糖尿病分型标准，糖尿病分型如下：

（1）1型糖尿病：胰岛素依赖型糖尿病（insulin-dependent diabetes mellitus，IDDM），血浆胰岛素水平低于正常低限，体内胰岛素绝对不足，容易发生酮症酸中毒，必须依赖外源性胰岛素治疗。发病年龄多见儿童和青少年，也可发生于其他年龄，多有糖尿病家族史，起病急，出现症状较重。

（2）2型糖尿病：非胰岛素依赖型糖尿病（NIDDM），是最常见的糖尿病类型，占全世界糖尿病患者总数的90%，在我国占95%。发病年龄多见于中、老年人，起病隐匿，症状较轻或没有症状，不一定依赖胰岛素治疗。

（3）其他型糖尿病：如妊娠期糖尿病（GDM）、感染性糖尿病、药物及化学制剂所致糖尿病、胰腺疾病、内分泌疾病伴发糖尿病等。

对在正常上限与糖尿病诊断标准之间血糖者，称为空腹耐糖不良及餐后耐糖不良，是从正常血糖发展成糖尿病的中间阶段，不作为糖尿病单独类型。

2. 世界卫生组织在1999年时，建议按病因将糖尿病分为4型。其中胰岛素依赖型即1型糖尿病和非胰岛素依赖型即2型糖尿病与美国糖尿病协会分类相同。第3型为妊娠糖尿病，第4型为其他类型也称继发性糖尿病，多由胰腺自身疾病或其他内分泌改变致糖尿病，症状和体征可同时存在。通常原发病治愈时，糖尿症状随之消失，但有少数患者可转变为糖尿病。

3. 中医按临床表现分上、中、下消。上消为肺热化燥，烦渴多饮，口干舌燥，苔黄脉数。中消有胃热，多食而消瘦，便秘，自汗，苔黄燥裂，脉细数。下消是肾阴不足，溺浊如膏，多尿少津，面色灰暗，乏力腰酸，舌绛而干，脉细数或细弱。

二、糖尿病流行病学

（一）患病率

据1980～1981年国内15个省市共40.5万人调查结果糖尿病标化患病率为0.79%，20岁以上为1.21%；北京1982年患病率为1.30%，山东农村患病率为0.42%，1994年全国19省市25岁以上25万人调查，患病率为2.5%；中国预防医学科学院1998年报道，糖尿病标化患病率为3.21%，耐糖量降低标化患病率为4.76%，50岁、60岁年龄组糖尿病标化患病率高达7%和11%。2004年公布2002年全国营养调查的结果，全国有糖尿病患者4000万，但实际远超过此数据。

糖尿病发病正呈增高趋势，目前在农村地区，尤其城郊患病率比城市增长速度更快。糖尿病发病特点是中、老年人高于年轻人，脑力劳动高于体力劳动，超重或肥胖者高于体重正常者，城市高于农村，富裕地区高于贫穷地区，发达国家高于发展中国家。

（二）糖尿病危险因素

1. 饮食因素　能量摄入多消耗少，脂肪摄入过多，食物纤维、维生素、矿物质摄入过少。大多数2型糖尿病患者伴有肥胖。据报道，超过理想体重50%者比正常体重发病率高达12倍。而高能量食物如含脂肪多的动物性食物等摄入多，低能量食物如含维生素、矿物质多的蔬菜、水果等摄入少，总能量消耗少是单纯性肥胖的根本原因。

2. 生理病理因素　年龄增大、妊娠、感染、高脂血症、原发性高血压病、肥胖症等。

3. 社会环境因素　经济发达，生活富裕；节奏加快，竞争激烈，应激增加；享受增多，体力活动减少等。

4. 遗传因素　糖尿病是遗传性疾病。有学者提出在原来贫困国家，因食物供应不足，人体基因产生适应性改变，一旦得到食物，便将食物转变成脂肪贮存起来，以供饥饿时维持生命；经世代遗传，产生节约基因。有这种基因人群，在以上危险因素作用下，容易诱发糖尿病。如太平洋西部赤道附近岛国瑙鲁（Nauru）、非洲岛国毛里求斯（Mauritius）居民由穷变富后，糖尿病患病率达20%以上。目前认为，2型糖尿病和高血压病、动脉粥样硬化有共同的遗传基础和环境危险因素，即有学者提出共同土壤学说（common soil hypothesis）。

三、临床症状

典型症状为“三多一少”，即多尿、多饮、多食和体重下降。多尿因血糖超过肾糖阈，大量葡萄糖从尿中排出，尿渗透压升高形成高渗性利尿，24h尿量可达2000～10 000ml。尿的次数明显增加，每天可达20余次，且夜尿明显增多。多尿势必多饮，患者感到口渴而增加饮水量。饮水越多尿越多，尿越多越要饮水，形成恶性循环，极易造成水、电解质平衡失调。

血糖升高刺激胰岛素分泌，患者食欲增加，故患者常有饥饿感而欲多食。肝糖原、肌糖原分解旺盛，糖异生不断增加，血糖上升更快更高，从尿中丢失的糖更多。大量糖原和蛋白质消耗，患者体重减轻。全身症状有腰痛、四肢酸痛、手足蚁感、麻木、视力减弱及高脂血症；妇女有外阴瘙痒、性欲减退、月经失调、闭经；男性阳萎，儿童遗尿等。

轻型患者开始无症状，尤其是2型患者。重症患者常伴有心脏、肾、神经系统及视网膜病变。所有患者，在应激状态下都可发生酮症酸中毒。典型病例诊断不难，对可疑患者做糖耐量试验，测定空腹血糖、血胰岛素及尿糖定性等，以此做出诊断。

四、营养原则

饮食治疗对任何类型的糖尿病都是行之有效的、最基本的治疗措施。药食结合，尤其是轻型患者，经饮食控制和调节，通常不需服药或少量服药，血糖、尿糖即可恢复正常，症状消失。中、重型患者，经饮食控制和调节后，减少用药，促使病情稳定，减轻或预防并发症发生。总之，糖尿病饮食治疗既要有利于疾病恢复，又要能维持正常生理及活动需要。对儿童、青少年和孕妇乳母等，还要考虑到生长发育及胎儿生长的需要，以减轻胰岛负担，促进糖尿病的康复。尽管糖尿病目前不能根治，但已有充分证据表明，经综合治疗可以成功地控制血糖，减少糖尿病微血管和神经系统并发症。

（一）糖尿病综合治疗

结合国内外实际经验，提出糖尿病"五驾马车"或"五色球理论"综合治疗原则，即饮食治疗、运动治疗、糖尿病教育与心理治疗、药物治疗（胰岛素或口服降血糖药治疗及中药治疗）和病情监测，其中饮食治疗则是"驾辕之马"，是指饮食治疗对糖尿病控制最为重要。有条件者可做胰岛移植或糖尿病肾病胰肾联合移植。

对新诊断糖尿病患者，通常先用饮食治疗。用单纯饮食治疗，同时进行运动治疗1～2个月效果不佳时，才考虑选用降血糖药；口服降糖药效果仍不佳时，再选用胰岛素。无论用何种药物治疗方法，都必须长期坚持饮食治疗。糖尿病健康教育可调动糖尿病患者自身及其家属积极性，使其以积极态度对待疾病。对血、尿生化检查、心电图及眼底检查监测，可给患者提供病情信息及时调整治疗方案。糖尿病应采取综合治疗的方法，由护理、营养、医生包括内分泌、眼科、外科、神经科等及其他卫生保健专业人员组成综合防治队伍，共同攻克糖尿病。只要认真执行这5条原则，良好控制病情，就可推迟或避免急性或慢性并发症的发生和发展。

（二）营养原则

1. 饮食调控目标

（1）接近或达到血糖正常水平，力求使食物摄入、能量消耗（即体力活动）与药物治疗等3方面治疗措施，在体内发挥最佳协同作用，使血糖控制在良好水平。

（2）保护胰岛B细胞，增加胰岛素敏感性，使体内血糖、胰岛素水平处于良性循环状态。

（3）维持或达到理想体重。

（4）接近或达到血脂正常水平。

（5）预防和治疗急、慢性并发症：如血糖过低、血糖过高、高脂血症、心血管疾病、眼部疾病、神经系统疾病等。

（6）全面提高体内营养水平，增强机体抵抗力，保持身心健康，从事正常活动，提高生活质量。

2. 历史上饮食调控原则改变　随着人们认识的深入，饮食调控在糖尿病的治疗中起着越来越重要的作用。近百年来饮食调控原则不断发生改变（表23-1），其变化趋势是脂肪摄入比例减少，糖类摄入比例增加，蛋白质比例变动不大。1994年美国糖尿病协会在营养建议中提出，能量来源比例要强调个体化，是指饮食调控原则或饮食处方应因人而异，要根据每个患者营养评价结果确定。

3. 饮食调控原则　以往用低糖类、低能量、高脂肪饮食治疗糖尿病，实践证明饮食治疗并非糖类越低越好，而是要适当限制能量和脂肪，增加糖类和蛋白质。总能量和食物成分须适应生理需要，保证营养。进餐定时定量，以求达到改善糖代谢，减轻病情。当药物用量需要变动时，饮食量暂不改动，方能估计药效。饮食调控是各种类型糖尿病最基本的治疗方法，糖尿病患者必须长期坚持下去。

表23-1　不同年代糖尿病能量来源比例（%）

年代	蛋白质	脂肪	糖类
1921以前	饥饿	饮食	
1921～	10	70	20
1950～	20	40	40
1971～	20	35	45
1986～	12～20	30	50～60
1994～	10～20	A，B	A

A. 根据营养评价结果确定其比例；B. 饱和脂肪酸＜10%

（1）合理控制能量：合理控制能量是糖尿病营养治疗首要原则。能量供给根据病情、血糖、尿糖、年龄、性别、身长、体重、劳动强度、活动量大小及有无并发症确定。儿童、孕妇、乳母、营养不良者，较标准体重少10%以上的消瘦者及有消耗性疾病的人，应酌情增加，肥胖者酌减。超重20%以上的肥胖者先给予5.02MJ（1200kcal）/d的低能量饮食，使其体重逐渐下降，要求每周下降0.5～1kg，当接近±5%标准体重时按前述计算法给予总能量。总能量确定以维持或略低于理想体重为宜，理想体重简易计算公式为：

理想体重（kg）=身长（cm）−105；或理想体重（kg）=［身长（cm）−100］×0.9

体重是检验总能量摄入量是否合理控制的简便有效指标，建议每周称1次体重，并根据体重不断调整食物摄入量和运动量。肥胖者应逐渐减少能量摄入并注意增加运动，消瘦者应适当增加能量摄入，直至实际体重略低于或达到理想体重。

糖尿病患者每天摄入能量多在4.18～10.89MJ（1000～2600kcal），占同类人群RDA 80%左右。应根据个人身长、体重、年龄、劳动强度并结合病情和营养状况，确定每天能量供给量，具体计算方法参见表23-2。年龄超过50岁者，每增加10岁，比规定值酌情减少10%左右。

表23-2　糖尿病患者每天能量供给量［kJ（kcal）/kg］

体型	卧床	轻体力	中等体力	重体力
消瘦	84～105（20～25）	146（35）	167（40）	188～209（45～50）
正常	63～84（15～20）	125（30）	146（35）	167（40）
肥胖	63（15）	84～105（20～25）	125（30）	146（35）

正常体重（kg）=身长（cm）−105，±标准体重20%为肥胖（消瘦）

（2）选用复合糖类：在合理控制能量的基础上给予高糖类饮食，糖类占总能量的60%左右，成人轻劳动强度每天糖类摄入量为200～300g，相当于主食300～400g；肥胖者可控制在150～250g。如果低于100g可能发生酮症酸中毒。最好选用吸收较慢的多糖类谷物，如玉米、荞麦、燕麦、莜麦、红薯等；也可选用米、面等谷类；注意在食用含淀粉较多根茎类、鲜豆等蔬菜，如土豆、藕等时要替代部分主食；使用胰岛素治疗者可适当放宽。对单纯饮食控制而又不满意者可适当减少。限制小分子糖，如蔗糖、葡萄糖等摄入。

不同种类含等量糖类的食物进入体内所致的血糖值也不同，这可以用血糖指数（glycemic index，GI）来反映。GI指分别摄入某种食物与等量葡萄糖2h后血浆葡萄糖曲线下面积之比。在常用主食中，面食血糖指数和吸收率比米饭低，而粗粮和豆类又低于米面，故糖尿病患者应多选低GI食物，注意适当增加粗粮和面食比例。在表23-3中列出某些食物血糖指数。

表23-3　食物的血糖指数（%）

GI	食物
75～79	莜麦
80～	燕麦，荞麦，玉米面：黄豆（2：1），玉米面：黄豆面：面粉（2：2：1）
85～	玉米面，玉米碴，芸豆，绿豆：粳米：海带（2：7：1）
90～	籼米，小米，标准面粉，高粱米，绿豆：粳米（1：3）
95～	粳米，白薯，糯米

（3）增加可溶性食物纤维摄入：流行病学调查和临床研究都已证实食物纤维可治疗糖尿病，因食物纤维有降低空腹血糖和改善糖耐量的作用，摄入食物纤维较高的地区，糖尿病发病率较低。果胶纤维水溶液有一定黏滞度，与血糖降低呈正相关，可使抑胃多肽分泌减少。选用高纤维饮食，建议每4.18MJ（1000kcal）能量补充12～28g食物纤维，或每天食物纤维供给量约为40g。可溶性食物纤维，如半纤维素、果胶等有降低血糖、血脂及改善葡萄糖耐量的功效，可多用。研究结果表明，主要含葡甘聚糖魔芋精粉有降血糖功效。含可溶性食物纤维较多食物还有整粒豆、燕麦麸、香蕉、杏等。玉米和大麦可溶性食物纤维含量高于稻米。

（4）控制脂肪和胆固醇摄入：心脑血管疾病及高脂血症是糖尿病常见并发症，故糖尿病饮食应适当降低脂肪供给量。脂肪占总能量的20%～30%，或按每天0.7～1.0g/kg供给。限制动物脂肪和饱和脂肪酸摄入，增加多不饱和脂肪酸，植物油至少占总脂肪的33%以上，供给植物油20～40g/d，P/S比值最好能达到1.5～2.5。减少胆固醇摄入，每天应低于300mg。合并高胆固醇血症时应限制在200mg/d以内。每天脂肪供能占总能量比例应不高于30%。总量过高、过低或脂肪酸比例不适当都对病情不利。尽量减少可见脂肪用量，每天植物油用量宜20g左右；S：M：P比例为1：1：1，每天胆固醇摄入量在300mg以下，高胆固醇血症患者应限制在200mg以下。限制饱和脂肪酸摄入，富含饱和脂肪酸有牛、羊、猪油，奶油等动物性脂肪，鸡、鱼油除外。植物油如豆油、花生油、芝麻油、菜籽油等含多不饱和脂肪酸，椰子油例外，可适当多用。

（5）选用优质蛋白质：糖尿病患者糖原异生作用增强，蛋白质消耗增加，常呈负氮平衡，要适当增加蛋白质供给。成人按每天1.0～1.5g/kg供给，孕妇、乳母营养不良及存在感染时，如肝肾功能良好，可按每天1.5～2.0g/kg供给。儿童糖尿病患者，则按每天2.0～3.0g/kg供给；如有肾功能不全时，应限制蛋白摄入。具体根据肾功能损害程度而定，通常按每天0.5～0.8g/kg供给。动物蛋白不低于蛋白质总量的33%，同时补充一定量豆类蛋白。多选用大豆、兔、鱼、禽、瘦肉等食物，优质蛋白质至少占33%。蛋白质提供能量占总能量的10%～20%，总能量偏低饮食蛋白质比例应适当提高；伴肝、肾疾病时蛋白质摄入量应降低，此时特别要注意保证优质蛋白质供给。

（6）提供丰富维生素和矿物质：维生素与糖尿病关系密切，补充B族维生素包括维生素B_1、维生素PP、维生素B_{12}等可改善神经症状，而充足维生素C可改善微血管循环。富含维生素C食物有猕猴桃、柑、橙、柚、草莓、鲜枣等，可在两餐间食用，摄入甜水果或水果用量较大时，要注意替代部分主食，血糖控制不好者慎用。

补充钾、钠、镁等矿物质是为维持体内电解质平衡，防止或纠正电解质紊乱。在矿物质中铬、锌、钙尤其受到关注，因为三价铬是葡萄糖耐量因子组成部分，而锌是胰岛素组成部分，作用于葡萄糖代谢的磷酸变位酶，没有铬参与时，其活性下降。含活性铬食物有酵母、牛肉、肝、蘑菇、啤酒等；补钙对预防骨质疏松症有益；锌能协助葡萄糖在细胞膜上转运，每1分子胰岛素含有2个锌原子，估计锌与胰岛素活性有关，锌主要来源是动物性食物。平时钠盐摄入不宜过高，过高易诱发高血压和脑动脉硬化。

（7）食物多样：糖尿病患者常用食物分为谷薯类包括含淀粉多的豆类、蔬菜、水果类、奶类、瘦肉和鱼虾类、蛋类、油脂类（包括硬果类等），共8类。糖尿病患者每天饮食都应包含这8类食物，每类食物选用1～3种。每餐中都要有提供能量、优质蛋白质和具有保护性营养素的食物。

（8）合理进餐制度：糖尿病患者进餐时间很重要，要定时、定量。两餐间隔时间太长容易出现低血糖。每天可安排3～6餐，餐次增多时可从正餐中抽出部分食物作为加餐用。餐次及其能量分配比例可根据饮食、血糖及活动情况决定，早餐食欲好、空腹血糖正常、上午活动量较大者可增大早餐能量比例。早、午、晚3餐比例可各占1/3，也可为1/5：2/5：2/5或其他比例。

（9）防止低血糖：如果降糖药物过量，饮食过少或活动突然增多，糖尿病患者易出现低血糖。饮酒后也易出现低血糖，因为饮酒后乙醇在体内代谢使细胞内氧化型辅酶Ⅰ消耗增加，减少来自糖原异生途径糖量，还会抑制升糖激素释放；加之饮酒时，常减少正常饮食摄入，酒精吸收快，不能较长时间维持血糖水平；饮酒还可使糖负荷后胰岛素分泌增加，对用胰岛素、降糖药治疗糖尿病患者，更易发生低血糖。尤其对使用速效、短效、药效峰值高降糖药物和胰岛素患者，要特别注意防止低血糖的发生，故糖尿病患者应戒酒。发生低血糖时，应及时抢救。立即服用白糖、葡萄糖或馒头25g，严重者或不能吞咽者，可静脉推注50%葡萄糖溶液20～40ml，并严密观察病情。

（10）酒精：酒精代谢不需要胰岛素，故有学者认为糖尿病患者可饮少量酒类来补充能量。但原则上以不饮酒为宜，因为酒精除能量外，不含其他营养素，长期饮酒对肝不利，易致高三酰甘油血症，长期饮酒可增加或提前发生并发症。糖尿病患者饮食控制时，可能会发生各种特殊情况，如假期、酒会、朋友聚会等，如不可避免地要饮酒，一定要限量。

①酒含有能量：如果在严格控制体重，应计算酒精能量。啤酒酒精含量平均为3～6ml/100ml，能量平均在30kcal/100ml，1次应在250ml左右。黄酒酒精含量15ml/100ml，能量在80kcal/100ml，1次应在100ml以内。葡萄酒含酒精为10～15ml/100ml，能量为60～90kcal/100ml，1次量宜在100ml以内。

②影响血糖：多数情况下，空腹饮酒可导致低血糖，或因肝内葡萄糖生成减少而诱发低血糖和血糖波动过大。用胰岛素或磺脲类药物治疗者应禁酒。

③影响血脂：长期或大量饮酒可致血糖过高和血脂代谢紊乱，致高三酰甘油血症，还可致酒精性肝硬化、胰腺炎及多脏器损害。当并发胰腺炎、高三酰甘油血症、神经系统疾病、心脏疾病和肾衰竭时，应绝对禁止饮酒。

④注意监测血糖：糖尿病患者饮酒时要限量，同时注意血糖监测。当然最好不饮酒，特别含酒精较高的烈性酒，避免空腹时饮酒。

（11）重症糖尿病：重症糖尿病患者饮食摄入，应在医师或营养师严密监视下进行。

五、营养治疗

1. 餐次分配比例　糖尿病饮食能量餐次分配比例特别重要。通常结合饮食习惯、血糖尿糖升高时间、服用降血糖药，尤其是注射胰岛素时间及病情是否稳定，来确定其分配比例。尽可能少食多餐，定时定量，防止1次进食量过多，加重胰岛分泌的负担。或1次进食量过少，发生低血糖或酮症酸中毒。常用餐次及能量分配比例见表23-4。

表23-4　糖尿病饮食每天能量分配（%）

临床体征	早餐	上午点心	中餐	下午点心	晚餐	睡前点心
不用药病情稳定者	20		40		40	
或者按	33		30		34	
用胰岛素病情稳定者	20		40		30	10
用胰岛素病情多变者	20	10	20	10	30	10
或者按	28		28		28	16

2. 饮食分型治疗　根据糖尿病的病情特点及血糖、尿糖的变化，结合糖尿病的常见并发症，将糖尿病饮食分成7型（表23-5）。实践证明糖尿病饮食分型治疗针对性强、应用范围广、符合临床实际、疗效确实，有一定推广价值。

表23-5　糖尿病饮食分型（%）

分型	体征	糖类	蛋白质	脂肪
A	轻型糖尿病	60	16	24
B	血糖、尿糖均高	55	18	27
C	合并高胆固醇	60	18	22
D	合并高三酰甘油	50	20	30
E	合并肾功能不全	66	8	26
F	合并高血压	56	26	18
G	合并多种并发症	58	24	18

3. 糖尿病食谱　常用2种方法编制食谱，即食物交换份法和营养素计算法，也可用电脑进行编制。食物交换份法应用较为普遍，现介绍如下。

（1）食物交换份：每1食物交换份任何食物所含能量相似，规定为377kJ（90 kcal），1个交换份同类食物中蛋白质、脂肪、糖类等营养素含量相似，故在制订食谱时，同类食物中各种食物可以互相交换，可参考相关教程“食谱编制”中“等值食物交换份表”。

（2）计算举例：某女，65岁，身长160cm，体重60kg，轻体力劳动，空腹血糖7.5mmol/L，餐后2h血糖12mmol/L，血脂正常，用单纯饮食控制治疗。

标准体重:160−105=55(kg)

体型:体重范围为44～66(kg),该病例为60kg,属于正常

每天能量:55×125×(1−0.2)=5.50MJ(1 315.5kcal,14.6交换份)

蛋白质:1315×15%÷4=49(g)

脂肪:1315×25%÷9=37(g)

糖类:1315×60%÷4=197(g)

(3)粗配食谱

①先设定必需的常用食物用量,如30g奶粉,鸡蛋1枚,500g蔬菜,200g水果,25g大豆等。

②用每天糖类摄入总量(197g)减去以上常用食物中糖类量,得谷薯类糖类用量(146g),除以相当于1个交换份该类食物所含糖类含量(20g),得谷薯类用量为7个食物交换份(相当于175g),再乘以相当于1个交换份的该类食物所合蛋白质量(2g)得14g;依此类推,计算出蛋白质、脂肪用量,肉类和油脂用量。

(4)计算营养素:根据粗配食谱中选用食物用量,计算该食谱营养素,并与食用者营养素供给量标准进行比较,如未达到营养素供给量标准80%～100%,则应进行调整,直至符合要求。

(5)编排周食谱:1d食谱确定后,可根据食用者饮食习惯、市场供应等因素,在同一类食物中更换品种和烹调方法,编排成周食谱。

4. 计算步骤　糖尿病饮食是称重饮食,在制定食谱,计算营养素时必须认真细致。现以60kg体重,成年男性糖尿病患者,劳动强度为极轻体力劳动,血糖和尿糖均增高为例。

(1)确定总能量:按标准体重计算,以能量(MJ或kJ)与标准体重相乘。即126kJ(30kcal)×60=7560kJ(1800kcal)。

(2)计算重量:确定生热营养素所占能量比例,计算其重量。糖类:7560×55%÷16.7=249(g),蛋白质:7560×18%÷16.7=81(g),脂肪:7560×27%÷37.7=54(g)。

(3)确定比例:确定餐次分配比,并计算每餐营养素量。早餐能量:7560×20%=1512(kJ),早餐糖类:249×20%=50(g),早餐蛋白质:82×20%=16(g),早餐脂肪:54×20%=11(g)。中餐能量……其余计算方法同早餐。

(4)配餐步骤:通常先配主食,后配蔬菜,再配荤菜,包括豆制品,最后计算烹调油及调味品。全天饮食分配可按1/5∶2/5∶2/5,1/3∶1/3∶1/3和1/7∶2/7∶2/7∶2/7的比例。

(5)制订食谱:根据计算食物品种和数量,按烹调要求定出具体食谱供厨师烹调。

5. 注意事项

(1)称重治疗饮食:糖尿病饮食是称重治疗饮食,除盐不称重外,对其他一切食物,包括主食、副食、蔬菜和烹调油,均应在烹调前将皮、根、骨等不能食用部分去除后称重、加工,然后进行烹调。

(2)禁止加糖:糖尿病饮食烹调原则不加糖,不用糖醋烹调法,葱、姜等调料不加限制。

(3)饮食禁忌:禁用含糖类过高的甜食,如葡萄糖、蔗糖、麦芽糖、蜂蜜、甜点心、红糖、冰糖、冰淇淋、甜食料、糖果、甜糕点、蜜饯、杏仁茶等含纯糖食物。凡含淀粉高的食物,如红薯、白薯、山芋、芋艿、茨菇、粉丝等,原则上不用,如需食用,应减部分主食取代之。如患者想吃甜味食物,可用木糖醇或糖精或甜叶菊酯调味,如想吃藕粉、土豆、芋艿、胡萝卜,则须从主粮中

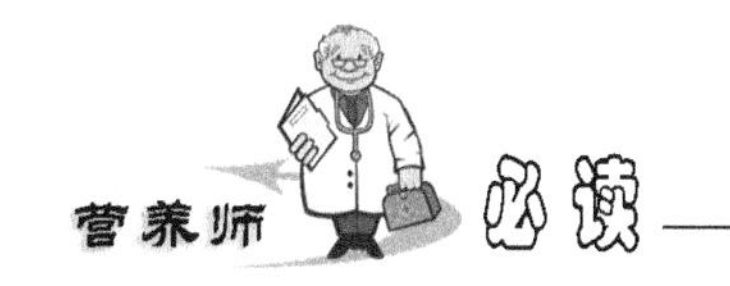

相应减量。

（4）不得随意加量：糖尿病患者按规定数量摄入食物，不得任意添加其他食物。如饥饿难忍，且病情许可时，征得医护人员同意，添加体积大、能量低的食物。如青菜、白菜、黄瓜、冬瓜、番茄等。

（5）终身控制饮食：糖尿病须终身饮食治疗，平时既要按治疗饮食要求摄取营养素，又要照顾患者饮食习惯，尽可能做到花色品种丰富，美味可口。病情稳定后，可根据劳动强度和活动量，适当放宽限制，以保证正常工作和活动开展。

（6）限制高脂高胆固醇食物：限制含脂肪或是胆固醇高的食物，如蛋黄、动物内脏、鱼籽、肥肉、猪、牛、羊油等。少吃油炸食物，因高温可破坏不饱和脂肪酸。

（7）限制水果：水果、干果原则上不宜食用，如病情较轻，控制较好，选择含糖量较低或甜度不高，含糖10%以下的水果和干果。食用前后要自我监测血糖或尿糖，根据血糖或尿糖变化调整。食用水果时间宜安排在两餐间，不要在餐后马上食用水果。必要时应减少主食用量。水果含有丰富维生素、矿物质和食物纤维，对维持机体健康具有重要作用，对糖尿病患者也有一定好处。但水果含有糖类，如果糖等，消化与吸收均较快，升高血糖作用比复合糖类如粮食要快，故血糖较高、尿糖呈现阳性患者，最好不要食用，空腹血糖最好在7.8mmol/L以下，并稳定后方可食用。

（8）加强锻炼：运动疗法也是糖尿病治疗的常用方法，对于控制血糖、血脂，防治或延缓并发症的发生及提高身体体质具有重要作用。所以，大力提倡糖尿病患者尽量参加体育锻炼。2型患者在中度以上的体力活动和体育锻炼以前，应注意增加少许食物以避免发生低血糖。2型糖尿病者不宜做中度以上的体育锻炼。运动时在饮食上需要注意以下问题。

①不要在进食后立即进行运动，而要在进食后1～2h进行。

②如运动时间较长，宜在运动前和（或）运动中适当进食，以防止发生低血糖；早晨锻炼时，不宜空腹。

③根据运动强度和运动持续时间，在运动结束后24h内可增加进食量。

④如果体重在理想体重范围内，而不需要控制体重，那么运动消耗的能量应该从饮食中补偿，原则是消耗多少补充多少以维持理想体重。

（9）增加食物纤维：在糖尿病饮食中加入食物纤维、果胶、麦麸、树胶等。欧美各国糖尿病食谱中含食物纤维4～5g/d，现建议增加到5～20g/d。流行病学调查发现食物植物纤维含量低与某些疾病，如糖尿病、冠心病、结肠直肠癌及痔等发病率有关，而高纤维饮食对糖尿病有防护作用。植物纤维可使糖尿病患者对葡萄糖吸收减慢，改善糖耐量，摄食食物纤维后空腹和餐后血糖、血脂浓度均下降，减少胰岛素或口服降血糖药需要量，2型糖尿病血糖波动减少，肥胖者体重及高胰岛素血症下降，还可预防心血管病、慢性胆囊炎、胆石症等并发症。轻型患者长期食用可控制病情，但有腹泻等自主神经功能失调者，长期使用若未加注意可能导致矿物质缺乏，有条件应定期测定血钠、钾、钙、磷、铁、镁等，必要时适当用食物或药物补充。

（10）烹调选用植物油：烹调用油宜采用豆油、花生油、茶油、菜籽油、玉米油等植物油。

（11）外出就餐：每次外出就餐前应当事先做安排、准备。随身携带些方便食物，如奶粉、咸饼干等，以便随时临时加餐。如果正使用降血糖药，外出时应当带药品，于餐前20～30min服用。就餐时需要注意尽量避免选用含糖高，用油煎、油炸等烹调方法制作的菜肴。主食最好选用米饭、粥、馒头、窝头；应选择矿泉水、苏打水、茶，忌含糖饮料和烈性酒。

六、并 发 症

1. 酮症酸中毒昏迷　糖尿病酮症酸中毒是糖尿病的严重急性并发症。当代谢紊乱发展至脂肪分解加速、血清酮体积聚超过正常水平时称为酮血症。其症状称为酮症。当酮酸积聚而发生代谢性酸中毒时称为酮症酸中毒。如病情严重发生昏迷时则称为糖尿病性昏迷。此病症常见于胰岛素依赖型患者，或非胰岛素依赖型伴有应激时。

常有严重失水、酸中毒和电解质代谢紊乱，早期可以出现低钠低钾血症，但血钾未必降低。脂肪代谢紊乱，血FFA、TG、酮酸常明显增高，磷脂、胆固醇及脂蛋白也相应增高。蛋白质及氨基酸代谢紊乱，血浆成酮氨基酸如亮氨酸、异亮氨酸和甘氨酸、丙氨酸、丝氨酸、苏氨酸等成糖氨基酸浓度降低，血糖、酮均上升而氮呈负平衡。携氧系统失常，糖尿病酮症酸中毒时血氧解离困难而发生缺氧。

表现为初感疲乏软弱，四肢无力，极度口渴，多饮多尿，尿量初现增多，轻度失水时仍有多尿，当肾循环衰竭或休克严重时减少；早期常有食欲缺乏、恶心呕吐，有时腹痛，尤以小儿多见；也可有胸痛，年长而有冠心病者，可并发心绞痛，甚至心肌梗死及心律失常，或心力衰竭等。之后可出现倦怠、嗜睡、头痛、全身痛、意识模糊，终至昏迷。

实验室检查为尿酮呈强阳性，早期尿量增多，可达3000ml/d以上，当严重休克、急性肾衰竭时，初期可减少，甚至尿闭；恢复期可增多。血糖升高多数在500mg/dl左右；血酮强阳性，定量＞50mg/dl（5mmol/L）。

早期轻症，脱水不严重，酸中毒属轻度，无循环衰竭，神志清醒的患者，仅须给予足量胰岛素，每4～6小时1次，每次皮下或肌内注射10～20U，并鼓励多饮水，进半流质或流质饮食，必要时静脉补液，同时严密观察病情，随访尿糖、尿酮、血糖与血酮及CO_2结合力等，随时调整胰岛素及补液量，并治疗诱因，一般均能得到控制，恢复到酮症前情况。对于中度和重症病例，CO_2结合力在20%以下，血HCO_3^-＜10mmol/L，pH＜7.35，血酮＞5mmol/L，甚而伴有循环衰竭或昏迷者，应积极抢救。

在采取急救措施的同时，可通过输液或鼻饲给予营养性液体，每次输液或进食后，应记录营养液或食物名称及数量，计算营养素摄入量，以便根据记录拟定治疗方案。鼻饲应在医护人员指导下，给予牛奶、豆浆、蒸蛋羹、米汤、淡藕粉、鸡茸汤等。病情好转后可用糖尿病半流质饮食或普食。

2. 妊娠　糖尿病合并妊娠包括糖尿病患者妊娠；妊娠前隐性糖尿病，妊娠后进展为糖尿病；妊娠期新发现糖尿病。以前认为患糖尿病妇女不能妊娠，胰岛素问世使糖尿病妇女怀孕和生育有了保证。妊娠期胎儿生长发育需要母体供给大量葡萄糖和氨基酸，使得母体糖异生作用增强，刺激血糖升高。此外，孕妇分泌泌乳激素、雌激素、孕激素及皮质激素增加，对胰岛素拮抗作用增加，易诱发糖尿病。妊娠期糖尿病饮食治疗原则是各种营养素供给量应满足母体和胎儿生长发育的需要，严格监测，孕妇体重不能增长过快。

妊娠早期易产生酮症酸中毒。妊娠中、晚期原有糖尿病的孕妇，对胰岛素的需求量不断增加，必须随时调整胰岛素的用量。分娩期，可使血糖上升。产褥期易发生低血糖性休克。

营养治疗主要是饮食控制，前4个月营养素供给量与正常人相似，后5个月需要每天增加

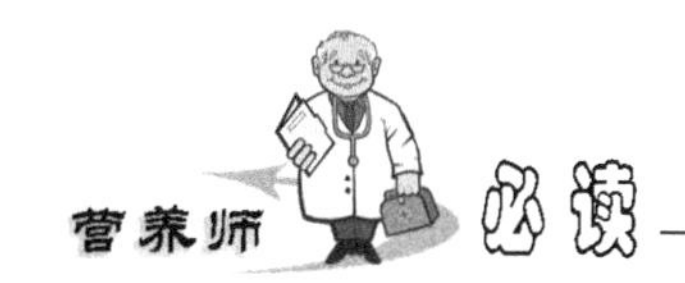

能量1.26MJ（300kcal），蛋白质25g。乳母每天需增加能量3.35MJ（800kcal），蛋白质25g。能量摄入不宜太低，通常1800～2000kcal/d，每天主食350～400g，蛋白质按1.5～2g/kg或75～100g，脂肪50g，适量维生素及铁、钙。控制血糖在正常至7.84mmol/L左右为理想，或餐后2h维持血糖在7.28mmol/L，可不必给予胰岛素。妊娠期不宜用口服降血糖药，妊娠期以用不能通过胎盘胰岛素为好。孕妇经饮食控制后血糖值仍为＞8.40mmol/L时，用普通胰岛素以控制空腹血糖，维持在110～150mg/dl（6.16～8.40mmol/L），尿糖为（+）。

3. 儿童糖尿病　儿童糖尿病多为1型。胰岛素的应用使患儿寿命和预后都有不同程度的延长和改善。详见儿科疾病饮食治疗章节。

4. 肾病　肾病是糖尿病主要并发症，近年来有上升趋势。除糖尿病症状外，还有肾功能不全的体征，如蛋白尿、高血压、氮质血症和水钠潴留等，严重者可发生尿毒症。饮食治疗原则按病情需要，保证能量需要，蛋白质根据尿量、尿蛋白丢失情况及氮质血症严重程度供给，每天按0.6～1.0g/kg。限制钠盐摄入，食盐2g/d左右，根据病情补钾。

常规治疗及营养处理，保证能量需要；保证蛋白质供给，根据氮质血症严重程度供给，每天按0.6～1.0g/kg供给，优质蛋白质占全天总蛋白质的50%～70%；限制钠摄入，每天供给食盐2g左右；据病情补钾；低胆固醇少油饮食。血液透析时，详见肾疾病章节血透营养治疗部分。

糖尿病治疗后控制标准：症状好转，体重恢复至标准体重5%以内，劳动力恢复正常，要求化验等指标达到理想控制。糖尿病控制标准见表23-6。

表23-6　糖尿病控制标准

项目	理想控制	较好控制	控制差
血糖（真糖法）			
空腹（mmol/L）	＜6.0	6.0～7.8	＞7.8
餐后2h（mmol/L）	＜8.0	8.0～10.0	＞10
糖化血红蛋白（%）	＜7.0	7.0～9.0	＞9.0
血脂			
总胆固醇（mmol/L）	＜5.2	＜6.0	＞6.0
HDL-Ch（mmol/L）	＞1.1	＜1.1	＜0.9
三酰甘油（mmol/L）	＜1.3	＜1.7	＞1.7
血压kPa（mmHg）	＜18.7/12.0	＜21.3/12.7	＞21.3/12.7
	＜（140/90）	＜（160/95）	＞（160/95）
BMI（kg/m^2）男	＜25	＜27	＞27
女	＜24	＜26	＞26

5. 手术前后　除急诊手术外，一律先治疗糖尿病，待病情稳定后再行手术。术前糖尿病者应有充分准备，控制好糖尿病、纠正酸碱及电解质平衡紊乱，改善营养状况，并于术前2～3d每天给予糖类250g以上，使肝糖原储备充足。急诊大手术糖尿病营养治疗，应首先考虑具体病情，分析手术迫切性和糖尿病酮症酸中毒等严重性，对比轻重缓急而采取措施。

术后使用葡萄糖、氨基酸补充足够能量时，应加用胰岛素。特别要防止伤口感染。术后病情许可时尽可能早地食用流质饮食，如肉泥汤、鸡茸汤、蒸蛋羹、咸米汤、豆腐脑、淡豆浆、淡牛奶和淡藕粉等；恢复期可进糖尿病半流质或糖尿病普食。

6. 低血糖　凡空腹血糖低于4.44mmol/L称为低血糖，也有以血糖浓度低于2.5mmol/L作为低血糖症标准；多发生在注射胰岛素后饮食供给不及时，或其他原因未能及时进食者。主要症状有心慌、出汗、头晕、烦躁、焦虑、饥饿感强烈及全身乏力等；严重时可致昏迷，甚至死亡。症状较轻者，神志清楚，可用葡萄糖或蔗糖20～50g，温开水冲服，数分钟后症状消失。如症状稍重，除饮糖水外，应进食些馒头、饼干或水果等，10min后症状可消失。病情严重神志不清者，应静脉输注葡萄糖，立即送医院抢救。

糖尿病患者及其家属应了解低血糖的起因及症状，做到定期复查血糖、尿糖，自己检测尿糖，与医生合作尽可能避免低血糖的发生，一旦出现低血糖的征兆应及时进食和喝糖水。严重者，速到医院就诊。

轻度低血糖的患者可口服水果汁或糖水、糖块。重症有意识障碍无法口服者则采用静脉补充治疗。在治疗时要严密观察血清钾的浓度。为防止低血糖反应，糖尿病患者要随身带着糖果、饼干等食物以应急需，并学会随着体力活动的增减而适当调整饮食的方法，这对注射胰岛素的患者尤为重要。

七、营养咨询

1. 饮食指导　对患者进行营养咨询和饮食指导是糖尿病综合治疗的一部分。无论是住院，还是门诊患者，都必须进行营养咨询和饮食指导。教育患者懂得饮食治疗的重要性，掌握饮食治疗的方法和步骤，主动配合开展各项治疗。患者应养成良好生活和卫生习惯；要按时休息、起床、服药，注射胰岛素和就餐；应了解饮食宜忌，并应知道每天主食、副食大致摄入量。患者应学会自我保护、自我急救措施，学会自己使用胰岛素；了解低血糖反应的症状，发生时简易救治措施；平时准备苏打饼干等食物。定期检查血糖，平时坚持自我用试纸定时测定尿糖。适当增加锻炼，提高身体素质，保持心情舒畅。有条件的医院可发给患者电脑咨询单，包括营养状况评价、饮食配方、等值食物互换及饮食宜忌等。

2. 食物分配　不同能量糖尿病饮食食物分配见表23-7。

表23-7　不同能量糖尿病饮食食物分配表

总能量[kJ（kcal）]	总交换单位	谷类单位	粳米重量（g）	蔬菜类单位	青菜重量（g）	瘦肉类单位	牛肉重量（g）	豆乳类单位	牛奶（g）	油脂类单位	豆油重量（g）
4184（1000）	12	6	150	1	500	2	100	2	220	1	9
5021（1200）	14.5	8	200	1	500	2	100	2	220	1.5	13.5
5858（1400）	16.5	9	225	1	500	3	150	2	220	1.5	13.5
6694（1600）	18.5	10	250	1	500	4	200	2	220	1.5	13.5
7531（1800）	21	12	300	1	500	4	200	2	220	2	18
8368（2000）	23.5	14	350	1	500	4.5	225	2	220	2	18
9205（2200）	25.5	16	400	1	500	4.5	225	2	220	2	18
10 042（2400）	28	18	450	1	500	5	250	2	220	2	18

3. 食谱举例　采用食物交换法配制的糖尿病参考食谱见表23-8，总能量为7.53MJ（1800 kcal）。

表23-8　等值互换糖尿病饮食参考食谱

餐次	交换单位	内容
早餐	4	谷类2单位，豆乳类2单位（咸面包75g，牛奶1瓶）
中餐	8.5	谷类5单位，蔬菜类0.5单位，瘦肉类2单位，油脂类1单位（大米125g，油菜150g，牛肉50g，番茄100g，鸡蛋1枚，豆油9g）
晚餐	8.5	分配单位同中餐（面条150g，瘦肉25g，四季豆125g，青鱼75g，豆油9g）

4. 2013年美国糖尿病协会（ADA）糖尿病诊疗指南中医学营养治疗的建议

（1）整体建议：糖尿病前期及糖尿病患者需要依据治疗目标接受个体化的医学营养治疗（MNT），优先考虑由熟悉糖尿病MNT的注册营养师指导。因为可以节省花费并可改善预后，MNT应该被保险公司及其他支付所充分覆盖。

建议所有超重或肥胖的糖尿病患者或有糖尿病风险的个体减轻体重。为减轻体重，低糖饮食、低脂热量限制饮食或地中海饮食在短期内（至少2年）或许有效。对于低糖饮食的患者，监测其血脂、肾功能和蛋白质摄入（有肾病患者）情况，并及时调整降糖治疗方案。体力活动和行为矫正是控制体重方案的重要组成部分，同时最有助于保持减轻的体重。

（2）糖尿病的一级预防建议：在有2型糖尿病风险的个体，预防措施重点强调生活方式的改变，包括适度减轻体重（体重的7%）和规律的体力活动（每周150min），饮食控制如减少热量摄入、低脂饮食能够减少发生2型糖尿病的风险。 有2型糖尿病风险的个体，应该鼓励食用美国农业部（USDA）推荐的纤维摄入量（14g纤维/1000kcal）及全谷食物（谷物中的一半）。应该鼓励有2型糖尿病风险的个体限制含糖饮料的摄入。

（3）糖尿病的治疗建议：糖尿病治疗中可以调整糖类、蛋白质和脂肪的最佳比例，以满足糖尿病患者的代谢目标和个人喜好。采用计算、食物交换份或经验估算来监测糖类的摄入量，仍是血糖控制达标的关键。饱和脂肪摄入量应少于总热量的7%。减少反式脂肪摄入能降低LDL胆固醇，增加HDL胆固醇，所以应尽量减少反式脂肪的摄入。

（4）其他营养建议：成年糖尿病患者如果想饮酒，每日饮酒量应适度（成年女性每天≤1份，成年男性≤2份），并应注意预防低血糖发生。不建议常规补充抗氧化剂如维生素E、维生素C和胡萝卜素，因为缺乏有效性和长期安全性的证据。个体化的饮食方案应包括优化食物选择，使所有微量元素符合推荐膳食许可量（RDA）/膳食参考摄入量（DRI）。

第二节　肥胖症营养治疗

随着社会经济发展、生活水平提高，体力劳动少的人群中，肥胖正逐渐成为日常保健的现实问题。摄入能量多于消耗，多余能量以脂肪形式存于体内。肥胖增加机体脏器的负担，同时又加速衰老进程；心血管疾病、糖尿病、肝胆疾病、骨关节炎及痛风症等发病率均明显增高。应激反应能力下降，抗感染能力降低，对麻醉和手术耐受力差。尽管我国肥胖问题远不如西方国家突出，但随着生活水平逐渐提高，肥胖增多趋势非常明显。

肥胖与代谢有关。最新研究表明肥胖者有显著遗传倾向，已经发现肥胖者有致肥胖遗传基因，而过量进食是致肥胖外部因素。饮食中获得的能量超过身体活动所消耗的能量，主要以脂肪形式贮存体内而发生肥胖，称为单纯性肥胖。多见于中年后体力活动日趋减少，营养过剩及长期患病卧床者。饮食是生活乐趣之一，绝大部分人只要经济允许，就尽量设法搞得丰盛些。有不少家长误认为孩子越胖越美，总是想方设法让孩子多吃些，除正常饮食供给外，还常买些糖果、糕点等食用。再则体内调节脂肪代谢的神经中枢和内分泌腺体，包括垂体、性腺、甲状腺、肾上腺皮质等功能紊乱，致脂肪代谢失常而致脂肪沉积称为内生性或神经-内分泌性脂肪沉积。另外，体内某些酶数量和活性变化，也同样致脂肪代谢改变而促使肥胖发生。

一、肥胖病流行病学

欧洲中年人肥胖率为15%～20%；东欧国家较为严重，有些国家妇女肥胖率高达40%～50%；美国超重率达33.3%，肥胖率为22%，而美籍非洲和墨西哥妇女肥胖率则高达40%；在某些发展中国家肥胖病正急剧增多，如加勒比地区、南美和东南亚，而在澳大利亚土著居民和在波利尼西亚肥胖率甚至达到80%。

中国居民超重率在1982年、1989年和1992年调查结果显示，城市青壮年分别为9.7%、12.0%和14.9%，农村分别为6.1%、7.5%和8.4%，有逐年增高趋势。在人口众多的国家，肥胖率增加1%就意味着增加1000万以上的肥胖者。

近年来儿童、青少年肥胖率不断增加。欧美发达国家婴幼儿肥胖率为16%，14岁为7%～10%。日本1988年中小学生肥胖率为8%～11%，芬兰6岁以下儿童肥胖率为3%～10%；香港1995年调查资料显示，3～18岁儿童青少年总肥胖率约10.8%，男性11.28%，女性8.93%。1986年，中国8个城市0～7岁儿童单纯性肥胖流行病学调查结果表明，肥胖儿童检出率为0.91%；男性0.93%，女性0.90%；1996年上述城市同年龄肥胖率比10年前分别增加2.4倍和2.1倍。

大量观察证实，许多成人肥胖始于童年。学龄前肥胖成为成人肥胖的危险度是非肥胖儿童20～26倍；学龄肥胖儿童是非肥胖3.9～5.6倍。我国曾对北京东城区30岁肥胖者，从小学生时期开始追踪观察10年，结果70%肥胖儿童10年后持续肥胖，故对肥胖防治应从儿童时即开始抓起。

二、肥胖定义及诊断

肥胖是指人体脂肪过量贮存，脂肪细胞增多和（或）细胞体积增大，即全身脂肪组织块增大，与其他组织失去正常比例的状态。表现为体重超过相应身长所确定标准值20%以上。

关于肥胖定义须特别指出，虽肥胖常表现为体重超过标准体重，但超重不一定全是肥胖。机体肌肉组织和骨骼如果特别发达，重量增加也可使体重超过标准体重，但此情况并不多见。肥胖症必须是机体脂肪组织增加，导致脂肪组织所占重量比例增加。针对肥胖症定义，目前已建立许多诊断或判定肥胖的标准和方法，常用方法可分为3大类：人体测量法、物理测量法和化学测量法。以下主要介绍人体测量法。

人体测量法包括身长、体重、胸围、腰围、臀围、肢体的围度和皮褶厚度等参数测量。根据人体测量数据有许多不同的肥胖判定标准和方法，但常用的有身长标准体重法、皮褶厚度和体质指数（BMI）3种方法。

1. *身长标准体重法* 为WHO极力推荐，也是文献最常见的衡量肥胖方法。公式为：

肥胖度（%）=[实际体重（kg）–身长标准体重（kg）]/身长标准体重（kg）×100%。

判断标准：凡肥胖度＞10%为超重；20%～29%为轻度肥胖；30%～49%为中度肥胖；＞50%为重度肥胖。

2. *皮褶厚度法* 用皮褶厚度测量仪测量肩胛下和上臂肱三头肌处皮褶厚度，两者相加即为皮褶厚度。还可测量髂前上棘脐旁1cm处皮褶厚度。皮褶厚度通常不单独作为肥胖标准，而是与身长标准体重结合判定。判定方法是：凡肥胖度＞20%，两处皮褶厚度＞80%位数，或其中1处皮褶厚度＞95%位数者为肥胖；凡肥胖度＜10%，无论2处皮褶厚度如何，均为体重正常者。

3. *体质指数* 体质指数（body mass index，BMI）计算公式为：

BMI=体重（kg）/[身长（m）]^2

判断标准：BMI正常范围为18.5～22.9kg/m^2，超重＞23kg/m^2，肥胖前期23～24.9kg/m^2，Ⅰ级肥胖25～29.9kg/m^2，Ⅱ级肥胖＞30.0kg/m^2。近年国外学者多主张用BMI，认为BMI更能反映体脂增加百分含量。BMI主要用于衡量肥胖程度，而不一定适用于判定人体发育水平。

体脂物理测量法指根据物理学原理测量人体成分，从而可推算出体脂的含量。这些方法包括全身电传导（total body electrical conductivity，TOBEC）、生物电阻抗（bioelectrical impedance analysis，BIA）、双能X线吸收（dual-energy x-ray，DEX-A）、计算机控制断层扫描法（computerized tomographic scans，CMG）和磁共振扫描（nuclear magnetic resonance scans，NMRS）。其中，后3种方法具有某些优越性，可测量骨骼重量和体脂体内和皮下分布，但其费用相当高。

化学测定方法理论依据为中性脂肪不与水和电解质结合，故机体组织成分用无脂成分为基础来计算。假设人体去脂体质（fat free mass，FFM）或称瘦体质组成恒定，则通过分析其中1种组分，如水、钾或钠量可以估计FFM数量。然后用体重减去FFM重量就是体脂。化学测定法包括稀释法、^{40}K计数、尿肌酐测定法。

三、肥胖机制和影响因素

（一）肥胖发生的内因

肥胖发生内因主要是指肥胖发生的遗传生物学基础。遗传因素表现有二：一是遗传因素起决定性作用，从而导致罕见的畸形肥胖，现已证明第15号染色体有缺陷；二是遗传物质与环境因素相互作用而导致肥胖。目前研究较多是后者，已发现有近20种基因突变与肥胖有关。与人类肥胖有关的基因主要有4种：神经肽Y、黑色素皮质激素、瘦素和解偶联蛋白。这些基因在动物实验已证实与肥胖有关。然而在人类中这些基因作用还有待继续研究。另外环境因素对肥胖发生发展有非常重要作用，且大多数情况是遗传因素与环境因素共同作用的结果。统计发现肥胖40%～70%由遗传因素决定，环境因素占30%～60%，甚至有学者认为遗传因素只占30%，而环境因素占60%以上，故在了解肥胖发生原因时，不可忽视环境因素，即外因的作用。

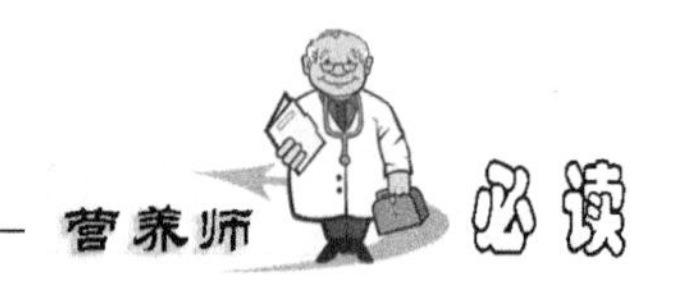

(二)肥胖发生的外因

1. 社会因素　我国在1986年和1996年进行0～7岁儿童肥胖发生率调查,结果显示肥胖以每年以7%～8%速度递增,儿童肥胖率递增速度,恰巧与我国国民生产总值增长速度相吻合。随着经济快速发展,人民生活水平普遍提高。主要为动物性食物、脂肪等高能量食物摄入明显增加;交通发达、方便快捷,人们活动量明显减少;电视机普及坐着的时间明显比活动时间增多等。这些因素均能导致能量摄入大于支出,从而致肥胖。

2. 饮食因素　胚胎期因孕妇能量摄入过剩,可致婴儿出生时体重较重;出生后人工过量喂养,过早添加固体食物和断奶、进食速度快及食量大、偏食、喜食油腻和甜食、吃零食等,都可致肥胖。而肥胖直接起因是机体长期能量入超。而入超原因是摄入过多,或消耗过少,或既摄入过多又消耗过少。饮食习惯和饮食组成对体脂消长也有影响。实际生活中,晚餐安排十分丰富而又过食者,常要比一般人易发胖。每天摄入能量相同,少餐次者又要比多餐次者易发胖。

3. 行为心理因素　部分肥胖儿童因常受到排斥和嘲笑,因而自卑感强,性格逐渐形成内向抑郁,不愿参加集体活动。抑郁寡欢,不愿活动,这些行为心理异常又常以进食得到安慰。可见,肥胖导致心理、行为问题,而心理、行为问题又促进肥胖,两者相互促进,相互加强,形成恶性循环。

4. 体力活动因素　通常体力活动是决定个人能量消耗多少的最重要因素;同时,体力活动也是抑制机体脂肪积聚的最强有力的"制动剂"。以有氧代谢为特征的体力活动对降低体脂效果最为明显。而某些以无氧代谢为特征的静力运动项目,减肥效果则远不如动力活动为佳。有氧代谢活动有慢跑、中快速步行、体操、游泳、爬山、打太极拳等,而举重、柔道则为无氧代谢的静力运动。

(三)肥胖分类

1. 遗传性肥胖　主要指遗传物质染色体、DNA发生改变而导致的肥胖,这种肥胖极为罕见,常有家族性肥胖倾向。

2. 继发性肥胖　主要指因垂体-肾上腺轴发生病变、内分泌紊乱或其他疾病、外伤致内分泌障碍,而导致肥胖。

3. 单纯性肥胖　主要是指排除由遗传性、代谢性疾病、外伤或其他疾病所致的继发性、病理性肥胖,而单纯因营养过剩所致全身性脂肪过量积累。

单纯性肥胖脂肪分布,在女性以腹部、臀部及四肢为主;男性以颈及躯干部为主,四肢较少。超重10%以上轻度肥胖常无症状,超重20%以上中度肥胖及超重30%以上重度肥胖者,可有换气受限综合征,是因脂肪堆积使体重过重,活动消耗能量及氧量增多及胸壁增厚,横膈高,肺泡换气不足,缺氧和二氧化碳潴留,导致活动时气促,易疲劳,故患者怕动、嗜睡,甚至发生红细胞增多、肺动脉压增高、慢性肺源性心脏病、心力衰竭等体征;当体重减轻后可恢复。

重度肥胖者有效循环血容量、每搏输出量、心排血量及心肌负荷均增高,有时伴高血压、左心室肥大。心肌脂肪沉着致心肌劳损,致左心衰竭、心脏扩大,当肥胖控制后症状即可减轻,甚至恢复。常有食欲亢进、容易饥饿、便秘、腹胀及脂肪肝。

因皮下脂肪过度沉着,下腹、大腿内侧等处皮肤可见白色,甚至淡紫色条纹,皮肤皱褶处易磨损,致皮炎、皮癣、出汗较多、怕热。腰背痛、骨关节炎、腹疝及横膈疝也可能发生。妇女

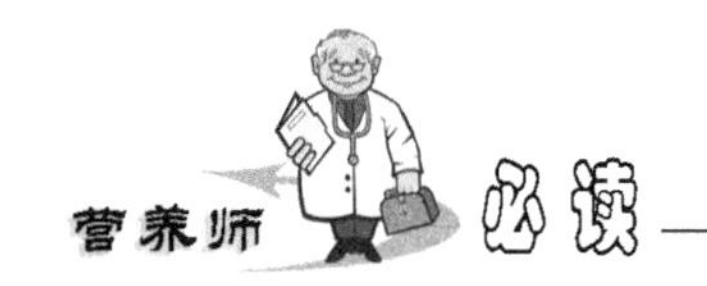

多见闭经不孕或月经稀少，可合并子宫内膜癌及妊娠毒血症。男性可有阳萎，提示性功能异常。女性绝经期后也常见肥胖。

单纯性肥胖常对胰岛素不敏感，有高胰岛素血症及糖耐量减低，总脂、胆固醇、三酰甘油及非酯化脂肪酸增高；呈高脂血症及高脂蛋白血症，成为动脉粥样硬化、冠心病、糖尿病、胆石症、脂肪肝等病的基础。血清氨基酸可偏高，部分患者合并痛风、高尿酸血症。

（四）临床分型

肥胖是指机体脂肪的过度积聚与脂肪组织的过量扩增。判断肥胖的科学方法是准确测定机体脂肪或脂肪组织的量。对于体脂的含量，可用脂溶气体核素^{85}氪（^{85}Kr）密闭吸入稀释法直接测得，或用体密度（Dm）或比重测定计算、核素^{40}钾或^{42}钾全身扫描及重水（D_2O）稀释法等间接测得。在临床实践中，衡量肥胖程度最为简易的办法，一般认为是体重测量和皮褶厚度测量。

1. *肥胖和病态肥胖* 肥胖正确定义是机体脂肪过度积聚与脂肪组织过量扩增。判断肥胖的科学方法是准确测定机体脂肪或脂肪组织的量。目前，对体脂含量虽可用核素的方法测定，但因这些方法操作复杂，并需特殊设备，不便于临床应用。临床上衡量肥胖程度最为简易方法是体重测量和皮褶厚度测量。通常个人实际体重如超过标准体重10%即为过重，应致足够关注；若超过20%而无原因可寻，即可诊断为肥胖。超过20%～30%者为轻度肥胖、30%～50%为中度肥胖、50%以上为重度肥胖、100%以上者为病态肥胖。肥胖和过重，虽然都是机体能量正平衡的结果，但有不同内涵。肥胖固然可以导致过重，但运动员及体力劳动者的过重，常不是肥胖而是因肌肉发达所致。反之，平日不爱活动或活动量极少的虚胖者，即使不过重，但也有体脂过度积聚。

通过测量皮下脂肪厚度亦可判断肥胖。测量皮下脂肪层厚度的方法，有皮褶厚度测量法、简易超声测量法、X线软组织照相法和超声波反射照相法等，而目前以第1种方法最为常用。皮褶测量常取的部位为三头肌下端（S_1）肩胛骨下角（S_2）、髂骨嵴与腋中线交叉处（S_3）。

正常成年男性体重15%～20%，女性体重20%～25%为体脂，超过正常值的高限，即可诊断为肥胖；超过其高限1倍或更多者则为病态肥胖。

此外，判断青少年是否肥胖，尚可采用直尺试验和周径测量等简便方法。周径测量是指胸、腹周径的测量，正常胸围应大于腹围；反之，则表示肥胖。

2. *肥胖综合征* 轻度肥胖除体重过重外，无其他症状；中度以上肥胖者，常有下列综合征及症状。一旦肥胖消除，其他症状也随之好转。

（1）通气不良综合征：主要是因腹腔、纵隔、胸壁和心脏周围大量脂肪堆积，显著影响心肺功能，出现呼吸运动和血液循环障碍。患者平时有头晕、头痛、脉数、心悸、多汗、无力、腹胀、下肢水肿等症状；且可有慢性肺源性心脏病及心力衰竭。

（2）心血管系统症状：特别是重度以上肥胖者，脂肪组织过量扩增，有效循环血量、心排血量及心肌负担均相应加大，静脉回流受阻，静脉压、肺动脉压增高及因心肌内外脂肪沉积而易导致心肌劳损。最终因心脏长期负荷过重，而发生高搏出性心力衰竭。若不消除肥胖，仅用洋地黄、利尿药等通常抗心力衰竭治疗方法，效果不佳。

（3）内分泌代谢紊乱：以胰岛素代谢最为突出。表现为胰岛素受体异常，葡萄糖运转、代谢能力异常；肥胖者胰岛素浓度是正常人的2～3倍。但仍有糖代谢障碍，糖耐量常降低，血糖增高，血脂、血清胆固醇及三酰甘油和非酯化脂肪酸常增高，是诱发糖尿病、动脉粥样硬化、冠心病、胆石症等并发症的原因。同时也是导致肥胖不断升级的重要内在因素。肥胖者性激素的改变也极为显著。男性雄激素明显减少而雌激素显著增多，面部皮肤变得细腻，性功能轻度低下，可有阳萎和性欲减退。重度肥胖以上的女性，雄性激素增加达正常2倍，雌激素也持续增高，故青春期前肥胖女孩月经初潮提前。雌激素持续偏高，又可导致卵巢功能异常，还可刺激乳腺和子宫异常增生，尤其是绝经后，乳腺癌和子宫内膜癌发病率明显增加，达正常人3～4倍。

（4）消化系统症状：肥胖者有食欲亢进、多食善饥、便秘、腹胀等消化系统症状，特别是并发糖尿病者更明显。有25%～58%的肥胖者有不同程度脂肪肝，影响胰岛素摄取和利用。10%肥胖者，尤其是妇女有夜食综合征，夜间食欲旺盛、失眠、白天厌食。伴有胆石症肥胖者，有慢性消化不良与胆绞痛发作。此外，肥胖者多汗、怕热、腰背痛和关节痛也较多见。皮肤皱褶处易磨损，其臂外侧、大腿内侧、膝关节、下腹部等处的皮肤上，还常会有细而淡的紫红纹分布。

四、肥胖对健康危害

大量研究表明，肥胖与糖尿病、高血压、高脂血症、高尿酸血症、缺血性心脑疾病、癌症、变形性关节炎、骨端软骨症、月经异常、妊娠和分娩异常等很多疾病有明显关系；且肥胖增加这些疾病死亡的危险性。研究表明，中等度肥胖死亡率明显上升。近年来，关注焦点是肥胖对儿童健康的影响。

（一）肥胖对儿童健康危害

1. 对心血管系统影响　肥胖可致儿童全血黏度增高；血总胆固醇、低密度脂蛋白胆固醇和载脂蛋白等浓度均显著增加，左心室射血时间和心排血量高于正常体重儿童，血压明显增高；部分儿童心电图ST段提高和室性期前收缩，左心功能不全和动脉顺应性改变。提示肥胖儿童有心血管疾病潜在危险。

2. 对呼吸系统影响　肥胖儿童肺活量和每分通气量明显低于正常儿童。提示肥胖症可导致混合型肺功能障碍，极量运动时肥胖儿最大耐受时间、最大摄氧量及代谢当量均明显低于正常儿童。

3. 对内分泌与免疫系统影响　肥胖与人体内分泌改变有关。肥胖儿童生长激素和泌乳激素大都处于正常低值；甲状腺素T_3升高，T_4大都正常；肥胖男孩血清睾酮降低，血清雌二醇增加，而肥胖女孩雌激素代谢亢进，可发生高雌激素血症；胰岛素增多是肥胖儿童发病机制的重要因素，肥胖儿常有糖代谢障碍，超重率越高，越易发生糖尿病。肥胖儿童免疫功能有明显紊乱，细胞免疫功能低下最为突出。

4. 对智力和发育影响　肥胖儿童能量摄入常超过标准，普遍存在着营养过剩。但常有钙和锌摄入不足。男女肥胖组骨龄均值皆大于对照组，男性大0.6岁，女性大0.7岁。男女肥胖儿童第二性征发育均显著早于对照组。

肥胖对儿童智力、心理行为也有不良影响。对肥胖儿进行韦氏儿童智力量表和行为评定量表综合测试，发现行为商数肥胖儿童明显低于对照组。肥胖男生倾向于抑郁和情绪不稳，肥胖女生倾向于自卑和不协调。肥胖儿自我意识受损，自我评价低不合群，比对照组有更多的焦虑，幸福和满足感差。肥胖儿反应速度低，阅读量、大脑工作能力指数等指标均值低于对照组。总之，肥胖症对儿童身心健康可带来许多不良影响，应致高度重视。

5. *脂肪贮存与释放机制*　脂肪细胞数目，年龄越小越多；在20岁以后所发生的肥胖，几乎全因原有脂肪细胞肥大所致。凡因脂肪细胞体积扩大所致的肥胖，通常称为肥大性肥胖；而因脂肪细胞数目增加所致的肥胖，则称增生性肥胖。

6. *棕色脂肪组织与胖瘦*　在人和多数哺乳动物，特别是婴儿和新生仔畜颈、肩、腋窝和背部肩胛间，存在特殊类型脂肪，含有大量线粒体，血液供应丰富，呈现棕色，故也称"棕色脂肪组织（IBAT）"。与其相对应，前述的普通脂肪组织则就称为"白色脂肪组织"。

IBAT主要功能是产热。成年机体遭受寒冷刺激，通常可通过战栗和化学2种途径产热，可婴儿及新生仔畜因还不会通过战栗途径产热，其所需能量几乎全要靠化学途径来供应。IBAT是机体化学产热又一重要组织。IBAT数量与质量与机体胖瘦有密切关系。肥胖者常因其体内所含IBAT量少或功能障碍，致这一有效的调节方式失灵，致能量入超，大部分转化为脂肪积聚起来。

（二）肥胖对成人健康危害

国外大量流行病学调查发现，肥胖与死亡率有明显关系。美国癌症学会提供的资料表明，男性和女性最低死亡率相当于BMI为22～25。在此BMI范围之外，死亡率均明显增加。BMI>30时，死亡率增加更明显。当BMI接近40时，死亡率达到最高峰。

许多研究证实脂肪分布与健康危害的关系。以腹部肥胖为主的上身性肥胖，患糖尿病和心血管病危险性增加，同时死亡率也明显增加。以臀部和大腿肥胖为主的下身性肥胖，患上述疾病危险相对较低，故脂肪分布比超重本身对患病率和死亡率有更大影响，是重要的危险因素，其相对危险比值≥2。另外，腹部脂肪增加也可预示妇女发生乳腺病危险性增加。对上述现象进行分析，认为腹部脂肪增多，表明腹腔内有代谢活性脂肪细胞大小和（或）数目增加，可将其中游离脂肪酸直接释放到门静脉循环，干扰肝胰岛素清除，以致影响各种代谢过程，从而导致上述疾病。

肥胖是致高血压患病率增加的重要危险因素。肥胖者周围动脉阻力增加，从而使血压升高，同时肥胖也增加心脏负担。肥胖可致心肌病，并可伴有充血性心力衰竭。肥胖者易患糖尿病，腹部脂肪增多和体重增加，可加重患糖尿病的危险性，常表现为对葡萄糖不耐受，对胰岛素有抵抗。

有些研究还证明肥胖与胆囊病有关。20～30岁肥胖妇女比正常体重妇女患胆囊疾病危险性高6倍。到60岁时，肥胖妇女中几乎有33%发生胆囊疾病，其原因可能是因肥胖者胆固醇合成增多，导致胆汁排出胆固醇增加。

极度肥胖者肺功能可发生异常，表现为储备容积明显减少和动脉氧饱和度降低。肥胖患者最严重的肺部问题是梗阻性睡眠呼吸暂停和肥胖性低通气量综合征，其原因可能与咽部脂肪增多有关。

肥胖者内分泌和代谢常发生异常。肥胖者生长激素基本正常或减少；但大多数研究发现，肥胖者血中生长激素浓度明显下降。单纯性肥胖者仍保留昼夜皮质醇变化节律，但下午可能高于正常。肥胖男性血浆睾酮浓度降低。这种总睾酮减少，伴随性激素结合球蛋白减少，导致中等肥胖者游离睾酮浓度正常。然而极度肥胖男性游离睾酮浓度也可能下降。肥胖妇女通常表现为月经周期规律性降低和月经异常频率增加。研究发现，43%月经失调妇女是超重者。此外，肥胖妇女闭经也较早。

五、营养治疗

（一）治疗原则

肥胖治疗必须坚持足够时间，持之以恒地改变原有生活、饮食习惯，长期地控制能量的摄入和增加能量消耗，彻底纠正其能量代谢入超。保证机体蛋白质及其他各种营养素需要，维持机体摄入能量与消耗间的负平衡状态，并持续相当时间，使体重逐渐下降，接近标准体重，达到减轻体重的目的。采取控制饮食和增加体力活动的措施，是取得疗效和巩固疗效的保证。

控制能量和增加消耗，是现阶段肥胖的基础治疗缺一不可的两大支柱。如只增加体力活动而不控制饮食，其所增加的能量消耗就极易从饮食摄入上获得补偿，也就难以达到减肥目的。反之，如不增加体力活动而只是控制饮食能量，患者则将不可避免：①长期忍受十分严重的饥饿感及其他心理负担；②会发生组织蛋白较多丢失，有损于健康；③原已较低基础代谢率将会变得更低，以致对体质带来更为有害影响，故常难坚持下去，于是治疗也就以失败而告终。

在控制饮食同时，适当增加活动，可改善糖耐量，降低胰岛素分泌，促进体脂分解，减少体蛋白丢失和增加合成，有利于机体正常氮平衡的维持。

（二）营养治疗

1. 限制总能量　能量限制要逐渐降低、避免骤然降至最低安全水平以下，应适可而止。辅以适当的体力活动，增加能量消耗。成年的轻度肥胖者，按每月减轻体重0.5～1.0kg为宜，即每天减少0.53～1.05MJ（125～250kcal）能量来确定每天3餐的标准。而成年中度以上肥胖者，每周减体重0.5～1.0kg，每天减少能量为2.31～4.62MJ（552～1104kcal），应从严控制。每人每天饮食中应尽量供给能量4.20MJ（1000kcal），这样可以较长时间坚持最低安全水平。此外，推荐的饮食疗法可分为如下3种类型。

（1）节食疗法：每天摄入能量为5.02～7.52MJ（1200～1800kcal）。

（2）低能量疗法：每天摄入能量为2.51～4.18MJ（600～1000kcal）。

（3）极低能量疗法：每天摄入能量在0.84～2.51MJ（200～600kcal）。

2. 适量蛋白质　肥胖因摄入能量过多，过多能量无论来自何种能源物质，都可致肥胖，食物蛋白当然也不例外。同时，严格限制饮食能量供给，蛋白质营养过度还会导致肝肾功能损害，故低能量饮食蛋白质供给不宜过高，对采用低能量饮食中度以上肥胖者，蛋白质提供能量占总能量的20%～30%为宜，并选用高生物价蛋白，如牛奶、鱼、鸡、鸡蛋清、瘦肉等。

3. 限制脂肪　限制糖类供给。过多摄入脂肪可致酮症，限制饮食能量供给时，必须限制饮食脂肪供给量，尤其需限制动物脂肪。因在肥胖时，脂肪沉积在皮下组织和内脏器官过多，常易致脂肪肝、高脂血症及冠心病等并发症。此外，饮食脂肪高易饱腻，使食欲下降。为使饮食含能量较低而又耐饿性较强，对肥胖者饮食脂肪应控制在总能量的25%～30%。

4. 限制糖类　糖类饱腹感低，可增加食欲。中度以上肥胖者可有食欲亢进。低能量饮食中糖类比值仍按正常或高于正常要求给予，则患者难以接受。此外，为防止酮症和出现负氮平衡，糖类供给应控制在占总能量的40%～55%为宜。糖类在体内能转变为脂肪，尤其是肥胖者摄入简单糖后，更容易以脂肪的形式沉积，故对含简单糖食物，如蔗糖、麦芽糖、果糖、蜜饯及甜点心等，应尽量少吃或不吃。食物纤维可不加限制。凡食物纤维多的食物可适当多用。每人每天食物纤维供给量不低于12g为宜。

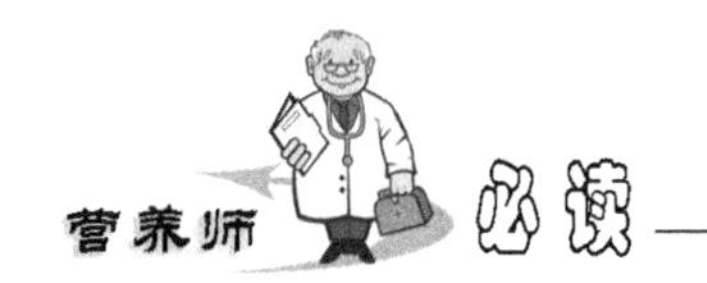

5. *限制食盐和嘌呤* 食盐能致口渴和刺激食欲，并能增加体重。多食不利于肥胖症治疗，食盐3～6g/d为宜。嘌呤可增进食欲和加重肝肾代谢负担，故含高嘌呤的动物内脏应加以限制，如动物肝、心、肾等。

6. *烹调方法及餐次* 宜采用蒸、煮、烧、氽、烤等烹调方法，忌用油煎、炸的方法，煎炸食物含脂肪较多，并刺激食欲，不利于治疗。进食餐次应因人而异，通常为每天3～5餐。

7. *其他* 必须按正常标准保证饮食有足够维生素和矿物质，多进食蔬菜。蔬菜中含有丰富维生素，且能量低，并有饱腹感；食物应多样化，切忌偏食。只要含能量低，来源分配得当，营养平衡，任何普通饮食都可成为良好的减肥饮食。

如上所述营养治疗外，还应注意以下疗法：

1. *运动疗法* 长期低强度体力活动如散步，与高强度体育活动同样有效。这一点很重要，因为大多数肥胖患者不习惯于体育活动，并会中断充满活力的养生法。而低强度活动如散步、骑自行车等很容易坚持，常是肥胖患者首选的运动疗法，关键是贵在坚持。通常做法是运动疗法和节食法并用，这样会取得更有效的减肥效果。

2. *药物疗法* 国外常用西药治疗肥胖，国内用中药减肥。

3. *非药物疗法* 这是我国传统医学在治疗肥胖中所表现出的独到之处；有针刺疗法、耳穴贴压法、艾灸疗法、指针减肥法、推拿按摩法等，对治疗单纯性肥胖症有一定疗效。

（三）饮食注意事项

1. *适量蛋白质* 按标准体重计算，蛋白质不少于1g/kg，可适当增加至100g /d左右，甚至更高。

2. *增加蔬菜供给* 糖类150～200g/d，其中主食150～200g/d，可适当增加含糖低的蔬菜，以减少饥饿感。必要时先吃些蔬菜，再开始进食正餐。

3. *烹调用植物油* 应选用含不饱和脂肪酸高的素油，有利于降低血胆固醇和预防动脉粥样硬化，如豆油、玉米油、芝麻油、花生油、米糠油、菜籽油等；忌动物脂肪，如猪油、牛油、肥肉等。

4. *低盐饮食* 以减少心脏负担，减少肥胖者常伴有的水钠潴留，对合并有冠心病、高血压者更适合，并可使食欲适当下降。

5. *增加食物纤维* 饮食中适量增加食物纤维，如加麦麸制成的麸皮面包、海藻多糖中的褐藻酸钠、果胶。麦麸、甜菜屑等可降低血脂及减少糖的吸收，通利大便，减少钠及水的潴留，起减肥作用。

6. *限制零食和糖果* 零食、糖果和糕点，含简单糖高的干果、水果均应限制。戒酒，因每1毫升纯酒精可产热29.3kJ（7kcal）左右。以下为100ml常见酒类酒精含量：北京二锅头65%，加饭酒18%，鲜啤酒3.1%～3.5%，红葡萄酒14.4%，白葡萄酒12%，苹果酒15%，白兰地40%；啤酒含酒精量最少，但若饮量多，产热仍不少，须严加控制。

7. *增加运动量* 合理饮食对减肥相当重要。但须与运动相结合，才能收到更大效益。

六、并 发 症

1. *糖尿病* 肥胖是糖尿病的危险因素。肥胖者并发糖尿病较为多见，40岁以上糖尿病患者，70%～80%病前有肥胖史。消除肥胖、控制体重是预防糖尿病最有效的措施。

2. *高血压病* 30%～50%的肥胖者合并高血压。20～30岁人群中肥胖者高血压发病率是体重正常者的2倍。一旦减肥,高血压会自行缓解。

3. *高脂血症及冠心病* 肥胖者血浆三酰甘油、胆固醇、VLDL、非酯化脂肪酸均增加,而HDL减少。可诱发冠心病,中年男性肥胖者冠心病发病率是体重正常者的2倍。

4. *胆石症* 肥胖者体内胆固醇合成和胆汁、胆固醇排泄增高,超过磷脂溶解能力,以致胆固醇过饱和而结晶析出。此外,肥胖者还易发痛风症、增生性骨关节炎、肺炎、阑尾炎、皮炎、皮癣等。癌发病率也较正常人高15%左右。

七、肥胖预防

肥胖是易发现的、明显的,却又是复杂的代谢失调症,是可以影响整个机体正常功能的生理过程,也就是说肥胖本质是一种信号,预示机体存在更难预防或治愈的严重"疾病"。

预防肥胖比治疗更易奏效,更有意义。最根本预防措施是适当控制进食量,自觉避免高糖类、高脂肪饮食,经常进行体力活动和锻炼,并持之以恒。从妊娠中期胎儿至幼儿期5岁以前,是人的一生中机体生长最盛的时期,这一时期的能量入超,将会促使全身各种组织细胞,包括脂肪细胞的增生肥大,而为终身打下脂库增大的解剖学基础,故预防工作就应从此开始。预防肥胖应从婴幼儿开始,哺乳期婴儿必须提倡母乳喂养,孩子稍大后,培养爱活动、不吃零食、不暴食等良好的生活及饮食习惯。中年后机体能量需要随着年龄的增长而减少,若与青年时期相比,40～60岁应减少5%～10%,60岁以上减少20%为宜。随着年龄的增长应及时调整日常饮食与作息,避免体内能量过剩,以预防肥胖。定时测量体重,按标准体重进行评价。

中年以后,必须减少能量的摄入量,以适宜其年龄所需。此外,人们在青春发育期、病后恢复期、妇女产后和绝经期等及在一年中的冬春季节和一日内的晚上,体脂较易于积聚。在这些时间或时刻,都必须及时根据具体对象与当时的具体情况,对体力活动和饮食进行调整,以防体内过剩的能量积聚。

尽管如此,人们还是在积极寻求预防或治疗肥胖的有效措施。关于预防措施,首先是向公众宣传肥胖对人类健康的危害,教育、指导居民合理平衡饮食的可操作方法,改变不良饮食和生活习惯,多参加户外活动和体育锻炼。因肥胖大多数是外因所致,从理论上讲,应该可以预防。但在实际生活中,因不良习惯很难以改变,行之有效的预防措施又难以坚持,故预防肥胖的效果常不令人满意。

第三节 痛风症及高尿酸血症营养治疗

痛风是与遗传有关的嘌呤代谢紊乱所致的疾病,高尿酸血症是痛风的重要特征,尿酸是人类嘌呤及核酸分解代谢的产物。尿酸来源有内源性尿酸,主要是谷氨酸在肝内合成,也有体内核蛋白分解;外源性尿酸主要是摄入含嘌呤高的食物。

临床特点为反复发作的急性关节炎及某些慢性表现,如痛风结石、关节强直或畸形、肾实质损害、尿路结石及高尿酸血症等。高尿酸血症是痛风症的重要特征。人体尿酸来源有内源性尿酸,是体内用谷氨酸在肝内合成,或是由核蛋白不断更新分解而来;而外源性尿酸是食物摄入高嘌呤食物所致。核酸体内合成和更新,终产物为尿酸。更新顺序为核蛋白→核酸→嘌呤→尿酸。尿酸主要从尿排出,占尿酸总量的70%～75%以上,还有20%～25%经肠随粪便排出，其余2%左右在自身细胞内分解。尿酸生成过多或排泄太慢时，尿酸代谢失调，形成高尿酸血症。正常成人血尿酸为157～420μmol/L，几乎所有痛风症都高于此值。高尿酸血症为尿酸产生过多，可因尿酸排泄障碍，也可能为其他疾病所致，故要加以区别。

一、病因病理

1. *尿酸生成*　尿酸的生成主要来自细胞的分解代谢，核酸为细胞的重要成分，主要包括DNA与RNA。食物中的嘌呤成分也是尿酸的来源之一。

2. *尿酸生成增多的原因*

（1）尿酸生成时酶的异常，即促进尿酸合成酶的活性增高，原发性痛风及高尿酸血症中，20%～25%的患者是由尿酸生成增多所致。

（2）细胞分解代谢增加，主要见于继发性痛风，尤其是血液病。

（3）摄入高嘌呤饮食，是致高尿酸血症的外界因素之一。

3. *尿酸排泄*　尿酸排泄的主要器官是肾。健康成人每天体内分解代谢产生尿酸量为600～700mg，而痛风患者每天尿酸生成量可高达2000～3000mg。尿酸生成不增加而肾排泄障碍时，同样可致高尿酸血症。当血尿酸超过420μmol/L（7mg/dl）时，已达超饱和状态，极易在组织器官中沉积，尤其是关节及其周围皮下组织、耳郭等部位，导致痛风性关节炎发作和痛风结节肿。尿酸沉积于肾则可引发尿酸性肾结石和肾间质炎症即尿酸性肾病。

二、临床分型

（一）按病因分类

1. *原发性痛风及高尿酸血症*　原发性痛风占痛风中大多数，其发病率受年龄、性别、生活水平、遗传等多种因素影响。95%为40岁以上男性，青少年患者不到1%。女性患者绝大多数均为绝经期后的妇女。肥胖与超重患者机会明显大于正常体重或消瘦者。据统计70%以上痛风患者均超过其标准体重。原发性痛风可表现为痛风性关节炎、痛风性肾病变、痛风性结节肿三大主症，部分患者仅表现为高尿酸血症而无临床症状。

2. *继发性痛风及高尿酸血症*

（1）遗传性疾病伴痛风：多为先天性酶缺乏所致的痛风。

（2）核酸分解代谢增加：骨骼增生性疾病如各型白血病、多发性骨髓瘤、淋巴瘤、真性红细胞增多症、溶血性贫血、癌症及化疗、放疗、长期饥饿等原因。

（3）肾清除尿酸减少：各种肾病变所致的肾功能减退，药物、乳酸中毒，酒精中毒，慢性铍中毒及铅中毒等。

（二）按症状分期

1. *无症状期*　在此期间通常仅有高尿酸血症，无其他临床症状。实验室检查男性和女性血尿酸含量分别为>420μmol/L和>357μmol/L。

2. *急性期*　以急性关节炎为主要体征，常于暴饮暴食、酗酒、精神紧张、过度疲劳或关节损伤后发作。发作前有局部不适感，或头痛、失眠、性格改变，或消化系统前驱症状。此时如用秋水仙碱等药物治疗，1～3d完全缓解。如任其发展，则病情延长，但多数可逐步痊愈，仅有极少数患者病情加重。

3. 间歇期　处于2次发作期间的静止期。此时临床症状缓解，患者常误认为病情痊愈或好转。

4. 慢性期　主要表现为慢性关节炎、尿路结石及痛风症性肾炎，还可有痛风石。痛风石常在耳轮、手、足、肘及关节处，且逐渐增大变硬。久之则造成关节僵硬、强直、畸形及活动受限，甚至功能完全丧失。痛风石表面溃烂，形成瘘管，可见有乳白色的尿酸钠结晶流出。

（三）诊断依据

1. 反复发作的非对称性、非游走性之趾跖尤其是踇趾关节、距小腿关节或四肢其他关节红、肿、热、痛，可自行终止，对秋水仙碱治疗有特效。

2. 有高尿酸血症，且能排除其他因素所致之继发性高尿酸血症。

3. 痛风结节或关节积液中证实有尿酸盐结晶存在。凡具有上列3项中任何2项即可确诊。

三、营养原则

痛风症急性发作时要尽快终止其发作症状，尽快控制住急性痛风症性关节炎。要积极控制外源性嘌呤的摄入，减少尿酸的来源；用一切治疗手段促进尿酸从体内排泄。对于继发性痛风症，要查清病因，积极对症对因治疗。通过饮食控制和药物治疗，完全可以控制痛风症急性发作，阻止病情加重和发展，逐步改善体内嘌呤代谢，降低血中尿酸的浓度，减少其沉积，防止并发症。原则为“三低一高”，即低嘌呤或无嘌呤饮食，可使血尿酸生成减少；低能量摄入，以消除超重或肥胖；低脂低盐饮食；摄入水量高，以达到每天尿量在2000ml以上为宜。

四、营养治疗

1. 急性痛风症营养治疗

（1）限制嘌呤：正常嘌呤摄取量为600～1000mg/d。患者应长期控制含嘌呤高的食物摄入。急性期应选用低嘌呤饮食，每天摄入的嘌呤量应限制在150mg/d之内，故需选含嘌呤低的食物，禁用含嘌呤高食物，如动物内脏、沙丁鱼、凤尾鱼、鲭鱼、小虾、扁豆、黄豆、浓肉汤及菌藻类等见表23-9。

表23-9　常用食物嘌呤含量（mg/100g）

食物名称	嘌呤	食物名称	嘌呤	食物名称	嘌呤
面粉	2.3	小米	6.1	大米	18.1
大豆	27.0	核桃	8.4	栗子	16.4
花生	33.4	洋葱	1.4	南瓜	2.8
黄瓜	3.3	番茄	4.2	青葱	4.7
白菜	5.0	菠菜	23.0	土豆	5.6
胡萝卜	8.0	芹菜	10.3	青菜叶	14.5
菜花	20.0	杏子	0.1	葡萄	0.5
梨	0.9	苹果	0.9	橙	1.9
果酱	1.9	牛奶	1.4	鸡蛋1枚	0.4
牛肉	40.0	羊肉	27.0	母鸡	25～31

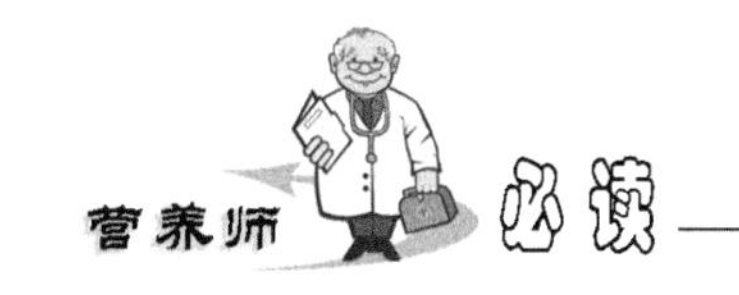

（续 表）

食物名称	嘌呤	食物名称	嘌呤	食物名称	嘌呤
鹅	33.0	猪肉	48.0	小牛肉	48.0
肺	70.0	肾	80.0	肝	95.0
鳜鱼肉	24.0	枪鱼	45.0	沙丁鱼	295.0
蜂蜜	3.2	胰腺	825.0	凤尾鱼	363.0
牛肝	233	牛肾	200.0	脑髓	195.0
肉汁	160～400				

（2）限制能量：痛风症与肥胖、糖尿病、高血压及高脂血症等关系密切。痛风症患者糖耐量减退者占7%～74%，高三酰甘油血症者达75%～84%。因痛风症患者多伴有肥胖、高血压和糖尿病等。故应降低体重、限制能量，体重最好能低于理想体重15%。能量根据病情而定，通常为6.28～7.53MJ（1500～1800kcal）。切忌减重过快，应循序渐进。减重过快促进脂肪分解，易诱发痛风症急性发作。

（3）适量蛋白质和脂肪：标准体重时蛋白质可按0.8～1.0g供给，全天在40～65g，以植物蛋白为主。动物蛋白可选用牛奶、鸡蛋。因牛奶、鸡蛋无细胞结构，不含核蛋白，可在蛋白质供给量允许范围内选用。尽量不用肉类、禽类、鱼类等，如一定用，可将瘦肉、禽肉等少量，经煮沸弃汤后食用；每天肉类应限制在100g以内。脂肪可减少尿酸正常排泄，应适当限制，控制在50g/d左右。

（4）足量维生素和矿物质：供给充足B族维生素和维生素C。多供给蔬菜、水果等成碱性食物。蔬菜1000g/d，水果4个或5个，在碱性时能提高尿酸盐溶解度，有利于尿酸排出。再则蔬菜和水果富含维生素C能促进组织内尿酸盐溶解。痛风症易合并高血压和高脂血症等疾病，应限制钠盐，通常每天2～5g。

（5）供给大量水分：多喝水。多选用含水分多的水果和食物，液体量维持在2000ml/d以上，最好能达到3000ml，以保证尿量，促进尿酸的排出。肾功能不全时水分宜适量。

（6）禁用刺激性食物：禁用强烈香料及调味品，如酒和辛辣调味品。过去曾禁用咖啡、茶叶和可可，因分别含有咖啡因、茶叶碱和可可碱。但咖啡因、茶叶碱和可可碱在体内代谢中并不产生尿酸盐，也不在痛风石里沉积，故可适量选用。

2. *慢性痛风症营养治疗* 给予平衡饮食，适当放宽嘌呤摄入的限制。但仍禁食含嘌呤较多的食物，限量选用含嘌呤在75mg/100g以内的食物，自由选食含嘌呤量少的食物（表23-10）。坚持减肥，维持理想体重；瘦肉煮沸去汤后与鸡蛋、牛奶交换使用。限制脂肪摄入，防止过度饥饿。平时养成多饮水的习惯，少用食盐和酱油。

3. *药物治疗*

（1）秋水仙碱：对急性发作有特效。

（2）吲哚美辛（消炎痛）：对80%～90%患者有效。

（3）吡罗昔康（炎痛喜康）：可迅速缓解症状。

（4）布洛芬类：包括布洛芬、酮洛芬（酮基布洛芬）等。

（5）皮质类固醇：适用于上述药物无效，或有严重不良反应者。

表23-10 食物中嘌呤含量分类

1. 嘌呤含量很少或不含嘌呤食物
谷类食物有精白米、富强粉、玉米、精白面包、馒头、面条、通心粉、苏打饼干。蔬菜类有卷心菜、胡萝卜、芹菜、黄瓜、茄子、甘蓝、莴苣、刀豆、南瓜、倭瓜、西葫芦、番茄、萝卜、厚皮菜、芜青甘蓝、山芋、土豆、泡菜、咸菜、龙眼、卷心菜。各种蛋类。乳类有各种鲜奶、炼乳、奶酪、酸奶、麦乳精。各种水果及干果类，糖及糖果。各种饮料包括汽水、茶、巧克力、咖啡、可可等。各类油脂*。其他如花生酱*、洋菜冻、果酱等
2. 嘌呤含量较少的食物（每100g嘌呤含量<75mg）
芦笋、菜花、四季豆、青豆、豌豆、菜豆、菠菜、蘑菇、麦片、青鱼、鲱鱼、鲑鱼、鲥鱼、金枪鱼、白鱼、龙虾、蟹、牡蛎、鸡、火腿、羊肉、牛肉汤、麦麸、面包等
3. 嘌呤含量较高（每100g嘌呤含量为75～150mg）
扁豆、鲤鱼、鳕鱼、大比目鱼、鲈鱼、梭鱼、鲭鱼、贝壳类水产、熏火腿、猪肉、牛肉、牛舌、小牛肉、鸡汤、鸭、鹅、鸽子、鹌鹑、野鸡、兔肉、羊肉、鹿肉、肉汤、肝、火鸡、鳗及鳝鱼
4. 嘌呤含量特高（每100g嘌呤含量为150～1000mg）
胰腺825mg，凤尾鱼363mg，沙丁鱼295mg，牛肝233mg，牛肾200mg，脑髓195mg，肉汁160～400mg，肉卤（不同程度）

*. 脂肪含量高的食物应控制食用

4. 无症状高尿酸血症药物治疗

（1）抑制尿酸合成药物：别嘌醇（别嘌呤醇）。

（2）促进尿酸排泄药物：主要有丙磺舒、苯溴马隆（苯溴酮）、磺吡酮（苯磺唑酮）。

第四节 甲状腺功能亢进症营养治疗

甲状腺功能亢进症（简称甲亢），由多种病因导致甲状腺激素（TH）分泌过多而致的临床综合征。以毒性弥漫性甲状腺肿较为多见。本病多为女性，男女之比为1∶（4～6），以20～40岁为多见，起病缓慢。典型表现为高代谢综合征、甲状腺肿大和突眼症。

一、临床症状

因起病缓慢，不易确定具体发病时间。患者有情绪敏感、易激动，两手平举向前时有震颤，多言、易紧张、失眠、思想不集中，多猜疑等。并有多汗、怕热，低热、心动过速、心悸、胃纳亢进、体重下降、疲乏无力等体征。

1. 高代谢综合征　因基础代谢率增高，患者怕热，特别是手掌、颈、腋下皮肤多汗，常伴有心动过速、心悸、胃纳亢进；但体重下降、疲乏无力、工作效率减低、精神过敏、易激动，伸舌和两手平举向前时有细震颤；甚至有焦虑、烦躁，或抑郁寡言等症状。部分患者因肠蠕动增快而有大便次数增多，甚至腹泻。

2. 突眼　通常为双侧对称性，有时一侧突眼先于另一侧，可分为良性和恶性突眼2种。良性突眼是因交感神经兴奋，使眼外肌和提上睑肌张力增高所致。恶性突眼则是以眼球后组织因淋巴细胞浸润和水肿而体积增加所致。

3. 甲状腺肿大 多为弥漫性、对称性肿大，质软，吞咽时移动。因甲状腺血管扩张，血流增多加速，故可在肿大的甲状腺上扪到震颤，听诊有血管杂音。

有些患者还可能出现窦性心动过速、心尖部第一心音亢进、心律失常，食欲亢进反而消瘦，大便次数增多，肌无力及肌萎缩，女性常有月经减少或闭经，男性常有性功能减退，白细胞总数偏低，但淋巴细胞相对增高。

典型病例诊断不难，早期、轻症或年老与儿童病例症状不典型，必须经实验室检查后方能确诊。除以上临床表现作为诊断要点外，甲状腺功能检查对确诊十分有用。多用放射免疫方法测定血清甲状腺素T_3、T_4协助诊断。血清游离三碘甲状腺原氨酸（FT_3）与游离甲状腺素（FT_4），总T_3、总T_4均可升高，TSH明显低于正常，TSAb阳性。

二、营养代谢

1. 能量代谢 甲亢患者基础代谢率明显升高。甲状腺素可促进氧化磷酸化，刺激细胞膜上的Na^+-K^+-ATP酶，后者在维持细胞内外钠-钾梯度时，需要大量的能量以促进钠的主动转移，从而消耗大量三磷酸腺苷（ATP），使氧耗和产热均增加，散热也加速。故患者怕热、多汗，体重下降，工作效率低。

2. 蛋白质 少量甲状腺素可促进蛋白质合成，但甲状腺素分泌过多时，蛋白质分解加速，氮排泄量增加，蛋白质代谢呈负氮平衡；肌肉组织被消耗，患者疲乏无力、体重下降。

3. 脂肪 大量甲状腺素促进脂肪动员，加速脂肪氧化和分解，并加速胆固醇的合成，促使胆固醇转化为胆酸排泄出体外，增加胆固醇的利用。故甲亢患者其胆固醇并不高，反而偏低。

4. 糖类 甲状腺素可促进肠内对糖类的吸收，使葡萄糖进入细胞内被氧化，刺激肝糖原和肌糖原分解，加速糖原异生。造成糖耐量降低，容易加重或诱发糖尿病。甲状腺功能亢进患者血糖通常有升高的倾向，但因氧化加速，升高并不明显。

5. 水盐代谢 大量甲状腺素有利尿排钾作用，促使骨质疏松，钙、磷运转率加速，尿排泄增加，但血中浓度仍正常或稍高。

6. 维生素 甲状腺功能亢进患者，B族维生素和维生素C消耗量增多，容易发生这些维生素的缺乏。

7. 消化系统 甲状腺素增多时，促使肠蠕动增强，致排便次数增多，甚至腹泻。

8. 造血系统 甲状腺激素与红细胞生成有关。缺少时可致贫血，过多时变化不明显，仅有淋巴细胞增生与白细胞总数偏低。

9. 其他 甲状腺素和儿茶酚胺有协同作用，增强神经、心血管和消化等系统器官的兴奋性。常有心动过速、心律失常、循环加速、脉压增宽及神经系统的症状。

三、营养治疗

饮食治疗目的是因为甲状腺功能亢进属于超高代谢综合征，基础代谢率增高，蛋白质分解代谢增强，须供给高能量、高蛋白、高糖类、高维生素饮食，以补偿其消耗，改善全身营养状态。

1. 保证能量供给 需要量应结合临床治疗需要和患者食量而定。通常较正常人增加50%～70%。每人每天宜供给12.55～14.64MJ（3000～3500kcal）。避免一次性摄入过多，适

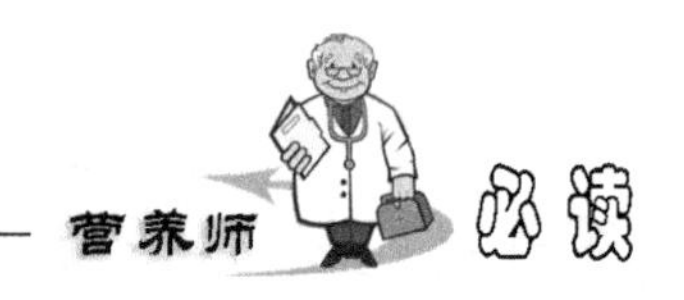

当增加餐次，除正常三餐外，另加餐2～3次。临床治疗开展时，要及时根据病情，不断调整能量及其他营养素的供给量。

2. 增加糖类　应适当增加糖类供给量，通常占总能量的60%～70%；蛋白质应高于正常人，可按每天1.5～2.0g/kg。不宜多给动物蛋白质，因其有刺激兴奋的作用，应占蛋白总量的33.3%左右。脂肪供给量可正常或偏低。

3. 供给丰富营养素　适当增加矿物质供给，尤其是钾、钙和磷等，如有腹泻更应注意，多选用含维生素B_1、维生素B_2及维生素C丰富的食物，适当多食肝类、动物内脏、新鲜绿叶蔬菜，必要时补充维生素类制剂。

4. 限制食物纤维　应适当限制含纤维素多的食物，甲状腺功能亢进患者常伴有排便次数增多或腹泻的症状。所以，对食物纤维多的食物应加以限制。

第五节　甲状腺功能减退症营养治疗

甲状腺功能减退症（简称甲减）是由多种原因致甲状腺激素合成减少，或是生物效应不足所致全身性内分泌疾病。根据起病的年龄分为3型，即呆小型、幼年甲状腺功能减退型和成年甲状腺功能减退型。根据病因分为原发性甲状腺功能减退、继发性甲状腺功能减退、再发性甲状腺功能减退和周围性甲状腺功能减退。各型后期病重时，均可表现为黏液性水肿。

一、营养代谢

1. 碘代谢紊乱　人体碘主要来自食物、食盐、水和空气，每天摄入量为0.3～0.5mg。碘是甲状腺素合成的原料，缺乏碘会使得甲状腺激素合成不足，反馈抑制促甲状腺激素（TSH），致使甲状腺增生肥大，发生甲状腺功能减退的临床症状。碘在体内有保护作用，缺碘可直接影响大脑组织的发育，也可导致胎儿甲状腺功能低下而间接影响大脑发育。在缺碘地区，无论是甲状腺肿患者，或是无甲状腺肿的居民，都存在体内缺碘的情况，甲状腺肿大是缺碘代偿的表现。反之，长期食用碘化物或含碘有机物质，也可发生因碘化物过高致的甲状腺肿，在临床治疗应加以鉴别。

2. 甲状腺肿物质　某些蔬菜及药物有产生甲状腺肿的作用。如卷心菜、白菜、油菜等蔬菜类食物，含有生甲状腺肿物质。此外，木薯、核桃等食物也是缺碘地区发生甲状腺肿的因素之一。因生甲状腺肿物质影响甲状腺激素的合成而致暂时性甲减者，当停用生甲状腺肿物质时，甲状腺功能可自行恢复。

3. 蛋白质缺乏　在蛋白质营养不良时，甲状腺功能有低下的趋势。如果要降低甲状腺肿的发生率，除了保证食物中的碘供给之外，还应供给足够的蛋白质和能量，才能改善甲状腺的功能。

4. 脂肪代谢紊乱　脂肪是体内供给能量和帮助脂溶性维生素吸收的物质。甲状腺功能减退时血浆胆固醇合成虽不快，但是排出较缓慢，故血浆胆固醇浓度升高，三酰甘油和β-脂蛋白均增高，在原发性甲减时更为明显，其血脂增高程度与血清TSH水平呈正相关。故宜限制脂肪的摄入量。

5. 对造血功能的影响　甲状腺素不足可影响红细胞生成素合成而致骨髓造血功能减低，

有月经过多、铁吸收障碍等。另外，还与胃酸内因子、维生素B_{12}、叶酸等与造血功能有关的因子缺乏有关。

二、营养治疗

营养治疗目的是给予一定量的碘和忌用可能致甲状腺肿大的食物，保证蛋白质供给，改善和纠正甲状腺功能。

1. 补充适量碘，忌用可能致甲状腺肿大的食物

（1）补充碘盐：国内通常采用1/50 000～1/10 000的碘盐浓度，即每2～10千克盐加1g碘化钾，用以防治甲状腺肿大，使发病率明显减低，适用于地方性甲状腺肿流行区。此外，对生育期妇女更应注意补充碘盐，防治因母体缺碘而致后代患克汀病。

（2）忌用致甲状腺肿食物：避免选用卷心菜、白菜、油菜、木薯、核桃等食物，以免致甲状腺肿大。

2. 供给足够蛋白质　每人每天供给优质蛋白质的量至少应超过20g，才能维持正常体内蛋白质平衡，氨基酸是组成蛋白质的基本成分，每天约有3%蛋白质不断更新，甲减时因小肠黏膜更新速度减慢，消化液分泌腺受到影响，酶活力降低。一旦出现清蛋白降低，应补充必需氨基酸，供给足量蛋白质，改善病情。

3. 限制脂肪和富含胆固醇饮食　甲状腺功能减退患者常有高脂血症，这在原发性甲状腺功能减退更明显，故应限制脂肪供给量。每天脂肪应占总能量的20%左右，并限制高胆固醇食物的摄入。

4. 纠正贫血　对有贫血的患者应补充富含铁质的饮食，并供给丰富的维生素。主要补充维生素B_{12}，如动物肝等。必要时还应供给叶酸及铁制剂等。

5. 饮食调配

（1）宜选食物：因缺碘所致的甲状腺功能减退，需选用适量海带、紫菜，可用碘盐、碘酱油和面包加碘。炒菜时应注意，碘盐不宜放入沸油中，以免碘挥发而使得碘的丢失增多。蛋白质补充可选用蛋类、乳类、肉类、鱼类等，植物性蛋白质与动物性蛋白有互补作用；各种大豆制品、黄豆等，供给动物肝可纠正贫血，还要保证供给各种蔬菜和新鲜的水果。

（2）忌选食物：忌用生甲状腺肿物质，如卷心菜、白菜、油菜、木薯、核桃等食物，忌富含胆固醇的食物，如蛋黄、奶油、动物脑髓和内脏等。限用高脂肪类食物，如食用油、花生米、核桃仁、杏仁、芝麻酱、火腿、五花肉、牛奶酪等。

第六节　肾上腺疾病营养治疗

一、肾上腺皮质激素增多症营养治疗

（一）临床症状

1. 脂代谢障碍　脂肪重新分布，向心性肥胖，面部和躯干脂肪堆积。

2. 蛋白质代谢障碍　大量皮质醇促进蛋白质分解，抑制蛋白合成。出现皮肤菲薄，骨质疏松，儿童生长发育受到限制。

3. 糖代谢障碍　大量皮质醇抑制糖利用而促进肝糖异生，糖耐量减退及继发性糖尿病。

4. 电解质紊乱　皮质醇有潴钠、排钾作用。

5. 高血压　与大量皮质醇、去氧皮质酮增多有关。

6. 色素沉着　对感染抵抗力减弱。

（二）营养治疗

限制摄入动物脂肪，增加蛋白质摄入，尤其以动物蛋白为主。继发糖尿病时，要给予糖尿病营养治疗。注意纠正电解质紊乱，给予低盐饮食。

二、嗜铬细胞瘤营养治疗

（一）临床症状

1. 阵发性高血压　心律失常，表现为期前收缩（早搏）、阵发性心动过速等症状。低血压和高血压常交替出现。

2. 基础代谢增高　糖代谢异常、脂代谢失调及电解质紊乱。

（二）营养治疗

控制脂肪和糖类摄入，给予低盐饮食，患者脂肪分解加速时，可增加饮食总能量供给，适当增加脂肪、糖类、蛋白质及维生素的摄入。

第24章
Chapter

造血系统疾病营养治疗

造血系统包括血液、骨髓、脾、淋巴结及分散在全身各处的淋巴和单核-吞噬细胞系统。造血系统疾病也就是所谓血液病，包括原发于造血系统的疾病，如淋巴瘤原发于淋巴组织，白血病始发于骨髓组织等；累及造血系统的疾病，如弥散性血管内凝血。造血系统疾病主要反映在周围血细胞成分、功能变化和出血或是凝血机制障碍。

第一节　缺铁性贫血营养治疗

缺铁性贫血是常见的营养缺乏病。发病遍及世界各国。以6个月至3岁小儿发病率最高。根据WHO报道小儿发病率高达52%，男性成人约为10%，女性20%以上，孕妇40%。国内最近的调查结果提示在婴幼儿及孕妇中缺铁性贫血均应致足够的重视。

一、临床症状

任何年龄均可发病。小儿发病率高，尤以6个月至2岁最多见。哺乳期及妊娠妇女也多见。发病缓慢，多不能确定发病日期，常因其他疾病就诊时才发现。其表现随病情轻重而异。症状与其他慢性贫血相同，有乏力、疲倦、心悸、气促、眼花、耳鸣等，症状与缺铁程度成正比。如果血红蛋白降至80～100g/L，患者自觉症状轻微；降至40～60g/L时，活动后出现心悸、气促、眼花、耳鸣；降至30g/L以下时，患者则有懒言、怕动及贫血性心脏病。特有症状最常见有消化系统表现，如食欲缺乏、消化不良、腹胀、腹泻等。

诊断主要靠化验检查，如血红蛋白、血细胞比容、血清蛋白含量、运铁蛋白饱和度、血清铁浓度等测定结果。另外，可结合临床症状做出综合判断。有关缺铁性贫血诊断国内外有许多标准。通常营养性缺铁性贫血诊断，主要包括低色素性贫血，有明确铁营养缺乏的病因和表现。有关化验检查均表明有不同程度的铁缺乏，用铁剂治疗有效。长期贫血使机体抵抗力下降而易于感染。缺铁性贫血导致组织含铁酶减少，影响学习、记忆力减退、工作能力减低，表情冷漠呆板。儿童患缺铁性贫血后，辨别能力降低、情绪紧张、易惊恐害怕，血中T细胞降低，对植物血凝素反应性增殖也显著减迟，补铁后可部分纠正。

二、营养原则

根据患者病理和生理状况，以适当途径补充导致贫血的相关营养素，以达到纠正贫血的目的。给予高铁高蛋白高维生素饮食，进行病因治疗，补充含铁丰富的食物；给予高蛋白饮食以促进铁的吸收，也可提供体内合成血红蛋白所必需的原料；纠正不良饮食习惯，如长期素食、偏食及挑食等。合理饮食与营养，可以有效地防止缺铁性贫血的发生。选择含铁丰富的食物，如海带、龙须菜、紫菜、木耳、香菇、豆类及豆制品及肉类、禽蛋、动物的肝肾等。改进烹调技术，提倡用铁制炊具。供给含维生素C丰富的食物有困难时，可适当给予维生素C制剂，以促进铁的吸收利用；在容易发生铁缺乏的人群，供给铁强化食物，如孕妇、乳母、婴幼儿童、老年人等。

三、营养治疗

1. *摄入高铁食物*　本病治疗是消除病因及用铁剂治疗。食物铁有两种来源，即肉类中血红蛋白铁和蔬菜中离子铁，即非血红蛋白铁。肉类、鱼类、家禽中铁40%能被吸收；蛋类、谷类、坚果类、豆类和其他蔬菜铁能被人体吸收不到10%，而菠菜铁只能吸收2%左右，故补铁应以富含血红蛋白铁的肉类、鱼类等动物性食物为主。口服铁剂如硫酸亚铁、富马酸铁、葡萄糖酸亚铁、枸橼酸铁铵等，剂量以元素铁计算为每天6mg/kg。口服铁剂有严重胃肠反应者，可改用肌内注射葡聚糖铁。贫血被纠正后继续服用小剂量铁剂3～6个月，以补充铁贮备。

2. *增加维生素C摄入*　维生素C能促进蔬菜中非血红蛋白铁的吸收。若同时摄入富含维生素C的柠檬汁、橘汁和富含铁蔬菜，就能使人体对蔬菜铁吸收率增加2～3倍。如同时补充铁制剂，也应和维生素C同时服用。

3. *限制咖啡和鞣酸*　含鞣酸高的食物、咖啡和茶叶中咖啡因，均能减少食物中铁吸收，故在进餐时，应避免饮用这些饮料。

4. *其他*　应避免钙剂、锌制剂、抗酸剂和铁制剂同时服用。因为抗酸剂、钙剂、锌制剂都能影响铁的吸收。此外，食物中的磷、肌醇六磷酸、草酸也能影响铁的吸收。富含磷的食物有杏仁、全谷、乳酪、可可、鱼类、脑髓、肝肾、奶类、花生等。富含肌醇六磷酸的食物有麦胚芽、麦麸、杏仁、花生、核桃、黄豆等。富含草酸的食物有咖啡、茶叶、可可、绿豆、菠菜等。

铁剂应避免和四环素同时服用。因为四环素能和铁剂结合，使铁的吸收减少。贫血治疗饮食的食谱应在普通饮食的基础上，多选用富含铁、叶酸或维生素B_{12}的食物即可。

四、营养预防

宣传防治铁缺乏症重要性，引起有关领导、社会及群众的重视。铁缺乏对小儿影响最大，应作为重点人群。小儿缺铁性贫血预防应从胎儿期开始，即孕妇饮食应给予足够铁。提倡母乳喂养，至少要有4个月时间，在此期间不加固体食物，4个月后开始补铁。人工喂养者宜采用铁强化处方。幼儿期应注意饮食安排，保证有足够的动物性蛋白和豆类食物，不仅可提供优质蛋白质，而且铁含量丰富，吸收率也高。鸡血、鸭血、猪血都是铁的良好来源，豆浆中铁比牛奶要多。给予新鲜的蔬菜和水果，以提供维生素C。食用铁强化食物应该注意不要过量，以免

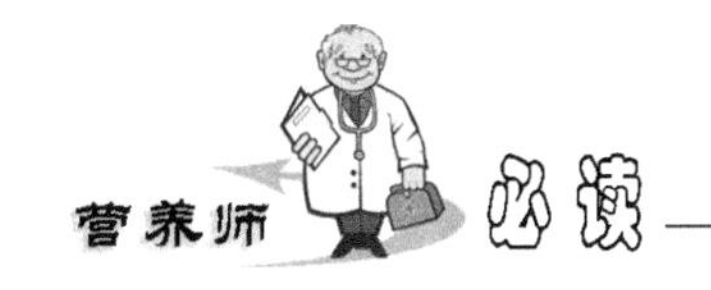

致中毒。如无铁强化食物，可按医嘱服用铁制剂，切不可自行主张。

第二节　巨幼细胞贫血营养治疗

巨幼细胞贫血又称为营养性大细胞性贫血，是缺乏维生素B_{12}及叶酸所致。常见于婴幼儿期，也见于孕妇和乳母，其他年龄较少见。随着人民生活水平的不断提高，大中城市此类患者已属罕见，但在华北、西北、东北和西南等地的农村仍有发生。

一、临床症状

此疾病发病缓慢，以6～18个月小儿常见。若出生时为早产儿则因体内叶酸先天不足，加之生长发育快，尿中排出量相对较多。消毒奶类使叶酸破坏，出生时低体重儿于生后6～10周时即发病。面色逐渐苍白或因色素过度沉着、轻度贫血等因素，面色蜡黄，颜面因轻度水肿而呈虚胖样，头发黄而稀疏。成人病例有头晕、耳鸣、心慌等症状；并常有厌食、恶心、呕吐，时有稀便等消化系统症状。神经精神症状在小儿较成人为多见。表情呆滞、眼神发直、对周围反应迟钝、嗜睡、智力及动作能力均减退。手足无意识运动，并有肢体震颤，部分患者有痉挛，重症者肢体张力增高，造血器官肝远较脾脏肿大严重，淋巴结肿大不明显。因贫血可致心脏扩大、有杂音。皮肤可因血小板减少而出现紫癜，红细胞寿命缩短而出现黄疸。

血象检查贫血较为严重，红细胞减少比血红蛋白下降更为明显，大小不均，以大者为多，着色较深，中央苍白区不显，常见卵形红细胞，网织红细胞低于正常；淋巴细胞增多，粒细胞减少，可有巨多核中性粒细胞，严重者血小板减少。骨髓象有核细胞轻度增加、正常或减少。各期幼红细胞呈巨幼变，如原红及早幼红细胞增多，则更有诊断意义。血清维生素B_{12}和叶酸含量测定可作为诊断时参考。通常根据年龄、喂养史及有无可导致维生素B_{12}和叶酸缺乏的疾病、神经精神症状及体征做出诊断。骨髓象改变是确诊的重要依据，但检查必须在治疗前进行，应用维生素B_{12}在3h后骨髓象即起变化，4h后骨髓象的诊断意义已很小。如不能进行特殊检查，可行治疗性诊断，按医嘱每天给予维生素B_{12}和叶酸治疗，用药后网织红细胞迅速上升，即证明有维生素B_{12}和叶酸缺乏。加强护理，排除同时存在的疾病。若明确系维生素B_{12}或叶酸缺乏，可用药物治疗。

二、营养治疗

保证营养供给，纠正贫血症状。饮食选用易消化，富有蛋白质、维生素B_{12}、叶酸和铁的食物。

1. 补充维生素B_{12}　老年人和胃肠手术后患者，常常需要肌内注射维生素B_{12}。因为老年人和胃切除的患者缺乏内因子；而小肠上部切除患者，维生素B_{12}吸收受到影响。注射后维生素B_{12}贮存在肝内，以每天3μg的速率被利用。所以，一旦贫血纠正，就不必继续注射维生素B_{12}。长期素食者，每天应补充6μg的维生素B_{12}。因为只有动物性食物中才会有天然的维生素B_{12}，而素食者缺乏维生素B_{12}的来源。

2. 多食动物性食物　多进食肉类、蛋类、奶类等动物性食物，特别是肝，能预防和治疗维生素B_{12}缺乏所致的贫血。

3. 其他营养素不宜过量　避免同时补充大量的维生素C、维生素B_1和铜。在维生素B_{12}缺乏的状态下，还应补充叶酸。如果维生素C补充量超过500mg，就会使得维生素B_{12}进一步缺乏。铜和维生素B_1补充量超过正常量的10倍时，就会降低维生素B_{12}的利用率。恶性贫血的症状，如乏力、苍白、头晕、眼花等，常在神经系统症状之前出现，而补充叶酸能使这些症状消失，但神经系统症状可能继续存在。若这种神经系统表现不能及时识别为维生素B_{12}缺乏所致，就会导致髓磷脂的继续崩解，而使神经系统损害变为不可逆，表现为运动失调、记忆减退和精神症状等。

4. 烹调忌加碱和高温　在烹调加工肉类时不要加碱，烹调温度也不宜过高，因碱性和高温均可使维生素B_{12}遭到破坏。此外，巴氏消毒牛奶也能使维生素B_{12}丢失。

5. 药物治疗　叶酸5～10mg/d，1～2d后食欲和精神即有所改善，红细胞生成逆转，网织红细胞上升。此疗程常需要数月，在服药同时应给予维生素C。维生素B_{12}剂量为25～100μg，症状严重每天1次肌内注射，否则2～3次/周，到红细胞恢复正常为止。在血象恢复期间宜加用铁剂，以弥补造血旺盛后的铁不足，重症患者应通过口服或静脉滴注给予氯化钾，防止血钾突然下降。

第三节　再生障碍性贫血营养治疗

再生障碍性贫血（简称再障）是因骨髓造血组织显著减少，致造血功能减退的贫血。多由其他疾病，或药物等因素所致。

一、临床症状

外周血中红细胞、粒细胞和血小板明显减少，临床上常有严重贫血、感染和出血等症状。实验室检查可见红细胞、白细胞、血小板计数都减少。

二、营养治疗

1. 出血多致贫血时，供给丰富铁、铜、锌及高蛋白高能量的饮食。

2. 伴高热体虚纳差时，供给易于消化的含高维生素的半流质饮食。

3. 平时可配合食疗炖汤饮用，如在肉类里加入红枣、当归、党参等有补血补气作用的食物或药物，煮、炖后食用。

第四节　溶血性贫血营养治疗

溶血性贫血是因红细胞破坏过多而骨髓造血功能不足以代偿所致的一类贫血。

一、临床症状

1. 血管内溶血　起病一般急骤，常有寒战、高热、腰酸背痛，尿呈红色或呈酱油色。严重者可并发急性肾衰竭。可有轻度黄疸，但脾常不大。

2. 血管外溶血　大多属慢性。除有乏力、气促、头晕等慢性贫血症状和体征外，常有不同程度的黄疸。体检有肝脾大，常并发阻塞性黄疸。

二、营养治疗

1. 能量适中，优质蛋白高维生素饮食。
2. 血管内溶血出现急性肾衰竭时，给予优质低蛋白饮食，开始血透后供给血透饮食。
3. 多饮水，促进代谢产物排出。

第五节　急性白血病营养治疗

白血病是造血系统的恶性疾病，其特点为造血细胞异常增生，分化成熟障碍，大量原始、幼稚的，或分化成熟障碍、形态异常的白血病细胞浸润各种组织和器官，并进入外周血液循环。

一、临床症状

临床常有发热、贫血、出血等症状。白血病细胞浸润表现为肝脾淋巴结大，牙龈出血、皮肤有瘀斑，骨骼、四肢关节酸痛，脑膜及中枢神经系统白血病症状等。

二、营养治疗

1. 给予高能量、高蛋白质、高维生素饮食。
2. 富含铁、锌、铜等微量元素的食物供给。
3. 伴高热时，给予易消化，含高维生素的半流质饮食。

第六节　过敏性紫癜营养治疗

过敏性紫癜是因变态反应而致的，有全身性毛细血管和小血管无菌性炎症的血管性疾病。

一、临床症状

临床常有皮肤紫癜、关节肿痛、胃肠症状、肾症状及其他组织受累的表现。

二、营养治疗

1. 避免易导致过敏食物，如鱼、虾、蟹等。饮食供应食物一定要新鲜，少吃冰冻食物。
2. 可配给中医食疗汁饮，以利消热解毒，利尿排毒，如红萝卜、白茅根、车前草及金银花饮、甘草菊花饮、三黄饮等。
3. 有发热时，供给高食物纤维的半流质饮食，并注意增加含维生素C多的果汁、菜汁。

第25章
Chapter

口腔疾病营养治疗

第一节 营养与龋齿

一、龋齿病因及发病机制

造成龋齿的内因如人体体质，牙齿齿质的构造，牙齿钙化不全与没有完整的保护层；外因是口腔环境等因素，包括食物、水质、细菌等，如面包、蛋糕、饼干、果酱、糖果等食物容易黏滞在牙齿和牙缝，糖发酵产酸，促发噬菌斑；乳酸菌等产酸细菌，容易致牙脱钙。

二、与龋齿有关的营养素

食物中影响最大的是糖类和食物纤维，两者作用相反，纯糖食物如蔗糖是糖类中致龋性最强的，黏软糖果、糕饼等也易致龋齿；食物中的食物纤维有清除附着于牙缝间隙食物残渣与糖类，减少患龋齿的机会。氟化物通过增强牙齿硬组织的抗酸性和抑制嗜酸菌的生长起到防龋作用。

三、龋齿营养防治

1. 胎儿期母体营养充足，钙磷比例适当，保证牙齿钙化及齿质良好。

2. 母乳防龋作用优于牛乳，因母乳不含蔗糖，而含有丰富的矿物质与必需的维生素。

3. 饮食中的纤维性食物如蔬菜、水果、肉类等，对牙齿有摩擦和洁净作用。而精制食物如精白米、白面、饼干、糖果等不具有这种作用，容易致龋。

4. 及时清除食物残渣，饭后刷牙漱口。

5. 控制食糖，不要在饭前、饭后或睡觉前食糖。

6. 增加各种营养素之间平衡，增强体质，使牙齿钙化良好，增强抗龋能力。

7. 氟化物防治，如自来水加氟，饮料强化氟素，食盐加氟，或口服氟片等。

第二节　口咽部癌症

一、营养与口咽部癌

口咽部黏膜因经常性的不良刺激可导致损伤，这些不良刺激包括食物过分粗糙，如吞食腌制的肉干、硬饼，喜用烫食、烈性酒，浓咖啡及吸烟、嚼烟叶等不良习惯，损伤发生后在反复修复时可以形成组织细胞不典型增生，而产生癌变。癌变致进食困难，厌食、长期进食量不足导致营养障碍；肿瘤细胞增殖产生的毒素，可以破坏机体的蛋白质代谢，造成物质代谢和能量代谢的负平衡；某些治疗措施，如手术切除、放射治疗及化疗都可以加重营养缺乏症状。

二、营养治疗

对于癌症患者宜采用高营养配合疗法，可改善体质，提高免疫力，使患者能耐受手术与抗癌治疗。在不进食的情况下，可给予静脉营养液输注。口咽部癌症患者的饮食调控原则如下。

1. 术前患者体质衰弱，可用静脉营养液输注，或用高营养混合流质与要素饮食混合使用。
2. 放射治疗期，可采用中医食疗中对滋阴生津有疗效的甘凉食物及健脾开胃食物。
3. 化疗期间，可以食用高蛋白、高铁、高维生素及升高白细胞的食物。
4. 肿瘤康复期，宜选用高蛋白、高铁、高维生素、中量脂肪、正常能量的平衡饮食。
5. 配合中医食疗采用软坚化积、活血化瘀作用的食物。

第三节　口腔外科疾病

一、营养治疗

为了及时供给充足、合理、平衡的饮食营养，增强机体免疫功能，促进创口愈合，减少并发症，促进康复。

1. 营养供给采用正常营养标准。
2. 必须维持患者营养良好的经口饮食。手术前或术后康复期应采用高蛋白、高能量、高维生素的饮食，一般采用软食或普通饮食。
3. 颌骨手术和颊部植皮后，这类术后常需要较长时间的口腔固定，术后早期宜用清流质，用口腔注入法或鼻饲法，供给高能量的流质。手术或化疗、化疗时，应该提高蛋白质与能量的摄入量，经口喂和管饲营养，必要时采用要素饮食，有利于改善患者的营养状况，促进恢复。
4. 应该多用容易消化的乳融状脂肪，如牛奶、黄油、蛋类，避免煎炸食物。
5. 摄食便于吸入且不需咀嚼的流质或糊状饮食，为了达到高营养要求，可采用食物捣碎机捣碎并搅拌成匀浆饮食。

二、食物选择

1. 可用食物　白米粥、烂饭、馄饨、饼干、蛋类以冲蒸、水炒为宜；肉类可以用蒸肉泥、碎肉蓉、煮焖鱼；鱼类、禽类以炖烂为宜；饮料如牛奶、麦乳精、豆浆、各种豆制品、各种清浓汤；细软的糕点，如蛋糕、冰淇淋、果冻；少纤维的蔬菜，如土豆、花菜、煮熟水果。

2. 禁用食物　硬饭、粗粮、粗硬的肉类，如脚爪、腱子、带骨的小鱼、禽类、硬壳果；油煎炸的食物，大块的蔬菜、生硬的水果等。

三、营养治疗方式

1. 饮食种类

（1）普食：适用于手术前张口不受限制的患者。

（2）半流质饮食：适用于张口受限制，或口腔有溃疡及手术后咀嚼活动不便者。

（3）流质饮食：口腔手术后（如唇、腭裂、口腔肿瘤）患者初期适用较多。流质又分3种：清流质、流质、厚流质，按病情给予。

2. 进食方法　可用EN，也可以辅助用PN。口服适用于凡手术后，经口服对创伤愈合无障碍者。汤匙喂食用于不能自行进食者。口腔注入法只用于口唇部有创伤的患者。管喂法包括①鼻饲流质：适用于术后有口内外贯通的创口，下颌骨切除立即植骨术后及口腔内植皮手术等。②营养剂：可用鼻饲混合奶或要素饮食。

第26章 Chapter

神经精神疾病营养治疗

神经系统是人体最重要的器官系统。接受机体内外环境变化的信息,进行整合后通过神经和体液传出,调整其他各系统各器官的功能以适应环境的变化而保持机体的完整和统一。在神经系统发生损害时,可出现意识、认知、运动、感觉、反射等神经功能的异常,也可出现其他系统器官的症状。神经病学是研究神经系统疾病与骨骼肌病变发生发展的临床医学。精神疾病和神经系统有密切关系,是以精神活动紊乱为主要临床特征,而其物质基础是神经系统。在本章主要介绍常见的神经精神性疾病,饮食、食物、营养素对疾病的影响及饮食的辅助治疗作用。

第一节 中枢神经系统感染营养治疗

中枢神经系统感染是指由细菌、病毒、寄生虫、立克次体、螺旋体等致的脑、脊髓、脑脊膜的炎症性疾病。病原体主要侵犯脑或脊髓实质者,称为脑炎、脊髓炎或脑脊髓炎。

一、临床症状

临床表现为意识障碍、精神症状、癫痫、偏瘫等症状为主者如脑炎;脊髓炎以截瘫或四肢瘫为主要表现;脑脊髓炎则兼有脑炎和脊髓炎的症状。病原体主要侵犯脑脊膜者,称为脑膜炎或脑脊膜炎。临床表现为头痛、呕吐及脑膜刺激征。脑脊液检查对明确病变性质、病因鉴别有较大价值。

二、营养影响

1. *疾病对饮食营养影响* 多数急性起病,病情严重,因中枢调节功能障碍,带来全身各脏器功能紊乱。病程中可继发肺部感染、压疮、泌尿道感染等并发症。发热、抽搐、呕吐等可使体内贮存的肝糖原、组织蛋白质、水与电解质、维生素等大量损失,而患者胃肠功能降低、食欲缺乏、进食过少,又使营养吸收明显减少,故营养失调是患病时不容忽视的问题。

2. 营养对疾病恢复影响　患者全身状况的恢复、神经细胞和组织的修复，需要足够的能量和必需的营养素。如果患者有严重营养不足，或营养失调未能及时纠正和补充，则疾病康复严重受阻，而且会发生神经系统营养性疾病。

三、营养治疗

饮食营养治疗的目的是保证足够的营养补充，以利于组织修复和功能恢复。

1. 能量供给适量　患病初期患者食欲差，能量宜供给3.35～5.02MJ（800～1200kcal），病情改善后改为高能量饮食，能量增加可为普通饮食量的50%以上。

2. 高蛋白质　最初供给50～60g的蛋白质，以适合患者的胃口，以后每天供给蛋白质为100～200g，以生理价值高，并易于消化的食物，如牛奶、豆浆、蛋类等为好。

3. 高糖类　要供给足够糖类，每天总量可为350～500g。

4. 足够脂肪　需要供给足够量的脂肪，但要注意应给予易消化的脂类。

5. 补充维生素　宜供给富含多种维生素的食物，如B族维生素和维生素A、维生素C等。

6. 适量水与电解质　摄入水分应足够，每天不少于2000ml，适量供给食盐，以补充丢失的钠、钾、氯化物等。

7. 少量多餐　给予易消化的食物，坚持少量多餐的原则。最初给予流质饮食，随病情好转改为软食，进而改为普通饮食。昏迷或不能自行进食者，应及早用鼻饲流质饮食，以保证营养供给。

8. 治疗饮食　治疗饮食食谱可在普通饮食的基础上，增加能量和蛋白质的供给量。

第二节　急性脑血管疾病营养治疗

急性脑血管疾病又名脑卒中、中风，是脑部血管疾病总称。可分为出血性和缺血性脑血管疾病。前者包括脑出血、蛛网膜下腔出血。后者有脑梗死及脑血栓形成、脑栓塞、短暂脑缺血发作等。慢性脑血管病，主要为脑动脉硬化症。在脑血管病中，以脑出血、脑血栓形成和短暂性脑缺血最为常见。好发于中老年人，常见病因为高血压动脉硬化。如高血压性脑出血多发生于50岁以上的老年人，并有高血压病史，发病急骤，常在白天情绪激动或过度用力时发病，也可在休息或睡眠中发病。因脑血管破裂，血液流入蛛网膜下腔（蛛网膜下隙）者，称为蛛网膜下腔出血。血液流入脑实质内，则为脑出血。因脑血管狭窄、闭塞而致相应供血部位的脑组织缺血、梗阻，症状持续不超过24h者，称为短暂脑缺血性发作。症状重，持续24h以上者，称为脑梗死，包括脑血栓形成和脑栓塞。

一、临床症状

患者常有头痛、呕吐，症状根据不同原因而异。如高血压性脑出血时，患者常有头痛、呕吐、意识障碍等。如由脑血栓形成，病前可有短暂的脑供血不足发作史。如一过性头痛、头晕、肢体麻木无力等。多数患者有偏瘫、舌瘫、面瘫、半身感觉减退等。临床表现有局限性神经症状，发生在一侧大脑半球者，有对侧偏瘫，即对侧的偏瘫、偏身感觉障碍、偏盲症状或同时有失语。发生在脑干、小脑者则有同侧脑神经麻痹、对侧偏瘫或偏身感觉障碍，同侧肢体共济

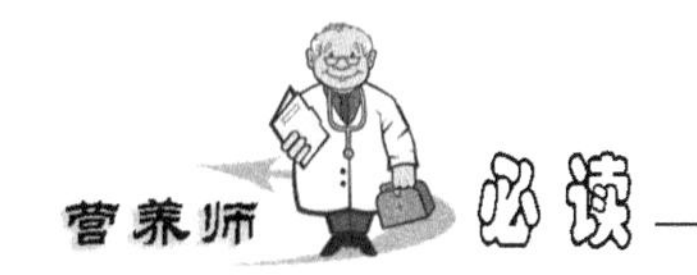

失调。严重病例有头痛、呕吐、意识障碍，甚至发生脑疝或死亡。

我国急性脑血管疾病的发病率、死亡率明显高于冠心病，其中脑出血发生比例较高；而西方国家则相反，冠心病的发病率高。究其原因，除种族、遗传、环境等因素外，饮食结构和营养因素的不同，是很重要的原因，故纠正营养失调和进行饮食营养治疗是防治急性脑血管疾病的重要途径之一。

二、营养影响

1. 营养失调与脑卒中　高血压病、动脉粥样硬化、糖尿病等是致脑卒中的重要原因，故与其有关的饮食营养因素与脑卒中也有密切关系。流行病学调查发现，脂肪摄入过多，占总能量40%的地区，脑缺血、脑梗死发病率高，而低脂肪、低蛋白质、高盐饮食地区，脑出血发病率高。实验研究证实血清胆固醇过高，易发生粥样硬化性血栓，而高血压同时有胆固醇过低，可使动脉壁变脆弱，红细胞脆性增加，易发生出血。营养失调，不仅仅是主要营养素数量之间的比例失调，一定程度上质量比数量的影响更重要。如脂肪中的多不饱和脂肪酸与饱和脂肪酸，前者能降低血胆固醇，但过多则促使脂质过氧化，破坏细胞膜。而后者能升高血胆固醇，故二者的比值以1：2为宜。蛋白质中优质蛋白，即含硫氨基酸成分高的动物蛋白，如鱼类、家禽、瘦肉等和大豆蛋白低于总蛋白的50%以下，则易发生高血压病、脑卒中。若饮食为高钠、低钙、低钾，也易发生高血压和脑卒中。

2. 影响脑卒中预后康复　因脑卒中患者存在不同程度的脑功能衰竭，病程中可并发感染、消化系统出血、肾功能障碍。脱水药、激素等应用，可致水与电解质紊乱。轻症患者进食减少，重者禁食，饮食营养摄入明显低于需要量，故脑卒中患者在原有营养失调的基础上，可能因摄入减少而加重，导致更为严重的营养不足。如果没有足够的能量、必需氨基酸、磷脂和维生素等，必然会影响脑卒中的预后和恢复。

三、营养治疗

饮食营养治疗的目的是全身营养治疗，保护脑功能，促进神经细胞的修复和功能的恢复。在饮食营养供给上要求个体化，即根据患者的病情轻重，有无并发症，能否正常饮食，消化吸收功能、体重、血脂、血糖、电解质等因素，提出不同的饮食营养治疗方案。在急性期饮食治疗是让患者能度过危急阶段，为恢复创造条件。恢复期应提出合理饮食的建议，纠正营养不足或营养失调，促进恢复和防止复发。

1. 重症患者的饮食治疗　重症或昏迷患者在起病的2～3d如有呕吐、消化系统出血者应禁食，从静脉补充营养。3d后开始鼻饲，为适应消化系统吸收功能，开始的几天内以米汤、蔗糖为主，每次200～250ml，每天4或5次。在已经耐受的情况下，给予混合奶，以增加能量、蛋白质和脂肪，可用牛奶、米汤、蔗糖、鸡蛋、少量植物油。对昏迷时间较长，又有并发症者，应供给高能量、高脂肪的混合奶，保证每天供给的蛋白质达90～110g，脂肪为100g，糖类为300g，总能量10.46MJ（2500kcal），总液体量2500ml，每次300～400ml，每天6或7次。鼻饲速度宜慢些，防止反流到气管内。必要时可选用匀浆饮食要素饮食。

2. 普通患者饮食治疗　能量可按125.52～167.36kJ（30～40kcal）/kg供给，体重超重者适当减少。蛋白质按1.5～2.0g/kg，其中动物蛋白质不低于20g，包括含脂肪少的而含蛋白质高的鱼类、家禽、瘦肉等，豆类每天不少于30g。脂肪不超过总能量的30%，胆固醇应低于300mg/d。应尽量少吃含饱和脂肪酸高的肥肉、动物油脂及动物的内脏等。超重者脂肪应占总能量的20%以下，胆固醇限制在200mg以内。糖类以谷类为主，总能量不低于55%，要粗细搭配，多样化。限制食盐的摄入，每天在6g以内，如使用脱水药，或是利尿药可适当增加。为了保证能获得足够的维生素，每天应供给新鲜蔬菜400g以上。进餐制度应定时定量，少量多餐，每天四餐，晚餐应清淡易消化。

3. 治疗饮食　急性脑血管病患者的饮食治疗食谱，可参考高脂血症饮食治疗的食谱。

第三节　癫痫营养治疗

癫痫是临床较为常见的综合征。症状为反复发作的、大脑神经元异常放电所致的大脑功能失调。发作形式多样，可表现为运动、感觉、意识、自主神经、精神活动等障碍或可兼而有之。

一、临床症状

最常见为全身强直，即阵挛性发作，又称为大发作。如果大发作短期内频繁发生，而发作间歇意识不恢复者，称癫痫持续状态，这是非常危急的状况，可发生窒息、脑缺血，严重者可能有呼吸功能和循环功能衰竭。如处理不及时，可能会导致死亡。发作表现为大发作时，突然神志丧失、全身抽搐、肌肉呈强直性痉挛，呼吸暂停，历时数秒钟；随即进入阵挛期，患者可能咬破舌唇，口吐白沫，数分钟消退，进入昏睡期。小发作以儿童期为多见，短暂的失神和肌阵挛，通常1min左右即可恢复。局限性发作开始在一侧局部，如口角、手指、足趾肌肉抽搐，通常不伴有神志丧失。精神运动性发作时，患者突然发生精神模糊，产生某些无意识动作，如咂嘴、唱歌、跳舞、神志恍惚等症状。

二、营养影响

1. 营养障碍致发作　癫痫病因复杂，急性酒精中毒、水中毒、低血糖、低血钙、维生素B_6缺乏等营养障碍可能为癫痫发作的原因之一。营养障碍可使得神经元的兴奋性升高、膜电位不稳定、膜内外电解质的分布和转运发生变化，造成神经元同步异常放电。同样在饮酒、摄入高糖饮食及浓茶、浓咖啡等刺激性食物时，也可诱发癫痫的发作。

2. 致营养失调　如癫痫发作频繁，特别是癫痫持续状态时，因高热、缺氧、呕吐、脱水、酸中毒，营养素消耗增加，而发作后进食过少，或是禁食，使得营养摄入不足，而导致营养失调。

三、营养治疗

饮食营养的目的是预防发作。对严重发作的患者，应给予适当的营养补充，以纠正营养失调，或是防止营养素摄入不足。

1. 日常饮食　能量和蛋白质与正常人相同。应减少糖类，提高脂肪的供给量，可占总能量60%左右。限制水分，每天不超过600ml。充分供给维生素与矿物质，尤其是铁、钙等元素。禁食含简单糖类高的食物和刺激性食物，如酒、含酒精的饮料、浓茶、浓咖啡等。

2. *发作时饮食治疗* 严重发作，特别是癫痫持续状态时，要及时纠正营养不足或营养失调。可参照脑卒中的饮食治疗。

3. *治疗饮食* 治疗饮食食谱可参考普通饮食。在此基础上，减少糖类、提高脂肪量，限制水分。

4. *生酮饮食* 在20世纪20年代提倡用高脂低糖类的"生酮饮食"治疗癫痫。因这类饮食价格较贵，管理也麻烦，口味又不佳，未能被普遍接受，但这种食疗方法确有抗惊厥作用。生酮饮食有三种不同方案。

一是经典的治疗食谱即4∶1食谱。脂肪与蛋白质和糖类比例为4∶1，用脂肪中的中链饱和脂肪，如奶油；二是以中链（C8与C5）脂肪酸为主食，称MCT食谱；三是20世纪80年代起采用的JRⅡ食谱，其中中链脂肪酸与长链饱和脂肪酸各占总能量的30%左右。生酮饮食营养素组成，见表26-1。

表26-1 生酮饮食营养素组成

成分	MCT食谱	4∶1食谱	JRⅡ食谱
蛋白质	10	7	10
糖类	19	6	30
中链脂肪酸	60	0	30
长链饱和脂肪酸	11	87	30

对部分药物治疗无效儿童肌阵挛性癫痫，生酮饮食有时可取得很好治疗效果。三种不同的食谱相比，4∶1食谱产生酮体效果最佳，而JRⅡ食谱最为可口。

5. *多吃含磷脂及蛋白质丰富食物* 实验证实脑内的神经递质含量与饮食成分有密切关系。如脑内5-羟色胺含量在进餐后可有明显变动，变动的幅度则与摄入蛋白质中的氨基酸种类及含量有关。特别是中性氨基酸的吸收有竞争性抑制，而与酸性及碱性氨基酸无此作用；反之亦然，故决定某种氨基酸吸收与进入脑内的数量不是取决于其单独的含量，而是由各种氨基酸之间的相互关系而定。用动物性相应脏器的蛋白质来补充人体器官的不足，通常最为接近并最容易吸收。猪脑与羊脑是癫痫食疗可以推荐的食物。不过动物的脑髓只能作为食物，以口服为宜。在调节中枢与周围神经系统功能中起重要作用的神经肽，在人与动物的脑内均大量存在，而且在胃肠内也含量丰富。有些重要的神经肽是从猪的十二指肠中提炼的。这类食物的来源较动物脑髓在数量上更为充足。

前列腺素的前体物质，如花生四烯酸存在于某些苔藓、海藻和其他植物中，也存在于牛、猪肾上腺及肝、甲鱼等食物中。香蕉除含淀粉、蛋白质、脂肪与各种维生素外，还含有5-羟色胺。前列腺素与5-羟色胺在癫痫发病时可能有影响，这些食物都是癫痫食疗时可选用的品种。

第四节 老年性痴呆营养治疗

老年性痴呆是指智能缺损，严重程度足以妨碍工作或学习或日常生活。严重者个人生活完全不能自理。以阿尔茨海默病为代表，痴呆缓慢进行性发展。脑部病理变化为弥散性脑萎缩，显微镜下可见老年斑和神经元纤维缠结。部分患者可与血管性痴呆并存。随着老年人群比例提高，此病防治已经提到重要位置。

一、营养影响

阿尔茨海默病病因不明。有学者认为与神经递质生物合成酶的活性降低有关，也有提出

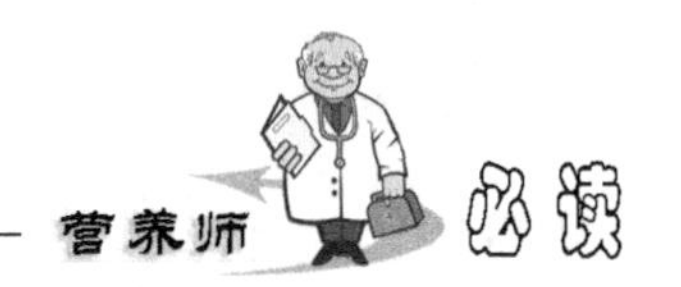

是因神经组织过氧化、自由基产生过多导致细胞病理性老化所致。饮食营养因素被认为是与痴呆发病有关的环境因素之一。随着年龄增长，器官功能降低，腺体分泌减少，代谢、免疫功能相应下降。如果所需营养素，如优质蛋白质、维生素、微量元素等补给不足或不当，特别是脂肪过多，则加速老化进程。发生痴呆后，生活能力逐步下降，特别是晚期，卧床不起，生活完全不能自理，极易发生饮食营养障碍，这样会进一步加重痴呆发展。

二、营养治疗

营养治疗目的是根据痴呆程度，给予合理的营养补充，以延缓痴呆病理过程，维持各器官、组织的功能。

1. *增加蛋白质供给* 应保证生理价值高的优质蛋白，其中动物性优质蛋白应占蛋白质总量的50%左右。如以素食为主，则应补充黄豆及其制品，每天不少于60g。含蛋白质的食物要求为易消化，并切细煮软。

2. *减少脂肪和糖类供给* 脂肪的供给量控制在占总能量的20%～25%为宜，每天50～60g，包括食物中所含的油脂与烹调用油。应以含亚油酸丰富的大豆油、玉米油、芝麻油等植物油代替动物油脂。胆固醇量每天控制在300mg以内，不宜过分限制，若限制太严将影响其他营养素的摄入，若胆固醇过低还可能影响组织的修复和免疫功能。糖类应控制在占总能量60%～65%，特别要减少仅能产生能量而无其他营养素的食糖。

3. *增加维生素摄入* 维生素C和维生素E为天然抗氧化、抗衰老的保护剂。B族维生素参与各种营养生化代谢，是多种重要的能量代谢酶类的辅酶，均应增加供给量。应多食新鲜蔬菜和瓜果等。

4. *其他* 减少钠盐摄入，适当增加钙、铁、锌等供给量。增加餐次，少量多餐。不能自己进食者要加强喂养，以易消化的流质饮食、半流质饮食为主，甚至鼻饲供给。

第五节　神经系统营养性疾病营养治疗

神经系统营养性疾病是指营养不足、营养不良和特定的营养素缺乏致的中枢或周围神经功能障碍。这类疾病伴随一种或多种生化改变，有着共同的神经病理学特征，如脱髓鞘，好侵害神经系统的某些特定区域或部分，通常为两侧对称。通常以某一组症状或综合征为主，或联合出现。

一、临床症状

1. *多发性神经病* 以四肢远端症状为主的对称性感觉障碍及无力、肌萎缩。感觉异常较为突出，如疼痛、烧灼、麻木感等。

2. *威涅克-柯萨可夫综合征* 威涅克脑病表现为淡漠、嗜睡、痴呆、眼球震颤、眼外肌麻痹、躯干共济失调。柯萨可夫精神病常与之同时发生，以记忆及注意障碍为主要表现，常伴有虚构。血液中丙酮酸水平升高。

3. *脊髓亚急性联合病变* 主要累及脊髓后索和侧索。表现为双下肢或四肢深感觉缺失，感觉性共济失调、痉挛性瘫痪。

4. 小脑变性　以下肢及躯干的小脑性共济失调为主,上肢可正常或很轻微的异常。

5. 脑桥中央髓鞘溶解　因脑桥中心部分髓鞘脱失,表现为意识障碍、言语和吞咽障碍,或四肢瘫痪。

二、营养影响

1. 维生素缺乏　维生素,特别是B族维生素是许多酶的辅酶,参与体内重要的生理氧化还原反应过程,促进糖类、蛋白质和脂肪代谢。缺乏后使得神经系统的能源不足、细胞膜及髓鞘的完整性受到破坏,从而出现神经症状。慢性嗜酒或酒精中毒主要是会致维生素B_{12}的缺乏,而出现威涅克-柯萨可夫综合征。内因子先天缺陷或萎缩性胃炎、胃肠手术后,可以造成维生素B_{12}的缺乏而出现恶性贫血和亚急性脊髓联合变性。如长期使用异烟肼(雷米封)可以致维生素B_6不足,维生素B_1和其他维生素的缺乏,也可致多发性神经病、小脑变性等。

2. 长期营养不良　饥饿时,可有严重食欲缺乏。因糖类、脂肪和能量过多,而其他必需营养素高度缺乏致营养平衡紊乱。胃肠疾病、妊娠所致严重呕吐、肝肾衰竭、血液透析等,除了可致维生素缺乏外,还可致营养素严重不足、电解质紊乱。如脑桥中央髓鞘溶解主要与脱水、低钠有关。

三、营养治疗

营养治疗的目的是纠正病因,控制病情的发展,改善营养状况,促使神经功能恢复。

1. 纠正病因　及时查明造成营养不良,特别是B族维生素不足的原因,并加以纠正。如慢性酒精中毒者,应在严格监护下彻底戒酒。积极治疗有关疾病,如慢性胃炎、肝肾功能障碍、水与电解质紊乱等。

2. 及早补充必需的营养素　调整食物结构,添加含B族维生素丰富的食物,如粗粮、豆类、瘦肉、肝、肾,新鲜蔬菜等。

3. 饮食治疗　治疗饮食为普通饮食中增加含B族维生素高的食物。

第六节　脑卒中营养治疗

脑卒中是高血压最危险的致命性合并症,有效控制血压可减少脑卒中的发生,但是高血压致的脑动脉硬化仍然是威胁高血压生命的最危险因素。

致脑卒中的主要原因有:血压再度升高,情绪极度波动,疲劳,饮酒,暴饮暴食等。

1. 发病时因脑压高,血压高,常伴呕吐,患者烦躁不安,应暂时禁食。

2. 发病后2～3d,病情稳定,呕吐停止,可开始供食。因患者消化功能正常,营养状况良好,可用鼻饲混合奶,基本符合正常饮食,经济安全。

3. 患者因长期卧床,活动少,肠蠕动减慢,易发生便秘。应增加食物纤维丰富的食物。

第七节　酒精依赖和中毒营养治疗

酒精依赖(alcohol dependence)是对酒渴求的心理状态,由饮酒所致,可连续或周期性出现。酒精中毒（alcoholism）指一次大量饮酒或长期过度饮酒导致躯体和精神出现功能障碍。随着生活方式、生存环境的改变，酒依赖和酒精中毒已成为广泛而重要的社会问题，其危害程度及低龄化趋势已致人们的高度重视。据报道，西方国家约33%人有酒精依赖性，10%为严重酗酒者，5%是问题酗酒者，大多数人饮酒开始于16～30岁。

酒精主要在小肠内吸收，在肝内通过乙醇脱氢酶和乙醛脱氢酶的作用分解，10%左右经呼吸道和肾排泄。酒精吸收很快，但排泄较慢，体重70kg的正常成人平均每小时可氧化酒精量只有10g（12.5ml）。酒精是中枢神经系统抑制剂，不仅对大脑有直接毒性作用，其分解产物长期在体内堆积也可对神经系统及机体组织、器官造成损害。少量饮酒可缓解焦虑情绪，促进血液循环。随着饮酒量增加，酒精对大脑作用结果由轻度行为障碍发展到控制力明显受损，最终进入深睡眠，直到昏迷，甚至可出现脏器衰竭而死。长期大量饮酒，可对中枢神经系统造成广泛而严重损害，导致患者职业能力、社交能力及社会适应力等出现障碍。世界各国调查结果均显示，慢性酒精中毒与高分居率、离婚率关系密切，与暴力犯罪有较多关联。长期饮酒者多有末梢神经炎、癫痫等神经系统疾病，伴发视神经萎缩、共济失调等症，甚至出现痴呆。过度饮酒造成的营养不良、易感染、肝硬化、胃炎、溃疡病、胆囊炎、心脏病等的发病率不断上升。美国每年约有10%慢性酒精中毒者发展为肝硬化，英国在1959～1975年因酒精中毒导致肝硬化患病率在所有肝硬化患病率中比例上升至33%～67%，且此类患者死于肝硬化的危险性较正常人高10倍。慢性酒精中毒还是导致自杀的危险因素，因长期酗酒会使神经系统处于焦虑或抑郁状态。过度饮酒还可对下一代造成不良影响，如畸形儿、低体重儿、生长或智力发育障碍等。

酒依赖和酒精中毒受社会文化因素、社会环境因素及个体素质等多方面因素影响。如法国人和意大利人都习惯饮用葡萄酒，但法国酒精中毒发生率远高于意大利。我国某些少数民族地区，如黑龙江鄂伦春族、延边朝鲜族、云南傣族等酒精中毒患病率，明显高于其他地区。寒冷地区中毒患者多于热带地区。血缘父母中有酒精中毒子女发病率，较不嗜酒者子女高4～5倍。

一、临床症状

（一）酒精依赖

多数酒精依赖者饮酒初期感觉心情愉快，缓解紧张情绪或劳累感。患者为保证正常社会活动的进行，常在相当长时间内，用固定模式饮用一定量酒。这种能够保持一定饮酒量与次数的行为称为习惯性饮酒。当环境或个体发生某些变化时，导致饮酒量及次数增加，出现酒精依赖综合征时，患者饮酒欲望明显增强，尤其是为避免出现戒断综合征而强烈地渴求饮酒，即发展成为典型酒精依赖。主要表现为对酒精耐受性增强、依赖性加重。

1. *耐受性* 随着患者对酒精依赖程度加深，其对酒精的耐受性也缓慢增加，饮酒量常高于最初的几倍。患者自觉“饮从前的量已不再醉”。通常这种耐受性在青壮年时达最高水平，其后随年龄增长及中毒加深而下降。

2. *机体依赖性* 因酒精在体内吸收快而排泄慢，故易堆积于体内，作用于肝、肾、神经细胞等组织器官，长期反复饮酒可使组织器官发生生理改变，为适应这些改变，机体内需要一定浓度酒精，即产生躯体依赖性，患者出现对饮酒的渴求。

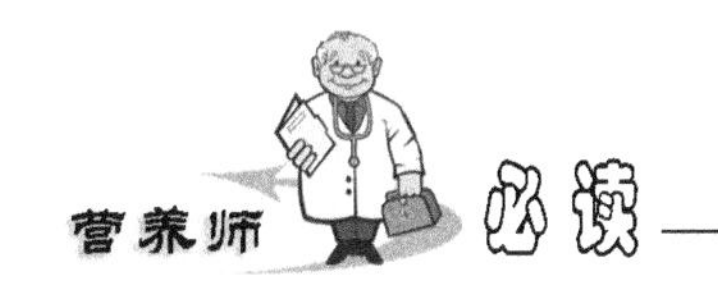

3. 精神依赖性　在饮酒初期，患者对饮酒有一般渴望。当出现明显躯体依赖性时，即转为精神依赖。当发展为严重的躯体依赖时，患者开始恐惧戒断综合征，出现强烈的、不可控制的饮酒渴求。

4. 行为特征　长期酒精依赖者逐渐把饮酒作为一切活动的中心，并不分时间、地点、场合，快速大量地饮酒，不仅影响其事业、家庭、社交等活动，而且因反复饮酒、反复发作而处于"连续饮酒发作"状态。部分患者表现为"饮酒—入睡—清醒—饮酒"的周期性饮酒方式。两种状态均显示患者已形成了极固定的饮酒模式，出现严重的酒依赖性。

5. 戒断综合征　指酒精依赖者完全或部分停酒时出现的症状。分为早期和后期戒断症状。早期症状有焦虑、抑郁等，伴有神经系统症状，如恶心、呕吐、心悸、出汗、血压升高等，还有睡眠障碍。随后出现戒断综合征的典型症状如震颤等，常发生于停酒后7～8h，表现为晨起手指、眼睑震颤，严重者不能咀嚼、站立不稳，可因活动或情绪激动而出现或加重，饮用一定量酒后症状迅速减轻或消失。后期症状主要表现为震颤性谵妄，常发于停酒后3～4d，开始出现幻觉，以幻视为主，患者在幻觉支配下可出现明显精神运动性兴奋，出现躯干、手、舌或全身的粗大震颤，可能出现攻击行为，剧烈兴奋者可因心力衰竭而死。无严重合并症者可于数天内恢复，恢复前先进入持续的深睡眠状态，醒来后症状即完全消失，对谵妄大多不能回忆。

6. 并发症　酒精依赖患者常见营养不良、心脏病、酒精肝、脂肪肝、肝硬化、胃炎、溃疡病、胆囊炎等并发症，严重者可见水、电解质紊乱、酸碱平衡紊乱、心力衰竭甚至死亡。

（二）酒精中毒

1. 急性酒精中毒

（1）普通醉酒：指一次大量饮酒所致的酒精中毒，是多数人对酒精的正常反应。临床表现包括兴奋期和麻痹期。处于兴奋期时，患者多表现出兴奋情绪，各种反射亢进，无意识改变。麻痹期开始后，患者意识进入混浊状态，兴奋更加明显，易激惹，情绪不稳，少数病例处于抑郁状态。随后有运动失调、构音不清等表现，情绪渐渐温和，直至入睡。此种醉酒记忆多正常，极少数有明显记忆缺损或完全遗忘。

（2）异常醉酒：普通醉酒的饮酒量大，且多为迅速或突然发生。表现为非常强烈且持续长久精神兴奋，突发高级神经活动严重障碍。行为失常，并可有人格异常，可发生激惹性报复行为或自杀行为。只有概括记忆或完全性遗忘。

2. 慢性酒精中毒

（1）出现幻觉：常在大量饮酒后或断酒24h内出现，多为幻听，可持续数天至数月，夜间加重，患者可出现攻击或自杀行为。

（2）痉挛发作：也称酒精性癫痫，多发生在大量饮酒或戒酒后24～48h，发作同癫痫强直-阵挛性发作，发作前可出现震颤、出汗、谵妄等症状。

（3）震颤谵妄：见酒精依赖者临床表现。

（4）酒精中毒性嫉妒妄想：有些患者出现配偶不忠于自己的固执妄想。多由患者人格因素、过度饮酒出现性功能下降及夫妻关系不和等因素所致。病情不严重者，长期戒酒后症状可消失，否则将发展为痴呆。

（5）柯萨可夫精神病：多为震颤谵妄的后遗症，也可是幻觉症的后遗症。主要表现为严重的近记忆力障碍与定向力障碍，可有不同程度的多发性神经炎、肌萎缩或肌麻痹。

（6）酒精中毒性痴呆：为器质性痴呆，因震颤谵妄、痉挛等反复发作，出现急性或慢性进行性人格改变、智力低下、记忆力障碍的痴呆状态。初期表现为倦怠、淡漠，然后出现不讲卫生、衣着污垢，持续1年后逐渐出现明显的定向力及记忆力障碍，生活不能自理，晚年卧床不起、尿失禁等。

（7）其他：出现人格衰退、情感性精神障碍等。

二、营养治疗

酒精依赖及酒精中毒患者营养治疗主要目的是保证能量及营养素供给，改善食欲，保护肝功能，少食多餐。

1. 患者部分或完全停酒后会产生食欲缺乏、恶心、呕吐等症状，故饮食应清淡、细软、易消化。治疗初期宜口服营养均衡型EN制剂。患者有摄食欲望后，改用半流饮食，再逐渐过渡到普通饮食。

2. 治疗初期每天餐次不少于8次，病情稳定后可改为6次。患者因长期饮酒，多有消化系统疾病，即使完全戒酒，每天饮食也应少量多餐，以5～6餐为宜，可参见相关疾病营养治疗原则。

3. 治疗初期每天供给约6.27MJ（1500kcal）能量即可，根据病情发展调整能量供给量，逐渐增加至正常人需要量。供能营养素占每天能量比例应与正常人相同。

4. 液体摄入量应在3000ml/d以上，包括静脉输入及饮食摄入。

5. 补充液体时必须补充维生素和矿物质，尤其是B族维生素与维生素C。治疗初期可服用复合维生素与矿物质制剂，或将富含B族维生素和维生素C食物做成泥状、汁状后食用。

6. 部分患者在部分或完全停酒时可出现摄食量异常增加或喜摄甜食，应控制餐次及进食量，加餐以点心、水果、牛乳、酸奶、豆浆等为主。

7. 对并发症的治疗参见相关疾病营养治疗原则。

8. 食物选择

（1）宜用食物

①治疗初期可选用支持型EN剂，如安素、能全素等。

②有食欲后，宜用流质或半流质食，如米汤、牛乳、酸奶、豆浆、粥、米粉、藕粉、面片、烂面条等，逐渐过渡到普通饮食。

③多用瘦肉类、鱼肉、乳类及其制品、豆类及其制品作为蛋白质食物来源。

④宜用新鲜蔬菜、水果以补充维生素和矿物质。

⑤多喝水。

（2）忌食食物：忌酒，忌用油腻、过冷、过热、干硬、辛辣、刺激性食物，少用甜食及各种小食品。

第八节　进食障碍营养治疗

进食障碍是一组与心理障碍有关不能正常进食，发作时无法控制的疾病。包括神经性厌食（anorexia nervosa）、神经性贪食（bulimia nervosa）与神经性呕吐（psychogenic vomiting）。不同于偏食、拒食或异食癖，也不是由组织器官病变导致的无法进食，而是心理生理障碍与心身疾病。所谓心理生理障碍与心身疾病，是指由人的情绪、性格等障碍对健康造成影响引发的疾病。主要表现为与心理因素有关的生理功能障碍，无明显精神活动或行为障碍。这类从病因研究到诊治均比较复杂的疾病，常伴有生理生化改变，如神经性厌食与贪食，均有明显的神经内分泌功能及生化改变：①神经内分泌功能改变：下丘脑-垂体-性腺轴功能障碍、下丘脑-垂体-肾上腺轴功能障碍、下丘脑-垂体-甲状腺轴功能障碍，厌食症患者内分泌功能可能恢复，而贪食症患者恢复较迟缓或不能恢复；②神经递质功能改变：5-羟色胺功能降低，去甲肾上腺素、新边缘系统的多巴胺通路的功能障碍，产生某些能抑制食欲的神经肽类物质如阿片类肽、血管紧张素等。

一、临床症状

（一）神经性厌食

这是用刻意节食的方法控制体重而导致的进食障碍。最初多发生在发达国家青年女性中。随着社会的发展，该病在发展中国家发病率也逐渐上升。其患病率难以统计，因为很多患者否认自己病情或不认为这是疾病。患者也不配合治疗，甚至抗拒治疗，轻症患者几乎没有症状，而重症可导致死亡，死亡率为5%～20%。其发病原因归结于个体易感素质与心理社会原因综合作用。

1. 症状

（1）患者对自身形象感知歪曲：患者非常担心自己会发胖，即使已明显消瘦，仍认为自己太胖。

（2）体重明显减轻：因患者认为自己太胖，故采用节食的方法控制体重，尤其拒绝食用糖类，甚至不惜采用人工呕吐、泄泻、过度运动等方法，导致体重明显下降。体重的减轻量常达标准体重或患病前体重的25%以上，严重者发展为恶病质甚至死亡。

（3）停经：也是神经性厌食的常见症状。可在体重减轻前就出现。是营养不良造成下丘脑-垂体-性腺轴功能发生障碍，致性激素分泌水平低、分泌周期紊乱。当体重下降幅度超过25%时，黄体生成素对下丘脑释放激素反应性开始迟钝。部分患者月经可随体重的恢复而恢复正常。

（4）个性特点：患者依赖性较强，人际关系不协调，缺乏自信，情绪脆弱，易焦虑、愤怒及恐惧，易感情用事，刻板多疑。

（5）其他：神经性厌食的儿童可出现性发育迟缓或停滞，成人可出现性欲减退或消失、多囊卵巢、乳房及子宫缩小等症状。

2. 营养影响　患者有意控制进食量，使体重减轻，导致营养不良。严重者可发生营养代谢紊乱和内分泌障碍。可出现各种不同体征，如维生素缺乏症状，口角炎、毛发稀少及周围水肿等。患者可明显消瘦，但却很为活跃。有隐藏食物、食后呕吐等特殊习惯。

3. 营养治疗　饮食营养治疗目的是尽力设法使厌食症患者口服进食，恢复正常饮食，纠正营养不良。

（1）在心理治疗、鼓励进食的基础上，协助或者强迫进食。初起可喂食，重者鼻饲，逐渐让患者自己进食。

（2）饭前注射少量胰岛素，刺激患者对食物产生需要感，致其食欲增加。

（3）根据营养不良的不同程度补充营养。通常要要求供给高能量饮食，每天8.37～10.46MJ（2000～2500kcal），高蛋白质120～200g/d，其中优质蛋白质占70%左右，高糖类为400～600g/d，适当控制脂肪的摄入量。

（4）食物要多样化，色香味齐全，能增进食欲。

（5）如果患者坚决鼻饲或管喂饮食，则应使用PN。

（二）神经性贪食

本病为周期性发作的、不可控制的多食。有学者将其描述为神经性厌食的预兆性变异，但并不出现于所有神经性厌食者中。主要临床表现如下：

1. *无法控制多食* 患者有不可抗拒的摄食欲望，且每次摄食量较大。呈周期性发作，常发生于无人相伴时。

2. *呕吐* 患者在1次食用大量食物初，自觉紧张心理得到缓解，但随即表现出悔恨，并设法呕吐。

3. *并发症* 可出现各种因反复呕吐导致的并发症，如水及电解质紊乱、乏力、心律失常、手足搐搦等。

4. *其他* 神经性贪食患者的体重常在正常范围内，月经异常者不到半数，患者常主动求医、配合治疗。

（三）神经性呕吐

是指由不愉快的环境或紧张心理而导致呕吐，也称心因性呕吐。与一般呕吐不同之处在于其反复发作性与不自主性。最初可因受不良刺激而发病，以后遇到类似情况时，会不由自主地反复发作。常发生于进食后，无明显恶心或其他不适，多为突然喷吐，但不影响食欲，呕吐后可继续进食。患者体重多正常，且患者无减轻体重主观愿望，也无内分泌功能紊乱。患者个性特点为易受暗示性，易感情用事，以自我为中心，喜夸张等癔症样性格特点。一般解痉止吐药效果不明显。

二、营养原则

1. *治疗目的* 对进食障碍的患者而言，营养治疗的目的是在心理治疗与行为治疗的同时，供给足够能量与营养素，为心理和行为治疗提供保障。

2. *治疗原则*

（1）应鼓励症状较轻的神经性厌食症患者进食，饮食可以流质饮食、半流质饮食为主，最初供给能量为正常需要量50%左右即可。宜少量多餐，每天不少于8次。病情好转时，能量供应可缓慢增加至正常供给量，饮食种类也可逐渐过渡到普通饮食。

（2）症状较重的神经性厌食症患者，应采用管饲进行营养治疗，可选用营养均衡型EN制剂，宜用持续滴注法输注营养剂，最初滴速控制在50ml/h，随病情变化调整滴速和供给量。

（3）供能营养素占每天总能量比例可与正常人相同。

（4）每天液体供应量为0.24ml/kJ（1ml/kcal），维生素和矿物质按正常需要量供给。

（5）对伴发神经性厌食症的神经性贪食症患者，饮食治疗原则参照前三点。

（6）对单纯摄食量增加的神经性贪食症患者，需控制餐次及摄食量。应少量多餐，每天

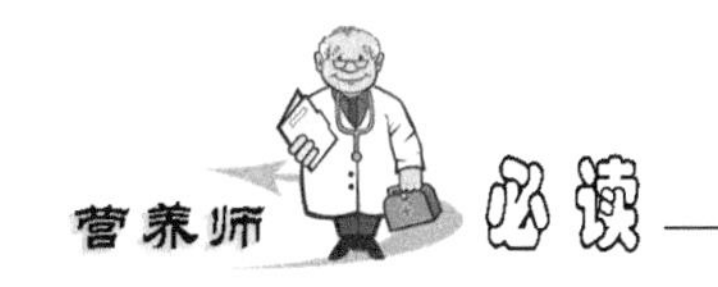

餐次至少6次以上，严格控制每餐摄食量。症状好转后，逐渐减少餐次并增加每餐摄入量。

（7）神经性呕吐患者的饮食并不受影响，也无内分泌功能的改变。因此在饮食上无须特殊的治疗。患者平时可用某些有宁心安神作用的食物。

三、营养治疗

1. 宜食食物

（1）神经性厌食症患者宜用牛乳、酸奶、豆浆、粥、面条、面片、馄饨、面包、饼干等细软易消化的食物。

（2）临床常用安素、能全素、立适康等EN制剂对症状严重的神经性厌食症患者进行管饲。

（3）神经性贪食症患者加餐宜用点心、水果、牛乳、酸奶、饼干等食物。

（4）小麦、小米、大枣、百合、核桃、龙眼、莲子、桑椹、牛乳、猪心等食物具有宁心安神的作用，神经性呕吐患者宜多食用。

2. 忌食食物

（1）神经性厌食症患者忌用油腻、干硬、辛辣、刺激性食物。

（2）神经性贪食症患者忌用零食、甜食、碳酸型饮料等食物作为加餐。

第27章
Chapter

儿科病营养治疗

营养对于儿童体力、智力发育都很重要，特别是3岁以下幼儿更是如此。故此期间饮食必须满足生长发育需要，幼儿消化吸收功能较成人差，所供给食物应碎、软、细、烂、新鲜、清洁，质与量均要保证。生热营养素比例要恰当，蛋白质占总能量15%左右，其中动物性及豆类蛋白质，最好不低于蛋白质总量的50%。

第一节 儿科疾病治疗饮食

一、基本饮食

（一）普食

1. 适应证 无须限制饮食的患儿，如无发热及无消化系统疾病者，均可采用。

2. 配餐原则 必须是平衡饮食，以满足儿童所需要的能量及各种营养素。每天4餐，花色品种要多样化，以增加食欲。选用营养丰富，易消化吸收的食物，如肉类、蛋类、禽类、豆制品、米、面粉、绿叶蔬菜、牛奶、豆浆等，但应注意烹调方法。禁食过油、过硬、过粗食物，不宜用韭菜、芹菜、蒜苗等。配餐原则同成人半流质饮食。

（二）软饭

其特点介于半流质与普通饭之间，便于咀嚼和消化。

1. 适应证 适用于3～4岁儿童，有轻微发热，食欲尚好的患儿；无消化系统疾病者，均可食用。

2. 配餐原则 主、副食烹调均应注意细软易消化，如蒸软米饭、面条、蛋类可用蒸炒方法烹调，忌用油炸；肉类应切碎煮烂；蔬菜选用含纤维少的，切碎或加工成菜泥后烹调。每天4餐，可用食物如白米粥、馒头、面包、包子、水饺、牛奶、鸡蛋、各种碎肉、鱼、虾、动物内脏、各种绿叶菜泥、豆制品等，切碎的食物易失去原来的色、香、味，烹调时应尽量注意味美可口。禁用各种酱菜、榨菜、硬壳果类食物及刺激性强烈的调味品等。

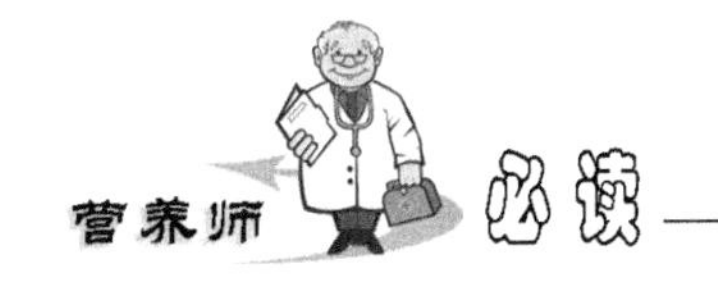

（三）半流质饮食

是半流体性质食物，营养素稍差，应用时需注意营养素的补充。

1. 适应证　适用于1～2岁幼儿。身体较好，不便于咀嚼的儿童及轻度消化管疾病及外科术后患儿。

2. 配餐原则　食物需烧烂、切碎、呈半流体状态，便于咀嚼、吞咽和消化。少量多餐，每天5餐，3餐除主食外，另加添2餐点心。含极少量的食物纤维。尽量补给蛋白质及能量，防止能量过低。可用食物有牛奶、豆浆、豆腐脑、蛋类、蒸蛋、蛋花、煮嫩蛋等及米粥、面条、饼干、蛋糕、面包、各种果汁、煮水果、菜泥、肉末、鸡肉末、鱼丸、虾仁等。禁用食物纤维多的蔬菜及水果，硬的大块肉类食物及刺激性强烈食物和调味品。

（四）流质饮食

流质饮食的营养素及能量不能满足需要，仅短时期使用。

1. 适应证　适用于发高热、极度衰弱、急性传染病、外科手术后及食管有梗阻、吞咽困难患儿。

2. 配餐原则　少量多餐，每2～3小时进餐1次，每天6餐。选用无刺激及渣少的食物。可用食物如米汤、藕粉、牛奶、豆浆、过筛赤豆泥汤、枣泥汤、鸡汁、蛋花汤，各种果汁、肉汤等。

二、治疗饮食

（一）基本奶类

1. 鲜牛（羊）奶　根据不同年龄和生理特点，进行稀释后再食用。

2. 奶制品　常用的有奶粉和蒸发奶及其他代乳品。

（二）治疗奶

1. 脱脂奶　适用于消化系统疾病，如腹泻、痢疾、肠炎、消化不良等患儿；但能量低，不宜长期食用。

2. 厚奶　适用于需要高能量及有习惯性呕吐患儿。

3. 酸奶　适用于胃肠疾病患儿，如腹泻、消化不良、肠炎等。

4. 蛋黄奶　适用于贫血及营养不良的患儿。

5. 蒸发奶　适用于婴儿胃容量小而需要能量较多的，如早产儿或低体重儿。

（三）婴儿常用治疗

1. 5%～10%浓米汤　适用于消化不良婴儿开始加粥泥时用。

2. 焦米汤　适用于严重腹泻，消化不良，肝性脑病患者。

3. 凝奶　用于营养不良、消化不良、结核、脂肪肝、溃疡病等患者。

4. 胡萝卜汤　适用于腹泻患儿。

5. 甜淡茶水　有收敛作用，适用于腹泻患儿。

6. 苹果泥汤　适用于患痢疾的患儿。

第二节　儿童糖尿病营养治疗

儿童糖尿病指15岁以下患儿，绝大多数为1型糖尿病，为不稳定型。糖尿病儿童期有两个高峰年龄组，分别为5～6岁和11～13岁。儿童糖尿病病情极不稳定，血糖波动大，极易发生酮症酸中毒，用胰岛素治疗时又易发生低血糖。

一、营养原则

供给充足能量和各种营养素以维持正常的生长发育和正常生活及活动的能力。适当控制饮食以减轻胰岛负担，并避免酮症酸中毒，但患儿正处于生长发育阶段，应满足其营养需要，不宜过分限制。食物种类选择及餐次以能供给营养，减少血糖波动，维持血脂正常为原则。患儿需终身进行饮食控制，应将饮食控制对治疗糖尿病的意义，有关糖尿病营养治疗知识教给家长及患儿，使其充分理解，自觉遵守。

二、营养治疗

1. 能量供给　能量可按此公式计算：总能量=[1000+100×（年龄－1）]×4.18kJ（1 kcal）。患儿对能量及蛋白质、脂肪、糖类需要是随年龄而异，0～4岁按每天每千克体重209kJ（50kcal）；4～10岁188～209kJ（45～50kcal）；10～15岁167～188kJ（40～45kcal）；凡因营养不良及患有消耗性疾病时，体重低于标准能量可酌增。幼儿每天每千克体重按蛋白质2～3g，糖类9～10g，脂肪2.5～3g。

2. 生热营养素比例　通常分配比例为蛋白质占总能量15%，糖类50%，脂肪35%。合并胆固醇增高，脂肪应适当减少。

3. 预防并发症　为预防心血管系统并发症时，饮食脂肪量不宜过高，尤其是动物性脂肪。

4. 食物选择　主食可采用大米、面粉；含淀粉多的白薯、土豆、芋头、胡萝卜等应避免食用；忌食糖果、果酱、蜜饯、甜点心、藕粉等甜食；脂肪以植物油供给，避免肥肉、动物脂肪；蔬菜选择含糖量低，含纤维高蔬菜，如黄芽菜、青菜、菠菜、绿豆芽、芹菜等，番茄、卷心菜、花菜也可采用；还应注意供给充足的维生素，尤其是B族维生素。

5. 饮食定时定量　除3次正餐外，另给加餐2～3次，以防血糖过度波动。

第三节　婴儿腹泻营养治疗

发病年龄多在2岁以下，发病以夏秋季最高。可分为急性和慢性腹泻；急性腹泻最常见原因是肠内感染，其次为肠外感染，如肺炎等。

一、营养原则

1. 急性腹泻　调整饮食结构，减轻胃肠负担，恢复消化系统功能，纠正水、电解质平衡。

2. 慢性腹泻　病情较为复杂，在进行对症治疗同时，也应注意对因治疗，切忌滥用抗生素，以免致肠内菌群失调。

二、营养治疗

1. 急性腹泻

（1）调整饮食，轻症患儿不需禁食，应停止高脂肪和难以消化食物。母乳喂养可考虑缩短每次哺乳时间，人工喂养者可先给米汤或稀释牛奶，由少到多，由稀到稠；重症患儿应禁食6h。

（2）对脱水不严重，无呕吐或呕吐不剧烈的患儿，可口服补液。一旦脱水已纠正，避免高钠血症。对病情较重，有明显脱水及酸中毒者可用静脉补液。

2. 慢性腹泻

（1）调整饮食组成，变动不宜过快，除严重呕吐外，不应长期禁食。可用易于消化的奶制品，如酸奶、脱脂奶等，可有一定的辅助治疗效果。

（2）反复吐泻，病情严重应注意水及电解质补充，还应注意补充各种维生素，积极治疗各种并发症，加强治疗，如少量多次输血、静脉滴注复方氨基酸液等。

第四节　小儿心力衰竭营养治疗

小儿充血性心力衰竭，是因心脏不能泵出足够的血液以满足身体需要的病理状态，是儿科常见心脏急症。

一、营养原则

限制钠和水的摄入，减轻心脏负担，供给适量矿物质和维生素，维持正常营养代谢，并应满足生长发育的需要。

二、营养治疗

1. 限制钠盐摄入　是控制心力衰竭最为有效的方法。其摄入量取决于心力衰竭的严重程度，钠盐每天应控制在1g以下，有水肿和阵发性呼吸困难时，应限制在0.5g以下；婴幼儿应控制在0.25～0.5g/d。应选用低钠食物，如大米、麦片、无碱面条、鸡蛋、瘦肉、牛奶、花菜、冬瓜。烹调时不加食盐，禁用腌酱食物及含钠高蔬菜，如菠菜、苋菜、蕹菜等。

2. 限制水摄入　采用低钠饮食同时，可不必严格限制进水量。液体摄入量应控制在500～1000ml。对于严重心力衰竭，尤其是伴有肾衰退者，在采用低钠饮食同时，必须适当控制水分的摄入，液体摄入量在500ml左右，并用药物治疗。

3. 适当增加电解质，尤其是钾摄入　因患者食欲不佳，吸收不良，钾摄入减少，而利尿药增加钾排出，易发生低钾血症。故及时增加钾盐摄入，尤为重要，可选用高钾低钠食物，如黄豆、豌豆、冬菇、腐竹等。另外，补充维生素和其他矿物质及微量元素，如镁、碘、钙等。新鲜的水果含有丰富维生素及矿物质，尤其是钾、镁高，钠含量低，如香蕉、橘子、枣、番木瓜等。选用易消化，含丰富蛋白质和能量食物，以满足小儿生长发育的需要。

4. 供给优质蛋白　婴儿蛋白质每天每千克体重2.5～3.5g，年长儿1.5～2.0g。

5. 注意合理营养，科学烹调　应避免油煎食物；可选用流质、半流质及软食。饮食应注意富多种维生素，必要时应口服补充B族维生素和维生素C；采用少量多餐法，以减轻心脏负担。

第五节　急性肾炎营养治疗

急性肾炎是由感染后变态反应所致的两侧肾弥漫性肾小球损害，具有蛋白尿、水肿，且伴

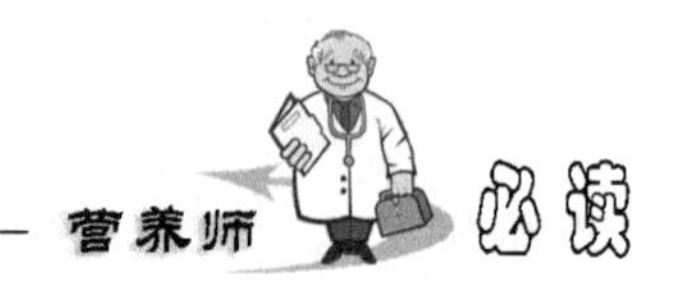

有高血压、血尿和肾功能损害等症状的肾小球疾病。本病治疗除清除残存病灶外，还应注意饮食和营养。

一、营养原则

维持代谢营养和保证生长发育的需要，控制水和钠摄入，采用低钠适量蛋白质饮食，减轻肾代谢负担。

二、营养治疗

1. 适当控制蛋白质　起病3～6d，因肾小球滤过率下降，产生一过性氮质潴留，须限制蛋白质饮食，多食水果、蔬菜，减少鱼类、肉类、蛋类的摄入，米、面等主食可不加限制。如果尿素氮超过60%，每天饮食中的蛋白质为0.5g/kg。首选牛奶、鸡蛋、肉类等高生物价蛋白质食物。

2. 限制钠盐摄入量　有水肿及高血压的患者应根据其程度的不同，限制饮食中食盐用量，每天钠摄入量限制在1g以内，相当于食盐2g，禁用一切含钠高的食物，如酱菜、咸菜、腐乳、咸蛋等及其他罐头食物，并根据水肿程度分别采用少盐、无盐或少钠饮食。

3. 注意患者水肿及尿量　水肿严重者应限制摄入水分，严格记录出入液量；目前主张以不显性失水量加尿量计算；有学者提出少尿期的入水量限于500～700ml/d。

4. 电解质及维生素的补充　有持续少尿、严重氮质血症者，要避免含钾高的食物，以见尿补钾为原则。充分供给各种富含维生素的食物，特别是B族维生素和维生素C，饮食中应多采用水果和蔬菜。

第六节　肾病综合征营养治疗

在小儿肾疾病中发病率仅次于急性肾炎为第2位。临床症状与成人相似，营养治疗原则及方法也基本相同。

一、营养原则

营养治疗必须针对肾病综合征患者“三高一低”特点，采用高蛋白、低脂肪、低钠饮食，供给含足够维生素的食物，不增加代谢负担。

二、营养治疗

1. 疾病早期因有低蛋白血症，通常给予高蛋白饮食，每天每千克体重给2～3g，用激素治疗时，摄入量还应更高些。如一旦出现肾衰竭或氮质血症应限制蛋白质摄入。

2. 限制钠摄入。患者均有不同程度水肿，应根据其水肿程度给予少盐、无盐或少钠饮食。在服用大量激素时，易使钠盐滞留而致水肿，也应适当限制食盐的摄入。

3. 限制脂肪摄入量。严重高脂血症者要限制脂肪的摄入量，应采用少油低胆固醇饮食，但要保证高蛋白食物的摄入，脂类的摄入量亦增加。因此对于脂类食物应适当限制，不可严格禁止。

4. 通常不需控制液体量，肾病患儿常伴有血容量不足，若严格限制可有一定危险性。在有显著水肿和高血压时，进行短期限制。

5. 能量按一般正常儿供给，以保证蛋白质的充分利用。

6. 根据其营养不良的具体情况，酌情给予水解蛋白、复方氨基酸，同时给予丰富维生素食物，以增加对疾病抵抗能力。

第七节　苯丙酮尿症营养治疗

苯丙酮尿症是先天性氨基酸代谢障碍中较常见的疾病，属常染色体隐性遗传。因肝内苯丙氨酸羟化酶先天缺陷，致苯丙氨酸不能转化为酪氨酸。

一、营养原则

苯丙酮尿症与饮食中的苯丙氨酸的含量有关，必须尽早进行低苯丙氨酸饮食治疗。出生后2～3个月就应开始饮食控制，使智力发育能接近正常。

二、营养治疗

1. 限制饮食中苯丙氨酸含量　每天饮食中苯丙氨酸的含量可按每千克体重15～30 mg计算，蛋白质总量为2～4g/（kg·d）加低苯丙氨酸水解蛋白。凡含苯丙氨酸高的食物均应严格限制，天然食物如乳类、蛋类、瘦肉类、干豆类和豆制品等都含有4%～6%苯丙氨酸，故必须禁用或少用；米、面苯丙氨酸含量也较高，故主食可用麦淀粉、山药、土豆粉等替代。

2. 供给足够能量　可提高蛋白质利用率，以奶糕及米粉为主提供能量，辅以部分母乳喂养；母乳含苯丙氨酸较低，含量为41mg/100g，以补充营养需要。再给予低苯丙氨酸水解蛋白，保证患儿蛋白质需要，同时注意补充维生素及微量元素，多供给新鲜蔬菜和水果。

3. 定期监测苯丙氨酸　在治疗时，必须定期监测血清苯丙氨酸含量，通常1岁以内每周测1次，1岁以上每个月测1次或2次，3岁后半年测1次，根据结果调整饮食，使之保持在5～10mg/100g水平，并注意体格及智力发育情况。血清苯丙氨酸低于20mg/100g轻型患者，不必严格限制饮食，仅须限制蛋白质即可，每天每千克体重摄入量为1.2～2.0g。

4. 可用食物　麦淀粉、山药、团粉、藕粉、土豆粉、代藕粉、粉条、粉皮、凉粉等；水果和蔬菜，可食用蔬菜有胡萝卜、南瓜、茄子、葱头、柿子、藕、白菜、圆白菜、油菜等；可食用油脂有猪油、牛油、奶油、植物油、芝麻酱等；其他如蜂蜜、蔗糖、糖果等。

第八节　重症肌无力营养治疗

重症肌无力是神经肌肉接头间递质传递功能障碍，为慢性疾病，主要是对突触后乙酰胆碱受体的自身免疫所致。

一、临床症状

临床分为3型，即新生儿肌无力型、先天性重症肌无力型和少年型重症肌无力型。

二、营养治疗

1. 根据疾病类型，制订个体化营养治疗方案。

2. 根据不同年龄段供给合理营养。

3. 出现重症肌无力严重并发症及危象时，如吞咽困难，饮水呛咳、呼吸衰竭时，应考虑鼻胃管喂养，管饲营养制型可用匀浆饮食，或配方营养素液及要素饮食等。

4. 能量、蛋白质、维生素及其他营养素要充足，既能满足疾病应激，又能满足生长发育需要，优质蛋白应占每天总蛋白50%以上。

5. 病情好转，可逐渐过渡到能量适当，高蛋白、高维生素半流质饮食或软饭。

第九节　小儿癫痫营养治疗

癫痫是由多种病因致的脑功能障碍综合征，是脑细胞群异常的超同步放电所致的发作性、突然性、暂时性的脑功能紊乱。可见于各年龄组，病因不一。

一、临床症状

表现为运动、感觉、意识、自主神经、精神等不同障碍，可单独一种表现或多种表现同时存在。

二、营养原则

1. *常规治疗*　合理治疗安排生活和学习，避免诱发因素，如精神紧张、情绪激动、过度疲劳、缺乏睡眠等。

2. *病因治疗*　症状性癫痫须除去病因才能控制发作，如颅内占位病变、代谢异常等。

三、营养治疗

1. 制订个体化营养治疗方案。根据不同年龄段供给合理营养，应避免饮食过量。

2. 癫痫大发作后应注意补充水分，供给易消化蛋白质偏高半流质饮食，蛋白质可占总能量15%～20%。

3. 饮食注意营养均衡，保证小儿癫痫病患儿生长发育的需要。

4. 有低血糖、低血钙伴发时，注意饮食中增加甜食及高钙食物。

第 28 章
Chapter

骨科疾病营养治疗

骨骼病变病因很多,可由外伤、感染、遗传缺陷、肿瘤、内分泌代谢性疾病及不明原因疾病等致。其中以感染和内分泌疾病与饮食营养关系较为密切。如常见内分泌疾病主要影响钙、磷代谢,表现为脱钙为主,早期患者感到骨痛,在活动时更为明显。另外,如骨质疏松症、佝偻病骨质病变、甲状旁腺病变所致骨病等。

第一节 骨质疏松症营养治疗

骨质疏松症(osteoporosis)是绝经后妇女和老年人最常见的骨代谢性疾病。骨质疏松的严重后果在于任何轻微活动或创伤都可能导致骨折,其中老年人髋骨骨折多数需手术治疗和长期卧床,极易发生多种并发症而成为重要的死因。髋骨骨折后1年内病死率高达50%,幸存者50%～70%因活动受限而生活质量下降。骨折不仅给患者本人造成极大痛苦,而且也会给社会和家庭带来沉重的经济负担。目前普遍认为,骨质疏松症已经构成严重威胁人类健康的营养卫生问题。

一、定义与诊断标准

(一)定义

骨质疏松症于1885年首次提出。100多年来,曾提出许多关于骨质疏松定义,用多种方式描述其特征和并发症。然而仅近20年来,随着骨质定量技术和骨代谢相关分子生物学成果广泛应用,才对骨质疏松有较为全面认识。1993年,在中国香港举办的第4届国际骨质疏松研讨会提出,骨质疏松症是以骨量减少,骨微观结构退化为特征,致使骨的脆性及骨折危险性增加的全身性骨骼疾病。这公认的定义所包括的内容如下。

1. 骨量改变　骨量减少是指骨矿物质和基质等比例减少,而成人软骨病和儿童佝偻病,则仅表现为骨矿化不足,基质并不减少。

2. 骨结构改变　因骨吸收和骨形成失衡所导致骨微观结构退化,主要表现皮质骨变薄、小梁骨变细、变薄乃至断裂。

3. *骨强度改变* 骨力学强度下降，脆性增加，任何轻微创伤和活动都可能导致骨折。

4. *骨折部位* 骨折部位主要为腰椎、桡骨远端和股骨近端。

（二）分型

据病因可将骨质疏松分为3大类。第1类为原发性骨质疏松症，属于随年龄增长而出现生理性退行性病变。第2类为继发性骨质疏松症，是由其他疾病如内分泌疾病，如肾上腺皮质、性腺、垂体、胰岛、甲状腺、甲状旁腺等，骨髓和肝、肾等慢性疾病及某些药物所诱发的骨质疏松症。第3类为特发性骨质疏松症，多见于8～14岁青少年，常伴有遗传家族史；妊娠和哺乳期发生骨质疏松症，也属于此类。

原发性骨质疏松症又分为2型。Ⅰ型也称高转换或绝经后型骨质疏松，以骨吸收增加为主，骨小梁丢失大于骨皮质丢失，常见有腰椎骨折和Colles骨折。Ⅱ型也称低转换或老年型骨质疏松，以骨形成减少为主，骨小梁和骨皮质呈等比例减少，多发于70岁以上老年人，骨折好发部位为髋骨和脊椎骨。

（三）诊断标准

目前诊断骨质疏松症方法基本上以骨密度（bone mineral density，BMD）和骨矿含量（bone mineral content，BMC）减少为依据，在排除继发性骨质疏松症同时，可诊断为原发性骨质疏松症。

WHO代谢性骨病协作中心提出，以年轻成人BMD和BMC均值为基础，下降程度进行诊断和分级。女性骨质疏松标准和分级具体如下：

1. *正常* BMD≥−1.0SD

2. *骨量减少* BMD＝−1.0SD～2.5SD

3. *骨质疏松* BMD≤−2.5SD

4. *严重骨质疏松* BMD＜M−2.5SD，同时伴有1处或多处骨折。

男性因骨折危险性相对小于女性，其诊断标准为BMD＜M−3SD。

上述诊断标准是以白种人妇女腰椎BMD或BMC为基础制定的，故只适用于白种人。我国参考WHO标准，结合国内调查结果，将骨质疏松BMD或BMC诊断阈值定在2.0SD，即以＜M−2SD作为诊断骨质疏松症标准。若同时伴有1处或多处骨折则诊断为严重骨质疏松。我国还同时提出用骨量丢失百分率诊断法，此法直观、简易，便于应用。具体为＞M-12%为正常，骨密度±12%为正常；M−13%～−24%为骨量减少；骨量丢失≥25%为骨质疏松；若骨量丢失≥25%，并发生有1处或多处骨折则为严重骨质疏松。目前诊断方法仍有不足之处，如单纯测定BMD或BMC常不能区分骨质疏松和软骨病，故仍有待继续完善。

二、流行病学调查

骨质是代谢方式独特的活泼组织。在人一生中不断地进行着由成骨细胞和破骨细胞参与的骨形成和骨吸收2个过程。当骨形成大于骨吸收时，即出现净骨质增加。反之，则造成净骨质丢失。人群骨量调查证实，骨量分布随年龄而变化。青春期是骨质增长最快时期，年均增加8.5%，在此期间将形成成人骨质峰值45%～51%。在生命的第2个10年内长骨生长已经结束。但人体总骨量仍在继续增加，只是速度明显变慢。在生命第3个10年中，骨量仅增加

12.5%，而且主要集中在头5年。接着骨质量将进入相对稳定时期。从40～45岁开始，骨形成和骨吸收平衡逐渐转向有利于骨吸收，骨质将以每年0.2%～0.5%恒定速率减少。而女性在更年期前后10年内，则以2%～5%高速率丢失，然后再回到与男性相同速率，即以0.2%～0.5%速率丢失骨质，直至终身。

骨质疏松症发病率随年龄呈指数形式上升，50～54岁男性发病率为0.4%，85～89岁升至29.1%；而女性则由5.1%升至60.5%。骨质疏松性骨折发病率也同样随年龄呈指数上升。骨质疏松性骨折危险性女性为39.7%，男性为13.1%，前者为后者3倍；两种情况女性皆高于男性。

人群骨量呈正态分布，尽管不同部位骨量累积丢失率有所不同，但任何地方的骨质疏松症患病率均明显随年龄增长而增加。用人口学知识在1个国家和1个地区内可以做出患者数值预测。在英国，以髋BMD下降率为依据，估计20%白种人妇女患骨质疏松症。这个数值与髋部骨折终身危险性相似。而美国以腰椎BMD下降率为依据，预计骨质疏松症总人数约为2500万。我国13省市协作组根据人群BMD累积下降率规律，利用综合诊断评分法对骨质疏松症患病率进行预测，我国患有Ⅰ度以上骨质疏松症人数为6320万人，占总人口5.6%左右。

三、营养与骨质疏松症

理论上骨成熟时达到骨质峰值，即最大骨质量（peak or maximal bone mass），延缓绝经期妇女和老年人随年龄增长而出现的骨质丢失速率，必然会降低骨质疏松症及其骨折发生危险性。骨质疏松确切病因尚未明了；除遗传外，可能与内分泌、体育锻炼、机械负荷和营养有关。在营养因素中钙、磷和蛋白质是骨质重要组成成分，尤其是钙在许多食物含量较低，牛乳及其制品饮食常不能满足人体需要；而维生素D在钙、磷代谢生理内稳机制上发挥重要调节作用，在某些特定人群也易缺乏，故这些营养素摄入与骨质疏松症发生有密切关系。

（一）钙对骨质状况影响

1. 钙摄入与青少年骨质增长　净骨质增加或丢失必然伴随骨钙的贮留或释出，故钙平衡试验可间接地反映机体骨质状况变化。当正钙平衡时，说明有骨钙贮留和净骨质增加；反之，负钙平衡时则表示有骨钙释出和净骨质丢失。

儿童青少年为获得理想的骨质增长，需要更大的正钙平衡。资料表明，其钙平衡界限值高达（396±164）mg/d，为年轻成人3倍多。尽管儿童、青少年具有比生命任何阶段更强的贮留钙的适应能力，如在钙摄入量同为1330～1350mg/d时，贮留钙为（326±111）mg/d，而成人仅为（73±107）mg/d。然而，钙摄入量达到一定数量，才能获得最大钙平衡值即最大钙贮留。对1992年以来34份资料进行分段回归的分析结果，9～17岁儿童青少年获得最大钙贮留时，饮食钙摄入界限值为1500mg/d。对35名12～14岁女孩进行5个摄入水平钙平衡试验，获得适宜钙贮留时钙摄入量至少不低于1300mg/d，故普遍认为以前RDA钙供给量不能完全满足生长需要。

钙摄入不足可能妨碍骨质正常发育。用双微量核素技术对青春期不同阶段进行钙代谢研究，认为摄入量即使在900～950mg/d时，仍不能获得满意钙贮留。推测低摄入同高摄入相比，钙贮留每天可能相差100～150mg。若持续3年，骨钙将减少100～150g；而此数值相当于成年妇女总骨钙量10%～15%。

BMD和BMC是近年来广泛应用的直接反映骨量重要指标，通常以g/cm和g/cm²表示。身体不同部位骨质可用双能量X线吸收仪（DEXA）、单光子吸收仪（SPA）和双光子吸收仪（DPA）进行测量。已有确切证据说明，提高钙摄入可使儿童青少年BMD和BMC增加。最有说服力的研究是单卵双胞胎中进行的双盲试验，结果证实每天给予1600mg钙的补钙组腰椎BMD明显高于每天900mg的未补钙对照组。补钙对于长期低钙摄入儿童，其效果尤为明显，发现每天摄入280mg钙的8～9岁中国儿童每天额外接受300mg钙，18个月后桡骨远端1/3处BMC和BMD增加值分别比对照组高18.2%和50%。儿童青少年时期补钙可提高BMC和BMD，长期保持适量钙摄入对获得理想骨质量很必要。

2. 钙摄入与骨质丢失　随年龄增长而出现钙丢失，可能是边缘性钙摄入和钙吸收功能受损综合作用的结果。老年人血清免疫反应性甲状旁腺激素和生物活性甲状旁腺激素含量随年龄增长而升高。这提示老年人存在着因钙摄入不足，或吸收功能缺陷，造成程度不同的低钙血症。甲状旁腺激素对维持细胞外液钙生理浓度恒定有重要作用。在低钙血症时，甲状旁腺激素含量继发性升高，可促进骨吸收和骨钙释出，同时加速骨质丢失，故饮食钙摄入量大小与其生物可利用性好坏，对老年人骨质状况有很大影响。

流行病学资料显示，钙摄入与椎骨骨折发生率呈负相关。据钙摄入与骨质疏松症骨折关系调查，日本妇女平均钙摄入最低为400mg/d，骨折发生率最高，而芬兰妇女钙摄入最高为1300mg/d，骨折发生率最低。在南斯拉夫和经济状况相同的地区进行调查证实，高钙摄入地区髋骨骨折率比低钙地区低50%。

临床试验证实，补钙可防止高龄老人骨质丢失和降低骨折发生率。将平均年龄84岁3270名老年妇女，随机分为2组，补钙组每天补充1200mg钙和维生素D 20μg，持续18个月，补钙组股骨颈BMD增加2.7%，而对照组下降4.6%。因骨密度增加，髋骨骨折减少43%，总骨折率下降32%。

绝经期妇女骨质疏松症与雌激素水平降低有关。实际上除雌激素外，适宜钙摄入对预防绝经后妇女骨质疏松症，有不可替代作用，钙营养对预防骨质疏松很重要：①用血浆钙衰减曲线药动学方法评价补钙效果，发现给绝经期妇女补充$CaCO_3$，可降低骨吸收；②补钙可反映骨吸收重要指标尿羟脯氨酸排出量降低；③接受雌激素的绝经期妇女摄入1000mg/d钙，可获钙平衡，而未用激素者在摄入1500mg/d钙时，也同样可获钙平衡；④已往钙摄入低于400mg/d妇女，在补充枸橼酸苹果酸钙（CCM）后，能够显著地延缓脊柱、股骨颈和桡骨BMD降低。

（二）其他营养素骨质影响

1. 磷　增加饮食磷摄入可降低钙在肠内吸收，目前认为与血清磷在肾合成1，25-（OH）$_2D_3$调解上起重要作用有关。当每天饮食磷从＜500mg增加到3000mg时，1，25-（OH）$_2D_3$合成速度降低，使其血清浓度从高于正常值80%降至正常范围。因增加磷摄入，同时减少肾钙排泄，故对健康年轻成人钙平衡可能无影响。然而，对于肾功能下降，或需要更大正钙平衡者，则可能产生不良影响。特别是高磷低钙饮食，对处于骨质增长期儿童青少年，可能会妨碍骨质正常生长发育，而对于钙吸收和转运功能低下的老年人，则可能致继发性甲状旁腺功能亢进，从而加速与年龄相关骨丢失。尽管尚未见到有关磷与骨质疏松症研究，美国营养委员会明确规定，儿童和老年人钙磷比值应以2∶1为宜，不得超过此值。

2. 维生素D　维生素D体内活性形式为1，25-（OH）$_2D_3$，从食物中摄入和皮肤表皮组织合成维生素D,需在肝、肾进行2次羟化才能转变为激素活性形式。因老年人户外活动少及肾功能降低,血清维生素D,特别是1,25-(OH)$_2$D$_3$浓度常低于年轻人。1,25-(OH)$_2$D$_3$数量和效能降低,可能是导致老年人骨质疏松发生的重要原因。适当补充维生素D,能够延缓骨质丢失和骨折发生率。老年人每天补充维生素D 10μg,1年后其BMD与对照组相比有明显改善。曾用维生素D干预,观察骨折发生率变化,发现每年肌内注射1次维生素D,为37 500～75 000μg,连续观察4年,其累积骨折率明显降低,与对照组比较分别为2.9%和6.1%。可见老年人保持充足的维生素D十分必要。

3. 蛋白质　蛋白质作为独立营养素,在大量摄入时可使尿钙排泄量增加。而经尿丢失过多钙与骨量减少和髋骨骨折率升高有关。似乎可以解释低钙低蛋白饮食,在斑图土著居民骨质疏松症发生率为何仅为高钙高蛋白饮食白人妇女的10%。关于高蛋白摄入导致钙丢失机制尚未完全清楚,有人认为饮食含硫氨基酸数量与尿钙排出量有关,降低含硫氨基酸可明显减少尿钙排泄。

4. 食物纤维　尽管普遍认为食物纤维在肠内可以与钙和其他矿物质结合,妨碍其吸收,进而推测高食物纤维可能增加骨质丢失和骨质疏松性骨折的危险性。但迄今为止,很少有证据表明仅食物纤维高,而其他属于平衡饮食会导致人体钙缺乏。

5. 氟　氟因抗龋齿作用而被确定为人体必需微量元素。氟过多摄入可以通过对成骨细胞作用促进骨形成,但同时可造成骨皮质骨矿化不全。流行病学调查显示水氟含量≥4mg/L高氟区居民,较氟含量为1mg/L正常地区居民骨折发生率明显增高。但水氟含量为0.7～1.2mg/L时,氟含量与骨质疏松症及其骨折发生率间无相关性。

与骨代谢有关营养素和食物成分还包括维生素A、维生素C,微量元素硅、硼及尚未确定为人体必需元素的铝等,这些成分与骨质疏松症关系尚不清楚。

四、营养治疗

(一)营养原则

营养治疗的目的是通过饮食补充钙、磷和维生素D及其他相关的营养素,以预防或治疗骨质疏松症。

(二)营养需要

1. 保证充分的钙摄入　每天饮食供给800mg钙,更年期后的妇女和老年人,每天摄入钙应更高些,以1000～1500mg为宜。

2. 适量摄入磷　保证每天从食物中摄入1250mg磷,但不应过高。因动物实验发现供给大量磷可致实验性骨质疏松症。应注意有些食物加工时添加多种含磷添加剂,在食用时应考虑到此因素影响。

3. 注意维生素D供给　日光被称为阳光维生素。适当晒太阳或是进行日光浴,通常不会致维生素D缺乏,同时可以增强钙吸收。如果日晒较少人群,应注意供给含维生素D丰富食物。

4. 饮食调配

(1)宜选食物:含钙丰富的食物有牛奶、鱼类、虾蟹、青菜、乳制品等。多喝骨头汤,多选用含维生素D丰富食物,如沙丁鱼、鲑鱼、青鱼、牛奶、鸡蛋等,也可添加鱼肝油等含维生素D的制剂。

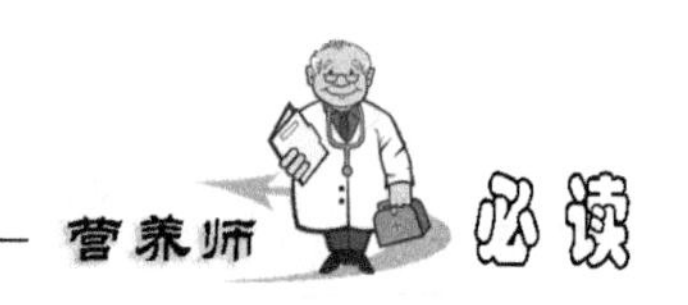

（2）忌选食物：忌用高磷酸盐添加剂、动物内脏等，因内脏含磷量比钙高20～50倍。

（三）原发性骨质疏松症营养治疗

原发性骨质疏松症是以骨量减少、骨的微观结构退化为特征的，致使骨的脆性增加及易发生骨折的全身性骨骼疾病。可分为2型，Ⅰ型为绝经后骨质疏松症，为高转换型骨质疏松症。Ⅱ型为老年性骨质疏松症，低转换型，多发生在65岁以上老年人。

1. 常规治疗　药物治疗包括中药治疗；运动疗法；物理疗法包括脉冲电磁场效应治疗及营养预防和治疗。

2. 营养治疗

（1）合理补钙：首先是注意多吃富钙食物，饮食中钙摄入不足，每天补钙剂500～1000mg。钙剂主要分为无机钙和有机钙。①无机钙：主要有氯化钙，碳酸钙，主要成分为氧化钙和氢氧化钙的活性钙，磷酸氢钙等；②有机钙：如乳酸钙，葡萄糖酸钙，枸橼酸钙即柠檬酸钙，葡萄糖醛酸内酯钙等。

（2）注意钙磷比值：钙磷比值应以（1～1.5）：1为好，婴儿钙磷量比值应为2：1。随着年龄增长，钙吸入较磷下降更快，故比值应高于2：1。

（3）充足微量元素：补钙同时，补微量元素锌和铜比单纯补钙效果好。含锌高的食物有红肉类食物、动物内脏，海产品如海鱼、牡蛎等，蛋类、大豆、面筋及某些坚果如核桃、花生、松子、瓜子仁等食物。含铜高食物有虾、蟹，贝类包括牡蛎、螺等，动物肝、肾、脑，蘑菇、坚果、干黄豆、巧克力和可可粉等。

氟对骨骼与牙齿形成有重要作用。我国规定饮用水含氟量标准为0.5～1mg/L。大部分食物含氟量都很低，只有海鱼为5～10mg/kg，茶叶如中国茶叶约100mg/kg，饮水是氟重要来源，水含氟适宜量为1mg/kg。儿童每天可获得氟0.5～1mg，成人为1.5～2mg。

氟化物对原发性骨质疏松症治疗是每天吸收10～20mg氟。氟化物治疗POP疾病时应同时增加钙摄入及适当补充维生素D_3。

（4）补充脂溶性维生素：活性维生素D_3对骨健康作用是双重的，补充足够维生素D，不仅可以提高骨密度，也可提高骨强度。维生素A参与骨有机质胶原和黏多糖的合成，对骨骼钙化有利；饮食不足时，应再额外补充维生素A。含维生素A丰富食物有蛋黄、猪肝。深绿色、黄红色蔬菜和水果含有可在体内转化为维生素A的类胡萝卜素，又称维生素A原。

（5）适量蛋白质：蛋白质不足可能是导致营养不良儿童出现骨骼生长迟缓和骨质量减少的重要病理学因子。但在POP疾病中，蛋白质摄入不足，或过量都可能对钙平衡和骨组织钙含量起负性调节作用。蛋白质摄入超过100g/d，通过促进尿钙排泄，会导致负钙平衡。

（6）多摄入植物化学素含量丰富食物：人类摄取食物，获得必需营养素，同时获得某些非营养素成分化学物质，这些物质泛称为植物化学素。植物化学素主要包括有：①萜类化合物；②有机硫化合物：广泛存在于十字花科蔬菜中；③酚和多酚：酚酸、类黄酮包括异类黄酮、木酚素、香豆素、单宁等。

五、骨质疏松症预防

从营养角度预防骨质疏松症，重点应放在建立和保持骨质峰值、延缓绝经期妇女及老年人随年龄增长，而出现的骨质丢失速率上。在注意平衡饮食，保证足够能量和蛋白质基础上，

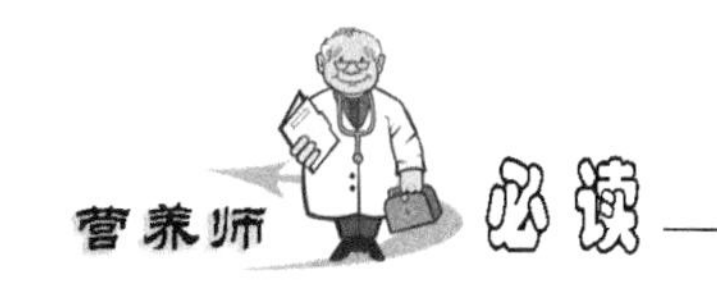

提供足够的钙十分重要。美国国家卫生研究所1994年钙适宜摄入量研讨会建议，儿童、青少年期应为1200～1500mg/d。接受雌激素治疗的绝经期妇女钙摄入量应为800mg/d，而因某种原因不能或拒绝接受雌激素治疗的妇女钙摄入量至少为1000～1500mg/d；70岁以上老年人，除保证1500mg/d钙摄入外，还应补充维生素D 10～20μg/d。

实际上，从长远考虑45岁以上的所有人，都应保证每天摄入1000mg以上钙。钙摄入量只要不超过1800mg/d，对任何人来说都是安全的。

第二节　骨折和创伤固定术后营养治疗

创伤固定术常用于骨折的内、外固定，或是对某些短时间内不宜活动的肢体实行制动的治疗方法。实行创伤固定术的患者通常都经历过较大的创伤。机体对能量消耗增加。此外，因创伤固定术后患者需要卧床休息，长时间的活动减少可导致食欲缺乏。如不注意及时适当地补充营养，可能导致营养不良，甚至创伤愈合的时间延缓。最终可发生肢体畸形的严重后果。

一、临床症状

外伤常见症状有瘀肿、疼痛、压痛和功能障碍。还有骨折的特有症状，如成角畸形、旋转、缩短等，骨擦音。功能丧失，伤肢不能自主活动。也有假关节活动者，这些骨折的特有症状，只要有其中的1种，便可明确诊断为骨折。受伤初期，X线摄片是确诊骨折的必要措施。按骨折线形状，有横形、斜形、螺旋形等。

二、营养代谢

1. 消耗增加　创伤后的应激反应刺激体内激素大量分泌。在伤后的短时间内机体出现明显的分解代谢，能量代谢水平显著升高。因蛋白质、脂肪的消耗，使得体重显著减轻和负氮平衡。如遇创伤较大的开放性骨折或合并大范围软组织挫伤等严重创伤时，能量消耗增加将更为明显。

2. 需要增多　在骨折或创伤愈合时，机体需要大量的能量和蛋白质，以满足骨折或创伤组织修复的需要。对骨折愈合的过程进行研究，发现骨折修复时，首先是胶原和蛋白多糖合成。此时，如及时补充营养，使得胶原和蛋白多糖合成增加，将有利于骨折的愈合。否则就可能使骨折愈合延迟，并有可能产生并发症。

3. 注意营养供给　创伤固定术后患者需要制动，因运动减少而有可能使食欲缺乏，消化吸收功能受到影响，可由此而发生营养障碍。

三、营养治疗

创伤固定术后患者对能量及蛋白质的需要量增加，但患者进食量则有所减少，容易造成营养缺乏。对这类患者应给予有效的营养治疗，以促使创伤早日恢复。

1. 较小骨折固定术后　这类患者因创伤小，产生的应激反应对机体的影响较轻，内源性能量消耗相对较少，且在固定术后早期即可经口摄取食物，通常不需要静脉营养。但选择食物时要求高蛋白、高脂肪、高糖类，并富含维生素和矿物质，以有利于骨折的修复和愈合。

2. *较大骨折固定术后*　患者表现为多处骨折或出血较多的开放性骨折或伴有较为严重的软组织挫伤。这类患者常并发创伤性休克,或在固定术后出现严重的感染等并发症。重度应激反应时,能量消耗明显增加,也可影响胃肠功能。固定术后早期或出现严重并发症时,可考虑给予静脉营养治疗,以能维持正氮平衡,有利于创伤愈合和控制并发症,待病情好转稳定后可逐步过渡到经口进食,并减少PN制剂的用量,直至最终停用。

3. *适当调整饮食*　创伤固定术后患者因制动,活动减少,食欲缺乏,消化功能减弱,经口摄入食物应根据患者的口味和饮食习惯进行调整,并尽量做到供给易于消化而富含营养素的饮食。

4. *补足矿物质和微量元素*　骨折等创伤固定术后,组织的修复和生长将消耗较多的钙、镁、锌等矿物质和微量元素,应注意从静脉或是食物中给予补充。

第29章
Chapter

肿瘤营养治疗

癌症研究的根本目的是要降低发病率和死亡率。降低发病率主要靠预防，降低死亡率主要靠治疗，而降低死亡率最根本办法，仍是防止新的肿瘤患者发生。

食物是人体联系外环境最直接、最经常、最大量的物质，也是机体内环境及代谢的物质基础。在食物中既存在许多保护机体的营养素和抗癌成分，也可能存在致癌物或其前体。在癌症发生发展中，饮食因素既有重要保护作用，也有重要的病因性作用，故研究饮食、营养与肿瘤关系，在探讨肿瘤的病因、找出肿瘤防治措施方面，有极其重要的地位和作用。

第一节　饮食营养与肿瘤

分析各种癌症主要病因，包括烟、酒、食物添加剂、环境污染、职业暴露、性生活及不健康饮食生活方式等，其中不良饮食生活方式占全部癌症病因10%～70%，当前公认有35%癌症与饮食有关。

一、癌症流行病学

了解世界不同地区癌症发病率与死亡率，并探讨其与饮食模式关系，对研究饮食营养与癌症关系很有必要。

1. 世界各国

（1）癌症发病率：国际癌症研究中心（IARC）估计1996年有1000万以上新发癌症患者，有700多万人死于癌症。12种癌症死因顺位依次（男女合计）是肺癌、胃癌、乳腺癌、直肠结肠癌、口咽部癌、肝癌、宫颈癌、食管癌、前列腺癌、淋巴肉瘤、膀胱癌和白血病。所有这些癌症部分被认为与饮食有关，其中包括肺癌，尽管吸烟是肺癌主要危险因素。

（2）癌症变化趋势：据世界癌症研究基究会（WCRF）和美国癌症研究会（AICR）1997年报道，1960～1985年世界上许多地区许多部位癌症发病率和死亡率总体变化趋势一致：某些癌症有增加，另某些癌症减少。食管癌发病率有增加，在西欧和北美尤为明显，随吸烟而增加，经常喝酒又吸烟者患食管癌危险性特别高；肺癌发病率也主要随吸烟量增加，尤其在妇女发病率急剧增加，但在某些发达国家已经开始下降；全世界胃癌发生率普遍下降，通常认为胃癌危险性随着蔬菜和水果摄入量增加，食盐摄入减少而降低；结肠、直肠癌发病率呈增加趋势，北美最高，印度和哥伦比亚最低，其危险性随蔬菜和未精制植物性食物摄入量增加、体力活动增强而降低；乳腺癌发病率也呈增加趋势，在日本和夏威夷增加最多，其危险性增加肯定因素之一是月经初期提前，这与城市食物工业模式有关；前列腺癌发病率呈增加趋势，在发达国家较高，尤以美国黑种人为高，而在发展中国家则较低，已确定前列腺癌与高肉食、高动物脂肪饮食有关。

（3）移民癌症模式变化：从上海移入美国洛杉矶和夏威夷的男性华裔，其胃癌发病率下降。上海人胃癌发生率为美国华裔4～6倍；而美国华裔前列腺癌发生率是上海人10～15倍或更高，结肠、直肠癌为上海人2倍；中国上海男性胃癌发生率是前列腺癌30倍，而在夏威夷的华裔前列腺癌则为胃癌3倍以上。移居到美国夏威夷日本妇女，第1代胃癌发生率几乎下降50%，而乳腺癌增加约3倍，结肠、直肠癌增加4倍；第2代胃癌发病率下降67%，而乳腺癌增加4～5倍，结肠、直肠癌进一步增加。提示癌症发生主要决定于环境因素，包括饮食，而不是遗传因素。

2. 北美洲　美国和加拿大白人癌症的发病率和死亡率相似。总之，肺癌、乳腺癌、前列腺癌发病率高于西欧，而胃癌较低。

3. 亚洲　亚洲结肠、直肠癌、乳腺癌和前列腺癌发病率比北美和西欧都低；在亚洲4个高收入国家或地区，如日本、中国香港、新加坡、以色列癌症死亡率与美国和西欧相似。

4. 中国　1998年，国家卫生部统计信息中心公布，癌症已成为中国城市第1位死亡原因。1996年报道全国26个省、市以癌症为主的死因抽样调查结果：①26个省、区、市全部抽样地区癌症死亡率水平为108.39/10万，男性高于女性（分别为134.99/10万和80.23/10万），城市略高于农村（分别为112.57/10万和106.91/10万）；②致人口死亡主要癌症为胃癌、肝癌、肺癌、食管癌、结直肠癌及白血病；③肺癌和肝癌均呈明显逐步上升趋势；食管癌、胃癌、鼻咽癌及宫颈癌死亡率呈下降趋势。我国消化道癌和肺癌占死亡总数79.19%，而这些癌症均与饮食营养有密切关系。

二、营养食物与肿瘤关系

1. 饮食因素对癌变作用　饮食成分及其相关因素在癌变的启动（initiation）、促进（promotion）和进展（progression）所有阶段均起作用。在癌变初期饮食致癌物可能启动癌变过程，如饮食富含蔬菜和水果等生物活性物质，又可诱导解毒酶，减少或消除致癌物对DNA损伤；在癌促进阶段，能量平衡和能量转变可能是保持正常细胞行为，或使不正常细胞扩展的关键。肥胖可通过某些激素和生长因子的作用增加癌症危险性，这种现象也反过来提示总能量摄入和体力活动在癌发生时的作用；在癌进展阶段，含大量脂肪高能量饮食可产生更多脂质过氧化物和氧自由基，这些自由基在癌形成后期对DNA、核酸等大分子物质有巨大破坏作用，然而在植物性食物中广泛存在的抗氧化剂，则可减少自由基产生。总饮食质量决定于体内营养状况，从而决定着癌变过程的转归。如果饮食中含致癌物质或促癌因素多，而含抗癌成分或抗癌因素少，则促癌；反之则抑癌。

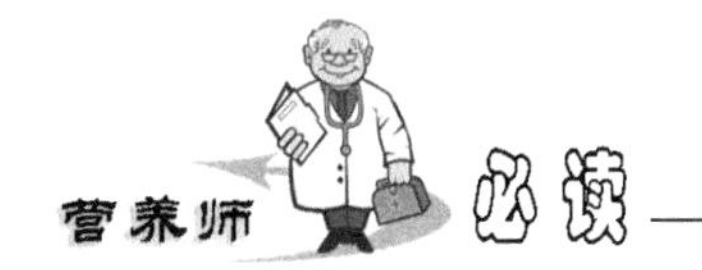

2. 饮食致癌可能机制

（1）饮食致癌物或直接前体：饮食致癌物，如杂环胺（heterocyclic amines）、多环芳烃（polycyclic aromatic hydrocarbons）及亚硝胺（nitrosamine）化合物，有可能启动癌变过程；Bal等报道烧焦（碳化）、烟熏、盐渍、卤制食物含有多种致癌物能促进胃癌、食管癌发生。从烘烤油煎（炸）肉和鱼类食物中分离出有致突变作用的杂环胺类物质，其中10种能诱发大鼠发生乳腺癌。

（2）促进内源性致癌物的产生：高脂肪食物可能引发乳腺癌、直肠癌、胰腺癌和前列腺癌；含大量红肉饮食很可能增高结肠、直肠癌的危险性，这类饮食也可能增加胰腺、乳腺、前列腺和肾癌的危险性。不合理的饮食结构和食物加工方式是引发和促进多种癌症发生发展的重要原因。

（3）转运致癌物及其作用部位：酒精本身无致癌作用，但可加强其他致癌物作用，其机制可能是改变细胞膜的渗透性或作为致癌物溶剂，使该致癌物易进入对其敏感器官组织。

用致癌剂甲基硝基亚硝基胍（MNNG）及食盐对大鼠进行致癌实验，单用高浓度食盐未发生胃癌，而致癌剂与高浓度食盐并用时，胃癌发生率较单用致癌剂有明显增加，故认为高食盐是促癌剂。高浓度食盐破坏胃黏膜屏障，使致癌物直接接触其作用部位及增加致癌物在胃内合成。

（4）通过其代谢作用改变组织对致癌物易感性：摄入高能量食物能增加患乳腺、直肠、子宫内膜、膀胱、肾、卵巢、前列腺和甲状腺癌的危险性。在维持正常细胞行为方面，能量不平衡包括能量摄入量和体力活动，很可能通过特异的激素和生长因子增加致肿瘤作用。

（5）基因调控：与肝癌相关的新基因，转甲状腺素基因（transthyretin，TTR），可能与视甲酸转运有关，加入视甲酸后发现可明显抑制肝癌细胞生长。含典型亮氨酸结构的HP3基因，可能与细胞生长相关。已表明许多癌基因结构、转录和表达与营养素密切相关。

（6）饮食中缺乏抗癌成分：最早受注意的是维生素C，其低摄入量与胃、食管、口腔、胰腺、宫颈、直肠、乳腺、肺等部位肿瘤高发生率相关，维生素C缺乏有利于亚硝胺合成，还可降低免疫能力。许多流行病资料发现，低纤维素摄入量与高结肠-直肠癌发生率相关。食物纤维可通过结肠细菌发酵产生挥发性脂肪酸，后者可能增加异常细胞凋亡；食物纤维还能通过增加排便次数和排便量，缩短肠内转运时间，稀释肠内容物，改变肠内菌群，结合前致癌物或致癌物，减少胆汁酸及其产物等多种途径抑制肠癌发生。

（7）不良饮食习惯：不良饮食习惯、嗜好与发生胃癌危险性有关。上海市调查发现三餐不按时者，胃癌相对危险性为2.65；暴饮暴食者，胃癌相对危险性为3.82；进食快者为1.61，进餐时经常生气者为7.0；饮食习惯中喜食重盐者为2.64，烫食为2.04，干硬食为1.80。而喜生食者相对危险性为0.63，冷食为0.64，软食为0.60，相对危险性较低。有不良习惯者易使胃黏膜受损伤，增加对致癌物质易感性，并容易导致胃肠功能紊乱，以至全身代谢紊乱。

3. 食物与癌症发生的关系

（1）大豆：流行病学调查表明，大豆摄入量与乳腺癌、胰腺癌、结肠癌、肺癌和胃癌等许多癌症发病率呈负相关。动物实验和人体癌细胞组织培养研究结果，已证明大豆中天然存在的化合物具有抗癌作用。异黄酮（isoflavones）、特殊氨基酸模式（specific amino acid profile）、蛋白酶抑制剂（protease inhibitors）和植酸（phytate）等成分，可推迟或预防肿瘤的发生。尤其引人注意的是异黄酮、染料木黄酮（genistein）和黄豆苷原（daidzein）、7,4-二羟基异黄酮的防癌作用。大豆中异黄酮的含量很高，这种较弱的植物雄激素能抑制与雌激素有关的癌（如乳腺癌）及与激素不相关的癌症。染料木黄酮抗癌机制可能包括：①抑制酪蛋白激酶；②抑制血管瘤形成（angiogenesis）；③抗氧化作用；④染料木黄酮竞争性结合雌激素受体部位。

东南亚人乳腺癌和胰腺癌死亡率低与其饮食有关。东南亚饮食中每人有大豆食物量（20～50g/d）比美国饮食（1～3g/d）高得多。流行病学资料表明，有素食习惯多吃大豆食物人群，肿瘤发病率低。豆制品致胃癌的相对危险性为0.57，豆浆为0.35。大豆对某些癌症有抑制作用，但证据还不够充分，需继续研究。

（2）茶叶：茶是中国传统饮料，目前已成为世界3大饮料，即茶叶、咖啡、可可之首。

①茶叶化学成分：多酚类化合物占茶叶干重20%～35%，由30多种酚类物质组成，统称茶多酚。按其化学结构可分为4类：儿茶素、黄酮及黄酮醇类、花青素及花白素、酚酸类和缩酚酸类。

②茶叶及茶多酚对肿瘤化学预防作用：许多研究表明，茶叶尤其是绿茶，对实验性肿瘤具有一定化学预防作用，并证实其主要物质是茶多酚，其他物质如维生素C、维生素E、胡萝卜素、微量元素硒等物质，也有预防作用。但对茶叶抑制肿瘤作用也有相反报道。目前还不能对茶叶与肿瘤关系做出明确结论。

（3）蔬菜、水果：大量流行病学、临床试验、动物实验和体外试验研究结果表明，摄入蔬菜和水果与上皮癌，特别是消化系统（口咽、食管、胃、结肠、直肠）和肺癌的危险性呈负相关。蔬菜和水果越来越被证明是人体对多种癌症保护因素，在饮食、营养与癌症关系中，只有蔬菜和水果的保护作用是最具有说服力和经得起时间考验的。有关156种水果、蔬菜与肿瘤的研究结果提出，水果与蔬菜所含成分差异很大，不同成分对于肿瘤不同形成阶段所起的作用也不同，选用多种蔬菜或水果比选用单一的好。

蔬菜可能含有多种抗癌成分，如类胡萝卜素、谷胱甘肽、钙、维生素B_1、维生素B_2、维生素E、硒、食物纤维、β-硫代葡糖苷酸、吲哚、类黄酮、酚、蛋白酶抑制因子、植物固醇、硫化合物、柠檬烯等。这些成分有互相交叉的抗癌作用，包括诱导解毒酶、提高抗氧化防卫能力、阻断自由基反应、提高免疫能力、抑制突变作用、抑制致癌物合成、提供抗癌物质形成底物、稀释和结合消化系统致癌物、改变激素代谢及其他机制。目前蔬菜所含叶酸抑癌作用备受重视，叶酸是一碳基团主要来源，后者可减少DNA低甲基化（hypomethylation）和染色体断裂。

①十字花科蔬菜：含十字花科蔬菜多的饮食很可能预防结肠、直肠及甲状腺癌。十字花科蔬菜包括甘蓝（如结球甘蓝和球茎甘蓝）、菜花、西蓝花（绿菜花）、豆瓣菜（西洋菜）、圆白菜、紫油菜等。对这些蔬菜的抑癌作用，已有诸多报道。

吲哚类化合物，如吲哚-3-甲醇（indole-3-carbinol，IDC）、3,3-二吲哚甲烷（3,3-diindole-methane，DIDM）和吲哚-3-乙腈（indole-3-acetonitrile，IDA）和芳香性异硫氰酸酯，如苄基异硫氰酸酯（benzylisothiocyanate，BITC）和苯乙基异硫氰酸酯（phenethylisothiocyanate，PEITC），被认为是十字花科蔬菜2类以糖苷形式存在主要抑癌成分。抑癌是通过诱导谷胱甘肽转移酶（GST）合成，并影响由细胞色素P450所调控的致癌物代谢活化过程。

②葱属（allium）：有充分证据表明，葱属蔬菜能预防胃、结肠、直肠癌，在35项涉及不同部位癌症的病例对照研究中，有27项报道葱属蔬菜对癌症有预防作用。葱类蔬菜包括大蒜、洋葱、大葱、小葱和韭菜。已知大蒜油含有二烯丙基二硫化合物（diallyldisulfide，DAS）。实验发现DAS等化合物可抑制甲苄亚硝胺（NMBZA）诱发大鼠结肠癌或食管癌。

③绿叶蔬菜：在98项涉及不同部位癌症病例-对照研究中，77%的文献报道能预防肺癌和胃癌，也有可能预防口咽部癌。深色蔬菜，如胡萝卜、番茄防癌作用也比较明确。上海报道吃新鲜蔬菜多者，患胃癌相对危险性为0.42。作者用多种体内和体外试验方法也证实富含类胡萝卜素蔬菜有一定抗癌作用。

绿叶蔬菜类胡萝卜素的抗氧化作用日益受到重视，是一类有效的抗氧化剂，可保护生物器官、组织和细胞免受自由基氧化破坏。含β-胡萝卜素但不含鸡油蕈黄质玉米油可激活谷胱甘肽转硫酶（glutathione-S-transferase）。

④蘑菇：香菇多糖、猴头菇多糖具有抗癌作用。其他多糖如银耳多糖、灵芝多糖、枸杞多糖等也均有抗癌作用。

⑤水果：蔬菜比水果能预防癌症的证据更强，也许是人群中蔬菜的食用量大的原因使人们可能对其抗癌作用研究较多。从理论上来说最好把蔬菜和水果看成一体。柑橘类水果能预防胃癌，也可能预防食管、口咽部和直肠癌。这可能与其含有香豆素（coumarins）和D-柠檬烯（D-limonene）有关。

因蔬菜和水果含有某些微量成分或污染物（如致甲状腺肿原、硝酸盐、农药残留、真菌毒素等），从理论上讲可能增加癌症危险性，但还没有证据支持因蔬菜和水果摄入量较多，使癌症危险性增加。

（4）动物性食物：动物性食物包括鱼、禽、蛋、肉、奶。含大量红肉（指牛、羊、猪肉）饮食很可能增加结肠、直肠癌危险性，也可能增加胰腺、乳腺、前列腺和肾癌的危险性；蛋类可能增加结肠、直肠癌危险性；乳类和乳制品较多可能增加前列腺和肾癌的危险性。

食乳-蛋素食、乳素食及完全素食可以降低癌症发生率。如已证明素食可以减少结肠、乳腺和前列腺癌危险性的合理生物学机制。素食防癌作用不仅是因从饮食中除去肉，而且还因其中含有大量不同种类、可能有抗癌作用的植物性成分。半素食内有少量肉及其他动物性食物，也有防癌作用。完全素食因饮食单调和不平衡可能会致其他营养问题，同样对健康有害。

（5）酒精：有充分的证据表明，酒精可增加口咽部、喉、食管和肝癌危险性，如果饮酒又吸烟者，这种危险性会大大增加，即使饮酒量少，也很可能增加结肠、直肠和乳腺癌的危险性；饮酒有可能增加肺癌的危险性。

4. 权威组织建议　通过切实可行、合理的饮食措施和健康生活方式，可望全球癌症发病率减少30%～40%，世界癌症研究基金会（WCRF）和美国癌症研究会（AICR）专家小组提出以下14条饮食建议。

（1）食物多样：吃多种蔬菜、水果、豆类和粗加工的富含淀粉主食，以营养适宜植物性食物为主。

（2）维持适宜体重：成人期平均体质指数（BMI）为21～23，个人可维持在18.5～25；避免体重过轻过重，成人期体重增加应不超过5kg为宜。

（3）保持体力活动：每天至少1h快步走，加上每周1h跑步或类似运动量，使体力活动水平达到1.75以上，体力活动水平指某人24h消耗总能量与其基础代谢能量的比值。

（4）蔬菜和水果：全年每天吃400～800g蔬菜和水果，提供能量占1d总能量7%～14%；每天保持3～5种蔬菜，2～4种水果，特别注意摄入富含维生素A原的深色蔬菜，富含维生素C的水果。

（5）其他植物性食物：吃多种来源淀粉，或富含蛋白质植物性食物，尽可能少吃加工食物，限制甜食使其能量在总摄入能量10%以下。

（6）含酒精饮料：建议不要饮酒，禁止过度饮酒，孕妇、儿童、青少年不应喝酒。如要饮酒，应尽量减少饮用量。男性每天饮酒不要超过1d总摄入能量5%，女性不要超过2.5%。

（7）肉食：每天红肉（指牛、羊、猪肉及其制品）摄入量在80g以下，能量在总摄入量的10%以下，尽可能选择禽肉和鱼肉。

（8）总脂肪和油：总脂肪和油供能在总能量15%～30%，限制动物脂肪摄入；选择植物油也要限量。

（9）盐：成人每天用盐不要超过6g，儿童按4.18MJ（1000kcal）能量摄入3g盐计，可以用加碘食盐以预防甲状腺肿。

（10）贮藏：注意防止易腐烂变质的食物受真菌污染；不吃霉变食物。

（11）保存：未吃完的易腐食物，应保存在冰箱或冷柜内。

（12）添加剂和残留物：应对食物添加剂、农药及其残留物及其他化学污染物制定并监测安全限量，在经济不发达国家尤其要注意。

（13）食物制备加工：烹调鱼、肉时温度不要太高，不吃烧焦食物，避免肉汁烧焦，尽量少吃烤肉、腌腊食物。

（14）饮食补充剂（dietary supplement）：如遵循以上饮食原则，则不必用饮食补充剂，以减少癌症危险性。

少数天然食物中即含有某些致癌性物质。在食物烹调加工过程当中，也可能产生具有致癌作用的成分。流行病学调查发现女性肿瘤50%以上，男性肿瘤33%以上，与饮食营养有关。合理的饮食营养对肿瘤治疗有辅助作用，有助于肿瘤的治疗和康复。饮食不适宜，则可能会致或加重肿瘤的发展。晚期肿瘤患者缺乏有效的治疗方法时，饮食对提高生存质量有重要作用，对防止肿瘤复发、转移也有一定效果。所以，食疗对防治肿瘤均有很大作用。

第二节　营养防治肿瘤

一、选用合理平衡的饮食

能量按年龄、性别、基础代谢率、劳动强度及食物特别动力作用的消耗制定合理的供给量，以达到既能满足人体的需要，又能避免能量过多或过少。蛋白质、脂肪和糖类的分配比例应分别为12%～14%、25%～30%和65%左右。还应注意动物蛋白和豆类蛋白宜占蛋白总量的30%～50%。脂肪除注意量以外，也应注意饱和脂肪酸、单不饱和脂肪酸和多不饱和脂肪酸间能量比例以1∶1∶1为宜。在有心血管疾病时，其P/S比值以1.5～2.0为好。

饮食中含适量食物纤维，可预防肠肿瘤，如结肠癌或直肠癌等。维生素应供给充足，每天进食新鲜蔬菜和水果。矿物质和微量元素的摄入量应能满足机体的需要，并注意锌铜比值和

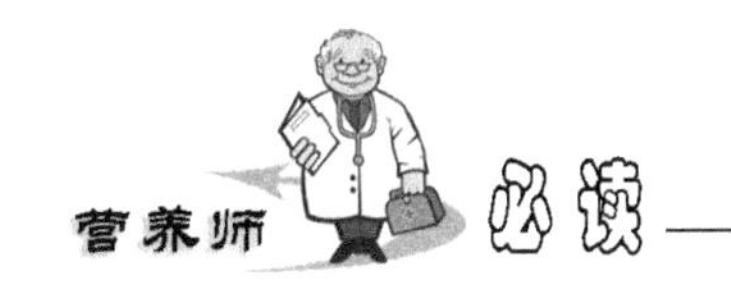

钙磷比值。

二、经常食用防癌食物

蘑菇类食物，如香菇、冬菇等含有蘑菇多糖类，有抗癌作用。海带含有藻酸，能促进排便，防止便秘，可抑制致癌物质吸收，故有抗癌功能。银耳、黑木耳提取的多糖类，有很强的抑癌能力。纯菜含有丰富的维生素B_{12}、天门冬素、多缩戊糖及海藻多糖，尤以海藻多糖能有效地阻止癌细胞的增殖。

新鲜蔬菜和豆芽中含有叶绿素，可预防直肠癌和其他肿瘤。四季豆含有蛋白质、淀粉、维生素及植物球凝素（PHA），在体外能抑制食管癌和肝癌细胞株生长。对移植性肿瘤，如肉瘤、艾氏腹水癌等均有抑制作用。金针菇含有多糖类、天冬氨酸、精氨酸、谷氨酸、组氨酸、丙氨酸等多种氨基酸和核苷酸及人体必需的微量元素和维生素，有明显的抗癌作用，对肿瘤抑制率达81%。海参体内的海参素对小鼠肉瘤有抑制作用，玉竹海参提取的硫酸黏多糖，能明显增加小鼠脾脏的重量，提高腹腔巨噬细胞的吞噬功能。

人参中的蛋白合成促进因子，可治疗人体胃癌、胰腺癌、结肠癌、乳腺癌，连续服药3个月，多数患者症状改善，寿命延长。鱼类含有丰富的锌、硒、钙、碘等物质，具有抗癌作用，尤其是青鱼含核酸丰富，有利于防癌。

苹果含有苹果酸、枸橼酸、酒石酸、多糖、多种维生素及矿物质外，还含有大量食物纤维和果胶。果胶与海藻中存在的海藻酸钠有同样的功能，易与致癌性放射性物质结合后排出体外，有防癌作用。大蒜含硒丰富，有一定防癌作用。此外，还有脂溶性挥发油等成分，可激活巨噬细胞，提高机体免疫力。葱类含有谷胱甘肽，可与致癌物结合，有解毒功能。同时也含有维生素C，经常食用对健康有益。萝卜中含有多种酶，可使亚硝胺分解，消除其致癌作用。另外，其中的食物纤维，能预防大肠癌的发生，木质素可提高巨噬细胞的活力2～3倍，而巨噬细胞有吞噬癌细胞的能力。

大枣有抑癌作用，与其含有大量的环磷酸腺苷有关，并含有丰富的维生素，有极强的增强机体免疫力的作用。无花果果实中含有大量葡萄糖、果糖、枸橼酸、苹果酸、醋酸、蛋白质水解酶等，是较好的抗癌食物。经常饮茶有一定的防癌作用，茶叶中含有丰富的茶多酚、叶绿素、维生素等多种有抗癌功能的成分，实验研究和流行病学调查均证实茶有防癌的功能。

牛奶、羊奶等奶类均含有某些防癌的物质。卷心菜、南瓜、豌豆、莴笋等蔬菜中含能破坏亚硝胺的物质。胡萝卜、菠菜、番茄、紫菜等，都含有大量的胡萝卜素、维生素C等具有抗癌作用的成分，经常食用有预防肿瘤的作用。

第三节　消化系统肿瘤营养治疗

消化系统肿瘤包括食管癌、胃癌和结直肠癌等。流行病学调查证实饮食营养因素对消化系统肿瘤的发生、发展和预后均有很大的影响。

一、饮食治疗

在日常生活中，对消化系统肿瘤应采取预防为主的方针，供给平衡饮食，多吃有防癌作用的保健食物，一切食物应保证新鲜，不宜吃坚硬、辛辣、含有亚硝胺多的蔬菜、咸鱼、熏肉等食物，不吃霉变的、过热及过粗糙的食物，进食时应细嚼慢咽，并注意饮水卫生。补充足够的维生素A、维生素B_1、维生素B_{12}和维生素C及锌、硒等微量元素，饮食中要含有一定量的食物纤维。对消化肿瘤患者，在术前饮食治疗的要求是做好术前的准备，若食管癌、胃癌患者出现吞咽困难，或食管内有异物感，或有进食后胃疼痛、饱胀等症状，此时宜选用匀浆饮食，以补充足够的能量和各种营养素，或高蛋白流质饮食，以预防消瘦、贫血、低血浆蛋白症等发生。

结直肠癌有便血时应注意给予少渣、高蛋白半流质饮食，每天宜按0.17～0.21MJ（40～50kcal）/kg供给，蛋白质为1.5～2.0g/kg，以增加营养，提高机体的免疫功能。对明显消瘦、贫血患者宜按标准体重供给适当的营养，对吞咽困难、进食不足者，应辅以静脉营养或要素饮食。

二、术后饮食

通常是在术后4d内全部用静脉营养做支持治疗，或用空肠造口置管滴注营养液，以后逐渐经口进食，先给半量清流质饮食，再渐用全量。若无合并吻合口瘘发生，可结合患者全身情况，通常14d左右可给少渣半量半流质饮食，以后逐渐增加饮食的质和量。也有主张手术后立即用空肠造口置管滴入营养液，待肠功能恢复后即可滴入5%葡萄糖液，或5%葡萄糖盐水做试餐，若无腹泻等反应，开始增滴米汤，以后可滴要素饮食、匀浆饮食等。每天总能量，包括静脉和空肠造口在内，至少保持10.46～12.55MJ（2500～3000kcal），蛋白质要求超过100g/d，并逐渐增加造口管滴入营养的量，减少静脉营养。经检查证实造口完全闭合后，可经口进食极细软、无渣的半流质饮食或流质饮食，少量多餐。

三、放疗和化疗饮食

放射治疗是区域性治疗，是通过数十次的分次照射来治疗疾病的，通常反应不大。患者都能耐受。放射治疗会消耗某些体力及能量，故在放射治疗中应注意营养的补充，保证足够的蛋白质及能量即可。除照射腹部时可能有食欲缺乏，甚至还会有恶心、呕吐外，其他部位无明显的食欲缺乏。饮食不必过多限制，可采用少量多餐，供给营养丰富的食物。放射治疗可致食管黏膜充血水肿、吞咽困难，应根据患者吞咽情况，以清淡、少油厚流质饮食，如牛奶冲鸡蛋、藕粉冲鸡蛋、面糊冲鸡蛋、碎烂面条等，或用匀浆饮食。总之，使食物经加工烹调变为极细软、易吞咽，并易消化吸收，应注意维生素、矿物质和微量元素的补充。

患者化疗时消化系统症状常较化疗前明显加重。常出现厌油、恶心、呕吐、食欲降低、进食量减少等。故在进行化疗前先调整好营养，以达到较好的状态。为了增加机体抵抗力，可适当补充要素饮食。还应给予清淡少油的厚流质饮食、半流质饮食，或匀浆饮食以维持营养，使患者能耐受化疗。辐射损伤对营养代谢影响涉及能量、糖类、脂类、蛋白质、维生素、矿物质和微量元素，影响的程度与放射损伤轻重有关。

第四节　食疗与肿瘤

肿瘤的发生、发展和预后均与营养关系密切。在过去的岁月中，根据中医理论，创立治疗肿瘤的食疗和药膳。在数千年实践中，已形成独立体系和独特的方法。在肿瘤治疗中，食疗占有相当重要的作用。

一、食物与忌口

1. 忌口问题　肿瘤患者是否须忌口，历来看法不同。中医和西医之间有争议。同样是忌口，对哪些食物要忌食，也常是意见相悖。通常忌口概念，就是去除或不进食有害的食物。文献多有记载关于肿瘤疾病忌口原则和食物。如对于癥瘕积聚，应“忌生冷、油腻、苋菜、醋、生葱、猪肉、桃李、海藻、生血物、生硬难消物、牛肉、萝卜等”；瘿“忌鸡、鱼、猪、五辛、生菜、毒物”；瘰疬则“忌肥猪、牛肉油腻、羹、脍、腥臊、陈臭诸物”，忌荤腥。总之，要“断煎炒及发气、闭气诸物”。

忌口的说法与治疗缺乏有效方法有关。在以前很长时期内，忌口是针对“热病”而言。热病是指急性传染病、炎性疾病和许多有发热症状的疾病。现在对这些疾病已有许多有效的抗生素。故对这类疾病已不强调忌口，忌口在治疗中已不占重要地位。同样因肿瘤至今还缺乏有效治疗方法，故在肿瘤治疗问题上，仍十分重视忌口。且所忌用的食物，多达近百种。可以认为，随着肿瘤治疗药物和有效治疗方法的不断发展，肿瘤预后将有所改观；届时忌口重视程度将会降低。即使古代名医，也不认为上述所有食物都需要忌服，并提出变通的原则。人“以胃气为本”和“胃以喜为补”。“人生皆由谷气入胃，化生气血，以长精神”，故忌口虽需要，但还应据不同患者和病情，并非所有肿瘤患者都要忌服的食物。而忌口重点是少食、淡食，不要伤食，即不要过量食用。实践证实忌口虽需要，但忌口有一定原则，而不是随大流，人云亦云，盲目实行，更不能妄谈“鸡不能吃、蟹不能吃”等。

2. 忌口原则　根据阴阳、五行对疾病和食物属性分析，与患者辨证情况对照，存在相应的忌口食物。“诸毒病得热更甚，宜冷饮之”，故肿瘤属寒性，则忌寒性食物，而应服热性食物；肿瘤表现为阳证，则忌服热性物品。食物五味，除与五行相关外，也与阴阳有关。所谓“辛甘发散为阳，酸苦涌泄为阴，咸味涌泄为阴，淡味渗泄为阳”，故肿瘤而见阳证，也忌辛辣、甘甜的食物。根据其他辨证情况，肿瘤表现出的辨证类型颇多，如有气滞、血瘀、湿热等。应针对这些情况，定出忌食食物。食物中“气辛而荤，则性助火散气；味重而甘，则性助湿生痰；体柔而滑，则性通肠利便；质硬而坚，则食之不化；烹烧而熟，则服之气壅。”因此，肿瘤属于热证、火证，忌辛辣芳香、气味浓郁的食物；属于湿性、痰证，则忌甘甜、黏腻的食物。体质柔滑的食物，如莼菜，对于脾虚泄泻者不利。肿瘤而见气滞、血瘀者，忌服壅气类食物，如土豆、花生。总之，忌口要与辨证相配合。

二、食物与肿瘤

1. 辅助治疗作用　饮食对肿瘤治疗的辅助作用，放疗、化疗对机体都有一定毒副作用，故配合食疗，更为重要。肿瘤手术之前，食疗应以配合手术顺利进行为主。通常可用扶助元气、补益气血的食物为主。常用平补的食物，如龙眼、大枣、莲心等食物。术后恢复期，则应以补益气血、调整脾胃功能的食物为主。除莲心、大枣外，白糖糯米粥，也可用有调补作用，且价廉的食物，还可治疗多汗、夜间烦躁不安等术后的常见症状。除补益外，还要增加通气、帮助消化的食物，如山楂、金橘、橘络等，以利于术后消化功能恢复。术后食疗目的是增加身体抗癌能力，辅助其他治疗以避免今后可能出现的复发或转移，可食用补益和有抗癌作用的食物。

在放疗时,食疗应以开胃、增加食欲为主。饮食宜清淡、滋味鲜美、营养丰富。在放疗后期,常出现津液亏耗的情况,饮食中要增加养阴生津类的食物;放疗结束后,会出现种种放射反应,食疗应尽可能设法减轻反应。远期应辅助其他治疗,以避免肿瘤的复发或转移。化疗最常见副作用是白细胞减少和消化功能紊乱,表现为恶心、呕吐、食欲缺乏等。白细胞减少食疗要以补益气血为主,如鸡、鸭血汤等,但应注意消化问题。胃纳减退,可用开胃、帮助消化食物。恶心、呕吐可酌用生姜,用酱生姜经常嚼食,可获得较好效果。舌苔厚腻时,可用生姜片轻擦舌苔。化疗结束时,除注意补益食物外,也要注意提高体质,防止转移或复发。

晚期肿瘤患者的食疗特别重要。通常晚期肿瘤治疗的原则是以对症、支持治疗为主,而食疗都可发挥较大作用。饮食治疗时,更应破除对忌口迷信,在能够消化吸收情况下,选用各类食物,尽量鼓励患者进食,食用各类食物,以保证足够的营养素供给。

2. *防癌和抗癌作用* 肿瘤患者可食用的食物要具有"食能排邪而安脏腑",故对肿瘤患者来说,合理的饮食,除具有营养价值外,还应能软坚散结、理气化瘀,有利于肿瘤的治疗。可食用的食物很多,如选用"海蜇、紫菜等作羹食调理"。瘰疬宜用甲鱼、鲍鱼、淡菜、鸡蛋、柠檬、芥菜、海参、鸭蛋、百合、萝卜、赤豆、墨鱼、海带、鸭、海蜇、咸蛋、绿豆等食物。内科治疗肿瘤,如食管癌则适宜选用甘蔗汁、生梨汁、生姜汁;反胃呕吐时,适宜服用韭菜汁、牛奶等;又如鹅血,也是常用的治疗吞咽困难的食物。

根据临床实践,结合辨证分析,肿瘤时适宜用食物,应根据辨证论治的原则,食物可分为软坚、活血、理气、消导、解毒、益气、壮阳、养阴生津等。有的食物,可兼有多种作用,可能具有抗癌作用。对某些肿瘤有作用的食物,在肿瘤治疗时,就算对晚期肿瘤,也须经常食用。

三、抗癌食物

有些食物在肿瘤患者中经常食用,可能具有一定的抗癌效果。在早、中期患者,作为辅助治疗食物,在晚期肿瘤作为食疗方法,都较合适。实验研究发现蕈类含有抗癌作用的多糖成分,可以抑制肿瘤细胞的生长。蕈类味鲜不腻,富含营养,无论是木耳、鲜蘑菇,还是香蕈、口蘑,肿瘤患者都可食用。白木耳即银耳,通常认为是滋补品,有养阴润肺作用。黑木耳通常不作为补品,其实也同样具有补益作用。木耳除甜食外,也可作菜肴食用。猴头菇有预防或治疗消化肿瘤的功用。猕猴桃是近年颇为流行的有预防肿瘤效果的食物,可作为水果或点心食用。蒜气味辛温,能开胃健脾,散痛消肿,不仅具有消炎作用,也可抗病毒感染,肿瘤患者常服有益。

四、菜肴烹调

1. *菜肴烹调* 菜的色、香、味,是烹调技艺的反映。色、香、味俱佳,有利于刺激食欲和促进营养素消化吸收,肿瘤患者色、香、味更为重要。其次应注意食物的种类变化,清淡适宜而富有营养。

2. *主食选择* 各种肿瘤,选择的主食可能不同。如胃癌、食管癌等,通常以多吃面食或食粥为宜;肝癌而有食管静脉曲张时,也以软食为好。大米、糯米,性味和平,能健脾养胃;新米煮粥佐以酱萝卜,对晚期肿瘤患者而食欲不好者,甚为合适,大米与杂粮,如玉米等同煮饭,也有补益作用。饭的煮法也颇有讲究,如需解毒,可杂以绿豆成绿豆饭。欲消肿可加赤豆做成赤豆饭；加强补益，加上山药做成山药饭。不仅增加营养，还有治疗作用。历代对粥也很为重视。粥煮沸时，其上粥汤可呈滚珠状，黏稠可食，称为粥油，可以大补元气，癌肿患者常服有益。宫颈癌患者，放疗后常有直肠溃疡的反应，便血、腹痛，较难愈合，常使患者痛苦不堪。每天可食用粥1～2次，常用能止血、止痛，并有促进溃疡愈合的作用。

3. 点心选择　肿瘤患者宜少食多餐，故点心的选择也颇为重要。其原则是量要少而精，甜咸搭配，不影响进食主食。我国传统的点心，常以甜食为主，多吃常会影响消化，或有壅气作用。此外，有些点心中多油酥，虽对阴虚者有益，但多吃滋腻而呆胃。如常用白木耳为补品，每天给患者服用，效果未必很好。因滋补是多方面的，只要合理进食，就能起到补益作用，不必一定要用白木耳。而且多吃生厌，反而对脾胃运化不利。

4. 多饮茶　认为饮服中药不能饮茶，其实不然。茶本身具有防治肿瘤作用。茶有多种药理作用和保健功能。如肿瘤患者多饮茶，定然有益。可改善食欲、振奋精神、体重减轻；尿量增加，因茶叶的茶碱等物质有利尿等作用。

肿瘤食疗与季节有一定关系。如肝癌春季多有上消化管出血等症，食疗应以平肝、防出血的食物为主；宜稍偏凉性，能止血，有保肝作用。食物柔软，易于消化者为好。夏季多有火证、热证，以凉性、清淡食物为好；但应防寒凉伤脾胃。秋季多燥症，食物应以清润为主。冬季可稍带温性的食物。如肿瘤患者有内火征象，可每天晨起饮用淡盐水有益。

第30章
Chapter

外科疾病营养治疗

外科手术作为创伤，可致内分泌及代谢改变，这些虽有利于机体对创伤耐受，但会导致体内营养素高度消耗，故术前患者有足够营养贮备，可增加对手术和麻醉耐受力。术后如及时补充营养，尽快恢复正氮平衡，使伤口迅速愈合，早日康复。

在临床实践中，有些疾病影响食物摄入，或影响食物消化吸收；术后创伤或并发感染时，使机体处于高代谢状态，机体处于相对营养不足状态，影响伤口愈合和疾病康复。如胃肠和肝胆疾病，术前或术后均可能因营养素供给不足，产生某些不良影响，恰当的营养治疗有助于临床治疗，并减少并发症。

第一节　营养治疗重要性

营养与健康关系非常密切，对术前或术后患者均重要。营养良好的健康人，在较轻度外伤或术后，因有较充分营养贮备，治疗能较顺利进行。如有营养缺乏，特别是长期处于营养状况较差，受到如严重创伤、休克及重大手术等损伤时，常因抵抗力下降而致感染、创伤愈合延迟等并发症。手术、创伤及感染时，患者常伴有消化系统解剖或功能障碍，不能正常进食和摄取足够营养。同时，可能因发热、大量体液或渗出液丢失，对能量及蛋白质等营养需要增加。如患者长期得不到合理营养供应，则可发生严重营养不良，影响临床治疗效果，甚至危及生命，故营养治疗在外科患者治疗中作用极为重要。

一、蛋白质缺乏影响

蛋白质不仅是组织生长更新和修补必需的材料，而且是保持血浆渗透压和维持正常代谢的重要物质。外科患者常因疾病及手术治疗所致代谢紊乱而有不同程度蛋白质缺乏，使得蛋白质代谢呈负氮平衡。故蛋白质营养对外科患者有特别重要意义，应保证其数量和质量。术后反应期，供给各种必需氨基酸应特别考虑支链氨基酸供给，以满足糖异生需要，以节省肌蛋白消耗。伤口愈合和康复阶段，应给予丰富的优质蛋白，因伤口愈合特别需要含硫氨基酸及

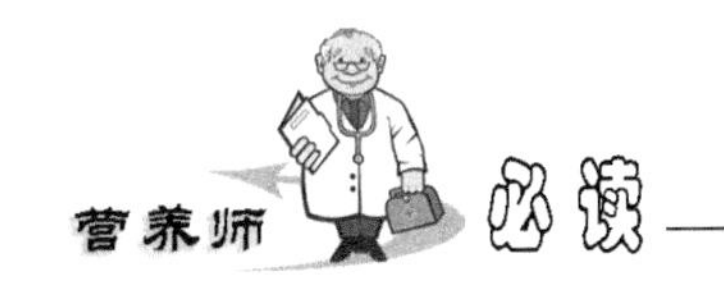

甘氨酸、赖氨酸和脯氨酸,以合成胶原蛋白。

1. 血容量减少　蛋白质缺乏多有血红蛋白和血浆蛋白减少。此时,体内多处于最低循环血容量。麻醉和手术时,因失血或血流动力学改变,使有效循环血量降低,原已处于低水平患者,代偿能力很小,即使轻度变化也可能出现低血容量性休克。

2. 血浆蛋白减少　因蛋白质摄入不足,合成减少或丢失过多所致。血浆蛋白减少,特别是血浆清蛋白下降致血浆渗透压下降,易出现细胞间水肿。术后切口水肿,影响愈合。如肠吻合,可致吻合口水肿发生梗阻,并影响吻合口愈合,严重时可发生瘘。

3. 免疫功能减退　蛋白质缺乏者,单核吞噬细胞系统功能减退,抗体形成少,易发生感染,一旦感染也难以控制。

4. 伤口愈合延迟　蛋白质是组织修复基本原料,营养良好者,术后机体处于负氮平衡期,伤口即开始愈合。而蛋白质缺乏,长期或严重营养不足者,伤口愈合能力减退而推迟愈合,可发生切口裂开、感染,甚至长期不愈合。

5. 肝功能障碍　肝是体内物质代谢最重要器官,又是内外源性毒物解毒及激素灭活场所。蛋白质-能量营养不良时,肝易发生脂肪浸润,影响肝功能及肝细胞再生。较大手术后,肝负担加重,常出现暂时性肝功能减退;而蛋白质缺乏会加重术后肝功能障碍。

二、术前营养不足原因

1. 摄入不足　消化系统疾病常有食欲缺乏、疼痛,禁食或限制某些食物供给及偏食等,致某种营养素缺乏致营养不良。

2. 需要量增加　过度疲劳、发热、感染、甲状腺功能亢进等,能量、蛋白质及维生素需要量均增加,如不能及时补充,则可造成某种营养素缺乏。

3. 消化吸收障碍　患食管癌、胃癌、幽门狭窄、呕吐、腹泻及消化吸收功能低下或严重功能障碍。如慢性胰腺炎,可因胰酶缺乏而影响糖类、脂肪、蛋白质的消化吸收。

4. 丢失过多　消化系统癌症、溃疡性结肠炎、胃十二指肠慢性溃疡等致的慢性消化系统出血及肠瘘、创面渗出等,都会造成蛋白质丢失。

第二节　术前营养状况改善

术前营养状况较差的患者,应根据原因,设法改善。能口服者应尽量用口服方法予以补充,食欲缺乏或摄入量过少,应同时采取PN,使营养状况得以改善。贫血患者可适当输血。低蛋白、低氨基酸血症者除输血外,可给予血浆、氨基酸、清蛋白等制剂。营养状况较差患者,术前营养改善尤为重要,关系到手术成败和疾病转归。通常术前最低标准为血红蛋白90g/L,血清总蛋白60g/L以上。能增加机体抵抗力和对手术耐受力,减少术后并发症和感染,促进伤口愈合,早日康复。

一、术前营养

1. 高能量高糖类　高糖类饮食可供给充足能量,减少蛋白质消耗,促进肝糖原合成和贮备,防止发生低血糖,保护肝细胞免受麻醉剂损害。此外,还能增强机体抵抗力,增加能量贮备，以弥补术后因进食不足时能量消耗。摄入能量不宜过多，以免致肥胖，对手术和恢复产生不利影响。

2. 高蛋白质　外科手术患者必需供给充足蛋白质，供给100～150g/d，或按每天1.5～2g/kg。应防止患者因食欲差，摄入量少，蛋白质缺乏使血浆蛋白下降，致营养不良性水肿，对术后伤口愈合及病情恢复不利。给予高蛋白饮食，可纠正病程长致的蛋白质过度消耗，减少术后并发症。

3. 高维生素　维生素C可降低毛细血管通透性，减少出血，促进组织再生及伤口愈合。维生素K主要参与凝血过程，可减少术中及术后出血。B族维生素与糖类代谢关系密切，缺乏时代谢障碍，伤口愈合和失血耐受力均受到影响。维生素A能促进组织新生，加速伤口愈合，故应补充足够维生素。

二、特殊营养

1. 高血压　临床药物治疗的同时，应给予低盐、低胆固醇饮食，待血压较稳定在安全水平再手术，以防术中出血过多。

2. 低蛋白血症及腹水　有贫血、低蛋白血症及腹水时，除给予输血、血浆及清蛋白外，饮食应补充足够蛋白质及能量。

3. 糖尿病　除给予胰岛素外，术前应调整饮食供给，使血糖接近正常水平，尿糖定性转阴性。术后应激时糖尿病患者血糖更易升高，且容易致伤口感染，影响愈合。

4. 胃肠手术　术前2～3d给予少渣半流质饮食，术前1d给予流质饮食。也可在术前5d给予要素饮食，既保证能量及各种营养素供给，避免进食流质致营养不足，又减少食物残渣及肠内粪便积聚和细菌数量，降低术后感染。

5. 肝功能不全　术前给予高能量、高蛋白、低脂肪饮食，充分补给各种维生素，促进肝细胞再生，改善肝功能，增强抵抗力。

总之，凡需手术者，应按不同病情做好术前营养治疗，对手术成败及术后恢复均有益。

第三节　术后营养代谢及供给

手术对机体是创伤，其损伤程度与手术大小、部位深浅及患者身体素质有关。手术都可能有失血，术后有发热、感染、代谢紊乱、食欲缺乏、消化吸收功能下降、大便干燥等；有些还可能发生严重并发症，较大手术后可出现肠麻痹、腹胀及肾功能障碍。因术中失血，或创面渗出，蛋白质丢失及术后分解代谢增加，常有负氮平衡。

一、代谢变化

创伤后损伤部位疼痛刺激和精神因素，机体处于应激状态，儿茶酚胺、甲状腺素、生长激素、肾上腺皮质激素及血管升压素浓度均升高；血管升压素及盐皮质激素保钠排钾，可致水分潴留而发生水肿。

1. 蛋白质代谢　创伤后肌蛋白分解明显加强，以提供糖原异生原料，提供氨基酸以重新合成蛋白质，包括代谢所需的各种酶类、抗体、免疫球蛋白等。蛋白质分解代谢增加，尿氮排出量明显增多，蛋白质代谢为负氮平衡。创伤及大手术后氮损失持续时间较长，需要一定时间才能恢复，且创伤后总氮丢失量与创伤严重程度成正比，故创伤越重，负氮平衡程度越大，持续时间越长。

2. 糖类及脂肪代谢　创伤后，大量儿茶酚胺强烈地抑制胰岛素分泌和作用发挥，胰岛素相对或绝对缺乏。糖皮质激素、肾上腺素及生长激素可促使胰岛α-细胞分泌胰高血糖素，促使肝糖原分解为葡萄糖。胰岛素缺乏，组织细胞对糖类利用均受到影响。其他激素促使糖原异生及分解，出现血糖增高及糖尿，临床上称为应激性糖尿病。损伤后因肾上腺素、胰高血糖素、糖皮质激素等的协同作用可加强脂肪动员，使脂肪组织分解代谢增强，血中游离脂肪酸及甘油浓度升高，甘油是糖异生原料，脂肪酸氧化供能，损伤后能量70%～80%来源于脂肪。当机体处于正氮平衡后，营养供给充裕时，脂肪分解转变为积累，速度较慢，待脂肪量增加到术前体重时，患者基本或完全康复。

3. 钾钠变化　在较大手术及外伤后，尿氮丢失的同时尿钾排出明显增加，排出多少及持续时间长短，随创伤严重程度而异。术后康复阶段，补充蛋白质同时应补钾，以维持钾氮正常比例。伤后初期尿钠显著减少，与氮和钾变化相反，为一时性正平衡，到利尿期为负平衡，但很快恢复正平衡。

二、饥饿影响

饥饿时，机体发生多种代谢变化，以适应外源性营养素缺乏，因机体须继续进行必要代谢和生理活动。特别是有些外科手术患者，如胃肠肿瘤患者，术前已饥饿数日，甚至数月，对机体影响很大。饥饿与创伤和手术相比，都会致内分泌和代谢变化。但变化与创伤或术后相比，程度较轻，速率较慢。健康成人不限水完全饥饿时，约24h糖原才耗竭，而创伤和手术后8～12h就耗竭。健康人不限水饥饿1～2d，对机体影响不大，补充葡萄糖有明确的节氮作用，可减少蛋白质消耗。对营养状况良好，无内科疾病，接受常规手术的患者，术后1～2d，胃肠功能未恢复以前，给予葡萄糖盐水即能减轻机体消耗，进食后可迅速恢复。总之，对不能进食患者，不能任其饥饿。持续饥饿除致内分泌及代谢变化外，将导致营养不良，进而影响免疫功能和伤口愈合。

三、麻醉影响

麻醉剂及麻醉方法不同对机体内分泌和代谢影响不同。乙醚麻醉促使血浆儿茶酚胺含量升高，而巴比妥类药物则抑制肾上腺素分泌。芬太尼在某剂量范围时，血儿茶酚胺无明显变化。故目前临床上多以芬太尼为主，辅以地西泮（安定）和肌肉松弛药进行静脉复合麻醉。不同麻醉方法对机体影响也不同。通常全麻影响较大，而局部或区域性阻滞麻醉较轻。病例观察发现全麻者血浆儿茶酚胺类、血糖均明显升高，而持续硬膜外麻醉无明显变化或变化轻微。目前，认为持续硬膜外麻醉和以芬太尼为主的安定镇痛麻醉，对休克及危重患者是减轻术中代谢反应及术后负氮平衡的有效方法。

四、营养需要

1. 能量　手术或外伤均可导致机体能量消耗，患者必须增加能量供给，能量供给包括基

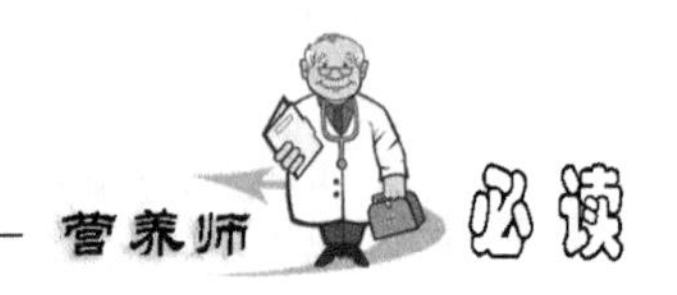

础代谢、活动消耗能量及疾病应激时能量消耗（表30-1）。

基础能量的消耗（BEE） 男性 BEE=66.47+13.75W+5H−6.76A

女性 BEE=655.10+9.56W+1.85H−4.6A

其中 W=体重（kg），H=身长（cm），A=年龄（a）

全天能量消耗=BEE×活动系数×应激系数

活动系数：卧床为1.2，轻度活动为1.3。此外，可根据营养补给方式，计算24h能量需要。

肠外营养（合成代谢）=1.75×BEE

经口营养（合成代谢）=1.50×BEE；经口营养（维持）=1.20×BEE

表30-1 不同手术或创伤时应激系数

手术	应激系数	手术	应激系数
外科小手术	1.0～1.1	复合性损伤	1.6
外科大手术	1.1～1.2	癌症	1.10～1.45
感染（轻度）	1.0～1.2	烧伤（<20%）	1.00～1.50
感染（中度）	1.2～1.4	烧伤（20%～39%）	1.50～1.85
感染（重度）	1.4～1.8	烧伤（>40%）	1.85～2.00
骨折	1.20～1.35	脑外伤（用激素治疗）	1.6
挤压伤	1.15～1.35		

2. 糖类 糖类是供给能量最经济、最有效的营养素，是能量主要来源。体内某些组织如红细胞、周围神经及创伤愈合所必需的成纤维细胞和吞噬细胞，均利用葡萄糖作为主要能量来源，糖类供给占总能量60%～70%。如果摄入糖类过低，则饮食蛋白质可作为燃料被消耗掉，既不经济，也对患者恢复不利，故术后患者应补充足够糖类。糖类易消化吸收，对术后消化功能欠佳者尤为适宜。此外，糖类有节省蛋白质作用，有利于机体转入正氮平衡和康复。

3. 脂肪 维生素A、维生素D、维生素E、维生素K等脂溶性维生素，可随脂肪同时吸收，适量脂肪可改善食物风味，故饮食应含一定脂肪，占总能量20%～30%为宜。但胃肠功能不好及肝胆胰疾病时，摄入量应降低，摄入量结合病情而定。但应考虑必需脂肪酸需要，特别是长时间依靠PN患者。应选择中链三酰甘油，而不选长链三酰甘油；因前者较后者易于消化吸收，可直接进入门静脉，无须经乳糜管、淋巴管系统至肝，也易于氧化分解代谢。

4. 蛋白质 蛋白质是更新和修补创伤组织原料。如缺乏可致血容量减少、血浆蛋白降低、血浆渗透压下降、愈合能力减弱、免疫功能低下及肝功能障碍等。术后患者应给高蛋白饮食，以150g/d左右为宜，并注意蛋白质的质和量。

5. 维生素 维生素与创伤、烧伤及术后愈合有密切关系。通常认为术前缺乏者，应立即补充。本来营养状况良好的患者，术后脂溶性维生素供给无须太多。水溶性维生素则以正常需要量2～3倍较为合适。维生素C是合成胶原蛋白原料，为伤口愈合所必需，术后每天1～2g。B族维生素与糖类代谢有密切关系，对伤口愈合和失血耐受力都有影响。外伤和术后需要量均有所增加，每天需供给维生素$B_1$20～40mg、维生素$B_2$20～40mg，维生素$B_6$20～50mg，维生素B_{12}0.5mg。脂溶性维生素过多有毒性，并在肝内贮存，故营养状况良好者，术后不须做额

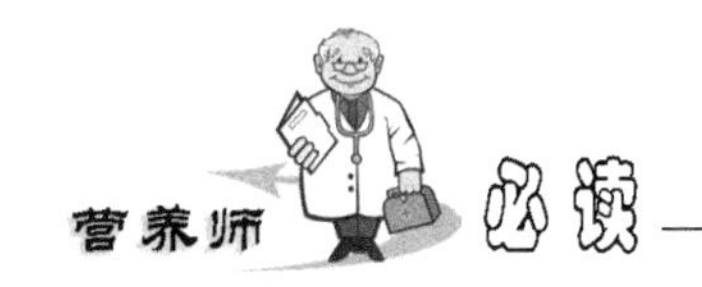

外补充。骨折患者应适当补充维生素D，以促进钙磷代谢，有利于骨折愈合。肝胆外科患者，有阻塞性黄疸或肠术前用抗生素改变肠内菌群，肠内细菌合成维生素K减少，致缺乏，影响凝血酶原形成，应适当补充。

6. *矿物质* 是维持正常生理功能和代谢不可缺少的物质。创伤或术后随着尿氮丢失，某些元素排出量增加，排出多少及持续时间长短，随创伤严重程度而异。术后及康复期应注意适当补充，应特别注意钾补充，因为缺钾常见于慢性消耗性疾病、营养不良及长期负氮平衡和胃肠液丢失者，应结合血生化测定进行补充。

第四节　常见病术后营养治疗

一、口腔疾病术后

口腔外科疾病包括唇、腭裂、口腔肿瘤、上下颌骨骨折、口腔及其附近组织的疾病。口腔消化功能主要是分泌唾液、磨碎食物，起初步消化作用。所以，当口腔发生疾病时，各种功能不能正常进行，影响正常进食，故饮食配制必须细软，无须咀嚼，易吞咽消化，而且要有足够营养素。能量供给每天0.17～0.21MJ（40～50kcal）/kg，蛋白质1.2～1.5g/kg，脂肪1～2g/kg。肿瘤或手术前后接受放射治疗患者，均应增加蛋白质及补充能量。

1. 饮食种类

（1）流质饮食：用于颌面部外伤，骨折及术后不能张口等患者。进流质饮食时间较长，应注意能量及营养补充。若营养供给不足应增加混合奶、匀浆饮食或要素饮食。

（2）厚流质饮食：用于张口受限、口腔溃疡，拔牙及扁桃体术后，为常用的口腔疾病治疗饮食。应用时间较长，须供给足够能量，全天总能量为8.28MJ（2000kcal）左右，蛋白质及脂肪不限量，每天4餐，除3餐主食外另加1餐牛奶，主食不限量，可根据实际需要量供给，品种多样化，细软易消化，如菜泥、肉泥，碎面条、蛋花粥、蒸蛋羹、厚藕粉等。

（3）软饭：适用于老年人或拔牙患者。可进食烂米饭、面条、厚粥、馄饨、炒嫩蛋、蒸蛋、肉丸、鱼丸、菜泥、牛奶等。不宜吃硬饭、大块肉类，油煎炸、食物纤维多及刺激性食物。每天供给能量167～209kJ（40～50kcal）/kg，蛋白质1.2～1.5g/kg。

2. 进食方法

（1）口服：术后口服进食对伤口无影响者均可采用，但应注意口腔清洁，预防伤口感染；口服困难者可用橡皮管吸入。

（2）鼻饲：常用于口内外贯通伤、下颌骨切除行植骨者及口内植皮等。将各种营养液经鼻胃管持续滴注或定时定量注入，保持伤口清洁，以利于愈合。

二、扁桃体切除

扁桃体切除是耳鼻咽喉科常见手术。术后唾液中常带血丝，可持续4～5d。如用局部麻醉，术后4h即可给予冷牛奶、藕粉、冰淇淋等。食后应多饮冷开水，以保持口腔和咽部清洁。用全麻者，应待完全清醒后，方可进食。术后忌食过咸、过酸流质，因易刺激创面，致疼痛。也不宜用过热的食物，以免使伤口血管扩张不利于止血。通常术后1～2d即可改为半流质饮食或软饭。

三、全喉切除

全喉切除术多为喉癌，术后正常发音和吞咽功能丧失，影响生活和工作。术后鼻饲营养，可给予混合奶、匀浆饮食或要素饮食。每天能量为10.46MJ（2500kcal），蛋白质80～100g。通常鼻饲饮食2周左右；拔除鼻饲管后，如伤口愈合良好，应鼓励患者进行口服饮食的锻炼。因全喉切除术后易出现误咽及吞咽困难，但通过数月进食锻炼，90%以上患者吞咽功能恢复。进食锻炼时，宜食细软易消化食物，避免油煎炸及坚硬食物。

四、腹部中小手术

腹部术后饮食与手术种类、大小、时间长短、有无并发症等有关。有些手术对饮食影响不大，有些与饮食有密切关系。阑尾切除、子宫切除等对胃肠影响较小。术后第1天即可进食咸流质饮食，如鸡蛋汤、蒸蛋羹、咸米汤等食物。术后2～3d即可进半流质饮食。但尽量少给牛奶、豆浆及过甜的流质，以免加重腹胀。因腹部手术后肠蠕动减慢，加之卧床休息，多给产气食物易致肠胀气，增加伤口疼痛及不适感。

五、回肠及结肠切开术

当患有严重溃疡性结肠炎、局限性回肠炎、结肠癌或肠外伤时，常需要在体表造口与肠直接连接，以使正常肠段排便。

1.食物选择　患者可以通过观察粪便判断何种食物应该限制。容易致结肠切开术者有恶臭粪便的食物包括谷类、干豆、洋葱、甘蓝、加香料食物、鱼等，要避免或限制这类食物摄入。结肠切开术患者要尽量避免摄入易致胃肠胀气食物，如大豆、牛奶、葱及某些高纤维食物。

2.营养素补充　回肠切开术后患者对水和盐需要量高于正常人群。水摄入不足时会致尿量减少和增加患肾结石危险性。回肠切开术患者在身体状况良好时术后一般对能量的需要量不增加；增加维生素E、维生素B_{12}摄入量；因蔬菜和水果摄入减少，致维生素C摄入水平也低，故需要额外补充。

3.减少食物纤维量　避免食用高纤维性蔬菜，并充分咀嚼食物。鼓励患者在排除对疾病不利的特定食物同时，尽量恢复正常饮食。

六、直肠和肛门手术

直肠手术如痔切除术后，营养护理的主要目的是有助于伤口愈合，避免伤口被粪便感染。营养治疗直肠手术前4～5d开始采用少渣或无渣饮食，可用米、面、瘦肉、鱼虾、鸡肉、鸡蛋、豆腐等食物，减少粪便残渣。术后第2天开始给予无渣流质饮食，可用米汤、藕粉、豆腐脑、蒸蛋羹等，尽量使患者不排大便，使伤口保持清洁，减少感染及疼痛，有利伤口愈合。术后4～5d给予少渣半流质或软食，并多饮水，以保持粪便软而通畅，防止粪便干燥致伤口疼痛或出血。在伤口逐渐完全愈合后，可以恢复正常饮食，为了防止出现便秘，要注意多食用含高纤维饮食。

七、断肢再植和骨折

骨折患者无论是否手术，均须卧床休息。饮食必须供给丰富蛋白质及钙，以达到钙及氮正平衡。每天蛋白质100～120g，或1.5～2.0g/kg；钙2g，同时注意补充维生素D。除正常饮食外，可增加牛奶、豆制品、鸡蛋、骨头汤等食物。其他含钙较丰富的食物如虾皮、海带、芝麻等，也可适当选用。

八、颅脑外科术后

治疗原则应结合病情，采取循序渐进方式，给予营养充足全面均衡饮食。昏迷患者采用管饲营养。

1. *蛋白质*　蛋白质供给必须适宜。每天每千克体重应为1～2g，占总能量12%～20%。

2. *脂肪*　可按每天每千克体重1～2g供给，占总能量20%～30%。

3. *糖类*　若合并脑水肿，脑组织能量供给不足，都需要葡萄糖来补充，每千克体重需供给5～6g糖类，占总能量60%～65%。

4. *矿物质*　脑损伤急性期，钠每天排出量由正常人100mmol减少至5～20mmol。开颅术后前3d常出现钠潴留，1周恢复正常。如不能经口进食，钠入量每千克体重不可高于1.15mmol。在静脉输液或鼻饲时，应增加氯化钾3g，以补充不足。高血钾时，可限制含钾多食物。

5. *维生素*　维生素B_1、维生素C对颅脑恢复有很大关系，大量补充维生素B_1，能减少颅脑损伤后致的精神和健忘等症状，每天供给量为60～80mg；应补充较多的维生素C，每天以500～1000mg为宜。

6. *水*　颅脑损伤后，因机体应激反应，伤后3d多数患者尿量明显减少。3d后尿量增至500～1000ml，后来尿量渐增加至1000～1500ml，5～7d恢复正常。颅脑损伤患者可出现高渗综合征缺水。水需要量计算当高热38℃或室温32℃以上时，每升高1℃时，每天多补充需水量10%。根据每千克体重按30ml计算入量，每天液体入量在2500ml左右。高热、汗多时每天水分入量应在3000ml左右。

九、胸外科术

1. *食管癌手术的营养治疗*　术前患者常有体重减轻、贫血、营养不良等症状，应给予细软、易消化、高蛋白、高能量、高维生素饮食，术前3d开始无渣全流，最好无渣营养素配方膳。术前留置胃管行胃肠减压引流，或术中置胃十二指肠或空肠管，以备管喂营养。如患者恢复正常，术后3～7d拔除胃管，10～14d拔除肠管，并予全流饮食，少食多餐，逐步增加各种营养素。食管癌术后应注意氨基酸和蛋白质补充。如出现乳糜胸，可根据胸液乳糜试验情况采用无脂或低脂饮食。饮食能量不足，可口服MCT，或采用低脂加MCT要素饮食，因MCT经门静脉而不经胸导管运转。但长期应用MCT，易造成必需脂肪酸缺乏，应注意补充。

2. *肺切除术的营养治疗*　肺切除术后以静脉营养和口服为主，术后第1天可以进食流质，逐步过渡到半流质、软食和普食，应保证蛋白质和能量供给。

十、心外科术后

心外科术后应加强营养，提高血浆蛋白水平，纠正贫血，给予充足维生素，纠正水电解质失调，常规于术前给予半流质饮食，术后无并发症者，次日即可进食流质，1～2d后过渡到半流质再至普食，幼儿和病患者宜停留胃管以胃肠减压及观察消化管出血情况，同时辅以肠外和EN。换瓣术后常规应用抗凝治疗，饮食应避免富含维生素K食物。采用体外循环装置手术的患者，饮食中应注意补充富含蛋白、铁及提高免疫力的食物。

十一、胰腺手术后

术后早期以静脉营养为主，术后3～4d，肠蠕动恢复正常后拔除胃管，给予无脂流质，以后可进低脂半流质饮食，少量多餐，还应适当限制糖类，以多糖为主，适量补充蛋白质。如胰岛素分泌不足，应按糖尿病的营养治疗原则，但必须将脂肪含量及纤维素量减少。与胃内喂养和十二指肠内喂养相比，空肠喂养对胰腺外分泌功能刺激最小或无刺激作用。要素饮食较非要素饮食、匀浆饮食和固体饮食更不会对胰腺产生刺激，故对急性胰腺炎患者，应选择空肠内喂养要素饮食为最好。饮食可选用以游离氨基酸为氮源，或以短肽为氮源的要素饮食，但是脂肪含量应较低，且最好是以中链三酰甘油为主配方。

十二、妇产科术后

营养供给原则和要求：手术前1d晚饭应减量。手术当天，若上午手术，早晨禁食；若下午手术，当日早餐进食半流质饮食，术前4h禁食、禁水，以免手术进行中呕吐、腹胀或造成吸入性肺炎。术后第2天食清流质，忌用牛奶、豆浆等产气食物。第3天改为半流食，而后根据病情逐渐进食普食。宜采用高能量、高蛋白质饮食，增加液体摄入，确保供给充足的食物纤维，以防止或减轻便秘，同时补充铁、锌、维生素K及维生素C。

剖宫产手术术后24h胃肠功能即可恢复。如无特殊情况，3～4d后即可进入普通产褥期饮食。术后第1天应供给易消化、少胀气清淡流质饮食。忌用牛奶、豆浆、蔗糖和浓厚甜食，以避免胀气。每天6餐。第2天即可用少渣半流质饮食，应选用少纤维、易消化、稀软的食物。术后第3～4天可食用产科普通饭。

第五节　胃大部切除术后营养治疗

胃大部切除术属中等手术，术后负氮平衡为5d左右，失氮量约50g。胃大部切除术治疗胃癌和消化性溃疡，如治疗不当易发生营养失调。无论是何种胃肠重建手术，术后营养不足并发症以体重降低为主，远期有贫血和营养不足性胃病。在术后72h即可给予半量清流质饮食，第4～5天给全量清流质饮食，以后逐渐改为普通流质和半流质饮食。要预防胃肠负担过重，影响吻合口愈合，特别是食管与十二指肠，或空肠吻合术后应特别注意饮食供给。术后吻合口常有黏膜水肿，所以饮食必须稀薄、易通过。残渣多的食物易增加吻合口刺激，加重吻合口炎症及水肿，故必须根据病情变化调整饮食，如已发生吻合口瘘，应改为空肠造口补充营养，可用要素饮食及静脉营养，使得瘘口能自行愈合。

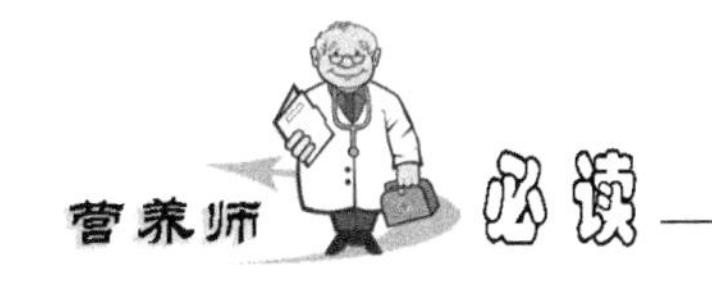

一、营养代谢

1. 体重降低　这是胃大部切除术后主要并发症，占胃大部切除术后42%～74%，如全胃切除后发生率更高，主要是能量摄入不足及食物消化吸收功能障碍。目前认为摄入营养素不足是主要原因，特别是女性和老年患者，常因进食后不舒适而限制食量。此外，有些患者可出现厌食和饥饿感，也可能导致进食不足。胃大部切除后消化吸收不良的主要因素有胃消化不充分，缺乏对肝及胰液分泌的刺激，胃排空与胆胰分泌失调及食糜在肠内通过加快。另外，胃大部切除术后患者有不同程度脂肪和蛋白质丢失，也会致体重降低。

2. 贫血　胃大部切除术后贫血有缺铁性贫血和巨幼红细胞性贫血。前者在排除慢性失血后多与饮食中铁的缺乏，或胃大部切除术后胃酸过低，铁剂在十二指肠上段吸收障碍有关。后者在胃大部切除术后偶尔发生，但在全胃切除6年以上则几乎不可避免。主要是胃切除后胃黏膜内因子减少、盐酸缺乏，使维生素B_{12}吸收障碍。

3. 营养不良性骨病　主要是骨软化和骨质疏松，通常在胃切除1～2年后发生。用X线摄片多在钙质吸收50%以上时才能显示阳性。因此早期诊断较困难，血清碱性磷酸酶、血钙、血磷检查可作为筛选指标。临床主要表现为周身性骨痛、下肢乏力；少数人不能迈步，肌肉软弱。

4. 全胃切除术　全胃切除术后普遍存在进食后排空快，蛋白质、脂肪、糖类消化吸收率降低。摄入量减少，能量不足，易致负氮平衡，导致体重减轻。此外全胃切除后胃酸、胰液、胆汁分泌降低，因胃酸缺乏，使铁及维生素B_{12}吸收障碍，致贫血。消化酶缺乏及肠内容物与酶混合较差，使脂肪、糖类及蛋白质消化吸收均受影响。脂肪吸收率降至摄入量的30%，正常人90%以上。因脂肪吸收率降低使脂溶性维生素吸收也受到影响，蛋白质未完全消化吸收即被排出体外，故粪便中脂肪及氮排出量增加，有负氮平衡，表现为消瘦、贫血及体重下降等。

二、营养原则

胃大部或全胃切除术后既要补充营养，又要结合患者对饮食的耐受情况。应区别对待，切不可强求一律。

1. 长期饮食调节　注意供给高能量、高蛋白、高脂肪、富含维生素的食物。少量多餐：每天5～6餐，每次进流质100ml左右，不宜过饱，开始1～2d给予清流质，以后渐改为稠流质饮食。随病情逐渐好转，改为少渣半流质饮食，每餐主食50～100g，每天5～6餐，以后可逐渐加量。定时定量进餐，利于消化吸收，并预防倾倒综合征和低血糖症。平时可服用胰酶及各种维生素，口服甲氧氯普胺（胃复安）或多潘立酮（吗丁啉），以改善腹部饱胀等不适。必要时可间隔经静脉补充营养，或给予要素饮食。

2. 保证能量供给　总能量摄入量是决定胃切除术后能否顺利恢复的关键，通常完全卧床患者所需能量为基础代谢1.2倍，起床活动者加25%以上，体温每升高1℃代谢率增加13%。胃切除术后早期能量摄入不足，体内脂肪及蛋白质分解以供给能量，尿氮增加，有负氮平衡及体重下降。所以胃切除术后早期应静脉补充葡萄糖、氨基酸、脂肪乳剂及维生素等。随着患者肠功能恢复，逐步过渡到口服饮食为主。

3. 适量糖类　糖类易消化吸收，是能量主要来源，经消化吸收后产生能量及合成糖原贮存于肝和肌肉组织，剩余的转变为脂肪贮存。禁食时肝内糖原迅速变为葡萄糖供给能量。因贮存量少，机体很快将贮备的糖原消耗净，主要动员脂肪分解以满足机体需要，蛋白质分解供能仅占13%。饮食糖类应适当控制，过多致高渗性倾倒综合征，供给以300g/d左右为宜。

4. *限制脂肪*　视病情而定，如无腹泻每天可供1～2g/kg，且应供给易消化吸收的脂肪，如植物油、奶油、蛋黄等，蛋黄中的脂肪易消化吸收，吸收率可达93%以上，通常不易致腹泻。有少数患者胃切除术后，因胆汁和胰液的分泌减少及与食物混合不好，使脂肪的消化吸收发生障碍，可发生脂肪痢，此时应减少饮食脂肪供给量。

5. *足够蛋白质*　胃切除术后因胃酸及胰液分泌相对减少，造成胰蛋白酶的缺乏，加之肠蠕动加速，部分蛋白质不能被吸收，易致血容量及血浆蛋白下降，患者耐受性差，伤口愈合能力减弱，甚至发生手术切口裂开，吻合口水肿感染，严重的可发生吻合口瘘，故胃切除患者应补充高蛋白质饮食，每天供给1～2g/kg，选择易消化、必需氨基酸含量高而种类齐全、生理价值高的食物，如鸡蛋、鱼、虾、瘦肉、豆制品等。

6. *补充维生素和矿物质*　胃切除术后可发生不同程度消化吸收障碍，尤其是B族维生素、维生素A、维生素C及铁等微量元素。故饮食均应注意补充，以预防贫血及各种维生素缺乏。

7. *选择合适饮食*　选择黏稠性的排空较慢及少渣易消化的食物，可延长食物通过小肠的时间，促进食物的消化吸收。如要进食汤类或饮料，应注意干稀分开，并尽量在餐前或餐后30～45min进汤类，以预防食物过快排出影响消化吸收。另外，进食时可采取平卧位，或进餐后侧卧位休息以延长食物的排空时间，使其完全消化吸收。

8. *纠正贫血*　贫血患者可多选食含铁较高的食物，如大豆、动物内脏、新鲜蔬菜等。严重者可口服无机铁盐，如硫酸亚铁、枸橼酸亚铁，或肌内注射右旋糖酐铁，后者因不良反应较大，使用时应慎重。

9. *治疗代谢性骨病*　对于胃大部切除术后出现代谢性骨病的患者，应增加含维生素丰富和高蛋白质的食物及牛奶、鱼类等含钙量较高的食物。出现症状者可口服维生素D，每天125～625μg，同时口服钙剂，通常效果良好。

三、营养治疗

胃大部切除后代谢与其他腹部手术所致的创伤应激状态相同，分解代谢增高，主要是分解代谢激素分泌增加，使机体不可避免地动员自身脂肪和蛋白质。如使用静脉营养，多能满足能量需要。在术后短暂禁食期内无须提供静脉营养，如有严重营养不足，或低蛋白血症者，可输少量新鲜血和清蛋白。近年主张术后早期EN灌注，不仅使患者能在早期从消化系统补充营养，而且EN价格低廉，并可避免因较长时间静脉输液致的不良反应。

可在术前放置鼻胃管的同时，放置1根直径为2.4mm硅胶管。硅胶管前固定1个橡皮头，并将鼻胃管从其侧孔中，做完胃肠吻合后将两管脱开，将带有固定橡皮头的硅胶管进入远端输出肠袢30～40cm，术后6h起从空肠营养管先滴生理盐水，以后逐步转化要素饮食等营养制剂。滴注浓度可根据患者适应的情况逐日增加，滴速为每分钟30～40滴，滴注温度应维持在37～42℃。通常在手术的当天由静脉输液，此后即不再静脉输液；术后第1天即停止胃肠减压，拔除胃管。临床研究证实这类患者术后胃肠功能、体力及精神等恢复较快且好。最新看法认为，可以术后即开始经鼻肠管滴入营养液，开始时1～2ml/h，12h后逐渐加量，包括浓度、速

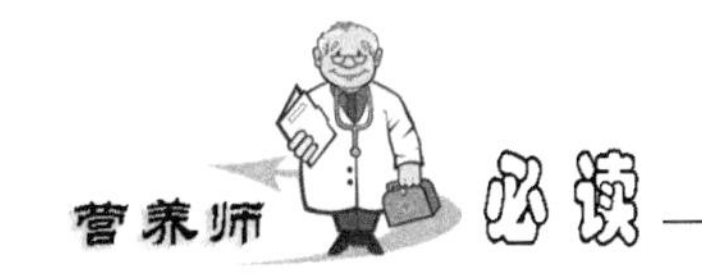

度和剂量。常在3d后达到全量，能量供给达8.36MJ（2000kcal）/d，同时应补充所需要的所有营养素。

四、并 发 症

胃大部切除术后，常可发生并发症。如果营养饮食处理不当，在远期时可出现营养不足。应根据病因，给予相应处理。

1. 残胃滞留　胃大部切除或迷走神经切断术后，残胃张力减退，排空障碍，常有胃滞留现象，患者食欲缺乏，可致呕吐。经胃肠减压、禁食及输液等保守治疗可自行恢复。

2. 术后梗阻　因部位不同可分为吻合口梗阻、输入段梗阻及输出段梗阻。吻合口梗阻主要表现为进食后上腹饱胀、呕吐，吐出食物，多无胆汁，部分因吻合口过小所致。较多见为胃肠吻合口排空障碍，是功能性梗阻。因残胃弛张无力，吻合口水肿和输出段肠麻痹，功能紊乱等。常用禁食、胃肠减压、输液等非手术疗法，数日后即可自愈。输入段梗阻见于胃空肠吻合术后，常有餐后饱胀不适，疼痛、恶心呕吐，多为不完全性，多在餐后30min左右出现症状。因进食后，胆汁、胰液等分泌增多，使输入段肠蠕动加强，使内容物排入胃内而致呕吐，呕出大量带胆汁液体后症状即消失。可根据梗阻原因及程度采取相应手术或非手术治疗。输出段梗阻大多为粘连，大网膜水肿或坏死，吻合口渗漏形成炎性肿块压迫或结肠后胃肠吻合时，横结肠系膜裂孔在胃壁上未固定牢固而脱落套压于空肠上而致，保守治疗无效时应立即手术治疗。

3. 倾倒综合征　胃部分切除术后，胃容积缩小，幽门括约肌功能丧失，大量高渗性食物迅速进入小肠内，吸收细胞外液到肠腔内，循环血容量骤然减少，同时血清钾降低。另外，大量食物迅速进入肠腔，致肠腔突然膨胀，高渗食物吸收肠壁液体进入肠腔使之更膨大扩张，肠蠕动剧增，刺激腹腔神经丛而导致症状出现。典型症状多在术后第1～3周正式用餐时发生，多在进甜食后10～20min发生上腹饱胀不适、恶心、呕吐、心悸、出汗、头晕、乏力、发热感，有肠鸣和腹泻；持续15～60min，饭后平卧可减轻症状。应注意因胃切除过多，吻合口过大，开始进食应少食多餐，避免过甜过浓的饮食。

4. 餐后低血糖症　餐后2～3h发生，表现为乏力、头晕、心慌、出汗、颤抖、嗜睡等。是因食物快速进入空肠，葡萄糖过快吸收，血糖呈一时性突然升高，刺激胰岛素分泌，当血糖下降后，胰岛素仍继续分泌，于是出现低血糖。要注意饮食调节，少量多餐，症状发作时，稍进饮食和糖类，可得以缓解。

第六节　小肠切除术后营养治疗

小肠是吸收功能主要场所，消化主要靠胰腺分泌消化酶，小肠分泌消化酶可补充胰液消化不足，以完成肠内消化。小肠是吸收已消化食物的唯一场所，起自幽门，止于回肠末端，长达5m左右。此外，还能吸收水、矿物质、维生素及药物。吸收作用虽开始于十二指肠远端，但主要在空肠上段完成，无须消化的葡萄糖、铁及水溶性维生素在该段迅速吸收。回肠吸收作用比空肠缓慢得多，凡是未能被空肠完全吸收营养素，特别是脂肪均由回肠吸收。小肠每天吸收3000ml液体，蛋白质35～55g，脂肪10～15g和糖类600g。回肠贮备功能甚为重要，如果切

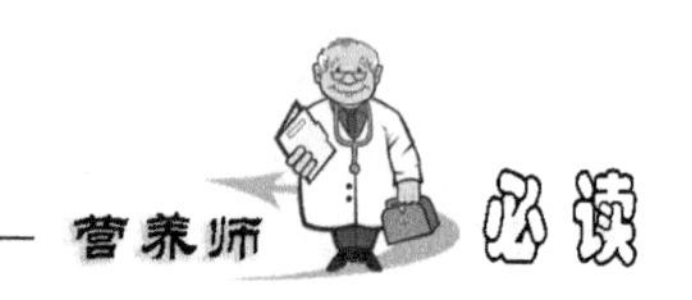

除包括回盲瓣在内的回肠，可致严重营养障碍。因完整的回盲瓣可促进切除后剩余小肠的吸收能力。

一、营养代谢

1. *蛋白质消化吸收* 蛋白质消化先在胃进行，但产生氨基酸甚微，多以大分子多肽形式进入十二指肠，经胰蛋白酶进一步水解。蛋白质吸收主要通过两种机制，特异氨基酸转运系统转运游离氨基酸及独立的未水解肽吸收。在正常情况下主要由空肠吸收，回肠吸收较少，到末端回肠时基本无可消化的物质。食物蛋白90%在小肠吸收。

2. *糖类消化吸收* 食物淀粉经淀粉酶水解生成糊精和多糖，再受低聚糖酶的作用转变成单糖。主要在空肠吸收，仅少量进入回肠吸收。

3. *脂肪消化吸收* 脂类进入十二指肠与胆汁及胰液混合进一步乳化，乳化的脂肪在十二指肠及上段空肠水解，并主要在十二指肠及空肠吸收。大部分中、短链脂肪酸直接进入门静脉，长链脂肪酸、单酰甘油和胆固醇在黏膜细胞内再酯化，然后进入淋巴系统。

4. *矿物质和维生素吸收* 矿物质吸收主要在空肠，吸收机制与葡萄糖、氨基酸和肽转运系统有一定关系。脂溶性维生素是无机性大分子，吸收依赖微团增溶作用。胆汁对这些维生素的吸收起重要作用。主要转运途径是淋巴系统，但少量维生素A和维生素E也经过门静脉系统。水溶性维生素均在小肠内吸收，维生素B_1、维生素B_2和维生素B_6吸收为被动弥散。维生素C是与钠有关的主动吸收。维生素B_{12}与胃内因子结合成复合物，在回肠与受体结合吸收。

5. *保留回盲瓣* 保留回盲瓣可延缓小肠内容物排入大肠，增加小肠停留时间，使各种营养素得到充分消化吸收。小肠切除保留回盲瓣，即使切除小肠的70%也不会发生营养缺乏。如切除回盲瓣，即使只切除60%以下小肠，维持营养也较困难，因营养素吸收不良。维生素B_{12}和胆盐主要在回肠吸收，如切除回肠及回盲瓣，可致缺乏。胆盐缺乏影响脂肪吸收，有时可发生脂肪痢，如切除回盲瓣，大肠内细菌易侵入小肠，使脂肪痢和腹泻加重。

6. *广泛肠切除影响* 广泛肠切除后消化吸收障碍是因切除大部小肠后，食物在肠内停留时间缩短，各种营养素没有足够时间吸收即被排出，营养吸收障碍。如切除小肠上部33%以上，下部67%以上，都将出现蛋白质和矿物质消化吸收率下降。切除小肠上部、下部1/2以上，脂肪消化吸收率也下降。切除小肠75%时，糖类消化吸收率仍维持正常水平。

二、营养治疗

1. *高能量高蛋白* 给予高能量高蛋白高糖、低脂肪少渣饮食。开始给予流质，随着病情好转逐渐改为半流质及软饭。

2. *限制脂肪* 严格控制脂肪，尤其是切除小肠下部，脂肪吸收障碍更为显著，易出现脂肪痢，应严格控制脂肪供给，尽量选用易水解的短链中性脂肪酸。

3. *补充维生素和矿物质* 广泛小肠切除术后维生素和矿物质均发生不同程度的吸收障碍，尤其血钾常不稳定，易发生低钾血症，故在饮食当中要特别注意补充钾、钙、铁、磷、镁，维生素A、维生素D、维生素E、维生素K和维生素B_{12}等营养素。

4. *少量多餐* 每天6～7餐，开始量要少，以后逐渐增加，使肠能耐受。因广泛肠切除后消

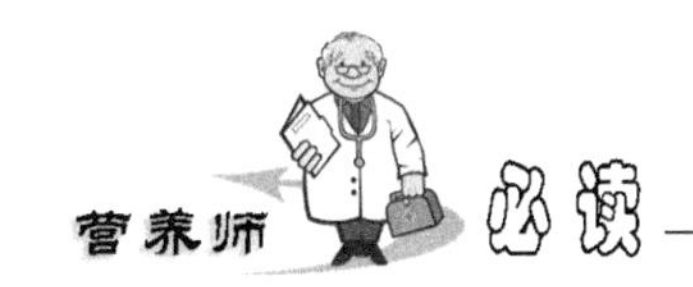

化功能紊乱，肠蠕动过快，食物消化吸收不完全，早期常有大便次数增多，术后早期宜先用静脉营养，可给予脂肪乳剂和氨基酸等。静脉营养同时加用要素饮食，但浓度不宜过高，待肠适应后改为口服营养。

5. *重建饮食习惯* 术后腹泻可持续1～2周，此时以静脉营养为主。4～6周后腹泻逐渐减轻，经口摄入的食物尚不能完全消化吸收，蛋白质、脂肪吸收均有不同程度障碍，口服饮食应适量，以减轻肠内负担。通常经过1年后，小肠发生适应性改变，小肠细胞增生肥大，出现代偿功能，可达正氮平衡，体重增加。但也有恢复不完全者、饮食稍不注意便会恶化，需要终身治疗。

6. *近端空肠切除后饮食* 虽然空肠绒毛多且吸收面积大，大部分肠消化酶均在此产生，但因在空肠能吸收的物质在回肠都能被吸收，故近端空肠切除术后如无明显的并发症，通常只需要给予静脉输液，2～3d后一旦肠功能恢复，即可经口进食。早期应选择易消化、高蛋白、高脂肪、高维生素饮食，以后逐渐过渡到正常饮食。

7. *回肠切除术后饮食* 回肠切除达100cm以上的患者，因胆盐的肝肠循环被阻断，胆盐贮备缺乏而易致脂肪泻。此时，应注意患者的营养补充。术后早期可使用静脉营养或要素饮食，腹泻严重者应给予PN，以后逐步过渡到高蛋白、高糖类、低脂肪饮食，同时应注意维生素B_{12}的补充。

8. *并发症时的饮食* 肠切除后如出现感染等并发症时，患者消耗增加，应加强营养补充。能进食的患者，尽量给予高糖类、高蛋白、高脂肪、高维生素食物，以维持机体正氮平衡，必要时给予静脉营养或要素饮食治疗。合并肠瘘时，应严密监测液体出入量，早期应禁食，胃肠减压，同时用静脉营养补充能量及蛋白质，后期逐步转为管喂饮食或经口饮食。通过合理的饮食营养治疗，部分肠瘘患者可通过非手术治疗自行愈合。部分患者经长时间治疗无效时，则考虑再次手术。

第七节　肝胆术后营养治疗

肝胆手术后可有肝功能低下，胆汁分泌减少，脂肪代谢紊乱，脂肪消化吸收受影响，故应控制脂肪摄入量。术后早期对植物油也应限制，否则可致腹泻。因此应给予清流质，以糖类为主，蛋白质补充应选用含脂肪低食物，如蛋清汤、肝泥汤、米汤、藕粉、水果、龙眼汤等。当肝胆行较复杂的手术后有时可致胃肠功能紊乱，此时宜选用静脉高营养，使胃肠得到充分休息，待病情好转后，可给予低浓度要素饮食，口服、鼻饲或空肠造口滴注，然后根据情况逐渐增加浓度和量。能量供给应>8.36MJ（2000kcal）/d，蛋白质为80g/d，脂肪适量，不致消化不良及腹泻，又有利于补充各种营养素，使机体早日恢复。以后再给予低脂半流质饮食，同时减少要素饮食用量，以后逐渐过渡到完全口服饮食。

一、营养代谢

肝叶切除以后，肝功能受损和代谢紊乱主要表现为血液中酶学的改变，如转氨酶升高，凝血酶原时间延长。代谢改变的程度与肝叶切除的量、病变的性质、是否合并肝硬化及有无术前肝功能损害等密切相关。通常在术后第1天即有改变，5～7d时达到高峰。临床称为危险阶

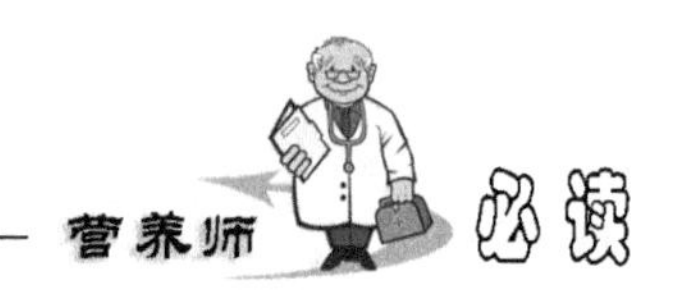

段，如在此期间能给予合理营养，及时有效地临床监测和处理，可使患者较平稳地进入恢复阶段。胆管术前的患者常有胆管感染或是梗阻，减少或阻断胆汁和胆酸向胆管排泄，影响食物中脂类的消化、吸收和利用。同时铁、钙及脂溶性维生素A、维生素D、维生素E和维生素K吸收也受到影响，导致患者体重降低、食欲缺乏、贫血、出血倾向和骨质疏松等。另外，胆管术后暂时性或永久性的胆外瘘致水、电解质丢失之外，同时有胆盐大量损失，影响营养素在肠内吸收，若合并病理性胆外瘘引流不畅，诱发腹腔或肝内感染时，对患者的消耗和负担则更为严重。

二、营养治疗

肝胆术后患者，特别是右叶肝切除、胆管狭窄的修复及多次胆管手术，因病理改变复杂、手术麻醉时间长、手术程序多、涉及范围广、创伤大、术中及术后早期渗血量多，对机体都可能致较大的影响，所以对其术前、术后的营养管理都十分重要。肝胆手术的患者，术前大部分都因长期的疾病损害而影响机体的营养贮备及主要器官的代偿能力，因而在术前准备时即应给予高糖类、高蛋白、高维生素、低脂肪饮食，必要时甚至可于术前给予短时期的PN，力求在短时间内改善患者的营养状况，提高手术的耐受性。肝胆手术后患者的营养管理应根据手术创伤大小而分别对待。

对手术创伤较小的患者，如范围较小的肝良性肿瘤的切除，第1次较简单的胆管手术等，可按通常腹部手术后的常规处理，可用常规静脉营养输液，术后3d左右胃肠功能恢复后，即可停止静脉营养而改用经口EN。对肝癌症、肝切除量达50%以上或合并肝硬化的患者，复杂多次胆管手术者，除早期积极护肝止血以外，应积极补充新鲜血液、血浆或清蛋白等制品。同时应在术后早期尽早静脉补充营养素，以补偿术中及术后早期分解代谢致的负氮平衡。

实施肝叶切除或胆管内引流患者，术后胃肠功能恢复常较迟。早期经口摄入吸收较差，患者也难以耐受。术后静脉营养的补充应及时而合理，以保证患者有足够的能量供给。对肝胆疾病患者的营养素配制要根据病情而定，如有肝性脑病倾向的患者，应输入高支链氨基酸或无芳香族氨基酸的液体，在肝切除范围大或术后肝功能未恢复的情况下，输注脂肪乳剂时应慎重考虑。

肝胆术后患者若较长时间从创口或引流管中丢失胆汁，也可能会致营养素的吸收不良。所以，对须长期置管的患者，应在术后2～3周后开始间断夹管或闭管，如病情不允许夹管，也可收集引流到体外的胆汁，经过滤后再经鼻胃管、空肠造口管或经口摄入。胆汁回输，在肝胆术后患者营养治疗中，常会收到事半功倍的效果，应致临床医生的高度重视。

第八节　短肠综合征营养治疗

因肠扭转、肠系膜血管栓塞及严重腹部损伤、癌症等疾病在切除大段小肠之后，若剩余小肠不能维持消化吸收功能，可导致临床上严重的营养障碍，即所谓短肠综合征。这是外科临床处理的难题之一，并且施行大部分小肠广泛切除都是危重患者在急诊情况下采用的抢救方式，故术后死亡率高，存活患者并发症多。在用PN，或是EN前，多数患者最终难免死亡。

一、营养代谢

小肠是脂肪、蛋白质、糖类、矿物质和微量元素及维生素等营养素消化吸收的主要场所，因肠内对各种营养素的吸收部位不同，术后营养吸收障碍也因小肠切除的长度和小肠部位的不同而有所差异。

通常认为，切除小肠75%以上，残留肠段在100cm以下，即可发生严重的营养吸收障碍及代谢紊乱。若残余肠管为60～100cm，经过合理的PN及EN，患者多可以存活。如果小肠短于60cm者，生存困难。最新的研究认为，只要患者每千克体重能保留1cm残端小肠，经过适当的处理后可以恢复正常的经口肠进食。如果结肠完整，残端小肠的长度可再短些，也能存活。可以用生长激素、谷氨酰胺加EN的方法，逐渐减少静脉营养的供给量，最后可恢复正常进食。如果确实不能通过EN的途径供给所需要的营养素，则须长期使用中心静脉营养维持患者的营养需要。营养治疗应根据切除部位而定，空肠有较多的绒毛和吸收面积，除维生素B_{12}和胆盐在回肠吸收之外，其余的营养素均在空肠吸收。但因食糜进入回肠时已有部分消化，且通过的时间也较慢，致使回肠有更强的吸收能力。远端小肠切除后更易产生严重的腹泻、营养障碍及代谢紊乱。有资料证实切除回盲部和切除50%的小肠具有同样的后果。因此在必须做小肠大部分切除时，应考虑尽量保留末端回肠及回盲部。

为延长食糜在剩余小肠内排空时间及增加肠内消化吸收功能，还可采用小肠倒置术、肠管环行吻合术、迷走神经切断加幽门成形术等。用手术方式处理短肠综合征的临床价值尚有待研究。

二、营养治疗

小肠广泛切除后致的短肠综合征，临床并不多见。治疗应根据肠功能恢复的情况，需要循序渐进，不能操之过急。早期采用完全PN，待症状改善后用管喂的配方营养或要素饮食，再过渡到大分子的匀浆饮食，最终恢复口服进食。进食可以提高小肠内多种酶的活性，促进小肠功能的恢复和营养素的吸收，有利于机体早日康复。短肠综合征的营养治疗，根据术后肠功能的恢复情况，可分为3个阶段。

1. 第1阶段　通常持续15～30d，个别患者可延长到3个月。在此期间主要表现为顽固性腹泻导致大量的水、电解质丢失，营养吸收障碍所致的低蛋白血症，免疫功能缺陷，体重明显减轻，吻合口或伤口易裂开，胃酸分泌亢进。因钙、镁丢失，可致肢体抽搐。此时治疗应包括准确记录水、电解质及其他营养素进出量，监测各项营养指标及时补充和调整水和电解质失调。术后2周内因无法从消化系统进食，应采用PN以满足机体能量需要和维持正氮平衡。PN可以减轻腹泻，抑制胃酸分泌，减少肠蠕动，促进伤口愈合，有助于肠代偿功能恢复。

同时应加用抑制胃酸分泌和肠蠕动的药物配合治疗，有利于此期患者安全度过危险期。但过长时间PN，易导致残存肠黏膜萎缩，故在术后14d左右应严密注意患者胃肠功能恢复情况，一旦恢复，应尽早进食，可通过管喂营养或进口摄食。饮食宜选择要素饮食，注意蛋白质量，即每天从7g经过约10d适应期增加到每天15g，同时饮食不含脂肪。进食时还应仔细观察患者肠腔是否通畅及肠适应情况，一旦腹泻加剧，则应继续进食。

2. 第2阶段　即功能代偿期，可延续数月至1年以上。此期腹泻情况已有好转，水、电解质的丢失较少。临床上主要表现为营养吸收障碍和负氮平衡，患者仍有乏力和体重降低。矿物质、糖类、蛋白质的吸收功能开始恢复，脂肪的吸收功能较差，肠内酶活性尚未完全恢复。此期不需要过高的能量，通常能保持术前略轻体重即可。可首选含脂肪低的要素饮食作为经肠营养剂。后期也可用少量多餐的方式，给予高能量、高糖类饮食，待腹泻控制后逐渐增加脂肪的供给量，同时减少静脉营养和要素饮食的用量。此期应以口服饮食为主，但如进食时发生腹泻加剧，则应延长使用PN的时间。还应注意合理补充维生素B_{12}、铁、镁、钙等营养素，防止贫血、末梢神经炎及骨质软化等并发症。

3. 第3阶段　即适应期或安定期，可延续1年以上。此期小肠已有较好的适应能力，糖类可以完全吸收，蛋白质吸收率达95%，脂肪的吸收率仍未完全恢复。患者体重可增加，应增加能量供给，也可给予脂肪，但切忌暴饮暴食。宜供给低糖类、低盐、高蛋白、低脂肪及无纤维素饮食，因过多的糖类和盐可致高渗性腹泻，而高纤维素饮食可阻碍肠黏膜与食糜的接触及加快食物从肠管通过，影响营养素吸收。

对短肠综合征的患者应定期随访，并根据患者的营养状况必要时间断使用PN，或是配方饮食治疗。同时应给患者以经常性的饮食指导，有利于恢复正常的工作和生活能力。对于经较长时间的各种处理后，腹泻仍然不能控制的患者，应考虑手术治疗。

第九节　烧伤营养治疗

无论是平时，还是在战时，烧伤都是常见的急性损伤。大面积烧伤是严重的创伤之一。浅度烧伤小于体表面积20%，伤后代谢反应较轻，常不存在营养问题。而烧伤超过体表面积20%的严重烧伤，因机体组织受到物理和化学因素的破坏，体内代谢发生极度紊乱，呈现超高代谢。大量的能量消耗，创面有大量的蛋白质渗出，表现为负氮平衡和体重丢失。故烧伤患者伤后分解代谢的特征是显著的负氮平衡、体重下降及能源贮备的大量消耗。及时合理的营养治疗是临床综合治疗极为重要的措施。供给患者适量的蛋白质及能量虽不能将代谢降低到正常水平，但可减轻负氮平衡及减慢体重下降的程度，改善全身营养状况，而有利于伤口的愈合和患者的恢复。严重烧伤时，创面有大量渗出液，造成血浆大量丢失。又因患者常有高热、感染等并发症，可导致分解代谢亢进，消耗增多。加之患者胃肠功能紊乱、消化不良及消化系统吸收障碍，营养补充困难，使患者体重在短期内迅速下降。故烧伤患者在治疗时的营养问题极为重要。如不及时进行纠正，不但使得创面愈合变慢，植皮成活率降低，全身抵抗力减弱，感染不易控制，易致败血症，甚至导致死亡。及时合理地补充足够营养，不但有利于烧伤患者创面愈合，恢复体力，对于预防和减少并发症，也同样具有极为重要作用。

一、烧伤营养代谢

通常损伤后的代谢反应可分为低落期和高涨期。前者是损伤后即刻出现的应激反应，在最初的1～2d即有所表现。后者从第3天起，长达数周乃至数月，主要是分解代谢增强，出现产热过高，尿氮增多，体重减轻等症状。以后代谢反应逐步恢复正常，创面愈合，即为合成代谢期。烧伤后的代谢反应也符合上述规律，只是机体组织的破坏比任何损伤更为剧烈，故超高代谢是烧伤后一切代谢变化的基本反应。

1. 能量　代谢率增高是超高代谢的直接表现。虽甲状腺功能亢进、感染、严重创伤时均出现基础代谢率增加，但烧伤后代谢率增加最多，可达50%～100%。代谢率与烧伤面积呈直线相关，见表30-2。烧伤代谢率随着伤后而改变，在伤后第6～10天升至高峰，然后随着创面愈合和感染消失，代谢逐渐回复到正常的基础水平。

表30-2　烧伤面积和基础代谢率增高的关系

烧伤面积（%）	10	20	30	40	50	60
增加代谢率*	+28	+54	+70	+85	+93	+98

*. 代谢率增高指大于正常值的百分数

烧伤代谢率和患者尿中儿茶酚胺的排出量呈直线关系。儿茶酚胺增高是烧伤后超高代谢反应的主要原因。其他如水分的过度蒸发，烧伤早期皮肤丢失很多水分，约为正常皮肤4倍，约丢失1000ml/d，消耗能量2.47MJ（580kcal）。高热、循环加快，可使能量消耗增加。体温每升高1℃，代谢率增加10%～15%。

2. 蛋白质　烧伤后与超高代谢反应关系最为密切的是负氮平衡和细胞内电解质的改变，如钾、磷、锌、硫的丢失。这种分解反应与烧伤或创伤的程度大致平行，大面积烧伤后40～60d时，蛋白质代谢仍然为负氮平衡（表30-3）。

表30-3　创伤对氮丢失影响

创伤类型	总氮（g）	平均每天量（g）	分解代谢期（d）
阑尾炎	26	2.2	12
骨切开术	32	2.3	14
肱骨骨折	98	3.4	29
股骨骨折	124	3.0	41
烧伤	200	4.5	44

（1）氮丢失：因体内糖原贮备有限，脂肪酸不能变为葡萄糖，故损伤后蛋白质分解，从肌肉内释放较多的氨基酸，供肝合成葡萄糖以维持主要器官的功能，或合成其他蛋白质。因氨基酸不能贮存，所以若合成受阻，则未被利用的氨基酸将被氧化后排出，造成负氮平衡。测定尿3-甲基组氨酸排出量可反映肌肉蛋白质代谢情况。肌肉含有组氨酸，在肌肉蛋白质代谢的时候，组氨酸变成3-甲基组氨酸。当肌肉蛋白质破坏时，甲基组氨酸不能被利用，而是从尿中排出。烧伤患者丢失氮，并非完全来自损伤部分，而是来自全身的贮备，主要是骨骼肌。烧伤早期及第1周内，尿内排出氮很多，超过摄入量，通常每天从尿中排出20～30g氮。当合并败血症时，尿排出氮量可高达60～70g，可持续数周。中等面积烧伤者的分解代谢可持续30d，蛋白质消耗量累计可达12kg，脂肪消耗约4kg，故烧伤患者负氮平衡时间较长。烧伤创面渗出是氮丢失的肾外途径，大约每1%烧伤面积第1周约丢失0.2g氮。33%体表面积深度烧伤渗出丢失氮量占总丢失量10%～20%，而更大面积深度烧伤可达20%～30%。三度烧伤早期水疱液中，含蛋白质6～7g，粪氮除腹泻外仍正常，为1.5～2.0g/d。

（2）体重下降：组织分解代谢的结果是体重的丢失，若能使烧伤患者体重丢失控制在<10%的范围内较为理想。20%体表面积烧伤的患者在3周后丢失入院时体重的12%，4周后仍不能恢复。40%以上体表面积烧伤的患者2个月后可丢失体重的22%，以后只有少量恢

复。反之如果给予足够的营养，则小面积烧伤患者体重增加，严重者可保持伤前体重，体重丢失最多不超过10%，故营养治疗是极为重要的。体重丢失超过10%可致最大工作效能的迅速降低。若体内蛋白质丢失25%～33%，即有生命危险。此时相当于40%～50%体重丢失。总之，烧伤患者负氮平衡是因蛋白质合成降低和破坏增加的结果。

3. *脂肪* 脂肪占体重的5%～25%，体内以糖原形式贮存的糖类很少，正常代谢条件下，仅能维持12h。蛋白质分解主要是提供氨基酸，所供能量只占总能量12%～22%。其他绝大部分靠脂肪供给能量，可占总能量80%～90%。烧伤后脂肪代谢的变化与激素改变是一致的，表现为肾上腺素、胰高血糖素和生长激素分泌的增加，胰岛素分泌受到抑制，脂肪由合成代谢转变为分解代谢。在发生应激后的第1天，机体脂库的分解代谢即开始。中等创伤时，仅在5d内，脂肪丢失就可达1.5～2.0kg。严重烧伤时，脂肪分解代谢更加严重，丢失总量超过600g/d。并有皮炎、血浆及细胞膜脂肪酸组成的改变、肝脂肪浸润、凝血功能障碍、胰腺炎和贫血等并发症。

严重烧伤时，血清和红细胞脂肪酸脂质成分中的亚油酸、花生四烯酸、二十二烷己酸含量可显著减少。必需脂肪酸缺乏是烧伤应激的继发现象，可能因脂肪补充不适当，患者代谢增强而能量补充不足所致。大面积烧伤患者早期有血浆非酯化脂肪酸明显升高，并与烧伤的程度成比例。血浆三酰甘油相对地没有明显变化。如果给烧伤患者注射脂肪乳剂，血浆三酰甘油只有轻度升高而非酯化脂肪酸下降，表明烧伤超高代谢的情况下，脂肪廓清较正常为快。

4. *糖类* 烧伤、损伤或感染患者，可有轻度至中度高血糖，可高达44.0～55.5mmol/L，且与损伤程度成正比，称为应激性糖尿病。当口服葡萄糖耐量试验时，烧伤患者糖耐量曲线与糖尿病患者相似，但尿中没有酮体，此时胰岛素分泌减少。皮质醇、肾上腺素、生长激素、胰高血糖素等分解激素分泌增多，拮抗胰岛素的作用。

胰岛素是体内最主要促进合成代谢的激素。有抑制糖原的异生和分解，促进氨基酸合成蛋白质。糖皮质激素的作用与胰岛素相反，可致糖尿、促进糖原异生及抑制周围组织糖利用。儿茶酚胺可抑制胰岛素释放，生长激素能促进脂肪分解，而非酯化脂肪酸增加会抑制肌肉对葡萄糖的利用。胰高血糖素激活腺苷酸环化酶，促进糖原分解，加速糖原异生。总之损伤后表现为分解代谢激素增加，而合成代谢激素明显降低。

5. *矿物质和微量元素* 烧伤早期细胞破坏可致血清钾和其他细胞内液矿物质和微量元素含量升高，但到分解代谢期，尿中排出和创面丢失均增加，则血清含量下降。钾、磷代谢常常与氮代谢平行而出现负氮平衡。血清钙虽能维持正常低限，但尿中钙排出仍高。创面渗液锌浓度是血浆的2～3倍。因许多酶或蛋白质含锌，故蛋白质丢失同时也丢锌。尿中锌与铜的排出量增加，可持续2个月，血锌下降，如长期未补充可致锌缺乏，镁的变化与锌相似。

6. *维生素* 维生素是许多酶的辅酶，烧伤后可从尿液或创面丢失，体内代谢的改变及需要量增加，都可使体内维生素降低。如血清或血浆中维生素A、维生素C、维生素B_6、生物素、叶酸，尿中的维生素B_1、维生素B_2、维生素C和维生素PP及其他代谢产物和负荷试验都提示烧伤后体内维生素的水平降低。此外，动物实验发现维生素A有增加纤维细胞增生和肉芽组织羟脯氨酸含量的作用，可促进伤口愈合。维生素E则可防止烧伤后动物脑和肝组织中脂质过氧化物升高和磷脂含量降低，故烧伤患者的维生素E需要量显著增加。

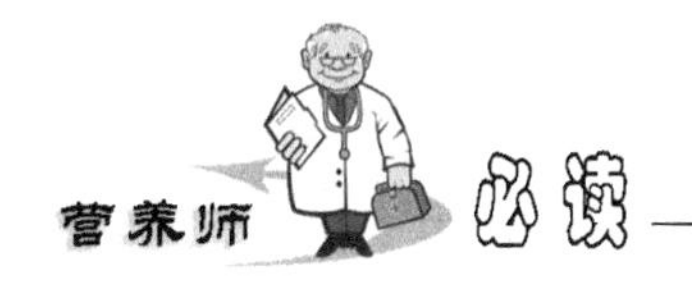

二、烧伤营养需要

烧伤代谢反应提示机体对能量和蛋白质需要量大大增加，须根据烧伤面积和深度，决定补充营养素的量和给予的时间。应结合患者具体情况进行补充，根据氮平衡、体重变化和营养状况来确定每个患者的营养需要量。应注意氮平衡虽能反映氮在体内的潴留情况，但不易计算准确。加上创面的丢失，更难估计，血中的含量受输血和输液的干扰。人体测量中以体重变化最为简单，个别患者以平时体重为主。

1. 能量　因存在超高代谢，烧伤患者的能量需要量显著增高。代谢增强，可使基础代谢增高，与外科手术时相似。但以烧伤时的能量代谢增高最多（表30-4），故其能量的需要量最高。不同的年龄和烧伤面积的患者所需要能量不同。当烧伤面积为40%时，给予12.55MJ（3000kcal）/d，即能达到能量平衡，最高需要量为20.92MJ（5000kcal）/d。

表30-4　外科疾病或烧伤时能量需要量

疾病名称	安静时的能量消耗（△BMR，%）	能量需要量（RME+50%）
正常对照	7.531MJ（1800kcal）	7.531MJ（1800kcal）
手术后	7.531MJ（1800kcal）	11.297MJ（2700kcal）
多发性骨折	9.037MJ（2160kcal）	13.556MJ（3240kcal）
严重脓毒血症	10.544MJ（2520kcal）	15.816MJ（3780kcal）
大面积烧伤	13.556MJ（3240kcal）	20.334MJ（4860kcal）

（1）Currcri公式：适用于成人，烧伤占体表面积20%以上者。公式如下：

能量需要量=0.11MJ（25kcal）×体重（kg）+0.17MJ（40kcal）×烧伤面积（%）

（2）Sutderlan公式：适用于8岁以下儿童。公式如下：

能量需要量=0.25MJ（60kcal）×体重（kg）+0.15MJ（35kcal）×烧伤面积（%）

（3）按照Resiss的建议：

成人能量需要量=210～252kJ（50～60kcal）×kg/d

儿童能量需要量=630kJ（150kcal）×kg/d

（4）解伟光等介绍适合我国烧伤成人营养公式如下：

能量（kcal/d）=1000×[体表面积（m）]^2+25×烧伤面积（%）

能量氮比值（kcal：g）能量：氮=（150～170）：1

生热营养素比值（%）糖类：脂肪：蛋白质=（55～56）：（20～30）：（15～20）

2. 蛋白质　烧伤患者不仅要供给足够能量，还必须供给充足的蛋白，以纠正严重的负氮平衡。15%以上体表面积三度烧伤患者摄入14.64MJ（3500kcal）/d时，30%能量由脂肪供给。受伤后不同时间内恢复氮平衡所需蛋白质量不同。烧伤后7～17d为3.20～3.94g、30～39d为2.02～2.53g、60～69d为0.51～1.44g、90～99d为0.51～1.08g，而正常人为0.71～1.05g。

在分解代谢期，达到氮平衡的蛋白质需要量应为每天3.2～3.9g/kg，中度烧伤30d后进入合成代谢早期，每天需要2.0～2.5g/kg。恢复期可降低为每天0.5～1.0g，基本接近正常人需要量每天0.8g/kg。烧伤后蛋白质需要量如下。

成人为1.0g×体重（kg）+3.0g×烧伤面积（%）

儿童为3.0g×体重（kg）+1.0g×烧伤面积（%）

摄入能量和氮的比例应该是0.42～0.63MJ（100～150kcal）：1g氮。低于此值则供给的氮不能被有效利用，感染严重患者所需比例应在0.58～0.75MJ（138～180kcal）：1g氮。对烧伤患者还应注意供给足量氨基酸，并注意其比例，除补充必需氨基酸外，也注意非必需氨基酸的补给。大面积烧伤患者尿氮排出量显著增加，蛋白质消化率仅58.9%，显然低于正常：平均每天排出粪氮为3.72g，供给的总能量应为14.64～20.92MJ（3500～5000kcal）/d。蛋白质占总能量15%～20%，或每天按2.0～3.5g/kg，糖类50%～60%，或按每天7～8g/kg，脂肪25%～30%。生热营养素比例要恰当。

在配制饮食时应考虑到谷氨酰胺对维持胃肠黏膜正常功能有非常重要作用，同时精氨酸代谢后在肠内产生较多的氮气，可抑制肠内细菌生长和繁殖，对于预防肠源性感染有直接作用。故配方时应选择含谷氨酰胺和精氨酸丰富的食物。

3. *矿物质和微量元素*　钾离子存在于细胞内液中，烧伤后钾从细胞内释出，从尿和创面排出较多，导致低血钾。治疗中随着蛋白质合成增加，钾需要量也相应增加，氮和钾必须同时补充，以促进氮有效作用。比较适宜的钾与氮比值为195～234mg钾：1g氮。其他元素如锌、镁、磷、铁、铜、钙等，均应充足补给。

4. *维生素*　近年来对烧伤患者维生素需要量进行系统研究，烧伤后胃肠功能紊乱，维生素的吸收发生障碍，故应大量补充各种维生素。严重烧伤患者应给予维生素$B_1$20～30mg/d。此种维生素有增进食欲，促进糖类正常代谢。维生素PP可减少烧伤后血容量丢失和防止水肿的作用，每天应供给100mg。维生素B_2是多种酶的辅酶成分，参与细胞内的各种生理氧化过程，并能加速机体创伤愈合，每天可给予20～30mg。维生素B_6参与氨基酸的代谢，供给量为5mg/d。维生素B_{12}有促进红细胞生成作用，与蛋白质、氨基酸合成代谢也有密切关系，供给量为15μg/d。叶酸可刺激红细胞、白细胞及血小板的生成，有显著的生血作用。维生素C参与体内氧化还原反应和胶原组织的形成、促进外伤愈合、加速药物代谢作用，并可减少药物毒性。烧伤患者因代谢和创面愈合需要，每天应给予维生素C 1.0～2.0g。陆军军医大学烧伤研究所提出维生素需要量，基本为正常供给量10倍以上，并随着烧伤面积或程度增加而加大供给量（表30-5）。

表30-5　烧伤时主要维生素需要量

烧伤面积（%）	视黄醇结合当量（μg）	维生素B_1（mg）	维生素B_2（mg）	维生素$_{12}$（μg）	维生素C（mg）
～30	3000	30	20	2	300
31～50	6000	60	40	4	600
51～	9000	90	60	6	900

5. *水分*　治疗严重烧伤患者的措施中，维持体液平衡非常重要，输液减少后，食物中含水量必须达到2000～2500ml，同时应添加各种饮料1000～2000ml。主要根据二度、三度烧伤面积进行补液以维持有效血循环量。烧伤补液量计算见表30-6。

补液方法：前8h应补第1个24h的50%量，以后16h补入其余的50%量；先晶体扩容，再输入胶体；休克者应补碳酸氢钠，纠正酸中毒；成人应维持尿量40ml/h；血细胞比容和中心静脉压监测；48h后可酌情口服补液。

表30-6　烧伤补液量计算

项目	第1个24h内			第2个24h内
	成人	儿童	婴儿	
每1%面积、千克体重补液量（为额外丢失）	1.5ml	1.8ml	2.0ml	第1个24h 50%
晶体液：胶体液	中、重度2：1，特重1：1			同左
基础需水量（5%葡萄糖）	2000ml	60～80ml/kg	100ml/kg	同左

三、烧伤病营养治疗

PN和要素饮食、匀浆饮食等EN措施的发展，可以从多种途径给烧伤患者提供营养治疗，能够有效地预防营养不良的发生，使烧伤的救治水平大为提高。

1. 饮食治疗原则

（1）根据病情和病程

①逐渐加量：饮食应首先由少量试餐开始，逐渐增加，以避免发生急性胃扩张和腹泻。对40%以上体表面积的深度烧伤，通常第1～2天禁食。因为，此时胃肠功能明显减弱，或患者烧伤前胃内有积食未消化，故暂不宜进食。待第2～3天时，多数患者胃肠蠕动开始恢复，可给予米汤试餐，每天3次，每次50～100ml。但最新的研究认为，在烧伤以后，应尽可能早地给患者口服或管喂饮食。因为在有食物通过胃肠的情况下，肠内的细菌不能停留过久，难以在局部形成菌落和产生细菌毒素。这样可以刺激肠蠕动的恢复，保护胃肠正常功能。有助于预防应激性溃疡。最主要的是可以预防肠源性感染，减少烧伤后菌血症或毒血症。

②供给适量营养素：应选择有清热、利尿、解毒功能的食物为宜，不要追求过多能量和蛋白质，应以静脉营养为主。近年试餐多用5%浓度的要素饮食500～1000ml经鼻饲缓慢滴注，可促进胃肠蠕动，并可补充一定量的水分。根据患者消化吸收情况，以后逐渐增加牛奶、蒸嫩蛋等流质，也可同时增加要素饮食浓度和剂量。全天总能量1.67～4.18MJ（400～1000kcal），蛋白质20～50g。每天3餐可增至8餐。在感染期1周内应静脉补充与口服相结合，总能量为4.18～14.64MJ（1000～3500kcal）/d，蛋白质50～150g/d。如果同时增加要素饮食，可使氮和能量相应提高，能量总量可达12.55～16.74MJ（3000～4000kcal），蛋白质100～200g/d。可以进食菜泥、肉泥、面片或面条、鱼米粥、牛奶水泡蛋、橘子汁等半流质饮食。

③平衡饮食：注意合理营养、平衡饮食，食物种类齐全、营养素全面，钾和钙及维生素等营养素的补充。30d后开始恢复时，应以消化系统供给营养为主，总能量12.54～16.64MJ（3000～3500kcal）/d，蛋白质100～120g/d。食欲差的患者仍须添加部分要素饮食，以保证供给足够的能量，可进食软米饭、鸡丝汤、炒猪肝、烩鱼丸等软饭性质的饮食。每种饮食最初可

以由半量渐增到全量，以达到高能量、高蛋白、高维生素的要求。

（2）根据食欲和消化吸收功能：应充分考虑食欲和消化吸收情况。若食欲较差，消化吸收功能尚好，舌苔不厚腻时，宜同时用鼻饲与口服。如极度厌食、消化吸收功能有障碍时，不宜过分强调补充能量，以防止腹泻、胃潴留等发生。除注意有恶心、呕吐、腹泻、腹胀外，还可检查粪便。如粪便有恶臭，且呈碱性反应时，表示有蛋白质消化不良，应减少饮食中蛋白质供给量。如粪便中含有脂肪球，脂肪的吸收率<90%，提示有脂肪消化不良，应减少脂肪供给量。如腹胀、排气多、粪便呈酸性，多为糖类供给过多，或是比例不恰当，尤其是蔗糖和葡萄糖供给量过多时易有腹胀、产气、呈泡沫样粪便。只要有以上症状存在时，应及时调整饮食配方。

（3）注意烧伤部位：头面部无烧伤患者应尽量鼓励其自行进食。如头面部烧伤严重，或有呼吸系统烧伤、不能张口，或吞咽困难、气管切开不能口服者，可给予高能量鼻饲饮食，如混合奶、匀浆饮食或要素饮食。

（4）注意饮食习惯：严重烧伤的患者尽可能按其口味及饮食习惯单独配制，食物称重后烹调。北方人多给予面食，南方人以米饭为主。并根据不同口味适当给予葱、蒜、辣椒、醋等调味，但必须在无消化系统出血，不影响病情的原则下给予。注意食物的色、香、味、形及烹调方法，品种宜多样化有利于增进食欲。饮食要达到高能量、高蛋白质的要求。应尽量选择营养价值高、质量好、体积小易消化吸收的食物，如高能量面条、高能量蛋糕等。还可多给予鸡蛋、牛奶、鱼类、虾类、瘦肉、鸡肉等；必要时给予浓缩食物，如奶粉、鸡粉、鱼粉、可可粉、酪蛋白、葡萄糖、蔗糖、巧克力等。每天至少给250g水果，进食软饭的患者应在500g以上。夏天可多给冰砖、冰淇淋、西瓜等。饮食中须增加多不饱和脂肪酸，如豆油、芝麻油、菜籽油等，每天可给予30～50g，脂肪应占总能量的30%左右。选择含磷脂丰富的食物，如蛋黄、豆制品等以预防脂肪肝，饱和脂肪酸不宜过多。糖类400～600g/d为宜，对保肝有利，并能防止酸中毒及糖原异生。但应以多糖为主，如浓米汤、米粉、面粉等，可加一定量葡萄糖和蔗糖，以减少腹胀。

（5）注意给餐方法：进食应少食多餐，每天6～8餐，甚至10餐，使患者的胃肠能够容纳而不过饱为限，以保证胃肠消化功能。尤其是鼻饲混合奶，每次量最多不超过250ml，防止单次过量致急性胃扩张或胃潴留等。有气管切开者更应注意不能过多，防呕吐致吸入性肺炎。

（6）化学烧伤：有机磷化学烧伤的患者，每天可给予绿豆汤，每天2次，连续7～10d，有较好解毒效果。具体方法是每次将125g绿豆煮汤，以喝汤为主。磷烧伤后禁忌进食牛奶和含脂肪较高食物，因各种脂溶性物质可随同乳糜微粒被机体很快吸收，而脂溶性毒物在进食脂肪丰富食物时，其吸收率明显增加。

2. *营养治疗方法*

（1）口服：此法经济、方便，营养素齐全，能增进食欲，保护胃肠的消化吸收功能，最主要的是预防肠源性感染，故凡是未做气管切开，肠鸣音存在，舌苔不厚腻者，均应鼓励口服进食。饮食配制的原则如上所述。

（2）鼻饲：当口服不能满足营养需要，或是颜面部烧伤不能口服，或是患者拒食，而消化吸收功能正常者可采用鼻饲，用管径0.15～0.20cm的胶管作鼻饲插管，鼻饲饮食不宜太稠，通常采用混合奶、匀浆饮食或要素饮食。温度以37～38℃为好，过冷可刺激胃肠，蠕动加快而致腹泻。鼻饲开始浓度要低、速度要慢，成人40～50ml/h，7～10d逐渐增加至最高，可达100～

150ml/h。除用静脉滴注之外，也可用低速泵，速度1.4ml/min，要求缓慢而均匀。鼻饲饮食尽可能等渗，如超过450mmol/L渗透压，会致恶心、呕吐。蛋白质过多时易致高渗性脱水，即鼻饲综合征。特别是婴儿和神志不清者更容易发生，故应在鼻饲之间适当增加水分的供给。配制混合奶时最好不超过4.18kJ（1kcal）/ml，尽量加水稀释，要素饮食可用20%浓度。还应注意电解质平衡，补充适量的钠和钾盐。鼻饲饮食应新鲜配制，置冰箱内保存，通常不宜超过24h。

（3）人工造口供给营养：上消化管烧伤时，如强酸或强碱致食管烧伤或是食管梗阻，经保守治疗，用胃肠减压、中药导泻、抗生素等处理之后，病情虽有缓解，但仍不能进食者，可采用空肠造口，经造口供给营养液。滴注营养液须严格消毒，开始应先滴米汤、果汁等，待适应后可增加脱脂奶用量，以后再递增混合奶。配方中蛋白质、蔗糖及能量均不宜过高，还需要控制脂肪的用量。滴速以40ml/h为好，再逐渐增至120ml/h，温度应保持在40～42℃。

（4）肠外营养：严重烧伤患者体重丢失>40%时，或能量需要量超过12.55MJ（3000kcal）/d，口服和鼻饲通常达不到这样要求。因胃肠功能紊乱，或并发症不能口服或鼻饲者，严重电解质紊乱时需要大量补充高渗溶液者，均须经静脉补充营养素及液体。因高能量高蛋白溶液为高渗性，对周围静脉刺激较大，易发生血栓性静脉炎，故须经中心静脉插管补充营养。此法每天可供能量12.55～20.92MJ（3000～5000kcal），蛋白质为100～200g。

严重烧伤常无完整皮肤供中心静脉插管，且易合并感染，故可用脂肪乳剂等静脉注射，因其是等渗的，能量为4.18～8.37kJ（1～2kcal）/ml，故也可用周围静脉输注，补充较高的能量。此外，在损伤后液体平衡，电解质成分和血容量均需要恢复。在周围静脉应用等渗营养液输注时，即可补充一定量的水分，又可使蛋白质丢失减至最低限度。现认为用联合输注的方法效果最好，即用4%氨基酸液与4%～6%葡萄糖溶液同时输注。

第31章 Chapter

器官衰竭营养治疗

器官衰竭营养治疗是临床营养难题。疾病状态下急需补充营养,但器官衰竭没有能力完善地处理代谢产物。所以,器官衰竭营养治疗是特殊情况,有其特殊性。应根据患者具体情况给予适当营养治疗,如使用营养治疗方法不当将加重病情,甚至导致死亡。如发生多器官衰竭时,呼吸衰竭常最早发生,但临床最容易忽视。而呼吸衰竭时,任何额外能量都有可能加重呼吸系统负担,导致呼吸衰竭而难以救治。器官衰竭时,机体生化调节和利用均发生障碍,代谢途径与产物流向发生改变。可导致白细胞降低,免疫功能低下,甚至无反应,防御功能明显减退,肌肉-肝-脂肪组织循环功能障碍,并继续影响神经和内分泌系统,用营养治疗纠正特殊细胞生化损伤不容忽视。但营养与代谢非常复杂,故对器官衰竭患者实行恰当营养治疗并非易事。不但要考虑衰竭器官接受营养治疗特殊需要,还要考虑机体承受能力,且每个患者营养状况、能量消耗和原发病灶所致的额外需要不尽相同,应根据患者实际情况制订营养治疗方案。

第一节　急性肾衰竭营养治疗

致急性肾衰竭原因很多,可因肾缺血或中毒时,肾受到损害,以急性循环衰竭为主,急剧发生肾小球滤过率减少和肾小管功能降低为主。表现为少尿或无尿、低渗尿或等渗尿、氮质血症、高血钾和酸中毒。少数病例尿量并不减少,称为非少尿型急性肾衰竭。随着病情好转,进入多尿期,尿量超过1500ml/d,因水、钠、钾大量排出,则可发生脱水、低钾血症及低钠血症。至恢复期尿量逐渐恢复正常,且肾衰竭症状逐渐好转;但肾小管功能恢复较慢,常需数月才完全恢复。肾小管细胞发生坏死或功能性障碍使钠泵受影响,钠回收受阻,使尿钠浓度增高并发生少尿及肾小球滤过率降低;少尿后期损坏的肾小管上皮开始新生。

一、症状和分期

急性肾衰竭按其病程可分为少尿期、多尿期、恢复期3个阶段。

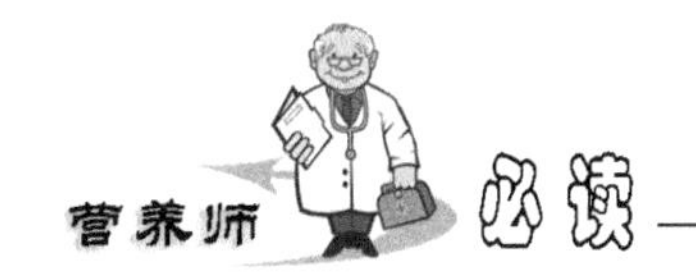

1. 少尿　属病情危急阶段。持续3d至数周，平均10～14d。此期间水、电解质、酸碱平衡紊乱，氮质代谢产物潴留并有贫血、高血压等症状。

(1)少尿：24h尿量少于400ml者为少尿，少于50ml或100ml者为无尿。尿液性质也有改变。除有蛋白质、红白细胞、坏死的上皮细胞和管型外，尿比重常固定在1.010左右。尿中含钠量增加，常超过40mmol/L。

(2)水中毒：主要因分解代谢加强，使内生水增多及大量补液和摄入水量过多，产生水潴留而致代谢与功能上的障碍。急性肾衰竭患者50%以上有高血压，可能与体液过多有关，严重者可出现急性肺水肿、脑水肿和心功能不全。

(3)代谢性酸中毒：因血尿素氮和血钾迅速上升而造成代谢性酸中毒及尿毒症。

(4)电解质紊乱

①高钾血症：少尿使钾潴留，更因感染及组织分解代谢亢进而增剧。

②低钠血症：饮水过多、补液中无钠盐及组织钠泵失灵，部分钠离子可进入细胞内，造成血钠降低。但体内钠总量不少，称为稀释性低钠血症。如起病前常有呕吐、腹泻或大面积烧伤等使盐分丧失过多，则可导致缺钠性低钠血症。

③低钙血症：急性肾衰竭多伴有代谢性酸中毒，使血钙游离度增加而不发生低钙性抽搐，但当酸中毒得到纠正时则易发生。

2. 多尿期　少尿后期，尿量渐增，每天排尿超过600～800ml，即可认为是多尿期开始。当每天尿量超过1500ml即正式进入多尿期。患者症状开始好转，血尿素氮及肌酐开始下降，水肿渐消，其他代谢紊乱也逐渐恢复。多尿期尿量每天增至2000～3000ml。多尿期持续2周，尿量逐渐恢复正常。

3. 恢复期　多尿期后即进入恢复期，此时水、电解质均已恢复正常，血尿素氮已不高。但肾小管浓缩功能须经数月才能复原。少数患者可留下永久性肾功能损害。

二、营养代谢

大多数急性肾衰竭患者，特别是因休克、败血症、严重挤压伤致肾衰竭，都有不同程度蛋白质分解、体液和电解质紊乱及酸碱平衡失调。常见有水钠潴留、高血钾、高血磷、低血钙、氮质血症和代谢性酸中毒。急性肾衰竭时，患者每天丢失蛋白质150～200g，甚至更多。如体重70kg成人蛋白质总量约为6kg。体内蛋白质分解显著时，加剧血磷、血钾和氮代谢升高，血pH下降，伤口愈合延迟，免疫功能受损，很容易并发感染。急性肾衰竭因不能正常地排泄代谢产物，以至发生高钾血症、代谢性酸中毒和尿毒症，处于分解代谢状态的患者，如不及时抢救，可因负氮平衡、体重减轻、免疫能力损害、低蛋白血症与水肿，或发生其他并发症，以致发病率和死亡率均增高。虽用抗生素、利尿药、腹膜透析或血液透析等现代疗法，但急性肾衰竭患者死亡率仍很高，外科患者可达56%以上。

急性肾衰竭多合并分解代谢亢进，尿毒症本身对蛋白质分解有加速作用。此外，尿毒症胃肠症状，使得进食受限。血液透析时氨基酸等营养素丢失，也是造成营养不良重要原因。结果患者抵抗力下降，多死于感染。影响代谢的激素，如胰高血糖素升高，加速糖异生。因厌食和呕吐，患者不能摄入足够食物；从引流瘘管或透析液中丢失大量营养素，如血液透析4h可丢失6～7g游离氨基酸和20g葡萄糖；24～32h间断腹膜透析可丢失游离氨基酸5g和蛋白质

22g。如因腹膜透析致腹膜炎则蛋白质丢失将显著增加。胃肠慢性出血、血液透析时血细胞破坏等致出血，每丢失100ml血液，即损失16.5g蛋白质。营养治疗是防止体内蛋白质分解，提供适宜能量和必需氨基酸，使内源性尿素氮由非必需氨基酸合成，这样既可以保证体内的蛋白质合成，也可使氮质血症有所减轻，患者存活率增加。

三、营养原则

合理营养可以维持营养，增强抵抗力，降低分解代谢，减轻氮质血症、酸中毒和高钾血症。此外，进食促进涎腺分泌，改善口腔卫生，减少并发症。必要时给予静脉营养，或经肠营养与静脉营养同时用，可取得良好效果。

四、营养治疗

1. 纠正代谢紊乱　减少毒性作用，纠正代谢紊乱。加强受损伤肾功能恢复。维持和改善患者营养状态，特别是促进伤口愈合，提高机体免疫功能。

2. 控制蛋白质

（1）蛋白摄入量：少尿或无尿期应严格控制蛋白摄入，以免大量氮质滞留和酸性物质积聚，可用无蛋白质饮食。生热营养素在少尿期糖类为85%，脂肪为15%，停止供给蛋白质。通常急性肾衰竭不久即开始进食，用高生物价蛋白质每天按0.26g/kg，约16g/d。能量为8.37～12.55MJ（2000～3000kcal），或每天按0.15～0.17MJ（35～40kcal）/kg。每天测定血尿素氮、血清钾、钠浓度及体重，必要时做腹膜透析或血液透析，保持血尿素氮在35.7mmol/L以下，并预防高钾血症及尿毒症等并发症。随尿量增加，可给予蛋白质20g/d，血尿素氮及肌酐逐渐下降，蛋白质增加至45g/d；肾功能正常后，每天可按1g/kg供给。多尿初期肾小管选择性重吸收功能尚未恢复，尿排钾多、尿素少，蛋白质仍按20g/d供给。多尿期5～7d后，氮质血症好转，蛋白质可提高，优质蛋白应>50%。

（2）蛋白质需要量计算：急性肾衰竭患者蛋白质摄入应该既能满足机体需要，又不致产生过多氮代谢产物。可按尿尿素氮计算尿尿素氮排出量（UNA）。

氮摄入量（g/d）=0.69×UNA（g/d）+3.3

UNA（g/d）=尿尿素氮（g/d）+透析液尿素氮（g/d）+体内尿素氮变化（g/d）

体内尿素氮变化（g/d）=[该次测定血清尿素氮（g/L）–上次测定血清尿素氮（g/L）]×体重（kg）×0.6L/kg+[该次所测体重（kg）–上次所测体重（kg）]×该次测定血清尿素氮（g/L）×1.0L/kg

3. 供给足够糖类　发病初期进液量受限制，无法口服所需能量和营养素，给葡萄糖100～150g/d，或静脉输入20%葡萄糖液500ml，如能口服则每天以葡萄糖300g，分次口服为好。补充葡萄糖可以减轻酮症，减少蛋白质分解。并鼓励患者服用果汁、果汁冻、酸梅汤、冰淇淋等。凡未行透析治疗患者，无尿期严格控制食物蛋白质、水分、钠和钾，以麦淀粉为主食，即每次20～30g麦淀粉，蔗糖30g加水200ml制成厚糊状，每天3～5次。

4. 低钠饮食　少尿及无尿期水肿明显，或高血压严重应给予低钠饮食，钠摄入约500mg/d。如缺钠，应根据血钠、尿钠酌情补给，原则是宁少勿多。如有持续性呕吐或腹泻，可静脉输液补充。多尿期应增加食盐补充尿中丢失，按每排1000ml尿，补氯化钠3g，或碳酸氢

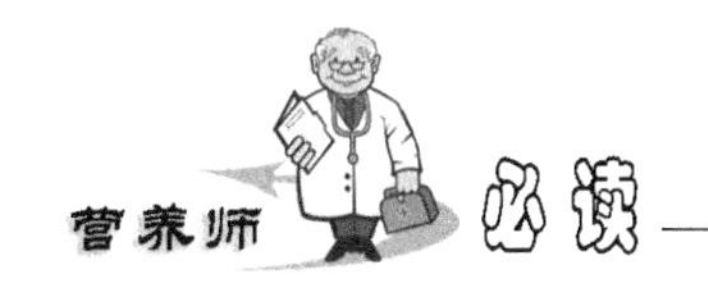

钠2g。

5. 控制钾量 少尿或尿闭时出现高血钾时，应该严格限钾，通常限制在175.9mg/d，可选无钾饮食。此时需要选择含钾较低的蔬菜，如南瓜、西葫芦、冬瓜、茄子、芹菜、大白菜等。多尿期钾丢失增多，除多吃含钾丰富的水果、果汁、蔬菜外，最好口服氯化钾2～3g/d。

6. 限制液体量 应严格控制补液量，根据尿量而定，通常限制在500ml/d。如患者有持续发热、呕吐、腹泻等失水症状，应及时给予静脉补液。当病情稍有好转时，补液可增至1200ml/d，最好按前1d尿量计算输液量。当尿量恢复正常后，补液量可达1500～2000ml/d。

7. 多尿期适当限制营养素供给 多尿期食物蛋白质限制在0.5～0.8g/kg，生热营养素比例为糖类80%，蛋白质10%，脂肪10%。

8. 恢复期正常饮食 恢复期排尿渐趋于正常，临床症状有所缓解，病情稳定后，可恢复正常饮食。蛋白质每天可按1.0g/kg，能量为126～147kJ（30～35kcal）/kg。同时注意给予含维生素A、维生素B_2和维生素C丰富的食物。少尿期应补充适量B族维生素和维生素C，如蛋白质摄入量<50g/d时，每天可给含多种维生素制剂，并另加叶酸5mg和1～3g钙；有高钙血症者不宜补钙。

9. 急性肾衰竭并发尿毒症 治疗重点是用低蛋白、高糖类、多维生素C、少钠饮食。昏迷患者可采用肝性脑病时饮食治疗措施。患者不能咀嚼时，可做成果汁或冲糖开水饮用；少食多餐为好，每天可分为6次。

10. 食物宜忌 可选用藕粉、蜂蜜、白糖、凉粉、粉丝、粉皮、核桃、西瓜、山药、干红枣、龙眼、干莲子、青菜、荠菜、冬瓜、丝瓜、藕、梨、苹果、茭白、果酱、鲤鱼、黑鱼、鲫鱼、牛奶、鸡蛋、羊奶等食物。忌食或少食青蒜、大葱、蒜头、韭菜、辣椒、盐、酱油、腌雪菜、咸肉、香肠、扁豆、豆腐干、豆腐、百页、面筋、猪肝、猪肾等食物。

11. 肠外营养 静脉营养治疗要维持合适的氮热比值，每1g氮需要3.24MJ（800kcal）能量，才能有效地降低血中尿素氮浓度，可限制输入液体量。减少分解代谢，使尿素形成减少，降低高血钾，减轻代谢性酸中毒。非高分解代谢患者少用透析疗法。降低易感性，增加存活率，使患者保持良好感觉。减轻氮质血症对心肌毒性作用，促进急性肾衰竭的缓解，缩短病程。

（1）氨基酸注射配方：静脉营养对蛋白质和电解质有特殊要求，蛋白质要少给，但质量要好，应包括8种必需氨基酸和组氨酸，有的配方中还应加上精氨酸，以减少氨的生成。专用急性肾衰竭氨基酸注射液配方见表31-1。

表31-1 急性肾衰竭氨基酸注射液配方（mg/100ml）

氨基酸	Nephramin	Aminosyn-RF
异亮氨酸	560	462
亮氨酸	880	726
赖氨酸	900*	535**
甲硫氨酸	880	726
缬氨酸	650	528
精氨酸	–	600
组氨酸	–	429
含量	氨基酸5.1g 氮0.58%	氨基酸5.25g 氮 0.78%

*. 为醋酸盐；**. 不包括醋酸盐

（2）肠外营养配方：成人急性肾衰竭典型PN配方见表31-2。

12. 急性肾衰竭EN 美国用于治疗急慢性肾衰竭要素饮食配方组成见表31-3。

表31-2　成人急性肾衰竭时典型PN配方

成分	单位	数量	成分	单位	数量
葡萄糖	g/L	350	维生素K	mg/周	4
氨基酸*	g/L	42.5～50.0	维生素E	mg/d	10
能量	kcal/L	1339～1365	维生素PP	mg/d	20
钠	mmol/L	50	维生素B_1	mg/d	2
氯	mmol/L	25～35	维生素B_2	mg/d	2
钾	mmol/d	40	维生素C	mg/d	100
钙	mmol/d	5	维生素B_{12}	μg/d	4
磷	mmol/d	10	维生素B_6	mg/d	10
镁	mmol/d	5	叶酸	mg/d	1
铁	mg/d	2	泛酸	mg/d	10
醋酸盐	mmol/L	35～45	生物素	mg/d	200

*. 主要为必需氨基酸

表31-3　急慢性肾衰竭的要素饮食*

成分	含量（g）	比例（%）	能量比例（%）
糖类（蔗糖、麦芽糊精、枸橼酸）	124.3	84.0	74.8
脂肪（乳化豆油、磷脂、甘油单酯与二酯）	15.7	10.7	21.2
氨基酸（8种必需氨基酸+组氨酸）	6.6	4.5	4.0
总氮	0.8	0.54	
使用时每袋加水至340ml，浓度为43%			
总能量 27.9MJ（893.6kcal）			
渗透浓度 850mmol/L			

*. 每袋146.6g

五、分期营养治疗

1. 少尿期

（1）能量：足够能量可提高蛋白质利用率。若能量供给不足，使体内脂肪及蛋白质分解增加以提供能量，会加剧负氮平衡。患者所需能量应按性别、年龄、体重及发病原因有所不同。若患者病情较轻，分解代谢不剧烈，一般主张卧床休息，每天摄入能量可维持在4.18～6.30MJ（1000～1500kcal）。能量供给以易于消化糖类为主，多食用水果、麦淀粉为主制作主食、点心等。食用3～6d，减少蛋白质及非必需氨基酸摄入，以减轻肾负担和防止氮滞留加重。同时，足够糖类可防止或减轻酮症，减轻钾自细胞释出而增高血钾。

（2）蛋白质：供给高生物价低蛋白饮食既照顾患者肾功能不全时排泄能力，又维持患者营养需要。饥饿时70kg体重患者，每天分解自身蛋白质约70g，而6.25g蛋白质分解代谢生成1g尿素氮，释出2.5～3.0mmol钾离子，故暂时减低蛋白质摄入量和体内蛋白质的分解可减轻氮质血症及高钾血症。少尿期时间如持续较长、广泛创伤或大面积烧伤丢失蛋白质较多时，除食用高生物价低蛋白饮食外，还应配以要素饮食。高生物价低蛋白饮食必须挑选含必需氨基酸丰富的牛奶、蛋类等。为调剂患者口味也可适量采用瘦肉类、禽类、鱼虾类动物蛋白食物。

（3）维生素：在计算好入液量的情况下可适当进食各种新鲜水果或菜汁。

（4）矿物质：根据水肿程度、排尿情况及血钠测定，食用低盐或无盐少钠饮食。每天限钠量500mg以下。如有缺钠现象，应根据测定指标酌情补给。但入量宁少勿多。当出现高血钾时，应控制钾盐入量，每天1760mg以下。饮食中应注意选用含钾低的蔬菜，如南瓜、西葫芦、冬瓜、丝瓜、茄子、芹菜、大白菜等。

（5）水：根据排尿量计算入液量。应严格控制，以防止体液过多而致急性肺水肿和稀释性低钠血症。食物中所含水量及其氧化所生的水亦应加以计算。1g蛋白质生水0.43ml，1g脂肪生水1.07ml，1g糖类生水0.55ml。每天入液量限制在500ml。如患者有持续发热、呕吐、腹泻等症状时从静脉补液。当病情稍缓解后，入液量可增至每天1200ml。

2. 多尿期　尿量增多，血尿素氮下降，食欲好转，可适当增加营养以加速机体恢复。每天蛋白质供给0.5～0.8g/kg。能量每天8.36～12.60MJ（2000～3000kcal）。入液量取决于前1d的排尿量。食盐供给应增加，以补偿尿中的丢失量，每排出1000ml尿供给氯化钠3g。因尿量多，钾的排量也随之增加。因之，饮食中应多选用含钾丰富的蔬菜、瓜果类。

3. 恢复期　排尿量渐趋于正常，可恢复正常饮食。能量每天供给12.6MJ（3000kcal）。蛋白质的供给可随血液非蛋白氮下降而逐渐提高，由每天0.5～1g/kg逐步恢复到1g/kg或更高些，以保证组织恢复的需要。高生物价的蛋白质占33%～50%。亮氨酸、异亮氨酸、缬氨酸3种支链氨基酸应占必需氨基酸40%～50%，以有利于肌肉蛋白的合成。

第二节　慢性肾衰竭营养治疗

慢性肾衰竭是由多种病因所致，如原发性肾病，继发于全身疾病的肾病及尿路梗阻性肾病如尿路结石、前列腺肥大、神经源性膀胱和尿道狭窄等。最终导致慢性肾实质损害，毁损肾功能，致氮质血症、水电解质紊乱、酸碱平衡失调等临床综合症状。主要病因有慢性肾盂肾炎、慢性肾小球肾炎；先天性疾病，如遗传性肾炎、多囊肾等；继发性肾炎，如狼疮性肾炎、紫癜性肾炎、高血压病及肾动脉硬化等。临床表现为食欲缺乏、呕吐、口有异味、高血压、心力衰竭、心包炎、贫血及出血倾向等。尿素氮增高虽不是尿毒症唯一原因，但通常认为是直接或间接的原因之一。当血中尿素氮>8840μmol/L（100mg/dl）时，症状更为明显。

一、临床分期

1. 代偿期　肾小球滤过率（GFR）>50ml/min，血肌酐（Scr）<178μmol/L（2mg /dl），血尿素氮（BUN）<9mmol（25mg/dl）。临床无肾功能不全症状，又称肾贮备功能减退期。

2. 失代偿期　GFR 25～50ml/min，Scr>178μmol/L（2mg/dl），BUN>9mmol/L（25mg/dl），临床有轻度消化系统症状和贫血等，又称氮质血症期。

3. 衰竭期　GFR<25ml/min，Scr>445μmol/L（5mg/dl），BUN>20mmol/L（55mg/ dl）。临床出现水电解质、酸碱代谢紊乱和明显的各系统症状，又称尿毒症。当GFR<20ml/min时，称尿毒症晚期或终末期。

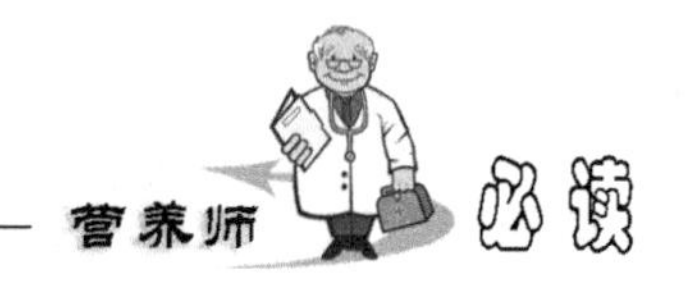

二、临床症状

1. 胃肠系统　本病最早最常见表现，腹胀、吐泻及消化系统出血等。

2. 血液系统　正色素小细胞型贫血为必有的临床症状，还有出血倾向和白细胞异常。

3. 心血管系统　高血压和心力衰竭是常见死因之一，及心包炎和动脉粥样硬化等。

4. 神经肌肉系统　失眠、注意力分散等精神症状；抑郁、淡漠等精神异常；谵妄、幻觉、抽搐、昏迷等神经症状；呃逆、痉挛、抽搐等神经肌肉症状；下肢麻木、烧灼等周围神经病变。

5. 呼吸系统　尿毒症性支气管炎、胸膜炎、肺炎等。

6. 皮肤　多有瘙痒、干燥等症。

7. 肾性骨营养不良　如纤维性骨炎、骨软化症、骨质疏松症和骨硬化症。

8. 内分泌失调　血中维生素D_3和红细胞生成素减少，胰岛素、胰高血糖素和甲状腺素作用延长；垂体、甲状腺和肾上腺功能基本正常；性功能常有障碍。

9. 代谢失调　低体温、高血糖、高尿酸血症等。

10. 易发感染　为主要死因之一。肺部、尿路及透析管道通路易发生细菌感染，也有尿路真菌感染和病毒性肝炎等。

11. 水、电解质和酸碱平衡失调　主要为失水或水过多，失钠或钠过多，高钾血症，代谢性酸中毒是常见死因之一及低血钙、高血磷、高血镁等。

12. 透析指征　当血肌酐≥884μmol/L（10mg/dl）或尿素氮≥35.7mmol/L（100mg/dl）时，应考虑透析治疗。临床按设备条件、个体差异、病情程度等综合决定，出现尿毒症症状，经非透析治疗无效时，即应透析治疗。

三、营养影响

1. 蛋白质营养不良　因氮质潴留，向胃肠分泌的尿素氮经细菌分解，产生氨、二甲基胺及甲基尿素等物质，可刺激胃黏膜，致食欲缺乏、腹泻等症状，使蛋白质及能量摄入不足，致营养不良。

2. 水、电解质紊乱　因长期忌盐及利尿药的应用，可导致低钠、低钾血症。也可因尿少及代谢性酸中毒，促进细胞内液外溢，出现高钾血症。

3. 钙、磷代谢紊乱　磷的排泄途径是肾，当肾小球滤过率下降至30%以下时，血磷可升高。肾小球毁损也可累及肾小管，使肾26-羟化酶活性降低，活性维生素D合成减少。肠内钙吸收减少，可出现低钙血症及骨骼病变。

四、营养治疗

合理的饮食营养治疗，是保护肾功能、延长生存期的关键。要求低蛋白、低磷、高能量及高必需氨基酸饮食，并调节水分和电解质的摄入量。饮食治疗应根据肌酐清除率，给予调整。临床Ⅰ期为肾功能不全代偿期，肌酐清除率为51～80ml/min。Ⅱ期为肾功能不全失代偿期，肌酐清除率为25～50ml/min。Ⅲ期为尿毒症，肌酐清除率为11～25ml/min。Ⅳ期为尿毒症末期，肌酐清除率为<10ml/min。在饮食治疗上尽可能少食豆类及其制品，允许进食少量鸡蛋、牛奶、鱼肉，宜多选食白菜、萝卜、梨、桃、西瓜，避免高磷饮食。

1. 保证能量供给　每天最好供给8.36～12.55MJ（2000～3000kcal）或按146.4～167.4kJ（35～40kcal）/kg，由糖类及脂肪提供。麦淀粉、玉米粉中蛋白质含量极低，仅为0.6%，但也能供给能量。

2. 供给适量蛋白质　根据肌酐清除率确定蛋白质的供给量（表31-4），肾功能不全失代偿期，每天供给蛋白质35～40g；失代偿期每天供给18～20g蛋白质，可给予鸡蛋1只，牛奶200ml，其中含优质蛋白质12～15g。低蛋白饮食应限制蛋白质20g/d，由鸡蛋和牛奶提供。因低蛋白饮食可以降低尿素氮。

表31-4　各期蛋白质摄入量标准及化验指标

分期	内源肌酐清除率（ml/min）	血清肌酐（mmol/L）	血尿素氮（mmol/L）	蛋白质摄入量［g/（kg·d）］
肾功能不全	20～40	<353.6	<14.28	0.7～1.0
早期尿毒症期	10～20	353.6～707.2	14.3～28.6	0.5～0.6
尿毒症期	5～10	707.2～1060.8	28.6～42.8	0.4～0.5
晚期尿毒症期	<5	>1060.8	>42.8	0.3～0.4

3. 水分及钠摄入　在慢性肾衰竭失代偿期中，有多尿倾向，如无水肿，尿量较多，每天在1500ml以上，饮水原则为少量多次饮用，不加严格限制。晚期少尿患者，则以量出为入为原则。多尿时钠盐3～5g/d，少尿时限制钠及钾盐的摄入量，可将水果、肉类及蔬菜经过烹调后倒去汤汁，以除钾盐。

4. 慢性肾衰竭氨基酸注射液配方

（1）静脉营养原则：注意液体摄入量，限制在700～800ml/d，最多不超过1500ml。氨基酸注射液应包括必需氨基酸，不应含非必需氨基酸。参考化验结果决定供氮量，能量一定要充足。因这类患者常不耐受葡萄糖，故不宜大量给予，但可供给脂肪乳剂。考虑到慢性肾衰竭患者常有高血钾、高血磷、高血镁和高血钙，故开始PN时，营养液内可不给钾、磷、钙、镁等，每天只补充丢失钠量。当患者体内蛋白质合成开始，即恢复正氮平衡时，可输入钾、磷、钙、镁等，加强预防尿毒症患者的感染。

（2）氨基酸注射液配方：慢性肾衰竭者，必需氨基酸比正常人低25%，而非必需氨基酸却高15%。其中血清清蛋白、转铁蛋白、缬氨酸、亮氨酸、异亮氨酸、赖氨酸等浓度降低，故供给氨基酸要比例适当。慢性肾衰竭氨基酸注射液参考配方见表31-5。国产必需氨基酸注射液的配方含量见表31-6，氨基酸总量为13.88g。

表31-5　慢性肾衰竭氨基酸注射液参考配方（g/L）

成分	TPA-1150	TPA-1600	TPA-1600
葡萄糖	325	430	430
氮	4.17	6.25*	1.46**

*. 包括必需和非必需氨基酸；**. 必需氨基酸

五、α-酮酸疗法

自从用必需氨基酸（EAA）治疗尿毒症，对慢性肾衰竭现代营养疗法的研究已取得显著进步。近期用α-酮酸（α-KA）治疗慢性肾衰竭取得较好疗效。20世纪70年代中期有报道用5种α-KA代替其对应必需氨基酸治疗慢性肾衰竭有效，被称为“酮酸疗法”。

表31-6　国产250ml氨基酸注射液含量

名称	数量（g）	名称	数量
L-异亮氨酸	1.45	钾	0.2mmol/L
L-赖氨酸	1.60	钠	20mmol/L
L-苯丙氨酸	2.20	氯	77mmol/L
L-色氨酸	0.50	铜	1.89μmol/L
L-组氨酸	1.10	锌	24.5μmol/L
L-亮氨酸	2.20	镁	29.62μmol/L
L-甲硫氨酸	2.20	铝	0.36μmol/L
L-苏氨酸	1.00	pH	5.8～6.2
L-缬氨酸	1.63	渗透压	430mmol/L

1. α-酮酸代谢和营养作用

（1）α-KA与左旋氨基酸（L-AA）可相互转换：在正常人体肝、肾、肌肉、脑等组织中存在着各种酶机制，能够实现多种*L*-AA和相对应的α-KA互相转换，使两者间保持动态平衡。

（2）α-KA营养作用：α-KA可转变成相对应*L*-AA，故可在不增加氮负荷情况下使体内EAA和NEAA得到补充，为合成组织蛋白提供原料。多种代谢疾病营养不良主要表现为EAA缺乏，而EAA缺乏又使蛋白质合成障碍。目前已证明缬氨酸、亮氮酸、异亮氨酸、苯丙氨酸、甲硫氨酸、色氨酸6种EAA及组氨酸均可由其相对应的α-KA转变生成。EAA相对应酮酸（α-KA EAA）不仅可转变为EAA也可促进蛋白质合成，改善氮平衡。胰岛素为调节α-KA代谢的重要物质。若有充足葡萄糖和胰岛素，对取得疗效具有显著作用。已证实α-KA疗法可降低血尿素氮，增加尿素的再利用，达到“氮节约作用”。α-KA EAA氮节约作用可达等量EAA的3倍。

（3）慢性肾衰竭患者α-KA的代谢：已知慢性肾衰竭患者氨基酸代谢异常。血浆及组织EAA总量下降，NEAA总量升高，组氨酸、酪氨酸浓度下降，α-支链酮酸（α-BCKA）浓度亦显著下降。慢性肾衰竭患者某些必需氨基酸相对应酮酸（α-KA EAA）主要为α-支链酮酸（α-BCKA），其血清浓度下降与血清尿素氮、肌酐水平呈负相关，即病情愈重，α-BCKA浓度愈低。提示患者α-BCKA浓度似可反映肾衰竭程度。每天摄入等量低蛋白（0.6g／kg）和低能量［83.8～16.7kJ(20.0～40.0kcal)/kg］饮食，血清α-BCKA比正常人明显下降。反之当摄入等量高蛋白高能量饮食时，如肾病综合征患者，则血清α-BCKA浓度显著高于正常人。

2. α-KA治疗慢性肾衰竭理论　治疗原理主要是改善蛋白质代谢，减少氮代谢产物，减轻残余肾单位过度滤过，降低血清磷、甲状旁腺激素（PTH）水平等作用。达到缓解症状、减缓病程进度，保护和改善肾功能。

（1）改善蛋白质代谢：当患者在低蛋白饮食基础上补充α-KA时，可使体内α-KA EAA和EAA得到补充。促进蛋白质合成，使氮平衡和营养状况改善。

（2）减轻氮代谢产物蓄积过多：因氮摄入量减低，蛋白质合成增加，分解减少。尿素氮再利用增多。体内尿素、胍类衍生物等生成减少，尿毒症缓解。

（3）减轻残余肾单位过度负担：酮酸疗法时采用低蛋白饮食，因氮摄入量减少，减轻肾单位滤过作用。结果显示其作用胜过其他营养治疗。

(4)降低血清磷和甲状旁腺激素:可以降低血清磷和甲状旁腺激素(PTH),减轻钙、磷沉淀对肾损害,饮食中磷含量与蛋白质含量成正比。在低蛋白饮食时磷摄入量随之减少。当蛋白质合成增加时,细胞外液磷进入细胞内液增多,致使血磷下降。血磷下降又可导致PTH水平下降。α-KA甚至可直接抑制甲状旁腺分泌作用,可使继发性甲状旁腺功能亢进症状减轻;钙、磷沉积于肾小管所致肾单位损伤可停止或减少。

临床所使用的α-KA制剂有5种和4～5种EAA,分口服或静脉滴注两种。静脉输入每天1次,滴速宜慢。口服将全天量分为3～5次服用。凡酮酸疗法的患者均每天要给予低蛋白(15～30g/d),高能量按146.7～188.6kJ/kg供给的饮食。

酮酸疗法也可与透析治疗相结合。血液透析的同时给予α-KA制剂,可改善营养或减少透析次数。尿毒症重症患者经1～2周短期腹膜透析,症状缓解后也可继续使用酮酸疗法。因α-KA不含氮,故对氮代谢产物大量蓄积慢性肾衰竭患者治疗有独特优越性。研究结果说明酮酸疗法优于EAA疗法,但目前α-KA制剂在配方上仍须继续研究,设法降低成本,方能广泛应用。总之,目前营养治疗慢性肾衰竭的任何疗法都离不开低蛋白饮食,与临床治疗相配合方能取得显著疗效。酮酸疗法低蛋白饮食较EAA疗法麦淀粉饮食,在食物选择上无须严格控制,使患者易于接受。麦淀粉类治疗饮食缺点是长期食用,口味不佳,长期使用较为困难。

第三节　肝衰竭营养治疗

肝具有极大贮备能力。只有当肝组织遭受严重损伤时,才会出现临床症状。而现在测定肝功能的检验方法对轻微改变不敏感。故必须结合临床观察,对肝功能进行连续的动态监测。目前,肝衰竭定义为血清胆红素>34μmol/L,酶活力检查升高2倍。肝衰竭在多器官衰竭中最不显著,但发生率不低。因为体外辅助诊断能力有限,故在疾病早期就应注意保护肝功能。肝衰竭可导致肝性脑病,是急、慢性肝病的危重表现,常直接威胁患者生命。肝性脑病主要病因是肝硬化、原发性肝癌、重症病毒性和中毒性肝炎、长期阻塞性黄疸、肝脓肿等疾病及门静脉分流术,都可以致肝衰竭和肝性脑病。肝性脑病是急、慢性肝病的危重表现,常直接威胁患者生命。因肝功能严重损害,不能将血中有毒代谢产物解毒;或因门静脉分流术后,自然形成的侧支循环使门静脉中有毒物质绕过肝,未经肝解毒而直接进入体循环,致中枢神经系统代谢紊乱,出现嗜睡、意识不清、昏迷。发病机制通常认为有氨中毒学说、氨基酸代谢失衡及其他毒素等。

一、营养代谢

患者常伴有营养不良,血支链氨基酸明显下降,而芳香族氨基酸显著升高,支/芳比值降低,正常值为3.0～3.5,严重持续性肝性脑病时可降至0.6。应输注高支链低芳香族氨基酸,或无芳香族氨基酸混合注射液。肝衰竭时胰岛素和胰高血糖素灭活降低,血浓度升高。因胰高血糖素升高时,血糖水平明显增高,而组织对胰岛素敏感性下降,致胰岛素和胰高血糖素比例降低。此变化在肝衰竭时分解代谢占主要作用。因肝细胞糖原异生能力明显减弱,患者有低血糖。通常禁食期间,脂肪是主要供能物质,占总能量75%～80%。肝衰竭时,阻碍脂肪代谢,主要能量来源由糖原异生供给。肝衰竭时糖异生增强，尿素生成也加速。此时，肝维持糖原异生能力超过尿素生成，结果是血组胺升高。

二、病因病理

肝性脑病主要原因是中枢和周围神经系统传导介质代谢障碍，特别是胺类递质代谢障碍。因肝功能严重损害，不能将血中有毒代谢产物解毒。门静脉分流术后，自然形成的侧支循环使门静脉中有毒物质未经肝加工解毒而直接进入体循环，致中枢神经系统代谢紊乱，出现嗜睡、意识不清、昏迷。发病机制尚未完全明了。有以下学说阐述其发病机制。

1. 氨中毒学说　正常人血中仅含微量氨，不超过58.7μmol/L，当>294μmol/L时就有中毒死亡的危险。血氨增高原因较多，肝硬化患者对蛋白质分解吸收不全，产生大量氨，或是因门静脉高压时的门腔静脉短路，大量未经肝解毒灭活的血氨等有毒成分直接进入体循环。再则肠内蛋白质分解代谢时，氨基酸通过脱氨基作用产生氨，有病变肝不能将其完全清除。升高的血氨通过血脑屏障而进入脑组织，脑组织中氨过高，干扰糖类氧化过程，致脑组织能量不足，不能维持正常功能，以致出现神经麻痹、嗜睡、神志不清，直至昏迷。

2. 氨基酸代谢失衡　血中氨基酸不平衡是致肝性脑病的原因之一。血中支链氨基酸浓度下降，减少阻碍芳香族氨基酸越过血脑屏障的能力，使大量芳香族氨基酸进入脑内。肝是苯丙氨酸、酪氨酸、色氨酸等芳香族氨基酸及组氨酸、门冬氨酸、谷氨酸主要分解场所。肝衰竭时分解能力降低，使血中浓度升高，对中枢神经系统功能有害。缬氨酸、亮氨酸、异亮氨酸等支链氨基酸是维持大脑正常功能所必需的，如果缺乏可致肝性脑病。严重肝病时，芳香族氨基酸在体内大量积聚，支链氨基酸因不在肝内转化故含量基本不变，故而产生比例失调，以至致肝性脑病。

3. 其他毒素　吲哚类、酚、卟啉、甲基硫醇及短链脂肪酸等都能诱发肝性脑病，其发生常是多种因素综合作用的结果。慢性肝病，尤其是门腔侧支循环形成的肝硬化患者，氨中毒可能是发生肝性脑病的主要致病因素。而继发于其他肝病的肝性脑病可能与神经递质失常及糖类、电解质、微量元素的代谢紊乱、酸碱平衡失调及内毒素血症等有密切关系。临床将肝性脑病从轻微的精神神经改变到深昏迷分为四级。一级有轻微的性格和行为改变，通常无或仅有轻微精神神经症状。少数患者沉默寡言，易于激动。二级以精神错乱、睡眠障碍、行为失常为主。三级以昏睡和严重精神错乱为主，各种精神神经体征持续加重。患者大部分时间处于昏睡状态，但可以唤醒。四级即昏迷阶段，患者神志完全丧失，各种反射迟钝或消失。

三、营养原则

用于肝衰竭的氨基酸溶液必须符合这些条件，即提供适量的能量和氮，以利于蛋白质的合成。有助于血浆氨基酸谱恢复正常和防止或消除肝性脑病的症状。补充的液体量应以患者能够耐受为度。不会因此而产生电解质或酸碱不平衡。严格限制蛋白质的摄入量，减少体内代谢氨的形成。预防和减轻肝性脑病，补充适当能量，保证代谢需要。注意水、电解质平衡。供给低蛋白、高糖类、充足维生素和适量能量的饮食。

1. 能量　营养治疗总目的是控制总能量和蛋白质，减少体内代谢氨的产生，避免肝性脑病发生，或阻止向危险方向发展。为了保证机体代谢需要，减少自身组织的分解，每天供给总能量不低于7.53MJ（1800kcal）。

2. 蛋白质　合理确定饮食蛋白质供给量极为重要，供给量过低，反而加剧自身蛋白质的分解，不利于肝病的恢复，供给量过多可能会导致或加重肝性脑病。因而需根据病情而定。各种氨基酸产生氨的能力不同，甲硫氨酸、甘氨酸、丝氨酸、苏氨酸、组氨酸、赖氨酸及谷氨酰胺、门冬酰胺等在体内产氨较多，其次是蛋类，奶类产氨最少，故在选择蛋白质时应加以注意。

3. 饮食蛋白质调节

（1）低蛋白饮食：血氨中度增高，无神经系统症状患者，在第1天和第2天时，可用低蛋白饮食。每天蛋白质可按0.5g/kg，总量为30g/d左右。病情好转后可逐步增加饮食蛋白质的供给量，以每天不超过0.8g/kg为宜。

（2）无动物蛋白质饮食：血氨明显增高，出现昏迷的患者，如有血氨明显增高，并有精神神经症状时，在48～72h，或更长时间内，给予完全无动物蛋白饮食。以后每天从0.2～0.3g/kg开始供给，每天约20g。病情略有好转时，改为优质蛋白，以乳类最好。以后每间隔3～5d增加1次，每次量宜少于10g，蛋白质供给总量每天每千克体重不超过0.8g。如果在增加食物蛋白同时，再次出现血氨升高且伴有精神神经系统症状，则应重新限制蛋白质，限制更加严格，时间更长，递增的速度应更慢些。

（3）逐步增加蛋白质供给：血氨不高但有精神神经症状者，在24h内给予无动物蛋白饮食，继续观察血氨。监测血氨不高时，表明肝性脑病与血氨无关，即可给予每天0.2～0.3g/kg蛋白质。以后每2～3天增加1次供给量，每次增加10g左右。直至全天蛋白质供给达1g/kg即可。供给蛋白质50g/kg，可维持肝性脑病患者氮平衡，并能促进蛋白质合成，有助于水肿的消退和促进肝细胞修复。

（4）严格限制蛋白质：肝性脑病伴有肝肾综合征者，对蛋白质供给量给予更严格限制，要结合患者血氨水平和血中尿素氮及肌酐水平综合考虑。

4. 蛋白质食物选择

（1）大豆蛋白质为主：严重肝性脑病患者暂不宜供给动物蛋白食物，应补充某些植物蛋白，如豆腐脑和豆浆，以避免出现负氮平衡。开始增加动物蛋白时，应增加含氮少的动物蛋白，如牛奶含氮较少，蛋类次之，肉类产氨最多。当病情允许供给少量动物性蛋白质时，应将其平均分配在3餐，使得蛋白质的互补作用充分发挥。以提高蛋白质的营养价值。

（2）高支链氨基酸：应选用富含支链氨基酸的蛋白质为宜，因为肝性脑病患者血中支链氨基酸水平下降，可使支链氨基酸与芳香族氨基酸比值由正常人的3.0～3.5下降到1.0以下。黄豆蛋白质含有丰富的支链氨基酸，芳香族氨基酸含量少。每100g黄豆内含缬氨酸100mg、亮氨酸3631mg、异亮氨酸1607mg、色氨酸462mg、苯丙氨酸1800mg。

5. 糖类　足够糖类可减少蛋白质分解供能，并有抑制糖原异生作用。每天供给糖类400g左右，用以供给能量需要，所供能量可达6.72MJ（1600kcal）。昏迷不能进食者如无食管静脉曲张，可用胃管供给营养素。鼻饲胃管中可滴入葡萄糖水、果汁、藕粉、米汤等。如有发热、烦躁等症状应适当增加能量，以维持机体代谢的需要。可选用精细的粮食及纤维少的水果，保证能量的供给。

6. 脂肪　低脂肪饮食可避免增加肝负担，30～40g/d，可提供能量1.13～1.51MJ（270～360kcal）。为保证提供能量和防止腹泻，可采用脂肪乳剂。

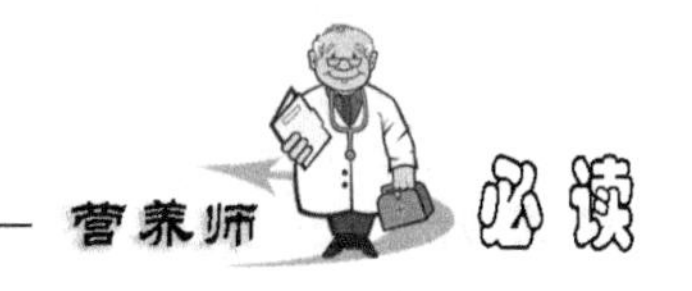

7. 维生素　肝衰竭时各种维生素摄入少，吸收障碍，利用不良，丢失增多，贮存耗竭。故必须全面补充。供给多种维生素丰富的食物，特别是富含维生素C的食物，更应充分供给，以利解毒之需要。

8. 调整饮食电解质　根据临床需要与病情，对饮食钠和钾的含量进行调整。患者因长期食欲缺乏、进食不足、使用利尿药物等原因，均可致低钾血症，导致代谢性酸中毒，故应给予补钾及时纠正低钾血症。若有腹水、水肿宜给低盐或无盐饮食。限制液体量，可将计划内水供给量改用果汁，能同时达到补充水分和维生素的双重目的。

9. 食物选择　供给适量质软而无刺激性的食物纤维。利用质地柔软的食物纤维，如水果中的果胶、海藻中的藻胶等。所有的鲜嫩蔬菜和去皮水果均应切碎、煮软，以除去粗糙纤维，并使之软化。

10. 饮食性质　昏迷前期，给予极易消化的少渣半流质饮食或流质饮食，昏迷不能进食者，无食管静脉曲张者可用鼻饲。

四、营养治疗

1. 氨基酸配方　肝衰竭营养治疗氨基酸配方见表31-7。

表31-7　肝衰竭营养治疗氨基酸配方　　g/100ml

氨基酸	FreaminleⅢ（8.5g%）	Hepatamine（8g%）	氨基酸	FreaminleⅢ（8.5g%）	Hepatamine（8g%）
异亮氨酸	0.59	0.90	丙氨酸	0.60	0.77
亮氨酸	0.77	1.10	精氨酸	0.81	0.60
赖氨酸	0.62	0.61	组氨酸	0.24	0.24
甲硫氨酸	0.45	0.10	脯氨酸	0.95	0.80
苯丙氨酸	0.48	0.10	丝氨酸	0.50	0.50
苏氨酸	0.34	0.45	甘氨酸	1.19	0.90
缬氨酸	0.56	0.84	胱氨酸	<0.02	0.02
色氨酸	0.13	0.07			

2. 结晶氨基酸配方　治疗肝衰竭结晶氨基酸配方见表31-8。

表31-8　治疗肝衰竭结晶氨基酸配方　　mg/100ml

氨基酸	Aminosteril N-Hepa 5g%	HFS 4g%	氨基酸	Aminosteril N-Hepa 5g%	HFS 4g%
异亮氨酸	650	450	丙氨酸	290	275
亮氨酸	818	550	精氨酸	670	300
赖氨酸	430	380	组氨酸	175	120
甲硫氨酸	40	50	脯氨酸	358	400
苯丙氨酸	55	50	丝氨酸	140	250
苏氨酸	275	225	甘氨酸	373	450
缬氨酸	630	420	半胱氨酸	52	<20
色氨酸	44	38			

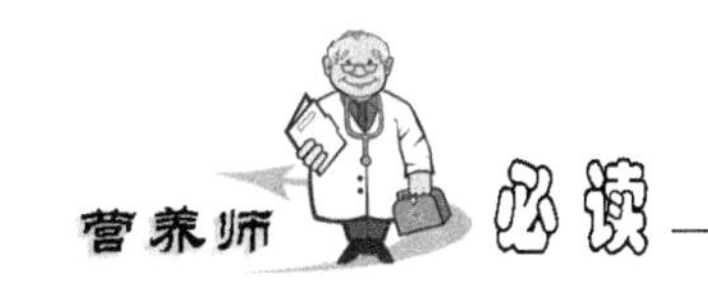

3. 特制口服配方　治疗肝衰竭Hepatic-Aid口服制剂氨基酸配方见表31-9。

4. 支链氨基酸与肝衰竭

表31-9　Hepatic-Aid口服制剂氨基酸配方

氨基酸	g/袋	氨基酸	g/袋
异亮氨酸	1.643	丙氨酸	1.397
亮氨酸	2.008	精氨酸	1.095
赖氨酸	1.116	组氨酸	0.438
甲硫氨酸	0.182	脯氨酸	1.460
苯丙氨酸	0.180	丝氨酸	0.912
苏氨酸	0.820	甘氨酸	1.643
缬氨酸	1.533	色氨酸	0.120

（1）支链氨基酸治疗肝衰竭的优点：①肝衰竭患者的周围组织可供利用的能量缺乏，提供支链氨基酸可作为周围组织的能源物质。这有利于减少糖原异生，即减轻肌肉蛋白质分解的程度。②使血液中支链氨基酸浓度升高，减少其他氨基酸在肌肉内的消耗，肝和肌肉的蛋白质合成增加。③随着蛋白质合成的增加，也使苯丙氨酸、酪氨酸、色氨酸、甲硫氨酸和组氨酸的浓度降低。支链氨基酸浓度增高，增加了与其他氨基酸越过血脑屏障的竞争，使得脑内的芳香族氨基酸浓度下降。④输入大量的支链氨基酸有助于脑内对芳香族氨基酸的清除，也有助于血液氨基酸谱的正常化。这样周围交感神经系统合成去甲肾上腺素的能力得到改善，心血管功能良好；同时可使脑内去甲肾上腺素浓度增高，有助于大脑功能的恢复。

（2）高支链氨基酸混合营养液适应证：急性肝衰竭患者选择高支链氨基酸混合营养液（表31-10）标准如下：不能经口摄取足够的营养，二级和三级肝性脑病，需要PN，但患者不能耐受每天摄入40～50g平衡氨基酸混合液。

表31-10　高支链氨基酸混合液配方

氨基酸	Freaminle Ⅱ（3%）	BCAA（35%）	氨基酸	Freaminle Ⅱ（3%）	BCAA（35%）
异亮氨酸	0.208	0.337	丙氨酸	0.212	0.281
亮氨酸	0.270	0.412	精氨酸	0.109	0.225
赖氨酸	0.219	0.228	组氨酸	0.085	0.090
甲硫氨酸	0.159	0.037	脯氨酸	0.335	0.300
苯丙氨酸	0.169	0.037	丝氨酸	0.176	0.187
苏氨酸	0.120	0.169	甘氨酸	0.600	0.337
半胱氨酸	0.007	0.007	色氨酸	0.046	0.028
总氨基酸	30g/L	30g/L	总氮	4.4g/L	4.5g/L
葡萄糖	50g/L	50g/L			

（3）高支链氨基酸混合液使用方法：开始24h氨基酸总量为0.75g/kg体重，用20%～45%的支链氨基酸混合液。能量由葡萄糖供给，能量为147～210kJ（35～50kcal）/kg体重。随后的24h增加氨基酸0.2～0.5g/kg体重，一直到24h内输入总量为120g氨基酸。通常大多数患者的血清氨基酸谱可恢复正常，输入高支链氨基酸混合液后，肝性脑病的症状迅速得到改善。约80%患者在72h内病情可改善一级，如从三级减轻到二级，脑电图也同样显示出病情有所好转。慢性肝衰竭患者，应长期适量使用高支链氨基酸混合液，可以明显改善肝性脑病的临床症状。

5. 专用要素饮食　肝衰竭专用要素饮食见表31-11。

表31-11 肝衰竭的要素饮食配方

Hepatic-Aid(124.5g/袋,美国)	含量(g)	比例(%)	kcal	kJ
糖类(蔗糖、麦芽糊精枸橼酸)	97.7	78.5	390.8	1633.5
脂肪(乳化豆油、磷脂、甘油单酯与二酯)	12.3	9.9	110.7	462.7
氨基酸*	14.5	11.6	58.0	242.4
总氮	2.23	1.8		
使用时每袋加水至340ml,浓度为36.6%				
总能量 2.35MJ(562kcal)				
渗透浓度 900mOsm/L				

*. 氨基酸组成配方(g):异亮氨酸1.643,亮氨酸2.008,赖氨酸1.116,甲硫氨酸0.182,苯丙氨酸0.18,苏氨酸0.82,丙氨酸1.397,精氨酸1.095,组氨酸0.438,脯氨酸1.46,丝氨酸0.912,甘氨酸1.643,色氨酸 0.12

第四节 心力衰竭营养治疗

心脏是血液循环动力装置。心肌收缩,将回心血液有效排到主动脉和肺动脉。要维持正常血液循环,心脏和血管必须正常收缩和舒张,并有足够循环血量。正常情况下,心脏排血量能够满足组织代谢需要。当心脏不能正常排出回流来的血液,即心脏排出功能不适应心负荷时,称为心功能不全。病因不同,又分急性和慢性心功能不全,后者称充血性心力衰竭。慢性心功能不全是心肌受损和长期负荷过重,心肌收缩力减弱。早期通过加快心率、心肌肥厚和心脏扩大等进行代偿,调整血量,以满足机体休息和活动时需要,此时为心功能代偿期,不出现临床症状。后期心功能继续减退,现行代偿措施已不能维持足够心排血量,而出现静脉回流受阻、体内水潴留、器官淤血等症状,临床表现为充血性心力衰竭。心力衰竭是指心肌收缩功能明显减退,致系列严重反应。患者常有肝大、四肢水肿、胸腔积液、心悸气短、咳嗽、咯血、发绀等临床症状。

一、营养代谢

以往认为心脏不易受饥饿和营养不良危害,这种错误的看法延续近1个世纪。实际上心脏和其他器官一样,营养不足时,也会出现萎缩、纤维化、软弱无力等症状。心力衰竭的营养代谢是非常重要的,足够的营养对心脏的功能犹如汽油和发动机的关系一样密切。

心力衰竭患者钠和水代谢功能不足,较难以判断液体平衡,如果发生液体超负荷,很容易导致充血性心力衰竭。对这类患者进行营养治疗十分复杂。在心排血量极低病例,用高渗糖溶液静脉营养易发生高血糖症。原因是α-肾上腺素刺激周围血管收缩,目的是保证冠状动脉与脑循环有适量的血流,这样就降低内脏和肌肉血流量。如输液速率稳定后,突然出现高血糖症与尿糖,且无其他因素可究,提示心排血量继续降低,应及时减慢输液速率,并使用胰岛素。心力衰竭的营养治疗,常因其他主要问题,如疾病本身、呼吸、肾、中枢神经系统功能障碍的治疗而被掩盖,没有引起重视,可导致不同程度营养不良或蛋白质-能量营养不良。在无急性应激状态时,患者能勉强维持生存。如存在应激、促进伤口愈合或抗感染时,需要进行营养治疗。

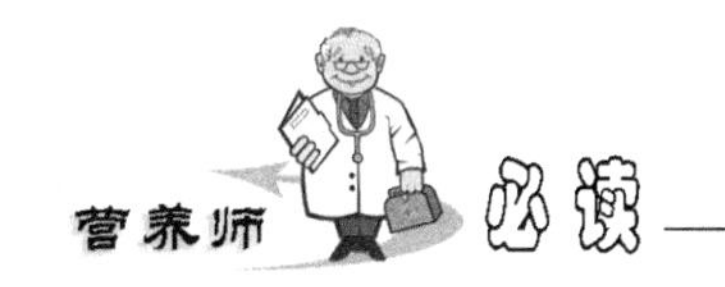

二、营养原则

减轻心脏负荷，肥胖者宜减体重；同时供给心肌充足营养，维护心脏功能。还应注意电解质调节，预防和减轻心力衰竭及水肿程度。每天可摄入1500～2000ml水分，并限制钠，在静脉营养时应遵循此准则。用高浓度营养液缓慢滴注时，以少量液体供给适当营养素，并监测血、尿糖及时给予适当的胰岛素。此外，须用有效的利尿药作辅助，以避免液体超负荷。饮食治疗原则是少食多餐，食物易消化吸收，注意减轻心脏负担，限制钠盐、防止水肿、保护心脏。

三、营养治疗

（一）肠外营养

用高浓度营养液时，必须从中心静脉缓慢地滴入，并从较小剂量渐加到高剂量。否则易发生高血糖症和葡萄糖不耐受性。心脏营养液配方见表31-12。

表31-12　心脏高营养液配方

组成	数量	容量（ml）	能量（kcal）	能量（kJ）
8.5%氨基酸	28g	360	98	356
70%葡萄糖	250g	500	1190	4993
醋酸钾（3mmol/ml）	30mmol	10		
磷酸钾（2mmol/ml）	20mmol	10		
钠	3.6mmol			
镁（10%硫酸镁）	2mmol	5		
氯	17mmol			
维生素C（259mg/ml）	500mg	2		
MVI（浓缩）*		2.5		
Beroccac**		1.0		

*. 每周1次，为美国多种维生素制剂；**. 复合维生素B及维生素C制剂

（二）EN

1. *心力衰竭急性期*　急性心力衰竭时，2～3d以流质饮食为主，每天总能量2.09～3.35MJ（500～800kcal），液体量约1000ml。可进食藕粉、米汤、菜水、去油过筛肉汤、淡茶水、大枣泥汤等。应少量多餐，避免1次量过多，以防止致心律失常。凡胀气、刺激性的流质不宜吃，如豆浆、牛奶、浓茶、咖啡等。还应结合血电解质及病情变化，调整饮食中钾、钠供给。肥胖者每天能量可按0.11～0.13MJ（25～30kcal）/kg，通常按6.28～7.53MJ（1500～1800kcal）。低能量是为了降低机体的代谢率，使心脏负担和活动减轻。体重减轻应较慢进行，每周下降1kg左右。消瘦者适当提高能量，以利体重恢复，并增加机体抵抗力。

2. *心力衰竭好转后营养治疗*

（1）避免过饱：少量少餐，每天5餐，避免过饱致胃肠过度充盈，抬高横膈，而增加心脏负担，诱发心律失常或心绞痛等不良后果。

（2）饮食选择：随病情好转，可改为半流质饮食，总能量宜4.18MJ（1000kcal）/d左右。

选择清淡易消化吸收的食物，如鱼类、鸡蛋清、瘦肉末、碎嫩蔬菜、水果、面条、馄饨、米粥等，仍应注意少量多餐，不宜过热过冷，保持大便通畅，排便时不宜用力过大。

（3）及时调整饮食：3～4周后，随着病情好转，患者逐渐恢复活动，饮食可逐渐增加或进软食。应按低脂、低胆固醇、高多不饱和脂肪酸为原则。若伴有高血压或充血性心力衰竭时应限钠盐。肥胖者应控制总能量及糖类，使体重逐渐下降，尤应避免饱餐，特别是进食大量脂肪可诱发心肌梗死，可能与餐后血脂增高、血黏滞度增加致局部血流缓慢，血小板易于凝集而导致血栓形成有关。

（4）限制钠盐摄入：是控制该病最为适当的方法，轻度者每天摄入钠2g，中度者1g，重度者<0.5g。体内潴留7g氯化钠时，水潴留1000ml。长期使用利尿药治疗的患者应多吃含钾较高的食物。

（5）限制钠盐：以预防和减轻水肿，应根据病情选用低盐、无盐、低钠饮食。低盐即烹调时食盐2g/d，其中含钠为391mg，或相当于酱油10ml，1d内的副食含钠量应<1500mg。无盐即烹调时不添加食盐及酱油，全天主副食中含钠量<700mg。低钠即除烹调时不添加食盐及酱油外，应用含钠在100mg/100ml以下的食物，全天主副食含钠量<500mg。大量利尿时，应适当增加食盐的量以预防低钠综合征。

（6）限制水分：心力衰竭伴有水肿时，宜限制液体量为1000ml/d。如果钠摄入量已减少，排出已增加，则不必严格限制液体摄入量，可供给1500～2000ml/d，以解除口渴感并使患者舒适为宜。常用食物含水量见表31-13。

表31-13　常用食物含水量

食物	数量	重量（g）	含水量（ml）	食物	数量	重量（g）	含水量（ml）
米饭	1碗	200	142	豆浆	1碗	200	180
馒头	1个	75	33	鸡蛋羹	1碗	蛋2个	150
花卷	1个	75	30	鸡蛋汤	1碗	蛋1个	180
面包	1个	50	17	橘汁	1碗	200	176
蛋糕	1块	45	19	苹果		100	85.9
点心	1块	50	7	香蕉		100	75.8
包子	1个	75	51	橘子		100	86.9
烙饼	2两	100	37	梨		100	85.8
饼干	1片	28	2	桃		100	86.4
油条	1根	50	16	西瓜		100	93.3
鸡蛋	1个	40	25	番茄		100	94.4
粥	1碗	200	180	葡萄		100	88.7
干挂面		200	28	黄瓜		100	95.8
面条	1碗	200	136	鸭蛋		100	70
饺子	1个	47	30	咸鸭蛋		100	66
馄饨	1碗	10个	165	柿子		100	83
米汤	1碗	200	200	松花鸡蛋		100	72
牛奶	1碗	200	174	松花鸭蛋		100	67

以上所指的碗是小瓷碗

（7）适量限制蛋白质：按体重每天1g/kg，全天总量为50～70g，心力衰竭较严重时，每天宜按0.8g/kg。因为蛋白质食物的特别动力作用较高，可能增加机体的代谢率，故应给予不同程度地限制。

（8）选择多糖类食物：糖类供给按300～350g/d，因其易于消化，在胃中停留时间短，排空快，可减少心脏受胃膨胀的压迫。宜选食含淀粉及多糖食物，避免过多蔗糖及甜点心等，以预防胀气、肥胖及三酰甘油升高。

（9）适量供给脂肪：供给肥胖者应注意控制摄入量，宜按40～60g/d。因脂肪产能量高，不利于消化，在胃内停留时间较长，使胃饱胀不适。过多的脂肪抑制胃酸分泌，影响消化。并可能包绕心脏、压迫心肌。或腹部脂肪过多使横膈上升，压迫心脏感到闷胀不适。

（10）丰富的维生素及矿物质：最好多食鲜嫩蔬菜、绿叶菜汁、山楂、草莓、香蕉、梨、橘子等以补充足够维生素，保护心肌功能，增强机体抵抗力。应注意补充钾及镁，因慢性心力衰竭均有继发性醛固酮增多症，用排钾性利尿药和洋地黄等，使胃肠淤血、食欲缺乏、钾盐摄量减少，故应选择含钾较多的食物，如干蘑菇、紫菜、川冬菜、荸荠、大枣、香菜、香椿、菠菜、苋菜等绿叶蔬菜及谷类等含钾丰富食物。

（11）选择可用食物：心力衰竭时肝及消化系统淤血，消化能力减弱，故应选体积小、易消化的食物，如大米、面粉。含钠高的芹菜、青萝卜、油菜薹、牛皮菜、空心菜、茼蒿菜、草头等蔬菜均不宜吃，其他蔬菜及瓜、茄类可选用。豆浆、百叶、豇豆、鲜豌豆，水果除含安息香酸钠的罐头水果或果汁以外均可吃。猪肉、鸡肉、牛肉、鱼肉中含中等量的钠，摄入量应<120g/d。鸡蛋可吃1只，牛奶200ml，最好用豆浆替代牛奶。饮食应以半流质饮食或软食为主。

（12）禁用食物

①含钠丰富食物：如用苏打、发酵粉、碱制馒头、饼干、面包等点心，因120g碱制馒头含1g钠。肉松、咸菜、香肠、火腿、咸鱼、腐乳、雪菜等腌制品，各种含钠饮料及调味品，如番茄酱、味精、汽水、啤酒等，另外挂面、猪肾、海味、乳酪、奶油、松花蛋、香豆干、秋石等均不宜食用。糖果、葡萄干、巧克力、果仁含钠量均高。戊巴比妥钠、溴化钠、谷氨酸钠、乳酸钠、碳酸氢钠等，药物中也含一定量钠，均应适当控制。

②禁忌食用：刺激性大、产气多、含嘌呤高的食物，如浓茶、烈酒、干豆、葱、蒜、辣椒、鱼肉浓汁等，以免刺激心脏。

（13）营养与药物相互作用：低钠饮食时若过多使用利尿药极易致电解质紊乱，尤其是低钾血症，并可诱发洋地黄中毒；药物也可影响营养素摄取。

第五节　胃肠功能衰竭营养治疗

胃肠主要功能是消化和吸收各种营养素。肠功能衰竭，必然造成营养素的消化和吸收障碍，很容易致营养不良。胃肠衰竭的诊断要点是疑有应激性溃疡出血者，24h内失血超过800ml，经内镜检查确定胃肠黏膜有出血者，对这类患者应及时对原发病进行治疗，同时必须采用合适的营养治疗。胃肠本身疾病，或全身性疾病均可致胃肠功能衰竭，常见的病因如下。

一、病因病理

1. 胃肠炎症　如严重的克罗恩病、溃疡性结肠炎、放射性肠炎等，可造成广泛黏膜水肿、充血、变性，甚至坏死。严重时，病变可波及整个肠壁，炎症尚可刺激肠蠕动加快，也可造成肠狭窄，甚至梗阻。

2. 胰腺炎症　急性出血坏死性胰腺炎、肠瘘，尤其是高位肠瘘，可造成大量消化液丢失。这类疾病经胃肠进食后会加重病情导致恶化。

3. 短肠综合征　肠消化吸收面积明显不足。

4. 全身性疾病　如心、肝、肾衰竭。肠黏膜水肿、肠蠕动减弱、胃潴留，均可损伤胃肠功能。

5. 其他原因　如神经性厌食、肠梗阻等。

二、营养代谢

胃肠功能衰竭时，患者常有短期能量摄取不足和消耗增多而造成营养紊乱，处于营养不良状态。另外，胃肠功能衰竭时，因应激性溃疡的出血可造成蛋白质丢失，每丢失100ml血液，即相当于丢失3g氮，可折算为19g蛋白质。胃肠功能衰竭时内分泌将发生紊乱，体内分解代谢旺盛，合成代谢减弱。失血、组织损伤等应激状态能使交感神经兴奋，胰岛素分泌增多。胰岛素促进机体合成代谢，但上述激素有对抗胰岛素作用。此时，体内的胰岛素分泌减少，造成蛋白质和脂肪的分解代谢随之增加。所以胃肠功能衰竭时，患者难免会出现负氮平衡。小肠承担着重要消化和吸收功能。胃肠功能紊乱时，将导致大量营养素丧失，造成明显营养缺乏，故应该及时注意营养的补充，从而改善患者的营养状态。

三、营养治疗

1. 选择营养治疗方式　胃肠功能衰竭时，EN有可能加重病情，或不能满足机体对营养素的需要。营养治疗常首先应选择PN，随着疾病的好转和控制，再逐步过渡到EN。

2. 增加营养素　必须维持患者良好营养，这是保证胃肠功能恢复，促进病体康复的必要条件。通常要针对具体情况采取相应的措施，来改善营养状况，增进营养素的摄入。

3. 饮食选择　可通过各种途径供给营养素。须先从流质饮食开始，逐渐过渡到半流质饮食，直至软饭，应采用少食多餐的供给方式。

4. 禁刺激性食物　禁食酸、硬、热及辛辣如酒、辣椒等刺激性食物。

5. 可食食物　开始饮食时，可选用易消化吸收的食物，如酸奶、豆浆、豆腐脑、藕粉、杏仁茶、面糊、细烂面条、粥、菜泥、果子冻等。

第六节　呼吸功能衰竭营养治疗

呼吸功能衰竭的患者，特别是慢性呼吸功能衰竭患者常合并营养不足。主要原因为能量摄入不足及消耗增多所致。营养不足可严重影响机体的免疫、呼吸及组织修复等功能。营养治疗应满足机体的能量及蛋白质的需要。呼吸功能衰竭患者应高脂低糖饮食为主，以减轻呼吸系统的负荷，并应注意减少营养治疗时的并发症。

一、病因病理

1. 胃肠功能受损　缺氧和二氧化碳潴留是最基本的影响因素，胃肠黏膜的缺氧及二氧化碳的刺激可致严重的胃肠功能障碍。

2. 摄入不足　患者因食欲不佳，进食减少。此外，10%患者进食时血氧饱和度下降，加重呼吸困难，也成为进食减少的原因。

3. 适应机制　在呼吸功能衰竭时，机体通过系列调节机制降低体重，从而减少耗氧量，以适应受损的肺功能和低氧血症。

4. 能量需要增加（或高代谢状态）　呼吸功能衰竭患者用于呼吸耗能为1806～3024kJ（430～720kcal）/d，较正常人151～302kJ（36～72kcal）/d高10倍，此外，有些患者因发热等处于高分解状态，对营养需求更高，易出现营养不良。

5. 其他因素　情绪不佳、吸烟、营养知识不足、饮食与生活安排不当、经济条件及家庭条件限制等，也能成为营养不良的原因。

二、营养不足

1. 分型　通常临床将营养不足分为3种类型。呼吸功能衰竭患者大多属于成人干瘦型，亦有少数为混合型。

（1）成人干瘦型营养不足：其特点为人体测量指标，如体重、三头肌皮褶厚度等下降；而内脏蛋白，如血清蛋白、运铁蛋白维持在正常范围。

（2）蛋白质营养不足：特点是人体测量值正常，而内脏蛋白减少。

（3）混合型营养不足：兼有两者体征和症状。人体测量指标及内脏蛋白均明显下降，常见于病情危重者。

2. 营养不足原因　我国约60%的COPD患者合并有营养不足，较国外病例的比率为高。这类患者多属于成人干瘦型营养不足，致营养不足的主要原因有摄入量不足，胃肠功能紊乱，能量需要量增加。这是因肺顺应性下降、呼吸道阻力增加、呼吸肌收缩效率降低，从而使COPD患者的呼吸频率增加，每天的呼吸消耗能量较正常人高出10倍。COPD患者的实际体重低于理想体重10%，三头肌皮褶厚度及上臂肌围均显著低于正常人。当病情继续发展成为呼吸功能衰竭时，需要人工通气时，则常发展为混合型营养不足。人工通气后因创伤、焦虑、恐惧等刺激，使机体处于应激状态，大大加强机体分解代谢，加重营养不足。

三、营养影响

慢性阻塞性肺疾病（COPD）患者常有营养不足，随着病情的发展，一旦呼吸功能衰竭则营养不足进一步加重。营养不足降低肺通气功能和免疫功能，使患者易于发生二重感染及全身衰竭，故营养治疗适用于此类患者。

重度营养不足者气道中可发现更多的异型细胞，易受铜绿假单胞菌（绿脓杆菌）感染，营养不足可使得呼吸系统黏蛋白减少，上皮细胞复制受到限制，而增加感染机会。临床观察发现合并营养不足的患者在人工通气后发生二重感染的概率是100%。

营养不足还可以损伤T细胞的功能，表现为对李斯特菌清除能力下降，同时还使免疫球蛋白的更新能力受到损害，并影响损伤组织的修复能力。营养不足使呼吸肌贮备能力下降及易于疲劳，同时还影响通气的驱动能力，降低呼吸中枢对氧的反应。因蛋白营养不足，使得肺泡及支气管上皮细胞的复制功能受到损害，插管套管压迫部位更易于发生溃疡和出血，增加了并发症发生的概率。此外，某些电解质及微量元素，如钾、镁、磷等不足也可能致呼吸肌无力。当血清清蛋白<26g/L时，经常发生腹泻，加重营养不足，死亡率明显提高。

四、营养原则

营养治疗对呼吸衰竭急性发作的患者应该以减轻呼吸负荷，减少含蛋白组织的分解为原则，长远的目标则应使患者的体重恢复正常。进行营养治疗时应注意合理选用生热营养素，以满足代谢为准，不能增加已发生的功能不全，或已衰竭器官的负担。

五、营养治疗

1. 能量　能量供给计算，按性别、年龄和体重计算，可参考H-B方程式。

2. 生热营养素比例　糖类为总能量50%，脂肪占20%～30%，蛋白质至少18%。以给予高脂肪、低糖及优质蛋白为宜。慢性呼吸衰竭每天蛋白质需要量为1.0g/kg左右，急性呼吸衰竭人工通气者，蛋白质供给量需增加20%～50%。也可以根据24h尿素氮排出量评价其分解代谢情况及能量需要。

3. 注意补充电解质　应注意补充影响呼吸肌功能的电解质，如磷、钾、镁等。呼吸衰竭营养治疗疗法可能产生某些副作用，如呼吸性酸中毒、肝功能异常、水电解质失衡、神经精神异常等，处理的办法分别为增加通气量、监测电解质及控制血糖等。

4. 适当增加脂肪比例　在营养饮食治疗时，应适当增加脂肪的比例，尽量减少糖类的用量。因前者呼吸商为0.7，且同样重量脂肪产生能量是蛋白质和糖类2.25倍。糖类和蛋白质的呼吸商分别为1.0和0.8，即同样的糖类和蛋白质代谢时产生的二氧化碳要比脂肪多。

5. 并发症及注意事项　据报道并发症发生率10%以上，有些并发症可导致严重后果。

（1）并发症：过多补充糖类可产生大量二氧化碳，可增加呼吸负担；PN给予脂类物质过多可影响肺泡的气体交换；可致水电解质紊乱；致腹胀、腹泻；中心静脉插管还可致心律失常、血栓形成、感染等。

（2）注意事项：注意改善胃肠功能；补充量应适当；营养必须合理，不宜过多补充糖类；合理的补充方式：原则上应尽量从肠内给予，既符合生理要求，还可减少胃肠出血。

第七节　多器官功能衰竭营养治疗

多器官功能衰竭（MOF）是指2个或2个以上的器官以连锁或累加的形式，相继发生功能衰竭，但也可在严重时同时发生；是近代医学中新的临床综合征。病理生理至今尚不十分清楚，但其起因不是因各器官本身疾病或创伤，常见是因严重创伤、休克、大面积烧伤、长时间大手术、严重感染及败血症等诱发。

临床对危重患者和严重创伤患者的监测手段不断改善和抢救措施的显著进步，单一器官

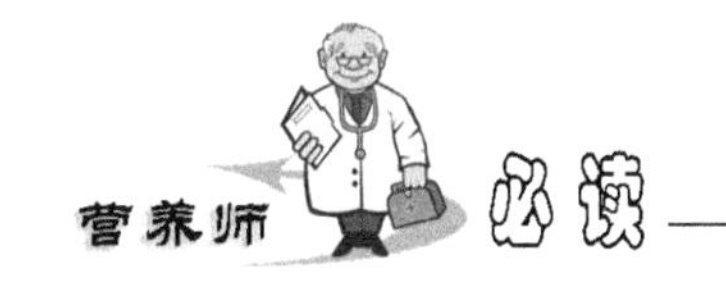

衰竭抢救存活的概率已大大增加，而多器官衰竭则是急救医学中的一个难题。多器官衰竭诊断标准不一，但总的原则一致。

一、器官功能衰竭的标准

1. *肺功能衰竭* 低氧血症需要以持续机械辅助呼吸纠正5d以上。

2. *肾衰竭* 血清肌酐持续高于176.80μmol/L（2mg%）者，而不管患者当时尿量有多少。

3. *肝衰竭* 肝有巨大存贮能力，而现用的肝功能试验不易反映出轻微改变。目前定义是血清胆红素大于34.2μmol/L（2mg%），肝功能试验酶检查超过正常值2倍。

4. *胃肠衰竭* 或应激性肠出血，疑有应激性出血者，24h内失血超过800ml，或经内镜检查确实有胃黏膜出血者。

5. *免疫系统衰竭* 正常不致侵袭性感染的细菌可造成败血症。

6. *代谢系统衰竭* 用以维持血清清蛋白水平清蛋白用量不断增加。

7. *凝血系统衰竭* 多数凝血因子缺乏，血不凝或弥散性血管内凝血（DIC）。

8. *循环衰竭* 低血压，心脏指数<1.5L/m^2。

9. *中枢神经系统衰竭* 神志减弱和抑制，仅对痛刺激有反应。

二、营养代谢

不论是何种疾病导致的多器官功能衰竭，其生理反应和代谢变化基本相似。在体内影响最大的器官和组织通常有肝、肌肉和脂肪。因生理生化的调节和利用发生明显障碍，导致代谢途径和代谢产物流向也发生改变。如蛋白质，因机体处在高分解状态，处在负氮平衡，氨基酸代谢也发生障碍。很多专家认为在多器官功能衰竭时，机体防御机制的缺陷，甚至比器官本身衰竭对机体的影响还大。对多器官功能衰竭的患者在病床旁进行观察和研究，发现心律、心脏指数、射血时间、氧耗量指数、二氧化碳排出量、呼吸商等都有改变。其生化反应有糖类变化，如血液中葡萄糖，代谢产物丙酮酸与乳酸的增加，蛋白质及其代谢产物如血中支链氨基酸，亮氨酸、异亮氨酸与缬氨酸可降低，芳香族氨基酸，苯丙氨酸与酪氨酸增加，与尿素合成有关的脯氨酸、鸟氨酸、精氨酸及尿素升高。脂肪代谢变化，如血三酰甘油增加，酮体降低，还原与氧化酮体比值β-羟丁酸与乙酰乙酸的比值升高，激素变化则为胰高血糖素与胰岛素增加，两者比值显著升高。因正常能量代谢及其代谢产物的调节发生异常变化，使体内肌肉-肝-脂肪组织的循环发生障碍，进一步影响到神经和内分泌系统。多器官衰竭时最主要的明显变化是蛋白质分解增加和合成减少，造成明显的负氮平衡，葡萄糖、丙酮酸、乳酸循环和非酯化脂肪酸循环都发生重大变化。能量供给宜偏低为佳，过量的能量供给可能会加重器官衰竭的程度，甚或导致严重后果。

三、营养原则

多器官功能衰竭时，采用一切支持和保护器官功能的措施都非常重要，但应用营养治疗纠正特殊衰竭的心、肺、肾、肝、脑组织、胃肠等功能，没有连续长期进行观察。近年研究表明，多器官衰竭发生常与营养不良、癌症、败血症等有密切关系。PN对多器官衰竭预防及预后起重要作用。

多器官衰竭患者均出现2个以上的器官功能衰竭，在制订营养治疗方案时，必须因人因病而异，无一定准则可循。总的原则是应抓住主要矛盾，兼顾其他。如果胃肠尚有部分功能，就应该充分利用，做EN的补充。根据不同的需要应用各种不同用途的氨基酸配方。应该对患者进行临床和实验监测，有条件的单位应进行ICU监测，要根据不同器官功能衰竭的程度调整各营养素的供给量，做到既能满足蛋白质、能量、维生素等全部营养素的需要，又尽可能地减少营养治疗所产生的并发症。PN是近20年来临床医学的重要进展，这种可以代替消化系统基本营养功能支持方法适应证很广，是抢救和预防多器官衰竭的重要手段，但使用不当，会发生严重并发症。所以，只要胃肠有部分功能恢复，就应开始给予EN。如国产要素饮食或管饲饮食，直至恢复口服饮食。因多器官衰竭患者营养治疗很复杂，其疾病本身预后凶险，并有其特殊性，故营养治疗尚需更进一步的探讨。

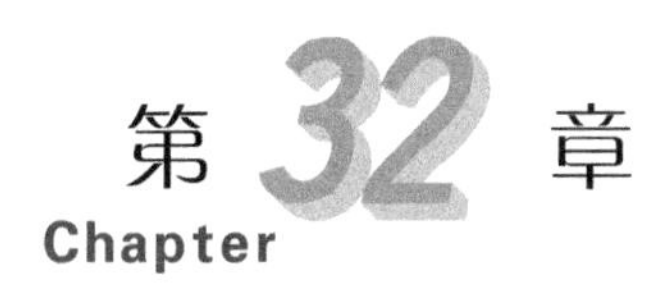

器官移植营养治疗

随着现代外科手术的发展，器官移植给许多垂危患者带来第2次生命，也是外科手术水平的标志。迄今为止，几乎所有器官都可以进行移植。在所有器官移植中，以肾移植例数最多，成功率最高。其他如肝移植、心脏移植、胰腺移植、肝肾联合移植等，均取得较为理想的效果。

第一节　肾移植营养治疗

一、概　　述

1936年，苏联为1例急性肾衰竭患者进行尸体肾移植（renal transplantation），虽只存活48h，但揭开肾移植的序幕，而20世纪50～60年代欧美国家均成功地进行肾移植手术，并长期存活，这标志着现代器官移植的开始。目前肾移植已成为终末期肾疾病的重要治疗手段。终末期肾疾病患者多存在系列营养代谢紊乱，如低蛋白血症、贫血、高脂蛋白血症、代谢性骨病等，机体处于负氮平衡，合理的营养治疗能纠正负氮平衡，提高手术耐受力，促进移植肾功能的恢复，提高移植肾的存活率，减少并发症。

肾移植后肾功能恢复及抗排异治疗最为重要。肾移植术在供受双方组织抗原有明显差别。受者淋巴细胞可辨认异体组织抗原而发生作用时，可致排异反应，术后排异反应是临床主要问题。排异反应一般分为超急性（不常见），急性（常见）或慢性。急性排异反应多出现于术后2～3周或在2个月以内，少数在半年内发生。术后控制急性排异反应最为主要。慢性排异反应多在术后数月或数年后发生。常是急性排异反应反复发作而形成，往往为隐匿性的。

肾移植后因免疫抑制剂的长期使用，不同程度地影响着机体代谢，并可造成包括血压升高，血糖、三酰甘油、胆固醇及尿酸、血钠、钾增高，血钙、镁降低，或加速蛋白质分解，致肝功能损害、白细胞减少、水肿等一系列不同程度的危害。所以，对于肾移植的患者，必须重视和了解免疫抑制剂对营养代谢带来的副作用，并采取一定的药物和相应的营养治疗措施，预防和减少免疫抑制剂致的并发症，以维持正常的生理功能。

排异反应临床症状为高血压、蛋白尿,可有进行性肾功能减退,类似肾病综合征。主要病理变化是坏死性血管炎。慢性排异反应是肾移植术的重要问题。移植肾可能产生复发性肾炎,与原发肾炎相似的病变。症状与慢性肾炎相类似。为了肾移植术后达到理想效果,在术后患者开始进食时即应注意调整营养内容,适应满足不同阶段病情的需要。

二、适 应 证

肾小球肾炎、糖尿病性肾病、高血压性肾病、遗传性肾炎、狼疮性肾炎、肾盂性肾炎等终末期肾衰竭的患者均可接受肾移植手术。这类患者通常表现为:GRF＜25ml/min,Scr>445μmol/L（5mg/L）,BUN>20mmol/L（55mg/dl）;食欲缺乏、呕吐、高血压、心力衰竭、贫血、出血、呃逆、肾性骨病、氮质血症、高尿酸血症、酸碱平衡失调等。

三、营养因素

（一）肾衰竭时机体代谢变化

1. 蛋白质代谢　对蛋白质摄入的限制常致蛋白质缺乏,出血及蛋白尿又增加了蛋白质丢失,出现负氮平衡、低蛋白血症、贫血等;同时必需氨基酸及组氨酸、酪氨酸含量下降,而非必需氨基酸含量升高,造成血浆中氨基酸比例失衡,影响蛋白质的合成并加重氮质血症,使肾功能进一步受损。

2. 糖类代谢　70%左右患者常出现糖耐量降低,胰岛素、胰高血糖素、生长激素等水平均升高,糖类代谢紊乱。

3. 脂肪代谢　血中胰高血糖素、生长激素等激素水平升高可促使脂肪动员,血浆中非酯化脂肪酸含量升高,并进入肝合成三酰甘油,再以脂蛋白的形式分泌入血,同时水解血浆中三酰甘油的脂蛋白脂酶活性下降,从而使血中三酰甘油升高,造成高脂血症。

4. 水电解质代谢　可出现水钠潴留、低钠血症、高钾血症、高镁血症、低钾血症、低钙高磷血症及代谢性酸中毒等水电解质代谢紊乱。

5. 透析时代谢　进行透析治疗时,营养素丢失增加,特别是蛋白质、水溶性维生素、钠和钾等矿物质及铁、铜、锌和硒等微量元素。

（二）肾移植后机体代谢变化

1. 移植肾功能的恢复　肾移植术后,移植肾在恢复血液循环1～60min,即开始产生尿液,同时肾的各种生理功能开始逐渐恢复,能量需求因实施了手术而有所增加,蛋白质、脂类及糖类代谢逐步得到调整。

2. 多尿期　部分患者在术后24～48h可出现多尿现象,每小时可达500～1000ml,易致脱水、低钠血症及低钾血症等。

3. 少尿期　还有一部分患者出现少尿或无尿现象,持续几天到1个月,是移植肾早期无功能的表现。出现少尿或无尿期时,临床多用血液透析治疗以等待移植肾功能恢复,此时代谢变化与移植前透析时相似。

4. 排斥反应　肾移植术后多有排斥反应发生,主要有急性排斥反应、慢性排斥反应、超急排斥反应,其中以急性排斥反应为最常见。排斥反应使移植肾的功能受到损害,机体出现蛋白质丢失,代谢产物堆积。

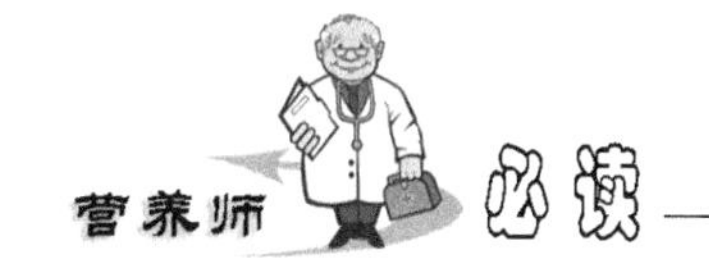

四、营养原则

目的是供给营养需要和避免增加新生肾的负担，促使其尽快恢复功能。营养治疗是保障健康、提高生活质量、延长生命的基本环节。

五、营养需要

1. 能量　依据患者病情、性别、体重、身长、体力活动、劳动强度等计算每天所需要的能量，若体重大于标准体重5%～10%，营养治疗的基本原则是控制总能量，每天按104.6kJ（25kcal）/kg体重供给，注意糖类和脂肪的摄入量。且鼓励患者参加适当的体育活动，致使体重降至低于标准体重5%，有利于血中环孢霉素A浓度维持，以减少环孢霉素A用量。凡体重大于标准体重20%，或虚弱者，应供给足够的能量，每天按167.4kJ（40kcal）/kg，使体重逐步恢复正常。成人轻体力劳动每天按125.5～146.4kJ（30～35kcal）/kg。也可提供简单的方法，用正常饮食维持理想体重。术后第2天如果已排尿即可进食。初期能量供给每天维持在6.28MJ（1500kcal）左右，如病情进展顺利，1周后可增至每天167.6～209.5kJ/kg，即每天10.28MJ（2500kcal）。要随时观察体重变动情况。不可超重过多，避免增加心脏负担。

2. 蛋白质　在能进食固体食物时，每天蛋白质限制在40g左右。经常观察患者血尿素氮、血清肌酐等肾功能化验指标，随时调整饮食中蛋白质的量。当肾功能逐渐恢复饮食蛋白质方可逐渐增加。可从每天40g逐渐增加到50g，再继续增加到60g。国外有报道曾对肾移植术后患者进行氮平衡试验，当每天供给0.75g/kg体重高生物价蛋白质时，可以达到正氮平衡。患者血浆清蛋白也能达到正常标准。当新生肾已恢复功能时，每天蛋白摄入量最高可达80g。

免疫抑制剂能加速蛋白质分解，抑制合成，使蛋白质消耗增加，故宜适当增加蛋白质的供给量，成人每天按1.0～1.2g/kg体重，感染和排异者除外。儿童为2～3g/kg体重，孕妇、乳母、营养不良及有其他消耗性疾病者可加到1.5～2.0g。从生理的角度来说，肾移植后的患者，虽然肾功能已恢复正常，但还是应注意保护自己的移植肾，不要让其增加过多的不必要的负担，也就是蛋白质的总摄入量不宜过高。氮摄入过多，也是浪费。虽可以从尿中排出，但增加肾负担。动物实验证实，喂高蛋白3个月的动物，解剖其肾，发现肾体积增大。

3. 钾盐　术后5～6d应严格限钾入量。通常摄入40mmol/d（1560mg），可与每天40g蛋白质入量相适应。根据病情可逐渐增加入量。但最好不超过50mmol/d（1950mg）。当出现多尿时则不必再限钾盐。每天供给量可大于60mmol（2340mg），但应随时观察血钾水平。注意若血钾偏低还须适当增加钾入量。

4. 钠盐　术后初期尿少要进无盐饮食数天。限钠时要考虑食物本身的含量。若尿量逐渐增多可改为低盐饮食，每天计供给45mmol（1755mg）。恢复期除合并高血压、水肿，每天可供80mmol（3120mg）。饮食中应避免无法精细计算的某些含钠食物，如加碱粉做的点心，或其他含碱面食。

5. 入液量　术后尿量增多前应限入液量，每天约限制在600ml。当患者每天排尿达600～900ml，说明移植肾已恢复生尿功能，发生急性肾小管坏死的可能已推迟。此时可逐渐增加入液量，设法维持体内水平衡。计算入液量不能忽视食物本身的含水量，否则无形中会加重患者心脏负担。

六、分期营养治疗

1. 术前准备

（1）营养治疗方式：以经口进食为主，少食多餐。对于胃肠功能不全、营养状况极差的患者也可采用PN。

（2）营养供给

①能量：应供给充足的能量，以7.53～8.36MJ（1800～2000kcal）/d为宜。

②蛋白质：应供给高生物价、低蛋白饮食，蛋白质30g/d，以乳类、蛋类、鱼类、瘦肉类为主。

③脂肪：应适量供给脂肪，占总能量35%，且增加不饱和脂肪酸供给量，减少胆固醇摄入。

④糖类：糖类是主要的能量来源，要供给足够的糖类，应占总能量的60%。

⑤维生素及矿物质：应根据临床检验结果及时补充各种维生素和矿物质。

⑥钠盐、钾盐及水：少尿或无尿时应控制水及钾的入量，但用利尿药时应注意钾的补充；高血压及水肿时应限制钠的摄入。

（3）透析患者处理：采用透析治疗的患者应适当提高能量、蛋白质的供给，总能量在146kJ（35kcal）/（kg·d）以上，蛋白质1.0g/（kg·d）。

2. 术后前期饮食治疗　术后前期的饮食治疗极为主要，其正确与否，与患者肾功能的恢复有密切关系；通常应按以下的过程进行。

（1）术后早期：术后第1～2天，应禁食，因手术、麻醉，肠蠕动尚未恢复正常，进食可致腹胀。

（2）术后初期：术后第2～3天时，患者已经肛门排气，可给予无蔗糖或3%低蔗糖优质低蛋白流质。此时患者的肾功能尚未完全恢复正常，应适当限制蛋白质摄入。因泼尼松龙开始应用的剂量较大，70例患者中有42例（61%）在术后第8天出现不同程度的高血糖，尤其在术后第3～5天。故饮食中必须尽量限制单糖和蔗糖及其制品摄入，且过甜的流质、牛奶等可加重腹部胀气感。因腹部手术后肠蠕动缓慢，又因卧床休息，多食产气的食物可致腹胀，增加伤口疼痛，影响进食。注意多用复合糖类，如藕粉、麦淀粉等作为能量来源。因术后2～3d还处于多尿阶段，水和电解质不必限制，食盐通常每天5～8g，特殊情况例外。每天流质供给能量2.09MJ（500kcal）以上，蛋白质24g，其中优质蛋白质占80%以上。

（3）术后试餐期：术后3～5d为试餐阶段，此时患者的肾功能已恢复正常，给予易消化、无刺激、质软的半流质饮食，每天供给能量6.28～7.11MJ（1500～1700kcal），蛋白质55～60g，食盐4～5g。

（4）术后恢复早期：术后5～7d后直至2～3个月，因常规免疫抑制剂的使用，患者的食欲通常很快改善，应尽早给予优质蛋白高维生素低盐饮食，根据食欲和体重每天供给能量146.4～221.8kJ（35～53kcal）/kg体重，蛋白质1.6～2.4g，多补充含维生素丰富的新鲜蔬菜和水果，水果通常不超过250g/d，并多补充逐水利尿含脂肪的鱼类，如黑鱼、鲤鱼、鲫鱼及冬瓜等食物。为了预防免疫抑制剂所致的高脂血症，以降低移植肾血管和全身血管粥样硬化及斑块形成，给予高纤维素的食物，如燕麦50g/d。食物纤维可影响钙盐的吸收，而免疫抑制剂除能抑制肠内的钙吸收外，并能增加钙的排出，故一定要注意钙的补充。每天牛奶220～450ml，鸡蛋则根据血清总胆固醇水平，每天或隔天1个。

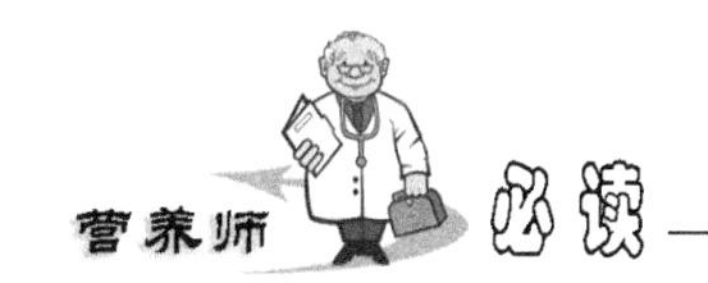

尿毒症患者因长期疾病及额外透析疗法丢失等致术前营养状况较差，或很差，加上手术损耗、出血、禁食及术后免疫抑制剂的常规应用，尤其在初期，蛋白质分解代谢增强，合成减少，患者处于严重负氮平衡状态，影响伤口愈合，有资料报道肾移植患者术后平均每天丢失氮量约为18.5g，比术前平均增加90%，其氮丢失量与三度烧伤面积达50%患者相当。此时应根据肾功能恢复和食欲好转情况，抓紧时间补充高蛋白食物，但不能忽略主食摄入，这对于改善负氮平衡和促进伤口愈合有积极意义。可使肾功能正常，如血肌酐在140μmol/L以下。在食欲改善时及早补充高蛋白饮食，对促进伤口愈合起着重要的作用。

3. 术后恢复期饮食治疗　术后2～6个月，免疫抑制剂用量通常为每天泼尼松15～20mg，环孢霉素A根据患者的病情和体重及血液中环孢霉素A的浓度给药，若无明显排异和感染时，蛋白质可按每天1.3～1.5g/kg体重；能量根据标准体重，简单计算方法为标准体重等于身长（cm）减去105。

（1）体重低于标准体重：体重低于标准体重10%～20%时，每天按146.4～188.8kJ（35～45kcal/kg）提供能量。有位身长170cm，体重为55kg患者，每天供给的能量为10.8MJ（2600kcal），蛋白质为97.5g，推荐的每天摄入食物量及食物组成有牛奶220ml，中等大鸡蛋1枚，太仓肉松5g，猪排100g，黑鱼175g，蔬菜450g；谷类，包括燕麦片50g，馒头100g，大米250g，团粉10g，薏苡仁20g；植物油35g，食盐3～4g，苹果200g；服用环孢霉素A时可食用苏打饼干60g，全脂奶粉15g。

（2）体重等于标准体重：体重等于标准体重时，通常每天按125.5kJ（30kcal）/kg左右提供能量。如身高170cm，体重为65kg，每天供给能量为8.16MJ（1950kcal），蛋白质为91.0g，推荐的每天摄入食物量及食物的组成如下：牛奶 220ml，中等大鸡蛋1枚，太仓肉松5g，猪瘦肉100g，黑鱼150g，蔬菜500g；谷类，包括燕麦片50g、馒头50g、大米200g；植物油30g，食盐3～4g，梨 150g；服用环孢霉素A时可增加食用苏打饼干60g，脱脂奶粉15g。

（3）体重大于标准体重：体重大于或等于标准体重10%时则应限制能量摄入，通常每天按 104.6kJ（25kcal）/kg左右提供能量。如身高170cm，体重为72kg的患者，每天供给的能量为7.11MJ（1700kcal），蛋白质为84.0g，推荐的每天摄入食物量及食物组成有牛奶220ml，中等大鸡蛋1枚，太仓肉松5g，猪瘦肉100g，黑鱼150g，蔬菜500g；谷类，包括燕麦片40g、馒头50g、大米150g；植物油25g，食盐4～5g，梨 150g；苏打饼干60g，脱脂奶粉15g。

七、营养治疗注意事项

肾移植后需抗排异治疗，免疫抑制剂必须终身应用。泼尼松的维持剂量通常为每天10～15mg，环孢霉素A的用量，根据病情等逐渐减量。肾移植后的患者经前期和恢复期积极补充营养，使患者长期营养不良状态得到进一步纠正和改善，进入维持正常营养阶段，此阶段的病情特点是肾功能持续正常，病情稳定，无排异、无感染等并发症，且大部分患者可恢复工作。因免疫抑制剂的营养影响，营养治疗原则必须根据免疫抑制剂应用标准，结合病情和劳动强度而定。

1. 豆和面制品供给　豆类及豆制品和面制品的供给，如肾功能稳定，血肌酐持续在140μmol/L以下，血红蛋白、血浆清蛋白、肝功能稳定在正常范围，没有明显的感染、排异，健康状况良好的患者，可在术后3～6个月后进食豆类及面、豆制品，每天低于50g。豆类包括黄豆、赤豆、绿豆、蚕豆、毛豆、青豆、黑豆等，豆制品包括豆干、豆腐、油豆腐、百叶、素鸡、腐竹、豆腐衣、臭豆腐、红腐乳、蚕豆芽、黄豆芽及豆酱等。面制品包括水面筋、油面筋等。因豆腐、豆腐脑、黄豆芽、新鲜蚕豆、小豌豆等含蛋白质在5%～8%，可适当增加用量。含蛋白质4%以下的刀豆、豇豆、豌豆苗、绿豆芽、扁豆等蔬菜及豆酱，可以随意选用。

2. 低盐饮食　术后前期及恢复期除给予流质饮食1～2d外，均需供给低盐饮食，每天供给食盐3～4g，或酱油20ml。因90%的患者在术前有高血压病史，且致左心肥厚，甚至心力衰竭等。术后大部分患者因疾病和免疫抑制剂的应用等原因，都有不同程度的高血压，有些可以用药物控制，少数用药难以控制。此外，少数患者因低蛋白血症等出现水肿，故建议在术后半年恢复期内，给予低盐饮食，有利于高血压的病情恢复。特殊情况例外。长期饮食中含钠量需要根据有无水肿、高血压及尿量而定。若有水肿，或高血压，或尿量少，继续低盐饮食，若无上述情况，饮食则应偏淡，全天食盐6～8g。普通饮食每天为10～15g，因小剂量的免疫抑制剂有轻度保留水钠的作用，腹泻时给予高钠饮食，防止低钠血症。

3. 严格限制简单糖　单糖和双糖及其制品的使用量，最好不用。水果每天150～200g，通常以不超过250g为宜。在使用泼尼松时，多食水果，易使血糖升高。半夜如有饥饿，可在睡前吃些水果。此外，在长期使用免疫抑制剂的情况下，多食单糖或双糖及其制品，容易诱发药物性糖尿病。

4. 限制豆制品　术后3～6个月，忌用豆类及其制品和含蛋白质高的面制品。之后，可根据病情给予豆类及其制品等。详见长期饮食治疗的有关内容。

5. 限制胆固醇　因免疫抑制剂可致高脂血症，可致动脉硬化。因此饮食易清淡，防止油腻，不要食用油煎、炸的食物，且必须限制含胆固醇高的食物摄入，如动物内脏、蛋黄、猪蹄、软体鱼、乌贼鱼等。同时须增加食物纤维的供给，如燕麦片等。

6. 忌用提高免疫功能食物　忌用提高免疫功能的食物及保健品，如白木耳、黑木耳、香菇、红枣、蜂王浆及人参等，患者在使用各种保健品时应谨慎从事，以免降低环孢霉素A的免疫抑制作用。

7. 注意补钙　免疫抑制剂可抑制肠钙的吸收，增加排出，长期使用可导致骨质疏松，进而产生骨质软化。患者常出现骨和关节疼痛、腰痛、腰酸、小腿抽筋，手足抽搐等。除了补充牛奶外，还要多食用其他含钙丰富的食物，如牛奶制品、鱼罐头、小虾皮、浓骨头汤及绿叶蔬菜等。含钙食物来源以奶制品为最好，不但含钙高，而且吸收率也高。维生素D能促进钙的吸收，皮肤中存在的7-脱氢胆固醇，在阳光紫外线照射下，形成前维生素D_3，然后再转化为维生素D_3，故增加户外活动，使皮肤在太阳光照射下，可以促进钙的吸收。

8. 选择复合糖类食物　采用高蛋白饮食的同时，必须吃糖类丰富的食物，如米饭、面条、馒头、面包、藕粉等。如果食欲不佳，只吃富含蛋白质的食物而不吃主食，则摄入的蛋白质在体内不能发挥蛋白质的主要作用，而转变为能量消耗，对健康有害无益。故在食用动物性食物，如鸡、鸭、鱼、肉、蛋时，必须同时食用米饭、面条、馒头、面包、藕粉等，同时应该供给平衡饮食。此外，患者食欲不好时，不要太勉强，通常可吃八九成饱，也可以少食多餐。

9. 防止体重过重　防止后期体重增长过快，通常在术后1～2个月时增加较快。消瘦者如术后体重增长大于标准体重10%时，主食需适当控制，蛋白质适当减少，以防短期内体重增长过快，影响体内环孢霉素A的浓度，而增加环孢霉素A的用量。术后体重最好能维持在低

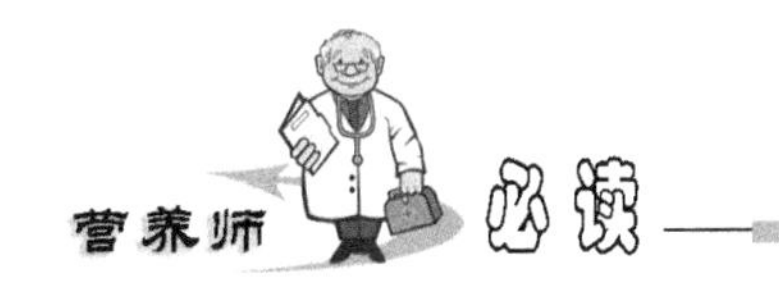

于标准体重5%的范围内。

10. 注意饮食卫生　因免疫抑制剂的使用，机体免疫功能低下，故选择食物一定要新鲜、质量好，忌用腐败变质的食物。烹调食物时，要切成小块，烧熟煮透，避免外熟里生，尽量不要吃外买的绞碎的肉。若要用剁碎的肉，一定要现剁现吃，尤其在炎热的夏季或使用免疫抑制剂用量增加，或用冲击剂量时，更应注意。此外，容器、碗要消毒，防止免疫功能低下时致的胃肠感染，而致腹胀、呕吐和腹泻等。

八、术后肾功能不全饮食治疗

1. 营养原则　肾移植后因各种排异反应或肾供血不足，或环孢霉素A对肾的毒性反应等种种原因，都可致肾功能不全或肾功能恢复缓慢。当肾功能不全时，主要通过合理的营养治疗，结合多种免疫抑制剂的临床应用及剂量调整等药物治疗，达到既能减轻肾负担，又能给予患者较好的营养治疗，保障患者在使用大剂量免疫抑制剂时，安全度过感染关。

2. 营养治疗　肾移植后发生肾功能不全，营养治疗的主要矛盾是蛋白质的供给。既要考虑大剂量免疫抑制剂抗排异反应，致蛋白质分解加强，合成抑制，患者处于严重的负氮平衡状态，出现低蛋白血症、腹水等并发症，又要考虑减轻肾负担。因此蛋白质的供给必须结合病情，根据临床症状和化验结果及时恰当地给予调整，具体方法如下。

（1）肌酐正常：当血肌酐140～160μmol/L时，每天摄入蛋白应适量，据病情可给优质高蛋白质、低盐饮食。以下所指高蛋白质饮食均为优质高蛋白饮食。

（2）肌酐偏高：当血肌酐为160～180μmol/L临界高值时，通常不给高蛋白饮食。如患者有低蛋白血症、腹水时，必须在监测血肌酐的前提下，谨慎使用高蛋白质饮食。或在忌豆制品、低盐饮食的基础上，采用静脉补充清蛋白或血浆，以提高血浆清蛋白水平，减轻组织水肿。也可以口服与静脉营养同时应用，互相补充。

（3）肌酐增高：当血肌酐为180～300μmol/L时，不宜使用高蛋白质饮食，以避免增加肾负担，导致肾功能进一步恶化，或影响肾功能恢复。通常给高能量、优质蛋白质、低盐饮食，蛋白质每天按1.0～1.2g/kg体重，能量为146.4～188.3kJ（35～45kcal），根据体重和食欲及病情供给。

（4）肾功能差：当血肌酐为300μmol/L以上时，则应采取高能量、优质蛋白质麦淀粉低盐饮食，以减少非必需氨基酸摄入，保证利用率高、吸收好的必需氨基酸。在急性排斥阶段，应尽量减少精氨酸摄入，以降低急性排斥反应，每100g大米含精氨酸554mg，富强粉为412mg，而麦淀粉为22.86mg。在正确使用免疫抑制剂的前提下，根据“以脏补脏”的原则，用猪肾加麦淀粉饮食，可大大减少食物精氨酸摄入，以减轻急性排斥反应。曾有4例发生急性排斥反应的患者，采用猪肾麦淀粉饮食，分别经60d、24d、23d和18d，疗效显著，肾功能恢复正常。在用猪肾期间，定期测定血脂、尿酸，一旦肾功能好转应及时停用，以免发生其他不良反应，若出现高胆固醇、高尿酸血症，应停止用猪肾。

（5）维持性血液透析：如果采用维持性血液透析，每周2或3次，蛋白质的供给量为每天1.0～1.2g/kg；若进行间歇性腹膜透析，则为1.2～1.5g/kg体重，其中优质蛋白质占60%～70%。最好能说服患者接受麦淀粉治疗，每天1或2次，有利于肾功能恢复，其他营养治疗原则见血液透析或腹膜透析疗法。

第二节 肝移植营养治疗

一、概 述

肝移植（liver transplantation）是目前治疗终末期肝病最有效的手段，第1例肝移植是美国在1963年做的原位肝移植。随着免疫抑制剂的出现、外科技术的发展，肝移植生存率明显提高，适应证范围亦增宽，而UW保存液（University of Wisconsin solution）的研制成功及移植肝所获取的新技术不断出现，使肝源问题得到进一步解决。对肝移植基础理论及临床实践研究表明，营养因素在肝移植中有重要作用，合理营养治疗能改善患者营养状况，纠正负氮平衡，增加患者抗病能力，并能使其内环境得到恢复和稳定，减少术后并发症，提高肝移植成功率。

二、适 应 证

1. *成人肝移植适应证* ①终末期良性肝硬化：酒精性肝硬化，坏死后肝硬化，慢性病毒性肝炎，原发性肝汁性肝硬化等；②代谢性疾病：肝豆状核变性、糖原累积病等；③急性或亚急性肝衰竭：如各种肝炎病毒、毒物所致的暴发性肝衰竭；④先天性酶缺陷所致的代谢性疾病：遗传性草酸盐沉积症、Crigler-Najjar综合征及低密度脂蛋白受体缺陷病等；⑤由肝血管异常所致的综合征；⑥多囊肝；⑦肝癌。

2. *儿童肝移植适应证* 为肝外胆道闭锁，另外还有代谢性疾病如α_1-抗胰蛋白酶缺乏病、糖原累积病等及暴发性肝衰竭，肝内胆汁淤滞症等。

3. *其他* 临床将患者出现营养不良、凝血功能障碍、顽固性腹水、静脉曲张及肝性脑病等严重肝衰竭和与门静脉高压有关的并发病作为肝移植手术的适应证。

三、营养因素

（一）肝代谢特点

肝是体内物质代谢的枢纽，与糖类、脂肪、蛋白质、维生素及激素等的代谢密切相关，还具有分泌、排泄和生物转化等重要功能。

1. *蛋白质代谢* 食物中蛋白质经消化分解成氨基酸，吸收入血经门静脉进入肝，肝可利用这些氨基酸合成蛋白质；同时肝又含有氨基酸分解代谢的酶类，被肝摄取的氨基酸可经转氨基、脱氨基、转甲基、脱巯基、脱羧基等作用，转化为酮酸等物质，可经糖异生作用转变为糖类，也可氧化分解供能。除支链氨基酸主要在肌肉组织分解代谢外，其他氨基酸，特别是芳香族氨基酸都主要在肝分解代谢。

2. *脂类代谢* 肝可将葡萄糖合成脂肪酸、三酰甘油、磷脂和胆固醇，进一步合成极低密度脂蛋白和高密度脂蛋白入血。肝亦能分解三酰甘油和脂肪酸而产生酮体，酮体可为肝外组织如脑、肌肉和心脏组织等供能。肝是产生酮体的重要器官。

3. *糖类代谢* 肝具有糖原合成与分解能力，它也是糖异生的主要器官。进食后血糖浓度增高，肝合成糖原并贮存，其余的葡萄糖则转化为脂肪；血糖降低时如饥饿时，肝糖原又分解成6-磷酸葡萄糖，并在葡萄糖磷酸酶的催化下，水解成葡萄糖，甘油、氨基酸、丙酮酸及乳酸等通过糖异生转化为糖原或葡萄糖，从而保证血糖浓度持续稳定。

4. *矿物质代谢*　肝糖原合成时须钾离子参与，此时钾离子进入肝细胞中而使血钾下降；肝糖原分解时肝中钾离子则被释放入血使血钾升高。肝是含有铁、铜、锌、锰等酶类，如血浆铜蓝蛋白、SOD等的合成、分解、贮存的主要场所。

5. *维生素代谢*　肝是维生素吸收、贮存及转化的重要场所，脂溶性维生素的吸收需要有胆盐存在；脂溶性维生素和维生素B_{12}在体内主要贮存于肝；肝还是多种维生素代谢的重要场所，如胡萝卜素转化为维生素A，维生素D_3羟化，维生素PP合成NAP^+或$NADP^+$，泛酸合成辅酶A等。

6. *胆汁酸代谢*　肝能分泌胆汁并贮存于胆囊，正常情况下每人每天可分泌300～700ml。胆汁的主要成分为结合型胆汁酸卵磷脂、胆固醇、胆红素、磷酸酶等，其中胆汁酸以钠盐或钾盐形式存在，又称胆盐。胆汁酸是在肝细胞内由胆固醇转变生成，胆固醇被清除。胆汁酸分子具有亲水性和疏水性，可促进脂肪形成微粒，有利于脂肪的消化；同时还可维持胆汁中胆固醇溶解度，防止胆固醇结石产生。胆汁酸代谢在体内存在着肝肠循环；进入肠内的胆汁酸在参与脂肪消化过程后，可被回肠末端重吸收经门静脉回到肝，再以胆汁形式排入肠内。

7. *胆红素代谢*　胆红素是胆汁主要色素，对人体具有毒害作用，主要来自血红蛋白血红素铁卟啉环，在血液中与血浆清蛋白结合进行运输。肝可摄取胆红素并使之与载体蛋白结合，再经葡萄糖醛酸转移酶等作用，最终随胆汁排出。

（二）肝移植后代谢改变

肝移植患者多为终末期肝病，移植后的肝其功能不会立刻完全恢复。因此肝移植后机体内糖类、脂肪、蛋白质等的代谢均发生改变。肝糖原在术后很快被消耗，而肝内糖原异生作用在没有恢复前易出现低血糖现象。因肝对胰岛素的灭活作用低下，同时机体处于应激状态，血中儿茶酚胺、胰高血糖素等水平增高，若此时给予大量葡萄糖，会出现高血糖和胰岛素抵抗现象。机体在应激状态时分解代谢亢进，在儿茶酚胺等激素作用下。肌肉组织大量分解产热供能，并产生氨等代谢产物，而肝对氨的处理能力没有完全恢复，使氨等有毒物质在体内堆积，肝对芳香族氨基酸的代谢能力不全，使血浆中芳香族氨基酸水平明显高于支链氨基酸，血氨的升高及血浆氨基酸比例的失衡易诱发肝性脑病。此外，脂酶激活，使脂肪组织动员，大量的脂肪分解供能，同时使血中三酰甘油、非酯化脂肪酸、酮体等增加。

四、营养原则

肝移植的患者多存在营养不良、肝性脑病、腹水等。术前营养治疗能改善其营养状况，有利于治疗肝性脑病和纠正腹水，提高手术耐受力。术后营养治疗有利于纠正负氮平衡、减少并发症、促进机体康复。

（一）成人

1. *术前准备*

（1）营养供给量：能量应达到125～146kJ（30～35kcal）/（kg·d），蛋白质为1.0～1.2g/（kg·d），当出现肝性脑病时应将蛋白质减少至0.5g/（kg·d），然后逐步加至1.0g/（kg·d），适当提高支链氨基酸的供给量；脂肪应占总能量的30%～35%；糖类占总能量的50%～55%；水1000～1500mg/d；氯化钠2～3g/d；钙800～1200mg/d；并适当补充各种维生素及微量元素。

（2）供给途径：经口进食应为首选，少食多餐。对不能采用经口进食者也可采用管饲。为减轻肝负担，宜选择低脂要素营养制剂。对于胃肠功能有严重障碍、有消化道出血及严重营养不良的患者可采用PN。

2. 术后恢复

（1）术后早期的营养治疗：术后患者静息代谢率有所增加，但能量供给不宜过高，以免加重移植肝的负担。通常以125～146kJ（30～35kcal）/（kg·d）为宜，或根据BEE × 活动系数 × 1.25推算出每天能量需求；蛋白质可按1.0～1.5g/（kg·d）供给，术后血浆中氨基酸的比例一般可恢复。适当增加支链氨基酸供给可达到节氮目的，同时还可减少肝脂肪变性；移植肝糖代谢功能恢复约在术后6h开始，糖类仍是肝移植患者主要的供能物质，占总能量50%～55%；水、电解质可根据患者实际情况供给，并补充各种维生素和微量元素。

因术后机体胰岛素、胰高血糖素、肾上腺素等激素水平升高，并出现胰岛素抵抗现象，血糖多偏高，故应适当增加脂肪，特别是中链脂肪酸的供给量，应占总能量的30%～35%。术后机体处于应激状态，同时临床又应用大剂量的糖皮质激素，此时不宜给予过多的糖类，而应适当提高脂肪的供给量。

在术后3～4d即可进流食，并逐渐过渡到半流食，再逐渐增加食物的浓度和量，直至完全经口进软食或普食。对于衰弱且不能自主进食的患者，可采用管饲要素饮食、匀浆饮食，一旦能经口进食则鼓励经口进食。术前就存在严重营养不良或消化道功能不全及各种原因不能进行EN时，可采用PN，但应加强临床监测，尽量缩短PN时间，以避免肠黏膜萎缩、肠内细菌移位、胆汁淤积等症。如术后出现并发症则应及时调整营养方案以满足机体代谢的改变并保护受累脏器，如大量糖皮质激素治疗排斥反应时会致机体蛋白质分解亢进，应增加蛋白质的供给；出现肾功能不全时应限制蛋白质、钾、钠和水的摄入；严重腹胀、腹泻、消化性溃疡或腹腔出血时应选择PN。

（2）术后长期营养治疗：术后长期营养治疗目的是预防与营养相关的远期合并症，如肥胖、高脂血症、高血压、糖尿病、骨质疏松症等。能量为125～146kJ（30～35kcal）/（kg·d），蛋白质1.0～1.2g/（kg·d），糖类占总能量55%～60%，脂肪占30%。同时，注意补充各种维生素和矿物质。

（二）儿童

儿童肝移植术前、术后均应适当地增加能量及蛋白质供给，供给量为110%～150% RNI，以纠正负氮平衡，满足机体生长发育的需要。

（三）食物选择

1. 宜食食物　乳类及其制品、豆类及其制品、鱼肉等富含优质蛋白的食物。新鲜蔬菜、水果等富含维生素和矿物质的食物。饮食要清淡，菜肴加工应采用蒸、煮、炖、煨等方式，使食物易于吸收。主食选择面包、馒头、花卷、包子等发酵面食。术后早期可管饲百普素，以减轻移植肝的负担。

2. 忌食食物　忌食动物油脂、油炸食物。不可暴饮暴食，1次大量摄取食物，易加重肝负担。少用辛辣刺激性食物。绝对禁酒。

第三节　骨髓移植营养治疗

骨髓移植是将健康人骨髓移植给患者，使其造血干细胞持久地在受体骨髓腔内分化增殖，从而恢复其正常造血和免疫功能。但是移植前预处理阶段时大剂量化疗，超致死量放射疗法，其毒性作用及移植后排斥反应和移植物抗宿主病（GVHD）等，均可能给患者生命带来极大的危险，故目前骨髓移植仅限于在预后较差和治疗困难的疾病中选择应用。在饮食治疗方面应根据骨髓移植的各个阶段及病情的轻重不同进行饮食治疗。

一、营养原则

在预处理时，多出现消化系统反应的症状，应给予低脂少渣、细软易消化食物，少食多餐，保护胃肠功能。以后随着病情恢复逐渐增加量，给予无菌、高能量、高蛋白、高维生素饮食。

二、营养治疗

1. *根据照射剂量调配饮食*　应根据患者所受照射剂量的大小，病情轻重、病程阶段及个体差异来进行营养治疗及饮食配制。

2. *供给足够营养*　给予高能量、高蛋白、高维生素饮食同时要注意生热营养素之间的分配比及氮热比值要合理。

3. *注意烹调方法*　给予细软易消化的食物，避免机械性和化学性刺激的食物，少食多餐，饮食量要逐渐增加，以保护胃肠功能。

4. *供给无菌饮食*　因急性放射病患者白细胞数量明显减少，吞噬能力下降、抗体减少、免疫功能减低，极易发生感染，故所进食的食物须经微波炉消毒处理后食用。

5. *放疗时饮食*　在接受骨髓移植前，通常要进行超大剂量的放射治疗，以彻底摧毁患者自身的免疫功能。在接受移植后，体内重新建立起新的免疫系统。这与通常意义的放射治疗不同。通常的放射治疗是区域性治疗，是通过数十次的分次照射来治疗疾病的，通常反应不大，患者都能耐受。放射治疗会消耗某些体力及能量，故在放射治疗时应注意营养补充，保证足够蛋白质及能量即可。除照射腹部时，可能有食欲缺乏，甚至还可能有恶心、呕吐外，其他部位无明显的食欲缺乏，在饮食方面不必过多限制，可采用少量多餐，供给营养丰富食物。并注意色、香、味、形，以促进食欲，满足机体营养需要，促使早日康复。

6. *食物选择*　配制饮食时要注意食物用量，不应超过患者的耐受量，否则易致消化吸收不良，特别是假愈期患者食欲较好，饮食量更应注意逐渐增加。同时要注意饮食性质，以少渣极细软的高蛋白半流质饮食为宜，可给予牛奶、鸡泥、蒸蛋羹、汆小肉丸等。各种食物均应切碎煮烂，不用易产酸产气的、生冷的、油煎炸的及食物纤维多的食物，以减少对消化系统刺激。烹调方法采用蒸、煮、汆、烩、炖、焖等。匀浆饮食呈糊状，极易消化吸收，且渗透压不高，对胃肠黏膜无刺激，可起到保护胃肠的作用。在选择食物方面可选择具有抗氧化活性的及对辐射损伤有防治作用的食物，如牛奶、鸡蛋、猪肝、花菜、卷心菜、茄子、扁豆、胡萝卜、黄瓜、番茄、香蕉、苹果、酵母等。

第四篇

营养管理篇

合理营养是每天从饮食中获得的营养素要种类齐全,数量充足,比例合理,以满足机体代谢的需要;合理营养是人们获得健康的基本手段。对于大众来说,正常人营养是社区营养研究的内容。社区营养目的是用一切有益的科学理论、技术和社会条件、因素和方法,使限定区域内各类人群营养合理化,提高其营养水平与健康水平,改善其体力和智力素质。各项工作必须科学化、标准化、规范化,要有一套组织健全的科学的管理制度。营养政策或法规必须要有人来落实,在医院就是营养科和营养师,在社区就是公共营养师。本篇主要介绍营养管理的有关内容。

第 33 章
Chapter

合理营养与饮食

合理营养是指每天饮食中获得的营养素要种类齐全、数量充足、比例合理，以满足机体代谢的需要；合理营养是人们获得健康的基本手段。对于不同的人群而言，合理营养的含义有所不同，以上为健康人的合理营养的定义；而患者则首先应符合临床治疗的原则，如尿毒症患者必须限制蛋白质和钠的供给量，有关内容已在第三篇中介绍。

正常人营养是社区营养（community nutrition）所研究的范围，是研究如何适应现实社会生活来解决人类营养问题的理论、实践和方法。密切结合生活实际，是以人类社会中某一限定区域内各种人群作为总体，从宏观上研究解决其合理营养与饮食的有关理论、实践和方法学的边缘学科。所谓限定区域的各种人群，是指有共同的政治、经济、文化及其他社会生活特征的人群范围，如1个居民点、乡、县、地区、省，甚至1个国家。所研究问题的着眼点，一是强调限定区域内各类人群综合性和整体性，二是要突出研究解决问题的宏观性、实践性和社会性。

社区营养目的在于应用一切有益的科学理论、技术和社会条件、因素和方法，使限定区域内各类人群营养合理化，提高其营养水平与健康水平，改善其体力和智力素质。社区营养所要研究的内容，既包括限定区域内各种人群的营养供给量、营养状况评价等纯自然科学问题，也要研究人群食物结构、食物经济、饮食文化、营养教育、法制与行政干预等对居民营养有制约作用，与自然科学相结合的社会条件、社会因素等问题。主要是从社会生活出发，着眼社会人群总体，从营养科学与社会条件、社会因素相结合上，研究解决居民营养问题。

第一节　关于“推荐的每日膳食中营养素供给量”及其制定依据

饮食营养供给量也称饮食营养供给量建议（recommended dietary allowance，RDA），在我国称作“推荐的每日膳食中营养素供给量”，也有人称其为营养素供给量标准。是由各国行政当局或营养权威学术团体，根据营养科学发展，结合若干具体情况，向人们提出的社会各人群每天饮食中应含有能量和各种营养素种类、数量的建议。在第一次世界大战后，国际联盟及某些国家都曾提出RDA，1939年中华医学会提出我国第1个RDA，2000年以前执行的是中国营养学会1988年修订的建议。各国RDA通常每4～5年修订1次。RDA的基础是营养生理需要量，为更好地理解其之间关系，下面对其分别加以说明。

一、营养生理需要量

RDA制定基础是营养生理需要量（nutritional requirement），是指能保持人体健康，达到应有发育水平和能充分发挥效率地完成各项体力和脑力活动的、人体所需要的能量和各种营养素的必需量。制定生理需要量的原则依据许多不同的主张，各营养素之间也有不同的考虑。但都是人群调查验证和实验研究2大方面，两者结合起来则较为全面。属于前者的如调查确定是健康人群，常年从饮食中实际摄取量（如能量需要量）就是其需要量；对临床有明显营养缺乏或不足者，通过食物补充营养状况得以恢复，由此估计需要量。属于后者的如广泛应用的氮和钙平衡试验等，即确定为补偿人体正常代谢所必然损失的量，达到该营养素在体内平衡；水溶性维生素类常利用饱和量作为生理需要量，但维生素C有饱和量与最低需要量，两者相差甚远，分别为100mg/d和6.5mg/d，用两者的折中量作为生理需要量。

二、饮食营养素供给量

生理需要量是按机体需要制定，营养供给量则是根据饮食而提出的，对特定人群适宜摄取量，是在生理需要量基础上，考虑人群安全率而制定。安全率通常包括同一人群个体差异、应激等特殊情况下需要量波动、食物消化率、烹调损失及各种食物因素和营养素间相互影响等，并且还兼顾社会、经济条件等实际问题。故饮食营养供给量略高于营养生理需要量，但对能量不主张再增加。

饮食营养供给量是考虑社区营养实际问题的直接依据。营养上主张合理饮食或平衡饮食，是指全面达到营养供给量的饮食。首先，这样的饮食应该是使摄食者能量和营养素达到生理需要量；其次，是在各种营养素建立起生理上的平衡。如生热营养素作为能量来源比例平衡；能量消耗量和在代谢上有密切关系的维生素B_1、维生素B_2、维生素PP间的平衡；蛋白质中必需氨基酸的平衡；饱和与不饱和脂肪酸的平衡；可消化糖类与食物纤维的平衡；成酸性和成碱性食品及动植物性食品的平衡等。

既保证人体得到能量和各种营养素生理需要量，又要保持其平衡，是制定饮食营养供给量基本原则。但各国和不同学术团体所建议的供给量标准，所含营养素种类上和某些营养素数量上都有不同，有的差别还很大，这是因为在制定营养素供给量标准时，还存在着实际条件、方法学和学术观点上的某些差别。

在制订饮食营养供给量时，对性别、年龄考虑各国间也存在差别。对男女性别差异，我国在出生后即加以区别，WHO建议和美国RDA则从11岁开始有区别，日本则从1岁开始男女即分别规定供给量，成年年龄段，我国定为18～44岁，美国定为23～50岁，日本定为20～60岁。

三、供给量制定及其依据

如前所述，制定营养生理需要量和饮食营养供给量，主要是应用人群调查验证和实验研究两种类型的许多具体方法，得出具体人群与个体需要量和供给量。社区营养宏观要求，常是利用既有资料，按一定公式或相互关系求得概略的数据，对人群具有广泛适用性的结果，称为需要量和供给量。下面以能量、蛋白质为例，具体介绍可供参考的RDA制定依据。

能量消耗（A）主要用于基础代谢（B）、生活活动和劳动消耗［以其相当基础代谢的若干倍，即活动指数（X）表示之］及食物特殊动力作用［（SDA），以相当于1d基础代谢所需能量10%，即B/10表示之］。所以A=B+BX+10%B。此式所需的数据是基础代谢（B）和活动指数（X）。前者以不同年龄、性别、体重等分别列出其数据，后者可由能量消耗实测值得出。也可参照美国1989年采用WHO建议的活动指数。具体数值见表33-1。

表33-1　WHO建议的活动指数

性别	极轻	轻	中	重	极重
男	1.3	1.6	1.7	2.1	2.4
女	1.3	1.5	1.6	1.9	2.2

蛋白质供给量制定，从观点到方法，以至数量水平，曾存在明显分歧，时至今日，此问题仍不能说已经解决。一种观点认为蛋白质供给量是中等生活水平以上，能保持健康并进行正常活动人的实际摄入量，在生理上是安全的，人摄入此数量在感官上、心理上也得到满足。此数量每人100g/d左右；另一种主张认为，人们可以在摄取比这个量少得多的情况下，维持氮平衡，故可推荐较低的蛋白质供给量。在生理需要量25g左右的基础上，考虑各种实际因素提出供给量在37～57g。

近年来大多数人主张以机体必要损失氮（obligatory nitrogen losses，ONL），折算成参考蛋白质，再考虑有关因素作为判定原则。1975年FAO、WHO提出ONL为54mg/kg。实际上各地多用58mg/kg。所谓参考蛋白，可理解为鸡蛋清蛋白利用率，曾认为接近100%，但实际对成人按比例用参考蛋白质不能达到氮平衡，后来研究确认鸡蛋蛋白质的利用率只有55%。1981年FAO（联合国粮食和农业组织）、WHO和UNU（联合国大学）提出必须结合能量摄取，考虑蛋白质需要量。ONL以58mg/kg计算，优质蛋白质平均摄入量为0.058 × 6.2＝0.359 6g/kg。

考虑优质蛋白质人体利用率为55%，故优质蛋白质摄入量应为0.359 6 ÷ 55%＝0.66g/kg。

结合各国人民饮食蛋白质来源，可供参考的制定饮食蛋白质供给量根据如下：

0.66 ÷ 80% × 1.1 × 1.3＝1.18g/kg

式中0.66：优质蛋白质维持氮平衡量（每天g/kg）；80%：饮食蛋白质相当优质蛋白质利用率80%；1.1：对应激等安全率加10%；1.3：对体质差人群安全率加30%，（调查表明氮平衡个体变动较小，人与人间差别约为16%，以2倍计应为30%）。

按以上考虑，成年男女体重如为65kg和55kg，则其蛋白质供给量将分别为1.18 × 65＝76.7g和1.18 × 55＝64.9g。

对于矿物质、微量元素和各种维生素，虽然迄今还在采用平衡法、饱和法，与能量或有关营养素保持一定比例等方法制定各自的RDA，但无论在指标上、方法学上，以至具体数据上都有许多不明确或不一致之处，从而造成各国各地区RDA有许多甚至较大差异。

四、供给量修订目标

以往制定RDA目标是以预防营养缺乏病为主。但随着经济发展、饮食模式改变会出现某些慢性疾病高发的问题，因而对营养素的摄入标准提出新要求。目前，欧美某些国家逐渐取得以防慢性病为目标来制定营养素供给量的共识，开始考虑研究提出新概念与内容。我国1988年修订的供给量也未考虑到预防某些有关慢性病的问题。但随着营养科学知识的进展，食物资源增加，人民生活水平提高及饮食模式改变影响健康等新问题出现，使人们对营养在某些疾病发生和发展中所起的有利或有害作用的认识逐步加深。目前我国因饮食结构改变致“富裕型”慢性病，越来越威胁人的健康，故中国营养学会在2000年制定DRI（dietary reference intake），即饮食营养素参考摄入量系列标准。

第二节　膳食营养素参考摄入量

为保持健康及活跃的生活，人类必须每天从饮食中获取各种各样的营养素。人体对某种营养素的需要量会随年龄、性别和生理状况而异。成年人需要营养素来维持体重及保障机体功能；儿童、青少年除维持机体功能外还需要更多营养素满足生长发育的需要；妊娠和哺乳的妇女需要额外的营养素，以保证胎儿及母体相关组织增长和哺乳的需要。

正常人体需要的各种营养素都需从饮食中获得，故必须科学地安排每天饮食以提供数量及质量适宜的营养素。如果某种营养素长期供给不足或过多就可能产生相应的营养不足或营养过多的危害。

为了帮助个体和人群安全地摄入各种营养素，避免可能产生的营养缺乏或营养过多的危害。为此，中国营养学会于2013年10月制定并出版适用于各类人群的饮食营养素参考摄入量（DRIs）。详细内容见附录A《中国居民膳食营养素参考摄入量表》。

推荐饮食营养素参考摄入量不是一成不变的。随着科学知识的积累及社会经济的发展，对建议的营养素参考摄入量应当及时进行修订以适应新的认识水平对应用需求。不同的国家，在不同的时期，针对其各自的特点和需要都曾使用某些不同的概念或术语，丰富和推动这一领域研究和发展。

一、定义和概念

（一）营养素摄入不足或过多危险性

人体每天都需要从饮食中获得一定量的各种必需营养素。如果人体长期摄入某种营养素不足就有发生该营养素缺乏症危险。随着摄入量的增加，发生缺乏的危险性逐渐降低。当人群平均摄入量达到EAR水平时，人群中有半数个体需要量可得到满足；当摄入量达到RDA水平时，几乎所有个体都没有发生缺乏症危险。当摄入量达到RDA水平以后，继续增加摄入量不会带来更多的好处；但若不超过UL水平也不会对健康造成危害。所以摄入量在RDA和UL之间，是安全摄入范围，发生缺乏和中毒的危险性都很小。摄入量超过UL水平再继续增加，则产生毒副作用的可能性就随之增加。

（二）饮食营养素参考摄入量

DRIs是在RDA基础上发展起来的一组每天平均饮食营养素摄入量的参考值，其中包括4项内容：平均需要量（EAR）、推荐摄入量（RNI）、适宜摄入量（AI）和可耐受最高摄入量（UL）。

1. 估计平均需要量（EAR）　根据个体需要量研究资料制定，是根据某些指标判断可以满足某特定性别、年龄及生理状况群体中50%个体需要量摄入水平。此摄入水平不能满足群体

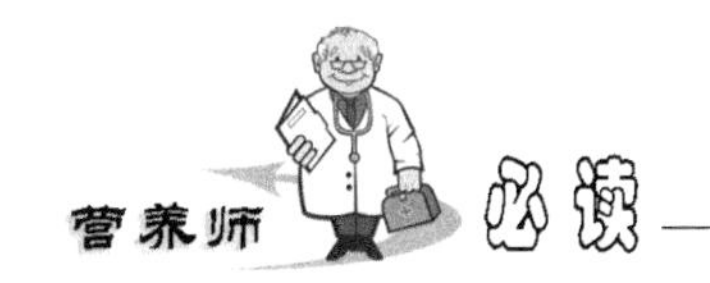

中另外50%个体对该营养素的需要。EAR是制定RNI的基础。

2. 推荐摄入量(RNI)　相当于传统的RDA。长期摄入RNI水平，可以满足身体对该营养素的需要，保持健康和维持组织有适当贮备。主要用途是个体每天摄入该营养素目标值。

RNI以EAR为基础制定。如已知EAR标准差，则为EAR加2个标准差，即RNI=EAR+2SD。如关于需要量变异资料不充分，不能计算SD时，常设EAR变异系数为10%，即RNI为1.2×EAR。

3. 适宜摄入量(AI)　在个体需要量研究资料不足不能计算EAR，不能求得RNI时，可设定AI来代替RNI。AI是通过观察或实验获得健康人群某种营养素的摄入量。如纯母乳喂养的足月产健康婴儿，从出生到4～6个月，营养素全部来自母乳。母乳中供给营养素量就是他们AI值。AI主要是作为个体营养素摄入量目标。制定AI时不仅考虑到预防营养素缺乏需要，也纳入减少某些疾病风险概念。根据营养适宜某些指标制定AI值通常都超过EAR，也可能超过RNI。

4. 摄入量高限(UL)　系指生命某一阶段和性别人群，几乎对所有个体健康都无任何不良反应和危险的每天最高营养素摄入量。制定是基于最大无作用剂量，再加上安全系数(人体试验结果则无须安全系数)，目的是为限制饮食和强化食物及饮食补充剂某种营养素总摄入量，以防止该营养素引起不良反应。

鉴于营养素强化食品和饮食补充剂的日渐发展，需要制定UL来指导安全消费。如果某营养素毒副作用与摄入总量有关，则该营养素的UL值依据食物、饮水及补充剂提供的总量而定。如毒副作用仅与强化食物和补充剂有关，则UL依据这些来源而不是总摄入量来制定。对许多营养素来说还没有足够的资料来制定其UL。所以未定UL并不意味着过多摄入没有潜在的危害。以上4个指标数值比较如下：AI可能大于RDA，两者均大于EAR，而小于UL。

(三)修订RDA基础内容

1. 由营养调查资料了解各类人群各种营养素摄入水平及有关健康情况(包括营养缺乏症状和相关慢性病)，可由此大致估计EAR、RDA及AI。

2. 广泛收集各类人群各种营养素代谢资料，以找寻制定AI的依据。

3. 由毒理学实验所得最大无作用剂量及人体食用饮食以外的强化食品与饮食补充剂观察结果，作为提出UL的基础。

4. 了解影响各种营养素吸收利用因素，结合各国饮食特点，考虑提出DRI的有效性。

根据以上分析资料，中国营养学会以我国RDA为基础，参照国外DRI文件提出我国现阶段RNI和UL。

(四)营养素需要量

1. 营养素需要量的定义　个体对某种营养素的需要量是机体为维持“适宜营养状况”，即处于并能继续维持其良好的健康状态，在一定时期内必须平均每天吸收该营养素的最低量，有时也称为生理需要量。个体对某种营养素的需要量受年龄、性别、生理特点、劳动状况等多种因素的影响。即使在个体特征很一致人群内，因个体生理的差异需要量也各不相同。

有些营养素吸收率很高，饮食中供给的该营养素量与机体吸收的量相当接近，因而在实际工作中没有必要区别饮食的供给量和机体的吸收量。即可以用摄入量代表吸收量。有的营养素吸收率很低，就必须把需要量和摄入量分别进行讨论。

2. *不同水平的营养素需要量* 鉴于对“良好的健康状态”可以有不同的标准，因而机体维持健康对某种营养素的需要量也可以有不同水平。为此FAO/WHO联合专家委员会提出了不同水平的需要量。

（1）基本需要量：为预防临床可察知的功能损害所需的营养素量，达到这种需要时机体能够正常生长和繁育，但他们的组织内很少或没有此种营养素贮备，故短期的饮食供给不足就可能造成缺乏。

（2）贮备需要量：维持组织中贮存一定水平该营养素需要量，这种贮存可在必要时满足机体基本需要，以免造成可察知的功能损害。虽然通常认为保持适当贮存可以满足身体在某些特殊情况下身体需要，但个体究竟应当贮备多少量为宜还是未解决的问题。

（3）预防临床缺乏症需要：除水平需要量外，出于实用目的对于某些营养素还可以用“预防出现临床缺乏症的需要”的概念，如预防贫血对铁的需要。但这是比基本需要量更低水平的需要，预防明显临床缺乏症的需要，满足某些与临床疾病现象有关或无关的代谢过程的需要及维持组织中有一定贮存的需要是不同水平的需要。所以在讨论需要量时应当明确是何种水平的需要。

3. *人群营养素需要量分布* 我们通常使用或表述的营养素需要量都是由测定个体需要量而求得的。但即使在由某些情况很相似的个体构成的人群内，每个个体对食物和营养素的需要也存在着显著的生物学差异。所以不可能提出1个适用于人群中所有个体的需要量。只能用人群内个体需要量的分布状态的概率曲线来表达，摄入量不能满足随机个体需要的概率变化。

4. *推荐能量供给量特点* 能量不同于蛋白质和其他营养素，没有安全摄入范围。能量的推荐摄入量等于人群的平均需要量，而不是像其他营养素那样等于平均需要量加2倍标准差。假定个体的摄入量与需要量之间并无联系，当某一群体的平均能量摄入量达到其推荐的供给量时，随机个体摄入不足或摄入过多的概率各占0.5。而当某一群体平均蛋白质摄入量达到推荐供给量时，随机个体摄入不足概率仅为0.025。

二、确定营养素需要量和DRI方法

（一）资料来源和评价

1. *动物实验研究* 用动物模型进行营养素需要量的研究有相当的优势，可以很好地控制营养素摄入水平、环境条件，甚至遗传特性等因素，获得准确的数据。动物实验研究的缺点是动物和人体需要的相关性可能不清楚，而且对动物可行的剂量水平和给予途径在人体可能是不实用的。

2. *人体代谢研究* 在代谢病房中进行人体研究可以产生有价值的资料。人体预防营养素缺乏病的需要量多来自此类研究。可以严格掌握营养素的摄入和排出，并能重复取血样等来测定营养素摄入量和有关生物标志间的关系。营养素平衡实验测定该营养素的适宜营养状况，而耗竭-饱和实验测定受试对象在饮食营养素缺乏，或边缘缺乏的表现及补充已知量的营养素纠正缺乏症的状况。

代谢试验在了解营养素需要和代谢方面起着重要作用，在制定DRI中受到特别注意。但此类研究所得资料也有其缺陷，具体如下：

（1）实验期限只能从数日至数周，所得结果是否也适用于长时期难以确定。

（2）受试对象的生活受到限制，所得结果不能完全推至自由生活的人们。

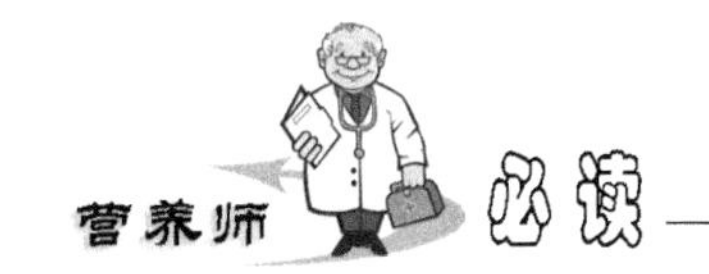

（3）此种研究费时费钱，受试者的数目及营养素摄入水平只能是有限的。

3. 人群观测研究　对人群进行流行病学观测研究能比较直接反映自由生活的情况，可有力地证明营养素摄入量和疾病风险的相关性。但因缺少对条件的控制难以说明因果关系，如果在不同的人群中重复观察到同样的相关性也可以判断有因果关系，并可用实验室方法测定暴露效用及控制混杂因素来加以证实。近年来，实验技术迅速发展，使用暴露、敏感性和疾病有关的生物标志物的研究增多。这一发展在饮食和健康关系研究中有广阔的前景，预期可以更准确地评估不同水平饮食营养素及非营养素对健康的影响。这种研究方法的限制是：

（1）选择的观测人群中营养素摄入水平的差别不大，即使该营养素对影响人群发病有重要作用，也常不能发现重大差别。

（2）饮食组分复杂，包含多种密切相关的因素，分析混杂因素的影响相当难。

（3）许多群体或个例对照研究是依靠受试者本人提供饮食资料。重复调查发现，同一个体在不同时间报道的食物摄入量差别很大。另外因种族、年龄及体型等方面的原因，在食物种类和数量的描述中也可能有系统性偏差，如肥胖者倾向于低估自己的能量摄入，故依赖自我报道饮食资料的分析流行病学方法有一定的限制。使用客观指标（生物标志）进行群体研究可以避免主观的系统误差，但还不能解决混杂因素的影响。

4. 随机性临床研究　把受试对象随机分至不同摄入水平组进行临床试验可以限制在人群观测研究中遇到的混杂因素的影响。随机分组的研究，如果例数够多，不仅可以控制已知混杂因素，而且可以控制未知的可能有关的因素，因而可以更为敏感地发现在人群观测研究中不能发现的影响。此类研究缺陷如下：

（1）接受试验的对象可能是1个选择性亚人群组，实验结果不一定适用于通常人群。

（2）1个试验通常只能研究少数营养素或营养素组合，只有1个摄入量水平。

（3）观察时间相对较短，而在此之前更长时间营养素摄入，可能对观察疾病影响更大，尤其在研究慢性疾病时。

（4）饮食补充实验比较费钱，而且坚持饮食补充也常有困难。

总之，每种研究资料都有其优势和缺陷。在探讨暴露因素与疾病因果关系时要综合考虑各种证据，并对资料质量及形成的基础进行适当审核。

（二）确定营养素需要量途径

1. 具有系列有说服力证据，包括随机临床试验资料，表明该营养素能够降低某种重要疾病的风险。这些证据的核心部分是证明营养素暴露的生物标志，能影响某种特定的健康危害。

2. 具有系列有说服力的证据，包括随机临床试验资料，表明该营养素对选定的功能标志起到有益作用。选用此途径应小心，因有许多事例说明营养素对中间产物（生物标志）产生有益作用并不一定对有关疾病的干预有效果。

3. 证明临床上出现缺乏病或重要营养病症与该营养素摄入不足有特定的关系，采用此途径应考虑身体适当贮存该营养素的需要。

（三）制定婴儿适宜摄入量的方法

婴儿适宜摄入量通常是采用营养良好的健康母亲足月产、全母乳喂养的婴儿的平均摄入量，即母乳提供的营养素量。常难以确切了解由母乳获得营养素超过婴儿的实际需要量到何种程度，伦理不允许对婴儿进行可能是不充足摄入水平试验。加拿大儿科学会（1990年）、美国儿科学科学院（1997年）、美国医学研究所（1991年）及世界上许多专家组都提出，正常足月产婴儿4个月内纯母乳喂养是最完美的喂养方法。根据纯母乳喂养小婴儿摄入量确定AI值符合上述建议的精神。

1. 0～6个月婴儿营养素AI　营养素AI制定是根据计算0～6个月婴儿从母乳中获得的营养素。母乳中所含营养素有一定差异，如有可能应尽量使用多个研究报道中比较一致的数字，平均每天摄入奶量通常定为780ml，但在不同的研究中称量所得的平均奶量不尽相同，故在制定不同营养素的AI值时，可能会根据资料来源不同，使用的平均日摄入奶量不同，但不应超出750～800ml。

2. 7～12个月婴儿营养素AI　除母乳外逐渐接受辅助食品或断奶食品，向固体食物过渡。此期营养素AI由两部分组成：

（1）600ml母乳中所含营养素，因这阶段婴儿平均每天摄入600ml母乳。

（2）辅食或断奶食品中所提供的营养素。

这种途径符合儿科学及营养学界公认的原则，即婴儿应继续母乳喂养到9～12个月，并适当添加固体食物。

（四）由成人资料外推至儿童青少年的方法

对于部分营养素如各种B族维生素、硒和维生素E等，资料不足以制定1岁以上儿童及青少年的EAR，可以根据他们的参考体重并考虑到其生长的需要，由成人的资料来推算。这种方法建立在4个假设的基础上。

1. 儿童和成人维持生理功能所需的营养素按每1千克代谢体重，即直接体重的0.75次方，计算是相同的。采用体重的0.75次方是为了调整儿童和成人每千克直接体重代谢上的差异。使用此尺度，体重22kg儿童营养需要量相当于体重70kg成人42%，高于其直接体重比。

2. 成年人的EAR是维持有关生理功能所需的营养素量。

3. 儿童生长所需额外的营养素量和生长所需额外的蛋白质量的比例一致。

4. 在14岁以前男性和女性对这些营养素的需要量没有重大差别。

在此基础上，由成人EAR推算儿童EAR公式：

EAR儿童＝EAR成人×F

F=（体重儿童÷体重成人）×0.75×（1+生长系数）

（五）由小婴儿AI推算大婴儿AI方法

大婴儿营养素摄入量由母乳和辅食两部分构成。辅食部分难以测定，故大婴儿AI可由小婴儿AI来推导。由0～6个月婴儿的AI推导7～12个月婴儿的AI同样可以使用代谢体重比方法。因为都是生长迅速的婴儿，所以计算时不再考虑生长系数。

AI　7～12个月＝AI　0～6个月×FF=（体重7～12个月÷体重0～6个月）×0.75

三、制定UL依据、步骤及影响因素

（一）制定UL主要依据

营养素和各种化学成分一样，当摄入过量时有可能产生不良反应，对健康造成危害。营养素的UL是根据人体在不同暴露情况下发生变化的特征或危害的评估，即危险性评估制定。如果资料允许，UL要根据无毒副作用水平（NOAEL），即在人体研究中未发现不良反应的最

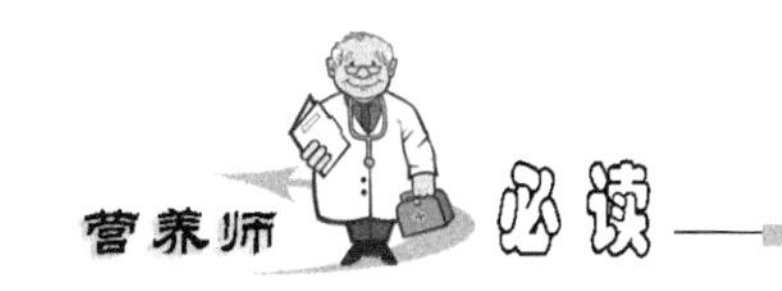

高摄入量来制定。如无适宜资料来认定无毒副作用水平，可以根据最低毒副作用水平（LOAEL），即在人体研究中观察到毒副作用的最低摄入量来制定。毒副作用的定义是致人体器官功能或结构发生任何明显变化，或是致任何重要功能损伤的作用。

利用无毒副作用水平或最低毒副作用水平来制定UL时，需要进行系列的判断来处理不确定性，以弥补资料的不完整和进行推论的根据不充分。在危险性评估的所有步骤中都存在着资料和推论不确定的问题。

（二）制定UL步骤

1. *危害确认* 危害确认基于全面复习已发表的人体、动物及体外实验的证据，说明1种营养素或食物成分可能对人体产生的毒副作用。

（1）人体研究：质量可靠和数量充足的人体毒理学临床观察资料是最直接的、决定性的危险确认依据。但是因伦理的关系，这种资料数量非常有限，而且仅适用于确定轻度的，通常是可恢复性毒副作用。对于已知营养素摄入量范围的人群进行观察研究，适用于建立暴露和作用的关系。案例报道的研究可用以发展因果关系假说，如有系列个案都明确显示某种模式的作用，则有理由认为是因果关系。

（2）动物实验：绝大多数用于危险性评估的资料，来源于有对照的实验动物研究。动物实验研究可以很好地控制，建立因果关系通常不难。但种间差异往往使根据动物资料建立UL发生困难。

（3）特敏感亚人群：UL的目标是保护通常人群中绝大多数成员，包括敏感成员不发生因摄入量过高而致毒副作用。有时某些特敏感亚人群的反应超出通常人群的敏感反应范围，他们的反应明显不同于健康人群，故为通常人群制定UL是否包括或包括多少这种特敏感个体，须在个例研究的基础上进行判定。

2. *剂量-反应评估* 剂量-反应评估是推导UL过程的主要步骤，包括选择关键资料和确定毒副作用的临界点。

（1）资料选择：通过资料的评估选出关键性的资料作为制定UL的根据。关键性的资料是最适用于人体的；说明摄入量和毒性表现的剂量-反应关系的材料，应当记述暴露途径、摄入数量和持续时间，而且阐明无毒副作用水平和最低毒副作用水平。

（2）确定临界点：临界点是确定营养素或食物成分毒副作用的指示点。某种营养素可产生多种毒副作用，不同作用的临界点可能是不同的。制定UL应当根据反映该营养素或食物成分最敏感毒副作用的无毒副作用水平或最低毒副作用水平，以保证对其他毒副作用的防范效果。对于不同年龄、性别人群需要计算出不同的临界点，并制定不同的UL。

对于某些营养素，因为过量摄入造成毒副作用的研究报道很少，不足以确定其临界点，所以可能没有充足资料制定UL。但是，任何营养素摄入达到某一水平时，毒副作用几乎一定要出现。故对于目前还不能制定UL的营养素或饮食成分，摄入量超过RNI或AI需要谨慎对待。

（3）不确定性评估：不确定性的大小通常可用不确定系数（UF）定量表达。营养素和食物成分的UF通常在10以下，当资料质量高和毒副作用极弱时UF值就低。由观察资料外推至通常人群，由实验动物外推至人体都会产生一定不确定性，其UF必须通过科学判断来确定。不确定性越大，UF越大，UL越小。

影响UF大小因素有：个体间敏感性变异的大小，实验动物的反应与人体是否接近，在最低毒副作用水平观察到的反应强度、频度及剂量反应坡度等。

（三）特定人群UL

1. 儿童、青少年UL　是根据有关营养素无毒副作用水平或最低毒副作用水平及UF数据库制定的。当某一人群没有所需的无毒副作用水平或最低毒副作用水平资料时，则需要根据体重和该营养素在生理、代谢、吸收和排泄特点，用其他年龄组数据或有关实验动物资料进行推算。如儿童、青少年UL可以根据体重的差别，从成年人UL外推而来。

UL儿童＝（UL成人）×（体重儿童/体重成人）

2. 婴儿UL　因为缺少关于婴儿毒副作用的资料，并考虑到他们身体可能没有处理过量化学物质的能力，所以没有确定任何B族维生素、胆碱、镁、磷或钙的UL。但婴儿有摄入不同水平维生素D和氟化物资料，可制定其UL。

（四）影响营养素毒副作用因素

1. 敏感性变异　随着个体生命进程中的生理改变，如婴儿、儿童、老年、妊娠、哺乳等，对营养素毒性的敏感性也会发生变化。

（1）新生婴儿敏感性增高，因为他们脑迅速增长，而且机体排泄、生物转换和排泄化学物质的能力有限。

（2）随着肝、肾功能下降，老年人对营养素毒性的敏感性增高。

（3）当妊娠时因体液量及肾小球滤过量增加，导致母体体液中水溶性维生素的水平下降，从而对其潜在危害的敏感性下降。

2. 生物利用率影响　生物利用率的因素包括营养素的浓度和化学形式，个体的营养健康状况和排泄丢失。有些营养素，如叶酸，作为饮食成分随着食物摄入时的吸收可能不如单独摄入时吸收好。在饮食外补充某些营养素，如磷、镁和某些B族维生素，其吸收率较高，可能比从饮食中摄入等量的自然形式时，发生中毒的危险性更大。所以在制定UL时需要明确营养素的化学形式。

3. 营养素间相互作用　营养素间相互作用可对毒副作用产生多种形式影响。当不平衡摄入两种以上营养素时，其潜在毒副作用增加。过量摄入一种营养素可能干扰另一种营养素的吸收、排泄、转运、贮存、功能或代谢。草酸、磷酸和单宁类物质强力抑制某些矿物质和微量元素的生物利用，而有机酸如枸橼酸、维生素C等则有促进作用。饮食成分相互作用是通过影响吸收部分与非吸收部分的分配以造成营养素生物利用率的巨大差异。饮食成分相互作用也可通过对排泄的影响改变营养素的生物利用率。如饮食蛋白质、磷、钠和氯的摄入量，均影响尿钙的排出，从而影响钙的生物利用率。

四、DRI　应　　用

（一）概述

制定DRI主要目的是为了满足不断发展的需要。以往只有RDA，在制订人群食物供给计划、评价个体和群体的食物消费资料，确定食品援助计划目标、制订营养教育计划及指导食品加工和营养标签等都要参考同一推荐值。这样会产生针对性不强，特别是评估过量摄入的危险性很不理想。DRI则包含多项内容，可以针对个体或群体及不同应用目的提供更适宜的参考数据。DRI可在健康个体及群体中应用。RNI为摄入目标；AI作为限制摄入的标准，长

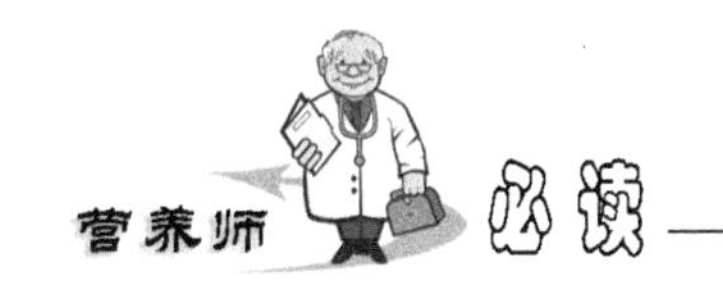

期摄入超过此限可能产生不利的影响；EAR可结合摄入量值应用，确定某特定群体的平均摄入量评价，需要统计学上可靠的日常摄入量作估算值；EAR用以检查摄入不足的可能性；UL为检查过量摄入可能性，评估真实情况需要临床、生化和人体测量的资料。

（二）各项参考摄入量应用

1. 平均需要量（EAR） 是特定人群平均需要量，主要用于计划和评价群体的饮食。可以根据某一年龄、性别组中摄入量低于EAR个体的百分比来评估群体中摄入不足的发生率，评价其营养素摄入情况是否适宜。EAR也可作为计划或制定人群推荐摄入量的基础。如果个体摄入量呈常态分布，1个人群组的目标摄入量可以根据EAR和摄入量的变异来估计。为了保证摄入量低于EAR的个体少于2%～3%，推荐摄入量的平均值应在EAR加2个标准差以上。针对个体，可以检查其摄入不足的可能性。如某个体摄入量低于EAR减2个标准差，几乎可以肯定不能达到该个体需要量。

2. 推荐摄入量（RNI） 相当于传统使用RDA。RNI是个体适宜营养素摄入水平的参考值，是健康个体饮食摄入营养素的目标。RNI不是评价个体或群体饮食质量的标准，也不是为群体做饮食计划的根据。当某个体的营养素摄入量低于其RNI时，并不一定表明该个体未达到适宜营养状态。

RNI评价个体营养素摄入量用处有限。如某个体摄入量低于RNI，可以认为有摄入不足危险；如某个体平均摄入量达到或超过RNI，可以认为该个体没有摄入不足的危险。饮食摄入量或其他任何单一指标都不能作为评价个体营养状况根据。摄入量经常低于RNI，可能提示需要继续用生化试验或临床检查来评价其营养状况。

RNI是根据某特定人群中体重在正常范围内的个体的需要量设定的。对个别身高、体重超过此参考范围较多的个体，可能需按每千克体重的需要量调整其RNI。

3. 适宜摄入量（AI） 是根据某个人群或亚人群能够维持一定营养状态平均营养素摄入量，是通过对群体而不是个体观察或实验研究得到的数据。AI与真正平均需要量间关系不能肯定，只能为营养素摄入量评价提供不太精确的参考值。AI主要用作个体营养素摄入目标，同时用作限制过多摄入标准。当健康个体摄入量达到AI时，出现营养缺乏危险性很小。如长期摄入超过AI值，则有可能产生毒副作用。

4. 可耐受最高摄入量（UL） 是营养素或食物成分每天摄入量安全上限，是健康人群中几乎所有个体都不会产生毒副作用的最高摄入水平。UL主要用途是检查个体摄入量过高的可能，避免发生中毒。当摄入量低于UL时，可以肯定不会产生毒副作用。当摄入量超过UL时，发生毒副作用危险性增加。UL对健康人群中最敏感成员似乎也不会造成危险，所以不能用UL评估人群发生毒副作用的危险性。在大多数情况下，UL包括饮食、强化食品和添加剂等各种来源的营养素总和。

第三节 居民营养状况调查与监测

居民营养状况调查与监测是指确切了解、掌握社会各人群某一时间断面的营养状况及其连续的动态变化。既是迄今为止居民饮食生活实践，或已采取营养干预措施的营养效果反映，也是下一阶段社区营养工作基础和出发点。为掌握居民营养状况，一是要用各种手段准确了解某一人群（以至个体）各种营养指标水平，来判定其当前营养状况，这称为营养调查（nutritional survey）；二是要搜集分析对居民营养状况有制约作用的因素和条件，预测居民营养状况，在可预见的将来可能发生的动态变化，并及时采取补充措施，引导这种变化向期望的方向发展，这称为营养监测（nutritional surveillance）。不论营养调查或营养监测，都只是社区营养工作必要手段和中间环节而不是最终目的，其最终目的是根据调查和监测资料纠正现存问题，并为更好改善居民营养状况提供实际的和理论的根据。

一、居民营养状况调查

随着生活水平的日益提高，人类的饮食组成不断地在改变。在我国，因饮食营养不够合理而导致的疾病也与日俱增，营养不足和营养过剩同时并存。医学模式的转变也给营养学提出新课题。心理-生理-社会的模式使得饮食结构的需要和食品生产的关系更为密切。

为了掌握居民的营养状况，应用各种手段准确了解某一人群或个体各种营养指标的水平，用来判定其营养状况，称为营养调查。居民营养状况调查简称营养调查。现在各国多使用的营养调查方案是20世纪50年代初由美国国防营养国际委员会提出；我国在1959年、1982年和1992年曾3次做过全国性营养调查。调查目的是了解调查人群饮食营养和体格营养状况，为改进饮食和营养提供科学依据；同时也可为制定营养素供给量标准提供基础资料。

（一）营养调查目的、内容和组织

营养调查目的是了解居民饮食摄取情况及其与营养供给量之间的对比情况；了解与营养状况有密切关系的居民体质与健康状态，发现营养不平衡人群，为进一步营养监测和研究营养政策提供基础情况；做某些综合性或专题性科学研究，如某些地方病、营养相关疾病与营养关系，研究某些生理常数、营养水平判定指标，复核营养推荐供给量等。

（二）营养调查内容和组织

1. 营养调查内容包括：①饮食调查；②人体营养水平的生化检验；③营养不足或缺乏的临床检查；④人体测量资料分析。并在此基础上对被调查者个体进行营养状况的综合判定，相对人群营养条件、问题、改进措施进行研究分析。营养调查既用于人群社会实践，也用于营养学科学研究。

2. 营养调查组织除另有安排外，应包括调查范围内全体居民，按居民地址、职业、性别、年龄、经济生活水平、就餐方式等按比例分层抽样调查。应在调查年份每个季节各调查1次，至少要在夏秋和冬春进行2次以反映季节特点；每次饮食调查应不少于4d，其中不应包含节假日，周末可有可无。调查工作质量取决于工作计划科学性、严密性和可行性及取得各级领导与调查对象合作支持程度，另外取决于执行调查计划工作人员的认真负责态度和专业理论技能水平。

营养调查的具体内容见第34章。

二、社会营养监测

（一）社会营养监测定义

WHO/FAO和联合国儿童基金会专家联席会议认为社会营养监测的定义是“营养监测就是对社会人群进行连续的动态观察，以便做出改善居民营养的决定”。随着营养科学发展及某些国家采取营养政策不断取得成就，越来越多的营养学家和制定国家政策的人认识到，不能使营养学社会实践停留在说明人群营养现状上，必须分析社会人群营养制约因素和人群出现营养问题形成条件，包括环境条件和社会经济条件，并制定改善营养政策，连续进行观察，即社会营养监测工作。

（二）社会营养监测特点

社会营养监测与传统概念营养调查不同：①以生活在社会中人群，特别是需要重点保护人群为对象，向分析社会因素和探讨能采取的社会性措施扩展视野。②特点是营养状况信息向营养政策上反馈。在分析营养状况与影响关系因素后，直接研究、制定、修订和执行营养政策，研究营养政策是其主要任务。③以1个国家或地区全局作为研究对象，以有限的人力、物力，分析掌握全局常年动态，因其在工作方式上向微观方面深入的可能性服从于完成宏观分析必要性。如饮食调查和营养水平测定，本来是传统营养调查主要内容，而在WHO关于营养监测的报道里却提出只要了解与营养有关的健康状况的指标，甚至在健康指标方面，也不强求一定的统一模式。营养水平测定也不求必须做到，营养状况的判定也只是取得最普通、容易取得的资料，在掌握全局常年动态变化的前提下，有余力时才把上臂围测定、眼结膜症状、血中维生素A、血红蛋白等检查和测定，当作补充指标列入。饮食调查对于传统的营养调查是首要内容，而在WHO关于社会营养监测建议中却没有列入必做项目。④比传统营养调查多1个重要指标，即与营养有关的社会经济和农业资料方面分析指标。⑤在材料取得方法上，为保证广度，而提倡尽可能搜集现成资料。

（三）社会营养监测分类

我国尚未系统开展社会营养监测工作，故只简要介绍国外某些做法。

1. 长期营养监测　对社会人群营养现状及其制约因素，如自然、经济、文化科技条件等进行动态观察、分析和预测，用于制定社会人群营养发展的各项政策和规划。

2. 规划效果评价性监测　对已制定政策和规划，监测人群营养指标变化。

3. 及时报警和干预监测　监测目的在于发现、预防和减轻重点人群的短期恶化。如控制或缓解区域性、季节性或易发人群性某种营养失调出现等。

（四）资料来源与监测指标

包括监测地区社会经济、医疗保健与人群营养的资料与指标。

社会经济资料应包括人口状况、农业生产状况、居民支付能力和食物产贮运销4个方面。常用指标有：①恩格尔指数（Engel index，EI）：食物支出占家庭全部生活费的比重（%）称作EI指数（EI指数＝用于食品开支÷家庭总收入×100%），是衡量1个国家或地区居民消费水平的标志，是反映贫困富裕指标。该系数60%以上者为贫困，50%～59%为勉强度日，40%～49%为小康水平，30%～39%为富裕，30%以下最富裕。此项调查资料主要来自国家或当地统计局和计经委。②收入弹性（income elasticity）：收入弹性＝食物购买力增长（%）÷收入增长（%）。收入弹性指标在落后地区相当于0.7～0.9，即如果收入增长10%，用于购买食品的增长率增加7%～9%。该项指标资料来源同上。③人均收入及人均收入增长率：人均收入＝实际收入÷家庭人口数，人均收入增长率（%）＝[（第2年度人均收入－第1年度人均收入）÷第1年度人均收入]×100。用国家统计局统一制定住户基本情况和现金收支调查表收集此项资料。还有其他指标如食品深加工比值、年度食品深加工增长率、深加工增长率与人均收入增长率比值、深加工系数等，这些指标可到统计局、轻工业局调查收集食品深加工资料及查阅轻工统计年鉴等资料。

医疗保健资料与健康指标方面，资料可来自医疗与妇幼机构、学校儿保系统、公安户籍、医疗与预防部门等。主要指标有新生儿死亡率（生后未满28d死亡）、婴儿母乳哺育率、新生儿体重、儿童发育状况、居民平均寿命及农村城市平均寿命差别、慢性疾病年度变化等。

属于人群营养指标除营养调查项目外，还应包括如下指标：①编制食物平衡表（food blance sheet）：食物供应、消费和居民营养状况密切相关，所以编制食物平衡表是评价食物供应是否符合营养需要的方法，编制出的食物平衡表可与全国饮食调查结果相对比，将信息反馈至政府决策者，采取食物供应对策，以改善人民健康营养水平。编制食物平衡表基本数据有：食物供应量＝本国或本地生产量+出库量+境外进入量；食用量＝供应量−非食用量；人均食用量＝食用量 ÷ 总人口（年中）/365；人均摄取能量和各种营养素：由人均食用量按食物成分表算出。要制作1张可靠的食物平衡表，第一要有正确完备统计数字，包括每1项食物生产、输出、输入、加工、损耗和人口的数字。第二要有可靠完备的《食物成分表》。②人均动物性食品增长率或销售额：可反映动物蛋白质增长速度。③谷类食物能量与动物性食物能量与饮食能量之比值（%）：可反映居民饮食结构变化。④居民蛋白质、能量的摄取状况：可反映居民饮食的质和量在不同时期的变化情况。以上各项食物消耗量的资料可从城市居民抽样调查队与农村居民抽样调查队获得。通过调查提出某地区居民食物消费水平和饮食结构特点，对此种饮食结构进行比较、评价，找出影响居民食品消费水平因素，食物消费量在居民健康上的反应如何，由此提出存在问题和进一步改善居民营养状况的宏观与微观方案。

第四节　保证居民营养的政策与措施

合理营养的主要任务是研究解决制约人群营养的社会条件和社会因素，以便保证人们能在自己饮食生活中圆满实现营养科学要求，改善营养状态，达到增强体质、保护健康目的。为此有必要在人体营养和食物营养价值等营养科学理论基础上，开展系列社会营养工作，如制定DRI，评估居民营养状况，在社会人群中制定合理食物结构、饮食指南和食谱，大力开发食物资源等。但能否在社会人群中圆满实现这些目标，还必须通过强有力的行政干预，遵照营养科学的指导，制订营养改善行动计划，落实各项营养措施。通过连续的、循环往复计划、实施、监测（评估），使社区营养工作收到切实效果。

一、中国营养改善行动计划

1992年12月在罗马召开全球性部长级营养会议通过“世界营养宣言”和“世界营养行动计划”，包括中国在内的159个国家的代表做出承诺，要尽一切努力在2000年以前消除饥饿和营养不良。为实现目标，尽快改善我国居民营养状况，特制订“中国营养改善行动计划”。

该行动计划总目标是通过保障食物供给，落实适宜干预措施，减少饥饿和食物不足，降低能量-蛋白质营养不良的发生率。预防、控制和消除微量营养素缺乏症；通过正确引导食物消费，优化饮食模式，促进健康的生活方式，全面改善居民的营养状况，预防与营养有关的慢性病。其具体目标规定全国人均能量每天供给量10.9MJ（2600kcal），蛋白质67g，脂肪51g；孕妇、儿童的缺铁性贫血患病率较1990年降低1/3；提高4～6个月婴儿纯母乳喂养率，2000年

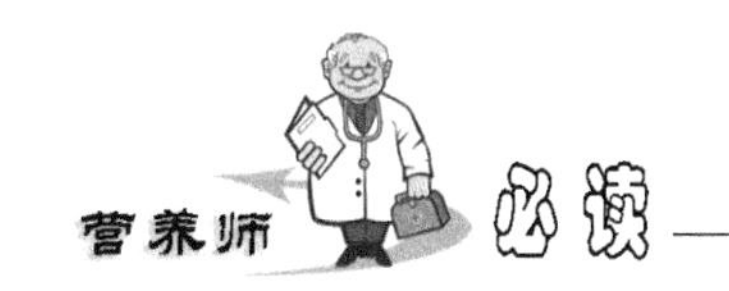

时母乳喂养率以省为单位达到80%；5岁以下儿童中度和重度营养不良患病率较1990年降低50%；基本消除5岁以下儿童维生素A缺乏病；2000年全国消除碘缺乏病；减缓与饮食有关的慢性病发病率上升的趋势；规定2000年全国主要农产品产量目标；加工食品在食品中的比重由现在的30%提高到40%；增加生产符合国家标准的富含微量营养素的粮食加工品和营养强化食品；全民食盐加碘。为有效地完成“中国营养改善行动计划”，我国政府又制定相应的方针与政策，将提高居民的营养水平作为国家长期发展战略的一部分，各级人民政府要在财力、技术和物质方面给予必要的支持，为实现国家目标打好基础。具体的策略与措施有：①将营养目标纳入有关法律、法规、政策和计划；②加强有关营养与食品卫生工作的法制建设；③增加食品生产及改善家庭食物供应；④提高食品和饮用水质量，预防传染性疾病；⑤提倡母乳喂养，改善儿童营养；⑥预防微量营养素缺乏症（其中包括落实全民食盐加碘措施，对3岁以下儿童实施补充维生素A的干预措施，加强防治儿童佝偻病等）；⑦保护处于困难条件下的人群；⑧加强营养人才培训及营养教育；⑨评估、分析和监测，每5年和10年分别组织1次全国中等规模营养抽样调查和较大规模的抽样调查或普查。

二、中国居民膳食指南及平衡膳食宝塔

《中国居民膳食指南》是根据营养学原则，结合国情制定的。是教育人民群众采用平衡饮食，以摄取合理营养促进健康指导性意见。指南是以科学研究的成果为根据，针对我国居民的营养需要及饮食中存在的主要缺陷而制定的，具有普遍指导意义，鉴于特定人群对饮食营养需要，提出“特定人群膳食指南”作为《中国居民膳食指南》的补充。为了帮助人们在日常生活中实践该指南，中国营养学会专家委员会进一步提出了食物定量指导方案，并以宝塔图形表示。直观地告诉居民食物分类概念及每天各类食物合理摄入范围，告诉消费者每天应吃食物种类及相应数量，以合理调配平衡饮食进行具体指导。

（一）中国居民膳食指南（2016）核心推荐

我国的第1个居民膳食指南是1989年制定的。根据全国营养调查和卫生统计资料，我国居民因食物单调或不足所造成的营养缺乏病如儿童生长迟缓、缺铁性贫血、佝偻病等虽在逐渐减少，但仍不可忽视，因与饮食结构不合理有关的慢性病如心血管疾病、脑血管疾病、癌症等的患病率与日俱增，我国居民维生素A、维生素B_2和钙摄入量普遍不足；部分居民饮食中谷类、薯类、蔬菜所占比例明显下降，油脂和动物性食品摄入过高；能量过剩、体重超常在城市成年人群中日渐突出，食品卫生问题也是普遍关注和有待改善的重要方面。针对上述问题，2016年新修定并公布的现行《中国居民膳食指南》共有6条，具体如下。

1. 食物多样，谷类为主　平衡膳食模式是最大程度上保障人体需要和健康的基础，食物多样是平衡膳食模式的基本原则。每天的膳食应包括谷薯类、蔬菜水果类、畜禽鱼蛋奶类、大豆坚果类等食物。建议平均每天至少摄入12种以上食物，每周25种以上。谷类为主是平衡膳食模式的重要特征，每天摄入谷薯类食物250～400g，其中全谷物和杂豆类50～150g，薯类50～100g；膳食中糖类提供的能量应占总能量的50%以上。

2. 吃动平衡，健康体重　体重是评价人体营养和健康状况的重要指标，吃和动是保持健康体重的关键。各个年龄段人群都应该坚持天天运动、维持能量平衡、保持健康体重。体重过低和过高均易增加疾病的发生风险。推荐每周应至少进行5d中等强度身体活动，累计150min

以上；坚持日常身体活动，平均每天主动身体活动6000步；尽量减少久坐时间，每小时起来动动，动则有益。

3. 多吃蔬果、奶类、大豆　蔬菜、水果、奶类和大豆及制品是平衡膳食的重要组成部分，坚果是膳食的有益补充。蔬菜和水果是维生素、矿物质、膳食纤维和植物化学物的重要来源，奶类和大豆类富含钙、优质蛋白质和B族维生素，对降低慢性病的发病风险具有重要作用。提倡餐餐有蔬菜，推荐每天摄入300～500g，深色蔬菜应占1/2。天天吃水果，推荐每天摄入200～350g的新鲜水果，果汁不能代替鲜果。吃各种奶制品，摄入量相当于每天液态奶300g。经常吃豆制品，相当于每天大豆25g以上，适量吃坚果。

4. 适量吃鱼、禽、蛋、瘦肉　鱼、禽、蛋和瘦肉可提供人体所需要的优质蛋白质、维生素A、B族维生素等，有些也含有较高的脂肪和胆固醇。动物性食物优选鱼和禽类，鱼和禽类脂肪含量相对较低，鱼类含有较多的不饱和脂肪酸；蛋类各种营养成分齐全；吃畜肉应选择瘦肉，瘦肉脂肪含量较低。过多食用烟熏和腌制肉类可增加肿瘤的发生风险，应当少吃。推荐每周摄入水产类280～525g，畜禽肉280～525g，蛋类280～350g，平均每天摄入鱼、禽、蛋和瘦肉总量120～200g。

5. 少盐少油，控糖限酒　我国多数居民目前食盐、烹调油和脂肪摄入过多，这是高血压、肥胖和心脑血管疾病等慢性病发病率居高不下的重要因素，因此应当培养清淡饮食习惯、成人每天食盐不超过6g，每天烹调油25～30g。过多摄入添加糖可增加龋齿和超重发生的风险，推荐每天摄入糖不超过50g，最好控制在25g以下，水在生命活动中发挥重要作用，应当足量饮水。建议成年人每天7～8杯（1500～1700ml），提倡饮用白开水或茶水，不喝或少喝含糖饮料。儿童少年、孕妇。乳母不应饮酒。成人如饮酒，一天饮酒的的酒精量男性不超过25g，女性不超过15g。

6. 杜绝浪费，兴新食尚　勤俭节约，珍惜食物，杜绝浪费是中华民族的美德。按需选购食物、按需备餐，提倡分餐不浪费。选择新鲜卫生的食物和适宜的烹调方式，保障饮食卫生。学会阅读食品标签，合理选择食品。应该从每个人做起，回家吃饭，享受食物和亲情，创造和支持文明饮食新风的社会环境和条件，传承优良饮食文化，树立健康饮食新风。

（二）特殊人群饮食指南

此外我国还制定人群饮食指南，其主要是针对婴儿、儿童、青少年、孕妇、乳母、老年人所制定的，具体内容见人群营养的相关章节。

（三）中国居民平衡膳食宝塔

1. 中国居民平衡膳食宝塔图　中国居民平衡膳食宝塔是根据中国居民饮食指南结合中国居民的饮食结构特点设计的。把平衡饮食结构的原则转化成各类食物的重量，并以直观的宝塔形式表现出来，便于群众理解和在日常生活中实行。

平衡膳食宝塔提出营养上比较理想的饮食模式，其所建议的食物量，特别是奶类和豆类食物的量可能与大多数人当前实际饮食有一定距离，对某些贫困地区来讲可能距离还很远，但为改善中国居民饮食营养状况，这是不可缺的。应将其看作是奋斗目标，努力争取，逐步达到。

2. 平衡膳食宝塔说明

（1）平衡膳食宝塔（图33-1）：平衡膳食宝塔共分5层，包括我们每天应吃的主要食物种类。

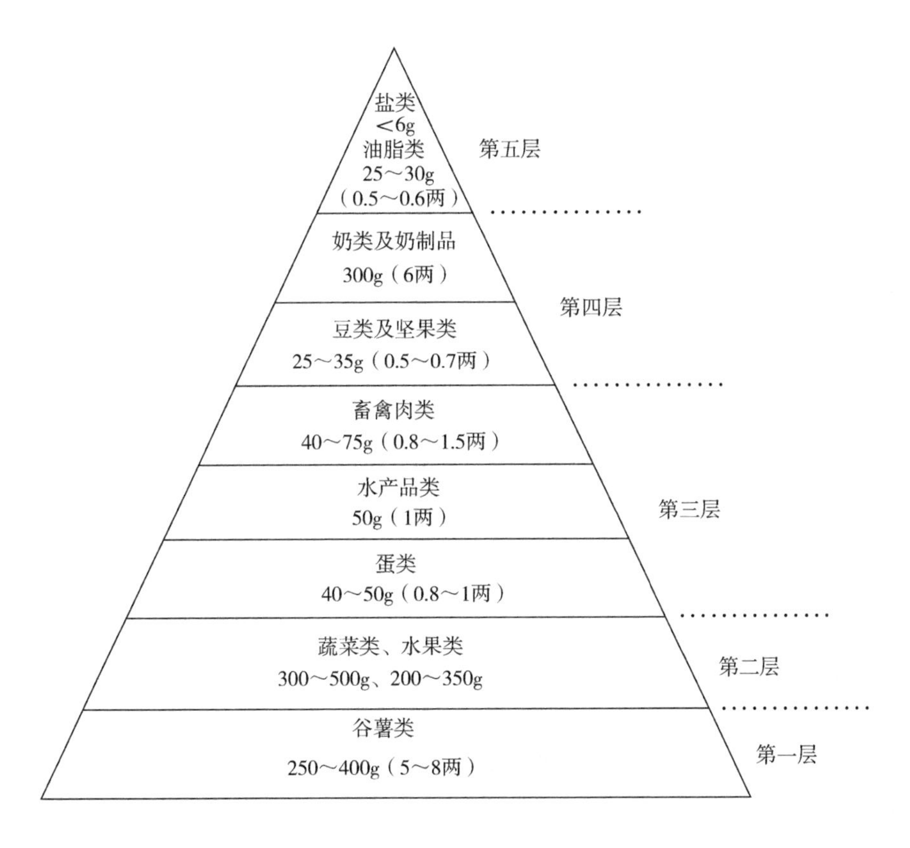

图33-1　平衡膳食宝塔

宝塔各层位置和面积不同，这在一定程度上反映出各类食物在饮食中的地位和应占的比重。谷薯类食物位于底层，每人每天应吃250～400g；蔬菜和水果占据第2层，每天应吃300～500g和200～350g；鱼、禽、肉、蛋等动物性食物位于第3层，每天应吃125～200g（鱼虾类50g，畜、禽肉40～75g，蛋类40～50g）；奶类、豆类和坚果类食物占第4层，每天应吃奶类及奶制品300g，豆类及坚果类25～35g。第5层塔尖是油脂类，每天应吃25～30g。

宝塔没有建议食糖摄入量。因为我国居民现在平均吃食糖的量还不多，少吃些或适当多吃些可能对健康影响不大。但多吃糖增加龋齿的危险，尤其是儿童、青少年不应吃太多的糖和含糖食品。食盐和饮酒问题在《中国居民膳食指南》中已有说明。

（2）食物摄入量是指生重：宝塔建议的各类食物的摄入量一般是指食物的生重。各类食物的组成是根据全国营养调查中居民饮食的实际情况计算的，所以每类食物的重量不是指某种具体食物的重量。

①谷类：谷类是面粉、大米、玉米粉、小麦、高粱等的总和，是饮食能量主要来源，在农村中也往往是饮食中蛋白质主要来源。多种谷类掺着吃比单吃1种好，特别是以玉米或高粱为主要食物时，应当更重视搭配一些其他谷类或豆类食物。加工的谷类食品如面包、烙饼、切面等，应折合成相当的面粉量来计算。

②蔬菜和水果：蔬菜和水果经常放在一起，因其有许多共性。但蔬菜和水果终究是两类食物，各有优势，不能完全相互替代。尤其是儿童，不可只吃水果不吃蔬菜。蔬菜、水果的重量按

市售鲜重计算。通常红、绿、黄色较深色蔬菜和水果含营养素比较丰富，所以应多选用深色蔬菜和水果。

③鱼肉蛋：鱼、肉、蛋归为1类，主要提供动物性蛋白质和某些重要的矿物质和维生素。但其彼此间也有明显区别。鱼、虾及其他水产品含脂肪很低，有条件可以多吃一些。这类食物重量是按购买时鲜重计算。肉类包含畜肉、禽肉及内脏，重量是按屠宰清洗后的重量来计算。这类食物尤其是猪肉含脂肪较高，所以生活富裕时不应吃过多肉类。蛋类含胆固醇相当高，每天不超过1个为好。

④奶类和豆类食物：奶类及奶制品当前主要为鲜牛奶和奶粉。宝塔建议的300g按蛋白质和钙含量来折合约相当于鲜奶300ml或奶粉28g。中国居民饮食普遍缺钙，奶类应是首选补钙食物，很难用其他类食物代替。有些人饮奶后有不同程度肠胃不适，可以试用酸奶或其他奶制品。豆类及豆制品包括许多品种，宝塔建议的25～35g是平均值，根据其提供的蛋白质可折算为大豆40g或豆腐干80g等。

表33-2　平衡膳食宝塔建议每天不同能量饮食的各类食物参考摄入量（g/d）

食物	低能量［约7.52MJ（1800kcal）］	中等能量［约10.03MJ（2400kcal）］	高能量［约11.70MJ（2800kcal）］
谷类	300	400	500
蔬菜	400	450	500
水果	100	150	200
肉、禽	50	75	100
蛋类	25	40	50
鱼虾	50	50	50
豆类及豆制品	35	35	35
奶类及奶制品	300	300	300
油脂	25	25	25

3. 平衡膳食宝塔应用

（1）确定自己的食物需要：宝塔建议的每人每天各类食物适宜摄入量范围适用于一般健康成人，应用时要根据个人年龄、性别、身高、体重、劳动强度、季节等情况适当调整。年轻人、劳动强度大的人需要能量高，应适当多吃些主食；年老、活动少的人需要能量少，可少吃些主食。表33-2列出3个能量水平每天各类食物的参考摄入量。

从事轻微体力劳动的成年男性如办公室职员等，可参照中等能量［10.03MJ（2400kcal）］饮食来安排自己的进食量；从事中等强度体力劳动者如钳、卡车司机和一般农业劳动者可参照高能量［11.70MJ（2800kcal）］饮食进行安排；不参加劳动的老年人可参照低能量［7.52MJ（1800kcal）］饮食来安排。女性一般比男性的食量小，因为女性体重较低及身体构成与男性不同。女性需要的能量往往比从事同等劳动的男性低834kJ（200kcal）或更多些。通常人们的进食量可自动调节，当人的食欲得到满足时，他（她）对能量的需要也就会得到满足。

平衡膳食宝塔建议的各类食物摄入量是平均值和比例。每天饮食中应当包含宝塔中的各类食物，各类食物的比例也应基本与宝塔一致。日常生活无须每天都样样照着“宝塔”推荐量吃。如烧鱼比较麻烦就不一定每天都吃50g鱼，可以改成每周2次或3次鱼、每次150～200g较为切实可行。实际上平日喜吃鱼的多吃些鱼、愿吃鸡的多吃些鸡都无妨碍，重要的是一定要经常遵循宝塔各层各类食物的大体比例。

（2）同类互换，调配丰富多彩的饮食：人们吃多种多样的食物不仅是为获得均衡营养，也是为了使饮食更加丰富多彩满足口味享受。假如人们每天都吃同样的50g肉、40g鱼，难免久食

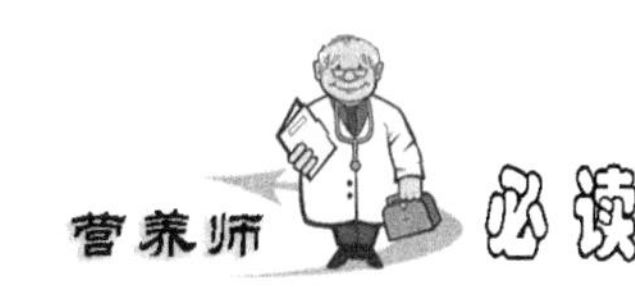

生厌，而合理营养也就无从谈起。宝塔包含的每类食物中都有许多的品种，虽然每种食物都与另一种不完全相同，但同类中各种食物所含营养素常基本近似，在饮食中可以互相替换。

应用平衡膳食宝塔应当把营养与美味结合起来，按照同类互换的、多种多样的原则调配每天3餐。同类互换就是以粮换粮、以豆换豆、以肉换肉。如大米可与面粉或杂粮互换，馒头可以和相应量的面条、烙饼、面包等互换（表33-3）；大豆可与相当量的豆制品或杂豆类互换（表33-4）；猪瘦肉可与等量的鸡、鸭、牛、羊、兔肉互换（表33-5）；鱼可与虾、蟹等水产品互换；牛奶可与羊奶、酸奶、奶粉或奶酪等互换（表33-6）。

表 33-3　谷类食物互换表（相当于100g大米、面的谷类食物）

食物名称	重量（g）	食物名称	重量（g）
大米、糯米、小米	100	烧饼	140
富强粉、标准粉	100	烙饼	150
玉米面、玉米糁	100	馒头、花卷	160
挂面	100	窝头	140
面条（切细）	120	鲜玉米（市品）	750～800
面包	120～140	饼干	100

①薯类包括红薯、土豆等可替代部分粮食，约500g相当于100g谷类；②一个中等大小的鲜玉米约重200g

表 33-4　豆类食物互换表（相当于40g大豆豆类食物）

食物名称	重量（g）	食物名称	重量（g）
大豆（黄豆）	40	豆腐干、薰干、豆腐泡	80
腐竹	35	素肝尖、素鸡、素火腿	80
豆粉	40	素什锦	100
青豆、黑豆	40	北豆腐	120～160
膨体豆粕（大豆蛋白）	40	南豆腐	200～240
蚕豆（炸、烤）	50	内酯豆腐（盒装）	280
五香豆豉、千张	60	豆奶、酸豆奶	600～640
豌豆、绿豆、芸豆	65	豆浆	640～800
豇豆、红小豆	75		

表33-5　肉类互换表（相当于100g生肉的肉类食物）

食物名称	重量（g）	食物名称	重量（g）	食物名称	重量（g）
猪瘦肉	100	牛瘦肉	100	鸭肉	100
猪肉松	50	酱牛肉	65	酱鸭	100
叉烧肉	80	牛肉干	45	盐水鸭	110
香肠	85	羊瘦肉	100	大腊肠	160
酱羊肉	80	蛋清肠	160	兔肉	100
大肉肠	170	鸡肉	100	小红肠	170
鸡翅	160	小泥肠	180	白条鸡	150
猪排骨	160～170				

多种多样就是选用品种、形态、颜色、口感多样的食物，变换烹调方法。如每天吃50g豆类及豆制品，掌握同类互换，多种多样的原则就可以变换出数十种吃法。可以全量互换，全换成相当量的豆浆或熏干，今天喝豆浆、明天吃熏干；也可以分量互换如1/3换豆浆，1/3换腐竹、1/3换豆腐，早餐喝豆浆、中餐吃凉拌腐竹、晚餐再喝碗酸辣豆腐汤。

表33-6　乳类食物互换表（相当于100g鲜牛奶的乳类食物）

食物名称	重量（g）	食物名称	重量（g）
鲜牛奶	100	酸奶	100
速溶全脂奶粉	13～15	奶酪	12
速溶脱脂奶粉	13～15	奶片	25
蒸发淡奶	50	乳饮料	300
炼乳（罐头）	50		

（3）要合理分配3餐食量：我国多数地区居民习惯每天吃3餐。3餐食物量的分配及间隔时间应与作息时间和劳动状况相匹配，通常早、晚餐各占30%，午餐占40%为宜，特殊情况可适当调整。通常上午的工作学习都比较紧张，营养不足会影响学习工作效率，所以早餐应当是正规的1顿饭。早餐除主食外至少应包括奶、豆、蛋、肉中的1种，并搭配适量蔬菜或水果。

（4）要因地制宜充分利用当地资源：我国幅员辽阔，各地的饮食习惯及物产不尽相同，只有因地制宜充分利用当地资源才能有效地应用平衡膳食宝塔。如牧区奶类资源丰富，可适当提高奶类摄取量；渔区可适当提高鱼及其他水产品摄取量；农村山区则可以利用山羊奶及花生、瓜子、核桃、榛子等资源。在某些情况下，因地域、经济或物产所限无法采用同类互换时，也可以暂用豆类替代乳类、肉类；或用蛋类替代鱼、肉；不得已时也可用花生、瓜子、榛子、核桃等干坚果替代肉、鱼、奶等动物性食物。

（5）要养成习惯，长期坚持：饮食对健康的影响是长期的结果。应用平衡膳食宝塔需要自幼养成习惯，并坚持不懈，才能充分体现其对健康的重大促进作用。

三、营养教育

1. 进行营养知识培训　有计划地对从事农业、商业、粮食、轻工、计划等部门的有关人员进行营养知识培训。

2. 提高自我营养保健能力　将营养知识纳入中小学教育内容。教学计划要安排一定课时的营养知识教育，使学生从小就懂得平衡饮食的原则，培养良好的饮食习惯，提高自我保健能力。

3. 纳入初级卫生保健服务　将营养工作内容纳入到初级卫生保健服务中，提高初期卫生保健人员营养知识水平，并通过他们指导居民因地制宜，合理利用当地食物资源改善营养状况。

4. 利用各种媒介宣传　利用各种宣传媒介，广泛开展群众性营养宣传教育活动，推荐合理的饮食模式和健康生活方式，纠正不良的饮食习惯。

第五节　合理饮食

一、饮食结构

居民饮食结构是指居民消费的食物种类及数量的相对构成。生产、经济、文化和科学发展水平不同的社会和人群，其饮食结构各有不同，主要取决于人体对营养的生理需求和生产供应条件决定的提供食物资源的可能。

（一）饮食结构及其重要意义

在社会营养工作中正确引导的调节居民食物结构的焦点，就在于正确地把上述需求和可能结合起来。解决这个问题，对个人和家庭是关系防病、保健和安排生计的大事，而对国家和地区则是牵涉多方面的发展战略问题。

可供选择的饮食结构模式，当今世界大致有3种模式。一是经济发达国家模式，年人均占有800～1500kg粮食，有条件用其中60%～70%转化为肉奶禽蛋，动物性食品年人均消耗达270kg，而粮食的直接消费量不过60～70kg。结果人均每天能量达约14.7MJ（3500kcal），蛋白质与脂肪分别达100g和150g，出现严重营养过剩，以致肥胖症、冠心病、高脂血症、高血压、糖尿病一类"富裕型"疾病显著增加，因而这些国家政府和营养学家不得不大声疾呼，制定饮食指导方针，劝导人们减少饮食中能量和动物性食品比例，增加植物性食品。二是发展中国家模式，某些经济不发达国家主要以植物性食物为主，有些国家年人均消费谷类与薯类达200kg，肉蛋鱼不过5kg，奶类也不多。居民中存在营养不良，主要是蛋白质不足，也有能量不足，以致体质低下、健康状况不良、劳动能力降低等。这类国家急待发展食物生产，首先是提高能量和廉价开发植物蛋白资源。三是日本模式，既有以粮食为主食的东方饮食传统特点，也吸取欧美国家饮食长处，加之经济发达，动物性食品资源充裕。人均年摄取粮食110kg，动物性食品135kg左右。这种食物结构基本合理，但"富裕型"疾病也有增加趋势，动物性食品仍嫌偏高，营养仍然不均衡。

（二）我国居民合理食物结构

1. 确定合理食物结构　确定我国居民合理食物结构的背景我国有13.9亿多人口，人均可耕地仅1.2亩左右，生产水平不高，食物资源偏紧。人均占有粮食不过450kg，居民营养科学意识也较低。几个代表性年份，城乡居民平均和农村居民恩格尔指数分别为：1975年58.43%，65.75%；1978年农村67.71%；1981年56.66%，59.66%；1985年52.25%，57.76%；1989年54.50%，54.09%。

2. 调整食物结构　调整食物结构的重点一是大力发展食物生产，强调食物合理利用；二是提高食品工业与饮料工业水平；三是解决老少边穷地区的温饱问题；四是着重解决蛋白质的质量与数量；五是引导消费，纠正不健康习俗，提高饮食文化与营养科学水平。

（三）我国居民食物结构发展目标

中近期目标是小康水平食物结构。主要指标是：①恩格尔指数下降至50%以下；②粮食人均375～400kg；③人均每年食物消费：口粮213kg（原粮），豆类8kg，肉类25kg，蛋类10kg，水产品9kg，奶类6kg，食用植物油8kg，食糖8kg，水果23kg，蔬菜120kg；④营养水平全国人均：能量10.87MJ（2600kcal），蛋白质67g，其中优质蛋白质达33%以上；⑤发展食物结构原则是坚持以素食为主，荤素搭配；调整肉食结构，提高蛋白质含量高、饲料转化率高的禽、蛋、鱼及其他草食动物肉、奶的比重，降低蛋白质含量低、饲料转化率低的猪肉的比重；充分利用豆类；积极开发食物资源。

达到食物结构发展目标的主要对策，主要有控制人口增长；建立政府干预，制定规划；提高全民饮食文化与营养科学水平；增加农业投入，开发食物资源；加强食品流通。

二、饮食调配和食谱编制

（一）饮食调配通常原则

饮食调配与保证合理营养有非常密切的关系。合理的营养原则必须通过具体的合理饮食调配才能得到贯彻与保证，故调配饮食时首先要满足人体对于营养素的需要量，应该按照营养素的参考摄入量选择各种食物，使其在质和量方面符合合理营养原则，能组成平衡饮食以充分满足机体的需要。

有足够食物后，还要计划如何将每天所需的食物适当地分配在全天的各餐之中，配成饭菜，按时定量供给，这就要求有合理的饮食制度。虽然每天饮食中食物的总量能满足人体的需要，但是如果分配不当，仍然不能充分发挥其应有的营养价值，甚至还会使用餐人感到不适。如每天三餐，如果有的餐次食物过多，使人过饱，就会增加胃肠负担，并且影响食物消化吸收。反之如食物过少，可使人很快出现饥饿感。所以在配餐工作中，应该考虑如何将每天的食物适当地分配在各餐，定时定量供给用餐者。

饮食的色、香、味等感官性状，是食物对人体的条件刺激因素，可以形成条件反射，并且影响食物中枢的兴奋或抑制过程，应要求饭菜色彩调和，香气扑鼻，滋味鲜美；同时也要不断调换食品的品种和烹调方法，尽量做到多种多样，富有变化。这样不仅可以保持大脑皮质的适度兴奋，促进食欲，有利于食物的消化吸收；同时饭菜的多样化，可充分利用各种食物在营养价值上的各自特点及营养互补作用。所以在饮食调配中，既应选择富有营养的食物，加以适当烹调，使其色、香、味良好；还要不断变换花色品种，尽量避免每天每餐饭菜的重复。有时限于食物品种不能变换时，就要采用不同的烹调方法。

每餐的饭菜还应有一定容积和饱腹感。为了避免消化系统的过分负担，每餐食物的容积不能过大；但是容积过小，也容易出现饥饿感。饱腹感和饥饿感是许多因素对机体综合作用的结果，而食物的容积也是重要因素之一，所以饭菜必须具有一定的容积，应该由粗糙和精制、固体和流质及浓缩和稀薄的食物适当配合而成，以便使人在进食后一定时间内具有饱腹感，但容积又不应过大，以致损害胃肠的正常功能。

配餐时还要注意季节的变换。通常夏季饭菜应清淡爽口，并可适当选用具有酸味和辛香的食物以增进食欲。冬季饭菜则以浓厚为宜，可以富有油脂，味浓色重。照顾用餐者饮食习惯，在配餐工作中绝对不能忽视。各个民族，各地区人民及某个人的饮食习惯，是长期适应一定的生活环境与条件所形成的结果。通常选用他们所喜欢的食物品种，并且按照其最习惯的方法加以烹调，才能使这些食物可以被充分消化吸收和利用，所以对于传统饮食习惯应该尽量加以照顾。至于有些有害健康的不良饮食习惯，应该通过宣传教育，逐渐加以纠正，不能操之过急。还有些因社会历史条件而造成的偏食习惯，除宣传教育以外，也要采取具体措施，供应多种多样富有营养的食物，使不合理的偏食习惯逐渐得到改变。

（二）食谱编制

食谱编制是饮食调配中的重要工作。食谱的基本内容包括每天（餐）食物的种类与数量和饭菜的名称。编制食谱目的是为了能确实保证满足人体对能量和营养素的需要，并将含有足够能量和营养素的食物，配成可口的饭菜，适当地分配在全天各个餐次。通过食谱编制，可以更有计划地调配饮食，保证饭菜多样和合理的饮食制度，营养师应掌握食谱编制的原则和方法。

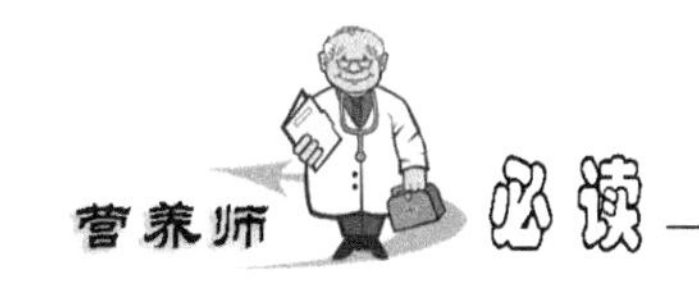

食谱可以每天编制成为1d食谱，也可以每周编制，叫作每周食谱。编制食谱时应以饮食调配的原则为基础，再参考用餐者的经济条件、食物供应情况及炊事人员的技术水平。现将具体编制办法概述如下：

首先根据用餐者的年龄、劳动性质、生理健康状况，以营养素的推荐摄入量为基础，考虑各方面的因素，适当调整后定出每人每天所需的总能量和营养素的数量。如1个从事中等强度劳动的人，每天所需的总能量为10.45MJ（2500kcal），则可按适宜的比例，将蛋白质、脂肪和糖类的数量计算出来。假定蛋白质应占总能量的13%，脂肪占25%，糖类占62%，则每天所需的：

蛋白质为$2500 \times 13/100 \div 4.0=81.2g$

脂肪为$2500 \times 25/100 \div 9.0=69.4g$

糖类为$2500 \times 62/100 \div 4.0=387.5g$

至于维生素和矿物质的供给量可以直接按照营养素供给标准来决定。其次确定每天主食的数量。主食数量确定后，即可计算出各种主食所提供的蛋白质、脂肪、糖类及其他营养素。

然后再确定每天副食品的数量。可以根据经济水平、饮食习惯及当时当地市场供应情况，初步确定每天每人可以得到的豆类和肉、鱼、禽、蛋等动物性食品的数量，并将其中蛋白质、脂肪、糖类及其他营养素的含量计算出来。在比较理想的情况下，豆类和动物性蛋白质的数量，最好能占全部蛋白质供给量的33%以上，其余的则主要由粮食来提供。

蔬菜在副食品中占很重要的地位。通常每人每天所吃的蔬菜总量，应该能基本上满足维生素和矿物质的需要，特别是钙、铁和主要靠蔬菜供给的胡萝卜素、维生素B_2和维生素C。所以选择蔬菜时要特别注意含有以上营养素的蔬菜。通常每天有500g左右蔬菜即可，其中最好50%是绿色叶菜类。此外，黄色、橙色、红色的蔬菜也应尽量食用，因为各种有色蔬菜中含有的胡萝卜素、维生素B_2和维生素C往往较为丰富。食用蔬菜的品种愈多愈好，最好每天能有3～5种。在生长鲜豆的季节，可以多食用鲜豆，鲜嫩者可以连豆荚一起吃，其中不仅富有维生素，同时也供给某些蛋白质。在缺乏蔬菜的地方或季节，多吃豆芽、特别是绿豆芽，可以补充一部分维生素C，至于调味品可按通常的用量确定。

各种食物的用量基本确定后，即可以算出全部食物所能供给的全部营养素。然后与参考摄入量相比较，若相差过多，可做适当调整；如相差在±10%以内，即可认为合乎要求。

因许多食物不是全部食用，如蔬菜根皮、枯黄菜叶、肉骨也占有一定重量，且各种食物在混合饮食中消化率也不是100%，所以实际购入食物数量应比确定量略有增加，通常增加10%～15%。但因主食很少有废弃部分，故不必增加。当食物购入量决定后，还要计算大多数用餐者经济水平。若经济能力较好，可适当增加动物性食品。

最后可将全天食物，按照配餐基本原则配成可口饭菜。既要合乎营养原则，又要照顾进餐者饮食习惯，还要注意到色、香、味和多样化。菜的方面应该尽量争取有菜有汤、荤素兼备；饭也要粗细粮搭配，粮豆混食，有米有面，有干有稀。饭菜形式和烹调方法也要经常变换，尽量避免单调重复。

制定1日食谱后，可进一步制定出1周食谱。在实际工作中通常多采用1周食谱，可使每天饮食富有变化，互相调剂。制定每周食谱时，不必每天计算，只要先确定食品基本消费数字，然后按此原则适当调配即可。如中等强度劳动者，通常每天要有粮食400～500g，包括豆类

25～50g，薯类替代粮食可按25%折算及蔬菜300～400g，并酌用动物性食品即可基本上满足需要。在进行调配时主要是以粮抵粮，以豆换豆，蔬菜代蔬菜，并改变烹调方法。基本上要求每周中营养素总量能满足7d的需要即可，每天稍有出入，影响不大。

国人有逢年过节定期加菜的习惯。就营养素充分利用角度来说，不如分散于平时平均食用。但是为了照顾通常习惯，也可适当在年节加菜。但应控制所增加数量不要过多，避免大吃大喝，造成浪费，影响健康。

三、合理饮食制度

（一）合理饮食制度重要性

所谓饮食制度是指把全天食物按一定数量、质量、次数、时间分配到各餐次的一种制度。在日常生活中，工作、学习和劳动都有一定的安排，而且常有一定规律，所以进餐也应有一定规律，以便与其他日常生活制度相适应。这样既可使能量和各种营养素的摄入适应人体的消耗，提高劳动效率，同时也能保证进食与消化过程的协调一致。

人体的消化吸收过程，包括食物中枢的兴奋抑制过程和胃肠分泌与消化吸收适应，否则就会致消化功能的紊乱，影响食物的消化吸收，故必须按照生活和工作情况，制定合理的饮食制度，并使其形成相当稳定的规律。经过长期保持之后，其本身就可以形成条件刺激，只要到了用餐时间，就会出现食欲，预先分泌适当的消化液，使食物能充分被消化吸收利用。所以合理饮食制度是保证合理营养的重要环节。

（二）制定饮食制度原则

制定饮食制度时首先应该注意以下原则和要求。考虑肠胃的消化能力，使食物中的营养素能被充分消化、吸收和利用；适当安排两餐的间隔，使用餐者在吃饭时有良好的食欲，但在饭前又不致发生强烈的饥饿感；能满足生理和劳动的需要，适应生活工作制度，使用餐者能很好地生活和工作。在具体安排上可以根据上述要求原则适当安排全天进餐次数，各餐的间隔时间和每餐食物的分配比例。

两次进餐间隔不能太长，也不能过短。太长可致高度饥饿感觉，甚至有血糖降低的现象，当然也影响工作效率。太短则没有很好食欲，要在胃排空后，继续进食才会有良好食欲，且消化器官也需休息后才能恢复其功能。各种不同的食物在胃中停留的时间并不一致，但通常混合食物为4～5h，所以两餐间间隔也应在4～5h。

根据两餐间适宜间隔时间，就可以决定每天的进餐次数，如按间隔4～5h安排，每天4餐较为恰当。但是考虑到大多数人，通常的工作和生活制度，仍以每天3餐较为合适。每天进餐3次时，两餐间隔5～6h为宜。

全天各餐食物分配的比例最好是午餐最多，早餐和晚餐较少。早餐应占全天总能量25%～30%，午餐占40%，晚餐占30%～35%。如此分配是为了适应生理状况和工作需要。早晨起床不久，食欲常较差，但为满足上午工作需要，必须摄入足够能量。所以早晚食物除含有上述能量外，应该尽量选用体积较小，又富于能量的浓缩食物，并能促进食欲。午餐前后都是工作时间，所以既要补足上午的能量消耗，又要为下午工作做好贮备，所以在全天各餐中占能量比例最大，也可以多吃富于蛋白质和脂肪食物。至于晚餐食物体积可与午餐相接近，但能量可稍低，因为面对夜间睡眠，能量消耗不大；另外如多吃富有能量且较难消化蛋白质和脂肪，也会影响睡眠，故晚餐可多吃些蔬菜、含糖类较多和易于消化食物，而富有蛋白质、脂肪和较难消化食物应少吃。

至于用餐时间，应该和生活工作制度相配合。通常早餐可在上午7时前后，午餐约为中午12时，晚餐可在下午6时左右。对于生活工作制度比较特殊的人，如夜班工作者等则参考其生活工作制度适当调整。

我国人民通常多采用三餐制，这是比较合理的。但是通常习惯早餐的食物较少。有些地区早晨只吃少量稀饭，甚至只占全天总能量10%以下，似嫌太低，应适当增加。三餐时间安排方面，在某些地区常有在早晨空腹工作2h左右，然后再进早餐的习惯。从生理学观点看来，空腹降低工作效率。如有可能最好是清晨起床后先进早餐，然后再工作。

四、食物合理烹调

（一）食物合理烹调的意义

烹调的意义在于使食品更容易被消化吸收，具有良好的感官性质，并杀灭其中可能存在的有害微生物，所以食物在食用前必须先经过烹调处理。

食物在烹调时可以发生系列的理化变化。因食物组成成分复杂和烹调方法的千变万化，所以食物在烹调时发生异常复杂的综合性理化过程。如食品中一部分营养素可以发生不同程度的水解，淀粉变成糊精、蛋白质分解成肽及其他更小的分子。加热时蛋白质的凝固，淀粉加水浸胀，植物细胞间果胶的软化、细胞膜的破坏，水溶性物质的浸出，芳香物质挥发，有色物质的形成等，都会在烹调时发生。

通过以上的各种变化，可以使食品去除原有腥膻气味，改变不好的颜色，增加令人愉快的色、香、味，改善其感官性质。同时也使食品更容易被消化吸收，提高所含营养素在体内的利用程度。当然，因烹调时使用的洗涤、加热等，也就将食品中可能存在有害微生物、寄生虫卵等去除、破坏或杀灭。所以，通过上述各种变化可以达到烹调食物的目的。

但食物在烹调时也可能发生某些营养素的损失破坏。如不太稳定的维生素可在加热时失去原有生理作用；水溶性维生素和矿物质也会在切洗时溶解在水内，故在烹调时既要能达到提高感官性状、促进消化吸收的目的，同时也要尽量设法保存食物中原有的营养素，避免破坏损失。营养师应掌握有关原则，以便对炊事人员进行指导，提出合理的建议。

（二）烹调对食物营养素影响

食物经过烹调后，其中营养素含量可能有一定程度改变。但因各种营养素性质不同，烹调后含量改变程度也不一致。常用加热烹调的方法，食物中维生素最易受加热影响，在烹调时可损失一定量；其次是矿物质和水溶性维生素等，在烹调前洗切时由食品内溢出，烹调以后也可进入食品汤汁中。至于蛋白质、糖类、脂肪，在普通烹调方法中发生质与量改变不明显。以下介绍主要食品在常用烹调方法中营养素含量变化。

1\. 米面粮食　以米做饭时，在淘洗时可发生营养素丢失，特别是水溶性维生素B_1、维生素B_2、维生素PP和各种矿物质。综合有关报道，淘米时维生素B_1可损失29%～60%；维生素B_2和维生素PP可损失23%～25%。其他营养素，日本报道称淘米时矿物质可损失70%，蛋白质15.7%，脂肪42.6%，糖类2.0%；且米搓洗次数越多，淘米前后浸泡时间越长，淘米用水温度越高，则各种营养素损失也越多。米在淘洗后煮成饭时，因经过加热，还可以再损失部分维生素。如维生素B_1可再损失原含量17.2%，维生素PP21%。故在做饭时，米中维生素可损失大部分，特别是烹调方法不当时，更为严重。

我国有些地区过去有丢弃米汤的捞饭法，即将米放在水中煮到半熟后把米捞出蒸熟，余下米汤除饮用小部分外，大部分则丢弃或作其他用途。这种做饭方法可使大量维生素、矿物质及蛋白质和糖类溶于米汤中，造成损失。如维生素B_1、维生素B_2和维生素PP比不去汤做饭法多损失40%左右。这种不合理的方法应禁止，最好用不去米汤生米蒸饭和焖锅做饭法。

各种面食品可因烹调方法不同，使其所含的营养素发生不同程度的损失。制作面食品时，蛋白质、脂肪、矿物质含量变化不大，如用面粉做馒头、烙饼或利用玉米面制窝头时，这些营养素几乎无损失，只有煮面条时蛋白质可损失2%～5%。

当蒸窝头或馒头时，维生素B_1、维生素B_2和维生素PP含量均无大变化。烙饼时维生素B_1和维生素PP损失最多不超过10%，维生素B_2可减少20%左右。烤烧饼时可使维生素B_1损失30%，但维生素B_2及维生素PP含量变化不大。水煮面条时，维生素B_1和维生素B_2损失35%左右。炸制油条时因为加碱和高温油炸，可使维生素B_1全部破坏，维生素B_2及维生素PP也损失45%左右。所以，从维生素的损失来看，蒸或烙面食较好，水煮、油炸则较差。

2. 蔬菜　我国烹调蔬菜方法很多。在各种烹调方法中，蔬菜切块大小、加热方式和时间长短不一，故营养素含量的变化也不同。同样烹调方法用于不同品种蔬菜时营养素损失也不相同。

炒菜是我国烹调蔬菜较常用方法之一。急火快炒确为较好的烹调方法，可使维生素损失较少。用卷心菜等14种蔬菜进行研究，结果是总维生素C平均保留76.6%。用油炒叶菜类时，总维生素C损失率为22.4%；蔬菜炒熟后可保留总维生素C42.5%～68.5%。以上研究结果，虽因具体条件不同，略有差别，但炒菜时总维生素C可保留60%～70%。

胡萝卜素在炒菜时含量变化通常较维生素C为小。普通蔬菜炒熟后胡萝卜素可保留76%～94%，见表33-7。

表33-7　炒菜时总维生素C和胡萝卜素保留率（%）

蔬菜名称	烹调方法	总维生素C	胡萝卜素
绿豆芽	炒	59	-
豇豆	炒	67	93
韭菜	炒	52	94
油菜	炒	64	76
小白菜	炒	69	94
卷心菜	炒	68	-
雪里蕻	炒	69	79
菠菜	炒	84	87
大白菜	炒	57	-
青椒	炒（切成丝）	78	90
番茄	炒	94	-
胡萝卜	炒（切成片）	-	79
土豆	炒	54	-
鸡毛菜	炒	84.6	-
绿苋菜	炒	70.2	-
茼蒿菜	炒	53.2	-
白萝卜	炒	68.5	-
黄豆芽	炒	42.5	-

我国某些地区在炒蔬菜时，常将菜先在开水中煮一定时间，再捞出挤去汤汁，然后炒熟。因蔬菜经煮和挤去菜汁所损失维生素和矿物质较炒菜为多。将小白菜煮后挤出菜汁，结果总维生素C仅保存16.7%。

煮菜也是我国常用方法。煮菜时应将水煮沸再将菜放入，这样可保存较多维生素。用24种蔬菜进行测定，发现菜用温水煮熟后，其总维生素C平均可保留84.7%左右。其他研究也证实，煮菜时总维生素C保存率为81%左右。

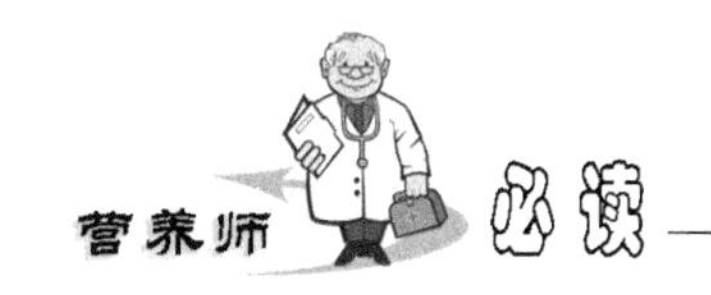

观察蒸菜时维生素C保留情况，因蒸菜时间长短而有不同。据中国医科院研究结果，蒸30min比蒸10min维生素C损失率显著增加，见表33-8。

表33-8　蒸菜时蔬菜中维生素C损失率

菜名	不同时间维生素C损失率(%)	
	10min	30min
土豆	0.4	37.4
苤蓝	18.4	17.1
白萝卜	3.6	11.4
茄子	45.2	69.9
南瓜	8.7	23.9

3. *动物性食品*　肉类、蛋类等动物性食品在烹调以后，除维生素外，其他营养素含量变化不大。据研究，动物性食品中主要维生素的损失情况如下：猪肉维生素B_1在红烧、清炖时损失最多达60%～65%，蒸和炸次之，为45%左右；炒肉时则损失较少，仅13%左右。蒸丸子时维生素B_2损失最高，约为87%；其次为清炖、红烧可损失40%左右；炒肉丝损失较少，仅为20%。炒猪肝时维生素B_1损失为32%，维生素B_2几乎全部保留；卤猪肝时维生素B_1损失为55%，维生素B_2损失37%。鸡蛋在炒蛋、荷包蛋和煮蛋时，维生素B_2损失极少，最多不超过10%。维生素B_1在炒蛋、煮蛋时损失7%～13%，煎蛋则损失22%。

此外，炊具对于食品在烹调时维生素的损失也有一定的影响。国人常用铁锅、铜锅和铝锅烹调，用4种蔬菜进行比较研究，结果发现用铝锅烹调时维生素C损失最少，有1种蔬菜损失11.8%，其余3种几乎无损失。如使用铁锅则1种无损失，其余3种损失1.9%、8.5%和36.7%。至于铜锅在烹调时所致的维生素C损失甚为显著，损失29%～81.1%。用铜锅煮菜中维生素C之损失最多，比用铝锅、铁锅或镀锡的锅多损失2～6倍。而用铁锅时则维生素C损失较用铜锅为少，使用铝锅和镀锡良好的铁锅所能保存的维生素C最多。

（三）减少食物烹调时营养素损失

食物烹调时营养素损失，虽不能绝对避免，但应尽量设法减少。要达到烹调目的，同时也要尽量保存更多的营养素。据现有知识，维生素在烹调时最容易损失破坏，以下是防止维生素损失原则。

1. *米少淘饭不弃汤*　做米饭时要尽量减少淘米次数，淘米时不可用力搓洗，并要避免放在流水下冲洗，淘米水的温度不能过高，煮饭时应采用不丢米汤的方法，如焖饭、原碗蒸饭等。

2. *面食防止破坏营养素*　制作食品时，应该尽量采用维生素损失较少的方法，如蒸馒头、蒸窝头、烙饼等。至于损失维生素较多的炸油条最好尽量少用。煮面条、水饺的汤应该设法饮用，或用其做汤，目的是将其中溶解的营养素加以利用。

3. *注意烹调方法*　蔬菜、肉类及其他动物性食品，最好尽可能采取急火快炒的方法。我国居民常在烹调蔬菜或其他食品时加入少量淀粉，除可使汤汁稠浓以外，另有优点，即淀粉中含有谷胱甘肽，其所含的巯基（—SH）有保护维生素C作用。事实上不只淀粉含有谷胱甘肽，有些动物性食品如肉类中也含有，故将蔬菜与动物性食品混合烹调，也可能收到同样效果。这些方法可在烹调时适当应用。

4. *蔬菜注意保护营养素*　各种蔬菜应尽量选用新鲜的，最好先洗后切，洗切与下锅烹调的时间不要距离过长。炒菜时应采用急火快炒方法，并尽量少加水，以防止产生过多汤汁，又不能全部食用，造成维生素和矿物质的损失。不要把菜先煮后，挤去菜汁然后再炒。煮菜汤时须先将水煮沸再将菜下锅。在炊具方面尽量使用铝锅或铁锅，避免使用铜锅，以减少维生素C损失。

第34章 Chapter

营养调查及营养咨询

营养调查包括饮食调查;人体营养水平生化检验;营养不足或缺乏的临床检查和人体测量资料分析。了解健康居民或患者饮食摄取情况及其与营养供给与健康或疾病的关系,如某些地方病、营养相关疾病与营养关系。营养咨询主要用于亚健康或患者预防与营养相关疾病,或是营养治疗疾病常用的方法,包括主观询问、客观检查、营养评价和制订营养治疗计划等。

第一节　营 养 调 查

一、饮食调查

饮食调查也即膳食调查,这是营养咨询的基础。通过调查可以了解不同地区、不同生活条件下特定人群或个人的饮食习惯、日常吃的食物种类和数量。根据食物成分表计算每人每天各种营养素的平均摄入量,与有关的标准进行比较,为改进食物结构和合理营养及合理饮食提供科学依据。

(一)饮食调查内容

主要包括调查期间每人每天所吃的食物的品种、数量。所摄入营养素的数量、比例是否合理。能量是否足够及生热营养素占总能量的比例。了解烹调方法对维生素保存的影响,饮食制度和餐次分配是否合理,了解过去饮食情况、饮食习惯等。

(二)饮食调查方法

根据具体情况可采用查账法、称重法、询问法、饮食史法和熟食采样分析等方法。在进行饮食调查时,应选择1个能正确反映个体或团体当时食物摄入量的方法,必要时可并用2种方法。调查的时间通常为5～7d,其中不包括节日。如果调查对象有周日吃得较好的习惯,则应进行包括节假日在内的7d调查。也可随饮食管理方法和调查方法而定。如在包伙制的单位可用查账法进行调查,时间可达1～6个月,应用询问观察法可对儿童30d内的饮食情况做出比较精确的估计。如对癌症患者进行饮食与不同部位肿瘤关系的研究,则调查期间可长达

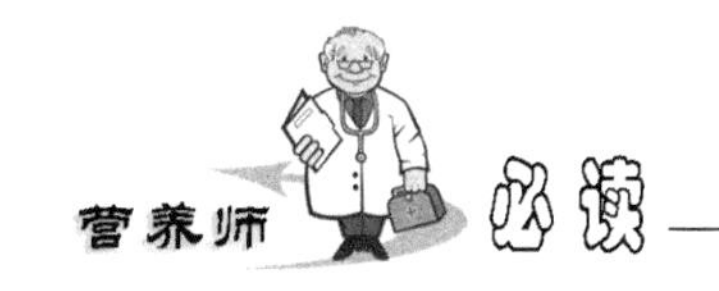

数年之久。

1. 称重法　又叫称量法，此法可用于团体食堂、家庭和个人的饮食调查。调查期间调查对象在食堂或家庭以外吃的零食或添加的菜等，都应详细地记录，精确地计算。此方法较为准确，可调查每天饮食的变动情况和3餐食物的分配情况。但此法费时费力，不适合大规模的个体调查，如肿瘤流行病学调查。通过称量每餐各种食物用量，计算出每人每天各种营养素的平均摄入量。调查时间以连续1周为好，若逐日饮食组成变动不大者可酌情缩短，但不得少于3d。如调查全年营养情况，应每季进行1次。具体方法分为称量与计算2步。

（1）称量：逐日逐餐对所食的各种主、副食品逐一称出5个重量。①食物总量：即米在淘洗前，面粉发面或压面条前，蔬菜、鱼类、肉类等未经清洗去除不可食部分前的重量。②可食重：米、面粉等主食用食物总重，因无不可食部分；副食指去除不可食部分后的重量。③熟食重：指主、副食烹调出锅（笼）后的重量。④剩余重：指各种主、副食品的剩余重量，包括厨房剩余量与个人分食剩余量。⑤残渣重：指食后的残渣，如鸡骨、鱼刺等不可食部分。

上述称量结果以kg为单位，分别记录于表34-1各栏内。

称量注意事项：主副食品先称后做；各种食物的名称，应按《食物成分表》中的分类名称正确登记；如“富强粉”“标准粉”等，不可笼统写成“面粉”；各种调味品餐前后各称1次，差额为食用量；准确记录进餐人数，男女分别登记。

（2）计算

①净食重：净食重指实际摄取的“可食重”，按下式计算：

净食重（kg）={[熟食重−（熟食余重+残渣重）]÷熟食重}×可食重。

②平均每人净食重：平均每人净食重可按下式计算：

平均每人净食重（g）=[1000÷（0.83×女性人数+男性人数）]×净食重（kg）。

表34-1　各餐实吃食物重量调查登记表

餐别	饭菜名称	食物名称	食物总量（kg）	可食总重（kg）	熟食重（kg）	熟食余量（kg）	残渣重（kg）	净食重（kg）	人数		平均每人净食重（g）	备注
									女	男		
午餐	米饭	粳米（标二）		114.0	309.0	57.0	0.0	93.0	66	271	285.5	
	炒豆芽	绿豆芽		150.0	137.0	28.0	0.0	119.3			367.1	
	土豆烧	牛肉		102.0				102.0			313.9	
	牛肉	土豆		66.0	122.0	0.0	0.0	66.0			203.1	

总计人数，女性乘以0.83

③平均每人每天净食重：

平均每人每天净食重可按下式计算：

平均每人每天净食重（g）=同种食物平均每人净食重（g）的和÷调查天数。

计算结果按食物类别和食物名称填写在表34-2中的前3栏内。食物类别按《食物成分表》划分，如“谷类”“豆类”“肉类”等。

表34-2　平均每人每天营养摄取量计算表

单位：

类别	食物名称	重量（g）	蛋白质（g）	脂肪（g）	糖类（g）	能量［MJ（kcal）］	钙（mg）	磷（mg）	铁（mg）	维生素A（mg）	胡萝卜素（mg）	维生素B_1（mg）	维生素B_2（mg）	维生素PP（mg）	维生素C（mg）
谷类	富强粉	301.1	27.4	2.7	227.6	4.4（1045）	72	208	19.6	—	—	0.39	0.45	11.74	-

④平均每人每天各种营养素摄取量：平均净食重乘以食物成分表中单位重量中各种营养素含量，即得出每种食物中各种营养素含量。如301.1g富强粉中蛋白质、脂肪和糖的含量计算。查《食物成分表》中富强粉（江苏）得知100g中含蛋白质9.1g、含脂肪0.9g、含糖类75.6g。则蛋白质摄入量=301.1×9.1÷100=27.4g，脂肪摄入量=301.1×0.9÷100=2.7g，糖类摄入量=301.1×75.6÷100=227.6g。依次算出各营养素摄取量。再将各种食物的同种营养素相加，即得出平均每人每天各种营养素摄取量。

⑤计算生热营养素能量分配：

能量分配（%）=［营养素摄取量（g）×卡价÷总能量（MJ）］×100%。

⑥计算蛋白质来源分配：

蛋白质来源分配（%）=［各类蛋白质摄取量（g）÷总蛋白质摄取量（g）］×100%。

2．查账法　查账法较为简便，可以对机关、学校或部队各种集体食堂进行大规模的调查。查账法主要是查出该单位每天食物消耗的品种、数量和用餐人数。通常可调查30d。若原有账目登记不清，可从即日起开始登记，通常可登记7d。然后，算出每人每天各种食物的消耗量，再按食物成分表计算出每人每天摄取量。查账法不如称量法细致，但只要账目和用餐人数确实可靠，也还比较准确，而且最大特点是可以调查较长时间。通常每季调查30d，可以反映出全年的营养情况。

3．询问法　在客观条件限制不能进行记账法或称重法时，应用询问法对个体的食物消耗量也能得到初步的了解。如对门诊患者或孕妇可询问最近3d或7d内每天所吃食物的种类，并估计所吃食物的重量。同时了解患者的饮食史、饮食习惯及有无忌食、偏食等情况。此种简单方法是为了了解在特定餐数内食物种类，仅提供食物摄入的频数，对于流行病学前瞻性和回顾性调查是必需的，目的是将大量被调查对象按食物组分的消费量分成高档和低档，关键在于此种分类是否可行及可靠性如何。此法包括以下2种方法。

（1）饮食24h回忆法：用这种方法要求调查对象能回忆出在特定时间，24h内所吃的食物及数量，按食物成分表计算分析营养素的摄入量。此法可用于单独就餐的个体，因其所吃的食物较为独特，常用于门诊或住院患者的饮食调查。也可以用于团体单位当时的食物消耗量的估计，这样个体逐日的饮食与日常饮食的差异可能相互抵消。

（2）饮食史法：因人体的生长发育受到长期饮食习惯的影响，通过询问饮食史可获得调查对象经常的饮食构成或饮食模式。具体的做法是记录某人通常1餐吃的食品，了解饮食习惯，用预先记录好的详细食物清单，要求调查对象保存3d食物记录，据此估计出常吃食物的量。此法可用于大规模的流行病学个体调查。但必须由训练有素的、通晓调查对象饮食构成的人员进行调查。如熟悉当地的主副食品种类、供应情况、市场供应食品的品种、价格和产销情况，并对食品加工、熟重及体积之间的关系有明确的概念。

将上述方法和称重法进行比较，发现饮食史法和24h回忆法所得结果在主要营养素摄入

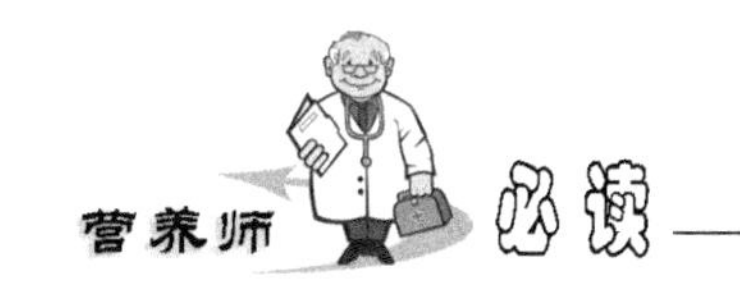

量的相符率达90%以上，误差在5%以内，3d记录法误差在10%左右。故在我国现有的饮食情况下，采用饮食史法、24h回忆法及询问法调查食物消耗量、评定人群营养状况也可行。

（三）饮食调查步骤

1. 资料收集与整理　记账法记录被调查单位1个月内各种食物消耗量，并仔细统计每天每餐就餐人数，计算平均每人每天各种食品消耗量。称量法是把团体或个人每天每餐各种食物可食部消耗数量都加以称量并记录，通常用烹调以前的生重、烹调后熟重和剩余熟重在称量记录后，计算生熟比例，然后计算1d中各种食物消耗量。各种食物经分类综合后，计算每人每天食物的平均消耗量。

2. 计算根据　原始资料按食物成分表计算出每种食物所供给的能量和各种营养素量；记账法可按千克食品、称重法按100g食品计算，所得总量即为调查期间该团体或个人平均每人每天能量及各种营养素的摄入量。

3. 食物及营养素重量及比例计算　各类食物的重量及组成比例，生热营养素的能量比及能量的三餐分配，蛋白质食品的来源及分配比例。

4. 评价饮食调查的结果　与中国营养学会DRI进行比较。如某种营养素的供给量长期低于标准的90%，就有可能发生营养不足症；如果长期等于标准的80%，则有发生营养缺乏症的可能。重点评价能量和各种营养素摄入量、能量来源和蛋白质来源。

（四）食物成分表

原先版本的《食物成分表》被广泛用来计算营养素的摄入量，是进行营养调查的必备工具书。为了了解或改进某个地区人群的饮食营养状况，首先要知道当地的食物的成分，如无这样的资料，饮食调查的结果就无法计算。食物成分表是由中国预防医学科学院营养食品卫生研究所主持测定的，分为全国和地方2种。但是，因多种原因，食物成分表有其局限性，这是饮食调查中潜在误差的来源。一是食物成分表的数值是基于化学分析的结果，可能不够准确，如化学分析可能过高地估计某些食物的维生素的含量，此误差也可能是分析方法造成的；二是食物成分表没有列入被调查所吃的全部食物，可能没有将调料估算在内；三是食物成分表的数值书面资料，可能有人为误差。此外，食物成分表没有包括生物利用率，故食物含有一定数量的营养素并不意味着在生理上就是可以利用的。所以，在进行判断或解释时应该注意这些问题，力求减少人为的误差。

2017年版的《中国食物成分表》已出版发行，内容较前丰富，为营养调查提供新的、更科学的依据。

（五）计算机与临床营养

在对个人或团体进行饮食调查和评价时，所得的原始数据是大量的。用各种原始数据计算出每人每天或每餐各种食品的摄入量，然后逐一查阅食物成分表，分别计算出各种营养素和能量的摄入量，有时为了特殊的需要还要计算各种必需氨基酸、脂肪酸、胆固醇或某些微量元素的摄入量。如用手工或计算器完成这些计算既费时间、又易出差错。在治疗饮食食谱制定时，也有大量的计算工作要做。即使一位技术熟练的营养师在完成这些数据计算，通常要2d左右时间。如借助于计算机，则这些繁重的计算任务可在较短的时间内迅速而准确地完成，节省大量的人力和时间，计算速度比计算器提高30倍以上。用计算机进行饮食调查计算现在已较为普遍，有固定程序，也有可以修改程序。

二、体格检查

体格营养状况检查，包括身体测量、临床体检、营养缺乏症检查。身体测量包括身长、体重、皮下脂肪厚度等项指标。临床检查主要是检查有无影响体格营养状况的其他疾病，营养缺乏症检查是确定有无营养缺乏。除肥胖者外，骨骼肌是人体最多的组织，但能量是以脂肪组织的形式贮存最多。现在普遍采用间接方法测定机体组成，用以定量观察机体营养状态。人体测量资料分析从身体形态和人体测量资料中可以较好地反映营养状况，但不同年龄组选用指标不同，可参见表34-3。

表34-3　营养调查可用人体测量项目

年龄（岁）	现场适用	深入调查
0～1	体重、身高	背高（背臣位所测“坐高”）、头围、胸围、骨盆径、皮褶厚度（三头肌、肩胛下、腹部）
1～5	体重、身高、皮褶厚度（三头肌）、上臂围	坐高（3岁以下为背高）、头围、胸围 、骨盆径、皮褶厚度（肩胛下、三头股腹部）、小腿围、手腕X线（前后方向）
5～20	体重、身高、皮褶厚度（三头肌）	坐高、骨盆径、两肩峰距、皮褶厚度、上臂围 、小腿围、手腕X线
>20	体重、身高、皮褶厚度、上臂围、小腿围（三头肌）	

（一）脂肪存贮量测定

脂肪是贮存能量的主要场所。临床常用皮褶厚度估计皮下脂肪消耗情况，并作为评价能量缺乏程度或肥胖与否的指标。用皮褶厚度计测量，测量部位有三头肌、二头肌、肩胛下、髂骨上及腹部皮褶厚度。此法比较简便易行，但要求所取部位准确，使用的皮褶厚度计压力要符合规定标准；压力为10g/cm^2（0.098MFa），卡尺固定接触皮肤3s后再读数。因使用的皮褶厚度计不同，测量误差较大，通常要求在此部位测定3次，取平均值。皮褶厚度测量受不同测量误差及肌肉量和年龄影响，故不能作为代谢患者预后的指标，但用于大规模人群调查时是较为理想的测量方法。

1. 皮下脂肪常测量以下3个部位，根据情况同时测定或是分别选用1项或2项。

（1）测量方法：①三头肌部皮褶厚度（TSF）：在左上臂背侧中点，即肩峰至尺骨鹰嘴处的中点上约2cm处。测量者立于被测者后方，使被测者上肢自然下垂，测定者以左手拇指将皮肤连同皮下组织捏起，然后从拇指下测量1cm左右处皮褶厚度，应注意皮褶厚度计与上臂垂直。如患者为卧床，则将右前臂舒适地横置在胸部。②肩胛下部皮褶厚度：位于左肩胛下角下方2cm处。肩和腕不要用力，上肢自然下垂，与水平成45°测量。③腹部皮褶厚度：用左手拇指及示指将距脐左方1cm处皮肤连同皮下组织与正中线平行捏起呈皮褶，不要用力加压，在距拇指约1cm处皮肤皱褶根部，用皮褶厚度计测量。

（2）正常参考值：三头肌皮褶厚度是最常用的评价脂肪贮备及消耗良好指标。所测数据可和同年龄的正常值相比较（表34-4）。较正常值少35%～40%为重度消耗，25%～34%为中度

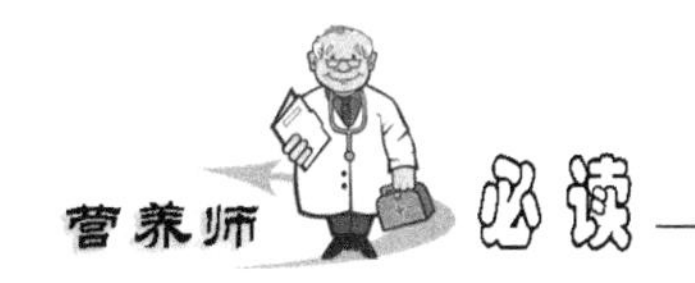

消耗，24%以下为轻度消耗。我国目前尚无群体调查理想值，但可作为患者治疗前后对比参考值。

正常参考值：美国男性为12.5mm，女性为16.5mm；日本男性为8.3mm，女性为15.3mm。

表34-4　三头肌皮褶厚度评价理想值表（mm）

年龄（岁）	10%～		10%～		10%～		10%～		10%～		10%～		10%～		10%～		10%～	
	男	女	男	女	男	女	男	女	男	女	男	女	男	女	男	女	男	女
10	5.5	7.0	6.5	8.6	7.7	9.7	8.8	10.8	10.0	12.0	11.7	14.0	13.7	16.0	15.1	18.0	19.0	21.5
11	6.5	7.5	7.4	8.6	8.3	9.7	9.1	10.8	10.0	12.0	12.0	14.4	14.0	16.6	16.0	18.8	21.0	24.5
12	6.0	7.5	7.6	9.6	8.7	10.7	98	11.8	11.0	13.0	13.3	15.0	15.6	17.0	17.8	19.0	22.5	22.5
13	5.5	8.0	6.6	9.7	7.7	11.1	8.8	12.6	10.0	14.0	12.3	16.6	14.6	19.1	16.8	21.7	21.5	26.5
14	5.5	9.0	6.6	10.7	7.7	12.1	8.8	13.6	10.0	15.0	12.0	17.0	14.0	19.0	16.0	21.0	20.5	25.0
15	5.0	9.5	6.4	11.7	7.3	13.1	8.1	14.6	9.0	16.0	11.8	18.3	14.7	20.6	17.6	22.8	22.5	27.0
16	4.5	9.0	5.6	10.7	6.7	12.1	7.8	13.6	9.0	15.0	12.1	17.3	15.3	19.6	18.4	21.8	23.5	25.0
17	4.5	10.5	5.4	12.6	6.3	13.7	7.1	14.8	8.0	16.0	9.7	18.3	11.4	21.7	18.1	24.6	17.0	28.5
21	4.5	10.5	5.7	12.7	7.1	14.1	8.6	15.6	10.0	17.0	12.3	19.3	14.6	21.6	16.8	23.8	21.5	28.0
30	5.0	10.5	6.7	13.0	8.1	15.0	9.6	17.0	11.0	19.0	13.8	21.8	14.6	24.7	19.6	27.6	24.5	31.5
40	5.0	12.0	6.8	15.1	8.6	17.4	10.3	19.7	12.0	22.0	14.8	24.8	16.7	27.7	20.6	30.6	25.0	35.5

（3）评价标准：40岁以上正常人可与平均理想体重比较，此值男性为12.5mm，女性为16.5mm；测量值>标准值90%为营养正常，90%～80%为轻度体脂消耗，80%～60%为中度体脂消耗，<60%为严重体脂消耗，若<5mm表示无脂肪可测，体脂肪消耗殆尽。如果测得数值超过于标准值120%以上，则为肥胖。

（4）其他评价方法

①上臂脂肪面积：三头肌皮褶厚度还可以用来计算上臂脂肪面积，作为观察营养状况动态变化指标。$AFA(cm^2) = (MAC \times TSF) \div 2 - (\pi \times TSF^2) \div 4$。

②Oeder指数：Oeder指数＝三头肌皮褶厚度（mm）＋肩胛下部皮褶厚度（mm）

评价标准：以23mm为标准值；男性6岁以上，女性6～11岁<10mm；女性12岁以上，<20mm为瘦弱。男性6～8岁>20mm，9～11岁>25mm，12～14岁>30mm，15岁以上>40mm；女性6～8岁>30mm，9～11岁>40mm，12岁以上>50mm为肥胖；介于2者之间为中等即营养正常。以上评价标准均为国外数据，国内尚无相应的标准，可以作为营养评价参考。

2. 总体脂肪采用多处皮褶厚度和体密度方程式计算体脂肪的百分含量，主要用于评价肥胖患者减肥治疗效果，不是常规评价指标。二头肌皮褶厚度的测量部位是上臂前方下1/2处；髂骨上为右髂嵴上方，皮肤自然皱褶处上方1.5cm左右；其余的三头肌和肩胛下皮褶厚度测量方法及注意事项同前。根据测得三头肌、二头肌、肩胛下和髂骨上皮褶厚度及体重，进行以下计算。计算三头肌、二头肌、肩胛下、髂骨上四处皮褶厚度总和（Σ）和皮褶总和的对数，再计算体密度。其公式见表34-5。

表34-5 皮褶厚度总和的对数估算体密度公式

年龄（岁）	男性	女性
17～19	D＝1.162 0−0.063 0×（log∑）	D＝1.154 9−0.067 8×（log∑）
20～29	D＝1.163 1−0.063 2×（log∑）	D＝1.159 9−0.071 7×（log∑）
30～39	D＝1.142 2−0.054 4×（log∑）	D＝1.142 3−0.063 2×（log∑）
40～49	D＝1.162 0−0.070 0×（log∑）	D＝1.133 3−0.061 2×（log∑）
≥50	D＝1.171 5−0.077 9×（log∑）	D＝1.133 9−0.064 5×（log∑）

体脂重（fat mass，FM）、无脂肪组织重（FFM）计算：

FM（kg）＝BW（kg）×（4.95÷D−4.5）　FFM（kg）＝BW（kg）−FM（kg）

脂肪（%）＝（4.95÷D−4.5）×100其中D为体密度，BW为体重。

评价标准：体脂平均比率男性为14%，女性为27%。

3. 全身脂肪含量计算根据三头肌部、肩胛下部和髂部皮褶厚度用回归方程式计算体脂含量，我国男性青年体脂含量为（8.32±4.26）%，如果>20%即为体脂过多。

FM（%）＝0.911 37S1+0.178 71S2+0.153 81S3−3.601 46FM−全身脂肪含量

S1为三头肌皮褶厚度，S2为肩胛下皮褶厚度，S3为髂部皮褶厚度。

4. 体质指数（body mass index，BMI）主要用作评价肥胖的指标，BMI＝体重（kg）÷［身高（m）］^{2}。

评价标准：国外资料BMI>27为肥胖，国内为24；男性24～25，女性24～27为超重；BMI与体脂密切相关。

5. 脂肪含量测定以Brozek公式较好，即F（%）>＝（4.57/D−4.142）×100

式中F为人体脂肪含量（%），D为人体密度，D=M/（Vt-RV），M为被测者体重，Vt为人体总容积（人尽量吐气时在水中测定的排水容积），Rv为肺残气容积（人在水齐颈状态下所测肺残气容积）。

在无条件测定人体密度时，可用Siri公式进行计算。即体脂（%）＝［（4.95/D）−4.50］×100，式中身体密度D值可参考应用下列数值，见表34-6。

表34-6 身体密度D值参考值

性别	17（女16）～19岁	20～29岁	30～39岁	40～49岁	≥50岁
男	1.066±0.016	1.064±0.016	1.046±0.012	1.043±0.015	1.036±0.018
女	1.040±0.017	1.034±0.021	1.025±0.020	1.020±0.016	2.013±0.010

（二）骨骼肌含量测定

常用间接方法加以测量，如人体测量指标用上臂围（MAC）和生化检查用肌酐/身高指数等。

人体指标常用上臂围，再根据上臂围计算上臂肌围和上臂肌面积。这些指标可反映肌蛋白消耗程度，是快速而简便的评价指标；上臂围包括皮下脂肪在内，也可反映能量摄取情况。评价方法是将测量值与标准值比较。

（1）上臂围：测量时左臂自然下垂，用软皮尺先测出上臂中点位置，然后测上臂中点周长。

评价标准：我国男性上臂围平均为27.5cm。测量值>标准值90%为营养正常，90%～80%为轻度营养不良，80%～60%为中度营养不良，<60%严重营养不良。我国北方地区成人上臂围正常值见表34-7。国外资料美国男性为29.3cm，女性为28.5cm；日本男性为27.4cm，女性为25.8cm；以日本数据与我国较为接近。上臂围可反映肌蛋白贮存和消耗程度，是快速而简便的评价指标，也能反映能量代谢情况。

表34-7　我国北方地区成人上臂围（cm，$x \pm s$）正常值

年龄（岁）	例数		$x \pm s$		变异系数	
	男	女	男	女	男	女
18～25	1902	1330	25.9 ± 2.09	24.5 ± 2.08	0.08	0.08
26～45	1676	1079	27.1 ± 2.51	25.6 ± 2.63	0.09	0.10
46～	674	694	26.4 ± 3.05	25.6 ± 3.32	0.12	0.13

（2）上臂肌围（MAMC）：MAMC可根据上臂围和三头肌皮褶厚度计算。公式如下：

MAMC（cm）=MAC（cm）−3.14 × TSF（cm）；或MAC（cm）−［0.314 × TSF（cm）］

评价标准：我国男性上臂肌围平均为25.3cm，女性为23.2cm。测量值＞标准值90%为营养正常，90%～80%为轻度肌蛋白消耗，80%～60%为中度肌蛋白消耗，＜60%为严重肌蛋白消耗。国外资料是美国男性为25.3cm，女性为23.2cm；日本男性为24.8cm，女性为21.0cm。此指标可较好地反映蛋白质含量变化，与血清清蛋白含量相关密切，当血清清蛋白＜28g/L时，87%患者上臂肌围缩小，故能较好地反映体内蛋白质贮存情况，也可用作患者营养状况好转或恶化的指标。

（3）上臂肌面积（AMA）：AMA可根据MAC和MAMC计算。

AMA（cm^2）=［MAC（cm）−3.14TSF（cm）］$^2/4\pi$

男性的无骨AMA（cm^2）=［MAC（cm）−3.14TSF（cm）］$^2/4\pi - 10cm^2$

女性的无骨AMA（cm^2）=［MAC（cm）−3.14TSF（cm）］$^2/4\pi - 6.5cm^2$

评价标准：国内正常参考值为≥4490mm^2或44.9cm^2，＜4490mm^2则为缺乏。此项指标常用于患者自身对照，可以是患者在某一段时间内肌蛋白的变化；而蛋白质-能量营养不良患者则可能在正常范围，故使用此指标时应考虑到。

（三）体格测量指标

1. 身高

（1）直接测量法：测定时患者赤足，足底与地板平行，足跟靠紧，足尖外展60°，背伸直，上臂自然下垂。测量者于被测者右侧，使测量用滑板底与颅顶点接触，读数记录，以cm为单位。

（2）间接测量法：适用不能站立者，临床有许多危重患者，如昏迷、类风湿关节炎等疾病。①上臂距：上臂向外侧伸出与身体成90°，测量一侧至另一侧最长指间距离。因上臂距与成熟期身高有关，年龄对上臂影响较少，可作为个体因年龄身高变化的评价指标。②身体各部累积长度：用软尺测定腿、足跟、骨盆、脊柱和头颅的长度，各部分长度之和为身高估计值。③膝高：屈膝90°，测量从足跟底至膝部大腿表面的距离，用下述公式计算出身高。国外参考公式如下：

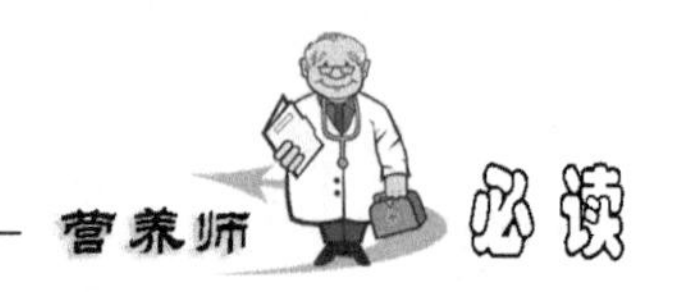

男性身高（cm）=64.19–[0.04×年龄（岁）]÷[2.02×膝高（cm）]

女性身高（cm）=84.88–[0.24×年龄（岁）]÷[1.83×膝高（cm）]

以下为国内推荐公式：

男性身高（cm）=62.59–[0.01×年龄（岁）]÷[2.09×膝高（cm）]

女性身高（cm）=69.28–[0.02×年龄（岁）]÷[1.50×膝高（cm）]

2. 体重　被测者清晨空腹，排空大小便，穿单衣裤立于体重计中心，读数，以kg为单位。各种人发育期变化很大，故在进行个人评价时比较困难；对集体进行评价时，可与本国不同年龄测定的平均值比较。体重评价可按以下方法进行。

（1）标准体重：标准体重也称为理想体重，有人将身高和体重列成表格，以受检者身高与体重查找出相应标准体重，并以实际测量体重与之比较。为了方便起见，国外常用Broca公式计算标准体重，即标准体重（kg）＝身高（cm）–100。

评价标准实测体重占标准体重百分数±10%，营养正常；>10%～20%，为过重；>20%，为肥胖；<10%～20%，为瘦弱；20%为严重瘦弱。

我国常用标准体重多用Broca改良公式，即标准体重（kg）＝身高（cm）–105

也有用平田公式，即标准体重（kg）=[身高（cm）–100]×0.9。

评价标准：仍采用以上的标准。但这些公式与我国的实际情况多有不符，故有必要制定符合我国实际情况的标准体重计算公式。

（2）体重比：包括实际体重与标准体重比和实际体重与平时体重比，前者反映肌蛋白消耗的情况，后者则提示能量营养状况。

①实际体重与标准体重比：

实际体重与标准体重比（%）＝实际体重–标准体重÷同身高标准体重×100%

评价标准：相当于标准体重±10%为营养正常；超过10%～20%为超重，超过20%为肥胖；低于10%～20%为瘦弱，低于20%为严重瘦弱。

②实际体重与平时体重比：

实际体重与平时体重比（%）＝实际体重÷平时体重×100%

评价标准：实际体重为平时体重85%～95%为轻度、75%～85%为中度，<75%为严重能量营养不良。

③相当于理想体重百分比：

相当于理想体重百分比（%）＝实际体重÷同身高标准体重×100%

评价标准：为>90%无营养不良，80%～90%为轻度营养不良，60%～80%为中度营养不良，<60%为严重营养不良；>200%为病态肥胖，>150%为肥胖，>120%为超重。此项指标主要反映体内肌蛋白消耗的情况。

（3）体重丢失率：可反映能量与蛋白质代谢情况，提示是否存在蛋白质-能量营养不良。

体重丢失率（%）＝原体重–现体重/原体重×100%

评价标准：为无肥胖或水肿患者，若在1周内体重损失>2%，1个月内＞5%，3个月内>7.5%，或6个月内>10%，均有可能存在蛋白质-能量营养不良。

3. 腕部周径和肘宽　腕部周径根据腕部的周径和体重计算r值，肘宽与年龄有关。

4. 儿童营养评价　WHO主张用①身高比体重：对区别急性营养不良现患者，慢性营养

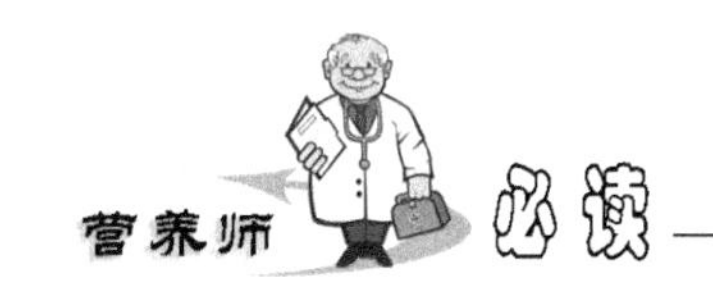

不良或既往营养不良有意义，此指标主要反映当前营养状况；②年龄比身高：用同年龄参考人群身高函数表示，因为是线性数据不能降低，表示既往或慢性营养不良；③年龄比体重：方法简便，但不能区分近期影响和远期影响；④新生儿体重：可反映母亲营养状况及社会经济情况，但轻度影响常反映不出来。足月新生儿体重可分成4组进行评价，即＜2000g、2000～2499g、2500～2999g、＞3000g。

评价方法：①离差法：即待评对象数值与参考数值（均值X）距离几个标准差（S）。如体重可分成5级：正常、稍重（X+1*s*）、过重（X+2*s*）、稍轻（X－1*s*）、过轻（X－2*s*）。②百分值数评价：P50相当于均值，待评数值在P5以下或P95以上通常可以肯定为不正常。③Gomez分类法：是国际上对儿童体重、身高评价方法，即按相当参考值百分比（%）来评价，见表34-8。

表34-8 Gomez分类法营养评价

评价	相当于体重（%）	相当于身高（%）
营养正常	90～100	95～100
Ⅰ度营养不良	75～89	90～94
Ⅱ度营养不良	60～74	85～89
Ⅲ度营养不良	<60	<85

体重和身高＞100%者，在该分类法中认为是营养良好。

5. 体格营养指数 人体测量资料各种评价指数较多，都是利用体重、身高、胸围、坐高等基础数值，按一定公式计算，其评价标准因地区、民族、性别、年龄等而不同。根据身体测量数据计算成各种体格营养指数评价体格营养状况，常用指数有比体重即Quetelet指数、Kaup指数、Rohrer指数、Pirpuet指数、Vervaeck指数，比胸围，即Pignete指数及Oeder指数。

（1）Quetelet指数：

Quetelet指数＝[体重（kg）÷身长（cm）]×100

评价标准：Quetelet指数标准值为15～24岁时为32.2～33.8。

（2）Kaup指数：适用于学龄前儿童。

Kaup指数＝{体重（kg）÷[身长（cm）]^2}×104

评价标准：Kaup指数>22为肥胖，22～19为优良，19～15为正常，15～13为消瘦，13～10为营养失调，<10为消耗性疾病。

（3）Rohrer指数：适用于学龄以后各个年龄组。

Rohrer指数＝体重（kg）÷[身长（cm）]^3×10^7

评价标准Rohrer指数>156为过度肥胖，156～140肥胖，140～109营养正常，109～92为瘦弱，<92为过度瘦弱。

（4）Pirpuet指数：

Pirpuet指数＝{[10×体重（kg）]–2}÷坐高（cm）×1000

评价标准：Pirpuet指数标准值为100。

（5）Vervaeck指数：适用于17岁以上的年轻人。

Vervaeck指数＝体重（kg）+胸围（cm）÷身长（cm）×100

评价标准：Vervaeck指数>85.5为营养状况优，80.5～85.0为营养状况良好，75.5～80.0为营养尚可，70.5～75.0为营养不良，<70.5为极度营养不良。

（6）Pignete指数：

Pignete指数＝身长（cm）–[胸围（cm）+体重（kg）]

评价标准:指数为23。

(7)比胸围

比胸围=胸围(cm)÷身长(cm)×100

评价标准:比胸围正常值为50～55cm。

三、实验室检查

严重营养不良较易诊断。但较轻的或亚临床的营养不良,只靠饮食调查或体检是很难做出诊断的,必须进行有关的化验检查,才能得出正确的结论。各种营养素实验室检查的指标很多,有些仍无统一的评价标准。人体营养水平鉴定是借助生化、生理实验手段,发现人体临床营养不足症、营养贮备水平低下或过营养状况。以便及早掌握营养失调征兆和变化动态及时采取必要的预防治施。有时为研究某些有关因素对人体营养状态影响,也对营养水平进行研究测定。我国常用的人体营养水平诊断参考指标及数值如表34-9。因这些数值常受民族、体质、环境因素等多因素影响,因而是相对的。

表34-9 人体营养水平鉴定生化检验参考指标及临界值

蛋白质	1.血清总蛋白>60g/L
	2.血清清蛋白>36g/L
	3.血清球蛋白>13g/L
	4.白/球(A/G)(1.5～2.5):1
	5.空腹血中氨基酸总量/必需氨基酸量>2
	6.血液比重>1.015
	7.尿羟脯氨酸系数(mmol/L尿肌酐系数)>2.0～2.5
	8.游离氨基酸40～60mg/L(血浆)　65～90mg/L(RBC)
	9.每天必然损失氮(ONL)男58mg/kg　女55mg/kg
血脂	1.总脂4500～7000mg/L
	2.三酰甘油0.22～1.2mmol/L(200～1100mg/L)
	HDL-C 0.78～2.2mmol/L(300～850mg/L)
	LDL-C 1.56～5.72mmol/L(600～2200mg/L)
	3.α-脂蛋白30%～40%
	4.β-脂蛋白60%～70%
	5.胆固醇总量(成人)2.9～6.0mmol/L(1000～2300mg/L)(其中胆固醇酯70%～75%)
	6.非酯化脂肪酸0.2～0.6mmol/L
	7.血酮<20mg/L
钙、磷、维生素D	1.血清钙90～110mg/L(其中游离钙45～55mg/L)
	2.血清无机磷　儿童40～60mg/L,成人30～50mg/L
	3.血清Ca×P>30～40
	4.血清碱性磷酸酶活性:成人1.5～4.0,儿童5～15菩氏单位
	5.血浆25-OH-D_3　10～30μg/L;1,25-$(OH)_2D_3$ 30～60ng/L铁
铁	1.全血血红蛋白浓度(g/L):成人男>130,成人女>120,儿童>120,6岁以下小儿及孕妇>110
	2.血清运铁蛋白饱和度:成人>16%;儿童>7%～10%

（续 表）

铁	3.血清铁蛋白 >10mg/L	
	4.血液血细胞比容（HCT或PCV） 男40%～50%，女37%～48%	
	5.红细胞游离卟啉<70mg/LRBC	
	6.血清铁500～1840μg/L	
	7.平均红细胞体积（MCV）80～90μm^3	
	8.平均红细胞血红蛋白量（MCH）26～32μg	
	9.平均红细胞血红蛋白浓度（MCHC）（34±2）%	
锌	1.发锌125～250μg/g（各地暂用：临界缺乏<110μg/g，绝对缺乏<70μg/g）	
	2.血浆锌800～1100μg/L	
	3.红细胞锌12～14mg/L	
	4.血清碱性磷酸酶活性 成人1.5～4.0菩氏单位，儿童5～15菩氏单位	
维生素A	1.血清视黄醇 儿童>300μg/L，成人>400μg/L	
	2.血清胡萝卜素 >800μg/L	
维生素D	血清碱性磷酸酶活性 正常 0.5～15.5μmol/L·S	
维生素B_1	1.负荷试验：空腹口服维生素B_1 5mg后，4h尿中排出量（μg/h）	缺乏 <100 不足 100～199 正常 200～399 充裕 ≥400
	2.红细胞转羟乙醛酶活力 TPP效应<16%	
维生素B_2	1.负荷试验：空腹口服维生素B_2 5mg后，4h尿中排出量（μg/h）	缺乏 <400 不足 400～799 正常 800～1299 充裕 ≥1300
	2.红细胞内 GSHPx活力系数≤1.2	
维生素C	负荷试验：空腹口服维生素C 500mg后，4h尿总维生素C排出量（mg/h）	不足 <5 正常 5～13 充裕 >13
叶酸	3～16μg/L 血浆	
	130～628μg/L 红细胞	
免疫学指标	1.总淋巴细胞计数 （2.5～3.0）×10^9/L	
	2.淋巴细胞百分比 20%～40%	
	3.迟发性皮肤过敏反应 直径>5mm	
其他	尿糖（－）；尿蛋白（－）；尿肌酐0.7～1.5g/24h尿；	
	尿肌酐系数 男23mg/kg体重，女17mg/kg体重；	
	全血丙酮酸 4～12.3mg/L	

（一）血清蛋白质

血清蛋白种类很多，其浓度不仅受合成和分解代谢的影响，且也受体液总量及分布影响；如毛细血管通透性、外部丢失及淋巴回流等因素，也可改变血浆蛋白含量。故所测定蛋白质浓度，均要结合患者具体情况进行综合分析。

1. 清蛋白 清蛋白通常是肝合成的主要蛋白质，体内含量较多，为4～5g/kg体重，其半衰期20d左右。是临床上评价蛋白质营养状况的常用指标之一。正常值为35～55g/L；35～

30g/L为轻度营养不良，30～25g/L为中度营养不良，低于25g/L为重度营养不良。可交换清蛋白在女性约为4.0g/kg，比男性高10%～20%。通常仅33%清蛋白在血管内，其余在皮肤、肌肉和内脏的血管外，每天合成和分解均为15g左右。

2. *运铁蛋白* 又叫转铁蛋白，在体内的周转率比清蛋白快，半衰期8～10d，故是评价蛋白质营养状况时比较敏感的指标。目前临床常用的测量方法是用免疫放射法和总铁结合量法。正常值为200mg/dl～400mg/dl；100mg/dl～150mg/dl为中度营养不良，当降低到100mg/dl以下为重度营养不良。运铁蛋白半衰期较短，细胞外存贮量仅4mg，可作为测量内脏蛋白质贮存的方法。但运铁蛋白代谢复杂，影响因素较多，缺铁、肝功能损害与蛋白质丧失等均可影响运铁蛋白的值。作为人群营养状态的指标有一定准确性，但用作测定个体营养状况则价值不大。

3. *视黄醇结合蛋白（RBP）和甲状腺素结合前清蛋白（TBPA）* RBP和TBPA半衰期比清蛋白短，且特异性高，半衰期TBPA约为2d，RBP约为0.5d。肥胖的健康人在接受饥饿后，血清RBP和TBPA变化比运铁蛋白和触珠蛋白都快得多。前两者血中水平迅速下降，而运铁蛋白和触珠蛋白则呈逐渐降低。在摄入足够能量，蛋白质早期缺乏时，TBPA下降不太明显，但单限制能量即可使得TBPA降低。与清蛋白相似，这两种蛋白质都在肝内合成，严重肝功能障碍时血清浓度都下降。以前的研究集中在与维生素A代谢的关系上。后来发现当蛋白缺乏期间其血浆含量降低，而且反应比上述血浆蛋白更为灵敏；当补充蛋白质后血浆浓度迅速升高。现常用视黄醇结合蛋白研究营养治疗早期效应，血清正常含量为5.1mg/100ml；前清蛋白用放射免疫的方法测定，正常值为28～35mg/100ml。

4. *纤维连接蛋白和生长调节素* 纤维连接蛋白为糖蛋白，对免疫抗体甚为重要，在饥饿、严重创伤及肿瘤时均有下降；半衰期介于RBP和TBPA之间为20h。TPN的患者以上指标反应不明显，而纤维连接蛋白有明显改变，故可用纤维连接蛋白作为短期应用TPN营养不良患者的评定营养状况指标。生长调节素C为主要参与脂肪、肌肉和软骨合成代谢物质。氮平衡与生长调节素C之间有显著正相关。饥饿时生长调节素C水平下降，进食后上升。生长调节素半衰期很短，为2～8h，与内脏蛋白间相关性尚未证实。

（二）免疫功能测定

免疫功能不全是脏器蛋白质不足的另一指标，包括迟发性皮肤过敏试验、血液淋巴细胞总数、血清补体水平和细胞免疫功能等。宿主防卫功能发挥作用，有赖于B细胞、T细胞、辅助淋巴细胞及淋巴因子、补体等各种细胞免疫和体液免疫成分相互配合的功能。这些反应都在不同程度上需要蛋白质合成。现在常用宿主防卫功能试验难以反映体内免疫功能真实情况。

1. *迟发性皮肤超敏反应* 常用致敏剂有链球菌激酶-链球菌DNA酶、流行性腮腺炎病毒和白念珠菌。皮内注射后24～48h测量红肿硬结大小，若直径小于5mm，则提示细胞免疫功能不良，至少有中度蛋白质营养不良。

2. *总淋巴细胞计数（TLC）* TLC是反应免疫功能简易指标，在细胞防御功能低下，或是营养不良TLC降低。在DCH试验无反应者，TLC较正常值低1/3。多种原发性疾病，如心力衰竭、尿毒症、霍奇金病及使用免疫抑制剂，尤其是肾上腺皮质激素，都可使TLC降低，故判断时要结合临床。TLC不是营养不良特异性指标，与预后相关性差。

血液淋巴细胞总数＝白细胞总数（mm^3）×淋巴细胞（%）×1000

评价标准：（2.5～3.0）$\times 10^9$/L为营养正常，（1.8～1.5）$\times 10^9$/L为轻度营养不良，（1.5～0.9）$\times 10^9$/L为中度营养不良，低于0.9×10^9/L为重度营养不良。

3. 补体水平测定　在PEM患者，如无感染、应激，C_3水平较低；如有感染、应激或创伤时C_3作为急性相蛋白，通常是正常或升高。

（三）功能检查与负荷试验

营养缺乏病体征的发生，常有一个过程。生物化学上及功能的变化常出现在解剖学损害之前，故在饮食调查的同时进行实验室检查，可早期发现营养不足或缺乏。实验室检查包括生理功能检查和生化检验。

1. 生理功能检查常检查暗适应能力，判断维生素A的营养状况。

2. 负荷试验通常多采集受检者的血、尿、发的标本，进行生化检测。如血液中营养素的浓度，尿中营养素排出量，血或尿中营养素有关的代谢产物等。

四、营养缺乏症状调查

患者营养状况的临床评价是根据临床症状及体征。因不同的临床表现常与某种特定的营养素缺乏有关。某种营养素缺乏或不足会产生临床体征，通常先是食物不足或间接条件因素致营养不足，动用体内贮存的营养素。当这些营养素降低到一定水平时，组织才发生缺乏营养素的现象，同时也将发生生化代谢的障碍，导致功能改变，最后发生病理学的变化（图34-1），故当体检发现缺乏病体征时，说明营养不良已经历较长过程。营养缺乏病体征的检查比较简便，但正确的诊断却比较困难。临床上检查发现或是疑似营养素缺乏的患者，在治疗前应做相应的实验室检查，如维生素或矿物质检测等加以证实。现将检查的项目、诊断和常见体征分述如下。

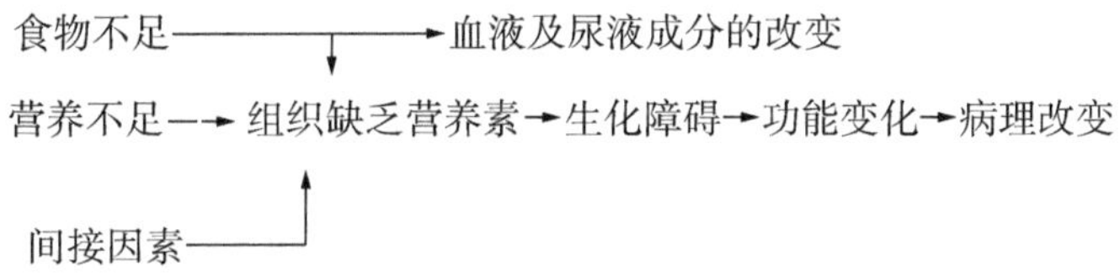

食物不足——→血液及尿液成分的改变

营养不足—→组织缺乏营养素→生化障碍→功能变化→病理改变

间接因素

图34-1　营养缺乏病体征发生过程

检查顺序坐位时，可检查头发、面部皮肤、眼睛、口唇、口角、牙齿、牙龈、舌头、指甲等。卧位时，检查全身皮肤，包括颈部、胸背部、上下肢、臀部；心脏、肺部、肝、脾脏、骨骼及神经系统。具体项目可按表34-10检查。

五、营养调查结果评价

营养治疗和营养评价是现代临床医学综合疗法中不可缺少的组成部分。营养素缺乏可以致营养不足或营养缺乏，或者加重疾病的程度。临床上许多疾病，如创伤、大面积烧伤、外科手术、消化系统疾病、肾疾病、癌症、昏迷、麻痹及精神神经疾病等都可继发营养不良。在美国，住院患者的营养缺乏症的发病率在45%以上，死亡患者中有10%～30%直接或间接是由营养不良造成的。对国内某些地区的调查资料表明，住院患者的营养不良达30%以上，在某些特定的人群中更为明显。患者营养状况与治疗效果及预后都有密切的关系，故在临床上对患者进

表34-10 症状与营养素缺乏

部位	临床症状	营养素缺乏
全身	消瘦、发育不良	能量、蛋白质、维生素、锌
	贫血	蛋白质、铁、叶酸、维生素B_{12}、维生素B_6、维生素C
头发	脱发，易脱，脆，干燥，稀疏	蛋白质-能量营养不良
	色素少	生物素，蛋白质-能量营养不良
	头发竖立	蛋白质
皮肤	干燥	维生素A，必需氨基酸
	毛囊角化过度	维生素A，必需氨基酸
	毛囊周围淤血	维生素C、维生素K
	皮炎	维生素PP
	鼻唇沟皮脂溢出	维生素PP、维生素B_2、维生素B_6
眼	眼干燥症，比奥斑，夜盲	维生素A
	眼睑炎	维生素B_2
唇	干裂	维生素B_6、维生素B_2、维生素PP
	口角炎	维生素B_6、维生素B_2，铁
牙龈	出血，肿胀	维生素C
舌	红色舌	维生素B_2
	乳头萎缩	铁，维生素PP、维生素B_6、叶酸
	舌炎	铁，维生素PP、维生素B_6、维生素B_{12}、叶酸
指甲	反甲	铁
皮下组织	水肿	蛋白质-能量营养不良，维生素B_1
肌肉骨骼	肌肉消耗	蛋白质-能量营养不良
	弓形腿	维生素D，钙
	肋骨串珠	维生素D，蛋白质-能量营养不良
循环	水肿	维生素B_1、蛋白质
	右心肥大	维生素B_1
	舒张压下降	
其他	甲状腺肿	碘
	肥胖症	各种营养失调
	高脂血症	
	动脉粥样硬化症	
	糖尿病	
	饥饿	

行系统的营养检查，做出正确的评价，选择适当的治疗措施，及时地给予营养治疗十分重要。对于门诊患者或无症状的亚临床患者进行必要的饮食营养指导，可起到预防或减少发病的作用。营养调查结果可分析评价以下问题。

1. 居民饮食营养摄取量，食物组成结构与来源，食物资源生产加工，供应分配，就餐的方式习惯。

2. 居民营养状况与发育状况，营养缺乏与营养过剩种类、发病率、原因和发展趋势、控制措施等。

3. 营养方面值得重视问题，如动物性食品过多所致过营养、肥胖症、心血管系统疾病，精米面致B族维生素不足，方便食品和快餐食品及滥肆强化，或其他不良食品影响等。

4. 第二代发育趋势及原因分析。

5. 各种人群有倾向性营养失调趋势。

6. 全国或地区特有营养问题解决程度，经验与问题。如优质蛋白、维生素B_2、维生素A不足问题；个别人群贫血问题；个别地区维生素PP缺乏与维生素C不足问题；地方病、原因不明疾病与营养问题等。

第二节　患者营养状况评价

患者的营养状况直接影响到疾病的转归和手术的预后。较为全面的营养状况评价应包括主观和客观2个部分。主观部分是根据患者以前的机体情况和病史判断体重的变化、食欲和胃肠吸收功能、以往的身体情况等；并了解患者从事的工作性质。客观部分又包括静态和动态2种测定方法，静态营养评价包括人体测量指标，如身高、体重、理想体重、三头肌皮褶厚度、上臂围、清蛋白及其他当前用于评估慢性营养不良的指标；动态营养评定包括氮平衡、血浆氨基酸谱等可以用作营养治疗的监测指标。有些指标在本章第一节健康人调查中已介绍，本节主要介绍患者状况评价。

一、人体测量

人体组成包括3部分，即体脂、细胞外群（ECM）和体细胞群（BCM）构成，细胞外群和细胞群合称为瘦肉质总体（LBM）。重要的评定指标能较真实地反映机体组成各部分的变化。

（一）人体检查内容

1. *无脂群及体脂机体总体群*　即体重（BW）。主要包括体脂及瘦组织群两部分，又称瘦肉质总体。瘦肉质总体测定最初用密度法，据密度为1.1，体脂为0.9。在患病期间无脂群的含水量有明显的变化，严重的全身性水肿时含水量可达85%，明显脱水时可减少至67%。

2. *机体细胞总体*　体细胞群是人体内含钾丰富、能利用氧和做功的全部活细胞，占总体重40%，分布在肌肉、内脏和周围组织。健康人骨骼肌群占体细胞总体60%，内脏为20%，包括红细胞在内的其余成分占20%。

3. *机体组成的测定*　机体组成的测定常用多种核素稀释法，经受总放射剂量相当于钡剂检查剂量20%～25%。

（二）常用指标

1. 人体测量身高、体重、体质指数、理想体重、标准体重、三头肌皮褶厚度（TSF）、上臂围（AC）、上臂肌围（MAC）。

2. 实验室检查血清清蛋白、总铁结合力、血清转铁蛋白、前清蛋白、视黄醇结合蛋白、淋巴细胞百分比、淋巴细胞总数（TLC）、肌酐/身高指数（CHI）、迟发型超敏皮肤试验（DCH）。

3. 饮食与代谢蛋白质摄入量、氮平衡、基础能量消耗（BEE）。

（三）人体测量

各种常用指标测定，如身高、体重、TSF、MAC测量及评价，血清蛋白评价指标等见本章第一节相关内容。

二、实验室检查

1. 肌酐/身高指数（CHI） 是指受试者24h尿中肌酐排出量与其身高的标准体重24h尿中肌酐排出量的比值。在正常人，肌酐/身高指数的正常值为1.09，或是以理想体重乘肌酐系数（男性为23，女性为18），以求出标准值，再与实测值比，以计算肌酐/身高指数。

评价标准：肌酐/身高指数在90%～110%为正常，80%～90%为轻度营养不良，60%～80%为中度营养不良，低于60%为重度营养不良。该项指标易受肾功能的影响，当肾功能不全时，尿中肌酐的排出量降低。在进行CHI测定时，24h尿收集要准确；此外CHI可能受饮食因素影响，尿肌酐每天排泄量可能有波动。

2. 氮平衡试验 氮平衡可反映蛋白质的摄入量是否能满足体内的需要及体内蛋白质的合成和分解代谢的情况。每天摄入的氮量经过体内利用后的剩余部分及体内代谢产生的氮，90%以上从尿中排出，其中主要是以尿素的形式排出，其余的是尿酸、尿肌酐、氨基酸及氨等，合称为非尿素氮，每天丢失量约为2g。粪便中丢失氮为12mg/kg，汗及毛发丢失的氮为5mg/kg。可用公式计算：氮平衡=蛋白质摄入量（g）÷6.25−（尿中尿素氮+3.5）

三、综合营养评价

（一）营养不良诊断及预后性评价

1. 营养不良诊断

（1）蛋白质营养不良：蛋白质营养不良（恶性营养不良）也称为单纯蛋白质营养不良者。根据变化程度，又可将单纯蛋白质营养不良分为中度和重度（表34-11）。

表34-11 单纯蛋白质营养不良分类标准

程度	血清清蛋白（g/L）	运铁蛋白（mg%）	淋巴细胞计数（个/mm³）	皮肤过敏试验（直径，mm）
中度	25～30	100～150	900～1500	>5
重度	<25	<100	<900	<5

（2）能量-蛋白质营养不良：能量-蛋白质营养不良（marasmus，消瘦）因蛋白质和能量摄入不足而逐渐消耗肌肉组织和皮下脂肪，诊断较为容易。体重明显降低，肌酐/身高指数及其他测量值也较低，但血清蛋白质的变化不明显。按变化的程度可分为中度和重度（表34-12）。

表34-12 蛋白质-热能营养不良分类标准

程度	标准体重（%）	肌酐/身高指数（%）	皮肤过敏试验（直径，mm）
中度	60～80	60～80	>5
重度	<60	<60	<5

（3）混合性营养不良：此型多为营养不良发展到晚期，或上述两种营养不良的表现都存在，

其特点是内源性脂肪和蛋白质贮备空虚，多种器官功能受损，感染等并发症发生率很高。

2. 预后性营养评价　将一组生化、免疫和人体测量指标用于一组患者，多数患者至少会有1项指标异常；但单一的指标异常并无太大的临床意义，常难以对患者的营养状况做出恰如其分的评价，也不能预测患者术后并发症的可靠性。常用的指标有营养预后指数（PNI）、营养评价指数（NAI）和住院患者预后指数（HPI）。

（1）营养预后指数：通常认为随着PNI的增高，病死率、并发症和感染发生率均增加，并发症增加似与PNI呈直线相关，其他12项常用营养评价指标并不能提高PNI可靠性。对有危险患者进行预测，发现其病死率和并发症增加6～12倍，多数并发症与感染有关。根据PNI 89%并发症和90%以上感染可以被预测出来，故PNI是考虑较全面、较特异的营养评价方法，初步结果提示用PNI预测并发症，尤其是感染性并发症，比预测病死率更正确。但能否比临床判断更准确地预测潜在患病率还难以定论。现常用清蛋白、三头肌皮褶厚度、血清运铁蛋白和皮肤过敏试验（DCH）4项指标计算。

①计算公式：PNI（%）＝158－16.6ALB－0.78TSF－0.20TFN－5.8DCH。

ALB＝血清清蛋白（克%），TSF＝三头肌皮褶厚度（mm），TFN＝血清运铁蛋白（mg%），DCH＝过敏试验（直径mm），也有做如下规定：0＝无反应；1＝对流行性腮腺炎病毒、念珠菌或链激酶/链球菌DNA酶反应直径<5mm；2＝反应直径>5mm。

②评价标准：PNI<30%并发症发病和病死率均较低，预期危险性小；30%～59%并发症发病和病死率增高，预期危险性为中等；>60%并发症发病和病死率显著升高，预期危险性大。

（2）营养评价指数：营养评价指数（NAI）是根据三头肌皮褶厚度（TSF，cm）、上臂围（AC，cm）、上臂肌围（AMC，cm）、血清清蛋白（ALB）、前清蛋白（PA，mg%）、视黄醇结合蛋白（RBP，mg%）、皮内过敏试验（PPD，mm^2）等项指标，经逐步回归，提出多元回归方程式。主要用来评价食管癌患者的营养状况。

①计算公式：营养评价指数＝2.64AC+0.6PA+3.76RBP+0.017PPD－53.8。

②评价标准：NAI<40为营养不良，40～60为营养中等，≥60为营养良好。

（3）住院患者预后指数：住院患者预后指数（hospital prognostic index，HPI）为具有72%预测价值的特别式函数方程。

①计算公式：HPI（%）＝0.92（ALB）－1.00（DH）－1.44（SEP）+0.98（DX）－1.09

ALB＝血清蛋白（g/L）；DH＝延迟超敏皮肤试验，有1种或多种阳性反应＝1，所有均呈阳性＝2；SEP-败血症，有＝1，无＝2；DX（诊断），癌＝1，无癌＝2。

②评价标准：–2为10%生存概率；0为50%生存概率；+1为75%生存概率。

3. 身体组成评价法　身体组成评价法（body composition assessment，BCA）是测量身体各种指标进行综合评价。如体重丢失正确率为67%～75%。三头肌皮褶厚度、上臂肌围准确率为77%，且人体测量数据的正常范围较广。生化数据中，近年有争论的是某些疾病过程，如肝病、肾病、感染、创伤都会影响到清蛋白、前清蛋白与淋巴细胞总数，而且清蛋白与前清蛋白是肝分泌的蛋白质，故肝发生病变必然会影响血中这些蛋白质变化。在肝病与儿科肝病患者营养评价中都讨论到此问题。这些肝病患者中所以存在蛋白质营养缺乏的问题，绝不是单纯因为清蛋白、转铁蛋白、前清蛋白与淋巴细胞总数参数降低问题，因为同时代表肌肉蛋白质的尿肌酐与上臂肌围也低下，并且有负氮平衡。

关于皮试，即延迟性表皮过敏反应（DCH），影响因素较多，如病毒与细菌感染、尿毒症、肝硬化、肝炎、创伤、出血与某些药物，都能影响皮试结果，故在许多临床营养评价中，已不再用此项指标。

4. 主观全面评定　主观全面评价（subjective global assessment，SGA），又称全面临床评价（global clinical assessment，GCA），是目前临床营养评价方法之一。此法根据身体组成来评价营养状况的评价方法（BCA）是临床医学与临床营养学中最主要的2种营养评价方法。SGA最大优点是不论是医生、护士，还是营养师经过培训以后都能进行，不需要任何生化分析，因而很容易在国内推广。目前国际上对SGA此法评价甚高，但在国内尚无人进行研究与介绍。其理论基础是身体组成改变与进食改变、消化吸收功能的改变、肌肉的消耗、身体功能及活动能力的改变等相关联。

附：BCA与SGA比较研究。20世纪80年代，国内开始采用测定身体组成临床营养评价方法（BCA）评价肝病患者的营养情况，并提出中国成年男子人体组成与评价指标，首先应用临床营养评价指标作为疾病预后指标。后用主观的全面评价（SGA）方法对患者进行临床营养评价，并在同一患者中也进行2种方法的比较。

SGA主要评价步骤是：①了解患者体重变化，包括过去6个月体重变化与最近尤其是住院时2周的体重变化。如果在过去6个月内体重减轻10%以上，则为非常显著体重丢失，减轻5%～10%则为显著体重丢失，5%以内则为少量体重丢失。但如在过去5个月内，体重丢失10%以上，可是在最近1个月体重没有丢失，甚至增加；或在最近2周经治疗后，体重稳定或增加，则体重丢失1项，可不予考虑。②了解患者饮食变化情况。如没有变化或饮食减少。如饮食减少，或是不进食，吃低能量流汁，吃流汁，还是仍吃普通饮食，但摄取能量较低。③有无胃肠症状，如食欲缺乏、恶心、呕吐、腹泻等。但这些症状必须持续2周，偶尔有1或2次胃肠症状则不予考虑。④患者活动能力或功能变化：如活动能力减退，能起床走动，还是只能卧床休息。⑤有无应激反应，如大面积烧伤、高热或大量出血属高应激反应，长期发热、慢性腹泻属中度应激反应，长期低热或癌症属低应激反应。⑥人体测量部分则测量肱三头肌与肩胛下皮褶厚度，测定肌肉消耗程度如检查大腿前侧股四头肌与肩部三角肌，观察这些肌肉体积与弹性，此外还检查有无踝水肿及有无腹水。然后根据这些调查与人体测量结果，确定出患者为：A为营养正常，B为中度营养不足，C为重度营养不足。

测定身体组成的营养评价方法（BCA），除身高、体重、体重指数与肱三头肌皮褶厚度外，还测定上臂围与并计算上臂肌围。用常规方法测定血清清蛋白，用电泳法测定血前清蛋白，根据血常规淋巴细胞百分数计算淋巴细胞总数，收集24h尿测定肌酐并计算成尿肌酐／kg标准体重。如果观察对象是肝病患者，则还应测定肝功能血清转氨酶。

自1977年开展用身体组成方法进行临床营养评价以来，对此法不断进行完善，如用稳定核素测定身体组成中各种元素，用CT、磁共振与B超测定身体脂肪与肌肉组织。此外，也有很多专家对此法的正确性进行评述。如体重丢失，肱三头肌皮褶厚度与上臂肌围准确率。某些疾病过程都会影响生化参数，如肝发生病变会影响血清蛋白与前清蛋白。对肝病患者与儿科肝病患者营养评价中均遇到此问题。患者存在蛋白质营养缺乏，除内脏蛋白质降低外，肌肉蛋白质也可能降低。如身体组成发生改变，一是会发生食物摄取量减少与消化吸收功能降低，同时身体功能也会发生改变，肌肉也可能发生消耗，活动能力受到影响。如果患者饮食增加，

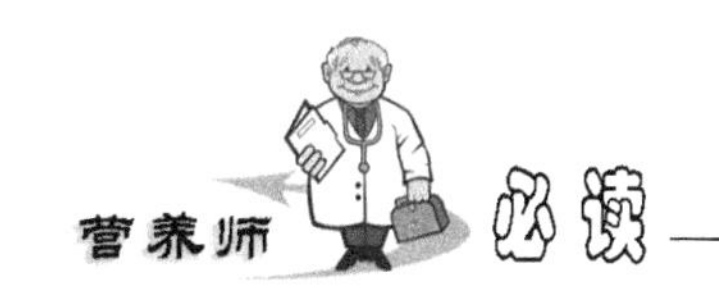

再加上体重停止降低，虽然这时患者仍消瘦，很多指标仍属营养不良，但患者总体营养向好的方向发展。有时患者食物摄取增加后，肌肉功能恢复往往会先于氮平衡恢复就是证明。此外，根据国外资料，SGA的三种营养状况与并发症发生率有密切关系。在重度营养不良中，手术并发症发生率要比正常营养者高7倍，同时这些营养不良患者，若补充营养后，可使并发症发生率减少或使并发症痊愈，故SGA营养评价方法日益受到国际临床营养学界的重视。

用BCA评价最大优点是可测出表面上营养良好，甚至肥胖的患者，但仍存在着内脏蛋白质缺乏的问题，如人体测定数据：体重、肱三头肌皮褶厚度、上臂肌围都超过标准，但代表内脏蛋白质的清蛋白、前清蛋白与淋巴细胞总数都低下，表明有内脏蛋白质缺乏。

有关研究认为，在重度营养不良中，SGA与BCA方法评价结果完全相符。但表面患者肥胖，有内脏蛋白质缺乏者，还是以BCA方法较好。在中度营养不良中，用SGA检出率明显低于BCA方法。这是因SGA方法较不灵敏，还是因BCA方法灵敏或假阳性者较多，还有待于继续研究。但在SGA的评价时，要更慎重，如患者既可评为A又可评为B，或既可评B又可评C，则主张应评为A与B。

在SGA评价中已提到身体功能评价问题。目前此问题也包括在临床营养评价方法中，如最大握力，还有用电刺激腕部，测量拇展肌收缩与放松，以了解整体肌肉功能。在蛋白质能量营养不良的住院患者中，可见到肌肉容易疲劳与肌肉松弛变慢，这也代表酶、基质、细胞化学与能量变化。测定呼吸肌功能与呼吸深度，可了解从大脑到肌肉，到气体交换生理功能是否正常。蛋白质-能量营养不良会导致呼吸深度减轻，这表明其影响中枢神经系统与呼吸肌肉。测定患者伤口中羟脯氨酸含量，可了解伤口胶原纤维化程度，也就是伤口愈合情况。有PEM的外科患者，羟脯氨酸降低，尤其是食欲不良和进食很少的患者。

5. 微型营养评定（MNA） 其评价内容包括：①人体测量：包括身高、体重及体重丧失；②整体评定：包括生活类型、医疗及疾病状况如消化功能状况等；③饮食问卷：食欲、食物数量、餐次、营养素摄入量、有否摄食障碍等；④主观评定：对健康及营养状况自我监测等。根据上述各项评分标准计分并相加。MNA评分分级标准：MNA>24，表示营养状况良好；MNA< 23.5，表示存在发生营养不良的危险；MNA＜17，表示有确定的营养不良。

（二）方法局限性

目前的营养评价方法有一定的局限性，简单的无创伤性方法，有特异性差、监测和预测价值小等缺点，但优点是简单、易理解，可用于恢复期的营养评价。如体重减轻是粗糙但很有用的判断指标，在分析其意义时仍需要结合患者的具体情况，否则也会出现错误的结论。在肝硬化或癌性腹水，或是其他体内积液的患者，内科治疗后体重下降的意义与体重逐渐降低的意义不同。呕吐、腹泻所致的体重迅速下降，可以用补充液体的方式加以纠正，这时机体脂肪、蛋白质和糖类组成的变化不大。

此外营养消耗时蛋白质复原的最大速率，也就是蛋白质合成代谢的最大速率，这种说法不能很好地给予解释。中等手术创伤后，全身蛋白质合成降低，这个过程能否被改变还不清楚，同样体内是否存在蛋白质周转的自我调节系统也不甚明了，使蛋白质质分解速度与合成代谢有关，并受合成速度的调节。

最常用测定血浆蛋白是清蛋白和转铁蛋白。清蛋白测定沿用已久，其周转率很慢，特异性不强。关于其对蛋白质和能量变化特异性反应，尚须继续研究。

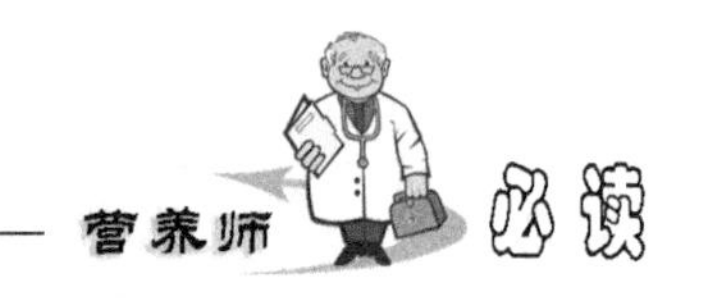

第三节　营养咨询及营养治疗

一、SOAP 营养咨询方法简介

1. 询问营养饮食史　询问饮食史、饮食习惯和嗜好、饮食调查、餐次和分配比例、有无偏食史，以及烹调加工的方法等。

2. 体格营养状况检查　测量身高、体重、三头肌皮褶厚度、上臂围及营养缺乏症的体格检查；血液常规和化检，包括白细胞总数、淋巴细胞分类，血清总蛋白、清蛋白、球蛋白、视黄醇结合蛋白、血清脂蛋白及其分类等。

3. 营养状况评价　按中国营养学会推荐的每天营养素供给量标准进行饮食调查结果的评价，了解食物结构是否合理，各种营养素是否满足机体需要；根据体格营养状况检查的结果评价当前的营养状况。

4. 饮食营养计划　结合经济条件和饮食习惯，在营养原则方面给予指导，包括饮食宜忌、食物等值互换、参考食谱及注意事项。

二、营养会诊

查房是危重患者营养治疗的基本措施，想做好危重患者的营养治疗，首先和必须进行的是加强对患者营养状况的调查和了解，这就需要通过深入病房，仔细了解病情，针对患者的病理生理变化、营养代谢状况、生化检验指标，密切观察病情变化，制订营养治疗方案。

三、饮食调查和体检

见本章第一节相关内容。

四、营养评价程序

对不同的咨询对象可采用相应的方法进行，一般应按一定的程序，以免遗漏体征或误诊；根据结果，再选择适当的营养治疗方法。可按以下的顺序进行。

1. 检查是否有下列情况，近期体重减轻4.5kg以上，淋巴细胞总数少于1.5×10^9/L，病程超过3周，血清清蛋白低于35g/L，近期有无手术。如有则应延期做选择性手术或放射治疗，如果没有则按病情进行治疗。

2. 人体测量所有的结果是否小于标准值的85%，如存在则应检查氮平衡和血清清蛋白含量。

3. 如果肌酐/身高指数<标准值60%，皮肤试验阴性，血清运铁蛋白<150mg%，即应暂停选择性手术，直到营养状况改善。

4. 确定补充营养的方针，最好是经胃肠补充，可根据患者的营养需要量、病情、对食物的耐受性等情况选择饮食和营养制剂；如消化系统的功能不好，可考虑给予中心静脉或周围静脉营养。

5. 如果患者食欲欠佳，可采用鼻饲、要素饮食、匀浆饮食或混合奶等；若食欲好可用日常食品，或是适当的增加营养制剂。

五、营养治疗记录

营养病历和营养治疗记录是危重患者营养治疗时的重要医疗文书，营养病历不仅能反映患者临床治疗中全过程的病情变化，更重要的它还反映营养治疗中对患者的疗效观察等。

（一）营养病历内容

1. 营养病历首页　营养病历首页是营养治疗简要小结，其有关内容填写是在停止使用特殊饮食后进行。

2. 营养病历书写内容

（1）概况。

（2）病史摘要及主诉，现病史及过去病史，饮食营养史，临床各种阳性体征，与营养有关的药物治疗等。

（3）营养与饮食评价，包括测量指标，如身高体重的变化，三头肌皮褶厚度、上臂围、上臂肌围、生化检验指标，目前存在的应激状态，个人饮食评价等。

（4）营养治疗原则在不同阶段的能量及生热营养素的供给量及分配比例，电解质、维生素、微量元素，某种特殊营养素的需要补给和限制。

（5）营养治疗方式的选择。

（6）预测病情发展和营养治疗时可能发生的问题及注意事项。

（7）详细计算摄入营养素，包括静脉营养与经肠营养等，必要时计算氮平衡，预后营养指数评价等，每更改1次饮食配方均需要重新计算营养素，一式2份，分别存留于临床病历与营养病历。

（8）病程记录：根据病情变化所给予的与营养有关的药物，用称重饮食者记录每天实际摄入量，营养治疗后的疗效观察、食欲变化、消化吸收情况、修改配方的意见等均应认真详细记录。

（9）出院小结：扼要地总结营养治疗疗效。出院或停止营养治疗后患者饮食指导及注意事项。

（二）营养病历要求

书写营养病历注意科学性、真实性、可靠性，文字要简洁，确切，通俗易懂，字迹端正，按序排列，能真正反映营养治疗中所积累的资料，以作营养治疗与代谢研究之用。

六、危重患者营养治疗

对危重患者进行营养治疗极为重要。对住院患者营养状况进行调查，结果表明50%外科患者及40%内科患者，存在不同程度蛋白质-能量营养不良。

1. 营养治疗目的　营养治疗可提高疾病治愈率，降低死亡率。增加抵抗力，减少合并症，达到预期效果，有利疾病康复。

2. 病例选择　超高代谢，中等应激状态，手术后合并严重感染及存在不同程度营养不良，某个或多个脏器衰竭，已住入ICU病房或代谢病房的病员，也均属营养治疗对象。

3. 营养素供给　应密切结合临床病情、生化检验指标、胃肠功能及患者耐受情况等，以确定能量及蛋白质、脂肪、糖类的供给量，特别是需要补充或限制的某种营养素，如电解质中的钾、钠、氯，维生素、矿物质及微量元素、氨基酸的组成等，都要认真计算。

4. *营养治疗途径与方式* 应简单并符合生理需求，达到营养治疗目的。患者清醒，胃肠功能尚好，能接受经口营养治疗者，应首选经口营养治疗，选择1种或多种治疗饮食综合治疗。若无法使用经口营养治疗时，可考虑鼻饲、胃或空肠置管滴入营养液，如高营养液体流食、混合奶、匀浆饮食、组件饮食及要素饮食，或需进行特殊配制的营养制剂。无法耐受经肠营养者，则必须选择PN。总之，要达到营养治疗的预期效果。

5. *危重患者营养治疗计算方法* 计算患者能量可按身高、体重、年龄、用H-B公式计算其基础能量消耗（BEE），计算方法参见外科疾病营养的有关内容。在制订营养治疗方案时，除必须了解患者蛋白质与能量的需要量外，还要根据营养补充的途径和达到维持体重或合成代谢而有所不同。静脉营养（合成代谢）为1.75×BEE，经肠营养（合成代谢）为1.50×BEE，经肠营养（维持体重）为1.20×BEE，可见从营养治疗效果来说，EN的效果较PN为好。危重病者行营养治疗时，供给能量与蛋白质并非越多越好，如在损伤时合成代谢氮（g）与能量（kcal）之比以1∶150最适宜。在肝衰竭或肾衰竭时，其氮（g）与能量（kcal）之比以1∶450或1∶700，当患者康复时氮与能量之比以1∶300为好。

第35章
Chapter

食物烹调加工

烹饪学是研究食物原料的性质、用途、刀技、火候、烹调，与食物的色、香、味、形、器及如何提高其营养价值的科学。涉及范围很广，与物理学、化学、植物学、动物学、生理学、营养与食品卫生学和美学等学科有密切的联系。

第一节 烹调基础

烹饪在我国有悠久的历史，在长期实践中积累了丰富的经验。我国烹饪技术以幅员辽阔、取材广泛、选料讲究、制作精湛、技法多变、品种繁多、丰富多彩、风格独特的特点而享誉世界。集中地体现在菜肴的色、香、味、形、器的高超技艺，不仅给食用者提供丰富的营养，而且给人以美的享受。

在烹调时，对烹饪与烹调应有明确的区分。烹饪是对各种食物原料进行选择、加工、加热、调味、制作和美化等所有过程的总称。简言之，就是食物原料由生变熟的全过程。烹调是烹饪的中间过程，就是将经加工整理，切配干净的原料，经加热和调味制作成可以食用的、完整的菜肴的过程。

烹调包括“烹”和“调”，烹是加热的过程。人类从猿进化到人后，长期过着“生吞活剥、茹毛饮血”的原始生活方式。自从发明了钻木取火，人们发现烧熟的肉比生肉的味道更鲜美，且芳香无比，于是人类就开始了熟食的时代，因此，可以说“烹”起源于火的利用。调就是调味，人类开始熟食，当初仅是将食物烧熟而已，还谈不上调味。生活在海边的原始人发现放在海滩上的食物，经烧熟后味道特别鲜美，于是就发明了用烧煮海水的方法得到食盐。早期最简单的调味品就是食盐，也可以说“调”是起源于食盐的应用，故烹调是烹和调的综合。“烹”和“调”虽然属于不同的概念，但两者是统一的过程的不同阶段，缺一不可。只有把烹和调掌握得恰到好处，才能做成色香、味美、形佳的菜肴，方能促进食者的食欲。总之，烹调是制作菜肴的专门技术，食物原料经过烹调加工制成可以食用的菜肴。原料经过烹调加工后味道更加鲜美，芳香适口，易于消化，富于营养，消毒灭菌，并能提高食欲，增强体质，保证人体健康，这就是烹调所要达到的目的。

一、烹调的意义

烹饪技术能够使菜肴达到色、香、味、形、器俱佳的要求，主要是在加热时，要善于利用食物的物理和化学变化，利用物体加热后的胀缩原理，气体与液体的对流和渗透作用，以及食物所含物质的化学作用。如原料在加热时，借助温度的高低，可制出质脆味美的菜肴。某些菜肴的原料经过刀工处理，加热后会变成各种形状，使菜肴美化。又如原料在加热时借助气体与液体对流作用，可使原料的汁液排出，将外部滋味吸收进去，调和食物的滋味，食物中的有机物能散发出香味。但许多食物成分不溶于水，必须加热至沸点，才能使这些成分散发出来。通过烹调食物原料变成口味鲜美、能够食用的菜肴。

烹和调在具体操作时，虽是紧密相连、不可分割，但对原料的作用却各不相同。所谓烹就是通过加热使食物由生变熟的过程，烹得合理可以提高食物的消化吸收率，起杀菌防腐的作用，可增进菜肴的色、香、味、形，促进食欲；而调是利用调味手段，在食品加热时，或加热后影响食物，使菜肴具有不同口味和风味特点的方法。

1. *提高消化吸收率*　通常没有通过烹调的食物不易消化，吸收率也低。烹调方法不同，消化吸收率也有很大差别。食物经过烹调，使食物组织变软，便于咀嚼。从营养价值来说，蛋白质水解和凝固，细胞膜破裂和溶解，脂肪分解，部分淀粉变成糊精或分解为糖类。这些系列变化，都等于在人体外先对食物做初步的消化工作，减轻体内消化器官的负担，人们食用经过烹调的食物后，更容易消化吸收，提高食物的消化吸收率。

2. *去腥解腻*　烹调加热可以除去某些原料，如牛肉、羊肉、水产品等原料的不良气味，如腥、膻味和猪肉的油腻，往往不能除尽。利用调料，如葱、姜、糖、醋、盐、酒、香料等，只要加得适量就可以很好地解除原料中的不良气味，冲淡原料中的油腻感。配料恰当也能起到去腥解腻作用，如猪肉与白菜同炒，可以解除肉的油腻，羊肉与萝卜同烧，可以去除羊肉的腥膻味。

3. *增减滋味*　有些原料有很重的特殊味道，为适当地冲淡部分气味，可搭配味清淡的原料，或加入调味品。如辣椒的辣味很重，炒辣椒时可加些盐和料酒等调味品，或配以清淡的豆腐干即可减轻辣味。有些原料滋味很淡，甚至没味，如不设法加重滋味，则淡而无味，不能增加食欲。为加重滋味，可加入调味品和配以味重的原料。如豆腐、粉皮、萝卜等无味，如在加热时适当加些葱、姜、糖、醋、鲜汤，或酱油等调味品，或是配以鱼、肉等味浓的原料，可以使得味淡或无味的食物变得美味适口。又如鱼翅、海参之类基本没味，固多用鸡汤或其他鲜汤一同烹制，使鲜味浸入其内部以增加滋味。

4. *确定口味*　菜肴的滋味，主要靠调味决定。同样是排骨，加糖醋就做成酸甜的糖醋排骨；加椒盐就做成香咸的椒盐排骨。鸡如以桂皮、茴香为主进行调味是五香扒鸡，以咖喱调味就成为咖喱鸡，以牛奶为主调味就成为雪味鸡，以椒油、芝麻酱、花椒粉、白糖、香油、食醋等混合调味就成为怪味鸡。

5. *增加色彩*　烹调可以增加菜肴的色彩，使菜的色调温和适宜，鲜艳美观。如颜色洁白有糟溜鱼片、芙蓉鸡片等，可以用盐来调味；色泽深浓的菜肴如红烧肚子、酱汁中段等，可用红酱油或酱来调色；又如红腐乳汁、番茄酱可使菜肴成为玫瑰色，红糟可使菜肴呈红色，咖喱可使菜肴呈浅黄色，明油可使菜肴有明如镜的光泽。只要合理使用各种调味品，都可以增加菜肴的色泽。

6. 色、香、味、形俱佳

（1）色：是指饭菜的外观，烹制的食物要求颜色新鲜，形式新颖多样，清洁美观，以促进食欲。

（2）香：是指饭菜的香气。各种食物经过烹调后，散发的香气就更加强烈，故食物的烹调必须设法保持食物本来香气，并促使其浓厚扑鼻，更能刺激食用者的嗅觉神经元，致强烈的食欲。

（3）味：是指饭菜的味道。味是促进食欲的主要因素，而味道好坏主要取决于烹调的方法和技术，味道好能刺激消化液分泌，故食物的烹调应设法增强味道。各种食物都具有一定味道，通过烹调可以改善或增进食物的味道，使之适合食用者的口味。

（4）形：是指饭菜的形状。将各种不同形状的主、辅料适当地搭配在一起，使其成为完整、协调、优美的形状，使人赏心悦目，给人以美的享受。

7. 促进食欲　烹调能除去食物异味以及腥膻等不良气味，并能改善食物的颜色、滋味和香气，刺激食用者的嗅觉和味觉及视觉，产生兴奋而愉快的感觉，刺激消化液的分泌，闻之垂涎，看之欲食，促进食欲。

8. 杀菌防腐消毒　食物都不同程度地含有细菌或寄生虫卵，如不经过烹调，食用后很容易致各种疾病，或发生食物中毒。经过加热处理，温度达到100℃以上，则病原菌和寄生虫卵大都能杀死，有利于人体健康，故烹调有杀菌防病的功能。

二、烹调的重要性

1. 制作菜肴的关键工序　菜肴制作通常分为2种，即冷菜和热菜。冷菜的做法通常是先烹调后切配，装盘上桌；热菜则是先切配后烹调。菜肴质量好坏往往取决于烹调的最后一道工序。

2. 决定菜肴色、香、味、形的主要手段　在制作热菜的时候，从原料的选择、初步加工和细加工，虽已改变原料的性态，但不能改变菜肴的性质，只有通过烹调才能使原料发生理化性质的改变，也就是质的改变，使食物表现出能够食用的色、香、味、形，这些主要是通过烹调来实现。

3. 菜肴多样化的主要因素　菜肴多样化，主要是通过刀技、调配、烹调等操作过程来决定。刀技可使原料产生品种与形态的改变，调配可使原料品种更加丰富多彩。通过不同的烹调方法就可以使菜肴形成造型美观、色泽鲜艳，并具有各地不同风味的特点。

三、烹调工具

1. 炒锅　也称炒勺，炒锅通常是由生铁、熟铁或铝制成。炒菜通常用熟铁锅或铝锅，煮饭或蒸饭可用生铁锅。常用的炒锅有单柄炒勺、两耳炒锅二种。

2. 手勺　亦称码勺，是搅拌原料、加调味品和出锅装盘时用的工具。

3. 手铲　是在烹制菜肴，或煮饭时用的工具。

4. 漏勺　是滤油或从汤锅里取料用的工具。

5. 网筛　是过滤汤汁或过滤液体调味品，如鸡汤、骨头汤、酱汤等液体时用的工具。

6. 铁叉　是从沸汤或沸水中捞取原料的工具，如煮白肉、酱鸡时用。

7. 铁筷　是在锅中划散细原料的工具，如熘肉片、肉片走油、炸油条时用。

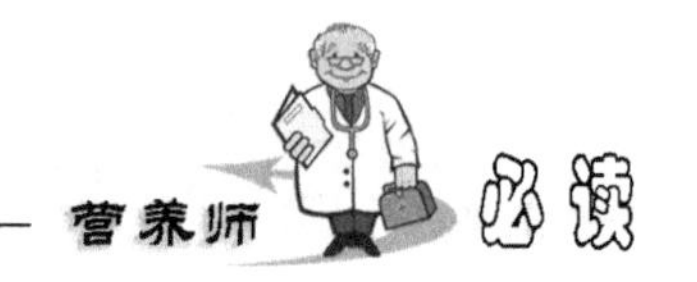

8. 蒸笼　是蒸制菜肴的工具。

第二节　火　　候

食物原料在烹调加热时所用火力时间的长短，称为火候。火候是烹制食物的重要环节，也是决定菜肴质量的重要因素。在烹调菜肴时因原料有质地、老嫩、软硬、形状、厚薄的区别，因此，也应随之改变火候。食物经初步加工后，大多要进行热加工，故热加工成为整个烹调过程的中心环节，其关键在于正确掌握火候。如果火候掌握不准，即使用好的原料也不能烹制出美味的菜肴。俗话“三分技术，七分火候”，表明火候在烹调时的重要作用。掌握火候恰当适宜，是保证菜肴性质、味道、颜色、形状的关键。

一、火候种类

区分火候主要是根据火力的强弱而言。火力又常随着炉灶结构、燃料性质以及气候冷热而有所不同。在烹制时，不能用温度计去测量炉内或锅勺内的温度，而是常以感官来判断炉内或锅勺里的温度。只有准确地鉴别各种火力，才能更好地掌握火候。火力大小通常以火的性态、火焰的高低、颜色等加以区别。火可分为旺火、中火、小火、微火四种，而通常分为急火、旺火、慢火3种。具体内容见表35-1。

表35-1　火候分类

名称	火焰性态	颜色	亮度	热度	应　用
急火	都升高	蓝红色	耀眼	逼人	急速烹制菜肴，能使菜肴嫩、爽口，如爆炒、烹、蒸等
旺火	高而稳定	红亮夺目	明亮	较高	快速烹制菜肴，使菜有鲜嫩、脆、软，如炸、熘、蒸、煮等
慢火	时起时落	蓝紫	颇暗	较小	时间较长地烹制菜肴，使菜肴酥烂、味醇，如烧、焖、扒、熬、炖等

二、掌握火候

应用火候除要熟悉各种火力大小外，还要善于掌握用火的时间。不同的火力，与不同的用火时间加热效果不一样，而各种原料用不同的加热技术，就可以得到各种各样的色、香、味、形俱全的菜肴。掌握火力大小和时间长短的加热技术，就是烹调中火候的掌握，是烹调的中心环节。

掌握火候是决定饭菜质量的前提。不同的原料，烹调方法不一样，应用不同的火力和时间，则加热效果各异。如火候掌握不好，即使是上好的原料，切配也很精细，但也难以做出美味适口的饭菜。掌握火候，除准确鉴别火力的大小和掌握加热的时间长短外，还要注意勺内温度变化。火力太旺时，炒勺应离开灶口。炒勺内的温度不足时，应立即把火挑旺。根据需要进行调整，确定火力大小与加热时间的长短。

1. 按原料性质　食物原料种类繁多、质地老嫩、脆韧程度各异，故在烹制时所需要的火力与时间也不同。如爆三样中有猪肝、猪肾、猪肚等原料，其质地、脆韧程度各不相同，故在烹制时要根据性质分别加热。先下猪肚，接着猪肾，最后是猪肝。不然就会使菜肴老嫩不一、生熟不均。再如土豆烧牛肉中的牛肉紫红，土豆色黄，再加晶莹翠绿的青菜叶。如主辅料一锅烧，就会生熟不一，影响质量和口味。所以，应根据原料的性质，确定各种原料烹调的顺序。

2. 按原料形状　菜肴原料形状的大小、厚薄各不同，故所需要火候也不一样。形状小而薄的原料在烹制时需要急火快炒，形状大而厚的原料在烹制时需要火力微而弱，加热时间可稍长。如滑熘肉片的肉片形状小而薄，需要火旺，操作要快，加热时间要短。红烧肉的肉块大而厚，火力需先用旺火而后用微火，加热时间应适当延长。所以，原料形状不一样，所需要火力不同。

3. 按烹调方法　不同的烹调方法，用不同的火候。爆、炒、汆、熘、炸、涮、烹的菜肴，要求鲜香脆嫩，需要火力旺而急，操作速度要快，加热时间要短。焖、烧、烤、扒的菜肴，要求酥烂入味，需火力弱而慢，加热时间要长。如火候掌握不准，就可能影响菜肴的质量见表35-2。

表35-2　火候通常原则

可变因素		火力	时间	可变因素		火力	时间
原料性质	质老或形大	小	长	加热方法	油	旺	短
	质嫩或形小	旺	短		油	中、小	长
制品要求	脆嫩	旺	短		水	中	长
	酥烂	小	长		水	旺、水	短
	制汤	奶汤旺	长		蒸汽	旺→中	长
	制汤	清汤小	长	烹调方法	炒、滑炒、爆	旺	短
投料数量	多	旺	长		炸	旺	较长
	多	中、小	长		烧	旺→中→旺	长
	少	旺	短		焖、炖	旺→中→旺	长
	少	中、小	长				

三、油温与火候

油温是指锅中的油经加热后达到的温度。在烹调时，掌握火候的大小还需与锅或勺内油温相结合。油温是火候大小的标志，在操作中常提到“温油下勺”“温热油下勺”“热油下勺”“几成热油”“急热油下勺”等。鉴别应根据油的种类和加热后温度变化。

1. 温油　温油4成热左右，根据不同种类的油脂，温度为90～130℃，通常在油起白泡时约为四成热，但必须是熟油。这种油温适合于“抽糊菜”和“软炸菜”，如雪衣虾仁等浮油制品。

2. 热油　热油为5～6成热，油温为130～170℃；油温稍高于温油，适用于煎、软炸等菜；如“软炸里脊”“炸肉丸”等。这些菜肴在制作时的温度都不能过高。因为，过高容易上色或质变老，如过低则不能达到软嫩的要求。

3. 旺油　油温为7～8成热，温度可达到170～230℃，通常油冒青烟时为八成热。这类油温用得比较多，如炸、烹、炒、汆等均用此旺油的温度。

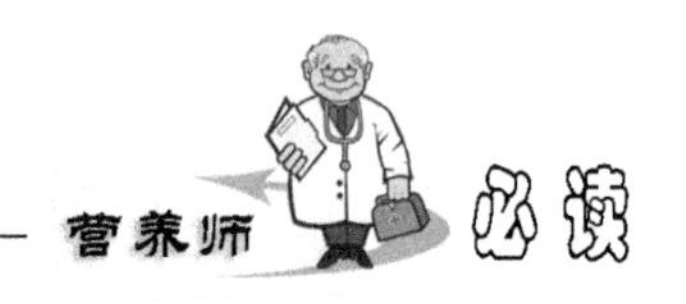

4. 急热油　为10成热，温度可达250℃左右，油已达到沸点。这类油用得不多，在爆菜时才用，特别是质地脆嫩的原料可适用热油。但温度也不能过高，温度过高较为危险，也易爆老，反而不嫩不脆。

选择油温的关键是根据烹调方法、原料的性质来掌握。依据上述原则，油温大致可分为4类见表35-3。

表35-3　油温分类与区别

名称	俗称	温度（℃）	油面情况	投料反应
温油锅	3、4成热	90～130	无青烟，无响声，油面较平静	原料投入周围出现少量气泡
热油锅	5、6成热	130～170	微有青烟，油从四周向中间翻动	原料周围出现大量气泡，无爆声
旺油锅	7、8成热	170～230	有青烟，油面较平静，用手勺搅时有响声	投料有大量气泡，并有较轻的爆炸声
急热油	10成热	250	已到沸点	原料投入有爆炸声

四、热传递方法

为了解烹调所需要的各种温度，使各种原料由生到熟，除用不同火候外，还要采用不同的介质来传导能量进行加热，使食物原料发生质的变化。

1. 油传热　利用油加热时产生的对流热作用于烹制的食物原料。油温变化幅度较大，沸点在200～300℃，可适于各种烹调方法的要求。用油传热对食物原料具有干燥、凝固的作用，能使食品变的酥香焦脆。原料下锅突然受到高温，原料表面温度会迅速达到100～120℃使其外部立即干燥收缩，凝结成硬膜，使内部浆汁不易外溢，达到外焦酥、里鲜嫩的效果。利用油温，还能使经过刀工处理的韧性原料，形成各种球形、扇形等形状。在高温下，食物中的某些芳香性物质才能分化散发出香味。很多菜肴的烹制，都是用油来传热烹制的，如用爆、炒、炸、熘等方法烹制的菜肴。因油的种类很多，其中的脂肪酸含量不同，在使用时应加注意，如花生油硬脂酸中甘油酸较少，炸食物就不易发脆。各种油温的沸点也不同，棉籽油沸点为223℃，猪油为221℃、复合油为210℃、牛油为208℃、豆油为230℃。猪油、花生油、菜籽油的燃点均为355℃。在使用时要注意油温的变化，因油温超过沸点就可能冒烟燃烧。

2. 水传热　水加热时的对流可使食物原料均匀受热。水的沸点是100℃，因沸水不断地蒸发能量，故水温只能保持在100℃，如超过此界限就会变为水蒸气蒸发。水传热的对流作用很强，食物原料中的水溶性物质容易溶在水中，变成味道鲜美的汤汁。同时还能使食物原料中的滋味互相影响，调味品的滋味容易渗入食物内部；利用水的对流作用还能清除原料的腥膻异味，故有些菜肴原料在烹制前先用开水烫焯，目的是去腥膻异味；有些菜肴为突出主料，用收汤的办法使水分蒸发，增加主料味道，如干烧鱼。用水传热，可以使食物酥烂入味，汁鲜味醇；如氽、涮、烩、炖等烹制的菜肴。水温大体标准为沸水 100℃、烫水80～90℃、热水60～70℃、温水30～40℃。盖紧锅盖时水温可达到102℃左右。

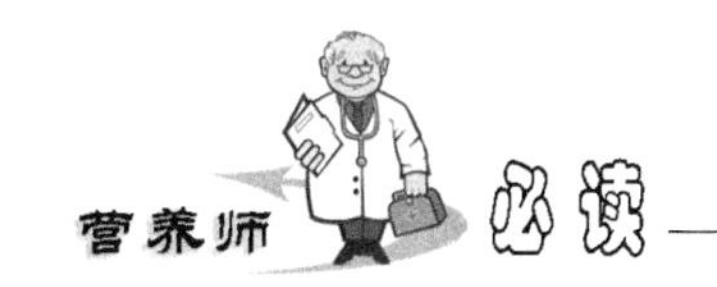

3. 蒸汽传热　蒸汽导热主要是利用其对流作用，使食物原料均匀受热发生变化。蒸汽的温度高低，是由火力的大小和气压来决定的。当蒸屉盖紧时，屉内的气压升高，内部温度可上升到102～120℃，故同样性质和形状的原料用蒸汽传热比用水传热的时间要短，速度要快。蒸汽传热的食品，水分不易散发，能保持食物原料中营养素和滋味，不被流失，故蒸汽传热的食物要先经过调味烹制，然后再进行蒸制。蒸汽传能量使食物软嫩入味，性态美观，如蒸、酿、扣烹制的食物。

4. 热空气传热　热空气导热，即干燥加热，是利用强烈的辐射与作用烤制菜肴。用热空气传热的方式有2种，敞开式是以火的热气直接熏烤食品，而密闭式是食物放置在烤炉中与火隔离，以密闭的热空气加热食物；后者所受到的温度较均匀。因用热气加热，食物水分蒸发得快，制成的食品皮脆酥、肉鲜嫩，如吊炉制作烤鸭等。

5. 其他物质传热　利用盐粒、砂粒等固体物质导热。盐粒和砂粒的导热能力比水和油强，不像液体那样能够对流，而是利用这些物质吸热和散热作用，以传导的方式把能量传给原料。所以，用粗盐和砂粒等作为传热介质时，须不断地翻拌，以使食物受热均匀。

五、加热的作用

食物在加热时，经过一定时间后食物的某些成分可产生物化性质的改变，这些变化就是食物由生变熟的过程。目的是在烹调时，据原料的不同性质，恰当地掌握火候，以最大限度地保持食物中营养素，制成色、香、味、形俱佳的菜肴。食物在加热时，常随烹调方法的不同而发生变化。

1. 分散　热对食物产生分散作用，包括吸水、膨胀、分裂和溶解等。如各种蔬菜和水果，细胞中充满水分，细胞与细胞有植物胶素，加热前原料呈自然状态，通常都较硬而饱满。加热时植物性食品软化而与水混合成为胶样液，使原生态的细胞破裂，营养素溶解于水中，锅中会出现汤汁。汤汁中含有丰富的水溶性营养素。在加热时，如加入少量水分可使植物胶素软化制成各种果酱类食品。淀粉在热水中能吸水膨胀，吸水量达35%左右。淀粉结构改变而形成糊状，称为糊化。淀粉糊化温度必须掌握适宜，如甘薯、芋艿的糊化温度较低而易熟；米糊化温度较高，需要的时间长。淀粉糊中含有淀粉液、淀粉糖和淀粉胶3种成分。淀粉胶的胶粒愈多则黏性愈大，如藕、甘薯、土豆含胶粒较多，可供挂糊、上浆、勾芡时用。含淀粉较少，不适于挂糊勾芡的有米、麦等食物。

2. 水解　许多食物在水中加热时，原料成分会起水解作用，如淀粉水解为麦芽糖和葡萄糖等。蛋白质水解为氨基酸。肉类中的胶质加热后成胶体溶液等。

3. 凝固　食物受热后，有些物质凝固，凝固的物质受热时间越长质地越硬，如蛋类、禽血、畜血等就是如此，故加热时间不宜过长。如果溶液中有矿物质存在时，会使蛋白质凝固得更加迅速。如豆类、肉类等原料中的蛋白质过早凝固不易吸水蓬松而酥烂，所以煮黄豆、炖肉等不宜先放盐。

4. 酯化　含脂肪高的原料在加热时，部分油脂水解为脂肪酸和甘油，具有芳香气味，称为酯化。若脂肪加入酒、醋等调味品使芳香气味更浓。

5. 氧化　各种水溶性维生素在与空气、热、碱、铜接触时易氧化破坏，以维生素C破坏更甚。在烹调时要急火快炒，加醋、勾芡均可减少或防止其破坏。

6. 其他　食品加热时会发生碳化作用，如烤、烧的食物会烤黄、烧焦，使其碳化，淀粉和糖都易产生此类现象。此外,煮鸡蛋时蛋黄表面有层暗绿色,是因鸡蛋中含有硫和铁等元素,遇热时蛋白中的硫和蛋黄中铁化合成硫化铁所致。

7. 消毒杀菌　各种介质对热的传导,作用于原料由表及里,常需要有时间的过程。而原料大多数是属热的不良导体,如肉、鱼类传热缓慢。如加热时间不足,温度虽然很高,内部温度并不能在同时升高,而使食物外熟里生,内部的细菌或寄生虫就不能杀灭。如1.5kg牛肉,煮1.5h,牛肉内部温度为62℃;而1.5kg左右五花猪肉,水煮2 h,肉内温度为64℃;3kg左右火腿放在锅中逐渐加热,水温达到100℃时,内部温度只有25℃;0.5kg黄鱼1条用油炸,180℃的油温,鱼表面温度为100℃,而内部温度为65℃;1kg左右的鲤鱼油炸,油温达到180℃时,内部温度为65℃。食物原料加热时,对小而薄与大而厚的原料应分别处理,如大块原料应注意刀工刀技,在原料表面改上花刀,可用小火加热,时间稍长些,便于传热,消毒杀菌。

第三节　调　　味

一、调味目的

要想烹制出美味可口的菜肴,要掌握烹的技术,也要掌握调的技巧。调味就是将原料和调味品进行适当的调配,通过烹调使其发生物理化学变化,产生滋味,称为调味。“烹调三鲜美,调和五味香”,调味是用各种调味品,改变原有的滋味,达到除腥解腻,增鲜促美,做成美味佳肴,促进食欲。

二、调味原则

菜肴调味大体分三个阶段,一是烹制前调味即渍。二是烹制时调味,即决定口味。三是做熟后调味。

1. 了解调味品的用量和性质　烹调时所用的调味品,烹制人员必须掌握性质和用量。根据菜肴的需要,准确使用不同调味品的用量,使菜肴滋味醇正。

2. 合理使用调味品　根据不同原料的性质,合理使用调味品,使原料本身的滋味更鲜美,如蔬菜、鱼类、虾类等。对腥膻异味较重的原料,如鱼类、肉类、脏腑类等,可多加葱、姜、蒜、糖、醋、胡椒粉、五香粉、香叶、桂皮等调味品,以消除异味,增加菜肴美味。

3. 根据季节选用调味品　气候变化对人的食欲有影响,故要选择适合季节变化的调味品,冬季可用膏粱厚味的食物和辛辣调味品,夏季可用清淡食物和刺激胃液分泌、促进食欲的调味品,如盐、酱、醋、糖、芥末等。

4. 根据饮食习惯使用调味品　根据生活习惯、口味爱好,因地、因人制宜;如北方人爱食鲜味的菜肴,山西人爱吃酸味菜,四川、湖南人喜食辣味,浙江人多喜食甜味菜肴。长期的饮食习惯,便形成具有浓厚特色的南甜北咸、东辣西酸的各地菜肴,是组成各大菜系的基础。

三、调味品种类

1. 香油　香味浓厚,宜做各种凉菜和素菜,拌馅及做好菜后用;应注意用香油炒蟹黄食后易致腹泻。

2. 花生油　宜烹炸各种菜及食品,无异味。花生油经炼制炸食品时,不往外溢,烧菜时无生油气味。

3. 菜籽油　烹调用菜籽油,用时应先炼油,减少黑烟;烹制食品颜色发暗,香味较差。

4. 豆油　宜烹炸各种菜及食品,无异味,为常用油类。

5. 猪油　宜烹制白汁菜及烧菜用,但不宜炸鱼用,炸出色不好看,晾凉后食品外部将凝固一层白油。

6. 食盐　基本调料,食盐有粗盐即大盐、细盐或精制盐,盐含钠和氯元素。大盐粒粗大,味咸,宜用于炖、煮,腌食品;精盐色白、粒细、易溶化,咸味比大盐较轻,宜于烹调及加工主食品时用。

7. 酱油　能增加菜肴咸、鲜、香味,且可调色,是烹调的基本调料。

8. 面酱　用面粉制成,略带甜味,烹调食品能提高食品的鲜味,多用于爆炒。

9. 黄酱　用大豆制成,多用在拌馅与炖食品,还可用作拌面条的炸酱。

10. 辣豆瓣酱　用辣椒、蚕豆等制成,红色略带辣味,适用于鱼、肉、鸡等干烧和爆炒菜。

11. 醋　为酸性调味品,醋能除腥解腻,并能化骨刺,故制作鱼菜与排骨类菜均应放醋。如糖醋排骨、糖醋鱼、酥鱼等。放醋可增加食物钙的吸收,醋也可用于刮除动物内脏肠、肚类的黏液。

12. 酒类　做菜多用料酒,如黄酒能去腥膻,并增进香味,适用于荤菜,如鱼类、肉类;白干酒、葡萄酒可代用,应注意酒受热后会变酸。

13. 糖类　能增加菜肴鲜味,减咸味,加糖勾汁,使菜肴有光泽,把糖放在锅中加水炒成赤红色,然后加水熬成糖稀,是做红色菜的色料。糖精比糖甜 500倍,但通常不做烹调用,仅做主食用,以增加甜味。

14. 团粉　即淀粉,用绿豆、豌豆、土豆、地瓜、玉米等制成。炸、烧、爆、熘等须要勾芡的菜和汤均须使用,能使菜汁发黏、清亮,煎炸食品时先用淀粉浆,起到保嫩作用。用团粉拌浆,能吸收水分,炸丸子加团粉则起到黏结作用。

15. 五香粉　五香粉有两种,一是桂皮、大料、白芷、豆蔻、砂仁做成的五香,二是桂皮、小茴香、甘草、丁香、大料也称为五香。五种原料适当配合碾末成为五香粉,也可不碾,将五香适量配合装入小布袋与食物同放锅中煮,如酱肉等。烧肉、鱼时放五香粉,可祛腥膻气,增加芳香味。

16. 胡椒　香辣味可解腥、增香、健胃,做河鲜海味的菜肴常用。

17. 芥末　辣味略苦,调拌凉菜时常用。

18. 咖喱粉　为黄色味辣的调味品,可使牛肉、鸡肉的味道鲜美。

19. 葱　生葱具有强烈刺激性辣味,去腥膻气味,增进香味,烧菜时煸黄后味更浓;如做鱼翅,在汤锅中也可用葱叶,挽成结,放在锅中取其香味后弃去葱结。生葱有一定杀菌作用,生食要洗净消毒,以免患寄生虫病或肠道传染病。

20. 蒜　辣味比较强烈,可去腥提味,有杀菌作用,多用于凉拌菜,如烹调河鲜或海味、脏腑等菜肴时。待菜肴基本熟时再加入,才能解除异味;也可在煸锅时加入。将蒜头剥去皮层分开瓣、切片、剁碎或拍松使用。

21. 姜　辣味强烈,热性大,去腥作用强,多用于海味、荤菜;也可去皮或切丝、片、末、块或拍松待用。

22. 味精　能提高菜或汤的鲜味,除甜菜外,汤、菜、馅均可使用。味精为固体结晶,又名味素。

23. 香精　桂花、玫瑰香料水、片和各种食用香精,做甜菜及甜点心用。

24. 红绿丝　起调色作用,做甜菜馅类及点心用。

25. 高汤　用鸡、鸭、猪、牛、酱肉煮汤,汤味鲜美;羊肉不能入锅。做菜或汤用高汤代替开水能增加香味,用小火慢煮,大火翻开,汤成白色。

26. 其他　还有花椒、大料、桂皮、香叶、辣椒、砂仁、豆蔻、白芷、陈皮、香糟、蜂蜜、饴糖、豆豉、酱豆腐等各种调料,根据烹调时的需要选用。

四、味的分类

味的种类很多,是构成各种菜肴主要标志,如酸、甜、苦、辣、咸等。按味的组合形成又可分为单一的滋味和复合的滋味。

1. 单味

(1)咸味:咸味是各种菜肴的主味,协同其他味道。如烹制糖醋味的菜肴是酸甜口味,但在烹制时也要放些盐或酱油。如不加盐,完全用糖醋烹制,反而味不佳。在制作甜点心时,也要适当用盐,既解腻又好吃。咸味调味品有盐、酱、酱油等,能提高原料中鲜美味道。在调味时咸味能起到多方面作用,故咸味是味的主味。

(2)甜味:甜味在我国南方是主要味道。甜味提鲜、去腥、解腻、抑制菜肴原料中苦涩味,增加菜肴鲜味。甜味调味品有各种糖类、蜂蜜及各种果酱等。

(3)酸味:酸味是很多菜肴中必不可少的味道。因其具有较强的除腥解腻的能力,并能促进食物中钙质游离。酸味调味品有各种醋类、番茄酱、山楂酱、酸梅等,山西地区酸味是主要的味道。

(4)辣味:辣味具有强烈的刺激性和除腥解腻作用,能刺激胃液分泌,增进食欲。辣味制品种类很多,味道各不相同,常用的有辣椒、葱、姜、芥末、胡椒、咖喱等。

(5)苦味:苦味常用于医疗诊治中,如解暑祛热。有时烹制某些菜肴时,加点苦的调味品,可增加菜肴的特殊滋味。苦味主要来自各种药材,如陈皮、杏仁、淮山药等,食物中有苦瓜等。

(6)鲜味:鲜味是增加菜肴原料的最佳调味品,是调制海味的菜肴必不可少的调味品。鲜味调味品有味精、虾子、蟹子、蚝油等。

(7)香味:香味能增加菜肴的芳香味,可减轻腥膻,冲淡异味。香味调味品有酒类、花椒、芝麻、麻酱、花生、桂皮、桂花、茴香、八角、砂仁、豆蔻、香油、香精等。

2. 复合味

(1)酸甜味:由糖和醋类调味品加工而成,如糖醋汁、番茄酱及各种水果酱或果汁。

(2)甜咸味:由糖类和盐类调味品组合制成,如面酱等。

(3)辣咸味:由辣椒、花椒、盐等调味品加工制成,如辣豆瓣酱,辣酱油等。

(4)麻辣味:由辣椒、花椒等调味品加工制成,如麻辣油。

(5)香辣味:由带有芳香的调味品如咖喱粉、咖喱油、芥末糊等加工制成

(6)鲜咸味:由盐和海味品加工制成,如虾油、虾酱、豆豉、蚝油、鱼露等。

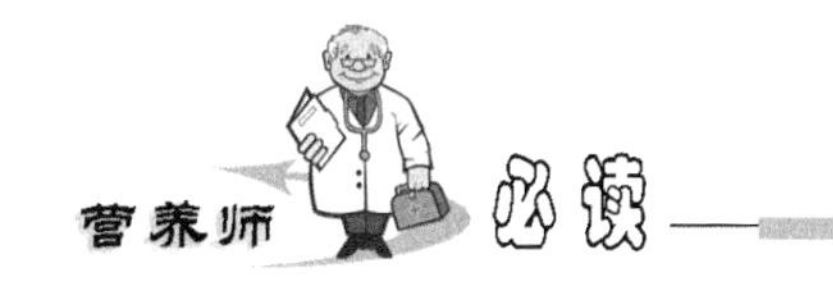

五、常用调味品配制

调味品种类很多，在配制方法上也不一样。除市售调味品外，还有各地自制的产品。以下介绍几种常用的复合调味品制作，只要有合适的调味品，就可做成“五味调和百味香”的菜肴。

1. 椒盐

（1）原料：花椒50g，精盐150g。

（2）制法：先将25g花椒放在锅中，用温火炒至微黄色时倒出，研成细末过筛。将另外的25g花椒也研末过筛，将精盐放入锅中炒后，至盐内水分蒸发干后，将花椒研成细末与精盐混合，拌匀即可。

（3）用途：供炸制菜肴、蘸食时用。

（4）特点：椒麻咸香。

2. 辣椒油

（1）原料：植物油500g，干尖辣椒100g，鲜姜50g，葱50g。

（2）制法：先把油倒入锅中烧热，烤除黄色素，待呈白色时把葱姜放入浸炸，以提高油的滋味。提前把干辣椒切成细丝和小块，用开水焖泡后捞出烘干，待油温凉至30～40℃时，将辣椒放入勺内，将勺移至小火慢慢浸炸，使油呈红色为止；捞出葱姜不要，晾凉备用。

（3）用途：烹制辣味菜肴，拌制凉菜。

（4）特点：香辣爽口。

3. 材料油

（1）原料：猪油500g，植物油500g，大葱100g，鲜姜100g，花椒25g，八角25g。

（2）制法：将猪油和植物油烤白，放入葱姜略炸，再放花椒、八角、桂皮炸透取出晾凉。

（3）用途：是烹制猪油炒菜的调味品。

（4）特点：鲜香味醇。

4. 糖醋汁

（1）原料：糖、醋、盐或酱油、淀粉。

（2）制法：将原料放在一起调匀对成芡汁即可；但广东菜系配制方法与此不同。

（3）用途：炸、熘菜肴时用。

（4）特点：甜酸爽口。

5. 番茄汁

（1）原料：番茄酱、糖、盐。

（2）制法：炒勺放底油烧热，放入番茄酱烧开；放入糖、盐至火红明亮。

（3）用途：烧、烹、炸、熘菜肴。

（4）特点：味酸鲜香。

6. 香糟卤

（1）原料：香糟50g，绍酒200g，糖25g，盐20g。

（2）制法：将干香糟放于酒内浸泡，然后上屉蒸化、过滤，加入糖、盐、味精、淀粉拌匀芡汁。

（3）用途：制糟熘菜肴。

（4）特点：糟香味浓。

7. 咖喱油

（1）原料：咖喱粉500g，植物油750g，葱头200g，香叶2片。

（2）制法：把油倒入炒勺内烧热，放入葱头，待成金黄色；加入蒜泥和咖喱粉，翻炒均匀加香叶出勺晾凉。

（3）用途：烹制咖喱菜肴，是南菜的调味品。

（4）特点：芳香利窍。

8. 鱼香汁

（1）原料：原料比例按菜肴的多少而定，由酱油、醋、糖、辣酱、胡椒粉、花椒粉、绍酒、淀粉、葱、姜、蒜组成。

（2）制法：将上述调料放在小碗调匀，但葱、姜、蒜须先煸待用。

（3）用途：做鱼香味菜肴。

（4）特点：鱼香味浓。

9. 多味料（即怪味）

（1）原料：白糖、蒜泥、辣椒油、酱油、花椒粉、芝麻油、芝麻酱。

（2）制法：将上述原料调拌均匀。

（3）用途：制作多味菜肴。

（4）特点：麻、辣、甜、咸、香，五味俱全。

10. 花椒水

（1）原料：葱段50g，姜块50g，水500g。

（2）制法：先将葱、姜拍松与花椒放在小盆内用沸水沏开，闷盖好；将渣滓滤出后汤备用。

（3）用途：做调料用。

（4）特点：鲜香味美

六、调料油用途

1. 鸡油　色金黄、质嫩、味鲜、气香，用于明油为主；适用于酿、扒、氽、烩、炖等。

2. 猪油　味美肥香，用途很广，是调料的主料。

3. 奶油　质白嫩、味鲜香；适用于西菜的制作。

4. 蚝油　色酱黄，味鲜美，略有腥咸味，是广州特产调料。常用于炸、熘、煎等。适合于广州、江苏、浙江、福建等地口味。

5. 糟油　色微白、质鲜味美，气味糟香，是江苏太仓特产调料。适合于福建、广州、江苏、浙江等地口味，用于炒、熘、腌、蒸、氽等。

6. 虾油　味腥、咸而鲜，是山东、浙江等地特产调料。适用于烩、炒、蒸等。

7. 黄油　色黄味香；用于烤、汤、点心等西式菜肴。

8. 辣油　色红，气香味辣；常用于南方口味的菜肴。

9. 蟹油　色黄味鲜美；适用于荤菜、素菜肴。

10. 豉油　酱紫色，气香味鲜，是赣、湘特产调料。适用于炒、烧、蒸等。

11. 蒜油　色白，气味有蒜香；适合北方、西南等地区口味，适用于烧、蒸、拌等。

12. 椒油　色紫红、气味椒香麻，适合北方、西南地区口味、用于炒、拌、炝等。

13. 葱油　白色，气味葱香，用于炒、烧、拌等。

七、清除异味方法

异味处理通常采用浸、漂、洗、刷及加辅助调料的方法去处理，辅助调料有桂皮、茴香、丁香、白芷、花椒、陈皮、甘草、五香粉、盐、酱油、酒、糖、醋、葱、姜、蒜、干辣椒等。

1. 羊膻气　羊肉先用温水洗净，切成大块，同萝卜、芹菜和香料同烧煮后，除去萝卜、芹菜和香料即可。

2. 肉夹气　先用淡盐水浸漂数小时后，用温热碱水洗去夹气即可。烹调时多加葱、姜、蒜、酒、辣味等。

3. 血腥气　可用稀矾水浸漂，反复洗涤后投入锅中加水烧煮，开锅后除净浮沫和血污，捞起后再用清水洗净存放；烹调时多加葱、姜、蒜、酒、辣味等。

4. 腥涩味　在烹制时配以山药、胡萝卜、土豆、大葱、洋葱和肥肉等，再掺入香料、糖、酒等；烹调用以烤、卤、烧、炒、熘等方法。

5. 鸭腥味　除去尾部的鸭臆，忌用重量在500g以内的鸭煮汤和炖；适用于干煸、卤等；通常先用清水浸、漂、洗后再调制。

6. 泥土气　用清水养殖数天，即可除去泥土气。

八、调味品管理

1. 盛装　调味品的种类很多，性质也不一样，多数调味品都有酸、碱、盐等物质，对盛装器皿有腐蚀作用。若盛装不妥可发生化学变化，导致食物中毒，影响身体健康。带有挥发性芳香的调味品，如保管不好，容易变质，故金属器具不宜装含有酸、碱、盐的调味品，因为对金属有腐蚀作用，容易产生化学变化而导致中毒。透明器具，存放油类，容易氧化变质；陶瓷、玻璃制品不易存放高温油类，因易发生爆裂。

2. 管理

（1）放置不宜过久：凡是带有挥发性物质的调味品，放置不宜过久，根据需要量，加工不能过多。

（2）分别盛装：性质不同的调味品，要分别盛装。盛器要勤洗，防止污染。

（3）环境要适宜：环境对调味品有一定影响，冷、热和湿都容易发生变质。如温度太高，盐、糖易溶化，醋易变浊，葱蒜易变色，酱油易发霉；温度过低，大蒜易冻坏；过于干燥，葱、姜和蒜易枯黄。有些调味品不能常见阳光和空气，如油类易氧化变质，姜易发芽，香料易挥发，故应以无阳光照射、通风凉爽处为佳。

调味品久藏容易变质，清油与浑油严禁混装，否则容易变质。调味品应存放在搪瓷缸、罐、坛中，并加盖盖好，放于阴凉通风处。

第四节 菜肴盛装

一、勺　工

菜肴的色、香、味、形与勺工有密切关系。勺工是烹调时最基本的工序，也是主要环节。是根据烹调和食用需求，将各种加工成形的食物原料入味加热成熟的过程。因而，要根据原料在加热时起色、香、味、形的变化，正确地掌握火候，恰当地调味，做出的菜肴才能色泽鲜艳、性态美观、可口味美。

1. 操作　操作时要面向炉灶，上身自然挺立微前倾，腰背不弯曲，两腿自然站立，身体与炉灶要保持一定距离，精力集中，时刻注视勺中食物的变化，双手要随着勺中原料的变化，有节奏地颠翻搅拌，动作要敏捷准确、灵巧。操作要运用臂力、腕力，手握勺柄不宜过紧。

2. 勺的保养　目的是延长勺的使用寿命、保持清洁，使菜肴味道醇正，故操作人员必须了解勺的使用与保养方法。如油勺用后不能用水刷洗，要刷帚擦净，再用抹布拭干后备用，如有芡汁在勺上不易去掉时，可先将芡汁用火烤干，再用刷帚擦抹干，或放少许盐用刷帚按住盐擦净。不用时应涂油加热后存放。油勺、汤勺不得混用；汤勺用完后应用清水刷净。

3. 勺法　勺工方法有多种多样，主要的方法有2类，即小翻和大翻。

（1）小翻：通常称颠勺，是将勺不断地上下颠动，使菜肴能松动移位，受热均匀、调料入味、芡汁包裹到位；菜肴颠动时离开勺底，但不能超出勺口，在勺内滚动，故称小翻。

（2）大翻：是手将勺用力向上翻，使菜肴全部翻个，超出勺口；大翻不仅要腕力，还要用臂力，不然就翻不过来；大翻翻动的动作幅度较大。

二、装　盘

1. 意义　装盘是菜肴制作时的最后工序，虽然技术比较简单，并不影响菜肴的质量，但装盘的好坏，直接影响到菜肴形和色，是否整齐、美观。所以，也具有一定技术性和艺术性。装盘工艺好能使人喜爱、赏心悦目，促进食欲，故决不可忽视这道工序。另外，菜肴装盘和清洁卫生关系密切。因为，菜肴装盘以后不能再进行加热消毒，故必须严格注意卫生防病。

2. 装盘要求

（1）清洁卫生：注意清洁，讲究卫生；菜肴在装盘时所用盛器必须消毒，严防污染。

（2）装盘齐整：菜肴在装盘时应装在盘的中心，不应装在盘边或将卤汁溅在盘边；菜肴装盘以后，禁止用抹布拭擦盘边，手指也不可直接触及成熟的菜肴。

（3）突出重点：菜肴要装得形态丰满，整齐美观，突出主料，菜肴应装成馒头形，如青炒虾仁，应用装盘艺术把大虾仁装在上面，以增加饱满丰富的感觉。

（4）注意造型：运用盛装技术，把原料在盘中排列成适当的形态，注意主辅料的配制，如南乳肉，应将肉盛在盘正中，四边或两头用绿叶菜围边，使菜肴色泽更加鲜艳美观。

3. 盛器种类　烹调技术的不断提高，菜肴的盛器规格、样式不断增加，种类繁多不胜枚举。仅盘类就有腰盘、圆盘、汤盘等，其规格有多种。碗类有饭碗、汤碗、扣碗等，规格型号有大、中、小3种类型。另外还有既是烹具，又是餐具的砂锅、火锅、菊花锅、汽锅等，其型号也有

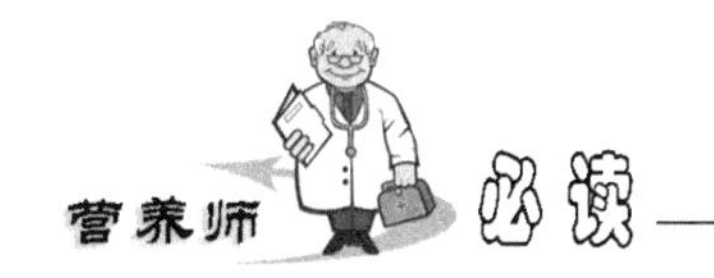

各种不同尺码。

4. 装盘方法　装盘有4种类型。倒入法是将烹调好的菜肴倒入盛器中,如熘、炒、爆、烧等菜肴;倒入法又分为一次倒入和按主次倒入法2种。盛入法是用勺将菜肴盛入盛器中装盘,如炒、熘、爆等无卤汁及勾芡类的菜肴。拖入法先将手勺稍倾,将铲或手勺插入原料下面,勺边靠近盛器,顺势将菜肴拖入盘内,如烧、炖、焖、烩等类菜肴。扣入法将原料码在扣碗中,上笼屉蒸熟,要求菜面整齐、光滑、圆满,如扣肉等。

第五节　烹调的基本方法

我国烹饪技术因取料广泛,各种菜肴有着不同的烹调过程。同样菜肴在各地方也有着不同烹调要求,形成风格各异、丰富多彩的烹调方法,要因地制宜,灵活机动地处理,不要死搬硬套。

一、氽

首先是汤菜原料见开水即熟,通常先将汤和水用旺火煮沸,再投料下锅,加以调味,不勾汁,水开即起锅。其次是先将原料用沸水烫熟后捞出,放在盛器中。另是将已调好味的,滚开的鲜汤,倒入盛器内烫即成,这种氽法称汤爆或水爆。

特点:汤多而清鲜、菜肴脆嫩。沸水下锅的食品,如羊肉、猪肝、肾片、里脊片、虾鱼片等;开水下锅的食品,如鸡肉丸、羊肉丸、猪肉丸等;温水下锅的食物,如鱼丸等。

二、涮

涮是用火锅将水烧沸,把主料切成薄片,放入火锅涮片刻,再蘸上调料,边涮边吃的烹调方法。

特点:主料鲜嫩,汤味鲜美。

三、熬

熬要先在锅内加底油,烧热后,有的先用葱、姜炝锅,放入主料烧炒,再加汤汁和调味品在温火煮熟;适用片、块、丁、丝、条等原料。

特点:操作简单,原料酥烂,汤汁不腻,有汤有菜。

四、烩

烩菜大多是将数种原料用汤和调料混合烹制成汤汁菜。做法有三:一是先将油烧热,再将调料、汤及原料依次下锅,置于温火上烹热,在起锅前,勾汁即成;二是先将调料汤煮沸并勾汁后,再将已炸熟或煮熟的原料下锅烩后即成;三是将锅烧热加底油,用葱姜炝锅,加汤和调料,要始终用旺火,使底油随汤滚开,随即将原料下锅,出锅前撇去浮沫不要勾芡,亦称清烩。

特点:汤宽汁厚,口味鲜浓;汤汁乳白,口味香醇;保温性强,适于冬天食用,如烩豆腐等。

五、拌

拌菜通常将生料或熟料,事先切成较小的块、丝、片、条后,再用调味品拌制而成。拌菜的调味品，可以是酱油、醋、香油等，也可根据口味需要，用白糖、辣椒面、花椒面，如拌肚丝等。素菜除用热料外，也可用生料；做生料菜时，应将整料用沸水烫和消毒水消毒后再改刀切成所需的块、丝、片后拌制。

特点：清凉爽口，夏令时菜，颇受欢迎，但要注意消毒、卫生，防止疾病；夏季酱油、醋须经蒸、煮后再调味食用较宜。

六、炝

炝菜是用沸水稍烫或温油锅稍炸，沥去水油，趁热也可晾凉，视需要而定。用花椒油、花椒面为主要调料掺和后稍放片刻，使味渗透即成。也有将拌和炝列为同一种烹调方法。炝和拌区别是拌菜多用酱油、醋、香油等调料拌制，炝菜多用花椒油等调料，再则拌取材大多用生料或熟料凉拌而成，炝菜则多用熟料热拌或凉拌而成。炝菜也有生料制成，如炝黄瓜、炝茭白、炝虾等。

特点：鲜美质脆，味透爽口。

七、腌

腌制方法很多，常用有盐腌、酱腌、醉腌、糟腌等。盐腌是将原料用食盐擦抹，或放盐水中浸渍腌制。醉腌分为生醉与熟醉，生醉是活的原料直接腌制；熟醉是以半成品腌制；醉腌制品在用料上分为用酱油的是红醉，白醉用食盐。糟腌以盐和香糟卤作为主料腌制，将原料先用盐腌后再用糟卤浸泡。

特点：清脆、鲜嫩、爽口、不腻，糟制品凉爽芳香；夏季食用应注意洁净。

八、煎

先用少量油下锅，油热时下原料，煎到两面都成金黄色，另下料做熟。煎制前的原料通常还要调味或挂糊；有时煎熟后，食时再蘸调味品。

特点：外面香酥、里面软嫩、香而不腻。

九、塌

将食物蘸上鸡蛋糊，用少量油及温火煎至两面金黄，加入调味品及汤汁，再用微火收汁使味道烧透，外皮烧软即成。还可将原料蘸上鸡蛋糊，下油锅炸好后捞出，倾去油，再下锅加上调料与少许汤汁，在微火上煮透入味后食用。

特点：色泽鲜丽，质地酥嫩，味醇厚不腻。

十、贴

常用锅贴烹调，一是将食物蘸上鸡蛋糊，下油锅炸好取出，切好即可食用。二是将食物在温火上用少量油一面煎透，然后加事先调好的调味品，迅速起锅，此法也可不挂鸡蛋糊；与煎法基本相同。

特点：一面焦黄香脆，松软而嫩。煎、贴都是用少量油传热制成菜肴的烹调方法；色泽金黄、外香酥、里软嫩、香味浓厚不腻，凉食、热吃均可。

十一、香　　酥

鸡、鸭加上调料后在火上煨熟或蒸熟，倾去汤汁用蛋清与团粉混合液涂抹在鸡、鸭皮上，置油锅中炸酥即成。

特点：香酥、不腻，适于佐餐下酒。

十二、炸

先将油用旺火烧滚，或七、八成热，将原料下锅；原料下锅后，火力不宜过猛，并时时翻动，严防过老或不熟，通常炸成焦黄色即可，较大块的原料则须复炸。炸可分为清炸、软炸、干炸、酥炸、纸包炸、焦炸以及其他多种炸法。炸法不同，主要区别为是否挂糊；清炸不挂糊，可在原料上撒干团粉或连团粉都不撒；软炸是挂鸡蛋糊；干炸有同于清炸之说，也有挂团粉蛋清糊。总之，炸为旺火多油、热油的烹调方法，大同小异。常用的炸法有四种。

1. 清炸　先将生原料用酱油、盐、酒等调料拌渍，直接入锅将其炸透；通常原料都不挂糊。

2. 干炸　将生料经过调拌渍后去水分，拌上干团粉将其炸焦黄为度。

3. 软炸　将原料经挂糊后炸，适用于形状较小的块、薄片、细条等原料的烹调制作。

4. 酥炸　先将原料煮熟或蒸至熟烂之后，挂鸡蛋清或团粉糊再下油锅炸，使其外酥里嫩，松脆异常。

特点：香、酥、脆嫩，但可能破坏某些营养素，且不易消化，故应尽量少用。

十三、熘

熘是用旺火急速烹制法。熘用汁分为不加酱油的白汁，适用于鸡、鸭、虾等原料。加少量酱油的红汁，使菜肴呈酱红色，适用于猪肉、牛肉等。熘先将原料经油炸或开水氽，蒸熟时起锅；接着调制卤汁，卤汁做好后，趁热浇淋在已烹熟的原料上或将烹熟的原料投入卤汁中，拌匀出锅即可。熘可分为滑熘、焦熘、软熘、醋熘、糟熘等数种方法。

1. 脆熘　即焦熘，将原料裹团粉糊或干粉滚拌后入油锅炸；油热时先放香葱、生姜，再放酒、糖、盐，另加团粉勾芡，最后加香油；蒜片或蒜末，或蒜泥及醋做成卤，淋浇在炸好的原料上即可食用。

2. 滑熘　将原料用调味品拌渍后，用蛋清、团粉挂糊，投入五成热的油锅中，将原料轻轻滑散，用旺火将温油烧热即可取出，不易熟的原料，稍凉后再滑；同时将卤汁兑好，方法同焦熘；把滑熘的原料投入卤汁锅内翻拌均匀即可出锅。

3. 软熘　原料不经油炸，通常整条原料多属鱼类，先在笼屉内蒸熟或放入开水锅中烫煮，并加葱、姜、酒等，煮或蒸到九成熟时，把原料取出；将刚做好的卤汁淋在原料上即成。

4. 糟熘、糖醋熘　有的同焦熘，有的同滑熘，是将原料油炸后，用以糖醋或糟卤等制成的卤汁来进行熘制烹调的方法，称为醋熘或糟熘，如咕唠肉、醋熘鱼片等。

特点：香脆、鲜嫩、滑软，易于消化，受人喜爱；但操作复杂，用的调料多，火旺、需动作快，掌握不好影响味道。

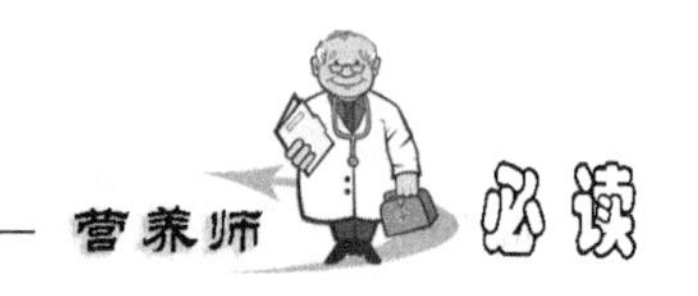

十四、爆

爆是用旺火热油，原料下锅后快速操作，只颠或翻几下即出锅的烹调方法，要求刀工处理要厚薄粗细一致，烹调前备好调味品；爆的具体方法有油爆、盐爆、水爆、酱爆、家常爆、葱爆等。

1. 油爆　是将加工好的原料用沸水稍烫，捞出后沥水，随即再在沸油锅内炸至七成熟，捞出沥油；再起油锅，待油热后，投入炸好的原料颠翻几下，加入事先准备好的调味芡汁。加团粉的调味汁叫调味芡汁或混汁，通常是葱末、姜末、蒜末、酱油、精盐、料酒、味精，再加清水团粉调和而成。颠翻几下即可出锅。另一种油爆方法是将原料挂上薄糊不经水烫煮，先放入温油锅中炸至6成熟，然后再起油锅，按上法烹调，此法适于鸡丁、肉丝、虾仁、肚片等小型及鲜嫩的原料。

2. 酱爆　先将主料经过挂糊用温油炸后，再用面酱等调料爆制；酱爆比油爆的汁要少些。

3. 盐爆　烹调过程与油爆相同，但在起锅前用调味清汁，即不加团粉、酱油的调味清汁；盐爆通常用香菜段、葱丝、蒜末、盐、料酒等。

4. 水爆　主料用开水汆烫，熟而嫩，另用调料蘸食即可。

5. 家常爆　少油，大火烧时下原料，调料不加汤，熟后不勾芡。

6. 葱爆　当原料炸好后，另起油锅用大葱段和炸好的原料爆制，其他烹调过程也和油爆相同。

特点：光色美观，脆嫩爽口。

十五、炒

炒是广泛使用的烹调方法。用少量油加热，下原料翻炒，加调料，少加或不加汤汁。通常用旺火热油，原料下锅要快速翻拌，炒到半熟后加调料，炒熟即可起锅。当荤素菜合炒时先将荤菜炒到5成熟时盛起，也可不盛，再把素菜炒到6成熟时合并炒熟即可。具体方法分为生炒、熟炒、软炒和干炒4种。

1. 生炒　生炒又称煸炒，以不挂糊为主。先将主料放入沸油锅中，炒至5成熟再放配料，后加调味品迅速颠翻数次即可出锅。

2. 熟炒　熟炒是先将大块原料加工成半熟或全熟，煮、烧、蒸、炸后改成片、块等，放入油锅略炒，依次加入配料、调味品和少量汤汁，翻炒几下即可。熟炒大都不挂糊，起锅时常用团粉勾薄芡，也有用豆瓣酱、甜面酱等调料烹制不勾芡。

3. 软炒　即滑炒，先将主料去骨，经调味品拌渍再用蛋清、团粉挂糊，放到5成热的油锅中炒到油9成热时出锅再放配料。待快熟时投入主料再同炒加卤汁、勾薄芡起锅；如广东的蚝油牛肉、四川的宫保鸡丁等。

4. 干炒　也称干煸，是将原料经调味品拌渍后，再放入8成热油锅中迅速翻炒，炒到外面焦黄时再加配料和调味品。大多数为辣味，如豆瓣辣酱、花椒、胡椒等同炒后，待卤汁被主料吸收后即可出锅。

特点：脆嫩滑、鲜嫩、酥脆、嫩滑、干香。

十六、烹

烹是将挂糊或不挂糊的小型原料，用旺火热油炸成金黄色后，将油沥出，锅底略留余油加入调料，不加团粉，然后翻炒数次出锅即成。适用于虾、鱼、雏鸡等。

特点：外香里嫩、带有汤汁、口味鲜醇。

十七、炖

不隔水炖法是将原料在开水内烫，去血污和腥膻气味，再放入陶制器皿中，加葱、姜、料酒等调味品和水，500g原料加水750～1000ml，加盖直接放在火上烹制；烹制时先用旺火煮沸，撇去浮沫，再移微火上炖至酥烂，通常 2 ～ 3h 。隔水炖法是将原料在沸水中烫去腥污后放入瓷制或陶制的缸内，加葱、姜、料酒等调味品及汤汁，并封好缸口，把缸放在水锅内盖紧锅盖，用旺火烧煮，使锅内的水不断滚沸，约 3h 即可炖好；也有将装好原料的缸放在蒸笼上蒸炖。炖的原料下料时不经煸炒，即加汤及调味品炖煮；也可煸炒后下料炖。

特点：香气扑鼻，汤汁清爽、酥烂、易于消化，但炖的时间较长，营养素损失较多。

十八、焖

焖是将原料用油锅加工成半成品或先炸然后放入锅里，加少量的汤汁和适量的调味品煮开后，盖紧锅盖用微火焖烂。所谓黄焖与红焖之别，在于制品颜色深浅不同，可用糖色来加重红焖的颜色。

特点：菜肴酥烂，汁浓味厚。

十九、卤、酱

卤和酱都是冷菜烹调的方法，原料经卤制或酱制后，凉后即可食用。卤通常是先调卤汁，然后将原料放入卤汁中，用微火慢烹，使其渗透卤汁，一直至酥烂。广州卤分红、白2种。红卤配方为沸水5000g，酱1000g，绍酒500g，冰糖750g，盐75g，大料、甘草、桂皮、草果各25g，姜、花椒、茴香各15g；白卤配方为沸水5000g，精盐500g，其余香料、药材与红卤相同，通常不加冰糖。江浙和北方制卤用沸水5000g，上好酱油1000g，盐125g，白糖1000g，绍酒750g，葱250g，姜125g，大料、桂皮各75g，红曲200g。卤汁制法是将香料装入纱布口袋，扎紧口放入沸水中，加酱油、酒、盐、糖等调料，用温火煮沸，透出香味，红卤颜色成酱紫色时可用于卤制各种食品；多余的卤汁，留下次用。卤汁保存的时间越长越好，循环使用，随加新卤。

二十、烧

用少量油将生原料或蒸煮成半成品的原料，加上调料煸炒至颜色变深后再放入调味品和汤或水。水比原料多25%，用温火烧至酥烂最后在旺火上使汤汁浓稠，稍加明油即成。另一做法是不将原料煸炒，仅于生原料中加上调料和水，水比原料多25%，先煮开，然后在微火上烧烂即成。烧可分为红烧、白烧，即借调味品的颜色使菜色为酱红色或白色。

特点：口味鲜香，营养丰富，为宴席菜肴的常用烹调方法。

二十一、扒

扒是先用葱、姜炝锅，再将原料生料或蒸煮半成品以及调味品放入锅内，添好汤汁后用温火烹至酥烂，最后勾芡起锅。扒又分为红扒、白扒、五香扒、蚝油扒、鸡油扒等，是根据调味品不同而有所区别。

二十二、煮

煮指在沸水中煮熟原料的方法，汤可分为清汤和奶汤两种。清汤做法是把洗净的肥母鸡、肥鸭、猪排骨等原料，放入锅中加水，以淹没原料为度，用旺火烧开后撇去浮沫，再用微火保持微滚，煮至2～3h，使鲜味全部溶于汤中，将鸡等捞出，另做他用。如汤汁浑浊不清把汤汁用纱布过滤后备用。奶汤的原料是用猪骨头、猪蹄、鸡骨、鸭骨，以及已做过清汤的鸡肉、猪肉等，将原料放在锅中，加清水煮开后，撇去血污、浮沫，放入适量的葱、姜、酒等调味品，再煮2～3h，煮到肉烂发白时，过滤即成奶汤。

特点：有汤有菜，口味清鲜，不勾芡、汤汁多。

二十三、蒸

蒸是以蒸汽为传导加热的烹调方法，在菜肴烹调中蒸的使用比较普遍，不仅用于烹制菜肴、蒸菜肴，还可用于原料的初加工和菜肴的保温回笼等。蒸制菜肴时，将原料盛于器皿中，加好调料、汤汁或清水，有的菜肴只加调料，不加汤汁或水，上笼屉蒸烂，使调料味透入菜内。蒸时笼盖必须盖紧，火要大，时间根据原料品种而定，蒸蛋20min，蒸肉时间要长，2h左右，高压锅需20min左右。根据原料不同可分为清蒸、粉蒸等。

二十四、烤

将生料经过腌渍或加工成半熟制品后，再放入烤炉，用柴、煤炭或煤气为燃料，利用辐射能量，把原料直接烤熟，根据设备和操作方法的不同，又分暗炉烤与明炉烤二类。暗炉烤是用封闭的炉子，烤时需将原料挂上烤钩或烤叉或放在烤盘内，放进烤炉。暗炉特点是炉内可保持高温，使原料受热均匀，易烤。烤制原料多，如北京烤鸭，广东叉烤肉等，都宜用暗炉烤制。明炉烤是用敞口火炉或火盆，在火上搁一铁架，将原料用烤叉叉好反复烤制。如北京烤牛肉、烤羊肉、扬州烤肉方等，都用明炉烤制。

特点：保持鲜味，皮脆肉嫩，色泽鲜丽，香味浓醇。

二十五、熏

熏菜都是凉菜，是将无卤的经过蒸、煮、炸等的熟料，放在木屑、茶叶、柏枝、竹叶、花生壳、糖等燃料时发出的浓烟上熏制而成的。熏的方法有敞炉熏即熏缸熏，密封熏即熏锅熏二种。敞炉熏即在普通火炉或在火缸内放烧红的煤块，撒上木屑使之冒浓烟；将原料放在铁丝熏篮等器具里，搁在烟上熏制。密封熏是把糖和木屑，铺在铁锅里，上面搁上铁丝熏篮，把原料放在篮内加上盖，然后将铁锅放在微火上烘，使糖和木屑冒烟，因浓烟分散，注意在无风处操作，并将原料翻动。

特点：清香味，色泽美观，别有风味。

二十六、盐　焗

就是把生料或半熟料，经腌渍晾干后，用薄纸包裹，放在爆热的盐粒中焗熟的烹调方法。

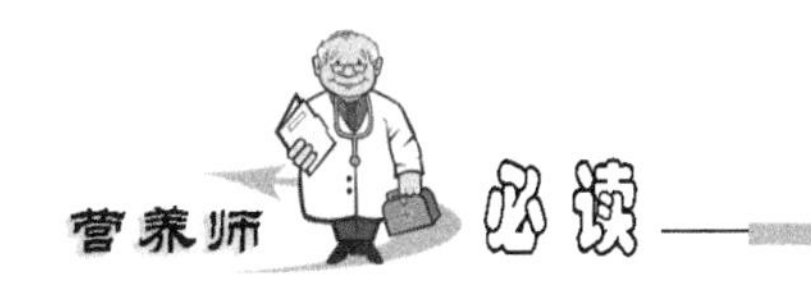

盐焗菜为广州的特色风味。

特点:肉香骨酥,味鲜美,冷食、热食皆宜。

二十七、泥　烤

泥烤是独特的烤制方法,做法是将原料先经腌制,外面用猪网油、荷叶等加以包扎,然后再用黏土将其密封裹紧,放在火中烤制至熟。

特点:味鲜美,清香扑鼻,具有特殊风味,如杭州叫化童鸡为久负盛名的泥烤名菜。

二十八、拔　丝

拔丝是甜菜,主料是小块、小片或制成丸子等原料,先用油炸熟及煮、蒸等方法。另将糖加水或油熬浓,到快能拔出糖丝时,随即将炸好的原料投入,挂上糖浆即成;如去皮的水果、干果、茎类蔬菜及去骨肉类等,均可制成拔丝菜。

二十九、挂　霜

挂霜也是甜菜,适宜于冷食,主料需加工成块、片或丸子,先炸熟,再蘸白糖即为挂霜,挂霜的方法有两种。一是将炸好的原料放在盘中,上面直接撒上白糖即可。二是先将白糖加少量水或油熬熔,再把炸好的原料放入拌匀,取出冷却后,外面凝上糖霜,有时在冷却前放在白糖中拌滚,使之再蘸上一层白糖。

特点:洁白似霜,松脆甜香。

三十、蜜　汁

蜜汁是带汁的甜菜,通常有两种制法。一是将糖先用少量油稍炒,再加水,加些蜂蜜更好,调溶后将主料放入熬煮,至主料熟烂、糖汁收浓,起泡即成。适用于易烂的原料,如香蕉、山药等。二是将主料加糖或冰糖屑,加些蜂蜜则更好,先蒸熟,然后将糖汁熬浓,有的可加少许团粉勾芡,浇在上面制成,这种制法适用于不易烂的原料,如火腿、莲子等。

三十一、煨

煨与炖大致相同,所不同的只有煨多用于某些不易酥烂的原料,如猪爪、牛肉、腌腊肉等食品,需要的水较多,火力也较大。

特点:汤汁浓白、口味肥厚。

三十二、靠

靠与煨的烹调方法相似,将原料用油炸或煎或拉后,加调味品,加少许汤,用微火,至熟烂入味,剩极少量的汁。

特点:肉质酥烂、口味肥厚,热吃冷食皆宜。

三十三、拉

根据原料不同情况,用热油使原料加热或皮面上色;另下佐料烹调称作拉,比炸的时间短。

三十四、灌

将原料剁碎或切丝、片，加调料等，调料灌入肠内，约七成满，用开水下锅煮开，即用细尖杆子扎眼放气，防止胀破，如腊肠、香肠等。

三十五、酿

酿是将整或大块的原料，中间夹调好馅或拌好的肉泥，经过蒸或炸使原料熟透入味，如酿豆腐、炸茄合等。

三十六、其　他

1. 清汤

（1）原料

主料：老母鸡1只，肘子1000g，瘦肉250g，水5000ml。

配料：葱50g，姜25g，料酒50g。

（2）做法：开膛去脏洗净剔下大脯肉，葱姜拍破，鸡脯肉和瘦肉砸成细泥；鸡、肘子在开水内稍煮后，捞出用净水洗刮一次；锅内盛凉水放入鸡、肘子，在旺火上烧开，撇尽浮沫，随起随撇，后放葱姜，在小火上保持微开；直到鸡、肘子烂透，捞出另用；鸡、肉泥分别用250g凉水搅散泡上；把煮好的汤上浮油撇尽，过滤去渣，见开下料酒，把泥子完全捞尽，把鸡泥水倾入，照肉泥一样再清洗一次。将鸡捞出后汤移小火微开，把鸡压成饼形，仍下汤内；用时加盐、味精、胡椒粉即可。

（3）附注：清汤要求清澈如水，不浑无油；把鸡、肘子煮半熟捞出，另加开水盖严用旺火煮，即成奶汤，但汤质量稍差。如把清汤内鸡、肘子捞出再用开水煮叫毛汤，清好后的汤在火上熬的时间不要太长，否则变色影响质量。

（4）特点：汤清澈如水，味鲜美异常，为宴会便饭之高级汤类。

2. 奶汤

（1）原料

主料：老母鸡1只，猪肘子1000g，猪腿骨1000g，水5000ml。

配料：净葱50g，净姜25g。

（2）做法：鸡开膛去脏洗净，肘子刮洗干净，猪骨洗净砸断，葱整棵，姜拍破；用开水煮鸡、肘子、骨，烧开撇去浮沫，放入葱、姜，盖严锅盖，旺火烧大开直煮至汤如奶状，过筛后即成奶汤；用时加盐、味精、料酒调味。

（3）附注：奶汤要求雪白如奶，也可先用小火把鸡、肘子煮到半烂，舀出汤来，用鸡泥清出清汤，鸡肉、肘子再加开水盖严，煮奶汁，但汤质量较差。

（4）特点：色泽雪白，浓如牛奶故名。

3. 鸡汤

（1）原料

主料：老母鸡1只，水2500ml。

配料：净葱50g，姜25g。

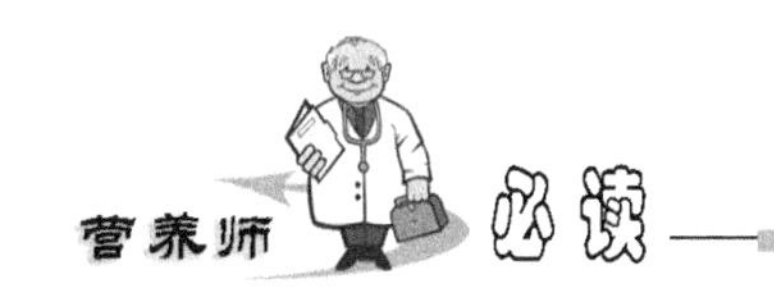

（2）做法：母鸡开膛去五脏洗净，切成大块，葱整棵，姜拍破；先用开水把鸡氽烫片刻，捞出洗净；锅盛凉水，放入鸡，旺火烧开，起沫时随起随撇至尽，加葱、姜，在旺火上烧到鸡烂即成鸡汤；用时加盐、味精、料酒等调味。

（3）附注：也可只用汤，不用鸡肉。

（4）特点：汤味鲜美，营养丰富，用来烧烩各种菜肴，均适宜。

4. 调汤

（1）原料

主料：鸡或鸭架骨50副。

配料：清水15kg，出汤时为10kg。

调料：洗鸭肝血，洗鸡脯肉水。

（2）做法：将鸭骨开水氽后，捞出同鸡架一起加上15kg水在锅内煮；先旺火烧开，后在微火炖煮至骨熟透捞出；再以洗鸭肝血水和洗鸡脯肉水作清汤用料，煮好鸡鸭汤，放在火上烧至6成熟时，用血水冲入汤内，用勺搅动，使汤旋动，血水入热汤后，互相融合结成泡沫逐渐浮于水面，即刻撇出，再入血水进行澄清，直至汤呈清澈透明为至。

（3）附注：此汤调法是充分利用物料。

5. 糟酒

（1）原料

主料：香糟250g。

配料：绍兴酒2.5kg。

调料：盐50g，白糖250g，桂花50g，白布袋1只。

（2）做法：将上述原料和匀，浸泡2d后装入布袋吊挂高处，下面放容器接着，滴入容器内即成糟酒。

6. 毛姜水

（1）原料

主料：老姜200g，白矾少许。

配料：水500g。

（2）做法：鲜姜去皮洗净，用刀切丝、切碎，然后砸烂成泥，加水与少许白矾混合成汁，另一种做法是用绞肉机绞四遍也可以。

（3）附注：加矾可使姜汁不变色。

因我国烹饪方法种类很多，南北做法各异，要因地制宜，根据当地供应、技术条件等，灵活掌握，切勿照抄。要掌握好共同处及不同点，如常用的炸、熘、爆、炒、烹，虽然都是用较多油进行烹调，有共同之处也有不同之处。炸用油量较多，要求菜肴外焦里嫩；熘是在油炸基础上，先氽、煮、蒸熟，再用卤汁熘制，用混汁、团粉勾芡；爆是旺火热油快速操作，在火候、刀工上要求较高。炒用油量少，使用也较广泛，根据用料不同，在火候、调味方面都有不同要求；生炒即清炒，少清汁不勾芡或不配其他菜；干炒即原料熟时无汤汁；熟炒即混炒少汁，勾极少的团粉芡。烹也是在油炸的基础上，再以调味汁烹制，要求操作迅速，烹制所用调味汁通常是清汁，不加团粉勾芡，即所谓“逢烹必炸”。

原料的基本形态和规格见表35-4。

表35-4　原料的基本形态与规格表

要求形态		规格（cm×cm×cm）	要求形态		规格（cm×cm×cm）
大块	长方块	5×4×1		小厚片	4×3×0.2
	正方块	4×4×4		小薄片	4×3×0.1
小块	长方块	3×2×0.6		柳叶片	5×1×0.1
	正方块	2.5×2.5×2.5		菱形片	4×3×0.1
其他块	劈柴块	4×2.5×2.5		月牙片	3×1×0.1
	菱形块	2×2×1.5		长方片	4×3×0.1
	大滚料块	4×1.5×1.5		梳子片	4×2×0.1
	小滚料块	2×1×1	大丁	正方丁	1.5×1.5×1.5
段	大段	长5，自身宽度在2.5左右		长方丁	1.5×1.3×1.3
	小段	长4，自身宽度在1.5左右	中丁	正方丁	1.2×1.2×1.2
条	粗条	4.5×1.2×1.2		长方丁	1.2×1.0×1.0
	细条	4×1×1	小丁	正方丁	0.8×0.8×0.8
丝	粗丝	6×0.5×0.5		长方丁	0.8×0.6×0.6
	细丝	5×0.3×0.3	其他丁	橄榄丁	似橄榄形（大小有不同要求）
	特细丝	5×0.1×0.1		菱角丁	1.2×1.2×1.2
片	大厚片	5×5×0.2	粒		0.5×0.5×0.5
	大薄片	5×3.5×0.1	末		0.3×0.3×0.3

第六节　宴席及菜谱举例

筵席出自古人席地而坐得名。筵和席均是铺在地上的坐具。后来专指酒席，沿用至今，即称宴席。宴席可以加强团结，增进友谊。亲戚、朋友、同志之间利用参加宴席的机会来表达感情、相互交流、增进友谊。宴席是进行社交的重要工具，在国家举行盛大庆典或外事活动中，利用宴席可增强热烈庆祝、隆重纪念的气氛，从而起到加强团结和合作的作用。当今社会已进入信息时代，宴席正是交流信息、获得信息的重要方式之一。因宴席是一种聚餐，既具有社交性，又具有便宴性，在这种气氛非常和谐、融洽的交谈中，对信息交流起着特殊的作用。

一、宴席的种类

因宴席的特点，区别于通常饮食方式。宴席形式是多人聚餐的饮食方式，宴席的内容是以一定风格、习惯，按一定规格和程序，成龙配套地组合起来，并且具有严格的质量要求和一整套菜肴和点心。社交性宴席是人们进行交际、庆祝、纪念等的社会活动方式，是寄托感情的表达方式，从而具有规格性。

1. 按形式分类

（1）宴会席：宴会席是我国民族形式的正宗宴席。特点是形式典雅，气氛隆重，整套菜肴由冷盘、热炒菜、大菜、点心、甜菜、汤和水果等组成，而以热菜为主。适于举办喜事、欢庆节日、招待宾客等场合。宴会席分国家宴会和通常宴席两种。

（2）酒会席：酒会席是吸取西餐宴席的形式。其特点是形式自由，气氛活泼，菜肴以冷菜为主，热菜、点心等为辅，主要是酒和菜。

（3）便餐席：是宴会席的简化形式，是较随便的聚会宴席，也属于我国传统的宴席。其特点是不拘一格，内容与形式灵活多样，气氛比正规宴会席活跃，菜点随宾主爱好而选配，不拘形式，经济实惠，适用于招待宾客或家庭聚餐等。

2. 按内容分类

（1）高档宴席：以名贵的山珍海味为主要原料，制作技术较高，种类复杂多样，头道菜必须是燕翅，故又称为燕翅席。

（2）中档宴席：是以鱼翅、鲍鱼、干贝、海参等为主原料烹制而成的，其烹调过程也较复杂，头道菜必须是鱼翅，故又称鱼翅席。

（3）便餐席：是由鸡、鸭、鱼、肉等为主要原料；头道菜通常是海参，故又称海参席。

二、宴席菜点的配备

宴席菜点的配备，是比较复杂而细致的工作。需要经过精选而组合起来的菜肴，具有综合的整体性，各种菜点的配置要协调，色泽、味道、数量、质量、营养要均衡和谐、丰富多彩，体现出各地的独特风格、色彩和习惯。

1. 配置比例　宴席的菜肴是冷菜、热炒菜、大菜、甜菜和点心5个基本内容组成。每桌宴席虽没有固定的要求，但这5种的配备应有一定的比例。各种成分的比例依据是宴席的等级，在配备上有所差别。通常参考比例见表35-5。在配备时要考虑季节性的要求，使宴席更有生色。

表35-5　宴席菜肴配置比例表

名称	冷菜（%）	热炒菜（%）	大菜与点心（%）
通常宴席	10	40	50
中等宴席	15	30	55
高级宴席	20	30	50

2. 宴席准备　宴席规模较大，人数较多，菜肴丰富，制作菜肴时，需大量原料，需加工、整理、配料、制作、上席等多道工序。且通常举办宴会大多具有时效性，故须事先做好充分准备，防止影响效果。首先应按照宴席内容组合要求，制定出菜谱。既便于计划用料和技术力量、设备配备等，也便于进行成本核算。其次要根据菜谱提前做好选料，进行粗、细加工等工序。再则应做好检查工作，如炉灶、用具是否齐全，以及清洁工作等，都应提前妥善解决好。

3. 宴席菜肴的要求

（1）数量：通常原则是以人均500g净料为基准，根据宴席规格高低和菜肴个数不同，来决定每个菜的数量；原则上菜肴品种少，每个菜数量多些；在菜肴品种多时，每个菜数量可略少。

（2）质量：根据宴席水平的高低，在原料准备充分的条件下，主辅料搭配要进行权衡。宴席规格高的，在菜肴中可只用主料或少用辅料；较低水平的宴席辅料可多配些；注意选料要合适，因不同原料各具特色，要认真选配，方能符合宴席规格要求的原料。

（3）形态：宴席要注意菜肴的色、香、味、形、器的配合。色泽的搭配要做到鲜艳、悦目，颜色和谐、清雅；香味要利用原料的自然香和各种香料，来达到味香醇美的要求；要利用菜肴制作的各种刀工技巧来美化食品，使样式新颖，造型别致、美观；容器使用也要符合菜肴的色、形特点，起到烘星托月、锦上添花的作用。

（4）内容：有冷盘、热炒菜、大菜、甜菜、点心、水果等。①冷盘：根据宴席种类，可用单盘

（4个）、四双拼、四三拼或什锦拼盘即大拼盘，也可采用花色冷盘，再配上数只冷盘作为围边碟。②热炒菜：采用滑炒、干炒、煸炒、炸、焖、爆、烩等烹调方法，以达到口味与外形多样。③大菜：是指整只、整块、整条的原料烹制而成，装在大盘上席的菜肴。多用烧、烤、炸、炖、蒸等方法烹制。④甜菜：多采用蜜汁、拔丝、煸炒、冷冻、蒸等多种烹调方法制成的。⑤点心：在宴席上常用糕、团、面、粉、包、饺等品种，采用的种类和成品质量及数量，视宴席规格的高低而定。另外还要上水果，根据季节可选用苹果、梨、橘子、西瓜等。

（5）上菜顺序：在宴席时，每种菜肴、点心和水果，上席时间都有一定的顺序和摆放位置。通常是先冷菜，后热菜；先咸味菜，后甜味菜；先质量高的菜，后上普通菜；最后点心及汤等。上菜的位置要放在主人侧面近主宾处。

第36章
Chapter

营养科与营养食堂管理

在现代化医院中，营养科是医院主体结构中不可缺少组成部分。不仅是提供患者饮食的单位，更是根据患者不同的疾病给予不同营养治疗，以配合医疗达到提高疗效并治疗的目的。同时，还要完成教学、科研、预防等工作，故各项工作必须科学化、标准化、规范化。所以，营养科必须要有一套组织健全、科学的管理制度。

第一节　营养科管理

一、工作任务

1. 负责全院患者的医疗营养工作　即利用食物中所含的各种营养素及改变饮食的制备方法以满足不同生理及病理状况下对营养素的需要，以配合临床，提高医疗效果。

2. 开展营养治疗的科学研究工作　以不同食品及饮食，根据需要经肠内或肠外给予患者，配合治疗并总结营养病历。

3. 开展教学工作

（1）负责营养技术人员、护校等教学工作：培养各级技术人员业务水平的提高，并在实际工作中对各级营养技术人员的科学实践及业务理论水平培养提高。

（2）组织炊事人员及配膳人员的业务学习：炊事人员、管理人员及配膳人员都应懂得营养的基本知识及各类饮食常规，以共同配合做好患者的饮食治疗工作。

4. 咨询宣教工作

（1）指导门诊患者有关营养治疗科学知识及实施方法，并对出院患者进行营养治疗的随访工作。

（2）普及营养卫生知识，做好科普工作。

二、组织形式

营养科是医技科室，是医院医疗技术部门之一。根据国家卫生行政部门的规定，营养科实行院长领导下的科主任负责制。按照医技科室的编制，职称系列应配备相应医师和其他专业人员；为便于管理食堂，营养科可设有专门的管理人员。管理员在科主任领导下，管理营养厨房各项工作。

营养科的组织机构与其他医疗科室不同，其特点是既包括卫生技术人员，如营养师、营养护士，又包括行政、财会、厨工、配膳等人员，其工作性质是与病房的医护人员密切配合，以营养治疗疗法直接参与患者治疗的全过程。故工作接触面广，任务复杂，患者入院、出院流动性大，治疗饮食种类繁多，住院患者数及病情必须准确掌握。故工作组织安排必须周密，协调一致，工作有条有理，才能更好地发挥营养治疗的作用。

营养科主任负责营养科的行政和技术领导，营养厨房管理工作由分管营养师担任，因营养厨房管理和通常食堂的管理性质不同，具有较强的技术性。营养食堂为落实营养治疗处方的“车间”，应在营养科室的领导下进行工作。是为患者这个特殊群体服务的，故不同于职工食堂。营养厨房内通常的行政事务由管理员或厨师长负责，包括厨工的生活管理、工作安排等。营养科的财务工作由财物人员负责，严格掌握财经制度及整个钱、财、物的管理。

三、工作内容及管理

1. 工作内容

（1）行政工作：应由技术人员负责科室的全面工作安排及与各科室联系。

（2）技术工作：是营养科室的核心工作。主要是营养治疗的技术管理、设计各类饮食食谱并计算其营养价值、观察患者的营养治疗效果、检查食品营养治疗标准及卫生标准，并负责高中级医护专业学生的营养教学工作及科研工作。

（3）患者厨房工作：包括厨房的一切事务管理。如库房管理、采购食品的验收、添购物品、环境及食品卫生等。

（4）财务工作：掌握住院患者在营养治疗时膳费的收入，患者厨房的每天支出情况，月终盘库，结算盈亏。

（5）炊事工作：要求患者厨房的炊事人员不但身体健康，还必须有熟练的烹调技术，能阅读食谱，还应精通营养治疗知识。

（6）配膳工作：配膳员应有初步的营养知识，身体健康，有高度的责任心，遵守制度，按时按饮食种类准确无误地将膳食送到患者手中。

2. 工作管理

（1）科室工作管理：科室要有全面建设总体规划和当年工作计划。①健全各项工作制度及各级人员岗位责任制并督促检查；②各工作室要达到目标管理的质量和数量水平；③根据医嘱为住院患者设计配备各种饮食，包括配制肠内、PN液；④做食品营养分析及为患者做营养评价；⑤参加院内、院外会诊；⑥开设营养门诊，负责营养治疗与咨询；⑦定时巡查病房，参加院长的质量查房，为重点患者书写营养病历；⑧开展新业务、新技术及科研项目；⑨根据工作需要，增添大中型设备及仪器；⑩搞好医德医风建设。

（2）患者食堂工作管理：①在科主任领导下，由行政人员或管理人员落实食堂的各项规章及岗位责任制；②保证各类饮食的合理、科学的配制与烹调；③严格执行营养治疗医嘱，不得随意更改；④保证各种饮食质量符合成本核算及食物的色、香、味、形及营养标准；⑤财务制度手续健全，对患者饮食收费合理；⑥严格执行食品卫生法，保证食品卫生“五四制”的落实，并做到人人皆知；⑦食堂建筑设备要符合医、教、研及操作规程的需要，要做到生熟分开，更应设有营养治疗灶；⑧建立主副食食品的用料及规格标准；⑨每月不少于2次组织炊事人员业务学习，技术练兵，半年写出心得1份；⑩营养治疗室称重、配制各种饮食设备齐全。

（3）营养门诊业务管理：①门诊应按制度做到“三优”服务（优美环境、优良秩序、优质服务），按时开诊，并应有便民措施。②科室标牌醒目，有候诊椅，诊室应清洁整齐。出诊人员衣帽整齐。③门诊各种登记完整、清楚无误，诊治患者应仔细认真、计算准确、咨询耐心、服务周到。④营养医师凡遇疑难病例应及时请示上级医师或邀请会诊。⑤门诊病历书写整齐、文字简练、各种化验单填写清楚。应用医学术语，不得涂改。

（4）住院患者营养治疗管理：①营养师所负责病区的患者，每周须普查2次，重点治疗患者每天查房1次，重点患者都须建立病历。②建立并执行病例讨论制度。③对各类饮食及治疗饮食的统计要真实、准确。④对住院患者要做好营养宣传及指导，采用微机进行饮食计算和营养评价。⑤接到会诊单及饮食通知单要在24h内处理完毕，不可延误。⑥根据卫生行政部门及营养学会印发的营养治疗常规手册或营养治疗书刊，制定本院饮食常规。分基本饮食、通常治疗饮食、特殊治疗饮食、协助诊断饮食等，以作为临床医师开具饮食医嘱的依据，也是营养科遵循的操作原则。⑦除在查房时征求患者对营养科工作人员及饮食的意见外，应定期发给患者意见问卷调查表或患者意见登记本。患者的治疗饭订饭率应达100%，普通饭应达80%以上，营养科工作及对饮食的满意率也应达80%以上。

（5）实验室业务管理：①有完善的工作制度及岗位责任制。②仪器设备使用、维修、保管需专人负责。贵重仪器有使用登记，仪器使用完好率在95%以上。③各种药品做到分类存放，有出入量记录，专人负责。贵重或剧毒品的保管做到双人双锁、双人领取。④计量仪器每年年检1次，要有合格证。⑤各种登记、统计、回报单要做到及时、准确、字迹清楚、无涂改。⑥严格执行各项操作规程，保证各项结果的真实性和准确性。

四、质量管理目标

（一）饮食质量

1. 各种饮食营养标准均按医院饮食常规执行。
2. 各种主副食必须与用料规格标准相符。
3. 各种饮食必须符合成本核算的标准。
4. 各种饮食的制备要做到色、香、味、形俱佳。

（二）营养治疗的准确性

医嘱、饮食通知与诊断相符。营养治疗原则符合疾病诊断。所制备的饮食内容及烹调方法符合营养治疗原则。

（三）饮食医嘱质量

1. 按疾病诊断，临床医师开设饮食医嘱，营养医师根据饮食医嘱制定饮食原则。

2. 营养计算准确。

3. 食物搭配合理,每天主副食不重样。

(四)实验室质量

1. 各种实验项目结果数字准确,定性无误,并建立室内质控。

2. 回报单合格率达95%以上。

3. 各种试剂配制方法必须统一,不得随意改变。当量液定期配制,每6个月校正1次。氧化还原液每月校正1次,并要按规定保存。

4. 采取、验收、保管、处理标本必须合乎规定,无污染腐败现象。

(五)医疗文件书写质量

1. 营养病历书写工整,一级病历达95%以上。

2. 处方及饮食通知书写清楚、内容简明。

(六)综合质量

1. 杜绝因责任心不强或工作失误而致的火灾及物品丢失。

2. 杜绝食物中毒的发生。

3. 杜绝责任事故及差错。

4. 医疗仪器及设备购置后应及时使用。

五、各项规章制度

(一)营养科管理制度

营养科与各医疗科室的联系制度,如患者饮食通知单、饮食更改及饮食分餐制度。与后勤部门的联系制度,如有关修理修缮、购置设备等。

(二)饮食管理制度

如饮食预约制、饮食领取制、特殊病情饮食照顾制及开饭时间等。

(三)饮食质量检查制度

1. 有专人负责治疗饭的称重,并督促炊事人员准备。

2. 营养技术人员应每餐进行餐前检查。

3. 有专人进行成本核算,管理员负责抽查。

4. 营养技术人员及管理员应按食品卫生法要求检查食堂的环境及饮食卫生。

六、物资管理

1. 采购员根据采购单采购,如发现市场有新鲜蔬菜或食品时,要和营养师取得联系再采购。

2. 采购员严格执行食品卫生制度,不购买腐烂变质的食品,食物鉴定标准具体内容见表36-1。

3. 采购回来物品持发票交保管员检斤、检质量验收。

4. 仓库保管员要认真负责严加防火、防盗、防腐措施,随时注意检查门窗、火源、食物。

5. 入库物品要凭收货入库单查对入库,否则不能入库。

表36-1　食物鉴定标准

食物名称	可食用	不可食用
生肉（牛、羊、猪）	新鲜肉：表面有微干薄膜，淡红色或玫瑰色、切面微红、轻度湿润但不黏手，有光泽、有弹性及该种动物特有气味。骨髓充满管状骨腔，有弹性，黄色，切面有光泽	不新鲜肉：表面很干燥或很湿润，呈灰色或淡绿色；切面湿润黏手；无弹性，指压的陷窝不能恢复，呈灰色，有臭味
蛋类	鲜蛋壳附有霜粉末，清洁、光泽，壳完好无缝；振荡时无音响	腐败蛋壳暗灰色，振荡声响明显，有黑色斑点或全部发黑，有臭味
鲜鱼	新鲜鱼眼突出有弹性，角膜透明，鳃鲜红色，腹白色、不膨胀，鳞鲜明光泽、不易脱落；肉有弹性，与骨不易分离	不新鲜鱼眼陷入，角膜不透明，鳃苍白、褐色有臭味，腹膨胀、肛突出；鳞灰暗，肉无弹性，肉与骨很易分离
家禽	皮肤不变色，肉新鲜、坚实，皮肤坚韧，翼下及腿部皮肤柔软	死禽腐败常从口腔、颈部、胸部及腹腔内部开始，皮肤发绿或发青
奶类	均匀胶态悬浮液，有牛奶特有气味、微甜味和脂肪香味，呈白色略带微黄暗影	呈絮状，凝块与水分离，有酸败、恶臭、苦味，白色凝块或乳清呈淡黄绿色

6. 食品入库要注意检查，发现数量不符及腐败变质食品，应拒绝验收。
7. 库内物品必须与账目数字相符，每月末进行一次盘点。
8. 仓库内必须保持清洁整齐，食品存放实行“四隔离”，经常设立捕鼠工具，彻底消灭老鼠。
9. 出库物品必须由出库人填写出库单，并签字或盖章，否则不予出库。
10. 库内禁止存放脏物及易燃物和私人物品。

第二节　配餐设施及管理

一、建筑设计及设施

符合要求的建设设施是保证饮食卫生必备的条件。饮食建筑设计和设施应当符合《食品卫生法》《餐饮业食品卫生管理办法》和《饮食建筑设计规范》的规定。新建、扩建、改建的餐饮业的设计审查和工程验收必须有卫生行政部门参加。

厨房与餐厅的面积应与供应饮食的规模和品种相适应，否则难以保证职工按卫生要求操作。《饮食建筑设计规范》规定餐厅与厨房（包括辅助部分）的面积比为1∶1.1，食堂为1∶1。厨房的最小使用面积不得小于8m^2。

厨房布局要合理，严格做到原料与成品、生食与熟食分开加工和存放。在设备和设施安装时应充分考虑到这一点。应有足够的冷藏、洗刷、消毒、垃圾处理、防蝇、防鼠等设施。管饲饮食配制必须设专用、封闭的专用房间，配有紫外线消毒灯和专用的冷藏设施、洗涤消毒设施和加工工具，室内应有降温措施，室温不应高于25℃。

厨房应建在地势较高的向阳处和地下水位低的地方，附近50m内不应有大型的污染源，并应在产生有害物质场所的上风向，与病房联系方便。厨房建筑物本身应注意便于清洁、冲洗

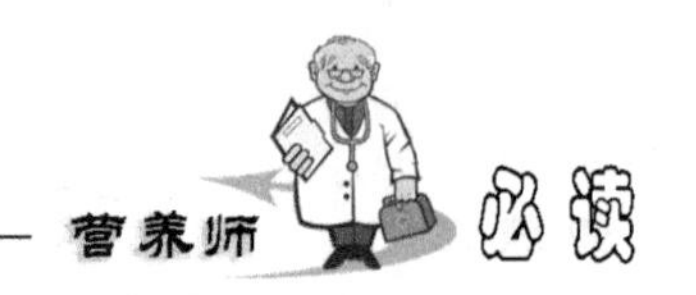

消毒，能够防尘、防蝇、防鼠，通风采光良好。此外，还应有方便而卫生的取水和排水设施及合乎卫生要求的洗手设备等。

应注意保持食品加工制作过程的连续性，避免原料与成品的交叉污染。通常可包括厨房、食堂、贮藏室及炊管人员休息室。其中厨房应有食品贮存间、主副食处理间、洗涤处、灶台和分餐处。具体划分与排列应根据工作性质和工作程序，因地制宜地配置，避免生熟食品的交叉污染，并保证燃料炉渣、食品废弃物不进入厨房。

二、强化从业人员培训

保证食品卫生安全的关键是提高从业人员的卫生素质，对保证饮食卫生安全可以起到事半功倍的作用。按规定从业人员必须经过卫生知识培训并取得培训合格证以后方可上岗工作，并且每两年还要接受一次复训。

三、加强重点环节管理

1. 加强食品的进货管理。采购食品时必须查明供货方合法身份，确认具有工商营业执照、卫生许可证，并且索取被采购食品检验合格证或化验单。不得采购无证商贩食品或来路不明的食品。

2. 加强有毒有害物处理。厨房、食品库房不得存放有毒有害物品，特别是外观与食品相似物品。

3. 食品加热要彻底。对需要加热熟制的食品必须使中心温度达到70℃以上。

4. 防止熟食品与生食品的交叉污染。

5. 熟食品应存放在60℃以上，或10℃以下条件下。

6. 妥善保存和处理剩饭菜。

7. 餐饮具应洗刷消毒。消毒后的餐、饮具存放应有保洁措施，防止2次污染。床边隔离患者的餐具，要二次消毒，即先连同剩物煮沸，20min后再洗刷后消毒。

8. 必须精心保持厨房所有表面的清洁。

9. 熟食品（含快餐盒饭）常温下保存时限通常不应超过4h，超过时应在食用前重新彻底加热。

10. 厨工应保持良好的个人卫生，必须严格遵守个人卫生规则。厨工、配膳人员要做到“四勤”，即勤洗手、勤剪指甲、勤洗澡、勤换衣服。上班时应穿清洁工作服并戴工作帽，接触熟食品或配餐前必须流水洗手，并戴上口罩。

11. 试尝口味应用固定小碗或汤匙，不准用手或用勺直接尝试。厨房内不得吸烟，禁止随地吐痰。严禁穿工作服上厕所，大小便后必须洗手。

四、厨房卫生要求

1. 厨房应经常保持清洁，每餐后清扫1次，每周大扫除1次。

2. 厨房内应保持无蝇、无鼠、无蟑螂，无虫蚁，如有发现应及时消灭。使用杀虫药物时，勿沾染食物，禁用毒饵灭鼠。

3. 厨房内的垃圾及废物，应放入带盖的垃圾桶内及时运出厨房，将桶洗净后收回。夏季

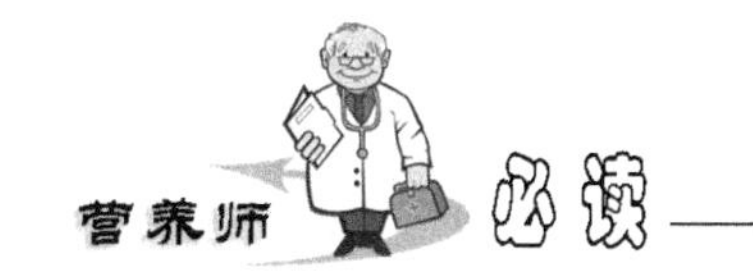

每天至少清除2或3次。垃圾桶及污水坑应距离厨房20m以外。

第三节　各级人员岗位责任制

一、主任、副主任营养师

1. 负责领导本科室的医疗、教学、科研及全面行政管理工作并应做好思想政治工作。

2. 精通营养学专业理论，掌握国内外营养专业学术动态，努力开发新技术及时吸取最新科研成果，应用于实际工作，熟练地掌握一门以上的外语。

3. 负责指导营养科全体人员的业务学习，为本专业科研、教学培养中、高级人才。

4. 有丰富的工作经验，除对本科各项业务熟练掌握外，对临床上某些营养性疾病、营养代谢及营养治疗有较深的造诣。

5. 指导并处理下级营养医师对住院及门诊患者的营养治疗与会诊，解决本专业中的疑难问题，完成教学任务，在科研方面有突出的成绩，撰写有一定水平的学术论文和著作。

6. 参加临床科室的查房、会诊及教学科研讨论会。

7. 负责拟订本科室各项规章制度，各类工作人员的岗位职责、本院饮食常规及操作规程并督促、检查、落实食品卫生法，严防差错事故及食物中毒。

8. 定期召开科务会议，检查总结肠内、PN制剂的配制及治疗饮食、普通饮食的烹调制作，使工作不断改进提高。

9. 做好科普宣传工作，提高患者对饮食治疗的认识及群众的保健意识。

二、主治营养师

1. 协助科主任进行业务、技术、行政管理及科研、教学等工作。

2. 熟悉营养专业理论，具有较系统的专业知识，熟悉医学基础和临床知识，对国内外本科专业的发展动态及新成就有一定的了解，并掌握先进技术应用于实际工作。

3. 有较丰富的临床工作经验及本科室的管理经验，能独立处理临床及管理中的复杂问题并能熟练地处理门诊及住院患者的营养治疗疗法及本科的各种业务，如审验各类食谱，进行营养价值及食品卫生鉴定等。

4. 具有独立科研、教学和指导下级营养技术人员的科研教学及病历书写、营养计算的能力，能阅读一门外文专业书刊。

5. 按时巡视重点患者应用营养治疗情况，总结病历，参加临床会诊，拟订营养治疗方案。

6. 担任医学院校及护校的教学，参加营养门诊工作并搞好科普宣传工作。

三、营　养　师

1. 在科主任的领导下及主治营养师的指导下完成日常的门诊、病房的营养治疗工作，能初步阅读一门外文专业书刊。

2. 熟悉营养专业理论与临床知识，掌握本科各项操作常规，如各营养治疗常规及各种烹调操作规程等。

3. 能熟练拟订营养治疗处方及制订各种疾病的营养治疗方案，能独立处理各科会诊、查房及通常患者的处理。

4. 评价患者的营养状况，参加人体测量及某些生化指标的测定，深入了解患者的饮食摄入，写好营养病历，观察营养治疗效果。

5. 负责餐前检查，严格检查执行治疗饮食及各种饮食的质量标准及正确的烹调营养技术的操作、食品卫生等。

6. 组织安排营养士对每天食谱的安排，并对其进行业务指导，组织炊事人员、配餐人员学习营养基础及食品卫生知识，做好营养知识的科普工作。

7. 处理并安排好每天的病房饮食通知。

四、营　养　士

1. 在营养医师的指导下进行各项工作。

2. 拟订各种饮食食谱并计算其营养价值，配制称重各种治疗饮食，配合营养师的餐前检查，协助分发治疗饮食。

3. 规划统计各病房各类饮食数量，掌握成本核算。

4. 每天深入病房巡视患者，了解饮食摄入情况及营养治疗效果，听取患者意见。及时向科主任及主管营养医师汇报以提高改进工作。

5. 检查指导各类饮食的烹调及各项制度的实施。

6. 负责炊管及配膳人员营养基础及食品卫生的教学，密切与配膳员的联系，指导其工作并检查其食具、餐车的卫生。

7. 负责食品出入库的账目登记以制约各库房的管理。

五、营　养　员

1. 积极学习营养基础知识、食品卫生知识及烹饪知识，配合临床开展营养治疗工作。

2. 在营养师指导下负责患者各种治疗饮食计算、配制、称重，在配制中必须严格遵守执行操作规程。

3. 所配制的饮食要保证每天3餐不重样，并符合营养治疗的标准。

4. 每天进行餐前检查，保证各科的各类饮食数量、质量、保温温度准确无误，检查餐车的卫生符合标准方可由配膳员开往病房。

5. 定期深入病房，了解采用治疗饮食患者的意见及要求，以不断改进工作并将患者的情况及时向分管营养医师汇报。

六、管　理　员

1. 在科主任领导下，做好营养食堂的管理工作，组织检查饮食处方的落实、EN制剂的配制、治疗饮食的称重和基本饮食的烹调制作。

2. 负责本科室的修理修缮及计划购置各种固定及消耗性物资。

3. 负责检查采购员每天购回物品的质量与数量、饮食的成本核算，做到不缺斤少两、不随意克扣，保证患者的饮食质量。

4. 督促、检查食堂工作人员对卫生“五四制”执行情况，使厨房的环境卫生、食品卫生、个人卫生达标。绝对避免食物中毒的发生。

5. 检查所属人员岗位责任制的执行情况，规范炊事人员的各项操作规程，做到规范上岗、文明操作，保证食堂工作的顺利进行。定期深入病房征求住院患者的意见及建议，以不断改进工作。

6. 负责监督会计人员账目的管理，每月终与库房保管员、会计人员共同盘库及时结算并向科主任汇报盈亏情况。

7. 作风正派，廉洁奉公，团结同志，认真协调各科室与食堂、配膳员之间的关系，按时参加各病区的公休座谈会、做好详细记录并及时协调解决提出的问题。

七、会　计

1. 在科主任的领导及管理员的监督下，负责本科室的财务管理工作。

2. 建立现金账、支票账，记录支票开出日期及支出项目，做到账目清楚。

3. 结算伙食的收支，以收入指导支出，月终协助保管员盘库，做收支平衡表。

4. 经常向管理员汇报盈亏情况，做好管理员的参谋。

八、保　管　员

1. 在管理员的领导下负责食品仓库及一切未出库食品的保管及保证食品的清洁卫生。

2. 负责检查验收购进食品的质量与数量，填写好入库单，保证出入库各类食品的新鲜。

3. 定时出库，监督各小组写出库单，根据成本核算及出库单出库各类食品，做到账、物相符。

4. 经常与管理员、采购员、炊事员联系，做到库房食品不积压、不缺货。

5. 存放各类食物要生熟分开，各库房每天小扫除，每周大扫除，严格遵守食品卫生“五四”制。

九、采　购　员

1. 在管理员的领导下，负责食品采购工作，要做到按计划采购，保证医疗营养的顺利进行。

2. 严格遵守食品卫生“五四”制，保证各类食品的新鲜与卫生。

3. 购回的食品经验收后及时分类入库，发货票须经验收人签字。

4. 购回食品后发货票应及时向会计人员报销，并应管理好流动金。

十、炊事组长

1. 在管理员领导下，除做好本职烹饪工作外，负责炊事员的排班、调班及工作安排。

2. 协助管理员、采购员、保管员做好厨房管理及物资的管理工作。

3. 以身作则带头执行本科室的规章制度，并检查督促炊事员执行情况。

4. 密切配合营养医师做好医疗营养工作，保证每餐按时开饭，冬季做好饭菜的保温。

5. 作风正派，联系群众，团结同志，诚恳待人。

十一、炊　事　员

1. 主食灶　①负责患者一切主食制作,根据统计数据做好成本核算;②做好计划,按时将所需原料出库;③做好烹制前一切准备工作,按时开饭;④严格遵守卫生"五四"制,保证食品卫生并做好主食间卫生及安全工作。

2. 普食灶　①根据食谱负责患者普通菜烹制,根据统计数据做好成本核算;②做好计划,按时将所需原料出库;③负责蔬菜、肉类的摘、切、洗工作并应符合营养卫生要求;④严格遵守卫生"五四"制,做到生熟分开,保证食品及环境、用具卫生并做好安全工作;⑤密切配合营养师。

3. 治疗灶　①根据营养医师的治疗饮食处方及饮食原则准备并烹制各种治疗菜;②统计好各种治疗菜所需原料,按计划出库并做好成本核算;③严格遵守卫生"五四"制,做到生熟分开,保证食品及环境、用具的卫生并做好安全工作。

十二、实验室人员

1. 在科主任的领导下完成各项实验以配合医疗、教学、科研的需要。
2. 制订本科室工作计划,建立健全各项规章制度及操作规程,检验及时准确,防止事故差错。
3. 不断研究改进各种检验方法,开展新项目,提高检验质量。
4. 深入临床科室征求意见,不断提高工作质量。
5. 负责计划检查本科室药品和器材的领取分发和保管并做好安全防护工作。
6. 负责配制试剂,进行检验操作,正确填写和登记检验结果。

第四节　营养食堂卫生

一、环境卫生

1. 位置选择　厨房、食堂应建在地势较高的向阳处和地下水位低的地方,附近50m内不应有大型的污染源,如垃圾场、畜舍、粪坑式厕所等,并应在产生有害物质场所的上风向。厨房建筑物本身应注意便于清洁、冲洗消毒,能够防尘、防蝇、防鼠,通风采光良好。此外,还应有方便而卫生的取水和排水设施,以及合乎卫生要求的洗手设备等。

2. 工作面配置　应注意保持食品加工制作过程的连续性,避免原料与成品的交叉污染。通常可包括厨房、食堂、贮藏室及炊管人员休息室。其中厨房应有食品贮存间、主副食处理间、洗涤处、灶台和分餐处。具体划分与排列应根据工作性质和工作程序,因地制宜地配置,避免生熟食品的交叉污染,并保证燃料炉渣、食品废弃物不进入厨房。

3. 防蝇防鼠设施　厨房、食堂应安装纱门、纱窗,在食堂出入口处可设置防蝇暗道。厨房和库房地面最好用混凝土,堆放粮食的台架应离开墙面。存放食物的容器应加盖,放好厨具和饲料,以断绝鼠粮。

二、炊食具卫生

对饮食具必须清洗干净,油腻的餐具用热碱水刷洗,然后顺次流水冲洗。切生、熟食品的刀、砧板应分开。采用流水冲洗碗筷，个人用碗袋自行保管的方法，对于保持食具的清洁，避免相互污染，易行有效，但碗筷袋应定期清洗并经常保持清洁卫生。若条件不许可用流水洗碗筷时，也应采取公用勺打水冲洗，不要将碗筷集中一个桶内清洗，洗后进行消毒则例外。公用或接触熟食的炊、食具应注意消毒。常用方法如下。

1. *加热消毒法* 此法简便，杀菌效果显著。可用煮沸100℃或蒸汽消毒100℃，持续5min即可杀灭细菌。

2. *药物消毒法* 常用的20%漂白粉精溶液，或0.5%氯亚明溶液浸泡2～5min，或0.3%氯胺T浸泡2～3min，或0.2%～1.2%苯扎溴铵（新洁尔灭）溶液浸泡30min，或0.5/10 000～1.0/10 000氯己定（洗必泰）浸泡1～2min。也可用漂白粉溶液。

3. *沸水烫洗法* 在缺乏其他消毒条件下，用刚煮沸的开水浸泡餐具也可达到一定的消毒效果。因沸水烫洗法温度下降较快，故水量一定要超过被消毒物，且消毒的时间在10min以上。刀、砧板、盛菜的容器在接触熟食前，也可用此法烫洗消毒。

三、炊事员卫生

炊事人员的个人卫生习惯对厨房、食堂卫生有决定性的意义。除直接污染食品外，也涉及炊事人员是否认真执行操作过程的卫生要求，故对于直接接触食品的炊事人员必须加强卫生教育，提高他们的卫生知识水平，养成良好的卫生习惯，遵守各项卫生制度，如定期理发、洗澡、剪指甲和换洗衣服，工作前认真洗手，工作时穿戴清洁的工作衣、帽和口罩等。

应当经常地做好炊事人员的健康观察和定期的体格检查。中华人民共和国《食品卫生法》明确规定，患有痢疾、伤寒、传染性肝炎等肠道传染病（包括带菌者）、皮肤化脓性疾病、急性咽炎和活动性结核的人员，不得参加接触食品的工作。对于患有上述疾病的人员应暂停炊事工作，进行彻底治疗，等治疗或带菌消失后，如肠道传染病或带菌者治疗半年后，肝炎患者病后1年，经检查证明确已痊愈时，方可恢复炊事工作。帮厨人员卫生要求同炊事人员。与炊事工作无关人员不得随意进入厨房。

上班前须先更换工作服，操作前及便后要洗手，操作时衣帽整洁，并禁止吸烟。营养厨师及厨工每天必洗头洗澡1次，并要求做到“三短四勤”。对采购员、保管员、厨师及厨工要经常进行卫生知识的学习。

四、食品卫生管理

按食品卫生法的有关规定执行。

1. *肉类卫生* 生熟肉要严格分开存放，不能同放于1个冰箱内，只有1个冰箱时，应将熟食品放于上层。切生、熟肉的墩子和刀，要严格分开，不能乱用，用完后用热碱水洗刷干净。自外购进的熟肉，如灌肠等必须蒸过，方准发出。不买、不做腐烂变质的食物。

2. *蔬菜卫生* 蔬菜必须先择，后洗，至少冲洗3次再切，并注意防止水溶性维生素的损失。摘菜时要做到无虫、无草、无头发及泥沙杂物等。拌凉菜及水果，必须妥善消毒后再送给患者食用。消毒过的蔬菜、水果严禁用手抓取。

3. *库房卫生* 食物在入库前，须做好检查，凡发霉、腐烂变质的食物拒绝验收。食物入库后，必须分别储存在分类的库房内，禁止乱堆乱放。食品在保管期间，应随时检查，如发现有腐败情况,应立即报告领导及时处理。库房内应经常保持清洁,空气流通,防止潮湿,避免食物变质及被污染。库房内保证无鼠、无虫、无蝇、无尘及其他不洁之物。米、面应勤搬动,勤检查,粮食不准直接靠放地面,避免潮湿、发霉。

五、操作室卫生管理

1. 各操作室内要按照炊事人员数划分卫生责任区,分工要清楚,划分要严密。
2. 建立卫生清扫制度,班前班后要及时清扫。每周定期大扫除,并进行卫生检查。
3. 要有防蝇、防尘、防鼠设备,严格消灭苍蝇、老鼠,以消除传染媒介。
4. 厨房最好用煤气灶,如烧煤时烧火间及操作间必须严格分开。
5. 厨房污物及时处理,垃圾桶加盖,每餐后及时倒掉,并刷洗干净。

六、操作间卫生制度

如有条件最好生肉、熟肉及蔬菜都有各自的操作间,以避免交叉污染。无条件的也应分组操作,主要做到下列的卫生要求。

1. 切生、熟肉必须严格分开刀、墩、菜板及盛具,已消毒处理的生拌菜也应与生肉分开放置。

2. 从外面买进熟肉类,如熏鸡、香肠、酱肉等,必须加热后才能分发食用。

3. 鱼、虾、鸡、鸭等必须除去内脏,要与生的畜肉类和蔬菜类分开水槽,也不能用同1个绞肉机,以免鸡、鱼等内脏的虫卵等污染鲜肉类及蔬菜类。

4. 食物入库及冰箱以前必须做好卫生检查工作,库房禁入腐烂变质的食物。

第37章
Chapter

营养教育和营养规划管理

第一节 营养教育

一、营养教育概述

1. *营养教育范畴* 营养教育是健康教育的分支和组成部分。营养教育包括通过影响健康问题的倾向因素、促成因素和强化因素，而直接或间接地改善个体与群体的知、信、行的各种方法、技术和途径的组合。主要是通过营养信息交流和行为干预，帮助个人和群体掌握食物与营养卫生和生活方式的教育活动与过程。其目的是消除或减轻影响健康的饮食营养的危险因素，改善营养状况，预防营养性疾病的发生，促进人们的健康水平和提高生活质量。目前，营养教育已被各国及地区的政府、卫生部门和营养界作为改善营养状况的主要手段。

2. *营养教育特点* 营养教育是有计划、有组织、有系统和有评价的干预活动，其核心是提供人们饮食行为改变所必需的知识、技能和社会服务，教育人们树立食品与营养的健康意识，养成良好的饮食行为与生活方式，使人们在面临营养与食品卫生方面的健康问题时，有能力做出有益于健康的抉择。营养教育干预方法很多，大致可以分为营养信息交流和行为干预两大类。

（1）营养信息交流：信息交流通常是指人与人之间通过一定的符号进行的信息交流与分享，是人类普遍存在的1种社会行为。正确的信息交流是转变行为的基础。营养信息交流是健康交流的1个组成部分，它是通常交流行为在营养与食品卫生领域的具体和深化，并有其独自的特点和规律。营养信息交流是营养教育与营养改善行动的重要手段和策略。

（2）行为干预：营养健康教育的重点之一是行为的调节与改变。行为干预是实现营养教育计划目标的重要手段，通过具体指导、技能训练与帮助，促使受教育者实现特定饮食行为的改变。如模拟、示范、案例研究、实际操作、个别指导、小组讨论等均属行为干预范畴。此外，还包括一些行为矫正技术。

二、营养信息交流及应用

（一）交流概述

1. 交流概念　交流是指“谁通过何种渠道对谁说了什么产生哪些效果”，是一门艺术，又是一门科学。

2. 交流要素　交流有“五要素”，即来源、信息、渠道、受者及效果。

3. 交流功能　交流功能包括信息、教育、动员、娱乐、社交、辩论与讨论、文化促进与一体化等。

4. 交流模式分类

（1）单向交流：指从来源经加码（加工）信息、渠道、解码到达受者的交流方式。

（2）双向交流：在单向交流的基础上，增加了信息的反馈。

（3）大众交流：通过报纸、广播、电视、电脑（互联网）等途径进行的交流，其特点是多向性。

（4）参与式交流：所有的参与者都有同等的机会表达各自的意见、感受及经验。

5. 参与式交流模式应用

（1）自觉运用参与式交流模式意义：有利于知识-态度-行为的改变；促进了效果与效率的统一；低成本、高效益的要求；可持续性发展的需求。

（2）参与式交流模式运用途径：授课方式；选择二级培训单位及科普工作安排；争取多部门支持与合作。

（二）营养教育方式

营养教育方式包括专题研讨会、普及培训班、大众传媒交流、利用其他大型活动开展宣传教育、健康教育课、自编宣教材料等。

（三）营养教育方式与信息交流模式的关系

各种营养教育方式与信息交流模式之间具有许多对应关系，见表37-1。

表37-1　营养教育方式与信息交流模式的对应关系

营养教育活动	信息交流模式
专题研讨会	单向交流模式、双向交流模式、参与式交流模式
普及培训班	参与式交流模式、双向交流模式、
传媒参与	大众传播交流模式、参与式交流模式
大型宣传活动	参与式交流模式、大众传播交流模式、双向交流模式
健康教育课	单向交流模式、双向交流模式、参与式交流模式
自编宣教材料	参与式交流模式

三、营养信息交流技巧

（一）提问技巧

问话是通过提问获得真实、准确、可信的信息，以便进一步沟通。提问的方式有以下几种。

1. 封闭型问题　适用于在已经集中限定的范围内，希望迅速得到需要证实的确切答复的场合,要求对方做出简短而准确的、肯定或否定的答复。包括①判断题:如"'头奶喂孩子不好'这种说法对不对?"②选择题:包括单选题与多选题,如"您是否……","能不能…?"③简单结果题:如"您昨天的饮食是怎样安排的?"。

2. 开放型问题　给对方以思考和判断的余地,有助于坦率地表达个人意见和做出解释,适用于交流活动能够继续下去,并希望获得更多信息反馈答案的场合。如 "您对补钙问题有什么看法?""您不能坚持母乳喂养的原因是什么?""您对咱村居民开展营养改善活动有啥建议?"。

3. 倾向型(诱导性、暗示性)问题　是指提问者把重要人物、团体或自己的观点强加在问话里,有暗示或诱导对方按 "有希望的倾向" 做出答案的问题。如 "你同意专家们一致赞同的看法吗?""你同意营养师做出的正确决定吗?"。

4. 试探型问题　估测到某种结果的问题。如"乡卫生院组织的营养学习班可能已经开始了吧?""您是想来问孩子的喂养问题吧?"。

5. 索究型问题　针对已经获得的开放型、封闭型问题的回答,进一步用 "为什么……" 来向回答者追索究竟和原因的问题。如"你为什么不喜欢这个饮食控制计划?"。

6. 复合型问题　1个问话中包括了2个或2个以上的问题,使得对方感到不知如何回答,常容易顾此失彼,难免遗漏。如 "您每天都给孩子喝牛奶、吃鸡蛋、吃蔬菜、吃水果吗?""您知道什么是小儿腹泻和口服补液盐吗?"。

(二)反馈技巧

反馈具有重要的交流作用,是传播要素之一。反馈及时,是人际交流的1个重要特点。及时取得反馈,使营养教育者得以了解教育对象的知-信-行的状况及对营养教育的教学计划、内容、形式、方法的意见和建议等,以便对教学进行有针对性的调整。

1. 反馈种类　根据反馈性质的不同,可分为真实性反馈、模糊性反馈和虚伪性反馈等。

(1)真实性反馈:包括积极性反馈(肯定性反馈),即做出赞同、喜欢、理解、支持的反应;消极性反馈(否定性反馈),即做出不赞同、不喜欢、不理解、不支持的反应,注意使用消极性(否定性)反馈要先肯定对方的话中值得肯定的部分,然后在"但是"后面做文章,用建议的方式指出问题所在。

(2)模糊性反馈:是指没有明确立场、态度和感情色彩的反应。如支支吾吾、含含糊糊、模棱两可、似是而非的言语表态。

(3)虚伪性反馈:指表里不一、指东说西、明里点头、暗不同意。在政治性或商业性领域里较多见,在计划生育问题上也会遇到此类反馈。

2. 反馈应用　反馈应用要根据不同的时间、地点、人物和背景等特定因素及其交流内容,灵活地采用适当的反馈形式。

(1)对对方所传递信息表示兴趣,用专注神情或微笑、点头等积极性反馈来鼓励对方充分交流。

(2)用积极性反馈支持、肯定对方的正确意见、观点时,要态度鲜明、观点明确。

(3)用消极性反馈否定、反对和纠正对方的不正确的意见和观点时,应先肯定其所说内容中值得肯定的部分,再态度和缓、口气婉转、善意真诚地提出建议。

(4)用模糊性反馈回避对方所涉及的敏感问题。

（三）非语言交流

1. 概念　非语言交流是指除语言外，还可以通过视、听、触等感官，借助于手势、姿势、音容笑貌等非语言符号实现信息的传播与分享。非语言交流技巧是人类社会交往中不可缺少的重要手段。非语言交流可以加强和扩大，或者也可否定语言符号传递的信息。

2. 非语言交流种类

（1）动态体语：包括手势、面部表情、眼神与注视方向、触摸等，如“会心一笑”。

（2）静态体语：包括姿势、人际距离、仪表形象等。

（3）有情感类语言：如惊讶声、惊喜声、感叹声、呻吟声、懊悔声、口哨声等。

（4）时空语言：包括时间与空间语言。

①时间语言：如提前到达、准时赴约，表示重视；老师无故不到、匆匆早退，就会影响学员对该老师的信任及学习的效果。

②空间语言：包括交流环境、相对位置和距离等。

（四）宣传技巧

1. 美化法（颂扬法）　把某1种观点或事物与1个褒义词联结在一起，利用渗透作用的手法，以使人们接受、赞许该事物或观点。如“母乳，爱的甘泉”“人是铁，饭是钢，一顿不吃饿得慌!”。

2. 丑化法　把某1种观点或事物与1个贬义词联结在一起，贴上坏标签，利用渗透作用的手法，以使人们对该事物或观点持反感并加以谴责。如“烟草，蔓延的瘟疫?”“腹泻与急性呼吸系统感染，婴幼儿的头号杀手!”“毒品，杀人不见血的白魔!”。

3. 号召法　如“慢性疾病防为主，生活方式属第一；把好病从口入关，未来健康属于你!”“健康的金钥匙就掌握在您自己手中，一分呵护，一分平安!”“行动起来，让健康的生活方式，从我做起!”。

4. 假借法　以某种受人尊敬的权威公认性和信誉加之于某一事物之上，通过联想造成信赖与好感，使其更易于被人接受。如某教授告诫：“天然食物，均衡饮食”“药补不如食补，营养贵在平衡!”，又如“据专家透露：……”。

5. 加以倾向性法　“提倡喝白开水，在欧美国家中已经成为1种健康的生活方式！”“盐多必失!”。

6. 现身说法　一位长寿老人（或糖尿病、肥胖患者）谈自己的饮食。

7. 隐喻法　典故“拔苗助长”“曲突徙薪”“亡羊补牢”等。

8. 反复刺激法

四、营养教育材料制作步骤

1. 需求与资源分析。
2. 制订计划。
3. 讯息研究与选择教育途径。
4. 讯息形成与材料设计。
5. 预试验。
6. 卫生人员培训与材料发放。

7. 材料的使用与评价。

第二节　营养规划与管理

一、计划步骤

1. 现状调查与分析。
2. 确定项目目标。
3. 制订计划。
4. 执行计划。
5. 效果评估。

二、必　要　性

1. 会使所开展的工作目的明确，目标具体，使营养工作者和工作对象相互支持合作，使计划较易获得成功。

2. 有明确的工作步骤和细致的计划安排，有利于提高工作效率，使项目能顺利实施。

3. 有利于组织协调有关方面的力量，共同执行计划，把计划建立在广泛发动和依靠群众的基础上。如所开展的营养改善工作，要在当地政府的领导下，组织农业生产、食品供应、教育、卫生等多部门共同协作，商定目标，明确各部门的任务，建立工作关系，才能较好地完成营养改善工作。

三、现状调查与分析

1. 概述　只有充分收集资料才能了解现状，才能正确地制订和执行计划。现状的调查与分析是在实施计划之前，收集调查点居民的营养状况及有关的各种资料，只有得到当地行政领导的支持及广大群众的紧密配合才能收集到较为完善的资料。并对收集的资料加以分析，找出存在的问题及其严重程度及造成这些问题的原因，这时所收集的资料叫基础资料。

如果在制订一项计划之前没做充分的现状了解，就会使计划失败，如一项营养改善工作计划，要在村子里推广优质大豆的生产，但是这个村子并不具备生产大豆的条件，气候和地理状况均不适合于大豆的生长，但是当地有生长各种蔬菜的有利条件，而该村只种萝卜、白菜等很少几种蔬菜，如果开展推广优质蔬菜品种的项目将会取得成功，并能解决当地居民缺铁性贫血和维生素A等营养缺乏症。如果执行项目前没有对现状进行调查，既浪费人力、物力，又拖延了解决问题的时间，使人们受害的时间延长，甚至使项目在执行时中断，虎头蛇尾，根本没有解决人群中存在的问题。因而在计划执行之前，现状的调查与分析是非常重要的。

2. 有关名词及其含义

（1）基础资料：是现场调查时所收集的相关资料，用以说明执行营养计划之前当地的状况，有了这种资料才能知道将来需要做什么，才能衡量计划执行后的效果。

（2）现状调查中要收集的资料：包括两大类，一类是关于人群的资料，另一类是关于资源的资料。

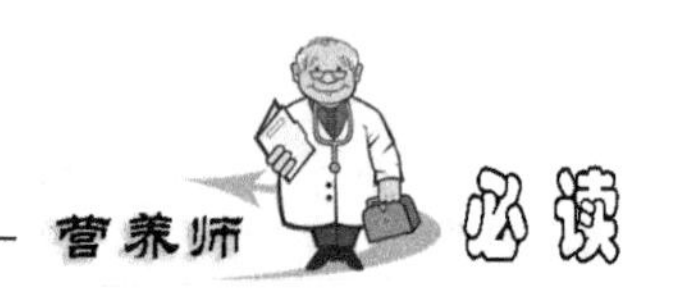

3. 关于人群资料　包括人口调查、健康状况、生化检查、营养调查、文化情况、经济状况等。

4. 关于资源资料　包括农业方面的资料、农业用品的供应情况、粮食贮藏情况、市场资料、食物生产方面的资料、供水情况、关于服务设施、卫生服务环境等。

四、确定项目目标

（一）项目目标概念

项目目标是陈述我们希望通过开展一项规定的活动所要获得的成果。项目目标要详细，便于进行计划和评价。针对项目目标要定出执行计划的可行措施和具体的活动安排，对每项活动又可定出1个目标及达到这个目标所采取的每个步骤。

（二）合格项目目标特点

1. 目标应该描述得非常准确、清楚，使得项目执行者明确应该做什么。

2. 项目目标应该有一些衡量标准，以便能辨别活动是否开展得顺利。这些标准应包括项目所花的时间及活动应达到的质量。能衡量活动结果的正是这些标准。因此找出可以衡量的指标对设计项目目标十分重要。

3. 项目目标要切合实际，根据当地的条件而制定。

五、制订计划与安排活动

（一）组织活动要高效率

1. 认真按计划安排组织活动。
2. 按时间表工作。
3. 按计划要求准备所需的资源。
4. 管理好各项活动的参与者。
5. 安排好办公室日常工作。
6. 按预算开展工作。

（二）成功基本保证

1. 妥善利用时间。
2. 妥善安排资源的使用。
3. 妥善编制预算。

六、执行计划

（一）各部门现场工作者应相互协作

在计划执行时，各系统的现场工作者应相互协作，这样他们可以共用物资，互通有无，节省经费。现场工作者在营养工作中，可以协调范围如下：医疗卫生工作者、社会工作者、农业技术工作者、教育工作者、当地政府、供销服务等。

（二）营养工作者与其他部门协作好处

1. 共同使用基层调查点的资料。
2. 在现场工作中统一制订计划，避免冲突。

3. 与协作的不同部门就工作中类似的问题进行讨论，以便共同制订调查方案及表格，一次性调查供多部门使用。

4. 各协作部门的工作人员可以相互学习好的经验，以便使现场工作更加成功。

七、项目评估

（一）监测

1. 计划执行时，监察计划中各项工作的进展，计划是否按步骤进行，是否达到预期目标，是否有什么障碍，从而对发现的问题及时调整和修正。监测时可考虑计划的覆盖率、遗漏率，资源是否有目的地使用、管理机构的作用、存在的干扰因素等方面。

2. 对监测中收集到的重要资料进行分析，并对计划进行调整、修正，使干扰计划进行的因素在早期被发现、纠正，以免发生严重差错。

（二）评估

1. 评估是对一项活动成功的程度的系统的鉴定　在活动结束后，把项目目标所规定的任务与活动所带来的实际变化、社会效益和成本效益进行比较，以鉴定一项活动是否取得成功。

2. 评价时应考虑

（1）评价指标。

（2）指标由谁制定：内部的（计划者本身），还是外部的（上级）。

（3）何时进行评价。

（4）我们打算用这些结果做什么？发表或引用。

3. 评价营养改善措施

（1）成本：指对开展项目规划所投入资源如经费、材料、交通等及服务劳动力、后勤等的评价。

（2）成绩：是与成本有关结果，表明改善计划执行的直接产物。成绩测量是中间指标，如目标组覆盖率、营养素缺乏人群数目减少等。如果没有对项目执行系统的评价，就不会看到成效。

（3）成果：指改善措施对目标组行为及营养健康状况改变的影响，是精神行为和生理变化的效益指标。如行为改变，婴儿死亡率的变化，身长、体重的变化等。

（4）效益：营养和健康状况所带来的远期社会效益和经济效益，如提高劳动生产力，人们的智力、体力的改善，生活质量的提高等。

4. 评估的重要性

（1）评价取得的成绩。

（2）告诉人们取得何种成绩。

（3）鉴定所取得成绩的价值。

（4）调整今后计划。

八、原因分析模型

原因分析模型旨在弄清各种因素之间的因果关系，具有较强的逻辑性。菲律宾国家营养委员会设计营养不良原因分析模型中，其中个人营养状况受食物摄入和个体食物利用两个因

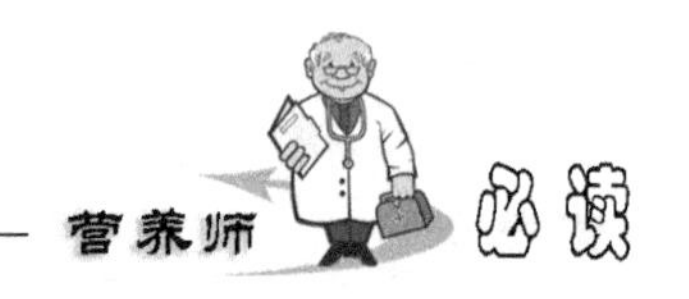

素影响。换言之,食物摄入和个体食物利用影响个人营养状况;而食物摄入受家庭组成、家庭可利用食物、喂养方法饮食习惯3个因素的影响,以此类推。

第三节　信息技术在临床营养中的应用

一、营养计算机与软件

随着现代科学技术飞速发展,电子计算机已广泛应用于医学科学的各个领域。用计算机进行管理、咨询和决策是历史的潮流,营养科室也不例外。在日常医疗工作中,营养科工作有一定的特殊性,工作范围广,接触面宽,既要直接与患者打交道,又要接触众多的医护人员;既要做大量的营养业务工作,又要做众多的后勤管理保障工作。鉴于营养科室在医院的特殊地位,近20年来,上海等地相继研制了一系列软件及营养计算机,如长海医院和苏州信息技术研究所研制的YL-Ⅱ型营养医疗计算机等都已投入到临床应用,取得了一定的效果。

鉴于使用目的不同,有多种类型计算机软件系统。最简单是用常用的袖珍型计算器和可编程的袖珍型计算器。但是,可编程袖珍型计算器储存能力有限,无长期存储调用资料的功能。微型计算机有运算速度快、内存大、配有外部存储器等优点,可同时完成多种项目,如营养素计算、饮食内容分析、制定饮食食谱、设计营养液处方等;同时能储存大量的资料,并能根据用户的需要修改程序。

大型多用户计算机系统可为医院多个部门提供服务,常同时用于营养素分析、患者营养状况评价、肠内和PN配方的设计、病情监测、饮食营养管理、临床研究与费用计算等。有些医院开发了实验室、药房、护理部、营养治疗小组和管理部门互相联网的软件。应用这些软件,可常规发现高危营养不良患者。并辅助决策,帮助临床或营养人员发现问题,重新设计营养处方,指导药房配制。采取何种硬件或软件,取决于患者的人数、临床营养治疗和饮食管理的需要、研究人员的兴趣、开发程序人员的水平和资金等多方面因素。

二、全自动临床营养治疗系统

在医学模式发生变化的今天,营养治疗越来越重要。当今营养学家一致公认“五谷为养,五果为助,五畜为益,五菜为充”是最合理的饮食营养原则,是我们祖先数千年前发明的,其精髓就是倡导合理营养,平衡饮食。进行营养治疗时,营养供给应恰如其分,多则增加患者的代谢负担,犹如“火上加油”,会加重病情,少则对已处于危重状态的患者是“雪上加霜”,故营养治疗贵在平衡和合理,但要做到合理平衡非常难。一是营养素多达6大类60多种,二是人的个体差异大,三是疾病营养代谢千变万化,四是我国各地饮食的食物组成和饮食习惯不同等。长海医院从1982年即开始研究营养专用计算机或软件,但只是部分地解决计算速度和配方问题,而治疗方案和食谱中多种营养素的平衡始终没有解决;迄今国内有许多类似的营养软件,但都未能解决。为攻破此难题,长海医院和上海四维信息技术研究发展中心的复旦大学师生联合攻关,发挥各自优势,强强联合,工医结合。经近5年的努力,经历百余次失败,于2003年初终于成功地联合研制出“临床营养治疗专家系统CNTMS”。经长海医院、同济医院和市东医院等单位的应用,结果表明系统运算速度快,多营养素平衡效果好,较好地达到了预期的技术要求。

1. 技术资料　系统整体设计采用高科技现代信息技术，体现现代临床营养治疗的最新理念。

（1）系统设计原理：CNTMS运用现代计算机多媒体技术，计算机网络技术、计算机数据库技术和计算机模型与模拟技术研制出营养检测与评价优化模型、多营养素平衡快速算法模型、营养食谱快速调整模型和食品数据综合优化模型等，解决了长期困扰临床营养治疗医学的核心技术问题，即"多营养素饮食平衡配方技术"的难题。

（2）系统硬件组成：CNTMS的核心部件是奔腾Ⅳ等级的计算机，与主机箱、一体化控制系统、独立音响系统、固定式操纵台和外部设备接口等硬件构成了可移动式一体化系统。

（3）系统软件内容：运用上海四维信息技术研究发展中心独立开发的应用软件开发平台、全结构化设计技术和当代流行的VC、VB编程技术，将临床营养治疗理论与现代信息技术有机的结合研制出技术领先的"CNTMS"系统。填补了我国临床营养治疗医学的空白。经临床应用证明处理速度与系统质量完全满足设计要求。

2. 系统组成与功能

（1）系统组成：①体系组成：营养状况检测与治疗、营养治疗方案设计与控制和医院营养治疗应用。②主系统功能模块：营养治疗主系统是针对营养门诊和营养食堂应用设置，营养治疗技术支持主系统是针对临床营养治疗和研究，系统应用基础主系统针对营养治疗管理和应用。③子系统组成：14个子系统组成。实现多系统多功能的营养状况检测，其中包括人体营养状况常规测量、脂肪存储量测量、骨骼肌测量等9类检测项目，有效地提高营养状况检测和评价的准确性。

（2）功能：①营养门诊：初诊患者输入一般资料、体格检查、实验室相关数据后，进行营养评价；输入饮食调查相关数据，进行饮食营养状况评价；推荐并打印平衡饮食食谱、采购清单和门诊记录。系统对门诊过程对接诊医师进行提示。平衡饮食食谱有每餐具体的食物的数量，并标出能量、生热营养素及其他共24种营养素的具体量。复诊患者输入相应数据，系统可调出该患者所有的数据，供接诊医师参考；如有新的结果输入，则系统即与以往资料进行比较，以线、图、条、柱的形式显示，画面生动。系统推荐的食谱，如接诊医师或患者认为不适合，可以在此基础上修改，也可以接诊医师自行设计。所有食谱都是符合该患者具体情况的平衡饮食食谱。②住院患者：输入患者一般资料、体格检查、实验室相关数据后，进行营养评价；输入饮食调查相关数据，进行饮食营养状况评价，根据医嘱推荐治疗饮食平衡食谱；如食物推荐平衡困难时，系统会建议用营养药物补充，并列出具体的营养药物名称和剂量；危重患者进行肠内或PN时，系统会根据患者的具体情况推荐营养治疗方案，并对治疗效果进行跟踪监测；对出院患者可推荐并打印各种治疗饮食的平衡食谱、采购清单，每位患者都可以形成营养治疗记录。患者再次入院后，可以将该患者所有的记录调出，供营养师参考。③营养食堂：推荐各种符合治疗原则的平衡治疗饮食食谱，营养师可对此食谱进行修改，确认后即可永久保存。理论上，系统可以为每位住院患者制定个体化的平衡饮食食谱。在确定食谱的同时，系统即列出所需食物的清单、成本核算表、领料单等。系统也可以根据伙食标准、当前的食物供应、规定的盈余范围制定相应的食谱。如实行网上点菜，系统有自动汇总的功能，并列出相应科室患者所点饭菜统计的明细清单。如输入进、出库食品的数量，系统将自动进行库存统计，按需要打印当前应有的各种食物库存量。如输入人员出勤情况、工资、奖金等数据，系统可列出工资表；结合经营情况，最终汇总成每月的各类开支明细表、总成本核算表。④教学：应用现代多媒体技术，将临床营养治疗所需的大量声、像、图片、分析图表等资料有机地融入系统。系统可以提供悠扬动听的背景音乐，结合实际的解说词；各种食谱的具体食物或烹调成菜肴的图片，如不常见的鱼类照片，各种体格测量的具体方法的录像；分析图表形式多样，线条表示流畅，块、柱、圆等图形画面清晰。⑤科研：进行临床营养代谢或营养治疗效果研究，有非常大量的数据进行记录、整理、统计，很容易出差错。系统会记录所有数据，根据需要进行统计处理。并可作为某些标准的研究，只要将相关数据输入，系统会自动进行相应处理。

系统可以单独使用，也可以在局域网运行。系统可以实现网上升级或维修，使临床营养治疗实现计算机化、网络化、系统化和普及化。

3. 系统特点

（1）快速平衡多种营养素：系统将营养素控制在4大类24项营养素，远远超出以往推荐的13项营养素的范围。

（2）全新的营养治疗模式：改变我国营养治疗以营养宣传、营养咨询和药物营养补充治疗为主的模式，进入全面营养平衡配方治疗的新阶段。解决人工操作无法应用营养平衡配方治疗的难题。

（3）高效优质，使用方便：系统可以有效地降低营养师的劳动强度，大大提高工作效率，使营养师能有更多的时间对患者进行营养咨询和宣教。该系统根据长海医院营养科几十年来的临床经验，编入100多种常见病、多发病的营养治疗方案和营养保健知识，系统具备专业营养师的一般经验和能力，可以部分地完成营养师的工作。有一定医学基础或临床营养人员，经短期培训后即能独立完成对患者的营养状况检查、测量、分析、评价、营养治疗和处方等过程。

（4）贮存记忆功能强：系统能对大量患者进行个体化营养治疗处理，有强大的贮存和记忆功能，对已进入系统患者的资料可进行跟踪随访，只要一次录入，资料即永久保存。系统自动对患者有关的所有资料进行优化处理，提出最符合患者具体情况的治疗方案或营养食谱。

（5）门诊、病房都可用：系统能高速进行营养平衡配方或食谱的处理，可将营养平衡配方治疗技术广泛应用于所有患者的饮食治疗中。可作为各类医院开设营养专科门诊的专用设备，并能全面提高对住院患者进行营养诊断和治疗的数量和质量，可使住院患者的营养治疗覆盖面达到100%，并可使每位住院患者都能有一份营养治疗记录。为门诊患者提供符合患者具体病情的营养治疗处方或符合平衡原则的营养食谱，在提供食谱的同时有一份与食谱内容相同的所需食物的采购清单。复诊时，只要输入相关信息，系统会即刻提供患者以往的所有的营养治疗资料。

（6）提高营养食堂治疗和管理水平：系统对于各类营养治疗食谱进行快速营养平衡饮食配方处理，使营养食堂从简单低级的、品种单一的营养控制方式转向以配合各专科治疗为主的，全面多营养素平衡配方的营养治疗方向。系统能对每位住院患者进行个体化营养评价及个体化配餐。在提供营养食谱的同时，系统同时提供与营养食谱相应的各种食物清单，并可以提供成本核算的结果。系统可以提供食堂从进货开始到最后结算的系列服务，提高病员食堂的饮食治疗和食堂本身的管理水平。

（7）项目齐全，自动调控：系统实现多系统多功能的营养状况检测，其中包括人体营养状况

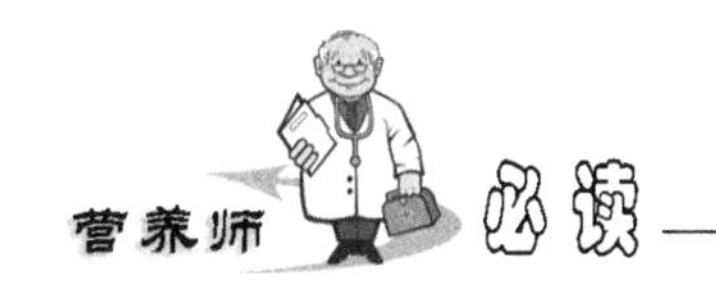

常规测量、脂肪存储量测量、骨骼肌测量等9类检测项目，有效地提高营养状况检测和评价的准确性。系统对每项营养状况测量结果进行多体系、多指标的计算评价与优化处理，根据处理自动进行营养治疗方案的设计与控制。

（8）多媒体技术灵活组合，声图文并茂：系统应用现代多媒体技术，将临床营养治疗所需的大量声、像、图片、分析图表等资料有机地融入系统。系统可以提供悠扬动听的背景音乐，结合实际的解说词；各种食谱的具体食物或烹调成菜肴的图片，如不常见的鱼类照片，各种体格测量的具体方法的录像；分析图表形式多样，线条表示流畅，块、柱、圆等图形画面清晰。本系统实现了肠内与PN有机结合、饮食与药物营养治疗有机结合、个人与家庭营养治疗有机结合、个体与团体营养治疗等有机结合。灵活应用组合模式对传统临床营养治疗模式进行突破性的改革，追求营养治疗的最佳效果和途径。

（9）智能化程度高：系统有临床应用经验积累和自适应功能，随着系统应用经验的积累，系统的医疗技术水平、智能化程度、自动处理能力等各项性能指标将不断地提高。随着系统的应用与经验数据的积累，系统将会成为智能化程度非常高的营养治疗专家系统。可以用互联网功能不断收集用户的临床营养治疗经验和数据，并根据应用总结提高系统的各项技术性能，使系统始终保持临床营养资源共享，技术水平领先的地位。

（10）技术先进，内容丰富，功能齐全：据调查国内无同类系统，本系统采用的先进的信息技术和计算方法，将计算机语言和非常丰富的临床营养治疗理论和技术内容有机结合，由此产生多种治疗和管理功能，适用于临床营养的医疗、教学和科研。可以进行临床营养的门诊、住院患者的营养治疗和营养咨询，对危重患者的营养状况和治疗效果进行监测；可用于临床营养的教学示教和营养或医护人员自学；也是临床营养治疗和营养代谢研究的非常实用、快捷、方便和先进的设备。

三、糖尿病治疗专家系统

近年来，随着信息技术在社会各领域应用技术的不断发展，家庭电脑拥有量在逐年增加，促使一个应用信息技术来解决糖尿病治疗中“五架马车”同时应用的设想孕育成型。应用多年来在临床营养治疗应用研究中的最新科技成果，与糖尿病治疗理论相结合，充分发挥临床营养学和临床糖尿病学各自特长，并将其有机地结合在一起。经过充分的技术调研，专家咨询和技术准备后课题组的申报上海市科委重大科技攻关项目（04DZ19506）糖尿病的治疗与预防的获得批准。该系统运用多媒体信息技术和临床营养治疗技术将糖尿病的饮食治疗、运动治疗、药物治疗、自我监测和患者教育“五架马车”融为一体，实现了医学界在糖尿病治疗领域的期望和理想。

（一）糖尿病治疗专家系统（DTS）实现对糖尿病患者的综合检测

传统的糖尿病检测方法主要是对患者血浆葡萄糖含量进行各种测试与分析，检测的重点是通过血糖状况评价和诊断患者的病情。《糖尿病治疗专家系统（DTS）》将临床营养自动检测与评价技术引入到糖尿病的综合检测中，使该系统不仅具备完整的血糖测试记录功能，而且对患者体质状况、脂肪存储、肌肉蛋白存储状况等9大类人体测量指标，进行自动的处理与评价，极大拓宽临床医生的视野，提高对患者病情诊断力度和精度。经过综合检测后，系统将自动产生糖尿病饮食与营养治疗的控制方案，为临床医生提供全面进行饮食控制的参考数据。该饮食治疗方案中不仅包括糖尿病治疗所必需的能量和糖类的控制方案，而且还包括与患者健康相关的20多项营养控制数据，使患者控制血糖的同时，也加强营养补充与平衡供给，变传统的以饮食控制为主的治疗模式为控制与补充并举的饮食治疗模式。在患者饮食治疗方案产生后系统提供自动与手动2种方式为患者选择推荐治疗食谱，使糖尿病治疗“第一架马车”开始运行。该系统将患者全部病程各项数据绘制成监测曲线，为临床医生分析和预测患者的治疗效果和未来病情的发展提供第一手资料。

该系统中还建立较完备的糖尿病治疗药品数据库，临床医生可以直接运用该功能开出治疗药品处方，实现糖尿病治疗“第二架马车”的运行。药品处方的编入也可使患者全程治疗档案信息更加完整。DTS可与“家庭糖尿病治疗专家系统（FDTS）”实现自动关联，能自动收集患者在家庭中的自我监测数据，有效提高患者治疗档案的完整性、精确性和可靠性，为临床医生提供翔实的治疗全程信息。该系统的输出方式有2种，一种是直接打印治疗记录、治疗处方和健康检测报告，该类输出方式可面向任何类型的患者。另一种输出方式是电子数据输出方式，该类输出面对的是拥有家庭电脑和FDTS的患者。

（二）DTS实现对患者能耗的精确测算

在传统的糖尿病治疗中，医生把饮食能量与糖类控制向每位患者反复地进行宣传与强调，但因每位患者的工作性质、生活习惯、家庭环境、年龄结构和身体状况的不同，其每日的能量消耗和需求有很大的差异。不知道差异也就无法正确地指导患者进行饮食控制，其结果是患者不正确的饮食控制，为糖尿病治疗带来很多麻烦。这也是目前令内分泌科医生十分头痛的问题。

DTS为解决该难题设计了患者能耗测算与分析系统，该系统可针对患者的家庭生活、日常工作和社会活动等十分具体的活动项目对患者的能量进行较精确的计算。患者能耗测算的精确度直接关系到饮食能量控制的效果，如有3个患者每天上班的路上需要30min，患者1每天步行上班、患者2每天骑自行车上班、患者3每天乘公交车上班，在不考虑身体差异的前提下，3位患者每天上班路上消耗能量分别为80.4kcal、144.3kcal和41.7kcal。可见不同上班方式其能量消耗的差异是成倍数的关系。为此，更有必要在为糖尿病患者设计饮食控制方案时进行能量消耗的精确计算。在此基础上，再为患者设计饮食治疗方案，可达到良好的饮食治疗目的。

为了加快能量测算的处理速度，该系统在广泛调查和收集社会各种职业作息数据的基础上设计了各种职业作息表，临床医生可运用职业作息表为每位新患者快速测算出每日的能量消耗。在患者能量测算的同时也可为患者设计健康的生活方式和身体锻炼项目。

（三）DTS实现对患者进行运动设计

运动是治疗糖尿病的重要手段之一，运动可以提高肌肉对葡萄糖的吸收能力，减轻肝处理葡萄糖的负荷，同时也能有效控制血糖的增高。

该系统运动治疗有两种应用方式：一种是针对愿意配合医生进行饮食治疗的患者，临床医生可在能量测算的同时加入运动项目，在加大患者的运动量的同时可提高饮食能量，有利于改善患者的饮食结构。另一种是针对不愿意进行饮食改变的患者，俗话说“体内损失体外补”，对于该类患者可采用保持原饮食方式基本不变而加大运动量的方式以保持患者能量的供需平衡，达到控制血糖的目的。该类应用应是有选择的，对于胰岛素抵抗型患者加大运动量不但无法控制血糖的增高而且还会致低血糖。总之运动设计功能为运动治疗糖尿病这架马车的运行开辟了一条新路，拓宽了临床医生应用运动治疗糖尿病的新思路。对于患者来说，十分具体的生活作息与运动设计处方从心理上增强了可信度和科学性，运动治疗已不再是医生嘴巴说说，患者耳朵听听，管听不管用的事情了。

（四）DTS实现真正的饮食治疗

糖尿病患者的饮食控制一直是临床医生和患者共同感到难以实施的难题。一方面因糖尿病患者的饮食控制比其他慢性疾病要严格得多。糖尿病患者的饮食控制必须达到每日甚至每餐生热营养素的均衡，避免血糖的不均衡波动和起伏。如此精确的饮食控制方式不采用定量化的饮食处方简直是无法实现的。另一方面令临床医生感到困难的是饮食控制不同于药物治疗，医生开出再苦的药品患者都能接受，但是人们从小养成的饮食习惯哪怕劝其改变一点患者都很难接受，除非病情发展到相当严重时才肯改变。患者的这种观念严重的阻碍了饮食治疗的实施。

对于患者来说，一方面改变饮食习惯非常困难，另一方面按照医生不确切的饮食医嘱进行自我控制饮食，常有较大偏差或是无从着手。因医院无法实现饮食的定量控制，一些医生唯恐患者不良饮食造成血糖增高，所以常常用绝对禁食糖、水果、肉类食品等方法，使患者的饮食得到控制，结果是患者饮食品种单调，尤其是老年患者，饮食和休息几乎就是其生活的全部。饮食单调不仅影响生活质量，而且对精神生活也造成巨大的压力。一些患者甚至产生“宁可亏命，也不亏嘴”的错误观念，给糖尿病的治疗带来不利因素。另外，根据临床营养治疗的经验，患者机械地降低生热营养素摄入量的同时，会造成我国居民饮食普遍缺乏的钙、锌和B族维生素进一步缺乏，甚至会致营养不良，进而可能导致患者抵抗力下降，并发症增多或提前出现并发症。

针对饮食控制的诸多难题，科研人员历经6年，攻克了治疗饮食自动配方、全功能营养素自动控制、营养质量自动平衡、食品精确配方取代食品宜忌、周日餐营养快速平衡处理、治疗饮食的科学性与实用性等一系列难题，并成功的应用到DTS和FDTS之中。该项技术可快速处理13类糖尿病、糖尿病并发症和60多种糖尿病临床症状治疗饮食设计，经过第二军医大学附属长海医院等单位应用测试，每位新患者门诊处理时间<5min，每位老患者处理时间＜1min。该处理速度基本满足了医院门诊的应用需求。通过上述一系列的攻关后，运用该系统糖尿病患者无须忌食任何食品，只要通过系统产生的治疗处方即可以实现饮食治疗的目的。

（五）DTS实现患者病情自我监测

患者血糖变化自我监测是糖尿病治疗的另一架马车。因血糖在体内变化非常灵敏，与人们日常生活和活动密切相关。血糖监测也是预防、诊断、治疗糖尿病的重要依据。在以往的治疗中血糖的测量均是在医院进行的，存在着收费高、及时性和方便性差等缺点。常因血糖监测不及时耽误糖尿病的预防、诊断和治疗。近年来，随着科学技术发展，血糖监测可在家庭中进行，为糖尿病预防和治疗创造了良好的条件。

DTS自我监测功能主要通过FDTS来完成，实现以医院治疗为依托的完整的家庭糖尿病治疗应用体系。患者可在医生的指导下，进行饮食、运动、药物治疗，并进行患者教育和自我监测。医院和家庭2套系统通过信息技术结合为一体，临床医生通过家庭信息详细资料，不仅可以掌握患者血糖监测的数据，而且可以详细了解患者的运动、饮食、营养和生活起居等详细数据，从中发现药物、饮食和运动治疗的效果，更好的总结出糖尿病治疗的经验和方案。

为了使FDTS得到患者的喜爱，项目组的全体科研人员从系统的艺术性、使用的方便性、应用的简单性、饮食变化的灵活性等方面进行了大量的创意与创新，使患者在轻松、简单、方便的环境中得到治疗和教育。

（六）DTS实现多方位的患者教育

糖尿病防治知识的宣传教育是糖尿病治疗的最后一架马车。在以往的治疗环境下因饮食治疗、运动治疗和自我监测等治疗措施都是靠医生对患者的宣传教育来完成的。这些治疗方法的贯彻实施完全依赖于医生的耐心和患者的接受程度。对于内分泌科医生来说，如果能为每位患者开出可定量的、应用方便的、像药品治疗处方一样的饮食和运动治疗处方，将会减轻许多宣传教育的工作量。尤其是对于文化不高、年龄偏大的患者教育他们怎样做，比直接告诉他们做什么要困难得多。

FDTS的宣传教育功能是通过多媒体信息技术来实现的。系统对主要营养素对人体健康的影响与作用进行了详细的配音解说，在系统的任何出现营养直方图地方只要用鼠标轻轻点击，就可发出标准的配音解说。该系统还对上千种食品营养含量、治疗作用等进行配音解说，如“食盐容易致血压增高，不宜多吃，每人每天不超过6g为宜”等，只要患者用到食盐时系统将不厌其烦提示患者，当患者对配音感到厌倦从而关闭声音后，我们再问患者食盐每天应食用多少时，患者可一口答出6g。根据应用调查运用实时教育方式，比提前教育方式的效果要好得多。在人体健康测量等应用中，系统配备了录像教学片，通过声像组合模式进行现场教学。该系统在每个应用功能中还配备了大量的文字教学资料，并应用联机教学模式使患者在使用中学习、边用边学，避免长篇大论带来的烦恼。

总之，DTS是根据临床治疗的经验和总结而研制的成果，该项成果还有待于在普及应用中不断的提高和升级换代，使我国糖尿病治疗技术得以不断的发展、提高，为糖尿病患者带来新的希望和信心。

第五篇

食品安全篇

食品安全是研究食品可能存在的威胁人体健康的有害因素及其预防措施,提高食品卫生质量,保护食用者安全的科学。主要内容为食品污染及其预防,包括污染种类来源、性质、含量、监测管理及预防措施,各类食品主要卫生问题,食品添加剂,食物中毒及其预防,以及食品卫生监督管理等。研究方法主要有食品化学及生物化学方法、食品毒理学方法、食品微生物学方法,生物学、物理学、医学、流行病学和行政与法制监督管理等。

采用现代食品卫生监督管理最新理论和技术成就,不断制订和修订各项食品卫生技术规范,并落实各项技术规范。不断完善法律法规,加强法制管理,明确执行机构人员职责,研究导致食物中毒的新病原物质,提高预防食物中毒的科学管理水平,提高食品卫生合格率,进而以危险性分析理论与方法和质量控制体系完善各种食品污染物、食品添加剂、保健食品等安全性评价、标准制订。扩大研究新食品污染因素,各种食品致癌原、新食品及加工时食品卫生问题,应采用良好生产工艺(GMP)和危害分析关键控制点(HACCP)管理系统,或国际标准化(ISO)认证,提高食品毒理、食品微生物、食品化学等各种检测分析方法水平。用食品卫生科学知识和法制教育群众,使其提高自我保护意识。不断加强WTO制定的SPS协议中所规定的食品安全与食品质量,保护人民健康。

第38章 Chapter

食品污染及其预防

食品在生产、加工、贮存、运输及销售时，会受到多方面污染，污染后有可能致急性短期效应的食源性疾病，或慢性长期效应食源性危害。常见食品安全问题均由这些污染物所致，按其性质可分为3类。

1. 生物性污染　包括微生物、寄生虫和昆虫污染，其中以微生物污染比重最大，危害也较大，主要有细菌及其毒素、霉菌及其毒素。食品中细菌包括致食物中毒、人畜共患传染病的致病菌和作为食品污染标志的非致病菌。寄生虫和其虫卵主要是通过患者、病畜的粪便，直接污染或间接通过水体或土壤污染。经常污染食品的昆虫有螨类、谷蛾、谷象虫等，均能降低食品质量。除肝炎病毒及脊髓灰质炎病毒外，一般病毒不易在食品繁殖，故很难通过食品传播疾病。

2. 化学性污染　来源复杂，种类繁多。主要有来自生产、生活和环境的污染物，如农药、有害金属、多环芳族化合物、N-亚硝基化合物、二噁英等；通过工具、容器、包装材料及涂料等溶入食品的原料材质、单体及助剂等物质；食品加工贮存中产生的物质，如酒中有害醇类、醛类等；滥用食品添加剂。

3. 放射性污染　主要来自放射性物质开采、冶炼、生产及生活应用与排放。特别是半衰期较长的放射性核素污染，对食品安全更为重要。

第一节　微生物污染及其预防

食品微生物污染不仅降低食品质量，而且对健康产生危害。微生物对食品污染可概括为：直接致病，如致病性细菌、人畜共患传染病源菌、产毒菌与毒素；相对致病菌一般不致病，只在特定条件下才有致病力的细菌；非致病性微生物，主要包括非致病菌、不产毒菌与常见的酵母，食品细菌绝大多数是非致病菌。

食品污染程度是间接估测食品变质可能性及食品卫生质量的重要指标，也是研究食品腐败变质原因、过程和控制措施的主要对象。

一、食品细菌污染与腐败变质

（一）食品细菌污染

食品细菌和非致病菌种类很多，对温度、pH、氧气、渗透压等要求不同。按温度要求不同，非致病菌分为嗜冷、嗜温和嗜热性菌3种。嗜冷菌≤0℃生长，多见于海水及冰水，鱼体易腐败与有嗜冷性腐败菌有关。嗜温菌15～45℃生长，最适为37℃，多数腐败菌为嗜温菌。嗜热性菌生长在45～75℃，在通常细菌不能发育或死亡的温度下仍能生长。能引起非酸性罐头食品腐败变质的嗜热脂肪芽胞杆菌及嗜热解糖梭状芽胞杆菌均为嗜热性菌。因非致病菌多为腐败菌，从影响食品卫生质量角度，应特别注意以下常见菌。

1. 常见食品细菌

（1）假单胞菌属：为革兰阴性无芽胞杆菌，需氧嗜冷，pH在5.0～5.2时繁殖，是典型腐败细菌，在肉和鱼类易繁殖，多见于冷冻食品。

（2）微球菌属和葡萄球菌属：为革兰阳性，嗜中温，营养要求较低。在肉类、水产品、蛋类常见，有些细菌可使食品变色。

（3）芽胞杆菌属与芽胞梭菌属：分布较广泛，尤其多见于肉类和鱼类。前者需氧或兼性厌氧，后者厌氧。属中温菌者多，间或嗜热菌，是罐头常见腐败菌。

（4）肠杆菌科各属：除志贺及沙门菌属外，皆为常见食品腐败菌。革兰阴性，需氧及兼性厌氧，嗜中温杆菌。多见于水产品、肉及蛋类。尤其沙雷菌属与鱼、牛肉腐败有关，且可使食品表面变红或变黏。

（5）弧菌属与黄杆菌属：均为革兰阴性兼性厌氧菌。主要来自海水或淡水，低温和5%盐水均生长，鱼类等水产品多见。黄杆菌属还能产生色素。

（6）嗜盐杆菌属与球菌属：革兰阴性需氧菌，嗜盐，12%食盐溶液，甚至更高浓度仍生长，多见咸鱼类，且可产生橙红色素。其中嗜低盐菌致病性值得重视。

（7）乳杆菌属：革兰阳性杆菌，厌氧或微需氧，乳品多见，能使乳变酸。

2. 评价指标与食品卫生意义　食品卫生质量细菌污染指标有菌落总数和大肠菌群。

（1）菌落总数：是指被检样品单位重量（g）、容积（ml）或表面积（cm^2）内，所含能在严格规定条件下，包括培养基及其pH、培养温度与时间、计数方法等条件下培养，所生成的细菌菌落总数。以菌落形成单位（colony forming unit，CFU）表示。

许多国家食品安全标准都采用此指标，规定各类食品菌落总数最高允许限量。我国已在许多食品规定菌落总数允许限量。食品细菌污染数量，虽不一定代表食品对人体健康危害程度，但反映食品卫生质量及产、贮、销时卫生措施和管理情况。故菌落总数是食品清洁状态的标志，用此指标可监督食品卫生状态。细菌繁殖分解食品成分，细菌数量越多，越能加速食品腐败变质。如$10^5/cm^2$牛肉在0℃可保存7d，而菌数$10^3/cm^2$时，同样条件可保存18d。利用菌落总数预测食品耐保藏性是菌落总数另一意义。但因食品性质、细菌种类及所处环境条件较复杂，从生态学分析，细菌存在着相互制约与菌丛平衡现象，细菌少时菌丛平衡被破坏，某种腐败菌呈现优势，故关于菌落总数与腐败程度对应关系研究有待继续探讨。

（2）大肠菌群：包括肠杆菌科埃希菌、柠檬酸杆菌、肠杆菌和克雷伯菌属。这些细菌均来自人和温血动物肠内，需氧与兼性厌氧，不形成芽胞，35～37℃能发酵乳糖，产酸产气的革兰阴性杆菌，仅极个别例外。许多国家用大肠菌群作为食品质量鉴定指标。我国对很多食品，如冷饮食品、熟肉制品、冰蛋、蛋粉、牛奶及奶制品等，规定大肠菌群数量。通常相当于100g或100ml食品中可能数表示，简称大肠菌群最近似数（maximum probable number，MPN），这是按规定方案检验结果，按Mccrady和Hopkins等概率论所求出统计数值。MPN是表示样品活菌密度估测。我国采用样品3个稀释度各3管乳糖发酵3步法。据各种可能检验结果，编制相应MPN检索表。

大肠菌群是直接或间接来自人或温血动物粪便。当粪便排出体外后，初期以典型大肠埃希菌占优势，2周后典型大肠埃希菌在外界影响下产生生理特性变异。食品中检出大肠菌群表示食品曾受到人与温血动物粪便污染；典型大肠埃希菌说明近期污染，其他菌属可能为陈旧污染。大肠菌群粪便存在数量较大，污染含量只要达0.001mg/kg，即可检出大肠菌群，此法不仅简易，且敏感。

因大肠菌群与肠致病菌来源相同，在通常条件下大肠菌群外界生存时间与主要肠致病菌一致，故大肠菌群另一重要食品卫生意义是作为肠致病菌污染食品的指示菌。

近年有将肠球菌也列为反映粪便污染指示菌。因大肠菌群是嗜中温菌，5℃以下基本不生长，故不适于低温水产品，尤其是冷冻食品。用肠球菌可弥补不足，肠球菌是链球菌科。链球菌属某些细菌，革兰阳性菌对外界抵抗力较强，其自然宿主是人和其他动物的肠。人体肠内粪链球菌尤其多见，故肠球菌的代表是粪链球菌。

（二）食品腐败变质

食品腐败变质（food spoilage），是指食品在一定环境因素影响下，由微生物作用而发生食品成分与感官性状的各种变化。

1. *食品腐败变质原因*

（1）微生物作用：是食品腐败变质的重要原因。微生物包括细菌、酵母和霉菌，但通常细菌常比酵母占优势。优势微生物本身生理特性是能产生分解食品中特定成分的酶，使食品发生带有一定特点的腐败变质。微生物所含的酶，一是细胞外酶将食品中多糖、蛋白质水解为简单物质；二是细胞内酶能将已吸收到细胞内简单物质进行分解，产生代谢产物，使食品有不良气味和味道。

（2）食品本身组成和性质：动植物食品本身含各种酶，适宜温度时酶活动增强，食品成分分解，加速腐败变质；如粮食、水果、蔬菜呼吸作用等。

食品营养素组成、水分多少、pH高低和渗透压大小等，对微生物增殖速度、菌群组成和优势细菌种有重要影响，决定食品耐藏与易腐，以及腐败变质进程和特征。蛋白质腐败基本特征主要是富含蛋白质的肉、鱼、禽、蛋等食品；糖类在细菌和酵母作用下，以产酸发酵为其基本特征；油脂以脂肪为主，不适于微生物增殖，主要是理化因素致酸败。食品pH高低是制约微生物并影响腐败变质重要因素之一。通常酸性食品pH在4.5以下，可抑制多种微生物。水分是微生物赖以生存和食品成分分解基础，水分含量是影响食品腐败变质的重要因素；其他环境因素，如温度、湿度、紫外线和氧等也有一定影响。

2. *化学过程、产物与鉴定指标*　腐败变质实质是食品中蛋白质、糖类、脂肪等分解，其程度常因食品种类、微生物种类和数量及其他条件影响而异。由于食品成分分解过程及其形成产物很复杂，故建立食品腐败变质定量客观指标尚需进一步研究。

（1）蛋白质分解：肉、鱼、禽、蛋及其他含蛋白质较多食品，主要以蛋白质分解为其腐败变质特征。蛋白质在腐败变质中，受动植物酶及微生物酶作用，蛋白质分解成为、胨、肽，再分解为氨基酸。细菌酶作用下，氨基酸经脱羧基、脱氨基、脱硫作用，形成多种腐败产物。在脱羧酶作用下，组氨酸、酪氨酸、赖氨酸、鸟氨酸脱羧分别生成组胺、酪胺、尸胺和腐胺，而尸胺、腐胺均有恶臭。在脱氨基酶作用下，氨基酸生成氨；带有甲基的氨基酸，脱下氨基与甲基构成一甲胺、二甲胺和三甲胺。色氨酸可同时脱羧、脱氨基形成吲哚及甲基吲哚，均有粪臭气味。含硫氨基酸在脱硫酶作用下，产生有恶臭的硫化氢。氨与一甲胺、二甲胺、三甲胺均具有挥发性和碱性，故称为挥发性盐基总氮（total volatile basic nitrogen，TVBN），如肉、鱼类样品水浸液，在弱碱环境下能与水蒸气一起蒸馏出来的总氮量。

鉴定指标：通常从感官、物理、化学和微生物确定适宜指标。以蛋白质为主食品，目前仍以感官指标最为敏感、可靠，特别是嗅觉可以判定食品是否有极轻微腐败变质。人嗅觉刺激阀的空气浓度（mol/L）：氨为2.14×10^{-8}、三甲胺5.01×10^{-9}、硫化氢1.91×10^{-10}、粪臭素1.29×10^{-11}。

此类食品物理指标，主要是根据蛋白质分解时低分子物质增多，有食品浸出物量、浸出液电导度、折光率、冰点下降、黏度上升及pH等指标。目前认为与腐败变质程度符合率高的化学指标有三项，主要是根据蛋白质分解产物定量测定。①挥发性盐基总氮：已列入我国食品卫生标准。②二甲胺与三甲胺：主要适用于鱼虾等水产品，是季胺类含氮物经微生物还原产生。③K值：指ATP分解的低级产物肌苷（HxR）和次黄嘌呤（Hx）占ATP系列分解产物ATP＋ADP＋AMP＋IMP＋HxR＋Hx百分比，主要适用于鉴定鱼类早期腐败。若$K\leqslant20\%$说明鱼体绝对新鲜，$K\geqslant40\%$鱼体已开始腐败。

（2）脂肪酸败：食用油脂与食品脂肪酸败程度，受脂肪饱和程度、紫外线、氧、水分、天然抗氧化物及铜、铁、镍等金属离子影响。油脂本身脂肪酸不饱和度、油料动植物残渣等，均促进油脂酸败。酸败化学反应仍在研究中，过程较复杂，有些问题尚待澄清，主要是油脂自身氧化过程，其次是加水水解。油脂自身氧化基本经3个阶段：①起始反应。脂肪酸（RH）在热、光线，或铜、铁等作用下，活化分解成不稳定自由基R·和H·。这些游离基（自由基）虽易消失，但遇分子氧时，即与氧生成过氧化物自由基。②传递反应。自由基使其他基团氧化生成新自由基，循环往复，不断氧化。如$R\cdot+O_2\rightarrow ROO\cdot$；$ROO\cdot+RHR\rightarrow ROOH+R\cdot$（ROOH称氢过氧化物）；ROOH在能量作用下继续产生自由基，如$ROOH\rightarrow RO\cdot+OH\cdot$；$RO\cdot+RH\rightarrow ROH+R\cdot$；$OH\cdot+RH\rightarrow H_2O+R\cdot$。③终止反应。在抗氧化作用下，自由基消失，氧化过程终结，产生某些相应产物。如$2R\cdot\rightarrow R\quad R$；$2RO\cdot\rightarrow ROOR$；$2ROO\cdot\rightarrow ROOR+O_2$。

在系列氧化时，主要分解产物是氢过氧化物、羟基化合物，如醛类、酮类、低分子脂酸、醇类、酯类等；还有如羟酸及脂肪酸聚合物、缩合物（如二聚体、三聚体）等。此外，脂肪酸败也包括脂肪加水分解，如产生游离脂肪酸、甘油及其不完全分解产物单酰甘油、二酰甘油。

脂肪自身氧化及加水分解所产生复杂分解产物，使食用油脂或食品脂肪带有若干明显特征。首先过氧化值上升，是酸败最早期指标；其次酸度上升，羰基（醛酮）反应阳性。由于酸败时，脂肪酸分解必然影响其固有碘价（值）、凝固点（溶点）、比重、折光指数、皂化价等也发生变化。酸败所特有哈喇味，肉鱼类食品脂肪变黄，即肉类超期氧化，鱼类油烧现象，也是油脂酸败鉴定中较为实用的指标。

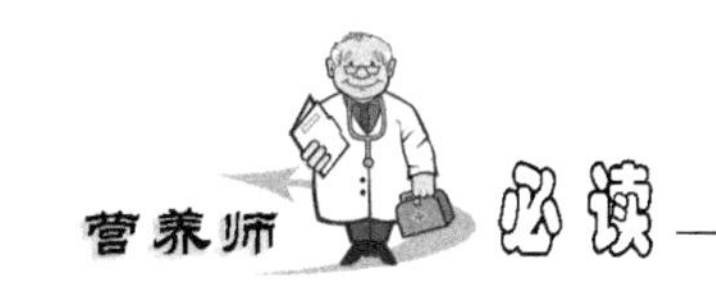

（3）糖类分解：包括单糖、寡聚糖、多糖及糖类衍生物。含糖类较多食品主要是粮食、蔬菜、水果、糖类及其制品。这类食品在细菌、酵母和霉菌所产生的相应酶作用发酵或酵解，生成各种低级分解产物，如醇、羧酸、醛、酮、二氧化碳和水。食品发生以上变化时，主要是酸度升高、产气和带有甜味、醇类等气味。

二、霉菌及其毒素污染和预防

（一）概述

霉菌（molds）属于真菌，生物学特征是有细胞壁，不含叶绿素，无根茎叶，以寄生或腐生方式生存，能进行有性或无性繁殖；菌丝体比较发达，没有较大子实体。

在自然界分布极广，有45 000多种，食品常见霉菌有毛霉属、根霉属、曲霉属、青霉属、木霉属、交链孢霉属、芽枝霉属、镰刀菌属。与食品卫生关系密切的霉菌大多属于半知菌纲的曲霉、青霉和镰刀霉属。

1. 发育和产毒条件 多数霉菌对人有益，也有些对人体有害，这主要是霉菌中少数菌种或菌株能产生对人体有害霉菌毒素。影响繁殖和产毒重要因素是食品基质水分含量，环境温、湿度，空气流通等情况。

（1）水分和湿度：食品水分含量是影响微生物及其增殖及腐败变质的重要因素。凡只能供微生物利用的那部分水，即水分活性（water activity，a_w）。其定义为在同一条件（温度、湿度、压力等）下，食品水分蒸汽压（P）与纯水蒸汽压（P_o）之比，即$a_w= P/P_o$。食品水分活性值大小反映游离水多少。所谓游离水，指细胞间可循环移动的水。食品中形成汁液，当压榨或切断食品时，游离水可分离，加热至水沸点时，游离水易被蒸发散出。结合水是在细胞内的原生质水，压榨、加热均不受影响。微生物必须在有游离水存在时，才能进行代谢活动。其繁殖需依靠足够的食品水分活性。食品重要微生物类群生长最低a_w，见表38-1。

表38-1 食品重要微生物类群生长的最低a_w

类群	最低a_w	类群	最低a_w
大多数使食品腐败细菌	0.94	嗜盐性细菌	0.75
大多数使食品腐败酵母菌	0.88	耐渗透压酵母菌	0.60
大多数使食品腐败霉菌	0.73	干性霉菌	0.55

食品a_w值越小，越不利于微生物增殖，a_w值<0.7霉菌均不能生长。粮食水分17%～18%是霉菌繁殖与产毒的良好条件。曲霉、青霉和镰刀菌均为中生性霉菌，适于繁殖环境相对湿度为80%～90%。如相对湿度降至70%，则粮食平衡水分可达：米、麦14%，大豆11%，干菜、干果30%，此时霉菌都不产毒。

（2）温度：按微生物发育所需温度，大体可分为嗜冷菌（psychrophiles）、嗜中温菌（mesophiles）及嗜热菌（thermophiles）。大部分霉菌温度20～28℃能生长；<10℃和>30℃时，生长显著减弱，0℃几乎不生长。但有的镰刀菌如拟枝孢镰刀菌能耐受低温到-20℃，三线镰刀菌可在低温下产毒。通常霉菌产毒温度略低于生长最适宜温度，如黄曲霉生长最适温度为37℃，产毒则28～32℃为宜。

（3）基质：霉菌营养来源，主要是糖和少量氮、矿物质，故极易在含糖饼干、面包、粮食中生长。不同基质对霉菌生长和产毒有一定影响。通常天然基质比人工培养产毒要高，黄曲霉菌易在玉米、花生产毒，在豆类产毒量很低。此外，通风条件对霉菌产毒素影响也不可忽视。因此，如将以上因素控制好，则可大大降低产毒机会，减少污染，防止产毒。

2. 主要产毒霉菌　产毒只限于少数产毒霉菌，而产毒菌种也只有部分菌株产毒，目前已知的主要有以下几种。①曲霉属：黄曲霉、赭曲霉、杂色曲霉、烟曲霉、构巢曲霉和寄生曲霉等。②青霉菌属：岛青霉、桔青霉、扩张青霉、圆孤青霉、皱褶青霉和荨麻青霉。③镰刀菌属：梨孢镰刀菌、拟枝孢镰刀菌、三线镰刀菌、雪腐镰刀菌、粉红镰刀菌、禾谷镰刀菌。④其他菌属：绿色木霉、漆斑菌属、黑色葡萄状穗菌等。

3. 食品质量评定及食品卫生意义　霉菌污染食品使食品食用价值降低，甚至不能食用。全世界每年平均至少有2%粮食因霉变不能食用，此外霉菌在各种食品或饲料中产生毒素致人畜中毒。

对霉菌污染食品评价：一是污染度，即单位重量或容积食品带染霉菌，我国已制定某些食品霉菌菌落总数国家标准，见表38-2；二是检测霉菌菌相的构成。

表38-2　食品中霉菌菌落总数国家标准

标准号	标准名称	项目	单位	指　标
GB 5420—2010	硬质干酪卫生标准	霉菌	cfu/g	≤50
GB 7101—2015	食品安全国家标准，饮料	霉菌	cfu/g	≤50
GB 14884—2016	食品安全国家标准，蜜饯	霉菌	cfu/g	≤50
GB 14891.2—1994	辐照花粉卫生标准	霉菌	个/g	≤100
GB 14891.4—1997	辐照香辛料卫生标准	霉菌	个/g	≤100
GB 14963—2011	蜂蜜卫生标准	霉菌	cfu/g	≤200
GB 2759.2—2015	食品安全国家标准冷冻饮品和制作样	霉菌	cfu/g	≤10
GB 19298—2014	食品安全国家标准包装饮用水	霉菌	fu/ml	不得检出
GB 17325—2015	食品工业浓缩果蔬汁（浆）标准	霉菌	cfu/ml	$\leqslant 10^2$
GB 17399—2016	食品安全国家标准，糖果	霉菌	cfu/g	不得检出
GB 7099—2015	食品安全国家标准，糕点、面包	霉菌	fu/g	

4. 霉菌毒素（mycotoxin）　是霉菌在其所污染食品产生的有毒代谢产物，目前已知有200种左右。不同霉菌毒素毒性不同，曾按其毒性性质分为肝毒、肾毒、神经毒、致皮肤炎物质、细胞毒及类似性激素作用物质；也按其化学结构不同而表示其毒性作用；目前均按所产生毒素主要霉菌名称来命名。

霉菌污染食品除变质外，更重要的与值得重视的是霉菌毒素致人、畜中毒。中毒表现有急性、慢性中毒，致癌、致畸和致突变等。曾发生过的中毒有麦角中毒、赤霉病麦中毒、食物中毒性白细胞缺乏症（alimentary toxic aleukia，ATA）、黄变米中毒和黄曲霉毒素中毒等。霉菌毒素中毒与传染病不同，没有传染性流行；常表现较为明显的地方性与季节性，甚至有些有地方病特征。为此，促进各国食品工作者对霉菌与霉菌毒素污染食品问题有进一步认识与研究。我国食品霉菌毒素污染，尤其赤霉病麦中毒与黄曲霉毒素对食品污染问题在某些地区较严重，威胁着人的健康。1970年以来，在霉菌产毒菌种、菌株及产毒条件、霉菌毒素化学、毒理学与检测方法研究等进展很快，结合我国实际情况，广泛深入调查各地区主要的食品中带染霉菌及其毒素含量、中毒机制、病原物质及防毒去毒措施。

霉菌毒素种类较多，而与食品关系密切、比较重要的有黄曲霉毒素、赭曲霉毒素、杂色曲霉素、烟曲霉震颤素、单端孢霉烯族化合物、玉米赤霉烯酮，伏马菌素，以及展青霉素、桔青霉素、黄绿青霉素等。

（二）黄曲霉毒素

黄曲霉毒素是由黄曲霉（aspergillus flavus）和寄生霉菌（aspergillus parasiticus）产生的代谢产物，有极强毒性和致癌性。黄曲霉常作为曲种用于食品发酵。1961年即发现污染黄曲霉花生饼使大鼠发生肝癌。1962年鉴定为致病物质，命名为黄曲霉毒素（aflatoxin，AF）。该毒素主要污染粮食和油料作物，能使动物发生急性中毒死亡与致癌。国内外已广泛重视，为食品常见霉菌代谢产物研究开辟新领域。

1. *化学结构与特性* 黄曲霉毒素是一类结构类似化合物，已分离鉴定的有20余种，分为B系与G系两大类。结构相似，均为二氢呋喃氧杂萘衍生物。毒性与结构有关，凡二氢呋喃环末端有双键者毒性较强，并有致癌性，如AFB_1、AFG_1和AFM_1。天然污染食品以AFB_1最多见，毒性和致癌性也最强，食品监测多以AFB_1作为污染指标。

黄曲霉毒素易溶于氯仿和甲醇，不溶于水、正己烷、石油醚及乙醚中。长波紫外光线下产荧光，据荧光颜色、Rf值不同而鉴定。耐热，烹调加工温度破坏很少；280℃时裂解，毒性被破坏；加氢氧化钠时，毒素内酯环破坏，形成香豆素钠盐，溶于水，可通过水洗去除，但加碱量要足够。

2. *产毒条件* 产生毒素的只有黄曲霉和寄生曲霉，产毒能力及产毒量在不同菌株差异极大。除菌株本身产毒能力外，湿度80%～90%、温度25～30℃、氧气＞1%时，均是黄曲霉生长繁殖产毒必要条件。此外，天然基质培养基如大米、玉米、花生粉等，比人工合成培养基产毒量高。我国广西地区产毒菌株最多，检出率为58%。

3. *对食品污染* 我国于1972～1974年进行全国食品黄曲霉素B_1普查，发现毒素污染有地区和食品种类差别。长江沿岸及以南地区污染严重，北方各省污染很轻。食品中花生、花生油、玉米污染严重，大米、小麦、面粉污染较轻，豆类很少污染。1992年对我国部分省市（广西、江苏、河北、北京）粮油食品AFB_1调查，结果花生污染率较高达55.6%，玉米仅15.6%。我国食品中黄曲霉菌B_1限量标准见表38-3。

世界各国农产品也普遍受黄曲霉毒素污染，通常热带和亚热带地区污染较重，其中花生和玉米污染最重。目前有60多个国家制订食品和饲料AFB限量标准和法规。实际建议限量标准为：食品AFB_1 5μg/kg；食品AFB_1、B_2、G_1和G_2总和为10～20μg/kg。牛奶AFB_1为0.05～0.5μg/kg，乳牛饲料AFB_1为10μg/kg。不论我国还是世界各国，都重视降低食品AFB限量标准，以达尽可能低水平，保障人畜健康。

4. *毒性* AFB有很强急性毒性，也有明显慢性毒性与致癌性。

（1）急性毒性：是毒性极强剧毒物，毒性为氰化钾10倍，对鱼、鸡、鸭、大鼠、豚鼠、兔、猫、狗、猪、牛、猴及人均有强烈毒性。最敏感动物是鸭雏，其AFB_1LD_{50}为0.24mg/kg体重。毒素属于肝毒，除抑制肝细胞DNA、RNA合成外，也抑制肝蛋白质合成。1次大量口服后，可有肝实质细胞坏死，胆管上皮增生、肝脂肪浸润及肝出血等急性病变。少量持续摄入则致肝纤维细胞增生、甚至肝硬化等慢性损伤。人体组织体外试验1mg/L即可阻止肝细胞DNA及RNA合成。

表38-3　食品中黄曲霉毒素B_1限量指标

食品类别（名称）	限量 μg/kg
谷物及其制品	
玉米、玉米面（渣、片）及玉米制品	20
稻谷[a]、糙米、大米	10
小麦、大麦、其他谷物	5.0
小麦粉、麦片、其他去壳谷物	5.0
豆类及其制品	
发酵豆制品	5.0
坚果及籽类	
花生及其制品	20
其他熟制坚果及籽类	5.0
油脂及其制品	
植物油脂（花生油、玉米油除外）	10
花生油、玉米油	20
调味品	
酱油、醋、酿造酱	5.0
特殊膳食用食品	
婴幼儿配方食品	
婴儿配方食品[b]	0.5（以粉状产品计）
较大婴儿和幼儿配方食品[b]	0.5（以粉状产品计）
特殊医学用途婴儿配方食品	0.5（以粉状产品计）
婴幼儿辅助食品	
婴幼儿谷类辅助食品	0.5
特殊医学用途配方食品[b]（特殊医学用途婴儿配方食品涉及的品种除外）	0.5（以固态产品计）
辅食营养补充品[c]	0.5
运动营养食品[b]	0.5
孕妇及乳母营养补充食品[c]	0.5

a 稻谷以糙米计

b 以大豆及大豆蛋白制品为主要原料的产品

c 只限于含谷类、坚果和豆类的产品

毒素能致人急性中毒，国内外都有报道。在非洲吃霉木薯饼中毒、泰国霉玉米中毒等。在中毒事件中，以1974年印度2个邦200个村庄暴发中毒性肝炎最为严重。居民因食用霉变玉米所致，中毒达390多人。症状为一过性发热、呕吐、厌食、黄疸，后出现腹水、下肢水肿，死亡很快；尸检有肝胆管增生。病者食用玉米AFB_1为6.25～15.6μg/kg体重，推算每人每天摄入$AFB_1$2～6mg。用霉玉米喂狗，发生同样症状并死亡。

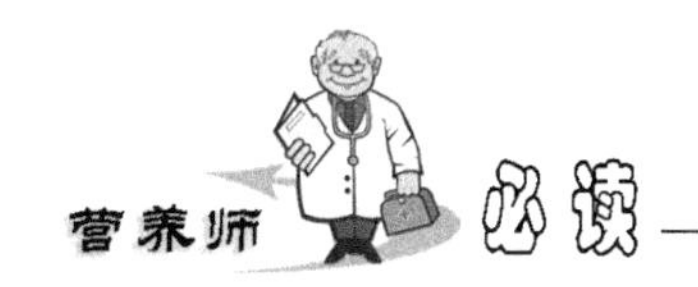

（2）慢性毒性：毒素持续摄入致慢性毒性，动物生长障碍，肝出现亚急性或慢性损伤。食品利用率下降、体重减轻、生长发育缓慢、母畜不孕或产仔少。

（3）致癌性：①诱发实验性肝癌。使鱼类、禽类、大鼠、猴及家禽等多种动物诱癌。不同动物致癌剂量差别很大，以大鼠最敏感。用含$AFB_1$15μg/kg饲料喂大鼠，68周后12只雄性大鼠全部患肝癌；80周后13只雌性大鼠也全部患肝癌。AFB_1比二甲基亚硝胺诱发肝癌能力强75倍，故黄曲霉毒素属极强化学致癌物。不仅致肝癌，在其他部位也可致肿瘤，如胃腺癌、肾癌、直肠癌及乳腺、卵巢、小肠等部位肿瘤。尚能在灵长类动物诱发肝癌，用含AFB_1饲料喂猴12次共170只，推算诱发猴产癌剂量为饲料含$AFB_1$200μg/kg，可见灵长类可能比大鼠对AFB_1致癌性有较强抵抗力。②与人类肝癌发生。从亚非国家和我国，包括肯尼亚、莫桑比克、菲律宾、斯威士兰、泰国和南非等地肝癌流行病学调查发现，某些地区人群饮食AFB与原发性肝癌（PHC）发生呈正相关。一度认为乙肝病毒（HBV）感染是PHC重要原因，但最近研究表明，PHC发病机制与AFB接触量较HBV感染和流行更重要。南非和莫桑比克10年监测结果表明，降低饮食AFB水平，HBV感染和PHC发病率均呈下降趋势。

5. 代谢和生化作用　AFB_1进入体内，必须经体内代谢过程，才能由前致癌物变成终致癌物。体内代谢主要是在肝微粒体酶作用下，脱甲基、羟化与环氧化反应，其中环氧化最重要。氧杂萘环OCH_3基脱甲基，生成AFP_1（去甲基酚型产物），再与葡萄糖醛酸或硫酸结合，自尿排出。AFB_1羟化后形成有毒性AFM_1，可出现在奶中。牛食用含毒素饲料，奶中即含其代谢产物AFM_1，故应重视AFM_1。

另一代谢产物是二呋喃环末端双键环氧化物（AFB_1-2，3-环氧化物）；一部分形成大分子结合物，与谷胱甘肽转移酶（GST）、尿苷二磷酸-葡萄醛基转移酶（USP-GT）或磺基转移酶结合，受环氧化酶催化水解而被解毒；另一部分与生物大分子DNA、RNA及蛋白质结合发挥其毒性、致癌及致突效应。许多研究表明，AFB_2活化代谢产物与DNA形成加合物，主要是亲电性攻击DNA的N_7鸟嘌呤，G-C碱基对是形成AFB_1-DNA加合物唯一位点。AFB_1诱发核甘酸序列改变主要在G-C位点，多半是G-C至T-A交换。大量研究表明，AFB_1-DNA加合物形成不仅有器官特异性和剂量依赖关系，且与动物对AFB_1致癌敏感性密切相关；AFB_1-DNA加合物形成AFB_1诱发突变和若干遗传毒效应，如染色体畸变、姐妹染色单体交换和染色体重排等密切相关。研究AFB_1-DNA加合物对癌变作用主要集中在AFB_1对原癌基因激活。毒素吸收后，移行在肝、奶较多，但不在体内累积，停用后1周，即经粪、尿全部排出。

6. 预防措施

（1）防霉：是预防食品被毒素污染的最根本措施。利用良好的农业生产工艺，从田间开始防霉，首先要防虫、防倒伏；收获季节及时去除霉玉米棒；脱粒后玉米及时晾晒。保藏应以低温，目前地下库保藏取得一定效果。除湿即降低水分，降至安全水分之下；粮粒含水＜13%，玉米＜12.5%，花生＜8%，霉菌即不易繁殖。注意通风；另外，除氧充氮或用二氧化碳保藏，效果也较好。γ射线与药物防霉，有待研究与推广。

（2）去毒：可用物理化学或生物学法将毒素去除，或用各种方法破坏毒素。①挑选霉粒法。国内曾在花生仁及玉米粒试用，去毒效果较好。②碾轧加工法。适用于受污染大米，碾轧加工降低米中毒素。③加水搓洗、加碱或用高压锅煮饭，适用家庭大米去毒。④植物油加碱去毒。黄曲霉毒素在碱性时，其结构破坏，形成香豆素钠盐，溶于水，因此加碱后再用水洗，即可去除毒素。

（3）限制各种食品毒素含量：我国食品AFB_1允许量标准：玉米、花生仁、花生油＜20μg/kg；玉米及花生仁制品（按原料折算）＜20μg/kg；大米、其他食用油＜10μg/kg；其他粮食、豆类、发酵食品＜5μg/kg；婴儿代乳食品不得检出；其他食品可参照以上标准执行。婴儿奶粉不得检出AFM_1，牛奶AFM_1＜0.5μg/L。

（三）杂色曲霉毒素

杂色曲霉毒素（ST）是一类化学结构近似化合物，10多种已确定；除异杂色曲霉毒素外部有2个呋喃环，与黄曲霉毒素结构相似。不同粮食品种ST污染量有差异，以间接竞争酶联免疫吸附试验（IC-ELISA），我国部分地区按ST污染量，由大到小顺序排列为杂粮及饲料＞小麦＞稻谷＞玉米＞面粉＞大米，污染量4～60μg/kg，个别地区品种200～300μg/kg。生物体可经多部位吸收ST，并诱发不同部位癌变。ST体内转运可能有2条途径，一是与血清蛋白结合后随循环到实质器官，二是经巨噬细胞转到靶器官。

毒素致死病变主要为肝，主要排泄途径是尿和胆汁。关于ST致癌机制，认为其中二呋喃环末端双键与致癌性有关。此双键与DNA尿嘧啶共价形成加合物，使DNA结构改变，复制错误。以^3H标记ST离体大鼠肝灌注发现，ST经肝代谢可变成1，2-环氧ST，与DNA结合形成1，2二氢-2（N_7尿嘧啶）-1-羧基ST，这可能是ST诱癌的机制。

（四）镰刀菌毒素

种类较多，从食品卫生角度主要有单端孢霉烯族化合物（TCTCs）、玉米赤霉烯酮、丁烯酸内酯和伏马菌素（FB）等毒素。

1. 单端孢霉烯族化合物

（1）结构：是一组主要由镰刀菌某些菌种产生的生物活性和化学结构相似的有毒代谢产物。目前已知从谷物和饲料中天然存在的主要有T-2毒素、二醋酸藨草镰刀菌烯醇（DAS）、雪腐镰刀菌烯醇（NIV）和脱氧雪腐镰刀菌烯醇（DON）。基本化学结构是倍半萜烯。因在C-12、C-13位形成环氧基，故又称12，13-环氧单端孢霉烯族化合物；12，13-环氧基是毒性化学结构基础。按照其化学结构在C-8位置上变化分为2大型。该类化合物化学性能非常稳定，溶于中等极性有机溶剂，实验条件下长期贮存不变，烹调过程不易破坏。

（2）毒性：毒性作用共同特点为较强细胞毒性，免疫抑制及致畸作用，有弱致癌性。急性毒性也较强，可使人和动物呕吐。浓度为0.1～10mg/kg即可诱发动物呕吐。除外，TCTCs是较强蛋白抑制类霉菌毒素，靠其倍半萜烯结构作用于翻译不同阶段；可能与细胞膜相互作用损伤细胞；与某些免疫调节药和细胞受体相互作用，可能是致免疫抑制作用机制之一。除共同毒性外，不同种化合物有特殊毒性表现。

①T-2毒素：是三线和拟枝孢镰刀菌代谢产物，为食物中毒性白细胞缺乏症病原物。其毒性作用极为广泛，主要破坏分裂迅速、增殖活跃组织器官，导致多系统多器官损伤；尤其骨髓、胸腺等淋巴组织受损最重。对小鼠有胚胎毒性和致癌性；并可致大鼠、小鼠、猴造血组织和血象改变。对淋巴组织造成变性坏死，这提示有免疫抑制作用；可致多种胃肠黏膜出血、坏死及软骨损伤，并能抑制蛋白质和DNA合成。动物实验大鼠每天喂5～15μg/kg，12～27.5个月后发现少数消化器官和脑部良、恶性肿瘤。若延长染毒时间，可诱发前胃上皮细胞癌。每天饲以1.5～3.0μg/kg体重，发现有致癌和促癌作用。由此认为T-2毒素可能有弱致癌效应；苏联已制

订谷物限量标准为100μg/kg。

②二醋酸蔗草镰刀菌烯醇：产生此毒素主要是蔗草和木贼镰刀菌。毒性与T-2毒素相似，损害动物骨髓等造血器官，白细胞持续减少，心肌退变出血。

③脱氧雪腐镰刀菌烯醇（DON）：也称致呕毒素，能产生该毒素的镰刀菌除禾谷镰刀菌外，尚有黄色、雪腐镰刀菌等。对动物急性毒性属剧毒或中等毒性。是赤霉病麦中毒病原物质，主要是致呕吐，猪对其致吐作用最敏感，经口最小量为0.1～0.2mg/kg。对皮肤坏死作用小于其他单端孢霉烯族化合物。致癌、致畸、致突变作用国内外都在研究中，多数研究证明有明显胚胎毒性和一定致畸、致突变作用。其代谢、分布和排泄以^{3}H标记DON对大鼠灌胃，很快经胃肠吸收，5min血即可测得放射性，30min达到高峰。主要存于血浆，脏器以肝、肾放射性较高，其次为脑、睾丸等。肾可能是排泄主要途径之一，体内可有一定蓄积，但无特殊靶器官。

对谷物和饲料的污染：单端孢霉烯族化合物在欧美谷物和饲料中，有不同程度污染；T-2毒素在谷物和饲料污染含量多在0.05～0.5mg/kg。最常受污染谷物是大麦，玉米虽较少受污染，但玉米NIV平均含量最高；小麦受DON污染最严重。DON和NIV谷物污染量有明显地区性差异，江苏、安徽、河南、甘肃、江西、上海调查正常小麦DON污染水平，阳性样品分别为50%～100%，含量为40～205μg/kg。据我国对小麦、玉米及玉米粉DON调查，参考国外限量标准，于1996年制订我国小麦、玉米及其制品中DON限量标准。

④雪腐镰刀菌烯醇与镰刀菌烯酮-X：两者B型毒素致人恶心、呕吐、疲乏、头痛，致大鼠、小鼠体重下降，肌肉张力下降与腹泻。

单端孢霉烯族化合物涉及产毒菌种甚多，产毒条件较复杂，在食品出现机会较多。因其急性毒性很强，慢性毒性作用，特别是致癌作用及致突变作用尚未阐明，所以在食品卫生学上意义比较重要。WHO认为此类毒素和黄曲霉毒素一样，是最危险的食品污染物，应优先对其进行深入研究。

2. 玉米赤霉烯酮　产生该毒素菌种主要有禾谷镰刀菌、黄色镰刀菌、木贼镰刀菌等。玉米赤霉烯酮是一类结构相似具有二羧基苯酸内酯化合物。主要作用于生殖系统，有类雌性激素作用，猪对该毒素最敏感。猪雌性激素综合征主要为青春期雌性猪外阴充血和水肿，严重时阴道和直肠脱垂、乳房肿大和乳头肥大，成年猪还可致不育症。雄性小猪可出现睾丸萎缩、乳腺肿大等雌性变化，并可使禽类和啮齿类发生雌性激素亢进症。玉米赤霉烯酮主要污染玉米，也可污染小麦、大麦、燕麦和大米等粮食作物。部分国家，如美国、南斯拉夫、法国等，玉米中赤霉烯酮含量波动在0.1～100mg/kg。我国南方部分地区，如江苏、安徽、河南、甘肃、江西等，进行小麦玉米赤霉烯酮污染调查，发现这些地区小麦中玉米赤霉烯酮污染较轻。我国目前尚未制订食品中玉米赤霉烯酮限量标准。巴西规定玉米中赤霉烯酮限量为200μg/kg；苏联规定谷物、油脂限量为1000μg/kg。

3. 伏马菌素（FB）　由串珠镰刀菌产生的FB，是一类不同多氢醇和丙三羧酸双酯化合物。1989年从FB分离出2种结构相似有毒物质，分别被命名为FB_1和FB_2，食品中以FB_1为主。FB是一组相关的极性代谢产物。

目前已知FB能致马属动物霉变玉米中毒，又称马脑白质软化症（ELEM），能诱发猪肺水肿（PPE），羊肾病变和狒狒心脏血栓，还可致大鼠肝中毒及肝癌，抑制鸡免疫系统功能。并证明FB明显增强二乙基亚硝胺致癌作用。值得注意的是，FB不仅是促癌剂，且是完全致癌物。大鼠饲料加$BF_1$50μg/kg，26个月后66%存活动物发生原发性肝癌。

主要污染FB_1食品为玉米及其制品，FB_1污染粮食较严重，意大利、巴西、匈牙利、秘鲁、法国等地的玉米污染水平为5000～334 000μg/kg。华盛顿地区超市抽样玉米制品至少有半数检出FB_1和FB_2，污染在世界范围内普遍存在。1996年我国对玉米、小麦等FB_1污染情况检测，不同地区均有不同程度污染。南非食管癌高发区流行病学调查，发现玉米被伏马菌素污染与低发区显著不同，高发区污染是低发区2倍多。我国食管癌高发区河南林县和低发区上丘县，伏马菌素在林县玉米污染率为48%，而上丘县为25%。从南非和我国某些地区食管癌高发认为与食用污染玉米有关。用^{14}C标志FB_1注射动物，20min后血浆达最高浓度，体内半衰期为18min；主要从粪便、胆汁、尿排出。

FB与神经鞘氨醇和二氢神经鞘氨醇结构极相似，均为神经鞘脂类长链骨架，是神经鞘脂类生物合成抑制剂。FB_1通过抑制酰基鞘氨醇来发挥其抑制作用，阻断神经鞘氨醇合成。神经鞘氨醇是细胞调控因子，从而影响DNA合成。FB为水溶性霉菌毒素，对热很稳定，不易被蒸煮破坏，故防止与控制污染农作物在生长、收获和贮存时，霉菌污染仍至关重要。国际化学品安全规划署指出应继续研究食品和饲料FB_1污染，及其与食管癌的可能关系、毒性和致癌机制。WHO食品中霉菌毒素协作中心（WHO-CCMF）也将FB作为近年需首要研究霉菌毒素之一。

（五）与食品污染关系密切的其他霉菌毒素

除上述外，还有些青霉产生毒素，对青霉及其毒素研究，主要因日本黄变米食用后引起中毒而受重视。现已从黄变米分离出霉菌，主要是黄绿青霉、桔青霉和岛青霉等。我国南方有些省份因早稻或晚稻收割后贮藏不良，也出现米粒呈不同程度黄色称"黄粒米"。从"黄粒米"已分离出除岛青霉和桔青霉外，尚有黄曲霉、烟曲霉、构巢曲霉等。

三、防止食品腐败变质措施

为防止食品腐败变质，延长食品可供食用期限，常对食品进行加工处理，即食品保藏。通过食品保藏改善食品风味，便于携带运输，但主要目的是防止食品变质。基本原理是改变食品温度、水分、氢离子浓度、渗透压、辐照及采用其他抑菌、杀菌措施，将食品微生物杀灭或减弱其繁殖能力。实际上各种保存方法都难以将微生物全部杀灭，仅延长微生物每代繁殖所需时间，以达到防止腐败变质。

（一）低温保藏与食品质量

1. 冷藏冷冻　冷藏是预冷后食品在稍高于冰点温度（0℃）贮藏。温度为−2～15℃，而4～8℃为常用冷藏温度。用此贮藏温度，贮期通常为数天到数周。其冷却方法有接触式冰块冷却法、空气冷却法、水冷法、真空冷却法。

食品冷冻是用缓冻或速冻方法先将食品冻结，而后在能保持冻结状态温度下贮藏的保藏方法。常用冻藏温度为−12～−23℃，而以−18℃为适用。贮藏食品短者可达数日，长者以年计。冷冻方式有两种：一是用制冷剂冻结，制冷剂有液氮和液体CO_2；二是机械式冷冻法。

2. 对食品微生物及化学过程影响　低温可以降低或停止食品微生物增殖速度，食品中活力和化学反应也同时降低，对质量影响较少，所以冷藏、冷冻是最常用保藏方法。微生物尤其在受到冰冻时，细胞内游离水形成冰晶体，对微生物有机械性损伤，因游离水被冰冻，细胞失

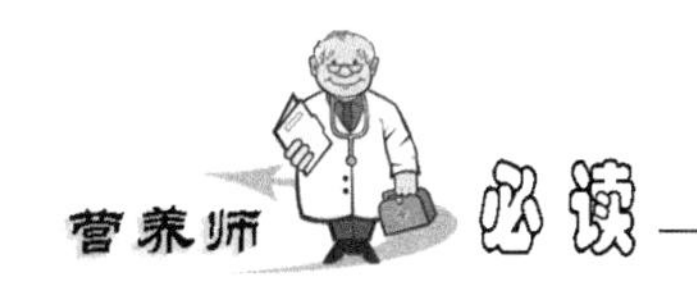

去可利用水分，造成干燥状态，细胞内细胞质形成浓缩而使黏度增大，电解质浓度增高，细胞质pH和胶体状态发生改变，导致细胞质内蛋白质部分变性，促进微生物抑制或致死。

（1）不同微生物对低温抵抗力：球菌比革兰阴性杆菌有较强抗冻能力。有芽胞菌体细胞和真菌孢子都有较强抗冻特性。温度越接近最低生长温度，微生物生长延缓愈明显。按种类，低温下生长在食品中主要细菌多属革兰阴性无芽胞杆菌。常见有假单胞菌属、无色杆菌属、黄色杆菌属、产碱杆菌属、弧菌属、气杆菌属、变形杆菌属、色杆菌属等。革兰阳性细菌有小球菌属、乳杆菌属、小杆菌属、链球菌属、芽胞杆菌属、梭状芽胞杆菌属等。酵母有假丝酵母属、酵母属、毕赤酵母属、丝孢酵母属等，以及赤霉属、芽枝霉属、念珠霉属、毛霉属、葡萄孢霉属等。

（2）影响微生物低温致死因素：低温可减弱食品化学反应，温度每下降10℃，化学反应速度降低50%。−7～−10℃仅少数霉菌尚能生长，而所有细菌和酵母几乎都停止生长。低温虽不能将酶破坏，但使其活力明显下降，当温度剧降到低于−20～−30℃时，微生物内所有酶反应实际几乎全部停止。

3. 冷冻工艺对质量影响　急速冷冻在现代冷冻工业中是指要求食品温度在30min内迅速下降到−20℃左右。缓冻是将食品置于−2～−5℃，令其缓慢冻结。通常−2℃以下开始冻结，−5℃左右，食品大部分水冻成冰晶。

（1）冰晶体影响：冻结时温度降低到食品开始冻结的温度（冻结点）时，处于细胞间隙水分，先形成冰晶体（核晶）。继之冰晶体附近溶液浓度增加，并受到细胞内液所形成渗透压推动及冰晶体对细胞挤压，以致细胞或肌纤维内水分不断向细胞，或肌纤维外界扩散并聚积于核晶周围，只要温度不超过−1～−5℃，核晶将向其周围食品成分不断吸引水，使晶体不断增大。因而在此温度带冻结食品，其细胞与组织结构必将受到体积增大冰晶的压迫而发生机械损伤以至溃破，故食品冷冻时应加速降温，以最短时间通过冰晶生成带，避免上述现象。迅速降温冻结食品，其内部生成核晶数量多，因晶核非常细小，故不会压破细胞膜，食品结构不致因受损伤而溃破。

冷冻食品解冻过程，对食品质量有明显影响。急速升温解冻时，食品内突然变化，融解水来不及被食品细胞吸收回原处，自由水增多，液体外泄降低质量；如解冻温度缓慢上升，即可避免情况，基本恢复冻结前新鲜状态。所以“急速冻结，缓慢化冻”原则，在冷冻食品应严格执行。

微波加热解冻食品方法，国外已普通推广使用。能将冻制预煮食品同时解冻和煮熟。肉食品在微波炉中，从解冻并加热到食用温度需时间很短。微波加热时，能量不是从外部传入，而是在食品外部和内部同时产生，故解冻后食品仍能保持同样结构和原有形状。

（2）蛋白质变质：低温冻结时，由于溶媒（水）流动和高分子水化状态发生变化而变性；蛋白质冻结变性主要取决于冻结速度和最后达到温度，速度越慢，温度越低，变性越严重。

变性原因可能是：冻结时食品内局部盐类浓缩吸水，破坏水化状态；食品起缓冲液作用成分物质产生溶解度差，使pH改变；冰晶生成与长大产生机械作用和冰与蛋白质相互作用；也可能与蛋白质分子间发生−SH基转化为−S−S−基有关。

4. 工艺卫生要求　不耐保藏食品，从生产到消费整个商业网中，应一直处于适宜低温下，即保持冷链。对冷链要求的理论基础是食品保存时间（time）、保存温度（temperature）和质量容许度（tolerance）三者间关系。即一定温度时一定时间后，食品质量变化程度。可根据食品种类或实用性编制TTT表或图，以此为基础求出不同温度平均每天质量降低量，推定贮藏和流通过程的食品质量，时贮藏界限很明确。还应注意冷藏或冷冻原料与工艺过程要求：①只有新鲜优质材料才能作为冻制食品；②用冷水或冰致冷时，要保证水和人造冰卫生质量相当于饮用水标准；③冻结用致冷剂要防止外溢；④冷藏车船要注意防鼠和有异味等；⑤防止冻藏食品干缩。

（二）高温杀菌保藏与食品质量

1. *原理与微生物耐热* 原理是食品经高温处理，微生物体内酶、脂质体和细胞膜被破坏，原生质构造呈不均状态，蛋白质凝固，细胞内一切代谢反应停止。经高温处理后，再结合密封、真空和冷却等方法，食品即可更长期保藏。热对微生物致死作用，不同微生物因本身结构特点和细胞组成性质不同，致死温度也不同，即各种微生物耐热性不同。食品工业微生物耐热性可用下列数值表示。

（1）*D* 值（decimal time reduction value，decimal reduction time）：是指在某一温度和条件下，活菌数减少1个对数周期所需时间，也即细菌90%死亡所需时间。时间常以“分”表示。*D* 值便于比较细菌加热死亡速度。由于同一细菌菌株在不同温度条件下*D*值不同，故*D*值要说明加热温度，在右下角注明加热温度（℃）。如加热温度为121.1℃表示为 D_{121}，其*D* 常用 *D*r 表示。同样温度下 *D* 值越大，所试菌耐热性越强。

（2）*F* 值：一定量细菌在某一温度下完全杀死所需时间为 *F* 值，以“分”表示，右下角注明加热温度如 F_{240}、F_{250}，目前常用 F_{250}。F_{250}也可用*Fr*代表。用*F*值以比较杀菌程度。食品加热杀菌条件也可按加热致死时间曲线（thermal death time curve）估测。在半对数纸上，纵轴（对数）表示 *D* 值，横轴表示温度（*t*℃）。画出所有微生物全部死灭所需最少加热时间、相对应温度坐标，将各坐标点连线，大致成一直线，称为加热致死-时间曲线。

（3）*Z* 值：1个对数周期加热时间，如由10min到100min所对应的加热温度变化值。如肉毒梭菌芽胞加热致死时间110℃为35min，100℃为350min，故其 *Z* 值为10℃。

2. *杀菌技术* 现代化热杀菌是采用微型信息处理机控制和连续监视所规定的杀菌过程，能及时反映杀菌过程变化，提高效果。食品工业常用热杀菌方式有高温灭菌法、巴氏消毒法、超高温处理法和煮沸法等。

（1）高温灭菌法：高压蒸汽锅110～121℃温度和20min左右时间处理食品，使繁殖型和芽胞型细菌被杀灭，可长期保藏。罐头食品是高温灭菌典型形式。高温灭菌法对食品营养素破坏较大，如维生素损失较多，对食品感官质量也有一定损害。

（2）巴氏消毒（巴斯德消毒）法：为不完全灭菌加热，只能杀死繁殖型（生长型）微生物，不能杀死芽胞。有低温长时间消毒法（LTLT），温度范围为62.8℃加热30min，多用于鲜奶、pH 4以下蔬菜、果汁罐头和啤酒、葡萄酒等杀菌。高温短时消毒法（HTST），温度71.7℃时间15s。

（3）超高温消毒法（UHT）：用137.8℃ 2s，能杀灭大部分细菌，且能使耐高温嗜热芽胞梭菌芽胞也被杀灭，又不影响食品质量。多用于消毒牛奶，具体做法是使牛奶在无搅拌时，以薄膜状态与过热蒸汽接触，或用高压过热蒸汽吹入牛奶中消毒。使用该消毒方法的牛奶无异味，如进行无菌包装，可在冷藏情况下保存数月不变质。

（4）煮沸法：100℃煮沸5min，则无芽胞细菌细胞质便开始凝固死亡；100℃煮沸10min，可完全杀菌，但带芽胞细菌杀不死。此法适于各种食品。

（5）商业灭菌：指罐头食品肉毒梭菌芽胞和其他致病菌，以及在正常贮藏和销售条件下能使内容物变质的嗜热菌均被杀灭。商业灭菌罐头偶尔含少数耐热性芽胞残留，但不在43℃以上温度贮存，常温保存时不能繁殖，故不会使内容物变质，此类称为商业无菌食品。

（6）微波加热杀菌：微波为高频电磁波，波长1～1000mm。国际上对食品工业用微波频率规定为915MHz和2450MHz 2个频率。机制为热效应和非热效应（生物学效应）。2450MHz微波炉加热食品，1s 1个极性分子旋转次数为24.5亿次，使食品温度迅速升高，微生物体内蛋白质产生热变性死亡，如牛奶加温72℃维持15s，消毒效果与常规巴氏消毒相类似。此外，远红外线（波长1000μm以上）加热可节省能源。

3. 对食品质量影响

（1）蛋白质化学反应。①100℃以下加热：蛋白质变性，易被酶消化，提高消化吸收率；但可使酶、激素失活。②100～150℃加热处理：赖氨酸和精氨酸游离氨基，与谷氨酸和天冬氨酸发生反应，生成新酰胺键交联。除赖氨酸以外，精氨酸、色氨酸、苏氨酸等，也均易与共存还原糖羰氨反应，产品有金黄色，以至棕褐色。③150℃以上过度加热：色氨酸、谷氨酸等在190℃以上热解，产生有诱变性杂环胺类。

（2）油脂烃160～180℃或以上温度加热：特别是250℃时产生过氧化物、低分子分解产物、脂肪酸的二聚体和多聚体、羰基和环氨基等，油脂变色、黏度上升、脂肪酸氧化，有一定毒性并破坏氨基酸等营养素。

（3）糖类的影响。①淀粉糊化：淀粉粒结晶被破坏，膨润与水结合，黏度增高。②淀粉性食品老化：直链淀粉比例大的玉米、小麦等淀粉，水分30%～60%，弱酸性；如保持60℃以上，即不发生老化。③食品褐变：有酶促褐变与非酶褐变。前者是酚酶催化酚类物质形成醌及其聚合物的结果，如苹果、梨及蔬菜含儿茶酚、咖啡酸、氯原酸等多酚化合物，酚酶催化时，首先被氧化为邻醌，在酚羟酶催化下形成三羟基化合物，在邻醌氧化下形成羟基醌，羟基醌易聚合形成有棕褐色现象。后者也称羰氨反应或美拉德（maillard）反应。是由蛋白质、氨基酸的氨基和糖及脂肪氧化醛、酮等羰基所发生的反应。

（三）脱水与干燥保藏

1. 脱水保藏　是普遍应用的食品保藏方法。主要是将食品中水分降至微生物生长繁殖所必需的含量以下。如对细菌应为10%以下，酵母应为20%以下，霉菌为13%～16%。如以水分活性（a_w）表示，则在0.6以下，通常微生物均不易生长繁殖。

食品脱水时所用温度通常较低，常不能破坏其中酶活性。为了破坏其活性常在脱水前进行预煮，即用热水或蒸汽加热到70℃煮1～3min称为漂烫；或0.13%亚硫酸及其盐类处理，二氧化硫可将食品氧化酶破坏。

2. 干燥保藏　实质是水分从物料表面向气相转移。干燥是利用能量去湿方法，根据能量传递不同有4种干燥法。

（1）热风干燥（对流干燥）：直接以高温热空气为热源，借对流传热将能量传给物料。

（2）接触干燥（传导式）：间接靠间壁导热将能量传给壁面接触物料；可以在常压下进行，也可在真空进行。真空接触干燥在食品业广泛应用。

（3）辐射干燥：利用红外线、远红外线、微波或介电等能源，将能量传给物料。

（4）冷冻干燥：又称真空冷冻、冷冻升华和分子干燥等，将湿物料先冻至冰点以下，水变为固冰，后在较高真空度下，冰直接转化为蒸汽去除。早期用于生物脱水，第二次世界大战后才用于食品业。如加工得当，大多数食品可长期保藏，保持原有物理、化学及感官性质不变。食用时加水复原后，恢复原有形状和结构。常用于肉类、水产类、蔬菜类、蛋类、速溶咖啡、速溶茶、水果、辛辣调味品、酱油等食品。

特点：①是在低于水的三相点压力下干燥，故此法特别适用于热敏及易氧化食品干燥，可保留新鲜食品色、香、味及维生素C等营养素。②因物料水存在空间，水分升华以后，食物形状基本维持不变，保持原有形状。③物料中水在预冻结后以冰晶形态存在，原溶于水的矿物质均匀地分布在物料中，避免通常干燥法因物料内部水分向表面扩散所携带的矿物质致表面硬化。④便于贮藏、携带和运输，在特殊条件下，仍有很好发展前景。如军需食品、登山食品、宇航食品、旅游食品及婴儿食品等。

（四）食品腌渍和烟熏保藏

让食盐或食糖渗入食品组织内，降低水分活性，提高其渗透压，选择性控制微生物活动和发酵，抑制腐败菌生长，可防食品腐败，保持食用品质，此方法称为腌渍保藏。

食品腌渍时，不论采用湿腌或干腌方法，食盐或食糖形成溶液渗透进入食品组织内，降低游离水分，提高结合水分及其渗透压，抑制微生物生长，故溶液浓度及扩散理论成为食品腌渍的重要理论基础。常见腌渍法有提高酸度、糖分和盐分浓度等。

1. 提高酸度

（1）酸渍法：用食用酸保藏，酸多选醋酸，因其抑制性强，且对人无害。醋酸浓度为1.7%～2%时，其pH为2.3～2.5，可抑制许多腐败菌生长。浓度为5%～6%时，许多不含芽胞腐败细菌死亡。常见有醋渍黄瓜、糖醋蒜等。

（2）酸发酵法：利用某些能发酵产酸微生物，在食品中发酵产酸，以提高食品酸度而保藏。酸发酵以乳酸菌最常用。乳酸菌为蔬菜本身存在菌，故为自然发酵产酸。我国民间喜食泡菜，多是利用乳酸发酵菌发酵。乳酸菌通常厌氧，故制作泡菜时，应防止空气进入。

2. 提高糖分或盐分

（1）盐腌保藏：盐腌食品，常见有腌鱼、腌菜、腌肉、咸蛋等，加入食盐量15%～20%，大多数腐败菌与致病菌在含食盐15%时都较难生长。

（2）糖渍保藏：糖渍的食品，常见有蜜饯、果脯等，加入糖量约为食品总重量50%，甚至60%，或更高些。糖类渗透压较低，1%蔗糖液仅0.7个大气压渗透压，而1%食盐即能产生6.1个大气压渗透压，故糖渍须用较高浓度。糖浓度50%以上时，才能抑制肉毒杆菌生长，如制止其他腐败菌及霉菌生长，糖浓度需达70%。某些酵母能耐很高渗透压，并能在糖浓度很高食品中生长繁殖，此种嗜渗透压性酵母可使蜂蜜、果酱和某些糖果变质。在缺氧条件下，霉菌和酵母菌均不易生长繁殖，故蜂蜜、果酱等应装瓶密封，隔绝空气。

3. 熏制　有冷熏（10～30℃）、温熏（30～50℃）、热熏（50～80℃）、焙熏（90～120℃）和液熏（用树干馏液喷或浸渍食品）等。熏烟或熏液虽有少量防腐物质，但主要靠食盐、脱水及肠衣防污染等防腐保藏，效果有限，且有致癌物污染的可能。

（五）食品辐照保藏

这是19世纪40年代发展的新技术，将放射线用于食品灭菌、杀虫、抑制发芽等，以延长期限；也用于促进成熟和改善食品品质等。照射后的食品为辐照食品。

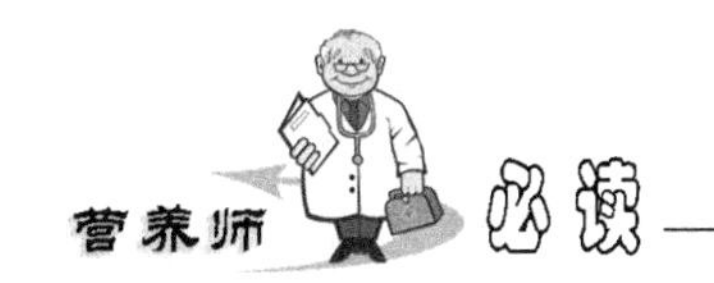

目前加工和实验用辐照源有^{60}Co和^{137}Cs产生γ射线，及电子加速器产生低于10兆电子伏（Mev）电子束。食品辐照分为静式和动式两种，静式是辐照前将包装好食品预先摆在辐照源所在地周围，定量进行翻转，确保辐照均匀。动式是用机械装置将食品输入磁场内不断回转，进行辐照。

据不同目的和食品类别，辐照剂量不同。辐照所用剂量以被辐照物吸收能量表示。1980年以后国际组织规定，被辐照物吸收辐照能1J（焦耳）称为1Gy（戈瑞），1Gy的1000倍和100万倍分别为kGy（千戈瑞）和MGy（兆戈瑞）。此前以rad（拉德）表示，1Gy＝100rad。国际原子能机构统一规定辐照剂量：5kGy以下称辐照防腐（radurization），杀死部分腐败菌，延长保存期；5～10kGy称为辐照消毒（radicidation），以消除无芽胞致病菌；10～50kGy称辐照灭菌（radappertization），可杀灭所有微生物。

食品辐照保藏工艺简单，食品辐照时仅轻微升温，称为冷加工。辐照是否安全，常用安全适宜性评价。辐照食品是否卫生安全评价归纳如下：①食品是否有放射性物质沾染，辐照结束时，γ射线不残留在食品上面，所以不存在放射性物质沾染。②是否会产生感生放射性，产生感生放射性与使用辐照剂量有关。辐射能级只有达一定阈值后，被照物才产生感生放射性。目前用于辐照放射源几乎都是^{60}Co和^{137}Cs，其γ射线能量分别为1.17Mev、0.66Mev，远低于5～10Mev可使被辐照物质产生感生射线能量阈值。同样以电子加速器为能源的辐照，其能量也低于产生感生射线能量阈值，故不产生感生射线。③毒性问题，用10kGy以下剂量辐照食品，经动物实验与人体观察结果都安全。④在照射剂量常规条件下，食品感官性状及营养素很少改变，10kGy以上辐照可有感官性状变化，出现所谓辐照气味及褐变反应。如低温、真空，高剂量照射前加入维生素C、食盐、碳酸氢钠等，可改善感官性质。

1984年FAO/WHO联合组织国际食品辐照咨询组（ICGFI）对所有辐照食品重大事项均经ICGFI讨论。1994年该组提出辐照食品模式法规，其中提出各类食品及目的有效剂量范围。

1984年以来国家卫生和计划生育委员会（原卫生部）批准发布辐照食品卫生标准共18项，其中专业标准7项，国家标准11项。以后为了能与国际辐照食品标准接轨，1997年发布6类辐照食品国家标准，保留3项辐照食品国家标准，以前发布的标准全部废止。有效标准，见表38-4。

表38-4　辐照食品国家标准

品种	编号	目的	平均吸收量（kGy）	发布（实施）时间
辐照熟肉类	GB 14891.1-97	消毒灭菌	8.0	1997-6（1998-1）
辐照花粉	GB 14891.2-94	消毒灭菌	8.0	1994-3（1994-6）
辐照干果果脯类	GB 14891.3-97	灭虫	0.4～1.0	1097-6（1998-1）
辐照香辛料类	GB 14891.4-97	消毒灭菌、灭虫	＜10.0	1997-6（1998-1）
辐照新鲜水果蔬菜类	GB 14891.5-97	抑制发芽、延迟成熟、延长货架期	1.5	1997-6（1998-1）
辐照猪肉	GB 14891.6-97	杀旋毛虫	0.65	1994-3（1994-6）
辐照冷浆包装	GB 14891.7-97	消毒灭菌	2.5	1997-6（1998-1）
辐照豆类、谷类及制品	GB 14891.8-97	灭虫	豆类0.2 谷类 0.4～0.6	1997-6（1998-1）

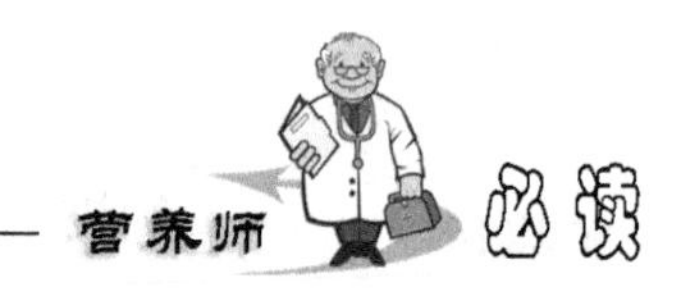

上述标准中还对辐照感官性状、卫生质量、农药残留及平均辐照吸收剂量、剂量匀度、加工许可、市场销售、设施安全防护、操作人员资格等都有严格规定。

第二节　化学性污染及其预防

一、农药中毒

（一）概述

1. 农药定义与分类　据我国《农药管理条例》（2017年修订）定义，农药是指用于预防、控制危害农业、林业的病、虫、草、鼠和其他有害生物及有目的地调节植物、昆虫生长的化学合成，或来源于生物、其他天然物质或者几种物质混合物及其制剂。农药对环境和食品造成污染，包括农药本体物及其有毒衍生物污染，称为环境农药残留或食品农药残留（pesticide residue）。按用途将其分为杀（昆）虫剂（insecticide）、杀（真）菌剂（fungicide）、除草剂（herbicide）、杀线虫剂、杀螨剂、杀鼠剂、落叶剂和植物生长调节剂等类型；使用最多的是杀虫剂、杀菌剂和除草剂。

按化学组成及结构将农药分为有机磷、氨基甲酸酯、拟除虫菊酯、有机氯、有机砷、有机汞等类型。目前世界上使用农药原药达1000多种。我国有近200种原药和近千种制剂，原药年总产量近40万吨，世界排名第2位。

2. 使用农药利与弊　减少农作物损失，提高产量，提高经济效益，增加食品供应是使用农药最大效益。据估计农作物在生长期因病、虫、草害造成损失达30%～35%，收获后损失10%～20%。如农药使用得当，可大幅度减少损失量。据国内外资料，如减少农药用量50%，则各类农作物和蔬菜水果收获量平均减少7%～58%；完全不用农药则收获量平均减少20%～70%。此外，农药用于林业、畜牧业、渔业、公共卫生和疾病控制等，对于提高绿化效率、增加动物性食品产量、减少虫媒传染病发生、改善人类生活环境等，也有良好作用。

此外，因农药大量和广泛使用，不仅可通过食品和水摄入、空气吸入和皮肤接触等途径对人体造成危害，如急、慢性中毒和致癌、致畸、致突变作用等，还可以使环境造成严重污染，环境质量恶化，物种减少，生态平衡破坏。

3. 农作物病虫草害防治发展方向　发展高效、低毒、低残留农药；开展综合防治，如增加生物农药，如微生物、植物、抗生素、激素等使用，培育抗病虫害和抗除草剂农作物品种，培育利用昆虫天敌及改善农作物栽培技术等。

（二）农药残留来源

进入环境的农药，可经多种途径污染食品。进入人体农药约90%通过食品摄入。

1. 农药对农作物直接污染　包括表面沾附污染和内吸性污染。

（1）农药性质：内吸性农药如内吸磷，对硫磷残留多，而渗透性农药如杀螟松和触杀性农药如拟除虫菊酯类残留较少，且主要残留在农作物外表，即表面沾附污染。稳定品种如有机氯、重金属制剂等比易降解品种如有机磷残留时间更长。

（2）剂型及施用方法：如油剂比粉剂易残留，喷洒比拌土施撒残留高。灌溉水施用农药，则对植物根基部污染较大。

（3）施药浓度和时间及次数：施药浓度高，次数频繁，距收获间隔期短则残留高。

（4）气象条件：如气温、降雨、风速、日照等，均影响农药清除和降解。

（5）农作物本身：农作物品种、生长发育阶段及食用部分。

2. 农作物从污染环境吸收农药　由于施用农药和工业“三废”污染，大量农药进入空气、水和土壤，成为环境污染物。农作物可长期从污染环境中吸收农药，尤其是从土壤和灌溉水中吸收农药。其吸收量与植物种类、根系情况和食用部分，施用农药剂型、方式和使用量及土壤种类、结构、酸碱度、有机物和微生物种类及含量等因素都有关。

3. 通过食品链污染食品　饲料污染农药可致肉类、奶类、蛋类污染；含农药工业废水污染江河湖海，进而污染水产品等。某些性质比较稳定农药，与特殊组织器官有高度亲和力农药，或可长期贮存于脂肪组织农药，如有机氯、有机汞、有机锡等，经食品链逐级浓缩，称为生物富集作用。

4. 其他来源污染

（1）粮库内用熏蒸剂等对粮食造成污染。

（2）禽畜饲养场所及禽畜身上用农药，对动物性食品污染。

（3）粮食贮存、加工、运输销售时污染，如混装、混放、容器及车船污染等。

（4）事故性污染：如将拌过农药种子误当粮食吃；施用时用错农药品种，或剂量而致农药高残留等。

（三）常见农药残留及其毒性

1. 有机磷　是目前使用量最大杀虫剂，有美曲膦酯（敌百虫）、敌敌畏、乐果、马拉硫磷等。部分品种可用作杀菌剂如稻瘟净、异稻瘟净、敌瘟灵，或杀线虫剂如克线丹、丙线磷、苯线磷。此类农药化学性质较不稳定，易降解而失去毒性，故不易长期残留，生物体蓄积性也较低。早期发展的某些品种如内吸磷、对硫磷等，对哺乳动物有较大毒性，大量接触或摄入可致急性中毒，甚至死亡。有机磷属于神经毒剂，主要抑制生物体内胆碱酯酶活性。部分品种有迟发性神经毒作用。慢性中毒主要是神经、血液系统和视觉损伤表现。多数有机磷农药无明显“三致”（致癌、致畸、致突变）作用。

2. 拟除虫菊酯类　可用作杀虫剂和杀螨剂。自20世纪70年代初合成第1个光稳定性拟除虫菊酯杀虫剂氯菊酯以来，之后得到迅速发展，目前大量使用品种达数十种。此类农药属高效低残留类农药，1980年后开发的产品，如溴氰菊酯（敌杀死、凯素灵）、丙炔菊酯、苯氰菊酯、三氟氯氰菊酯等，有效使用量甚至低于每公顷10g。在环境降解以光解（异构、酯键断裂、脱卤等）为主，其次是水解和氧化反应。拟除虫菊酯类农药缺点是高抗性，昆虫在较短时间内可对其产生抗药性，而使其杀虫活性降低，甚至完全丧失。多种农药复配使用，可延缓其抗性发生。

此类农药按其化学结构和作用机制可分为两型。Ⅰ型不含氰基，如丙烯菊酯（必那命）、联苯菊酯（天王星）、胺菊酯、醚菊酯、氯菊酯等。作用机制是致重复放电，即动作电位后去极化电位升高，超过阈值即引发一连串动作电位。Ⅱ型含氰基，如氰戊菊酯（速灭杀丁）、氯氰菊酪（灭百可、安绿宝）、溴氰菊酯、氟氯氰菊酯（百树得，百治菊能）、三氟氯氰菊酯等，作用机制是致传导阻滞，使去极化期延长，膜逐步去极化而不发生动作电位，阻断神经传导。去极化电位升高或去极化期延长发生，可能是此类化合物与生物膜结合后改变其三维结构和通透性，影响钠泵或钙泵功能，膜上钠离子通道持续开放（或关闭受阻），使钠离子持续内流的结果。另外，拟除虫菊酯还具有改变膜流动性，Ⅰ型使膜流动性增加，Ⅱ型使膜流动性降低，增加谷氨酸、天冬氨酸等兴奋性神经介质和cGMP释放，干扰细胞色素C和电子传递系统正常功能等作用。此类农药常有多种顺反异构和光学异构体，不同异构体药效和毒性有很大差异，其中顺式和右旋者活性通常较大。

此类农药多属中等毒性或低毒性，其LD_{50}为数十到数百mg/kg体重，对胆碱酯酶无抑制作用。急性中毒多为误服或生产性接触所致。主要是神经系统症状，如流涎、多汗、意识障碍、言语不清、反应迟钝、视物模糊、肌肉震颤、呼吸困难等，重者可致昏迷、抽搐、心动过速、瞳孔缩小、对光反射消失、大小便失禁，可因心力衰竭和呼吸困难而死亡。安定药、中枢性肌肉松弛药及阿托品类可缓解症状，但不宜使用碘解磷定（解磷定）等有机磷中毒特效解毒剂。

拟除虫菊酯类农药对皮肤有刺激和致敏作用，可致皮肤感觉异常如麻木、瘙痒及迟发性变态反应。因其蓄积性及残留量低。慢性中毒较少见。诱变试验结果不一，个别品种（如氰戊菊酯）大剂量时，可能有诱变性和胚胎毒性，有关其致癌和致畸尚少有报道。

3. 氨基甲酸酯类　20世纪50年代美国合成第1种氨基甲酸酯类杀虫剂西维因，目前使用有50多种。用作杀虫剂，常用品种有西维因、涕灭威、混戊威、克百威、灭多威、残杀威等，或除草剂如禾大壮、哌草丹、丁草特、野麦畏等，某些品种如涕灭威、克百威还兼有杀线虫活性。此类农药优点是药效快，选择性较高，对温血动物、鱼类和人毒性较低，易被土壤微生物分解，且不易在体内蓄积。毒性作用机制与有机磷类似，也是胆碱酯酶抑制药，但其抑制作用有较大可逆性，水解后酶活性可不同程度恢复。其急性中毒主要表现为胆碱能神经兴奋，目前尚未见有迟发性神经毒作用。慢性毒性和“三致”毒性报道也不完全一致，近年有研究表明此类农药在弱酸条件下，可与亚硝酸盐生成亚硝胺，可能有一定潜在致癌作用。

4. 有机氯　是早期使用的最主要杀虫剂。环境中很稳定，不易降解。如滴滴涕（DDT）在土壤中消失95%的时间为3～30年，平均10年，脂溶性强，生物体内主要蓄积于脂肪组织。多属低毒和中等毒，急性中毒主要是神经系统和肝、肾损害。实验动物长期低剂量摄入有机氯农药，可致慢性中毒。主要为肝病变、血液和神经系统损害；可经胎盘屏障进入胎儿，部分品种及其代谢产物有一定致畸性。人群流行病学调查表明，用此类农药较多地区，畸胎率和死胎率比用此类农药较少地区高10倍左右。某些有机氯农药动物实验有一定致癌作用。据报道较大剂量的DDT可使小鼠、兔和豚鼠等动物肝癌发生率明显增高。

1940年以来，DDT被大量使用，有机氯对环境污染不断增加，现在世界上几乎任何地区环境均能检出有机氯，甚至在从未使用过的地区如南极、北极，由于气流和水流携带，目前也可检出有机氯污染，故目前各类食品大多可检出不同程度有机氯残留。水生生物对有机氯有较强生物富集作用，富集系数藻类为500，鱼、贝类2000～3000，而食鱼的水鸟达10万以上。

因有机氯农药易在环境长期蓄积，并通过食品链逐级浓缩，有一定潜在危害和“三致”毒性，许多国家已停用。我国1983年停产，1984年停用六六六和DDT等有机氯农药。但目前对停止使用有机氯农药仍有争议，尤其是生物半衰期较短品种如硫丹、甲氧滴滴涕等。

5. 杀菌剂　有机汞类杀菌剂如西力生（氯化乙基汞）、赛力散（醋酸苯汞）等，因其毒性大且不易降解，我国于1972年起停用。有机砷类杀菌剂（稻脚青、福美砷、田安等）在体内可转变为毒性很大的As^{3+}，导致中毒和癌症。乙撑双二硫代氨基甲酸酯类杀菌剂

（代森锌、代森铵、代森锰锌等）在环境中和生物体内，可转变为致癌物乙基硫脲。苯丙咪唑类杀菌剂多菌灵、噻菌灵及在植物体内可转变为苯丙咪唑的托布律和甲基托布律等，对小麦赤霉病、黑穗病、水稻纹枯病、稻瘟病和甘薯黑皮病等多种农作物病害，有较好防治效果。但有报道表明，此类农药高剂量可致大鼠生殖功能异常，并有一定致畸、致癌作用。托布津和甲基托布津除可转变为苯丙咪唑外。还可被代谢为乙烯硫代氨基甲酸酯，进而生成乙烯硫脲。

6. 除草剂　大多数除草剂对动物和人毒性较低。且由于多在农作物生长早期使用，故收获后残留量通常很低，危害性相对较小。但部分品种有不同程度"三致"（致癌、致畸、致突变）作用，应予足够重视。如阿特拉津（莠去津）有一定致突变、致癌作用；2，4-D和2，4，5-T及其所含杂质四氯二苯、对二噁英有较强致畸、致癌作用。

7. 混配农药毒性　2种或2种以上农药合理混配使用，可提高效果，并可延缓昆虫和杂草产生抗性，故近年来混配农药生产和使用品种日益增多。多种农药混合或复配使用，有时可加重其毒性，包括相加及协同作用；如有机磷可增加拟除虫菊酯类农药毒性，氨基甲酸酯和有机磷农药混配使用，则对胆碱酯酶抑制作用显著增强；有机磷农药也常有明显协同作用。但对多种农药混合或复配使用联合毒性作用，研究相对较少；且将多种农药联合作用动物实验资料外推到人类，也还存在较多难以解释的问题。

（四）贮藏和加工对农药残留量影响

1. 贮藏　谷物在仓储时农药残留量缓慢降低。但部分农药可逐渐渗入内部而致谷粒内部残留量增高。蔬菜、水果在低温贮藏时，农药残留量降低十分缓慢。如0～1℃贮藏3个月，大多数农药残留量降低均不到20%。贮藏温度对易挥发农药残留量影响很大。如硫双灭多威在−10℃很稳定，在4～5℃时很快挥发。易挥发敌敌畏等在温度较高时，其残留量降低更快。水果表皮残留农药，贮藏时有向果肉渗入趋势。

2. 加工　常用食品加工过程通常可不同程度降低农药残留量，但特殊情况下也可使农药浓缩、重新分布或生成毒性更大物质。

（1）洗涤：可除去农作物表面大部分农药残留，其残留量减少程度与施药天数有关。高极性、高水溶性者易除去。热水洗、碱水洗、洗涤剂洗、烫漂等能更有效降低农药残留量。

（2）去壳、剥皮、碾磨、清理：通常能除去大部分农药残留。如柑橘果皮甲基嘧啶磷为0.5～5mg/kg时，果肉＜0.3mg/L。带皮菠萝用三唑酮浸渍11d后，果肉残留仅为果皮中0.5%～1%。谷物经碾磨加工，去除谷皮后，多数农药残留量减少70%～99%。内吸性农药经此类处理后减少不显著，如土豆去皮后，甲拌磷和乙拌磷仅减少50%和35%；而非内吸性毒死蜱和马拉硫磷几乎完全去除。蔬菜摘捡后，农药残留量大幅度减少，应注意剔除外层叶片等，用作饲料可致动物性食品农药残留问题。

（3）水果加工：对农药残留量影响取决于加工工艺和农药性质。带皮加工果酱、干果、果脯等农药残留量较高，而果汁残留量较低，但果渣含量较高，如苹果汁、果渣、干果渣中双苯三唑醇和氯菊酯残留系数分别为1、25和75。

（4）粉碎、混合、搅拌：因组织和细胞破坏而释放出酶和酸作用，可增加农药代谢和降解，但也可产生较大毒性代谢物。

（5）罐装：农药残留量降低程度，主要受热稳定性影响。对硫磷仅降低13%～14%，而马拉硫磷几乎全被破坏。

（6）油脂加工：高脂溶性农药可大量进入油脂，如橘油对硫磷浓度为柑橘整体100～300倍。植物油精炼工艺尤其是脱臭处理，能不同程度减少农药残留量。如林丹、DDT、敌敌畏、马拉硫磷、毒死蜱等农药残留量，可减少70%～100%。

（7）发酵酒：生产啤酒原料大麦、啤酒花等常有草甘磷、杀螟硫磷等农药残留，但生产时过滤、稀释、澄清等工艺可除去大部分农药，故啤酒农药残留量较少。葡萄酒生产无稀释工艺，其农药残留量较高，尤其是带皮发酵红葡萄酒。

（8）烹调：与农药性质、时间、温度、失水量、密闭情况等有关。白菌清在开放式烹调时，85%～98%可挥发；密闭烹调则50%水解进入汤中。蔬菜农药残留烹调后减少15%～70%。煮饭、烘烤面包等也可不同程度地减少农药残留量。

（五）控制食品农药残留量措施

1. 加强对农药生产和经营管理　许多国家有严格的农药管理和登记制度。美国由联邦政府环保局负责登记和审批农药，日本由农业部负责。我国国务院2017年发布《农药管理条例》规定，由国务院农业行政主管部门负责全国农药登记和监督管理，部属农药检定机构负责全国农药具体登记。申请农药登记需提供农药样品及产品化学、毒理学、药效、残留、环境影响、标签等资料。申请资料分别由国务院农业、化学工业、卫生、环境保护部门和全国供销合作总社审查并签署意见后，由农药登记评审委员会综合评价，符合条件者由主管部门发给农药登记证。《农药管理条例》还规定我国实行农药生产许可制度，即生产已依法取得农药登记的农药，还必须报行政管理部门批准。未取得农药登记和农药生产许可证的农药不得生产、销售和使用。农药生产许可证有效期为5年，有效期届满90日前需要继续生产农药的，应向主管部门申请延续。

我国颁布的《食品安全性毒理学评价程序》（GB 15193.1-2014），对农药及食品农药残留毒性试验方法和结果评价有具体规定和说明。我国《农药管理条例》同时也强调对农药经营管理。

2. 安全合理使用农药　我国颁布的《农药合理使用准则》（GB/T 8321.1～8321.10），对主要作物和常用农药规定最高用药量或最低稀释倍数，最多使用次数和安全间隔期，最后1次施药距收获期天数，以保证食品农药残留不超过最大允许限量标准。同时应注意对农民宣传和指导，加强安全防护工作，防止农药污染环境和农药中毒事故。

3. 制订和严格执行食品中农药残留限量标准　我国至1996年已颁布33个食品中农药残留限量国家标准（共计79种农药）和24个相应农药残留分析方法标准计52种农药。联合国粮农组织（FAO）定期出版 *Pesticide Residues in Food* 记载有各类农药的ADI和食品法典委员会（LAC）制订的各类食品中残留限量标准及残留量分析方法、实际残留量测定资料和毒理学资料等，可供参考。经常性食品卫生监督中应加强对农药残留量检测，严格执行食品中农药残留限量标准。

4. 制订我国农药政策　制订适合我国农药政策，开发高效低毒低残留新品种，及时淘汰或停用高毒、高残留、长期污染环境品种，推广先进施用技术和喷洒器具，大力提倡作物病虫害综合防治，整治农药生产和使用对环境造成的污染等。

二、有害金属对食品污染

(一)污染途径、毒性作用特点和控制措施

环境中80余种金属元素可通过食品和饮水,以及呼吸系统吸入和皮肤接触等途径进入人体,其中有些金属元素较低摄入量时,对人体即可产生明显毒性作用。如铅、镉、汞等,常称为有毒金属。另外许多金属元素,甚至包括某些必需元素,如铬、锰、锌、铜等,如摄入过量也可对人体产生较大毒性作用或潜在危害。

1. 污染食品途径

(1)某些地区特殊自然环境高本底含量:体内元素含量与其所生存大气、土壤和水中这些元素含量呈明显正相关。由于不同地区环境中元素分布不均一性,可造成某些地区某种和某些金属元素本底值相对高于或明显高于其他地区,而使这些地区生产食用动、植物中有害金属元素含量较高。

(2)因人为环境污染而造成有毒、有害金属元素对食品污染:随着工农业发展,使用化学物,包括有毒、有害金属元素物质日益增多,对环境造成污染日趋严重,对食品可造成直接或间接污染。

(3)食品加工、贮存、运输和销售:加工、贮存、运输和销售时,使用或接触机械、管道及添加剂中含有有毒、有害金属元素导致食品污染。

2. 食品有害金属污染毒作用特点　摄入有害金属元素污染的食品,对人体可产生危害。

(1)强蓄积性:进入体内后排出缓慢,生物半衰期多较长。

(2)食品链生物富集:可经食品链生物富集作用,在生物体及人体内达到很高浓度。如鱼、虾等水产品汞和镉等金属毒物含量,可高达其生存环境浓度数百,甚至数千倍。

(3)有毒、有害金属污染:常以慢性中毒和远期效应如致癌、致畸、致突变为主。因食品有毒、有害金属污染量通常较微量,食品食用经常性和人群广泛性,常导致不易及时发现大范围人群慢性中毒,以及对健康远期或潜在危害;也可因意外事故污染或故意投毒等致急性中毒。

3. 影响金属毒物毒作用强度因素

(1)存在形式:以有机形式存在的金属及水溶性较大金属盐类,因其消化系统吸收较多,通常毒性较大。如氯化汞消化系统吸收率仅为2%左右,而甲基汞达90%以上;但也有例外,有机砷毒性低于无机砷。氯化镉和硝酸镉因其水溶性大于硫化镉和碳酸镉,毒性较大。

(2)健康和营养状况及营养素含量:尤其是蛋白质和某些维生素,如维生素C营养水平,对金属毒物吸收和毒性有较大影响。

(3)金属元素间或金属与非金属元素相互作用:铁可拮抗铅毒作用,原因是铁与铅竞争肠黏膜载体蛋白和其他相关吸收及转运载体,减少铅吸收;锌拮抗镉毒作用,因锌可与镉竞争含锌金属酶类;硒可拮抗汞、铅、镉等重金属毒作用,因硒能与这些金属形成硒蛋白络合物,使其毒性降低,并易于排除。

此外,某些有毒、有害金属元素可产生协同作用。砷和镉协同作用可造成对巯基酶严重抑制而增加其毒性,汞和铅共同作用于神经系统,加重其毒性作用。

4. 预防及对危害处理

(1)消除污染源:是降低有毒、有害金属元素对食品污染的主要措施。如控制工业"三废"排放,加强污水处理和水质检验;禁用含汞、砷、铅农药和劣质食品添加剂;金属和陶瓷管

道、容器表面应做必要处理；发展并推广使用无毒或低毒食品包装材料等。

（2）制订标准：制订各类食品有毒、有害金属最高容许限量标准，并加强经常性监督检测工作。

（3）妥善保管：防止误食误用及意外或人为污染食品。

（4）处理已污染食品：应据污染物种类、来源、毒性大小、污染方式、程度和范围、受污染食品种类和数量等情况，做不同处理。处理原则是确保食用人群安全的基础上，尽可能减少损失。处理方法如剔除污染部分，使用特殊理化或加工方法，破坏或去除污染物；限制性暂时食用、稀释、改作他用或销毁等。

（二）主要有害金属对食品污染及毒性

1. 汞（Hg）

（1）来源：汞及其化合物广泛用于工农业生产和医药卫生行业，通过废水、废气、废渣等污染环境。除职业接触外，进入人体汞主要来源于受污染食品，其中以鱼、贝类食品甲基汞污染对人体危害最大。

含汞废水排入水体后，所含金属汞或无机汞可以在水体，尤其是底层污泥中某些微生物作用下转变为毒性更大有机汞，主要是甲基汞；并可由食品链生物富集作用在鱼体内达到很高含量。日本水俣湾鱼、贝汞含量高达20～40mg/kg，为其生活水域汞浓度数万倍。我国某地江水含汞为0.000 2～0.000 4mg/L时，鱼体内为0.89～1.65mg/kg，其浓缩倍数也高达数千倍。由于水体汞污染而导致其中生活的鱼贝类含大量甲基汞，是影响水产品安全性主要因素之一。除水产品外，含汞农药使用和废水灌溉农田，污染农作物和饲料，造成谷类、蔬菜水果和动物性食品汞污染。

（2）对人体危害：金属汞几乎不吸收，无机汞吸收率也很低，90%以上随粪便排出；有机汞吸收率很高，甲基汞90%以上被吸收。吸收后汞迅速分布到全身组织和器官，以肝、肾、脑等含量最多。甲基汞亲脂性和与巯基亲和力很强，可经血-脑屏障、胎盘屏障和血-睾屏障，在脑内累积，导致脑和神经系统损伤，并可使胎儿和新生儿汞中毒。

汞是强蓄积性毒物，人体内生物半衰期平均为70d 左右；脑内潴留时间更长，半衰期为180～250d 。汞可通过尿、粪和毛发排出，故发汞可反映体内汞潴留情况。

长期摄入甲基汞污染食品可致甲基汞中毒。20世纪50年代日本发生典型公害病水俣病，是因含汞废水严重污染水俣湾，当地居民长期大量食用该水域捕获的鱼类，而致急性、亚急性和慢性甲基汞中毒。我国松花江流域在1950–1970年也曾发生江水被含汞工业废水污染而致鱼体甲基汞明显增加，沿岸渔民长期食用被污染鱼类，致慢性甲基汞中毒。

甲基汞中毒主要表现是神经系统损害，如运动失调、语言障碍、视野缩小、听力障碍、感觉障碍及精神症状等。严重者可致瘫痪、肢体变形、吞咽困难，甚至死亡。体内甲基汞蓄积量达 25mg 时出现感觉障碍，55mg 时运动失调，90mg 时语言障碍，170mg 时听觉障碍，200mg 时则致人死亡。血汞 200μg/L 以上，发汞 50μg/L 以上，尿汞 2μg/L 以上，表明有汞中毒可能。血汞＞1mg/L，发汞＞100μg/L可有明显中毒症状。

（3）食品汞允许限量：FAO/WHO 提出暂定每周可耐受摄入量（PTWI）为0.3mg，其中甲基汞 ＜0.2mg ；相当 0.005mg/kg 体重，甲基汞相当 0.003 3mg/kg 体重。我国食品卫生标准（GB 2762-2017）规定食品汞容许限量为（≤mg/kg）：鱼类和其他水产品甲基汞0.5，肉类、蛋类0.05，粮食0.02，蔬菜、水果、薯类、牛奶0.01。日本水产品标准为总汞0.4（甲基汞0.3）。

2. 镉（Cd）

（1）来源：镉在工业上应用十分广泛，工业“三废”尤其是含镉废水排放对环境和食品污染较为严重。通常食品中均能检出镉，含量范围在0.004～5mg/kg。镉可经食品链富集，在某些食品达很高浓度。日本镉污染区稻米平均镉含量为1.41mg/kg，非污染区为0.08mg/kg；污染区贝类含镉量高达420mg/kg，非污染区为0.05mg/kg。我国报道镉污染区稻米含镉量达5.43mg/kg。通常海产食品、动物性食品（尤其是肾）含镉量高于植物性食品；植物性食品以谷类和洋葱、豆类、萝卜等蔬菜含镉较多。

许多食品包装材料和容器也含镉。因镉有鲜艳颜色且耐高热，故常用作玻璃、陶瓷类容器上色颜料，并作金属合金和镀层成分及塑料稳定剂等，使用这类食品容器和包装材料，可能对食品造成镉污染。尤其是用作存放酸性食品时，可致其中镉大量溶出，严重污染食品，导致镉中毒。

（2）对人体危害：镉进入人体主要途径是食品摄入。估计每人每天摄入镉为10～80μg，但镉污染区人群镉摄入量可达数百微克。镉消化吸收率为5%～10%，食品镉存在形式及饮食蛋白质、维生素D和钙、锌等因素，均可影响镉吸收。进入人体镉大部与低分子硫蛋白结合，形成金属硫蛋白，主要蓄积于肾，约占全身蓄积量50%；其次是肝，约占全身蓄积量17%。体内镉可经粪、尿和毛发等途径排出，半衰期15～30年。正常人血镉＜50μg/L，尿镉＜3μg/L，发镉＜3μg/g。如血镉＞250μg/L，或尿镉＞15μg/L，则表示有过量镉接触和镉中毒可能。

镉对体内巯基酶有较强抑制作用，主要损害肾、骨骼和消化系统，尤其是损害肾近曲小管上皮细胞，使其重吸收功能障碍，出现蛋白尿、氨基酸尿、糖尿和高钙尿。导致体内负钙平衡，由于骨钙析出发生骨质疏松和病理性骨折。日本神通川流域镉污染区公害病痛痛病（骨痛病）是因环境镉污染，通过食品链致慢性镉中毒。除急、慢性中毒外，国内外也有许多研究表明，镉及含镉化合物对动物和人体有一定致畸、致癌和致突变作用。

（3）食品镉允许限量：FAO/WHO提出PTWI为6.7～8.3μg/kg体重，我国暂定允许摄入量为每人每天150μg。我国食品安全标准（GB 2762-2017）规定食品镉容许限量为（≤mg/kg）：大米0.2，面粉0.1，杂粮和蔬菜0.05，肉、鱼类0.1，蛋类0.05，水果0.05。

3. 铅（Pb）

（1）来源：铅及其化合物广泛存在于自然界。植物可通过根部吸收土壤铅，动物性食品通常含铅较少。

①食品容器和包装材料：以铅合金、马口铁、陶瓷及搪瓷等材料制成的容器和食具等，常含较多铅。一定条件下，如盛放酸性食品时，其中铅溶出污染食品。我国部分地区调查结果表明，搪瓷食具平均溶出量为0.095mg/L，釉下彩陶瓷食为0.21mg/L，釉上彩为12.31mg/L，彩色食具铅溶出量更高。马口铁和焊锡铅可造成罐头铅污染。用铁、锡壶装酒，其中铅大量溶于酒中，使饮酒者铅中毒。印制食品包装油墨和颜料等常含有铅，也可污染食品。此外，食品加工机械、管道和聚氯乙烯塑料含铅稳定剂等，均可导致食品铅污染。

②工业“三废”和汽油：生产和使用铅及含铅化合物工厂排放“三废”可造成环境铅污染，进而食品铅污染。环境中某些微生物可将无机铅转变为毒性更大的有机铅。汽油常加有机铅作为防爆剂，汽车等交通工具排放的废气含大量铅，造成公路干线附近农作物严重铅污染。

③使用含铅农药：可造成农作物铅污染。

④含铅食品添加剂或加工辅助剂：皮蛋加工加黄丹粉（氧化铅），某些劣质食品添加剂

等,也可致食品铅污染。

（2）对人体危害:非职业性接触人群体内铅主要来自食品。在消化系统铅吸收5%～10%,吸收部位主要是十二指肠,吸收率受蛋白质、钙和植酸等因素影响。吸收入血铅 90% 以上与红细胞结合,后逐渐以磷酸铅盐形式沉积于骨;肝、肾、脑等也有一定分布并产生毒性作用。铅主要经尿和粪排出,生物半衰期较长,可长期体内蓄积。尿铅、血铅和发铅是反映体内铅负荷常用指标。血铅正常值上限我国定为 2.4μmol/L ,尿铅为 0.39μmol/L（0.08mg/L）。

铅对体内许多器官组织有不同程度损害作用,尤其是对造血系统、神经系统和肾损害尤为明显。中毒主要是慢性损害作用,表现为贫血、神经衰弱、神经炎和消化系统症状,如面色苍白、头晕、头痛、乏力、食欲缺乏、失眠、烦躁、肌肉关节疼痛、肌无力、口中有金属气味、腹痛、腹泻或便秘等;严重者可致铅中毒性脑病。儿童对铅较成年人更敏感,过量摄入可影响生长发育,导致智力低下。

（3）食品铅允许限量: FAO/WHO1993 年提出铅 PIWI 为 25μg/kg 体重。我国食品安全标准（GB 2762-2017）规定食品铅容许限量为（≤mg/kg）见表38-5。

表38-5　食品中铅限量指标

食品类型（名称）	限量（以Pb计）mg/kg
谷物及其制品[a][麦片、面筋、八宝粥罐头、带馅（料）面米制品除外]	0.2
麦片、面筋、八宝粥罐头、带馅（料）面米制品	0.5
蔬菜及其制品	
新鲜蔬菜（芸薹类蔬菜、叶菜蔬菜、豆类蔬菜、薯类除外）	0.1
芸薹类蔬菜、叶菜蔬菜	0.3
豆类蔬菜、薯类	0.2
蔬菜制品	1.0
水果及其制品	
新鲜水果（浆果和其他小粒水果除外）	0.1
浆果和其他小粒水果	0.2
水果制品	1.0
食用菌及其制品	1.0
豆类及其制品	
豆类	0.2
豆类制品（豆浆除外）	0.5
豆浆	0.05
藻类及其制品（螺旋藻及其制品除外）	1.0（千重计）
螺旋藻及其制品	2.0（千重计）
坚果及籽类（咖啡豆除外）	0.2
咖啡豆	0.5

（续 表）

食品类型（名称）	限量（以Pb计）mg/kg
肉及肉制品	
肉类（畜禽内脏除外）	0.2
畜禽内脏	0.5
肉制品	0.5
水产动物及其制品	
鲜、冻水产动物（鱼类、甲壳类、双壳类除外）	1.0（去除内脏）
鱼类、甲壳类	0.5
双壳类	1.5
水产制品（海蜇制品除外）	1.0
海蜇制品	2.0
乳及乳制品（生乳、巴士杀菌乳、灭菌乳、发酵乳、调制乳、乳粉、非脱盐乳清粉除外）	0.3
生乳、巴氏杀菌乳、灭菌乳、发酵乳、调制乳	0.05
乳粉、非脱盐乳清粉	0.5
蛋及蛋制品（皮蛋、皮蛋肠除外）	0.2
皮蛋、皮蛋肠	0.5
油脂及其制品	0.1
调味品（食用盐、香辛料类除外）	1.0
食用盐	2.0
香辛料类	3.0
食糖及淀粉糖	0.5
淀粉及淀粉制品	
食用淀粉	0.2
淀粉制品	0.5
焙烤食品	
饮料类（包装饮用水、果蔬汁类及其饮料、含乳饮料、固体饮料除外）	0.3mg/L
包装饮用水	0.01mg/L
果蔬汁类及其材料［浓缩果蔬汁（浆）除外］、含乳饮料	0.05mg/L
浓缩果蔬汁（浆）	0.5mg/L
固体饮料	1.0
酒类（蒸馏酒、黄酒除外）	0.2
蒸馏酒、黄酒	0.5
可可制品、巧克力和巧克力制品以及糖果	0.5
冷冻饮品	0.3

（续 表）

食品类型（名称）	限量（以Pb计）mg/kg
特殊膳食用食品	
婴幼儿配方食品（液态产品除外）	0.15（以粉状产品计）
液态产品	0.02（以即食状态计）
婴幼儿辅助食品	
婴幼儿谷类辅助食品（添加鱼类、肝类、蔬菜类的产品除外）	0.2
添加鱼类、肝类、蔬菜类的产品	0.3
婴幼儿罐装辅助食品（以水产及动物肝脏为原料的产品除外）	0.25
以水产及动物肝脏为原料的产品	0.3
特殊医学用途配方食品（特殊医学用途婴儿配方食品涉及的品种除外）	
10岁以上人群的产品	0.15（固态产品计）
1岁～10岁人群的产品	0.15（固态产品计）
辅食营养补充品	0.5
运动营养食品	
固态、半固态或粉状	0.5
液态	0.05
孕妇及乳母营养补充食品	0.5
其他类	
果冻	0.5
膨化食品	0.5
茶叶	5.0
干菊花	5.0
苦丁茶	2.0
蜂产品	
蜂蜜	1.0
花粉	0.5

a 稻谷以糙米计。

4. 砷（As）

（1）来源：砷是非金属元素，但许多理化性质类似于金属，故常将其归为类金属。砷及其化合物广泛存在于自然界，并大量用于工、农业生产，故食品通常含有微量砷。

①含砷农药：无机砷农药如砷酸铅、砷酸钙、亚砷酸钠等因毒性大，已很少用。有机砷类杀菌剂甲基砷酸锌（稻脚青）、甲基砷酸钙、甲基砷酸铁胺（田安）和二甲基二硫代氨基甲酸胂（福美胂）等用于水稻纹枯病有较好效果，但使用过量或时间距收获期太近等原因，使农作物砷含量明显增加。如水稻孕穗期施有机砷农药，收获稻米砷残留量可达3～10mg/kg，而正常稻谷含砷不超过1mg/kg。

②工业“三废”污染：尤其是含砷废水对江河湖海污染及灌溉农田后对土壤污染，均可造成对水生生物和农作物砷污染。水生生物，尤其甲壳类和某些鱼类对砷有很强的浓集能力，其体内砷含量高出生活水体数千倍，但其中大部分是毒性较低有机砷。

③食品加工时原料、添加剂及容器、包装材料等的污染：因食品加工使用原料、化学物和

添加剂砷污染和误用等原因，可造成加工食品砷污染。

（2）对人体危害：食品砷毒性与其存在形式和价态有关，元素砷几乎无毒，砷硫化物毒性也很低，而砷氧化物和盐类毒性较大。As^{3+}毒性大于As^{5+}，无机砷毒性大于有机砷。食品和饮水砷经消化管吸收入血，主要与Hb的珠蛋白结合，24h分布于全身组织，以肝、肾、脾、肺、皮肤、毛发、指甲和骨骼等器官和组织蓄积量较多。生物半衰期80～90d，主要经粪和尿排出。砷与头发和指甲角蛋白巯基有很强结合力而可被固定，也是排泄途径之一。故测定发砷和指甲砷可反映体内砷水平。正常人血砷含量60～70μg/L，尿砷＜0.5mg/L，发砷＜5μg/g。

As^{3+}与巯基有较强亲和力，尤其对含双巯基结构酶，如胃蛋白酶、胰蛋白酶、丙酮酸氧化酶、α-酮戊二酸氧化酶、ATP酶等抑制力很强，导致体内代谢异常或障碍；同时也是毛细血管毒物，使毛细血管通透性增高，多器官广泛病变。

急性砷中毒主要是胃肠炎症状，严重者可致中枢神经麻痹而死亡，并有口鼻出血等。慢性中毒主要为神经衰弱综合征，皮肤色素异常，白斑或黑皮症，皮肤过度角化和末梢神经炎症状。日本将慢性砷中毒列为第4号公害病。

无机砷化合物三致作用有诸多报道。已证实多种砷化物有致突变性，可致体内外基因突变、染色体畸变，抑制DNA损伤修复。砷酸钠可透过胎盘屏障，对小鼠和地鼠有一定致畸性。流行病学调查表明，无机砷化合物与人皮肤癌和肺癌发生有关。

（3）食品中砷允许限量：WHO暂定砷ADI为0.05mg/kg体重，无机砷PTWI为0.015mg/kg体重。我国食品安全标准（GB 2762-2017）规定食品砷容许限量为（≤mg/kg）：食品中砷限量见表38-6。

表38-6　食品中砷限量指标

食品类型（名称）	限量（以As计）mg/kg	
	总砷	无机砷[b]
谷物及其制品		
谷物（稻谷[a]除外）	0.5	—
谷物碾磨加工品（糙米、大米除外）	0.5	—
稻谷[a]、糙米、大米	—	0.2
水产动物及其制品（鱼类及其制品除外）	—	0.5
鱼类及其制品	—	0.1
蔬菜及其制品		
新鲜蔬菜	0.5	—
食用菌及其制品	0.5	—
肉及肉制品	0.5	—
乳及乳制品		
生乳、巴氏杀菌乳、灭菌乳、调制乳、发酵乳	0.1	—
乳粉	0.5	—
油脂及其制品	0.1	—
调味品（水产调味品、藻类调味品和香辛料类除外）	0.5	—
水产调味品（鱼类调味品除外）	—	0.5
鱼类调味品	—	0.1

（续 表）

食品类型（名称）	限量（以As计）mg/kg	
	总砷	无机砷[b]
食糖及淀粉糖	0.5	—
饮料类		
包装饮用水	0.01mg/L	—
可可制品、巧克力和巧克力制品以及糖果		
可可制品、巧克力和巧克力制品	0.5	—
特殊膳食用食品		
婴幼儿辅助食品		
婴幼儿谷类辅助食品（添加藻类的产品除外）	—	0.2
添加藻类的产品	—	0.3
婴幼儿罐装辅助食品（以水产及动物肝脏为原料的产品除外）	—	0.1
以水产及动物肝脏为原料的产品	—	0.3
辅食营养补充品	0.5	—
运动营养食品		
固态、半固态或粉状	0.5	—
液态	0.2	—
孕妇及乳母营养补充食品	0.5	—

a 稻谷以糙米计

b 对于制定无机砷限量的食品可先测定其总砷，当总砷水平不超过无机砷限量值时，不必测定无机砷；否则，需再测定无机砷

三、N-亚硝基化合物污染及其预防

N-亚硝基化合物（n-nitroso compounds）对动物有较强致癌作用的一类化学物。至1983年已研究的300多种亚硝基化合物，其中90%有致癌性。其前体物硝酸盐、亚硝酸盐和胺类，广泛存在于人类生活环境，可经化学或生物学途径合成多种多样N-亚硝基化合物。人接触N-亚硝基化合物及其前体物，可能是某些肿瘤发生的重要环境因素之一。肿瘤流行病学和环境病因学研究已揭示两者相互有关。

对亚硝基化合物毒性研究，特别是致癌性研究从1950年开始，1954年发现有二甲基亚硝胺急性毒性病理损害，主要为肝小叶中心坏死及继发性肝硬化；1956年大鼠实验证实二甲基亚硝胺致癌作用，之后对其毒性进行广泛研究。

（一）分类、结构特点及理化性质

按分子结构不同，分为N-亚硝胺和N-亚硝酰胺两大类。

1. N-亚硝胺（n-nitrosamine）　是研究最多的一类，其基本结构为：R_1、R_2是烷基或环烷基，也可以是芳香基或杂环化合物。R_1、R_2不同时为非对称性亚硝胺。低分子量亚硝胺（如二甲基亚硝胺）常温为黄色油状液体，高分子量亚硝胺多为固体；二甲基亚硝胺可溶于水及有

机溶剂，其他亚硝胺则不溶于水，只溶于有机溶剂。通常N-亚硝胺不易水解，中性相对碱性环境较稳定，但在特定条件下也发生反应。

（1）水解：二甲基亚硝胺在盐酸液加热70～110℃，即可分解。盐酸有较强去亚硝基作用。另外，Br_2、H_2SO_4加$KMnO_4$、HBr加冰醋酸都可作为去亚硝基化催化剂。

（2）形成氢键和加成反应：亚硝基上O和与烷基相连N能和甲酸、乙酸、三氯乙酸等形成氢链；有些亚硝胺还能同BF_3、PCl_5、$ZnBr_2$等发生加成反应。

（3）转亚硝基：二甲基亚硝胺和N-甲基苯胺间可进行转亚硝基反应。脂肪族胺间转亚硝基要在强酸条件下进行。

（4）还原：在pH 1～5时，发生电子还原，产生不对称胺，碱性条件下是2电子还原，产生二级胺和一氧化二氮。

（5）氧化：可被许多氧化剂氧化成硝胺。

（6）光化学反应：紫外线照射下NO基裂解，光解反应在酸性水溶液或有机溶媒都能进行。

2. N-亚硝酰胺（n-nitrosamide）　化学性质活泼，在酸性或碱性溶液均不稳定。酸性时分解为相应酰胺和亚硝酸，弱酸时主要经重氮甲酸酯重排，放出N_2和羧酸酯。弱碱亚硝酰胺快速分解为重氮烷。

（二）前体物

1. 环境硝酸盐和亚硝酸盐　硝酸盐和亚硝酸盐广泛存在人类环境中，是自然界最普遍含氮化合物。蔬菜生长要合成必要植物蛋白，就要吸收氮。有机肥料和无机肥料的氮，由于土壤硝酸菌作用，转化为硝酸盐。蔬菜体内吸收硝酸盐，由于酶作用在植物体内还原成氨，并与光合作用合成有机酸生成氨基酸、核酸构成植物体。光合作用不充分时，植物体内会积蓄多余硝酸盐。中国农业科学院蔬菜研究所分析34种不同蔬菜，发现新鲜蔬菜硝酸盐含量差异很大，其顺序为：根菜类（1634mg/kg）＞薯芋类（1503mg/kg）＞绿叶菜类（1426mg/kg）＞白菜类（1296mg/kg）＞葱蒜类（597mg/kg）＞豆类（373mg/kg）＞瓜类（311mg/kg）＞茄果类（155mg/kg）＞食用菌（38mg/kg）。34种蔬菜亚硝酸盐多数低于1mg/kg，不同种类蔬菜有一定差异，其含量与栽培条件，如施肥和光照等有关。蔬菜硝酸盐、亚硝酸盐含量，还与保存和处理过程有关。另外，蔬菜腌制时，亚硝酸盐也增高，腌制青菜含亚硝酸盐高达78.0mg/kg。

2. 鱼、肉等硝酸盐和亚硝酸盐　用硝酸盐腌鱼和肉是古老方法，由细菌将硝酸盐还原为亚硝酸盐，亚硝酸抑制某些腐败菌生长，可以防腐。60多年前，发现只用很少量亚硝酸盐处理食品，能达到多量硝酸盐效果，后亚硝酸盐逐步取代硝酸盐作为防腐剂和着色剂，我国暂定肉制品残留量以亚硝酸钠计不超过30mg/kg，肉罐头不超过50mg/kg。

3. 环境胺类　含氮有机胺类化合物，是N-亚硝基化合物前体物，广泛存在，特别是食品中。胺类也是药物、化学农药和某些化工产品原料。分析某些蔬菜胺类，胡萝卜二级胺含量很高。在鱼组织中，二甲胺多在100mg/kg以上。鱼和肉产品二级胺含量随新鲜程度、加工过程和贮藏而变化，无论是晒干、烟熏或装罐等，均可使二级胺增加。玉米、谷子、小麦、黄豆、红薯干及面包二级胺为2～5mg/kg。

胺类广泛存在于动植物性食品，因蛋白质、氨基酸、磷脂等胺类前身物，是各种天然食品成分。大量二级胺用于药物和工业原料。有机化学药物手册列出二级胺多达300种。

（三）亚硝胺及其体内合成

1. 鱼、肉制品亚硝胺　鱼和肉类中，含少量胺类和丰富脂肪及蛋白质，鱼、肉腌制和烘烤加工，尤其油煎烹调时，能分解出某些胺类化合物。腐烂变质鱼、肉类，也分解出胺类，其中包括二甲胺、三甲胺、脯氨酸、腐胺、脂肪族聚胺、精脒、精胺、吡咯烷和胶原蛋白等。这些化合物与亚硝酸盐生成亚硝胺，主要是吡咯烷亚硝胺和二甲基亚硝胺。由于世界各地用不同方法腌制、保藏和烹调鱼、肉产品，故亚硝胺含量略有差异。

2. 乳制品亚硝胺　某些乳制品，如干奶酪、奶粉、奶酒等，有微量挥发性亚硝胺，含量为0.5～5.2μg/kg。

3. 蔬菜水果二甲基亚硝胺　某些蔬菜和瓜果含胺类、硝酸盐和亚硝酸盐，蔬菜加工，长期贮藏，蔬菜和瓜果中胺类和亚硝酸盐反应，生成微量亚硝胺，含量为0.013～6.0μg/kg。

4. 啤酒亚硝胺　世界各国啤酒中，几乎都检测出微量二甲基亚硝胺。啤酒酿造时，大麦芽窑内直接用火加热干燥时，产生二甲基亚硝胺。二甲基亚硝胺前体物有二甲胺、三甲胺及生物碱三级胺盐，如大麦芽碱和仲胺等。亚硝化物是窑内加热时，空气中氮被氧化生成氮氧化物（NOx）。一定pH和温度条件下，大麦芽碱和仲胺生成二甲基亚硝胺。

5. 体内合成　除上述主要食品外，应重视体内亚硝胺合成。人体可合成亚硝胺，适宜pH为<3，胃液pH为1～4，胃是合成的主要场所。胃酸缺乏者，胃液pH较高，当pH>5时，含硝酸盐还原酶细菌高度代谢活性，有利于硝酸盐还原为亚硝酸盐。因此，易使亚硝胺在胃内合成。此外，在唾液或膀胱，尤其是尿路感染存在细菌时，也可合成一定量亚硝胺。

（四）遗传毒性

1. 致癌作用　目前缺少N-亚硝基化合物对人直接致癌资料，对动物致癌性是肯定的。致癌可通过呼吸、消化系统摄入，皮下、肌内注射，甚至皮肤接触都可诱发。反复多次投药，或1次大剂量投药都能诱发肿瘤，且有剂量-效应关系。亚硝胺不是终末致癌物，需在体内代谢活化；亚硝酰胺是终末致癌物，无须活化就有致癌作用。至今尚未发现有何种动物对N-亚硝基化合物致癌作用有抵抗力；尽管对是否对人有致癌性尚无定论，但对某些地区与国家流行病学资料分析，表明人某些癌症可能与其有关。智利胃癌高发可能与大量用硝酸盐肥料，造成土壤硝酸盐与亚硝酸盐过高有关。日本人爱吃咸鱼和咸菜胃癌高发，前者胺类特别是仲胺与叔胺较高，后者亚硝酸盐与硝酸盐含量也较多，有利于亚硝胺合成。我国林州食管癌高发，认为与当地食品亚硝胺高有关，当地食品亚硝胺检出率为23.3%，而低发区仅1.2%。

应注意N-亚硝基化合物可通过胎盘致癌。动物胚胎期对亚硝酰胺致癌作用敏感性明显高于出生后或成年。动物妊娠期间接触N-亚硝基化合物，不仅累及母代和第2代（F_1），甚至影响第3代（F_2）和第4代（F_3）。此远期效果作用机制尚不清楚，但也提示人类某些肿瘤可能是胚胎期，或生命早期接触致癌物。

亚硝胺和亚硝酰胺致癌机制并不完全相同。亚硝胺是较稳定化合物，对器官和组织的细胞并无直接致突变作用。但是亚硝胺化合物中，与氨氮相连。α-碳原子上氢受肝微粒体P450作用，其α-碳的氢被氧化而形成羟基，此化合物不稳定，进一步分解和异构化，生成烷基偶氮羟基化物，此化合物为有高度活性致癌剂。因此，某些重要亚硝胺，如二甲基亚硝胺和吡咯烷亚硝胺等，动物注射做诱癌实验，并不在注射部位致肿瘤，而是经代谢活化引起肝等器官肿瘤。

亚硝酰胺类化合物，如甲基亚硝基脲、甲基亚硝基脲烷、甲基亚硝基胍等是不稳定化合物，生理条件下，与组织中水反应发生水解作用。生成烷基偶氮羟基化物，故亚硝酰胺类致癌靶器官就不一定是代谢活化器官如肝。由于亚硝酰胺类化合物无须代谢活化，就可在体内接触部位水解为活性物，对亚硝酰胺致胃癌的病因研究很重要。

2. 致畸作用　用亚硝酰胺动物实验，结果仔鼠产生脑、眼、肋骨和脊柱畸形，并有剂量-效应关系，亚硝胺致畸作用很弱。

3. 致突变作用　1960年发现亚硝基胍致突变后，对其致突变性进行广泛研究。亚硝酰胺是直接致突变物，能致细菌、真菌、果蝇和哺乳类动物细胞发生突变，Ames法测定34种亚硝酰胺，多数有直接致突变性。亚硝胺需经哺乳动物混合功能氧化酶系统代谢活化后，才有致突变性。脂肪族亚硝胺有些既有致癌性，也有致突变作用；但有的致癌，未显示致突变作用。致突变作用强弱与致癌性强弱无相关性。

4. 与人类健康关系　食品挥发性亚硝胺是人接触亚硝胺的重要因素，无论是啤酒、奶酪都能检出亚硝胺。另外，人接触亚硝胺途径还有化妆品、香烟烟雾、药物、化学农药及餐具清洗液和表面清洁剂等。N-亚硝基化合物能诱发多种动物各种器官和组织肿瘤；很多资料可以得出结论，人很难抵抗其致癌性作用，有些病例也直接证明其对人有危险性。胃癌是常见恶性肿瘤之一。胃癌病因，可能与环境硝酸盐和亚硝酸盐含量有关，特别是水中硝酸盐含量。

在大多数发达国家或地区，食管癌发病率很低，但在有些发展中国家和地区食管癌发病率偏高，有明显地区性。据食管癌病因学研究，食管癌发病率与环境因素有关。我国河南林州是食管癌高发区。测定该县495口饮水井，全年4次，绝大多数井水含硝酸盐和亚硝酸盐，以夏季为最高。

致肝癌环境因素，除黄曲霉毒素以外，土壤氮素、亚硝胺也许是重要环境因素。肝癌高发区副食，尤以腌菜为多，对腌菜亚硝胺测定显示，检出率高达60%。N-亚硝基化合物对胃癌、食管癌、肝癌、结肠癌、膀胱癌等发病都可能起作用。

（五）预防危害措施

从发现维生素C能抑制亚硝胺以来，已进行大量亚硝基化阻断因素研究。已发现维生素C、维生素E、酚类等抑制亚硝基化过程。天然果汁中，含有超过其维生素C含量当量的抑制亚硝基化未知成分。有些物质如乙醇、甲醇、正丙醇、异丙醇、蔗糖等高浓度时，在pH为3时，能抑制亚硝基化；原因是pH为3时，能使亚硝酸变成无活性亚硝酸酯，pH为5时反而能促进N-亚硝化。鞣酸对吗啉和亚硝酸诱发小鼠肺腺癌有抑制作用，但对已形成亚硝胺无作用。

1. 防止霉变及其他微生物污染　这对降解食品亚硝基化合物至关重要，首先某些细菌可还原硝酸盐为亚硝酸盐，其次某些微生物分解蛋白质，转化为胺类化合物，并且还有酶促亚硝基化作用。食品加工时，应保证食品新鲜，防止微生物污染。

2. 控制加工中盐使用量　控制食品加工中硝酸盐及亚硝酸盐用量，可减少亚硝基化前体物，加工工艺可行时，尽量用亚硝酸及硝酸盐替代品。

3. 施用钼肥　农业用肥与用水为与蔬菜亚硝酸盐和硝酸盐含量有关，用钼肥有利于降低硝酸盐含量，如白萝卜和大白菜施钼肥后，亚硝酸盐平均下降26.5%。

4. 防止亚硝化　许多食品成分对防止亚硝基化合物危害有保护作用，我国学者发现大蒜和大蒜素，可抑制胃内硝酸盐还原菌，使胃内亚硝酸盐明显降低。茶叶对亚硝胺生成有阻断作用；此外猕猴桃、沙棘果汁也有阻断作用，前者还有抑制NDMA致突变作用。

5. 提高维生素C摄入量　维生素C可阻断亚硝基化作用，很多流行病学调查也证明食管癌高发区，维生素C摄入量都很低，提高维生素C摄取量有重要意义。

6. 制定标准　监测食品亚硝基化合物含量。我国已制定海产和肉制品中N-二甲基亚硝胺、N-二乙基亚硝胺限量卫生标准（GB 2762-2017）。规定海产品N-二甲基亚硝胺≤4μg/kg。肉制品N-二甲基亚硝胺≤3μg/kg。

四、多环芳族化合物污染及预防

多环芳族化合物（polycyclic aromatic compounds）是食品化学污染物质一类有诱癌作用化合物，包括多环芳烃（polycyclic aromatic hydrocarbons，PAH）与杂环胺（heterocyclic amines）等。前者已鉴定出数百种，其中苯并（a）芘[benz（a）pyrene，B（a）P]研究最早，资料较多。

（一）苯并（a）芘

1. 结构及理化性质　由5个苯环构成多环芳烃。分子式C20H12，分子量252。常温时为针状结晶，浅黄色，可为单斜晶或斜方晶，性质稳定，沸点310～312℃，熔点178℃，水溶解度为0.5～6μg/L，稍溶于甲醇和乙醇。溶于苯、甲苯、二甲苯及环乙烷等有机溶剂。阳光及荧光皆可使其氧化，臭氧也可使之氧化；与NO或NO_2作用则硝基化。在苯溶液中呈蓝色或紫色荧光。

2. 致癌性与致突变性　对各种动物致癌资料很多，致癌性肯定。经口给小鼠1次0.2mg可诱发前胃肿瘤；饲料含 250mg/kg 诱发前胃肿瘤，喂饲时间长还可诱发肺肿瘤及白血病，均有剂量-反应关系。大鼠1次经口 100mg ，9只动物8只发生乳腺瘤；每天经口2.5mg，诱发食管及前胃乳头状瘤。此外，还可致大鼠、地鼠、豚鼠、兔、鸭及猴等动物肿瘤，并可经胎盘使子代发生肿瘤，胚胎死亡，仔鼠免疫功能下降。

苯并（a）芘是许多短期致突变实验阳性物，是间接致突变物，Ames试验及其他细菌突变、细菌DNA修复、噬菌体诱发果蝇突变、DNA修复、姊妹染色单体互换、染色体畸变、哺乳类细胞培养点突变及哺乳类动物精子畸变等实验中，皆呈阳性反应；人组织培养也有组织毒性作用，使上皮分化不良、细胞破坏、柱状上皮细胞变形等。

流行病学调查表明，食品B（a）P含量与癌症发病率有关。匈牙利某地胃癌明显高发，调查认为与当地区居民经常吃家庭自制含B（a）P较高熏肉有关。拉脱维亚沿海地区胃癌高发，认为其是吃熏鱼较多所致。冰岛胃癌高发，可能与食用含较多B（a）P熏鱼制品有关；冰岛农民胃癌病死率最高，常吃自己熏制食品最多，含多环芳烃或B（a）P，均高于市售制品。用该地熏羊肉喂大鼠，可诱发恶性肿瘤。

3. 体内代谢　通过食品或水进入机体B（a）P在肠吸收，入血后很快分布于全身。乳腺及脂肪组织中可蓄积。动物实验发现经口摄入后可通过胎盘进入胎仔体内，引起毒性及致癌作用，主要经肝、胆管，从粪便排出。

体内动物混合功能氧化酶系芳烃羟化酶（AHH）作用，代谢活化为多环芳烃环氧化物，与DNA、RNA和蛋白质大分子结合，呈现致癌作用，成为终致癌物。进一步代谢后，有些形成带羟基化合物，最后与葡萄糖醛酸、硫酸、谷胱甘肽结合从尿排出。

4. 对食品污染　食品B（a）P因生产加工、烹调、距离污染源远近、生产地区及食品品种等差异，含量相差很大。烘烤和熏制食品最主要，通常烤肉、烤香肠内为 0.17～0.68μg/kg ，炭火

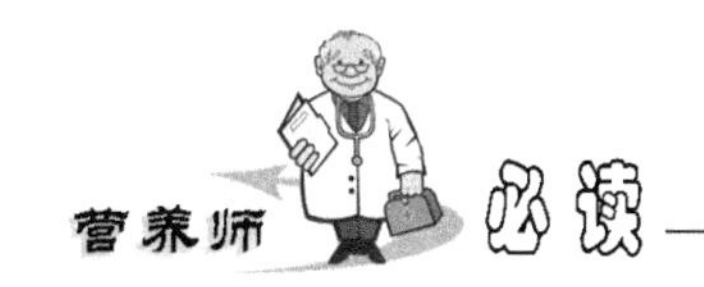

烤肉达 2.6～11.2μg/kg 。广东叉烧肉和烧腊肠用柴炉加工含量很高，新疆烤羊肉如滴落油着火后，含量为 4.7～95.5μg/kg，平均为 31.0μg/kg 。冰岛家庭熏肉为 23μg/kg，将肉熏制后挂于厨房则高达 107μg/kg。生红肠为 1.5μg/kg，油煎后 14μg/kg，松木熏红肠达 88.5μg/kg，工业区生产小麦较高，而非工业区则很低，农村生产蔬菜含量较城市或近城区要低。清洗蔬菜能去掉不到 10%。油脂为 0.2～62μg/kg，谷类 0.2～6.9μg/kg，熏鱼 0.2～78μg/kg，熏肉及制品为 0.05～95.5μg/kg，蔬菜水果 0.1～48.1μg/kg，咖啡 0.1～16.5μg/kg，茶叶 3.9～21.3μg/kg，酒类 0.03～0.08μg/kg。

多环芳烃主要由各种有机物，如煤、柴油、汽油、原油及香烟燃烧不完全而来。食品多环芳烃、包括B（a）P主要来源：①食品烘烤或熏制时直接受污染；②食品成分烹调加工时，经高温热解或热聚所形成，是食品主要来源；③植物性食品吸收土壤及水中多环芳烃，还可受大气飘尘直接污染；④食品加工受机油、食品包装材料等污染，柏油路上晒谷物，粮食受污染；⑤污染水污染水产品；⑥植物和微生物可微量合成。

5. 防止危害措施

（1）防止污染，改进食品加工烹调方法：加强环境治理，减少环境污染；熏制、烘干粮食应改进燃烧过程，改良食品烟熏剂，不使食品直接接触炭火熏制、烘烤，用熏烟洗净器或冷熏液；粮食、油料种子不在柏油路晾晒，防沥青沾污；机械化生产食品要防止润滑油污染食品，或改用食用油作润滑剂。

（2）去毒：食品中苯并（a）芘可用吸附法去除。活性炭是从油脂去除苯并（a）芘的优良吸附剂，浸出法生产菜油加0.3%或0.5%活性炭，90℃搅拌30min，在140℃、93.1kPa真空下处理4h，可去除89.18%～94.73%，含量显著下降。此外，日光紫外线照射食品也能降低含量。

（3）制定食品允许含量标准：许多国家都在探讨食品含量标准，或人体允许进食量，水中对机体无害苯并（a）芘水平为0.03μg /L，苏联认为正常水体应为0.000 1～0.01μg/L，藻类及水生植物为5μg /kg，植物为10～20μg/kg，人每天进食量不超过10μg，即1kg食品含量为10μg/kg以下。我国制定标准有熏烤动物性食品含量应＜5μg/kg（GB 2762-2017），食用植物油＜10μg/kg（GB 2762-2017）。

（二）杂环胺化合物

杂环胺是从烹调食品碱性部分提取主要成分，为带杂环伯胺，分为氨基咪唑氮杂芳烃（AIAs）和氨基咔啉2类。前者包括喹啉类（IQ）、喹啉类（IQx）和吡啶类，AIAs类基团所带的咪唑环α位上有1个氨基，体内转化为N-羟基化合物有致癌和致突变活性；因AIAs上氨基能承受2mmol亚硝酸钠处理，故AIAs被称为IQ型杂环胺。后者包括 α 咔啉（AαC）、γ咔啉和δ咔啉。

1. 致突变性和致癌性　Ames试验杂环胺在S9代谢活化系统中有较强致突变性，TA98比TA100更敏感，提示杂环胺是移码突变物。除诱导细菌基因突变外，还可经S9活化系统诱导哺乳动物细胞DNA损害，包括基因突变、染色体畸变、姊妹染色体交换、DNA断裂、DNA修复合成和癌基因活化。在哺乳动物细胞体系中，致突变性较细菌弱。TrP-p-2和PhIP在S9活化系统对CHO细胞有较强致突变性，IQ、MeIQ、8-MeIQx较弱。杂环胺需代谢活化才有致突变性，Ames试验活性代谢物是N-羟基化合物，细胞色素P450 IA2将杂环胺进行N-氧化，其后O-乙酰转移酶和硫转移酶将N-羟基代谢物转变成终致突变物。

对啮齿动物均具不同程度致癌性，除PhIP外，杂环胺致癌主要靶器官为肝，所用剂量均接近最大耐受量。Glu-p-1、Glu-p-2、AαC和MeAαC诱导小鼠肩胛间及腹腔褐色脂肪组织血管内皮肉瘤。另外Glu-p-1、Glu-p-2、IQ、8-MeIQx和PhIP诱导大鼠结肠癌。最近发现IQ对灵长类也有致癌性。

2. 致癌作用机制　杂环胺可诱导CYP酶，增加其本身代谢活化。发现Trp-p-1、Trp-p-2、Glu-p-1、Glu-p-2、AαC、MeAαC、IQ、MeIQx和PhIP都能诱导大鼠肝CYPIA酶，尤其是CYPIA2。但诱导作用显示有明显种属、性别和器官差别。给大鼠喂煎牛肉轻度诱导肠CYPIA酶活性，此结果特别值得注意，因为肠是多种杂环胺致癌靶器官之一；诱导CYPIA酶机制尚不清楚。

致癌物-DNA共价结合是癌发生必经步骤。阐明致癌物-DNA加合化学结构，了解其生成率和相对稳定性，可为致癌物代谢、化学反应性及致癌、致突变机制研究提供依据。某些杂环胺的N-羟基代谢产物，可直接与DNA结合，但反应性较低。N-羟基衍生物与乙酸酐或乙烯酮在原位反应生成N-乙酰氧基酯，与DNA结合能力显著增加。攻击DNA亲电子反应物可能是N-O链位断裂，形成芳基正氮离子。

在啮齿类或灵长类动物体内，杂环胺与DNA结合成加合物。绝大多数杂环胺形成加合物以肝最高，其次肠、肾和肺等组织；但PhIP例外。大鼠体内形成加合物以心、肺、胰、结肠等较高，而肝极低。动物体内杂环胺DNA加合物形成有剂量-反应，和给毒时间-反应关系。用MeIQx实验，结果表明当剂量低至500ng/kg时，此量与估计人每天摄入杂环胺量相当。仍能在小鼠肝中测到MeIQx-DNA加合物，而500ng/kg～5mg/kg时，呈剂量-反应关系。说明杂环胺形成DNA加合物可能无阈剂量。

DNA加合物形成遗传后果是基因突变，细胞癌基因活化和肿瘤抑制基因失活可能是癌发生原因。检测IQ诱发小鼠肺和肝肿瘤ki-ras基因和Ha-ras基因突变频率。发现54个IQ诱发肺肿瘤有47个存在ki-ras突变。34个IQ诱发肝肿瘤有7个含有Ha-ras突变。IQ诱发Zymbal腺癌尚有p53基因突变，且突变也是涉及G改变。20% IQ诱导猴肝细胞癌也有p53基因突变。抑制发生这些肿瘤突变可能是IQ直接与ras或p53基因尿嘌呤共价结合。但杂环胺诱发动物结肠肿瘤中，几乎无ras基因和p53基因突变。人结肠癌发生和发展时，常见有ki-ras和p53基因改变，其他化学致癌物诱发动物结肠肿瘤，也有ras等基因突变，故杂环胺诱发结肠癌机制也可能不是基因改变。

3. 杂环胺生成　正常烹调食品均含不同量杂环胺。油炸牛肉（300℃ 10min）检出PhIP量为15mg/g、IQ量为0.02ng/g、8-MeIQx量为10ng/g、4，8-DiMeIQx量为0.6ng/g，分别占AIAs总量93%、0.12%、6.2%和0.37%。各种食品检出氨基咔啉杂环胺含量不一致。

所有烹调含有肌肉组织食品都有相似前体物。肌酸或肌酐是杂环胺中α-氨基-3-甲基咪唑基来源。其前体物是水溶性的，加热反应主要产生AIAs类杂环胺，是因水溶性前体物向表面迁移并被加热干燥。肉中水分是杂环胺形成抑制因素，反应温度是一重要因素。锅温度从200℃升至300℃时，致突变性增加5倍。烹调时间不如温度重要，200℃油炸温度杂环胺主要在前5min形成，5～10min形成减慢，更长烹调时间不再增加。正常家用温度对肉类进行烹调时，可产生致突变物。不同方法比较，油炸、烧烤较烘烤、煨炖及微波炉烹调时，产生致突变物要多。

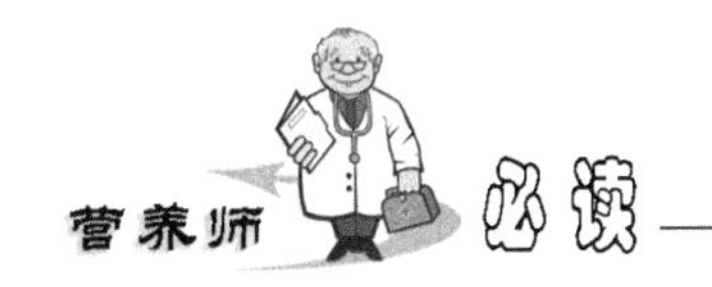

4. 防止危害措施

（1）改进烹调加工方法：生成与不良烹调加工有关，特别是过高温度烹调，故要注意烹调温度不要过高，食品不要烧焦，避免过多采用煎、炸、烤等方法。

（2）增加蔬菜水果摄入量：食品纤维可吸附杂环胺化合物，并降低其生物活性，某些蔬菜、水果有些成分也有抑制杂环胺化合物致突变性，故增加蔬菜水果的摄入量，对防止杂环胺危害有积极作用。

（3）建立和完善检测方法：开展杂环胺监测，研究其生成条件与抑制条件，深入开展体内代谢，毒害作用阈剂量等研究，尽早制订食品允许含量标准。

五、容器包装材料设备食品卫生

食品生产加工、贮存、运输、销售时，可接触各种容器、用具、包装材料及食品容器内壁涂料等，包括包装纸和盒，直至大型贮罐、糟车等，种类很多。原料有纸、竹、木、金属、搪瓷、玻璃、塑料、橡胶、天然或人工合成纤维及多种复合材料等。随化学与食品工业发展，新包装材料越来越多。与食品接触中，某些成分可移行到食品中，造成化学性污染，将带来危害，所以应该严格注意其卫生质量，防止其中有害因素或进入食品，以保证健康。

（一）塑料分类与基本卫生问题

塑料是由大量小分子单位，经共价键聚合成的化合物。分子量1万～10万，属高分子化合物。其中单纯由高分子聚合物构成为树脂，加入添加剂后是塑料。但也有塑料没添加剂，这样的树脂就是塑料。树脂分类按加热以后，是否提高可塑性而分为热塑性和热固性树脂。常见热塑性树脂有聚烯烃（聚乙烯、聚丙烯、聚苯乙烯），有每个乙烯单元中1个氢被氯取代聚合物聚氯乙烯，有每个乙烯单元中2个氢被氯取代为聚偏二氯乙烯。还有聚乙二醇对苯二甲酸酯。热固性树脂都是2种单体交错聚合成的共聚物，制成食品容器有三聚氰胺甲醛塑料，其他2种热固性树脂（脲醛树脂与酚醛树脂）主要为工程塑料。

1. 常用塑料制品

（1）聚乙烯（polyethylene，PE）和聚丙烯（polypropylene，PP）：分别为 CH_2-CH_2、CH_3-CH-CH_2，这2种塑料都是H饱和聚烯烃，和其他元素相容性很差，故能够加入其中添加剂包括色料种类很少，因而薄膜固体成形品都难以印刷上鲜艳图案。毒性也较低，对大鼠 LD_{50} 都大于最大可能灌胃量，属低毒级物质。

高压聚乙烯质地柔软，多制成薄膜，特点是具透气性、不耐高温、耐油性也差。低压聚乙烯坚硬、耐高温，可煮沸消毒。聚丙烯透明度好，耐热。有防潮性（其透气性差），常用于制成薄膜、编织袋和食品周转箱等。2种单体沸点均较低而易挥发，通常无残留。组成 C∶H为1∶2，燃烧时不冒黑烟，比重也较小。可作为塑料种类鉴别的特征。

（2）聚苯乙烯（PS）：属于聚烯烃，但每个乙烯单元有1个苯核，比重较大，C∶H为 1∶1，燃烧冒烟。聚苯乙烯塑料有透明聚苯乙烯和泡沫聚苯乙烯2种，后者加工中加入发泡剂，如快餐饭盒。因属于H饱和烃，故相容性也较差，可用添加剂种类很少，其卫生问题主要是单体苯乙烯及甲苯、乙苯和异丙苯等。达一定剂量时，即有毒性，如苯乙烯每天达400mg/kg体重，可致肝、肾重量减轻，抑制动物繁殖能力。

以聚苯乙烯容器贮牛奶、肉汁、糖液及酱油等可产生异味；贮放发酵奶饮料后，可有极少量苯乙烯移入饮料，其移入量与贮存温度、时间相关。工程塑料有时用苯乙烯和丙烯腈共聚物（As塑料）和苯乙烯-丙烯腈-丁二烯共聚物（ABS塑料）。

（3）聚氯乙烯（polyvingyl chloride，PVC）：是氯乙烯多聚物。分子含氯，有以下特性。①高温下易发生分子内元素重新排列而产生氯化氢，使树脂劣化，热加工时加稳定剂。②氯比重大，比前几种塑料比重都大。③氯是亲电子元素，故相容性很广泛，可加多种添加剂，故在安全性上存在问题是，未参与聚合游离氯乙烯单体；含有多种塑料添加剂及热解产物。

氯乙烯在体内与DNA结合而致毒性作用。主要作用于神经、骨髓系统和肝，也是致癌物，故许多国家均制订有聚氯乙烯及其制品氯乙烯控制水平。聚氯乙烯透明度较高，但易分解与老化。常用于制作薄膜，大部分为工业用及盛装液体用瓶；硬聚氯乙烯可制管道。

（4）聚碳酸脂塑料（PC）：有无毒、耐油脂特点，广泛用于食品包装，制造食品模具、婴儿奶瓶等。美国FDA允许此种塑料接触多种食品。

（5）三聚氰胺甲醛塑料与脲醛塑料：前者又名密胺塑料（melamin），为三聚氰胺与甲醛缩合热固而成。后者为脲素与甲醛缩合热固而成，称为电玉，二者均可制食具，耐120℃高温。聚合时可能有未充分参与聚合反应游离甲醛，后者仍是此类塑料制品的卫生问题。甲醛含量常与模压时间有关，时间短则含量愈高。

（6）聚对苯二甲酸乙二醇脂塑料：可制成直接或间接接触食品容器和薄膜，特别适合于制复合薄膜。聚合中使用含锑、锗、钴和锰等催化剂，应防止催化剂残留。

（7）不饱和聚酯树脂及玻璃钢制品：以不饱和聚酯树脂加过氧甲乙酮为引发剂，环烷酸钴为催化剂，玻璃纤维为增强材料制成玻璃钢。用于盛装肉类、水产、蔬菜、饮料及酒类等食品贮槽，也大量用作饮用水水箱。

2. 塑料添加剂　种类很多，对保证塑料制品质量非常重要，但有些添加剂对人体可能有毒害作用，必须注意选用。

（1）增塑剂：增加塑料制品可塑性，使其能在较低温度下加工的物质，常用化学性质稳定，常温为液态并易与树脂混合的有机化合物。邻苯二甲酸酯类应用最广泛，毒性较低。其中二丁酯、二辛酯许多国家都允许使用。磷酸酯类增塑剂磷酸二苯一辛酸（DPOP）耐浸泡和耐低温性较好，毒性也较低。另外，脂肪族二元酸酯类的己二酸二辛酯也常用，耐低温性也较好。

（2）稳定剂：防止塑料制品在空气中长期受光作用，或长期在较高温度下降解的一类物质。大多数为金属盐类，如三盐基硫酸铅、二盐基硫酸铅或硬脂酸铅盐、钡盐、锌盐及镉盐。其中铅盐耐热性强，但铅、钡和镉盐对人体危害较大，在食品加工、用具和容器的塑料中不用。锌盐稳定剂在许多国家均允许使用，用量为1%～3%。有机锡稳定剂工艺性能较好，除二丁基锡外毒性均较低，通常二烷基锡碳链越长，毒性越小，二辛基锡是经口无毒物。

（3）其他：抗氧化剂如BHA、BHT。抗静电剂通常为表面活性剂，有阴离子型如烷基苯磺酸盐、α-烯烃磺酸盐，毒性均较低；阳离子型如月桂酸EO（4）、月桂醇EO（9）；非离子型有醚类和酯类，醚类毒性大于酯类。润滑剂主要是某些高级脂肪酸、高级醇类或脂肪酸酯类。着色剂主要为染料及颜料。

3. 卫生标准　由于原料、加工成型变化及添加剂种类和用量不同，对不同塑料制品应有不同要求，但总的要求应对人体无害。据我国有关规定，塑料制品有树脂和成型品卫生标准，其中主要规定必须进行溶液浸泡溶出试验；包括3%～4%醋酸（模拟食醋）、己烷或庚烷（模拟食用油）。此外还用蒸馏水及乳酸、乙酸、碳酸氢钠和蔗糖等水溶液作为浸泡液，按一定面积接触一定量溶液，大多为$2ml/cm^2$，以统一检验条件。因长期贮存时间无法模拟，故通常都提高浸泡液温度，如蒸馏水60℃ 2h，4%醋酸60℃ 2h，65%乙醇室温2h，正己烷室温2h。此外三聚氰胺还要求4%醋酸浸泡液甲醛不超过30mg/L。塑料制品用无色油脂、冷餐油、65%乙醇涂擦都不得褪色。所有塑料制品浸泡液除少数有针对性项目，如氯乙烯单位、甲醛、苯乙烯、乙苯、异丙苯外，通常不进行单一成分分析。

至于酚醛树脂，我国规定不得用于制作食具、容器、生产管道、输送带等直接接触食品包装材料。

（二）橡胶食品卫生

橡胶是高分子化合物，有天然与合成橡胶2种。随食品工业发展，橡胶用于食品容器及包装材料范围已越来越广。由于长期与食品接触，特别在高温、水蒸气、酸性、油脂存在时，其中的化学物质可能向食品移行，造成污染。为此，应注意可能存在化学物质毒性。橡胶毒性物质来源为橡胶胶乳及其单体，以及橡胶添加剂。

1. 橡胶、胶乳及其单体　天然橡胶系以异戊二烯为主要成分不饱和态直链高分子化合物，体内不被酶分解，也不吸收，可以认为无毒。但因工艺需要，常加入添加剂。合成橡胶系高分子聚合物，可存在未聚合单体及添加剂卫生问题。

合成橡胶单体因橡胶种类不同而异，大多是由二烯类单体聚合而成。主要有丁橡胶（HR）和丁二烯橡胶（BR）单体为异丁二烯、异戊二烯有麻醉作用，尚未发现有慢性毒性。苯乙烯丁二烯橡胶（SBR）蒸汽有刺激性，小剂量也未发现慢性毒性。丁腈（丁二烯丙烯腈）橡胶耐热性与耐油性较好，但其单体丙烯腈毒性较强，可致出血，且有致畸作用。美国将其溶出限量由0.3mg/kg降至0.05mg/kg。氯丁二烯橡胶（CBR）单体1，3-二氯丁二烯，可致肺癌和皮肤癌，但有争议。硅橡胶毒性很小，可用于食品工业，也可作为人体器官充填剂。

2. 橡胶添加剂　主要有硫化促进剂、防老剂及充填剂。

（1）硫化促进剂：促进橡胶硫化作用，以提高其硬度、耐热性和耐浸泡性。无机促进剂有氧化锌、氧化镁、氧化钙等均较安全。氧化铅因其对人体毒性禁止用于食具。有机类促进剂多属于醛胺类，如六甲四胺（乌洛托品，促进剂H）能分解出甲醛。硫脲类中乙撑丁硫脲（NA-22）可能致癌已被禁用。秋兰姆类（thiuram或thiram）烷基秋兰姆硫化物中，烷基分子愈大，安全性愈高。双五乙烯秋兰姆较为安全，二硫化四甲基秋兰姆与锌结合对人有害。架桥剂过氯化二苯甲酰分解产物二氯苯甲酸毒性较大，不宜用于食品工业橡胶。

（2）防老化剂：为使橡胶对热稳定，提高耐热性，耐酸性、耐臭氧性及耐曲折龟裂性等而使用。不宜用芳胺类，可用酚类。前者衍生物及其化合物有明显毒性，β-萘胺可致膀胱癌已禁用，N-N′-二苯基对苯二胺在体内转化为β-萘胺。酚类应限制制品游离酚含量。

（3）充填剂：主要有2种，即炭黑与氧化锌。Ames试验证实炭黑提取物有明显致突变作用。要求其纯度高，并限制苯并（a）芘含量，或将其提取至最低限度，法国规定为0.01%。

由于某些添加剂有毒性，或动物实验致癌。除以上述及的以外，我国规定α-巯基咪唑啉，α-硫醇基苯并噻唑（促进剂M）、二硫化二甲并噻唑（促进剂DM）、乙苯-β-萘胺（防老剂J）、对苯二胺类、苯乙烯代苯酚、防老剂124等，不得用于食品用橡胶制品。

（三）涂料食品卫生

为防止食品容器、工具及设备腐蚀、耐浸泡等原因，常需在其表面涂覆化学成膜物质即涂料。罐头内壁涂料应用较广，此外大型容器如贮放各种酒类、食醋、酱油、酱菜及各种发酵食品发酵池、贮藏池内壁也常用涂料。涂料问题不少，必须引起注意。

1. 溶剂挥干成膜涂料　过氧乙烯漆、虫胶漆等，系将固体涂料树脂（成膜物质）溶于溶剂中，涂覆后，溶剂挥发至干，树脂析出固化成膜。此种树脂涂料要求其聚合度不能太高，分子量也需较小，才能溶于溶剂中。与食品接触时，常溶出造成食品污染。且溶化时，需加入增塑剂以防龟裂，后者也可污染食品。必须禁用多氯联苯和磷酸三甲酚酯等有毒增塑剂，溶剂也应选用无毒者。

2. 加固化剂交联成膜树脂　主要为环氧树脂和聚酯树脂。常用固化剂为胺类化合物，此类成膜后分子非常大。除未完全聚合单体及添加剂外，涂料本身不易向食品移行。其毒性主要树脂存在的单体环氧丙烷，与未参与反应的固化剂，如乙二胺、二乙烯三胺、三乙烯四胺及四乙烯五胺等。至于涂覆时尚需加入增塑剂卫生要求，与塑料增塑剂相同。

3. 氧化成膜树脂　干性油为主油漆属于这类，干性油在加入催干剂（多为金属盐类）作用下形成漆膜。此类漆膜不耐浸泡，不宜盛装液态食品。

4. 高分子乳液涂料　聚四氟乙烯树脂为代表，可耐热280℃，属于防黏高分子颗粒型，多涂于煎锅或烘干盘表面，防止烹调食品黏附容器。卫生问题是其聚合不充分，可能有含氟低聚物溶于油脂。使用时加热不能超过其耐热温度（280℃），否则可分解产生挥发性很强的有毒害氟化物。

我国1990年规定不得用沥青作为食品容器内壁材料。此外，用环氧酚醛涂料作水果、蔬菜、肉类等食品罐头内壁涂料时，应控制游离酸不超过3.5%。接触酸性食品工具、容器不得涂干性油涂料，防止催干剂中金属盐类或防锈漆红丹（Pb_3O_4）溶入食品。

（四）陶瓷、搪瓷及其他包装材料卫生问题

1. 陶瓷、搪瓷　都是以釉药涂于素烧胎（陶瓷）或金属坯（搪瓷）上，经800～900℃高温炉搪结而成。卫生问题主要是釉彩，釉的彩色多为无机金属颜料，如硫镉、氧化铬、硝酸锰等。不同颜料元素不同，红色主要为铁、铬、铜、镉等；蓝色为钴、铜；黄色为铁、锑、铀、乙酸铬等；紫色主要为锰、镍等成分。上釉彩工艺有2种，其中釉上彩及粉彩有害金属易移入食品，而釉下彩不易移入。其卫生标准以4%乙酸液浸泡后，浸泡液中Pb与Cd应分别低于7.0mg/L和5mg/L。搪瓷食具容器同样是釉料重金属移入食品的危害，常见的也是铅、镉、锑溶出量（4%乙酸浸泡）分别应低于1.0mg/L、0.5mg/L与0.7mg/L。因不同彩料含的金属不相同，所以溶出金属也不同，应加以考虑。

2. 铝制品　主要问题是回收铝制品，其中含杂质种类常较多种。必须限制其溶出物杂质金属量，常见为锌、镉和砷。我国1990年规定，凡回收铝，不得制作食具。如必须用时，应仅供制作铲、瓢、勺，同时必须符合GB 11333铝制食具容器卫生标准的规定。

3. 不锈钢　以监测铅、铬、镍、镉和砷为主要指标，按4%乙酸浸泡液分别不高于1.0mg/L、

0.5mg/L、3.0mg/L（1.0为马氏体型不锈钢）及0.02mg/L、0.04mg/L。

4. 玻璃制品　原料为二氧化硅，毒性小，但应注意原料纯度，在4%乙酸溶出金属主要为铅。高档玻璃器皿（如高脚酒杯）制作时，常加铅化合物，数量有时可达玻璃重量30%。

5. 包装纸　荧光增白剂；废品纸的化学污染和微生物污染；浸蜡包装纸中多环芳烃；彩色或印刷图案油墨污染等，都必须控制。

我国1990年规定食品包装用原纸不得用社会回收废纸作为原料，禁止添加荧光增白剂等有害助剂；食品包装用原纸的印刷油墨、颜料符合食品卫生要求，油墨、颜料不得印刷在接触食品面，食品包装石蜡应用食品级石蜡，不得用工业级石蜡。

（五）复合包装材料卫生问题

为使包装食品可高温杀菌；延长保存期；并有良好密封性能以防氧、光、水透过，保持食品色、香、味而采用复合包装。复合包装材料品种很多，主要有可供真空或低温消毒杀菌者，如聚乙烯层压赛珞玢或压聚酯，或聚酰胺等；供高温（105～120℃）杀菌包装材料则有高密度聚乙烯层压聚酯，或压聚酰胺，或三层的如聚酯、铝箔、高密度聚乙烯等；可充气的如聚乙烯层压聚酯，或压拉伸聚酰胺等。

主要问题是黏合剂，黏合剂除可用改性聚丙烯直接黏合外，有的多采用聚氨酯型黏合剂，常含甲苯、二异氰酸酯（TDI），蒸煮食品时，可使TDI移入食品，TDI水解产生有致癌作用的2，4二氨基甲苯（TDA）。应控制TDA含量，按美国FDA认可TDI食品含量应<0.024mg/kg。我国规定由纸、塑料薄膜或铝箔经黏合（黏合剂多用聚氨酸和改性聚丙烯）复合而成食品包装袋（蒸煮袋或普通复合袋），4%乙醇浸泡液甲苯二胺应≤0.004mg/L。

（六）食品容器包装材料设备卫生管理

种类繁多，原材料复杂，与食品直接接触，其材料成分又有可能移行到食品中，或造成对人体健康威胁，《中华人民共和国食品安全法规定》第三十三条规定："贮存、运输和装卸食品的容器、工具和设备应当安全、无害，保持清洁，防止食品污染，并符合保证食品安全所需的温度、湿度等特殊要求，不得将食品与有毒、有害物品一同贮存运输。"第六十六条规定："进入市场销售的食用农产品在包装、保鲜、贮存、运输中使用保鲜剂、防腐剂等食品添加剂和包装材料等食品相关产品，应当符合食品安全国家爱标准。"其管理涉及原材料、配方、生产、工艺、运输、销售、贮存等各方面，择其要者有以下几方面。

1. 符合GB有关卫生标准　必须符合GB有关卫生标准，经检验合格方可出厂。

2. 新品种要审批同意　利用新原料生产接触食品容器包装材料新品种，投产前必须提供产品卫生评价所需资料，包括配方、检验方法、毒理学安全评价、卫生标准等及样品。按规定食品卫生标准审批程序报请审批，同意后方可投产。

3. 产品卫生质量检验　生产时必须严格执行生产工艺、建立健全产品卫生质量检验制度。产品必须有清晰完整生产厂名、厂址、批号、生产日期的标识和产品卫生质量合格证。

4. 检验合格方能销售　销售单位在采购时，要索取检验合格证或检验证书。凡不符合卫生标准产品不得销售；生产经营者不得使用不符合标准食品容器包装材料设备。

5. 防止有害化学品污染　食品容器包装材料设备在生产、运输、贮存时，防止有毒有害化学品污染。

6. 加强经常性卫生监督　监督机构对生产经营与使用单位应加强经常性卫生监督，根据需要采样检验。对违反管理办法者，据《中华人民共和国食品安全法》追究法律责任。

第三节　食品放射性污染及其预防

一、电离辐射单位及天然放射性本底

电离辐射包括α射线、β射线、γ射线、X射线等。电离辐射单位原来常用厘米-克-秒（cgs）制。1970年以后，国际辐射单位测量委员会（ICRU）推荐使用国际制单位（SI）。另外，表示电离辐射单位又有吸收剂量、剂量当量、放射性活度和照射量（接触剂量）之分，见表38-7。

上述SI单位和cgs单位换算关系如下：

$1Gy = 1J/kg = 100rad = 2.94 \times 10^{-2}C/kg$

$1rad = 0.01J/kg = 1.14R$

$1Sv = 1J/kg = 100rem$

$1rem = 0.01J/kg$

1Bq = 1衰变/秒= $2.7 \times 10^{-11}Ci$

$1Ci = 3.7 \times 10^{10}Bq$

$1R = 2.58 \times 10^{-4}C/kg = 0.877rad$

$1C/kg=3877R=3400rad$

表38-7　电离辐射单位

项目	SI单位	cgs单位
吸收剂量	Gy（gray，戈瑞）	rad（拉德）
剂量当量	Sv（sievert，希沃特）	rem（雷姆）
放射性活度	Bq（becquerel，贝可勒尔）	Ci（Cueie居里）
照射量	C（coulomb，库伦）/kg	R（roentgen，伦琴）

环境天然放射性本底指自然界本身固有，未受人类活动影响的电离辐射水平。主要源于宇宙线和环境放射性核素。后者主要有地壳（土壤、岩石等）中含有的^{40}K、^{226}Ra（镭）、^{87}Rb（铷）、^{22}Th（钍）、^{238}U（铀）及其衰变产物和扩散到大气的氡（radon，Rn）和钍射气（thoron，Tn）。环境天然放射性本底辐射剂量平均为$1.05 \times 10^{-3}Gy$/年，范围为（0.50～2.50）$\times 10^{-3}Gy$/年。

二、食品天然放射性核素

由于生物体与其所生存外环境间固有物质交换过程，绝大多数动植物性食品不同程度含天然放射性物质，即食品天然放射性本底。不同地区放射性本底值不同，不同动植物及生物体内不同组织对某些放射性物质亲和力有较大差异等原因，不同食品天然放射性本底值可有很大差异。

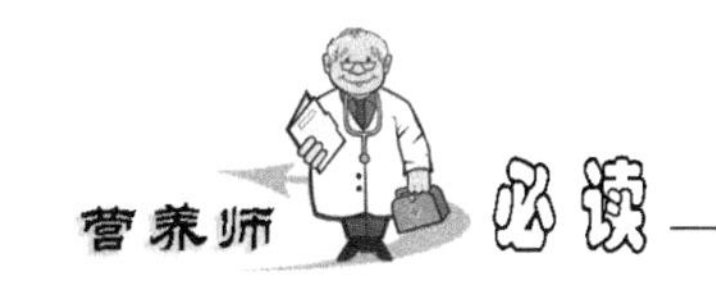

食品天然放射性核素主要是^{40}K和少量的^{226}Ra、^{228}Ra、^{210}Po（钋）及天然钍和天然铀等。

1. ^{40}K　是食品量最多天然核素，半衰期1.28×10^9年。在环境和食品总钾含量占比例较恒定，约0.011 9%，其放射活性为每克天然钾含32.2Bq，故可按食品总钾估算^{40}K含量及其放射活性。成年人每天摄入钾2～3g，即^{40}K为65～100Bq。据我国资料，成年男、女体内^{40}K分别为69.9Bq/kg体重和51.4Bq/kg体重，其内照射剂量分别为0.212×10^{-3}G/年和0.156×10^{-3}G/年。

2. ^{226}Ra　半衰期1.6×10^3年，通过饮水和食品进入人体。不同食品镭含量差异较大，为10～10Eq/kg。平均每人每天摄入0.02～0.2Bq。动物和人体内主要集中于骨组织。骨含量平均为5.2×10^{-4}Bq/g。

3. ^{210}Po　母体为^{228}U，前身有^{226}Ra、^{228}Rn、^{210}Pb（铅）、^{210}Bi（铋）等。自然环境^{210}Po和^{210}Pb处于平衡状态，广泛存在植物和某些海产品。寿命较短，半衰期138.4d，但^{210}Pb半衰期长达22年。动物及人体内^{210}Po除来自食品外，还有摄入^{210}Pb体内衰变。动物骨骼和肝肾组织^{210}Po远高于肌肉。浮游生物水中浓集^{210}Po能力较强，其$^{210}Po/^{210}Pb$比率可大于1，故以浮游生物为主食鱼类^{210}Po含量较高，尤以肝和精、卵细胞为甚。不同食品含量差异较大，如谷物为0.04～0.37Bq/kg，根菜类0.04～0.11Bq/kg，绿叶蔬菜0.02～3.7Bq/L，奶类0.003～0.02Bq/kg，动物内脏（肝、肾等）0.19～37Bq/kg，某些地区茶叶高达178Bq/kg，以海产品为主居民摄入量较大。还可通过特殊食品链进入人体，如北极附近牧民以驯鹿为主要食品，冬季驯鹿主要以地衣为饲料，地衣对^{210}Po有很强富集作用，当地人尤其是骨、牙^{210}Po负荷量远高于其他人群。

三、环境人为放射性核素污染及其向食品转移

（一）环境人为放射性核素污染

1. *核爆炸*　原子弹和氢弹爆炸时，产生大量放射性物质。尤其空中核爆炸时，对环境造成严重污染。一次空中核爆炸可产生数百种放射性物质，包括核爆炸时核裂变产物、未起反应的核原料、弹体材料和环境元素受中子流作用形成感生放射性核素等，统称为放射性尘埃。大气放射性尘埃以不同速率、在不同范围内向地面沉降。颗粒较大受重力作用，在短期内沉降于爆炸区附近地面，形成局部性污染；颗粒较小进入对流层和平流层向大范围扩散，数月或数年内逐渐降到地面，产生全球性污染。产生数量大、半衰期长、摄取量大，能在体内蓄积放射性核素有更大危险，如^{90}Sr（锶）和^{137}Cs（铯），其次是^{89}Sr、^{95}Zr（锆）、^{95}Nb（铌）、^{103}Ru（钌）、^{106}Ru、^{131}I（碘）、^{141}Ba（钡）、^{140}La（镧）、^{144}Ce（铈）、^{144}Pr（镨）、^{206}Bi等。

2. *核废物排放*　核工业生产采矿、冶炼、燃料精制、浓缩、反应堆组件生产和核燃料再处理等，均可经三废排放等途径污染环境，进而污染食品。核工厂附近地区和水域生产鱼虾、牡蛎、农作物和牛奶等食品含^{137}Cs、^{65}Zn、^{51}Cr（铬）、^{32}P等都很高。此外，使用人工放射性核素科研、生产和医疗单位排放废水中含有^{125}I、^{131}I、^{32}P、^{3}H和^{14}C等，也可致水和食品污染。

3. *意外事故*　造成放射性核素泄露主要致局部性污染，可致食品含很高放射性。如英国温茨盖尔原子反应堆事故向大气排放射性物质总放射性约相当于11.1×10^{14}Bq，因附近牧草受污染，当地牛奶放射活性相当高。苏联切尔诺贝利核事故也造成环境及食品严重污染，克罗地亚地区羊肉^{131}I达62.7Bq/kg，^{137}Cs为39.4Bq/kg。

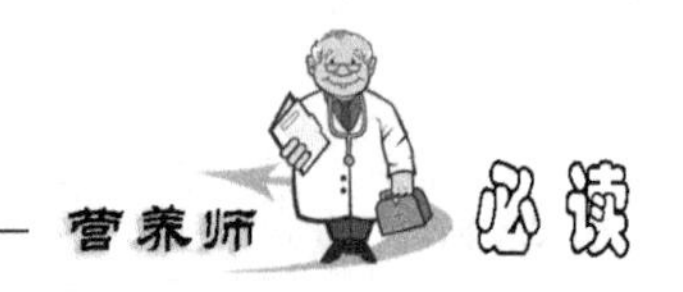

（二）放射性核素向食品转移途径

环境放射性核素可经食品链向食品转移，主要途径如下。

1. 向水生物转移　放射性核素进入水体，溶于水或悬浮状态存在。水生植物和藻类对放射性核素有很强浓集能力，^{137}Cs在藻类浓度高出周围水域100～500倍。鱼体内放射性核素可经鳃和口腔进入，也可因附着其体表放射性核素逐渐渗入体内。低等水生生物为鱼和水生动物主要食饵，故鱼及水生动物还可通过食饵摄入放射性物质，经食品链致生物富集效应。

其浓集系数＝生物体内放射性浓度÷水中放射性核素浓度

由于放射性物质和含放射性核素水生物残骸可长期沉积在海底，不断释放放射性核素，即使消除放射性污染源，该水体也保持较长时间放射性，水生物继续受污染。

2. 向植物转移　含放射性核素沉降物、雨水和污水污染环境后。植物表面吸附放射性核素可直接渗透入植物组织，植物根系也可从土壤吸收放射性核素。放射性核素向植物转移量与气象条件、放射性核素和土壤理化性质、pH、植物种类和使用化肥类型等因素有关。叶类植物表面积大，易吸附较多放射性核素，雨水冲刷降低植物表面污染量。^{131}I易被植物吸收，^{137}Cs与土壤结合较为牢固，不易经根系吸收，但可经叶部向内部组织转移。土壤^{90}Sr和^{137}Cs被植物吸收量受土壤钙和钾影响，增加土壤中钙和钾可使植物对^{90}Sr和^{137}Cs吸收量降低。

3. 向动物转移　环境放射性核素可通过牧草、饲料和饮水等途径进入家禽、家畜体内，半衰期长的^{90}Sr和^{137}Cs及半衰期短的^{89}Sr和^{140}Ba等是食品链重要核素，易造成对动物性食品污染，进入奶及蛋类。放射性核素向动物转移时，也有生物富集效应。

（三）人为污染食品放射性核素

1. ^{131}I　核爆炸早期及核反应堆运转时产生的主要裂变物，进入消化管可完全吸收，在甲状腺浓集。饮食稳定性碘摄入量，影响放射性碘在甲状腺浓集量。污染牧草，进而污染牛奶，食用奶类较多地区，牛奶是主要来源。^{131}I半衰期约8d，对食品长期污染较轻，但对蔬菜污染有较大意义，人食用新鲜蔬菜可摄入较大量。

2. ^{90}Sr　在核爆炸中大量产生，半衰期约29年，在环境中长期存在，造成全球性沉降。进入人体后，大部分沉积于骨，其代谢与钙相似。广泛存在于土壤，是食品放射性主要来源。污染区牛、羊奶含量较大。据欧美国家调查经饮食每年摄入^{90}Sr达0.148～0.185Bq，主要为奶制品，其次是蔬菜水果、谷类和面制品。

3. ^{89}Sr　也是核爆炸产物，其产量比^{90}Sr更高。半衰期约50d，食品污染与^{90}Sr比，相对较轻。

4. ^{137}Cs　半衰期长达30年，化学性质与钾相似，易被机体充分吸收，并参与钾代谢过程，主要经肾排出，部分粪便排出。也可通过地衣-驯鹿-人特殊食品链进入人体。

四、食品放射性污染对人体危害

环境放射性核素经各环节转移进入人体，在体内贮留，造成危害。危害主要是因摄入污染食品后，放射性物质对体内组织、器官和细胞产生低剂量、长期内照射效应。对免疫、生殖系统损伤，以及致癌、致畸和致突变作用。

低剂量辐射使免疫功能抑制或增强（兴奋）反应。研究表明小鼠脾经0.25～0.5Gy剂量照射后，使其抗SRBC（羊红细胞）反应增强，空斑形成细胞（PFC）增加。当剂量大于1Gy时，则有抑制PFC形成作用。低剂量长期照射，可致T细胞增殖反应，使细胞免疫功能呈现应激性增强；并因辅助性T细胞活性增强，抗体生成增多，体液免疫反应也有所增强。

辐照对生殖功能有明显损害。睾丸是对放射损害敏感器官之一。辐照可使精子畸形数增加、生成障碍、数目减少及睾丸重量下降。0.03～0.1Gy低剂量内照射致暂时不育，而2Gy以上致永久无精子。人卵巢对放射性损伤抵抗性较高，2Gy以上剂量可致暂时不育，低剂量照射对其卵子生成有一定的刺激作用。

“三致”作用是低剂量长期内照射主要生物效应。0.2～0.3Sv照射可致动物和人体细胞染色体畸变发生率明显增高，尤其双着丝粒和着丝粒环是辐射致染色体损伤特征性指标。可致白血病、甲状腺癌、乳腺癌、肺癌、肝癌、骨肉瘤等肿瘤，如肝贮留^{137}Te（碲）和^{60}Co（钴）主要致肝硬化和肝癌；嗜骨性^{90}Sr、^{226}Ra、^{239}Pu（钚）等主要致骨肉瘤；均匀分布于组织^{137}Cs及^{210}Po主要致软组织肿瘤。低剂量长期内照射使胎仔减少、死胎、胎儿畸形和智力发育障碍等。

五、控制食品放射性污染措施

主要措施是加强对污染源卫生防护和经常性卫生监督。定期食品卫生监测，严格执行国家卫生标准，使食品放射性物质含量控制在允许浓度内。1994年颁布《食品中放射性物质限制浓度标准》（GB 14882-1994）规定粮食、薯类、蔬菜及水果、肉鱼虾类和鲜奶等食品人工放射性核素^{3}H、^{89}Sr、^{90}Sr、^{131}I、^{137}Cs、^{147}Pm（钷）、^{239}Pu和天然放射性核素^{210}Po、^{210}Ra、^{210}Ra、天然钍和天然铀限制浓度。

第39章 Chapter

食品添加剂

食品添加剂（food additives）按《中华人民共和国食品安全法》规定，是指为改善食品品质和色、香、味及防腐和加工工艺的需要，加入食品中化学合成或天然物质。

第一节　定义和分类

一、定　义

我国营养强化剂也属食品添加剂，营养强化剂是指为增强营养素而加入食品中天然或人工合成属于天然营养素范围的食品添加剂。

世界各国对食品添加剂定义不尽相同。包括欧洲经济共同体（EEC），各国和联合国食品添加剂法典委员会（CCFA）在内，定义均明确规定“不包括为改进营养价值而加入的物质”。美国联邦法规（codex of federal regulations USA）规定内容更多，不但包括营养素，还包括各种间接使用添加剂，如包装材料少量可迁移入食品物质，又称为无意食品添加剂。

据统计，目前使用食品添加剂种类达14 000多种，直接使用4000余种，香精、香料占80%左右。因各国和联合国所规定食品添加剂涵义不同，故容许种类也不同。FAO/WHO公布约700种，美国为2700多种，EEC 400余种，日本350多种。我国GB 2760-1996规定1460种，其中香料936种。因各国每年都有新品种增加，故总数常变动。

二、分　类

分类按其来源、功能和安全性评价不同而有不同划分。按来源分为天然和人工化学合成食品添加剂。前者主要由动植物提取制得，有些来自微生物代谢产物或矿物质；后者是化学合成获得，又分通常与人工合成天然等同物，如天然等同香料、色素。按功能区分食品添加剂有很多类别，各国也不同。如美国“食品药品和化妆品法”分为32类，后又重新分为45类。FAO/WHO 1984年曾细分为95类，而1994年则分为40类；但EEC仅分9类，日本分为25

类。分类主要目的是便于按用途需要，迅速查出所需添加剂，故不宜太粗，也不宜太细。通常认为按主要功能分类较适宜。

我国1990年颁布《食品添加剂分类和代码》，按其主要功能作用不同，其分类和代码分别为：酸度调节剂（01）、拮抗剂（02）、消泡剂（03）、抗氧化剂（04）、漂白剂（n5）、膨松剂（n6）、胶姆糖基础剂（07）、着色剂（08）、护色剂（09）、乳化剂（to）、酶制剂（11）、增味剂（12）、面粉处理剂（13）、被膜剂（14）、水分保持剂（15）、营养强化剂（16）、防腐剂（17）、稳定和凝固剂（18）、甜味剂（19）、增稠剂（20）、其他（00）共21类。另有食用香料、加工助剂。

统一编号可弥补分类不足和因名称不统一等所致不必要重复和差错。最早采用编号系统是EEC的ENo.，FAO/WHO 1983年发表过一套数字编码系统，除色素外基本按食品添加剂英文名称字母顺序排列，缺点是与分类无关，也无法补充，仅起索引作用，故未能为许多国家，尤其EEC各国所接受。为此，1989年7月联合国食品法典委员会第18次会议通过以ENo.为基础国际数据系统（INS）。凡有ENo.者，INS编号绝大部分均与ENo.编号相同。

美国、日本等没对食品添加剂进行编号。但美国食用香料制造者协会（FEMA），1960～1998年陆续分18次发表属于公认为安全的各种香料名单，按字母顺序编号，并拟定限量，编号为2001～3905，已得到食品和药品管理局批准，作为法定编号。

我国1990年公布《食品添加剂分类和代码》GB 12493-1990，采用五位数表示法。此编号系统容量比INS或EEC系统大得多。遗憾的是该GB参照采用FAO/WHO食品法典委员会CAC/Vo1. XⅣ（1983年）文件，该文件因未能取得各国认可而不得不作废，代之以ENo. 为基础INS编号，作为信息处理或情报交换，我国尚需与国际接轨。

第二节　使用要求与卫生管理

一、使用要求

1. 经食品安全性毒理学评价证明，在使用限量内长期使用，对人体安全无害。

2. 不影响食品感官理化性质，对食品营养素不应有破坏作用。

3. 应有严格的卫生标准和质量标准，并经中华人民共和国国家卫生计划生育委员会（原卫生部）正式批准、公布。

4. 达到一定使用目的后，经加工、烹调或贮存时，能被破坏或排除。

5. 不得使用食品添加剂，掩盖食品缺陷或作为伪造手段；不得用非定点生产厂、无生产许可证及污染或变质的食品添加剂。

二、卫生管理

（一）我国对食品添加剂管理

1. 制定卫生标准和法规　我国1973年成立食品添加剂卫生标准科研协作组，开始有组织、有计划地管理食品添加剂。1977年制定《食品添加剂使用卫生标准（试行）》GBn50-1977；1980年在协作组基础上成立中国食品添加剂标准化技术委员会。1981年制定《食品添加剂使用卫生标准》GB 2760-1981；我国1982年实施食品卫生法（试行）就规定食品添加剂卫生管理办法，由10条规定构成。1986年增补后修订为GB 2760-1986，代替GB 2760-1982，1996年又增补修改为GB 2760-1996代替前者，之后每年都补充新内容。1995年10月颁布《中华人民共和国食品卫生法》，对食品添加剂均有明确法律规定。2009年颁布的《中华人民共和国食品安全法》取代《中华人民共和国食品卫生法》，2015年4月又重新修订通过实施并规定按照新的法规执行。

2. 颁布和执行审批程序　未列入食品添加剂使用卫生标准的其他食品添加剂如需生产使用时，要按规定审批程序经批准后才能生产使用。审批程序是：①研制、生产或使用单位向省、自治区、直辖市食品卫生监督机构提出申请报告及提供有关资料，包括品名、理化性质、生产工艺、质量标准、毒理学试验、使用效果、使用范围、使用量、残留量及检验方法及国外批准使用资料，或FAO/WHO联合专家委员会评价资料等。②由省、自治区、直辖市食品卫生监督机构进行初审。③卫生部食品添加剂卫生标准科研协作组进行预审；由全国食品添加剂标准化技术委员审定。④通过的产品经国家卫生和计划生育委员会（原卫生部）批准后，列入卫生标准，由国家质量监督检验检疫总局审核批准发布。

对新品种审核，除对工艺、质量标准审查外，重点是产品安全毒理学评价。根据是卫生部颁布《食品安全毒理学评价程序》对食品添加剂具体规定。

3. 生产和使用管理　为加强食品添加剂科研、生产、应用和质量管理，有计划地发展生产，满足社会需要，防止污染，保障人民身体健康，我国1992年发布食品添加剂生产管理办法。1993年颁布食品添加剂卫生管理办法。我国实行许可证管理制度，列入GB 2760-1996食品添加剂，要生产者必须按化工部与国家卫生部颁发《食品用化工产品生产管理办法》，轻工业部与国家卫生部颁发《全国食品用香料产品管理试行办法》办理生产许可证。要生产厂家必须按上述规定办理"定点生产许可证""生产许可证"或"临时生产许可证"之一。无此三证之一者即属无证经营。标签应标明：①食品添加剂品名及生产许可证号；②质量标准、规格，并标注"食品添加剂"字样；③使用说明；④生产厂名、厂址、批号、生产日期、保质期限。

进口未列入《食品添加剂使用卫生标准》品种时。进口单位必须持有关资料，包括申请报告、产品品名、纯度、理化性质、质量标准、生产工艺、用途、使用范围、使用量、卫生学评价及国外卫生当局允许使用证明等，报送SFDA，由有关专家审议通过后报批。批准进口上述产品，由口岸监督机构按规定监测，监督机构应行经常性卫生监督监测。进口食品添加剂（包括食用香精、香料）必须符合《食品添加剂使用卫生标准》和国家、行业质量标准。

（二）FAO/WHO对食品添加剂卫生管理

1956年在罗马成立FAO/WHO食品添加剂联合专家委员会（JECFA）。食品法典委员会下设食品添加剂法典委员会（CCFA），每年定期开会，对JECFA所通过的各种食品添加剂标准、试验方法、安全性评价等进行审议和认可，再提交CAC复审后公布，以期在广泛国际贸易中，制定统一规格和标准，确定统一试验和评价方法等，克服各国法规不同造成的贸易障碍。

JECFA对食品添加剂在安全性评价基础上，制定出食品添加剂ADI值向各国政府建议。该委员会建议分为4类。

第1类。通常认为是安全的（general recognized as safe，GRAS）物质，可以按正常需要使用，不需建立ADI值。

第2类。为A类，又分A_1和A_2。A_1类：经JECFA评价认为毒理学性质已经清楚，可以使用，并已订出正式ADI值；A_2类：JECFA已制定暂定ADI值，但毒理学资料不够完善，暂时许可用于食品。

第3类。 B类JECFA对其评价但毒理学资料不足，未建立ADI值者。

第4类。 C类原则上为禁止使用，其中C_1类为根据毒理学资料认为，食品使用不安全者。C_2类为严格限制在某些食品特殊应用者。

（三）美国、欧共体和日本对食品添加剂卫生管理

1. 美国　1908年制定有关食品安全食品卫生法（pure food act），1938年增订成食品药物和化妆品法。1959年颁布《食品添加剂法》规定，出售前需经毒理试验，使用安全和效果责任由制造商承担，对已列入GRAS者例外。凡新食品添加剂未得到FDA批准前，绝对不能生产和使用。以后相应颁布“食品添加剂法”，分别由美国FDA和农业部贯彻实施。此外，FDA根据食用香料制造者协会建议，属GRAS者也由美国联邦法规索引公布。对各种食品添加剂质量标准和各种指标分析方法等，由FDA所属食品化学品法典委员会管理，由美国国家科学院出版社不定期出版《食品化学品法典》。

此外，对营养强化剂标签标示，FDA在国标和教育法令规定新标示管理条例。其中要求维生素、矿物质、氨基酸及其他营养强化剂制造商，对其产品作有益健康标示声明。

2. 欧共体　于1974年成立欧共体食品科学委员会，负责EEC范畴内有关食品添加剂管理，包括对ADI确认，确认FAO/WHO所公布ADI是否允许使用、允许使用范围及限量，并据此编制各种准用食品添加剂EEC No.，并由各种不定期出版物出版。为保护婴幼儿，EEC 1977年成立活动过度儿童保护集团（HACSG），任务之一是对不适宜于婴幼儿食品添加剂，提出各种限制性建议。

3. 日本　1947年制定食品卫生法，由厚生省负责管理，其中规定食品添加剂分化学合成和非化学合成2大类，过去只对化学合成品严格要求，定期出版《食品添加物公定书》。厚生省不负责天然食品安全评价。1989年厚生省以207号指令对“非合成食品添加剂”规定其来源和制造方法于1996年终止，由厚生省令第120号取代，原指令作废。对营养强化剂，以厚生省环境健康署长第42号通告形式，规定允许使用的名单和限量等，包括维生素、矿物质和氨基酸，不分合成或非合成品。

第三节　常见食品添加剂

一、抗氧化剂

抗氧化剂（antioxidant）是能防止食品成分因氧化导致变质的添加剂。主要用于防止油脂及富脂食品氧化酸败。

1. 基本作用　氧化中止作用表现为：一是抗氧化剂向已被氧化脱氢后，脂肪所产生自由基提供氢，使其还原到脂肪原来状态，中止脂肪继续氧化。二是抗氧化剂向已被氧化生成的过氧化自由基提供氢，使之成为氢过氧化物，中断脂肪过氧化过程：

AH也可作为抗氧化剂提供H·，与ROO·结合形成ROOH和A·。

AH＋ROO·→ A＋ROOH

目前常用抗氧化剂均属酞类化合物，包括BHA、BHT、TBHQ、PG、茶多酚等，这些酚类抗氧化剂是氢给予体，当其向自由基ROO·提供H·后，本身成为自由基A·，但可结合成稳定二聚体。

A·+A·→A2

A·还可与另1个ROO·成为较稳定物质。ROO·+A·→ROOA。另一类常用抗氧化剂是过氧化物分解剂，如硫代二丙酸二月桂酯等。

2. 常用抗氧化剂

（1）丁基羟基茴香醚（BHA）：对热较稳定，弱碱时不易破坏，尤其是对使用动物油脂焙烤制品，能维持较长时间。因有与过渡金属离子作用变色特性，在使用时应避免使用铁、铜容器。将有螯合作用柠檬酸或酒石酸等与本品混用，不仅起增效作用，且可防止由金属离子致呈色作用。BHA毒性很小，较为安全。近年对其安全性提出疑问，1986年FAO/WHO报道BHA对大鼠前胃致癌作用取决于剂量，而对没有前胃的狗无致癌作用，对猪和狗可致食管细胞增生，故规定ADI值由0～0.6mg/kg降至0～0.3mg/kg体重。1989年FAO/WHO再次评价，认为只有大剂量，>20g/kg体重，才使大鼠致前胃癌。1.0g/kg体重未见胃黏膜增生，考虑到对犬无有害作用，人没有前胃靶组织，故1996年正式制定ADI为0～0.5mg/kg体重。

（2）二丁基羟基甲苯（BHT）：与其他抗氧化剂相比，稳定性较高，抗氧化效果较好，无没食子酸酯类与金属离子反应着色缺点，也无BHA特异臭味，且价格低廉，故不少国家采用。耐热性较好，普通烹调温度影响不大，用于长期保存食品。但焙烤食品效果略差于BHA。美国曾报道有促癌作用，并可能有抑制呼吸酶活性；希腊、土耳其、印度尼西亚等国禁用。FDA也曾一度禁用，后证明安全性可以保证，FAO/WHO 1996年重新定ADI为0～0.3mg/kg体重。

（3）没食子酸丙酯（PG）：对植物油有良好稳定性，与BHA和BHT合用有良好增效作用，混用时加增效剂柠檬酸则抗氧化作用最好。对猪油抗氧化作用较BHA或BHT强些。用含5%与1%PG饲料喂大鼠2年，均未发现有毒性。在体内被水解，没食子酸大部分变成4-0-甲基没食子酸，内聚成葡萄糖醛酸，随尿排出。FAO/WHO 1994年规定ADI为0～1.4mg/kg体重。

（4）特丁基对苯二酚（TBHQ）：是较新的酚类抗氧化剂。对大多数油脂，尤其是植物油，较其他抗氧化剂更为有效，抗氧化稳定。FAO/WHO 1995年规定ADI为0～0.2mg/kg体重。

因近年对化学合成品疑虑，随之是对天然抗氧化剂重视，如经微生物发酵制成异维生素C。茶多酚是我国开发的天然抗氧化剂，其抗氧活性比维生素E高约20倍，尚有一定抑菌作用；迷迭香油树脂有较强抗氧化作用。为适应不同食品不同要求和充分利用不同抗氧化剂协同作用，可发展复合型抗氧化剂，尤其是制成有多种功能复合型制剂。

二、漂 白 剂

漂白剂（bleaching agent）能破坏或抑制食品的呈色组分成为无色物质。使食品免于褐变，并提高食品质量。有氧化型和还原型漂白剂2类。

氧化型漂白剂是通过本身强烈氧化作用，使着色物质被氧化破坏，达到漂白目的，主要用于面粉处理漂白，其用途及用量均有限制。常用偶氮甲酰胺、过氧化苯甲酰等。以往用溴酸钾，虽效果很好，但因有致癌性，不少国家已禁用。还原型漂白剂都属于亚硫酸及其盐类化合

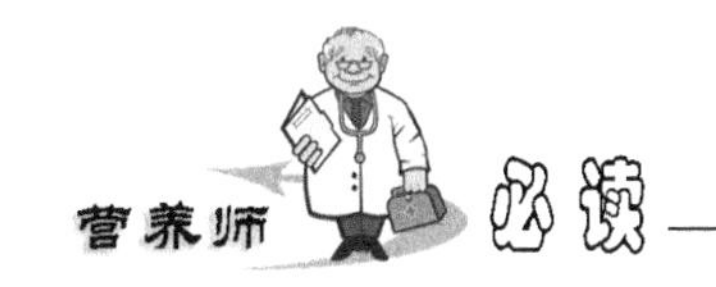

物,主要有焦亚硫酸钾、焦亚硫酸钠、亚硫酸钠、低亚硫酸钠、亚硫酸氢钠等。所产生二氮化硫有还原作用,使其作用的物质褪色。

二氧化硫遇水形成亚硫酸,其漂白、防腐作用主要是有还原性所致。机制是亚硫酸被氧化时将着色物质还原褪色,食品保持鲜艳色泽;植物性食品褐变多与氧化酶有关,亚硫酸对氧化酶有强抑制作用,防止其酶性褐变;亚硫酸与糖反应,其加成物不形成酮结构。可以阻断含羰基化合物与氨基酸缩合反应,防止糖氨反应造成的非酶性褐变;亚硫酸为强还原剂能阻断微生物生理氧化,对细菌、真菌、酵母菌有抑制作用,特别是酸性食品有较好防腐效果,故既是漂白剂,又是防腐剂。

亚硫酸盐在体内代谢成硫酸盐,解毒后从尿中排出。除硫磺外,FAO/WHO 1994年均规定DAI值,均为0～0.7mg/kg体重。控制使用量同时,还应严格控制SO_2残留。此类化合物不适用于动物性食品,以免产生不愉快气味。因能致过敏反应,在美国等国受严格限制。

三、着 色 剂

着色剂(colour)又称色素,使食品着色后提高其感官性状的物质。着色剂可分为食用天然和食用合成色素2大类。前者较安全,后者有些相对有一定毒性,但因后者成本低廉、色泽鲜艳,着色力强,色调多样,故仍被广泛应用。

1. 食用合成色素　主要指用人工合成方法所制得有机色素,按化学结构又分为偶氮类和非偶氮类2类。前者如苋菜红、柠檬黄等,后者如赤鲜红、亮蓝等。目前世界各国允许使用合成色素几乎全是水溶性色素。此外,在许可使用食用合成色素中,还包括其各自色淀。色淀是由水溶性色素沉淀在许可使用不溶性基质,通常为氧化铝所制备的特殊着色剂。

我国许可使用有苋菜红、胭脂红、赤鲜红、新红、诱惑红、柠檬黄、日落黄、亮蓝、靛蓝及其各自的铝色淀,以及合成β-胡萝卜素、叶绿素铜钠和二氧化铁。其中β-胡萝卜素指用化学方法合成、化学结构与自然界的完全相同,如由胡萝卜、藻类、棕榈油等所提取天然β-胡萝卜素商品。叶绿素铜钠则是由天然色素叶绿素经一定化学处理所得的衍生物。二氧化铁则由矿物材料加工制成。

据研究食用人工合成色素对人体的毒性作用可能有普通毒性、致泻性与致癌性,特别应注意致癌性。奶油黄、橙黄SS及碱性槐黄,使动物致癌而被禁用。致病机制可能与其结构属于偶氮化合物有关。因偶氮化合物在体内生物转化,形成2种芳香胺化合物。芳香胺经代谢活化,即经N-羧化和酯化后,可转变成易与大分子亲核中心结合的终致癌物。许多合成色素除本身或其代谢产物有毒性外,生产时还可能混入有害金属,或可能混入某些有毒中间产物,故必须对着色剂,主要是合成色素进行严格卫生管理。严格规定生产单位、种类、纯度、规格、用量及允许使用食品等。

我国指定上海市染料研究所为全国独家生产厂,生产能力800～1000吨/年。各国准许使用合成色素品种相同。国际上使用合成色素最多时达100多种,因食用合成色素安全性问题,各国实际使用品种逐渐减少,目前各国普遍使用的安全性均较好。

2. 食用天然色素　来自天然物且大多是可食资源,利用一定加工方法获得的有机着色剂。主要由植物提取,也包括来自动物和微生物的某些色素,品种甚多。色素含量和稳定性等通常不如人工合成品;但人们对其安全感比合成色素高。尤其来自水果、蔬菜的天然色素,则更是如此。因此，近来发展很快，各国许可使用品种和用量均不断增加。此外，人工化学合成在化学结构上与自然界色素完全相同的有机色素，如β-胡萝卜素等归为第3类食用色素，即天然等同色素（nature-identic colours）。国际上已开发天然色素达100种以上，我国生产天然色素工厂有百余家，年总产量万吨左右，其中焦糖色素6000多吨，其次红曲红、辣椒红、栀子黄、叶绿素及衍生物、姜黄、红花黄、高粱红、紫胶红及可可壳色等，都有一定生产量。当前还必须继续提高质量、降低成本，如以喷雾干燥、超临界、真菌单细胞培养等，替代溶剂萃取等，特别我国加强新天然色素报批审定，要求原料名称、微生物种属、取用部位、主要成分、化学结构、测试方法、稳定性试验、毒性试验、残留量及食品中使用效果，都对保证安全性起到一定作用。

3. 安全性毒理学评价

（1）天然色素

①从认可食品分离出化学结构未改变的色素，其用量未超过在该食品含量。认为与其食品本身相同，无须毒理学评价即通过。

②从认可食品分离出化学结构未改变的色素，其用量超过该食品通常含量，或用于其来源食品以外食品。该物质需按合成色素毒性评价要求，提供毒理学资料。

③从食品分离，化学结构发生改变色素，或从非食品来源分离天然色素，这类物质需同合成色素一样进行毒理学评价。

④天然色素通过化学合成法生产，但应注意与天然相同色素可能含杂质，而需与合成食用色素同样进行毒理学评价。

⑤食用天然色素，除少数如藤黄有剧毒不许使用外，其余对健康无害，我国允许使用并制定国家标准有40多种，其使用范围和最大使用量均需符合GB 2760。

（2）合成食用色素

①苋菜红：1968年报道对动物致癌，1972年JECFA将DAI从0～1.5mg/kg体重修改为暂定ADI为0～0.75mg/kg体重，1976年美国禁用。1978和1982年JECFA先后2次评定，没发现对动物致癌，将其暂定ADI延期。1984年再次评价制定ADI为0～0.5mg/kg体重，至今仍用此值。

②其他合成色素：目前允许使用食用合成色素，都通过很严格的毒性试验，JECFA加强安全性审查，并制定ADI向各国政府建议，现将有关食用合成色素ADI列于表39-1。

表39-1　食用合成色素ADI（FAO/WHO，1994）

名称	ADI（mg/kg体重）	名称	ADI（mg/kg体重）
苋菜红、苋菜红铝色淀	0～0.5	日落黄、日落黄铝色淀	0～2.5
诱惑红、诱惑红铝色淀	0～7	亮蓝、亮蓝铝色淀	0～12.5
新红、新红铝色淀	0～0.1	靛蓝、靛蓝铝色淀	0～5
赤鲜红、赤鲜红铝色淀	0～0.1	叶绿素铜钠盐	0～15
胭脂红、胭脂红铝色淀	0～4	β-胡萝卜素（合成品）	0～5
柠檬黄、柠檬黄铝色淀	0～7.5	二氧化钛	无须规定

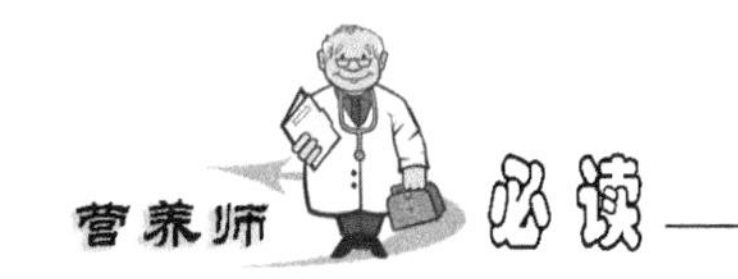

天然色素对人无害，有些还有一定营养价值。我国是资源丰富大国，在天然色素资源方面有很大潜力。当前世界各国都向充分利用天然色素方向发展。凡是对光、热和氧化作用稳定，不易受金属离子或其他化学物质影响的天然色素，只要对人体无害者，都可考虑应用，并将其设法提纯，以提高颜色鲜艳性和色素浓度。

四、护 色 剂

1. 机制及作用　又称发色剂，主要用于肉制品加工，指食品加工工艺使肉与肉制品呈现良好色泽物质。为使肉制品呈鲜艳红色，加工时我国允许添加硝酸钠（钾）与亚硝酸钠（钾），在肉类腌制时，常是混合盐成分，加入后使肉色鲜红。

硝酸盐先被亚硝酸菌作用变成亚硝酸盐，亚硝酸盐与肌肉乳酸作用生成游离亚硝酸；亚硝酸不稳定，特别加热时分解产生NO，NO与肌红蛋白结合，形成对热稳定亚硝基肌红蛋白，是红色化合物，使肉制品保持稳定鲜艳红色。

亚硝酸盐对肉制品护色外，对抑制微生物也有作用，与pH有关，pH为6加0.1～0.2mg/kg，对细菌抑制显著；pH为6.5时作用降低，pH为7时，完全无用。亚硝酸盐与食盐并用，可增强抑菌作用。对肉毒梭状芽胞杆菌也有特殊抑制作用，并可提高腌肉风味。用亚硝酸盐香肠比不用者，风味明显增强。

2. 使用　摄入大量亚硝酸钠，使血红蛋白变成高铁血红蛋白，失去输氧能力，引起肠源性青紫症。亚硝酸盐是亚硝胺前体物，后者致癌性一直受国内外关注，故使用时应注意。

（1）控制添加量，保证发色并限制在最低水平。有些国家几次修改食品卫生法规，限制其使用范围，并降低其含量。也有提出禁止使用而改用其他方法。6个月以内婴儿对硝酸盐类特别敏感，欧共体儿童保护集团建议亚硝酸盐不得用于儿童食品，硝酸盐应限用。

（2）我国规定硝酸钠和亚硝酸钠只能用于肉类罐头和肉类制品，最大量分别为0.05g/kg和0.15g/kg。残留量以亚硝酸钠计，肉类罐头＜0.05g/kg，肉制品＜0.03g/kg。FAO/WHO1994年提出硝酸钠与亚硝酸钠ADI分别为0.0～5.0mg/kg和0.0～0.2mg/kg体重。

五、酶 制 剂

指从生物包括动物、植物、微生物提取，有生物催化能力酶特性物质。主要用于加速加工过程和提高产品质量。

由于酶来源于生物体，同时有催化活性高，反应条件温和，作用有特异性等优点，所以越来越受重视，广泛用于食品工业。因生产酶制剂设备条件低，酶使用量少，副产物也少，便于产品提纯和简化工艺步骤，对保护环境等很重要。此外，酶制剂来源于生物，毒性比合成化学物质安全。但常用的不是酶纯品，常混有残存原材料及微生物某些代谢产物，甚至是有害物质。为保证酶制剂生产和产品质量提高与安全性，我国规定《食品工业用酶制剂卫生管理办法》。酶制剂卫生要求是：①严格鉴定酶制剂菌种，不能用致病菌及可能产生毒素菌种；②从不熟悉非致病性微生物制成的产品，应进行系统毒性鉴定；③只能用有一定规格食品工业专用酶制剂，不能任意用普通工业用酶制剂；④来自动植物非可食部分酶应经毒理学鉴定；⑤在食品工业中不能用与治疗用酶抗原性近似酶类。由作为食品动物组织和由植物可食部分制成酶的可认为是食品，如来自小牛和羊的凝乳酶，麦芽淀粉酶是安全的。由正常食品生产使用或传统作为食

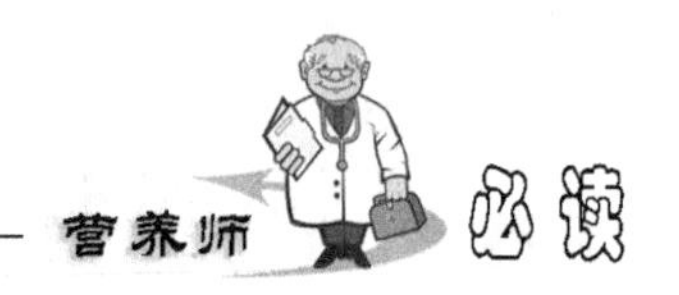

品成分微生物获得酶，来自酵母属、乳酸杆菌属、乳酸链球菌属、黑曲霉属及枯草杆菌属酶，通常是安全的。

美国食用化学品法典（FCC）第6版1996年规定，食品级酶制剂通用质量指标如下。①酶活力为所标值85%～115%；②重金属：≤30mg/kg；③铅（以Pb计）：≤5mg/kg；④大肠菌群：MPN≤30个/100g，菌落总数也有规定；⑤沙门菌：不得检出。FAO/WHO规定凡由真菌制酶制剂，不得检出黄曲霉毒素、赭曲霉毒素A、杂色曲霉素、玉米赤霉烯酮。

我国允许使用酶制剂：木瓜蛋白酶、固定化葡萄糖异构酶制剂、α-淀粉酶制剂、糖化酶制剂、精制果胶酶、β-葡聚糖酶、葡萄糖氧化酶、α-乙酰乳酸脱羧酶；由地衣芽胞杆菌、米曲霉、枯草芽胞杆菌所制蛋白酶；由米曲霉所制得木聚糖酶及真菌淀粉酶制剂。

FAO/WHO 1994年公布，除β-葡聚糖酶ADI由木霉制得为0～0.5mg/kg体重，由黑曲霉制得为0～1mg/kg体重；α-乙酰乳酸脱羧酶尚未规定ADI外，上述其他酶ADI均无须规定。

六、增 味 剂

指为补充、增强、改进食品原有口味或滋味的物质，也称为鲜味剂或品味剂。按化学性质不同，可分为氨基酸和核苷酸系列。在我国发展很快，尤以谷氨酸产量大较其他国家为多。最主要是L-谷氨酸及其钠盐，是目前除食糖和食盐外，世界消费量最多增味剂；我国1997年产量已达53万多吨。

1. 氨基酸系列　*L*-天门冬氨酸钠、*L*-谷氨酸、*L*-谷氨酸铵、*L*-谷氨酸钙、*L*-谷氨酸钾、氨基乙酸、DL-氨基丙酸等。

2. 核苷酸系列　5′-鸟苷酸二钠，5′-肌苷酸二钠，国内目前仅允许使用有谷氨酸钠、5′-鸟苷酸二钠、5′-肌苷酸二钠、5′-呈味核苷酸二钠、琥珀酸二钠及L-丙氨酸。

根据化学结构，磷酸基只有在核糖c-5′位结合核苷酸才有鲜味，在c-2′位或c-3′位结合均无鲜味。同时，只有在c-5′位磷酸基中2个羟基解离后才能产生鲜味，故所有核苷酸增味剂都只有以2钠（或钾、钙）盐形式才有鲜味，如羟基被酯化或酰胺化，即失去鲜味。

谷氨酸钠又名味精，其使用在西欧曾一度引起风波。因过量，即每人服用＞6.8g/d时，会导致血谷氨酸上升，造成短时间头痛、心搏加速、恶心等症状。此外，谷氨酸的2个羟基有很强螯合作用，限制钙、镁等利用。20世纪80年代曾引起西方消费者对其恐惧。后证明正常范围内，不会有不良影响。JECPA 1987年对ADI规定从原来120mg/kg体重改为不作特殊规定。EEC-HACSG同时也取消对婴幼儿食品禁用规定。EEC以E 621编号将其列为安全食品添加剂，中国1989年列入GB 2760使用名单，可按生产需要适量用于各类食品。

L-谷氨酸及其钠盐同系物*L*-谷氨酸、*L*-谷氨酸铵、*L*-谷氨酸钾等都是增味剂。JECFA 1987年同时改变对ADI规定，均由原来每千克体重120mg改为不作特殊规定。核苷酸系列增味剂，有肌苷酸（IMP）、鸟苷酸（GMP）、胞苷酸（CMP）等均广泛存在于各种食品。谷氨酸类与核苷酸类增味剂合用，有明显协同增效作用，尤其是5′-肌苷酸、5′-鸟苷酸与味精并用，有显著作用。近年来对许多天然鲜味剂抽提物很感兴趣，并开发许多如肉类抽提物、酵母抽提物、水解动物蛋白和植物蛋白等。据FAO/WHO 1994年规定，目前我国允许使用的5种增味剂除琥珀酸二钠未规定ADI外，其他4种ADI均无须规定。

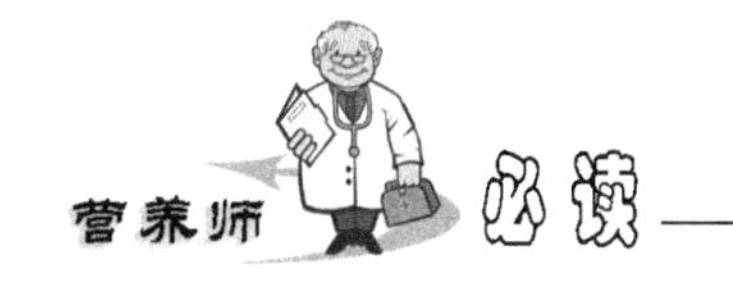

七、防 腐 剂

防腐剂是指为防止食品腐败、变质，抑制食品微生物繁殖的物质。世界市场2002年已达3亿元，中国年产量1万多吨。国外用于食品防腐剂，美国有50种，日本有40多种，我国允许使用30多种。其分类及其作用如下。

1. 酸型防腐剂　常用有苯甲酸、山梨酸和丙酸（及其盐类），抑菌效果取决于未离解酸分子，效力随pH而定。酸性越大效果越好，在碱性中几乎无效。

（1）苯甲酸及其钠盐：苯甲酸因在水中溶解度较低，故多用其钠盐。酸性时苯甲酸对多种微生物明显抑菌。对产酸菌作用较弱；pH＞5.5对很多真菌及酵母效果也较差。其作用pH 4.5～5.0为宜。抑菌机制是其分子抑制微生物呼吸酶系统活性，特别对乙酰辅酶A缩合反应有较强抑制作用。

对苯甲酸毒性，生物转化时能与甘氨酸结合成马尿酸，或与葡萄糖醛酸结合形成葡萄糖苷酸，由尿排出。也有报道苯甲酸可能会致中毒，使用有争议。虽仍为各国允许使用，但应用范围较窄。日本进口食品受限制，甚至部分禁止使用。因其价格低廉，在我国仍作为主要防腐剂。FAO/WHO 1996年制定ADI为0～5mg/kg体重，指苯甲酸及盐类总和，以苯甲酸计。

（2）山梨酸及其盐类：抗菌能力强，当溶液pH＜4时，抑菌活性强。pH＞6时，抑菌活性降低。能抑制细菌、真菌和酵母生长，防腐效果好，对食品风味无不良影响。山梨酸是不饱和脂肪酸，参与正常代谢，并被同化而产生CO_2和水，对人无害，是国际上公认较好的防腐剂，为所有国家和地区允许使用。山梨酸最大缺点是溶解度小，常用其钾盐，价格较贵。FAO/WHO 1996年制定ADI为0～25mg/kg体重，指山梨酸及其盐类总和，以山梨酸计。

（3）丙酸及其盐类：主要用于面包、糕点类食品。其解离常数较低，对pH较高面包制品有较好抑制作用。对能引起面包黏丝状物质需氧性芽胞杆菌有抑制作用，对酵母无效，不致影响面包正常发酵，且价格低廉。FAO/WHO 1994年规定丙酸钙、丙酸钠无须规定ADI。

（4）脱氢醋酸及其钠盐：是广谱防腐剂，特别对真菌和酵母抑菌能力强，为苯甲酸钠2～10倍。能迅速而完全地被人体组织吸收，分布于血浆和许多组织，有抑制体内多种氧化酶作用，其安全性受怀疑，已逐步被山梨酸取代。ADI尚未规定。

2. 酯型防腐剂　包括对羟基苯甲酸酶类（甲、乙、丙、异丙、丁、异丁、庚等酯）。特点是pH在4～8，均有较好效果，效果随pH变化而改变，可代替以上酸型防腐剂，毒性低于苯甲酸，但高于山梨酸。抑制微生物细胞呼吸酶与电子传递酶系活性，破坏微生物细胞膜结构，其抑菌的能力随烷基链增长而增强。对真菌、酵母有较强作用，但对细菌特别是革兰阴性杆菌和乳酸菌作用较弱。缺点是有特殊味道，水溶解度差，溶解度随酯基碳链长度增加而下降，毒性则相反。但乙酯和丙酯复配使用可提高溶解度，有增效作用。在胃肠能迅速完全吸收，水解成对羟基苯甲酸从尿排出，不在体内累积。我国目前仅限用乙酯和丙酯，FAO/WHO 1996年制定ADI为0～10mg/kg体重，是对羟基苯甲酸甲、乙、丙酯的总和。

3. 生物型防腐剂　乳酸链球菌素是乳酸链球菌属微生物代谢产物，可用乳酸链球菌发酵提取，对肉毒杆菌等厌氧芽胞杆菌及嗜热脂肪芽胞杆菌有很强抑菌作用，但对真菌和酵母影响很弱，需在酸性时保证稳定，通常仅用于乳制品、罐装食品、植物蛋白食品防腐。在人胃肠为蛋白酶水解降解，是比较安全防腐剂，不会改变肠内正常菌群及常用其他抗生素出现的耐药性，不与其他抗生素交叉抗药。FAO/WHO 1994 年制定ADI为0～33 000U/kg体重。

4. 其他防腐剂

（1）双乙酸钠：既是防腐剂，又是螯合剂。对谷类和豆制品有防真菌繁殖作用。

（2）仲丁胺：不用于加工食品，只用在水果、蔬菜贮藏期防腐使用。市售保鲜剂如克霉灵、保果灵等均以仲丁胺为主要有效成分的制剂。

（3）二氧化碳：分压增高影响需氧微生物对氧利用，能终止各种微生物呼吸代谢，如食品存在大量二氧化碳可改变食品表面pH，微生物失去生存必要条件。但只抑制微生物生长，不能杀死微生物。FAO/WHO 1994年认为无须规定ADI。

八、甜 味 剂

是指赋予食品甜味食品添加剂。

1. 种类　有不同分类方法，按来源分为天然和人工合成甜味剂；以其营养价值分为营养性和非营养性甜味剂。甜味剂主要种类有天然提取及人工合成两类。天然提取甜味剂有：糖醇类包括木糖醇、山梨糖醇、甘露糖醇、乳糖醇、麦芽糖醇、异麦芽醇、赤鲜糖醇；非糖类包括甜菊糖苷、甘草、奇异果素、罗汉果素、索马甜。人工合成甜味剂其中磺胺类有糖精、环己基氨基磺酸钠、乙酰磺胺酸钾；二肽类有天门冬酰苯丙氨酸甲酯（阿斯巴甜）和丙氨酰胺（阿力甜）；蔗糖衍生物有三氯蔗糖、异麦芽酮糖醇、新糖（果糖低聚糖）。

2. 甜味剂使用

（1）糖精：是世界各国广泛使用人工合成甜味剂，甜度相当于蔗糖300～500倍，因糖精水溶解度低，故我国添加剂标准规定用其钠盐糖精钠。在体内不能利用，大部分从尿中排出且不损害肾功能，不改变体内酶系统活性。全世界曾广泛使用糖精数十年，尚未发现对人体毒害表现。1970年前后美国FDA对糖精动物实验有致膀胱癌可能，曾一度受限制，后来也有许多动物实验未证明糖精有致癌作用。大规模流行病学调查，被调查数千名人群未观察到使用人工甜味剂有增高膀胱癌发病率趋势。鉴于各国动物实验结果不一，尚未确证前，FAO/WHO1984年将其以前制定ADI为0～5mg/kg体重，改为暂定0～2.5mg/kg体重，1993年JECFA重新进行毒性评价。流行病调查不支持食用糖精与膀胱癌间可能存在联系。FAO/WHO 1997年公布ADI将其提高，仍定为0～5mg/kg体重。

糖精是所有甜味剂价格最低的。虽安全性基本肯定，考虑到其苦味及消费者对其毒性忧虑心理因素等，以及其不是食品天然成分。从长远看，可能为其他安全性高的甜味剂逐步代替。

（2）环己基氨基磺酸钠（甜蜜素）：1958年在美国曾被列为通常认为是安全物质而广泛使用。但1970年以后报道对动物有致癌作用，1982年FAO/WHO证明无致癌性，制定ADI为0～11 mg/kg体重。美国FDA经长期试验后宣布无致癌性。但美国国家科学研究委员会和国家科学院仍认为有促癌和可能致癌作用，美国至今仍禁用于食品。FAO/WHO 1994年ADI仍为0～11mg/kg体重。

（3）天门冬酰苯丙氨酸甲酯：甜度高，味感接近于蔗糖，有80个国家批准使用，我国规定除罐头食品外可用于各类食品，其用量按生产需要适量使用。FAO/WHO 1997年对其ADI规定为0～40 mg/kg体重。但患苯丙酮酸尿症者不能使用，需在食品标签标明苯丙氨酸含量。

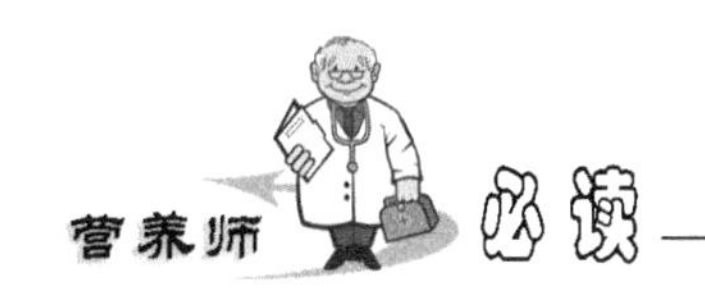

（4）乙酰磺胺酸钾：优点对光、热（225℃）均稳定，甜感持续时间长，味感优于糖精钠，吸收后迅速从尿中排出，无蓄积作用，与天门冬酰苯丙氨酸甲酯按1∶1合用，有明显增效作用。FAO/WHO 1984年ADI为0～9mg/kg体重，1991年改为0～15mg/kg体重，1997年ADI仍为此值。

（5）异麦芽酮糖醇与三氯蔗糖：均是与蔗糖非常接近高质量甜味剂，前者ADI不作特殊规定，对用量不作限制性规定。FAO/WHO于1994年制定三氯蔗糖ADI为0～15mg/kg体重。此外，阿力甜系氨基酸甜味剂，属天然原料合成，甜度高，预计发展前景较好。

（6）糖醇类甜味剂：品种很多，因其不影响血糖，不产酸，常用于糖尿病、肥胖，并有防龋齿作用。该类物质多数有一定吸水性，对改善脱水食品复水性、控制结晶、降低水分活性均有一定作用。

使用较多的如木糖醇是木糖氢化形成的五碳多元醇，存在于天然食品。大量食用时，常有缓泻作用。有时还有腹胀、产气作用，美国等国家规定在所加用食品标签标明-过量可导致腹泻-字样。木糖醇、麦芽糖醇、山梨糖醇及我国批准使用新品种乳糖醇ADI均不作特殊规定。

（7）甜菊糖苷：是甜叶菊叶提取的含二萜烯糖苷，甜度约为蔗糖300倍。我国是世界上本品种植最多的，是我国继蔗糖、甜菜糖后第3糖源。最大缺点口感差，有甘草味和后苦味，常与蔗糖、果糖、葡萄糖混用，以矫正甜味，与柠檬酸、苹果酸等合用以减弱后苦味，或通过果糖基转移酶或α-葡萄糖基转移酶，使之改变结构而矫正其缺点。国外曾做过大量甜菊糖苷的毒性验证，均未显示有毒性作用。巴拉圭食用本品已100年，日本使用15年以上，未见不良反应。

（8）甘草：甘草和甘草甜素及其衍生物是天然甜味剂，甜度约为蔗糖200倍。安全性好，可按生产需要量使用。其他非糖类天然甜味剂，如罗汉果素、索马甜、非洲竹竿甜素等都很有发展前途。

第40章 Chapter

食品卫生及其管理

各类食品在加工、生产、运输、销售过程等环节中，可能受微生物、化学物品及其他有毒有害物质污染，威胁健康。在此讨论与饮食有关动物性、植物性及加工品主要卫生问题和管理。

第一节 粮豆、蔬菜、水果卫生及管理

一、粮豆卫生及管理

（一）主要卫生问题

1. *霉菌和霉菌毒素污染* 在农田生长期、收获、贮存时，各环节均可受霉菌污染。当环境湿度较大，温度较高时，霉菌易在粮食豆类生长繁殖，并分解其营养素，产酸产气，使粮、豆发生霉变，不仅改变粮、豆感官性状，降低和失去营养价值，还可能产生霉菌毒素，危害人体健康。常见霉菌有曲霉、青霉、毛霉、根霉和镰刀菌等。

2. *农药残留* 防治虫、病、除草时直接施用农药；农药对环境造成一定污染，环境农药通过水、空气、土壤等途径进入粮、豆。残留农药可转移到人体，损害健康。我国农药80%～90%为有机磷，谷类残留敌敌畏平均为7.87μg/kg，甲胺磷为39.15μg /kg，分别占最大残留限量标准（GB 5127-1998）7.87%和39.15%。

3. *有害毒物污染* 包括汞、镉、砷、铅、铬、酚和氰化物等，主要来自未经处理或处理不彻底工业废水和生活污水对农田、菜地灌溉。污水的有害有机成分经过生物、物理及化学处理后，可减轻甚至消除，但以金属毒物为主的无机有毒成分，或中间产物经污水灌溉，可造成严重污染。日本的水俣病、骨痛病是汞、镉中毒所致。我国饮食调查显示，每人每天平均摄入铅86.3μg、镉13.8μg、汞10.3μg，分别为ADI 20.1%、22.9%和23.6%。主要来自谷类和蔬菜类，但有相当部分汞来自水产品。

4.*仓储害虫* 常见仓储害虫有甲虫（大谷盗、米象、谷蠹和黑粉虫等）、螨虫（粉螨）及蛾类（螟蛾）等50余种。温度18～21℃，相对温度＞65%时，适于虫卵孵化繁殖，10℃以下，活动

减少。仓储害虫在原粮、半成品粮豆都能生长，并使其变质，失去或降低食用价值。每年世界粮谷损失于病虫害达5%～30%，应积极防治。

5. 其他污染　包括无机夹杂物和有毒种子污染。泥土、砂石和金属是粮豆中主要无机夹杂物，分别来自田园、晒场、农具和加工机械。影响感官状况，损伤牙齿和胃肠组织。麦角、毒麦、麦仙翁子、槐子、毛果洋茉莉子、曼陀罗子、苍耳子等，是粮豆在农田生长期、收割时混杂的有毒植物种子。

（二）卫生管理

1. 安全水分　粮谷、豆类含水分高低与其贮藏时间长短和加工密切相关。贮藏期间，粮豆水分含量过高，因其代谢活动增强而发热，使霉菌、仓虫易生长繁殖，发生霉变和变质。水分含量高的原粮也不利于加工，应将水分控制在安全贮存所要求水分含量以下，粮谷为12%～14%，豆类为10%～13%。粮豆子粒饱满、成熟度高、外壳完整，其贮藏性更好，应加强入库前质量检查，同时还应控制贮存环境温度和湿度。

2. 仓库卫生要求　为使粮豆贮藏期不受霉菌和昆虫侵害，保持原有的质量，应严格执行粮库卫生管理要求。

（1）建筑应坚固、不漏水、不潮湿，能防鼠、防雀。

（2）保持清洁卫生，定期清扫消毒。

（3）控制库内温度、湿度，按时翻仓、晾晒，降低贮温，掌握、顺应气象条件的门窗启闭规律。

（4）监测粮豆温度和含水量变化，加强质量检查，发现问题立即采取相应措施。此外，使用熏蒸剂防治虫害时，注意使用范围、控制用量。熏蒸后粮食药剂残留量，必须符合国家卫生标准才能出库、加工和销售。

3. 运输、销售卫生要求　运输铁路、交通和粮食部门要认真执行安全运输规章制度，搞好卫生管理。运粮应有清洁卫生专用车，防止意外污染。对装过毒品、农药或有异味的车船，未经彻底清洗消毒，不准装运。粮食包装袋必须专用，不得染毒或有异味，包装袋使用原材料应符合卫生要求，袋上油墨应无毒或低毒，不得向内容物渗透。销售单位应按食品卫生经营企业要求，设置各种经营房舍，搞好环境卫生。加强成品粮卫生管理，不加工、不销售不符合卫生标准的粮豆。

4. 防农药及有害金属污染　为控制食品农药残留，须合理使用农药，严格遵守《农药安全使用规定》和《农药安全使用标准》。针对农药毒性和人体内蓄积性，不同作物及条件，选用不同农药和剂量；确定农药安全使用期；确定合适施药方式；制定农药食品最大残留限量标准。使用污水灌溉应注意：废水应经活性炭吸附、化学沉淀、离子交换等方法处理，使灌溉水质必须符合《农田灌溉水质标准》，根据作物品种，掌握灌溉时期及灌溉量；定期检测农田污染程度及农作物毒物残留水平，防止污水有害化学物质对粮食污染。为防止各种贮粮害虫，常用化学熏蒸剂、杀虫剂和灭菌剂，如甲基溴、磷、氰化氢等，用时注意质量和剂量，粮豆残留应不超过国家标准。近年用^{60}Coγ射线低剂量辐照粮食，可杀死所有害虫，且不破坏营养素和品质，效果好，我国已颁布相应卫生标准。

5. 防止无机夹杂物及有毒种子污染　混入泥土、砂石、金属屑及有毒种子对粮豆保管、加工和食用均有很大影响。为此，加工时安装过筛、吸铁和风车筛选等设备，可有效去除无机夹杂物。有条件时，逐步推广无夹杂物、无污染物或者强化某些营养素小包装粮豆产品。

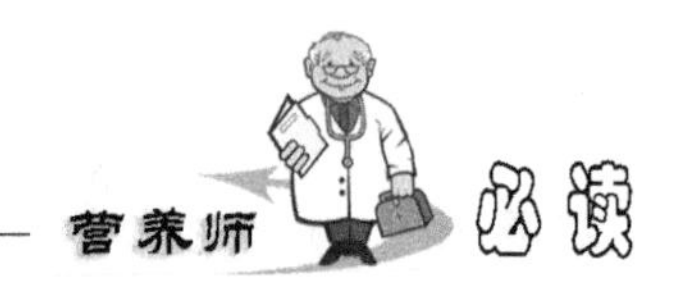

为防止有毒种子污染，应加强选种、农田管理及收获后清理，尽量减少含量或完全清除；制定粮豆各种有毒种子限量标准并进行监督。我国规定，按重量计麦角应＜0.01%，毒麦＜0.1%。

二、蔬菜水果卫生及管理

（一）主要卫生问题

1. *人畜粪便对蔬菜水果污染* 施用人畜粪便和生活污水灌溉菜地，使蔬菜被肠致病菌和寄生虫卵污染较严重。据调查，有些地区大肠埃希菌蔬菜阳性检出率为67%～95%，蛔虫卵89%。流行病学调查证实，黄瓜和番茄在痢疾传播中占主要地位。水生植物如红菱、茭白、荸荠等，可污染姜片虫囊蚴，生吃可致姜片虫病。水果采摘后，运输、贮存或销售时，也可受到肠致病菌污染，污染程度和表皮破损有关。

2. *有害化学物质污染*

（1）农药污染：蔬菜和水果用农药较多，蔬菜、水果农药残留严重。谷类、蔬菜、水果3类食品12种有机磷农药检测，受检样品含5种有机磷农药，即美曲膦酯（敌百虫）、敌敌畏、甲胺磷、乐果和对硫磷。甲胺磷为高毒杀虫剂，禁止蔬菜、水果使用，结果甲胺磷不仅广泛用于各类蔬菜、水果，含量也较其他检出有机磷农药高。我国卫生标准明确规定蔬菜水果中不得检出对硫磷，部分水果仍检出。显然这些甲胺磷、对硫磷阳性样品是因违反《农药安全使用规定》，滥用高毒农药所致，不容忽视。

（2）有害化学物污染：工业废水含多种有毒成分，如酚、镉、铬等，若不处理，直接灌溉菜地，毒物可经蔬菜进入人体产生危害。据调查我国人均每天摄入铅86.3μg，其中23.7%来自蔬菜，为ADI 20.1%；镉13.8μg（占ADI 22.9%），其中23.9%来自蔬菜。某地用含砷废水灌溉菜地，小白菜含砷60～70mg/kg，蔬菜平均含量＜0.5mg/kg。有些地区蔬菜受工业废水酚和铬污染严重。

（3）其他有害物质：蔬菜水果硝酸盐与亚硝酸盐含量很少，但干旱时，或收获后不恰当存放、贮藏和腌制时，硝酸和亚硝酸盐含量增加，对人体产生不利影响。

（二）卫生管理

1. *防止肠致病菌及寄生虫卵污染* 人畜粪便应经无害化处理再施用，如用沼气池处理，不仅可杀灭致病菌和寄生虫卵，还可增加能源途径和提高肥效作用；用生活污水灌溉时，应先沉淀去除寄生虫卵，未经处理污水禁止使用；生食蔬菜食前应清洗，有些应消毒处理；在运输、销售时，应剔除残叶、烂根及腐败变质部分和破损水果，清洗干净，推行小包装上市。

2. *施用农药卫生要求* 蔬菜特点生长期短，植株大部分或全部均可食用，且无明显成熟期。有些蔬菜自幼苗即可食用；部分水果食前无法去皮，对蔬菜水果农药残留量规定更应严格。应严格遵守并执行有关农药安全使用规定；高毒农药不准用于蔬菜水果；限制农药用量，根据农药毒性和残效期，确定对作物使用次数、剂量和安全间隔期（即最后1次施药距收获天数）。我国规定乐果40%乳剂，每亩100g，800倍稀释液喷雾大白菜和黄瓜时，其安全间隔期分别不少于10d和2d；制定农药蔬菜和水果最大残留限量标准，我国GB 51127-1998敌敌畏蔬菜水果最大残留限量为0.2mg/kg。激素类农药应慎重使用。

3. *灌溉卫生要求* 用工业废水灌溉菜地，应经无害化处理，并符合国家工业废水排放标

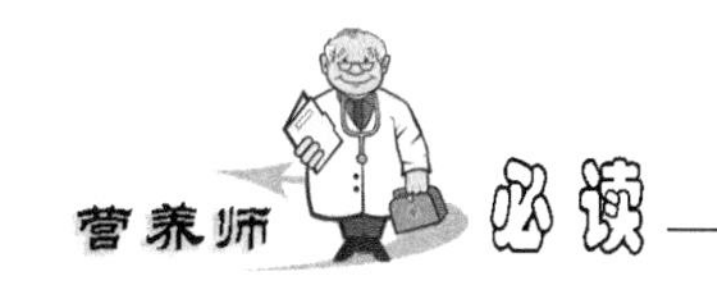

准方可使用,应尽量用地下水灌溉。

4. 贮藏卫生要求　蔬菜水果含水多,组织嫩脆,易损伤和腐败变质,贮藏关键是保持新鲜度。贮藏条件应根据不同种类和品种特点而异。通常保存最适温度是0℃左右,此温度既能抑制微生物生长繁殖,又能防止蔬菜水果间隙结冰,以免冰融时水溢出。蔬菜水果易腐败,大量上市可用冷藏,有些可速冻贮藏。用$^{60}Co\gamma$射线辐照保藏,如洋葱、土豆、苹果、草莓等,不但延长保藏期,且改善商品质量,效果理想。

第二节　畜禽肉、鱼类及其制品卫生和管理

一、畜肉卫生及管理

(一)腐败变质

牲畜宰后,从新鲜至腐败变质经僵直、后熟、自溶和腐败过程。刚宰畜肉呈弱碱性,pH为7.0～7.4,肌糖原和含磷有机化合物在组织酶作用下,分解为乳酸和游离磷酸,使肉酸度增加,当pH为5.4时,达到肌凝蛋白等电点,肌凝蛋白开始凝固,使肌纤维硬化僵直。此时肉味差,有不愉快气味,肉汤浑浊,不鲜、不香。此后,肉内糖原分解酶继续活动,pH进一步下降,肌肉结缔组织变软,有一定弹性,肉松软多汁,味美芳香,表面因蛋白凝固形成有光泽膜,能阻止微生物侵入肉体内部,此过程称后熟,俗称排酸。后熟与畜肉糖原含量、温度有关。疲劳牲畜,肌肉糖原少,后熟过程延长,温度越高后熟速度越快。4℃时,1～3d完成后熟。此外,肌肉形成乳酸,有一定杀菌作用,如患口蹄疫病畜肉经后熟产酸,可无害化处理。畜肉处在僵直和后熟过程为新鲜肉。

若宰后畜肉常温存放,使畜肉原有体温维持较长时间,则其组织酶在无细菌条件下,仍继续活动,分解蛋白质、脂肪,畜肉自溶。此时,蛋白质分解产物硫化氢、硫醇与血红蛋白或肌红蛋白中铁结合,肌肉表层和深层形成暗绿色硫化血红蛋白,并有纤维松弛,影响肉质量,内脏自溶较肌肉快。当变质程度不严重时,必须经高温处理才可食用。为防止肉尸发生自溶,宰后肉尸应即时挂晾降温或冷藏。

自溶为细菌侵入繁殖创造条件,细菌酶使蛋白质、含氮物质分解,肉pH上升,即腐败过程,主要有发黏、发绿、发臭。腐败肉含蛋白和脂肪分解产物,如吲哚、硫化氢、硫醇、粪臭素、尸胺、醛类、酮类和细菌毒素,均可使人中毒,已腐败变质肉类不允许食用。

不适当生产加工和保藏条件,也会使肉类腐败变质。主要由微生物引起,其原因为:健康牲畜在屠宰、加工运输、销售等环节被污染;病畜宰前细菌侵入,并蔓延至全身各组织;牲畜疲劳过度,宰后肉后熟力不强,产酸少,难以抑制细菌,导致肉腐败变质。

肉腐败变质细菌,最初在需氧时皮层出现各种球菌,以后为大肠埃希菌、普通变形杆菌、化脓性球菌,兼性厌氧菌如产气荚膜杆菌、产气芽胞杆菌,最后是厌氧菌。故根据菌相变化,可确定肉腐败变质阶段。

(二)常见人畜共患传染病畜肉处理

1. 炭疽　由炭疽杆菌引起的烈性传染病,在未形成芽胞前55～58℃,10～15min即杀死,空气中6h形成芽胞。形成芽胞的炭疽杆菌需140℃、30min干热或100℃蒸汽5min方能杀

灭，土壤可存活15年。传染途径主要是皮肤接触，或空气吸入，被污染食品致胃肠型炭疽较少。

炭疽主要是牛、羊和马传染病，全身出血，脾大，天然孔流血，呈黑红色，不易凝固。猪多为慢性局部炭疽，病变在颈部颌下、咽喉与肠膜淋巴结，剖面呈砖红色、肿胀、质硬，宰前常无症状。发现炭疽病畜后，必须在6h内立即采取措施，隔离消毒，防止芽胞形成。病畜一律不准屠宰和解体，应整体不放血，高温焚化，或2m深坑加石灰掩埋，同群牲畜应立即隔离，并进行炭疽芽胞疫菌免疫血清预防注射。屠宰发现可疑病畜时，应立即停宰，将可疑部位取样送检，确证为炭疽病畜时，患畜前后邻接畜体均须处理。屠宰人员手和衣服应清洗消毒，并用青霉素预防注射。饲养间、屠宰间用20%有效氯，5%氢氧化钠或5%甲醛消毒。

2. *鼻疽*　鼻疽杆菌引起的牲畜烈性传染病。感染途径为消化、呼吸系统和损伤皮肤及黏膜。病畜鼻腔、喉头和气管内有粟粒状大小、高低不平结节或边缘不齐的溃疡，在肺、肝、脾也有粟米至豌豆大小不等结节。病畜处理同炭疽。

3. *口蹄疫*　口蹄疫病毒引起的猪、牛、羊等偶蹄动物急性传染病，是高度接触性人畜共患病。病畜体温升高，口腔黏膜、牙龈、舌面和鼻翼边缘出现水疱或形成烂斑，口角线状流涎，蹄冠、蹄叉发生典型水疱。凡确诊或疑似患口蹄疫牲畜应急宰，为杜绝疫源传播，同群牲畜均应全部屠宰。体温升高病畜肉内脏及其副产品应高温处理。体温正常病畜肉尸和内脏经后熟过程，在0～6℃ 48h，或6℃以上 30h，或10～12℃ 24h后可食用。凡接触过病畜的工具、衣服、屠宰场所等均应严格消毒。

4. *猪水疱病*　病原为滤过性病毒，只侵害猪，特别是肥猪。牲畜集中、调度频繁地区易流行此病，应予注意。患水疱病病猪，症状与口蹄疫难以区别，主要靠实验室诊断。

对病猪及同群猪应急宰，病猪肉尸、内脏及副产品包括头、蹄、血、骨等均经高温处理，毛皮也须消毒，方可出厂。对屠宰场所、工具、工人衣物进行彻底消毒。

5. *猪瘟、猪丹毒、猪出血性败血症*　为猪的3大传染病，分别由猪瘟病毒、丹毒杆菌、猪出血性败血症杆菌所致。除猪丹毒经皮肤接触感染人外，猪瘟和猪出血性败血症均不感染人，但因病猪抵抗力下降，肌肉和内脏常有沙门菌继发感染，易致食物中毒。肉尸和内脏显著病变，作工业用或销毁。轻微病变肉尸和内脏在24h内，经高温处理后出厂，若超过24h需延长高温处理0.5h，内脏改工业用或销毁。血液作工业用或销毁，猪皮消毒后可利用，脂肪炼制后可食用。

6. *结核*　结核杆菌致人畜共患慢性传染病。牛、羊、猪和家禽均可感染。牛型和禽型结核可传染给人。病畜有消瘦、贫血、咳嗽，呼吸音粗糙有啰音。颌下、乳房及体表淋巴结肿大变硬。局部结核，有大小不一结节，呈半透明或灰白色，也可呈干酪样钙化或化脓等。全身结核且消瘦病畜全部销毁；未消瘦者，切除病灶部位销毁，其余部分高温处理后食用。个别淋巴结或脏器有病变时，局部废弃，肉尸不受限制。

7. *布氏杆菌病*　布氏杆菌引起的慢性接触性传染病，绵羊、山羊、牛及猪易感。分为6型，其中羊型、牛型、猪型是人布氏杆菌病主要致病菌，羊型对人致病力最强，猪型次之，牛型较弱。主要经皮肤、黏膜接触传染。患病雌畜表现为传染性流产、阴道炎、子宫炎，雄畜为睾丸炎，患羊肾皮质有小结节，患猪则表现为化脓性关节炎、骨髓炎等。病畜生殖器和乳房必须废弃，肉尸及内脏应高温处理或盐腌后可食用。高温处理使肉中心温度＞80℃，肉块切成＜2.5kg、

8cm厚，煮沸2h可达消毒目的。盐腌时，肉块＜2.5kg，干腌盐用量是肉重15%，湿腌盐水波美浓度为18%～20%。血清学诊断阳性，无临床症状，宰后未发现病灶牲畜，必须废弃生殖器和乳房外，其余不受限制。

（三）常见人畜共患寄生虫病畜肉处理

1. *囊虫病* 病原体在牛为无钩绦虫，猪为有钩绦虫，家畜为绦虫中间宿主。幼虫在猪和牛肌肉组织内形成囊尾蚴，主要寄生在舌肌、咬肌、臀肌、深腰肌和膈肌等部位。囊尾蚴在半透明水泡状囊中，肉眼为白色，绿豆大小，俗称米猪肉或痘猪肉。人吃有囊尾蚴肉后，囊尾蚴在人肠内发育为成虫，并长期寄生，成为人绦虫病，经粪便不断排出节片或虫卵，污染环境。肠逆运动时，成虫节片或虫卵逆行入胃，经消化作用后，孵出幼虫进入肠壁，经血液到达全身，使人生囊尾蚴病。据寄生部位不同可分为脑、眼和肌肉囊尾蚴病，严重损害健康。

病畜处理：我国卫生标准规定猪肉、牛肉在规定检验部位：40cm²有≤3个囊尾蚴和钙化虫体，整个肉尸经冷冻或盐腌处理后出厂；4～5个虫体高温处理出厂；6～10个作工业用或销毁，不允许做食品加工原料。羊肉在40 cm²，虫体＜8个者，出厂不受限制；虫体＞9个，肌肉无任何病变，高温处理或冷冻处理出厂，肌肉有病变时，工业用或销毁。

冷冻处理是使肌肉深部温度达−10℃，在−12℃放10d，或达−12℃后在−13℃放4d。盐腌要求肉块＜2.5kg，厚度＜8cm，浓食盐液浸3周。为检查处理后畜肉囊尾蚴是否杀死，可做囊尾蚴活力检验，即取出囊尾蚴，37℃加胆汁孵化1h，活囊尾蚴头节从囊伸出。

预防措施：加强肉品卫生管理，须有兽医卫生检验合格印章才允许销售，加强市场管理，防止贩卖病畜肉。开展宣传教育，肉类食前充分加热，囊尾蚴60～70℃时即可杀死，烹调防交叉污染。患者及时驱虫，加强粪便管理。

2. *旋毛虫病* 幼虫主要寄生在膈肌、舌肌和心肌，形成包囊，人食入含旋毛虫包囊肉后，约1周后在肠内发育为成虫，并产生大量新幼虫钻入肠壁，随血液循环移行到身体各部位，损害健康。发病与嗜生食或半生肉习惯人群有关。

病畜肉处理：取病畜横膈膜肌脚部肌肉，低倍显微镜检查，24个检样有包囊或钙化囊＜5个，高温处理食用；＞5个销毁或工业用，脂肪可炼食用油。蛔虫、姜片虫、猪弓形虫病等，也是人畜共患寄生虫病。

预防措施：加强贯彻肉品卫生检验，未经检验肉品不准上市；进行卫生宣教，改变生食或半生食肉类饮食习调，烹调防交叉污染，要彻底加热。

（四）情况不明死畜肉处理

牲畜死后解体为死畜肉。未经放血或放血不全，外观为暗红色，肌肉间毛细血管淤血，切开后按压时，见暗紫色淤血溢出；切面呈豆腐状，含水较多。死畜肉可来自病死包括人畜共患疾病、中毒和外伤等急性死亡。对死畜肉应特别注意，必须确定死因后，才考虑采取何种方法。如确定死亡原因为一般性疾病或外伤，肉未腐败变质，弃内脏，经高温处理食用；如系中毒死亡，则应按毒物种类、性质、中毒症状及毒物体内分布，决定处理原则；确定为人畜共患传染病不能食用；死因不明，一律不准食用。经兽医卫生检验，肉类质量分3类。

1. *良质肉* 指健康畜肉，食用不受限制。

2. *条件可食肉* 必须经高温、冷冻或其他有效方法处理，达到卫生要求，人食后无害。如体温正常患口蹄疫猪肉和内脏，经后熟产酸无害化处理可食用；体温升高者，需高温处理。

3. *废弃肉* 烈性传染病如炭疽、鼻疽肉尸、严重感染囊尾蚴肉品,死因不明死畜肉,严重腐败变质肉等,应销毁或焚化,不准食用。

(五)肉制品卫生

肉制品种类繁多,常见有干制品(肉干、肉松)、腌制品(咸肉、火腿、腊肉等)、灌肠制品(香肠、肉肠、粉肠、红肠等)、熟肉制品(卤肉、肴肉、熟副产品),及各种烧烤制品,各具特殊风味,能保存较长时间。

肉制品加工时,要保证原料肉卫生质量,除肉松因加工经较高温度、加热时间较长,常烧煮4h。条件可食肉作原料肉外,其余需以良质肉为原料,加工各环节防止细菌污染。使用食品添加剂必须符合国家卫生标准。

制作熏肉、火腿、烟熏香肠及腊肉时,应注意降低多环芳烃污染,加工腌肉或香肠时,应严格限制硝酸或亚硝酸盐用量。如香肠及火腿亚硝酸盐应<20mg/kg。

(六)生产加工、运输及销售卫生要求

1. *屠宰场卫生要求* 按我国《肉类加工厂卫生规范》GB 12694-1990规定:肉类联合加工厂、屠宰场、肉制品厂应建在地势较高、干燥、水源充足、交通方便、无有害气体及其他污染源,便于排放污水地区。屠宰场选址应远离生活饮用水地表水源保护区,并不得妨碍或影响所在地居民生活和公共场所活动。厂房设计要符合流水作业,避免交叉污染,应按饲养、屠宰、分割、加工、冷藏顺序合理设置。

较大规模屠宰场应设有宰前饲养场、待宰圈、检疫室、观察饲养室,屠宰、解体、宰后检验、畜肉冷却、冷冻、肉品加工、内脏及血液初步处理、皮毛及污水无害化处理等部门,并设有病畜隔离室、急宰间和病畜无害化处理间等。

此外屠宰场厂房与设施必须结构合理、坚固,便于清洗和消毒。车间墙壁要有不低于2m的不渗水墙裙,地面要有一定斜坡度,表面无裂缝,无局部积水,易于清洗、消毒;各工作间流水生产线运输应有悬空轨道传送装置;屠宰车间必须设有兽医检验设施,包括同步、对号和内脏检验等。

2. *屠宰卫生要求* 宰前牲畜停食12~24h,宰前3h充分喂水,以防屠宰时牲畜胃肠内容物污染肉尸;测量体温(正常体温猪为38~40℃、牛37.8~39.8℃),体温异常应予隔离。程序为淋浴、电麻、宰杀、倒挂放血、热烫刮毛或剥皮、剖腹、取出全部内脏(肛门连同周围组织都挖除),修割剔除甲状腺、肾上腺及明显病变淋巴结。肉尸与内脏统一编号,发现问题后及时查出进行卫生处理。检验合格肉尸及时冷却入库,冻肉入冷冻库,温度低于-18℃。

3. *运输销售卫生要求* 合理运输,是保证肉品卫生质量重要环节,运输新鲜肉和冻肉应有密闭冷藏车,有防尘、防蝇、防晒设备,鲜肉应挂放,冻肉可堆放。合格肉与病畜肉、鲜肉与熟肉不得同车运输,肉尸和内脏不得混放;卸车应有铺垫。

熟肉制品必须盒装,专车运输,盒不能落地。每次运输后,车辆、工具必须洗刷消毒。肉类零售点应有防蝇、防尘设备,刀和砧板要专用,当天售不完应冷藏保存,次日重新彻底加热后再销售。

此外,为加强生猪屠宰管理,保证产品质量,包括宰后未经加工的肠、肉、脂、脏器、血液、骨、头、蹄、皮,以保障人体健康,我国国务院颁布的《生猪屠宰管理条例》于1998年1月1日起实行。国家对生猪实行定点屠宰、集中检疫、统一纳税、分散经营的制度。定点屠宰厂(场)由

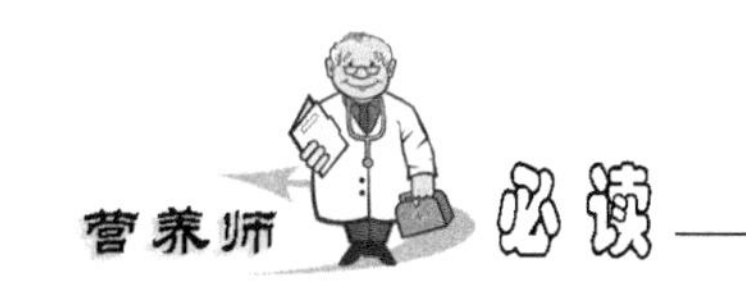

市、县人民政府按定点屠宰厂（场）设置规划，组织商品流通行政主管部门和农牧部门及其他有关部门，依照本条例规定审查确定，颁发定点屠宰标志牌。未经定点的任何单位和个人不得屠宰生猪，农村个人自宰自食除外。《条例》规定屠宰厂（场）应当建立严格肉品品质检验管理制度，对合格产品应加盖肉品品质检验合格验讫印章，才能放行出厂（场）。从事生猪产品销售、加工单位和个人、饭店、宾馆、集体伙食单位销售，或使用生猪产品应当是定点屠宰厂（场）屠宰产品。条例颁布及执行，保证消费者能食用安全可靠的产品。

二、禽类卫生管理

（一）卫生管理

微生物污染一是病原微生物，如沙门菌、金黄色葡萄球菌和其他致病菌，细菌侵入肌肉深部，食前未充分加热，可致食物中毒；二是假单胞菌等，低温时生长繁殖，致禽肉感官改变，甚至腐败变质，表面可产生各种色斑，必须加强卫生检验。加强卫生检验，禽类在宰前发现病禽应及时隔离、急宰，宰后检验发现病禽肉尸应据情做无害化处理；合理宰杀，宰前24h停食，充分喂水以清洗肠内；禽类加工类似畜肉宰杀过程，为吊挂、击昏、放血、浸烫（50～54℃或56～62℃）、拔毛，经排泄腔取出全部内脏，尽量减少污染；宰后冷冻保存，宰后禽肉在−25～−30℃、相对湿度80%～90%下冷藏，可保存6个月。

（二）禽蛋卫生

鲜蛋主要卫生问题是致病菌（沙门菌、金黄色葡萄球菌）和致腐败变质微生物污染。微生物一是来自卵巢，禽类感染传染病，病原菌经血液进入卵巢，在卵巢形成的蛋黄即带有致病菌，如鸡伤寒沙门菌等；二是来自于生殖腔、不洁产蛋场所及运输、贮藏等各环节。在气温适宜条件下，微生物经蛋壳气孔进入蛋内，迅速生长繁殖，使蛋腐败变质。外界真菌进入蛋内形成黑斑，称黑斑蛋，微生物分解蛋壳膜形成散黄蛋，蛋黄与蛋清混合者称浑汤蛋。因蛋白分解，形成硫化氢、胺类、粪臭素使蛋有恶臭；腐败变质蛋不得食用。

为防止微生物对禽蛋污染，提高鲜蛋卫生质量，应加强禽类饲养卫生管理，保持禽体及产蛋场所卫生。鲜蛋贮存1～5℃，相对湿度87%～97%；出库时，应先在预暖室放置，防止因冷凝水致微生物污染。家庭贮蛋可放在谷壳、木屑中，利用恒温条件，也有一定效果。

蛋类制品有冰蛋、蛋粉、咸蛋和皮蛋，制作蛋制品不得用腐败变质蛋。冰蛋和蛋粉制作应严格遵守企业卫生制度，采取有效措施防止沙门菌污染。打蛋前蛋壳预先洗净并消毒，工具容器清洗消毒及制作人员遵守卫生制度等。皮蛋即松花蛋注意铅含量，目前采用氧化锌代替氧化铅，皮蛋铅明显降低。

三、鱼类卫生及管理

（一）主要卫生问题

1. 腐败变质　鱼离开水后很快死亡。鱼死后变化与畜肉相似，僵直时间比哺乳动物短。

僵直由背部肌肉开始，手持僵直鱼身时，尾不下垂，按压肌肉不凹陷、鳃紧闭、口不张、体表有光泽、眼球光亮，是鲜鱼标志。随后因鱼体内酶作用，蛋白分解，肌肉逐渐变软失去弹性，出现自溶。自溶时微生物易侵入鱼体。由于鱼体酶和微生物作用，鱼体出现腐败，表现为鱼鳞脱落，眼球凹陷，鳃呈暗褐色有臭味，腹部膨胀，肛门肛管突出，鱼肉碎裂并与骨分离，严重腐败变质。

2. 污染　鱼类及其他水产品常因生活水域被污染，体内含较多重金属，如汞、镉、铬、砷、铬等，以及农药和病原微生物。我国水产品汞含量平均为0.04mg/kg，占最大残留限量标准13.3%；人均每天从水产品摄入汞为1.0μg、镉0.5μg和铅2.4μg。

由于人畜粪便及生活污水污染，鱼及其他水产品受肠致病菌污染。1988年上海甲型肝炎暴发流行，波及29万多人。主要是食用被污染未经正确烹调毛蚶所致。此外，还受农药、有机氮、有机磷等的污染。

（二）卫生管理

1. 保鲜　鱼在僵直期，组织状态完整、质量新鲜，故鱼保鲜是抑制酶活力和微生物污染和繁殖，延缓自溶和腐败。有效措施是低温、盐腌、防止微生物污染和减少鱼体损伤。

低温保鲜有冷藏和冷冻2种，冷藏多用冰使鱼体温度降至10℃左右，保存5～14d；冷冻贮存是用鲜度较高鱼类−25℃以下速冷，鱼体内形成冰块小而均匀，后在−15～−18℃冷藏，保鲜期达6～9个月。多脂肪鱼，不宜久藏，鱼脂肪酶−23℃以下低温才受抑制。盐腌保藏通常鱼类15%以上食盐即可，简易可行，使用广泛。

2. 运输销售卫生要求　生产运输鱼船（车）应经常冲洗，保持清洁卫生，减少污染；外运供销鱼类及水产品应符合该产品一、二级鲜度标准，尽量用冷冻调运，并用冷藏车船装运。

鱼类运输销售时，应避免污水和化学毒物污染，凡接触鱼类及水产品的设备用具应用无毒无害材料制成。提倡用桶、箱装运，尽量减少鱼体损伤。为保证鱼品卫生，供销各环节均应建立质量验收制度，不得出售和加工已死亡黄鳝、甲鱼、乌龟、河蟹及各种贝类；含自然毒素水产品，如鲨鱼、鱼等必须去除肝脏；有剧毒河豚，不得流入市场，剔出并集中处理。有生食鱼类习惯地区，应限制品种。严格遵守卫生要求，防止食物中毒。卫生部门可根据防疫要求，随时采取临时限制措施。

第三节　奶及奶制品卫生和管理

一、奶卫生及管理

刚挤出的乳含乳素，为有抑制细菌生长的蛋白质。抑菌作用时间与奶中存在菌量和存放温度有关。菌数多，温度高，抑菌作用时间就短；0℃保持48h，5℃为36h，10℃为24h，25℃为6h，30℃为3h，37℃为2h。挤出的奶应及时冷却。

（一）腐败变质

奶富含多种营养素，适宜微生物生长繁殖，是天然培养基。微生物污染奶后，在奶中大量繁殖并分解营养素，造成奶腐败变质。如乳糖分解成乳酸，奶pH下降呈酸味，蛋白质凝固。蛋白质分解产物如硫化氢、吲哚使奶有臭味，影响奶感官性状，且失去食用价值。致奶腐败变质微生物，主要来自乳腔管、乳头管、挤奶人员的手和外界环境，做好挤奶各环节卫生，是减少微生物对奶污染，防腐败变质的有效措施。

（二）病畜奶处理

奶致病菌主要是人畜共患传染病病原体。如乳畜患结核、布氏杆菌病及乳腺炎时，致病菌经乳腺排出污染奶，人食用未经卫生处理奶时可患病。对各种病畜乳，必须给予卫生处理。

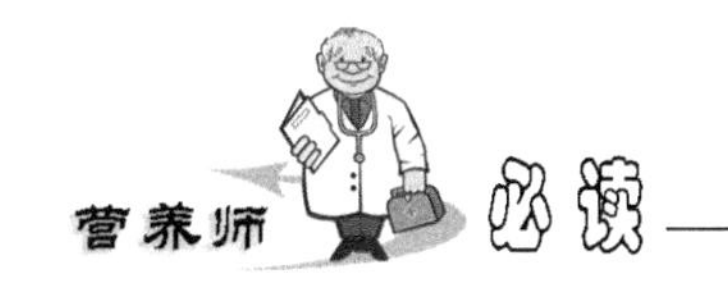

1. 结核病畜奶处理　结核病是牲畜易患疾病。明显结核症状乳畜奶，禁止食用。结核菌素试验阳性而无临床症状者，经巴氏消毒，或煮沸5min后，可制成奶制品。

2. 布氏杆菌病畜奶处理　羊布氏杆菌对人易感性强，威胁大，凡有症状奶羊，禁止挤奶，并应淘汰。布氏杆菌病乳牛奶，煮沸5min可利用。对凝集反应阳性，但无明显症状奶牛，其奶巴氏消毒法后，允许作食品工业用，但不得制造奶酪。

3. 口蹄疫病畜奶处理　如发现个别患口蹄疫乳畜，应不挤奶，急宰后严格消毒、尽早消灭传染源。已蔓延成群时，在严格控制下对病畜奶分别处理：凡乳房外出现口蹄疫病变，禁止食用，就地严格消毒后废弃。体温正常病畜乳，严格防止污染，其奶煮沸5min或经巴氏消毒后，允许利用，喂饲犊牛或其他禽畜。

4. 乳房炎奶处理　不论是乳房局部炎症奶，还是乳畜全身疾病在乳房局部表现，有症状乳畜奶如口蹄疫病乳畜乳房病变、乳房结核病，均应废弃，不得利用。

5. 其他病畜奶处理　乳畜患炭疽病、牛瘟、传染性黄疸、恶性水肿、沙门菌病等病畜奶，均严禁食用和工业用，消毒后废弃。

此外，病乳畜用抗生素，饲料农药残留，及真菌和真菌毒素污染，也应给予足够重视。

二、奶生产、贮运卫生

（一）生产卫生

1. 乳品厂、奶牛卫生要求　厂房设计与设施卫生应符合乳品厂卫生规范GB 12693-1990。乳品厂必须建立在交通方便、水源充足、无有害气体、烟雾、灰沙及其他污染的地区。供水除应满足生产需要外，水质应符合生活饮用水卫生标准。有健全配套卫生设施，如废水、废气及废弃物处理设施、清洗消毒设施、良好的排水系统等。乳品加工，工序必须连续生产，防止原料和半成品积压变质而致病菌、腐败菌繁殖和交叉污染。乳牛场及乳品厂应建立化验室，对投产前原料、辅料和加工后产品，进行质量检查，必须检验合格后出厂。

工作人员应保持良好个人卫生，遵守卫生制度，定期健康检查，需取得健康合格证后方可上岗；传染病及皮肤病患者应及时调离。为防止人畜共患传染病及对产品污染，奶牛应定期预防接种及检疫，发现病牛及时隔离饲养，工作人员及用具等须严格分开。

2. 挤奶卫生　操作是否规范，直接影响奶卫生质量。挤奶前应做好充分准备，如挤奶前1h，停止喂干料，并消毒乳房，保持乳畜清洁、干净和挤奶环境卫生，防止不良气味吸入奶中和微生物污染。挤奶容器、用具严格执行卫生要求，挤奶人员应穿戴好清洁工作服，洗手至肘部。挤奶时应注意，每次开始挤出的第一、二把奶应废弃，以防乳头部细菌污染。此外，产犊前15d胎乳、产犊后7d初乳，用抗生素期间和停药后5d内乳汁、患乳腺炎乳汁等应废弃，不得供食用。

挤出奶应立即净化处理，除去草屑、牛毛、乳块等非溶解性杂质。净化可用过滤净化或离心净化。净化可降低奶微生物数量，有利于奶消毒。净化后奶应及时冷却。

3. 奶消毒　消毒是杀灭致病菌和多数繁殖型微生物。

（1）巴氏消毒法：低温长时间巴氏消毒法，将奶加热到62.8℃，保持30min；高温短时间巴氏消毒法，71.7℃加热15s或80～85℃加热10～15s。

（2）超高温瞬间灭菌法：在137.8℃，保持2s。

（3）煮沸消毒法：将奶直接加热煮沸，方法简单，但对奶理化性质和营养有影响，且煮沸时泡沫部分温度低，影响消毒效果。泡沫层温度提高3.5～4.2℃，可保证消毒效果。

（4）蒸汽消毒法：将瓶装生奶置蒸汽箱或蒸笼加热至蒸汽上升维持10min，奶温可达85℃，营养损失也小，适于无巴氏消毒设备使用。牛奶消毒常在杀菌温度有效范围内，温度每升高10℃，细菌芽胞破坏速度增加约10倍，奶褐变化学反应增加2.5倍。常用高温短时间巴氏消毒法，其消毒效果好，奶质量变化小；也可采取其他经卫生主管部门认可的有效消毒方法，禁止生奶上市。

（二）贮运卫生

为防微生物对奶污染和奶变质，贮存和运输均应保持低温，容器清洗消毒后使用。运送应有专用冷藏车。瓶装或袋装消毒奶夏天自冷库取出后，6h内送到用户，奶温＜15℃。

三、奶及其制品卫生质量要求

乳制品包括炼奶、奶粉、酸奶、复合奶、奶酪和含奶饮料等。为提高乳品卫生质量，维持人民健康，我国制定《乳与乳制品的卫生管理办法》，保证乳品卫生标准切实执行。

各种奶制品均应符合相应卫生标准，卫生质量才能得以保证。乳和乳制品管理办法规定，乳汁不得掺水和加入其他任何物质；乳制品使用添加剂应符合《食品添加剂使用卫生标准》，酸奶菌种应纯良、无害；乳制品包装必须严密完整，乳品商标必须与内容相符，必须注明品名、厂名、生产日期、批量、保存期限及食用方法。

（一）消毒牛奶卫生质量

1. 感官指标　乳白色或稍带微黄均匀液体。无沉淀、无黏稠和浓厚现象，有奶固有纯香味，无异味。

2. 理化指标　比重1.028～1.032；脂肪≥3%；全乳固体≥11.2%；杂质含量≤2mg/kg；酸度（°T）≤18；汞（以Hg计）≤0.01mg/kg；六六六、滴滴涕≤0.1mg/kg；黄曲霉毒素Ml≤0.5μg/kg。

3. 微生物指标　菌落总数≤30 000 cfu/ml；大肠菌群MPN≤90/100ml；致病菌不得检出。

凡不符合消毒奶质量标准者，不能食用。

（二）奶制品卫生质量

1. 全脂奶粉　为浅黄色、无结块、颗粒均匀干燥粉末；冲调无团块、杯底无沉淀，并有奶纯香味。当有苦味、腐败味、霉味、化学药品和石油等气味时，禁用，做废品处理。理化指标与消毒奶相同。

2. 甜炼乳　为乳白色或微黄色、均匀、有光泽、黏度适中、无异味、无凝块、无脂肪漂浮的黏稠液体。酸度（°T）≤48，每千克奶重金属铅≤0.5mg、铜≤4mg、锡≤10mg，其他理化和微生物指标与消毒奶相同，凡有苦味、腐败味、霉味、化学药品和石油等气味，或真胖听甜炼乳作废品处理。

淡炼乳感官及理化指标与甜炼乳相同，淡炼乳不得含任何杂菌。

3. 酸牛奶　以牛奶为原料，添加适量砂糖，经巴氏杀菌和冷却后，加入纯乳酸菌发酵剂，经保温发酵制成。呈乳白色或稍带微黄色，有纯正乳酸味，凝块均匀细腻，无气泡，允许少量乳

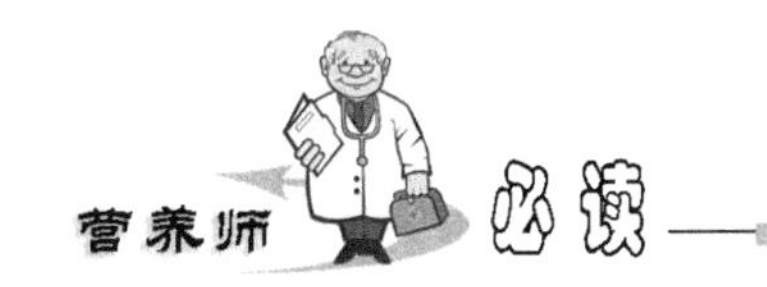

清析出。果味酸奶允许加各种果汁，所加香料应符合食品添加剂使用卫生标准规定。酸牛奶出售前存在2～8℃仓库或冰箱内，贮存时间应＜72h。酸奶表面生霉、有气泡和大量乳清析出，不得出售和食用。

4. 奶油　为均匀一致浅黄色，组织状态正常，有奶油纯香味。凡有霉斑、腐败、异味（苦味、金属味、鱼腥味等）做废品处理。其他理化与微生物指标与消毒奶相同。

第四节　冷饮食品卫生及管理

冷冻饮品是冷冻饮品和饮料总称，包括冰淇淋、冰棍、雪糕和食用冰。饮料按物态可分为液态和固态饮料。液态饮料包括碳酸饮料（普通汽水、可乐型饮料、茶饮料）、果（蔬）汁饮料、含乳饮料（发酵型和非发酵型）、植物蛋白饮料、瓶装饮用水（矿泉水和纯净水）等。固态饮料包括麦乳精、果味粉和咖啡等。冷饮食品，顾名思义，有消暑解渴功能，是炎热时节深受欢迎食品。

一、原料卫生要求

主要原料为水、甜味料、乳及蛋品、果蔬原汁或浓缩汁、食用油脂、食品添加剂和二氧化碳等。原料卫生直接影响产品卫生，应须严格把关。

（一）冷饮食品用水

用水最好是自来水或深井水，若用地面水，水源周围应无污染源。原料用水必须经沉淀、过滤（砂滤）和消毒，达到国家生活饮用水质量标准。此外，还必须符合加工工艺要求，水硬度不宜过大，否则会致钙、镁与有机酸结合成沉淀物。人工或天然泉水应按允许开采量开采。天然泉水应建立自流式建筑物，以免天然或人为因素污染。

（二）原辅材料

甜味料如白砂糖、绵白糖、淀粉糖浆、果葡糖浆，乳及乳制品、蛋及蛋制品和果蔬汁等，必须符合国家相关卫生标准，不得使用糖蜜或进口粗糖（原糖）、变质乳品、发霉果汁作为冷饮食品原料。乙醇应用符合蒸馏酒卫生标准食用级乙醇，不得用工业乙醇或医用乙醇配制低度乙醇饮料。

碳酸饮料所用二氧化碳，需经纯化处理，质量符合GB 1917规定，纯度＞99%，不应含有CO、SO_2、H_2、NH_3、矿物油等杂质。

（三）食品添加剂

使用食品添加剂种类较多，包括甜味料、酸味剂、着色剂、防腐剂、乳化剂、增稠剂和食用香精等。使用范围和剂量必须符合国家《食品添加剂使用卫生标准》GB 760-1986有关规定。

二、加工卫生要求

（一）液体饮料

加工工艺包括水处理、糖浆（果汁）杀菌过滤、空瓶洗消和沥干、汽水混合理装、压盖、装箱和检验等环节。

1. 水处理　水是液体饮料最主要成分，水质好坏直接影响饮料质量和风味，故水处理是饮料工业重要工艺过程。包括去除悬浮性和溶解性杂质。前者属初级处理，用活性炭吸附和砂滤棒过滤。活性炭可吸附异物、氯离子、三氯甲烷和某些有机物，但不能吸附金属离子，不改变水硬度。去除溶解性杂质目前最常用方法：电渗析法利用直流电场将水中阴、阳离子分开使阴离子经渗透膜进入阳极区，阳离子进入阴极区，达到去除杂质，此法优点是可实现水处理连续化、自动化，且除垢方便，但不能除去有机物和微生物；反渗透法用反渗透膜去除比水分子直径大的绝大多数杂质，包括各种阴、阳离子，有机物和微生物，目前用的反渗透膜为孔径0.000 1～0.000 2μm醋酸纤维膜、中空纤维膜和复合膜3种。据不同饮料对水质要求，进行不同组合达到最佳处理效果。电导率是反映处理后水纯度简便而实用指标。电导率越低说明杂质越少，纯度越高。此外，去除溶解性杂质还有蒸馏法和离子交换法，这些方法实际生产很少应用。

2. 包装容器　种类很多，有玻璃瓶、塑料瓶（袋）、易拉罐（二片罐和三片罐）及纸盒等。包装容器材料应无毒、无害并有一定稳定性，即耐酸、耐碱、耐高温和耐老化。新包装容器、回收包装容器和一次性包装容器应分类堆放，用前须经消毒、清洗。回收旧瓶要剔除盛放过农药、煤油、油脂和污染严重不易洗净或瓶口不平空瓶。旧瓶洗消须经1%～2% NaOH溶液或洗涤液浸泡，瓶内壁和瓶口刷洗，热碱水或有效氯为150～200mg/L消毒液槽内浸泡杀菌及倒置净水反冲。沥干，洗消后空瓶内残留水应＜1ml。聚乙烯或聚氯乙烯软包装，具透气性、强度低，不能充二氧化碳，尤其在夏、秋季细菌污染较严重，这种包装应严加限制。

3. 杀菌　是控制原、辅材料或终产品微生物污染，延长产品保质期和食用安全重要措施。

（1）巴氏消毒法。

（2）加压蒸汽杀菌：适于非碳酸型饮料，特别是非发酵型含乳饮料、植物蛋白饮料、果（蔬）汁饮料等。罐装后按杀菌规程进行杀菌，蒸汽压为1kg/m²，温度为120℃，持续20～30min，产品可达商业无菌要求。

（3）紫外线杀菌：使繁殖型细菌蛋白质和核酸变性杀菌，适于原料用水杀菌。选择250～280nm杀菌峰值波长，水层厚度应＜2cm，适当控制流速。

（4）臭氧杀菌：臭氧是强氧化剂和消毒剂，杀菌速率为氯的30～50倍，半衰期短，无残留。特别适于各种瓶装饮用水杀菌。应根据水温、pH和水质还原性物质含量加以调节，水臭氧浓度达0.3～0.5mg/L，即可获满意杀菌效果。

4. 灌装　灌装设备、管道、冷却器等最好用食用级不锈钢、塑料、橡胶和玻璃材料。用前须彻底消毒、清洗，管道应无死角、无盲端、无渗漏，便于拆卸和清洗；材质应无毒、无异味、耐腐蚀、无吸附性；瓶装饮料灌装前后均应行灯光照检，光源照度应＞1000lx，检查空瓶时应采用间接或减弱荧光灯，背景要求均匀洁白；检验成品时，用较强白炽间接灯。检瓶速度为每分钟100个以上时，连续检瓶时间应＜30min，以防止视力疲劳漏检。

5. 环境卫生　灌装通常在暴露和半暴露条件下进行，尤其对无终产品消毒品种环境卫生特别重要，其中空气净化是防止微生物污染重要环节。首先应将灌装工序设在单独房间，或用铝合金玻璃隔断，形成独立灌装间与厂房其他工序隔开，避免空气交叉污染。其次是对罐装间消毒，常用紫外线照射，按1W/m³功率设置。也可用过氧乙酸熏蒸消毒，按0.75～1.0g/m³配制。有条件企业罐装间最好安装空气净化器，空气菌落总数每平皿＜30cfu为宜。

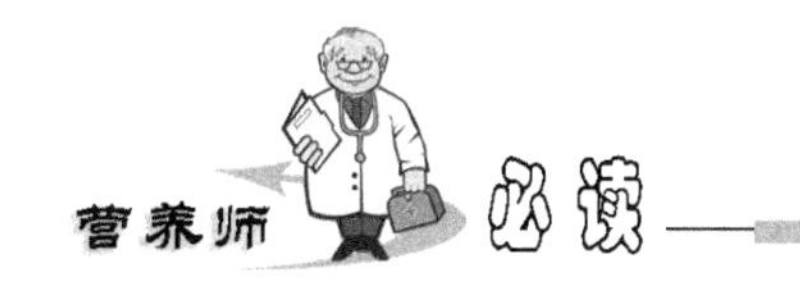

（二）冷冻饮品

冰棍、雪糕等工艺过程，包括配料、杀菌、冷却、浇模、冻结、脱模、包装、检验等。冰淇淋加工工艺为配料、杀菌、均质、冷却、老化、凝冻、浇铸、包装硬化、检验等。

因冷冻饮品原料乳、蛋和果品常含大量微生物。因此，原料配制后杀菌与冷却是产品卫生关键。常用68～73℃加热30min，或85℃加热15min蒸煮。这种杀菌能杀灭几乎所有繁殖型细菌，包括致病菌。杀菌后应迅速冷却，至少在4h内将温度降至＜20℃，否则有可能使残留或外界污染微生物重新大量繁殖。目前冰淇淋原料在杀菌后，常用循环水和热交换器进行冷却。冰棍、雪糕普遍用热料直接灌模，以冰水冷却后立即冷冻成型，这样可大大提高产品卫生质量。冰糕、冰棍棍棒应去除霉变和断裂棍，经清洗消毒后使用，不得使用回收旧棍棒。模具要求完整、无渗漏；冷水熔冻脱模时，应避免模边、模底冷冻液污染冰体。包装时手不应直接接触冰体，要求以块或支为单位实行小包装外包装，成品出厂前应批批检验。

（三）固体饮料

按卫生学意义分为3类。蛋白型：以糖、乳及乳制品、蛋及蛋制品或植物蛋白等为主要原料，添加适量辅料或食品添加剂而制成。普通型：以糖、果汁或食用植物浓缩提取物为主要原料，添加适量辅料或食品添加剂而制成。焙烤型：以焙烤后咖啡豆磨碎所提取浓缩物为主要原料，添加适量辅料或食品添加剂经脱水而制成。

固体饮料因含水分少，即使微生物污染，封闭包装时不易繁殖。特别是此类饮料多以开水冲溶热饮，所以微生物污染问题不大。应该注意水含量、化学性污染和金属污染等问题。固体饮料在质量相关卫生标准规定：该类饮料水含量不得＞4%，蛋白型固体饮料蛋白质含量应≥4%，焙烤型固体饮料咖啡因含量应≥3%。

三、卫生管理

冷饮食品销售量大，涉及面广，制售时污染环节多，因而冷饮食品卫生问题历来是卫生防疫部门重要工作内容之一。我国已颁布多项相关卫生标准，规范和管理办法，为冷饮食品科学管理和食品卫生监督执法，提供理论和实践依据，保障食用者安全。

1. 严格执行冷饮食品卫生管理办法有关规定，实行企业经营卫生许可证制度。通常冷饮食品多为季节性生产，新企业正式投产前或者企业在每年开业前，必须经食品卫生监督机构检查、审批，合格后方可允许生产。

2. 从业人员包括销售摊贩每年进行健康检查，凡患痢疾、伤寒、病毒性肝炎或病原体携带者，活动型肺结核、化脓性或渗出性皮肤病者均不得直接参与饮食业生产和销售。同时要建立、健全从业人员培训制度和个人健康档案。

3. 生产单位应远离污染源，周围环境保持清洁。生产车间应设不用手开关洗手设备和供洗手用清洗剂，入门处设鞋靴消毒槽，门窗应有防蝇、防虫、防尘设施，地面、墙壁应便于冲刷清洗；生产工艺和设备布置要合理，避免交叉污染。机械设备、管道、盛器和容器等实行生产前彻底清洗、消毒。原料库和成品库分开，有防鼠设施。必须有可容纳3d产量专用成品库，专用运输车。

4. 有与生产规模和产品品种相适应质量和卫生检验能力。批批检验，确保合格品出厂。不合格成品可分别情况加工复制，复制后产品应增加3倍采样量复检，若仍不合格应废弃。

5. 产品包装完整严密,食品不外露。商品标志有产品名称、生产厂名、厂址、生产日期、保存期等标志,以便监督检查。

第五节　酒类卫生及管理

酒类很可能是人类最早利用微生物发酵制造的精纯食品,迄今有数千年历史。现代社会中,酒类已成为日常生活不可缺少的饮料,在某些国家或地区饮酒已形成独特饮食文化。

酒类主要成分是乙醇。酿造基本原理为利用原料自身或微生物糖化酶将原料多糖分解为单糖和寡糖,后再由微生物乙醇发酵酶将糖转化为乙醇。酒类生产从原料到加工过程的诸多环节,若不符合卫生要求就可能产生和带入有毒有害物质,并对食用者安全构成威胁。如酒中甲醇、铅含量过高可致急、慢性中毒。酒种类繁多,从工艺学和食品卫生学可分为3类,即蒸馏酒、发酵酒和配制酒。

一、蒸 馏 酒

(一)卫生问题

我国通称为白酒,属烈性酒。是以粮食、薯类和糖蜜为主要原料,在固态或液态下经物化、糖化、发酵和蒸馏而成。酒精度较高,通常在40～60度。发酵时除乙醇外,还可能产生多种少量或微量的其他物质,原料中某些挥发性物质也可以进入终产品。其中某些成分如甲醇、杂醇油、醛类和氰化物等对人有害。

1. 原料卫生　酿酒粮食主要有高粱、大米、玉米和小麦等,有正常色泽和良好感官性状,符合国家《粮食卫生标准》GB 2715-1981有关规定。代用原料如薯类、糠麸应妥善保存,要求无腐烂、无霉变、无异味。所有原料投产前必须经检验、筛选和清蒸除杂处理。发酵所用纯菌种应防止退化、变异和污染;各种酒曲培养必须在特殊工艺技术条件要求配料加工、制作和培养,严格控制培养温、湿度,以确保酿酒微生物生长繁殖。

2. 可能存在有害物质

(1)甲醇:来自原料中果胶。果胶主要在植物果皮、种皮、块根、块茎等细胞间质,在果胶酶或酸、碱作用下,分解为果胶酸和甲醇。糠麸、薯干和某些水果含果胶丰富,黑曲霉比其他曲霉果胶酶活性高,上述物质作酿酒原料,以黑曲霉糖化发酵剂时,甲醇常较高。此外,糖化发酵温度过高,时间过长,也会使甲醇含量增加。

甲醇对组织细胞有直接毒害作用,视神经尤为敏感。1次摄入4g以上,即可致急性中毒,有头痛、恶心、呕吐、胃痛和视物模糊,严重者出现呼吸困难、低钾血症、昏迷,甚至死亡。致盲剂量7～8ml,致死量为30～100ml,经抢救康复者,无例外遗留程度不同视力障碍。长期少量摄入可导致慢性中毒,除头痛、头晕、消化功能紊乱外,其特征性症状为视野缩小(5°～10°)及不能矫正的视力减退。

我国规定以谷物为原料白酒甲醇含量应≤0.04g/100ml,以薯干等代用品为原料≤0.12g/100ml。此标准以乙醇含量为60g/100ml制定,酒精度不足60度应按60度折算。

(2)杂醇油:是比乙醇碳链长多种高级醇统称,是原料蛋白质和糖类分解产物,包括正丙醇、异丁醇和异戊醇等,其中异戊醇较高。高级醇毒性和麻醉力与碳链长短有关,碳链越长毒性越强,戊醇毒性比乙醇大39倍。杂醇油在氧化分解缓慢,使中枢神经系统充血,含量高酒常造成饮者头痛及大醉。我国规定蒸馏酒及配制酒杂醇油含量(以异丁醇和异戊醇计)应≤0.20g/100ml。

(3)醛类:包括甲醛、乙醛、糠醛和丁醛等。毒性比相应醇为高,其中甲醛属于细胞原浆毒,可使蛋白质变性和酶失活,浓度30mg/100ml产生黏膜刺激症状,有烧灼感和呕吐。由于醛类在低温排醛时大部分去除,我国关于蒸馏酒卫生标准对醛类未作限量规定。

(4)氰化物:以木薯或果核为原料时,原料本身含有氰苷,水解后产生分子量低有挥发性的氢氰酸,能随水蒸气进入酒体。我国规定以木薯为原料白酒(以氢氰酸计)应≤5mg/L,以代用品为原料白酒应≤2mg/L。

(5)铅:全部来自镀锡蒸馏器和贮酒容器。发酵时可产生少量有机酸,如丙酸、丁酸、酒石酸和乳酸等,含有机酸高温酒蒸汽,能使蒸馏器壁铅溶出,总酸含量高酒铅含量往往也高。长期饮铅含量高白酒,可致慢性铅中毒。近30年研究,认为铅与认知和行为异常有关,提出铅可能是潜在致癌物。对铅必须严加限制,我国规定蒸馏酒及配制酒铅(以Pb计)应≤1mg/L。

(6)锰:以高锰酸钾处理甲醛含量高白酒或有铁混浊白酒时,若不经重蒸馏常使酒体残留较高锰。锰属人体必需微量元素,但安全范围窄、长期过量摄入可能致慢性中毒。我国规定酒锰含量≤2mg/L。

(二)卫生管理

1. 原料必须新鲜、干燥和洁净,原料运输和贮藏应符合卫生要求,免受有毒有害物质污染和发霉变质。

2. 蒸馏设备和贮酒容器用镀锡材料,锡纯度应>99%。尽量用无锡冷凝器。据报道铝冷凝器可使酒铅降至0.001mg/L。

3. 固体法制酒必须严格掌握摘酒时机,量质摘酒。甲醇、杂醇油在不同浓度下,蒸发系数有差异。在蒸馏时,尾馏份和初馏份甲醇含量大于中馏份,杂醇油则初馏份大于中和尾馏份,用中馏份大大降低用醇和杂醇油,液态法制酒用甲醇分馏塔,可有效降低甲醇含量。

4. 以木薯、果核为原料制酒,应加强原料清蒸排杂,使氰苷类物质提前分解挥散。

二、发 酵 酒

发酵酒系指含糖和淀粉经糖化和发酵质不需蒸馏而成的酒类,包括啤酒、果酒和黄酒等。乙醇通常较低,各种发酵酒乙醇含量差别较大,为4%~20%。

1. *N-二甲基亚硝胺* 是啤酒重要卫生问题之一,啤酒二甲基亚硝胺来自大麦芽直火烘干。大麦制成麦芽习惯称为制麦,是啤酒生产第一道工序,常需经浸渍、发芽和干燥3个步骤。干燥去除绿麦芽过多水分以利于贮藏,暂时终止酶作用,停止麦芽生长和胚乳继续分解,去除麦根苦味和嫩芽生育气味,使产生特有香气。直火烘干时,来自酪氨酸大麦碱受NO和NO_2气态氮氧化物作用下,发生亚硝基化。已证明NO和NO_2混合物比单一NO亚硝基化作用强。目前我国多用发芽、干燥两用箱,以热空气干燥,因改变原来直火烘干,明显减少二甲基亚硝胺。我国关于发酵酒GB 2785-1981规定,啤酒N-二甲基亚硝胺≤3μg/L。

2. *黄曲霉毒素B_1* 啤酒、果酒和黄酒是不经蒸馏的酒类。如果原料受到黄曲霉毒素和其他非挥发性有毒物质污染,将全部保留在酒体中,故发酵酒原料卫生问题要比蒸馏酒意义重要得多。我国规定发酵酒黄曲霉毒素B_1≤5μg/L。

3. *二氧化硫残留* 果酒生产中，果汁进入主发酵前加适量二氧化硫，以起到杀菌、澄清、增酸和护色作用。发酵时二氧化硫自动消失。通常加入二氧化硫是气态或液态，也可以加入亚硫酸盐。若使用量不当或发酵时间过短，可造成二氧化硫残留。我国规定果酒二氧化硫残留量（以游离SO_2计）应≤0.05g/kg。

4. *微生物污染* 因发酵酒乙醇含量低，尤其是生啤酒除糖化工艺外，再无杀菌过程，微生物污染和繁殖机会相对较多。啤酒经发酵，污染细菌数量随酸度和酒精度升高而大为减少，故为保证啤酒质量，应有足够发酵期，严格执行有关卫生要求，注意灌装设备、管道及酒瓶清洗和消毒等。我国规定发酵酒菌落总数应≤50cfu/ml，大肠菌群MPN≤3个/100ml；生啤酒大肠菌群MPN≤50个/100ml。

三、配　制　酒

配制酒是指以发酵酒和蒸馏酒为酒基，经添加可食用辅料配制而成（也称露）。所谓可食用辅料包括水果和水果汁、食用糖、食用香精、食用色素等。配制酒所用原辅材料必须符合相关卫生要求，特别是香精、色素应符合我国食品添加剂使用卫生标准要求。酒基必须符合我国《蒸馏酒卫生标准》GB 2757-1981，《发酵酒卫生标准》GB 2758-1981，不得用工业乙醇和医用乙醇作为配制酒原料。

第六节　食用油脂卫生及管理

我国商品食用油脂主要从油料作物制取植物油，也有少量经过炼制的动物脂肪和以油脂为主要原料经过氢化，添加其他物质而制成人造奶油或代可可脂等。不过与饮食生活密切相关的是植物油，包括豆油、花生油、菜子油、棉籽油、茶油、芝麻油等。

一、加工方法及卫生学评价

植物油加工方法有压榨法、浸出法和水化法。前2种方法加工出来的初级产品称为“毛油”，尚须经过水化过滤或精炼后才能食用。

1. *压榨法* 通常用于植物油制取，工艺分为热榨和冷榨。热榨法工艺过程为清除有毒植物种子和其他夹杂物油料筛选、剥壳、分离、破碎、制坯、汽蒸或焙炒、机械压榨等。由于经蒸坯或焙炒，不仅破坏种子内酶类、抗营养因子和有毒物质，而且还有利油脂与基质分离，出油率高、杂质少。冷榨与热榨不同是原料不加热，出油率低，杂质多，但能较好地保持油饼蛋白质原来理化性质。

2. *浸出法* 浸出法是利用适当有机溶剂，将植物子油脂分离出来，然后经蒸馏、脱溶回收溶剂，同时获取毛油。此种毛油不含组织残渣，但含较多脂溶性非油脂成分，如磷脂和维生素等不皂化物及溶剂残留。我国主要使用溶剂为沸点60～90℃石油烃馏分，通常称6号溶剂油或轻汽油。主要成分为正己烷（43.42%）和甲基戊烷（26.36%），二甲基丁烷（16.98%）。沸程长短与溶剂组分有关，沸程越长，组分越复杂，越有可能带有对人有害杂质，如苯、甲苯和多环芳烃类物质，浸出法生产食用油，不仅应对溶剂有严格要求，且对食用油溶剂残留量也须明确

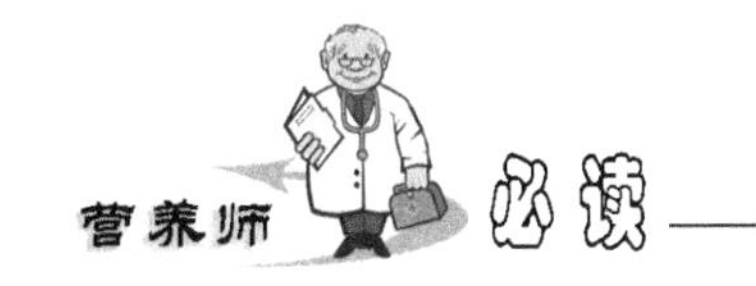

限量。我国食用植物油卫生标准GB 2716-1988规定，浸出油溶剂残留量≤50mg/kg。

用上述方法制取油脂，含有一定数量杂质，不能直接食用，称为毛油。常用水化法或碱炼法处理后方可食用。水化法为加入相当毛油量2%～3%食盐溶液，温度80～90℃时搅拌，经充分沉淀和过滤后，即获可食用成品油。碱炼法可破坏棉酚、黄曲霉毒素，清除游离脂肪酸、蛋白质和磷脂等杂质，没有碱炼设施不得用被黄曲霉毒素污染原料制油。精炼法包括清除机械杂质、脱酸、脱胶、脱色、脱臭和脱蜡等工艺，制成品油常称为精炼食用植物油或色拉油。

3. 水化法　水化法仅用于小磨麻油即香油制取。将焙炒芝麻研磨后，加水使油脂从基质分离出来，生产用水需符合国家生活饮用水标准，成品经过滤去杂质后装瓶。

二、酸败及其预防

油脂含杂质或不适宜条件下久藏，可发生系列化学变化和感官性状恶化，称油脂酸败。

1. 原因　酸败程度与紫外线、氧、油脂水分和组织残渣及微生物污染等各种因素有关。也与油脂本身不饱和程度有关。酸败可能存在2个过程：一是酶解过程，动植物组织残渣和食品微生物酯解酶，使三酰甘油分解成甘油和脂肪酸，油脂酸度增高，并在此基础上进一步氧化；二是脂肪酸，特别是不饱和脂肪酸在紫外线和氧作用下，自动氧化产生过氧化物；后者碳链断裂生成醛、酮类化合物和低级脂肪酸或酮酸，使油脂带有强烈刺激性臭味。某些金属离子在油脂氧化时起催化作用，铜、铁、锰离子可缩短上述过程诱导期和加快氧化速度。油脂酸败中油脂自动氧化占主导地位。

2. 酸败常用指标

（1）酸价（AV）：中和1g油脂游离脂肪酸所需KOH毫克数称为油脂酸价。我国规定精炼食用植物油≤0.5，棉籽油≤1，其他植物油均应≤4。

（2）过氧化值（POV）：油脂不饱和脂肪酸被氧化形成过氧化物，其含量多少称为过氧化值，常以1kg被测油脂使碘化钾析出碘meq数表示。POV是油脂酸败早期指标，随POV上升开始出现感官性状改变。应注意POV并非随着酸败程度加剧而持续升高，油脂由哈喇味变辛辣、色泽变深、黏度增大时，POV会降至较低水平。我国规定花生油、葵花子油、米糠油POV≤20，其他食用植物油≤12，精炼植物油≤10meq/kg。

（3）羰基价（CGV）：是反映油脂酸败时产生醛、酮总量指标。实际上羰基价测定是利用羰基化合物与2，4-二硝基苯肼反应产物在碱性液中形成葡萄酒红色。440nm测定光密度，后经计算获得CGV，并以meq/kg表示。正常油脂总羰基价≤20meq/kg，酸败油脂和相加劣化油多数≥50meq/kg，有明显酸败味，CGV高达70meq/kg。我国规定普通食用植物油≤20meq/kg，精炼食用植物油≤10meq/kg。

（4）丙二醛含量：是猪油酸败产物之一，含量多少可灵敏地反映酸败程度。常用硫代巴比妥酸法测定，方法简单，结果准确。我国猪油卫生标准规定丙二醛≤2.5mg/kg。

油脂酸败时，脂肪酸分解及氧化必然影响其固有理化常数，如碘价、溶点（凝固点）、比重、折光指数和皂化价等，但这些基本上不作为油脂酸败指标。

3. 防止酸败措施　酸败不仅使维生素A、维生素D、维生素E和不饱和脂肪酸受严重破坏，且酸败产物对机体重要酶系统，如琥珀酸脱氢酶、细胞色素氧化酶等，有明显破坏作用。实验证明，酸败油脂可致动物能量利用率降低、体重减轻、肝大和生长发育障碍。因酸败引发食物中毒国内外均屡有报道，故防止油脂酸败有重要卫生学意义。

（1）从加工工艺上确保油脂纯度：不论采用何种制油法，毛油必须经水化、碱炼或精炼，必须去除动植物残渣。水分是酶显示活性和微生物生长繁殖必要条件，含量必须严加控制，我国规定含水量应＜0.2%。

（2）创造适宜贮存条件，防油脂自动氧化：自动氧化在油脂酸败占主要地位，而氧、紫外线、金属离子起重要作用。氧化速度随空气氧分压增加而加快；紫外线可引发酸败过程链式反应。在紫外线作用下，脂肪酸双键π键被打开，与氧结合成过氧化物，后者进一步分解产生醛和酮等化合物；金属离子在整个氧化起催化剂作用，故适宜贮存条件应创造密封、隔氧和遮光环境，同时在加工和贮存时，应避免金属离子污染。

（3）油脂抗氧化剂应用：应用油脂抗氧化剂是防止食用油脂酸败重要措施。常用抗氧化剂有BHA、BHT和没食子酸丙酯；柠檬酸、磷酸和对酚类抗氧化剂，特别是维生素E与BHA、BHT同时用，有协同作用。

三、污染和天然有害物质

1. *黄曲霉毒素*　油脂黄曲霉毒素全部来源于油料种子。极易受污染的油料是花生，其他油料棉子和油菜子也受污染，污染严重花生榨油毒素按每千克计高达数千微克，碱炼法和吸附法为有效去毒法。我国规定食用油黄曲霉毒素应≤10μg/kg，花生油≤20μg/kg。

2. *多环芳烃类化合物*

（1）作物生长期工业降尘：上海资料表明工业区菜子榨毛油B（a）P含量高于农区10倍。

（2）油料种子直火烟熏烘干：采用未干、晒干及烟熏干原料生产椰子油，B（a）P含量分别为0.3μg/kg、3.3μg/kg和90.0μg/kg。

（3）润滑油混入或溶剂油残留：机油B（a）P高达5250～9200μg/kg，有少量混入即可造成严重污染。报道以此机油作润滑油，油脂B（a）P为2.4～36μg/kg，比用花生油作润滑油高3倍。

（4）反复使用高温热聚：是造成多环芳烃类化合物增高原因之一。活性炭吸收是去除B（a）P有效方法，去除率达90%以上。我国规定食用植物油B（a）P应≤10μg/kg。

3. *棉酚*　是棉子色素腺体有毒物质，包括游离棉酚、棉酚紫和棉酚绿3种。冷榨法油游离棉酚含量极高，长期用生棉籽油可致慢性中毒，有皮肤灼热、无汗、头晕、心慌、无力及低钾血症等；棉酚还导致性功能减退及不育症。降低游离棉酚有2种方法：一是用热榨法，棉子经蒸炒加热，游离棉酚能与蛋白质作用形成结合棉酚，压榨多数留在棉子饼。热榨法游离棉酚大为降低，仅为冷榨法5%～10%。二是碱炼或精炼，棉酚在碱性环境下，可形成溶于水钠盐被除去，碱炼或精炼棉酚0.015%左右。国外研究证明，棉子饼游离棉酚0.02%以下时，对动物不具毒性。我国规定棉籽油游离棉酚含量≤0.02%。

4. *芥子苷*　普遍存在于十字花科植物，油菜子含量较多；在植物组织葡萄糖硫苷酶作用下，可分解为硫氰酸酪、异硫氰酸酯和腈，硫氰化物可致甲状腺肿，机制为阻断甲状腺对碘吸收，甲状腺代偿性肥大，常可用其挥发性加热去除。

5. *芥酸*　是二十二碳单不饱和脂肪酸，其分子式为$C_8H_{17}CH{=}CH(CH_2)COOH$，菜子油含20%～50%。芥酸可使多种动物心肌脂肪聚积，单核细胞浸润，并致心肌纤维化。此外，还可有动物生长发育障碍和生殖功能下降。有关人体毒性较少见。为预防芥酸对人体可能存在危害,欧洲共同体规定食用油脂芥酸<5%。我国已培育出低芥酸菜子,并进行大面积种植。

第七节　罐头食品卫生及管理

罐头食品系指密封容器包装,达到商业无菌适度热杀菌,常温长期保存的食品。根据原料属性分为肉、禽、水产、蔬菜和水果类罐头;也可根据包装容器的属性分为金属罐、玻璃罐和塑料金属复合膜软罐头。

一、生产卫生

生产过程主要包括空罐选择、清洗和消毒,原料初步处理及灌装、排气、密封、杀菌、冷却、保温试验、外包装、入库等工艺程序。

(一)空罐卫生要求

1. 金属罐　主要材质为镀锡、镀锌和铝金属薄板。镀锡薄钢板又称马口铁,锡纯度应为99%以上,铅不得超过0.04%。镀锡层要求均匀无空斑,否则在酸性介质将形成铁锡微电偶,加速锡铅溶出,严重可造成穿孔,形成漏罐。金属罐有3片和2片罐(冲拔罐或易拉罐),2片罐中缝及罐身与罐底焊接应采用高频电焊或黏合剂焊接,减少铅污染,若采用传统锡焊,焊缝表面应光滑均匀,壁内无堆锡,罐内无锡珠。镀铬薄钢板主要用于罐头底盖和皇冠盖;铝金属薄板不生锈、延展性好是冲拔罐(易拉罐)良好材质。金属罐内壁必须涂膜,以防止金属与食品直接接触,涂料应根据灌装内容物性质及工艺需要选择。抗硫涂料主要为酚醛树脂、环氧酚醛树脂,适于肉、禽和水产品等动物性食品罐头。抗酸涂料主要为环氧酚醛树脂,多用于水果类酸性罐头。抗黏涂料多用环氧酯化氧化锌磁漆,用于脂肪含量高午餐肉等空罐涂料。涂料应无毒、无害、无臭、无味,并应有良好稳定性和附着性。

2. 玻璃罐　化学性质稳定,无有害金属污染;缺点是透光、机械性能差、易破碎。顶盖橡胶垫圈或涂橡胶混合物应为食品专用材料,因填充剂氧化锌可致过敏反应,用量不宜超过干胶3%。

3. 塑料金属复合膜　由3层不同材质薄膜经黏合而成,外层为12μm聚酯薄膜,有加固和耐热性能;中层为9μm铝箔,有避光和密闭作用;内层为70μm改性聚乙烯或聚丙烯,有良好安全性和热封性。三层间普遍用聚氨酯型黏合剂,该黏合剂含甲苯二异氰酸酯(TDI),其水解产物2,4-氨基甲苯有致癌性,必须加强对TDI检测,要求每平方英寸复合膜溶出量应<0.05μg。空罐使用前必须经热水冲洗、蒸汽消毒和沥干,每个空罐残留水<1ml。如用回收玻璃罐需40～50℃、2%～3%碱水浸泡5～10min,后彻底冲洗。

(二)原料卫生及初步处理

所有食品原料应新鲜清洁。果蔬类原料无虫蛀、无霉烂、无锈斑和无机械损伤,据不同品种应有适宜成熟度,装罐前分选、洗涤、修整、漂烫及抽空处理。漂烫目的主要是破坏酶活性,杀死部分附着微生物,同时脱水护色、软化组织和改善风味作用。某些低酸性原料如荸荠、蘑菇等为增强杀菌效果和护色作用,漂烫液或预煮液应加适量柠檬酸,使pH为4.2～4.5。抽空处理排除原料组织空气,减少罐壁腐蚀和果蔬变色。

畜禽肉类须经严格检疫,不得用病畜、禽肉和黄膘猪肉作原料,原料应严格修整,去除残毛、血污、淋巴结、粗大血管和伤肉。水产品原料挥发性碱基氮应＜15mg/L。生产用水应符合国家饮用水质量标准。因硝酸盐可促进镀锡金属罐锡溶出，故要求水NO_3量＜2mg/kg。罐头食品所使用辅料、调味品和添加剂也必须符合卫生要求。

（三）装罐、排气和密封

应连续进行，尽量缩短工艺流程，避免积压，减少微生物污染和繁殖，为杀菌创造良好条件。经初加工原料或半成品应迅速装罐。装罐固体物料要有适当顶隙，以免在杀菌或冷却时出现突角、爆节和瘪罐，排气和密封分为热力排气、真空封罐和喷蒸汽封罐3种。需浇注汤汁品种，如某些蔬菜、水果罐头、红烧扣肉等常用热力排气法，排气箱为82～98℃，当罐内容物中心温度为70～80℃密封。封缩时，罐内温度过高易致大型罐出现瘪罐，过低则导致胖听；真空封罐适于热传导慢，或不宜受热时间过长产品，如午餐肉和容易软烂水果罐头等；喷蒸汽封罐只限于氧溶解量和吸收量很低某些罐头；密封后应迅速杀菌。

（四）杀菌和冷却

杀菌是杀灭食品致病微生物和常温下能繁殖的非致病微生物，以保证耐藏性。杀菌条件应根据物料品种、罐内容物pH、热传导性能、微生物污染程度、杀菌前初温和罐型大小等因素确定。低酸性、蛋白质含量高品种要温度高、时间长，如肉类、禽类和水产品罐头；某些中性甚至偏碱性蔬果类罐头，多用高温杀菌，杀菌应严格执行杀菌公式。对杀菌所需温度（t），从加热至杀菌温度所需时间（T_1），保持恒定温度（T_2）时间和降至常温所需时间（T_3），做出明确规定，常以（T_1–T_2–T_3）÷t方式表示。

具体杀菌公式随品种、罐型大小而异，如原汁猪肉罐头杀菌公式为（15′–60′–20′）÷121℃，青刀豆罐头为（10′–20′–10′）÷118℃。酸性罐头主要为水果和酸渍蔬菜罐头，为保持色、形、味，常用常压水浴加热和水喷淋加热杀菌。

杀菌后必须快速冷却，罐中心温度在短时间内降至40℃左右，以防止嗜热芽胞菌发育和繁殖，该温度也有利于冷却后罐外水分挥发，防止生锈。高温短时杀菌和大罐型产品易采用压缩空气或水反压冷却，其压力应略高于罐内压力，以免胖听和爆罐。冷却用水应符合国家生活饮用水质量标准。

（五）成品检验

是企业管理和确保产品卫生质量关键，通常包括保温试验和实验室检验。肉、禽、水产品罐头应在（37±12）℃保温7d；水果罐头常温放置7d，含糖＞50%品种不做保温试验。对低酸罐头应从原料、辅料到成品进行平酸菌检验，并以此作为修正杀菌公式依据。

二、卫生学鉴定及处理

卫生学鉴定多数是指对市售商品监督、监测并做出结论。内容包括商品标志、外观和内容物。主要检查是否超过保存期，有无锈听、漏听和胖听，内容物有无变色变味，必要时进行罐内容物微生物学检验。

1. 锈听　是造成漏听主要原因。严重锈听或疑有封口不严者，需进行减压或加压试漏，如认定漏听应销毁。

2. 胖听　一端或两端凸出，叩击呈空虚鼓音为胖听。分为物理性、化学性和生物性胖听。物理性胖听多由于装罐过满或排气真空不足或冷却降温过快致；叩击呈实音、穿洞无气体逸

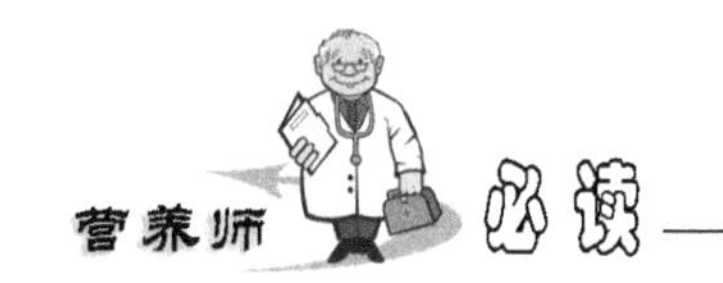

出,可食用。化学性胖听又称氢胀罐,系金属罐受酸性内存物腐蚀产生大量氢气所致,叩击呈鼓音,穿洞有气体逸出,但无腐败气味。生物性胖听由于杀菌不彻底,产气微生物大量繁殖。胖听常为两端凸起,叩击有明显鼓音,保温试验胖听增大,穿洞有腐败味气体逸出,此种禁止食用。

3. 变色和变味　果蔬类罐头内容物色泽不鲜艳、颜色变黄,为酸性使叶绿素脱镁所致;蘑菇罐头变黑由酪氨酸与黄酮类化合物,酶作用形成棕黑色络合物,不影响食用。肉禽水产品杀菌时挥发出硫化氢,与罐壁作用可产生黑色硫化铁或紫色的硫化锡,贴近罐壁食品留下黑色斑或紫色斑,去除色斑仍可食用。如罐头出现油脂酸败味、酸味、苦味和其他异味,或伴汤汁浑浊,肉质液化等,禁食用。

4. 平酸腐败　是罐头食品常见腐败变质,罐头内容物酸度增加,外观完全正常。此种腐败变质由可分解糖类产酸不产气微生物(平酸菌)致,低酸性罐头典型平酸菌为嗜热脂肪芽胞杆菌,酸性罐头主要为嗜热凝结芽胞杆菌。

这些细菌广泛存在泥土、尘埃中,易对原料、辅料(糖、淀粉等)和生产设备构成污染,生产各环节都必须严加管理。平酸腐败罐头应销毁,禁止食用。

第八节　调味品卫生及管理

一、酱油类调味品卫生及管理

(一)种类及其生产

生产多以含蛋白质较丰富植物性食品如大豆或豆粕、面粉,或动物性食品如鱼、虾、蟹、牡蛎等为原料,经天然或人工发酵,或经微生物酶解其中蛋白质,获得相应风味半固态或液态调味品。以大豆为原料称酱或酱油,以虾、蟹为原料制成分别称为虾酱或虾油、蟹酱或蟹油。酱油和酱是使用最广泛调味品。其中氨基酸态氮即为低分子含氮浸出物主要成分,是酱油、酱主要鲜味物质,越好品种氨基酸态氮含量越高。大多数调味品需经加工生产,有些调味品直接用于餐桌佐餐,加工生产或工艺可能存在卫生问题,值得注意。

1. 酱油　大豆为原料人工发酵制成,据烹调及饮食习惯,南方酱油称生抽和老抽。生抽色淡,用于凉拌菜或餐桌佐餐;老抽色浓,多用于烧制菜肴。酱油按生产工艺分为发酵和化学酱油,发酵酱油又包括天然和人工发酵酱油。

(1)发酵酱油:以大豆或豆粕为原料,经清洗浸泡,特定温度和压力蒸煮后,以传统固定工艺制曲发酵酿制。天然发酵酱油是用微生物酶分解大豆蛋白质,经压榨或淋出而获得含低分子含氮浸出物丰富液态呈鲜味物基质,再添加适量食盐、色素,调味制成酱油称为天然发酵酱油。与天然发酵不同,人工发酵酱油发酵需接种专用曲菌,有控制地进行发酵酿制。

(2)化学酱油:是以盐酸水解大豆蛋白质,经抽滤后,添加适量食盐、色素,勾兑调味制成,风味通常较差。

2. 水产类调味品　在福建、广东等地,以海产小鱼、小虾、小蟹为原料,经盐腌、较长时间天然发酵、抽滤、提炼加工,制成液态或半固态鲜咸味调味品,如鱼露、虾油或虾酱等,多用于潮汕风味菜肴佐餐;以鲜牡蛎为原料,经温水浸泡、煮制、抽提、调味及增调而制成蚝油,广泛用于粤菜烹调和餐桌佐餐。

3. 酱类　以大豆或豆粕和面粉、蚕豆和面粉等为原料经蒸煮后天然发酵，微生物酶分解蛋白质而获得黄豆酱、豆瓣酱、面酱等，广泛用于调味及直接用于佐餐。

（二）卫生管理

食品卫生监督机构应根据国家标准《酱油厂卫生规范》，对生产经营者进行经常性卫生监督，包括对生产原料采购、运输、贮藏的卫生管理，工厂设计及设施卫生管理，工厂卫生管理，个人卫生与健康要求，生产时卫生管理，产品贮藏、运输卫生管理及产品出厂前卫生与质量管理等。

1. 原料卫生及管理　禁止用变质或未去除有毒物原料，加工制作酱油类调味品，大豆、脱脂大豆、小麦、麸皮等必须符合《粮食卫生标准》规定；生产用水应符合《生活饮用水卫生标准》；不得用味精废液配制酱油。

2. 添加剂卫生管理　防腐剂和色素使用必须符合《食品添加剂使用卫生标准》。

（1）焦糖色素卫生：生产酱油时用于酱色主要是焦糖色素，我国传统焦糖色素制作是用食糖加热聚合生成深棕色色素，食用安全。如以加胺法生产焦糖色素，不可避免地产生4-甲基咪唑，此物质可使人和动物惊厥，故严格禁止用加胺法生产焦糖色素。

（2）化学法生产酱油卫生：生产时用于水解大豆蛋白质盐酸必须是食品工业用盐酸，并限制砷、铅含量分别≤0.5mg/kg和≤1mg/kg（GB 2781-1981）。用此法生产酱油，需经省级食品卫生监督部门批准。

3. 人工发酵酱油曲霉菌种管理　所接种曲霉菌是专用曲菌，是不产毒黄曲霉菌。鉴于黄曲霉菌产毒不专一性和变异性，需定期对菌种进行筛选、纯化和鉴定，防止杂菌污染、菌种退化和变异产毒。用新菌种时，应按《新资源食品卫生管理办法》进行审批后，方可投产。GB 2781-1981限定酱油黄曲霉毒素B_1含量≤5μg/kg。

4. 防腐与消毒　酱油含丰富可被微生物利用营养素和水，常带有大量细菌，甚至条件致病菌或致病菌污染酱油，可能引起相应肠传染病或食物中毒。微生物本身的酶，主要是脱羧酶，可继续分解含氮物质氨基酸，使产品质量下降。较高温度时，如产膜性酵母菌污染，酱油表面会生成白膜，使酱油失去食用价值，故酱油生产、包装、消毒、灭菌极重要。生产应采用机械化、密闭化生产系统，压榨或淋出酱油必须先经加热灭菌，然后注入沉淀罐贮存沉淀，取其上清液罐装。消毒多采用高温巴氏消毒法，即85～90℃瞬间灭菌，灭菌后酱油需符合《酱油卫生标准》规定。对容器，特别是回收瓶、滤布等采用蒸煮或漂白粉上清液消毒。为保证卫生安全，提倡不使用回收瓶，用一次性独立小包装。此外，生产人员必须每年至少1次健康检查，以排除痢疾、伤寒、病毒性肝炎等消化性传染病及活动性肺结核，化脓性或渗出性皮肤病等，以保证酱油卫生质量。

5. 食盐浓度　适当食盐浓度不但起调味作用，并可抑制某些寄生虫、微生物生长繁殖。为此，卫生标准规定食盐浓度应＞15%。食盐必须符合《食用盐》规定。

6. 总酸　酱油和酱发酵酿制时，曲霉菌酶使原料糖发酵，形成有机酸类，有机酸是构成酱油特殊风味物质，故酱油、酱应有一定酸度。当酱油或酱制品受污染时，糖被微生物发酵成有机酸，酱油或酱酸度增加，意味着酱油酸败，品质下降，甚至无食用价值，故酱油卫生标准规定总酸度应≤2.5/100ml。

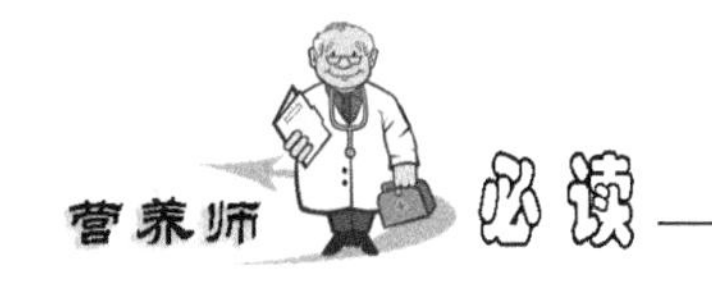

（三）水产调味品卫生及管理

1. 常见水产调味品及生产　以海产小鱼、小虾、蟹为原料，用30%左右高盐浓度盐渍，经数月至1年时间天然发酵或加酶发酵，用微生物酶分解蛋白质使之成为游离氨基酸，如丙氨酸、谷氨酸、甘氨酸等；分解核酸成核苷酸如鸟苷酸、肌苷酸等；分解糖类成有机酸，形成特殊风味呈鲜咸味物。鱼露、虾油是发酵基质经压榨、过滤、沉淀液态橙红色或橙黄色调味品；虾酱、蟹酱是带发酵原料固态或半固态黏稠状调味品。蚝油、贻贝油以鲜牡蛎、贻贝为原料，经适当温度热水浸泡或煮熟取汁，抽提其中氨基酸或其他低分子含氮浸出物，经浓缩后添加适量色素和增稠剂，制成鲜咸味、棕色或褐色有光泽半流态调味品。

2. 卫生管理　鱼露、虾油、蚝油常用于餐桌直接佐餐，卫生问题尤其重要。

（1）原料卫生管理：用于水产调味品原料，鱼、虾、蟹、贻贝、牡蛎等必须新鲜，禁用不新鲜甚至腐败水产品加工调味品。

（2）生产过程卫生管理：生产宜采用机械化、密闭化、规模化生产，容器、管道均应进行消毒，成品应灭菌处理后方可装罐。

（3）产品卫生与质量检验管理：装罐后需经卫生与质量检验，其感官、理化、微生物等指标符合国家卫生标准，方可出售。如开罐后应冷藏。

（4）水产调味品卫生标准：包括感官、理化及微生物检验。因水产调味品用于餐桌直接佐餐，卫生管理以微生物为极其重要指标，多数水产调味品要求，菌落总数每克＜5×10^3个，大肠菌群MPN每100g＜30个，致病菌不得检出。水产调味品卫生标准可参照GB 10133-1988《虾酱卫生标准》；GB 10134-1988《鱼露卫生标准》；GB 10135-1988《虾油卫生标准》；GB 10136-1988《蟹糊（蟹酱）卫生标准》；GB 10137-1988《蚝油、贻贝油卫生标准》。

二、食醋卫生及管理

（一）生产工艺

以谷类如大米、谷糠等为原料经蒸煮冷却后，按6%～15%接种黑曲霉3758及乙醇酵母2399，经淀粉糖化、乙醇发酵后，用醋酸杆菌141进行有氧发酵，形成醋醅。醋醅淋醋制成米醋；醋醅加火熏烤2周，再淋醋制成熏醋；将普通米醋陈酿1年，即陈醋。不同食醋有不同芳香和风味，这是发酵时所形成低级脂肪酸酯及有机酸共同作用结果。直接用冰醋酸配制或勾兑醋除不含芳香味道外，还可能含对人体有害NO_3^-，或SO_4^{2-}，或含过多砷、铅等重金属毒物，我国禁止生产和销售此类醋。

（二）卫生管理

因具有一定酸度为3%～5%，对不耐酸细菌有一定杀菌力。生产过程可能污染醋虱和醋鳗，耐酸霉菌也可在醋中生长而形成霉膜，故常添加防腐剂。

食醋生产卫生管理：按《食醋厂卫生规范》执行，规范包括生产原料采购、运输、贮藏卫生、工厂设计及设施卫生，工厂卫生管理，个人卫生与健康要求、生产过程卫生，产品出厂前卫生与质量管理及产品贮藏、运输卫生管理等。符合《食醋卫生标准》方可出厂销售。

1. 原料　原料需无霉变、无杂质及无污染，符合《粮食卫生标准》；生产食醋用水需严格执行《生活饮用水标准》；添加剂执行《食品添加剂使用卫生标准》。

2. 发酵菌种　应定期筛选、纯化及鉴定。菌种移接须按无菌操作规范进行，种曲应贮藏

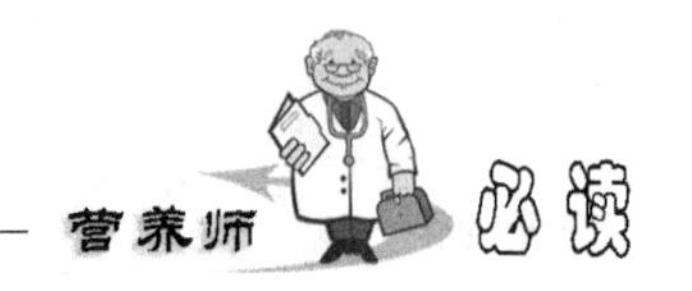

于通风、干燥、低温、洁净专用房间，以防霉变。

3. 容器、包装　酸具一定腐蚀性，不可用金属或普通塑料容器酿造或存放食醋，以防止金属或塑料中单体毒物溶出；包装瓶应清洗消毒，包装后应消毒灭菌防止二次污染。

三、食盐卫生及管理

食盐主要成分是氯化钠，包括海盐、地下矿盐，或以天然卤水制成的盐。以化学工业副产品生产工业盐，不可食用，不包括在食用盐范围。

（一）来源及生产

1. 海盐　将海水引入晒盐池，经蒸发结晶析出颗粒粗大产品，称原盐；原盐经饱和盐水冲洗，再粉碎甩干做成粉状盐称洗粉盐；精制盐是将原盐溶解，经沉淀除去杂质、过滤、经蒸发结晶而形成，也称再制盐。海盐我国食盐总产量75%～80%；河北、山东、江苏、浙江、广东、福建等地是海盐主产区，居民以食海盐为主。

2. 湖盐　内蒙古、陕西、甘肃、宁夏、青海、新疆等地区居民食用湖盐，不加工粉碎，即可食用。

3. 井盐、矿盐　湖北、云南、四川居民以井盐、矿盐为主。井盐以含盐井水为卤原直接制盐；矿盐以淡水冲洗含盐矿床获得卤原，经冷冻法或机械法脱硝、蒸发、脱水、干燥制成。

（二）卫生及管理

1. 井盐、矿盐卫生　矿盐中硫酸钠含量通常过高，食盐有苦涩味，肠内影响食品吸收，应经脱硝法除去。此外，矿盐、井盐含钡盐，钡盐是肌肉毒性物质，长期少量食入可致慢性中毒。表现全身麻木刺痛、四肢乏力，严重时有弛缓性瘫痪。卫生标准规定钡＜20mg/kg。

2. 精制盐抗结剂　常因水分含量较高或退潮而结块，传统抗结剂是铝剂，现已不用。目前主要是亚铁氰化钾，最大使用量为0.005g/kg。

3. 营养强化食盐　按营养强化剂卫生标准，碘盐碘化钾为30～70mg/kg。市售碘盐以40mg/kg强化，稍高于碘推荐供给量。考虑碘盐贮藏时，碘化钾分解及碘挥发损失。

第九节　其他食品卫生及管理

一、蜂蜜卫生及管理

（一）主要成分

蜂蜜是蜜蜂用从植物花蜜腺所采集花蜜，与自身所含转化酶唾液混合酿制而成。新鲜蜂蜜在常温透明、半透明黏稠状液体，温度较低可形成部分结晶。比重为1.401～1.443，含葡萄糖和果糖65%～81%，蔗糖8%，水16%～25%，糊精、矿物质及有机酸约5%，还有酶、芳香物质、维生素和花粉渣。因其来源不同，其成分有一定差异。

（二）卫生管理

按《蜂蜜卫生管理办法》规定，必须符合《蜂蜜卫生标准》，不得掺假、掺杂及含有毒有害物质。接触蜂蜜容器、用具、管道、涂料及包装材料，必须清洁、无毒、无害，符合卫生标准和要求，严禁用有毒、有害容器如镀锌铁皮制品、回收塑料桶等，蜂蜜贮存和运输不得与有毒、有害物质同时运载。

1. 抗生素残留　蜂农四环素常用于防治蜂病，卫生标准明确规定，残留≤0.05mg/kg。

2. 锌污染　蜂蜜含有机酸，用镀锌铁皮桶贮藏蜂蜜时，因酸性锌溶出，使蜜锌量高达625～803mg/kg，超过容许量100～300倍，锌过高蜂蜜味涩、微酸、有金属味，也可有呕吐等中毒症状。禁用镀锌铁皮桶贮藏，《蜂蜜卫生标准》规定锌≤25mg/kg，铅≤1mg/kg。

3. 毒蜜　某些中草药如雷公藤、羊踯躅、钩吻属、博罗回等植物花粉为蜜源时，蜂蜜常可引起中毒。毒物主要为该类植物生物碱，使人胃肠、肝等器官中毒。《蜂蜜卫生管理办法》规定，放蜂点远离有毒植物，防止采集有毒花蜜。

4. 肉毒杆菌污染　婴儿肉毒毒素中毒是很受关注食物中毒，发病多6月龄以下。蜂蜜是婴儿中毒的危险因素。

二、食糖和糖果卫生及管理

（一）食糖生产工艺

主要市售食糖包括粗制糖和精制糖，两者均是以甜菜、甘蔗为原料压榨取汁制成。前者将压榨所获得汁煮炼，挥发干水获得低纯度带蜜棕红色或黄色糖膏或砂糖，为黄砂糖或红糖；后者将压榨后的汁经净化、煮炼、结晶、漂白等工序处理，获得结晶颗粒，称白砂糖；再经粉碎，获粉末状称绵白糖。

（二）食糖卫生管理

国家卫生和计划生育委员会（原卫生部）1990年颁布《食糖卫生管理办法》《白砂糖卫生标准》《赤砂糖卫生标准》，分别规定白砂糖、赤砂糖的感官、理化及微生物等卫生标准。

1. 原料　不得用变质或霉变甘蔗或甜菜作加工原料。

2. 生产用水　需符合《生活饮用水卫生标准》。

3. 二氧化硫残留　用于食糖漂白二氧化硫残留量，《白砂糖的卫生标准》规定残留量，碳酸法≤20mg/kg，亚硫酸法≤50mg/kg，《赤砂糖卫生标准》规定≤100mg/kg。

4. 成品包装　成品包装宜用2层包装，应积极推广小包装。

5. 贮存　贮存应有专库，做到通风、干燥防潮、防尘、防蝇、防鼠、防螨，保证不受外来因素污染和潮解变质。

（三）糖果卫生管理

糖果是指以白砂糖、淀粉、糖浆、可可粉、可可脂、奶制品、凝胶剂为主要原料，添加各种辅料，按一定工艺加工制成各种糖果、巧克力。

1. 原料　所有原料应符合相应卫生标准。用国家允许使用、定点厂生产食品添加剂，如香精、色素，并按卫生标准规定使用。

2. 包装纸卫生　糖果包装用纸应符合《食品包装用纸卫生标准》，彩印纸应选含铅量低油墨为原料，并印在不直接接触糖果面。用糯米纸作为内包装纸时，铜含量应＜100mg/kg。

3. 防黏剂　不得用滑石粉作为防黏剂，用淀粉为防黏剂时，淀粉需烘烤或炒熟再使用。

三、糕点类卫生及管理

糕点类指以面粉、糖、油脂、蛋、奶、果仁和蜜饯等为原料，加入适量食品添加剂，经一定配方，采用烘烤、炸、蒸等工艺，加工制作有不同风味即食食品。我国地域辽阔，东西南北饮食习俗差异，形成品种繁多、风味各异糕点，如苏式、广式、潮式和京式糕点等；还有面包、蛋糕及点心等西式糕点。此外，经不同熟制工艺，形成不同糕点制品，包括烘烤制品如面包、饼干、蛋糕、夹馅饼等，油炸制品、蒸制品、冷制品等。尽管糕点品种因地域不同而有区别，因加工工艺不同各异，但均以面粉、糯米粉等粮食为基本原料，以油、糖、蛋、奶、果仁等为辅料，添加适量甜味剂、香味剂、膨松剂等食品添加剂，经配制、成型、熟制等工艺生产有一定风味即食食品，故原料选择、生产加工、运输、贮存及销售等各环节卫生尤为重要。

（一）原料采购卫生管理

1. 粮食　尤其是含水量较高，如含水＞15%粮食，极易被真菌及毒素污染；霉变粮食不仅影响糕点口感，更是可以致食源性疾病，故粮食原料，如面粉类采购要无杂质、无霉变、无粉螨，并向售方索取该批原、辅料检验合格证书。粮食原料运输时，应配备专用运输车辆；生产糕点工厂应有通风良好，有防潮、防鼠、防毒及防虫设施原料贮库，以防粮食霉变。霉变不得用于制作糕点。

2. 油脂　按《食用植物油卫生标准》采购，防止矿物油、桐油混入；油脂和果仁不饱和脂肪酸极易受紫外线和氧作用酸败变质，最好加适量抗氧化剂。

3. 饴糖　生产包括用麦芽水解淀粉糖化和用盐酸水解淀粉糖化2种。前者为麦芽饴糖，后者为化学饴糖。化学饴糖因使用盐酸水解，并用碳酸钙中和过多盐酸，如盐酸、碳酸钙纯度不高，重金属杂质可能污染饴糖。故尽可能用麦芽饴糖。

4. 蛋及蛋制品　鸭、鹅等水禽蛋极易污染沙门菌，不得作为糕点原料；高温复制冰蛋，也不得作为糕点原料。

5. 添加剂　必须采购国家允许使用、定点厂生产食用添加剂，糕点常用改良剂、乳化剂、增稠剂、香料和色素。生产时用防黏滑石粉，不仅本身对胃肠有刺激作用，还可能混有砷、铅等金属毒物，最好用淀粉取代滑石粉为防黏剂，必须使用时，滑石粉应选择砷、铅＜5.5mg/kg，并尽可能限量使用，成品滑石粉应＜0.25%。

6. 生产用水卫生　应符合《生活饮用水卫生标准》。

（二）生产卫生管理

1. 原、辅料卫生管理

（1）面粉类及其他粉状原料（如粉糖）用前必须过筛，磁铁装置，去除金属杂质。

（2）糕点用糖浆煮沸后，经过滤再用。

（3）油炸类糕点制作时，油脂反复高温加热，可形成油脂聚合物影响健康，按《食用煎炸油卫生管理办法》，煎炸油温应＜250℃，有条件装自动控制器。每次煎炸后油需过滤除渣，并添加新油方可再用。用于生产需较长时间存放糕点（如压缩饼干）油脂，需用抗氧化剂。

（4）生产糕点乳制品极易受葡萄球菌污染而导致糕点细菌性食物中毒，故制作糕点乳和乳制品，应经巴氏消毒并冷藏，临用前从冰箱或冷库取出。

（5）生产糕点使用蛋及蛋制品极易受沙门菌污染，故糕点用蛋需经挑选，即挑出变质蛋及破损蛋；将挑选合格蛋用水浸泡并洗去污物；消毒采用0.4%氢氧化钠或3%～5%漂白粉溶液（其有效氯含量为0.08%～0.1%）浸泡3～5min，然后用清水漂洗净碱或漂白粉；打蛋前操作人员应洗手。此外，消毒蛋壳及打蛋不应在糕点加工车间；如用冰蛋，应在使用前从冷库取出，将冰蛋箱置水浴锅融化使用。

2. 生产场所卫生管理　国标《糕点厂卫生规范》对生产糕点工厂设计及设施卫生有详尽规定。企业应设有与产品品种、数量相适应原料处理、加工、包装等车间，并有防蝇、防尘、防鼠设施，包装箱洗刷消毒、流动水洗手消毒、更衣等卫生设施。直接接触食品操作台、机器设备、工具容器等应用硬质木材，或对人体无毒无害其他材料组成，表面光滑，使用前必须清洁消毒。

3. 从业人员卫生及管理

（1）健康检查卫生要求：从业人员每年至少进行1次健康检查，并建立档案。传染性肝炎、活动性肺结核、肠传染病患者及带菌者、化脓性或渗出性皮肤病等，不得在加工车间工作。

（2）个人卫生：从业人员应自觉遵守各项卫生制度，养成良好卫生习惯；操作前必须洗手消毒，穿戴统一工作服、工作帽，头发不得外露，车间内必须戴口罩，避免不洁双手、唾沫及其他呼吸系统和消化管分泌物微生物污染糕点。

4. 包装、运输、贮存及销售卫生管理

（1）包装：生产糕点宜迅速、充分冷却才能包装，包装纸、塑料薄膜、纸箱必须符合《食品包装用聚丙烯树脂卫生标准》和《食品包装用纸卫生标准》规定，以避免不卫生包装材料污染糕点；糕点包装应在专用车间进行，包装应按《食品标签通用标准》规定，标出品名、产地、厂名、生产日期、保质期、规格、配方或主要成分及食用方法等。

（2）运输：专用运输车辆，并定期冲洗，运输时严密遮盖、防雨、防尘、防晒，以防污染。

（3）贮存：专用成品贮库，通风良好，定期消毒，并有各种防污染和控温设施。散装糕点需放专用塑料箱，盖严贮存；奶油裱花蛋糕需冷藏。

（4）销售：应有防蝇、防尘设施；销售散装糕点需用清洁、消毒专用夹子、钳子；使用符合卫生标准的包装纸；售货员不得用手直接接触。

（三）出厂前卫生与质量管理

企业必须设有与生产能力相适应卫生、质量检验机构，配置经专业培训、考核合格检验人员。设化验室、检验室，配置所需仪器设备。糕点出厂前需卫生与质量检验，包括感官、物理、化学及微生物等，符合国家相应卫生标准方可出厂。如《裱花蛋糕卫生标准》，对裱花蛋糕感官、理化及微生物检查作出规定，其中菌落总数出厂时≤3000cfu/g，销售时≤5000cfu/g；大肠菌群出厂时MPN≤90个／100g，销售时≤150个/100g；致病菌不得检出。真菌计数出厂时≤100cfu/g，销售时≤300cfu/g。其他糕点、饼干、面包等出厂必须符合《糕点、饼干、面包卫生标准》。

第41章 Chapter

食物中毒及其预防

食物中毒是指摄入被生物性、化学性、物理性致病物污染的食品和饮水，病原进入机体致病。目前食源性疾病包括食物中毒。

第一节　食源性疾病与食物中毒

食源性疾病（foodborne disease）是当今世界分布最广泛，也是最常见疾病之一。食源性疾病由传统的食物中毒（food poisoning）逐渐发展而来，表明对由食品传播引起疾病认识发展。包括因摄入被生物性、化学性、物理性致病物污染的食品和饮水，致病物进入机体致病，故包括传统的食物中毒。绝大多数食源性疾病病理基础为中毒或感染，临床呈轻度自愈性。发生涉及广泛存在的生物性、化学性、物理性致病物及食品和饮水，故发病较为频繁。波及面广人多，对人体健康及社会经济影响较大，因这类疾病发病与食品和饮水有关，使食品及饮水生产安全性成为大多数国家政府及卫生部门关注焦点。疾病发病全球报告分析制度正在逐步建立，获得食源性疾病有关信息，以发现新的或正在出现的食源性疾病，进行预防和控制。

一、食源性疾病

（一）概念

WHO定义为“是指经摄食，进入人体内各种致病因子引起的、通常有感染性质或中毒性质一类疾病”。即指经食品传播方式和途径使病原物质，进入人体并引起中毒性或感染性疾病。据WHO定义，食源性疾病有3个基本要素，即食品是传播疾病的媒介；病原物是食品中的致病因子；临床特征为急性中毒性或感染性表现。食源性疾病主要包括最常见食物中毒、经食品感染的肠传染病、食源性寄生虫病及由食品中有毒、有害污染物所致的中毒性疾病。

随着对疾病认识深入和发展，疾病范畴还可能扩大，如食源性变态反应性疾病，由食品营养不平衡所造成的某些慢性退行性疾病，如心脑血管疾病、肿瘤、糖尿病等及由食品某些污染物所致慢性中毒性疾病等。

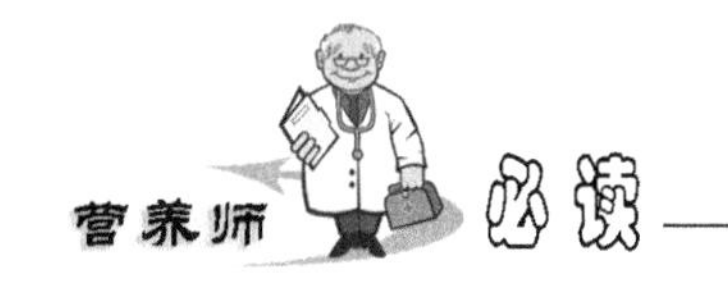

（二）病原物

病原物概括为生物、化学和物理性3大类。其中生物性种类最多，引起也最为常见。

1. 生物性病原物　污染食品微生物、寄生虫及其卵都可致人类食源性疾病。

（1）细菌及其毒素：是食源性疾病最重要病原物。

①细菌性食物中毒病原菌：沙门菌、大肠埃希菌、副溶血性弧菌、葡萄球菌、变形杆菌、小肠结肠炎耶尔森菌等。

②人类肠传染病病原菌：菌痢志贺菌，霍乱弧菌等。

③人畜共患病病原菌：家畜感染炭疽、鼻疽等传染病时，其病原菌可经其感染的肉类食品进入人体，致人类患病。此外，人食用患结核、布氏杆菌病的病畜肉、奶，也可引起患病。

（2）病毒

①婴儿秋季腹泻：常见病毒有轮状病毒、冠状病毒等。

②甲肝：甲型肝炎病毒。1988年上海居民因摄入肝炎病毒污染的毛蚶致甲型肝炎暴发流行。

（3）真菌

①镰刀菌属毒素：禾谷镰刀菌产生多种毒素，脱氧雪腐镰刀菌烯醇引起人赤霉病麦中毒。

②曲霉毒素：霉菌产毒株产生毒素，如黄曲霉毒素可引起人急、慢性肝细胞坏死为主要特征中毒性疾病。

（4）寄生虫及其卵：指人畜共患寄生虫病。人摄食被蛔虫、绦虫、中华支睾吸虫及旋毛虫等寄生虫及其卵污染的食品后，可致人感染相应寄生虫病。

①旋毛虫：猪、狗等家畜或野畜、老鼠等易感染寄生虫，如人摄入带旋毛虫肉类可患病。

②绦虫：寄生在猪、牛等家畜体内，当人摄有囊尾蚴畜肉后患人绦虫病。

（5）动植物天然毒素：作为人类食品的动植物是自然界最常见生物体，有些动植物内含有天然毒素；有些动植物作为食品贮藏时，可产生毒性物质；当人摄入后，可致中毒性疾病。

①鱼体毒素：河豚毒素，某些海鱼雪卡毒素可致人以神经系统为主要特征的中毒性疾病。

②有毒贝类：海洋污染导致大量藻类繁殖形成赤潮，有毒藻类如塔玛亚力山大藻等可产生麻痹性毒素或腹泻性毒素。贝类滤过有毒藻类时，将其毒素如石房蛤毒素富集在体内，人摄入贝类可致神经麻痹，或腹泻为主要症状中毒性疾病。

③毒蘑菇：多种毒菌菇含不同有毒物质，可致人神经、血液、胃肠、肝等多系统中毒。

④氰苷类：苦杏仁及木薯含有氰苷类，可致人类以缺氧和窒息为主要特征中毒性疾病。

⑤棉酚：粗制棉籽油含棉酚，可致人类棉酚中毒。

⑥其他毒性物质：其他植物，如菜豆皂苷，鲜黄花菜类秋水仙碱等，均可致人疾病。

⑦动植物食品贮藏产毒：某些鱼体不新鲜或腐败时形成组胺可致人中毒；土豆发芽产生龙葵素可致人中毒；蔬菜不新鲜或低盐腌制时产生亚硝酸盐，既可致急性中毒，也可与仲胺反应生成对人体有慢性潜在致癌的亚硝胺。

2. 化学性病原物　主要包括污染食品的金属、非金属，有机、无机化合物，如汞、镉、铅、砷、有机磷、亚硝酸等，可经多种途径、方式进入食品，如经环境污染及生物富集进入食品。

（1）不按《农药安全使用标准》使用农药：农药残留，如残留有机磷农药蔬菜，使人急性有机磷中毒。

（2）不符合卫生标准设备和食品添加剂：使用不符合卫生标准食品生产工具、容器、包装材料，以及使用不合卫生标准食品添加剂。其中有害化学物质如镉、铅、砷、偶氮化合物等，可在食品中残留，致人急性疾病或慢性中毒性危害。

（3）食品加工产生有毒化学物质：加工产生有毒化学物质，也可致人食源性疾病，如反复高温加热油脂产生油脂聚合物；烘烤或烟熏动物性食品产生多环芳烃类；食品腌制产生亚硝酸盐等均可致急性或慢性中毒性疾病。

（4）食品混有毒物或误食：食品混有不可食用有毒物质，或将不可食用有毒物质误食；如桐油、矿物油混入食用油，工业用猪油、重金属毒物，工业用乙醇、甲醇中毒。

3. *放射性病原物* 来源于放射物质开采、冶炼、国防及放射性核素在生产活动和科学实验中使用时，其废物不合理排放及意外泄漏，经食品链各环节污染食品。其中^{131}碘、^{90}锶、^{89}锶、^{137}铋是可能污染食品的核素，向人体转移有3个主要步骤，经环境向水生和农田作物转移，经食品链向动物体转移，后经动植物食品进入人体，引起慢性损害及远期损伤效应。

（三）范畴

1. *分类* 食源性疾病分类，迄今尚无一致意见。按发病因素分为如下3类：

（1）内因性：指自然界动植物食品天然存在有毒成分，或有害物质致病，如河豚毒素、毒蕈有毒成分，苦杏仁、木薯氰苷化合物等；以中毒性疾病为主。

（2）外因性：食品生产加工及贮存受有毒、有害物污染致病。细菌、真菌及其毒素对食品污染；不按《农药安全使用标准》使用农药造成食品污染；使用不符合《食品添加剂使用卫生标准》添加剂等，其病原物既包括生物性，也有化学性，发病机制既有感染性，也有中毒性。

（3）诱发性：食品加工或贮存时，因化学或物理作用产生致病有毒物质，其有毒物质为化学物质引起中毒。食品烘烤或烟熏时产生多环芳烃，腌制食品产生亚硝酸盐，以及油脂加热时热聚物等。

2. *范畴* 根据食源性疾病定义，主要包括下列范畴。

（1）食物中毒：摄入含有生物性、化学性有毒有害物质的食品，或把有毒有害物质误食后引起的非传染性急性、亚急性疾病，是最常见的食源性疾病。

（2）食源性肠传染病：摄入各种致病菌如霍乱弧菌、沙门菌、志贺菌等，病毒如甲型肝炎病毒、轮状病毒、脊髓灰质炎病毒等污染的食品和饮水，引起细菌性及病毒性肠传染性疾病。

（3）食源性寄生虫病：摄食带囊尾蚴、旋毛虫等人畜共患寄生虫畜肉，或进食生或半生不熟感染过吸虫如华支睾吸虫，线虫如有棘颚口线虫的鱼、虾、喇蛄、蛙等，引起人寄生虫感染性疾病。

（4）其他：如食源性变态反应性疾病、暴饮暴食所致急性胃肠炎、酒精中毒等。

二、食物中毒

（一）概念

国家标准《食物中毒诊断标准及技术处理总则》明确食物中毒及中毒食品定义。

1. *定义* 摄入含有生物性、化学性有毒有害物质食品，或把有毒有害物质当作食品摄入后所出现非传染性（不属传染病）急性、亚急性疾病。

食物中毒属食源性疾病范畴，是最为常见的。食物中毒既不包括因暴饮暴食致急性胃肠炎、食源性肠传染病（如伤寒）和寄生虫病（如旋毛虫、囊虫病），也不包括因1次大量或长期少

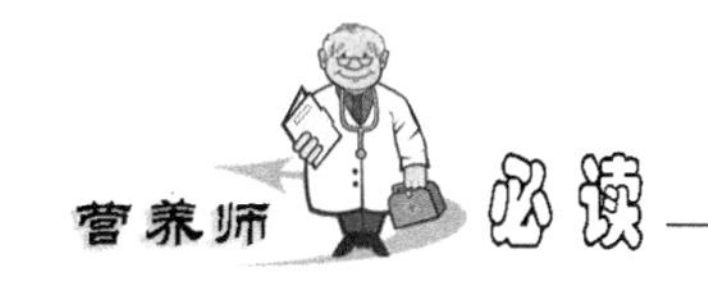

量多次摄入某些有毒、有害物质引起以慢性毒害为主要特征（致癌、致畸、致突）疾病。

2. 中毒食品　含有毒有害物质并致中毒食品。

（1）细菌性中毒食品：被致病菌或其毒素污染的食品。

（2）真菌性中毒食品：被真菌及其毒素污染的食品。

（3）动物性中毒食品：①将天然含有有毒成分动物或动物某一部分当作食品。②一定条件下产生大量有毒成分可食动物性食品，如鲐鱼等。

（4）植物性中毒食品：①将天然含有有毒成分植物或其加工制品当作食品，如桐油、大麻油等。②将加工时未能破坏或除去有毒成分植物当作食品，如木薯、苦杏仁等。③一定条件下产生大量有毒成分可食的植物性食品，如发芽土豆。

（5）化学性中毒食品：①有毒有害化学物质污染的食品。②指误为食品、食品添加剂、营养强化剂的有毒有害化学物质。③添加非食品级，或伪造的，或禁止使用食品添加剂、营养强化剂食品及超量使用食品添加剂食品。④营养素化学变化食品，如油脂酸败。

3. 发病特点　发生原因各不相同，但发病具有共同特点。掌握食物中毒发病特点，尤其是发病潜伏期和中毒特有表现，对诊断有重要意义。

（1）发病与食品有关：中毒者在相近时间内，都食用过同样中毒食品，未食用者不中毒。停用该食品后发病很快停止，发病曲线在突然上升后呈突然下降，无余波。

（2）暴发性发病：发病潜伏期短，来势急剧，呈暴发性；短时间内可能有多数人发病，发病曲线呈突然上升趋势。

（3）症状相似：所有中毒患者症状基本相似。最常见是消化系统症状，如恶心、呕吐、腹痛、腹泻等，病程较短。

（4）无传染性：无人与人间的直接传染。

（二）流行病学特点

1. 原因及分布特点　1997～1998年全国食物中毒统计资料表明，微生物致食物中毒仍是最为常见，占总起数38.5%，总人数50.9%；其次为化学性食物中毒，占总起数31.5%，总人数20.9%。

2. 食品种类分布特点　1997～1998年全国食物中毒统计资料表明，动物性食品致食物中毒，占食物中毒总起数40.1%，占总人数44.9%；植物性食品致食物中毒，为总起数42.4%，为总人数39.3%。动物性食品肉与肉制品中毒最多，其次为水产品，其中河豚中毒是致死直接原因，应予以重视。

3. 发病季节性、地区性特点　季节性因引起原因不同而异。细菌性食物中毒仍集中夏秋季。绝大多数食物中毒有明显地区性，肉毒杆菌中毒主要为新疆、青海等地。因海产食品市场流通，副溶血性弧菌食物中毒全国各地散发，沿海仍是多发区。霉变甘蔗中毒多发生在北方，椰毒假单胞菌酵米面亚种引起酵米面或银耳中毒分布全国16省区。针对上述食物中毒病因分布、食品种类分布及地区分布特点，制订食品卫生管理制度、预防措施，对控制食物中毒有重要意义。

（三）分类

按病原物质分类，将食物中毒分为5类。

1. 细菌性　指摄入细菌污染的食品引起致急性或亚急性疾病，较常见。发病率较高，多数病死率较低。有明显季节性，5～10月份最多。主要有如下种类。

（1）沙门菌食物中毒。

（2）大肠埃希菌食物中毒。

（3）葡萄球菌食物中毒。

（4）副溶血性弧菌食物中毒。

（5）变形杆菌食物中毒。

（6）肉毒梭菌食物中毒。

（7）蜡样芽胞杆菌食物中毒。

（8）产气荚膜梭菌食物中毒。

（9）椰毒假单胞杆菌酵米面亚种食物中毒。

（10）小肠结肠炎耶尔森菌食物中毒。

（11）肠球菌食物中毒。

（12）李斯特菌食物中毒。

（13）志贺菌食物中毒。

（14）空肠弯曲菌食物中毒。

（15）其他：河弧菌、气单胞菌、类志贺邻单胞菌食物中毒。

2. *真菌及其毒素*　食用被真菌及其毒素污染的食品所致中毒。发病率较高，病死率也较高。发病季节性及地区性均较明显，如霉甘蔗中毒在北方初春常见。

3. *有毒动物*　食入动物性有毒食品，发病率较高，病死率因动物种类而异。河豚中毒清明前后常见，海河交界地区，病死率高。

4. *有毒植物*　食入植物性中毒食品，如含氰苷果仁、木薯、菜豆、毒蘑菇等。发病率因致中毒食品种类而异，如毒蘑菇中毒多见于春秋暖湿季节及丘陵地区，多数病死率较高。

5. *化学性食品*　食入化学性中毒食品引起中毒。发病季节性、地区性均不明显，发病率和病死率均较高。如有机磷农药、某些金属或类金属化合物、亚硝酸盐等致食物中毒。

三、食源性疾病预防

发生与食品有直接关系，全面贯彻《食品安全法》、加强食品卫生监督管理，是预防的最根本措施。食品卫生监督管理包括认真落实各类食品卫生管理办法及各类食品企业卫生规范，执行良好生产工艺（GMP），并采用危害分析关键控制环节（HACCP）对食品生产、经营中可能出现危害环节进行控制，严格执行各类食品卫生标准，以保证食品的安全性。此外，预防也需食用者配合。

1. 食品生产、加工、销售、贮存各个环节防止生物性、化学性有毒有害物质污染，以预防食源性疾病发生。

2. 严格食品从业人员健康检查和上岗制度，提高其食品卫生知识，防止带菌者传播食源性疾病。

3. 进行广泛食品卫生知识宣传教育工作，增强消费者自我保健意识，减少家庭传播食源性疾病。以WHO推荐食品安全制作规则为主要内容进行宣传教育。

（1）选择安全食品，选择新鲜、干净、保质期内食品。

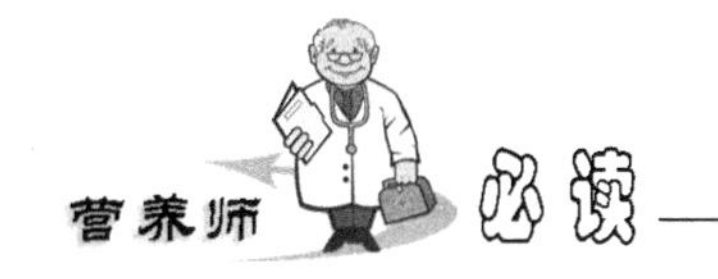

（2）安全贮存（冷藏）食品。

（3）烹调时彻底加热食品，食品要烧熟煮透。

（4）煮熟食品最好立即食用，需贮存时，要冷藏并生熟分开。

（5）贮存的食品，食前需彻底再加热后食用。

（6）保持厨房、食品容器等清洁卫生，避免昆虫、鼠类及其他动物接触食品。

（7）饮水和用水都要符合卫生要求。

（8）处理及食用食品时，需先清洗双手。

第二节　食品腐败变质及控制

一、变质原因

是以食品本身组成和性质为基础，在环境因素的作用和影响下，主要由微生物作用所致。是因食品本身、环境因素、微生物互为条件，相互影响，综合作用结果。

1. 食品本身组成和性质　许多食品本身所含酶类在一段时间内继续作用于食品，使食品发生改变。新鲜肉、鱼类后熟，粮食水果呼吸，新鲜奶蛋内溶菌素保鲜抑菌作用等。而组织酶作用导致食品化学成分分解，为微生物生长繁殖提供良好培养基。

2. 环境因素　主要有气温、气湿、阳光与空气等。温度不仅可加速食品内一切化学反应，而且有利于微生物生长繁殖。湿度大，食品水分低，干燥食品且从环境吸收水分。食品水分含量高，易腐败变质。紫外线和空气中的氧均加速食品组成物氧化分解，特别油脂尤为显著。

3. 微生物作用　食品腐败变质起主要作用，除一般食品细菌外，还包括酵母与真菌。

二、腐败过程与鉴定

在微生物、食品酶和其他因素作用下发生腐败变质，本质是食品各种组成成分化学分解过程。此过程分解产物和细胞组织结构等的变化，形成腐败变质各种特征。据此，可从感官、化学和微生物，认识和鉴定食品腐败变质性质和程度。

1. 蛋白质分解　肉类、鱼类、禽类、蛋类和豆类及其制品中，含有丰富的蛋白质。腐败变质主要是以蛋白质分解为其特性。蛋白质在芽胞杆菌属、梭菌属、假单胞菌属、链球菌属等蛋白酶肽链内切酶作用下，首先分解为氨基酸。氨基酸再经相应酶作用，分解为相应胺类、有机酸类和各种碳氢化合物。

蛋白质丰富食品鉴定，仍以感官指标最为敏感可靠。因蛋白质分解，食品硬度和弹性下降，组织失去原有坚韧度，以致各种食品产生外形和结构特有变化或发生颜色异常。分解产物所特有气味更明显。

关于肉食类蛋白质腐败鉴定化学指标，主要按其可能产生分解产物，如吲哚、甲基吲哚、酚类、各种有机酸类、氨、胺类、硫化氢、肉浸液pH、三甲胺、挥发性碱性氮等。其中有些指标虽曾列入国家食品卫生标准，但并不能完全区分食品鲜度界限。我国食品卫生标准选用挥发性碱性总氮（TVBN）。TVBN是指食品水浸液在碱性条件下能与水蒸气一起蒸馏出来总氮量。据研究，TVBN与食品腐败变质程度有明确对应关系。此指标也适用于大豆制品腐败鉴定。

2. 脂肪酸败　食用油脂与食品脂肪酸败受脂肪酸饱和程度、紫外线、氧、水分、天然抗氧化物质、食品微生物解脂酶等多种因素影响。早期酸败尚不明显时，因产生过氧化物可使脂肪过氧化值上升。其后因生成各种脂酸，以致酸价增高。过氧化值和酸价是脂肪酸败常用指标。醛、酮等羰基化合物出现是不同脂酸不同条件下发生醛、酮酸败的产物。所形成醛、酮和某些羧酸使酸败油脂带有特殊刺激臭气。这些都是油脂酸败较为敏感和实用的指标。

3. 糖类分解　含糖类较多主要是粮食、水果和糖及其制品。在各种酶及其他因素作用下，分解形成低级产物。这种以糖为主的分解，称发酵或酵解，主要变化为酸度增高。

三、危　　害

腐败变质的食品首先是带强弱不等的使人们难以接受的感官性状，如刺激气味、异常颜色、酸臭味以及组织溃烂、黏液污染等。其次为食品成分分解，营养价值严重降低，不仅蛋白质、脂肪、糖类，而且维生素、无机盐等也有大量破坏和流失。再者，腐败变质食品通常都有微生物的严重污染，菌相复杂，菌量增多，因而增加了致病菌，产毒真菌存在的机会。至于腐败分解产物对人体的直接毒害，迄今仍不够明确。然而，这方面的报道与中毒却越来越多，如某些鱼类腐败的组胺中毒，脂肪酸败产物致的不良反应与中毒等。

四、控制措施

1. 低温防腐　低温抑制微生物繁殖，降低酶活性和食品内化学反应的速度。低温防腐无论冷却，保持在0℃左右，或冷冻即−20℃以下。通常只能将微生物生长繁殖和酶活动加以控制，使组织自溶和营养素分解变慢，并不能杀灭微生物，也不能将酶破坏，食品质量变化并未完全停止，故保藏时间应有一定期限。

2. 高温灭菌　食品经高温处理，可杀灭其中绝大部分微生物，并可破坏食品中的酶类。如果结合密闭、真空、迅速冷却等处理，可明显地控制腐败变质，延长保存时间。高温灭菌有高温灭菌法和巴氏消毒法两类。高温灭菌法杀灭微生物、破坏酶类、获得接近无菌食品，如罐头高温灭菌常用100～120℃。巴氏消毒法将食品60～65℃加热30min，可杀灭通常致病性微生物，也有80～90℃加热30s或1min；此法多用于牛奶和酱油、果汁、啤酒及其他饮料。

3. 脱水防腐　食品水分含量降至一定限度以下，微生物不能繁殖，酶活性受抑制，可防止腐败变质。脱水采取日晒、加热蒸发、减压蒸发或冷冻干燥等法。日晒法虽简单方便，但其中维生素几乎全部损失。

4. 提高渗透压防腐　常用有盐腌法和糖渍法。盐腌可提高渗透压，微生物处于高渗状态介质，则菌体原生质脱水收缩，与细胞膜脱离，原生质可能凝固，微生物死亡。通常食品食盐含量8%～10%可停止大部分微生物繁殖，但不能杀灭微生物。杀灭微生物需要食盐含量高15%，且数日方能有效。咸肉、咸蛋、咸菜等是常见盐腌食品。

糖渍食品是利用高浓度糖液，通常为60%～65%或以上。作为高渗溶液来抑制微生物繁殖。不过，此类食品还应在密封和防湿保存，否则易吸水，降低防腐作用。糖渍食品常见有糖炼乳、果脯、蜜饯和果酱等。

5. 提高氢离子浓度防腐　大多数细菌不能在pH＜4.5生存，可利用提高氢离子浓度防腐，方法有醋渍和酸发酵，多用于各种蔬菜。醋渍法是向食品内加醋酸，酸发酵法是利用乳酸菌和醋酸菌等发酵产酸来防止食品腐败。

6. 化学添加剂防腐　常用防腐食品添加剂有防腐剂、抗氧化剂。防腐剂抑制或杀灭食品致腐败变质的微生物；抗氧化剂防止油脂酸败。

7. 辐射防腐　自20世纪40年代开始，研究用波长＜200nmα射线、β射线、γ射线、X射线和紫外线照射，达到杀菌保藏食品目的，以γ射线应用最广。辐射保藏特点是食品照射后，温度基本不上升，可减少营养素损失。此外，还有大批量处理优点。近年来，各国对此研究进展较快，目前已进入实用阶段。

五、食品卫生质量鉴定

食品卫生质量鉴定是食品卫生工作重要内容之一。其任务是经常或根据特殊需要确定食品是否存在有害因素，阐明有害因素性质、来源、作用的危害。并根据鉴定结果做出“可食”“条件可食”“不可食”结论。

（一）鉴定方法

包括感官、实验室和简易动物实验。

1. 感官检查　经感觉器官对食品的色、香、味、外观、质量等状态进行检查。感官检查常能发现极为微细卫生质量变化，特别适用于基层单位。检查在现场进行。检查颜色时，应注意有充足自然光线，最好不在灯光下进行。检查气味要由弱到强，逐次进行。如发现有缺陷，应休息一段时间后再检查，防止嗅觉疲劳后的假象。环境温度过低，可适当加温，或取少量样品摩擦，以增强气味挥发。味觉检查也应由弱到强，逐次进行，每次查后漱口，对可能有剧毒或感染食品，则不应入口。为弥补感官检查主观性，应数人同时，最好由1名不参与检查判定人员，将样品编成密码，无记名累计综合检查结果。

2. 快速检验　有时往往需要在现场对食品毒物或污染物做出初步判断。近年来，有害物质快速检验有很大发展，特别是化学检验法，如检毒纸片、检毒管、袖珍型检验仪器等。

3. 常规理化检验　用常规理化法检验污染物，我国已有统一方法。但有些食品受到某些意外污染，如粮食运输污染某些化工原料。这种污染偶然性很大，无常规检验方法和卫生标准可参考。此时可经现场调查或资料查询，初步确定污染物后，先收集样品，进行专项研究。

4. 简易动物毒性实验　所用动物能立即获得结果为原则。大小鼠、猫、狗、鸡、鸭、猪、兔、鱼、蛙等均可使用。如有选择余地时，则以杂食类大动物为好。如条件许可，动物数目可尽量多；如限于条件，小动物3只，大动物1只或2只也行，但必须设对照。

给予可疑物质尽量用经口。如不适于经口时，也可用腹腔注射，但应避免采用可能破坏可疑物质的处理，如煮沸等。给予剂量应为动物可以耐受最大数量，或相当于反应，特别是12h内反应；还要注意观察相当于人体中毒潜伏期内所发生反应。不论动物反应情况如何，都应连续观察3d。

（二）结论和处理

1. 属于正常食品　即符合食品卫生质量标准，可以食用。

2. 条件可食食品　即需经一定方法处理或在一定浓度下可以食用。如对人无严重威胁病畜肉，经高温无害化处理后可食用。有些食品某些有害物质含量已达最高容许含量或略有超过，如掺入大量正常食品将有害物质稀释，使浓度降至容许含量以下，也可食用。但此有害物质必须无明显蓄积毒性,且该项食品可在短期内消费完毕,不存在慢性毒性问题。

3. 禁止食用食品　这类食品对人体有明显的危害,应销毁或作工业用。

在食品卫生质量鉴定时,如发现某些污染食品对健康已造成明显危害,除认真处理剩余食品外,卫生部门应根据《食品安全法》以及制度,建议有关部门追查生产、销售部门及有关人员责任,并进行处理。

第三节　细菌性食物中毒

指因摄入含细菌的食品,即被致病菌及其毒素污染的食品引起的食物中毒。是食物中毒中最常见的一类,近年统计资料表明,我国以沙门菌、变形杆菌和葡萄球菌中毒较为常见,其次为副溶血性弧菌、蜡样芽胞杆菌等。

一、概　　述

(一)流行病学特点

1. 发病率高,病死率因中毒病原而异　发病率在各类食物中毒中最高。常见中毒如沙门菌、变形杆菌、葡萄球菌等,病程短、恢复快、预后好、病死率低。但李斯特菌、小肠结肠炎耶尔森菌、肉毒梭菌、椰毒假单胞菌酵米面亚种等所致中毒病死率较高,为20%～100%。

2. 夏秋季发病率高　全年皆发生,但绝大多数发生在暖湿的5～10月份。与细菌在较高温度下,易于生长繁殖或产生毒素的习性一致。也与机体在夏秋季节防御功能降低,易感性增高有关。

3. 动物性食品是主要食品　其中畜肉类及其制品居首位,其次为变质禽肉,病死畜肉居第3位。鱼、奶、蛋类也占一定比例。植物性食品如剩饭、米糕、米粉等引起葡萄球菌、蜡样芽胞杆菌等食物中毒,家庭自制豆类及面粉类食品,在厌氧条件下的发酵制品,可致肉毒梭菌食物中毒。

(二)发生原因

1. 屠宰牲畜及畜肉在运输、贮藏、销售等时,受到致病菌污染。

2. 被致病菌污染食品在较高温度下存放,食品有充足水分,适宜pH及营养条件,使致病菌大量生长繁殖或产生毒素。

3. 被污染食品未经烧熟煮透或煮熟后,又受到带菌容器或食品加工工具污染,或食品从业人员带菌者污染,食用后致中毒。

(三)发病机制

按发病机制分为3种类型,不同中毒机制食物中毒其症状通常不同,感染型中毒常伴发热,而毒素型中毒很少有发热;大多数感染型中毒潜伏期较长,毒素型中毒潜伏期因毒素类型而异,肉毒梭菌、椰毒假单胞菌酵米面亚种等潜伏期较长,而葡萄球菌、副溶血弧菌等大多数毒素中毒潜伏期较短;了解中毒机制有助于诊治。

1. 感染型　病原菌随食品进入肠内生长繁殖,附于肠黏膜或侵入黏膜及下层,肠黏膜充血、白细胞浸润、水肿、渗出等炎性变化。某些病原菌进入黏膜固有层后,被吞噬细胞吞噬或杀灭,死亡病原菌释放内毒素,作为致热源刺激体温调节中枢,体温升高,也可协同致病菌作用肠

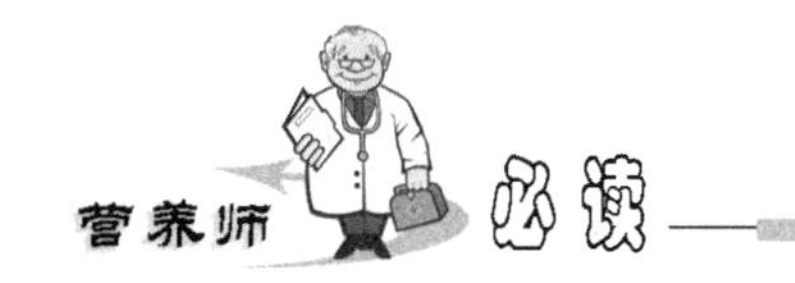

黏膜，产生胃肠症状。

2. *毒素型* 某些病原菌如葡萄球菌污染食品后，大量生长繁殖并产生引起急性胃肠炎反应的肠毒素外毒素。多数病原菌产生肠毒素为蛋白质，对酸有一定抵抗力，随食品进入肠后，主要作用于肠黏膜细胞膜腺苷酸或鸟苷酸环化酶，使其活性增强，细胞分泌功能改变，对钠和水吸收抑制，而对氯分泌亢进，使钠、氯、水潴留引起腹泻。

3. *混合型* 某些病原菌，如副溶血性弧菌，进入肠内除侵犯黏膜致炎性反应外，还有引起急性胃肠症状的肠毒素。对肠内侵入及肠毒素有协同作用，发病机制为混合型。

二、沙门菌食物中毒

（一）病原

沙门菌属属肠杆菌科，大量寄生于人和动物肠内革兰阴性杆菌。目前检出至少67种O抗原和2300个以上血清型，按菌体O抗原结构差异，将沙门菌分为A、B、C_1、C_2、C_3、D、E_1、E_4、F等，对人致病99%属A～E组。

对人致病沙门菌仅为少数，其中有些只对人致病，如伤寒、副伤寒甲和乙沙门菌；而有些无宿主特异性，或只有极弱宿主特异性；既可感染动物，也可感染人，极易致人中毒。其中最常见B组鼠伤寒沙门菌，C组猪霍乱沙门菌，D组肠炎沙门菌。此外，也有关于纽波特沙门菌、都柏林沙门菌、汤卜逊沙门菌等致人食物中毒报道。

繁殖最适温度20～30℃，水中2～3周，粪便和冰水1～2个月，冰凉土壤内可过冬，含食盐12%～19%咸肉存活75d；100℃立即死亡，70℃ 5min、65℃ 15～20min、60℃ 1h均可杀死。水氯化处理5min，可杀灭沙门菌。此外，因不分解蛋白质、不产生靛基质，污染食品后无感官性状变化，更易致中毒。有菌毛，对肠黏膜细胞有侵袭力，被吞噬细胞吞噬被杀灭后释放内毒素，有些能产生肠毒素。如肠炎沙门菌适合条件下，在牛奶或肉类产生危险水平肠毒素。该毒素为蛋白质，50～70℃耐受8h，不被胰蛋白酶和其他水解酶破坏，并对酸碱有抵抗力。沙门菌侵袭力及某些菌株所产生肠毒素在其中毒发生机制有重要意义。

（二）流行病学特点

广泛分布于自然界，人和动物有广泛宿主，如家畜猪、牛、马、羊、猫、犬，家禽鸡、鸭、鹅等。健康家畜、家禽肠内检出率2%～15%，病猪肠内70%；正常人粪便0.02%～0.2%，腹泻者8.6%～18.8%，故肉类食品污染机会很多。各种肉类食品检出率6.2%～42.1%。

1. *中毒食品* 多由动物性食品致，特别是畜肉类及其制品，其次为禽肉、蛋类、奶类及其制品。

2. *食品来源*

（1）家畜、家禽生前感染：指家畜、家禽宰杀前已感染，包括原发病和继发病2种；是肉类食品主要来源。

①原发沙门菌病：指家畜、家禽宰杀前已患病，如猪霍乱、牛肠炎、鸡白痢等。

②继发沙门菌病：因健康家畜、家禽肠内带菌率较高，当患病、疲劳、饥饿或其他原因抵抗力下降，寄生肠内菌即可经淋巴系统进血流，引起继发感染。

（2）畜肉、禽肉污染：指在屠宰时，或宰后被带菌粪便、容器、污水等污染家畜、家禽。

（3）蛋类来源：感染或污染沙门菌机会较多，尤其是鸭、鹅等水禽及其蛋类，带菌率30%～

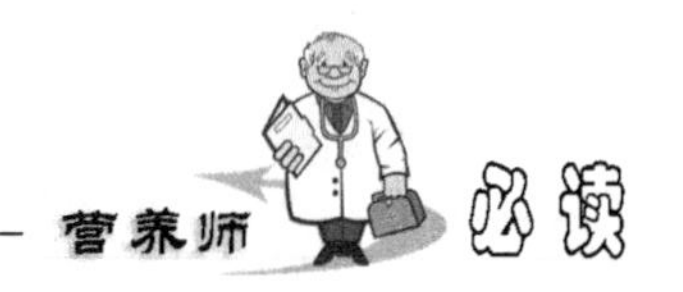

40%。除原发和继发感染，使卵巢、卵黄、全身带菌外，禽蛋在经泄殖腔排出时，蛋壳表面在肛门腔被沙门菌污染，可经蛋壳气孔侵入蛋内。蛋制品，如冻全蛋、冻蛋白等可在加工时受污染。

（4）奶类来源：患病奶牛奶可能带菌，即使健康奶牛挤的奶，也可受带菌奶牛粪便或其他污物污染；故未经彻底消毒鲜奶，可引起中毒。

（5）熟制品来源：烹调后熟制品，如熟肉、卤肉、内脏、煎蛋等。可再次受带菌容器、烹调工具等污染，或食品从业人员带菌者污染。

3. 发病季节分布　全年皆可发生，夏秋季多见，即5～10月份。发病次数和患者数可达全年发病总次数和总人数80%。

4. 发病率及影响因素　中毒发病率较高为40%～60%，最高90%。发病率受下列因素影响。

（1）活菌数量：通常2×10^5cfu/g即发病，也有少量菌中毒报道。

（2）菌型：致病力强弱与菌型有关，致病力越强菌型越易致病，猪霍乱病力最强，鼠伤寒次之，鸭沙门菌致病力较弱。

（3）个体易感性：幼儿、体弱老年人及其他疾病患者易感性较高人群，菌量或较弱致病力菌型仍可致食物中毒，甚至出现较重临床症状。

（三）发病机制

大多数中毒是活菌对肠黏膜侵袭导致感染型中毒。目前，至少可肯定某些沙门菌，如鼠伤寒、肠炎沙门菌除致感染型中毒外，肠毒素在导致中毒中起重要作用。

1. 感染型中毒　各种致病菌随食品进入肠内，均可侵袭肠黏膜上皮细胞及黏膜下固有层，致肠黏膜充血、水肿、渗出等炎性病理变化。侵入固有层的沙门菌，迅速为该区域淋巴组织巨噬细胞吞噬，在胞质继续生长繁殖，后经淋巴系统进入血流，暂时性菌血症和全身性感染。单核吞噬细胞杀灭时，释放内毒素；作为致热源刺激体温升高，也可激活白细胞趋化因子，使肠黏膜局部发生炎性反应。

2. 毒素型中毒　肠炎沙门菌、鼠伤寒菌产生肠毒素，该肠毒素经小肠黏膜细胞膜上腺苷酸环化酶激活，使小肠黏膜细胞钠吸收抑制，氯分泌亢进，钠、氯、水肠腔潴留而腹泻。

（四）症状

潜伏期为12～36h，＞72h者少见。潜伏期较短者，病情常较重。前驱症状有寒战、头晕、头痛、食欲缺乏。主要有恶心、呕吐、腹痛、腹泻，体温38～40℃或更高；3～5d迅速减轻。按临床特点分5种类型，其中胃肠炎型最常见，此外为类霍乱型、类伤寒型、类感冒型、败血症型。

（五）诊断和治疗

按WS/T 13-1996《沙门菌食物中毒诊断标准及技术处理原则》执行。综合以下资料写诊断报告。

1. 流行病学调查资料　符合中毒流行特点。如致病可疑食品，肉类最常见。呈暴发性，但不如变形杆菌等来势迅猛，潜伏期4～48h。

2. 症状　符合临床特征。除消化系统症状外，常有全身症状，如高热等。

3. 实验室诊断

（1）细菌学检验：按GB 4789.4-1994《食品卫生微生物检验沙门菌检验》细菌培养与分离。取可疑中毒食品、患者呕吐物或粪便直接接种，或增菌后接种于100ml氯化镁孔雀绿增

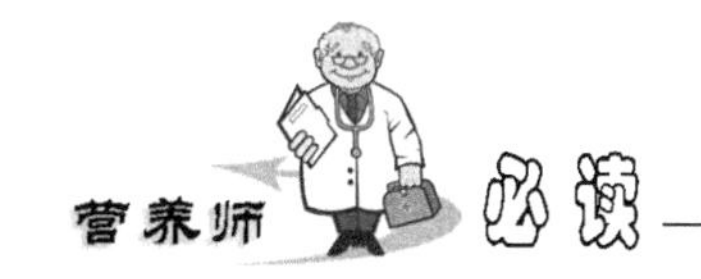

菌液培养增菌，再行细菌分离培养，据沙门菌选择性琼脂平板菌落特征及三糖铁琼脂内生化反应特点鉴定。

（2）血清学鉴定：用已知A～F多价O血清及H因子血清，与细菌学检验分离的沙门菌做玻片凝集试验，对沙门菌行分型鉴定，是否为同一血清型沙门菌。

（3）其他：必要时观察由可疑食品或患者呕吐物、粪便分离沙门菌与患者早期及恢复期血清凝集效价，恢复期明显增高约为4倍，有助病因诊断。

4. 判定原则

（1）符合本菌流行病学特点与症状。

（2）符合本实验室检验（1）、（2）检验结果。

（3）如经（1）、（2）未检出相同细菌，可经实验室检验（3）进一步证实。

（4）对因各种原因无法进行细菌学检验食物中毒，则按GB 14938-1994《食物中毒诊断标准及技术处理总则》执行，由3名副主任医师以上食品卫生专家进行评定，得出结论。治疗以对症处理为主。因呕吐、腹泻致失水、失盐者，补水和电解质。重症者考虑用抗生素，并针对症状分别采用镇静、升压或抗休克治疗等。

（六）预防措施

针对中毒3个环节，采取针对性预防措施。

1. 防止食品被污染

（1）加强对肉类食品生产企业卫生监督及家畜、家禽屠宰前兽医卫生检验，并按有关规定处理。在屠宰健康家畜、家禽时，应严格执行合理屠宰过程，防止肉尸受胃肠内容物、带菌皮毛、粪便、污水、容器等污染。

（2）加强对家畜、家禽宰后肉尸和内脏检验。防止被感染或污染畜禽肉进入市场。经兽医确定为条件可食肉，则应按无害化要求，在厂内彻底处理。

（3）严格执行肉类食品卫生监督，加强肉类食品在贮藏、运输、加工、烹调或销售各环节卫生管理。尤其防止熟肉类制品被带菌食品、带菌容器及从业人员带菌者污染。为此，加工食品用具及容器应生熟分开，对从业人员应定期行健康和肠内带菌检查，肠传染病者及带菌者应及时调换工作。

2. 控制繁殖　低温贮存是控制菌繁殖重要措施，故食品工业、集体食堂、食品销售网点均应配置冷藏设备，低温贮藏肉类食品。此外，加工熟肉制品应尽快食用，需贮藏时应尽快降温，低温贮存并尽可能缩短贮存时间。

3. 食用前彻底加热杀灭病原菌　加热杀菌是防止中毒重要措施。为彻底杀灭肉类中可能存在各种沙门菌并灭活其毒素，应使肉块深部温度至少达80℃，并持续12min。为此，加热肉块重量应＜1kg，持续煮沸2.5～3h，蛋类煮沸8～10min。

三、大肠埃希菌食物中毒

（一）病原

埃希菌属俗称大肠杆菌属，属革兰阴性杆菌，多数菌株有周身鞭毛，能发酵乳糖及多种糖类，产酸产气，自然界生活力强，土壤、水可活数月；大肠埃希菌最为重要，如埃希菌大肠杆菌O_{157}：H_7、O_{111}：B_4、O_{55}：B_6、O_{128}：B_{12}等。其中大肠杆菌O_{157}：H_7已证实可释放定居因子黏附与人肠壁细胞，释放志贺样毒素、不耐热或耐热肠毒素及肠溶血素，使人肠出血性腹泻及肠外感染、溶血性尿毒综合征等。

婴儿出生数小时后，大肠埃希菌就进入肠内，并终身伴随，为人类和动物肠内正常菌群，多不致病。当宿主免疫力下降，或细菌侵入肠外组织和器官时，可致肠外感染。有少数菌株能直接感染肠，称致病性大肠埃希菌。包括旅行者腹泻、婴儿腹泻、出血性结肠炎等。已知致病性大肠埃希菌为如下4种。

1. *肠产毒性大肠埃希菌（ETEC）* 是婴幼儿和旅游者腹泻病原菌，不耐热肠毒素（LT）和耐热肠毒素（ST）致病。LT对热不稳定，65℃ 30min失活。LT抗原性与霍乱弧菌肠毒素相似。

2. *肠侵袭性大肠埃希菌（EIEC）* 较少见，所致疾病很像菌痢，又称志贺样大肠埃希菌，主要侵犯较大儿童和成年人。不产生肠毒素，侵袭结肠黏膜细胞。

3. *肠致病性大肠埃希菌（EPEC）* 是婴儿腹泻主要病原菌。也不产生肠毒素，侵袭十二指肠、空肠和回肠上段。

4. *肠出血性大肠埃希菌（EHEC）* 主要感染5岁以下儿童。主要血清型是O_{157}：H_7，可产生志贺样毒素，有极强致病性。临床以出血性结肠炎，剧烈腹痛和便血，严重者出现溶血性尿毒症。大肠埃希菌抗原结构较为复杂，包括菌体O抗原、鞭毛H抗原及被膜K抗原，K抗原又分为A、B、L_3类，致病性大肠埃希菌K抗原主要为B抗原。致食物中毒致病性大肠埃希菌血清型主要有O_{157}：H_7、O_{111}：B_4、O_{55}：B_5、O_{26}：B_6、O_{86}：B_7、O_{124}：B_{17}等。

（二）流行病学

1996年7月，日本大阪府62所小学6259名小学生感染O_{157}：H_7大肠埃希菌，其中92例并发出血性结肠炎及尿毒症，数名学生死亡。后迅速流行，波及日本36个府县，患者总人数上万人。苏格兰也发生食用污染O_{157}：H_7大肠埃希菌碎牛肉，致数万人中毒。

1. *流行季节与食品* 致大肠埃希菌中毒食品及发病主要季节与沙门菌相同。

2. *食品污染原因* 大肠埃希菌存在人和动物肠内，健康人肠内致病性大肠埃希菌带菌率2%～8%，高者达44%；成年人患肠炎、婴儿患腹泻时，带菌高达29%～52%。大肠埃希菌随粪便排出，污染水源和土壤。受污染水源、土壤及带菌者手，均可直接污染食品或经食品容器再污染食品。

（三）中毒机制和症状

不同致病性埃希菌致病机制不同。肠产毒性、肠出血性大肠埃希菌引起毒素型中毒；肠致病和肠侵袭性大肠埃希菌致感染型中毒。

1. *毒素型中毒* 肠产毒性、肠出血性大肠埃希菌是产生肠毒素致病菌，其中毒机制为毒素型中毒。

（1）肠产毒性菌：致病菌表面肠黏膜定居因子黏附于小肠黏膜细胞，并与细胞膜表面受体GMl神经节苷脂结合，有利于其A亚单位穿越细胞膜与腺苷酸环化酶作用，细胞ATP转化为cAMP，细胞内cAMP增加使黏膜细胞对水和电解质分泌过度。潜伏期10～15h，短者6h，长者72h。症状为水样腹泻、腹痛、恶心、发热38～40℃。易患人群主要是婴幼儿和旅游者。

（2）肠出血性菌：经表面定居因子，在肠黏膜上皮定居并繁殖。致毒因子为其质粒编码菌毛和噬菌体编码志贺样毒素，志贺样毒素是细胞毒素，有肠毒素活性。部分肠出血性大肠埃希

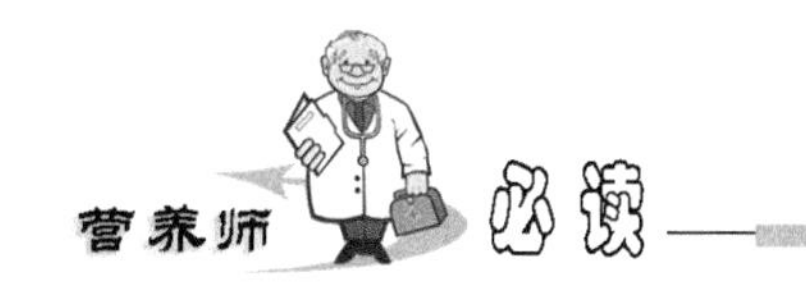

菌，如O_{157}：H_7，还产生肠溶血毒素；感染前驱症状为腹部痉挛性疼痛，短时间自限性发热、呕吐，1～2d出现非血性腹泻，后致出血性结肠炎，严重腹痛和便血。

2. 感染型中毒　肠侵袭和肠致病性大肠埃希菌不产生毒素致病菌，中毒机制为感染型。

（1）肠侵袭性：主要黏附结肠黏膜上皮细胞，生长繁殖死亡产生内毒素，致肠黏膜细胞炎性反应和溃疡，有血性腹泻，病变酷似志贺菌感染，出现痢疾样症状。

（2）肠致病性：在十二指肠、空肠和回肠上段大量繁殖，病菌黏附于微绒毛，导致刷状缘破坏、绒毛萎缩，上皮细胞排列紊乱，表现为水样腹泻、腹痛，幼儿和儿童易感。

（四）诊断及治疗

按WS/T8-1996《病源性大肠埃希菌食物中毒诊断标准及处理原则》执行。

1. 符合流行病学特点　常见中毒食品为各类熟肉制品及冷荤，其次为蛋及制品，中毒多发于3～9月份，潜伏期4～48h。

2. 符合症状　中毒症状因致病原不同而异，主要分2种：一是胃肠炎表现，腹部绞痛，腹泻水样或米汤样便，伴呕吐；二是痢疾样表现。

3. 实验室诊断

（1）细菌学检验：按GB789.6-1994《食品卫生微生物学检验致泻大肠埃希菌检验》操作。中毒食品和呕吐物均检出生化及血清学型别相同大肠埃希菌。

（2）动物实验：侵袭性应行豚鼠角膜实验，肠产毒素应行肠毒素测定。

（3）血清学鉴定：将经生化试验证实琼脂培养物，与致病性、侵袭性和肠产毒性大肠埃希菌多价O血清与出血性大肠埃希菌O_{157}血清做玻片凝集试验，多价凝集试验阳性时，进行单价凝集试验。有明显升高者，再行EIEC、EPEC血清分型鉴定。最后行证实试验。

（4）肠毒素试验：经产毒培养样品，用酶联免疫吸附试验检测LT和ST；也可用双向琼脂扩散试验检测LT，乳鼠灌胃试验检测ST。患者症状较重，应及时治疗，尽早用抗生素。

4. 判定原则

（1）符合本病菌流行病学特点和症状。

（2）符合实验室诊断的（1）、（2）。

（五）预防

预防与沙门菌食物中毒预防基本相同。

四、葡萄球菌食物中毒

（一）病原

1. 病原菌　是因摄入被葡萄球菌肠毒素污染的食品所致，能产生肠毒素主要是金黄色葡萄球菌，多为致病菌；为革兰阳性兼性厌氧菌，最适生长温度为37℃；生长繁殖最适pH为7.4；耐盐，10%～15%氯化钠培养基仍能生长。对热有较强抵抗力，70℃ 1h方灭活；对营养要求不高，普通培养基良好生长，如培养基加可被分解糖类，则有利毒素形成。

2. 肠毒素　可产生多种毒素，临床分离葡萄球菌33%以上产生肠毒素。中毒肠毒素是对热稳定单纯蛋白质，按其抗原性分为A、B、C_1、C_2、C_3、D、E、F共8个血清型。其中F型为致毒性休克综合征毒素。其余各型毒素均能致食物中毒，其中A、D型较多见，B、C型次之。1株金黄色葡萄球菌能产2种以上肠毒素，能产肠毒素菌株凝固酶试验常阳性。多数肠毒素能耐

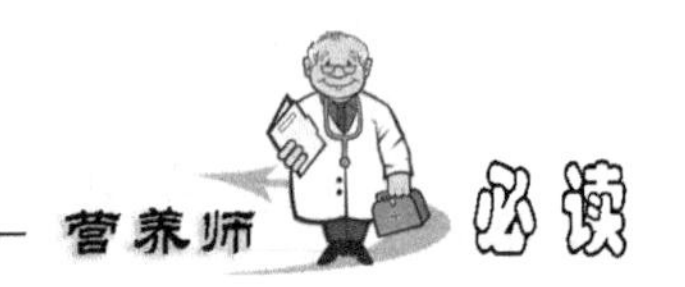

100℃ 30min，并抗胃肠蛋白酶水解，故破坏食品中的肠毒素需100℃加热，持续2h。各型肠毒素人中毒剂量报道不一，通常1μg/kg体重即可中毒。

（二）流行病学特点

广泛分布于自然界，最常见化脓性球菌，污染食品机会很多。

1. 季节分布　全年皆可发生，多见夏秋季。

2. 中毒食品　种类很多，如奶类、肉类、蛋类及其制品。国内报道以奶及其制品如奶油糕点、冰淇淋最常见。此外，剩饭、油煎荷包蛋、糯米凉糕、凉粉和米酒等中毒也时有报道。

3. 食品来源及肠毒素形成　葡萄球菌广泛分布自然界，人和动物鼻腔、咽、消化系统带菌率均较高。健康人带菌20%～30%，上呼吸系统感染者鼻腔带菌率83.3%；人和动物化脓性感染部位常成为污染源。

（1）食品来源：①人带菌污染各种食品；②奶牛化脓性乳腺炎，乳汁可带菌；③禽肉体局部化脓性感染，感染部位细菌对肉体其他部位污染。

（2）肠毒素形成条件

①食品受污染程度：污染程度越严重，繁殖越快，也易形成毒素。

②食品存放温度：37℃范围内，食品存放温度越高，产生肠毒素需时间越短，如薯类和谷类食品污染葡萄球菌20～37℃，4～8h产生毒素；5～6℃时，需经18d才产生毒素。

③食品存放环境：通风不良氧分压降低时，肠毒素易形成，如葡萄球菌污染的剩饭，通风不良时存放，极易形成毒素。

④食品种类及性状：含蛋白丰富，水分较多，同时含一定淀粉，如奶油糕点、冰淇淋、冰棒、剩饭、凉糕等，或含油脂较多食品，如油炸鱼罐头、油煎荷包蛋，受葡萄球菌污染后易形成毒素。在此，强调淀粉可促进肠毒素形成，如带菌生肉馅37℃时，18～19h产生肠毒素。在肉馅加馒头碎屑或淀粉时，同样温度只需8h就能产毒。

（三）发病机制

机制目前尚未全部阐明。研究表明，肠毒素对小肠黏膜细胞无直接破坏作用，而以完整分子经消化系统吸收，到达中枢神经系统，刺激呕吐中枢导致以呕吐为主要症状食物中毒。恒河猴研究结果也表明，肠毒素以完整分子吸收入血后，刺激经迷走和交感神经腹腔丛到达呕吐中枢，引起呕吐。将恒河猴迷走和交感神经腹腔丛向心通路切断，即使给致死量肠毒素也不发生呕吐。

（四）症状

潜伏期短，常为2～4h，最短1h，最长6h。主要症状为恶心、剧烈而频繁呕吐，呕吐物常有胆汁、黏液和血液，同时伴上腹部剧痛；腹泻为水样便。多数患者体温正常，因剧烈频繁呕吐加腹泻，可致虚脱和严重脱水。儿童对肠毒素比成年人更敏感，故发病率较成年人高，病情也较成年人重。中毒病程较短，1～2d恢复，预后良好，发病率约30%。

（五）诊断与治疗

按WS/T 80-1996《葡萄球菌食物中毒诊断标准及处理原则》进行。

1. 流行病学特点　常见中毒食品是乳及乳制品，蛋及蛋制品，各类熟肉制品，其次为含乳冷冻食品，个别也有含淀粉类食品；发病急，潜伏期短，为2～4h，病程也较短。

2. 症状　剧烈而反复呕吐及腹痛、腹泻等。

3. 实验室诊断　以毒素鉴定为主。

（1）从中毒食品直接提取肠毒素，用双向琼脂扩散（微玻片）法、动物（幼猫）实验法检测肠毒素，并确定型别。

（2）按GB4789.10-1994《食品卫生微生物学检验金黄色葡萄球菌检验》操作。从中毒食品、呕吐物或粪便培养、分离同型别的金黄色葡萄球菌，用同上法株检测肠毒素，并证实为同型。

（3）从不同患者呕吐物中，检测出金黄色葡萄球菌，其肠毒素为同一型别。

凡符合3项中1项者，即可判定为葡萄球菌食物中毒。中毒治疗可按急救处理原则，以补水和维持电解质平衡对症治疗为主，常不需用抗生素。

（六）预防措施

食物中毒预防包括防止葡萄球菌污染和防止其肠毒素形成。

1. 防止污染食品

（1）防止带菌人群对各种食品污染：定期对食品加工人员、饮食从业人员、保育员进行健康检查，患局部化脓性感染（疖疮、手指化脓）、上呼吸系统感染（鼻窦炎、化脓性咽炎、口腔疾病等）者，应暂时调换工作。

（2）防止奶污染：定期对健康奶牛乳房进行检查，患化脓性乳腺炎时，奶不能食用。健康奶牛奶挤出后，除防葡萄球菌污染外，应迅速冷却10℃以下，防止较高温度，该菌繁殖和毒素形成。此外，奶制品应以消毒奶为原料。

（3）患局部化脓性感染畜、禽肉尸应按病畜、病禽肉处理，将病变部位切除，按条件可食肉，经高温处理后熟制品出售。

2. 防止肠毒素形成　低温、通风良好时，贮藏食品不仅可防葡萄球菌生长繁殖，也是防止毒素形成重要条件，故食品应冷藏或置阴凉通风地方，放置时间不应超过6h，尤其是气温较高夏、秋季节；食前应彻底加热。

五、副溶血性弧菌食物中毒

（一）病原

是嗜盐性细菌，存在近岸海水、海底沉积物和鱼类、贝类等海产品，是我国沿海最常见食物中毒。

1. 病原菌　弧菌常呈弧状、杆状、丝状等多种形态。有鞭毛，运动活泼，革兰染色阴性。最适生长温度37℃，最适pH为7.7，含3.5%氯化钠培养基生长最佳。弧菌抵抗力较弱，56℃ 5min，或90℃ 1min，或1%食醋5min，或稀释1倍食醋处理1min均可将其杀灭；在淡水存活＜2d，但海水存活近50d。

弧菌O抗原是耐热菌体抗原，已发现12种，可用于血清学鉴定；K抗原是不耐热包膜抗原有70种，可用于辅助血清学鉴定。大多数致病性弧菌能使人或家兔红细胞溶血，血琼脂培养基出现β溶血带，称神奈川试验阳性，食物中毒弧菌90%阳性。流行病学调查表明，这种菌致病力与其溶血能力平行，神奈川试验阳性菌感染能力强，感染12h内即出现中毒症状。

2. 耐热性溶血毒素　将弧菌培养液离心沉淀后，由上清液或滤液分离出毒素。其溶血机制可能是与动物红细胞膜表面神经节苷脂受体结合而溶血。毒素100℃10min不破坏，除溶血外，还有细胞毒、心脏毒、肝毒和致腹泻作用。大鼠静脉注射25μg毒素1min即死亡。

（二）流行病学特点

1. 流行地区和季节分布　很多国家都发生过中毒，日本及我国沿海喜食海产品地区发病率较高。据调查我国沿海水域、海产品弧菌检出率也较高。尤其气温较高夏秋季，沿海地区是我国弧菌中毒多发地区。近年来，随着海产食品流通，各地也有散发。夏秋季，尤其是7～8月份是高发季节。

2. 致中毒食品　主要是海产和盐渍食品咸肉、禽、蛋类及咸菜或凉拌菜等。

3. 来源及中毒原因

（1）近海海水及海底沉淀物弧菌对海产品污染：海产品带菌率较高，对海域附近塘、河、井水污染，该区域淡水鱼、虾、贝等也受污染，海产品以墨鱼带菌率最高达93%，其次为梭子蟹；熟盐水虾带菌率达35%。

（2）人群带菌者对食品污染：沿海地区饮食从业人员、健康人群及渔民带菌率0～11.7%，有肠病史者带菌达31.6%～88.8%；带菌人群如不注意卫生，可污染食品。

（3）间接污染：沿海地区炊具污染率61.9%。食品容器、砧板、切菜刀等处理食品工具生熟不分，经工具污染熟食品或凉拌菜。受污染食品，较高温度存放，食前不加热即生吃，或加热不彻底如海蜇、海蟹、黄泥螺、毛蚶等，或熟制品受带菌者、带菌生食品、带菌容器及工具等污染。食品弧菌随食品进入肠内，在肠内繁殖，达一定数量时，即可中毒；产生的耐热性溶血毒素是中毒的病因。

（三）发病机制

1. 细菌感染型中毒　机制主要为大量弧菌活菌侵入肠内所致。

（1）摄入一定量致病弧菌数小时后，即有急性胃肠症状。

（2）中毒发病第1天粪便即分离出弧菌，第1～2天阳性率高，第3～4天阳性率下降，第5天时绝大多患者粪检阴性。

（3）发病初期及恢复期血清弧菌凝集价增高。

（4）组织学检查显示肠内有侵蚀病灶、黏膜坏死及中性粒细胞浸润。

2. 细菌毒素型中毒　有研究发现，将弧菌耐热性溶血毒素注入家兔已结扎肠段内，肠腔内即出现浑浊血性积液，表明溶血毒素对黏膜细胞的毒性作用。但与霍乱弧菌、大肠埃希菌肠毒素相比，副溶血性弧菌耐热溶血毒素在兔肠结扎实验中，肠液潴留较低。食物中毒时，溶血毒素有致病作用，但不是主要作用。

（四）症状

潜伏期11～18h，最短4～6h，长者达32h。主要症状为上腹阵发性绞痛，继而腹泻，每天5～10次。粪便为水样或糊状，少数有黏液或黏血样便，15%患者出现洗肉水样血水便。但很少有里急后重症。多数患者腹泻后出现恶心、呕吐。体温37.7～39.5℃。回盲部有明显压痛，病程1～3d，恢复期较快，预后良好。重症患者可出现脱水、休克及意识障碍。

（五）诊断和治疗

按WS/T 81-1996《副溶血性弧菌食物中毒诊断标准及处理原则》进行。符合本菌流行病学特点与症状，细菌学检验诊断第1条确定为副溶血性弧菌，可诊断，有条件进行实验室诊断的第2或第3条。

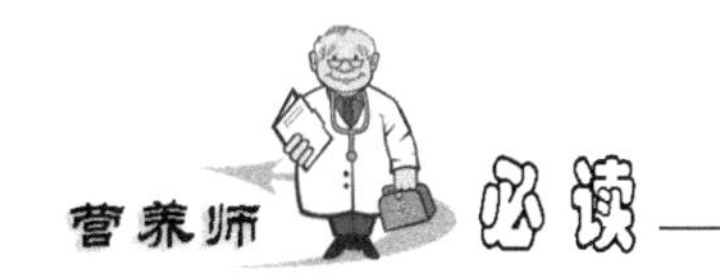

1. 流行病学特点　中毒食品主要为海产品如鱼、虾、蟹、贝类及其制品，以及直接或间接被本菌污染其他食品。多发生在6～9月份，发病急，潜伏期短。

2. 症状　上腹阵发性绞痛，腹泻水样便或黏液便或黏血便，腹泻后有恶心、呕吐。

3. 实验室诊断

（1）细菌学检验：按GB 4789.7-1994《食品卫生微生物学检验副溶血性弧菌检验》操作。从中毒食品、食品工具、患者腹泻物或呕吐物采样，经增菌、培养、分离并经形态、生化反应、嗜盐试验等检验，确认生物学特性或血清型别相同副溶血性弧菌。

（2）血清学检验：发病早期1～2d血清与细菌学检验分离菌株，或已知菌株凝集价增高至1∶40～1∶320。

（3）动物实验：将分离副溶血性弧菌给小鼠腹腔注射，观察毒性。用基因探针杂交及PCR快速诊断技术，数小时即可直接从可疑食品、呕吐物或泻物中，确定耐热毒素是否存在。

4. 临床鉴别诊断　常误诊为细菌性痢疾。临床鉴别为弧菌中毒有集体暴发病史，中毒特定可疑食品，如海产食品。上腹部和脐周剧痛，少有里急后重；而细菌性痢疾腹痛多在左下腹脐周围，里急后重明显，明显脓血便。中毒治疗以对症为主，除重症患者，常不用抗生素。

（六）预防措施

防止食品污染、控制繁殖和杀灭病原菌。控制繁殖和杀灭病原菌尤为重要，低温贮藏食品，尤其海产食品及各种热制品。鱼、虾、蟹、贝类等海产品应烧熟、煮透；蒸煮时需加热至100℃，持续30min；对凉拌食品如海蜇清洗后，置食醋浸泡10min，或100℃沸水漂烫数分钟，以杀灭弧菌。

六、变形杆菌食物中毒

（一）病原

为革兰阴性杆菌，属寄生人和动物肠内肠杆菌科；是我国常见食物中毒之一，致毒菌主要是普通和奇异变形杆菌；以往中毒还包括雷氏普罗威登斯菌、摩氏摩根菌。现行分类法已将后两者从变形杆菌属分出。已发现普通变形、奇异变形杆菌分别有100多个血清型，雷氏普罗威登斯菌有93个血清型，摩氏摩根菌有75个血清型。

变形杆菌属腐败菌，通常不致病，需氧或兼性厌氧，生长繁殖对营养要求不高。广泛分布自然界土壤、污水和垃圾，也可在人肠内；对热抵抗力不强，加热55℃持续1h即可杀灭。已证实可产生肠毒素，该毒素是蛋白质和糖类复合物，有抗原性。

（二）流行病学特点

1. 季节分布　中毒大多数在5～10月份，7～9月份最多。

2. 中毒食品　主要是动物性食品，特别是熟肉和内脏熟制品。此外，凉拌菜、剩饭、水产品等，也可中毒。变形杆菌常与其他腐败菌共同污染生食品，发生感官改变，但热制品被污染常无感官性状变化，极易被忽视而致中毒。

3. 食品来源　该菌广泛分布于自然界，也可寄生人和动物肠内，食品受其污染机会很多。带菌率因季节而异，夏秋季较高，冬春季下降。

（1）人带菌污染熟制品：健康人肠内带菌1.3%～10.4%，腹泻者达13.3%～52.0%。

（2）污染的工具、容器污染熟食品：生肉类食品，尤其动物内脏变形杆菌带菌率较高，在食品烹调加工时，处理生熟食品工具、容器未分开；被污染的工具、容器污染熟制品。受污染熟肉或内脏制品，在夏秋季较高温度存放，变形杆菌大量生长繁殖，食前未回锅加热，或加热不彻底，食后即可中毒。

（三）发病机制和症状

主要是大量活菌侵入肠内感染中毒。潜伏期12～16h，短者1～3h，最长60h。主要为恶心、呕吐，发冷、发热，头晕、头痛、乏力，脐周边阵发性剧烈腹痛，呈绞痛，腹泻水样便，常伴黏液、恶臭，每天数次至10多次。体温37.8～40℃，多数39℃以下。发病率较高，为50%～80%，病程较短1～3d，多数24h内恢复，预后良好。

（四）诊断和治疗

诊断按WS/T 9-1996《变形杆菌食物中毒诊断标准及处理原则》执行。包括中毒流行病学特点、症状及细菌学检验。

1. *符合流行病学特点*　除通常食物中毒特点外，变形杆菌食物中毒来势迅猛；中毒食品多为熟肉或动物内脏熟制品等，其次为豆制品和凉拌菜，潜伏期5～18h。

2. *符合症状*　以上腹部绞痛和急性腹泻为主。发热38～39℃。发病率高，病程短，恢复快。

3. *实验室诊断*

（1）取可疑食品、中毒患者呕吐物或粪便样品，经增菌、培养，检出占优势、且生化反应特征及血清学型别相同变形杆菌。在自然界分布广，食品存在可能性大，需据血清学试验进一步确诊。

（2）取患者早期2～3d及恢复期12～15d血清，与从可疑食品分离变形杆菌进行抗原抗体反应，恢复期凝集价升高4倍，有诊断意义。

（3）将从可疑食品中分离变形杆菌与已知因子血清做凝集试验，以确定中毒的变形杆菌血清型，进一步证实细菌学检查结果。

4. *判定原则*　具有本菌流行病学与症状；实验室检验各项指标检测结果与变形杆菌特点相符。中毒呈自愈性，治疗对症为主。

（五）预防

防止污染、控制繁殖和食前彻底加热杀灭病原菌，是预防食物中毒发生的主要环节。变形杆菌属食物中毒预防，尤其应控制人带菌者对熟食品污染及食品加工烹调时带菌生食品、食品容器、用具等对熟食品污染。食品企业、集体食堂建立严格卫生管理制度。

七、肉毒梭菌食物中毒

（一）病原

中毒是由肉毒梭菌产生的外毒素，即肉毒毒素所致。

1. *病原菌*　肉毒梭菌为革兰染色阳性厌氧短粗杆菌，20～25℃形成椭圆形、粗于菌体芽胞。当pH＜4.5或＞9.0时，或当环境温度＜15℃或＞55℃时，芽胞不能繁殖，也不产生毒素；芽胞抵抗力强，经高压蒸汽121℃ 30min，或干热180℃ 5～15min，或湿热100℃ 5h才能杀死。

2. *肉毒毒素*　强烈的神经毒素，毒性比氰化钾强10 000倍，人致死量约0.1μg。据产生毒素抗原性不同，肉毒毒素分为A、B、C_α、C_β、D、E、F、G共8型，人类中毒A、B、E、F型4种，其中A、B最常见。我国肉毒中毒多为A型，其次为B、E型。

与其他细菌典型外毒素产生方式不同，肉毒毒素并非由活细菌释放，而是在活菌胞质先产生无毒毒素前体物，细菌死亡自溶后前体物释放出来。此前体物对热不稳定，在75～85℃5～15min，或100℃ 1min即破坏。复合形式毒素随食品进入胃内，抵抗胃酸与酶消化作用，在小肠被胰蛋白酶分解，pH较高时神经毒素解离，吸收入血。

（二）流行病学

肉毒梭菌广泛分布土壤、江、河、湖、海淤泥沉淀物、尘埃及动物粪便。粮谷、豆类等受其污染机会很多。A型菌多分布山区和未开垦荒地；B型多分布草原区耕地；E型多分布土壤、湖海淤泥和鱼类肠内；F型分布欧、亚、美洲海洋沿岸及鱼体。新疆察布查尔地区是我国肉毒梭菌中毒多发地区，主要为A型。青海1960～1995年共发生中毒45起，主要在牧区，食品主要是密封越冬牛肉，食用方式以生食为主，主要为E型肉毒梭菌。

1. *季节性及地区*　中毒全年均可发生，但大部分在4～5月份，1～2月份也有。1896年首次报道荷兰因火腿致肉毒中毒暴发，并分离肉毒梭菌以来，世界各地陆续报道。1958年新疆因食用面酱半成品中毒后，相继报道该地区由其他谷、豆类发酵食品等引起的中毒。西藏、青海、黑龙江、吉林、河北及四川牧区也有中毒报道。

2. *中毒食品*　中毒食品因饮食习惯、组成和制作工艺不同而有差别。绝大多数为家庭自制低盐，并经厌氧加工食品或发酵食品及厌氧保存的肉类制品。新疆察布查尔地区中毒食品多为家庭自制谷类或豆类发酵食品，如臭豆腐、豆酱、面酱、豆面等。青海主要为越冬密封保存的肉制品。日本90%以上由家庭自制鱼类罐头或其他鱼制品。美国梭菌中毒72%为家庭自制蔬菜、水果罐头、水产品及肉、奶制品。欧洲各国中毒食品多为火腿、腊肠及其他肉制品。

3. *来源及毒素形成*　肉毒梭菌主要来源带菌土壤、尘埃及粪便。尤其是带菌土壤可污染各类原料食品。受梭菌芽胞污染食品原料在家庭自制发酵食品、罐头食品或其他加工食品时，加热温度及压力均不能杀死梭菌芽胞，后又密封即厌氧环境发酵或装罐，提供使肉毒梭菌芽胞成为繁殖体，并产生毒素的条件。食品制成后，不经加热即食用，毒素随食品进入人体中毒。此外，按牧民饮食习惯，冬季屠宰牛肉密封越冬至开春，气温升高为其食品存在肉毒梭菌芽胞变成繁殖体及产生毒素提供条件，生吃污染梭菌及毒素的牛肉，极易中毒。

（三）发病机制

中毒由其产生神经毒素所致。随食品进入肠内毒素在小肠内被胰蛋白酶活化，并释放出神经毒素，被小肠黏膜细胞吸收入血。作用于外周神经-肌肉接头处、自主神经末梢及脑神经核，毒素可经其重链与胆碱能神经突触前膜上毒素受体-神经节苷脂结合，毒素轻链部分进入细胞。阻止胆碱能神经末梢释放乙酰胆碱，使神经冲动传递受阻，终致肌肉麻痹和瘫痪。重症病例可见脑神经核及脊髓前角产生退行性变，脑及脑膜充血、水肿及血栓形成。

婴儿肉毒中毒机制尚不清楚，多数学者认为，因婴儿肠内缺乏对抗肉毒梭菌正常菌群，加之肠内特殊厌氧环境，随食品进入婴儿肠内的芽胞，转变成繁殖体并产生毒素。其可疑食品为蜂蜜，中毒菌型多为E型。

（四）症状

与其他细菌性食物中毒不同，以运动神经麻痹为主，胃肠症状少。潜伏期数小时至数天不

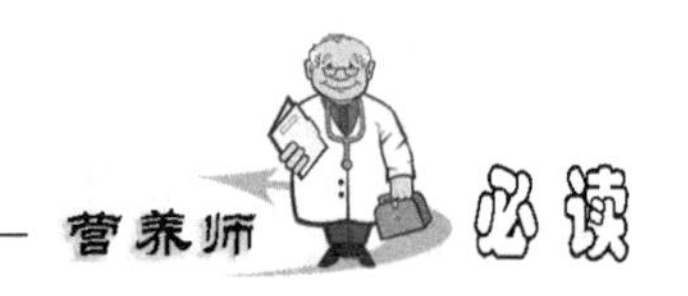

等，以12～48h多见，最短6h，长者8～10d。潜伏期越短，病死率越高。前驱症状为乏力、头晕、头痛、食欲缺乏、走路不稳等。少数有恶心、呕吐等胃肠症状。

以对称性脑神经受损症状为其特征。主要为眼部功能障碍及延髓麻痹。最初眼肌及调节功能麻痹，表现为视物模糊、眼睑下垂、复视、斜视、眼球震颤、瞳孔散大；后有咽部肌肉麻痹，吞咽困难、咀嚼无力、言语不清、声音嘶哑、唾液减少，颈肌无力、头下垂等；继续发展呼吸肌麻痹，呼吸困难、衰竭，甚至死亡。肢体麻痹少见。多神志清楚，不发热但脉搏加快，得不到抗毒素治疗时，病死率30%～70%，多发生中毒后4～8d。近年来，国内广泛用多价抗毒血清治疗，病死率降至10%以下。经治疗于4～10d或以后恢复，一般无后遗症。

婴儿肉毒中毒主要症状为便秘，头颈部肌肉软弱，吮吸无力。吞咽困难，眼睑下垂，全身肌张力减退，持续8周以上。多数1～3个月自然恢复，重症者因呼吸麻痹致猝死。

（五）诊断和治疗

1. *诊断*　肉毒梭菌食物中毒诊断，按WS/T 83-1996《肉毒梭菌食物中毒诊断标准及处理原则》进行。

（1）流行病学特点：中毒食品因地区而异，多为家庭自制发酵豆谷类制品，其次为肉类和罐头食品；冬春季多发；潜伏期1～7d，病死率高。

（2）症状：特有对称性脑神经受损症状。

（3）实验室诊断：按GB 4789.12-1994《食品卫生微生物学检验肉毒梭菌及肉毒毒素检验》操作。判定原则是符合本病流行病学特点与症状；实验室诊断从中毒食品检出肉毒毒素并确定其类别。

①毒素检验：小鼠腹腔注射法为标准方法。样品上清液0.5ml给小鼠腹腔注射，有肉毒毒素存在时，多在注射24h发病死亡。

②毒素确证试验：小鼠为实验对象，用多价（多型）抗肉毒毒素诊断血清与样品上清液做中和试验。以不同稀释浓度样品上清液用小鼠做毒力实验；最后用单价（单型）肉毒抗毒素诊断血清，确定毒素型别。

2. *治疗*　要早期用多价抗肉毒毒素血清，也要及时用支持疗法及有效护理，特别注意预防呼吸肌麻痹和窒息。用抗肉毒毒素血清前，应做皮肤过敏试验，阳性者需行脱敏法注射。轻、中度中毒者首次肌内注射各型抗毒素血清1万～2万U，后据病情，每5～10h注射1万～2万U，如毒素型别已确定，可只用单价抗毒素血清注射，好转后渐减量，或延长间隔时间；重度用静脉滴注。患者静卧休息，静脉滴注葡萄糖溶液、维生素C及钾盐，做气管切开、人工呼吸等，以防呼吸阻塞、窒息死亡。

（六）预防措施

1. *彻底清洗食品原料*　加工食品前食品原料彻底清洁处理、除去泥土和粪便，用饮用水充分清洗，特别是肉毒中毒好发地区。

2. *罐头食品彻底灭菌*　生产严格执行《罐头厂卫生规范》，彻底灭菌。保藏时发生胖听或破裂禁止食用。家庭制作发酵食品时，除对原料食品进行严格清洗外应彻底蒸煮，加热温度为100℃，10～20min，可使各型肉毒梭菌毒素破坏。

3. *防止毒素产生*　加工后食品应避免再污染和较高温度或缺氧条存放，加工后、食用前不再加热处理食品，更应迅速冷却并低温贮存。

4. 食前加热灭活毒素　毒素不耐热，可疑食品彻底加热，是破坏毒素防中毒的可靠措施。

5. 卫生宣教　尤其对牧民，建议改变肉类贮藏方式，或改变生吃牛肉习惯。

6. 婴儿肉毒中毒防止　首先避免不洁之物，如带泥土等污物进入口内，婴儿辅助食品如水果、蔬菜、蜂蜜等，严格防止肉毒梭菌污染。

八、蜡样芽胞杆菌食物中毒

（一）病原

1. 病原菌　为革兰阳性杆菌，需氧或兼性厌氧，有鞭毛，无荚膜。生长6h后可形成芽胞，是条件致病菌。繁殖最适温度为28～35℃，10℃以下停止繁殖。其繁殖体不耐热，100℃ 20 min被杀死。

2. 肠毒素　可产生致人类食物中毒肠毒素，包括腹泻毒素和呕吐毒素。

（1）腹泻毒素：是不耐热肠毒素，几乎所有菌都在多种食品中，产生不耐热肠毒素。该毒素为蛋白，45℃ 30min或56℃ 5min均可杀灭，对蛋白酶及胰蛋白酶敏感。毒性作用类似大肠埃希菌和霍乱弧菌肠毒素，能激活肠上皮细胞腺苷环化酶系统。产生腹泻毒素主要为2、6、8、9、10型及12型蜡样芽胞杆菌。

（2）呕吐毒素：系低分子耐热肠毒素，呕吐毒素常在米饭类食品形成。对酸碱、胃蛋白酶、胰蛋白酶均不敏感。耐热，126℃ 90min不破坏。此外，不能激活肠黏膜细胞膜上腺苷酸环化酶。产生呕吐毒素主要是1、3、4、5、8型蜡样芽胞杆菌。

（二）流行病学特点

广泛分布自然界土壤、灰尘、腐草、污水及空气。食品加工、运输、贮藏、销售各个环节均易受污染。食品该菌污染源主要为泥土、尘埃、空气，其次为昆虫、苍蝇、不洁用具与容器及从业人员。受该菌污染食品较高温度及通风不良存放，芽胞发芽、繁殖产生毒素，食前不加热或加热不彻底，引起食物中毒。

1. 季节性　有明显季节性，以夏秋季，尤其6～10月份为多。

2. 中毒食品　中毒食品种类繁多，包括乳及制品、肉制品、蔬菜、土豆、甜点心、调味汁、凉拌菜、米粉、米饭等。我国中毒食品以米饭、米粉最常见，食品大多数无腐败变质现象，除米饭有时微黏、入口不爽或稍带异味外，大多数感官正常。

（三）发病机制及症状

中毒为大量活菌侵入肠内产生肠毒素所致。中毒症状因毒素不同而异。分为腹泻型和呕吐型2种。

1. 呕吐型　由1、3、4、5、8型产生呕吐毒素中毒，其中1型最常见。中毒食品主要是米饭、米粉等。呕吐毒素不能激活小肠黏膜细胞膜腺苷酸环化酶，致呕吐机制与葡萄球菌肠毒素相同。中毒潜伏期短，为1～3h。以恶心、呕吐、腹痛为主要症状，腹泻及体温升高者少见。此外，可见头晕、四肢无力、口干等症状。病程8～10h，长者1d左右，预后良好。

2. 腹泻型　由2、6、8、9、10、12型产生腹泻毒素致。腹泻毒素激活肠黏膜细胞膜腺甘酸环化酶，分泌功能改变而致腹泻。潜伏期较长，患者多无发热，有轻度恶心，极少呕吐。

（四）诊断和治疗

腹泻为主要症状预后良好。诊断按WS/T 82-1996《蜡样芽胞杆菌食物中毒诊断标准及处理原则》进行。

1. 流行病学特点　中毒食品多为剩饭、米粉、甜酒酿、甜点心及乳、肉类食品；多数食用前保存温度较高和放置时间较长。

2. 症状　呕吐型恶心、呕吐为主，潜伏期短，为0.5～5h。腹泻型腹痛、腹泻为主，潜伏期较长，为8～16h。

3. 实验室诊断　按GB 4789.14-1994《食品卫生微生物学检验蜡样芽孢检验》操作，以细菌学检验为主。

（1）中毒食品菌数测定：中毒食品取样，稀释后接种选择性培养基，其菌落形态、染色镜检、生化特性等与其相符，菌落计数≤10^5cfu/g，有诊断意义。

（2）呕吐物或粪检：所检出菌株与中毒食品检出菌株相同，生化性状与血清型应相同。据流行病学特点、症状及实验室诊断，可得出结论。治疗以对症为主，重症者可用抗生素。

（五）预防

土壤、尘埃、空气常是污染源，昆虫、苍蝇、鼠类、不洁容器及烹调用具皆可传播。为防止食品污染，食堂、企业必须严格执行GMP。做好防蝇、防鼠、防尘等工作。16～50℃均可生长繁殖并产生毒素，奶类、肉类及米饭等食品，只能低温短时间存放，剩饭及其他熟食品在食用前应彻底加热，100℃加热20min。

九、产气荚膜梭菌食物中毒

（一）病原

曾称为韦氏梭菌食物中毒，产气荚膜梭菌又名韦氏梭菌，广泛分布自然界及人和动物肠内厌氧芽胞梭菌，为革兰阳性大杆菌，无鞭毛，不运动，非严格厌氧菌。生长最适温度37～45℃，适宜条件分裂1次仅8min。除产生外毒素，还有多种侵袭酶，荚膜也有强大侵袭力，是气性坏疽主要病原菌。据产生外毒素不同，将其分为A、B、C、D、E 5型。A、C型对人类致病，其中A型最常见，致人类气性坏疽和食物中毒，C型可致坏死性肠炎。

A型产气荚膜梭菌多为耐热厌氧菌株，100℃ 1～4h；人工培养基极少形成芽胞，碱性或缺少可发酵糖类，芽胞形成；在小肠形成芽胞，同时产生肠毒素，为309个氨基酸组成纯蛋白质；在小肠经胰酶作用，断裂成部分多肽，毒性增强。该毒素不耐热，60℃45min或100℃即可破坏，不耐酸。

（二）流行病学特点

引起中毒耐热A型广泛存在人和动物粪便、土壤、尘埃和污水。健康人粪检2.2%～22%，肠病者粪便2.1%～63%，动物粪便1.7%～18.4%，土壤、污水为50%～56%，故食品在生产、加工、贮藏、烹调、销售各环节均可受污染；中毒以夏秋气温较高季节多见。中毒食品主要是动物性食品，鱼、肉、禽等。日本有鱼、贝类、面类等食物中毒报道。

食品来源主要为人或动物无症状带菌者粪便，直接或间接接触粪便的昆虫、鼠类、土壤、灰尘等。受污染食品，经烹调加热时，加热温度和时间不能将耐热性菌全部杀灭，加热处理后食品氧气减少，又多放置密闭容器造成相对厌氧环境，待食品在密闭容器缓慢冷却至50℃左右时，大量生长繁殖，人摄入污染的食品，梭菌在小肠内形成芽胞，同时产生肠毒素引起中毒。通常认为食品该菌增至＞10^6cfu/g，即可发生中毒。

（三）发病机制

中毒发生是大量活菌随食品进入肠内，在小肠碱性环境中形成芽胞并释放肠毒素；后者经胰蛋白酶作用，断裂部分多肽链后活化，与小肠黏膜细胞膜受体结合，整段肠毒素肽链嵌入细胞膜，膜代谢受影响，通透性改变，进而离子及大分子流失，终至细胞凋亡。肠毒素作用部位是十二指肠和空肠。

（四）症状

A型肠毒素食物中毒潜伏期为8～20h。发病急，主要是腹痛、水样腹泻并有大量气体产生。少有恶心、呕吐及发热。多于1～2d恢复，预后良好。

（五）诊断和治疗

诊断按WS/T 7-1996《产气荚膜梭菌食物中毒诊断标准及处理原则》进行，综合流行病学特点，临床及实验结果诊断。

1. *流行病学特点*　中毒食品多为同批大量加热烹煮后，较高温度长时间数小时缓慢冷却，且不再加热而直接供餐的肉、禽、鱼制品。潜伏期8～24h，预后好，恢复快。

2. *症状*　以腹泻为主，伴腹痛，少有呕吐和发热。

3. *实验室诊断*　按GB 4789.13-1994《食品卫生微生物学检验产气荚膜梭菌检验》操作。

（1）细菌学检验：取可疑食品及患者发病2d内粪便样品进行培养，并菌落计数，生化试验包括动力、硝酸盐还原试验，尤其检出血清相同类别产气荚膜梭菌对诊断有意义。

（2）肠毒素鉴定：按WS/T 7-1996附录A操作，直接从患者粪便检出，并确认为产气荚膜梭菌肠毒素。

4. *判定原则*　符合本菌流行病学特点及症状；实验室诊断能从多数患者粪便检出产气荚膜梭菌肠毒素，或从多数患者粪便与可疑中毒食品检出血清型相同，且数量异常多的产肠毒素性产气荚膜梭菌。

（六）预防措施

1. 加强对肉类等动物性食品卫生管理，控制污染源。

（1）对从业人员定期肠带菌检查，肠传染病患者及带菌者，不得从事接触食品工作。

（2）严格执行家畜和家禽屠宰、加工、运输、贮藏、销售各环节管理，防止污染。

2. 加工、处理后熟肉类制品快速降温，低温贮存，存放时间尽量缩短。

3. 食用前肉类等食品充分加热，烧熟煮透，彻底杀灭梭菌。

十、椰毒假单胞菌酵米面亚种食物中毒

中毒传统称为臭（酵）米面食物中毒，由假单胞菌酵米面亚种产生毒素所致。

（一）病原

1. *病原菌*　椰毒假单胞菌酵米面亚种是中毒病原菌。已确定鲜银耳食物中毒也由该菌所致。该菌曾称酵米面黄杆菌、酵米面假单胞菌。专性厌氧，中温菌，生长繁殖最适温度30℃，最适pH 7.0，不耐盐也不耐酸；在土豆葡萄糖琼脂（PDA）上，28℃培养24h，菌落1～2mm，圆形半凸起，光滑湿润有黏性，2d后渐呈柠檬黄色。

2. *毒素*　产生米酵菌酸（BA）和毒黄素（TF）2种外毒素。

（1）米酵菌酸：一度曾称黄杆菌毒素A，该菌各株均能产生，产量差别较大，对人和动物有

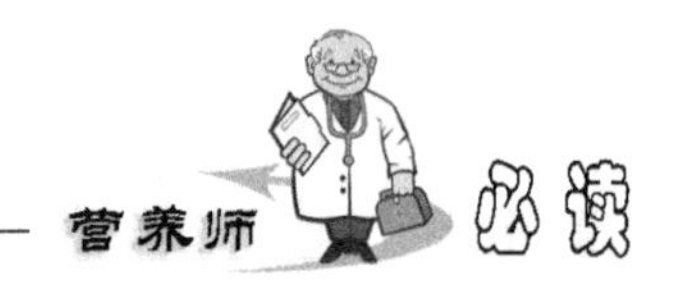

强烈毒性，是食物中毒和致死主要毒素。

（2）毒黄素：是水溶性黄色素，耐热不为普通烹调破坏，有抗生素作用。小鼠经口LD_{50}为8.4mg/kg，静脉注射为1.7mg/kg。

（二）流行病学特点

广泛分布于寒温带到热带土壤，经土壤污染食品或食品原料。

1. *流行区域* 1953～1980年，中毒主要在东北3省及广西等有吃酵米面地区流行，为全国行政区域13.3%；1981～1984年，扩大到四川、河北、内蒙古、山西等，占行政区域30%；1984～1994年10年间，进一步扩大至山东、河南、贵州等16省，占行政区53.3%。

2. *中毒食品* 中毒食品与居民特殊饮食习惯有关。印尼为发酵椰子食品，我国传统中毒食品是酵米面，随流行区域扩大，中毒食品种类增多，其中谷类发酵制品仍是主要食品，如发酵玉米面、糯玉米汤圆粉、玉米淀粉、发酵糯小米粉等；其次为变质银耳及薯类淀粉制品，如土豆、甘薯淀粉，也是该菌食物中毒食品。

3. *病死率较高* 因毒素毒性强，尚无特效解毒措施，中毒病死率较高。1953～1984年32年发生中毒442起，中毒人数2685，死亡1100人，病死率40.97%。1985～1994年中毒发生103起，中毒667人，死亡301人，病死率45.12%。尽管年发病起数、中毒人数、死亡人数较大幅度降低，尤其中毒规模最大的东北地区下降最明显，但病死率仍较高。

4. *毒素形成及影响因素* 食物中毒发生与该菌生态分布及食品加工有关。我国该菌食物中毒相关食品该菌污染依次为，鲜银耳＞其他谷类＞酵米面＞干银耳。对鲜银耳检菌阳性率高达4.04%和8.41%，毒素最高达20mg/kg。中毒食品酵米面、银耳等外观明显改变。酵米面有霉斑，鲜银耳色暗黄、发黏、耳片丧失弹性，有刺鼻气味，甚至糜烂。

（1）来源及毒素形成：酵米面是夏秋季节家庭自制发酵食品，其发酵后常带湿存放，或遇阴湿天气晾晒不干，或用草木灰隔包吸水，食品仍含较多水分及充足氧气，为该菌繁殖及毒素形成创造条件。

（2）银耳该菌来源及毒素形成：银耳在湿、温度均较高环境培植。培植后期，遇天气骤然冷时，生长停滞，早生耳片软塌并逐渐腐烂，细菌可在软塌并逐渐腐烂银耳生长繁殖并产毒。如将此耳片采下淘洗后凉拌，或烹炒或晾晒成半干银耳，用水浸泡再凉拌或烹炒，食后均可致中毒。

5. *发病季节* 暖湿季节多发，5～8月份为高发。

（三）中毒机制

外毒素米酵菌酸和毒黄素引起毒素型食物中毒。

1. 米酵菌酸作用于细胞线粒体内膜，与ADP载体形成复合物，阻止ADP转移，破坏线粒体功能。此外，该毒素还作用于巯基酸类，部分失去活性。

2. 毒黄素作用于细胞呼吸链系统，该毒素可从还原性辅酶Ⅰ获得电子产生H_2O_2，对细胞产生毒性作用。据多起中毒死亡病例调查，按水含量为15%～20%酵米面计算。酵米面人中毒量与致死量分别为0.1～0.58g/kg体重和1～2g/kg体重。

3. 死亡病例病理解剖发现脑、肝、肾等实质器官中毒性病理改变。脑膜血管充血、出血，蛛网膜下隙水肿，脑毛细血管充血、水肿，神经细胞普遍退变、胞体肿胀等。肝细胞带状坏死、脂肪变性，中毒早期肝大、细胞坏死，个别迁延病例可见再生肝细胞。肾肿大，肾表面及肾盂黏膜充血，曲管上皮细胞浊肿、坏死、管腔不规则或堵塞，肾小球多数淤血。心肌浆膜及内膜出血，程度不等心肌损害、心肌纤维变性和心肌断裂、心肌间质轻度水肿。胃及小肠黏膜出血、水肿等炎性病理改变。此外，肺、脾、淋巴结等脏器也有不同程度病理改变。

（四）症状

潜伏期长短不一，多数病例12h内发病，少数1～2d。其潜伏期长短，病情及预后好坏与摄入毒素量有关。多以胃肠症状先出现，如胃部不适、恶心、呕吐，呕吐物初为食品，后为黏液，甚至咖啡色物，伴腹胀、腹痛及腹泻。随后出现脑、肝、肾或多种脏器损伤症状。脑损伤出现较早，有明显神经系统症状，如头痛、头晕、乏力、精神萎靡、嗜睡或烦躁不安、抽搐、惊厥，甚至昏迷，预后不良。消化系统症状，有肝大、肝功能异常、黄疸等中毒型肝炎为主症状，重症出现肝性脑病，甚至死亡。对肾损害出现较晚，轻者有血尿、蛋白尿等。重者血尿素氮增加，少尿、无尿等中毒症状，严重时肾衰竭死亡。

此外，患者常有胃肠麻痹及出血，腹胀、肠蠕动音减弱，甚至消失、便秘等。出血发生在消化管黏膜、脑膜、肝、肾等实质器官和皮肤等部位。患者呕血、便血及皮下出血等，中毒患者病死率较高，为30%～50%。

（五）诊断和治疗

按WS/T 12-1996《椰毒假单胞菌酵米面亚种食物中毒诊断标准及处理原则》进行。

1. *流行病学特点*　发生在中毒流行区域，有进食特殊可疑食品，如发酵玉米面或变质银耳；病情较严重，死亡率高。

2. *症状*　初为胃肠，继之神经系统症状，此后有肝、肾等脏器受损或多处出血中毒表现。

3. *实验室检验*

（1）细菌学检验：按GB/T 4789.29-1994《食品微生物学检验椰寒假单胞菌酵米面亚种检验》操作。取可疑食品样品，增菌、培养、分离，并根据菌落特征及生化特性初步确定。

（2）米酵菌酸测定：按照GB 11675-1989执行，从可疑中毒食品细菌培养物检验米酵菌酸。综合结果，做出判断。

目前对米酵菌酸和毒黄素无相应抗毒素，一旦中毒要立即报告，尽早组织抢救。凡吃过同批食品者，不论发病与否一律入院，及早催吐、洗胃、清肠。洗胃液加10%活性炭200～500ml，以吸附毒素。建议口服硫酸钠20～30g以清理胃肠，增加米酵菌酸解离度，降低肠内浓度，减少吸收。此外，有条件时用微囊活性炭血液灌流，以吸附毒素。

（六）预防

主要流行区域广泛宣教，劝告制作、食用酵米面习惯者不制作、不食用，逐步改变饮食习惯。如果制作要现做现吃，不贮存，不能带湿存放。银耳培育注意无菌操作，覆盖纸要消毒，喷洒水要清洁，保证生长最适温、湿度，使其茁壮生长，提高抗病能力，如遇因气温骤然变冷出现烂耳时，应及时剔去烂耳并销毁，不能食用，更不能凉拌食用，收获银耳要立即晒干或烘干。生产银耳及销售要执行GB 11675-1989《银耳卫生标准》。

十一、小肠结肠炎耶尔森菌食物中毒

（一）病原

为肠杆科耶尔森菌属，也称小肠结肠炎耶杆菌，是引起人食物中毒和小肠结肠炎重要病原菌。革兰阴性小杆菌，需氧或兼性厌氧，耐低温，0～5℃生长繁殖，应特别注意冷藏食品被该菌污染。已知该菌有O、H和K 3种抗原，其中血清型O_3、O_8及O_9与人关系密切；该菌有侵袭性，并产生耐热肠毒素（ST），如O_3、O_8及O_9均具侵袭性，O_3、O_8产生耐热性肠毒素。大多数产毒株在4～35℃产生肠毒素。其毒素与大肠埃希菌耐热肠毒素相似，为不含糖类及脂多糖简单蛋白，分子量为9700，能抗121℃ 30min高温，耐受4℃ 7个月低温并保持其毒性。pH为2.2～8，加热100℃ 10min活性不变。此外，该毒素对蛋白酶、脂肪酶、磷脂酶、RNA酶A、DNA酶I、β-葡萄糖苷酶及神经氨酸酶等有抗性，不受这些酶影响。

（二）流行病学

为人畜共患菌，广泛存在人和动物肠内，带菌率牛11%，猪4.5%～21.6%，鼠35.2%。带菌粪便、污染水源及鼠类等，均可污染食品。低温生长繁殖，冷冻、冷藏食品可检出该菌，检出率为2.08%～11.1%。

1. 发病季节　因低温生长繁殖并产生毒素，所致食物中毒多发生在秋冬、冬春季。

2. 中毒食品　主要是动物性食品，牛奶，尤其是0～5℃低温运输或贮存食品。

（三）中毒机制

中毒发生是该菌侵袭性及产生肠毒素共同作用。侵袭靶组织是小肠和结肠；产生耐热性肠毒素激活肠黏膜细胞膜腺苷酸环化酶活性，细胞分泌功能改变，引起腹泻。

（四）症状

潜伏期较长，为3～7d。1～5岁幼儿多见，腹痛、腹泻和发热为主。体温38～39.5℃；病程1～2d。此外，也可致结肠炎、阑尾炎、肠系膜淋巴结炎、关节炎及败血症等。

（五）诊断和治疗

1. 根据流行病学特点、症状即可做出初步诊断。

2. 实验室诊断

（1）细菌学检验：按照GB 4789.8-1994《食品卫生微生物学检验小肠结肠炎耶尔森菌检验》。采取可疑中毒食品、中毒患者呕吐物样品，增菌、分离培养，进行改良克氏双糖试验、尿素酶试验和动力观察，符合本菌染色镜检形态及生化特性，可确定。

（2）血清型鉴定：用小肠结肠炎耶尔森菌因子血清，即O型诊断血清对细菌学检验分离菌株进行型别鉴定；也可用患者发病初期及恢复期血清与从可疑样品分离菌株进行凝集试验，恢复期凝集价明显增高，为1:（160～1280）时，可进一步确定。多用对症治疗，重症病例可用抗生素。

（六）预防

与大多数食物中毒病原菌不同，该菌为低温菌，4℃生长繁殖并产生毒素。除防止食品各环节、各种途径被该菌污染外，对冷藏食品，尤其4～5℃贮存食品应尤为警惕。

第四节　真菌毒素和霉变食物中毒

一、赤霉病麦食物中毒

属真菌性食物中毒，长江中下游较多见，东北、华北也有，因误食赤霉病麦等引起以呕吐为主要症状的急性中毒。

（一）病原及中毒机制

系镰刀菌感染麦所致，最主要为禾谷镰刀菌，气温16～24℃、湿度85%时最适于在谷物繁殖。小麦、大麦、元麦等田间抽穗灌浆时，条件合适即发生，玉米、稻谷、甘薯和蚕豆等也可发生。发生赤霉病病麦，外观麦粒灰暗带红，谷皮皱缩，并有胚芽发红等特征。肉眼可挑出病粒。也可根据物理衡重，如容重（正常麦为190～200g）、千粒重（元麦为25g、小麦为30g）均下降。此外，还可用真菌培养进一步鉴定。

赤霉病麦致中毒有毒成分为赤霉病麦毒素，其包括多种毒素，已鉴定至少42种，其中主要有雪腐镰刀菌烯醇、镰刀菌烯酮-X、T-2毒素等。都属于单端孢霉烯族化合物，是镰刀菌产生代谢产物。主要毒性为致呕吐，至今已从感染赤霉病元麦、玉米及大麦中分离出致呕吐毒素纯品。动物实验证明猴、猪、狗、猫、马喂饲赤霉病麦后，均有呕吐为主要症状急性中毒。猪每隔数分钟呕吐1次，持续2h左右，但对牛、羊及家禽则无此毒作用。故可用猪、猫作为赤霉病麦毒素生物鉴定之用。毒素对热稳定，烹调不能去毒。进食数量越多，发病率越高，发病程度越严重。流行范围、发病程度与麦类赤霉病流行、发生程度呈正相关。

（二）中毒症状与处理

人误食赤霉病麦后，发病率33%～79%，发病者多在食后10～30min发病，短者几分钟，长者达1～2h或5h左右。轻者仅有头晕、腹胀；较重者出现眩晕、头痛、恶心、呕吐、全身乏力、少数伴有腹痛、腹泻、流涎、颜面潮红；个别重病例可有呼吸、脉搏、体温及血压波动、四肢酸软、步态不稳、形似醉酒，故有的地方称醉谷病。患者采取对症治疗，严重呕吐者，应给予补液。中毒症状均较轻，且潜伏期短、病程也短。有自愈趋势，预后也较佳，停食1～2d即可恢复，未见死亡。慢性毒作用尚需密切注意。

（三）预防

1. 防病因　粮谷发生赤霉病，主要在田间感染镰刀菌，并繁殖、产生毒素，首先应注意田间管理，特别春季低温多雨时，预防赤霉病。用高效、低毒、低残留杀菌剂，以控制赤霉病病情；收获时则应及时脱粒、晒干或烘干；粮食仓储尤应加强通风、翻晒，控制粮谷水分在11%～13%，可以防霉。

2. 减少病粒和去除毒素　发生赤霉病应设法减少粮食病麦粒和毒素。比重分离病麦法：用1∶18盐水分离小麦，病麦粒浮以除去，下沉麦粒尚混有少量病粒，但食用后不致中毒。稀释病麦法：将病麦与正常麦粒混合稀释，病麦粒比例为3%～5%，经动物实验以不致急性中毒为度。碾磨去皮法：赤霉病麦毒素主要集中麦粒外表层，如将病麦磨成低出粉率精白面，可明显降低毒素。其他由于赤霉病麦毒素对热等非常稳定，烹调难以破坏其毒性；但制成油煎薄饼可略微降低毒素；用病麦发酵制醋或酱油，可较好去除毒素。

二、霉变甘蔗中毒

甘蔗在不良条件下，冬季长期贮存，大量微生物繁殖致霉变。此外，未完全成熟时即收割，可因含糖量较低，更利于真菌生长繁殖；食用霉变甘蔗后，可致中毒。因食用习惯，儿童发病多见，病情常较严重，甚至危及生命。

（一）有毒成分和症状

霉变甘蔗质地较软，瓤部外观色泽比正常深，呈浅棕色有霉味。切片显微镜见霉菌菌丝侵染，从霉变甘蔗分离出产毒霉菌是为甘蔗节菱孢霉，毒素为3-硝基丙酸（3-NPA），有很强嗜神经性，主要损害中枢神经为神经毒。

甘蔗节菱孢霉在新鲜甘蔗侵染率极低，仅0.7%～1.5%。3个月贮藏后，污染率明显增高，达34%～56%。菌数大增，成为优势菌，占检出霉霉总数26%左右。长期贮藏甘蔗是节菱孢霉发育、繁殖、产毒良好培养基。

节菱孢霉产生3-NPA，产毒株占50%左右。3-NPA是引起中毒主要物质。动物实验经胃肠吸收较快，且肝、肾浓度升高较快。脑也有明显毒素，以大脑皮质浓度最高，其次为海马、丘脑、苍白球和尾壳核。临床所见神经病变可能是3-NPA或其代谢物在局部作用结果。3-NPA排泄较慢，24h排出量尿为11%、粪1.2%；48h分别为15%与2.7%；至72h排出总量仅达22%左右，尿18.5%、粪3.8%。

（二）中毒表现

褐变甘蔗中毒潜伏期较短。最短者仅10min，也有达几小时者，潜伏期愈短，其症状愈严重。发病初期为一时性消化功能紊乱，出现恶心、呕吐、腹痛与腹泻，有的大便为黑色。随后出现神经系统症状，如头晕、头痛，眼发黑出现复视，轻症者可恢复，重症者则出现眼球侧向凝视、抽搐，抽搐时四肢强直、屈曲、内旋，手呈鸡爪状，大小便失禁，牙关紧闭，瞳孔散大，口唇及面部发绀、口吐白沫或呈去大脑强直状态，每天发作可多达数十次。随后进入昏迷，体温初期可正常，几天后升高，患者死于呼吸衰竭。幸存者留下终身残疾，出现后遗症及病死率可达50%左右。后遗症主要为锥体外系神经损害，多见昏迷时间超过1周，且急性期脑水肿严重病例。

（三）治疗与预防

主要在于预防，不吃霉变甘蔗。一旦发生中毒，因霉变甘蔗中毒无特效治疗方法，发现中毒后应尽快洗胃，灌肠以排除毒物，控制脑水肿，促进脑功能恢复，改善血液循环，维持水及电解质平衡和防治继发感染等对症及支持疗法。甘蔗须成熟收割，收割后防真菌污染。贮存期不可过长，定期对其进行感官检查，严禁出售已变质霉变甘蔗。

第五节　动植物性与化学性食物中毒

一、动植物性食物中毒

是指将天然含有毒成分动物或动物某部分当作食品；一定条件下产生大量有毒成分可食动物性食品；将天然含有有毒成分植物或其加工制品当作食品如桐油、大麻油等；在加工时未能破坏或除去有毒成分植物当作食品如木薯、苦杏仁等；一定条件产生大量有毒成分可食植物性食品如发芽土豆等，以上食品被食用后，均可中毒。自然界有毒动植物种类很多，所含有毒成分也较复杂。

（一）河豚中毒

河豚又名鲀，是味道鲜美但含剧毒物质鱼类。为无鳞鱼，主要在海水生活，但清明节前后多由海中逆游入海口河中产卵。江浙民间流传俗话“拼死吃河豚”，可见该鱼味美诱人，食用却要冒生命危险。

1. 有毒成分　所含主要有毒成分为河豚毒素（TTX），系无色针状结晶，微溶于水，理化性质稳定，煮沸、盐腌、日晒均不破坏，100℃ 7h，＞200℃ 10min才破坏，是毒性极强非蛋白类毒素。河豚肝、脾、肾、卵巢、卵子、睾丸、皮肤及血液、眼球等都含毒素，其中卵巢最毒，肝脏次之。新鲜洗净鱼肉不含毒素，但如鱼死后较久，毒素可从内脏渗入肌肉。有的品种鱼肉也有毒性。春季2～5月份为其生殖产卵期，此时毒素最多，故春季易中毒。

2. *中毒机制*　毒素主要作用神经系统，阻断神经肌肉间传导，使神经末梢和中枢神经发生麻痹。初为感觉神经麻痹，继而运动神经麻痹，同时外周血管扩张，血压急剧下降，最后呼吸中枢和血管运动中枢麻痹。TTX极易在胃肠吸收，也可口腔黏膜吸收，重危患者可发病后30min内死亡。

3. *中毒症状与急救*　为发病急速而剧烈，潜伏期很短，食后10min至5h发病。病情发展迅速，初全身不适，出现恶心、呕吐、腹痛等胃肠症状；口唇、舌尖及手指末端刺痛发麻，随后感觉消失而麻痹；接着四肢肌肉麻痹，逐渐失去运动能力，身体摇摆平衡失调，最后全身麻痹呈瘫痪状态；有语言不清，瞳孔散大，血压和体温下降。中毒者预后不良，常因呼吸麻痹、循环衰竭4～64h死亡，致死时间最快者在发病后10min死亡。如抢救及时，病程超过8～9h未死亡者，则多能恢复，病死率40%～60%。

一旦中毒，必须迅速抢救，以催吐、洗胃和泻下为主，配合对症治疗，目前尚无特效解毒药。催吐应尽快，如患者已有呕吐则不需药物催吐，立即用1：2000～1：4000高锰酸钾，或1%～3%碳酸氢钠液大量、反复洗胃，以尽快彻底地排除胃内毒素。导泻用50%硫酸镁50ml。中毒早期可试用安全有效解毒剂L-半胱氨酸盐酸盐静脉滴注。呼吸困难用洛贝林、尼可刹米等，肌肉麻痹用士的宁，并可用高渗葡萄糖溶液静脉输入，保护肝并帮助排毒。

4. *预防*　河豚毒素耐热，120℃ 60min才破坏，家庭烹调难以去除毒素。最有效预防是将河豚集中处理，禁止出售。我国《水产品卫生管理办法》规定河豚有剧毒，不得流入市场，应剔出集中妥善处理，因特殊情况需加工食用，应在有条件地方集中加工，加工处理前必须先去内脏、头、皮等含毒部位，洗净血污，经盐腌晒干后安全无毒方可出售，其加工废弃物应妥善销毁。同时应大力宣传教育，使群众了解河豚有毒并能识别，以防误食。河豚外形较特殊，头部呈棱形，眼睛内陷半露眼球，上下齿各有2个牙齿似人牙，鳃小而不明显，肚腹为黄白色，背腹有小白刺，皮肤表面光滑无鳞呈黑黄色。

（二）鱼类组胺中毒

是食用含一定数量组胺鱼类而过敏性食物中毒。

1. *有毒成分和中毒机制*　组胺是组氨酸分解产物，组胺产生与鱼类所含组氨酸多少有关。海产鱼类青皮红肉鱼，如鲐巴鱼、竹筴鱼、金枪鱼等鱼含较多组氨酸。当鱼体不新鲜或腐败时，污染鱼体细菌如组胺无色杆菌，特别是摩氏摩根变形菌产生脱羧酶，使组氨酸脱羧形成组胺。温度15～37℃，pH6.0～6.2弱酸性，盐3%～5%时，最适合组氨酸分解成组胺。当摄入组胺量＞100mg，即可中毒。组胺使毛细血管扩张和支气管收缩，引起系列症状。

2. *中毒和治疗*　特点发病快、症状轻、恢复快。潜伏期仅数分钟至数小时。主要为面部、胸部及全身皮肤潮红，眼结膜充血，并伴头痛、头晕、脉快、胸闷、心搏呼吸加快、血压下降，有时有荨麻疹，咽喉烧灼感，个别有哮喘。体温正常，1～2d均恢复健康。急救给抗组胺药物及对症治疗。常用药盐酸苯海拉明，或静脉注射10%葡萄糖酸钙，同时服维生素C。

3. *预防*　主要防止鱼腐败变质，应尽量保证在冷冻时运输和保存鱼类，市场不出售腐败变质鱼，对易产生组胺青皮红肉鱼，制作烹调加适量雪里蕻或山楂，可使组胺降65%以上。

（三）麻痹性贝类中毒

食用某些贝类如贻贝、蛤类、螺类、牡蛎等引起，特点为神经麻痹，故称为麻痹性贝类中毒。国外许多沿海国家有报道，国内也有织纹螺、香螺、荔枝螺食物中毒报道，症状类似麻痹性贝类中毒，值得重视。

1. *有毒成分和中毒机制* 贝类毒性与海藻类有关，贝类食有毒藻类如膝沟藻科藻类后，毒物进入贝体内。有毒物质经分离提纯，为白色、水溶、耐热，酸稳定、碱不稳定，易被胃肠吸收，称石房蛤毒素，分子量较小为非蛋白质毒素；加热80℃ 1h毒性无变化；100℃ 30min毒性减少50%。毒素在贝体内为结合状态，贝本身不中毒，有富集和蓄积藻类毒素能力，人食用后毒素迅速从贝肉释放，呈现毒性作用。贝类含石房蛤毒素多少取决于海水膝沟藻类数量，贝类中毒发生常与水域藻类大量繁殖、集结形成赤潮有关。海水污染时形成赤潮，赤潮即海水出现变色斑，伴海洋动物死亡，是某些单细胞藻类在海水迅速繁殖，大量集结而成。石房蛤毒素为神经毒，主要毒作用阻断神经传导，机制与河豚毒素相似。毒性很强，人口服致死量0.54～0.9mg。

2. *中毒症状* 潜伏期短，仅数分钟至20min。以麻痹为主，初起为唇、舌、指尖麻木，随后腿、颈麻木，运动失调，伴有头痛、呕吐，最后呼吸困难。膈肌对此毒素特别敏感；重症者12h内呼吸麻痹死亡；病程＞24h预后良好，病死率5%～18%。目前尚无有效解毒药，应尽早采取催吐、洗胃、导泻及对症治疗，设法加快毒素排除。

3. *预防* 主要进行预防性监测，发现贝类生长海水有大量毒藻类时，测定当时捕捞贝类所含毒素量。美国FDA规定新鲜、冷冻和生产罐头食品贝类中，毒素最高允许量＜80μg/100g；该毒素耐热，116℃加热罐头只能去除50%，通常烹调法不能破坏毒素。

（四）毒蕈中毒

蕈类又称蘑菇，为真菌植物。蘑菇在我国资源很丰富，自古以来是很珍贵食品；有独特风味，且有一定营养价值，有些尚作为药用，如中药茯苓，也属于蕈类。毒蕈是指食后可中毒的蕈类。我国目前已鉴定蕈类中，可食用近300种，有毒蕈类约100多种；其中含剧毒可致死不到10种。因生长条件不同，不同地区发现毒蕈种类也不同，大小形状不一，所含毒素也不一样。有毒成分十分复杂，1种毒蕈可含几种毒素，而1种毒素又可以存在数种毒蕈，目前对毒素尚未完全研究清楚。中毒发生常因个人采集野生鲜蘑，误食所致。

1. *有毒成分和症状* 因毒蕈种类繁多，有毒成分和症状各不同，故根据所含毒成分和中毒症状，将毒蕈中毒分5种。

（1）胃肠毒型：此型毒蕈代表为黑伞蕈属和乳菇属某些蕈种。有毒成分可能为刺激胃肠类树脂物质。潜伏期0.5～6h。主要为剧烈腹泻，水样便；阵发性腹痛，上腹部和脐部疼痛为主，体温不高。经适当对症处理，可迅速恢复，病程为2～3d，病死率低。

（2）神经精神型：此型毒蕈含致神经精神症状毒素，主要包括4大类。毒蝇碱：属于生物碱，主要为兴奋副交感神经。存在毒蝇伞蕈、丝盖伞属及杯伞属蕈中，豹斑毒伞蕈也有此毒素。我国南北方许多省均生长。蜡子树酸及其衍生物：可致幻觉症状；色觉和位置觉错乱，视物模糊；毒伞属某些毒蕈含此类物质。光盖伞素及脱磷酸光盖伞素：可致幻觉、听觉和味觉改变，发声异常，烦躁不安；存在裸盖菇属及花褶伞属蕈类，食入1～3g干蕈即可中毒。幻觉原：致幻觉作用，视物不清，感觉房间变小，颜色奇异，有手舞足蹈如醉酒状。主要存在橘黄裸伞蕈中，黑

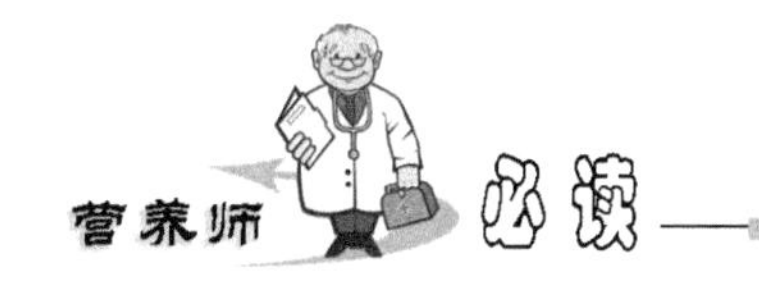

龙江、福建、广西、云南等均生长。

潜伏期为0.5～4h，最短食后10min发病。主要为迷走神经兴奋；如流涎、流泪、大量出汗、瞳孔缩小、脉缓等，部分有胃肠症状。重患者谵妄、精神错乱、幻视、幻听、狂笑、动作不稳等。云南报道牛肝蕈中毒，出现特有小人国幻视症，部分患者有迫害妄想，类似精神分裂症。日本报道食用橘黄裸伞蕈后，15min出现头晕眼花、视物不清、视房子变小、东倒西歪、手舞足蹈、狂笑等症状，数小时后恢复。此型中毒阿托品类药物及时治疗，症状迅速缓解；病程1～2d，死亡率低。

（3）溶血型：鹿花蕈所致，毒成分为鹿花蕈素，属甲基联胺化合物，有强烈溶血作用；有挥发性，对碱不稳定，溶于热水，烹调时如弃汤汁，可去除大部分毒素。潜伏期多为6～12h。以恶心、呕吐、腹泻等胃肠症状为主，发病3～4d有溶血性黄疸、肝脾大。少数出现血红蛋白尿。给予肾上腺皮质激素治疗可很快控制病情，病程2～6d，死亡率不高。

（4）脏器损害型：中毒最严重，主要为毒肽类及毒伞肽类。存在毒伞属蕈如毒伞、白毒伞、鳞柄白毒伞，褐鳞小伞蕈及秋生盔孢伞蕈。毒素为剧毒，人致死约0.1mg/kg，大部分器官细胞变性，属原浆毒。含此毒素新鲜蘑菇50g，相当于干蘑5g，即可无一例外地使成年人致死。病情凶险，变化多端，如不及时抢救，死亡率很高，国外为60%～80%，国内重庆为37%。

症状十分复杂，按其病情发展可分为6期。潜伏期食毒蕈后6～7h即可发病，10～24h发病占大多数，潜伏期长短与中毒严重程度有关。胃肠炎期出现恶心、呕吐、脐周围腹痛、腹泻水样便，多在1～2d后缓解。假愈期胃肠炎症状缓解后，暂时无症状，或仅有轻微乏力，不思饮食。实际毒肽已进入内脏，肝损害已开始；轻度中毒肝损害不严重，由此期进入恢复期。脏器损害期严重中毒患者发病后2～3d，出现肝、肾、脑、心等实质性脏器损害；以肝损害最严重，肝大、黄疸、转氨酶升高；严重者肝坏死，甚至发生肝性脑病，损害肾发生少尿、无尿或血尿，出现尿毒症、肾衰竭。精神症状期烦躁不安，表情淡漠、思睡，继而出现惊厥、昏迷，甚至死亡。有些患者胃肠炎期后即有烦躁、惊厥、昏迷，但无肝大、黄疸，属于中毒性脑病。经及时治疗后，多在2～3周或以后进入恢复期，各项症状好转并逐渐痊愈。

（5）光过敏性皮炎型：因误食胶陀螺（猪嘴蘑）所致，河北、吉林等地有报道。中毒时身体暴露部分，如颜面肿胀、疼痛。

2. *急救治疗原则*　中毒后应及时催吐、洗胃、导泻、灌肠等措施，迅速排除尚未吸收毒物。尤其是毒伞属蕈中毒，其毒素作用较慢，发病迟缓，凡食蕈后10h内均应彻底洗胃，可用1：4000高锰酸钾液大量、反复地洗，即使已食入下一餐饭，也不应放弃洗胃，以免食入毒蕈残留胃肠。洗胃后给予活性炭，以吸附可能残留胃内毒物。对各型毒蕈中毒，应根据不同症状和毒素治疗。如单纯肠胃炎型按普通食物中毒处理，毒蝇伞致神经精神型用阿托品治疗，溶血型用肾上腺皮质激素治疗；病情重或黄疸者，尽早用较大量激素，同时保肝治疗。对于毒伞蕈属致脏器损害型中毒，国内发现含巯基解毒药有一定效果。作用机制可能与毒伞毒素结合，切断毒素分子硫醚键，活力减弱，保护含巯基酶活性。常用二巯基丙磺酸钠，因肝功能受损，不宜用二巯基丙醇。

3. *中毒预防*　目前对毒蕈和可食蕈鉴别，除分类学和动物实验外，尚无简易可靠办法。民间有些识别经验，但都不够完全可靠，据毒蕈图谱所示外观很难有把握鉴别，故为预防毒蕈中毒，最根本办法是不要采摘不认识蘑菇食用，毫无识别经验者，千万不要自采蘑菇。

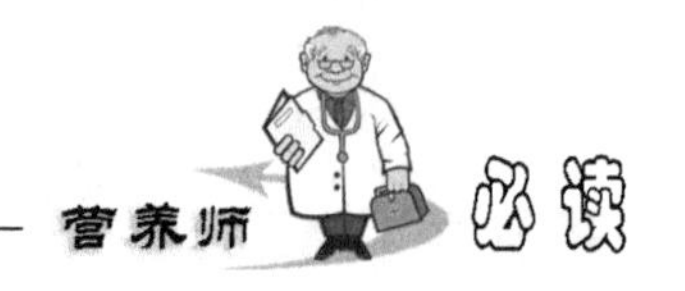

（五）含氰苷类食物中毒

国内外均有报道，其中以苦杏仁最多见。此外，还有苦桃仁、枇杷仁、李子仁、樱桃仁及木薯等。

1. 流行病学特点　有食含氰苷类食品史。

2. 有毒成分和机制　果仁有毒成分为氰苷，含氰基（-CN）苷类，在醇和酸作用下释放出氢氰酸。因苦杏仁含氰苷最多，也称苦杏仁苷；氰苷量平均为3%，而甜杏仁平均0.11%；其他果仁平均0.4%～0.9%；木薯也含氰苷。

苦杏仁苷中毒是因释放氢氰酸。苦杏仁苷溶于水，果仁在口腔咀嚼和胃肠消化时，苦杏仁苷即被果仁所含水解酶水解释放氢氰酸，迅速被黏膜吸收入血。氢氰酸为原浆毒，吸收后氰离子即与细胞色素氧化酶的铁结合，呼吸酶失活，氧不能被细胞利用，组织缺氧于窒息状态。氢氰酸直接损害延髓呼吸中枢和血管运动中枢。苦杏仁苷为剧毒物质，儿童吃数粒苦杏仁即可中毒，苦杏仁品种和产地不同，毒性有差异。

3. 症状　潜伏期为0.5～12h，通常1～2h。主要为口内苦涩、流涎、头晕、头痛、恶心、呕吐、心悸、四肢无力，随组织细胞缺氧加重，表现程度不同呼吸困难、不规则，有时闻到苦杏仁味。严重者意识不清、呼吸微弱，四肢冰冷，昏迷，常有尖叫，意识丧失、瞳孔散大、光反应消失、牙关紧闭、全身阵发性痉挛，最后因呼吸麻痹或心搏停止，或在数小时或更短时间死亡。病情轻重与食入苦杏仁量、空腹程度及年龄、体质有关。空腹、年幼及体弱者中毒症状重；儿童病死率高。木薯中毒症状与苦杏仁相似。

4. 判定原则　按WS/T 5-1996《含氰苷类食物中毒诊断标准及处理原则》执行。①根据流行病学特点有进食含氰苷类饮食史和症状。剩余食品按GB 5009.36-1996《粮食卫生标准》行氰化物检验，以资参考。②无进食苦杏仁或桃仁、李子仁、枇杷仁、樱桃仁、木薯等含氰苷类饮食史，诊断不能成立。

5. 急救治疗　中毒后应立即抢救，迅速、彻底洗胃，尽快用特效解毒药，用亚硝酸异戊酯、亚硝酸钠和硫代硫酸钠综合治疗。解毒原理为先用亚硝酸异戊酯和亚硝酸钠作为高铁血红蛋白生成剂，使正常血红蛋白（$HbFe^{2+}$）迅速氧化成为高铁血红蛋白（HbF^{3+}），并与氢氰酸结合形成氰化高铁血红蛋白，阻止氰离子与细胞色素氧化酶作用。但高铁血红蛋白与氰离子结合不牢固，很快会放出氰离子，故必须再用硫酸钠作为硫氰化物生成剂，使硫代硫酸钠与游离氰离子作用，生成毒性相对较低硫氰酸盐（SCN-）排出。也可用1%亚甲蓝代替亚硝酸钠作为高铁血红蛋白生成剂，但效果不如亚硝酸钠强和可靠。

解毒药常先用亚硝酸异戊酶0.2ml吸入，每2min吸0.5min，连续5次或6次。随后成年人用3%亚硝酸钠液10～20ml，儿童用1%亚硝酸钠10～25ml静脉缓慢注射，以每分钟2～3ml为宜；继而再用新鲜配制25%～50%硫代硫酸钠液25～50ml，儿童用20%硫代硫酸钠10～50ml静脉缓慢注射。上述药物用完后，需严密观察，如未见好转或症状再现。1h后可用上述药物半量或全量重复治疗，直至好转。

6. 预防　主要是加强宣传教育，向父母和较大儿童讲解中毒知识。宣传不要食苦杏仁，也不食用干炒苦杏仁。苦杏仁苷加热水解形成氢氰酸挥发除去，民间制作杏仁茶、杏仁豆腐等杏仁均经加水磨粉煮熟，使氢氰酸加工时充分挥发，不发生中毒。南方某些地区有食木薯习惯，木薯含氰苷，90%在皮内，直接生食木薯导致与苦杏仁相同的氢氰酸中毒，食用木薯必须去皮，水浸泡2d，在蒸煮时打开锅盖，使氢氰酸挥发。木薯经济价值高，可专用作制造淀粉、乙醇等。

（六）粗制棉油棉酚中毒

棉子含毒物质，如未经蒸炒加热直接榨油可引起中毒。

1. 有毒成分　粗制生棉油主要有棉酚、棉酚紫和棉酚绿3种。存在棉子色素腺体，其中以游离棉酚含量最高。游离棉酚为细胞原浆毒性毒苷，损害人肝、肾、心等实质脏器及中枢神经，并影响生殖系统。毒性决定游离棉酚含量，生棉子棉酚为0.15%～2.8%，榨油大部分进入油，油中含量达1%～1.3%。

2. 中毒表现　①“烧热病”：长期食粗制棉籽油，皮肤潮红、烧灼难忍、口干、无汗或少汗，并有四肢麻木、心慌无力等症状。②影响生殖功能：男性睾丸损伤，多数精液无精子或减少；女性闭经，子宫萎缩，导致不孕症。③发生低血钾：血钾降低，出现软瘫。

3. 预防　无特效解毒药，必须加强宣传教育，做好预防。产棉区宣传生棉籽油有毒性，不食生棉籽油，榨前必须将棉籽粉碎，蒸炒加热再榨油。榨出油再经加碱精炼，可使棉酚逐渐分解破坏。生产厂质检部门应对棉籽油游离棉酚检验，符合GB 2716-1988《食用植物油卫生标准》规定时，方可出厂。监督人员应加强对棉籽油监督管理。GB 2716-1988规定棉籽油中游离棉酚含量＜0.02%，超过规定棉籽油不允许出售和食用。

二、化学性食物中毒

《食物中毒诊断标准及技术处理总则（GB 14938-1994）》规定，化学性中毒食品引起中毒，即为化学性食物中毒。

1. 食品被有毒有害化学物质污染。

2. 误为食品、食品添加剂、营养强化剂有毒有害化学物质。

3. 添加非食品级或伪造的或禁止使用食品添加剂，营养强化剂食品，及超量使用食品添加剂食品。

4. 营养素发生化学变化食品，如油脂酸败。

（一）亚硝酸盐食物中毒

近年来时有发生，其中数起均为建筑施工队食堂，误将亚硝酸盐当食盐误食中毒。通常中毒原因食入含大量硝酸盐、亚硝酸盐蔬菜所致，多发生于农村，以散发和儿童发病居多。

1. 流行病学特点　食入亚硝酸盐，来源归纳如下：①贮存过久新鲜蔬菜、腐烂蔬菜及放置过久煮熟蔬菜，菜内原有硝酸盐，硝酸还原菌作用转为亚硝酸盐。②刚腌不久蔬菜含大量亚硝酸盐，尤其加盐量＜12%，气温＞20℃时，菜亚硝酸盐含量增高，于腌后20d消失。③苦井水硝酸盐较多，用该水煮粥或食品；在不洁锅内放置过夜后，细菌作用硝酸盐还原成亚硝酸盐。④食用蔬菜过多，大量硝酸盐进入肠内，儿童胃肠功能紊乱、贫血、蛔虫症等消化功能欠佳者，其肠细菌将蔬菜硝酸盐转化为亚硝酸盐，在肠内过多过快形成，不及分解，大量亚硝酸盐入血导致中毒，出现发绀，称肠源性发绀症。⑤腌肉制品加过量硝酸盐及亚硝酸盐。⑥误将亚硝酸盐当食盐加入食品。

2. 机制及症状　亚硝酸盐为强氧化剂，进入人体短期内使血低铁血红蛋白氧化成高铁血红蛋白，失去输送氧功能，组织缺氧，有发绀而中毒。中毒量0.3～0.5g，致死量1～3g。中毒发病急速，潜伏期1～3h；误食大量亚硝酸盐者仅10min出现症状。轻者表现为头晕、头痛、乏力、胸闷、恶心、呕吐，口唇、耳郭、指（趾）甲轻度发绀，血高铁血红蛋白含量10%～30%。重者眼结膜、面部及全身皮肤发绀，心率快，嗜睡或烦躁不安，呼吸困难，血高铁血红蛋白＞50%。严重者昏迷、惊厥、大小便失禁，呼吸衰竭致死。

3. 判定原则　按WS/T 86-1996《食源性急性亚硝酸盐中毒诊断标准及处理原则》执行。①符合流行病学特点，确认由亚硝酸盐致；②症状符合亚硝酸盐中毒；③剩余食品或呕吐物检出超过限量亚硝酸盐；④血液高铁血红蛋白含量超过10%。

4. 急救治疗及预防　轻症常不需治疗，重症病程发展快，须及时进行抢救，迅速予以洗胃、灌肠。特效治疗可用1%亚甲蓝（即美蓝）小剂量口服及或缓慢静脉注射。亚甲蓝原为强氧化剂，体内还原型辅酶Ⅱ作用还原为白色亚甲蓝而成为还原剂，即可将高铁血红蛋白还原为低铁血红蛋白，恢复输送氧功能，白色亚甲蓝又可氧化成亚甲蓝，通常体内亚甲蓝可重复使用，亚甲蓝使用量不可过多，过多则消耗还原型辅酶Ⅱ太多，使部分亚甲蓝未能被还原仍呈氧化型，结果反而使低铁血红蛋白氧化成高铁血红蛋白，加重发绀症状，同时大量亚甲蓝可使红细胞脆性增加，治疗应用小剂量，常用1%亚甲蓝，25%～50%葡萄糖溶液200ml稀释后，静脉缓慢注射，用量为1～2mg/kg，1h后症状不见好转重复注射1次。大剂量维生素C可直接将高铁血红蛋白还原，故将亚甲蓝、维生素C和葡萄糖合用效果较好。

预防措施：保持蔬菜新鲜，不食存放过久变质蔬菜；剩菜不可长时间高温存放再食用；不大量食用刚腌的菜，腌菜盐应稍多，至少腌制15d以上食用。肉制品硝酸盐和亚硝酸盐用量严格按国家标准规定，不可过量多加。苦井水不用于煮粥，尤其不存放过夜。防止把亚硝酸盐当食盐或碱面误食。

（二）砷中毒

砷及其化合物工农业、医药用途很广，农业作为杀虫剂使用广泛，均有剧毒；三氧化二砷最常见，称为砒霜、白砒或信石。常用有砷酸钙、亚砷酸钠、砷酸铅等。

1. 中毒原因　①误食：误把砒霜当成碱面、食盐或淀粉，或误食含砷农药拌种粮。②滥用含砷杀虫剂如砷酸钙、砷酸铅喷洒果树及蔬菜，水果、蔬菜砷残留量过高。喷洒含砷农药后不洗手直接进食。③盛放砷容器、用具或被砷污染麻袋、石磨、竹筐，甚至货车厢等被用来盛放或运送食品，食品受砷污染。④食品工业用原料或添加剂含砷过高，生产食用色素时用酸、碱，质量不纯含砷量较高。

2. 毒性和中毒机制　三氧化二砷为剧毒物质，成年人中毒量5～50mg，敏感者1mg即中毒，致死量60～300mg，个体对砷耐受性不同中毒程度有差异。三价砷为细胞原浆毒，其毒性主要为：①对消化系统直接腐蚀作用，致口腔、咽喉、食管、胃糜烂、溃疡和出血，进入肠导致腹泻。②对组织细胞损害是亚砷酸离子与细胞含巯基呼吸酶如丙酮酸氧化酶相结合，失去活性，抑制细胞氧化过程，细胞代谢发生障碍，是中毒主要机制。也可使神经细胞代谢障碍，致神经系统病变。③麻痹血管运动中枢和直接作用毛细血管。使胃肠黏膜及各个脏器淤血及出血，甚至全身性出血，致肝细胞变性，心脑组织缺血。因内脏毛细血管麻痹、扩张、充血，通透性增加，血压下降。

3. 中毒表现、判定原则与急救治疗　潜伏期短，短者15～30min，长者4～5h。病初期消化系统症状，进而咽干、口渴、流涎、口中金属味、咽喉及上腹部烧灼感、心窝部剧痛，后有恶心、反复呕吐，甚至吐黄绿色胆汁，重者呕血、腹泻，初为稀便，后呈米汤样混血液。症状加重时全身衰竭、脱水、体温下降、虚脱，并有意识丧失。肝、肾损害出现黄疸、尿少、蛋白尿。重症者神经系统症状如头痛、狂躁、抽搐、昏迷等，抢救不及时因呼吸中枢麻痹，1～2d死亡。每天随水和食品摄入微量砷，但一般不会有毒害，砷主要由尿、粪便排出。

中毒判定原则：

（1）有误服史，有时为集体发生。须经现场调查，搞清与进食有关可疑线索。

（2）经口急性中毒时，以急性胃肠炎为主，有神经系统特有症状。现场调查时可用快速检验法进行定性试验。

实验室诊断：①检验血、尿、呕吐物中砷：尿砷定量超过1.17μmol/L，可诊断为砷中毒。②可疑中毒食品总砷测定：按GB/T 5009.11-1996《食品中总砷测定方法》操作。其含量超过GB 4810-1994《食品中砷限量卫生标准》。

急救原则：为快速、及时、尽快设法使毒物排除或解毒。采取催吐，洗胃，必须彻底洗胃，砷化物常为颗粒状，易残留黏膜皱褶不易排出，即使中毒后4h，洗胃仍可排出毒物。洗胃后可口服解毒药氢氧化铁，与三氧化二砷结合成不溶性砷酸铁，防止砷化物吸收并保护胃黏膜。将硫酸亚铁水溶液（1∶3）和20%氧化镁水溶液分别配制保存，临用时两液体等量混合，每5～10min喂服1汤匙，直至呕吐停止。

特效解毒药有二巯丙磺钠、二巯丙醇等，解毒作用系巯基与砷结合力强，夺取已与组织酶系统结合砷，形成稳定环状化合物，由尿排出。首选二巯基丙磺钠，因其毒性较二巯基丙醇小，解毒作用强，吸收快。用肌内注射，每次5mg/kg，第1天每6小时1次，第2天每8小时1次，以后每天1次或2次，共计5～7d。此外，尚应对不同症状对症治疗。

4. *预防*　①严格保管农药，实行专人专库，领用登记，砷制剂农药必须染成鲜明易识别颜色。包装标明有毒字样，以防与碱面、面粉混淆。农药库内严禁放食品。②含砷农药拌种容器、用具专用，并有明显标记；拌过农药粮种应专库保管，防止误食。中毒死亡家禽，深埋销毁，严禁食用。③砷酸钙、砷酸铅等农药防治蔬菜、果树害虫时，应符合国家农药使用安全准则，防农药残留过高。喷洒农药后须洗净手、脸方能吸烟、进食。④加工食品所用酸、碱、食品添加剂，含砷量应符合食品添加剂国家标准规定。

（三）食源性急性有机磷农药中毒

有机磷农药为农业杀虫剂，有灭虫效率高、应用范围广、成本低，在植物体内残留时间短、残留量较少等优点，在我国农村广泛使用，对防治粮、棉、蔬菜、水果病虫害，保证农业丰收起重要作用。但有机磷农药有毒性，生产、使用不注意防护，可发生中毒，因误食急性中毒，每年均有发生。

1. *流行病学特点*　进食未按《农药合理使用准则》施药，致超过农药最大残留量粮、菜、果、油等食品；或食用运输、贮藏时污染有机磷农药食品；或误把有机磷农药当作食用油、酱油等调料烹调食品。

2. *毒性及机制*　有机磷农药有100多种，毒性大小相差很大，分为高毒、中毒、低毒。目前很少用1059、1605等，大量使用甲胺磷，特别用于喷洒蔬菜，报道多起甲胺磷致中毒。①高毒类：如甲拌磷（3911），对硫磷（1605）、内吸磷（1059）。②中毒类：如敌敌畏、甲基1059、异丙磷。③低毒类：如美曲膦酯（敌百虫）、乐果、杀螟松、马拉硫磷（4049）。有机磷农药工业制品为淡黄色或棕色油状液体，共同特性为难溶水而易溶脂肪和有机溶剂。人体皮脂腺，利于农药溶解吸收，有机磷农药可经皮肤侵入。其次有机磷农药有挥发性，炎热时更易挥发成气体，有大蒜样恶臭，从呼吸系统进入。另是酸性溶液较稳定，碱性溶液易分解失去毒力，绝大多数有机磷农药与碱性物质如肥皂、碱水、苏打接触时，分解破坏；但美曲膦酯例外，遇碱可生成毒性更强敌敌畏。

有机磷进入人体后，抑制胆碱酯酶活性。与胆碱酯酶迅速结合，形成磷酰化胆碱酯酶，失去催化水解乙酰胆碱能力，大量乙酰胆碱蓄积，导致以乙酰胆碱为传导介质胆碱能神经，处于过度兴奋出现中毒。

3. 症状　是进食被有机磷农药污染的食品后，短期内引起以全血胆碱酯酶活性下降，毒蕈碱样、烟碱样和中枢神经系统症状为主全身性疾病。潜伏期2h内，误服农药者立即发病。据病情轻重将中毒分为3级。

（1）轻度中毒：进食后短期内有头晕、头痛、恶心、呕吐、多汗、胸闷、视物模糊、无力等症状，瞳孔可缩小。全血胆碱酯酶活性为50%～70%。

（2）中度中毒：除上述症状外，出现肌束震颤、瞳孔缩小、轻度呼吸困难、流涎、腹痛、腹泻、步态蹒跚、意识清楚或模糊。全血胆碱酯酶活性为30%～50%。

（3）重度中毒：除上述症状外，如出现下列情况之一，即可诊断为重度：①肺水肿；②昏迷；③脑水肿；④呼吸麻痹。全血胆碱酯酶活性＜30%。

急性重度中毒症状消失2～3周，有些病例有感觉运动型周围神经病，神经肌电图检查显示神经源性损害。

4. 判定原则　按WS/T 85-1996《食源性急性有机磷农药中毒诊断标准及处理原则》执行。①符合流行病学调查特点，确认中毒由食品致；②症状符合急性有机磷农药中毒；③中毒剩余食品检出超过最大残留限量；④全血胆碱酶酶活性＜70%；⑤有条件时，测定中毒者呕吐物或胃内容物农药含量；⑥排除其他途径摄入农药可能性。

5. 急救治疗　原则为迅速排除毒物，须反复、多次地洗胃，直至洗出液无有机磷农药臭味为止。用2%苏打水或清水洗胃；误服美曲膦酯者不能用碱性溶液洗胃，可用1:5000高锰酸钾液或1%氯化钠。1605、1059、3911、乐果等中毒时，不可用高锰酸钾液，以免使此类农药被氧化而增强毒性。

特效解毒药：①抗胆碱药物阿托品，用于中毒早期。拮抗乙酰胆碱对副交感神经作用，对解除支气管平滑肌痉挛，防止肺水肿，防止呼吸衰竭疗效很好。②胆碱酯酶复能剂，常用氯解磷定（2-PAM-C1）和碘解磷定（2-PAM-I），能迅速恢复被有机磷抑制胆碱酯酶活力，缓解中毒症状，尤以解除肌束震颤，恢复患者神志作用较明显。与阿托品合用发挥协同作用，疗效更好。氯解磷定和碘解磷定对乐果、马拉硫磷、美曲膦酯、敌敌畏疗效较差，此类农药中毒治疗应以阿托品为主。特效解毒药用量和方法需据病情轻、中、重度进行调整。急性中毒者症状消失后，继续观察2～3d。乐果、马拉硫磷、久效磷等中毒者，应适当延长观察时间；重度中毒者，避免过早活动，以防病情突变。

6. 预防　①有机磷农药须专人保管，单独贮存，喷药及拌种用容器应专用。②喷洒农药须遵守安全间隔期，如防治果树害虫，须收获前30d使用。防柑橘害虫用喷雾法时，须收果2个月前使用。喷过农药和播过毒种农田，要树立标志，7d内禁止放牧、割草、挖野菜。乐果喷洒大白菜，3d消失率69%～70%，7d消失91%～92%。③配药、拌种操作地点应远离畜圈、饮

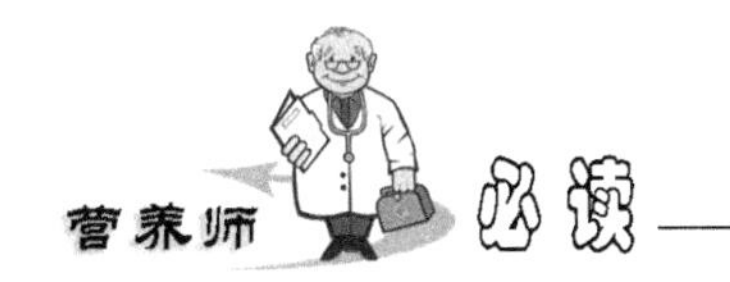

水源和瓜菜地,以防污染。剧毒农药致死各种畜禽禁止食用。④喷洒农药必须穿工作服,戴手套、口罩,在上风向喷洒。喷药后须用肥皂洗净手、脸,方可吸烟、饮水和进食。孕妇、乳母禁止参加喷药工作。

(四)锌中毒

为人体所必需微量元素,正常各种食品均含微量锌,不中毒。锌中毒发生多因使用镀锌容器存放酸性食品和饮料。锌不溶于水,在弱酸或果酸中溶解,致使被酸溶解锌以有机盐形式大量混入食品,可致食物中毒。中毒量0.2～0.4g,也有报道0.08～0.1g即可中毒。

潜伏期很短,仅数分钟至1h。主要为胃肠刺激症状,恶心、持续性呕吐、上腹部绞痛、腹泻、口中烧灼感及麻辣感;伴眩晕,体温不升高。严重中毒因剧烈呕吐、腹泻而虚脱。症状轻,病程短者,几小时至1d即痊愈。

急救治疗可用清水或2%碳酸氢钠洗胃。随后灌以面粉糊、稠米汤或鸡蛋清等,以保护胃黏膜。同时注意补液及对症治疗。

预防措施为禁止使用锌铁桶盛放酸性食品、醋及清凉饮料。食品加工、运输和贮存时,均不可使用镀锌容器和工具接触酸性食品。国内曾报道几起由于用锌桶盛醋、大白铁壶盛放酸梅汤和清凉饮料致锌中毒。

(五)三聚氰胺中毒

三聚氰胺俗称密胺、蛋白精,又称蜜胺,为常见塑料化工原料,也可作为灭鼠药。其特点为氮原子很多,是一种三嗪类含氮杂环有机化合物。它是白色单斜晶体,几乎无味,微溶于水(3.1g/L常温),可溶于甲醇、甲醛、乙酸、热乙二醇、甘油、吡啶等,不溶于丙酮、醚类,对身体有害,不可用于食品加工或食品添加物。

三聚氰胺是一种低毒性化工产品,婴幼儿大量摄入可引起泌尿系统疾病。患泌尿系统结石的婴幼儿,主要是由于食用了含有大量三聚氰胺的婴幼儿配方奶粉引起的,多数患儿通过多饮水、勤排尿等方法,结石可自行排出。如出现尿液混浊、排尿困难等症状时,需要及时到医院就诊。发生急性肾衰竭时,如及时治疗,患儿也可以恢复。卫生部门要求各医疗机构进一步加强对含三聚氰胺奶粉引发病例的筛查诊断工作,国家有关部门将继续密切跟踪调查。

食品工业检测中,采用"凯氏定氮法"推算蛋白质的含量,因三聚氰胺的氮原子较多,而被添加进人类食品、宠物食品、家畜饲料中。因家畜与成人体积较大,肾功能完整,具有一定的新陈代谢能力,故未发生因三聚氰胺引起的群体事故。其引发群体事故的目前有2007年的宠物饲料与2008年的三鹿奶粉事件。在检出三聚氰胺的产品中,石家庄三鹿牌婴幼儿配方奶粉三聚氰胺含量很高,其中最高的达2563mg/kg,其他在0.09～619mg/kg。2008年9月14日以后生产的液态奶未发现三聚氰胺。

1. 相关用途　与甲醛缩合聚合可制得三聚氰胺树脂,可用于塑料及涂料工业,也可作纺织物防褶、防缩处理剂。其改性树脂可作色泽鲜艳、耐久、硬度好的金属涂料。其还可用于坚固、耐热装饰薄板,防潮纸及灰色皮革鞣皮剂,合成防火层板的粘接剂,防水剂的固定剂或硬化剂等。由三聚氰胺、甲醛、丁醇为原料制得的582三聚氰胺树脂,用作溶剂型聚氨酯涂料的流平剂,效果特佳。

三聚氰胺为制造三聚氰胺甲醛树脂的主要原料,用作有机元素分析试剂,也用于有机及树脂的合成作皮革加工的鞣剂和填充剂。

2. 中毒急救措施　①皮肤接触：脱去污染的衣着，用大量流动清水冲洗。②眼睛接触：提起眼睑，用流动清水或生理盐水冲洗。就医。③吸入：脱离现场至空气新鲜处。就医。④食入：饮足量温水，催吐。就医。

3. 限量标准

（1）中国标准：中国国家食品质量监督检验中心在2008年9月13日指出，三聚氰胺属于化工原料，是不允许添加到食品中的，故暂未设定像农药残留那样的标准限制。10月8日，国家卫生和计划生育委员会（原卫生部）、工业和信息化部、农业部、国家工商行政管理总局和国家质量监督检验检疫总局联合发布公告，制定三聚氰胺在乳与乳制品中的临时管理值：婴幼儿配方乳粉中三聚氰胺的限量值为1mg/kg，高于1mg/kg的产品一律不得销售。液态奶（包括原料乳）、奶粉、其他配方乳粉中三聚氰胺的限量值为2.5mg/kg，高于2.5mg/kg的产品一律不得销售。含乳15%以上的其他食品中三聚氰胺的限量值为2.5mg/kg，高于2.5mg/kg的产品一律不得销售。

（2）联合国标准：2012年7月5日，联合国负责制定食品安全标准的国际食品法典委员会为牛奶中三聚氰胺含量设定了新标准，以后每千克液态牛奶中三聚氰胺含量不得超过0.15mg。国际食品法典委员会说，三聚氰胺含量新标准将有助于各国政府更好地保护消费者权益和健康。

为了保证乳制品的安全，有关部门采取了进一步加强监管的措施。一是对检出存在三聚氰胺的69个批次产品立即下架、封存、召回、销毁。对有关企业立即进行全面调查，查清原因，追究责任，依法严肃处理。二是对所有乳制品生产企业质检部门派员驻厂监管，对进厂原料奶和各生产环节进行严格监督检查，对出厂成品进行批批严格检验，确保这次专项检查后生产的乳制品质量安全。

（六）瘦肉精中毒

瘦肉精是一类动物用药，有数种药物被称为瘦肉精，例如莱克多巴胺（ractopamine）及克伦特罗（clenbuterol）等。将瘦肉精添加于饲料中，可以增加动物的瘦肉量、减少饲料使用、使肉品提早上市、降低成本。但因为考虑对人体会产生副作用，各国开放使用的标准不一。瘦肉精是一类药物的统称，主要是肾上腺类、β受体激动药、β受体兴奋剂（β-agonist），任何能够促进瘦肉生长、抑制肥肉生长的物质都可以称为“瘦肉精”。在中国，通常所说的瘦肉精是指克伦特罗，当其以超过治疗剂量5～10倍的用量用于家畜饲养时，即有显著的营养“再分配效应”——促进动物体蛋白质沉积、促进脂肪分解、抑制脂肪沉积，能显著提高瘦肉率、增重和提高饲料转化率，因此曾被用作牛、羊、禽、猪等畜禽的促生长剂、饲料添加剂。

瘦肉精让猪的瘦肉率提高，带来更多经济价值，但它对人体有很危险的副作用。中国最早报道的瘦肉精中毒事件是1998年供港活猪引起的，此后这类事件经常发生，如：2001年广东曾经出现过批量中毒事件。瘦肉精在上海曾经引发了几百人的中毒事件。克伦特罗曾经作为药物用于治疗支气管哮喘，后由于其副作用太大而被禁用。其他类似药物还有沙丁胺醇和特布他林等，同样能起到“瘦肉”作用，但对人体健康危害过大，因而造成安全隐患，它们也因而在全球被禁用。

中国农业部1997年发文禁止瘦肉精在饲料和畜牧生产中使用，商务部自2009年12月9日起，禁止进出口莱克多巴胺和盐酸莱克多巴胺。2001年12月27日、2002年2月9日和4

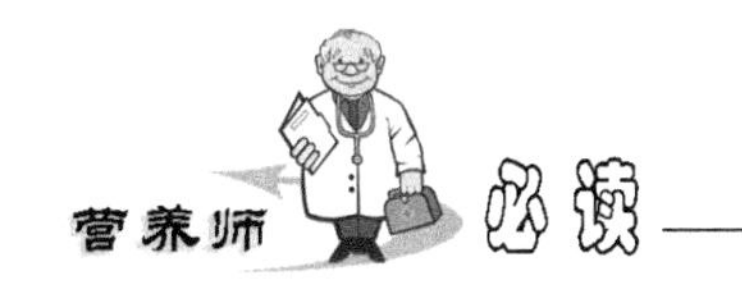

月9日，农业部分别下发文件禁止使用β受体激动剂类药物作为动物的饲料添加剂（农业部176号、193号公告、1519号条例）。

国务院食品安全委员会办公室《“瘦肉精”专项整治方案》（食安办〔2011〕14号）规定的“瘦肉精”品种目录为：盐酸克伦特罗（clenbuterol hydrochloride），莱克多巴胺（ractopamine），沙丁胺醇（salbutamol），硫酸沙丁胺醇（salbutamol sulfate），盐酸多巴胺（dopamine hydrochloride），西马特罗（cimaterol），硫酸特布他林（terbutaline sulfate），苯乙醇胺A（phenylethanolamine A），班布特罗（bambuterol），盐酸齐帕特罗（zilpaterol hydrochloride），盐酸氯丙那林（clorprenaline hydrochloride），马布特罗（mabuterol），西布特罗（cimbuterol），溴布特罗（brombuterol），酒石酸阿福特罗（arformoterol tartrate），富马酸福莫特罗（formoterol fumatrate）。

1. 瘦肉精的危害　盐酸克伦特罗属于非蛋白质激素，耐热，使用后会在猪的组织中残留，尤其是在猪的肝脏等内脏器官残留率较高，食用后直接危害人体健康。其主要危害是：出现肌肉震颤、心慌、战栗、头痛、恶心、呕吐等症状，特别是对高血压、心脏病、甲状腺功能亢进和前列腺肥大等疾病患者危害更大，严重的可导致死亡。

人类食用含“瘦肉精”的猪肝0.25kg以上者，可出现恶心、头晕、四肢无力、手颤等中毒症状。含“瘦肉精”的食品对心脏病、高血压患者和老年人的危害更大。

2. 毒理简介　克伦特罗能激动β_2受体，对心脏有兴奋作用，对支气管平滑肌有较强而持久的扩张作用。口服后较易经胃肠道吸收。作平喘药口服成人每次20～40μg，3/d；儿童5岁以上每次5～20μg，3/d。人（女性）经口TDLo：4600ng/kg。小鼠静脉LD50：27 600μg/kg。

3. 临床表现

（1）急性中毒时可有心悸，面颈、四肢肌肉颤动，手抖甚至不能站立，头晕，乏力。原有心律失常的患者更容易发生心动过速、室性早搏。心电图示ST段压低与T波倒置。

（2）原有交感神经功能亢进的患者，如有高血压、冠心病、甲状腺功能亢进者上述症状更易发生。

（3）与糖皮质激素合用可引起低血钾，从而导致心律失常。

（4）反复使用会产生耐受性，对支气管扩张作用减弱及持续时间缩短。虽然克伦特罗残留的毒性反应为轻度，但美国FDA研究表明，应用拟交感神经药者或对前药过敏者，对克伦特罗的反应要比正常健康个体更严重。

FDA担心非法应用克伦特罗可导致此药的生产工人患病或死亡。FDA指出，职业性吸入克伦特罗对心血管的影响，可能要比经食品摄食的危害性更大，但有待于进一步的证实。

4. 急救治疗

（1）口服后即洗胃、输液，促使毒物排出。

（2）在心电图监测及电解质测定下，使用保护心脏药物如6-二磷酸果糖（FDP）及β_1受体阻滞药倍他乐克。

5. 鉴别方法

（1）一看：看猪肉脂肪（猪油）。一般含瘦肉精的猪肉肉色异常鲜艳；生猪吃“药”生长后，其皮下脂肪层明显较薄，通常不足1cm，切成二三指宽的猪肉比较软，不能立于案；瘦肉与脂肪间有黄色液体流出，脂肪特别薄；含有“瘦肉精”的猪肉后臀肌饱满突出，脂肪层非常薄，两侧腹股沟的脂肪层内毛细血管分布较密，甚至充血。

（2）二察：观察瘦肉的色泽。含有“瘦肉精”的猪肉肉色较深，肉质鲜艳，颜色为鲜红色，纤维比较疏松，时有少量“汗水”渗出肉面。而一般健康的瘦猪肉是淡红色，肉质弹性好，肉上没有“出汗”现象。

（3）三测：用pH试纸检测。正常新鲜肉多呈中性和弱碱性，宰后1h pH为6.2～6.3；自然条件下冷却6h以上pH为5.6～6.0，而含有“瘦肉精”的猪肉则偏酸性，pH明显小于正常范围。

（4）四购买：购买时一定看清该猪肉是否盖有检疫印章和检疫合格证明。

而对于网上销售的“瘦肉精检测卡”，专家说各种食品安全检测卡操作简单，但检测结果却可能存在一定误差，检测过程不严密，很有可能导致各种错误的检测结果。快速检测卡检测出来的数据只能作为一种初步判定，检测样品还是应按国家检测标准的法定程序进行，瘦肉精的辨别还是以权威部门检测为准。

6. 限量标准　许多化学物质被称为瘦肉精，主要有莱克多巴胺、盐酸克仑特罗、沙丁胺醇、硫酸沙丁胺醇、硫酸特布他林、西巴特罗、盐酸多巴胺7种。其中培林（雷托巴胺，莱克多巴胺，ractopamine）毒性极低、代谢快速（无累积性），因此被美国等国家允许添加入猪饲料中，日本也允许使用培林（ractopamine）的猪肉进口。全世界有24国开放使用培林，有160多国仍禁用（表41-1）。

表41-1　各国及各地区的瘦肉精（培林）使用量规定

国家或组织	用量规定	国家或组织	用量规定
中国大陆	禁用	新西兰	进口：培林残量10ppb
欧盟	禁用	加拿大	培林残量40ppb
美国	国内：培林残量50ppb	联合国粮食及农业组织	培林残量10ppb
日本	进口：培林残量10ppb	世界卫生组织	培林残量40ppb

7. 应对措施

（1）控制源头，加强法规的宣传，禁止在饲料中掺入瘦肉精。

（2）加强对上市猪肉的检验。

（3）消费者购买猪肉时要拣带些肥膘（1～2cm）的肉，颜色不要太鲜红，猪内脏因瘦肉精残留量多不宜食用。

第六节　食物中毒调查处理

一、食物中毒调查

（一）调查目的

1. 及时掌握食物中毒发生情况，确定是否中毒，找出中毒食品并查清致病因子及其导致中毒途径。

2. 为患者急救治疗提供依据，对已采取急救治疗措施，给予补充和纠正。

3. 查明中毒原因，采取控制措施防止蔓延。

4. 积累食物中毒资料，分析中毒发生特点、规律，制订有效防治措施，以减少和控制类似食物中毒的发生。

（二）调查内容与步骤

1. 调查前准备　接到食物中毒报告后，应立即做好食物中毒调查、处理的各项准备工作。

（1）人员准备：要指派2名以上食品卫生专业人员赴现场调查，对涉及面广，较为疑难的食物中毒，应配备检验人员和有关专业人员协助调查。

（2）物质准备：食物中毒调查必备以下物品。

①采样用品：包括采集样品用刀、剪、勺、镊及盛装食品、吐泻物、尿样用的无菌容器和采样用灭菌生理盐水和试管、棉拭子，采便用采便管或大便盒，采血用一次性注射器，灭菌试管及采样用其他物品，如75%乙醇、酒精灯、记号笔、白大衣、帽、口罩等。

②法律文书：现场卫生监督笔录、卫生行政控制书等。

③取证工具：录音机、照相机等。

④食物中毒快速检测箱：常备食物中毒快速检测箱，待命以便接到食物中毒报告后，迅速赶赴现场。

2. 现场调查

（1）了解发病情况参与抢救患者：调查人员进赴现场听取病情介绍后，积极参与组织抢救患者，切忌不顾患者病情，而只顾向患者进行询问。

（2）症状和途径史调查：症状调查按统一制订食物中毒患者症状调查表逐项询问填写，须请患者签字认可，对住院患者应抄录病历有关症状、体征及化验结果，在调查时尽可能采集患者吐泻物和血、尿样品。

进餐调查要按统一制订食物中毒者进餐情况调查表对患者发病前24～48h进餐食谱逐项询问填写；以便确定可疑食品，对中毒餐次或可疑食品比较明确的，可根据实际情况临时编制进餐情况调查表。在此项调查时，需对同单位或同生活部分健康人行饮食史调查，作为对照。

（3）可疑中毒食品调查：根据食物中毒患者进餐情况调查表分析结果，调查人员应追踪至食堂或可疑中毒食品制造单位，对可疑中毒食品原料、质量、加工烹调方法、加热温度、时间、用具容器清洁度和食品贮存条件进行调查，同时应采集剩余可疑食品和对可能污染环节进行涂拭采样。

（4）食品从业人员健康状况调查：对于疑似细菌性食物中毒，还应经单位医务人员、饮食班组长和同事，对可疑食品制作人员健康状况进行调查，了解其近期是否到医疗单位就诊或有无咳嗽、发热、腹泻、腹痛等症状，同时进行大便采样，或咽部涂拭采样。

3. 现场采样和检验

（1）食品采集：尽量采集剩余可疑食品，无剩余食品时应采集用灭菌生理盐水洗刷可疑食品的包装材料，或容器洗液，必要时也可采集可疑食品半成品或原料。

（2）可疑中毒食品制售环节涂拭采样：在查找可疑中毒食品污染原因时，要对其制售过程所用的工（用）具、容器如刀、墩、砧板、筐、盆、桶、冰箱、水池等用无菌棉拭子浸蘸生理盐水，广泛进行涂拭。反复涂擦后置于盐水培养管中。

（3）吐泻物及大便采集：采集患者吐泻物应在患者服药前进行，无吐泻物时，可取洗胃液或涂拭被吐泻物沾污物品；采集患者大便，应用采便管采便。

（4）血及尿样采集：对疑似细菌性食物中毒。应采集患者急性期3d内和恢复期2周左右，静脉血各3ml。同时采集1份正常人血样作对照，对疑似化学性食物中毒，尚需收集患者尿液样品。

（5）从业人员带菌检查样品采集：采集从业人员大便，用采便管直接采样，不宜留便，对患呼吸系统感染或皮肤病从业人员，应对其咽部或皮肤病灶处进行涂抹采样。对疑似化学性食物中毒，调查时应将所采集样品，尽可能用快速检验法，现场进行定性检验，以协助诊断。

4. 取证　食物中毒调查整个过程，在某种意义上是取证过程，故调查人员必须注意证据客观性、科学性、法律性，充分利用录音机、照相机等，客观记录与当事人谈话和现场卫生状况，向有关人员询问时，必须做好个案调查笔录，并经被调查者复阅签字认可。

二、食物中毒处理

（一）现场处理

1. 控制措施　在经过初步调查，确认为疑似食物中毒后，调查人员依法采取行政控制措施，防止食物中毒扩大。

（1）控制范围：包括封存可疑食品及其原料和被污染食品工（用）具、加工设备、容器，并责令其清洗、消毒。

（2）行政控制：实施方式是用加盖卫生行政部门印章封条，并制作行政控制决定书，在紧急情况或特殊情况下，调查人员可予现场封存并制作笔录，然后报卫生行政部门批准，补送行政控制决定书。

（3）行政控制时间：行政控制为15d，卫生行政部门应在封存日起在15d内完成对封存物检验或做出评价，并做出销毁或解封决定。特殊事由需延长封存期，应做出延长限期决定。

2. 追回、销毁导致中毒食品　经过现场调查与检验结果，对确认的中毒食品卫生部门可直接予以销毁，也可在卫生行政部门监督下，由肇事单位自行销毁，对已售出中毒食品要责令肇事者追回销毁。

3. 中毒场所处理　根据不同性质食物中毒，调查人员应指导发生中毒的单位和个人，对中毒场所采取相应措施。

对接触细菌性、真菌性食物中毒的餐具、工（用）具、容器设备等物品，用1%～2%碱水煮沸消毒，或用有效氯含量为150～200mg/L氯制剂溶液浸泡，擦拭消毒。对接触化学性食物中毒的各类物品，要用碱液进行彻底清洗，消除污染。

4. 对急救治疗方案行必要纠正与补充　调查人员将现场调查获得资料，经流行病学统计、分析，即可对中毒性质做出初步判断；并据此判断，对原定急救治疗方案提出必要纠正或补充，尤其对有毒动、植物食物和化学性食物中毒，是否采取有针对性特效治疗方案。

（二）行政处罚

现场调查处理后，调查人员应对流行病学调查资料进行完整统计分析，结合实验室对样品检验结果做出最后诊断，写出完整调查报告，卫生行政部门收集违法事实、证据，适用有关法律，制作执法文书，按执法程序进行行政处罚。

第42章 Chapter

食品卫生监督管理

第一节 概　　述

食品卫生监督管理是广泛的社会实践活动。在科学技术和商品经济不断发展的今天，食品卫生不仅受科学技术水平制约，还受到食品生产经营行为制约。为了保护人类健康，保护社会劳动力，世界各国已将食品卫生监督管理纳入国家公共卫生事务管理的职能中，应用国家权利管理食品卫生问题。

新中国成立后，我国食品卫生监督管理工作有长足发展。先后颁布食品卫生管理办法、规范、程序、规程、条例、规定等单项法规100多个，食品卫生标准近500个，和系列与之配套的地方法规。特别是2009年我国正式制定并颁布《中华人民共和国食品安全法》（以下简称《食品安全法》）以后，进一步形成较完善食品卫生法律体系和食品卫生监督管理体系，使我国食品卫生监督管理工作进入新历史发展时期。

一、食品卫生概念

食品卫生监督管理是特定的复合词，是食品安全法上2个有特殊涵义概念。

（一）食品卫生监督

现代汉语将"监督"解释为"监察督促"，就是观测、检查、促进、纠正和处理的意思。这里所指食品卫生监督是根据《食品安全法》规定"国家实行食品卫生监督制度"而理解的。即食品卫生监督是国家重要法定制度。实行食品卫生监督是国家意志和权力反映，具有强制力、法律性、权威性和普通约束性，其效力范围涉及于主权国家管辖的所有领域内，故监督机构与被监督者间的关系与通常卫生保健提供者和需要者间的关系及普通商品供需双方的关系大不相同。

（二）食品卫生管理

所谓管理，即管辖与处理。按照管理基本含义，食品卫生管理，除各级卫生行政部门食品卫生监督管理外，也可认为是食品生产经营者和各级人民政府食品生产经营者管理部门，对食品生产经营全部活动的管理过程，即遵照《食品安全法》规定的义务和权利而进行食品卫生自身管理。

食品卫生监督管理是食品卫生执法主体，以监督形式与食品生产经营者及其自身管理部门卫生管理相结合的监督和管理，共同承担《食品安全法》赋予的不同权力和义务。

二、监督管理范围

食品卫生监督管理范围，是指各级卫生行政部门依法对行政特区的相对人适用食品卫生法律、法规和规章的范围。以管辖范围为例，可分为以下几个层次。

1. 县级卫生行政部门管辖　负责本辖区内食品生产经营者和食品生产经营活动；调查处理本辖区内食品生产经营者和食品生产经营活动；调查处理本辖区内食物中毒和食品污染事故；上级卫生行政部门指定或移交的食品卫生监督事项；辖区内其他食品卫生监督事项。

2. 市（地）级卫生行政部门管辖　负责本级卫生行政部门直管的食品生产经营者和食品生产经营活动；调查处理辖区内重大食物中毒和食品污染事故；查处本辖区内重大、复杂案件；上级卫生行政部门指定或移交的食品卫生监督事项；法律、法规、规章直接授权设区市级卫生行政部门行使的食品卫生监督事项。

3. 省级卫生行政部门管辖　负责本级卫生行政部门直管的食品生产经营者和食品生产经营活动；调查处理辖区内重大食物中毒和食品污染事故；查处本辖区内重大、复杂的案件；国家卫生和计划生育委员会（原卫生部）指定或移交的食品卫生监督事项。

关于法律适用范围，《食品安全法》规定："本法适用于一切食品。食品添加剂，食品容器、包装材料和食品用工具、设备、洗涤剂、消毒剂；也适用于食品的生产经营场所、设施和有关环境。"这是法律规定食品卫生调查的对象，各级卫生行政部门在本辖区内，只能在上述法律使用范围内开展各项监督活动。

三、食品卫生监督管理内容

根据《食品安全法》规定，结合我国现阶段实际情况可归纳为以下4个内容。

（一）对食品生产经营者实施监督管理

1. 食品卫生许可证发放　这是食品生产经营者取得合法生产经营食品的依据。食品生产经营者必须按照《食品安全法》授权省级人民政府卫生行政部门制定《食品卫生许可证发放管理办法》规定，向当地卫生行政部门申请，取得卫生许可证，才能从事食品生产经营活动。

2. 采购食品索证　《食品安全法》规定："食品生产经营者采购食品及其原料，应当按照国家有关规定索取检验合格证或者化验单，销售者应当保证提供。"食品生产经营者须按《食品安全法》授权省级人民政府卫生行政部门制定的食品采购索证管理办法规定做好索证工作。

3. 食品生产经营人员的健康检查　《食品安全法》规定："食品生产经营人员每年必须进行健康检查；新参加工作和临时参加工作的食品生产经营人员，必须进行健康检查，取得健康证明后方可参加工作。"

4. 食品生产经营企业新建、改建、扩建工程和设计的卫生审查　凡是要进行新建、改建、扩建工程的食品生产经营企业，必须申请当地卫生行政部门参加对选址和设计方案审查和工

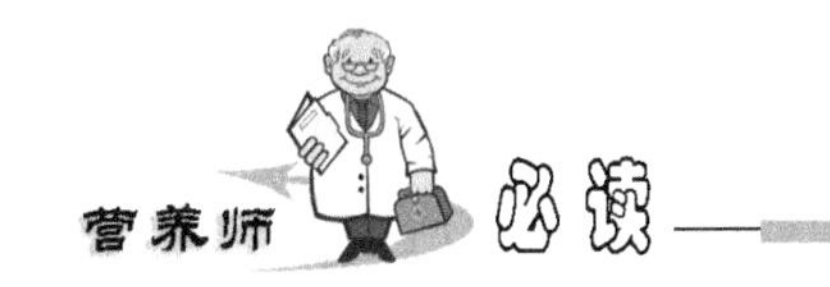

程验收。

5. 食品包装标识的监督　食品生产经营者必须按照《食品安全法》的规定和《食品标签通用卫生标准》（SB 7718-1994）、《特殊营养食品标签标准》（GB 13432-1992）等规定在销售包装、运输包装及产品说明书上标明规定的标识。食品包装标识必须清楚，容易辨别，不得有夸大或虚假宣传内容。在国内市场销售食品必须有中文标识。

6. 城乡集市贸易监督　根据《食品安全法》规定，食品摊贩和城乡集市贸易食品经营者，在食品生产经营时卫生要求，必须遵守由省级人民代表大会常委会做出的具体规定。卫生行政部门负责食品卫生监督工作，如发放卫生许可证、评价食品卫生质量、对违法行为进行行政处罚等，负责监督各类食品市场举办者的食品卫生管理工作。

（二）对食品、食品添加剂及食品用产品监督管理

1. 对普通食品的卫生监督。
2. 对新资源食品的审批与监督。
3. 对保健食品的审批与监督。
4. 对辐照食品的卫生监督。
5. 对待殊营养食品的卫生监督。
6. 对婴幼儿的主辅食品的卫生监督。
7. 对食品添加剂的审批与监督。
8. 对食品用工具、设备的卫生监督。
9. 对食品容器、包装材料的审批与监督。

（三）对禁止生产经营的食品进行监督管理

《食品安全法》规定禁止生产经营的食品有12项，按性质可分为以下5类。

1. 已经证明有毒、有害并能危害人体健康的食品。
2. 可能对人体健康造成危害的食品。
3. 影响营养、卫生食品，系指由于掺假、掺杂、伪造而损害人体健康的食品。
4. 为防病等特殊需要禁止出售食品，是指某些疾病与某种食品有直接因果关系，而又难以消除其有害因素的食品。
5. 加入药物的食品《食品安全法》规定："食品中不得加入药物，但国家卫生和计划生育委员会（原卫生部）公布的既是食品又是药物的品种和符合营养强化剂使用卫生标准的各种营养素除外。"

（四）对违反《食品安全法》行为追查责任，依法进行行政处罚

各级卫生行政部门对违反《食品安全法》的相对人可根据违法程度依法进行警告、罚款、没收违法所得、收缴卫生许可证、吊销卫生许可证、销毁违法食品、责令停止生产或使用、责令停止生产经营、责令改正、取缔等1项或2项以上并举的行政处罚。

四、食品卫生监督管理原则

食品卫生法律、法规和规章的实施，既是国家一项重要权利活动，又是卫生行政机关神圣职责。总要求是：正确、合法、及时。正确是对监督管理行为质量的要求，合法是对监督行为规范要求，及时是对监督管理行为效率要求。正确、合法、及时三者缺一不可，是统一整体，故在监督管理活动中不仅要遵循“有法可依、有法必依、执法必严、违法必究”的基本要求，还应当遵循以下原则，并将这些原则贯彻于监督管理全过程。

（一）预防为主原则

预防为主是实行食品卫生监督管理基本原则。现代医学已突破传统的生物医学模式，产生生物-心理-社会新医学模式，故WHO提出人类健康概念是：“健康是一种身体上、精神上、社会上适应的健全与完善状态，而不是没有疾病和虚弱的现象。”这个新的医学模式和健康概念说明不能仅把治病作为唯一任务。而必须把重点放在预防疾病上，主动地与疾病作斗争，防患于未然。实行国家食品卫生监督管理制度，就是把食品中危害人体健康因素，控制和消除在对消费者致危害之前。

（二）实事求是原则

根据我国国情，一切从实际出发。尊重客观，实事求是，使食品卫生监督管理工作与经济发展相适应，这也是食品卫生监督管理的基本出发点。食品卫生监督管理涉及许多学科和国民经济很多部门以至全社会，发现问题常都很复杂，要做的工作很多，且需大量经费。如何既要做好食品卫生监督管理工作，又与国家财力、物力相适应，就得要实事求是，量力而行。将长远利益与眼前利益，整体利益与局部利益，实际需要与现实可能结合起来，确定切实可行的要求和标准，最大限度地做好工作，不给企业和个人造成过重的经济负担，不影响正常生产和生活。就是对某些违法食品处理，也得根据实际情况尽量利用其可利用部分，避免不必要损失。

（三）依法行政原则

1. 国家卫生健康委员会主管全国食品卫生监督管理工作、县级以上地方卫生行政部门在管辖范围内行使食品卫生监督职责，是执法主体。

2. 各级卫生行政管理部门进行的一切监督执法活动，必须符合法律、法规和规章的规定。

3. 食品卫生监督管理一切行政行为必须遵守法定程序。

（四）坚持社会效益第一原则

食品卫生监督管理工作是以公共权利为保障，对社会人群强制实施卫生措施的政府行为，故要把严格执法，保证食品卫生的社会效益放在第一位，对社会负责，为人民服务，服从并服务于国家经济建设。

第二节　食品卫生法律与法规

一、食品卫生法律规范

食品卫生法律规范，是指食品卫生法律、法规确定的，由国家强制力保证的行为原则。

（一）食品卫生法律规范结构

1. 适用条件　指法律规范中指出适用该法律规范条件或情况。凡是规定在何种条件或情况可使用该规范的某部分，就是法律规范适用条件部分。在实际食品卫生执法活动中，只有当法律规范所指出条件或情况存在时，才能适用该法律规范。

2. 行为模式　行为模式是法律规范核心，为人们行为提供某种模式和标准，即允许、禁止或要求主体做一定的行为或不做一定行为。

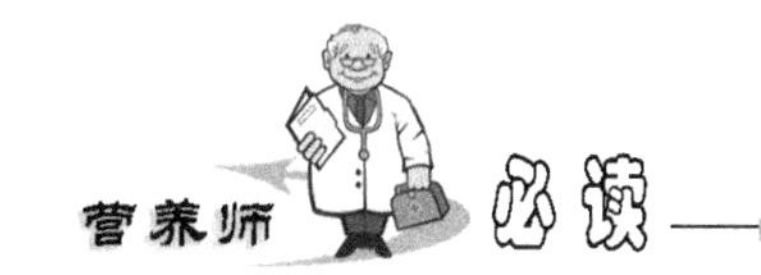

3. 法律后果　是指法律规范中规定行为人在符合或者违反该法律规范会产生法律后果部分。法律规范后果，通常有2类：一是积极或肯定式的法律后果，即这种行为将得到法律认可，保护乃至奖励；二是消极或否定式后果，即这种行为将不为法律所承认、保护，甚至受到撤销或制裁。

（二）食品卫生法律规范分类

食品卫生法律规范是用以调整食品卫生监督管理活动中形成的各种社会关系。依据一定标准，对食品卫生法律规范性质、内容、特点进行分类研究，其意义重大。

1. 以食品卫生法律规范本身性质为标准，可将其分为授权性、义务性和禁止性规范

（1）授权性规范：是指授予主题某种权利法律规范。既不规定主体必须做出某种行为权力，也不规定主体不得做某种行为，而是赋予主体做或不做某种行为权力，至于是否做或不做这种行为，由主体自行抉择。在法律条文中表述这类法律规范，多用"有权""可以"等字样。

（2）义务性规范：是指规定主体必须做出某种行为法律规范。法律条文在表述这种法律规范时，多用"必须""应当"等字样。如《食品安全法》规定："食品、食品添加剂和专用于食品容器、包装材料及其他用具，其生产者必须按照卫生标准和卫生管理办法实施检验合格后，方可出厂或者销售。"

（3）禁止性规范：是指规定主体不得做出某种行为法律规范。法律条文在表述这种法律规范时。多用"禁止""不得""不准"等字样。如《食品安全法》规定："表明具有特定保健功能的食品，不得有害于人体健康，其产品说明书内容必须真实，该产品的功能和成分必须与说明书相一致，不得有虚假。"

2. 以食品卫生法律规范对主体约束程度为标准，可将其分为强制性规范和任意性规范

（1）强制性规范：是指规定主体必须严格按照其规定去做，或不做一定行为，法律规范不允许做任何变通。这种法律规范，多属义务性法律或禁止性法律规范。

（2）任意性规范：是指主体不违反法律和社会公德前提下，按自己意志，做或不做一定的行为法律规范。任意性规范多属授权性法律规范。

3. 以食品卫生法律规范内容确定方式为标准，可将其分为确定性、准用性和委任性规范

（1）确定性规范：是指直接、明确地规定某一行为规则内容的法律规范。

（2）准用性规范：是指没有直接规定规范内容，只有规定在试用该规范时准予援用该规范所指定的其他的法律规范。准用性规范只需列入其所准用规范内容，就可以成为确定性规范。

（3）委任性规范：是指没有直接规定规范内容，但指出该规范内容由某一专门机关加以规定的法律规范。准用性与委任性规范都属没有直接规定某种行为规则具体内容的法律规范，但两者存在区别。前者准予授用规范是已有明文规定的法律规范；后者是尚无明文规定的非确定性规范。

（三）食品卫生法律规范效力

食品卫生法律规范是以卫生法律、法规、规章及其他规范文件形式表现的，因而其效力与所在规范文件效力相同。通常分为对人、对事、空间和时间的效力。

1. 对人效力　是指食品卫生法律、法规及规章对人即公民、法人，或其他组织发生拘束力。食品卫生法律规范对人效力，在所在规范性文件中都有明确表述。

2. 对事效力　是指食品卫生法律、法规、规章对其所规定应具约束事物或行为效力。如

《食品安全法》规定:“本法使用于一切食品、食品添加剂、食品容器、包装材料和食品用工具、设备、洗涤剂、消毒剂,也适用于食品生产经营场所、设施和有关环境。”

3. 空间效力　是指食品卫生法律、法规及规章所及的地域范围,即在何地生效。通常食品卫生法律规范空间效力,与该法律规范指定机关职权所及的地域范围一致。如全国人大常委会的《食品安全法》、卫生部制定部门规章在全国有效,而地方人大权力机关和政府依法制定的地方性法规和地方性规章在本地区有效。但根据全国人大的《香港基本法》《澳门基本法》及有关法律文件规定,目前国家已制定食品卫生法律、法规及规章,在中国香港特区、中国澳门特别行政区不能生效。

4. 时间效力　指食品卫生法律、法规及规章在何时生效和何时失效的时间问题及对其颁布实施以前的时间和行为有无溯及力问题。

各级卫生行政部门要正确把握《食品安全法》适用范围,不得随意扩大或缩小。

二、食品卫生法律体系

中华人民共和国成立以后,尤其是实行改革开放以来,我国食品卫生立法工作进展较快,基本上形成具有中国特色的食品卫生法律体系。此体系由中央和地方权力机构及政府颁布现行法律规范有机联系而构成统一整体。依据食品卫生法律规范的具体表现形式及其法律效力层级,食品卫生法律体系由以下具有不同法律效力层级次的规范性文件构成。

(一)食品卫生法律

2009年全国人大常委会审议的《中华人民共和国食品安全法》,是我国食品卫生法律体系中法律效力层级最高的规范性文件,是制订从属性食品卫生法规、规章及其他规范性文件的依据。

《食品安全法》共设10章104条,对食品卫生法律规范适用条件、行为模式和法律后果都做出明确规定。《食品安全法》重要内容如下。

1. 国家实行食品卫生监督制度　主要内容是:①对食品生产经营企业和食品摊贩实行卫生许可证管理;②对食品生产经营人员实行健康检查;③对保健食品、利用新资源生产食品、食品添加剂新品种及利用新原材料生产的食品容器、包装材料和食品用工具设备新品种实行审批;④对食品生产经营企业新建、扩建、改建工程选址和设计,实施卫生审查并参加工程验收;⑤对食品生产经营者采购食品及食品原料实行索证管理;⑥对食品生产经营活动实施经常性卫生监督检查;⑦对食品及食品用产品卫生质量实施监测和检验;⑧对食物中毒和食品污染事故进行调查,并采取控制措施;⑨对违反《食品安全法》行为追查责任,依法进行行政处罚;⑩设立食品卫生监督员制度。

2. 建立食品卫生监督体制　政府对食品卫生进行依法管理,实行法律规范社会制约,其主要形式就是食品卫生监督。在国家实行食品卫生监督制度前提下,形成现阶段食品卫生监督管理基本体制,即食品卫生监督管理体系。

3. 食品卫生监督行政权种类　食品卫生监督管理工作中所行使行政权可归纳为4种。

(1)形成权:即形成相对人一定法律地位或法律身份权利,其主要形式是发放卫生许可证和健康证。发放卫生许可证就形成相对人生产经营的法律地位。发放健康证就形成相对人从业人员的身份和地位。

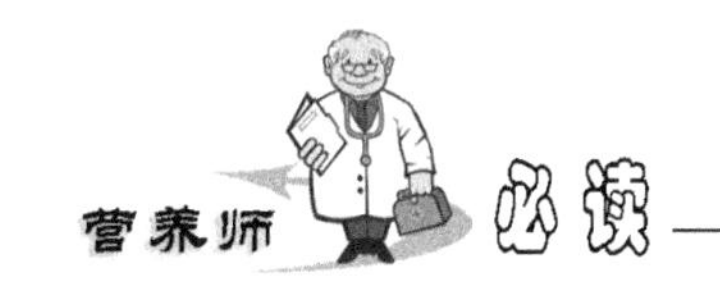

（2）管理权：县级以上地方人民政府卫生行政部门和铁道、交通行政主管部门依法设立的食品卫生监督机构可在管辖范围内，依照所规定的职责，进行卫生监督管理活动，如对违反《食品安全法》行为进行巡回监督检查、索取资料、采样检验等。

（3）命令权：监督管理一方可命令相对人（生产经营者）为一定行为（如责令改正，责令停止生产经营，立即公告收回已售出食品），或命令相对人不得为一定的行为。

（4）处罚权：对于违反《食品安全法》的生产经营者可依法给予违法者以行政处罚。处罚种类包括警告、予以取缔、没收违法所得、罚款、吊销卫生许可证等。

4. 关于民事、刑事责任规定　《食品安全法》规定：违反《食品安全法》，造成食物中毒事故，或者因其他违法行为给他人造成损害的，应当承担民事赔偿责任。生产经营不符合卫生标准的食品，造成严重食物中毒事故或其他严重危害的，或者在生产经营的食品中掺入有毒、有害的非食品原料的，应依法追究刑事责任。《食品安全法》还规定："以暴力、威胁方法阻碍食品卫生监督管理人员依法执行职务的，依法追究刑事责任。"

（二）食品卫生法规

根据我国《宪法》《地方各级人民代表大会和地方各级人民政府组织法》及国务院发布的《法规、规章备案规定》，食品卫生法规有国务院指定的行政法规和地方性法规的区别。

食品卫生地方性法规是指省、自治区、直辖市及省、自治区人民政府所在地的市和经国务院批准较大市人大及其常委会，根据本行政区情况和实际需要，在不与宪法、法律、行政法规相抵触的前提下，按法定程序所制定的地方性食品卫生法规的总称。省、自治区人民政府所在地的市和经国务院批准较大市的人民政府所在地的市，经国务院批准较大市的人民代表及常委会制定的地方性食品卫生法规，须报省、自治区人大常委会批准后施行。

食品卫生法规法律效力层级低于食品卫生法律，高于食品卫生规章。

（三）食品卫生规章

食品卫生规章，包括国务院卫生行政部门制定的部门规章和地方人民政府制定的食品卫生规章。根据国务院发布的《法规、规章备案规定》，部门规章是指国务院各部门根据法律和国务院的行政法规、决定、命令在本部门的权限内按照规定的程序所制定的规定、办法实施细则、规则等规范文件的总称。如国家卫生部制定的《保健食品管理办法》《辐照食品管理办法》《学生集体用餐卫生监督办法》《食品卫生监督程序》及《食品卫生行政处罚办法》等。地方性规章指省、自治区、直辖市及省、自治区人民政府所在地的市和经国务院批准较大市人民政府根据法律和行政法规，按照规定程序所制订普通适用于本地区行政管理工作的规定、办法、实施细则、规则等规范性文件的总称。根据《地方各级人民代表大会和地方各级人民政府组织法》第61条规定，制定地方性规章，须经各该级政府常务会议或全体会议讨论决定。

尽管食品卫生规章的法律效力层级低于食品卫生法律和食品卫生法规，人民法院在审理食品卫生行政诉讼案件时也只是参照食品卫生规章，但食品卫生规章仍是食品卫生法律体系重要组成部分。

（四）食品卫生标准

食品卫生法律规范具有很强的技术性，因而许多食品卫生法律规范须有适用的食品卫生标准。尽管食品卫生标准不同于食品卫生法律、法规和规章，属技术规范，但是，它是食品法律体系中不可缺少的部分。缺少食品卫生标准,不可能有效地执行或履行食品卫生法律规范。关于食品卫生标准详细见本章第三节内容。

(五)其他规范性文件

在食品卫生法律体系中,还有一类既不属食品卫生法律、法规和规章,也不属食品卫生标准等技术性规范的规范性文件,这类规范性文件同样是食品卫生法律体系中重要的不可缺少的组成部分。如省、自治区、直辖市人民政府卫生行政部门制定的食品卫生许可证发放管理办法及食品生产经营者采购食品及其原料索证管理办法。这2个规范性文件,尽管由不具有规章以上规范文件制订权的省级人民政府卫生行政部门制定,但其依据是《食品安全法》授权制订的,属于委任性食品卫生法律规范,类似这样的规范性文件还有不少,都是食品卫生法律体系的组成部分。

第三节　食品卫生标准

一、概　　述

食品卫生标准作为判断食品是否符合健康要求技术依据,食品卫生监督管理,保证人类健康有着极为重要的作用。

(一)食品卫生标准的概念

标准是对重复性事物和概念所做的统一规定。食品卫生标准则是对食品中与人类健康相关的质量要素及其评价方法所做出的规定。这些规定经技术研究,形成特殊形式文件,经与食品有关的各部门进行协商和严格的技术审查后,由国务院卫生行政部门或省级人民政府批准,以特定形式发布,作为共同遵守的准则和依据。食品中影响人类健康质量要素包括安全、营养与保健。所以,我国食品卫生标准也主要围绕这 3 个方面制订相应技术要求和评价方法。

(二)食品卫生标准的性质

1. 科学技术性　标准根本特性是科学技术性,这是标准的本质。首先这是因为标准是科学技术的产物;其次,标准要应用于食品生产加工技术过程;再则,只有应用科学技术作为基本手段,才能对标准实施进行监督。

2. 政策法规性　食品卫生标准作为卫生管理政策技术规定,反映和体现我国政府卫生管理政策模式和具体要求。国家卫生健康委员会一直将食品卫生标准作为卫生政策的组成部分。《食品安全法》颁布和实施,更赋予食品卫生标准在法制化食品卫生管理时的法规特性。

3. 强制性　根据《标准化法》的规定,凡是保障人体健康与安全的标准,应是强制性标准。《食品安全法》规定,凡生产加工经营不符合食品卫生标准的食品,应给予相应的行政处罚。所以,食品卫生标准必须强制执行,这是食品卫生标准与食品通常质量标准的重要区别。

4. 健康与安全性　制订和实施食品卫生标准目的是要保障人体身体健康,所以,食品卫生标准紧紧围绕食品安全、营养和保健功能制定系列技术规定。也正是食品卫生标准所具有的这一特性,才使其具有较高的政策法规性和强制性。

5. 社会性和经济性　食品卫生标准的社会性与经济性主要是指食品卫生标准的社会和

经济效益。由于食品卫生标准的制定与实施，控制和保证食品中与健康相关的质量要素，防止食源性疾病的发生，提高国民身体素质，其社会效益是显而易见的。而食品卫生标准所产生的经济效益则主要体现在：减少食品资源的浪费；有助于避免因食品质量问题引发的经济纠纷；至于因食品卫生标准的制定与实施，防止疾病发生而减少医疗费用，增强国民身体素质而提高劳动生产力，由此所产生的经济效益非常明显。

（三）食品卫生标准意义

1. 食品卫生法律法规体系重要组成部分　我国《食品安全法》明确规定：为“保证食品卫生，防止食品污染和有害因素对人体的危害，保障人民身体健康，增强人民体质”“食品应当无毒、无害。符合应有的营养要求”。但是，《食品安全法》不可能对以上要求做出具体的技术性规定，这就需要对法律未予明确的内容进行补充，故食品卫生标准作为与《食品安全法》配套技术规定，是食品卫生法律法规体系的重要组成部分，保证食品卫生法律法规的系统性与完整性。

2. 保证法制化食品卫生管理的顺利进行　《食品安全法》第8章“法律责任”中明确规定：凡生产经营不符合卫生要求的食品，都将根据《食品安全法》进行行政处罚。食品卫生标准是分析和判断食品是否符合有关卫生要求的主要技术手段和依据。所以，食品卫生标准保证法制化食品卫生管理工作的顺利进行。

3. 维护我国主权、促进食品国际贸易的技术保障　改革开放以来，我国食品进出口贸易日趋活跃，在复杂的国际食品贸易和市场竞争时。我国食品卫生标准发挥积极作用：一是有效地阻止国外低劣食品进入中国市场，防止我国消费者遭受健康和经济权益损害、维护国家的主权与利益，起到重要的技术保障作用；二是为提高国内出口食品的卫生质量，增强国内食品的国际市场竞争力，起到重要技术支持作用。世贸组织要求各成员国应遵守关贸总协定1994年乌拉圭回合谈判达成的“应减少农产品关税”有关协议，但基于对人类健康保护的需要，世贸组织在《卫生和植物卫生措施协定（SPS协议）》和《贸易技术壁垒协议（TBT协议）》中规定：各成员国有权根据各国国民健康需要制订各自的涉及健康与安全的食品标准。所以，在我国的国际食品贸易时，食品卫生标准有其特殊的意义与重要的作用。

二、食品卫生标准分类

根据不同分类原则，食品卫生标准有不同的分类。

（一）按标准发生作用的范围或标准的审批权限

1. 国家食品卫生标准　对需要在全国范围内统一的食品卫生质量要求所制订的标准。

2. 行业食品卫生标准　对没有国家食品卫生标准，而需由国家健康委员会在全国范围内统一的食品卫生技术要求所制订的标准。但相应的国家食品卫生标准颁布实施后，行业标准即行废止。

3. 地方标准　对没有国家或卫健委行业食品卫生标准，而又需要在省、自治区、直辖市范围内统一食品卫生质量要求所制订的标准。在国家或卫健委行业标准颁布实施后，该项地方标准即行废止。

4. 企业标准　在没有相应的国家标准或者卫健委行业标准情况下，企业为其生产的产品制订的标准；已有国家标准或者卫健委行业标准的，国家鼓励企业制订严于国家或者卫健委行业标准的企业标准。

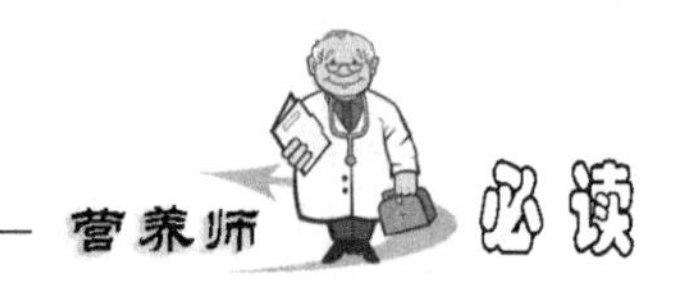

（二）按标准的约束性

按约束性可分为强制性标准和推荐性标准。根据《食品安全法》和《标准化法》的有关规定，涉及人体健康与安全的标准应是强制性标准。所以，国家、行业和地方食品卫生标准中除某些方法标准，其他均为强制性标准。

（三）按食品卫生标准的适用对象

这是最常见的分类方法，主要分为：

1. 食品原料与产品卫生标准。食品原料与产品卫生标准又依食品的类别分为21类食品卫生标准，如粮食及其制品、食用油脂、调味品类等。

2. 食品添加剂使用卫生标准。

3. 营养强化剂使用卫生标准。

4. 食品容器与包装材料卫生标准。

5. 食品中农药最大残留限量卫生标准。

6. 食物中毒菌与霉菌毒素限量卫生标准。

7. 食品中环境污染物限量卫生标准。

8. 食品中激素（植物生长素）及抗生素的限量卫生标准。

9. 食品企业生产卫生规范。

10. 食品标签标准。

11. 辐照食品卫生标准。

12. 食品卫生检验方法。包括①食品卫生微生物检验方法；②食品卫生理化方法；③食品卫生毒理学安全性评价程序与方法；④食品中营养素检验方法。

13. 其他。包括食品餐饮具洗涤卫生标准、洗涤剂消毒剂卫生标准。

三、食品安全标准制定

（一）食品安全标准的制定依据

1. *法律依据* 《食品安全法》和《标准化法》是制订食品安全标准的主要法律依据。以上法律对食品安全标准的制定与批准、食品安全标准的适用范围、食品安全标准的技术内容3个重要方面做了明确的规定。

（1）关于国家与地方食品安全标准的制定与批准：依照《标准化法》第6条的规定，由于《食品安全法》已对食品安全标准的制定与批准做了明确规定。所以，食品安全标准的制订与批准应依照《食品安全法》第14、15条规定执行，即由国务院卫生行政部门和省级地方人民政府分别负责制定和批准国家、行业与地方食品安全标准。

（2）关于食品安全标准适用范围：应对以下食品与行为制订安全标准：①食品；②食品生产加工条件与行为；③保健食品；④食品添加剂（包括营养强化剂）；⑤食品与食品添加剂标签；⑥食品容器与包装材料（包括生产加工助剂、食品容器内壁涂料）；⑦食品用工具、设备；⑧用于清洗食品和食品用工具、设备的洗涤剂和（或）消毒剂（包括食具消毒效果）；⑨食品中污染物质（包括农药）；⑩检验方法与规程。

（3）关于食品安全标准的技术内容：《食品安全法》规定“食品应当无毒、无害，符合应当有的营养要求，具有相应的色、香、味等感官性状。”因此，食品安全标准技术内容必须包括：

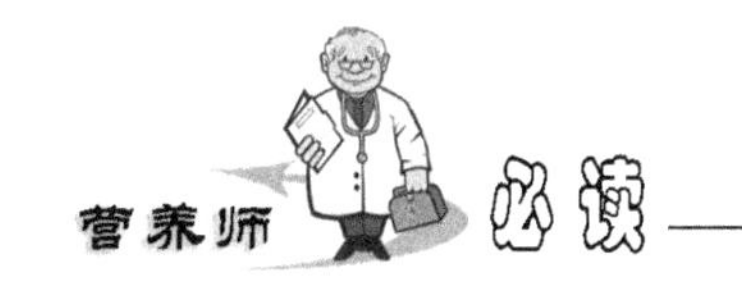

安全、营养和食品的感官要求。同时，根据《食品安全法》规定，保健食品卫生标准还应包括保健功能要求。以上是制定食品安全标准技术内容基本法律依据。如食品卫生有关的法规、规章有规定，也应按这些法规，在食品安全标准中制定相应技术要求。

2. 科学技术依据　食品卫生标准是科学技术研究和生产经验总结的产物。所以，在标准制定时，首先应尊重科学、尊重客观规律，应保证标准的真实性；其次，应合理使用已有的科研成果，善于总结和发现与标准有关的各种技术问题；另外，还应充分利用现代科学技术条件，促使标准具有较高的先进性。

3. 有关国际组织的规定　就食品安全标准的制定而言，WTO是与其关系最为密切的国际组织。WTO在其制定的“卫生和植物卫生措施协定（SPS）”中规定：WTO成员国应按照以下两种形式制定国家食品标准：一是按照食品国际法典委员会（CAC）法典标准、导则和推荐指标制定食品标准或等同采用进口国标准。二是如出于对本国国民实施特殊的健康保护目的，自行制定本国食品标准时，WTO要求必须首先对以下2种危害进行评价：①某种疾病在本国流行及其可能造成的健康和经济危害；②食品、饮料或饲料中的添加剂、污染物、毒素、致病菌对人或动物健康的潜在危害。WTO认为只有在上述评价基础上，才能制订确实既能保护本国国民身体健康，又不致对食品国际贸易产生技术壁垒作用的食品标准，故每个WTO成员国，都必须履行WTO有关食品标准制订和实施的各项协议和规定。

（二）食品安全标准的主要技术指标与健康意义

安全指标依危害特征和危险程度将其分为下列几项。

（1）严重危害人体健康指标：包括致病性微生物与毒素、有毒有害化学物质、放射性污染物等。常见指标有：致病菌、金黄色葡萄球菌毒素、黄曲霉菌毒素、砷、铅、汞、苯并（a）芘、多环芳烃类化合物等。

（2）反映食品可能按污染及污染程度的指标：主要包括菌落总数、大肠菌群等。通常菌落总数多少并不预示疾病发生可能性与危害程度，但却反映食品在生产加工过程卫生状况。如菌落总数升高时，提示加工时可能存在以下问题：有较重微生物污染源；食品热加工或其他消毒工艺不彻底；食品的冷却与贮藏过程不合理；食品生产加工过程缺乏有效卫生管理。

（3）间接反映食品卫生质量发生变化指标：包括水分、含氮化合物、挥发性盐基氮、酸价等。这些指标不能被简单地看作是通常质量指标，因而忽视其对保证食品安全重要意义。如水分是食品中微生物生长繁殖有利条件，水分越高，食品中细菌越易生长繁殖，食品也就越易腐败变质。所以，这类指标对控制食品的安全与卫生质量具有不可忽视的重要意义。

（4）营养质量指标：主要有糖类、脂肪、蛋白质、矿物质、微量元素、维生素等营养素，另外也有用于评价食品营养质量其他指标，如能量、氨基酸评分、蛋白质有效利用率等。改革开放以后，我国国民生活水平不断提高，消费者对食品营养质量的认识和需要也随之提高。所以，在我国食品安全标准体系中应加快制定食品营养质量要求与技术指标。

（5）保健功能指标：我国《食品安全法》和《保健食品管理办法》都对保健食品做出原则性的技术要求，但尚须针对保健食品产品类别和特点，进一步规定每类保健食品应符合的保健功能指标。否则，不能科学、合理地对生产经营时保健食品进行功能质量的监督监测。但由于我国保健食品大多应用祖国传统的中医养生理论，采用动植物作为主要原料，且多为复合配料。在目前的科技条件下，根据功能类别确定相应功能因子极为复杂。所以，在制定功能质量指标时，对于不能根据功能类别确定相应指标的，可考虑制定能代表或反映某种主要原料或产品特性的特征性指标。在制定保健食品标准时，还需注意到功能因子或主要成分安全性问题。保健功能因子或主要成分大多为生物活性成分，由于其生物特性，过量摄入也会产生毒性反应。所以，在制定保健功能指标时，除规定功能因子应发挥功效作用最低含量，同时还应根据有关安全研究和评价结果，规定最高限量。

四、食品有毒物质限量标准制定

由于环境污染和某些化学物质在食品中使用及食品原料中自身产生有毒成分，必然导致食品产品中存在某些有毒物质。为了保护人类健康，这些有毒物质必须控制在最小含量水平，甚至接近于零含量水平。为此，必须制定相应控制标准。此类标准称作为食品中有毒物质限量标准。这类标准通常是根据食品毒理学安全性评价的基本原理，并按照图42-1程序制定。

确定动物最大无作用剂量
↓
确定人体每天容许摄入量
↓
确定每天总饮食中容许含量
↓
确定每种食品中最大容许量
↓
制订食品中有毒物质限量标准

图42-1　制定食品有毒物质限量标准程序

1. *确定动物最大无作用剂量*（maximal non-effect level，MNL）　该剂量是指某一物质试验期内，对受试动物不显示毒性损害剂量水平。有时也用无明显作用水平（NOEL）或无明显损害水平（NOAEL）表示。在确定MNL时，应采用动物最敏感指标或最易受到毒性损害指标。确定MNL时，除观测通常毒性指标，还应考虑受试物特殊毒性指标，如致癌、致畸、致突变及迟发性神经毒性。对于具有这些特殊毒性的物质，在制定食品中最大容许量标准时应慎重从事。FAO/WHO食品添加剂与污染物联合专家委员会（JECFA）规定，对于经流行病学确认已知致癌物，在制定食品最大容许量标准时不必考虑最大无作用剂量，而是容许量越小越安全，最好为零。动物MNL是制定食品中最大容许量标准的基本数据，所以，必须准确可靠。

2. *确定人体每天容许摄入量*（acceptable daily intake，ADI）　是指人类终身每天摄入该物质后，对机体不产生任何已知不良效应剂量，以人体每千克体重该物质摄入量（mg/kg）表示。如人体对于某有毒物质每天接触量不能超过此值，否则将造成健康危害。所以，可以将ADI理解为理论最大无作用剂量，但ADI不能经人体直接测定，而是由动物最大无作用剂量换算获得。为安全起见，在由动物最大无作用剂量外推到人体ADI值，必须考虑下列2个重要因素：①动物与人的种间差异，由于此差异，或许人类对于有毒物质的毒性反应比动物敏感。②人群间个体差异，动物与人差异，是指动物与整个人群差异。但实际上，在整个人群中还存在着某些敏感个体，更易受到有毒物质损害，故人体最大无作用剂量，即ADI值应比动物最大无作

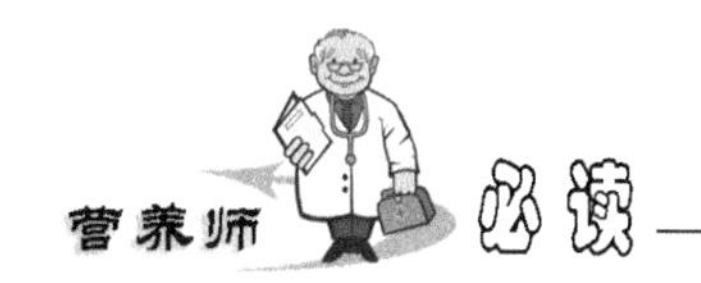

用剂量小，通常规定人比动物小100倍，这就是毒理学中通常所说的人体相对于动物的安全系数。但此系数并非固定不变，可能根据毒性性质与反应强度、接触人群种类不同而发生改变。如毒性损害强烈或可能是婴幼儿等生理特殊人群经常接触的有毒物质，安全系数还将扩大。

具体地讲：人体每天容许摄入量（ADI）（mg/kg体重）=动物最大无作用剂量（mg/kg体重）×人群体重

通常成年人体重为60kg，在不考虑某种物质对儿童安全问题时，人群体重均以60kg计算。

3. *确定每天总饮食中容许含量* 是指每天饮食所有食品中含该物质总量。由于人体每天接触有毒物质不仅来源于食品，还可能来自空气、饮水或因职业原因接触等。所以，人体每天由饮食摄入有毒物质量实际上应比ADI小。对于非职业性接触者，食品仍然是有毒物质主要来源，占总量80%～85%。假定某种有毒物质ADI值为10mg/kg体重，人体实际由每天总饮食所摄入量占80%，则人体每天由食品摄入量不应超过8mg（10mg/kg体重×80%）。

4. *确定每种食品中最大容许量* 要确定某种物质分别在人体摄取食品最高容许量，必须经饮食调查，了解含有该物质食品种类与每天进食量。如只有1种食品含某种有害物质，该食品每天摄入250g，则此食品中最大容许量为：8mg×1000/250=32mg/kg；如还有另一种食品中含有该种物质，摄入量为150g，则2种食品该物质平均最大容许量为：8mg×1000/250+150=20mg/kg。如果每天饮食还含有该有毒物质食品，其平均最大容许量计算以此类推。

5. *制定食品有毒物质限量标准* 通常根据食品中某有毒物质最大容许含量便可制定食品某种有毒物质限量标准。但实际工作中，还必须根据具体情况进行分析和制定。首先，应坚持安全第一原则，对于健康危害严重的有毒物质，如具有致癌、急性损害明显、蓄积毒性较强有毒物质，还可能缩小由前述研究所确定的最大容许量标准。另外，还应对污染或残留有该有毒物质的已生产食品，进行符合统计学样本量的抽样检测，如在原料和工艺稳定时，已生产销售食品中有毒物质实际污染或残留量如小于前述研究获得最大容许量。那么，以实际污染或残留量制定限量标准既安全，也符合实际。但需指出，决不能在缺乏前述安全资料或研究结果的情况下，仅仅以实际污染量调查数据制定最大容许量标准。在最大容许量标准的研制时，还应收集和参考有关权威机构分析和评价结果，FAO/WHO食品添加剂与污染物联合专家委最会（JECFA）、FAO/WHO农药残留联合专家小组等认可的各种毒理学评价结果、暴露评估结论、ADI值等，都是可以利用的资料。

五、国际食品卫生标准

（一）食品法典委员会标准体系概况

1962年，FAO/WHO召开会议，讨论建立系列国际食品标准，指导日益发展的世界食品工业，以此保护人类健康，促进食品的公平国际贸易。为此FAO和WHO决定成立食品法典委员会（CAC），CAC现包括中国在内有几乎所有国家的成员国，覆盖全球98%人口。食品法典委员会具有下述职责。

（1）制定推荐的食品标准及食品加工规范。

（2）协调各国食品标准。

（3）指导各国和全球食品安全体系的建立。

CAC向各成员国推荐有关食品标准、卫生规范、准则和推荐值等通称为食品法典（Codex），包括所有加工、半加工食品或食品原料标准、有关食品卫生、食品添加剂、农药残留、污染物、标签及说明、采样与分析方法等方面的通用条款及准则。另外，食品法典还包括食品加工卫生规范和其他指导性条款。至1997年时，CAC共发布245个通用标准和食品产品标准，41种食品加工卫生规范，提出700多种食品添加剂和污染物的安全使用或残留限量，并制定3000余个农药残留最大限量标准。之后，相应的标准和规范不断增加。

食品法典是推荐性条款，不对国际食品贸易构成直接强制约束力。但是由于其在科学研究基础上制定，并经世界各国协商确定，故食品法典具有科学性、协调性和权威性，在食品国际贸易中有举足轻重的指导作用。

（二）食品法典委员会与国际食品贸易

从1962 年食品法典委员会成立以来，Codex 标准作为世界各国协商一致食品标准在保障消费者健康，维护公平的食品贸易秩序，指导各国制定标准和立法中起着重要的作用。1995年世界贸易组织（WTO）成立后，该组织在有关食品贸易的协议《卫生与植物卫生措施协定和贸易技术壁垒协议》中明确规定 Codex 标准是世贸组织所有成员国须遵循的国际标准。Codex标准实施可减少食品贸易中贸易障碍。由于 Codex 标准具有此特殊重要意义，各国应积极参与 Codex 标准制定；并结合本国情况采用 Codex 标准。

（三）外国食品标准

1. 美国　美国食品标准包括：①食品特征性规定（standards of identity）。规定食品定义，主要食品成分和其他可作为食品成分原料及用量，主要意义在于防止掺假，如水分过高等；其次是为了标准适用性的辨识。美国食品药品监督管理局（FDA）制定400多种食品特征性规定。②质量规定（standards of quality）。包括通常质量要求与健康相关质量要求，如安全与营养要求等。③装量规定（standards of fill of container）。这是对定型包装食品装量规格所做的规定，目的是为保护消费者经济权益。此类规定有别于我国的食品安全标准，这是因为美国《食品法》立法目的不但强调保护消费者健康权益，同时也保护消费者经济权益。而我国《食品安全法》则只适用于健康保护。

2. 日本　日本食品工业比较发达，2003年颁布《食品卫生法》，由国家和地方政府负责执行。日本《食品卫生法》并不涉及食品通常质量问题，与我国相同。在食品卫生标准上，日本制订不多，只包括清凉饮料、谷类制品及肉制品等30种食品。对于没有标准食品，就按《食品卫生法》进行管理。凡是违反《食品卫生法》中的卫生要求，如腐败变质、有毒有害物质污染，含有致病菌等都要进行处理。对于任何不符合食品卫生标准的食品，按《食品卫生法》规定给予不同处罚，如停止销售、销毁、罚款甚至追究刑事责任。

第四节　重点行业及特殊食品监督管理

一、餐饮业监督与管理

餐饮业在食品生产经营行业中所占比例最高。据近年有关全国食物中毒统计，60%以上食物中毒发生在餐饮业，是历年来食品卫生问题较多的行业，因而将餐饮业列为重点行业进行监督管理十分必要。

（一）餐饮业建筑设计及设施预防性卫生监督

符合要求的建筑设施是保证餐饮卫生必备条件。饮食建筑设计和设施应当符合《食品安全法》《餐饮业食品卫生管理办法》和《饮食建筑设计规范》规定。新建、扩建、改建餐饮业设计审查和工程验收，必须有卫生行政部门参加。

厨房与餐厅面积应与经营饮食的规模和品种相适应，否则难以保证厨师按卫生要求操作。《饮食建筑设计规范》规定餐馆的餐厅与厨房（包括辅助部分）面积比为1∶1.1，食堂为1∶1，厨房最小使用面积不得＜8m²。厨房布局要合理，严格做到原料与成品、生食与熟食分开加工和存放。在设备和设施的安装时，应充分考虑到。

应有足够冷藏、洗刷、消毒、垃圾处理、防蝇、防鼠等设施。应根据需要配备冷藏和冷冻冰箱，大型餐饮业应配备冷库，做到易腐食品不论是原料、半成品、成品都要分别存放在相应冷藏或冷冻条件下，实现冷链化。应配备工用具、容器、餐饮具、手洗刷消毒设施，特别要为体积较大容器、工用具配备合适的洗涤和消毒设施。餐饮具洗涤、消毒设施，提倡使用热消毒装置。为保证洗刷效果应供应冷、热两种流动水。

经营冷菜必须设专用、封闭冷菜间。冷菜间应配有紫外线消毒灯和专用冷藏设施、洗涤消毒设施和冷菜加工工具，室内应有降温措施，室温不应＞25℃。经常举办宴会的厨房需要较多冷藏设施。

自助餐厅用餐时间较长，对热菜应配备符合安全要求的保温设施。

（二）强化对从业人员食品卫生知识培训

保证餐饮业食品卫生安全的关键是从业人员，提高从业人员卫生素质，对保证饮食卫生安全可以起到事半功倍的作用。《食品生产经营人员食品卫生知识培训管理办法》规定，食品从业人员必须经过卫生知识培训，并取得培训合格证后方可上岗工作，并且每2年还要接受1次复训。

（三）加强重点环节卫生管理

1. 加强食品进货管理，采购食品时必须查明供货方合法身份。确认具有卫生许可证，并且索取被采购食品检验合格证或化验单。不得采购无证食品商贩或来路不明食品。

2. 加强有毒品有害物处理，厨房、食品库房不得存放有毒有害物品，特别是外观与食品相似物品。

3. 食品加热要彻底，对需要加热熟制食品必须使中心温度达到70℃或以上。

4. 防止熟食品与生食品交叉污染。

5. 熟食品应存放在60℃以上，或10℃以下。

6. 妥善保存和处理剩饭菜。

7. 冷菜加工销售：①保证切拼前食品不被污染。②切配过程严防污染，防止污染办法是切配前进行全面洗刷消毒，包括空气、刀、砧板、抹布、容器、手、台面等；若切配时间长，加工量大，应隔段时间对手、刀、砧板等进行消毒。③冷菜加工完毕后应立即食用，距食用时间越短越好，不给细菌生长繁殖时间。

生吃水产品应遵守原则：①只能食用有长期食用习惯的海产品，严禁生食淡水产品；②保持新鲜，海产品从打捞出海、运输、贮存到加工实现-冷链化-，即保持冰鲜（0℃）状态；③鱼类经过去内脏、去头、去鳞后，用净水反复冲洗，贝壳类、甲壳类应反复刷洗；④加工过程做到专部位、专工具、专人，防止对其他熟食品污染。

8. 餐饮具应洗刷消毒。消毒后餐、饮具存放应有保洁措施，防止二次污染。

9. 必须保持厨房所有表面的清洁。

10. 熟食品含快餐盒饭常温下保存时限，通常不应超过4h；食用前重新彻底加热。

11. 厨师应保持良好个人卫生。

（四）应用HACCP方法进行监督管理

有关危害分析和关键控制点方法（HACCP）专门论述见本章第六节。在餐饮业应用HACCP，优先考虑如下单位和食品：①食品加工时，通常成为食源性疾病病原体传播的单位；②提前制备待销售高危的食品；③在可能致微生物生长条件下贮存的食品；④再加热不足以杀灭致病菌或破坏毒素的食品。HACCP可以应用于任何一种加工供应方式，每一种加工方式关键控制点都相似。

应该注意，在应用HACCP前，餐饮业应达到基本卫生要求，否则效果会不理想。我国餐饮业食品种类繁多，应在危害分析基础上，确定重点单位、重点食品，逐步进行HACCP方法研究和试点。虽然研究和试点要比通常监督检查花费更多的时间，但一旦建立起准确HACCP系统，可以节省时间，提高效率。

实施HACCP主要依靠餐饮业管理人员和厨师。食品卫生专业技术人员只是帮助建立HACCP管理系统，对管理人员和厨师进行HACCP培训，让其掌握HACCP管理方法。实施HACCP管理以后，食品卫生监督部门对餐饮业重点检查关键控制点是否在控制之下，即检查或测量温度与时间、有效氯浓度及感官等指标，故食品卫生监督员应配备探针式温度计、有效氯浓度试纸等现场检测手段。

二、街头食品监督与管理

（一）概述

街头食品（street foods）是指在城乡街道、集贸市场或其他类似公共场所进行加工、制作和销售的即食性食品。是我国传统的食品经营方式之一，其品种和加工方法多样，且具有食用方便、风味独特和价格相对便宜等特点，一直拥有众多消费者。据不完全统计，街头食品摊位数量占全国食品生产经营单位总数40%～60%，全国约300万经营者。街头食品分布于我国大部分城市和乡村路边、街头、市场、旅游景点等公共场所，在促进社会经济发展、方便群众生活、提供就业机会等方面发挥积极作用，但同时也存在着卫生质量难以得到保证等诸多问题，故加强管理，改善其卫生质量是我国食品卫生监督管理重要内容。

街头食品存在问题是世界范围的，街头食品卫生管理也受各国政府和国际组织的重视。许多国家相继制定管理法规和卫生操作要求，国际食品法典委员会（CAC）亚洲协调委员会制订《街头食品卫生操作准则》。我国于1993年后相继颁布了相关法规，对规范街头食品经营行为，改善其卫生质量发挥重要作用，但因街头食品摊点普遍存在经营设施简陋、从业人员卫生素质较低等问题，因而对街头食品卫生管理仍是食品卫生监督管理重点。

（二）街头食品存在主要卫生问题

街头食品存在卫生问题主要有如下几方面。

1. 缺乏必要加工、经营设施和卫生设施。突出表现是缺乏足够饮用水源，盛水容器是街

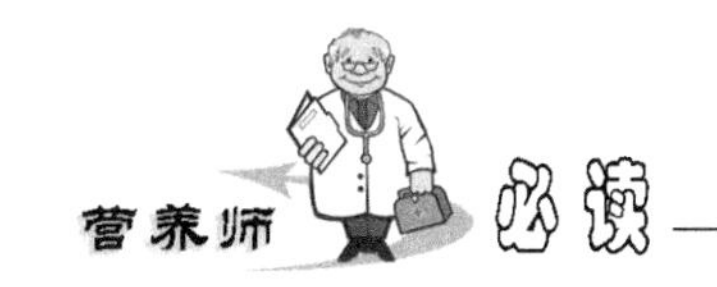

头食品最常见贮水方式，用于加工工具、容器和台面清洗及操作人员洗手清洁用水十分有限。街头食品摊点普通缺乏食品冷藏设施、餐具的洗涤、消毒设施和食品的防尘、防蝇设施等。

2. 加工和经营时存在较多不卫生行为，主要体现在：

（1）非包装熟食品未加盖（罩）保护。

（2）易腐食品不采取冷藏或热藏措施。

（3）从业人员不用工具售货，售卖时货款不分。

（4）盛存直接入口食品包装材料不洁，或使用非食品用包装材料。

（5）餐具不清洗、消毒。

（6）使用不清洁原料。

3. 街头食品污染。以微生物污染最为突出，部分品种街头食品还有寄生虫污染。街头食品被微生物污染原因主要有：没有经过充分热加工，如加热时间和温度不够；加工制作、销售或贮存时容器、工具、设备、操作人员手和食品间交叉污染；熟食品在环境温度下贮存时间过长等。街头食品化学物质污染最常见是滥用食品添加剂，或其他非食用化学物质。

4. 街头食品的从业人员文化和卫生素质较低。

5. 存在相当数量非法经营者。由于街头食品流动性强，经营地点分散，日常监督管理难度较大，还存在着相当数量的无证街头食品经营者，这些无证摊贩由于没有经过经营条件的卫生审查、从业人员没有得到卫生知识培训和健康检查及缺乏有效的监督管理，其加工经营的食品卫生合格率较低，对消费者健康造成了威胁。

（三）街头食品监督管理重点内容

1. *完善街头食品经营环境和设施*　改善街头食品经营环境和加工条件，完善街头食品经营设备和卫生设施。街头食品经营必备条件包括：摊位应远离污染源以避免外界污染，具备充足饮用水源；有清洁食品容器和食品加工、存放设施；有污水和污物排、存放设施；据所经营街头食品种类还应具备食品冷藏设施。

2. *强化从业人员卫生知识培训*　提高从业人员卫生知识水平和法律意识。

3. *加强街头食品自身卫生管理*　明确街头食品市场筹建单位和市场经营单位职责和义务，改善市场管理水平；教育街头食品经营人员自觉做好自身卫生管理。

4. *对街头食品进行综合治理*　地方政府应重视街头食品综合治理，协调卫生、城建、工商、市容、公安等有关部门，各负其责，做好市场规划，完善基础建设，加大对非法街头食品的监督、执法力度，取缔无证摊贩，即无卫生许可证、工商营业执照、健康证者。

5. *加强对街头食品经营前卫生审查*　禁止不具备经营条件和卫生条件街头食品摊点，从事食品经营活动经营。

6. *推广街头食品经营的先进模式*　将散在街头食品摊点向集中化，将室外摊点向室内发展，采用能改善卫生质量管理方式，如餐具集中清洗和消毒、易腐食品集中冷藏、配餐连锁店等。积极推广既能适合街头食品加工特点，又能保证食品安全的先进街头食品管理模式。

三、保健食品监督与管理

保健食品系指表明具有特定保健功能的食品。即适宜于特定人群食用，具有调节机体功

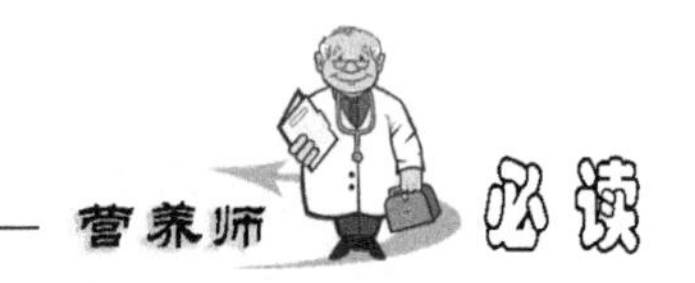

能,不以治疗疾病为目的的食品。详细内容见相关章节。

四、辐照食品监督与管理

(一)辐照食品法规

1. *有关法规、标准及组织机构*　辐照食品的管理法规涉及3方面:①辐照设施安全性管理;②食品卫生管理;③有关辐照工艺和剂量管理。各个国家都制定有相应的管理办法和标准。FAO/WHO食品法典委员会(CAC)也提出《辐照食品通用标准》和《用于处理食品辐照设施的实施细则》。

在我国,为确保辐照食品的卫生安全性和辐照食品剂量的准确性。辐照食品要受如下各项法律法规制约:《中华人民共和国食品安全法》《食品安全毒理学评价程序和方法》《辐照食品卫生管理办法》《放射性同位素与放射装置放射防护条例》《辐照食品人体试食试验暂行规程》《γ辐照装置食品加工实用剂量学导则》。

早在1976年CAC即无条件批准鸡肉、番木瓜、土豆、草莓、小麦5种辐照食品。暂批准洋葱、大米和鱼3种辐照食品。蘑菇因资料不充分未作评价。

1984年以来,国家卫生部批准发布了辐照食品卫生标准共18项。随后为了和国际辐照食品类别标准接轨,1997年国家卫生部发布6类辐照食品国家标准,并保留3项辐照食品国家标准,其他各项辐照食品国家标准作废。

2. *我国辐照食品卫生管理原则及措施*　根据《中华人民共和国食品安全法》和《中华人民共和国放射性核素与射线装置放射防护条例》有关规定,制定《辐照食品卫生管理办法》。对食品辐照加工单位、人员及辐照食品管理均做出具体规定。

在《辐照食品卫生管理办法》中明确规定辐照加工单位和个人,必须按所在省、自治区、直辖市卫生行政部门制订的卫生许可证发放管理办法,取得卫生许可证和放射工作许可证后方可开展工作。

从事辐照加工的放射工作人员必须进行放射防护知识的培训,经考试或考核合格的发放放射工作人员证。未取得放射工作人员证者,不得上岗从事放射工作。食品辐照加工单位应配备专业剂量测试人员、操作人员和防护人员。

食品辐照加工单位辐照室应有良好通风设施、辐室内臭氧和氮氧化物浓度应低于国家《工业企业设计卫生标准》中的限值。辐照室应有多重安全连锁装置和剂量监测装置,对γ辐照装置还应有迫降装置,并保证各种装置安全有效可靠。必须制定辐照食品生产管理细则、工具操作规程、安全守则、各类人员的岗位责任制等规章制度。辐照设施竣工后,必须取得省级以上卫生部门验收合格后,颁发《建设项目竣工验收认可书》方可投入运行。对辐照食品应按良好辐照工艺(GIP)进行辐照。卫生行政部门依照《辐照加工装置卫生防护管理规定》对辐照设施进行卫生防护监督检查。

新研制辐照食品品种,由辐照加工单位或个人向国家卫生部提出申请,审核批准后发给批准文号。研制10kGy以下辐照食品新品种。由所在省、自治区、直辖市卫生行政部门初审、报国家卫生审批。研制单位向卫生行政部门提供感官性状、营养及微生物等指标评价报告。

研制 10kGy 以上辐照食品新品种,研制单位向国家卫生部直接提出申请。并提供感官性状、营养、毒理及辐解产物、微生物等指标评价报告。国家卫生部聘请有关专家组成辐照食品

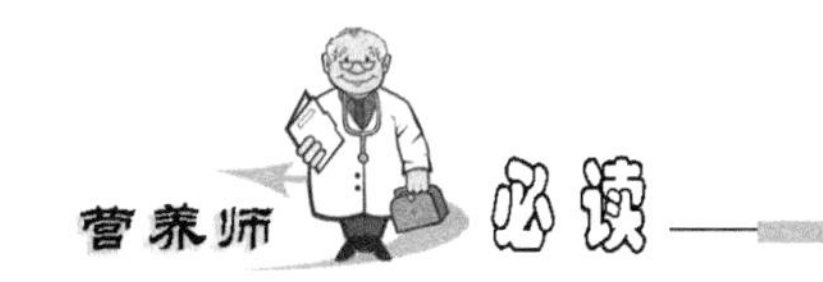

卫生安全评价专家组，负责新辐照食品的卫生安全性评价工作。

食品（包括食品原料）辐照加工必须按照规定的生产工艺进行，并按照食品卫生标准进行检验，凡不符合食品卫生标准的辐照食品，不得出厂或者销售。严禁用辐照加工手段处理劣质不合格的食品。

食品通常不得重复照射，但下列食品可进行重复照射，其总的累积吸收剂量不得>10kGy。

（1）为控制病虫，对含水分低食品进行的辐照，如谷类类似产品。

（2）用低剂量（<1kGy）辐照过的原料制成的食品。

（3）为达到预期效果，可将所需全部吸收剂量分多次进行照射的食品。

（4）含5%以下辐照配料食品。

（二）辐照食品检测

辐照食品，特别低剂量辐照食品，很难与其他非辐照加工食品相区别。为对辐照食品进行监督及促进贸易，国际国内发展辐照食品检测技术，主要是确定被检测样品是否经过辐照，并估测辐照食品吸收剂量。

检测猪肉、扒鸡、家禽、酒、水果、土豆、酱油等食品的辐照，随着科学技术的不断发展，分析灵敏度和准确度提高，目前大多数辐照食品几乎都能在实验室被检测，辐照食品检测目前在实际中应用较少，尚待进一步完善以形成国家标准和国际标准。

第五节　食品良好生产规范

传统食品卫生预防和控制重点是对食品成品监督监测，此方式有明显局限性，已远远跟不上现代食品工业发展需要。把预防和控制重点前移，用对食品生产加工全过程的管理代替单一终产品质量检验，已成为必然趋势，各国政府及相关国际组织都在努力促进此进程。建立和实行保证食品生产质量的管理制度，并制订相应技术规范。

食品良好生产规范（GMP），是为保障食品安全、质量而制订贯穿食品生产全过程的系列措施、方法和技术要求。GMP要求食品生产企业应具备良好的生产设备，合理生产过程，完善的质量管理和严格的检测系统，确保终产品质量符合标准。GMP管理制度是由美国率先建立并应用的较为成功的质量管理模式。

一、GMP 由来

GMP源于药品生产。第二次世界大战后经历数次较大药物灾难后，逐步认识到以成品抽样分析检验结果为依据的质量控制方法有一定缺陷，不能保证生产药品都做到安全并符合质量要求。美国于1962年修改《联邦食品、药品、化妆品法》，将药品质量管理和质量保证的概念制订成法定要求。美国食品药品监督管理局（FDA）根据修改法规定，由美国坦普尔大学6名教授编写制订世界上第1部药品GMP并于1963年经美国国会颁布成法令。1969年，美国食品药品监督管理局又将GMP的观点引用到食品生产法规中，制订《食品制造、加工包装及贮存的良好工艺规范》（CGMP），从20世纪70年代开始，FDA又陆续制定低酸性罐头等几类食品GMP，其中CGMP和低酸性罐头GMP已作为法规公布。

有些国家和地区借鉴GMP的原则和管理模式制定GMP或类似GMP管理规范，并在食品企业实施应用，取得良好效果。国家卫生部1998年发布国家标准《保健食品良好生产规范》和《膨化食品良好生产规范》，这是我国首批颁布食品GMP。

二、GMP 类别

1. 由国家政府机构颁布GMP　如美国FDA制定低酸性罐头GMP，我国的《保健食品良好生产规范》等。

2. 行业组织制定GMP　这类GMP可作为同类食品企业共同参照、自愿遵守的管理规范。

3. 食品企业自订的GMP　为企业内部管理的规范。

从GMP法律效力来看，又可分为强制性GMP和指导性（或推荐性）GMP。强制性GMP是指企业必须遵守的法律规定，由国家或有关政府部门颁布并监督实施。指导性（或推荐性）GMP由国家有关政府部门或行业组织、协会等制定，并推荐给食品企业参照执行，但遵循自愿遵守原则，不执行不属违法。

三、GMP 内容

GMP是对食品生产过程各环节、各方面实行全面质量控制的具体技术要求和为保证产品质量必须采取的监控措施。其内容可概括为硬件和软件两部分。所谓硬件指对食品企业提出厂房、设备、卫生设施等技术要求，而软件则指可靠的生产工艺、规范的生产行为、完善的管理组织和严格的管理制度等。GMP主要内容包括以下几个方面。

（一）人员要求

1. 人员配备重要性　一个先进生产企业必须达到科学全面质量管理要求。要使各项质量管理措施能够全面、准确的实施，就必须依靠一支称职的质量管理人员队伍，一个食品企业如没有一定数量高、中级技术人员和各级管理人员，没有一个懂行的高素质企业负责人，其食品生产、科研及其质量管理是搞不好的。在管理中并非引进先进设备和工艺流程就可以保证产品质量。先进的技术固然重要，但人的因素常在产品生产时起主导作用，发挥人的主动性、积极性和创造性，可使企业长期立于不败之地，保持持续发展。

2. 人员素质　食品企业生产和质量管理部门负责人。应具备大专以上相关学科学历，应能按规范要求组织生产或进行品质管理，能对食品生产和品质管理中出现的实际问题，做出正确判断和处理。工厂应有足够质量管理和检验人员，并能做到按批进行产品检验。

3. 教育与培训　从业人员上岗前必须经过卫生法规教育及相应技术培训，企业应建立培训考核制度。企业负责人及生产、质量管理部门负责人应接受更高层次的专业培训，并取得合格证书。

（二）企业设计与设施

无污染厂房环境，合理的厂房布局，规范化的生产车间、符合标准的设备和齐全的辅助设施是合格食品企业必备的条件。食品企业应符合以下要求。

1. 厂房环境　工厂不得设置于易遭受污染的区域，不应设在污染源下游河段，要选择地势干燥、交通方便、水源充足的地区。厂区周围不得有粉尘、有害气体、放射性物质和其他扩散性污染源;不得有昆虫大量滋生的潜在场所。

2. 厂房及设施

(1)布局:工厂内部要合理布局,划分生产区和生活区;生产区应在生活区的下风向。

建筑物、设备布局与工艺流程应衔接合理,并能满足生产工艺和质量卫生要求;应避免原料与半成品和成品、生原料与熟食品的交叉污染。

(2)厂房配置与结构:厂房应依据工艺流程需要及卫生要求有序地配置。

地面:地面应使用无毒、不渗水、不吸水、防滑材料铺砌,地面应平整、无裂缝、易于清洗消毒。

屋顶:屋顶或天花板应选用不吸水、表面光洁、耐腐蚀、耐温、浅色材料覆涂或装修,要有适当坡度,在结构上防止凝结水滴落,便于洗刷、消毒。

墙壁:车间内的墙壁应采用无毒、非吸收性、平滑、易清洗、不溶于水的浅色材料构筑。对清洁度要求较高的车间其墙角及柱角应有适当弧度,以利于清洗消毒。

门窗:门、窗要严密不变形,窗台要设于地面1m以上。非全年使用空调车间门窗应有防蝇、防尘设施,纱门应便于拆下清洗。

车间对外出入口应装设自动关闭门或风幕,要设有鞋、靴等消毒设备。

(3)通风设施:制造、包装及贮存等场所应保持通风良好,必要时设机械通风装置。以防止室内温度过高,蒸汽凝结,并保持室内空气新鲜。

(4)给排水管理:给水与排水系统应能适应生产需要,经常保持畅通,有防止污染水源和鼠类、昆虫经排水管道潜入车间的装置。

(5)照明设施:车间内各处应装设适当采光或照明设施,通常作业区域面应保持110 lx以上照度,加工工作面照度不应低于220 lx;检验场所工作面照度不应低于540 lx。所使用光源不应改变食品原有颜色。

(6)洗手设施:车间内要设置足够的洗手消毒设备。洗手设施还应包括干手设备、洗涤剂、消毒剂等。水龙头应采用脚踏式或电眼式等开关方式,以防止已清洗或消毒的手部再度污染。另外,生产车间还应配置与生产人员数相适应的更衣室、沐浴室和厕所等专用卫生设施。

3. 设备、工具

(1)设计:所有食品加工设备设计和构造应能防止污染,易于清洗消毒。

(2)材质:凡接触食品物料设备、工具、管道,必须用无毒、无味、抗腐蚀、不吸水、不变形材料制作。

(3)生产设备:应排列有序,使生产作业顺畅进行并避免致交叉污染。用于测定、控制或记录测量仪和记录仪。应能准确地发挥其功能,并定期校正。

(4)检验设备:应具备足够且符合检验项目需要的检验设备,以保证对原料、半成品和产品检验的需要。

(三)质量管理

1. 机构　食品企业应建立相应的质量管理部门或质量管理组织。质量管理部门应配备经专业培训,具备相应资格专职或兼职质量管理人员。

2. 质量管理部门作用　质量管理部门负责生产全过程的质量监督管理。此过程包括若干环节,而每个环节又都有各自质量职能。在食品企业中,实行全程质量管理,就是要求把不合格产品消除在产品生产时。要贯彻预防为主的管理原则，首先把质量管理工作的重点，从事后检验转移到事前设计和制造上来，在生产时要加强一切环节的质量管理，消除产生不合格产品的种种隐患，做到“防患于未然”；此外，要逐步形成包括市场研究、研制设计到销售实用的全过程的质量保证体系。保证食品的安全性、稳定性、均匀性和品质优良，确保产品全部符合质量要求。

3. 生产过程管理

（1）生产管理手册制订与执行：工厂应制定“生产管理手册”，主要包括下列生产管理内容：①原、辅料品质要求及处理方法；②包装材料品质控制；③加工过程的温度、时间、压力、水分控制；④投料及其记录等。所有原始记录资料应保存2年以上以便备查。应教育、培训员工按“生产管理手册”规定进行作业，符合卫生及品质管理的要求。

（2）原、辅料处理：原、辅料必须经过检查、化验，合格的方可使用；不符合质量卫生标准要求的，不得投入使用，并要与合格品严格区分开，防止混淆和污染食品。

（3）生产过程：所有食品生产作业，包括包装运输和贮存，应符合安全卫生原则并应尽可能在降低微生物生长繁殖速度及减少外界污染情况下进行。达到此项要求的途径是严格控制时间、温度、水活性、pH、压力、流速等理化因素，确保不致因机械故障、时间、延滞、温度变化及其他因素使食品腐败或重复污染。成品包装应在良好状态下进行，防止将异物带入食品，使用的包装材料，应完好无损、符合国家卫生标准。

4. 原料、半成品、成品品质管理

（1）企业应制定“品质管理标准手册”，由质量管理部门制订，经生产部门认可后遵守执行，以确保产品品质。

（2）生产使用的计量器如温度计、压力计、称量器等，应定期校正，并做记录。

（3）企业应对规范中的有关管理措施建立有效的内部检查制度，认真执行并做记录。

（4）原料品质管理：应详细制定原料及包装材料质量标准、检验项目、抽样及检验方法等，并保证实施。每批原料及包装材料需经检验合格后，方可进厂使用。

（5）食品加工过程半成品品质管理：采用HACCP原则和方法，找出预防污染。保证产品卫生质量的关键控制点及控制标准和监测方法，并保证执行，发现异常现象时，应迅速查明原因并加以矫正。

（6）成品品质管理：应制定成品质量标准、检验项目、抽样及检验方法。每批成品应留样保存，必要时做成品稳定性实验，以检测其稳定性。每批成品都需检验，不合格者，应适当处理。

（四）成品贮存与运输

成品贮存时应防止阳光直射、雨淋、撞击，以防止食品成分、质量及纯度等受到不良影响。仓库应有防鼠、防虫等设施，定期清扫、消毒。仓库出货应遵循先进先出的原则。运输工具应符合卫生要求，要根据产品特点配备防雨、防尘、冷藏、保温等设备。运输作业应防止强烈振荡、撞击，要轻拿轻放，防止损伤成品外形；并不得与有毒有害物品混装、混运。

（五）标识

食品标识应符合《食品标签通用标准》（GB 7718-1994）的规定。

（六）卫生管理

1. 维修、保养工作　建筑物和各种机械设备、装置、设施、给排水系统等均应保持良好状态，确保正常运行和洁净。

2. 清洗和消毒工作　制定有效消毒方法和制度，以确保所有场所清洁卫生，防止食品污染。

3. 除虫、灭害管理　厂房应定期或在必要时进行除虫灭害工作，采取防鼠、防蚊蝇、防昆虫等滋生的有效措施。

4. 污水、污物管理　厂房设置污物收集设施，定期清洗、消毒，污物不得外溢，做到日产日清。

5. 健康管理　对食品从业人员定期进行健康检查，未取得体检合格证者，应立即调离从事的食品生产岗位。

（七）成品售后意见处理

应建立顾客意见处理制度，对顾客提出的质量问题应立即追查原因，妥善处理。

四、我国食品企业卫生规范和GMP

我国食品企业质量管理规范的制定工作起步于20世纪80年代中期，从1988年起，先后颁布17个食品企业卫生规范，以下简称“卫生规范”（表42-1）。

表42-1　我国已颁布的食品企业卫生规范

序号	名称	标准号
1	食品企业通用卫生规范	GB 14881-1994
2	罐头厂卫生规范	GB 8950-1988
3	白酒厂卫生规范	GB 8951-1988
4	啤酒厂卫生规范	GB 8952-1988
5	酱油厂卫生规范	GB 8953-1988
6	食醋厂卫生规范	GB 8954-1988
7	食用植物油厂卫生规范	GB 8955-1988
8	蜜饯厂卫生规范	GB 8956-1988
9	糕点厂卫生规范	GB 8957-1988
10	乳品厂卫生规范	GB 12693-1990
11	肉类加工厂卫生规范	GB 12694-1990
12	饮料厂卫生规范	GB 12695-1990
13	葡萄酒厂卫生规范	GB 12696-1990
14	果酒厂卫生规范	GB 12697-1990
15	黄酒厂卫生规范	GB 12698-1990
16	面粉厂卫生规范	GB 13122-1991
17	饮用天然矿泉水厂卫生规范	GB 16330-1996

这些卫生规范制定目的主要是针对我国大多数食品企业卫生条件和卫生管理比较落后现状，重点规定厂房、设备、设施的卫生要求和企业的自身卫生管理等内容，借以促进我国食品企业卫生状况改善。这些规范制定的指导思想与GMP原则类似，即将保证食品质量的重点放在成品出厂前各个生产环节上，而不仅仅着眼于终产品上，针对食品生产全过程提出相应技术要求和质量控制措施，以确保终产品卫生质量合格。卫生规范与GMP不同处是主要围绕预防和控制各种有害因素对食品污染，保证产品卫生安全目的相应要求而制定，对保证产品营养价值、功效成分及色、香、味等感官性状未做出相应品质管理要求。

自上述规范发布以来，我国食品企业整体生产条件和管理水平较10多年前相比有较大幅度的提高，食品工业得到长足发展。鉴于制定我国食品企业GMP的时机已经成熟，也考虑到与国际接轨的需要，国家卫生部制定并发布《保健食品良好生产规范》（GB 17404-1998）和《膨化食品良好生产规范》（GB 17404-1998），这是我国首批颁布GMP标准。

上述两部GMF与以往“卫生规范”相比，最突出特点是增加品质管理内容，同时对企业人员素质及资格也提出具体要求。在工厂硬件方面，不仅要求具备完善卫生设施，还要求其他加工设备保持良好生产条件和状态，以确保产品品质。在生产过程的要求中，对重点环节制订具体量化质量控制指标。除强调控制污染措施外，还提出保证其营养和功效成分在加工时不损失、不破坏、不转化，确保其在终产品中质量和含量要求。此外，还规定生产和管理记录处理、成品售后意见处理、成品回收、建立产品档案等新的管理内容。

我国食品企业GMP在内容全面性、严格性和指标量化方面已基本与国际GMP接轨，这为中国食品产品进入国际市场创造一定的条件。今后，有关部门将逐步对各类“食品企业卫生规范”进行修订，使其转化为食品企业GMP。

五、实施GMP意义

GMP是行之有效的科学而严密生产质量管理制度，主要体现如下。

1. 确保食品质量合格出厂　GMP对从原料进厂到成品出厂，以至成品贮运和销售各个环节，均提出具体管理措施和技术要求，实施GMP管理制度是确保每件终产品合格的有效途径。

2. 促进食品企业质量管理科学化和规范化，推动食品加工行业整体管理水平提高　我国食品企业GMP以标准形式颁布，属强制性技术规范。贯彻实施GMP可使广大企业，特别是技术力量较差的企业依据GMP规定，建立和完善自身质量管理系统，规范生产行为，保证产品质量。目前我国许多食品企业质量意识不强，质量管理水平较低。条件设备落后。实行GMP管理制度将会提高我国广大企业加强自身质量管理自觉性，提高质量管理水平，从而推动我国食品工业质量管理体系向更高层次发展。

3. 有利于食品产品进入国际市场　GMP原则已被世界上许多国家，特别是发达国家认可并采纳。GMP是衡量企业质量管理优劣的重要参考依据，在食品企业实施GMP，将会提高我国食品产品在国际贸易中竞争力。

4. 提高卫生行政部门对食品企业进行监督管理水平　对食品企业进行GMP监督检查，使食品卫生监督更具科学性和针对性。这与以往对食品企业的监督检查的方式相比，在水平和效能上都会有质的提高。

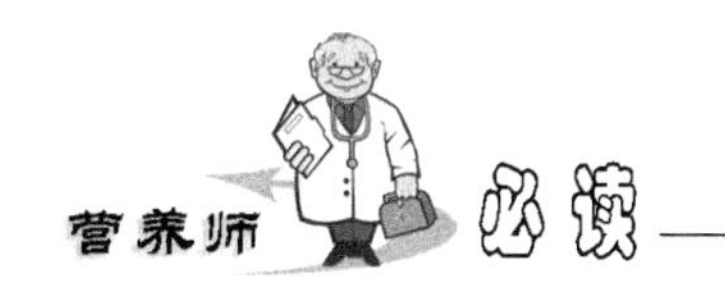

5. 弘扬先进，带动落后，优胜劣汰，促进食品企业公平竞争　企业实施GMP，势必会提高产品的质量，为企业带来良好市场信誉和经济效益，创造出优质名牌产品。同时也能调动落后企业加强产品质量管理意识和积极性。卫生行政部门经加强GMP监督检查，还可使某些不具备生产条件企业下马，起到扶优劣汰作用。

第六节　HACCP 管理方法

一、HACCP 管理方法概念

危害分析关键控制点（HACCP）是指：为了防止食物中毒或其他食源性疾病发生，应对食品生产加工时造成食品污染发生或发展的各种危害因素，进行系统和全面的分析；在分析的基础上，确定能有效地预防、减轻或消除各种危害的关键控制点，进而在关键控制点对造成食品污染发生或发展的危害因素进行控制，并同时监测控制效果，随时对控制方法进行校正和补充。正是由于HACCP经这种"分析-控制-监测-校正"的系统方法，保证食品安全卫生。所以，HACCP法被称为HACCP系统。另外，也正是由HACCP强调：应沿着食品生产加工整个过程，连续地、系统地对造成食品污染发生和发展的各种危害因素进行分析和控制，所以，HACCP方法又被称为"食品安全纵向保证法"。

HACCP概念与方法20世纪70年代初产生于美国，近年来，HACCP概念和方法得到不断深入研究与广泛应用。由于HACCP在保证食品产品卫生质量的成功经验，美国等国家政府机构已在有关法规中规定：食品生产加工企业必须在其生产加工时建立和实施HACCP方法。FAO/WHO等国际组织也一直在全球范围内积极推广HACCP概念和方法，而且还特别制订发展中国家应如何应用HACCP有关建议和工作策略。

二、实施 HACCP 意义

国内外成功经验表明HACCP方法对保证食品安全卫生，保障消费者身体健康有着非常重要作用。改革开放以来，我国食品工业发展迅猛，食品质量也有相当提高。但是，食品卫生质量控制技术水平与发达国家相比仍有很大差距。食品卫生质量所存在各类问题不仅严重地影响消费者身体健康，同时，也阻碍我国食品进入国际贸易大市场。所以，在我国食品生产加工企业广泛推广应用HACCP概念，其意义在于：

（1）能有效地保证食品的卫生安全性，防止食源性疾病发生，从而保障国民身体健康，增强劳动生产力，有利于经济与社会发展。

（2）提高我国出口食品质量水平，满足国际食品贸易中一贯重视生产过程质量控制基本要求，促进我国食品出口创汇。

（3）更新食品生产企业质量控制意识，提高食品企业质量控制技术水平。

三、HACCP方法基本内容

HACCP方法是系统方法，由以下各部分连续地、有机地组成（图42-2）。

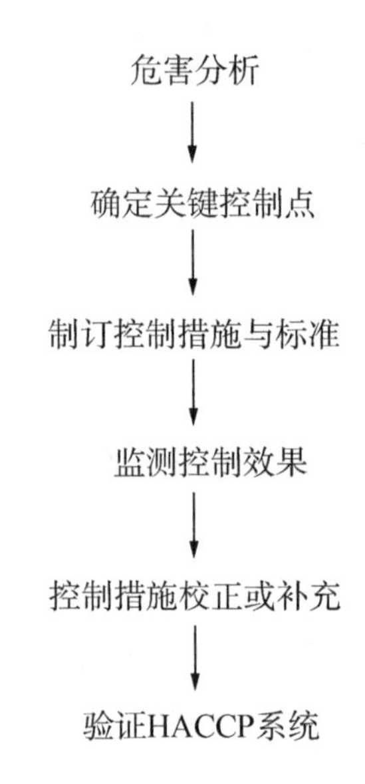

图42-2　HACCP系统的组成

1. *危害与危害分析*　危害（hazard）是指食品中可能造成人类健康损害的生物、化学或物理性污染物及影响食品污染发生发展各种因素。生物性污染物包括:各种致病性细菌或食品腐败菌、病毒、寄生虫、真菌,细菌和真菌毒素或代谢产物;化学性污染物包括:农药、重金属、工业污染物、滥用的食品添加剂、杀虫剂、清洗剂等;物理性污染物包括:放射性及金属碎屑等。

危害分析:危害分析是HACCP系统方法的基本内容和关键步骤,经既往资料分析、现场实地观测、实验采样检测等方法。对食品生产时食品污染发生发展的各种因素进行系统分析,发现和确定食品中的有害污染物及影响其发生发展的各种因素。

2. *关键控制点*　关键控制点是指能对1个或多个危害因素实施控制措施的环节,其可能是食品生产加工时某一操作方法或流程,也可能是食品生产加工某一场所或设备。

关键控制点依其产生控制作用的性质与强弱,通常分为两类,一类是能完全消除危害因素的关键控制点称为CCP_1,如巴氏消毒工艺;另一类则是仅能减轻而不能消除危害因素关键控制点,即CCP_2。但应注意两种类型的CCP都重要,必须加以控制。关键控制点还可依其发挥作用的形式,分为CCPe、CCPp、CCPr。

CCPe（CCP elimination）:是指食品生产加工时能消除危害关键控制点,如高温蒸煮或巴氏消毒。

CCPp（CCP prevention）:是指食品生产加工时,能预防危害发生或发展的关键控制点,但不能消除或减轻危害。如冷冻能抑制微生物的生长繁殖,但微生物并未杀灭或消除,解冻后,微生物危害在适宜温度下又会生长繁殖。

CCPr（CCP reduction）:是指食品生产加工时,能减少或降低危害的关键控制点,但既不能消除危害,也不能预防危害。如食品生产加工时使用消过毒器具接触食品,只能减少危害程度。

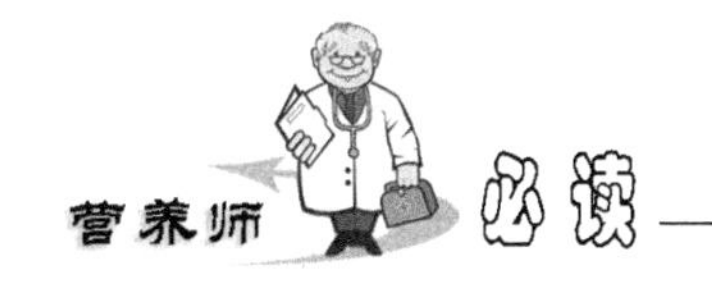

3. 控制措施与控制　控制标准是判定关键控制点采取的措施后，危害因素是否得到控制的技术依据。

标准指标可以是物理性，如时间或温度；也可以是化学性，如盐或醋酸的浓度、pH等；生物性质或感官性状规定也可作为标准指标。标准指标可以是定性，也可以是定量的，但为保证标准可操作性与可比较性，应尽量设置定量指标。

4. 监测方法与监测程序　控制措施是否符合控制标准，达到设定的预期控制效果，就必须对控制措施实施过程进行监测。通常使用监测方法有：现场观察、半成品或成品的感官评价、物理学测定、化学检验及微生物学检验5种方法。

监测结果须详细记录在案并明确分类。记录方式包括：数据表格、曲线图，必要时，还应有详细文字描述。

5. 校正措施　指原有控制措施未达到控制标准时，需立即采用的替代措施。

6. 验证　验证的目的，是要确认HACCP系统是否正常运行，验证工作可由质检人员，卫生或管理机构人员共同进行，包括HACCP方案验证，以确定是否已查出所有危害，是否确定有效的关键控制及控制措施是否正确，标准是否合理，监控程序在评价工作中是否有效等。

四、HACCP系统建立

（一）危害分析

1. 分析研究既往流行病学资料　经对食物中毒或其他食源性疾病流行病学调查，可以研究分析造成食物中毒，或食源性疾病致病因子、发病原因、致病因子的传播途径与规律，发现和确定食品生产加工时，可能存在危害因素。大量食源性疾病流行病学调查表明，下列因素是造成食品污染发生、发展的最常见危害。

（1）微生物污染：①食品原料的微生物污染；②食品加工过程微生物污染。

（2）动植物毒素：某些贝类、鱼类、蘑菇、蔬菜等，因含有有毒成分而成为食品产品中天然毒素来源。

（3）化学性污染：①加工过程重金属污染；②食品添加剂滥用；③农药及杀虫剂使用不当。

（4）微生物生长繁殖：①温度与时间的使用不正确；②食品酸化不够充分；③发酵（并产酸）不彻底或缓慢发酵；④用于腌制盐浓度不够或腌制时间太短；⑤食品水活度升高，或这些食品含有冷凝水；⑥真空包装所造成的厌氧环境不充分，或提供的具有抑制作用的竞争性微生物，不能有效地抑制有害微生物的生长繁殖。

2. 食品生产加工现场调查

（1）生产加工有关人员调查：可发现食品生产加工时与卫生质量有关的某些内容，如食品原料和辅料的来源；生产操作人员基本情况；生产加工工艺与流程；生产加工设备清洗与维护；食品生产加工时热加工时间和温度等，同时还可以了解食品配方或组成成分。

（2）观察生产加工过程：进行危害分析时，有必要对产品加工操作进行专门观察和评价：①配方与原料调查；②食品生产加工方法调查；③食品食用前贮藏与再加工方式调查。

（二）确定关键控制点

关键控制点是食品生产加工时，能有效地控制各种危害的重要环节，关键控制点确定主要取决于：

（1）食品生产加工时可能存在危害种类及其严重性和危险性。

（2）在加工和制作时，产品经过的生产加工过程。

（3）食品的食用方式。

确定关键控制点并不是1个关键控制点控制1个危害。可能需要在几个关键控制点连续性地施行控制，方可有效控制危害。还应注意不能对控制措施施行情况进行监测的关键控制点，无论措施如何有效，都不能将其确定为实际操作关键控制点。为真正体现HACCP科学性和有效性，即既有效、又经济地对食品生产加工进行卫生质控。确定关键控制点时，无须重复确定对同种危害产生同样控制效果和意义的关键控制点。如在系列操作时，某临近生产加工后期的关键控制点，能确保有效消除某项危害或所有危害，无论危害程度多大；则在此前就不必确定其他关键控制点。关键控制点确定及其意义如下：

（1）食品原料作为关键控制点：意义非常重要，把原料危害控制在最小程度，将大量减轻加工过程质量控制负担，且能最大程度地保证食品卫生质量。

有以下情形时，应将食品原料作为“关键控制点”：①原料来自于严重污染环境或地区，如近海水产品；②原料未经严格卫生处理，或原料生产供应商未经HACCP合格认证；③原料属于高危类；④食品加工缺乏有效消毒灭菌工艺，如凉菜加工。

（2）生产加工工艺作为关键控制点：生产过程某些工艺或环节常作为关键控制点。如何确定食品生产关键控制点很难细定具体原则，应据不同食品及其生产加工工艺与方法，确定具体原则。如热加工能灭活许多致病性微生物和其他可造成食品腐败变质的微生物，故热加工常是大多数食品生产关键控制点；冷却对于热加工食品和冷藏食品是关键控制点。干燥本身不能杀死致病菌，但终产品低水分可抑制微生物，所以食品干燥或脱水工艺对某些食品也是关键控制点。严格控制酸化工艺，能确保食品终产品pH较低，某些肉制食品必须严格控制食盐或亚硝酸盐使用量，才能保证终产品有足以限制微生物生长繁殖的盐浓度，发酵过程特定温度和湿度能选择性影响微生物生长繁殖，这些工艺环节与方法都可能作为保证食品终产品安全卫生质量的关键控制点。

在食品餐饮业和家庭，热加工是非常重要的关键控制点。烹调食品的关键控制点还应包括：加工操作方法、温度、冷却和再加热。

通常在食品生产加工时，关键控制点所施行控制措施都与食品生产加工工艺与方法相关，如温度与时间、酸度、pH等。

（3）生产加工环境作为关键控制点：食品生产加工生产环境，有时也是某些食品生产加工时不可缺少的关键控制点，这些生产环境包括生产用水、车间空气、生产设备与机器、食品包装材料等。

（三）确定控制标准

一旦确定关键控制点，就应施行切实有效控制措施。控制措施是否有效，应有相应标准进行判断和监测。故对每个“关键控制点”都必须确定控制标准，以保证控制措施正确实施。

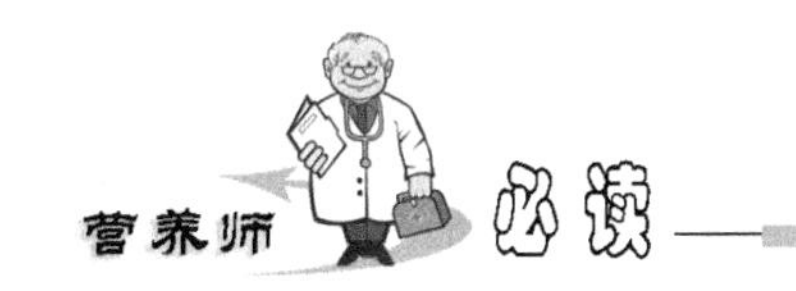

标准实例有热加工后达到终点温度；足以灭活各种微生物的时间与温度；终产品pH和α_w；冷却或热藏时温度；冷却罐内水的氯浓度等。

（四）建立监测方法与程序

关键控制点的监测是保证控制措施切实有效的必需步骤。其目的在于发现控制措施，与所定标准是否出现偏差，这可以经许多方法进行监测。主要取决于关键控制点类型、控制标准及使用的仪器和设备。应将快速易行检测方法作为HACCP系统监测方法，如现场观测、物理测量或化学检验，如温度与时间、pH、浓度等，这些方法能快速获得测定结果，以便能及时地调整生产加工过程与控制措施。

（五）制定纠正措施

如果监测结果表明生产加工失控或控制措施未达标准时，则必须立即采取措施进行校正，这是HACCP系统特性之一，也是HACCP重要步骤。校正措施依关键控制点不同而异，常用校正措施包括：再加热或再加工、升高加热温度或延长加热时间、降低α_w、提高pH、延长加工时间、调整某些成分浓度、调整后期的加工等。

（六）验证

HACCP系统建立及使用时，应对HACCP系统进行验证。验证目的是为了检查HACCP系统是否正确适用、科学合理和切实有效。HACCP的验证分为2种形式：①外部验证是指由食品生产企业以外的监督管理，或其他技术机构所进行的验证；②内部验证是指由企业内部进行的定期验证。两种形式的验证工作均是由专门成立专家小组负责完成。这些专家包括：食品卫生监督员、食品生产加工企业的质控人员、有关部门的专家等。

验证内容主要有：①食品生产加工工艺流程图；②危害因素名单；③关键控制点；④控制标准及其详细说明；⑤关键控制点所采用监测方法与程序；⑥操作失控后所采取的措施。

在进行验证时，还应审查和观察：①温度-时间读数记录；②关键控制点操作方法；③询问企业内部质量管理人员，了解有关监测关键控制点方法。

必要时按照控制标准，进行如下实验室分析。

（1）采样：采集相关样品。

（2）实验室分析：如微生物诊断试验。在HACCP建立和运行时，验证工作都应由专家小组严格进行。食品卫生监督管理部门在进行食品卫生日常监督检测工作时，应把HACCP验证工作作为一项重要内容。这样，既可以加强对食品生产加工过程卫生监督管理，也可提高食品卫生监督管理工作的工作效率与工作质量。

五、HACCP系统在食品卫生监督管理应用

HACCP有别于传统监督管理方法，对产品安全评价不是依赖于对产品检验，而是侧重于对生产过程管理。对成品检验实际上是“过后式”把关措施，一旦发现成品有问题，只能做出诸如“产品不准出厂”等补救性处理决定。另外，大批量成品抽样检验也是耗资耗时工作，况且抽样检验也存在一定局限性，难免挂一漏万，故许多先进国家将检查HACCP系统是否建立和有效运行，作为评价产品是否安全可靠的主要依据，而不仅仅看成品检验结果是否合格。许多发达国家都将HACCP系统作为进口某企业产品先决条件。

HACCP系统通常由企业实施，食品卫生监督部门对其进行检查和验证。监督部门应熟悉和了解食品加工过程和产品去向。当然，监督员不可能熟悉所有类别食品加工工艺，运用HACCP方法可使监督员判定生产企业食品安全控制系统是否正确，从而得出准确结论和采取正确处理措施。

经检查HACCP系统记录，监督员了解生产企业每天生产情况，而不仅是被检查时情况。应注意监督人员应积极参与和帮助企业建立HACCP系统，促使并指导食品生产企业加强食品生产时卫生管理，提高产品质量；要帮助企业对生产第一线的管理人员和工人进行HACCP培训。使其掌握 HACCP 方法，是确保HACCP系统正确运行的关键。

食品监督部门和企业共同研究建立HACCP系统并联手付诸实施，还可以改变两者间以往“管”与“防”关系，使确保产品卫生质量成为双方共同追求的目标，从而取得良好社会和经济效益。

附　　录

附录A

中国居民膳食营养素参考摄入量表（DRIs 2013）

中国居民膳食能量需要量（EER）、宏量营养素可接受范围（AMDR）、蛋白质参考摄入量（RNI）

人群	EER（kcal/d）*		AMDR				RNI	
							蛋白质（g/d）	
	男	女	总碳水化合物（%E）	添加糖（%E）	总脂肪（%E）	饱和脂肪酸 U-AMDR（%E）	男	女
0～6个月	90kcal/（kg·d）	90kcal/（kg·d）	—	—	48（AI）	—	9（AI）	9（AI）
7～12个月	80kcal/（kg·d）	80kcal/（kg·d）	—	—	40（AI）	—	20	20
1岁	900	800	50～65	—	35（AI）	—	25	25
2岁	1100	1000	50～65	—	35（AI）	—	25	25
3岁	1250	1200	50～65	—	35（AI）	—	30	30
4岁	1300	1250	50～65	<10	20～30	<8	30	30
5岁	1400	1300	50～65	<10	20～30	<8	30	30

续表

人群	EER（kcal/d）*		AMDR				RNI	
	男	女	总碳水化合物（%E）	添加糖（%E）	总脂肪（%E）	饱和脂肪酸U-AMDR（%E）	蛋白质（g/d）	
							男	女
6岁	1400	1250	50～65	<10	20～30	<8	35	35
7岁	1500	1350	50～65	<10	20～30	<8	40	40
8岁	1650	1450	50～65	<10	20～30	<8	40	40
9岁	1750	1550	50～65	<10	20～30	<8	45	45
10岁	1800	1650	50～65	<10	20～30	<8	50	50
11岁	2050	1800	50～65	<10	20～30	<8	60	55
14～17岁	2500	2000	50～65	<10	20～30	<8	75	60
18～49岁	2250	1800	50～65	<10	20～30	<10	65	55
50～64岁	2100	1750	50～65	<10	20～30	<10	65	55
65～79岁	2050	1700	50～65	<10	20～30	<10	65	55
80岁～	1900	1500	50～65	<10	20～30	<10	65	55
孕妇（早）	—	1800	50～65	<10	20～30	<10	—	55
孕妇（中）	—	2100	50～65	<10	20～30	<10	—	70
孕妇（晚）	—	2250	50～65	<10	20～30	<10	—	85
乳母	—	2300	50～65	<10	20～30	<10	—	80

*6岁及以上是轻体力活动水平

注：①未制定参考值者用“—”表示；②%E为占能量的百分比；③EER：能量需要量；④AMDR：可接受的宏量营养素范围；⑤RNI：推荐摄入量

中国居民膳食矿物质推荐摄入量（RNI）或适宜摄入量（AI）

人群	钙（mg/d）	磷（mg/d）	钾（mg/d）	钠（mg/d）	镁（mg/d）	氯（mg/d）	铁（mg/d）		碘（μg/d）	锌（mg/d）		硒（μg/d）	铜（mg/d）	氟（mg/d）	铬（μg/d）	锰（mg/d）	钼（μg/d）
	RNI	RNI	AI	AI	RNI	AI	RNI		RNI	RNI		RNI	RNI	AI	AI	AI	RNI
							男	女		男	女						
0岁	200（AI）	100（AI）	350	170	20（AI）	260	0.3（AI）		85（AI）	2.0（AI）		15（AI）	0.3（AI）	0.01	0.2	0.01	2（AI）
0.5岁～	250（AI）	180（AI）	550	350	65（AI）	550	10		115（AI）	3.5		20（AI）	0.3（AI）	0.23	4.0	0.7	15（AI）
1岁～	600	300	900	700	140	1100	9		90	4.0		25	0.3	0.6	15	1.5	40
4岁～	800	350	1200	900	160	1400	10		90	5.5		30	0.4	0.7	20	2.0	50
7岁～	1000	470	1500	1200	220	1900	13		90	7.0		40	0.5	1.0	25	3.0	65
11岁～	1200	640	1900	1400	300	2200	15	18	110	10	9.0	55	0.7	1.3	30	4.0	90
14岁～	1000	710	2200	1600	320	2500	16	18	120	11.5	8.5	60	0.8	1.5	35	4.5	100
18岁～	800	720	2000	1500	330	2300	12	20	120	12.5	7.5	60	0.8	1.5	30	4.5	100
50岁～	1000	720	2000	1400	330	2200	12	12	120	12.5	7.5	60	0.8	1.5	30	4.5	100
65岁～	1000	700	2000	1400	320	2200	12	12	120	12.5	7.5	60	0.8	1.5	30	4.5	100
80岁～	1000	670	2000	1300	310	2000	12	12	120	12.5	7.5	60	0.8	1.5	30	4.5	100
孕妇（早）	800	720	2000	1500	370	2300	—	20	230	—	9.5	65	0.9	1.5	31	4.9	110
孕妇（中）	1000	720	2000	1500	370	2300	—	24	230	—	9.5	65	0.9	1.5	34	4.9	110
孕妇（晚）	1000	720	2000	1500	370	2300	—	29	230	—	9.5	65	0.9	1.5	36	4.9	110
乳母	1000	720	2400	1500	330	2300	—	24	240	—	12	78	1.4	1.5	37	4.8	103

注：未制定参考值者用“—”表示

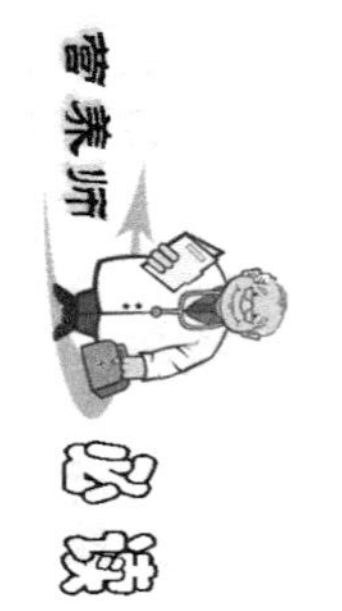

中国居民膳食维生素推荐摄入量（RNI）或适宜摄入量（AI）

人群	维生素A（μg RAE/d）		维生素D（μg/d）	维生素E（mg α—TE/d）	维生素K（μg/d）	维生素B_1（mg/d）		维生素B_2（mg/d）		维生素B_6（mg/d）	维生素B_{12}（μg/d）	泛酸（mg/d）	叶酸（μgDFE/d）	烟酸（mgNE/d）		胆碱（mg/d）		生物素（μg/d）	维生素C（mg/d）
	RNI		RNI	AI	AI	RNI		RNI		RNI	RNI	AI	RNI	RNI		AI		AI	RNI
	男	女				男	女	男	女					男	女	男	女		
0岁～	300（AI）		10（AI）	3	2	0.1（AI）		0.4（AI）		0.2（AI）	0.3（AI）	1.7	65（AI）	2（AI）		120		5	40（AI）
0.5岁～	350（AI）		10（AI）	4	10	0.3（AI）		0.5（AI）		0.4（AI）	0.6（AI）	1.9	100（AI）	3（AI）		150		9	40（AI）
1岁～	310		10	6	30	0.6		0.6		0.6	1.0	2.1	160	6		200		17	40
4岁～	360		10	7	40	0.8		0.7		0.7	1.2	2.5	190	8		250		20	50
7岁～	500		10	9	50	1.0		1.0		1.0	1.6	3.5	250	11	10	300		25	65
11岁～	670	630	10	13	70	1.3	1.1	1.3	1.1	1.3	2.1	4.5	350	14	12	400		35	90
14岁～	820	630	10	14	75	1.6	1.3	1.5	1.2	1.4	2.4	5.0	400	16	13	500	400	40	100
18岁～	800	700	10	14	80	1.4	1.2	1.4	1.2	1.4	2.4	5.0	400	15	12	500	400	40	100
50岁～	800	700	10	14	80	1.4	1.2	1.4	1.2	1.6	2.4	5.0	400	14	12	500	400	40	100
65岁～	800	700	15	14	80	1.4	1.2	1.4	1.2	1.6	2.4	5.0	400	14	11	500	400	40	100
80岁～	800	700	15	14	80	1.4	1.2	1.4	1.2	1.6	2.4	5.0	400	13	10	500	400	40	100
孕妇（早）	—	700	10	14	80	—	1.2	—	1.2	2.2	2.9	6.0	600	—	12	—	420	40	100
孕妇（中）	—	770	10	14	80	—	1.4	—	1.4	2.2	2.9	6.0	600	—	12	—	420	40	115
孕妇（晚）	—	770	10	14	80	—	1.5	—	1.5	2.2	2.9	6.0	600	—	12	—	420	40	115
乳母	—	1300	10	17	80	—	1.5	—	1.5	1.7	3.2	7.0	550	—	15	—	520	50	150

注：①未制定参考值者用“—”表示；②视黄醇活性当量（RAE，μg）=膳食或补充剂来源全反式视黄醇（μg）+1/2补充剂纯品全反式β-胡萝卜素（μg）+1/12膳食全反式β-胡萝卜素（μg）+1/24其他膳食维生素A原类胡萝卜素（μg）；③α-生育酚当量（α-TE），膳食中总-α-TE当量（mg）=1×α-生育酚（mg）+0.5×β-生育酚（mg）+0.1×γ-生育酚（mg）+0.02×δ-生育酚（mg）+0.3×α-三烯生育酚（mg）；④膳食叶酸当量（DFE，μg）=天然食物来源叶酸（μg）+1.7×合成叶酸（μg）；⑤烟酸当量（NE，mg）=烟酸（mg）+1/60色氨酸（mg）

附录B

中华人民共和国食品安全法

《中华人民共和国食品安全法》已由中华人民共和国第十二届全国人民代表大会常务委员第十四次会议于2015年4月24日修订通过，现将修订后的《中华人民共和国食品安全法》公布，自2015年10月1日起施行。

第一章 总 则

第一条 为了保证食品安全，保障公众身体健康和生命安全，制定本法。

第二条 在中华人民共和国境内从事下列活动，应当遵守本法：

（一）食品生产和加工（以下称食品生产），食品销售和餐饮服务（以下称食品经营）；

（二）食品添加剂的生产经营；

（三）用于食品的包装材料、容器、洗涤剂、消毒剂和用于食品生产经营的工具、设备（以下称食品相关产品）的生产经营；

（四）食品生产经营者使用食品添加剂、食品相关产品；

（五）食品的贮存和运输；

（六）对食品、食品添加剂、食品相关产品的安全管理。

供食用的源于农业的初级产品（以下称食用农产品）的质量安全管理，遵守《中华人民共和国农产品质量安全法》的规定。但是，食用农产品的市场销售、有关质量安全标准的制定、有关安全信息的公布和本法对农业投入品作出规定的，应当遵守本法的规定。

第三条 食品安全工作实行预防为主、风险管理、全程控制、社会共治，建立科学、严格的监督管理制度。

第四条 食品生产经营者对其生产经营食品的安全负责。

食品生产经营者应当依照法律、法规和食品安全标准从事生产经营活动，保证食品安全，诚信自律，对社会和公众负责，接受社会监督，承担社会责任。

第五条 国务院设立食品安全委员会，其职责由国务院规定。

国务院食品安全监督管理部门依照本法和国务院规定的职责，对食品生产经营活动实施监督管理。

国务院卫生行政部门依照本法和国务院规定的职责，组织开展食品安全风险监测和风险评估，会同国务院食品安全监督管理部门制定并公布食品安全国家标准。

国务院其他有关部门依照本法和国务院规定的职责，承担有关食品安全工作。

第六条 县级以上地方人民政府对本行政区域的食品安全监督管理工作负责，统一领导、组织、协调本行政区域的食品安全监督管理工作以及食品安全突发事件应对工作，建立健全食品安全全程监督管理工作机制和信息共享机制。

县级以上地方人民政府依照本法和国务院的规定，确定本级食品安全监督管理、卫生行政部门和其他有关部门的职责。有关部门在各自职责范围内负责本行政区域的食品安全监督管理工作。

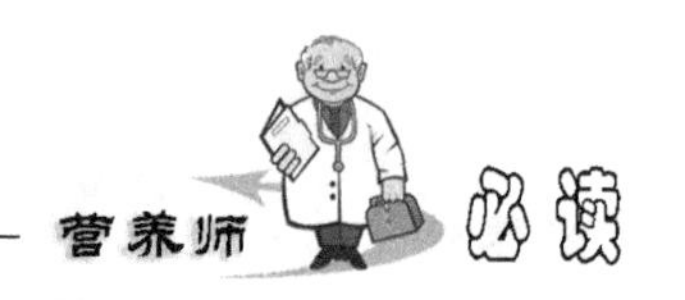

县级人民政府食品安全监督管理部门可以在乡镇或者特定区域设立派出机构。

第七条　县级以上地方人民政府实行食品安全监督管理责任制。上级人民政府负责对下一级人民政府的食品安全监督管理工作进行评议、考核。县级以上地方人民政府负责对本级食品安全监督管理部门和其他有关部门的食品安全监督管理工作进行评议、考核。

第八条　县级以上人民政府应当将食品安全工作纳入本级国民经济和社会发展规划,将食品安全工作经费列入本级政府财政预算,加强食品安全监督管理能力建设,为食品安全工作提供保障。

县级以上人民政府食品安全监督管理部门和其他有关部门应当加强沟通、密切配合,按照各自职责分工,依法行使职权,承担责任。

第九条　食品行业协会应当加强行业自律,按照章程建立健全行业规范和奖惩机制,提供食品安全信息、技术等服务,引导和督促食品生产经营者依法生产经营,推动行业诚信建设,宣传、普及食品安全知识。

消费者协会和其他消费者组织对违反本法规定,损害消费者合法权益的行为,依法进行社会监督。

第十条　各级人民政府应当加强食品安全的宣传教育,普及食品安全知识,鼓励社会组织、基层群众性自治组织、食品生产经营者开展食品安全法律、法规以及食品安全标准和知识的普及工作,倡导健康的饮食方式,增强消费者食品安全意识和自我保护能力。

新闻媒体应当开展食品安全法律、法规以及食品安全标准和知识的公益宣传,并对食品安全违法行为进行舆论监督。有关食品安全的宣传报道应当真实、公正。

第十一条　国家鼓励和支持开展与食品安全有关的基础研究、应用研究,鼓励和支持食品生产经营者为提高食品安全水平采用先进技术和先进管理规范。

国家对农药的使用实行严格的管理制度,加快淘汰剧毒、高毒、高残留农药,推动替代产品的研发和应用,鼓励使用高效低毒低残留农药。

第十二条　任何组织或者个人有权举报食品安全违法行为,依法向有关部门了解食品安全信息,对食品安全监督管理工作提出意见和建议。

第十三条　对在食品安全工作中做出突出贡献的单位和个人,按照国家有关规定给予表彰、奖励。

第二章　食品安全风险监测和评估

第十四条　国家建立食品安全风险监测制度,对食源性疾病、食品污染以及食品中的有害因素进行监测。

国务院卫生行政部门会同国务院食品安全监督管理等部门,制定、实施国家食品安全风险监测计划。

国务院食品安全监督管理部门和其他有关部门获知有关食品安全风险信息后,应当立即核实并向国务院卫生行政部门通报。对有关部门通报的食品安全风险信息以及医疗机构报告的食源性疾病等有关疾病信息,国务院卫生行政部门应当会同国务院有关部门分析研究,认为必要的,及时调整国家食品安全风险监测计划。

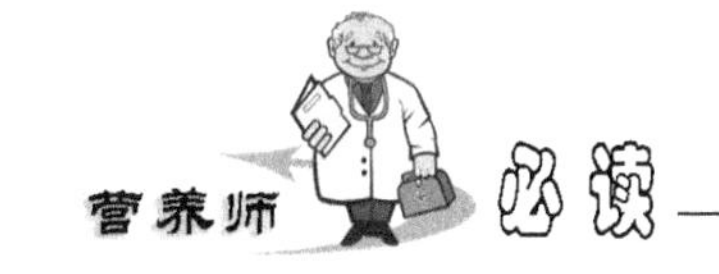

省、自治区、直辖市人民政府卫生行政部门会同同级食品安全监督管理等部门，根据国家食品安全风险监测计划，结合本行政区域的具体情况，制定、调整本行政区域的食品安全风险监测方案，报国务院卫生行政部门备案并实施。

第十五条　承担食品安全风险监测工作的技术机构应当根据食品安全风险监测计划和监测方案开展监测工作，保证监测数据真实、准确，并按照食品安全风险监测计划和监测方案的要求报送监测数据和分析结果。

食品安全风险监测工作人员有权进入相关食用农产品种植养殖、食品生产经营场所采集样品、收集相关数据。采集样品应当按照市场价格支付费用。

第十六条　食品安全风险监测结果表明可能存在食品安全隐患的，县级以上人民政府卫生行政部门应当及时将相关信息通报同级食品安全监督管理等部门，并报告本级人民政府和上级人民政府卫生行政部门。食品安全监督管理等部门应当组织开展进一步调查。

第十七条　国家建立食品安全风险评估制度，运用科学方法，根据食品安全风险监测信息、科学数据以及有关信息，对食品、食品添加剂、食品相关产品中生物性、化学性和物理性危害因素进行风险评估。

国务院卫生行政部门负责组织食品安全风险评估工作，成立由医学、农业、食品、营养、生物、环境等方面的专家组成的食品安全风险评估专家委员会进行食品安全风险评估。食品安全风险评估结果由国务院卫生行政部门公布。

对农药、肥料、兽药、饲料和饲料添加剂等的安全性评估，应当有食品安全风险评估专家委员会的专家参加。

食品安全风险评估不得向生产经营者收取费用，采集样品应当按照市场价格支付费用。

第十八条　有下列情形之一的，应当进行食品安全风险评估：

（一）通过食品安全风险监测或者接到举报发现食品、食品添加剂、食品相关产品可能存在安全隐患的；

（二）为制定或者修订食品安全国家标准提供科学依据需要进行风险评估的；

（三）为确定监督管理的重点领域、重点品种需要进行风险评估的；

（四）发现新的可能危害食品安全因素的；

（五）需要判断某一因素是否构成食品安全隐患的；

（六）国务院卫生行政部门认为需要进行风险评估的其他情形。

第十九条　国务院食品安全监督管理、农业行政等部门在监督管理工作中发现需要进行食品安全风险评估的，应当向国务院卫生行政部门提出食品安全风险评估的建议，并提供风险来源、相关检验数据和结论等信息、资料。属于本法第十八条规定情形的，国务院卫生行政部门应当及时进行食品安全风险评估，并向国务院有关部门通报评估结果。

第二十条　省级以上人民政府卫生行政、农业行政部门应当及时相互通报食品、食用农产品安全风险监测信息。

国务院卫生行政、农业行政部门应当及时相互通报食品、食用农产品安全风险评估结果等信息。

第二十一条　食品安全风险评估结果是制定、修订食品安全标准和实施食品安全监督管理的科学依据。

经食品安全风险评估，得出食品、食品添加剂、食品相关产品不安全结论的，国务院食品安全监督管理等部门应当依据各自职责立即向社会公告，告知消费者停止食用或者使用，并采取相应措施，确保该食品、食品添加剂、食品相关产品停止生产经营；需要制定、修订相关食品安全国家标准的，国务院卫生行政部门应当会同国务院食品安全监督管理部门立即制定、修订。

第二十二条　国务院食品安全监督管理部门应当会同国务院有关部门，根据食品安全风险评估结果、食品安全监督管理信息，对食品安全状况进行综合分析。对经综合分析表明可能具有较高程度安全风险的食品，国务院食品安全监督管理部门应当及时提出食品安全风险警示，并向社会公布。

第二十三条　县级以上人民政府食品安全监督管理部门和其他有关部门、食品安全风险评估专家委员会及其技术机构，应当按照科学、客观、及时、公开的原则，组织食品生产经营者、食品检验机构、认证机构、食品行业协会、消费者协会以及新闻媒体等，就食品安全风险评估信息和食品安全监督管理信息进行交流沟通。

第三章　食品安全标准

第二十四条　制定食品安全标准，应当以保障公众身体健康为宗旨，做到科学合理、安全可靠。

第二十五条　食品安全标准是强制执行的标准。除食品安全标准外，不得制定其他食品强制性标准。

第二十六条　食品安全标准应当包括下列内容：

（一）食品、食品添加剂、食品相关产品中的致病性微生物，农药残留、兽药残留、生物毒素、重金属等污染物质以及其他危害人体健康物质的限量规定；

（二）食品添加剂的品种、使用范围、用量；

（三）专供婴幼儿和其他特定人群的主辅食品的营养成分要求；

（四）对与卫生、营养等食品安全要求有关的标签、标志、说明书的要求；

（五）食品生产经营过程的卫生要求；

（六）与食品安全有关的质量要求；

（七）与食品安全有关的食品检验方法与规程；

（八）其他需要制定为食品安全标准的内容。

第二十七条　食品安全国家标准由国务院卫生行政部门会同国务院食品安全监督管理部门制定、公布，国务院标准化行政部门提供国家标准编号。

食品中农药残留、兽药残留的限量规定及其检验方法与规程由国务院卫生行政部门、国务院农业行政部门会同国务院食品安全监督管理部门制定。

屠宰畜、禽的检验规程由国务院农业行政部门会同国务院卫生行政部门制定。

第二十八条　制定食品安全国家标准，应当依据食品安全风险评估结果并充分考虑食用农产品安全风险评估结果，参照相关的国际标准和国际食品安全风险评估结果，并将食品安全国家标准草案向社会公布，广泛听取食品生产经营者、消费者、有关部门等方面的意见。

食品安全国家标准应当经国务院卫生行政部门组织的食品安全国家标准审评委员会审查通过。食品安全国家标准审评委员会由医学、农业、食品、营养、生物、环境等方面的专家以及国务院有关部门、食品行业协会、消费者协会的代表组成，对食品安全国家标准草案的科学性和实用性等进行审查。

第二十九条　对地方特色食品，没有食品安全国家标准的，省、自治区、直辖市人民政府卫生行政部门可以制定并公布食品安全地方标准，报国务院卫生行政部门备案。食品安全国家标准制定后，该地方标准即行废止。

第三十条　国家鼓励食品生产企业制定严于食品安全国家标准或者地方标准的企业标准，在本企业适用，并报省、自治区、直辖市人民政府卫生行政部门备案。

第三十一条　省级以上人民政府卫生行政部门应当在其网站上公布制定和备案的食品安全国家标准、地方标准和企业标准，供公众免费查阅、下载。

对食品安全标准执行过程中的问题，县级以上人民政府卫生行政部门应当会同有关部门及时给予指导、解答。

第三十二条　省级以上人民政府卫生行政部门应当会同同级食品安全监督管理、农业行政等部门，分别对食品安全国家标准和地方标准的执行情况进行跟踪评价，并根据评价结果及时修订食品安全标准。

省级以上人民政府食品安全监督管理、农业行政等部门应当对食品安全标准执行中存在的问题进行收集、汇总，并及时向同级卫生行政部门通报。

食品生产经营者、食品行业协会发现食品安全标准在执行中存在问题的，应当立即向卫生行政部门报告。

第四章　食品生产经营

第一节　一般规定

第三十三条　食品生产经营应当符合食品安全标准，并符合下列要求：

（一）具有与生产经营的食品品种、数量相适应的食品原料处理和食品加工、包装、贮存等场所，保持该场所环境整洁，并与有毒、有害场所以及其他污染源保持规定的距离；

（二）具有与生产经营的食品品种、数量相适应的生产经营设备或者设施，有相应的消毒、更衣、盥洗、采光、照明、通风、防腐、防尘、防蝇、防鼠、防虫、洗涤以及处理废水、存放垃圾和废弃物的设备或者设施；

（三）有专职或者兼职的食品安全专业技术人员、食品安全管理人员和保证食品安全的规章制度；

（四）具有合理的设备布局和工艺流程，防止待加工食品与直接入口食品、原料与成品交叉污染，避免食品接触有毒物、不洁物；

（五）餐具、饮具和盛放直接入口食品的容器，使用前应当洗净、消毒，炊具、用具用后应当洗净，保持清洁；

（六）贮存、运输和装卸食品的容器、工具和设备应当安全、无害，保持清洁，防止食品污染，并符合保证食品安全所需的温度、湿度等特殊要求，不得将食品与有毒、有害物品一同贮存、运输；

（七）直接入口的食品应当使用无毒、清洁的包装材料、餐具、饮具和容器；

（八）食品生产经营人员应当保持个人卫生，生产经营食品时，应当将手洗净，穿戴清洁的工作衣、帽等；销售无包装的直接入口食品时，应当使用无毒、清洁的容器、售货工具和设备；

（九）用水应当符合国家规定的生活饮用水卫生标准；

（十）使用的洗涤剂、消毒剂应当对人体安全、无害；

（十一）法律、法规规定的其他要求。

非食品生产经营者从事食品贮存、运输和装卸的，应当符合前款第六项的规定。

第三十四条　禁止生产经营下列食品、食品添加剂、食品相关产品：

（一）用非食品原料生产的食品或者添加食品添加剂以外的化学物质和其他可能危害人体健康物质的食品，或者用回收食品作为原料生产的食品；

（二）致病性微生物，农药残留、兽药残留、生物毒素、重金属等污染物质以及其他危害人体健康的物质含量超过食品安全标准限量的食品、食品添加剂、食品相关产品；

（三）用超过保质期的食品原料、食品添加剂生产的食品、食品添加剂；

（四）超范围、超限量使用食品添加剂的食品；

（五）营养成分不符合食品安全标准的专供婴幼儿和其他特定人群的主辅食品；

（六）腐败变质、油脂酸败、霉变生虫、污秽不洁、混有异物、掺假掺杂或者感官性状异常的食品、食品添加剂；

（七）病死、毒死或者死因不明的禽、畜、兽、水产动物肉类及其制品；

（八）未按规定进行检疫或者检疫不合格的肉类，或者未经检验或者检验不合格的肉类制品；

（九）被包装材料、容器、运输工具等污染的食品、食品添加剂；

（十）标注虚假生产日期、保质期或者超过保质期的食品、食品添加剂；

（十一）无标签的预包装食品、食品添加剂；

（十二）国家为防病等特殊需要明令禁止生产经营的食品；

（十三）其他不符合法律、法规或者食品安全标准的食品、食品添加剂、食品相关产品。

第三十五条　国家对食品生产经营实行许可制度。从事食品生产、食品销售、餐饮服务，应当依法取得许可。但是，销售食用农产品，不需要取得许可。

县级以上地方人民政府食品安全监督管理部门应当依照《中华人民共和国行政许可法》的规定，审核申请人提交的本法第三十三条第一款第一项至第四项规定要求的相关资料，必要时对申请人的生产经营场所进行现场核查；对符合规定条件的，准予许可；对不符合规定条件的，不予许可并书面说明理由。

第三十六条　食品生产加工小作坊和食品摊贩等从事食品生产经营活动，应当符合本法规定的与其生产经营规模、条件相适应的食品安全要求，保证所生产经营的食品卫生、无毒、无害，食品安全监督管理部门应当对其加强监督管理。

县级以上地方人民政府应当对食品生产加工小作坊、食品摊贩等进行综合治理，加强服务和统一规划，改善其生产经营环境，鼓励和支持其改进生产经营条件，进入集中交易市场、店铺等固定场所经营，或者在指定的临时经营区域、时段经营。

食品生产加工小作坊和食品摊贩等的具体管理办法由省、自治区、直辖市制定。

第三十七条　利用新的食品原料生产食品，或者生产食品添加剂新品种、食品相关产品新品种，应当向国务院卫生行政部门提交相关产品的安全性评估材料。国务院卫生行政部门应当自收到申请之日起六十日内组织审查；对符合食品安全要求的，准予许可并公布；对不符合食品安全要求的，不予许可并书面说明理由。

第三十八条　生产经营的食品中不得添加药品，但是可以添加按照传统既是食品又是中药材的物质。按照传统既是食品又是中药材的物质目录由国务院卫生行政部门会同国务院食品安全监督管理部门制定、公布。

第三十九条　国家对食品添加剂生产实行许可制度。从事食品添加剂生产，应当具有与所生产食品添加剂品种相适应的场所、生产设备或者设施、专业技术人员和管理制度，并依照本法第三十五条第二款规定的程序，取得食品添加剂生产许可。

生产食品添加剂应当符合法律、法规和食品安全国家标准。

第四十条　食品添加剂应当在技术上确有必要且经过风险评估证明安全可靠，方可列入允许使用的范围；有关食品安全国家标准应当根据技术必要性和食品安全风险评估结果及时修订。

食品生产经营者应当按照食品安全国家标准使用食品添加剂。

第四十一条　生产食品相关产品应当符合法律、法规和食品安全国家标准。对直接接触食品的包装材料等具有较高风险的食品相关产品，按照国家有关工业产品生产许可证管理的规定实施生产许可。食品安全监督管理部门应当加强对食品相关产品生产活动的监督管理。

第四十二条　国家建立食品安全全程追溯制度。

食品生产经营者应当依照本法的规定，建立食品安全追溯体系，保证食品可追溯。国家鼓励食品生产经营者采用信息化手段采集、留存生产经营信息，建立食品安全追溯体系。

国务院食品安全监督管理部门会同国务院农业行政等有关部门建立食品安全全程追溯协作机制。

第四十三条　地方各级人民政府应当采取措施鼓励食品规模化生产和连锁经营、配送。

国家鼓励食品生产经营企业参加食品安全责任保险。

第二节　生产经营过程控制

第四十四条　食品生产经营企业应当建立健全食品安全管理制度，对职工进行食品安全知识培训，加强食品检验工作，依法从事生产经营活动。

食品生产经营企业的主要负责人应当落实企业食品安全管理制度，对本企业的食品安全工作全面负责。

食品生产经营企业应当配备食品安全管理人员，加强对其培训和考核。经考核不具备食品安全管理能力的，不得上岗。食品安全监督管理部门应当对企业食品安全管理人员随机进行监督抽查考核并公布考核情况。监督抽查考核不得收取费用。

第四十五条　食品生产经营者应当建立并执行从业人员健康管理制度。患有国务院卫生行政部门规定的有碍食品安全疾病的人员，不得从事接触直接入口食品的工作。

从事接触直接入口食品工作的食品生产经营人员应当每年进行健康检查，取得健康证明后方可上岗工作。

第四十六条　食品生产企业应当就下列事项制定并实施控制要求，保证所生产的食品符合食品安全标准：

（一）原料采购、原料验收、投料等原料控制；

（二）生产工序、设备、贮存、包装等生产关键环节控制；

（三）原料检验、半成品检验、成品出厂检验等检验控制；

（四）运输和交付控制。

第四十七条　食品生产经营者应当建立食品安全自查制度，定期对食品安全状况进行检查评价。生产经营条件发生变化，不再符合食品安全要求的，食品生产经营者应当立即采取整改措施；有发生食品安全事故潜在风险的，应当立即停止食品生产经营活动，并向所在地县级人民政府食品安全监督管理部门报告。

第四十八条　国家鼓励食品生产经营企业符合良好生产规范要求，实施危害分析与关键控制点体系，提高食品安全管理水平。

对通过良好生产规范、危害分析与关键控制点体系认证的食品生产经营企业，认证机构应当依法实施跟踪调查；对不再符合认证要求的企业，应当依法撤销认证，及时向县级以上人民政府食品安全监督管理部门通报，并向社会公布。认证机构实施跟踪调查不得收取费用。

第四十九条　食用农产品生产者应当按照食品安全标准和国家有关规定使用农药、肥料、兽药、饲料和饲料添加剂等农业投入品，严格执行农业投入品使用安全间隔期或者休药期的规定，不得使用国家明令禁止的农业投入品。禁止将剧毒、高毒农药用于蔬菜、瓜果、茶叶和中草药材等国家规定的农作物。

食用农产品的生产企业和农民专业合作经济组织应当建立农业投入品使用记录制度。

县级以上人民政府农业行政部门应当加强对农业投入品使用的监督管理和指导，建立健全农业投入品安全使用制度。

第五十条　食品生产者采购食品原料、食品添加剂、食品相关产品，应当查验供货者的许可证和产品合格证明；对无法提供合格证明的食品原料，应当按照食品安全标准进行检验；不得采购或者使用不符合食品安全标准的食品原料、食品添加剂、食品相关产品。

食品生产企业应当建立食品原料、食品添加剂、食品相关产品进货查验记录制度，如实记录食品原料、食品添加剂、食品相关产品的名称、规格、数量、生产日期或者生产批号、保质期、进货日期以及供货者名称、地址、联系方式等内容，并保存相关凭证。记录和凭证保存期限不得少于产品保质期满后六个月；没有明确保质期的，保存期限不得少于二年。

第五十一条　食品生产企业应当建立食品出厂检验记录制度，查验出厂食品的检验合格证和安全状况，如实记录食品的名称、规格、数量、生产日期或者生产批号、保质期、检验合格证号、销售日期以及购货者名称、地址、联系方式等内容，并保存相关凭证。记录和凭证保存期限应当符合本法第五十条第二款的规定。

第五十二条　食品、食品添加剂、食品相关产品的生产者，应当按照食品安全标准对所生产的食品、食品添加剂、食品相关产品进行检验，检验合格后方可出厂或者销售。

第五十三条　食品经营者采购食品，应当查验供货者的许可证和食品出厂检验合格证或者其他合格证明（以下称合格证明文件）。

食品经营企业应当建立食品进货查验记录制度，如实记录食品的名称、规格、数量、生产日期或者生产批号、保质期、进货日期以及供货者名称、地址、联系方式等内容，并保存相关凭证。记录和凭证保存期限应当符合本法第五十条第二款的规定。

实行统一配送经营方式的食品经营企业，可以由企业总部统一查验供货者的许可证和食品合格证明文件,进行食品进货查验记录。

从事食品批发业务的经营企业应当建立食品销售记录制度,如实记录批发食品的名称、规格、数量、生产日期或者生产批号、保质期、销售日期以及购货者名称、地址、联系方式等内容,并保存相关凭证。记录和凭证保存期限应当符合本法第五十条第二款的规定。

第五十四条　食品经营者应当按照保证食品安全的要求贮存食品,定期检查库存食品,及时清理变质或者超过保质期的食品。

食品经营者贮存散装食品,应当在贮存位置标明食品的名称、生产日期或者生产批号、保质期、生产者名称及联系方式等内容。

第五十五条　餐饮服务提供者应当制定并实施原料控制要求,不得采购不符合食品安全标准的食品原料。倡导餐饮服务提供者公开加工过程,公示食品原料及其来源等信息。

餐饮服务提供者在加工过程中应当检查待加工的食品及原料,发现有本法第三十四条第六项规定情形的,不得加工或者使用。

第五十六条　餐饮服务提供者应当定期维护食品加工、贮存、陈列等设施、设备;定期清洗、校验保温设施及冷藏、冷冻设施。

餐饮服务提供者应当按照要求对餐具、饮具进行清洗消毒,不得使用未经清洗消毒的餐具、饮具;餐饮服务提供者委托清洗消毒餐具、饮具的,应当委托符合本法规定条件的餐具、饮具集中消毒服务单位。

第五十七条　学校、托幼机构、养老机构、建筑工地等集中用餐单位的食堂应当严格遵守法律、法规和食品安全标准;从供餐单位订餐的,应当从取得食品生产经营许可的企业订购,并按照要求对订购的食品进行查验。供餐单位应当严格遵守法律、法规和食品安全标准,当餐加工,确保食品安全。

学校、托幼机构、养老机构、建筑工地等集中用餐单位的主管部门应当加强对集中用餐单位的食品安全教育和日常管理,降低食品安全风险,及时消除食品安全隐患。

第五十八条　餐具、饮具集中消毒服务单位应当具备相应的作业场所、清洗消毒设备或者设施,用水和使用的洗涤剂、消毒剂应当符合相关食品安全国家标准和其他国家标准、卫生规范。

餐具、饮具集中消毒服务单位应当对消毒餐具、饮具进行逐批检验,检验合格后方可出厂,并应当随附消毒合格证明。消毒后的餐具、饮具应当在独立包装上标注单位名称、地址、联系方式、消毒日期以及使用期限等内容。

第五十九条　食品添加剂生产者应当建立食品添加剂出厂检验记录制度,查验出厂产品的检验合格证和安全状况,如实记录食品添加剂的名称、规格、数量、生产日期或者生产批号、保质期、检验合格证号、销售日期以及购货者名称、地址、联系方式等相关内容,并保存相关凭证。记录和凭证保存期限应当符合本法第五十条第二款的规定。

第六十条　食品添加剂经营者采购食品添加剂,应当依法查验供货者的许可证和产品合格证明文件,如实记录食品添加剂的名称、规格、数量、生产日期或者生产批号、保质期、进货日期以及供货者名称、地址、联系方式等内容,并保存相关凭证。记录和凭证保存期限应当符合本法第五十条第二款的规定。

第六十一条　集中交易市场的开办者、柜台出租者和展销会举办者,应当依法审查入场食品经营者的许可证,明确其食品安全管理责任,定期对其经营环境和条件进行检查,发现其有违反本法规定行为的，应当及时制止并立即报告所在地县级人民政府食品安全监督管理部门。

第六十二条　网络食品交易第三方平台提供者应当对入网食品经营者进行实名登记，明确其食品安全管理责任；依法应当取得许可证的，还应当审查其许可证。

网络食品交易第三方平台提供者发现入网食品经营者有违反本法规定行为的，应当及时制止并立即报告所在地县级人民政府食品安全监督管理部门；发现严重违法行为的，应当立即停止提供网络交易平台服务。

第六十三条　国家建立食品召回制度。食品生产者发现其生产的食品不符合食品安全标准或者有证据证明可能危害人体健康的，应当立即停止生产，召回已经上市销售的食品，通知相关生产经营者和消费者，并记录召回和通知情况。

食品经营者发现其经营的食品有前款规定情形的，应当立即停止经营，通知相关生产经营者和消费者，并记录停止经营和通知情况。食品生产者认为应当召回的，应当立即召回。由于食品经营者的原因造成其经营的食品有前款规定情形的，食品经营者应当召回。

食品生产经营者应当对召回的食品采取无害化处理、销毁等措施，防止其再次流入市场。但是，对因标签、标志或者说明书不符合食品安全标准而被召回的食品，食品生产者在采取补救措施且能保证食品安全的情况下可以继续销售；销售时应当向消费者明示补救措施。

食品生产经营者应当将食品召回和处理情况向所在地县级人民政府食品安全监督管理部门报告；需要对召回的食品进行无害化处理、销毁的，应当提前报告时间、地点。食品安全监督管理部门认为必要的，可以实施现场监督。

食品生产经营者未依照本条规定召回或者停止经营的，县级以上人民政府食品安全监督管理部门可以责令其召回或者停止经营。

第六十四条　食用农产品批发市场应当配备检验设备和检验人员或者委托符合本法规定的食品检验机构，对进入该批发市场销售的食用农产品进行抽样检验；发现不符合食品安全标准的，应当要求销售者立即停止销售，并向食品安全监督管理部门报告。

第六十五条　食用农产品销售者应当建立食用农产品进货查验记录制度，如实记录食用农产品的名称、数量、进货日期以及供货者名称、地址、联系方式等内容，并保存相关凭证。记录和凭证保存期限不得少于六个月。

第六十六条　进入市场销售的食用农产品在包装、保鲜、贮存、运输中使用保鲜剂、防腐剂等食品添加剂和包装材料等食品相关产品，应当符合食品安全国家标准。

第三节　标签、说明书和广告

第六十七条　预包装食品的包装上应当有标签。标签应当标明下列事项：

（一）名称、规格、净含量、生产日期；

（二）成分或者配料表；

（三）生产者的名称、地址、联系方式；

（四）保质期；

（五）产品标准代号；

（六）贮存条件；

（七）所使用的食品添加剂在国家标准中的通用名称；

（八）生产许可证编号；

（九）法律、法规或者食品安全标准规定应当标明的其他事项。

专供婴幼儿和其他特定人群的主辅食品，其标签还应当标明主要营养成分及其含量。

食品安全国家标准对标签标注事项另有规定的，从其规定。

第六十八条　食品经营者销售散装食品，应当在散装食品的容器、外包装上标明食品的名称、生产日期或者生产批号、保质期以及生产经营者名称、地址、联系方式等内容。

第六十九条　生产经营转基因食品应当按照规定显著标示。

第七十条　食品添加剂应当有标签、说明书和包装。标签、说明书应当载明本法第六十七条第一款第一项至第六项、第八项、第九项规定的事项，以及食品添加剂的使用范围、用量、使用方法，并在标签上载明“食品添加剂”字样。

第七十一条　食品和食品添加剂的标签、说明书，不得含有虚假内容，不得涉及疾病预防、治疗功能。生产经营者对其提供的标签、说明书的内容负责。

食品和食品添加剂的标签、说明书应当清楚、明显，生产日期、保质期等事项应当显著标注，容易辨识。

食品和食品添加剂与其标签、说明书的内容不符的，不得上市销售。

第七十二条　食品经营者应当按照食品标签标示的警示标志、警示说明或者注意事项的要求销售食品。

第七十三条　食品广告的内容应当真实合法，不得含有虚假内容，不得涉及疾病预防、治疗功能。食品生产经营者对食品广告内容的真实性、合法性负责。

县级以上人民政府食品安全监督管理部门和其他有关部门以及食品检验机构、食品行业协会不得以广告或者其他形式向消费者推荐食品。消费者组织不得以收取费用或者其他牟取利益的方式向消费者推荐食品。

第四节　特殊食品

第七十四条　国家对保健食品、特殊医学用途配方食品和婴幼儿配方食品等特殊食品实行严格监督管理。

第七十五条　保健食品声称保健功能，应当具有科学依据，不得对人体产生急性、亚急性或者慢性危害。

保健食品原料目录和允许保健食品声称的保健功能目录，由国务院食品安全监督管理部门会同国务院卫生行政部门、国家中医药管理部门制定、调整并公布。

保健食品原料目录应当包括原料名称、用量及其对应的功效；列入保健食品原料目录的原料只能用于保健食品生产，不得用于其他食品生产。

第七十六条　使用保健食品原料目录以外原料的保健食品和首次进口的保健食品应当经国务院食品安全监督管理部门注册。但是，首次进口的保健食品中属于补充维生素、矿物质等营养物质的，应当报国务院食品安全监督管理部门备案。其他保健食品应当报省、自治区、直辖市人民政府食品安全监督管理部门备案。

进口的保健食品应当是出口国（地区）主管部门准许上市销售的产品。

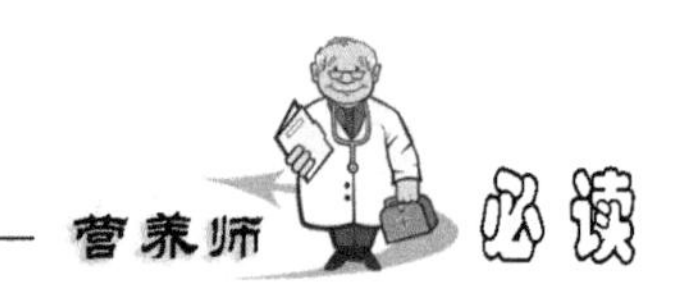

第七十七条　依法应当注册的保健食品，注册时应当提交保健食品的研发报告、产品配方、生产工艺、安全性和保健功能评价、标签、说明书等材料及样品，并提供相关证明文件。国务院食品安全监督管理部门经组织技术审评，对符合安全和功能声称要求的，准予注册；对不符合要求的，不予注册并书面说明理由。对使用保健食品原料目录以外原料的保健食品作出准予注册决定的，应当及时将该原料纳入保健食品原料目录。

依法应当备案的保健食品，备案时应当提交产品配方、生产工艺、标签、说明书以及表明产品安全性和保健功能的材料。

第七十八条　保健食品的标签、说明书不得涉及疾病预防、治疗功能，内容应当真实，与注册或者备案的内容相一致，载明适宜人群、不适宜人群、功效成分或者标志性成分及其含量等，并声明“本品不能代替药物”。保健食品的功能和成分应当与标签、说明书相一致。

第七十九条　保健食品广告除应当符合本法第七十三条第一款的规定外，还应当声明“本品不能代替药物”；其内容应当经生产企业所在地省、自治区、直辖市人民政府食品安全监督管理部门审查批准，取得保健食品广告批准文件。省、自治区、直辖市人民政府食品安全监督管理部门应当公布并及时更新已经批准的保健食品广告目录以及批准的广告内容。

第八十条　特殊医学用途配方食品应当经国务院食品安全监督管理部门注册。注册时，应当提交产品配方、生产工艺、标签、说明书以及表明产品安全性、营养充足性和特殊医学用途临床效果的材料。

特殊医学用途配方食品广告适用《中华人民共和国广告法》和其他法律、行政法规关于药品广告管理的规定。

第八十一条　婴幼儿配方食品生产企业应当实施从原料进厂到成品出厂的全过程质量控制，对出厂的婴幼儿配方食品实施逐批检验，保证食品安全。

生产婴幼儿配方食品使用的生鲜乳、辅料等食品原料、食品添加剂等，应当符合法律、行政法规的规定和食品安全国家标准，保证婴幼儿生长发育所需的营养成分。

婴幼儿配方食品生产企业应当将食品原料、食品添加剂、产品配方及标签等事项向省、自治区、直辖市人民政府食品安全监督管理部门备案。

婴幼儿配方乳粉的产品配方应当经国务院食品安全监督管理部门注册。注册时，应当提交配方研发报告和其他表明配方科学性、安全性的材料。

不得以分装方式生产婴幼儿配方乳粉，同一企业不得用同一配方生产不同品牌的婴幼儿配方乳粉。

第八十二条　保健食品、特殊医学用途配方食品、婴幼儿配方乳粉的注册人或者备案人应当对其提交材料的真实性负责。

省级以上人民政府食品安全监督管理部门应当及时公布注册或者备案的保健食品、特殊医学用途配方食品、婴幼儿配方乳粉目录，并对注册或者备案中获知的企业商业秘密予以保密。

保健食品、特殊医学用途配方食品、婴幼儿配方乳粉生产企业应当按照注册或者备案的产品配方、生产工艺等技术要求组织生产。

第八十三条　生产保健食品，特殊医学用途配方食品、婴幼儿配方食品和其他专供特定人群的主辅食品的企业，应当按照良好生产规范的要求建立与所生产食品相适应的生产质量管理体系，定期对该体系的运行情况进行自查，保证其有效运行，并向所在地县级人民政府食品

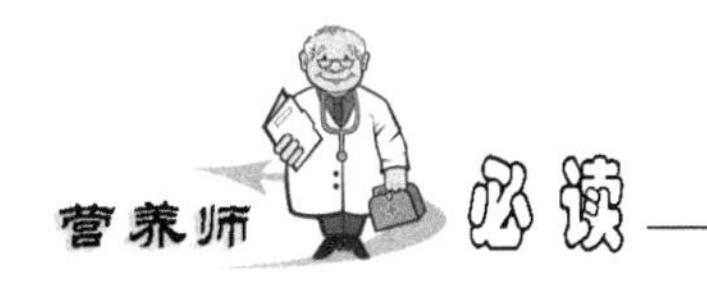

安全监督管理部门提交自查报告。

第五章 食品检验

第八十四条 食品检验机构按照国家有关认证认可的规定取得资质认定后，方可从事食品检验活动。但是，法律另有规定的除外。

食品检验机构的资质认定条件和检验规范，由国务院食品安全监督管理部门规定。

符合本法规定的食品检验机构出具的检验报告具有同等效力。

县级以上人民政府应当整合食品检验资源，实现资源共享。

第八十五条 食品检验由食品检验机构指定的检验人独立进行。

检验人应当依照有关法律、法规的规定，并按照食品安全标准和检验规范对食品进行检验，尊重科学，恪守职业道德，保证出具的检验数据和结论客观、公正，不得出具虚假检验报告。

第八十六条 食品检验实行食品检验机构与检验人负责制。食品检验报告应当加盖食品检验机构公章，并有检验人的签名或者盖章。食品检验机构和检验人对出具的食品检验报告负责。

第八十七条 县级以上人民政府食品安全监督管理部门应当对食品进行定期或者不定期的抽样检验，并依据有关规定公布检验结果，不得免检。进行抽样检验，应当购买抽取的样品，委托符合本法规定的食品检验机构进行检验，并支付相关费用；不得向食品生产经营者收取检验费和其他费用。

第八十八条 对依照本法规定实施的检验结论有异议的，食品生产经营者可以自收到检验结论之日起七个工作日内向实施抽样检验的食品安全监督管理部门或者其上一级食品安全监督管理部门提出复检申请，由受理复检申请的食品安全监督管理部门在公布的复检机构名录中随机确定复检机构进行复检。复检机构出具的复检结论为最终检验结论。复检机构与初检机构不得为同一机构。复检机构名录由国务院认证认可监督管理、食品安全监督管理、卫生行政、农业行政等部门共同公布。

采用国家规定的快速检测方法对食用农产品进行抽查检测，被抽查人对检测结果有异议的，可以自收到检测结果时起四小时内申请复检。复检不得采用快速检测方法。

第八十九条 食品生产企业可以自行对所生产的食品进行检验，也可以委托符合本法规定的食品检验机构进行检验。

食品行业协会和消费者协会等组织、消费者需要委托食品检验机构对食品进行检验的，应当委托符合本法规定的食品检验机构进行。

第九十条 食品添加剂的检验，适用本法有关食品检验的规定。

第六章 食品进出口

第九十一条 国家出入境检验检疫部门对进出口食品安全实施监督管理。

第九十二条 进口的食品、食品添加剂、食品相关产品应当符合我国食品安全国家标准。

进口的食品、食品添加剂应当经出入境检验检疫机构依照进出口商品检验相关法律、行政法规的规定检验合格。

进口的食品、食品添加剂应当按照国家出入境检验检疫部门的要求随附合格证明材料。

第九十三条 进口尚无食品安全国家标准的食品，由境外出口商、境外生产企业或者其委托的进口商向国务院卫生行政部门提交所执行的相关国家（地区）标准或者国际标准。国务院卫生行政部门对相关标准进行审查，认为符合食品安全要求的，决定暂予适用，并及时制定相应的食品安全国家标准。进口利用新的食品原料生产的食品或者进口食品添加剂新品种、食品相关产品新品种，依照本法第三十七条的规定办理。

出入境检验检疫机构按照国务院卫生行政部门的要求，对前款规定的食品、食品添加剂、食品相关产品进行检验。检验结果应当公开。

第九十四条　境外出口商、境外生产企业应当保证向我国出口的食品、食品添加剂、食品相关产品符合本法以及我国其他有关法律、行政法规的规定和食品安全国家标准的要求，并对标签、说明书的内容负责。

进口商应当建立境外出口商、境外生产企业审核制度，重点审核前款规定的内容；审核不合格的，不得进口。

发现进口食品不符合我国食品安全国家标准或者有证据证明可能危害人体健康的，进口商应当立即停止进口，并依照本法第六十三条的规定召回。

第九十五条　境外发生的食品安全事件可能对我国境内造成影响，或者在进口食品、食品添加剂、食品相关产品中发现严重食品安全问题的，国家出入境检验检疫部门应当及时采取风险预警或者控制措施，并向国务院食品安全监督管理、卫生行政、农业行政部门通报。接到通报的部门应当及时采取相应措施。

县级以上人民政府食品安全监督管理部门对国内市场上销售的进口食品、食品添加剂实施监督管理。发现存在严重食品安全问题的，国务院食品安全监督管理部门应当及时向国家出入境检验检疫部门通报。国家出入境检验检疫部门应当及时采取相应措施。

第九十六条　向我国境内出口食品的境外出口商或者代理商、进口食品的进口商应当向国家出入境检验检疫部门备案。向我国境内出口食品的境外食品生产企业应当经国家出入境检验检疫部门注册。已经注册的境外食品生产企业提供虚假材料，或者因其自身的原因致使进口食品发生重大食品安全事故的，国家出入境检验检疫部门应当撤销注册并公告。

国家出入境检验检疫部门应当定期公布已经备案的境外出口商、代理商、进口商和已经注册的境外食品生产企业名单。

第九十七条　进口的预包装食品、食品添加剂应当有中文标签；依法应当有说明书的，还应当有中文说明书。标签、说明书应当符合本法以及我国其他有关法律、行政法规的规定和食品安全国家标准的要求，并载明食品的原产地以及境内代理商的名称、地址、联系方式。预包装食品没有中文标签、中文说明书或者标签、说明书不符合本条规定的，不得进口。

第九十八条　进口商应当建立食品、食品添加剂进口和销售记录制度，如实记录食品、食品添加剂的名称、规格、数量、生产日期、生产或者进口批号、保质期、境外出口商和购货者名称、地址及联系方式、交货日期等内容，并保存相关凭证。记录和凭证保存期限应当符合本法第五十条第二款的规定。

第九十九条　出口食品生产企业应当保证其出口食品符合进口国（地区）的标准或者合同要求。

出口食品生产企业和出口食品原料种植、养殖场应当向国家出入境检验检疫部门备案。

第一百条　国家出入境检验检疫部门应当收集、汇总下列进出口食品安全信息，并及时通报相关部门、机构和企业：

（一）出入境检验检疫机构对进出口食品实施检验检疫发现的食品安全信息；

（二）食品行业协会和消费者协会等组织、消费者反映的进口食品安全信息；

（三）国际组织、境外政府机构发布的风险预警信息及其他食品安全信息，以及境外食品行业协会等组织、消费者反映的食品安全信息；

（四）其他食品安全信息。

国家出入境检验检疫部门应当对进出口食品的进口商、出口商和出口食品生产企业实施信用管理，建立信用记录，并依法向社会公布。对有不良记录的进口商、出口商和出口食品生产企业，应当加强对其进出口食品的检验检疫。

第一百零一条　国家出入境检验检疫部门可以对向我国境内出口食品的国家（地区）的食品安全管理体系和食品安全状况进行评估和审查，并根据评估和审查结果，确定相应检验检疫要求。

第七章　食品安全事故处置

第一百零二条　国务院组织制定国家食品安全事故应急预案。

县级以上地方人民政府应当根据有关法律、法规的规定和上级人民政府的食品安全事故应急预案以及本行政区域的实际情况，制定本行政区域的食品安全事故应急预案，并报上一级人民政府备案。

食品安全事故应急预案应当对食品安全事故分级、事故处置组织指挥体系与职责、预防预警机制、处置程序、应急保障措施等作出规定。

食品生产经营企业应当制定食品安全事故处置方案，定期检查本企业各项食品安全防范措施的落实情况，及时消除事故隐患。

第一百零三条　发生食品安全事故的单位应当立即采取措施，防止事故扩大。事故单位和接收病人进行治疗的单位应当及时向事故发生地县级人民政府食品安全监督管理、卫生行政部门报告。

县级以上人民政府农业行政等部门在日常监督管理中发现食品安全事故或者接到事故举报，应当立即向同级食品安全监督管理部门通报。

发生食品安全事故，接到报告的县级人民政府食品安全监督管理部门应当按照应急预案的规定向本级人民政府和上级人民政府食品安全监督管理部门报告。县级人民政府和上级人民政府食品安全监督管理部门应当按照应急预案的规定上报。

任何单位和个人不得对食品安全事故隐瞒、谎报、缓报，不得隐匿、伪造、毁灭有关证据。

第一百零四条　医疗机构发现其接收的病人属于食源性疾病病人或者疑似病人的，应当按照规定及时将相关信息向所在地县级人民政府卫生行政部门报告。县级人民政府卫生行政部门认为与食品安全有关的，应当及时通报同级食品安全监督管理部门。

县级以上人民政府卫生行政部门在调查处理传染病或者其他突发公共卫生事件中发现与食品安全相关的信息，应当及时通报同级食品安全监督管理部门。

第一百零五条　县级以上人民政府食品安全监督管理部门接到食品安全事故的报告后，应当立即会同同级卫生行政、农业行政等部门进行调查处理，并采取下列措施，防止或者减轻社会危害：

（一）开展应急救援工作，组织救治因食品安全事故导致人身伤害的人员；

（二）封存可能导致食品安全事故的食品及其原料，并立即进行检验；对确认属于被污染的食品及其原料，责令食品生产经营者依照本法第六十三条的规定召回或者停止经营；

（三）封存被污染的食品相关产品，并责令进行清洗消毒；

（四）做好信息发布工作，依法对食品安全事故及其处理情况进行发布，并对可能产生的危害加以解释、说明。

发生食品安全事故需要启动应急预案的，县级以上人民政府应当立即成立事故处置指挥机构，启动应急预案，依照前款和应急预案的规定进行处置。

发生食品安全事故，县级以上疾病预防控制机构应当对事故现场进行卫生处理，并对与事故有关的因素开展流行病学调查，有关部门应当予以协助。县级以上疾病预防控制机构应当向同级食品安全监督管理、卫生行政部门提交流行病学调查报告。

第一百零六条　发生食品安全事故，设区的市级以上人民政府食品安全监督管理部门应当立即会同有关部门进行事故责任调查，督促有关部门履行职责，向本级人民政府和上一级人民政府食品安全监督管理部门提出事故责任调查处理报告。

涉及两个以上省、自治区、直辖市的重大食品安全事故由国务院食品安全监督管理部门依照前款规定组织事故责任调查。

第一百零七条　调查食品安全事故，应当坚持实事求是、尊重科学的原则，及时、准确查清事故性质和原因，认定事故责任，提出整改措施。

调查食品安全事故，除了查明事故单位的责任，还应当查明有关监督管理部门、食品检验机构、认证机构及其工作人员的责任。

第一百零八条　食品安全事故调查部门有权向有关单位和个人了解与事故有关的情况，并要求提供相关资料和样品。有关单位和个人应当予以配合，按照要求提供相关资料和样品，不得拒绝。

任何单位和个人不得阻挠、干涉食品安全事故的调查处理。

第八章　监督管理

第一百零九条　县级以上人民政府食品安全监督管理部门根据食品安全风险监测、风险评估结果和食品安全状况等，确定监督管理的重点、方式和频次，实施风险分级管理。

县级以上地方人民政府组织本级食品安全监督管理、农业行政等部门制定本行政区域的食品安全年度监督管理计划，向社会公布并组织实施。

食品安全年度监督管理计划应当将下列事项作为监督管理的重点：

（一）专供婴幼儿和其他特定人群的主辅食品；

（二）保健食品生产过程中的添加行为和按照注册或者备案的技术要求组织生产的情况，保健食品标签、说明书以及宣传材料中有关功能宣传的情况；

（三）发生食品安全事故风险较高的食品生产经营者；

（四）食品安全风险监测结果表明可能存在食品安全隐患的事项。

第一百一十条　县级以上人民政府食品安全监督管理部门履行食品安全监督管理职责，有权采取下列措施，对生产经营者遵守本法的情况进行监督检查：

（一）进入生产经营场所实施现场检查；

（二）对生产经营的食品、食品添加剂、食品相关产品进行抽样检验；

（三）查阅、复制有关合同、票据、账簿以及其他有关资料；

（四）查封、扣押有证据证明不符合食品安全标准或者有证据证明存在安全隐患以及用于违法生产经营的食品、食品添加剂、食品相关产品；

（五）查封违法从事生产经营活动的场所。

第一百一十一条　对食品安全风险评估结果证明食品存在安全隐患，需要制定、修订食品安全标准的，在制定、修订食品安全标准前，国务院卫生行政部门应当及时会同国务院有关部门规定食品中有害物质的临时限量值和临时检验方法，作为生产经营和监督管理的依据。

第一百一十二条　县级以上人民政府食品安全监督管理部门在食品安全监督管理工作中可以采用国家规定的快速检测方法对食品进行抽查检测。

对抽查检测结果表明可能不符合食品安全标准的食品，应当依照本法第八十七条的规定进行检验。抽查检测结果确定有关食品不符合食品安全标准的，可以作为行政处罚的依据。

第一百一十三条　县级以上人民政府食品安全监督管理部门应当建立食品生产经营者食品安全信用档案，记录许可颁发、日常监督检查结果、违法行为查处等情况，依法向社会公布并实时更新；对有不良信用记录的食品生产经营者增加监督检查频次，对违法行为情节严重的食品生产经营者，可以通报投资主管部门、证券监督管理机构和有关的金融机构。

第一百一十四条　食品生产经营过程中存在食品安全隐患，未及时采取措施消除的，县级以上人民政府食品安全监督管理部门可以对食品生产经营者的法定代表人或者主要负责人进行责任约谈。食品生产经营者应当立即采取措施，进行整改，消除隐患。责任约谈情况和整改情况应当纳入食品生产经营者食品安全信用档案。

第一百一十五条　县级以上人民政府食品安全监督管理等部门应当公布本部门的电子邮件地址或者电话，接受咨询、投诉、举报。接到咨询、投诉、举报，对属于本部门职责的，应当受理并在法定期限内及时答复、核实、处理；对不属于本部门职责的，应当移交有权处理的部门并书面通知咨询、投诉、举报人。有权处理的部门应当在法定期限内及时处理，不得推诿。对查证属实的举报，给予举报人奖励。

有关部门应当对举报人的信息予以保密，保护举报人的合法权益。举报人举报所在企业的，该企业不得以解除、变更劳动合同或者其他方式对举报人进行打击报复。

第一百一十六条　县级以上人民政府食品安全监督管理等部门应当加强对执法人员食品安全法律、法规、标准和专业知识与执法能力等的培训，并组织考核。不具备相应知识和能力的，不得从事食品安全执法工作。

食品生产经营者、食品行业协会、消费者协会等发现食品安全执法人员在执法过程中有违反法律、法规规定的行为以及不规范执法行为的，可以向本级或者上级人民政府食品安全监督管理等部门或者监察机关投诉、举报。接到投诉、举报的部门或者机关应当进行核实，并将经核实的情况向食品安全执法人员所在部门通报；涉嫌违法违纪的，按照本法和有关规定处理。

第一百一十七条　县级以上人民政府食品安全监督管理等部门未及时发现食品安全系统性风险，未及时消除监督管理区域内的食品安全隐患的，本级人民政府可以对其主要负责人进行责任约谈。

地方人民政府未履行食品安全职责，未及时消除区域性重大食品安全隐患的，上级人民政府可以对其主要负责人进行责任约谈。

被约谈的食品安全监督管理等部门、地方人民政府应当立即采取措施，对食品安全监督管理工作进行整改。

责任约谈情况和整改情况应当纳入地方人民政府和有关部门食品安全监督管理工作评议、考核记录。

第一百一十八条　国家建立统一的食品安全信息平台，实行食品安全信息统一公布制度。国家食品安全总体情况、食品安全风险警示信息、重大食品安全事故及其调查处理信息和国务院确定需要统一公布的其他信息由国务院食品安全监督管理部门统一公布。食品安全风险警示信息和重大食品安全事故及其调查处理信息的影响限于特定区域的，也可以由有关省、自治区、直辖市人民政府食品安全监督管理部门公布。未经授权不得发布上述信息。

县级以上人民政府食品安全监督管理、农业行政部门依据各自职责公布食品安全日常监督管理信息。

公布食品安全信息，应当做到准确、及时，并进行必要的解释说明，避免误导消费者和社会舆论。

第一百一十九条　县级以上地方人民政府食品安全监督管理、卫生行政、农业行政部门获知本法规定需要统一公布的信息，应当向上级主管部门报告，由上级主管部门立即报告国务院食品安全监督管理部门；必要时，可以直接向国务院食品安全监督管理部门报告。

县级以上人民政府食品安全监督管理、卫生行政、农业行政部门应当相互通报获知的食品安全信息。

第一百二十条　任何单位和个人不得编造、散布虚假食品安全信息。

县级以上人民政府食品安全监督管理部门发现可能误导消费者和社会舆论的食品安全信息，应当立即组织有关部门、专业机构、相关食品生产经营者等进行核实、分析，并及时公布结果。

第一百二十一条　县级以上人民政府食品安全监督管理等部门发现涉嫌食品安全犯罪的，应当按照有关规定及时将案件移送公安机关。对移送的案件，公安机关应当及时审查；认为有犯罪事实需要追究刑事责任的，应当立案侦查。

公安机关在食品安全犯罪案件侦查过程中认为没有犯罪事实，或者犯罪事实显著轻微，不需要追究刑事责任，但依法应当追究行政责任的，应当及时将案件移送食品安全监督管理等部门和监察机关，有关部门应当依法处理。

公安机关商请食品安全监督管理、生态环境等部门提供检验结论、认定意见以及对涉案物品进行无害化处理等协助的，有关部门应当及时提供，予以协助。

第九章　法律责任

第一百二十二条　违反本法规定，未取得食品生产经营许可从事食品生产经营活动，或者未取得食品添加剂生产许可从事食品添加剂生产活动的，由县级以上人民政府食品安全监督管理部门没收违法所得和违法生产经营的食品、食品添加剂以及用于违法生产经营的工具、设备、原料等物品；违法生产经营的食品、食品添加剂货值金额不足一万元的，并处五万元以上十万元以下罚款；货值金额一万元以上的，并处货值金额十倍以上二十倍以下罚款。

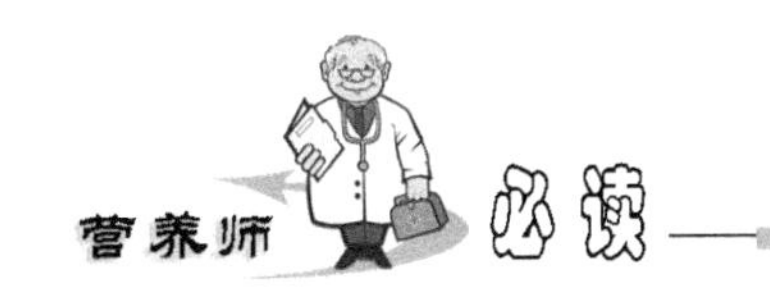

明知从事前款规定的违法行为，仍为其提供生产经营场所或者其他条件的，由县级以上人民政府食品安全监督管理部门责令停止违法行为，没收违法所得，并处五万元以上十万元以下罚款；使消费者的合法权益受到损害的，应当与食品、食品添加剂生产经营者承担连带责任。

第一百二十三条　违反本法规定，有下列情形之一，尚不构成犯罪的，由县级以上人民政府食品安全监督管理部门没收违法所得和违法生产经营的食品，并可以没收用于违法生产经营的工具、设备、原料等物品；违法生产经营的食品货值金额不足一万元的，并处十万元以上十五万元以下罚款；货值金额一万元以上的，并处货值金额十五倍以上三十倍以下罚款；情节严重的，吊销许可证，并可以由公安机关对其直接负责的主管人员和其他直接责任人员处五日以上十五日以下拘留：

（一）用非食品原料生产食品、在食品中添加食品添加剂以外的化学物质和其他可能危害人体健康的物质，或者用回收食品作为原料生产食品，或者经营上述食品；

（二）生产经营营养成分不符合食品安全标准的专供婴幼儿和其他特定人群的主辅食品；

（三）经营病死、毒死或者死因不明的禽、畜、兽、水产动物肉类，或者生产经营其制品；

（四）经营未按规定进行检疫或者检疫不合格的肉类，或者生产经营未经检验或者检验不合格的肉类制品；

（五）生产经营国家为防病等特殊需要明令禁止生产经营的食品；

（六）生产经营添加药品的食品。

明知从事前款规定的违法行为，仍为其提供生产经营场所或者其他条件的，由县级以上人民政府食品安全监督管理部门责令停止违法行为，没收违法所得，并处十万元以上二十万元以下罚款；使消费者的合法权益受到损害的，应当与食品生产经营者承担连带责任。

违法使用剧毒、高毒农药的，除依照有关法律、法规规定给予处罚外，可以由公安机关依照第一款规定给予拘留。

第一百二十四条　违反本法规定，有下列情形之一，尚不构成犯罪的，由县级以上人民政府食品安全监督管理部门没收违法所得和违法生产经营的食品、食品添加剂，并可以没收用于违法生产经营的工具、设备、原料等物品；违法生产经营的食品、食品添加剂货值金额不足一万元的，并处五万元以上十万元以下罚款；货值金额一万元以上的，并处货值金额十倍以上二十倍以下罚款；情节严重的，吊销许可证：

（一）生产经营致病性微生物，农药残留、兽药残留、生物毒素、重金属等污染物质以及其他危害人体健康的物质含量超过食品安全标准限量的食品、食品添加剂；

（二）用超过保质期的食品原料、食品添加剂生产食品、食品添加剂，或者经营上述食品、食品添加剂；

（三）生产经营超范围、超限量使用食品添加剂的食品；

（四）生产经营腐败变质、油脂酸败、霉变生虫、污秽不洁、混有异物、掺假掺杂或者感官性状异常的食品、食品添加剂；

（五）生产经营标注虚假生产日期、保质期或者超过保质期的食品、食品添加剂；

（六）生产经营未按规定注册的保健食品、特殊医学用途配方食品、婴幼儿配方乳粉，或者未按注册的产品配方、生产工艺等技术要求组织生产；

（七）以分装方式生产婴幼儿配方乳粉，或者同一企业以同一配方生产不同品牌的婴幼儿配方乳粉；

（八）利用新的食品原料生产食品，或者生产食品添加剂新品种，未通过安全性评估；

（九）食品生产经营者在食品安全监督管理部门责令其召回或者停止经营后，仍拒不召回或者停止经营。

除前款和本法第一百二十三条、第一百二十五条规定的情形外，生产经营不符合法律、法规或者食品安全标准的食品、食品添加剂的，依照前款规定给予处罚。

生产食品相关产品新品种，未通过安全性评估，或者生产不符合食品安全标准的食品相关产品的，由县级以上人民政府食品安全监督管理部门依照第一款规定给予处罚。

第一百二十五条　违反本法规定，有下列情形之一的，由县级以上人民政府食品安全监督管理部门没收违法所得和违法生产经营的食品、食品添加剂，并可以没收用于违法生产经营的工具、设备、原料等物品；违法生产经营的食品、食品添加剂货值金额不足一万元的，并处五千元以上五万元以下罚款；货值金额一万元以上的，并处货值金额五倍以上十倍以下罚款；情节严重的，责令停产停业，直至吊销许可证：

（一）生产经营被包装材料、容器、运输工具等污染的食品、食品添加剂；

（二）生产经营无标签的预包装食品、食品添加剂或者标签、说明书不符合本法规定的食品、食品添加剂；

（三）生产经营转基因食品未按规定进行标示；

（四）食品生产经营者采购或者使用不符合食品安全标准的食品原料、食品添加剂、食品相关产品。

生产经营的食品、食品添加剂的标签、说明书存在瑕疵但不影响食品安全且不会对消费者造成误导的，由县级以上人民政府食品安全监督管理部门责令改正；拒不改正的，处二千元以下罚款。

第一百二十六条　违反本法规定，有下列情形之一的，由县级以上人民政府食品安全监督管理部门责令改正，给予警告；拒不改正的，处五千元以上五万元以下罚款；情节严重的，责令停产停业，直至吊销许可证：

（一）食品、食品添加剂生产者未按规定对采购的食品原料和生产的食品、食品添加剂进行检验；

（二）食品生产经营企业未按规定建立食品安全管理制度，或者未按规定配备或者培训、考核食品安全管理人员；

（三）食品、食品添加剂生产经营者进货时未查验许可证和相关证明文件，或者未按规定建立并遵守进货查验记录、出厂检验记录和销售记录制度；

（四）食品生产经营企业未制定食品安全事故处置方案；

（五）餐具、饮具和盛放直接入口食品的容器，使用前未经洗净、消毒或者清洗消毒不合格，或者餐饮服务设施、设备未按规定定期维护、清洗、校验；

（六）食品生产经营者安排未取得健康证明或者患有国务院卫生行政部门规定的有碍食品安全疾病的人员从事接触直接入口食品的工作；

（七）食品经营者未按规定要求销售食品；

（八）保健食品生产企业未按规定向食品安全监督管理部门备案，或者未按备案的产品配

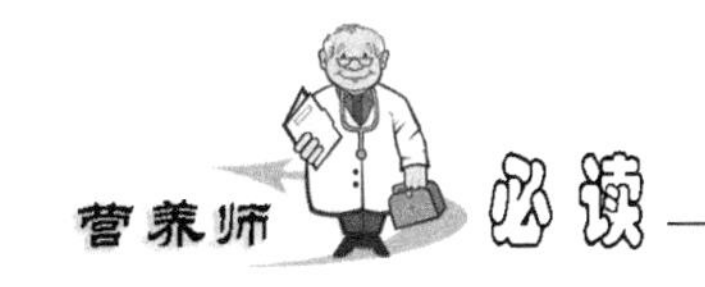

方、生产工艺等技术要求组织生产；

（九）婴幼儿配方食品生产企业未将食品原料、食品添加剂、产品配方、标签等向食品安全监督管理部门备案；

（十）特殊食品生产企业未按规定建立生产质量管理体系并有效运行，或者未定期提交自查报告；

（十一）食品生产经营者未定期对食品安全状况进行检查评价，或者生产经营条件发生变化，未按规定处理；

（十二）学校、托幼机构、养老机构、建筑工地等集中用餐单位未按规定履行食品安全管理责任；

（十三）食品生产企业、餐饮服务提供者未按规定制定、实施生产经营过程控制要求。

餐具、饮具集中消毒服务单位违反本法规定用水，使用洗涤剂、消毒剂，或者出厂的餐具、饮具未按规定检验合格并随附消毒合格证明，或者未按规定在独立包装上标注相关内容的，由县级以上人民政府卫生行政部门依照前款规定给予处罚。

食品相关产品生产者未按规定对生产的食品相关产品进行检验的，由县级以上人民政府食品安全监督管理部门依照第一款规定给予处罚。

食用农产品销售者违反本法第六十五条规定的，由县级以上人民政府食品安全监督管理部门依照第一款规定给予处罚。

第一百二十七条　对食品生产加工小作坊、食品摊贩等的违法行为的处罚，依照省、自治区、直辖市制定的具体管理办法执行。

第一百二十八条　违反本法规定，事故单位在发生食品安全事故后未进行处置、报告的，由有关主管部门按照各自职责分工责令改正，给予警告；隐匿、伪造、毁灭有关证据的，责令停产停业，没收违法所得，并处十万元以上五十万元以下罚款；造成严重后果的，吊销许可证。

第一百二十九条　违反本法规定，有下列情形之一的，由出入境检验检疫机构依照本法第一百二十四条的规定给予处罚：

（一）提供虚假材料，进口不符合我国食品安全国家标准的食品、食品添加剂、食品相关产品；

（二）进口尚无食品安全国家标准的食品，未提交所执行的标准并经国务院卫生行政部门审查，或者进口利用新的食品原料生产的食品或者进口食品添加剂新品种、食品相关产品新品种，未通过安全性评估；

（三）未遵守本法的规定出口食品；

（四）进口商在有关主管部门责令其依照本法规定召回进口的食品后，仍拒不召回。

违反本法规定，进口商未建立并遵守食品、食品添加剂进口和销售记录制度、境外出口商或者生产企业审核制度的，由出入境检验检疫机构依照本法第一百二十六条的规定给予处罚。

第一百三十条　违反本法规定，集中交易市场的开办者、柜台出租者、展销会的举办者允许未依法取得许可的食品经营者进入市场销售食品，或者未履行检查、报告等义务的，由县级以上人民政府食品安全监督管理部门责令改正，没收违法所得，并处五万元以上二十万元以下罚款；造成严重后果的，责令停业，直至由原发证部门吊销许可证；使消费者的合法权益受到损害的，应当与食品经营者承担连带责任。

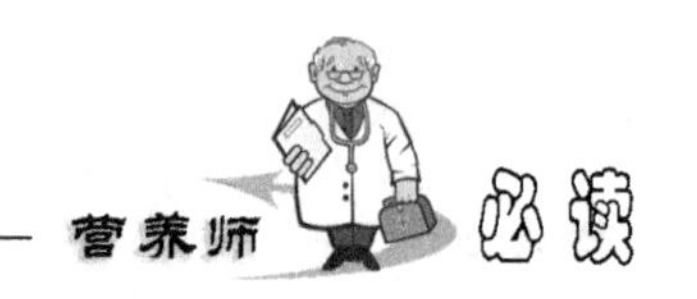

食用农产品批发市场违反本法第六十四条规定的，依照前款规定承担责任。

第一百三十一条　违反本法规定，网络食品交易第三方平台提供者未对入网食品经营者进行实名登记、审查许可证，或者未履行报告、停止提供网络交易平台服务等义务的，由县级以上人民政府食品安全监督管理部门责令改正，没收违法所得，并处五万元以上二十万元以下罚款；造成严重后果的，责令停业，直至由原发证部门吊销许可证；使消费者的合法权益受到损害的，应当与食品经营者承担连带责任。

消费者通过网络食品交易第三方平台购买食品，其合法权益受到损害的，可以向入网食品经营者或者食品生产者要求赔偿。网络食品交易第三方平台提供者不能提供入网食品经营者的真实名称、地址和有效联系方式的，由网络食品交易第三方平台提供者赔偿。网络食品交易第三方平台提供者赔偿后，有权向入网食品经营者或者食品生产者追偿。网络食品交易第三方平台提供者作出更有利于消费者承诺的，应当履行其承诺。

第一百三十二条　违反本法规定，未按要求进行食品贮存、运输和装卸的，由县级以上人民政府食品安全监督管理等部门按照各自职责分工责令改正，给予警告；拒不改正的，责令停产停业，并处一万元以上五万元以下罚款；情节严重的，吊销许可证。

第一百三十三条　违反本法规定，拒绝、阻挠、干涉有关部门、机构及其工作人员依法开展食品安全监督检查、事故调查处理、风险监测和风险评估的，由有关主管部门按照各自职责分工责令停产停业，并处二千元以上五万元以下罚款；情节严重的，吊销许可证；构成违反治安管理行为的，由公安机关依法给予治安管理处罚。

违反本法规定，对举报人以解除、变更劳动合同或者其他方式打击报复的，应当依照有关法律的规定承担责任。

第一百三十四条　食品生产经营者在一年内累计三次因违反本法规定受到责令停产停业、吊销许可证以外处罚的，由食品安全监督管理部门责令停产停业，直至吊销许可证。

第一百三十五条　被吊销许可证的食品生产经营者及其法定代表人、直接负责的主管人员和其他直接责任人员自处罚决定作出之日起五年内不得申请食品生产经营许可，或者从事食品生产经营管理工作、担任食品生产经营企业食品安全管理人员。

因食品安全犯罪被判处有期徒刑以上刑罚的，终身不得从事食品生产经营管理工作，也不得担任食品生产经营企业食品安全管理人员。

食品生产经营者聘用人员违反前两款规定的，由县级以上人民政府食品安全监督管理部门吊销许可证。

第一百三十六条　食品经营者履行了本法规定的进货查验等义务，有充分证据证明其不知道所采购的食品不符合食品安全标准，并能如实说明其进货来源的，可以免予处罚，但应当依法没收其不符合食品安全标准的食品；造成人身、财产或者其他损害的，依法承担赔偿责任。

第一百三十七条　违反本法规定，承担食品安全风险监测、风险评估工作的技术机构、技术人员提供虚假监测、评估信息的，依法对技术机构直接负责的主管人员和技术人员给予撤职、开除处分；有执业资格的，由授予其资格的主管部门吊销执业证书。

第一百三十八条　违反本法规定，食品检验机构、食品检验人员出具虚假检验报告的，由授予其资质的主管部门或者机构撤销该食品检验机构的检验资质，没收所收取的检验费用，并处检验费用五倍以上十倍以下罚款，检验费用不足一万元的，并处五万元以上十万元以下罚款；依法对食品检验机构直接负责的主管人员和食品检验人员给予撤职或者开除处分；导致发生重大食品安全事故的，对直接负责的主管人员和食品检验人员给予开除处分。

违反本法规定，受到开除处分的食品检验机构人员，自处分决定作出之日起十年内不得从事食品检验工作；因食品安全违法行为受到刑事处罚或者因出具虚假检验报告导致发生重大食品安全事故受到开除处分的食品检验机构人员，终身不得从事食品检验工作。食品检验机构聘用不得从事食品检验工作的人员的，由授予其资质的主管部门或者机构撤销该食品检验机构的检验资质。

食品检验机构出具虚假检验报告，使消费者的合法权益受到损害的，应当与食品生产经营者承担连带责任。

第一百三十九条　违反本法规定，认证机构出具虚假认证结论，由认证认可监督管理部门没收所收取的认证费用，并处认证费用五倍以上十倍以下罚款，认证费用不足一万元的，并处五万元以上十万元以下罚款；情节严重的，责令停业，直至撤销认证机构批准文件，并向社会公布；对直接负责的主管人员和负有直接责任的认证人员，撤销其执业资格。

认证机构出具虚假认证结论，使消费者的合法权益受到损害的，应当与食品生产经营者承担连带责任。

第一百四十条　违反本法规定，在广告中对食品作虚假宣传，欺骗消费者，或者发布未取得批准文件、广告内容与批准文件不一致的保健食品广告的，依照《中华人民共和国广告法》的规定给予处罚。

广告经营者、发布者设计、制作、发布虚假食品广告，使消费者的合法权益受到损害的，应当与食品生产经营者承担连带责任。

社会团体或者其他组织、个人在虚假广告或者其他虚假宣传中向消费者推荐食品，使消费者的合法权益受到损害的，应当与食品生产经营者承担连带责任。

违反本法规定，食品安全监督管理等部门、食品检验机构、食品行业协会以广告或者其他形式向消费者推荐食品，消费者组织以收取费用或者其他牟取利益的方式向消费者推荐食品的，由有关主管部门没收违法所得，依法对直接负责的主管人员和其他直接责任人员给予记大过、降级或者撤职处分；情节严重的，给予开除处分。

对食品作虚假宣传且情节严重的，由省级以上人民政府食品安全监督管理部门决定暂停销售该食品，并向社会公布；仍然销售该食品的，由县级以上人民政府食品安全监督管理部门没收违法所得和违法销售的食品，并处二万元以上五万元以下罚款。

第一百四十一条　违反本法规定，编造、散布虚假食品安全信息，构成违反治安管理行为的，由公安机关依法给予治安管理处罚。

媒体编造、散布虚假食品安全信息的，由有关主管部门依法给予处罚，并对直接负责的主管人员和其他直接责任人员给予处分；使公民、法人或者其他组织的合法权益受到损害的，依法承担消除影响、恢复名誉、赔偿损失、赔礼道歉等民事责任。

第一百四十二条　违反本法规定，县级以上地方人民政府有下列行为之一的，对直接负责的主管人员和其他直接责任人员给予记大过处分；情节较重的，给予降级或者撤职处分；情节严重的，给予开除处分；造成严重后果的，其主要负责人还应当引咎辞职：

（一）对发生在本行政区域内的食品安全事故，未及时组织协调有关部门开展有效处置，

造成不良影响或者损失;

（二）对本行政区域内涉及多环节的区域性食品安全问题,未及时组织整治,造成不良影响或者损失;

（三）隐瞒、谎报、缓报食品安全事故;

（四）本行政区域内发生特别重大食品安全事故,或者连续发生重大食品安全事故。

第一百四十三条 违反本法规定,县级以上地方人民政府有下列行为之一的,对直接负责的主管人员和其他直接责任人员给予警告、记过或者记大过处分;造成严重后果的,给予降级或者撤职处分:

（一）未确定有关部门的食品安全监督管理职责,未建立健全食品安全全程监督管理工作机制和信息共享机制,未落实食品安全监督管理责任制;

（二）未制定本行政区域的食品安全事故应急预案,或者发生食品安全事故后未按规定立即成立事故处置指挥机构、启动应急预案。

第一百四十四条 违反本法规定,县级以上人民政府食品安全监督管理、卫生行政、农业行政等部门有下列行为之一的,对直接负责的主管人员和其他直接责任人员给予记大过处分;情节较重的,给予降级或者撤职处分;情节严重的,给予开除处分;造成严重后果的,其主要负责人还应当引咎辞职:

（一）隐瞒、谎报、缓报食品安全事故;

（二）未按规定查处食品安全事故,或者接到食品安全事故报告未及时处理,造成事故扩大或者蔓延;

（三）经食品安全风险评估得出食品、食品添加剂、食品相关产品不安全结论后,未及时采取相应措施,造成食品安全事故或者不良社会影响;

（四）对不符合条件的申请人准予许可,或者超越法定职权准予许可;

（五）不履行食品安全监督管理职责,导致发生食品安全事故。

第一百四十五条 违反本法规定,县级以上人民政府食品安全监督管理、卫生行政、农业行政等部门有下列行为之一,造成不良后果的,对直接负责的主管人员和其他直接责任人员给予警告、记过或者记大过处分;情节较重的,给予降级或者撤职处分;情节严重的,给予开除处分:

（一）在获知有关食品安全信息后,未按规定向上级主管部门和本级人民政府报告,或者未按规定相互通报;

（二）未按规定公布食品安全信息;

（三）不履行法定职责,对查处食品安全违法行为不配合,或者滥用职权、玩忽职守、徇私舞弊。

第一百四十六条 食品安全监督管理等部门在履行食品安全监督管理职责过程中,违法实施检查、强制等执法措施,给生产经营者造成损失的,应当依法予以赔偿,对直接负责的主管人员和其他直接责任人员依法给予处分。

第一百四十七条 违反本法规定,造成人身、财产或者其他损害的,依法承担赔偿责任。生产经营者财产不足以同时承担民事赔偿责任和缴纳罚款、罚金时,先承担民事赔偿责任。

第一百四十八条 消费者因不符合食品安全标准的食品受到损害的,可以向经营者要求赔偿损失,也可以向生产者要求赔偿损失。接到消费者赔偿要求的生产经营者,应当实行首

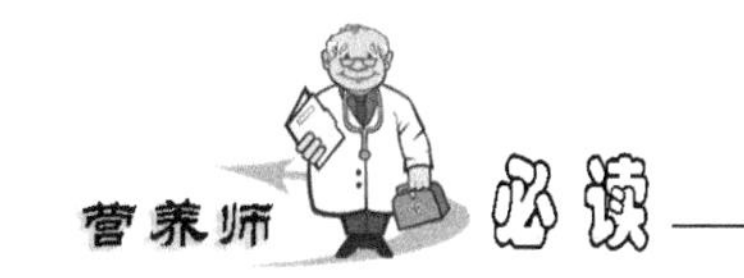

负责任制，先行赔付，不得推诿；属于生产者责任的，经营者赔偿后有权向生产者追偿；属于经营者责任的，生产者赔偿后有权向经营者追偿。

生产不符合食品安全标准的食品或者经营明知是不符合食品安全标准的食品，消费者除要求赔偿损失外，还可以向生产者或者经营者要求支付价款十倍或者损失三倍的赔偿金；增加赔偿的金额不足一千元的，为一千元。但是，食品的标签、说明书存在不影响食品安全且不会对消费者造成误导的瑕疵的除外。

第一百四十九条　违反本法规定，构成犯罪的，依法追究刑事责任。

第十章　附　　则

第一百五十条　本法下列用语的含义：

食品，指各种供人食用或者饮用的成品和原料以及按照传统既是食品又是中药材的物品，但是不包括以治疗为目的的物品。

食品安全，指食品无毒、无害，符合应当有的营养要求，对人体健康不造成任何急性、亚急性或者慢性危害。

预包装食品，指预先定量包装或者制作在包装材料、容器中的食品。

食品添加剂，指为改善食品品质和色、香、味以及为防腐、保鲜和加工工艺的需要而加入食品中的人工合成或者天然物质，包括营养强化剂。

用于食品的包装材料和容器，指包装、盛放食品或者食品添加剂用的纸、竹、木、金属、搪瓷、陶瓷、塑料、橡胶、天然纤维、化学纤维、玻璃等制品和直接接触食品或者食品添加剂的涂料。

用于食品生产经营的工具、设备，指在食品或者食品添加剂生产、销售、使用过程中直接接触食品或者食品添加剂的机械、管道、传送带、容器、用具、餐具等。

用于食品的洗涤剂、消毒剂，指直接用于洗涤或者消毒食品、餐具、饮具以及直接接触食品的工具、设备或者食品包装材料和容器的物质。

食品保质期，指食品在标明的贮存条件下保持品质的期限。

食源性疾病，指食品中致病因素进入人体引起的感染性、中毒性等疾病，包括食物中毒。

食品安全事故，指食源性疾病、食品污染等源于食品，对人体健康有危害或者可能有危害的事故。

第一百五十一条　转基因食品和食盐的食品安全管理，本法未作规定的，适用其他法律、行政法规的规定。

第一百五十二条　铁路、民航运营中食品安全的管理办法由国务院食品安全监督管理部门会同国务院有关部门依照本法制定。

保健食品的具体管理办法由国务院食品安全监督管理部门依照本法制定。

食品相关产品生产活动的具体管理办法由国务院食品安全监督管理部门依照本法制定。

国境口岸食品的监督管理由出入境检验检疫机构依照本法以及有关法律、行政法规的规定实施。

军队专用食品和自供食品的食品安全管理办法由中央军事委员会依照本法制定。

第一百五十三条　国务院根据实际需要，可以对食品安全监督管理体制作出调整。

第一百五十四条　本法自2015年10月1日起施行。

附录C

中华人民共和国食品安全法实施条例

（2009年7月20日中华人民共和国国务院令第557号公布
根据2016年2月6日《国务院关于修改部分行政法规的决定》
修订　2019年3月26日国务院第42次常务会议修订通过）

第一章　总　　则

第一条　根据《中华人民共和国食品安全法》（以下简称食品安全法），制定本条例。

第二条　食品生产经营者应当依照法律、法规和食品安全标准从事生产经营活动，建立健全食品安全管理制度，采取有效措施预防和控制食品安全风险，保证食品安全。

第三条　国务院食品安全委员会负责分析食品安全形势，研究部署、统筹指导食品安全工作，提出食品安全监督管理的重大政策措施，督促落实食品安全监督管理责任。县级以上地方人民政府食品安全委员会按照本级人民政府规定的职责开展工作。

第四条　县级以上人民政府建立统一权威的食品安全监督管理体制，加强食品安全监督管理能力建设。

县级以上人民政府食品安全监督管理部门和其他有关部门应当依法履行职责，加强协调配合，做好食品安全监督管理工作。

乡镇人民政府和街道办事处应当支持、协助县级人民政府食品安全监督管理部门及其派出机构依法开展食品安全监督管理工作。

第五条　国家将食品安全知识纳入国民素质教育内容，普及食品安全科学常识和法律知识，提高全社会的食品安全意识。

第二章　食品安全风险监测和评估

第六条　县级以上人民政府卫生行政部门会同同级食品安全监督管理等部门建立食品安全风险监测会商机制，汇总、分析风险监测数据，研判食品安全风险，形成食品安全风险监测分析报告，报本级人民政府；县级以上地方人民政府卫生行政部门还应当将食品安全风险监测分析报告同时报上一级人民政府卫生行政部门。食品安全风险监测会商的具体办法由国务院卫生行政部门会同国务院食品安全监督管理等部门制定。

第七条　食品安全风险监测结果表明存在食品安全隐患，食品安全监督管理等部门经进一步调查确认有必要通知相关食品生产经营者的，应当及时通知。

接到通知的食品生产经营者应当立即进行自查，发现食品不符合食品安全标准或者有证据证明可能危害人体健康的，应当依照食品安全法第六十三条的规定停止生产、经营，实施食品召回，并报告相关情况。

第八条　国务院卫生行政、食品安全监督管理等部门发现需要对农药、肥料、兽药、饲料和饲料添加剂等进行安全性评估的，应当向国务院农业行政部门提出安全性评估建议。国务

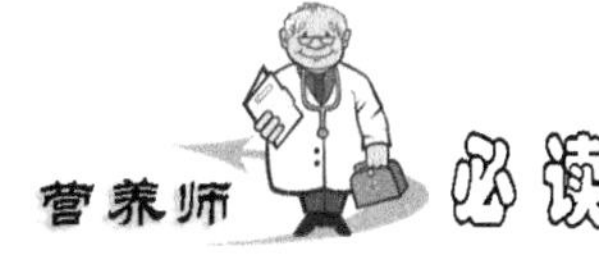

院农业行政部门应当及时组织评估,并向国务院有关部门通报评估结果。

第九条　国务院食品安全监督管理部门和其他有关部门建立食品安全风险信息交流机制,明确食品安全风险信息交流的内容、程序和要求。

第三章　食品安全标准

第十条　国务院卫生行政部门会同国务院食品安全监督管理、农业行政等部门制定食品安全国家标准规划及其年度实施计划。国务院卫生行政部门应当在其网站上公布食品安全国家标准规划及其年度实施计划的草案,公开征求意见。

第十一条　省、自治区、直辖市人民政府卫生行政部门依照食品安全法第二十九条的规定制定食品安全地方标准,应当公开征求意见。省、自治区、直辖市人民政府卫生行政部门应当自食品安全地方标准公布之日起30个工作日内,将地方标准报国务院卫生行政部门备案。国务院卫生行政部门发现备案的食品安全地方标准违反法律、法规或者食品安全国家标准的,应当及时予以纠正。

食品安全地方标准依法废止的,省、自治区、直辖市人民政府卫生行政部门应当及时在其网站上公布废止情况。

第十二条　保健食品、特殊医学用途配方食品、婴幼儿配方食品等特殊食品不属于地方特色食品,不得对其制定食品安全地方标准。

第十三条　食品安全标准公布后,食品生产经营者可以在食品安全标准规定的实施日期之前实施并公开提前实施情况。

第十四条　食品生产企业不得制定低于食品安全国家标准或者地方标准要求的企业标准。食品生产企业制定食品安全指标严于食品安全国家标准或者地方标准的企业标准的,应当报省、自治区、直辖市人民政府卫生行政部门备案。

食品生产企业制定企业标准的,应当公开,供公众免费查阅。

第四章　食品生产经营

第十五条　食品生产经营许可的有效期为5年。

食品生产经营者的生产经营条件发生变化,不再符合食品生产经营要求的,食品生产经营者应当立即采取整改措施;需要重新办理许可手续的,应当依法办理。

第十六条　国务院卫生行政部门应当及时公布新的食品原料、食品添加剂新品种和食品相关产品新品种目录以及所适用的食品安全国家标准。

对按照传统既是食品又是中药材的物质目录,国务院卫生行政部门会同国务院食品安全监督管理部门应当及时更新。

第十七条　国务院食品安全监督管理部门会同国务院农业行政等有关部门明确食品安全全程追溯基本要求,指导食品生产经营者通过信息化手段建立、完善食品安全追溯体系。

食品安全监督管理等部门应当将婴幼儿配方食品等针对特定人群的食品以及其他食品安全风险较高或者销售量大的食品的追溯体系建设作为监督检查的重点。

第十八条　食品生产经营者应当建立食品安全追溯体系,依照食品安全法的规定如实记录并保存进货查验、出厂检验、食品销售等信息,保证食品可追溯。

第十九条　食品生产经营企业的主要负责人对本企业的食品安全工作全面负责，建立并落实本企业的食品安全责任制，加强供货者管理、进货查验和出厂检验、生产经营过程控制、食品安全自查等工作。食品生产经营企业的食品安全管理人员应当协助企业主要负责人做好食品安全管理工作。

第二十条　食品生产经营企业应当加强对食品安全管理人员的培训和考核。食品安全管理人员应当掌握与其岗位相适应的食品安全法律、法规、标准和专业知识，具备食品安全管理能力。食品安全监督管理部门应当对企业食品安全管理人员进行随机监督抽查考核。考核指南由国务院食品安全监督管理部门制定、公布。

第二十一条　食品、食品添加剂生产经营者委托生产食品、食品添加剂的，应当委托取得食品生产许可、食品添加剂生产许可的生产者生产，并对其生产行为进行监督，对委托生产的食品、食品添加剂的安全负责。受托方应当依照法律、法规、食品安全标准以及合同约定进行生产，对生产行为负责，并接受委托方的监督。

第二十二条　食品生产经营者不得在食品生产、加工场所贮存依照本条例第六十三条规定制定的名录中的物质。

第二十三条　对食品进行辐照加工，应当遵守食品安全国家标准，并按照食品安全国家标准的要求对辐照加工食品进行检验和标注。

第二十四条　贮存、运输对温度、湿度等有特殊要求的食品，应当具备保温、冷藏或者冷冻等设备设施，并保持有效运行。

第二十五条　食品生产经营者委托贮存、运输食品的，应当对受托方的食品安全保障能力进行审核，并监督受托方按照保证食品安全的要求贮存、运输食品。受托方应当保证食品贮存、运输条件符合食品安全的要求，加强食品贮存、运输过程管理。

接受食品生产经营者委托贮存、运输食品的，应当如实记录委托方和收货方的名称、地址、联系方式等内容。记录保存期限不得少于贮存、运输结束后2年。

非食品生产经营者从事对温度、湿度等有特殊要求的食品贮存业务的，应当自取得营业执照之日起30个工作日内向所在地县级人民政府食品安全监督管理部门备案。

第二十六条　餐饮服务提供者委托餐具饮具集中消毒服务单位提供清洗消毒服务的，应当查验、留存餐具饮具集中消毒服务单位的营业执照复印件和消毒合格证明。保存期限不得少于消毒餐具饮具使用期限到期后6个月。

第二十七条　餐具饮具集中消毒服务单位应当建立餐具饮具出厂检验记录制度，如实记录出厂餐具饮具的数量、消毒日期和批号、使用期限、出厂日期以及委托方名称、地址、联系方式等内容。出厂检验记录保存期限不得少于消毒餐具饮具使用期限到期后6个月。消毒后的餐具饮具应当在独立包装上标注单位名称、地址、联系方式、消毒日期和批号以及使用期限等内容。

第二十八条　学校、托幼机构、养老机构、建筑工地等集中用餐单位的食堂应当执行原料控制、餐具饮具清洗消毒、食品留样等制度，并依照食品安全法第四十七条的规定定期开展食堂食品安全自查。

承包经营集中用餐单位食堂的，应当依法取得食品经营许可，并对食堂的食品安全负责。集中用餐单位应当督促承包方落实食品安全管理制度，承担管理责任。

第二十九条　食品生产经营者应当对变质、超过保质期或者回收的食品进行显著标示或

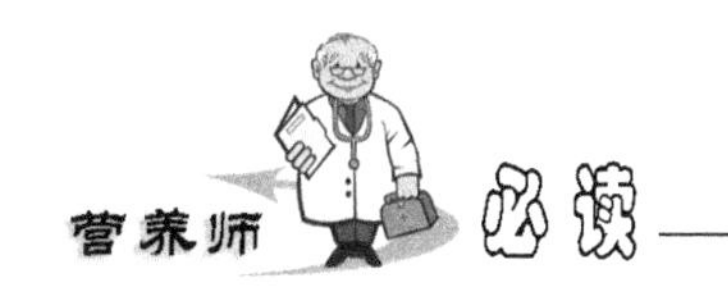

者单独存放在有明确标志的场所,及时采取无害化处理、销毁等措施并如实记录。

食品安全法所称回收食品,是指已经售出,因违反法律、法规、食品安全标准或者超过保质期等原因,被召回或者退回的食品,不包括依照食品安全法第六十三条第三款的规定可以继续销售的食品。

第三十条　县级以上地方人民政府根据需要建设必要的食品无害化处理和销毁设施。食品生产经营者可以按照规定使用政府建设的设施对食品进行无害化处理或者予以销毁。

第三十一条　食品集中交易市场的开办者、食品展销会的举办者应当在市场开业或者展销会举办前向所在地县级人民政府食品安全监督管理部门报告。

第三十二条　网络食品交易第三方平台提供者应当妥善保存入网食品经营者的登记信息和交易信息。县级以上人民政府食品安全监督管理部门开展食品安全监督检查、食品安全案件调查处理、食品安全事故处置确需了解有关信息的,经其负责人批准,可以要求网络食品交易第三方平台提供者提供,网络食品交易第三方平台提供者应当按照要求提供。县级以上人民政府食品安全监督管理部门及其工作人员对网络食品交易第三方平台提供者提供的信息依法负有保密义务。

第三十三条　生产经营转基因食品应当显著标示,标示办法由国务院食品安全监督管理部门会同国务院农业行政部门制定。

第三十四条　禁止利用包括会议、讲座、健康咨询在内的任何方式对食品进行虚假宣传。食品安全监督管理部门发现虚假宣传行为的,应当依法及时处理。

第三十五条　保健食品生产工艺有原料提取、纯化等前处理工序的,生产企业应当具备相应的原料前处理能力。

第三十六条　特殊医学用途配方食品生产企业应当按照食品安全国家标准规定的检验项目对出厂产品实施逐批检验。

特殊医学用途配方食品中的特定全营养配方食品应当通过医疗机构或者药品零售企业向消费者销售。医疗机构、药品零售企业销售特定全营养配方食品的,不需要取得食品经营许可,但是应当遵守食品安全法和本条例关于食品销售的规定。

第三十七条　特殊医学用途配方食品中的特定全营养配方食品广告按照处方药广告管理,其他类别的特殊医学用途配方食品广告按照非处方药广告管理。

第三十八条　对保健食品之外的其他食品,不得声称具有保健功能。

对添加食品安全国家标准规定的选择性添加物质的婴幼儿配方食品,不得以选择性添加物质命名。

第三十九条　特殊食品的标签、说明书内容应当与注册或者备案的标签、说明书一致。销售特殊食品,应当核对食品标签、说明书内容是否与注册或者备案的标签、说明书一致,不一致的不得销售。省级以上人民政府食品安全监督管理部门应当在其网站上公布注册或者备案的特殊食品的标签、说明书。

特殊食品不得与普通食品或者药品混放销售。

第五章　食品检验

第四十条　对食品进行抽样检验,应当按照食品安全标准、注册或者备案的特殊食品的产品技术要求以及国家有关规定确定的检验项目和检验方法进行。

第四十一条　对可能掺杂掺假的食品，按照现有食品安全标准规定的检验项目和检验方法以及依照食品安全法第一百一十一条和本条例第六十三条规定制定的检验项目和检验方法无法检验的，国务院食品安全监督管理部门可以制定补充检验项目和检验方法，用于对食品的抽样检验、食品安全案件调查处理和食品安全事故处置。

第四十二条　依照食品安全法第八十八条的规定申请复检的，申请人应当向复检机构先行支付复检费用。复检结论表明食品不合格的，复检费用由复检申请人承担；复检结论表明食品合格的，复检费用由实施抽样检验的食品安全监督管理部门承担。

复检机构无正当理由不得拒绝承担复检任务。

第四十三条　任何单位和个人不得发布未依法取得资质认定的食品检验机构出具的食品检验信息，不得利用上述检验信息对食品、食品生产经营者进行等级评定，欺骗、误导消费者。

第六章　食品进出口

第四十四条　进口商进口食品、食品添加剂，应当按照规定向出入境检验检疫机构报检，如实申报产品相关信息，并随附法律、行政法规规定的合格证明材料。

第四十五条　进口食品运达口岸后，应当存放在出入境检验检疫机构指定或者认可的场所；需要移动的，应当按照出入境检验检疫机构的要求采取必要的安全防护措施。大宗散装进口食品应当在卸货口岸进行检验。

第四十六条　国家出入境检验检疫部门根据风险管理需要，可以对部分食品实行指定口岸进口。

第四十七条　国务院卫生行政部门依照食品安全法第九十三条的规定对境外出口商、境外生产企业或者其委托的进口商提交的相关国家（地区）标准或者国际标准进行审查，认为符合食品安全要求的，决定暂予适用并予以公布；暂予适用的标准公布前，不得进口尚无食品安全国家标准的食品。

食品安全国家标准中通用标准已经涵盖的食品不属于食品安全法第九十三条规定的尚无食品安全国家标准的食品。

第四十八条　进口商应当建立境外出口商、境外生产企业审核制度，重点审核境外出口商、境外生产企业制定和执行食品安全风险控制措施的情况以及向我国出口的食品是否符合食品安全法、本条例和其他有关法律、行政法规的规定以及食品安全国家标准的要求。

第四十九条　进口商依照食品安全法第九十四条第三款的规定召回进口食品的，应当将食品召回和处理情况向所在地县级人民政府食品安全监督管理部门和所在地出入境检验检疫机构报告。

第五十条　国家出入境检验检疫部门发现已经注册的境外食品生产企业不再符合注册要求的，应当责令其在规定期限内整改，整改期间暂停进口其生产的食品；经整改仍不符合注册要求的，国家出入境检验检疫部门应当撤销境外食品生产企业注册并公告。

第五十一条　对通过我国良好生产规范、危害分析与关键控制点体系认证的境外生产企业，认证机构应当依法实施跟踪调查。对不再符合认证要求的企业，认证机构应当依法撤销认证并向社会公布。

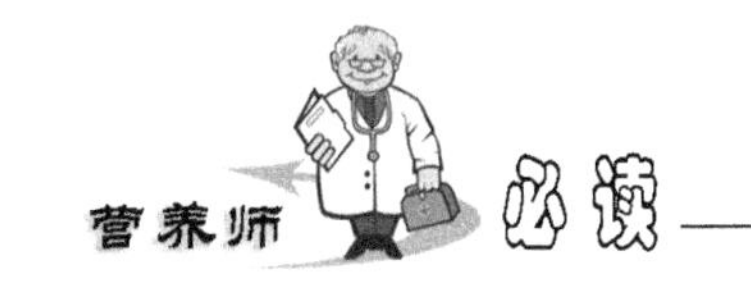

第五十二条　境外发生的食品安全事件可能对我国境内造成影响，或者在进口食品、食品添加剂、食品相关产品中发现严重食品安全问题的，国家出入境检验检疫部门应当及时进行风险预警，并可以对相关的食品、食品添加剂、食品相关产品采取下列控制措施：

（一）退货或者销毁处理；

（二）有条件地限制进口；

（三）暂停或者禁止进口。

第五十三条　出口食品、食品添加剂的生产企业应当保证其出口食品、食品添加剂符合进口国家（地区）的标准或者合同要求；我国缔结或者参加的国际条约、协定有要求的，还应当符合国际条约、协定的要求。

第七章　食品安全事故处置

第五十四条　食品安全事故按照国家食品安全事故应急预案实行分级管理。县级以上人民政府食品安全监督管理部门会同同级有关部门负责食品安全事故调查处理。

县级以上人民政府应当根据实际情况及时修改、完善食品安全事故应急预案。

第五十五条　县级以上人民政府应当完善食品安全事故应急管理机制，改善应急装备，做好应急物资储备和应急队伍建设，加强应急培训、演练。

第五十六条　发生食品安全事故的单位应当对导致或者可能导致食品安全事故的食品及原料、工具、设备、设施等，立即采取封存等控制措施。

第五十七条　县级以上人民政府食品安全监督管理部门接到食品安全事故报告后，应当立即会同同级卫生行政、农业行政等部门依照食品安全法第一百零五条的规定进行调查处理。食品安全监督管理部门应当对事故单位封存的食品及原料、工具、设备、设施等予以保护，需要封存而事故单位尚未封存的应当直接封存或者责令事故单位立即封存，并通知疾病预防控制机构对与事故有关的因素开展流行病学调查。

疾病预防控制机构应当在调查结束后向同级食品安全监督管理、卫生行政部门同时提交流行病学调查报告。

任何单位和个人不得拒绝、阻挠疾病预防控制机构开展流行病学调查。有关部门应当对疾病预防控制机构开展流行病学调查予以协助。

第五十八条　国务院食品安全监督管理部门会同国务院卫生行政、农业行政等部门定期对全国食品安全事故情况进行分析，完善食品安全监督管理措施，预防和减少事故的发生。

第八章　监督管理

第五十九条　设区的市级以上人民政府食品安全监督管理部门根据监督管理工作需要，可以对由下级人民政府食品安全监督管理部门负责日常监督管理的食品生产经营者实施随机监督检查，也可以组织下级人民政府食品安全监督管理部门对食品生产经营者实施异地监督检查。

设区的市级以上人民政府食品安全监督管理部门认为必要的，可以直接调查处理下级人民政府食品安全监督管理部门管辖的食品安全违法案件，也可以指定其他下级人民政府食品安全监督管理部门调查处理。

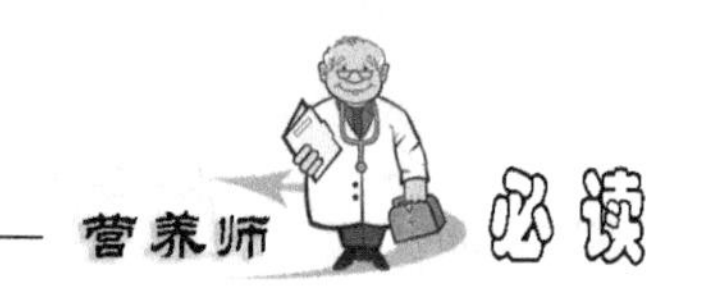

第六十条　国家建立食品安全检查员制度，依托现有资源加强职业化检查员队伍建设，强化考核培训，提高检查员专业化水平。

第六十一条　县级以上人民政府食品安全监督管理部门依照食品安全法第一百一十条的规定实施查封、扣押措施，查封、扣押的期限不得超过30日；情况复杂的，经实施查封、扣押措施的食品安全监督管理部门负责人批准，可以延长，延长期限不得超过45日。

第六十二条　网络食品交易第三方平台多次出现入网食品经营者违法经营或者入网食品经营者的违法经营行为造成严重后果的，县级以上人民政府食品安全监督管理部门可以对网络食品交易第三方平台提供者的法定代表人或者主要负责人进行责任约谈。

第六十三条　国务院食品安全监督管理部门会同国务院卫生行政等部门根据食源性疾病信息、食品安全风险监测信息和监督管理信息等，对发现的添加或者可能添加到食品中的非食品用化学物质和其他可能危害人体健康的物质，制定名录及检测方法并予以公布。

第六十四条　县级以上地方人民政府卫生行政部门应当对餐具饮具集中消毒服务单位进行监督检查，发现不符合法律、法规、国家相关标准以及相关卫生规范等要求的，应当及时调查处理。监督检查的结果应当向社会公布。

第六十五条　国家实行食品安全违法行为举报奖励制度，对查证属实的举报，给予举报人奖励。举报人举报所在企业食品安全重大违法犯罪行为的，应当加大奖励力度。有关部门应当对举报人的信息予以保密，保护举报人的合法权益。食品安全违法行为举报奖励办法由国务院食品安全监督管理部门会同国务院财政等有关部门制定。

食品安全违法行为举报奖励资金纳入各级人民政府预算。

第六十六条　国务院食品安全监督管理部门应当会同国务院有关部门建立守信联合激励和失信联合惩戒机制，结合食品生产经营者信用档案，建立严重违法生产经营者黑名单制度，将食品安全信用状况与准入、融资、信贷、征信等相衔接，及时向社会公布。

第九章　法律责任

第六十七条　有下列情形之一的，属于食品安全法第一百二十三条至第一百二十六条、第一百三十二条以及本条例第七十二条、第七十三条规定的情节严重情形：

（一）违法行为涉及的产品货值金额2万元以上或者违法行为持续时间3个月以上；

（二）造成食源性疾病并出现死亡病例，或者造成30人以上食源性疾病但未出现死亡病例；

（三）故意提供虚假信息或者隐瞒真实情况；

（四）拒绝、逃避监督检查；

（五）因违反食品安全法律、法规受到行政处罚后1年内又实施同一性质的食品安全违法行为，或者因违反食品安全法律、法规受到刑事处罚后又实施食品安全违法行为；

（六）其他情节严重的情形。

对情节严重的违法行为处以罚款时，应当依法从重从严。

第六十八条　有下列情形之一的，依照食品安全法第一百二十五条第一款、本条例第七十五条的规定给予处罚：

（一）在食品生产、加工场所贮存依照本条例第六十三条规定制定的名录中的物质；

（二）生产经营的保健食品之外的食品的标签、说明书声称具有保健功能；

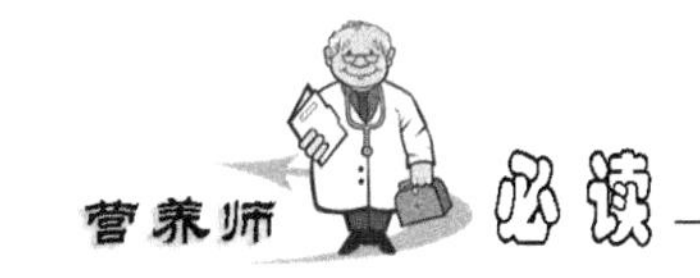

（三）以食品安全国家标准规定的选择性添加物质命名婴幼儿配方食品；

（四）生产经营的特殊食品的标签、说明书内容与注册或者备案的标签、说明书不一致。

第六十九条　有下列情形之一的，依照食品安全法第一百二十六条第一款、本条例第七十五条的规定给予处罚：

（一）接受食品生产经营者委托贮存、运输食品，未按照规定记录保存信息；

（二）餐饮服务提供者未查验、留存餐具饮具集中消毒服务单位的营业执照复印件和消毒合格证明；

（三）食品生产经营者未按照规定对变质、超过保质期或者回收的食品进行标示或者存放，或者未及时对上述食品采取无害化处理、销毁等措施并如实记录；

（四）医疗机构和药品零售企业之外的单位或者个人向消费者销售特殊医学用途配方食品中的特定全营养配方食品；

（五）将特殊食品与普通食品或者药品混放销售。

第七十条　除食品安全法第一百二十五条第一款、第一百二十六条规定的情形外，食品生产经营者的生产经营行为不符合食品安全法第三十三条第一款第五项、第七项至第十项的规定，或者不符合有关食品生产经营过程要求的食品安全国家标准的，依照食品安全法第一百二十六条第一款、本条例第七十五条的规定给予处罚。

第七十一条　餐具饮具集中消毒服务单位未按照规定建立并遵守出厂检验记录制度的，由县级以上人民政府卫生行政部门依照食品安全法第一百二十六条第一款、本条例第七十五条的规定给予处罚。

第七十二条　从事对温度、湿度等有特殊要求的食品贮存业务的非食品生产经营者，食品集中交易市场的开办者、食品展销会的举办者，未按照规定备案或者报告的，由县级以上人民政府食品安全监督管理部门责令改正，给予警告；拒不改正的，处1万元以上5万元以下罚款；情节严重的，责令停产停业，并处5万元以上20万元以下罚款。

第七十三条　利用会议、讲座、健康咨询等方式对食品进行虚假宣传的，由县级以上人民政府食品安全监督管理部门责令消除影响，有违法所得的，没收违法所得；情节严重的，依照食品安全法第一百四十条第五款的规定进行处罚；属于单位违法的，还应当依照本条例第七十五条的规定对单位的法定代表人、主要负责人、直接负责的主管人员和其他直接责任人员给予处罚。

第七十四条　食品生产经营者生产经营的食品符合食品安全标准但不符合食品所标注的企业标准规定的食品安全指标的，由县级以上人民政府食品安全监督管理部门给予警告，并责令食品经营者停止经营该食品，责令食品生产企业改正；拒不停止经营或者改正的，没收不符合企业标准规定的食品安全指标的食品，货值金额不足1万元的，并处1万元以上5万元以下罚款，货值金额1万元以上的，并处货值金额5倍以上10倍以下罚款。

第七十五条　食品生产经营企业等单位有食品安全法规定的违法情形，除依照食品安全法的规定给予处罚外，有下列情形之一的，对单位的法定代表人、主要负责人、直接负责的主管人员和其他直接责任人员处以其上一年度从本单位取得收入的1倍以上10倍以下罚款：

（一）故意实施违法行为；

（二）违法行为性质恶劣；

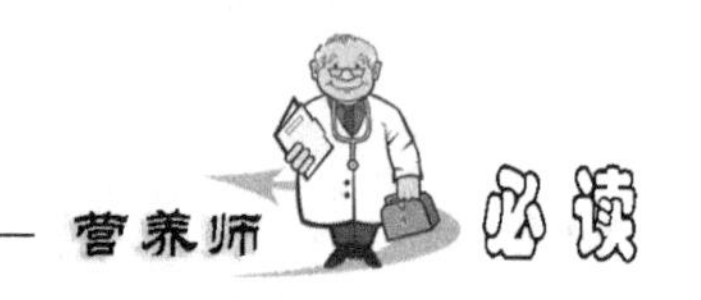

（三）违法行为造成严重后果。

属于食品安全法第一百二十五条第二款规定情形的，不适用前款规定。

第七十六条　食品生产经营者依照食品安全法第六十三条第一款、第二款的规定停止生产、经营，实施食品召回，或者采取其他有效措施减轻或者消除食品安全风险，未造成危害后果的，可以从轻或者减轻处罚。

第七十七条　县级以上地方人民政府食品安全监督管理等部门对有食品安全法第一百二十三条规定的违法情形且情节严重，可能需要行政拘留的，应当及时将案件及有关材料移送同级公安机关。公安机关认为需要补充材料的，食品安全监督管理等部门应当及时提供。公安机关经审查认为不符合行政拘留条件的，应当及时将案件及有关材料退回移送的食品安全监督管理等部门。

第七十八条　公安机关对发现的食品安全违法行为，经审查没有犯罪事实或者立案侦查后认为不需要追究刑事责任，但依法应当予以行政拘留的，应当及时作出行政拘留的处罚决定；不需要予以行政拘留但依法应当追究其他行政责任的，应当及时将案件及有关材料移送同级食品安全监督管理等部门。

第七十九条　复检机构无正当理由拒绝承担复检任务的，由县级以上人民政府食品安全监督管理部门给予警告，无正当理由1年内2次拒绝承担复检任务的，由国务院有关部门撤销其复检机构资质并向社会公布。

第八十条　发布未依法取得资质认定的食品检验机构出具的食品检验信息，或者利用上述检验信息对食品、食品生产经营者进行等级评定，欺骗、误导消费者的，由县级以上人民政府食品安全监督管理部门责令改正，有违法所得的，没收违法所得，并处10万元以上50万元以下罚款；拒不改正的，处50万元以上100万元以下罚款；构成违反治安管理行为的，由公安机关依法给予治安管理处罚。

第八十一条　食品安全监督管理部门依照食品安全法、本条例对违法单位或者个人处以30万元以上罚款的，由设区的市级以上人民政府食品安全监督管理部门决定。罚款具体处罚权限由国务院食品安全监督管理部门规定。

第八十二条　阻碍食品安全监督管理等部门工作人员依法执行职务，构成违反治安管理行为的，由公安机关依法给予治安管理处罚。

第八十三条　县级以上人民政府食品安全监督管理等部门发现单位或者个人违反食品安全法第一百二十条第一款规定，编造、散布虚假食品安全信息，涉嫌构成违反治安管理行为的，应当将相关情况通报同级公安机关。

第八十四条　县级以上人民政府食品安全监督管理部门及其工作人员违法向他人提供网络食品交易第三方平台提供者提供的信息的，依照食品安全法第一百四十五条的规定给予处分。

第八十五条　违反本条例规定，构成犯罪的，依法追究刑事责任。

第十章　附　　则

第八十六条　本条例自2019年12月1日起施行。

（引自：中华人民共和国中央人民政府网）